ANATOMIA HUMANA

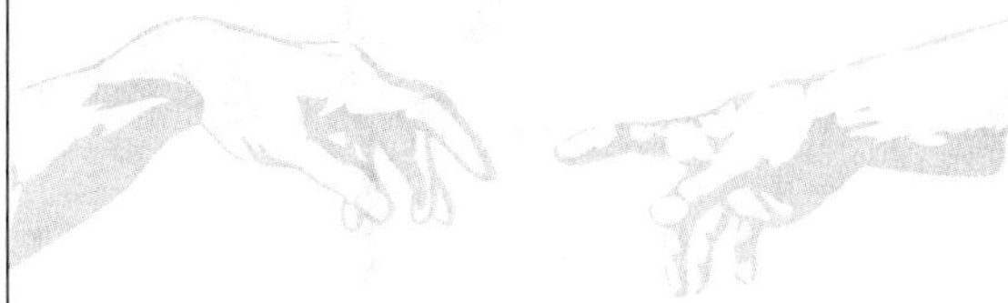

Prefixos e Sufixos em Terminologia Anatômica e Médica

Elemento	Definição e Exemplo
mio-	músculo: miologia
narc-	anestesia: narcótico
necro-	cadáver, morte: necrose
neo-	novo, jovem: neonato
nefr-	rim: nefrite
neuro-	nervo: neurolema
noto-	atrás: notocorda
ob-	em direção a, em frente de: obturador
oc-	oposição: oclusão
-óide	parecido com, semelhante a: sigmóide
oligo-	pouco, pequeno: oligodendrócito
-oma	tumor: linfoma
oo-	ovo: oócito
or-	boca: oral
orqui	testículo: orquiectomia
orto-	ereto, normal: ortopnéia
-orial	referente a: sensorial
-ose	cheio de: adiposo
osteo-	osso: osteoblasto
oto-	orelha: otolito
ovo-	ovo: ovo
par-	fazer nascer, dar a luz: parto
para-	próximo, ao lado de, do outro lado: paranasal
pato-	doença, sofreu uma doença: patologia
-patia	anormalidade, doença: neuropatia
ped-	criança: pediatria
pen-	necessidade de, falta de: penicilina
-penia	deficiência de : trombocitopenia
per-	através: percutânea
peri-	próximo, em torno de: pericárdio
fag-	comer: fagocita
-filo	ter afinidade por: neutrófilo
fleb-	veia: flebotomia
-fobia	medo anormal, pânico: hidrofobia
-plastia	reconstrução de: rinoplastia
platis-	plano, lado: platisma
-plegia	acidente, paralisia: paraplegia
-pnéia	respirar: apnéia
pneumo(n)-	pulmão: pneumonia
pod-	pé: podiatria
-poiese	formação de: hematopoiese
poli-	muitos: poliplóide
post-	após, atrás de: pós-natal
pre-	antes no tempo ou lugar: pré-natal
pro-	antes no tempo ou lugar: prófase
prot-	ânus: protologia
pseudo-	falso: pseudo-estratificado

Elemento	Definição e Exemplo
psico-	mental: psicologia
pio-	pus: piorréia
quad-	quádruplo: quadríceps femoral
re-	atrás, de novo: repolarização
ren-	rim: renal
rete-	rede: rede do testículo
retro-	para trás, atrás de: retroperitoneal
rin-	nariz: rinite
-rragia	fluxo excessivo: menorragia
-reia	fluxo ou descarga: diarréia
sanguin-	sangue: sangüíneo
sarc-	carne: sarcoma
-scópio	instrumento para exame: estetoscópio
sect-	cortar: dissecar
semi-	metade: semilunar
-lise	processo: diálise
esteno-	estreito: estenose
-stomia	abertura cirúrgica: traqueostomia
sub-	sob, em baixo de, debaixo de: subcutâneo
super-	em cima, além de, superior: superficial
supra-	em cima, sobre: supra-renal
sin (sim)	junto, unido, com: sinapse
taqui-	rápido: taquicardia
tele-	avançado, distante: telencéfalo
tend-	distender: tensor do tímpano
tetra-	quatro: tétrade
term-	calor: termograma
torac-	tórax: torácico
-tomia	cortar: apendicectomia
tox-	toxina: toxemia
trac-	puxar, tracionar: tração
trans-	através de, sobre: transfusão
tri-	três: trígono
tric-	pêlo: tricologia
-trofia	estado nutricional: hipertrofia
trombo-	coágulo, aglomerado: trombócito
-tropico	voltar para, alterar: gonadotrópico
ultra-	além de, excessivo: ultra-som
uni-	um : unicelular
-uria	urina: poliúria
uro-	urina, órgãos urinários: uroscopia
vas-	vaso: vasoconstrição
viscer-	órgão: víscera
vit-	vida: vitamina
zoo-	animal: zoologia
zigo-	união, junção: zigoto

ANATOMIA HUMANA

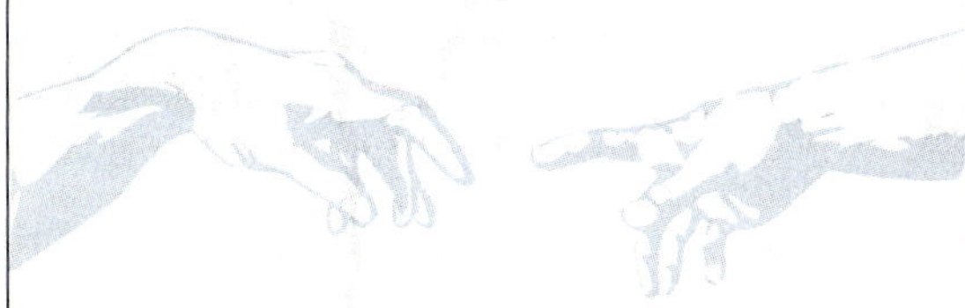

SEXTA EDIÇÃO

Kent M. Van De Graaff

Weber State University

Manole

Título do original: *Human Anatomy, Sixth Edition*

Edição atualizada de acordo com a Terminologia Anatômica vigente e adaptada para o Brasil.

Designer: K. Wayne Harms
Projeto gráfico e capa: Jamie A. O'Neal

Tradução e revisão científica: Dr. Nader Wafae
Doutor e Livre-Docente de Anatomia pela Universidade Federal de São Paulo – Escola Paulista de Medicina
Professor Titular de Anatomia do Departamento de Morfologia da Universidade Federal de São Paulo – Escola Paulista de Medicina
Professor Titular Colaborador de Anatomia do Departamento de Medicina da Universidade de Taubaté

Editoração eletrônica: Cia Editorial

CIP-BRASIL. CATALOGAÇÃO-NA-FONTE
SINDICATO NACIONAL DOS EDITORES DE LIVROS, RJ

V297a

Van De Graaff, Kent M. (Kent Marshall), 1942-
Anatomia humana
/ Kent M. Van De Graaff ; [tradução da 6. ed. original e revisão científica Nader Wafae]. - Barueri, SP : Manole, 2003
il. ; + CD-ROM

Tradução de: Human Anatomy
Apêndice
ISBN 85-204-1318-8

1. Anatomia humana. 2. Anatomia.
I. Título

02-2194. CDD 611
CDU 611

ISBN: 85-204-1318-8
1ª edição brasileira – 2003
Reimpressão – 2013

Direitos em língua portuguesa adquiridos pela:
Editora Manole Ltda.
Avenida Ceci, 672
Tamboré – 06460-120 – Barueri – São Paulo – Brasil
Fone: (11) 4196-6000 – Fax: (11) 4196-6021
www.manole.com.br
info@manole.com.br

Impresso no Brasil
Printed in Brazil

Sobre o Autor

Kent M. Van De Graaff recebeu o título de Ph.D. em zoologia pela Northern Arizona State University. Por quase três décadas tem sido professor e pesquisador de anatomia e fisiologia na University of Minnesota, Brigham Young University e Weber State University. Escritor prolífico, Kent é autor e co-autor de valioso material didático, inclusive atlas, manuais e guias. Como educador, foi honrado muitas vezes com prêmios pela excelência na qualidade de ensino, pela orientação a estudantes e pelas atividades acadêmicas.

Kent é pai de seis filhos. Três de seus filhos são médicos, um deles é administrador público, o quinto filho é estudante de medicina. Sua filha tem o diploma de bacharelado em zoologia e freqüentará a escola de graduação com a intenção de ensinar anatomia humana e fisiologia. Como atividades extra-universitárias, gosta de esportes e de pintura da vida selvagem.

Este livro é dedicado aos meus seis filhos e à memória da maravilhosa mãe que tiveram.

Sumário Resumido

Sumário

Unidade 5

Integração e Coordenação

Unidade 6

Manutenção do Corpo

Unidade 7

Reprodução e Desenvolvimento

Prefácio

A obra *Anatomia Humana* foi escrita para servir como base e recurso aos estudantes que procuram carreiras relacionadas com a área da saúde como medicina, odontologia, enfermagem, nutrição, pediatria, optometria, quiroprática, tecnologia médica, fisioterapia, educação física, massoterapia, terapia ocupacional e outras profissões relacionadas. Criado para acompanhar cursos de anatomia humana com a duração de um semestre, este livro representa uma introdução básica para anatomia humana aos estudantes de medicina, de outros cursos envolvidos com saúde e de educação física, ou para aqueles estudantes de cursos especiais de ciências biológicas. O enfoque de *Anatomia Humana* é proporcionar conhecimentos aplicados da estrutura do corpo humano e informações sobre as bases para compreensão da fisiologia, biologia celular, embriologia, histologia e genética. Apresentamos, neste texto, informações práticas que permitirão aos estudantes a aplicação de fatos pertinentes às situações reais que eles poderão encontrar na profissão que escolheram.

Foram feitas muitas mudanças na sexta edição de *Anatomia Humana* para proporcionar aos estudantes um texto de alta qualidade para os seus cursos. Como a anatomia humana é uma ciência visual, muitos aperfeiçoamentos e aditivos foram efetuados em um esforço contínuo para proporcionar uma apresentação artística eficiente. Muitas ilustrações novas, radiografias e fotografias (inclusive imagens de dissecções de cadáveres) tornaram este texto mais útil. Aplicações clínicas reforçando o texto foram outro enfoque importante da sexta edição. Foram acrescentados exercícios de Prática Clínica nos finais dos capítulos e ao longo do livro. Estes estudos de casos e as imagens que os acompanham testam o conhecimento do estudante e demonstram a aplicação da informação anatômica no cenário clínico. Uma tarefa final na montagem da sexta edição de *Anatomia Humana* foi revisar o conteúdo visando sua atualização e precisão. De acordo com os avanços da pesquisa são apresentadas informações atualizadas sobre a história das pesquisas sobre genoma humano, estruturas de DNA e RNA, síntese de proteínas e utilização de células da medula óssea vermelha e tecido fetal. Informações clínicas atuais da sexta edição deste livro habilitam-no a ser usado como um valioso recurso de referência relativo a estrutura, função, desenvolvimento, envelhecimento e possíveis disfunções orgânicas do corpo humano.

OBJETIVOS

Na preparação e atualização de um texto e de seus anexos (manual de laboratório, manual do instrutor, banco de testes, e assim sucessivamente), é essencial considerar as necessidades do estudante e as necessidades do instrutor. Um texto bem escrito e de leitura agradável é o coração de um processo educacional eficiente. Pensando assim, os seguintes objetivos foram formulados para a sexta edição de *Anatomia Humana*:

- Proporcionar um texto que seja convidativo e atraente – um texto que seja agradável e com informações precisas, atualizadas e de interesse prático. *Anatomia Humana* pretende atrair os leitores para o estudo da matéria e, assim, aperfeiçoar as suas avaliações sobre a vida através do melhor entendimento da estrutura, do funcionamento e da magnificência dos seus próprios corpos.
- Proporcionar um arcabouço conceitual de aprendizagem por meio da utilização de conceitos concisos e capítulos com questões de revisão.
- Expressar a beleza do corpo por meio de arte espetacular, que é anatomicamente correta. A anatomia é uma ciência visual onde a exatidão é essencial. As numerosas ilustrações de alta qualidade preparadas exclusivamente para esta edição aumentam a elogiada apresentação artística das edições anteriores.
- Estimular o interesse do estudante pela anatomia e pelos assuntos correlacionados por meio de uma série de comentários temáticos, realçados em tópicos com ícones.
- Proporcionar uma apresentação sistemática e equilibrada de conceitos anatômicos nos níveis embriológico, celular, histológico, clínico e anatômico macroscópico.
- Elaborar um vocabulário técnico padrão para que os estudantes se sintam entrosados com a terminologia médica básica e que lhes permita um diálogo familiarizado com os profissionais da saúde e o entendimento da literatura médica atual.
- Estimular o cuidado com o próprio corpo para desfrutar uma vida mais saudável, mais produtiva, e fornecer as bases de conhecimentos a fim de que os estudantes possam compartilhar e ajudar a melhorar a vida de outras pessoas.
- Familiarizar os estudantes com a história da anatomia, desde seu primitivo início até os recentes avanços no campo. Somente com a noção do tempo necessário para se construir o conhecimento que é hoje transmitido – e com que dificuldades chegamos a ele – é que podem os estudantes apreciar a ciência da anatomia em sua devida proporção.

ORGANIZAÇÃO DO LIVRO

Os 22 capítulos deste texto foram agrupados em sete unidades que são identificadas na margem externa da página.

Unidade 1: Perspectiva Histórica. Nesta unidade, é colocada para o estudante de anatomia humana uma perspectiva histórica de como esta ciência se desenvolveu no decorrer dos séculos. Anatomia é uma ciência estimulante e dinâmica que permanece viva enquanto continua a ampliar seu campo de atuação. Espera-se que esta unidade faça o leitor sentir-se como parte da herança da anatomia humana.

Unidade 2: Terminologia, Organização e Organismo Humano. Nesta unidade, são descritas as características anatômicas que definem os humanos como uma espécie distinta. Também são descritos os vários níveis de organização do corpo humano e é introduzida a terminologia básica necessária para entender a estrutura e o funcionamento do corpo humano.

Unidade 3: Estrutura Microscópica do Corpo. Nesta unidade, os aspectos microscópicos da organização do corpo são considerados nos níveis celular e histológico. A química celular é enfatizada como um aspecto integrante da aprendizagem de como o corpo funciona.

Unidade 4: Suporte e Movimento. Suporte, proteção e movimento do corpo humano são os temas desta unidade. O sistema tegumentar proporciona ao corpo suporte e proteção externos, e o sistema esquelético proporciona suporte interno e proteção para certos órgãos do corpo. O movimento é possível nas articulações do esqueleto quando os músculos ligados ao esqueleto se contraem. A anatomia de superfície e a anatomia regional são detalhadas no capítulo 10 desta unidade. Atlas com fotografias das dissecções de cadáveres humanos está incluído neste capítulo.

Unidade 5: Integração e Coordenação. Esta unidade inclui capítulos sobre o sistema nervoso, o sistema endócrino e os órgãos dos sentidos. Os conceitos identificados e comentados nestes capítulos se relacionam com a integração e coordenação das funções do corpo e com a percepção dos estímulos do meio ambiente.

Unidade 6: Manutenção do Corpo. Nesta unidade, a estrutura e a função dos sistemas circulatório, respiratório, digestório e urinário são analisadas na forma como contribuem com suas individualidades para o funcionamento global e para o bem-estar geral do organismo. Todos esses sistemas trabalham em conjunto, mantendo o ambiente interno estável e apto para as células do corpo se desenvolverem.

Unidade 7: Reprodução e Desenvolvimento. Os sistemas genitais masculino e feminino são descritos nesta unidade, sendo analisada a continuidade da espécie humana por meio da reprodução sexual. A unidade 7 proporciona uma avaliação de toda a seqüência da vida humana, incluindo o desenvolvimento pré-natal, o crescimento pós-natal, o desenvolvimento e o envelhecimento. Conceitos básicos de genética e herança também são explanados.

AUXÍLIOS PARA O APRENDIZADO

Cada um dos 22 capítulos deste texto incorpora numerosos dispositivos pedagógicos que organizam e reforçam a praticabilidade da matéria, esclarecem conceitos importantes, ajudam a avaliar o aprendizado do estudante e estimulam a curiosidade natural dos estudantes sobre o corpo humano. Em resumo, esses auxílios tornam o estudo da anatomia humana mais eficiente e agradável.

Introduções dos Capítulos

A página inicial de cada capítulo contém um esboço do conteúdo a ser estudado e um Estudo de Caso Clínico pertencente ao assunto do capítulo. Cada estudo de caso é elucidado com uma fotografia correspondente. Estas situações hipotéticas reforçam a relevância clínica do conhecimento anatômico e atraem os estudantes a prestar mais atenção nas informações contidas no capítulo, que poderão ser necessárias para responder as perguntas do Estudo de Caso Clínico. A Resposta do Estudo de Caso Clínico é apresentada no final do capítulo, em seqüência à última seção.

Compreensão da Terminologia Anatômica

Cada termo técnico é realçado em tipo negrito ou tipo itálico e suas raízes podem ser identificadas recorrendo ao glossário de prefixos e sufixos que se encontra na parte interna da capa. Além disso, as derivações de muitos termos são citadas em notas de rodapé ao final da página na qual o termo é introduzido. Se os estudantes souberem como um termo foi formado, este torna-se mais explicativo e mais fácil de memorizar.

Seções do Capítulo

Cada capítulo é dividido em várias seções principais, as quais são prefaciadas por um conceito e uma lista de objetivos de aprendizagem. O conceito é uma expressão sucinta da idéia principal da informação contida em uma seção de capítulo. Os objetivos de aprendizagem indicam os níveis de competência necessários para entender completamente o conceito e poder aplicá-lo em situações práticas. A narrativa que segue comenta o conceito em detalhes, com referência aos objetivos. As questões da Avaliação de Conhecimentos ao término de cada seção do capítulo testa se o estudante entendeu o conceito e se domina os objetivos de aprendizagem.

Comentários e Informações Clínicas

Realçado do texto encontram-se descrições em parágrafos curtos acompanhados por ícones de tópicos. Estas interessantes informações são pertinentes ao comentário que o precede e, o que é mais importante, demonstram como o conhecimento científico básico é aplicado. Os cinco ícones representam as categorias dos seguintes tópicos:

A *informação clínica* é indicada por um estetoscópio. A informação contida neste comentário proporciona exemplos de natureza médica aplicados à informação que caracteriza o tópico em discussão.

A *informação sobre envelhecimento* é indicada por uma ampulheta. A informação contida neste comentário é pertinente ao envelhecimento normal e indica como o envelhecimento do corpo atua sobre as funções dos órgãos do corpo.

A informação sobre a *importância prática do desenvolvimento* é indicada por um embrião humano. O conhecimento pertinente da anatomia do desenvolvimento contribui para a compreensão de como os problemas congênitos se formam e como atuam na estrutura e na função do corpo.

A *informação sobre homeostasia* é indicada por um mecanismo de engrenagens. A informação fornecida por este ícone é pertinente aos processos do corpo que mantêm a situação de equilíbrio dinâmico. Estes comentários mostram que o rompimento da homeostasia geralmente acompanha a maioria das doenças.

Comentários de *interesse acadêmico* analisam tópicos relevantes para a anatomia humana e que efetivamente são de real interesse.

Além dos comentários do texto, o leitor encontrará nas seções de Considerações Clínicas que aparecem no final da maioria dos capítulos descrições selecionadas sobre distúrbios do desenvolvimento, envelhecimento, procedimentos clínicos, e doenças ou disfunções específicas dos sistemas orgânicos. Fotografias de situações patológicas acompanham muitas destas discussões.

Exposições do Desenvolvimento

Em cada capítulo de um sistema do corpo, um comentário do desenvolvimento pré-natal segue a apresentação da anatomia macroscópica. Cada uma dessas discussões inclui exibições e explicações dos eventos morfogenéticos envolvidos no desenvolvimento de um sistema do corpo. A colocação da discussão próximo ao texto relacionado assegura que a terminologia anatômica necessária para entender as estruturas embrionárias foi utilizada.

Práticas Clínicas

Os cenários clínicos focalizados apresentam uma história de paciente e uma imagem de apoio diagnóstico – tais como radiografias, ultra-sons ou fotografias – seguidas por uma série de perguntas. Os estudantes são desafiados a avaliar os achados clínicos, explicar a origem dos sintomas, fazer o diagnóstico do paciente e recomendar o tratamento. Cada capítulo de um sistema do corpo contém uma ou duas Prática(s) Clínica(s), colocada(s) antes do resumo do capítulo. Respostas detalhadas das questões sobre Práticas Clínicas são apresentadas no Apêndice B.

Resumos dos Capítulos

Um resumo, em forma de linhas gerais, ao término de cada capítulo reforça a experiência de aprendizagem. Esses resumos compreensivos servem como uma valiosa ferramenta para ajudar os estudantes a se prepararem para os exames.

Atividades de Revisão

Em seqüência ao resumo do capítulo, perguntas objetivas, dissertativas e de análise crítica dão aos estudantes a oportunidade para avaliar a profundidade de seus conhecimentos e o aprendizado. As perguntas de análise crítica foram atualizadas e ampliadas na sexta edição para desafiar os estudantes a usar as informações do capítulo para a solução de problemas práticos. As respostas corretas das questões objetivas são fornecidas no Apêndice A. Cada resposta é explicada e, assim, os estudantes podem usar as atividades de revisão, efetivamente, para aumentar a compreensão do assunto da matéria.

Ilustrações e Tabelas

Como a anatomia é uma ciência descritiva, tomou-se muito cuidado em realçar as fotografias e as ilustrações em *Anatomia Humana*. Uma característica da excelência das edições anteriores deste livro tem sido a qualidade do programa de arte nas ilustrações. De acordo com o objetivo de sempre melhorar e apurar o programa de arte, mais de 150 ilustrações coloridas foram substancialmente revisadas ou foram substituídas inteiramente para a sexta edição. Cada ilustração foi conferida e reconferida na sua clareza e precisão artística, nas identificações e nas legendas. O código de cores foi usado em certas seqüências de arte como uma técnica para ajudar o aprendizado. Por exemplo, os ossos do crânio no capítulo 6 estão em cores codificadas de forma que cada osso possa ser identificado prontamente nas várias versões incluídas no capítulo. Estas ilustrações representam um esforço da colaboração entre o autor e o artista, envolvendo freqüentemente dissecções de cadáveres para assegurar a precisão. Ilustrações são combinadas com fotografias sempre que possível para melhorar a visualização de estruturas anatômicas. Fotomicrografias de luz e elétron-micrografias foram usadas ao longo do texto para apresentar um verdadeiro quadro da anatomia nos níveis celular e histológico. Anatomia de superfície e imagens de dissecção de cadáveres ajudam os estudantes a entender as relações das estruturas anatômicas e as intangíveis características das estruturas anatômicas que somente podem ser apreciadas completamente quando vistas em um espécime humano. Muitas das fotografias de dissecções de cadáveres foram modificadas ou substituídas por novas imagens de melhor qualidade tiradas exclusivamente para a sexta edição. Todas as figuras estão integradas com a narrativa do texto para maximizar o aprendizado do estudante.

Numerosas tabelas ao longo do texto resumem as informações e esclarecem dados complexos. Muitas tabelas foram aumentadas com a adição de ilustrações para transmitir as informações de maneira mais eficiente. Como as figuras, todas as tabelas foram mencionadas na narrativa do texto e colocadas tão perto da referência quanto possível para poupar os estudantes da dificuldade em ficar revirando as páginas.

Apêndices, Glossário e Índice

Os apêndices A e B fornecem respostas e explicações para as questões objetivas colocadas ao término de cada capítulo e para as perguntas que acompanham os quadros de Prática Clínica. O glossário fornece definições para os termos técnicos importantes usados no texto. Estão indicados sinônimos, incluindo epônimos, e para alguns termos são dados também os antônimos.

AGRADECIMENTOS

A preparação de uma nova edição de um livro é uma tarefa cansativa que envolve vários colegas, estudantes e profissionais de editoração. E no caso deste livro até mesmo familiares estiveram envolvidos. Minha sincera gratidão é extensiva à faculdade e aos estudantes que, tendo utilizado as edições anteriores deste livro, despenderam parte de seu tempo para apresentar sugestões a fim de aperfeiçoá-lo. Eles estão, realmente, pensando nos outros que usarão o texto no futuro, e ao mesmo tempo, assegurando um futuro para o livro.

Sou especialmente grato a Samuel I. Zeveloff e Ronald Galli, colegas da Weber State University que foram os incentivadores de meus esforços na preparação desta edição. Vários professores que utilizaram as edições anteriores apresentaram sugestões que foram aqui incorporadas. Além disso, algum estudantes que usaram o texto também ofereceram sugestões para melhorá-lo. Melissa J. Bentley, Eric F. Stakebake e Amber Bennett foram particularmente úteis na preparação desta edição. O *feedback* de estudantes conscienciosos é especialmente útil e apreciado.

Vários médicos contribuíram com os casos clínicos introduzidos nesta edição. Eu agradeço especialmente o auxílio do Dr. Jeffrey S. Prince e Karianne N. Prince por suas contribuições na introdução das Práticas Clínicas e pelas imagens radiográficas anexas. O envolvimento deles foi especialmente recompensador para mim, por terem sido estudantes anteriormente. O pedido de um pai para três dos seus filhos resultou na inserção dos aspectos clínicos. Um obrigado sincero é estendido aos Drs. Kyle M. Van De Graaff, Eric J. Van De Graaff e Ryan L. Van De Graaff pelas generosas sugestões e pelo interesse genuíno naquilo que seu pai realiza. Meu bom amigo e colaborador John L. Crawley continuou sendo o encorajador de meu empenho em escrever.

A atração visual e a cuidadosa precisão pela qualidade das fotografias e ilustrações são essenciais em um texto de anatomia. Eu tenho compartilhado meus anos de interação profissional com Christopher Creek, o artista talentoso que desenhou muitas das ilustrações nas edições anteriores e várias novas para esta edição. Sua arte anatômica é magnífica e realista. Dr. Gary M. Watts, do Department of Radiology no Utah Valley Regional Medical Center, ofereceu muitas das imagens radiográficas usadas nas edições prévias deste livro e algumas novas para esta edição. O agradecimento também é extensivo a Don Kincaid e Rebecca Gray da Ohio State University que dissecaram e fotografaram as novas imagens de cadáveres para esta edição.

Apresento minha sincera gratidão aos editores por seu talento, sua dedicação e seu encorajamento de meus esforços. Os editores responsáveis Marty Lange e Kristine Tibbetts e a editora de produção Kristine Queck foram soberbos no trabalho conjunto. Eu desfrutei minha associação com Jane Matthews, gerente de projeto, e John Leland, coordenador de pesquisa de fotografia. Ambos passaram horas incontáveis dedicando-se aos detalhes que um texto técnico como este exige.

A editora coordenou um painel de competentes anatomistas para revisar o texto anterior e o novo manuscrito enquanto estava sendo preparado para a sexta edição. Esses profissionais ajudaram imensamente o meu trabalho, e eu agradeço a crítica construtiva, os comentários e a confiança.

Marion Alexander
University of Manitoba

Frank Baker
Golden West College

Leann Blem
Virginia Commonwealth University

Carolyn W. Burroughs
Bossier Parish Community College

Russ Cagle
Willamette University

Paul V. Cupp, Jr.
Eastern Kentucky University

Brian Curry
Grand Valley State University

Shirley Dillaman
Penn State–Shenango

Cathryn R. Dooly
Ball State University

Ruth E. Ebeling
Biola University
Charles A. Ferguson
University of Colorado at Denver
David K. Ferris
University of South Carolina–Spartanburg
Allan Forsman
East Tennessee State University
Carl D. Frailey
Johnson County Community College
Glenn A. Gorelick
Citrus College
Douglas J. Gould
University of Kentucky Chandler Medical Center
Melanie Gouzoules
University of North Carolina–Greensboro
Phyllis C. Hirsch
East Los Angeles College
Bert H. Jacobson
Oklahoma State University
Glenn E. Kietzmann
Wayne State College
Dennis Landin
Louisiana State University
Bryan G. Miller
Eastern Illinois University
Virginia L. Naples
Northern Illinois University
Daniel R. Olson
Northern Illinois University
Scott Pedersen
South Dakota State University
Russell L. Peterson
Indiana University of Pennsylvania
Larry A. Reichard
Maple Woods Community College
Alexander Sandra
University of Iowa
David J. Saxon
Morehead State University
Stephen P. Schiffer
Georgetown University Medical Center
Leeann Sticker
Northwestern State University of Louisiana
R. Brent Thomas
University of South Carolina–Spartanburg
Judy A. Williams
Southeastern Oklahoma State University

Guia Visual

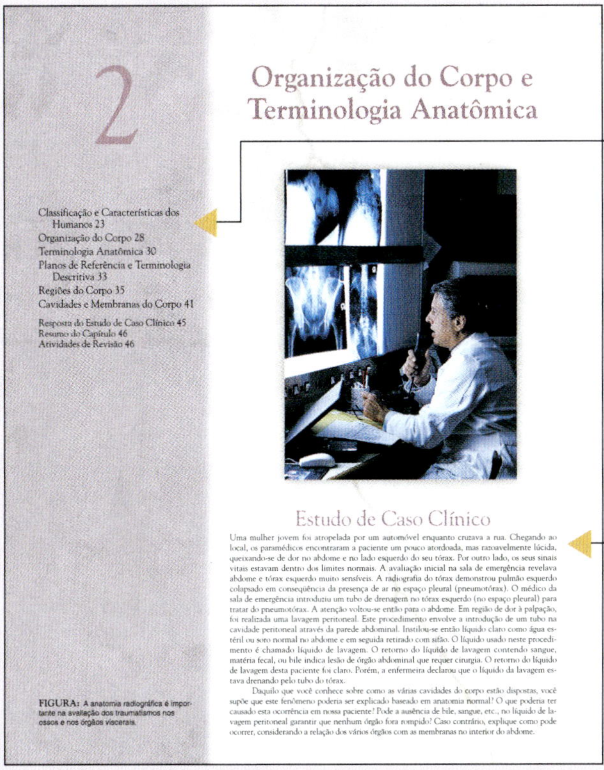

Sumário do Capítulo

Uma página de referência citando os principais tópicos encontra-se na página de abertura de cada capítulo e permite ao leitor conhecer a abrangência de cada capítulo.

Estudo de Caso Clínico

Uma ocorrência médica hipotética define o cenário para o capítulo reafirmando a relevância clínica do conteúdo do capítulo. Ao ler o capítulo, o leitor deve ficar atento para as informações necessárias para resolver o estudo do caso e, em seguida, conferir sua resposta com a solução dada no fim do capítulo.

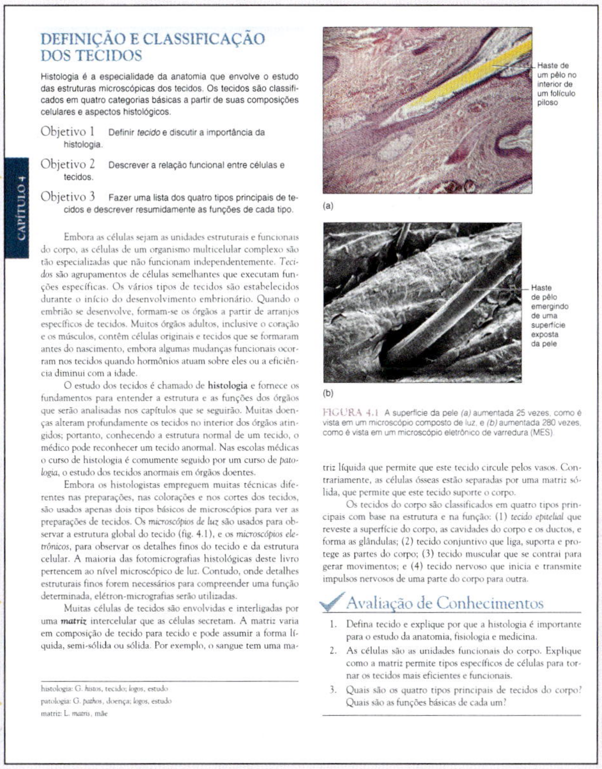

Citação do Conceito

Uma expressão cuidadosamente formulada dá a idéia principal, ou o princípio do planejamento, da informação contida em uma seção do capítulo e fornece uma avaliação objetiva do material que virá em seqüência.

Objetivos do Aprendizado

Cada seção do capítulo começa com um conjunto de objetivos do aprendizado que indica o nível de competência que o leitor deverá atingir a fim de entender inteiramente o conceito e aplicá-lo em situações práticas.

Vocabulário Auxiliar

Termos novos aparecem em tipo negrito quando são introduzidos e imediatamente são definidos no contexto. Definições dos termos em negrito são acrescentadas no glossário ao término do livro. As derivações gregas ou latinas de muitos termos são fornecidas em notas de rodapé na parte inferior da página na qual o termo aparece inicialmente.

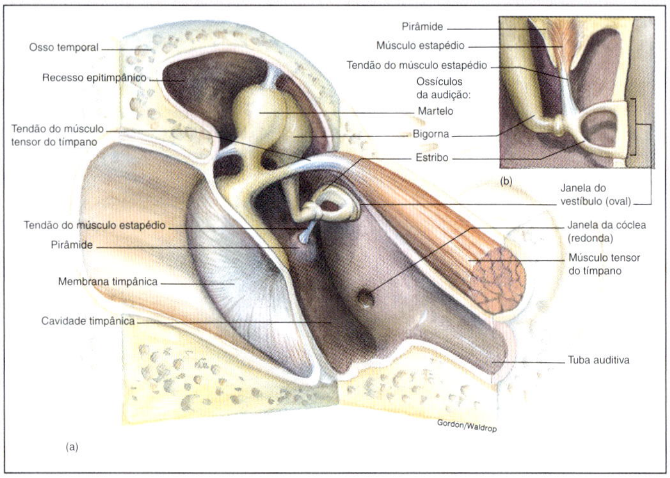

Belíssimas Pinturas Artísticas Coloridas

As precisas ilustrações cuidadosamente preparadas são o ponto alto deste texto. A anatomia humana é uma ciência visual, e a arte realista é essencial.

Com freqüência são apresentadas ilustrações em quatro cores vibrantes com fotografias reforçando os detalhes nos desenhos com comparações diretas de estruturas reais.

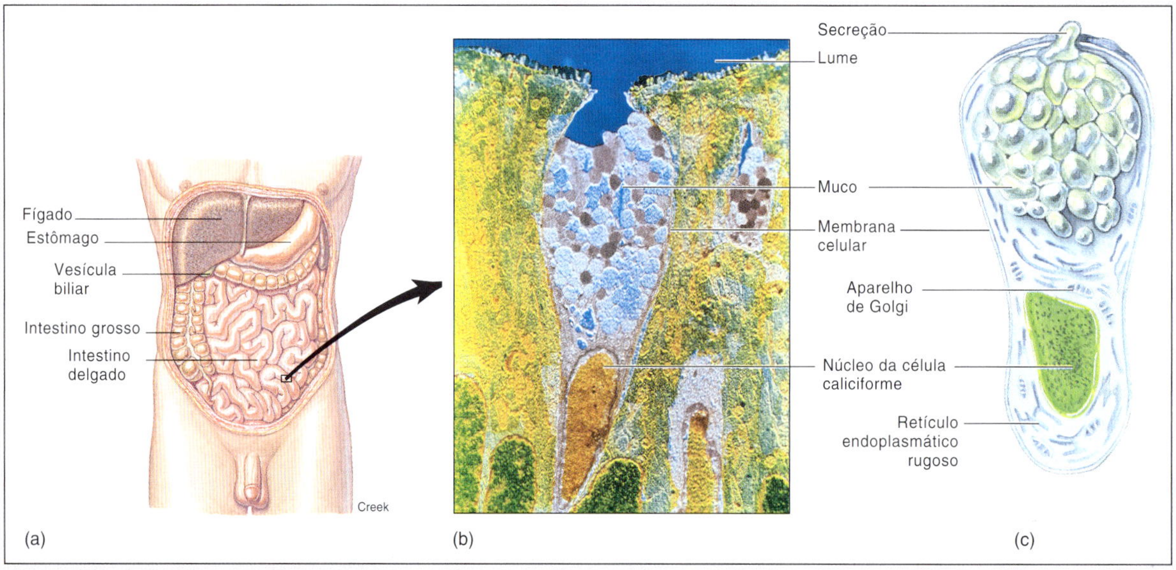

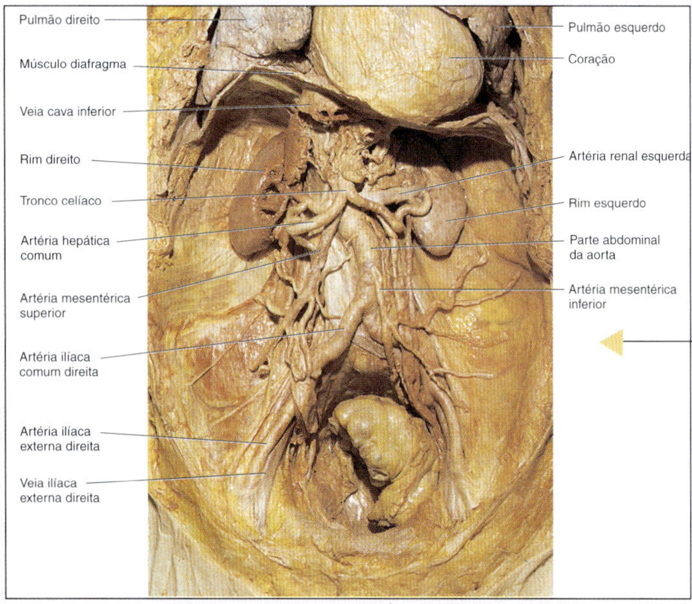

Atlas de Qualidade nas Imagens de Cadáveres

Fotografias com identificações precisas em cadáveres humanos dissecados que permitem aos estudantes a correta visualização das estruturas anatômicas e as suas posições em relação a outras partes do corpo.

Tabelas Ilustradas

Tabelas selecionadas combinam arte com conteúdo resumido para proporcionar cobertura abrangente de tópicos em fáceis formatos.

TABELA 11.6 Septos da Dura-máter Craniana

Septo	Localização
Foice do cérebro	Estende-se para baixo na fissura longitudinal do cérebro para separar os hemisférios cerebrais direito e esquerdo; fixada anteriormente na crista etmoidal do osso etmóide e posteriormente ao tentório
Tentório do cerebelo	Separa os lobos occipital e temporal do cérebro do cerebelo; fixado ao tentório, à parte petrosa do temporal, e ao osso occipital
Foice do cerebelo	Separa os hemisférios direito e esquerdo do cerebelo; fixada à crista do osso occipital.
Diafragma da sela	Forma o teto da sela turca

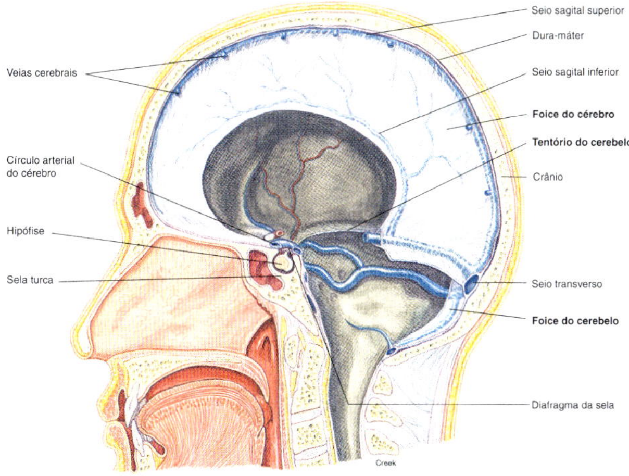

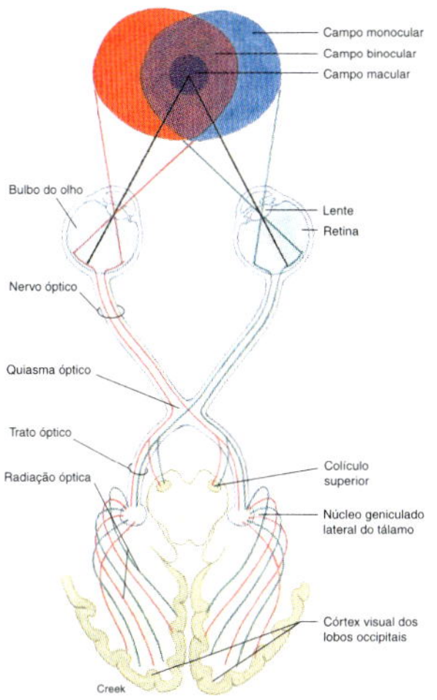

FIGURA 15.27 Campos visuais dos olhos e vias nervosas da visão. Uma superposição dos campos visuais de cada olho proporciona visão binocular – a capacidade de perceber em profundidade.

culo superior estimulam os **músculos extrínsecos do bulbo do olho** (veja tabela 15.3), que são os músculos esqueléticos que movimentam os olhos.

Dois tipos de movimentos dos olhos são coordenados pelo colículo superior. *Movimentos de perseguição uniforme* localizam objetos em movimento e mantêm a imagem enfocada na fóvea central. *Movimentos sacádicos do olho* são movimentos rápidos (durando 20-50 msec) e abruptos que ocorrem enquanto os olhos parecem estar imóveis. Acredita-se que estes movimentos sacádicos são importantes na manutenção da acuidade visual.

O sistema tectal também está envolvido no controle dos *músculos intrínsecos do olho* – os músculos lisos da íris e do corpo ciliar. Iluminando-se um olho estimula-se o *reflexo pupilar* em que ambas as pupilas se contraem. Isto é causado pela ativação de neurônios parassimpáticos através de fibras do colículo superior. Neurônios pós-ganglionares do gânglio ciliar atrás dos olhos, por sua vez, também estimulam as fibras constritoras na íris. A contração do corpo ciliar durante a acomodação envolve a estimulação do colículo superior.

Processamento de Informações Visuais

Para a informação visual atingir seus objetivos, deve estar associada com experiências anteriores e integrada com informações de outros órgãos dos sentidos. Alguns destes processamentos mais altos ocorrem no lobo temporal inferior do córtex cerebral. Remoções experimentais destas áreas de macacos prejudicam a capacidade que eles têm para lembrar tarefas visuais que previamente tinham aprendido e dificultam a habilidade que eles possuem para associar imagens visuais com o significado dos objetos vistos. Macacos com os seus lobos temporais inferiores removidos, por exemplo, enfrentam uma serpente sem medo. Os sintomas produzidos pela perda dos lobos temporais inferiores são conhecidos como *síndrome de Klüver-Bucy*.

Em uma tentativa para reduzir os sintomas da epilepsia severa, os cirurgiões cortaram o corpo caloso em alguns pacientes. Este trato de fibras, como previamente descrito, transmite impulsos entre os hemisférios cerebrais direito e esquerdo. O hemisfério cerebral direito de pacientes com o *encéfalo dividido* deve, portanto, receber apenas informações sensoriais da metade esquerda do meio exterior. O hemisfério esquerdo, semelhantemente cortado de sua comunicação com o hemisfério direito, só receberia informações sensoriais da metade direita do meio exterior. Em algumas situações, estes pacientes se comportariam como se tivessem duas mentes separadas.

Experiências com pacientes com o encéfalo dividido revelaram que os dois hemisférios têm habilidades separadas. Isto é verdade, embora cada hemisfério receba comumente impulsos de ambas as metades do meio exterior através do corpo caloso. Se a imagem sensorial de um objeto, como uma chave, for apenas exposta ao hemisfério esquerdo (mostrando-o apenas para o campo visual direito), o objeto pode ser identificado. Se o objeto for apresentado ao córtex cerebral direito, a pessoa sabe de que objeto se trata mas não consegue dar o seu nome. Experiências como estas sugerem que (em pessoas destras) o hemisfério esquerdo é necessário para a linguagem e o hemisfério direito é responsável pelo padrão de reconhecimento.

Avaliação de Conhecimentos

15. Faça uma relação das estruturas acessórias do olho que causam o movimento do olho ou o protegem no interior da órbita.
16. Desenhe a estrutura do olho e identifique o que segue: esclera, córnea, corióide, retina, fóvea central, íris, pupila, lente e corpo ciliar. Quais são as principais células ou tecidos em cada uma das três camadas do olho?
17. Indique o trajeto do raio luminoso através das duas cavidades do olho e explique o mecanismo de refração da luz. Descreva como o olho é focalizado para visão a distância e visão próxima de objetos.
18. Faça uma relação das diferentes camadas da retina e descreva o trajeto do raio luminoso e a atividade nervosa através dessas camadas. Continue indicando a via do impulso visual até o córtex cerebral, e faça uma relação da seqüência das estruturas atravessadas.

Síndrome de Klüver-Bucy: de Heinrich Klüver, neurologista alemão, 1897-1979 e Paul C. Bucy, neurologista americano, 1904-

Ícones de Tópicos

Ícones de tópicos destacam a informação de aplicação prática e de especial interesse. Esses comentários reforçam a importância do aprendizado dos fatos previamente citados. As cinco imagens de ícones e os tópicos que eles representam são: informação clínica (estetoscópio), envelhecimento (ampulheta), informação de desenvolvimento (embrião), homeostasia (mecanismo de engrenagem) e informação de interesse acadêmico (capelo acadêmico).

Avaliação de Conhecimentos

Perguntas de Avaliação de Conhecimentos são colocadas ao término de cada seção principal, ajudam a testar a compreensão do material e estimulam a aplicação dos conceitos.

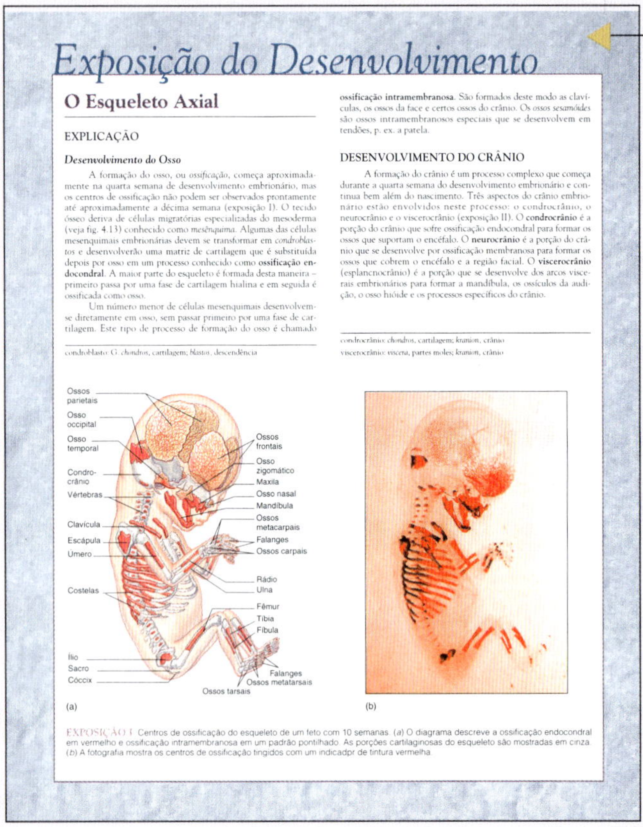

Exposição do Desenvolvimento

O Esqueleto Axial

EXPLICAÇÃO

Desenvolvimento do Osso

A formação do osso, ou *ossificação*, começa aproximadamente na quarta semana de desenvolvimento embrionário, mas os centros de ossificação não podem ser observados prontamente até aproximadamente a décima semana (exposição I). O tecido ósseo deriva de células migratórias especializadas do mesoderma (veja fig. 4.13) conhecido como *mesênquima*. Algumas das células mesenquimais embrionárias devem se transformar em *condroblastos* e desenvolverão uma matriz de cartilagem que é substituída depois por osso em um processo conhecido como **ossificação endocondral**. A maior parte do esqueleto é formada desta maneira – primeiro passa por uma fase de cartilagem hialina e em seguida é ossificada como osso.

Um número menor de células mesenquimais desenvolvem-se diretamente em osso, sem passar primeiro por uma fase de cartilagem. Este tipo de processo de formação do osso é chamado **ossificação intramembranosa**. São formados deste modo as clavículas, os ossos da face e certos ossos do crânio. Os *ossos sesamóides* são ossos intramembranosos especiais que se desenvolvem em tendões, p. ex. a patela.

DESENVOLVIMENTO DO CRÂNIO

A formação do crânio é um processo complexo que começa durante a quarta semana do desenvolvimento embrionário e continua bem além do nascimento. Três aspectos do crânio embrionário estão envolvidos neste processo: o condrocrânio, o neurocrânio e o viscerocrânio (exposição II). O **condrocrânio** é a porção do crânio que sofre ossificação endocondral para formar os ossos que suportam o encéfalo. O **neurocrânio** é a porção do crânio que se desenvolve por ossificação membranosa para formar os ossos que cobrem o encéfalo e a região facial. O **viscerocrânio** (esplancnocrânio) é a porção que se desenvolve dos arcos viscerais embrionários para formar a mandíbula, os ossículos da audição, o osso hióide e os processos específicos do crânio.

condroblasto: G. *chondros*, cartilagem; *blastos*, descendência

condrocrânio: *chondros*, cartilagem; *kranion*, crânio

viscerocrânio: *viscera*, partes moles; *kranion*, crânio

EXPOSIÇÃO I Centros de ossificação do esqueleto de um feto com 10 semanas. (*a*) O diagrama descreve a ossificação endocondral em vermelho e ossificação intramembranosa em um padrão pontilhado. As porções cartilaginosas do esqueleto são mostradas em cinza. (*b*) A fotografia mostra os centros de ossificação tingidos com um indicadpr de tintura vermelha.

Exposições do Desenvolvimento

Cada capítulo dos sistemas inclui a discussão dos eventos morfogênicos envolvidos no desenvolvimento pré-natal dos esboços dos sistemas do corpo.

Considerações Clínicas

Estas seções especiais que aparecem ao término da maioria dos capítulos descrevem afecções do desenvolvimento, doenças ou disfunções de sistemas orgânicos específicos, como também procedimentos clínicos relevantes. Os efeitos do envelhecimento também são esboçados em relação aos sistemas específicos do corpo.

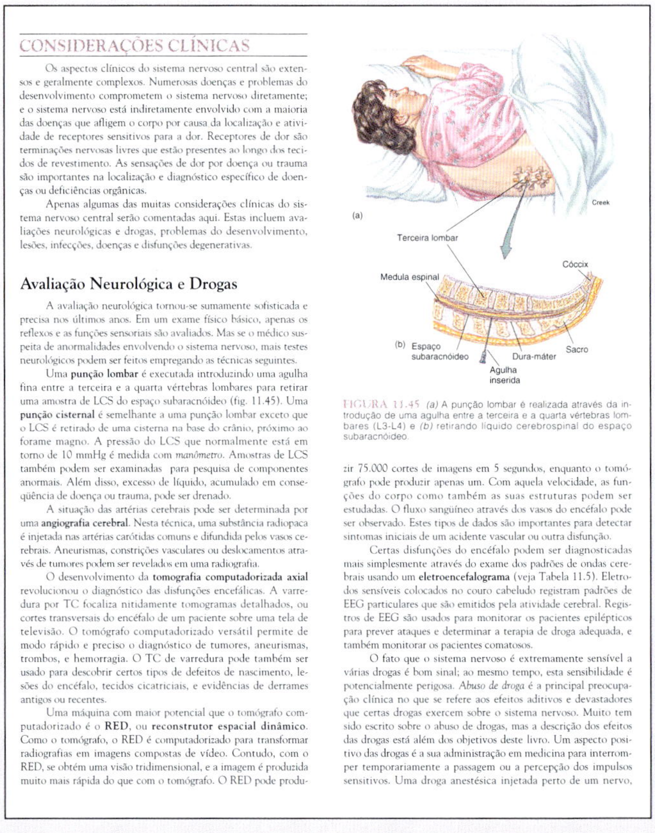

CONSIDERAÇÕES CLÍNICAS

Os aspectos clínicos do sistema nervoso central são extensos e geralmente complexos. Numerosas doenças e problemas do desenvolvimento comprometem o sistema nervoso diretamente; e o sistema nervoso está indiretamente envolvido com a maioria das doenças que afligem o corpo por causa da localização e atividade de receptores sensitivos para a dor. Receptores de dor são terminações nervosas livres que estão presentes ao longo dos tecidos de revestimento. As sensações de dor por doença ou trauma são importantes na localização e diagnóstico específico de doenças ou deficiências orgânicas.

Apenas algumas das muitas considerações clínicas do sistema nervoso central serão comentadas aqui. Estas incluem avaliações neurológicas e drogas, problemas do desenvolvimento, lesões, infecções, doenças e disfunções degenerativas.

Avaliação Neurológica e Drogas

A avaliação neurológica tornou-se sumamente sofisticada e precisa nos últimos anos. Em um exame físico básico, apenas os reflexos e as funções sensoriais são avaliados. Mas se o médico suspeita de anormalidades envolvendo o sistema nervoso, mais testes neurológicos podem ser feitos empregando as técnicas seguintes.

Uma **punção lombar** é executada introduzindo uma agulha fina entre a terceira e a quarta vértebras lombares para retirar uma amostra de LCS do espaço subaracnóideo (fig. 11.45). Uma **punção cisternal** é semelhante a uma punção lombar exceto que o LCS é retirado de uma cisterna na base do crânio, próximo ao forame magno. A pressão do LCS que normalmente está em torno de 10 mmHg é medida com *manômetro*. Amostras de LCS também podem ser examinadas para pesquisa de componentes anormais. Além disso, excesso de líquido, acumulado em conseqüência de doença ou trauma, pode ser drenado.

A situação das artérias cerebrais pode ser determinada por uma **angiografia cerebral**. Nesta técnica, uma substância radiopaca é injetada nas artérias carótidas comuns e difundida pelos vasos cerebrais. Aneurismas, constrições vasculares ou deslocamentos através de tumores podem ser revelados em uma radiografia.

O desenvolvimento da **tomografia computadorizada axial** revolucionou o diagnóstico das disfunções encefálicas. A varredura por TC focaliza nitidamente tomogramas detalhados, ou cortes transversais do encéfalo de um paciente sobre uma tela de televisão. O tomógrafo computadorizado versátil permite de modo rápido e preciso o diagnóstico de tumores, aneurismas, trombos, e hemorragia. O TC de varredura pode também ser usado para descobrir certos tipos de defeitos de nascimento, lesões do encéfalo, tecidos cicatriciais, e evidências de derrames antigos ou recentes.

Uma máquina com maior potencial que o tomógrafo computadorizado é o **RED**, ou **reconstrutor espacial dinâmico**. Como o tomógrafo, o RED é computadorizado para transformar radiografias em imagens compostas de vídeo. Contudo, com o RED, se obtém uma visão tridimensional, e a imagem é produzida muito mais rápida do que com o tomógrafo. O RED pode produzir 75.000 cortes de imagens em 5 segundos, enquanto o tomógrafo pode produzir apenas um. Com aquela velocidade, as funções do corpo como também as suas estruturas podem ser estudadas. O fluxo sangüíneo através dos vasos do encéfalo pode ser observado. Estes tipos de dados são importantes para detectar sintomas iniciais de um acidente vascular ou outra disfunção.

Certas disfunções do encéfalo podem ser diagnosticadas mais simplesmente através do exame dos padrões de ondas cerebrais usando um **eletroencefalograma** (veja Tabela 11.5). Eletrodos sensíveis colocados no couro cabeludo registram padrões de EEG particulares que são emitidos pela atividade cerebral. Registros de EEG são usados para monitorar os pacientes epilépticos para prever ataques e determinar a terapia de droga adequada, e também monitorar os pacientes comatosos.

O fato que o sistema nervoso é extremamente sensível a várias drogas é bom sinal; ao mesmo tempo, esta sensibilidade é potencialmente perigosa. *Abuso de droga* é a principal preocupação clínica no que se refere aos efeitos aditivos e devastadores que certas drogas exercem sobre o sistema nervoso. Muito tem sido escrito sobre o abuso de drogas, mas a descrição dos efeitos das drogas está além dos objetivos deste livro. Um aspecto positivo das drogas é a sua administração em medicina para interromper temporariamente a passagem ou a percepção dos impulsos sensitivos. Uma droga anestésica injetada perto de um nervo,

FIGURA 11.45 *(a)* A punção lombar é realizada através da introdução de uma agulha entre a terceira e a quarta vértebras lombares (L3-L4) e *(b)* retirando líquido cerebrospinal do espaço subaracnóideo.

Prática Clínica

Estes cenários clínicos focalizados desafiam o leitor a colocar seus conhecimentos de anatomia para trabalhar em situações clínicas. Fornecida uma história curta de um paciente acompanhada de imagens diagnósticas, o leitor terá de aplicar a matéria exposta no capítulo para diagnosticar uma disfunção, explicar a origem dos sintomas, ou até mesmo recomendar uma conduta de tratamento. São fornecidas respostas detalhadas para as perguntas de Práticas Clínicas no Apêndice B.

PRÁTICA CLÍNICA 16.1

Um homem de 75 anos de idade com uma longa história de hipertensão apresenta-se à sala de emergências queixando-se de dor em facada no tórax que se irradiava para o dorso. Ao exame físico, os pulmões do paciente estavam limpos, e os sons cardíacos também eram normais com freqüência e ritmo regulares. O eletrocardiograma também era normal. Por causa dos seus sintomas, você suspeita de aorta dissecante e solicita uma tomografia.

PERGUNTAS

1. O que é a linha escura observada dentro da aorta cheia de contraste?
2. Quais partes da aorta estão envolvidas?
3. Você também observa que o paciente tem uma diferença na pressão sangüínea entre os braços esquerdo e direito, com o braço esquerdo tendo uma pressão significativamente mais baixa. Qual poderia ser a causa?

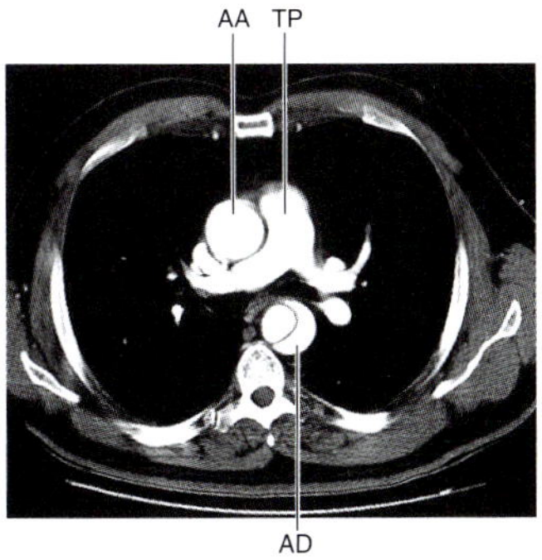

Resumo de Capítulo

Ao término de cada capítulo, um resumo em forma de sumário reforça seu domínio sobre o conteúdo do capítulo.

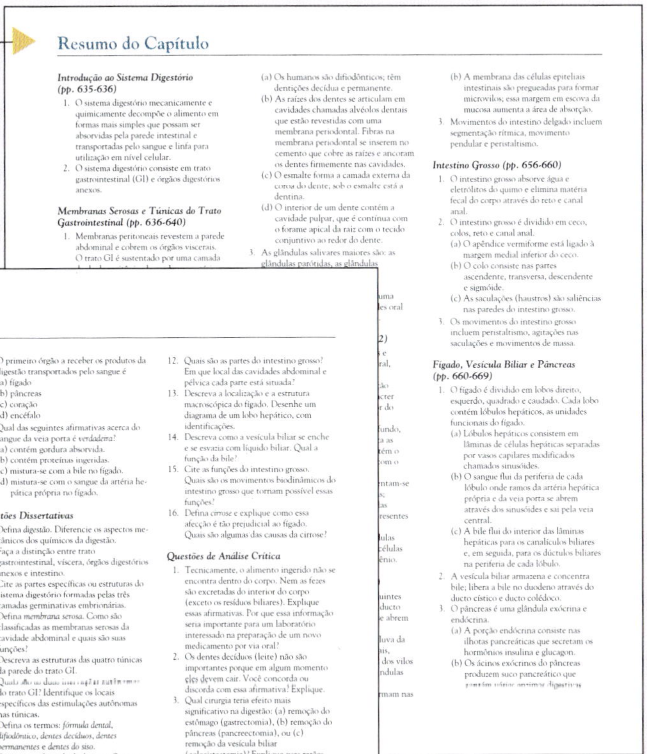

Atividades de Revisão

Questões objetivas, dissertativas e de análise clínica ao término de cada capítulo permitem testar a profundidade de seu entendimento e aprendizado. Respostas e explicações para as questões objetivas encontram-se no Apêndice A.

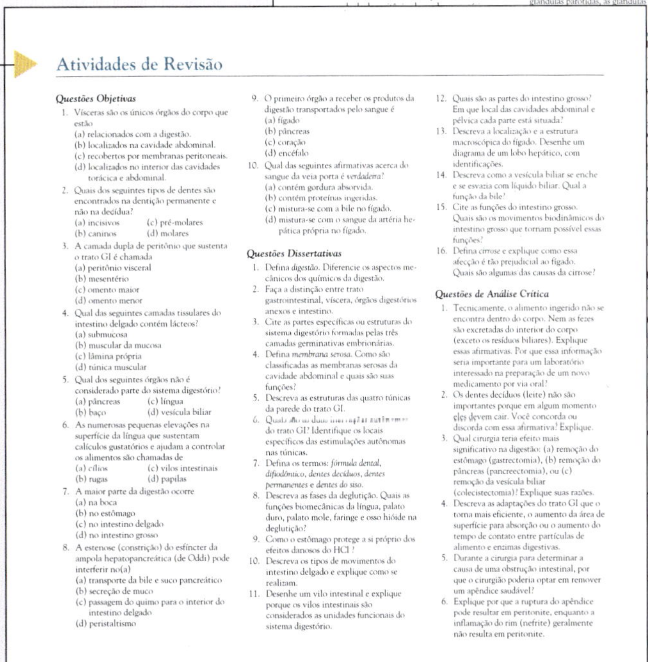

História da Anatomia

1

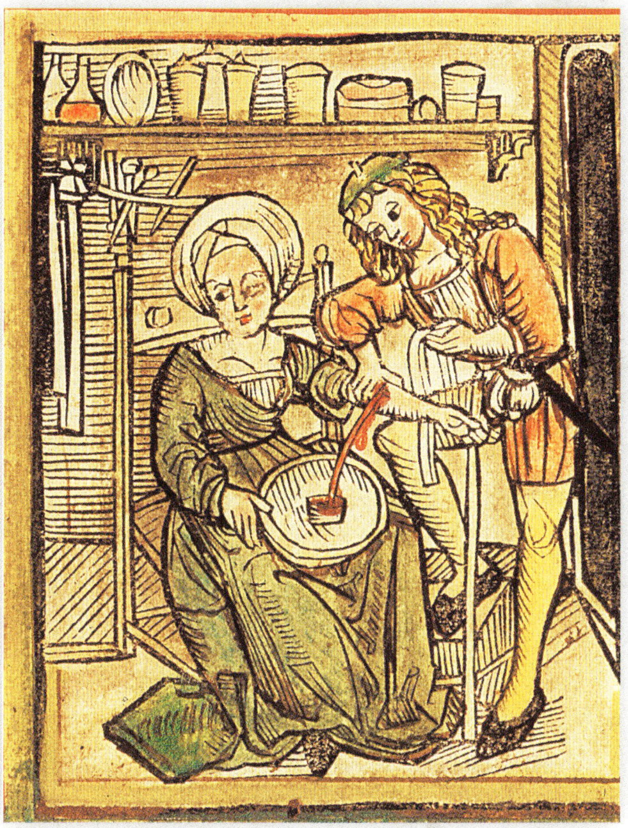

Estudo de Caso Clínico

Uma mulher com 55 anos de idade procura o farmacêutico da aldeia apresentando respiração rápida e curta. Este, verificando os sintomas da mulher e encontrando inchaço em suas pernas, faz o diagnóstico de hidropsia e prescreve uma terapia para livrar o corpo dos maus humores. Ele aplica uma dúzia de suas sanguessugas mais saudáveis nas pernas da mulher e drena um quartilho do seu sangue abrindo uma veia do seu braço. Dentro de horas, a paciente está se sentindo muito melhor e respira tranqüilamente. A ocorrência reforçou, para o prático, o conceito dos maus humores e a eficiência da sangria como terapia.

Hidropsia (L. *hydrops*; do G. *hydor*, água) é um termo antiquado que se referia comumente a qualquer situação de edema (acúmulo de líquidos nos tecidos), e era comumente conseqüência de insuficiência cardíaca congestiva. A terapia atual para esses casos consiste na restrição de ingestão de líquidos por via oral e medicamentos que induzem a diurese (aumento da micção) com o objetivo de diminuir o volume líquido. Não é nenhuma surpresa que a perda de um quartilho de sangue fizesse essa mulher se sentir melhor em curto tempo. Infelizmente, a repetição dessa terapia grosseira deixava os pacientes profundamente anêmicos (contagem baixa de glóbulos vermelhos) e na realidade agravava a insuficiência dos seus corações.

Ao longo da história da medicina, a precisa compreensão da anatomia e da fisiologia humanas contribuiu para melhorar a terapia das doenças?

FIGURA: A sangria foi uma técnica de prática médica amplamente usada durante mais de dois mil anos.

DEFINIÇÃO DA CIÊNCIA

A anatomia humana é a ciência que estuda a organização estrutural do corpo humano. A terminologia anatômica descritiva é principalmente de procedência grega e latina.

Objetivo 1 Definir *anatomia*.

Objetivo 2 Distinguir anatomia de fisiologia e biologia.

Objetivo 3 Explicar por que a maioria dos termos anatômicos são palavras de procedência grega e latina.

Anatomia humana é a ciência que se dedica à estrutura do corpo humano. O termo **anatomia** deriva da palavra grega que significa "cortar em partes"; realmente, antigamente, a palavra *anatomizar* era mais comumente usada do que a palavra *dissecar*. A *fisiologia* é a ciência que estuda a função do corpo. É inseparável da anatomia já que a estrutura tende a refletir a função. O termo *fisiologia* é derivado de outra palavra grega, que significa "o estudo da natureza". A "natureza" de um organismo é sua função. Anatomia e fisiologia são ambas subdivisões da ciência conhecida por **biologia**, o estudo dos organismos vivos. A anatomia de cada estrutura do corpo está adaptada para executar uma função, ou talvez várias funções.

A dissecção de **cadáveres** humanos serviu como base para entender a estrutura e a função do corpo humano durante muitos séculos. Todo estudante iniciante em anatomia pode descobrir e aprender diretamente quando as estruturas do corpo forem sistematicamente dissecadas e examinadas. Os termos anatômicos que um estudante aprende enquanto se informa a respeito de uma estrutura representa o trabalho de centenas de anatomistas dedicados do passado, que dissecaram, desenharam, descreveram e denominaram as numerosas partes do corpo.

A maioria dos termos que formam a linguagem anatômica são de procedência grega ou latina. Latim era a língua do Império Romano, época em que o interesse nas descrições científicas foi cultivado. Com o declínio do Império Romano, a língua latina foi se tornando "língua morta", mas manteve seu valor na nomenclatura porque permaneceu inalterada ao longo da história. Conseqüentemente, se estivermos familiarizados com os prefixos e os sufixos básicos (veja a contracapa e a página seguinte deste livro), muitos termos da ciência descritiva anatômica podem ser entendidos. Embora os gregos e romanos tenham efetuado significante contribuição à terminologia anatômica, deve ser lembrado que muitos indivíduos de outras culturas também contribuíram para a ciência anatômica humana.

Como campo científico de investigação, a anatomia humana tem tido uma herança rica, longa e freqüentemente tormentosa. A história da anatomia humana é comparável a da medicina. De fato, o interesse pela estrutura do corpo foi estimulado pelo desejo dos profissionais médicos em explicar uma disfunção orgânica do corpo. Por outro lado, várias religiões abafaram o estudo da anatomia humana através das restrições impostas à dissecção humana e da ênfase nas explicações não científicas para as doenças e fraquezas.

Durante séculos, o interesse inato das pessoas nos seus próprios corpos e capacidades físicas encontrou várias formas de expressão. Os gregos estimulavam as competições atléticas e expressavam a beleza do corpo nas suas esculturas. Muitos dos grandes mestres do Renascimento retrataram figuras humanas em suas artes. Realmente, alguns destes artistas eram excelentes anatomistas porque a preocupação deles com os detalhes exigia que fossem. Michelangelo foi um artista genial que captou o esplendor da forma humana em esculturas como *David* (fig. 1.1) e em pinturas como as da Capela Sistina.

A reverência de Shakespeare pela estrutura do corpo humano é encontrada em expressões de seus escritos: "Que obra prima é um ser humano! Como é nobre pela razão! Infinito em competência! Como é expressivo e admirável na forma e no movimento! Nas ações assemelha-se a um anjo! Na percepção assemelha-se a um deus! A maravilha do mundo! O modelo de perfeição entre os animais!" (*Hamlet* 2.2.315-319).

No passado, a anatomia humana era acadêmica, ciência puramente descritiva, interessada principalmente em identificar e dar nomes às estruturas do corpo. Embora a dissecção e a descrição formem a base da anatomia, a importância da anatomia humana hoje está em sua abordagem funcional e nas aplicações clínicas. Anatomia humana é uma ciência prática, que aplicada propicia os fundamentos para entender o desempenho físico e a saúde do corpo. O estudo da história da anatomia nos ajuda a apreciar a ciência relevante que é hoje.

Avaliação de Conhecimentos

1. De onde deriva e qual o significado do termo *anatomia*?
2. Explique a expressão: Anatomia é uma ciência baseada na observação, enquanto a fisiologia se baseia na observação e na experimentação.
3. Por que a compreensão da biologia de um organismo depende do conhecimento de sua anatomia e fisiologia?
4. Comente o valor em se determinar o uso de prefixos e sufixos gregos ou latinos nos nomes de estruturas do corpo descritas recentemente.

PERÍODO PRÉ-CIENTÍFICO

Evidências indicam que o conhecimento da anatomia foi valioso para a sobrevivência nos tempos pré-históricos e que forneceu os fundamentos para a medicina.

Objetivo 4 Explicar por que a compreensão da anatomia humana é essencial para a ciência da medicina.

Objetivo 5 Definir *trepanação* e *paleopatologia*.

anatomia: G. *ana*, em partes; *tome*, cortar
fisiologia: G. *physis*, natureza; *logos*, estudo
biologia: G. *bios*, vida; *logos*, estudo
cadáver: L. *cadere*, tombar

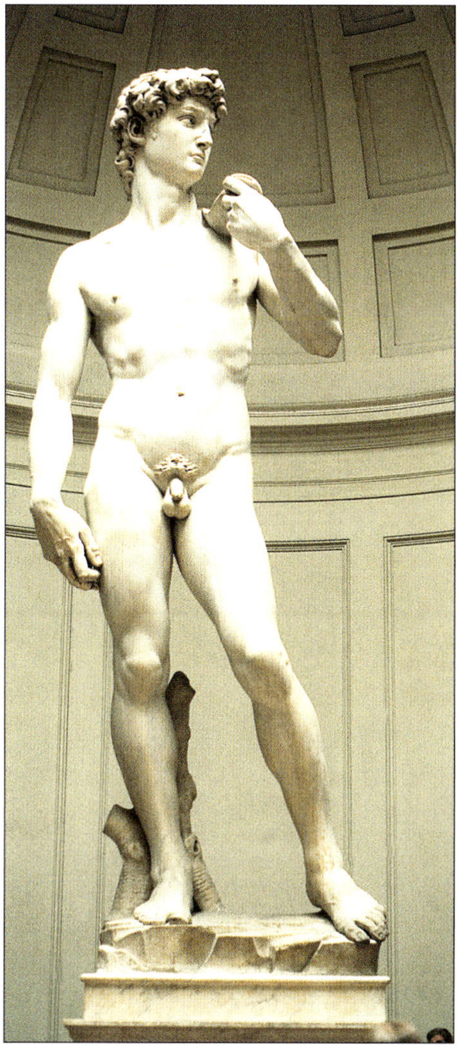

FIGURA 1.1 Michelangelo terminou sua obra *David* com 5,18 m de altura em 1504. Esculpido em um único bloco maciço de mármore de carrara branco, esta obra prima captou a beleza física do corpo humano em uma expressão de arte.

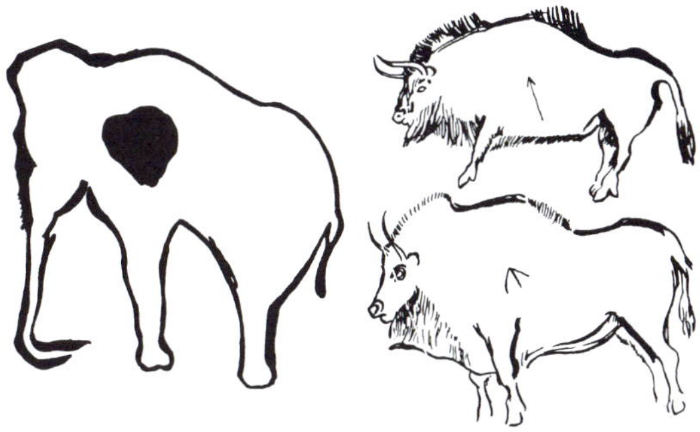

FIGURA 1.2 Reproduções da mesma época de grandes mamíferos de caça pintados nas paredes de cavernas ocupadas pelo *Homo sapiens* da antigüidade na Europa ocidental. Presumivelmente a localização do coração está desenhada no mamute, e são mostrados locais anatômicos vulneráveis nos dois bisões. Os indivíduos pré-históricos precisavam de um conhecimento prático de anatomia, simplesmente por sobrevivência.
De *A Short History of Anatomy and Physiology from the Greeks to Harvey* by C. Singer, 1957, Dover Publications, New York, NY. Reimpresso com permissão.

É provável que um tipo de anatomia comparada prática seja a ciência mais antiga. Certamente, os humanos sempre estiveram atentos a algumas de suas estruturas anatômicas e como elas funcionavam. Nossos antepassados pré-históricos indubitavelmente conheciam suas próprias habilidades funcionais e limitações quando comparadas com as de outros animais. Através das tentativas e dos erros durante as caçadas, eles descobriram os "órgãos vitais" de um animal que, se atingidos com um objeto, causariam a sua morte (fig. 1.2). Igualmente, eles conheciam as áreas vulneráveis de seus próprios corpos.

Os atos de descarnar os animais após a morte forneceram muitas valiosas lições de anatomia para as populações pré-históricas. Eles sabiam quais as partes do corpo de um animal que podiam ser usadas como alimento, como vestimenta ou como utensílio. Indubitavelmente, eles sabiam que os músculos funcionavam na locomoção e que também propiciavam a principal fonte de alimento. A pele dos mamíferos associada a seus anexos servia como coberta protetora para sua pele escassa em pêlos. Os humanos compreenderam, precocemente, que o sistema esquelético constituía um resistente arcabouço dentro dos seus corpos e de outros vertebrados. Eles usavam os ossos dos animais dos quais se alimentavam para moldar uma variedade de ferramentas e de armas. Eles sabiam que os seus próprios ossos poderiam quebrar em acidentes e que a cura inadequada resultaria em incapacidade permanente. Sabiam que se um animal estava ferido, sangraria, e aquela perda excessiva de sangue causaria sua morte. Talvez eles também tenham percebido que uma pancada forte na cabeça pudesse causar sono profundo e enfraquecer um animal sem matá-lo. Obviamente, eles observavam as diferenças anatômicas entre os sexos, embora não pudessem entender as funções básicas da reprodução. O conhecimento que essas pessoas tinham era do tipo prático básico – um conhecimento necessário para sobrevivência.

Certas habilidades cirúrgicas são também antigas. **Trepanação**, a perfuração de um buraco no crânio, ou a remoção de uma porção de osso craniano, parece ter sido praticada por vários grupos de povos pré-históricos. A trepanação era provavelmente usada como um procedimento ritualista para afastar maus espíritos, ou em alguns pacientes talvez, para aliviar a pressão craniana em conseqüência de um ferimento na cabeça. Muitos crânios trepanados foram encontrados em sítios arqueológicos (fig. 1.3). Julgando-se pela reossificação parcial que alguns desses crânios apresentavam, aparentemente uma considerável proporção dos pacientes sobrevivia.

O que se conhece sobre os humanos pré-históricos são conjeturas a partir das informações derivadas de desenhos em cavernas, de artefatos e de fósseis que continham informações paleopatológicas. A **paleopatologia** é a ciência que trata do estudo das doenças e causas de morte em humanos pré-históricos. A idade aproximada de

trepanação: G. *trypanon*, perfurador

paleopatologia: G. *palaios*, antigo; *pathos*, sofrimento; *logos*, estudo

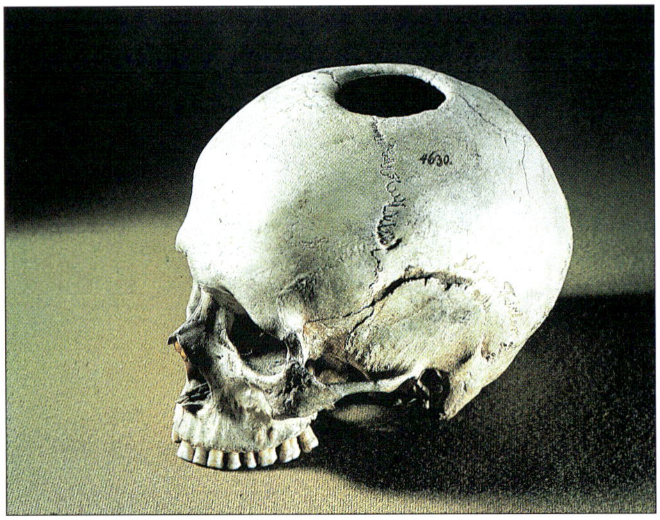

FIGURA 1.3 A arte da cirurgia da trepanação era praticada por algumas culturas pré-históricas. Surpreendentemente, muitos pacientes sobreviveram a esta provação, como ficou evidenciado pela ossificação ao redor das margens ósseas do ferimento.

uma pessoa pode ser determinada por restos de seu esqueleto, que também podem revelar a ocorrência de certas lesões e doenças, incluindo deficiências nutricionais. Dietas e condições dentárias, por exemplo, são demonstráveis através de dentes fossilizados. O que não pode ser determinado, porém, é a extensão das informações e do conhecimento anatômicos que podem ter sido transmitidos oralmente até os tempos em que os humanos criaram os símbolos para registrar os seus pensamentos, as experiências e a história.

Avaliação de Conhecimentos

5. Por que deveria ser importante conhecer a anatomia do crânio e do encéfalo antes de realizar uma cirurgia como uma trepanação?
6. Quais os tipos de dados um paleopatologista pode estar interessado em obter de uma múmia egípcia?

PERÍODO CIENTÍFICO

A anatomia humana é uma ciência dinâmica e em desenvolvimento com uma longa e excitante herança. Ela continua propiciando os fundamentos para as pesquisas médicas, bioquímicas, do desenvolvimento, citogenéticas e biomecânicas.

Objetivo 6 Comentar alguns dos principais eventos históricos na ciência da anatomia humana.

Objetivo 7 Fazer uma relação dos períodos históricos nos quais foram utilizados cadáveres para estudar anatomia humana.

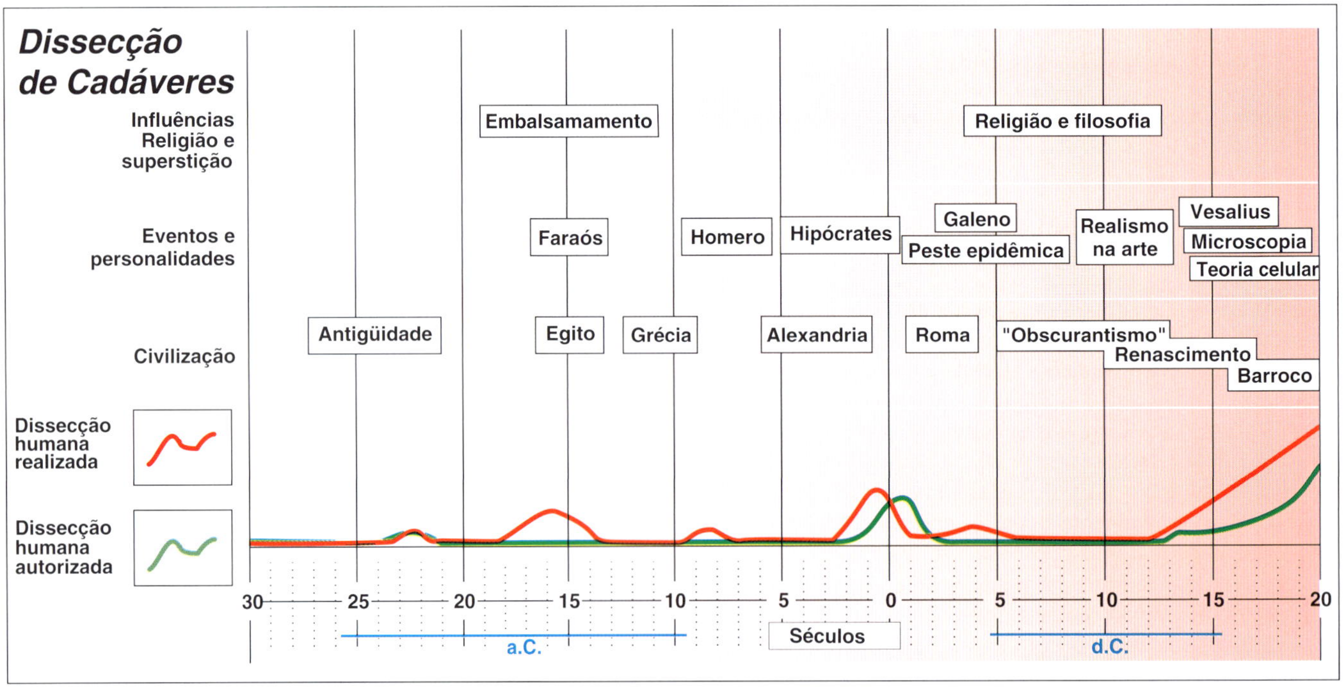

FIGURA 1.4 Uma linha do tempo que descreve a história das dissecções de cadáveres.

TABELA 1.1 **Sinopse de Algumas Importantes Contribuições para a Ciência da Anatomia Humana**

Pesquisador	Civilização	Idade ou Data de Contribuição	Contribuição
Menes	Egito	Cerca de 3400 a.C.	Escreveu o primeiro manual de anatomia
Homero	Grécia Antiga	Cerca de 800 a.C.	Descreveu a anatomia de ferimentos na *Ilíada*
Hipócrates	Grécia Antiga	Cerca de 460–377 a.C.	Pai da medicina; inspirou o juramento hipocrático
Aristóteles	Grécia Antiga	384–322 a.C.	Fundador da anatomia comparada; profundo influenciador do pensamento científico ocidental
Herófilo	Alexandria	Cerca de 325 a.C.	Conduziu pesquisas notáveis em aspectos do sistema nervoso
Erasistrato	Alexandria	Cerca de 300 a.C.	Chamado por alguns de pai da fisiologia; tentou aplicar leis físicas para o estudo de funções humanas
Celsus	Roma	30 a.C. - 30 d.C.	Compilou informações da escola de Alexandria; primeiro autor médico a ser impresso (1478) em tipos móveis depois da invenção de Gutemberg.
Galeno	Grécia (sob domínio romano)	130-201	Provavelmente o escritor médico mais influente de todos os tempos; estabeleceu princípios que foram imutáveis por 1.500 anos
de' Luzzi	Renascimento	1487	Preparou guia de dissecção
Leonardo da Vinci	Renascimento	1452-1519	Produziu desenhos anatômicos de qualidade sem precedente baseado em dissecções de cadáver humano
Vesalius	Renascimento	1514-1564	Refutou os falsos conceitos do passado sobre estrutura e função do corpo por observação direta e experiências; é chamado o pai da anatomia
Harvey	Pré-moderna (Europa)	1578-1657	Demonstrou a função do sistema circulatório; aplicou o método experimental à anatomia
Leeuwenhoek	Pré-moderna (Europa)	1632-1723	Aperfeiçoou o microscópio; descreveu vários tipos de células e tecidos
Malpighi	Pré-moderna (Europa)	1628-1694	Lembrado como pai da histologia; primeiro a confirmar a existência dos capilares
Sugita	Pré-moderna (Japão)	1774	Compilou um tratado de anatomia com 5 volumes
Schleiden e Schwann	Moderna (Europa)	1838-1839	Formuladores da teoria celular
Roentgen	Moderna (Europa)	1895	Descobriu os raios X
Crick e Watson	Moderna (Inglaterra e EUA)	1953	Determinaram a estrutura do DNA
Collins e Venter	Moderna (EUA)	2000	Pesquisa instrumental do genoma humano

Objetivo 8 Explicar por que a compreensão da anatomia humana é importante para todos os indivíduos.

Objetivo 9 Comentar como se manter informado sobre o desenvolvimento das pesquisas anatômicas e fazer um comentário sobre a importância deste empenho.

O período científico começa com os registros de observações anatômicas feitas na antiga Mesopotâmia cerca de 3.000 anos atrás em blocos de argila e em *escrita cuneiforme* e continua até nossos dias. Obviamente, todas as contribuições do passado para a ciência da anatomia não podem ser mencionadas; porém, certos indivíduos e culturas tiveram um importante impacto e serão comentados rapidamente nesta seção.

A história da anatomia apresenta um interessante paralelismo com a história da dissecção de cadáveres humanos, como está descrito na figura 1.4. Alguns indivíduos que fizeram significantes contribuições no campo da anatomia estão listados na tabela 1.1. Algumas de suas contribuições estavam sob a forma de livros (tabela 1.2) que descreviam e ilustravam a estrutura do corpo e em alguns casos explicavam várias funções do corpo.

Mesopotâmia e Egito

Mesopotâmia era o nome dado à longa e estreita cunha de terra entre os rios Tigre e Eufrates que atualmente é uma grande parte do Iraque. Escavações arqueológicas e registros antigos demonstram que esta área já era povoada antes de 4000 a.C. Com base nas informações registradas sobre a cultura do povo, a Mesopotâmia é chamada freqüentemente de o Berço da Civilização.

Inicialmente, muitas investigações sobre o corpo representavam uma tentativa para descrever as forças básicas da vida. Por exemplo, as pessoas desejavam saber qual órgão constituía a alma.

cuneiforme: L. *cuneus*, cunha; *forma*, forma

TABELA 1.2 Livros Influentes e Publicações em Anatomia e Disciplinas Correlatas

Aristóteles. 384-322 a.C. *Historia animalium* (História dos animais), *De partibus animalium* (Das partes dos animais) e *De generatione animalium* (Da geração dos animais). Essas obras clássicas do grande filósofo grego influenciaram profundamente o pensamento biológico durante séculos.

Celsus, Cornelius. 30 a.C. - 30 d.C. *De re medicina*. Essa obra em oito volumes era principalmente uma compilação dos dados médicos praticados pela escola de Alexandria.

Galeno, Claudius. 130-201. Aproximadamente 500 tratados médicos em anatomia descritiva. Embora os escritos de Galeno contivessem numerosos erros, seus pronunciamentos sobre a estrutura e a função do corpo predominaram até o Renascimento.

de'Luzzi, Mondino. 1487. *Anathomia*. Este livro foi usado como guia de dissecção por cerca de 225 anos, e durante esse tempo sofreu 40 revisões.

Vesalius, Andreas. 1543. De *humani corporis fabrica* (Sobre a estrutura do corpo humano). O belissimamente ilustrado *Fabrica* apontou, corajosamente, muitos dos erros que tinham sido perpetuados por Galeno. Apesar das controvérsias provocadas, esse livro foi bem aceito e estabeleceu um novo padrão de excelência em textos de anatomia.

Fabricius ab Aquapendente, Hieronymus. 1600-1621. *De formato foetu* (Sobre a formação dos fetos) e *De formatione ovi et pulli* (Sobre a formação dos ovos e dos pássaros). Esses livros marcaram o início dos estudos embriológicos.

Harvey, William. 1628. *Exercitatio de motu cordis et sanguinis in animalibus* (Sobre o movimento do coração e do sangue nos animais). Harvey demonstrou que o sangue circula, e os seus métodos experimentais ainda são considerados como exemplos clássicos de metodologia científica.

Descartes, René. 1637. *Discurso sobre o método*. Essa tese filosófica estimulou a interpretação mecanicista dos dados biológicos.

Linnaeus Carolus. 1758. *Systema naturae*. As bases para a classificação dos organismos vivos é exposta nessa obra monumental. Seu valor anatômico está na anatomia comparada, onde se compara a anatomia das diferentes espécies.

Haller, Albrecht von, 1760. *Elementa physiologiae* (Elementos fisiológicos). Alguns conceitos fisiológicos básicos estão presentes nesse livro, incluindo um resumo do que era até então conhecido sobre o funcionamento do sistema nervoso.

Sugita, Genpaku. 1774. *Kaitai shinsho* (Um novo livro de anatomia). Esse livro adotou a concepção européia de estrutura do corpo e função e introduziu uma nova era na anatomia japonesa.

Cuvier, Georges. 1817. *Le règne animal* (O reino animal). Esse abrangente livro de anatomia comparada dos vertebrados teve enorme influência no pensamento zoológico contemporâneo.

Baer, Karl Ernst von. 1828-1837. *Über entwicklungsgeschichté der thiere*(Sobre o desenvolvimento dos animais). Esse livro ajudou a preparar o caminho para a embriologia moderna discutindo a formação das camadas germinativas.

Beaumont, William. 1833. *Observações experimentais sobre o suco gástrico e a fisiologia da digestão*. As funções digestivas básicas são descritas com precisão nesse trabalho clássico.

Müller, Johannes. 1834-1840. *Handbuch der physiologie des menschen für vorlesungen* (Elementos de fisiologia). Esse livro estabelece a fisiologia como uma ciência relacionada com o funcionamento do corpo.

Schwann, Theodor. 1839. *Mikroskopische untersuchungen über die übereinstimmung in der struktur und dem wachstum der thiere und pflanzen* (Pesquisas microscópicas de acordo com a estrutura e o crescimento de animais e plantas). A teoria básica de que todos os organismos vivos são constituídos por células é apresentada nesse estudo clássico.

Kölliker, Albrecht von. 1852. *Mikroskopische anatomia* (Anatomia microscópica). Esse primeiro livro de histologia marca a fundação dessa ciência emergente.

Gray, Henry. 1858. *Anatomia, descritiva e cirúrgica*. Essa obra-prima, melhor conhecida como *Gray's anatomy*, ainda é impressa e contém mais de 200 ilustrações originais. Milhares de médicos a adotaram para aprender anatomia humana macroscópica.

Virchow, Rudolf. 1858. *Die cellularpathologie* (Patologia celular). Descrições de tecidos normais e doentes são apresentadas nesse livro.

Darwin, Charles. 1859. *On the origin of species* (Sobre a origem das espécies). As idéias contidas nesse clássico levaram muitos anos para ser entendidas e aceitas. Sua importância para anatomia é que propiciou uma explicação para as variações anatômicas evidentes entre espécies diferentes.

Mendel, Gregor. 1866. *Versuche über pflanzenhybriden* (Experimentos com plantas híbridas). Mediante observação e experimentação, Mendel demonstrou os princípios básicos da hereditariedade.

Owen, Richard. 1866. *Anatomy and physiology of the vertebrates*. (Anatomia e fisiologia dos vertebrados). Alguns conceitos básicos de estrutura e função, como homólogo e análogo, são apresentados nesse livro.

Balfour, Francis M. 1880. *Comparative embryology* (Embriologia comparada). Esse livro foi considerado uma fonte primária de informação para a ciência emergente da embriologia experimental.

Weismann, August. 1892. *Das keimplasma* (Plasma germinativo). Weismann postulou a teoria da meiose, que estabelece que uma redução no número de cromossomos é necessária em ambos os gametas masculino e feminino para a fertilização ocorrer.

Hertwig, Oskar. 1893. *Zelle and gewebe* (Célula e tecido). Esse livro faz importantes distinções entre as ciências da citologia e histologia.

Wilson, Edmund B. 1896. *The cell in development and heredity* (A célula em desenvolvimento e hereditariedade). Esse livro teve uma profunda influência no desenvolvimento da citogenética.

Pavlov, Ivan. 1897. *Le travail des glandes digestives* (O trabalho das glândulas digestivas). O funcionamento fisiológico do sistema digestório é descrito nessa obra experimental clássica.

Sherrington, Charles. 1906. *The integrative action of the nervous system* (A ação integradora do sistema nervoso). Os conceitos básicos da neurofisiologia foram expostos inicialmente nesse livro.

Garrod, Archibald. 1909. *Inborn errors of metabolism* (Erros inatos do metabolismo). Defeitos genéticos são comentados nesse livro pioneiro, e são demonstrados como causados por genes defeituosos.

Bayliss, William M. 1915. *Principles of general physiology* (Princípios de fisiologia geral). Esse livro promove a síntese que era necessária para uma nova ciência emergente.

Spemann, Hans. 1938. *Embryonic development and induction* (Desenvolvimento embrionário e indução). Esse livro propiciou a fundação da moderna ciência embriológica experimental.

Crick, Francis H. C., e James D. Watson. 1953. *Genetic implications of the structure of deoxyribonucleic acid* (Implicações genéticas da estrutura do ácido desoxirribonucléico). Essa obra notável explica o processo da replicação genética e controle das funções celulares.

Steindler, Arthur. 1995. *Kinesiology of the human body under normal and pathological conditions* (Cinesiologia do corpo humano sob condições normais e patológicas). Esse texto contemporâneo estimula o interesse em biomecânica e anatomia funcional aplicado aos problemas clínicos.

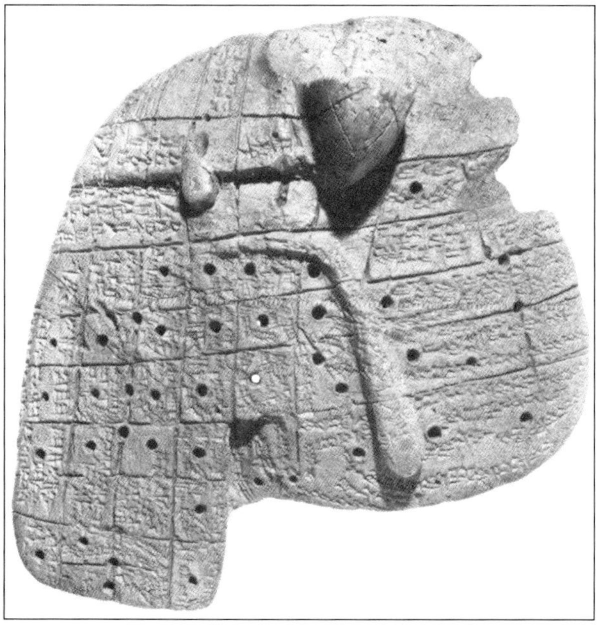

FIGURA 1.5 Um modelo, em argila, do fígado de uma ovelha do século XVIII ou XIX a.C. O povo da Mesopotâmia antiga considerava o fígado como o local das emoções humanas.

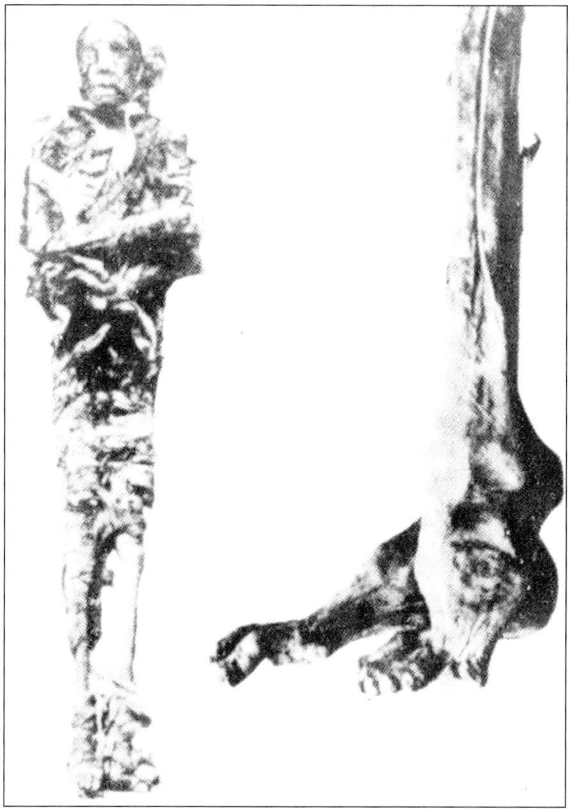

FIGURA 1.6 Talvez a maior contribuição da era egípcia antiga para a anatomia e para a medicina tenha sido as informações obtidas das múmias. Certas doenças, lesões, deformidades e, ocasionalmente, a causa da morte podem ser determinadas pelo exame paleopatogênico dos espécimes mumificados. À direita vemos um pé torto congênito de uma múmia de uma pessoa que viveu durante a décima-nona dinastia (aproximadamente 1300 a.C.).

Alguns escritos cuneiformes da Mesopotâmia antiga descreviam órgãos do corpo que, segundo se pensava, serviam para esta função. O fígado, que foi exaustivamente estudado em animais sacrificados (fig. 1.5), era o "guardião da alma e dos sentimentos que nos fazem homens". Esta era uma suposição lógica por causa do seu tamanho e de sua íntima associação com o sangue, que era considerado essencial para a vida. Ainda hoje, algumas culturas européias associam o fígado com várias emoções.

O sangue aquecido e a disposição dos vasos sangüíneos constituem obviamente um sistema predominante dentro do corpo, e isto influenciou a procura da alma. Quando se perde excessiva quantidade de sangue, o corpo morre. Assim sendo, alguns concluíam que o sangue continha uma força vital. Os estudiosos da Mesopotâmia foram influenciados por esta idéia, como o foi Aristóteles, o cientista grego que viveu séculos depois. Aristóteles acreditava que o local que alojava a alma era o coração e que o cérebro funcionava esfriando o sangue que saía do coração. A associação do coração, em canções e poesias, com as emoções de amor e de preocupações tem seu fundamento no pensamento Aristotélico.

A antiga cultura egípcia desenvolveu-se a oeste da Mesopotâmia, onde foi aperfeiçoada a sofisticada ciência do embalsamamento dos mortos na forma de múmias (fig. 1.6). Nenhuma tentativa conhecida era feita para realizar estudos anatômicos ou patológicos nos cadáveres, já que embalsamar era estritamente um ritual religioso reservado para realeza e para os ricos a fim de prepará-los para uma vida depois da morte.

As técnicas egípcias de embalsamamento poderiam ter contribuído enormemente para a ciência da anatomia se tivessem sido registradas. Aparentemente, porém, os embalsamamentos não eram bem vistos pela população em geral no Egito antigo. De fato, os embalsamadores eram freqüentemente perseguidos e até mesmo apedrejados e mortos. Embalsamar era uma arte mística mais relacionada com a religião do que com a ciência e, como exigia uma certa mutilação do corpo do morto, era considerada um ato demoníaco. Por conseguinte, as técnicas de embalsamar que poderiam ter propiciado cadáveres embalsamados para a dissecção tiveram que esperar até que séculos mais tarde fossem redescobertas.

Foram descobertos vários trabalhos escritos sobre a anatomia do Egito antigo, mas nenhum deles influenciou as culturas que os sucederam. Menes, médico do rei durante a primeira dinastia egípcia cerca de 3400 a.C. (até mesmo antes das pirâmides terem sido construídas), escreveu o que é considerado o primeiro manual em anatomia. Escritas posteriores (2300-1250 a.C.) tentaram uma sistematização do corpo, iniciando pela cabeça e continuando no sentido descendente.

embalsamar: L. *in*, dentro; *balsamum*, bálsamo

Como os povos da Mesopotâmia e Grécia, os egípcios antigos se preocupavam com o espírito que controlava o corpo. De fato, chegaram até mesmo a dar um nome para essa força vital – o espírito de Ba – que eles acreditavam estar ligado aos intestinos e ao coração. Colocava-se comida na tumba de uma múmia para alimentar o espírito de Ba durante a jornada até Osiris, o deus egípcio do mundo dos mortos.

China e Japão

China

Na China antiga, o interesse pelo corpo humano era principalmente filosófico. Idéias sobre anatomia estavam baseadas em deduções em lugar de dissecções ou observações diretas. O chinês venerava o corpo e detestava sua mutilação. Uma aparente exceção era a prática de comprimir os pés das meninas e mulheres jovens como tentativa para torná-las mais belas. O conhecimento dos órgãos internos ocorria unicamente através de feridas e lesões e somente em tempos recentes foram permitidas dissecções de cadáveres nas escolas médicas chinesas.

O chinês antigo tinha uma convicção permanente de que tudo no universo dependia do equilíbrio dos dois princípios cósmicos opostos *yin* e *yang*. Assim como no sistema circulatório, o sangue era o transportador do *yang*, e o coração e os vasos representavam o *yin*. Outras estruturas do corpo constituíam forças menores chamadas *zō* e *fū*.

Os chineses eram grandes herbolários. Escritas antigas com mais de 5.000 anos descreviam várias misturas herbárias e poções para aliviar uma grande variedade de doenças, inclusive diarréia, constipação e desconforto menstrual. O ópio era descrito como um excelente analgésico.

Até recentemente, o chinês manteve-se possessivo em suas crenças e, por isso, as culturas ocidentais não foram influenciadas por pensamentos ou escritas chineses em extensão apreciável. Talvez os melhores conhecimentos, porém menos compreendidos, das contribuições chinesas para a anatomia humana e para medicina sejam as acupunturas.

Acupuntura é uma prática antiga que foi estabelecida para manter um equilíbrio entre o *yin* e o *yang*. Trezentos e sessenta e cinco precisos locais meridianos, ou pontos vitais correspondendo ao número de dias de um ano, foram identificados no corpo (fig. 1.7). Acreditava-se que as agulhas inseridas nos vários locais eliminavam as secreções prejudiciais e libertavam os tecidos de obstruções. A acupuntura ainda é praticada na China e passou a ser aceita por alguns médicos especialistas nos Estados Unidos e em outros países como uma técnica de anestesia e como tratamento para certas doenças. O efeito analgésico da acupuntura tem sido documentado e não é apenas psicológico. Foram identificados locais de acupuntura em animais domésticos que têm sido usados em grau limitado em medicina veterinária. Por que a acupuntura é eficiente permanece um mistério, embora tenha sido correlacionada recentemente com a produção de endorfina no interior do cérebro (veja capítulo 11).

Japão

O desenvolvimento da anatomia no Japão foi influenciado fortemente pelos chineses e holandeses. Os registros mais antigos de interesse anatômico no Japão datam de depois do século VI. Monges budistas japoneses treinados na China eram orientados de acordo com a filosofia chinesa, assim as convicções chinesas relativas ao corpo tornaram-se predominantes no Japão. Por volta do século XVIII, as influências ocidentais, especialmente holandesa, eram tais que os japoneses procuraram esclarecer qual versão da anatomia estaria correta. Em 1774, uma obra de cinco volumes chamada *Kaitai Shinsho* (Um Novo Livro de Anatomia) publicada por um médico japonês, Genpaku Sugita, adotou totalmente os conceitos holandeses do corpo, e marcou o início da era moderna na anatomia e na medicina para o povo japonês.

Durante vários séculos, as nações ocidentais foram bem-vindas no Japão. Em 1603, porém, o governo japonês proibiu todo o contato com o mundo ocidental porque temia as influências do Cristianismo em sua sociedade. Embora esta proibição fosse rigorosamente imposta e o Japão ficasse isolado, os estudiosos japoneses continuaram a ter contato com livros ocidentais em anatomia e medicina, levando-os a reavaliar o que tinham aprendido a respeito da estrutura do corpo.

Período Grego

Foi na Grécia antiga que a anatomia, inicialmente, ganhou maior aceitação como ciência. As escritas de vários filósofos gregos tiveram um forte impacto no pensamento científico futuro. Durante este período, os gregos ficaram obcecados com a beleza física do corpo humano, o que se refletiu nas suas primorosas esculturas.

Os jovens gregos eram estimulados a ser atléticos e desenvolver as suas capacidades físicas, mas em torno dos 18 anos de idade eram orientados mais para as atividades intelectuais da ciência, da retórica e da filosofia. Esperava-se que durante o processo educacional o indivíduo recebesse orientação em todos os campos do conhecimento, e era natural que grandes e largos passos fossem dados nas ciências.

Talvez a primeira referência escrita sobre a anatomia das feridas ocorridas em batalhas seja aquela citada na *Ilíada*, escrita por Homero, aproximadamente 800 a.C. As descrições detalhadas de Homero da anatomia das feridas eram sumamente precisas. Contudo, ele descreveu feridas claramente definidas – não o tipo de feridas traumáticas que deveriam, provavelmente, ser encontradas em um campo de batalha. Isso levou à especulação que dissecções humanas já eram feitas durante este período e que as estruturas anatômicas já eram bem conhecidas. Vítimas de sacrifício humano podem ter servido como material para estudo e demonstração anatômica.

Hipócrates

Hipócrates (460-377 a.C.), o mais famoso médico grego do seu tempo, é considerado o pai da medicina por causa dos princípios éticos de prática médica que sua escola estabeleceu (fig. 1.8), e seu nome é imortalizado no juramento Hipocrático que muitos estudantes, ao se formarem em medicina, repetem como compromisso de exercício profissional e dever perante a humanidade.

Hipócrates, provavelmente, tinha apenas limitada orientação em dissecções humanas, mas foi bem disciplinado na popular *teoria humoral* de organização do corpo. Através dessa teoria eram

humor: L. *humor*, líquido

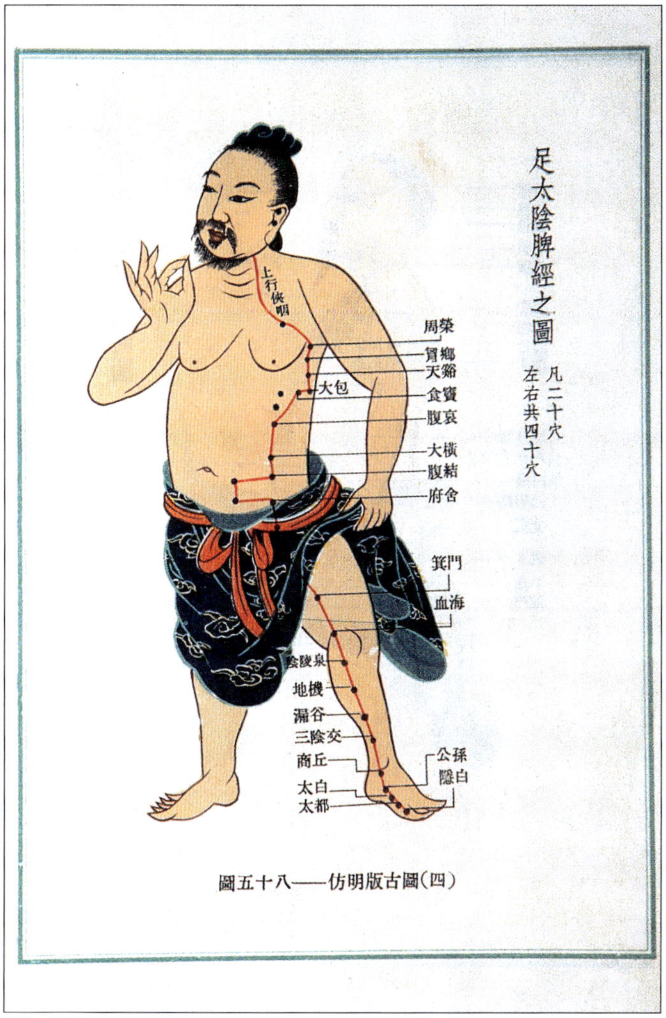

(a)

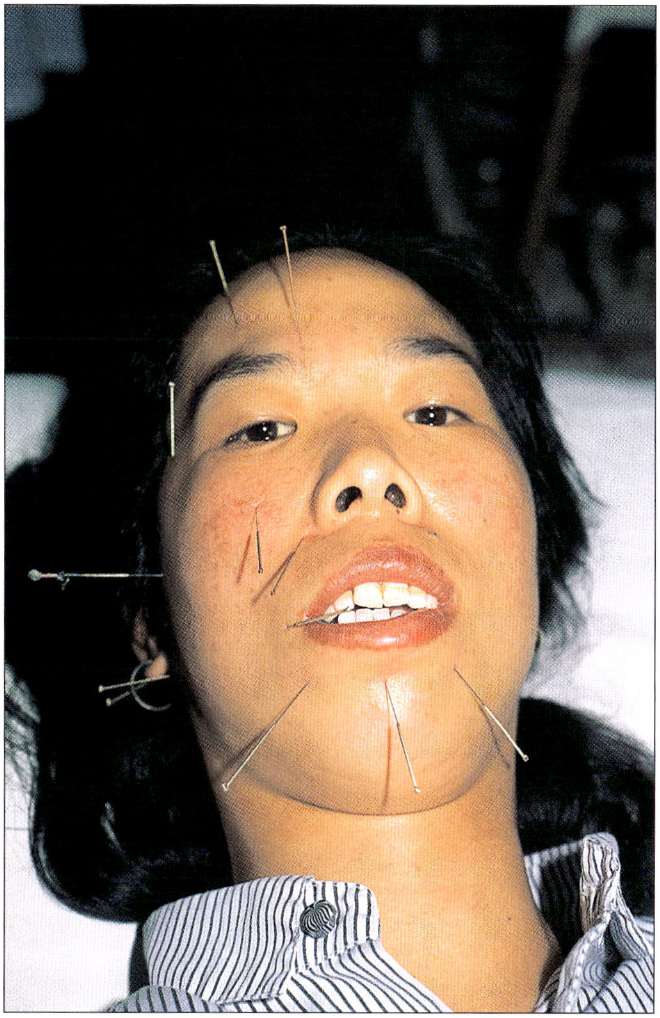

(b)

FIGURA 1.7 A acupuntura tem sido praticada há muito tempo para diagnóstico ou para fins terapêuticos. A acupressão é aplicação de compressão digital em locais meridianos específicos para controlar a dor. (a) Um quadro de acupuntura da dinastia Ming da China antiga e (b) uma paciente recebendo acupuntura.

reconhecidos quatro humores no corpo, e cada um deles era associado com um órgão em particular: sangue com o fígado; cólera, ou bile amarela, com a vesícula biliar; fleuma com os pulmões; e melancolia, ou bile preta, com o baço. Imaginava-se que uma pessoa com saúde teria um equilíbrio dos quatro humores. O conceito dos humores há muito tempo foi abandonado, mas dominou o pensamento médico durante mais de 2.000 anos.

Talvez a maior contribuição de Hipócrates tenha sido a de ter atribuído causas naturais às doenças em lugar da desaprovação dos deuses. Sua aplicação da lógica e da razão na medicina foi o começo da medicina de observação.

Os quatro humores fazem parte de nosso vocabulário e da prática médica ainda hoje. Melancolia é um termo usado para descrever depressão ou desânimo em uma pessoa, enquanto melano se refere a uma aparência obscura ou pálida. O prefixo *melano-* significa preto. *Cólera* é uma doença intestinal infecciosa que causa diarréia e vômito. *Fleuma* no interior do sistema respiratório é sintomático de várias doenças pulmonares.

Aristóteles

Aristóteles (384-322 a.C.), um discípulo de Platão, era escritor consumado, filósofo e zoologista (fig. 1.9). Era também professor renomado, contratado pelo Rei Filipe da Macedônia para ensinar seu filho, Alexandre, que depois ficou conhecido como Alexandre, o Grande.

melancolia: G. *melan*, preto; *chole*, bile

cólera: G. *chole*, bile

fleuma: G. *phlegm*, inflamação

sangüíneo: L. *sanguis*, sangue

O Juramento Hipocrático

Eu juro, por Apolo médico, por Esculápio, Higeia e Panacea e tomo por testemunhas todos os deuses e todas as deusas, que eu cumprirei, segundo meu poder e minha razão, a promessa que se segue:

Estimar, tanto quanto a meus pais, aquele que me ensinou esta arte, fazer vida comum e, se necessário for, com ele partilhar meus bens; ter seus filhos por meus próprios irmãos; ensinar-lhes esta arte se eles tiverem necessidade de aprendê-la, sem remuneração e nem compromisso escrito, fazer participar dos preceitos, das lições e de todo o resto do ensino, meus filhos, os de meu mestre e os discípulos inscritos segundo os regulamentos da profissão, porém só a estes.

Eu aplicarei os regimes para o bem do doente segundo o meu poder e entendimento, nunca para causar dano ou mal a alguém.

A ninguém darei por comprazer, nem um remédio mortal nem um conselho que induza a perda. Do mesmo modo não darei a nenhuma mulher uma substância abortiva. Conservarei imaculada minha vida e minha arte.

Não praticarei a talha, mesmo sobre um *calculoso confirmado*; deixarei essa operação aos práticos que disso cuidam.

Em toda casa, aí entrarei para o bem dos doentes mantendo-me longe de todo dano voluntário e de toda sedução, sobretudo longe dos prazeres do amor com as mulheres ou com os homens livres ou escravizados.

Aquilo que no exercício ou fora do exercício da profissão e no convívio da sociedade eu tiver visto ou ouvido, que não seja preciso divulgar, eu conservarei inteiramente secreto.

Se eu cumprir este juramento com fidelidade, que me seja dado gozar felizmente da vida e da minha profissão, honrado para sempre entre os homens; se eu dele me afastar ou infringir, o contrário me aconteça.

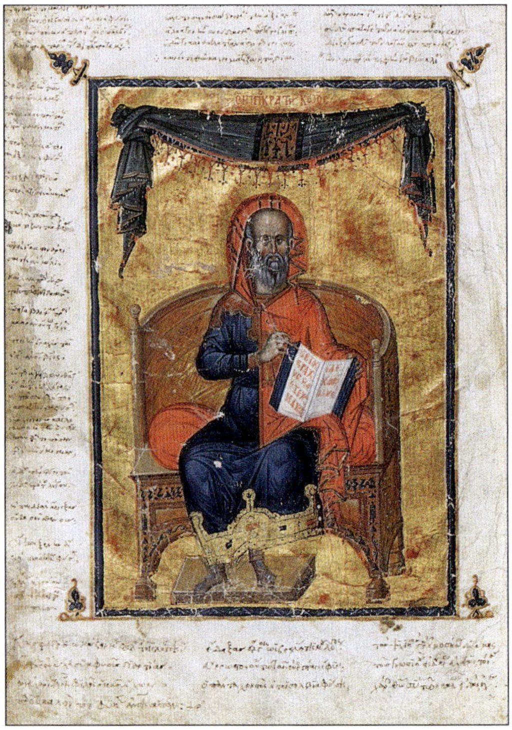

FIGURA 1.8 Um quadro do século XIV do famoso médico grego Hipócrates, considerado o pai da medicina; o seu nome foi imortalizado no juramento Hipocrático (esquerda).

Aristóteles fez investigações cuidadosas em todos os tipos de animais incluindo referências aos humanos, e seguia um tipo limitado de método científico na obtenção de dados. Escreveu o primeiro relato conhecido de embriologia no qual descreveu o desenvolvimento do coração em um embrião de galinha. Denominou a aorta e diferenciou as artérias das veias. As obras zoológicas mais conhecidas de Aristóteles são *História dos Animais*, *Das Partes dos Animais* e *Da Geração dos Animais* (veja tabela 1.2). Esses livros tiveram uma profunda influência no estabelecimento da especialidade dentro da anatomia, e granjearam a Aristóteles o reconhecimento como o fundador da anatomia comparada.

Apesar de suas extraordinárias realizações, Aristóteles perpetuou algumas teorias erradas relativas à anatomia. Por exemplo, a doutrina dos humores constituía os limites do seu pensamento. Platão tinha descrito o cérebro como o "assento do sentimento e do pensamento", mas Aristóteles discordou. Ele colocou a sede da inteligência no coração e comentou que a função do cérebro que era banhado em líquido era esfriar o sangue que tinha sido bombeado pelo coração mantendo assim a temperatura do corpo.

Esculápio: G. (mitologia) filho de Apolo e deus da medicina

Higeia: G. (mitologia) filha de Esculápio; personifica a saúde; *hygies*, hígido

Panacea: G. (mitologia) também filha de Esculápio; ajudava em ritos do templo e guardava as serpentes sagradas; *pan*, todas; *akos*, remédio

Período Alexandrino

Alexandre, o Grande, fundou Alexandria em 332 a.C. e a fez capital do Egito e um centro de aprendizado. Além de uma grande biblioteca, havia também uma escola de medicina em Alexandria. O estudo da anatomia floresceu porque eram admitidas as dissecções de cadáveres humanos e ***vivissecções*** de humanos (dissecções de seres vivos). Este procedimento brutal era executado comumente em criminosos condenados, sob o argumento de que a melhor forma de compreender as funções do corpo seria estudá-las enquanto o indivíduo estivesse vivo, e que um homem condenado poderia retribuir melhor a sociedade através da utilização do seu corpo para uma vivissecção científica.

Infelizmente, as contribuições eruditas e o desenvolvimento científico de Alexandria não perduraram. A maioria dos trabalhos escritos foi destruída quando a grande biblioteca foi queimada pelos romanos ao conquistarem a cidade em 30 a.C. O que se sabe sobre a Alexandria foi obtido através das escritas dos últimos filósofos, cientistas e historiadores, inclusive Plínio, Celsus, Galeno e Tertuliano. Dois homens da Alexandria, Herófilo e Erasistrato, fizeram as contribuições mais duradouras para o estudo da anatomia.

vivissecção: L. *vivus*, vivo; *sectio*, cortar

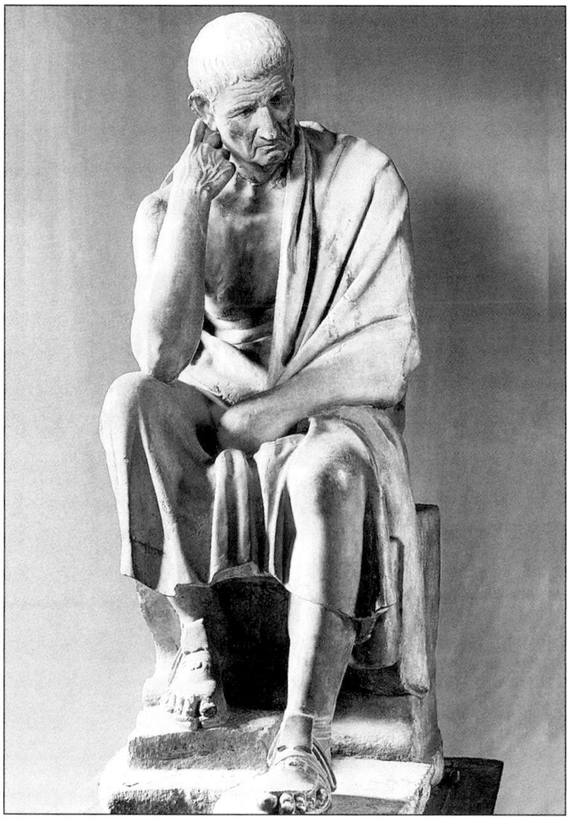

FIGURA 1.9 Acredita-se que esta cópia romana de uma escultura grega seja de Aristóteles, o famoso filósofo grego.

Herófilo

Herófilo (aproximadamente 325 a.C.) foi preparado na escola Hipocrática mas se tornou grande professor de anatomia em Alexandria. Através de vivissecções e dissecções de cadáveres humanos, ele apresentou descrições excelentes do crânio, olho, vários órgãos viscerais, relação dos órgãos e as relações funcionais da medula espinal com o cérebro. Duas obras monumentais de Herófilo são chamadas: *Sobre a anatomia* e *Dos Olhos*. Ele considerava o cérebro como a sede da inteligência e descreveu muitas de suas estruturas, como as meninges, o encéfalo, o cerebelo e o quarto ventrículo, e foi também o primeiro a distinguir nervos sensitivos e motores.

Erasistrato

Erasistrato (aproximadamente 300 a.C.) interessava-se mais pelas funções do corpo do que pela estrutura e freqüentemente é chamado o pai da fisiologia. Em um livro sobre as causas das doenças, ele incluiu observações sobre o coração, os vasos, o encéfalo e os nervos cranianos. Erasistrato observou os efeitos tóxicos do veneno de serpente em vários órgãos viscerais e descreveu alterações no fígado resultantes de várias doenças. Embora algumas de suas escritas fossem cientificamente precisas, ele também teve noções primitivas e místicas. Por exemplo, pensou que os nervos cranianos conduziam espíritos animais e que os músculos se contraíam porque eram distendidos pelos espíritos, que o ventrículo esquerdo do coração estava cheio com um espírito de ar vital (pneuma) que entrava nos pulmões, e que as artérias transportavam este pneuma em lugar de sangue.

visceral: L. *viscus*, órgão interno

Herófilo e Erasistrato foram muito criticados historicamente pelas vivissecções que executaram. Celsus (aproximadamente 30 a.C.) e Tertuliano (aproximadamente 200 d.C.) eram particularmente críticos da prática de vivissecção. Herófilo, às vezes, era citado como um açougueiro de homens que dissecou mais de 600 seres humanos vivos, muitas vezes em demonstrações públicas.

Período Romano

Em muitos aspectos, o Império Romano abafou os avanços científicos e preparou as bases para a Idade do Obscurantismo. A abordagem científica substituiu a teoria pela prática durante esse período. Foram realizadas algumas dissecções de cadáveres visando mais determinar a causa da morte em casos criminais. A medicina não era preventiva mas limitava-se, quase sem exceção, ao tratamento de soldados feridos em batalhas. Nos últimos tempos da história romana, as leis eram estabelecidas atestando a influência da igreja na prática médica. De acordo com a lei romana, por exemplo, nenhuma mulher grávida falecida poderia ser enterrada sem remoção anterior do feto do útero de forma que pudesse ser batizado.

Os documentos científicos que foram preservados do Império Romano são principalmente compilações de informações obtidas dos estudiosos gregos e egípcios. Informações anatômicas novas eram escassas, e em sua maior parte se referiam mais a dissecções de animais do que de seres humanos. Dois anatomistas romanos importantes foram Celsus e Galeno.

Celsus

A maior parte do que se conhece, atualmente, sobre a escola médica da Alexandria baseia-se nas escritas do enciclopedista romano Cornelius Celsus (30 a.C.-30 d.C.). Ele compilou estas informações em um trabalho de oito volumes chamado *De re medicina*. Contudo, Celsus teve influência apenas limitada em seu próprio tempo, provavelmente por causa do uso do latim em lugar do grego. O enorme valor de sua contribuição não foi reconhecido até o Renascimento.

Galeno

Claudius Galeno (130-201 d.C.) foi talvez o melhor médico desde Hipócrates. Um grego que viveu sob a dominação romana, foi certamente o escritor mais influente de todos os tempos em assuntos médicos. Durante quase 1500 anos, as escritas de Galeno representaram a maior autoridade na anatomia e no tratamento médico. Galeno, provavelmente, não dissecou mais do que dois ou três cadáveres humanos durante a sua carreira, o que forçosamente limitou suas descrições anatômicas em dissecções de ani-

pneuma: G. *pneuma*, ar

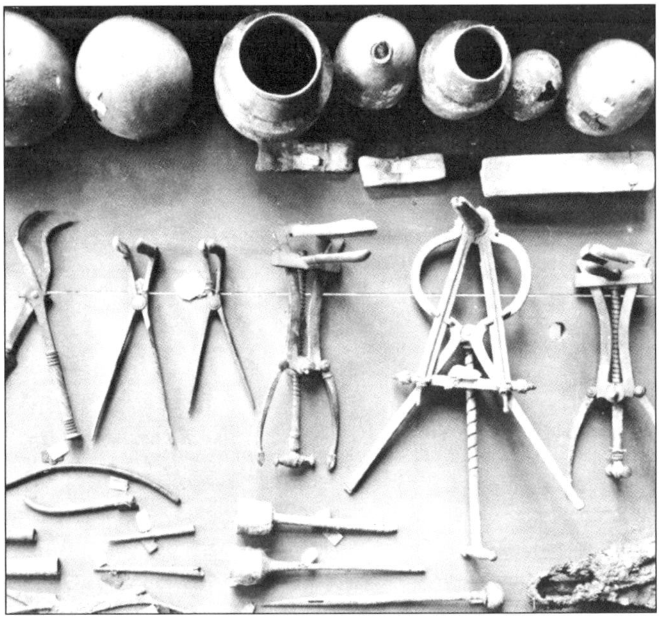

FIGURA 1.10 Estes instrumentos cirúrgicos e ginecológicos foram encontrados na Casa do Cirurgião (cerca de 67-79 d.C.) em Pompéia. São representativos dos equipamentos médicos usados no Império Romano naquela época.

Idade Média

A Idade Média, freqüentemente chamada de Idade do Obscurantismo, começara com a queda de Roma para os godos em 476 d.C. e durou quase 1.000 anos até Constantinopla ser conquistada pelos turcos em 1453. A Igreja Cristã totalitária suprimiu a ciência e estagnou as atividades médicas. A existência humana continuou sendo miseravelmente precária, e as pessoas já não se sentiam capazes de aprender a partir de observações pessoais. Bastava aceitarem a vida "na fé".

A dissecção de cadáveres foi totalmente proibida durante este período, e a violação de cadáver era considerada um ato criminoso freqüentemente punido com a condenação à fogueira amarrado a uma estaca. Se ocorressem mortes misteriosas, os exames por inspeção e palpação eram aceitos. Durante a peste epidêmica no século XVI, porém, foram realizadas algumas necrópsias e dissecções na esperança de determinar a causa desta temível doença (veja fig. 1.4).

Durante as Cruzadas, os soldados cozinhavam os ossos dos seus companheiros mortos de modo que eles pudessem retornar para suas casas para um enterro formal. Porém, até mesmo este ato foi considerado um sacrilégio e rigorosamente condenado pela Igreja. Um contra-senso da Idade Média já que os camponeses eram menos respeitados e tinham menos direitos enquanto estavam vivos do que quando estavam mortos.

mais e não de seres humanos. Ele compilou quase 500 documentos médicos (dos quais 83 foram preservados) desde obras antigas de outros autores como também de seus próprios estudos pessoais, e perpetuou o conceito dos humores do corpo e deu explicações abalizadas em quase todas as funções do corpo.

As obras de Galeno contêm muitos erros, principalmente por causa de sua vontade em querer tirar conclusões definitivas relativas às funções do corpo humano baseando-se em dados obtidos em sua maior parte de animais como macacos, porcos e cachorros. Ele demonstrou, porém, alguns detalhes anatômicos interessantes e precisos que ainda são considerados estudos clássicos. Provou ser um experimentalista, demonstrando que o coração de um porco continuava batendo quando os nervos espinais eram seccionados de forma que os impulsos nervosos poderiam não alcançar o coração; e mostrou que os guinchos de um porco cessavam quando o nervo laríngeo recorrente que inerva as cordas vocais era cortado. Galeno também amarrou o ureter em uma ovelha provando que a urina era produzida no rim, não na bexiga urinária como se afirmava erradamente. Além disso, constatou que as artérias continham sangue em lugar de ar.

Galeno compilou uma lista de muitas plantas medicinais e medicamentos usados extensivamente para tratar enfermidades. Embora freqüentemente usasse sangria no esforço para equilibrar os quatro humores, ele recomendava cautela contra a retirada de muito sangue. Acumulou uma grande variedade de instrumentos médicos como fórceps, afastadores, tesouras e talas (fig. 1.10) e sugeriu os seus usos. Era também forte defensor de auxiliar a saúde natural com boa higiene, dieta adequada, repouso e exercícios.

Contribuição do Islame

Os povos de língua árabe deram profundas contribuições à história da anatomia de um modo mais incomum. Foi o mundo islâmico que salvou grande parte da cultura ocidental das ruínas do Império Romano, da opressão da Igreja Cristã e das perseguições da Idade Média. Com a expansão do Islame pelo Oriente Médio e Norte da África durante o século VIII, foram levados de volta os manuscritos sobreviventes de Alexandria para os países árabes onde foram traduzidos do grego para o árabe.

Quando a Idade do Obscurantismo dominava a Europa, a Igreja Cristã procurou abafar qualquer manifestação cultural ou conhecimento mundano que não fossem admitidos pelos dogmas cristãos. O estudo do corpo humano foi considerado herético, e a Igreja proibiu as escritas sobre anatomia. Sem a preservação islâmica das escritas de Aristóteles, Hipócrates, Galeno e outros, o progresso de séculos em anatomia e em medicina estaria perdido. Somente no século XIII as traduções arábicas retornaram à Europa e, por sua vez, foram traduzidas para o latim. Durante o processo de tradução, qualquer terminologia árabe que tinha sido introduzida foi retirada sistematicamente, de forma que hoje nós achamos poucos termos anatômicos de origem árabe.

epidêmico: G. *epi*, sobre; *demos*, povo

necrópsia: G. *nekros*, cadáver; *opsy*, vista

Renascimento

O período conhecido como Renascimento foi caracterizado pelo renascimento da ciência. Estendeu-se aproximadamente do século XIV ao XVI e foi um período de transição entre a Idade Média e a idade moderna da ciência.

O Renascimento foi introduzido nas grandes universidades européias estabelecidas em Bolonha, Salermo, Pádua, Montpellier e Paris. A primeira dissecção humana registrada nestes centros de aprendizado recém-estabelecidos foi obra do cirurgião William de Saliceto (1215-1280) da Universidade de Bolonha. O estudo da anatomia difundiu-se rapidamente para as outras universidades, e pelo ano 1300, as dissecções humanas tinham se tornado uma parte integrante do currículo médico. Porém, o dogma Galênico de que a anatomia humana normal era suficientemente conhecida persistia e, assim, o interesse nesse tempo centralizava-se em métodos e técnicas de dissecção em lugar de avançar no conhecimento do corpo humano.

O desenvolvimento da imprensa com os tipos removíveis em torno de 1450 revolucionou a produção de livros. Celsus cujo *De re medicina* foi "redescoberto" durante o Renascimento, foi o primeiro autor médico a ser publicado desta maneira. Entre os primeiros livros de anatomia a serem impressos em tipos removíveis estava o de Jacopo Berengario de Carpi, professor de cirurgia em Bolonha. Ele descreveu muitas estruturas anatômicas, inclusive o apêndice, o timo e a laringe. O texto mais influente do período foi escrito por Mondino de' Luzzi, também da Universidade de Bolonha, em 1316. Publicado inicialmente em 1487, era mais um guia de dissecção do que um estudo de anatomia macroscópica e, apesar de seus numerosos erros galênicos, foi publicado em 40 edições, até o tempo de Vesalius.

Por causa da rápida putrefação de um cadáver não embalsamado, os livros de anatomia do início do Renascimento eram organizados de modo que as porções mais perecíveis do corpo fossem descritas inicialmente. As dissecções começavam pela cavidade abdominal, a seguir o tórax, seguido pela cabeça e finalmente os membros. Uma dissecção era uma verdadeira maratona que freqüentemente se prolongava durante 4 dias.

Com o aumento pelo interesse na anatomia durante o Renascimento, a obtenção de cadáveres para dissecção se tornou um problema sério. Estudantes médicos praticavam regularmente a violação de sepulturas para roubá-los até que finalmente um decreto oficial foi emitido permitindo usar os corpos de criminosos executados como espécimes.

Os cadáveres eram embalsamados para prevenir a deterioração, mas o processo ainda não era especialmente eficiente, e o cheiro de cadáveres em decomposição constituía, aparentemente, um problema persistente. Os professores de anatomia proferiam suas aulas de cátedras um pouco distantes do local do corpo (fig. 1.11). A frase "Eu não devo tocá-lo com uma vara de 10 pés" provavelmente originou-se durante esse tempo em referência ao cheiro de um cadáver em decomposição.

Os principais avanços em anatomia ocorridos durante o renascimento foram, em grande parte, decorrentes das habilidades artística e científica de Leonardo da Vinci e Andreas Vesalius. Trabalhando nos séculos XV e XVI, cada um deles produziu estudos monumentais da forma humana.

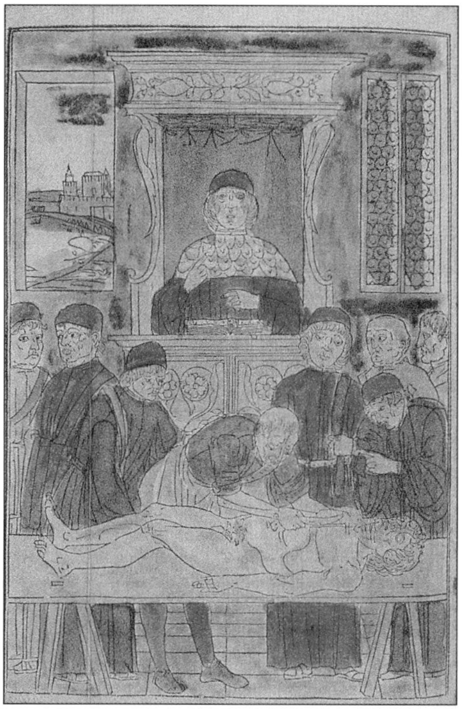

FIGURA 1.11 Cena da dissecção de um cadáver, 1500, de *Fasciculus Medicinae* por Johannes de Ketham. O professor de anatomia retirava-se das proximidades do local para uma cátedra de onde supervisionava os procedimentos. As dissecções eram executadas por assistentes contratados. Um deles, o demonstrador, aponta as estruturas internas com uma vareta enquanto o professor faz a exposição.

Leonardo

O grande renascentista italiano Leonardo da Vinci (1452-1519) é mais conhecido pelas suas obras artísticas (p.ex., Mona Lisa) e suas contribuições científicas. Ele demonstrou a sua genialidade como pintor, escultor, arquiteto, músico e anatomista – embora os seus desenhos anatômicos não tivessem sido publicados até o fim do século XIX. Quando jovem, Leonardo participava regularmente de dissecções de cadáveres e pretendia publicar um texto de anatomia com o professor de Pavia Marcantonio della Torre. A morte prematura de della Torre na idade de 31 anos suspendeu os seus planos. Quando Leonardo morreu, suas notas e esboços se perderam e não foram descobertos por mais de 200 anos. O progresso da anatomia teria sido antecipado por muitos anos se os cadernos de Leonardo estivessem acessíveis para o mundo na época de sua morte.

As ilustrações de Leonardo ajudaram a criar um novo clima de atenção visual para a estrutura do corpo humano. Ele preocupava-se com a precisão, e os seus esboços são inacreditavelmente detalhados (fig. 1.12). Ele determinou, experimentalmente, a estrutura de órgãos complexos do corpo como o cérebro e o coração, fez moldes em cera dos ventrículos do cérebro para estudar sua estrutura, e construiu modelos das válvulas do coração para demonstrar suas ações.

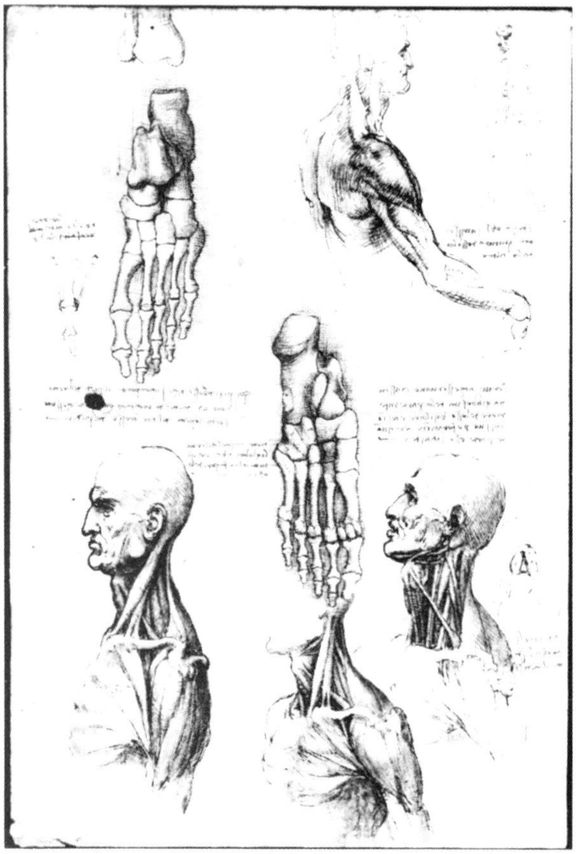

FIGURA 1.12 Só um artista mestre poderia alcançar o detalhe e a precisão dos esboços anatômicos de Leonardo da Vinci. "O pintor que adquiriu conhecimentos da natureza dos nervos, músculos e tendões", escreveu Leonardo, "deve saber exatamente, no movimento de um membro, quantos e quais os tendões que o causam, e qual músculo, pelo seu inchaço, é a causa da contração do tendão".

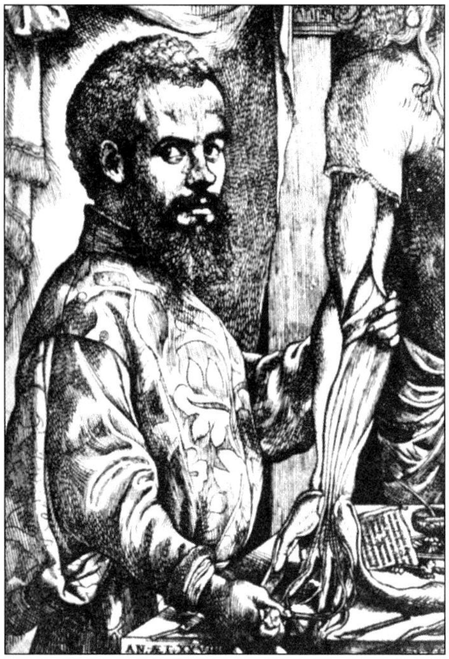

FIGURA 1.13 Uma pintura do grande anatomista Andreas Vesalius, enquanto ele disseca um cadáver. De sua obra-prima *De Humani Corporis Fabrica*.

Vesalius

A contribuição de Andreas Vesalius (1514-1564) para a ciência da anatomia humana e para medicina moderna é imensurável. Vesalius nasceu em uma família de médicos de Bruxelas. Ele recebeu seu aprendizado médico inicial na Universidade de Paris e completou os seus estudos na Universidade de Pádua, na Itália, onde começou a lecionar cirurgia e anatomia imediatamente após sua graduação. Em Pádua, Vesalius participou de dissecções humanas e iniciou o uso de modelos vivos para determinar os pontos de reparo em anatomia de superfície para estruturas internas (fig. 1.13).

Vesalius aparentemente tinha enorme disposição e ambição. Aos 28 anos de idade, já tinha completado sua obra-prima, *De Humani Corporis Fabrica*, na qual os vários sistemas do corpo e órgãos isolados são belissimamente ilustrados e descritos (fig. 1.14). Seu livro foi especialmente importante porque desafiou corajosamente os ensinamentos seculares de Galeno. Vesalius manifestou sua surpresa ao encontrar numerosos erros anatômicos nas obras de Galeno e que eram ensinados como fatos, e recusou-se a aceitar as explicações de Galeno pela fé. Como ele era tão declaradamente contrário a Galeno, despertou a raiva em muitos

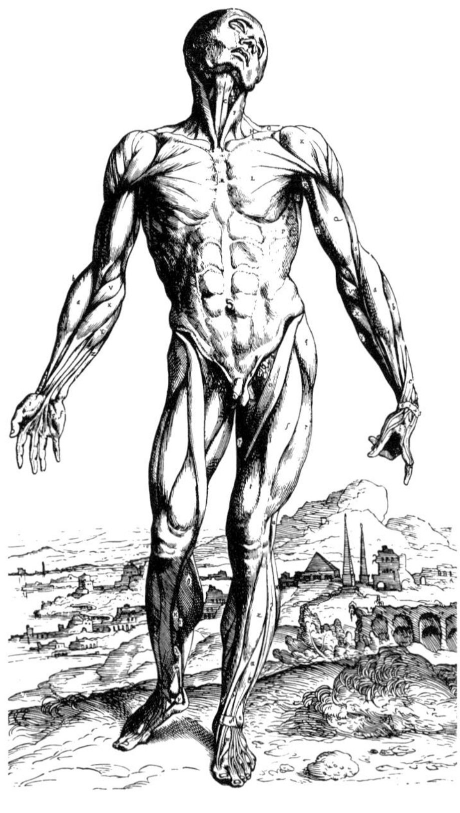

FIGURA 1.14 Uma estampa de *De Humani Corporis Fabrica* que Vesalius completou com a idade de 28 anos. Este livro, publicado em 1543, revolucionou a ciência da anatomia.

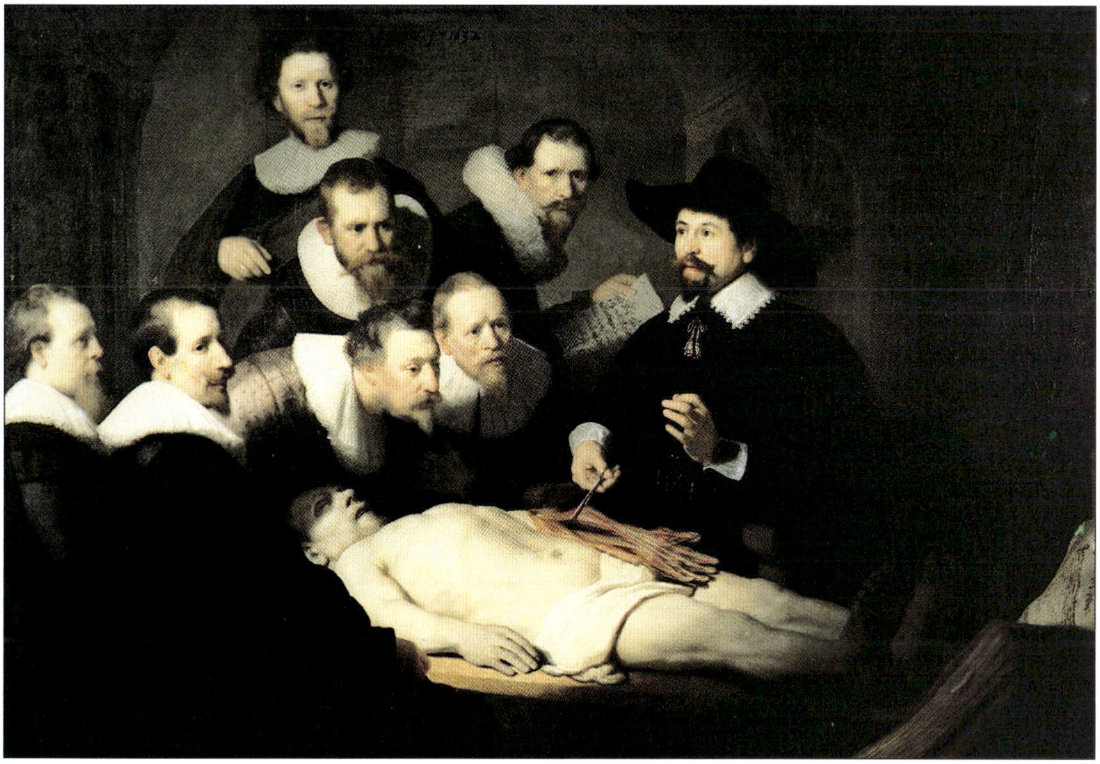

FIGURA 1.15 *A Lição de Anatomia* do *Dr. Tulp*, um famoso quadro de Rembrandt completado em 1632, descreve uma das demonstrações públicas de anatomia que eram populares durante este período. O Dr. Nicholas Tulp era um anatomista holandês famoso que descreveu o defeito congênito na coluna vertebral conhecido como espinha bífida aberta.

anatomistas tradicionalistas, inclusive de seu professor Sylvius (Jacques Dubois) de Paris. Sylvius até mesmo foi mais além dando-lhe o apelido de Vesanus (o louco). Vesalius ficou tão nervoso pelos ataques implacáveis que destruiu muitas de suas obras inéditas e parou de dissecar.

Embora Vesalius fosse o maior anatomista de sua época, outras contribuições significantes foram feitas consolidando o caminho aberto por Vesalius. Michelangelo estudou anatomia em 1495 tendo recebido cadáveres de frades de um mosteiro local. Mondino de' Luzzi e o cirurgião Jacopo Berengario de Carpi também corrigiram muitos dos erros de Galeno. Fallopius (1523-1562) e Eustachius (1524-1574) completaram dissecções detalhadas de regiões do corpo humano.

Séculos XVII e XVIII

Durante os séculos XVII e XVIII, a anatomia atingiu uma aceitação inigualável. Em alguns aspectos, assumiu também uma qualidade um pouco teatral. Anfiteatros primorosos eram construídos em várias partes de Europa para demonstrações públicas de dissecções humanas (fig. 1.15). Ingressos de admissão eram vendidos a preços exorbitantes, e as dissecções eram executadas por anatomistas elegantemente vestidos e que também eram esplêndidos oradores. Os cadáveres eram, em geral, de prisioneiros executados e as exibições eram marcadas durante o tempo frio por causa da natureza perecível dos cadáveres.

Felizmente, também existiam anatomistas sérios, cientistas notáveis que fizeram significantes contribuições durante este período. Duas das contribuições mais importantes foram a explicação da circulação sangüínea e o desenvolvimento do microscópio.

Harvey

Em 1628, o médico inglês William Harvey (1578-1657) publicou sua obra pioneira *Sobre o Movimento do Coração e do Sangue nos Animais*. Não apenas fez esta pesquisa brilhante provando a circulação contínua do sangue contido no interior dos vasos, como também demonstrou um exemplo clássico do método científico de investigação (fig. 1.16). Como Vesalius, Harvey foi criticado severamente por sua ruptura com a filosofia Galênica. A controvérsia sobre a circulação do sangue perdurou durante 20 anos, até que outros anatomistas finalmente repetissem as experiências de Harvey e concordassem com sua descoberta.

Leeuwenhoek

Antoni van Leeuwenhoek (1632-1723) era um óptico holandês e polidor de lentes que aperfeiçoou o microscópio alcançando uma ampliação de 270 vezes. Suas muitas contribuições incluíram o desenvolvimento de técnicas para examinar tecidos e descrição de células sangüíneas, músculo esquelético e a lente do olho. Embora fosse o primeiro a descrever os espermatozóides com precisão, Leeuwenhoek não entendeu o papel deles na ferti-

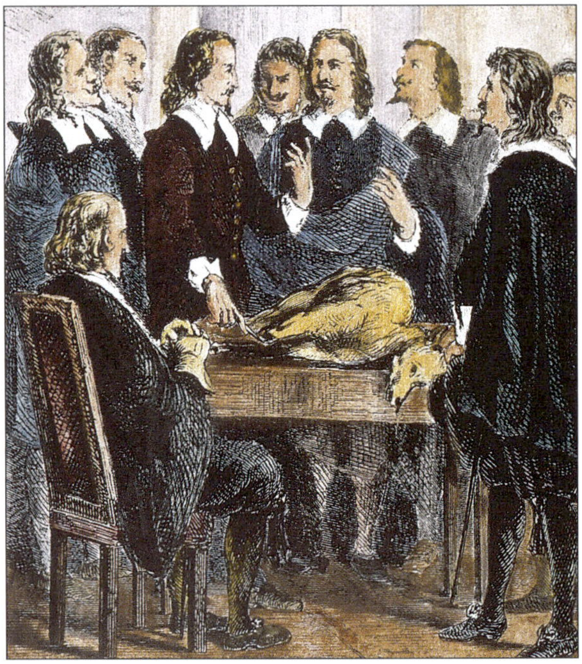

FIGURA 1.16 No início do século XVII, o médico inglês William Harvey demonstrou que o sangue circula e não flui de um lado para outro através dos mesmos vasos.

lização. De certo modo, ele pensou que um espermatozóide contivesse um ser humano em miniatura e o chamou de *homúnculo*.

O desenvolvimento do microscópio acrescentou uma dimensão inteiramente nova para a anatomia e conseqüentemente conduziu às explicações das funções básicas do corpo. Além disso, o microscópio aperfeiçoado foi de inestimável valor para entender a etiologia de muitas doenças, e assim descobrir as curas para muitas delas. Embora Leeuwenhoek aperfeiçoasse o microscópio, o crédito para sua invenção geralmente é atribuído ao fabricante de óculos holandês Zacharius Janssen. A primeira investigação científica usando um microscópio foi executada por Francisco Stelluti em 1625 sobre a estrutura de uma abelha.

Malpighi e Outros

Marcello Malpighi (1628-1694), um anatomista italiano, por vezes chamado o pai da histologia, descobriu os vasos capilares sangüíneos que Harvey tinha postulado e descreveu os alvéolos pulmonares dos pulmões e as estruturas histológicas do baço e dos rins.

Muitos outros indivíduos fizeram contribuições significantes à anatomia durante este período de 200 anos. Em 1672, o anatomista holandês Regnier de Graaf descreveu os ovários do sistema genital feminino; e, em 1775, Lazzaro Spallanzani mostrou que o óvulo e os espermatozóides eram necessários para a concepção. Francis Glisson (1597-1677) descreveu o fígado, o estômago e os intestinos, e sugeriu que os impulsos nervosos causavam o esvaziamento da vesícula biliar. Thomas Wharton (1614-1673) e Niels Stensen (1638-1686) separadamente contribuíram para o conhecimento das glândulas salivares e linfonodos no interior do pescoço e nas regiões faciais. Em 1664, Thomas Willis publicou um resumo do que era até então conhecido sobre o sistema nervoso.

Várias estruturas anatômicas ao longo do corpo receberam denominações em honra dos primeiros anatomistas. Assim nós temos *folículos de Graaf*, os *ductos de Stensen e de Wharton*, a *tuba de Falópio*, as *glândulas de Bartholin*, o *polígono de Willis* e muitos outros. Como esses termos não têm nenhum fundamento descritivo, eles não são particularmente úteis ao estudante de anatomia.

Século XIX

A principal contribuição científica do século XIX foi a formulação da teoria celular. Pode-se até discutir que esta teoria teria sido a descoberta mais importante na história da biologia e da medicina porque todas as funções do corpo foram finalmente interpretadas como resultado da função celular.

O termo célula foi introduzido em 1665 por um médico inglês, Robert Hooke, quando examinava a estrutura da cortiça em seu microscópio na tentativa de explicar sua flutuabilidade. O que Hooke realmente observou foram as paredes rígidas que circundavam as cavidades vazias das células mortas. O significado da estrutura celular não se tornou evidente até aproximadamente 150 anos depois do trabalho de Hooke.

Com microscópios aperfeiçoados, pode-se observar melhor os detalhes. Em 1809, o zoologista francês Jean Lamarck observou uma substância semelhante a geléia no interior de uma célula viva e supôs que este material seria mais importante do que a estrutura externa à célula. Quinze anos depois, René H. Dutrochet descreveu as diferenças entre células de plantas e células de animais.

O princípio biológico da *teoria celular* foi creditado a dois cientistas alemães, Matthias Schleiden e Theodor Schwann. Schleiden, um botânico, sugeriu em 1838 que cada célula de planta leva uma vida dupla – quer dizer, em alguns aspectos se comporta como um organismo independente, mas ao mesmo tempo coopera com as outras células que formam a planta inteira. Um ano depois, Schwann, um zoologista, concluiu que todos os organismos estão compostos de células que são semelhantes na essência. Dezenove anos depois, a adição de outro princípio biológico parecia completar a constituição das células. Em 1858, o patologista alemão Rudolf Virchow escrevia um livro intitulado *Patologia Celular* no qual ele propunha que as células só poderiam surgir de células preexistentes. O mecanismo da replicação celular, contudo, continuou incompreendido por mais algumas décadas.

Johannes Müller (1801-1858), um especialista em anatomia comparada, ficou conhecido por aplicar ciências da física, da química e da psicologia para estudar o corpo humano. Quando ele começou sua carreira de mestre, a ciência ainda estava pouco desenvolvida e lhe permitia coordenar várias disciplinas ao mesmo tempo. Na época de sua morte, porém, o conhecimento havia se desenvolvido tão dramaticamente que vários professores foram necessários para preencher as posições que ele dominava sozinho.

homúnculo: L. *homunculus*, forma diminutiva de *homo*, homem

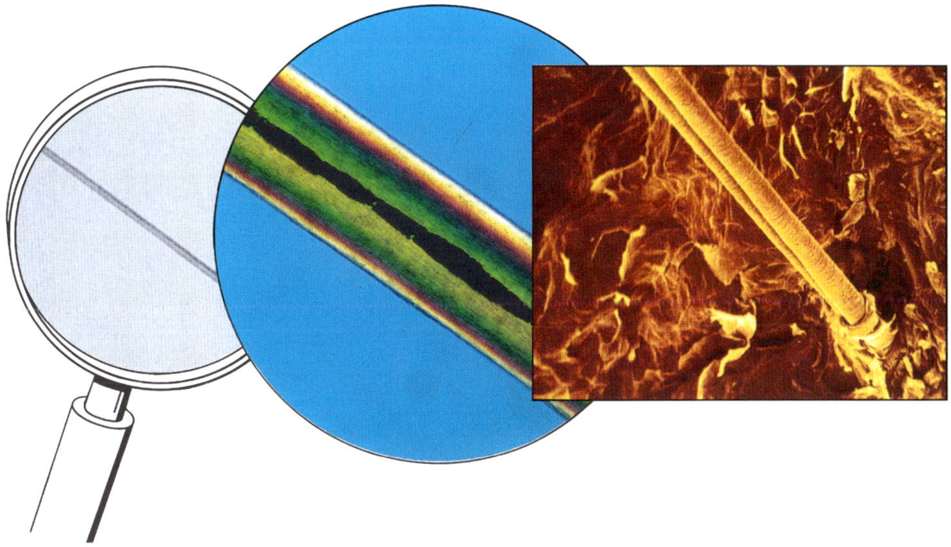

FIGURA 1.17 As diferentes técnicas para se ver anatomia microscópica aumentaram nossa compreensão sobre a estrutura e a função do corpo humano. (a) A aparência de um cabelo sob um vidro com aumento simples, (b) observação de uma seção do cabelo com coloração em um microscópio de luz, e (c) um cabelo emergindo da pele como visto através de um microscópio eletrônico (340x tamanho 35 mm).

Século XX

As contribuições para a ciência anatômica durante o século XX não foram tão surpreendentes quanto o eram na época em que pouco se conhecia sobre a estrutura do corpo. O estudo da anatomia se desenvolve cada vez mais através das especializações, e a pesquisa se tornou mais detalhada e mais complexa.

Uma inovação que ganhou impulso no início do século XX foi a simplificação e padronização da nomenclatura. Por causa da proliferação da literatura científica no final do século XIX, mais de trinta mil termos para estruturas do corpo humano estavam registrados, muitos dos quais eram redundantes. Em 1895, em uma tentativa para reduzir a confusão, a Sociedade Anatômica Alemã compilou uma lista de aproximadamente 500 termos chamada de *Basle Nomina Anatomica* (*BNA*). Os termos desta lista foram aprovados universalmente para uso nas salas de aula e nas publicações.

Outras conferências sobre nomenclatura foram realizadas ao longo do século, nos *Congressos Internacionais de Anatomia*. No Sétimo Congresso Internacional na Cidade de Nova York em 1960, tomou-se a resolução de eliminar todos os epônimos (estruturas com nomes de cientistas) da terminologia anatômica e substituí-los por nomes descritivos. Estruturas como o ducto de Stensen e o ducto de Wharton, por exemplo, são agora corretamente chamados de ducto parotídeo e ducto submandibular, respectivamente. Como os epônimos estão tão enraizados, porém, será extremamente difícil eliminar todos eles da terminologia anatômica. Mas pelo menos, há uma tendência para a simplificação descritiva.

Neste texto, os termos descritivos são usados preferencialmente na narrativa do texto e nas ilustrações que a acompanham. Quando o termo aparece pela primeira vez na narrativa, porém, a forma preferida é seguida por uma referência (entre parênteses) ao nome tradicional que homenageia um indivíduo – por exemplo, ***tuba uterina*** (de Falópio). A terminologia usada neste texto está de acordo com a nomenclatura anatômica oficial apresentada na publicação de referência, *Nomina Anatomica*, sexta edição.

Em resposta ao avanço da tecnologia e da profundidade do conhecimento no século XX, novas disciplinas e novas especialidades surgiram na ciência da anatomia humana na tentativa de classificar e usar o conhecimento novo. As técnicas de tais disciplinas afins como química, física, eletrônica, matemática e informática foram incorporadas na produção de pesquisas.

Há várias divisões bem definidas de anatomia humana. A mais antiga, claro, é a **anatomia macroscópica,** que é o estudo das estruturas do corpo que podem ser observadas a olho nu. Cursos competentes de anatomia macroscópica em escolas profissionais propiciam os fundamentos para a formação integral de um estudante dos cursos médico ou paramédico. A anatomia macroscópica também forma a base para as outras especialidades dentro da anatomia. **Anatomia de superfície** (veja capítulo 10) identifica superficialmente através de pontos de reparo do corpo as estruturas que podem ser observadas sob a pele ou podem ser palpadas (examinando com os dedos da mão).

Anatomia Microscópica

Estruturas menores que 0,1 mm (100 μm) só podem ser vistas com a ajuda de um microscópio. As ciências da **citologia** (estudo das células), ou **biologia celular** e **histologia** (o estudo dos tecidos) são especialidades da anatomia que propiciam conhecimentos adicionais em estrutura e função do corpo humano. Pode-se observar maiores detalhes com o *microscópio eletrônico* do que com o *microscópio de luz* (fig. 1.17). Técnicas novas de coloração e de histoquímica ajudaram a microscopia eletrônica revelando detalhes finos de células e tecidos que compõem sua *ultra-estrutura*.

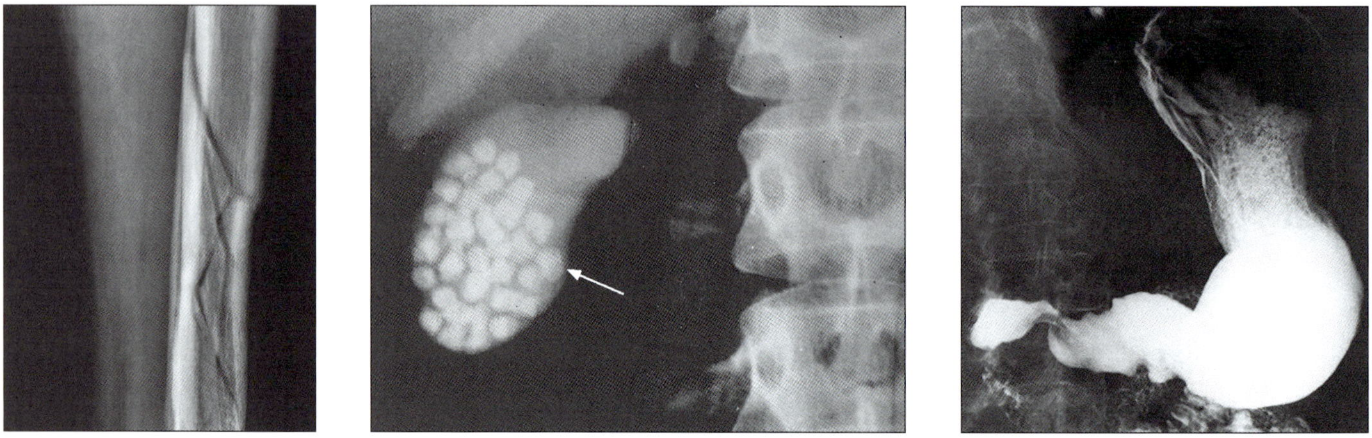

(a) (b) (c)

FIGURA 1.18 A versatilidade da radiologia fez desta técnica um dos instrumentos mais importantes em medicina diagnóstica e forneceu um modo sem igual de observar estruturas anatômicas específicas dentro do corpo. (a) Uma radiografia de uma fratura em fase de consolidação, (b) uma radiografia de cálculos dentro da vesícula biliar, e (c) uma radiografia de estômago cheio de meio de contraste radiopaco.

Anatomia Radiográfica

Anatomia radiográfica, ou *radiológica*, propicia um modo de observar as estruturas do interior do corpo no vivo. A radiologia está baseada no princípio de que substâncias de densidades diferentes absorvem quantidades diferentes de raios X, resultando em uma exposição diferencial no filme. Substâncias radiopacas como bário podem ser ingeridas (deglutidas) ou injetadas no corpo para produzir contrastes maiores (fig. 1.18). A **angiografia** consiste em fazer uma radiografia depois de injetar um contraste na circulação sangüínea. Na *angiocardiografia* o coração e os vasos da base são radiografados. A *cinerradiografia* permite o estudo de certos sistemas do corpo através do uso de películas radiográficas em movimento. As radiografias tradicionais tinham limitações como instrumento diagnóstico para descrever a anatomia humana por causa dos planos bidimensionais com que são fotografadas. Como as radiografias comprimem a imagem do corpo com sobreposição de órgãos e tecidos, o diagnóstico freqüentemente torna-se difícil.

Os raios X foram descobertos em 1895 por Wilhelm Konrad Roentgen. A imagem radiográfica que é produzida em filme freqüentemente é chamada de *roentgenografia*. O recente desenvolvimento da técnica de tomografia axial computadorizada é considerada como o maior avanço em medicina diagnóstica desde a descoberta dos raios X.

A técnica da **tomografia computadorizada axial** (**TC**, ou **TCA**, escâner) tem aumentado bastante a versatilidade dos raios X. Utiliza um computador para expor uma imagem em corte semelhante ao que se poderia obter apenas mediante um verdadeiro corte através do corpo (fig. 1.19a).

Outra técnica de anatomia radiográfica é a **reconstrução espacial dinâmica (RED)** escâner (fig. 1.19b). A RED funciona como uma faca eletrônica que corta um órgão, como o coração, em fatias para fornecer imagens tridimensionais. A RED pode ser usada para observar movimentos dos órgãos, descobrir defeitos, avaliar a extensão de uma doença como câncer, ou determinar a extensão de um trauma nos tecidos depois de um acidente vascular ou ataque do coração.

Imagem por ressonância magnética (IRM), também chamada de **ressonância nuclear magnética (RNM)**, fornece uma nova técnica para diagnosticar doenças e acompanhar a resposta de uma doença a um tratamento medicamentoso (fig. 1.19c). Uma imagem de IRM é criada rapidamente quando os átomos de hidrogênio dos tecidos, submetidos a um forte campo magnético, respondem a uma vibração de ondas de rádio. A IRM tem a vantagem de não ser invasiva – quer dizer, nenhuma substância química é introduzida no corpo, e é melhor que um TC escâner por distinguir os tecidos moles, tais como substâncias cinzenta e branca do sistema nervoso.

Uma **tomografia de emissão de pósitron (TEP)** escâner é uma técnica radiológica usada para observar a atividade metabólica em órgãos (fig. 1.19d) em seqüência à injeção de uma substância radioativa, como glicose tratada, na circulação sangüínea. TEP escâner é muito útil para revelar a extensão de tecido cardíaco lesado e identificar as áreas onde o fluxo de sangue para o cérebro está bloqueado.

A anatomia humana sempre será uma ciência relevante. Não apenas aprimora nossa compreensão pessoal do funcionamento do corpo mas é também essencial no diagnóstico clínico e no tratamento das doenças. A anatomia humana já não está mais limitada à observação e descrição de estruturas isoladamente, mas se expandiu para incluir as complexidades de como o corpo funciona como um todo integrado. A ciência da anatomia é dinâmica e continuará viva porque os dois aspectos do corpo – estrutura e função – são inseparáveis.

Um dos aspectos importantes da anatomia humana e da medicina é a *autópsia* – um exame completo após a morte de todos os órgãos e tecidos de um corpo. Autópsias eram executadas rotineiramente na primeira metade do século XX, mas a sua fre-

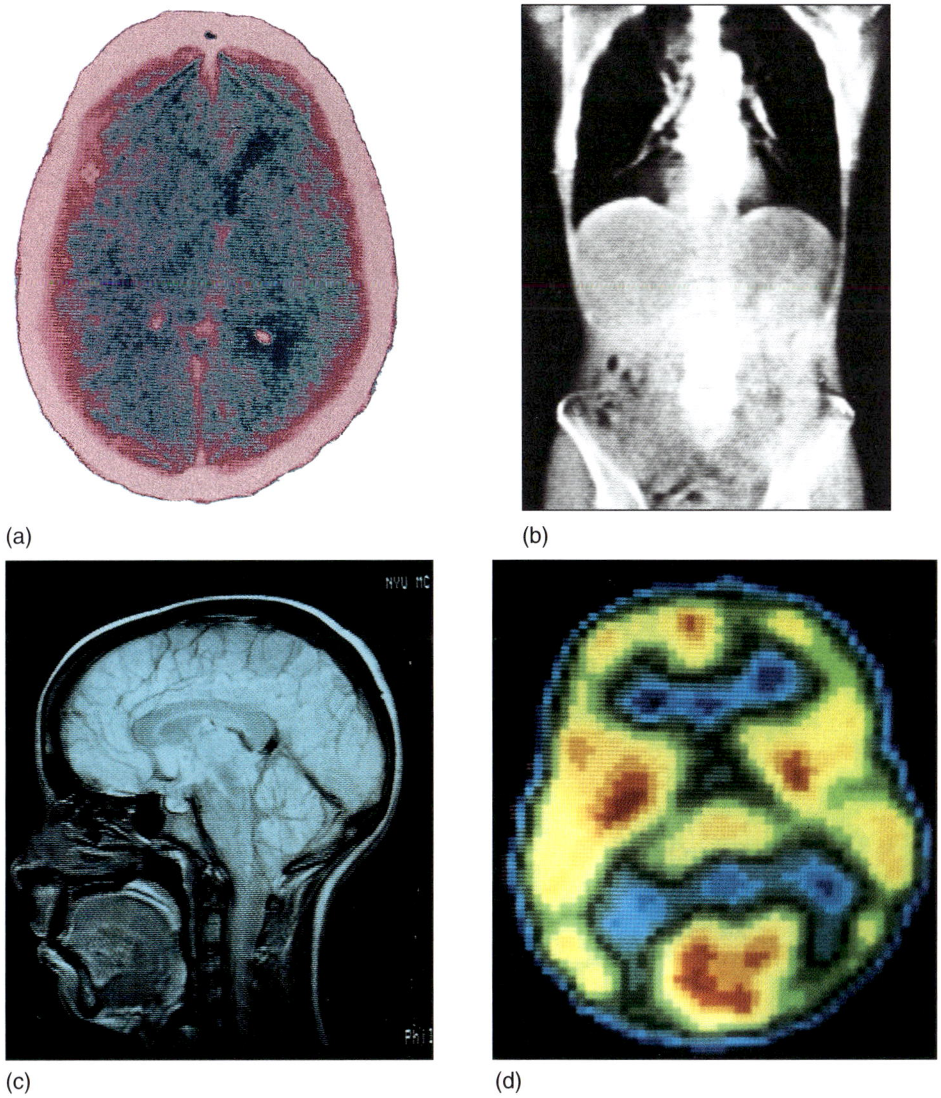

FIGURA 1.19 Técnicas diferentes de anatomia radiográfica fornecem vistas sem igual do corpo humano. (a) TC escâner da cabeça, (b) RED escâner pelo tronco (dorso), (c) imagem de IRM da cabeça e (d) TEP escâner da cabeça.

qüência diminuiu significativamente nas últimas três décadas. Atualmente, só 15% dos cadáveres são autopsiados nos Estados Unidos, o que está abaixo dos 50% de 30 anos atrás. Autópsias são de valor porque (1) elas freqüentemente determinam a causa da morte, que pode confirmar ou não as suposições preliminares à morte; (2) elas freqüentemente revelam doenças ou defeitos estruturais que não foram detectados em vida; (3) elas conferem a eficiência de uma droga em particular ou o sucesso de uma determinada cirurgia; e (4) elas servem como meios de treinamento para os estudantes de medicina.

Um trabalho interessante de informação referente ao valor da autópsia na confirmação da causa da morte foi revelado em um estudo de 2.557 autópsias realizadas em um período de 30 anos para determinar a precisão do diagnóstico médico nas mortes (veja *Autopsy*, S. A. Geller, *Scientific American*, março de 1983). Neste estudo, as causas de morte tinham sido impropriamente ou incorretamente registradas em 42% dos casos. Isso significa que, por causa do declínio no número de autópsias, pode haver mais de um milhão de certificados de óbitos arquivados nos Estados Unidos a cada ano com diagnóstico errado. Isso tem implicações importantes para a justiça criminal e para a genética médica, como também para indústria de seguros.

Um objetivo deste texto é habilitar os estudantes a se instruírem e se familiarizarem com a anatomia. Um modo excelente para se manter atualizado com anatomia durante e depois de completar o curso formal é assinar e ler revistas como *Science*, *Scientific American*, *Discover* e *Science Digest*. Essas publicações e outras incluem artigos sobre contribuições científicas recentes, muitas das quais pertencentes à anatomia. Se você pretende ser um colaborador instruído para a sociedade, é essencial permanecer informado.

Avaliação de Conhecimentos

7. Comente resumidamente o impacto de cada um dos seguintes fatos na ciência da anatomia humana: a teoria humoral de organização do corpo, as vivissecções, a Idade Média, as dissecções humanas, a imprensa com tipos removíveis, a invenção do microscópio, a teoria celular e o desenvolvimento das técnicas de raios X.
8. Explique por que o conhecimento da anatomia é pessoalmente importante.
9. Por que é importante ficar atualizado sobre os novos desenvolvimentos em anatomia humana? Como isso pode ser realizado?

Resposta do Estudo de Caso Clínico

Neste caso, o doutor fez o diagnóstico certo e providenciou uma terapia que ajudou a paciente. Contudo, ele cometeu um erro de conhecimento de anatomia e fisiologia humana e da doença. A aplicação de métodos científicos corrigiu falsos conceitos clássicos de doenças, tal como a teoria humoral.

Resumo do Capítulo

Definição da Ciência (p. 2)

1. Anatomia humana é a ciência que estuda a estrutura do corpo humano.
2. Os termos anatômicos são descritivos e geralmente são de origem grega ou latina.
3. A história da anatomia humana é semelhante à da medicina e também foi bastante influenciada pelas várias religiões.

Período Pré-científico (pp. 2-4)

1. O interesse pré-histórico pela anatomia foi indubitavelmente limitado às informações práticas necessárias à sobrevivência.
2. A trepanação foi uma técnica cirúrgica praticada por várias culturas.
3. Paleopatologia é a ciência que trata do estudo das doenças de pessoas pré-históricas.

Período Científico (pp. 4-19)

1. Algumas descrições anatômicas foram inscritas em blocos de argila em escrita cuneiforme por pessoas que viveram na Mesopotâmia aproximadamente 4000 a.C.
2. Os egípcios de cerca de 3400 a.C. desenvolveram uma técnica de embalsamamento. As técnicas não eram registradas e portanto não favoreceram o estudo da anatomia.
3. A crença de um equilíbrio entre *yin* e *yang* era uma influência compelida pela filosofia chinesa e propiciava a razão para a prática da acupuntura.
4. O avanço da anatomia no Japão foi devido em grande parte à influência de chineses e holandeses.
5. Anatomia encontrou grande aceitação como uma ciência, inicialmente, na Grécia antiga.
   (a) Hipócrates é considerado o pai da medicina por causa dos princípios éticos na prática médica que ele estabeleceu.
   (b) A filosofia grega dos humores do corpo dominou a prática médica durante dois mil anos.
   (c) Aristóteles procurou um tipo limitado de método científico obtendo dados; suas escritas contêm alguma base anatômica.
6. Alexandria foi um centro de aprendizagem científico de 300 a 30 a.C.
   (a) Foram executadas dissecções humanas e vivissecções em Alexandria.
   (b) Erasistrato é chamado o pai da fisiologia por causa de suas interpretações sobre várias funções do corpo.
7. Dados teóricos foram desestimulados durante o período romano.
   (a) A obra de oito volumes de Celsus era uma compilação de dados médicos da escola de Alexandria.
   (b) Galeno foi um escritor médico influente que fez alguns avanços importantes em anatomia; ao mesmo tempo introduziu erros sérios na literatura que se tornaram indiscutíveis durante séculos.
   (c) A ciência foi reprimida por quase 1.000 anos durante a Idade Média, e foram proibidas dissecções de cadáveres humanos.
   (d) Os exércitos árabes levaram as escritas anatômicas de Alexandria e, assim, foram poupados de destruição durante a Idade do Obscurantismo na Europa.
8. Durante o Renascimento, muitas grandes universidades se estabeleceram na Europa.
   (a) Andreas Vesalius e Leonardo da Vinci foram renomados homens do Renascimento que produziram monumentais estudos da forma humana.
   (b) *De Humanis Corporis Fabrica*, escrita por Vesalius, teve um tremendo impacto no avanço da anatomia humana.
9. Duas contribuições científicas principais dos séculos XVII e XVIII foram a explicação da circulação sangüínea e o desenvolvimento do microscópio.
   (a) em 1628, William Harvey descreveu corretamente a circulação sangüínea.
   (b) logo após o microscópio ter sido aperfeiçoado por Antoni van Leeuwenhoek, muitos investigadores acrescentaram novas descobertas que produziram rápidas transformações na especialidade da anatomia microscópica.
10. A teoria celular formulada durante o século XIX por Matthias Schleiden e Theodor Schwann, e a biologia celular estabeleceram-se como uma ciência separada da Anatomia.
11. Uma tendência para simplificação e padronização da nomenclatura anatômica começou no século XX. Além disso, muitas especialidades se desenvolveram dentro da anatomia, inclusive citologia, histologia, embriologia, microscopia eletrônica e radiologia.

Atividades de Revisão

Questões Objetivas

1. *Anatomia* é palavra de origem grega que significa
   (a) cortar em partes (c) parte funcionante
   (b) para análise (d) observar a morte
2. A contribuição mais importante de William Harvey foi sua pesquisa sobre
   (a) a circulação contínua do sangue
   (b) a estrutura microscópica do espermatozóide
   (c) a estrutura detalhada do sangue
   (d) a estrutura estriada do músculo esquelético
3. Qual das relações seguintes está na ordem cronológica correta?
   (a) Galeno, Hipócrates, Harvey, Vesalius, Aristóteles
   (b) Hipócrates, Galeno, Vesalius, Aristóteles, Harvey
   (c) Hipócrates, Aristóteles, Galeno, Vesalius, Harvey
   (d) Aristóteles, Hipócrates, Galeno, Harvey, Vesalius
4. Anatomia foi a primeira ciência amplamente aceita na antiga
   (a) Roma (c) China
   (b) Egito (d) Grécia
5. O estabelecimento de princípios éticos na prática médica deu a este homem o título de pai da medicina.
   (a) Hipócrates (c) Erasistrato
   (b) Aristóteles (d) Galeno
6. Qual dos quatro humores Hipócrates acreditava estar associado com os pulmões?
   (a) bile preta (c) fleuma
   (b) bile amarela (d) sangue
7. A obra prima da anatomia *De Humani Corporis Fabrica* foi escrita por
   (a) Leonardo (c) Vesalius
   (b) Harvey (d) Leeuwenhoek
8. Qual evento ocorrido em torno de 1450 ajudou a introduzir o Renascimento?
   (a) o aperfeiçoamento do microscópio
   (b) a aceitação do método científico
   (c) o desenvolvimento da teoria celular
   (d) a utilização de tipos móveis pela imprensa
9. O órgão do corpo que para Aristóteles era o lugar onde ficava a inteligência era
   (a) o fígado (c) o encéfalo
   (b) o coração (d) o intestino
10. Os raios X foram descobertos em fins do século XIX por
    (a) Roentgen (c) Schleiden
    (b) Hooke (d) Müller

Questões Dissertativas

1. Defina os termos *anatomizar, trepanação, paleopatologia, vivissecção* e *cadáver*.
2. Comente a natureza prática da anatomia para os povos pré-históricos.
3. Por que as técnicas de embalsamamento de cadáveres, que eram tão avançadas no antigo Egito, não foram compartilhadas com outras culturas ou registradas para as gerações futuras?
4. O que é acupuntura? Quais são alguns de seus usos hoje?
5. Por que o latim é o idioma ideal do qual derivaram os termos anatômicos? Como se considera atualmente a tendência de usar nomes próprios (epônimos) ao nos referirmos às estruturas anatômicas?
6. Por que você supõe que o juramento Hipocrático sobreviveu durante mais de dois mil anos como um credo para a prática médica? Quais os aspectos do juramento que são difíceis de se adaptar com a sociedade de hoje?
7. O que se entende por teoria dos humores na organização do corpo? Quais entre os grandes anatomistas foram influenciados por esta teoria? Quando deixou de ser uma influência na investigação e interpretação anatômica?
8. Comente o impacto de Galeno no avanço da anatomia e da medicina. Quais circunstâncias permitiram a filosofia de Galeno sobreviver por período tão longo?
9. Faça um breve comentário sobre o estabelecimento de anatomia como uma ciência durante o Renascimento.
10. Herófilo popularizou a anatomia durante seu tempo mas foi severamente criticado por anatomistas posteriores. Por que foi o seu trabalho tão controvertido?
11. Quem inventou o microscópio? Que papel desempenhou no avanço da anatomia? Quais as especialidades de estudos anatômicos que surgiram desde a introdução do microscópio?
12. Comente o impacto da obra de Andreas Vesalius na ciência da anatomia.
13. Dê alguns exemplos de quais culturas e religiões influenciaram a ciência da anatomia.
14. Faça uma relação de algumas técnicas atuais usadas para estudar anatomia e identifique as especialidades entre as quais estas técnicas são usadas.

Questões de Análise Crítica

1. Comente alguns dos fatores que contribuíram para o declínio do conhecimento científico durante a Idade Média. Como você responderia pelo ressurgimento do interesse na ciência da anatomia durante o Renascimento?
2. Homeostasia é um termo fisiológico que foi introduzido pelo fisiologista americano Walter Cannon em 1932. Ele se refere à capacidade de um organismo manter a estabilidade de seu meio interno ajustando seus processos fisiológicos.
   Comente a semelhança da teoria humoral de organização do corpo e a filosofia *yin* e *yang* como tentativas antigas para explicar a homeostasia.
3. Você aprendeu neste capítulo que Galeno confiava em dissecções de animais diferentes do ser humano como uma tentativa para entender a anatomia humana. Comente o valor e as limitações de se usar espécimes mamíferos (diferente do humano) na parte do laboratório de um curso de anatomia humana. Quais as vantagens que existem em se estudar em cadáveres humanos?
4. Aos estudantes que estudavam leis em universidades européias no início do Renascimento exigia-se que assistissem a um curso de anatomia humana. Considerando a extensão do exercício da lei naquele tempo, explique por que era importante para um advogado entender anatomia.
5. Da mesma maneira que a geografia descreve a topografia para a história, a anatomia descreve a topografia para a medicina. Usando exemplos específicos, comente como as descobertas em anatomia resultaram em avanços para a medicina.

2

Organização do Corpo e Terminologia Anatômica

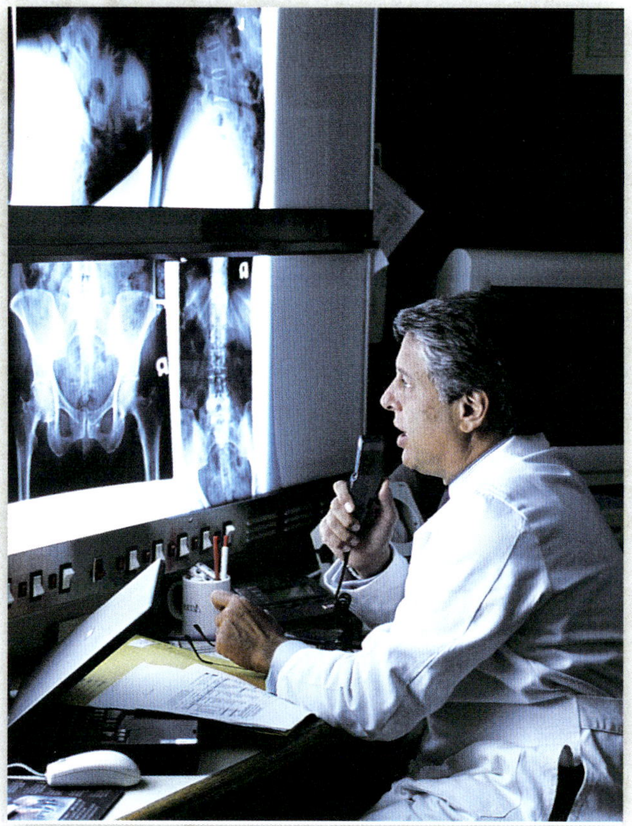

FIGURA: A anatomia radiográfica é importante na avaliação dos traumatismos nos ossos e nos órgãos viscerais.

Estudo de Caso Clínico

Uma mulher jovem foi atropelada por um automóvel enquanto cruzava a rua. Chegando ao local, os paramédicos encontraram a paciente um pouco atordoada, mas razoavelmente lúcida, queixando-se de dor no abdome e no lado esquerdo do seu tórax. Por outro lado, os seus sinais vitais estavam dentro dos limites normais. A avaliação inicial na sala de emergência revelava abdome e tórax esquerdo muito sensíveis. A radiografia do tórax demonstrou pulmão esquerdo colapsado em conseqüência da presença de ar na cavidade pleural (pneumotórax). O médico da sala de emergência introduziu um tubo de drenagem no tórax esquerdo (na cavidade pleural) para tratar do pneumotórax. A atenção voltou-se então para o abdome. Devido à dor à palpação, foi realizada uma lavagem peritoneal. Esse procedimento envolve a introdução de um tubo na cavidade peritoneal através da parede abdominal. Instilou-se então líquido claro como água estéril ou soro normal no abdome e em seguida retirado com sifão. O líquido usado nesse procedimento é chamado líquido de lavagem. O retorno do líquido de lavagem contendo sangue, matéria fecal ou bile indica lesão de órgão abdominal que requer cirurgia. O retorno do líquido de lavagem desta paciente foi claro. Porém, a enfermeira declarou que o líquido da lavagem estava drenando pelo tubo do tórax.

Daquilo que você conhece sobre como as várias cavidades do corpo estão dispostas, você supõe que esse fenômeno poderia ser explicado baseado em anatomia normal? O que poderia ter causado essa ocorrência em nossa paciente? Pode a ausência de bile, sangue, etc., no líquido de lavagem peritoneal garantir que nenhum órgão fora rompido? Caso contrário, explique como pode ocorrer, considerando a relação dos vários órgãos com as membranas no interior do abdome.

CLASSIFICAÇÃO E CARACTERÍSTICAS DOS HUMANOS

Humanos são organismos biológicos que pertencem ao filo Cordados dentro do reino Animal, e à família Hominídeos dentro da classe dos Mamíferos e da ordem dos Primatas.

Objetivo 1 Classificar os humanos de acordo com o sistema taxonômico.

Objetivo 2 Faça uma relação das características que identificam os humanos como cordados e como mamíferos.

Objetivo 3 Descrever as características anatômicas que separam os humanos de outros primatas.

O organismo humano, ou ***Homo sapiens***, como nós nos denominamos, é único em muitos aspectos. Nosso nome científico traduzido do latim é "homem inteligente", e realmente nossa inteligência é a característica mais notável que nos possibilita construir civilizações, vencer doenças terríveis e estabelecer culturas. Nós inventamos os meios de comunicação através de símbolos escritos, registramos nossa própria história, como também aquelas dos outros organismos, e especulamos sobre nosso futuro. Continuamos sempre inventando meios mais engenhosos para nos adaptar às mudanças do meio ambiente; ao mesmo tempo, mesmo sendo tão especializados intelectualmente, nós não nos tornamos auto-suficientes, e precisamos uns dos outros tanto quanto precisamos dos conhecimentos registrados no passado.

Constantemente somos desafiados a aprender mais sobre nós mesmos. Como continuamos fazendo descobertas novas sobre nossa estrutura e nossas funções, nossa relação íntima com outros organismos vivos torna-se cada vez mais manifesta. Freqüentemente, a prudência é necessária para percebermos nossas imperfeições biológicas e limitações.

Nós compartilhamos muitas características com os demais animais vivos. Como organismos humanos, nós respiramos, comemos e digerimos os alimentos, excretamos resíduos, nos locomovemos e reproduzimos nossa própria espécie. Estamos sujeitos a doenças, lesões, dores, envelhecimento, mutações e morte. Considerando que somos constituídos de matéria orgânica, nos decompomos depois da morte com microorganismos consumindo nossa carne como alimento. Os processos pelos quais nossos corpos produzem, armazenam e utilizam energia são semelhantes àqueles usados por todos os organismos vivos. O código genético que regula nosso desenvolvimento é encontrado na natureza. Os padrões fundamentais de desenvolvimento de muitos animais não humanos também caracterizam a formação do embrião humano. Mapeamento genético recente do genoma humano confirma que existem menos de 35.000 genes que respondem por todas as nossas características físicas. Sem dúvida a maioria destes genes são semelhantes àqueles encontrados em muitos outros organismos.

Na classificação, ou taxonomia, que é o sistema estabelecido pelos biólogos para organizar as relações estruturais e evolutivas dos organismos vivos, cada categoria da classificação é chamada de *táxon*. O táxon mais alto é o reino e o táxon mais específico é a espécie. Humanos são espécies que pertencem ao **reino animal**. **Filogenia** é a ciência que estuda as relações baseadas na taxonomia.

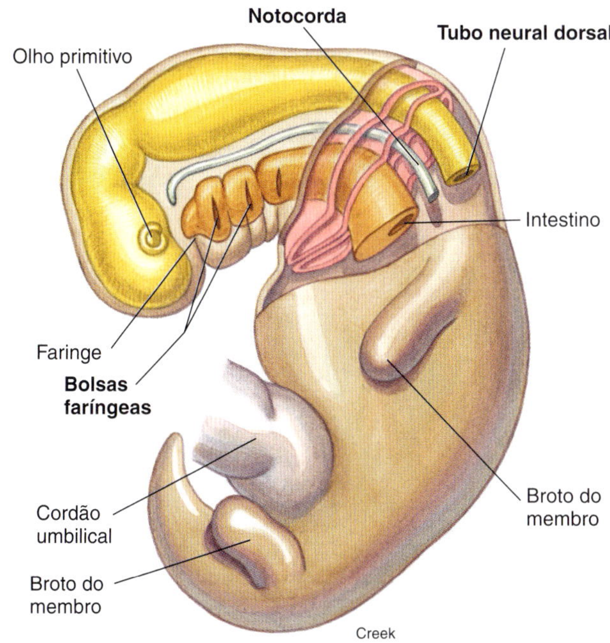

FIGURA 2.1 Desenho esquemático de um embrião cordado. As três características que definem os cordados estão indicadas em tipo negrito.

Filo Cordados

Seres humanos pertencem ao filo Cordados junto com peixes, anfíbios, répteis, pássaros e demais mamíferos. Todos os cordados têm três estruturas em comum: uma **notocorda**, um **tubo neural dorsal** e **bolsas faríngeas** (fig. 2.1). Essas características dos cordados são bem definidas durante o período embrionário de desenvolvimento e, até certo ponto, estão presentes no adulto. A notocorda é um cordão de tecido flexível que se estende ao longo do dorso do embrião. Uma porção da notocorda persiste no adulto como **núcleo pulposo**, localizado no interior de cada disco intervertebral.(fig. 2.2). O tubo neural dorsal está posicionado sobre a notocorda e forma o **encéfalo** e a **medula espinal** que, essencialmente, funcionam como sistema nervoso central no adulto. As bolsas faríngeas formam as aberturas branquiais nos peixes e em alguns anfíbios.

Em outro cordados, como os humanos, as bolsas faríngeas embrionárias se desenvolvem, mas somente uma das bolsas persiste e

táxon: G. *taxis*, ordem

filogenia: L. *phylum*, filo; G. *logos*, estudo

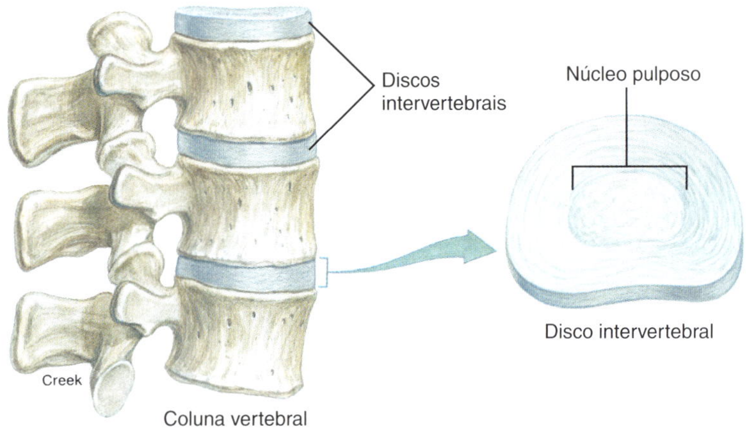

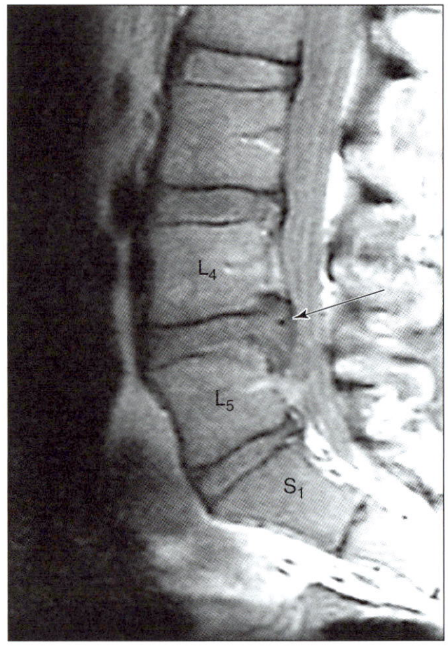

FIGURA 2.2 (*a*) Vista lateral da coluna vertebral mostrando os discos intervertebrais e, à direita, uma vista superior de um disco intervertebral expondo o núcleo pulposo e (*b*) uma hérnia de disco (veja seta) comprimindo um nervo espinal.

se torna a cavidade da orelha média. A **tuba auditiva** (Eustáquio) é uma conexão permanente entre a cavidade da orelha média e a **faringe** (área da garganta).

A função de um disco intervertebral e de seu núcleo pulposo é permitir a flexibilidade entre as vértebras nos movimentos de toda a coluna vertebral evitando-se as compressões. Os nervos espinais emergem entre as vértebras, e o disco mantém o espaço para evitar a lesão do nervo. Um "deslizamento do disco" que resulta da tração da parte posterior é uma denominação inadequada. O que de fato acontece é uma hérnia, ou ruptura, por causa de uma parede enfraquecida do núcleo pulposo. Isso pode causar forte dor quando um nervo for comprimido.

Classe Mamíferos

Mamíferos são animais cordados com pêlos e glândulas mamárias. O pêlo é um regulador térmico protetor que recobre a maioria dos mamíferos, e as glândulas mamárias servem para amamentar os filhotes (fig. 2.3). Outras características dos mamíferos incluem um cérebro convoluto (pregueamento complexo), três ossículos da audição, dentição heterodôntica (dentes de várias formas), articulação da mandíbula (a articulação entre a mandíbula e o crânio), uma placenta fixada, músculos faciais bem desenvolvidos, um músculo diafragma e um coração com quatro câmaras com arco da aorta para a esquerda (fig. 2.4).

Ordem Primata

Há várias subdivisões de grupos de mamíferos intimamente relacionados. Estes grupos são chamados de ordens. Humanos, junto com lêmures, macacos e chimpanzés, pertencem à ordem chamada Primata. Os membros desta ordem têm mãos com preensão (fig. 2.5), dedos adaptados para pegar e encéfalos relativamente grandes e bem desenvolvidos (fig. 2.6).

Família Hominídeos

Os humanos são os únicos membros vivos da família dos hominídeos. O *homo sapiens* está incluído dentro desta família, à qual pertencem todas as variedades ou grupos étnicos de humanos (fig. 2.7). Cada "grupo racial" tem características distintas que se estabeleceram em populações isoladas em milhares de anos. A nossa classificação genealógica é apresentada na tabela 2.1.

Favorecidos por maiores facilidades de viagens e de comunicações, os contatos mais freqüentes entre as diversas culturas levaram a uma desarticulação de algumas das barreiras tradicionais que existiam de matrimônios inter-raciais. Isto levou a uma mistura de genes, de forma que grupos étnicos distintos ficaram menos evidentes. Talvez a multiplicação de casamentos de diferentes etnias em todo o mundo pudesse ajudar a reduzir a hostilidade cultural e os conflitos.

heterodonto: G. *heteros*, outro; *odontos*, dente
placenta: L. *placenta*, bolo plano

primata: L. *primas*, primeiro
preensão: L. *prehensus*, pegar

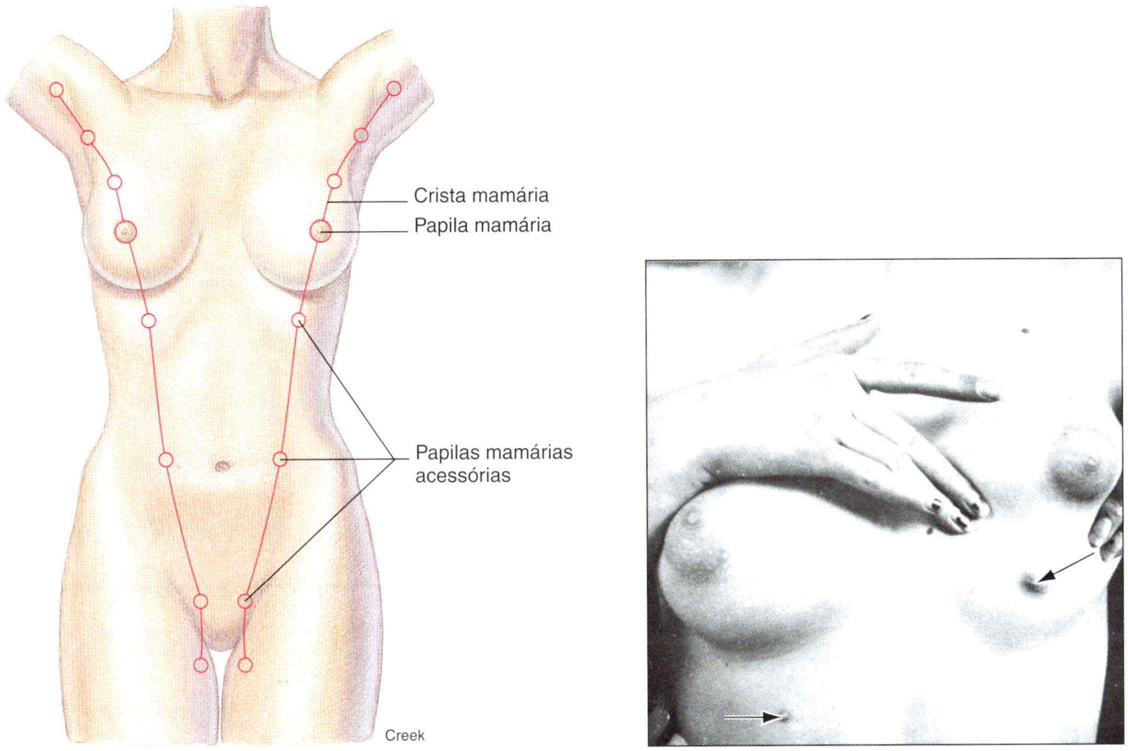

(a) (b)

FIGURA 2.3 A crista mamária e as papilas mamárias acessórias. (*a*) As glândulas mamárias encontram-se ao longo da crista mamária. (*b*) Em humanos papilas mamárias adicionais (politelia) podem ocasionalmente se desenvolver em outros lugares ao longo da crista mamária (veja setas).

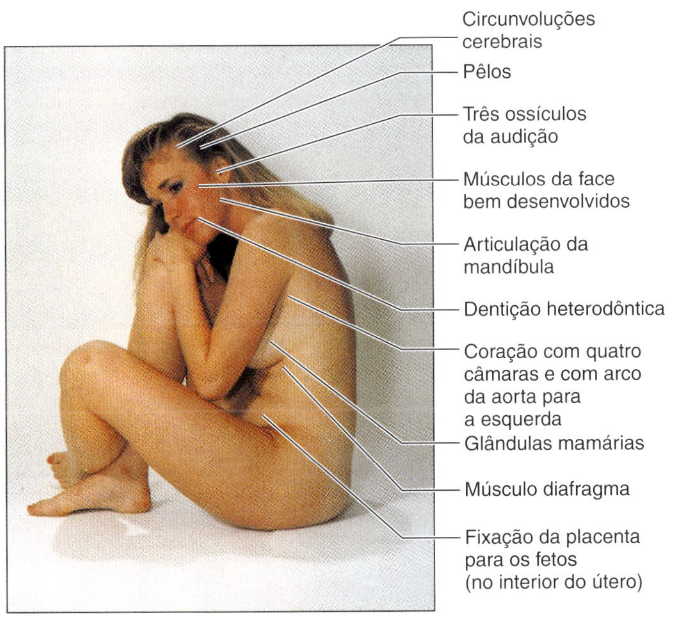

FIGURA 2.4 Os mamíferos possuem várias características que os distinguem; algumas destas estão indicadas na fotografia com suas localizações aproximadas no interior do corpo.

Características dos Humanos

Como certas características anatômicas dos seres humanos são muito específicas, eles são analisados separadamente dos outros animais, e até mesmo de outros mamíferos de relações mais próximas. Nós também temos características que são igualmente bem desenvolvidas em outros animais, mas as funções do encéfalo humano nos proporcionam capacidades notáveis, sem similares. Nossas características anatômicas incluem as seguintes:

1. **Um encéfalo grande, bem desenvolvido.** O encéfalo humano adulto pesa entre 1.350 e 1.400 gramas. Isto nos dá um encéfalo grande em proporção ao peso do corpo, mas o mais importante é o desenvolvimento de determinadas porções do encéfalo. Certas regiões extremamente especializadas e certas estruturas no interior do encéfalo são responsáveis pelas emoções, pensamentos, raciocínio, memória e até mesmo precisa coordenação de movimentos.
2. **Locomoção bipedal.** Como os humanos levantam-se e caminham em dois membros, diz-se que nosso estilo de locomoção é *bipedal*. A postura vertical impõe outras características estruturais, como a *curvatura sigmóide* (em forma de S), da co-

bipedal: L. *bi*, dois; *pedis*, pé
sigmóide: G. *sigma*, em forma da letra S

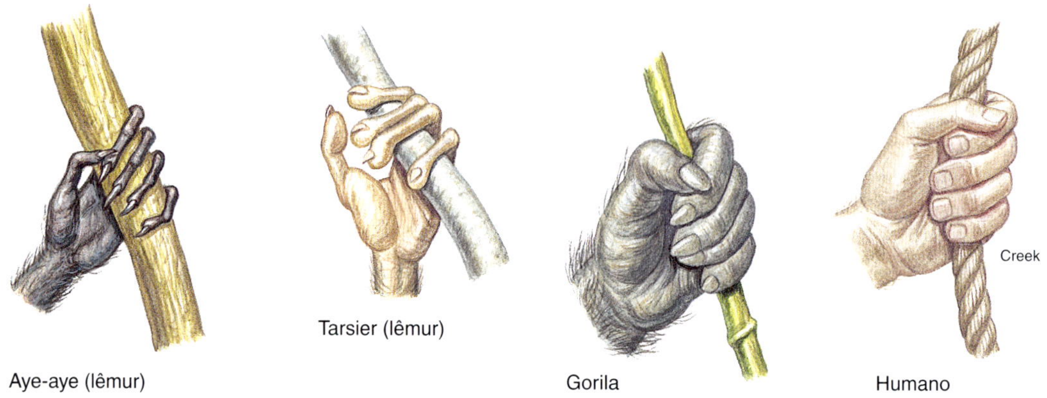

FIGURA 2.5 O dedo polegar em oposição possibilita uma pega em preensão que é característica dos primatas.

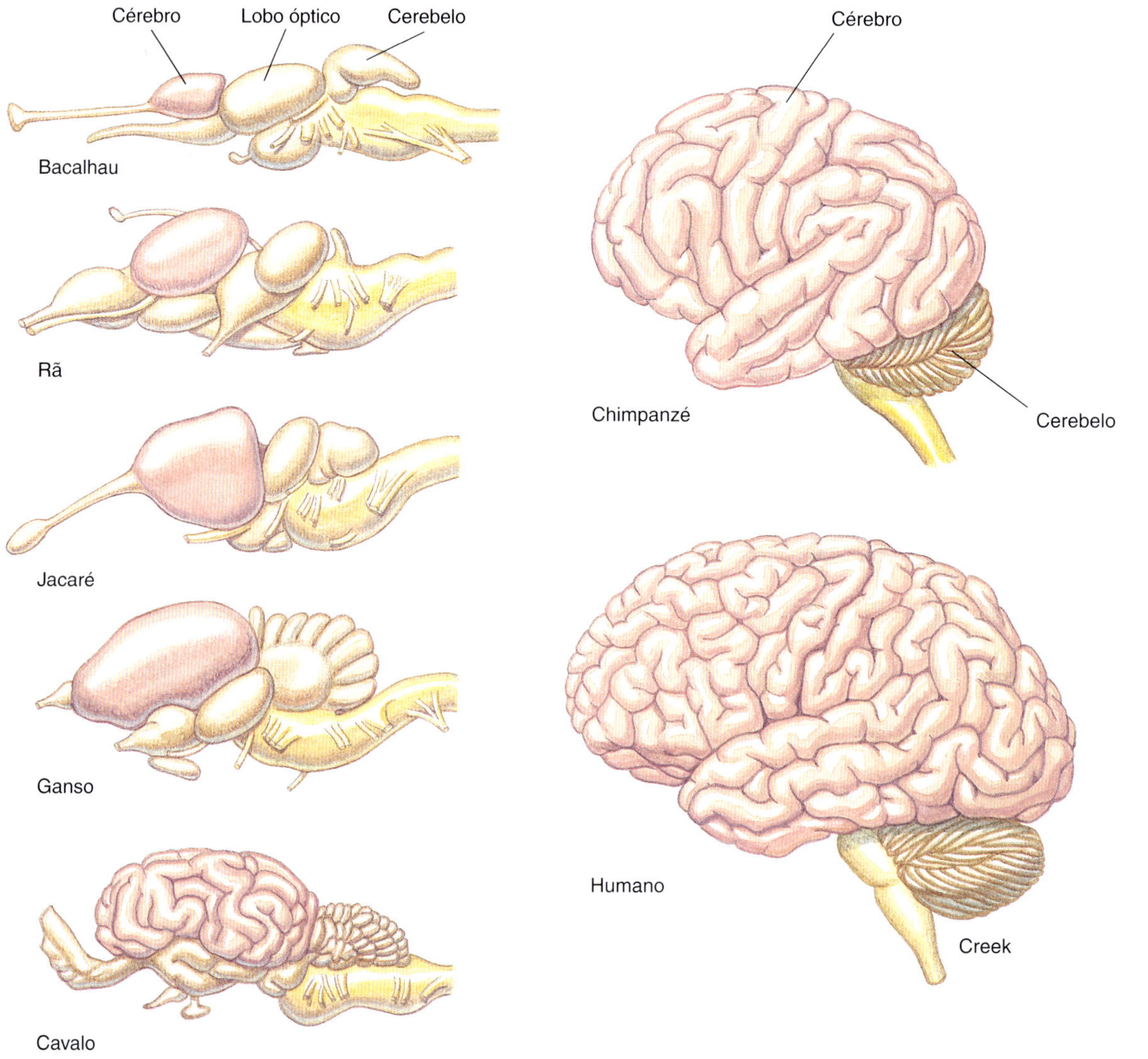

FIGURA 2.6 Os encéfalos de vários vertebrados mostrando o tamanho relativo do cérebro (sombreado em rosa) com outras estruturas. (Os encéfalos não estão desenhados em escala. Observe que somente os mamíferos possuem cérebro convoluto.)

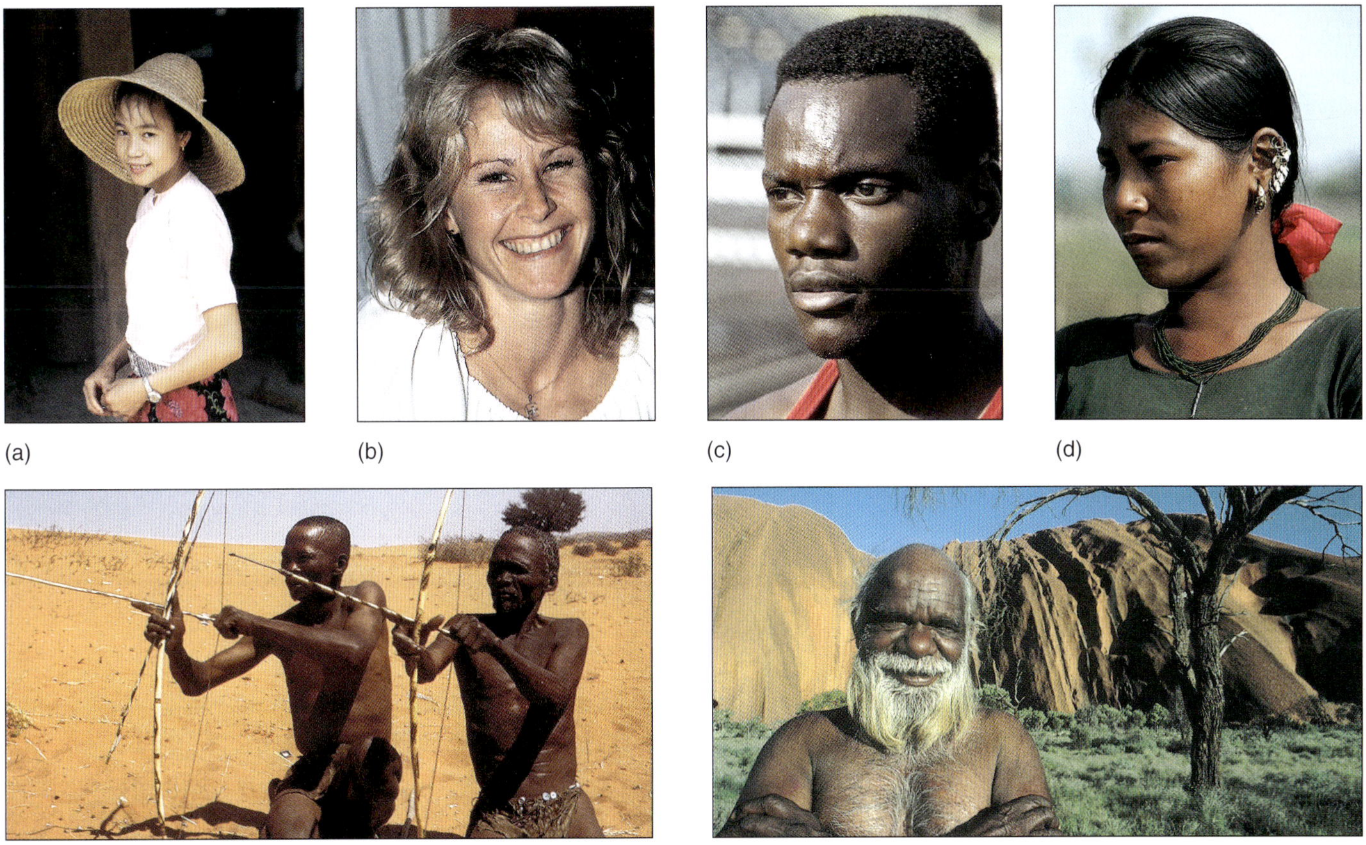

FIGURA 2.7 Principais raças humanas: (*a*) mongóis (Tailândia), (*b*) caucasóide (norte da Europa), (*c*) negróide (África), (*d*) povo do subcontinente indiano (Nepal), (*e*) capóide (boximane do Kalahari) e (*f*) australóide (homem de Ngatatjara, oeste da Austrália).

TABELA 2.1 Classificação dos Seres Humanos

Táxon	Designação Grupo	Características
Reino	Animal	Células eucarióticas sem paredes, plastídios ou pigmentos fotossintéticos
Filo	Cordados	Tubo neural dorsal; notocorda; bolsas faríngeas
Subfilo	Vertebrados	Coluna Vertebral
Classe	Mamíferos	Glândula mamária; pêlos; cérebro convoluto; dentição heterodôntica
Ordem	Primatas	Encéfalo bem desenvolvido; mãos com pressão
Família	Hominídeos	Cérebro maior, locomoção bipedal
Gênero	*Homo*	Face aplainada; queixo proeminente e nariz com narinas posicionadas inferiormente
Espécie	*sapiens*	Cérebro maior

luna vertebral, a anatomia dos quadris e coxas, e pés arqueados. Algumas dessas características podem causar problemas clínicos em indivíduos mais idosos.

3. **O polegar em oposição.** O dedo polegar humano é estruturalmente adaptado para agarrar objetos com bastante versatilidade. A articulação selar da base do dedo polegar permite uma grande amplitude de movimentos (veja fig. 8.13). Todos os primatas têm dedos polegares em oposição.
4. **Estruturas vocais bem desenvolvidas.** Humanos, como nenhum outro animal, desenvolveram a fala articulada. A estrutura anatômica de nossos órgãos vocais (laringe, língua e lábios) e nosso encéfalo bem desenvolvido tornaram isto possível.
5. **Visão estereoscópica.** Embora esta característica esteja bem desenvolvida em vários outros animais, também é aguçada nos humanos. Nossos olhos são dirigidos para diante de forma que quando nós focalizamos um objeto, nós o vemos sob dois ângulos. A visão estereoscópica nos dá a percepção de profundidade, ou imagem tridimensional.

estereoscópica: G. *stereos*, sólido; *skopein*, vista

Nós também diferimos de outros animais no número e no arranjo de nossas vértebras (fórmula vertebral), nos tipos e no número de nossos dentes (fórmula dentária), no grau de desenvolvimento de nossos músculos faciais e na organização estrutural de vários órgãos do corpo.

As características humanas há pouco descritas são responsáveis pelo esplendor de nossas realizações culturais. Como animais bípedes, nós temos nossas mãos livres para pegar e manipular objetos com nossos polegares em oposição. Nós podemos armazenar informações em nosso encéfalo altamente desenvolvido, e utilizá-las posteriormente, e até mesmo podemos compartilhar nossa aprendizagem através de comunicações oral e escrita.

Avaliação de Conhecimentos

1. O que é um cordado? Por que os humanos são considerados membros do filo cordado?
2. Por que os humanos são designados por mamíferos e primatas? Quais são as características que distinguem os humanos de outros primatas?
3. Quais características dos humanos são adaptáveis à organização pessoal?

ORGANIZAÇÃO DO CORPO

Níveis estruturais e funcionais de organização caracterizam o corpo humano e cada uma de suas partes contribui para o organismo inteiro.

Objetivo 4 Identificar os componentes de uma célula, um tecido, um órgão e um sistema explicando como essas estruturas se inter-relacionam constituindo um organismo.

Objetivo 5 Descrever a função geral de cada sistema.

Nível de Célula

A **célula** é o componente estrutural e funcional básico da vida. Os humanos são organismos multicelulares compostos de 60 a 100 trilhões de células. É no nível celular microscópico que tais funções vitais como metabolismo, crescimento, irritabilidade (resposta a estímulos) reparo e replicação são executadas.

As células são constituídas por **átomos** – partículas minúsculas que são ligadas entre si para formar partículas maiores chamadas **moléculas** (fig. 2.8). Certas moléculas, por sua vez, são agrupadas em arranjos específicos para formar estruturas funcionais menores chamadas **organelas**. Cada organela realiza uma função específica dentro da célula. O núcleo de uma célula, mitocôndria e retículo endoplasmático são organelas. A estrutura das células e as funções das organelas serão examinadas em detalhes no capítulo 3.

célula: L. *cella*, pequena sala

O corpo humano contém muitos tipos distintos de células, cada um deles especializado para executar funções específicas. Exemplos de células especializadas são as células ósseas, células musculares, células adiposas, células sangüíneas e células nervosas. A estrutura particular de cada um destes tipos de células está diretamente relacionada à sua função.

Nível de Tecido

Tecidos são camadas ou grupos de células semelhantes que executam uma função comum. O corpo inteiro está composto de apenas quatro tipos principais de tecidos: *epitelial*, *conjuntivo*, *nervoso* e *muscular*. Um exemplo de um tecido é o músculo cardíaco, cuja função é bombear o sangue através do corpo. A camada externa de pele é um tecido (epitélio) porque está composta de células semelhantes que juntas servem como uma capa protetora para o corpo. *Histologia* é a ciência que se dedica ao estudo microscópico dos tecidos. As funções características de cada tipo de tecido são comentadas detalhadamente no capítulo 4.

Nível de Órgão

Um órgão é um agregado de dois ou mais tipos de tecidos que executam uma função específica. Os órgãos localizam-se ao longo do corpo e variam grandemente em tamanho e função. Exemplos de órgãos são o coração, o baço, o pâncreas, o ovário, a pele, e até mesmo quaisquer dos ossos do interior do corpo. Cada órgão geralmente tem um ou mais tecidos primários e vários tecidos secundários. No estômago, por exemplo, o tecido epitelial em seu interior é considerado o tecido primário porque as funções básicas de secreção e absorção acontecem dentro desta camada. Tecidos secundários do estômago são o tecido conjuntivo de sustentação e os tecidos vascular, nervoso e muscular.

Nível de Sistema

Os **sistemas** do corpo constituem o próximo nível de organização estrutural. Um sistema do corpo consiste em vários órgãos que têm funções semelhantes ou inter-relacionadas. Exemplos de sistemas são o sistema circulatório, o sistema nervoso, o sistema digestório e o sistema endócrino. Certos órgãos podem servir a dois sistemas. Por exemplo, o pâncreas funciona com os sistemas endócrino e digestório; e a faringe serve aos sistemas respiratório e digestório. Todos os sistemas do corpo estão inter-relacionados e funcionam em conjunto, compondo o organismo.

Crescimento é um processo normal pelo qual um organismo aumenta em tamanho como resultado do acréscimo de células e te-

tecido: Fr. *tissu*, tecido; do L. *texo*, tecido

órgão: G. *organon*, instrumento

sistema: G. *systema*, estar junto

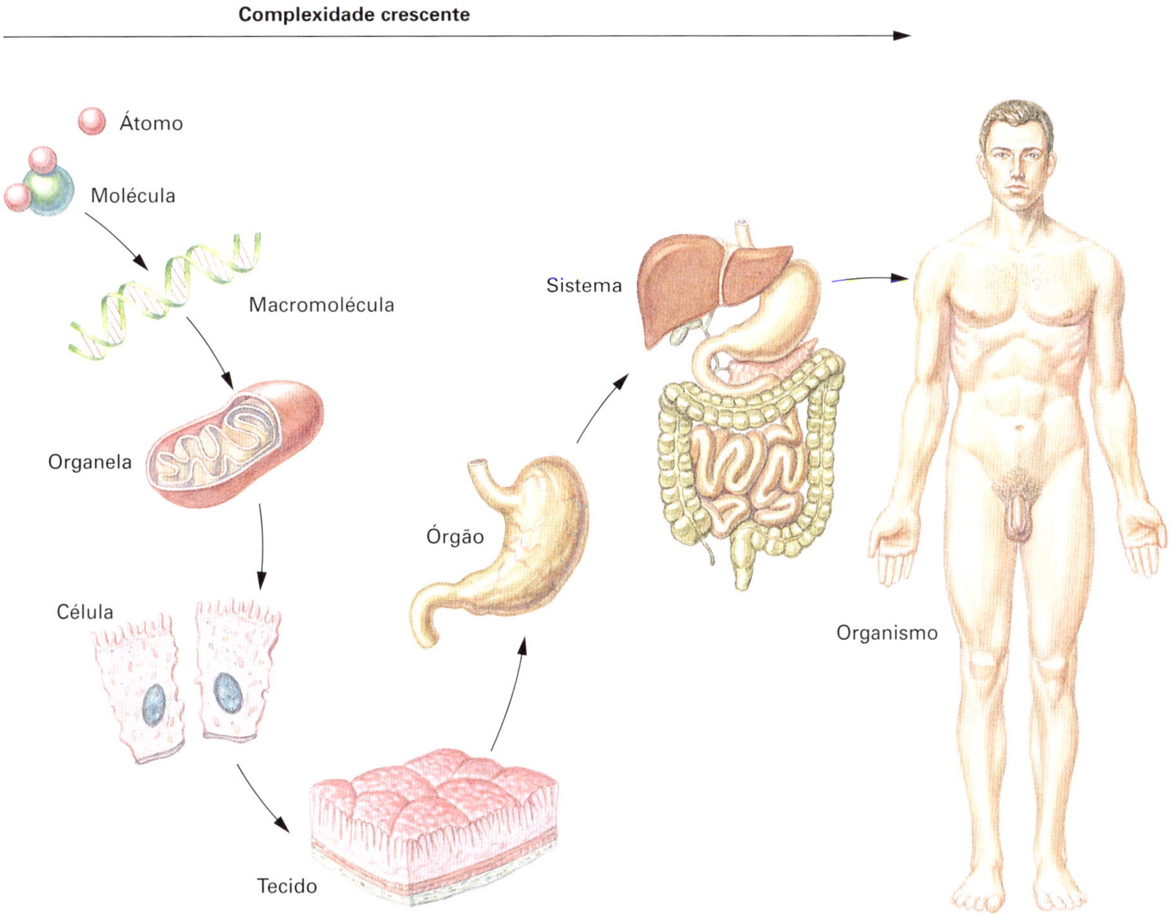

FIGURA 2.8 Níveis de organização estrutural e de complexidade no interior do corpo humano.

cidos semelhantes àqueles já presentes no interior dos órgãos. Crescimento é uma parte integrante do desenvolvimento que continua até a idade adulta. O crescimento normal não depende apenas da nutrição em si mas do efeito combinado de vários hormônios (substâncias químicas produzidas por glândulas endócrinas), inclusive insulina, hormônio do crescimento e (durante a adolescência) os hormônios sexuais. É através do processo de crescimento que cada sistema do corpo amadurece (fig. 2.9). *Puberdade* é a transição do desenvolvimento durante o processo de crescimento quando os caracteres sexuais tornam-se evidentes em alguns sistemas do corpo e os órgãos reprodutores tornam-se funcionantes.

Uma *abordagem sistêmica* para estudar anatomia enfatiza os objetivos dos vários órgãos dentro de um mesmo sistema. Por exemplo, o papel funcional do sistema digestório pode ser melhor entendido se todos os órgãos pertencentes a esse sistema forem estudados conjuntamente. Na abordagem regional todos os órgãos e estruturas de uma determinada região são examinados ao mesmo tempo. A *abordagem regional* é importante em faculdades de graduação profissional (médico, odontólogo, etc.) porque as relações estruturais entre partes de vários sistemas podem ser observadas simultaneamente. Geralmente, as dissecções de cadáveres são conduzidas em bases regionais. Traumas ou lesões em geral afetam uma região do corpo, enquanto que uma doença que afeta uma região também pode envolver um sistema inteiro.

Este livro adota a abordagem sistêmica da anatomia. Nos capítulos que seguem, você deverá estudar, sistema por sistema, a anatomia funcional do corpo inteiro. Uma avaliação da estrutura e da função de cada um dos sistemas do corpo é apresentada na figura 2.10.

Avaliação de Conhecimentos

4. Construa um diagrama para ilustrar os níveis de organização estrutural que caracterizam o corpo. Quais desses níveis são microscópicos?
5. Por que a pele é considerada um órgão?
6. Quais os sistemas do corpo que controlam o funcionamento dos outros? Quais são os que dão suporte ao organismo? Qual desempenha papel de transporte?

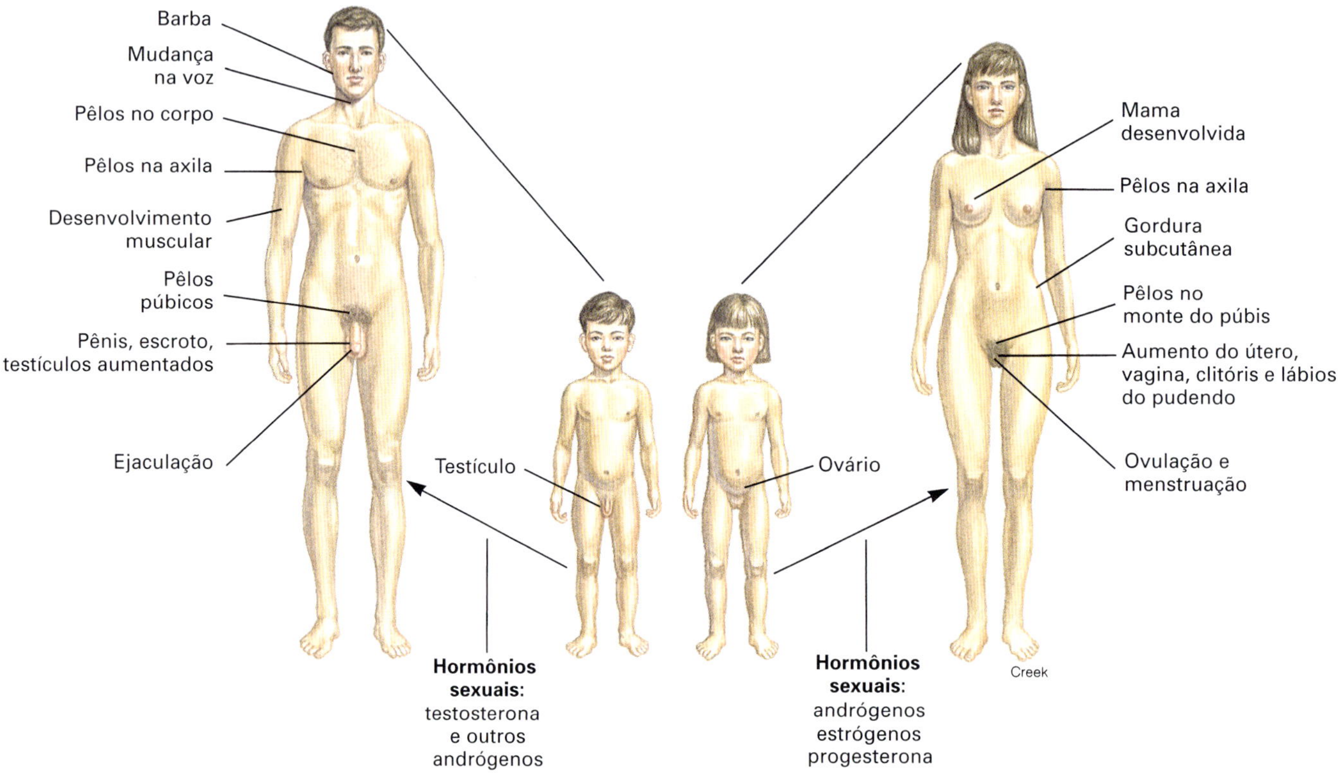

FIGURA 2.9 Mudanças no desenvolvimento desde a infância até a idade adulta. Controlada por hormônios, a puberdade é o período de crescimento do corpo em que as características sexuais se manifestam e os órgãos sexuais se tornam funcionantes.

TERMINOLOGIA ANATÔMICA

A fim de entender a ciência da anatomia, os estudantes necessitam dominar a terminologia descritiva.

Objetivo 6 Explicar de onde derivam os termos anatômicos.

Objetivo 7 Descrever o que significam prefixos e sufixos.

A anatomia é uma ciência descritiva. Analisar a terminologia anatômica pode ser uma experiência recompensadora no sentido de se aprender algo das características da antigüidade no processo. Porém, entender as raízes das palavras não é apenas de interesse acadêmico. A intimidade com termos técnicos reforça o processo de aprendizagem. A maioria dos termos anatômicos são derivados do grego ou do latim, mas alguns termos mais recentes são de origem alemã e francesa. Como foi mencionado no capítulo 1, algumas estruturas anatômicas receberam os nomes das pessoas que as descobriram ou que as descreveram. Tais termos são totalmente ineficientes do ponto de vista descritivo; infelizmente, eles apresentam pequeno significado em si próprios.

Muitos termos gregos e latinos foram denominados a mais de 2.000 anos atrás. Decifrar os significados desses termos propicia uma lembrança em nossa herança médica. Muitos termos se referiam a plantas ou animais comuns. Assim, o termo *verme* significa lombriga; *cóclea*, concha de caracol; *câncer*, caranguejo; e *úvula*, pequena uva. Até mesmo o termo *músculo* vem do latim *musculus*, que significa rato. Outros termos sugerem o ambiente bélico das antigas Grécia e Roma. *Tireóide*, por exemplo, significa escudo; *xifóide* significa em forma de espada; e *tórax*, couraça. *Sella* significa sela e *stapes*, estribo. Várias ferramentas ou instrumentos também foram citados no início da anatomia. *Malleus* e *incus* se assemelham a miniaturas dos utensílios de um ferreiro (martelo e bigorna), e *tympanum* se refere a um tambor.

Você encontrará muitos termos novos ao longo do estudo da anatomia. Você pode aprender estes termos mais facilmente se souber o significado dos seus prefixos e sufixos. Use o glossário de prefixos e sufixos (nas folhas de guarda) como auxílio no aprendizado dos termos novos. Pronunciando esses termos como você aprendeu deve também ajudá-lo a memorizá-los. Um guia para as formas singular e plural das palavras encontra-se na tabela 2.2.

O material apresentado no restante deste capítulo propicia os fundamentos básicos para anatomia, como também para os campos médico e paramédico. Anatomia é uma ciência muito precisa por causa de sua linguagem de referência universalmente aceita para descrever partes e locais do corpo.

Avaliação de Conhecimentos

7. Explique a expressão: Anatomia é uma ciência descritiva.
8. Recorra ao glossário de prefixos e sufixos de ambas as contracapas para decifrar os termos *blastocele*, *hipodérmico*, *dermatite* e *orquiectomia*.

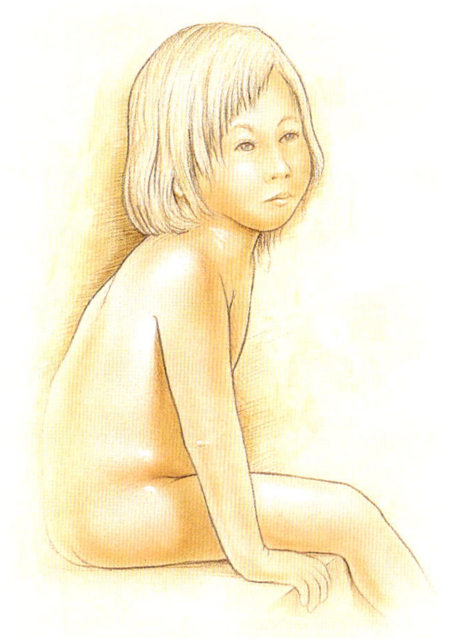

Sistema tegumentar
Função: suporte externo e proteção do corpo

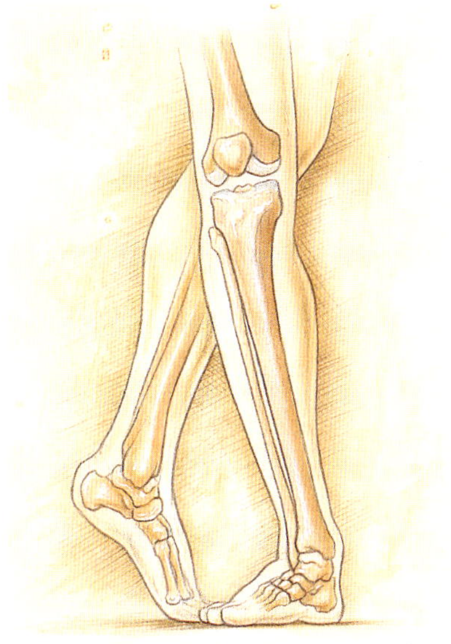

Sistema esquelético
Função: suporte interno e estrutura flexível para movimentos do corpo; produção de células sangüíneas; armazenamento de minerais

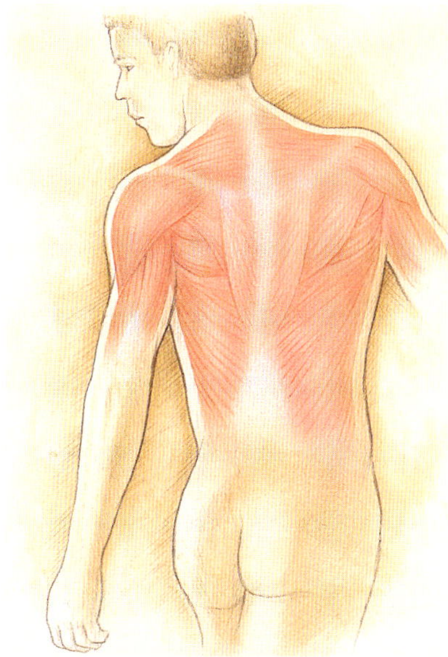

Sistema muscular
Função: movimento do corpo; produção de calor no corpo

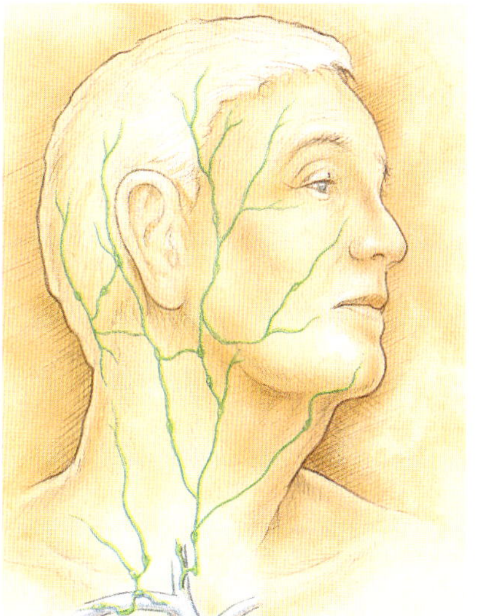

Sistema linfático
Função: ação imunológica; absorção de gorduras; drenagem de líquidos tissulares

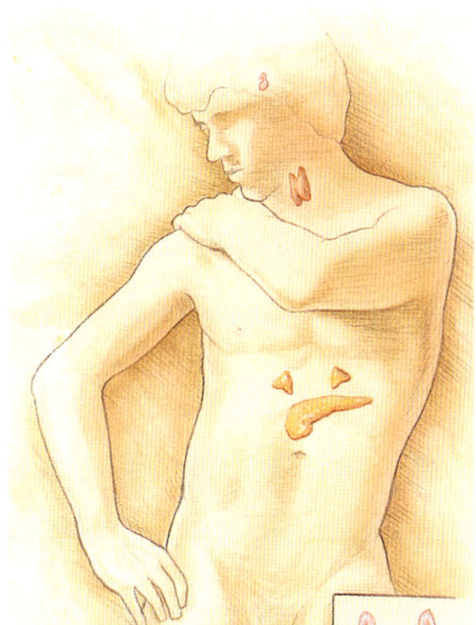

Sistema endócrino
Função: secreção de hormônios para regulação química

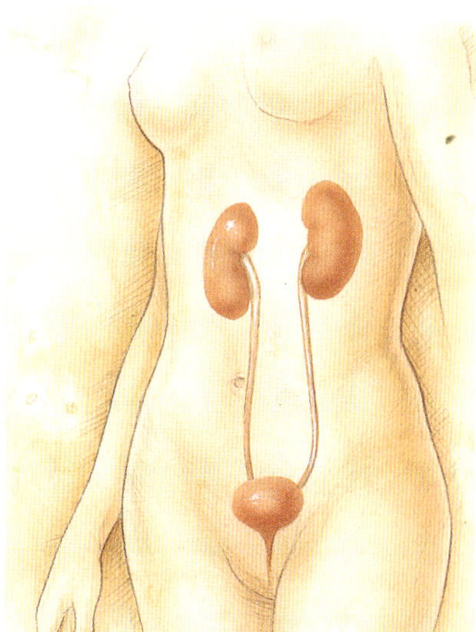

Sistema urinário
Função: filtração do sangue; manutenção do volume e composição química do sangue; remoção de resíduos metabólicos do corpo.

FIGURA 2.10 Os sistemas do corpo.

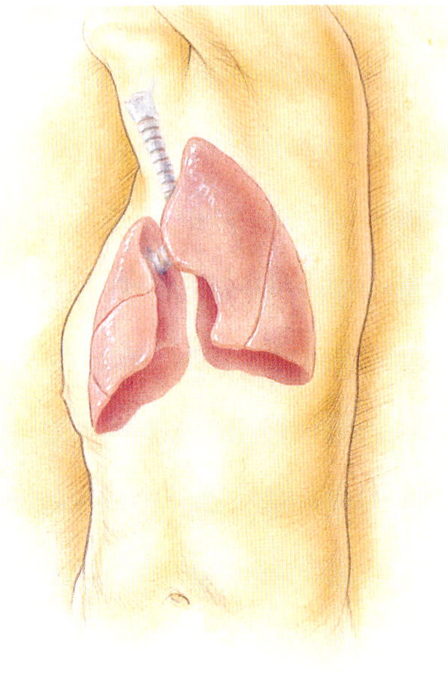

Sistema respiratório
Função: trocas gasosas entre o meio externo e o sangue

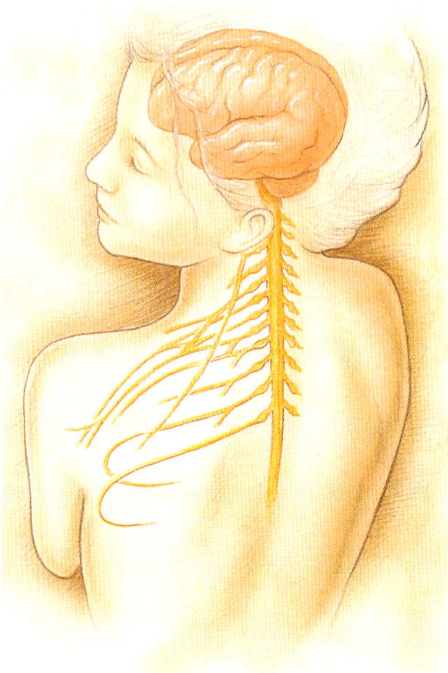

Sistema nervoso
Função: controle e regulação de todos os outros sistemas do corpo

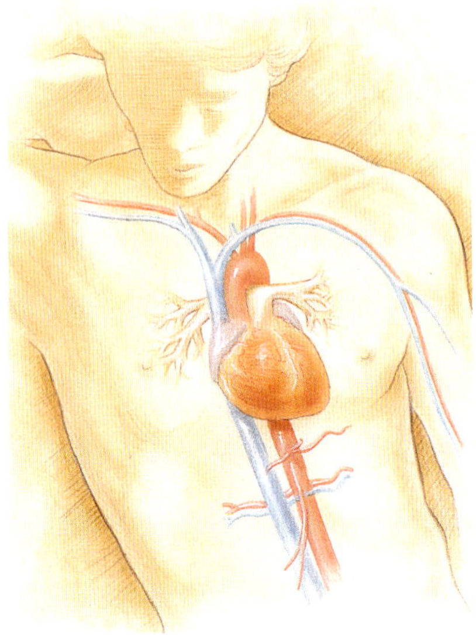

Sistema circulatório
Função: transporte de substâncias nutritivas para as células do corpo; remoção de resíduos metabólicos das células

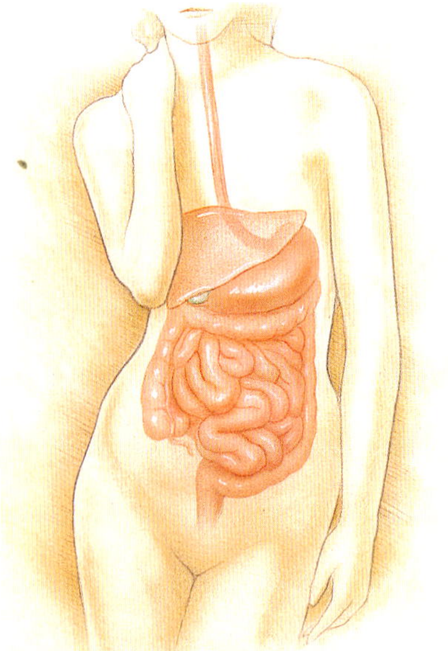

Sistema digestório
Função: digestão e absorção do material alimentar

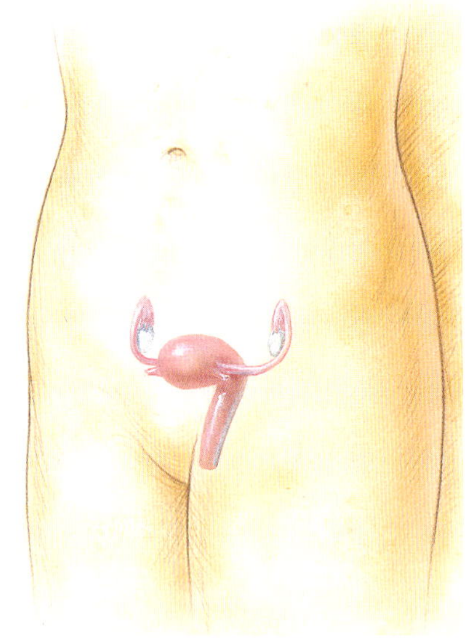

Sistema genital feminino
Função: produção da célula sexual feminina (óvulo); receptáculo para o esperma masculino; local da fertilização do óvulo, implantação do ovo, desenvolvimento do embrião e feto; parturição

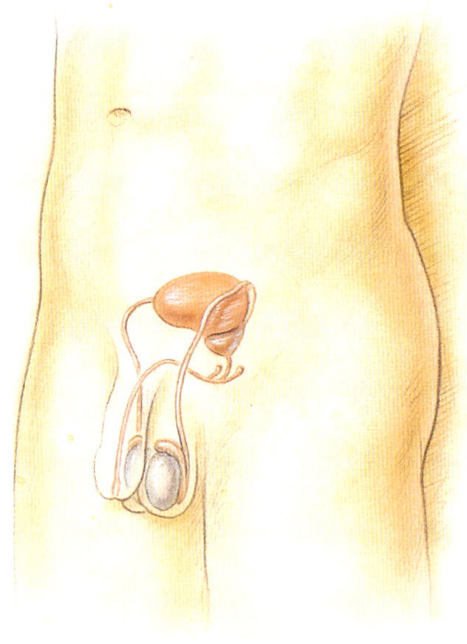

Sistema genital masculino
Função: produção de célula sexual masculina (espermatozóide); transferência do esperma para o sistema genital feminino

FIGURA 2.10 *Continuação*

TABELA 2.2 Exemplos de Formas no Singular e no Plural da Terminologia do Corpo

Terminação no Singular	Terminação no Plural	Exemplos
-a	-as	Papila, papilas
-al	-ais	Parietal, parietais
-ão	-ões	Pulmão, pulmões
-ar	-ares	Lacunar, lacunares
-e	-es	Forame, forames
-el	-éis	Anel, anéis
-em	-ens	Margem, margens
-er	-eres	Ureter, ureteres
-ex	-ices	Córtex, córtices
-iz	-izes	Matriz, matrizes
-o	-os	Testículo, testículos
-or	-ores	Anterior, anteriores

PLANOS DE REFERÊNCIA E TERMINOLOGIA DESCRITIVA

Todos os planos de referência descritivos e termos de direção e de posição usados em anatomia estão padronizados por causa de suas relações com o corpo em posição anatômica.

Objetivo 8 Identificar os planos de referência usados para localizar estruturas no interior do corpo.

Objetivo 9 Descrever a posição anatômica.

Objetivo 10 Definir e estar apto a usar corretamente os termos descritivos e de direção que se referem ao corpo.

Planos de Referência

A fim de visualizar e estudar a disposição estrutural dos vários órgãos, o corpo pode ser seccionado e diagramado de acordo com os três planos fundamentais de referência: um **plano sagital**, um **plano frontal (coronal)** e um **plano transversal** (figs. 2.11 e 2.12). Um plano sagital se estende verticalmente ao longo do corpo dividindo-o em partes direita e esquerda. O plano *sagital mediano* é o plano sagital que passa longitudinalmente ao longo do plano mediano do corpo, dividindo-o igualmente em metades direita e esquerda. O plano frontal ou *coronal*, também passa longitudinalmente e divide o corpo em partes anterior (frontal) e posterior (dorsal). Planos transversais, também chamados horizontais, ou secções transversas dividem o corpo em partes superior e inferior.

coronal: L. *corona*, coroa

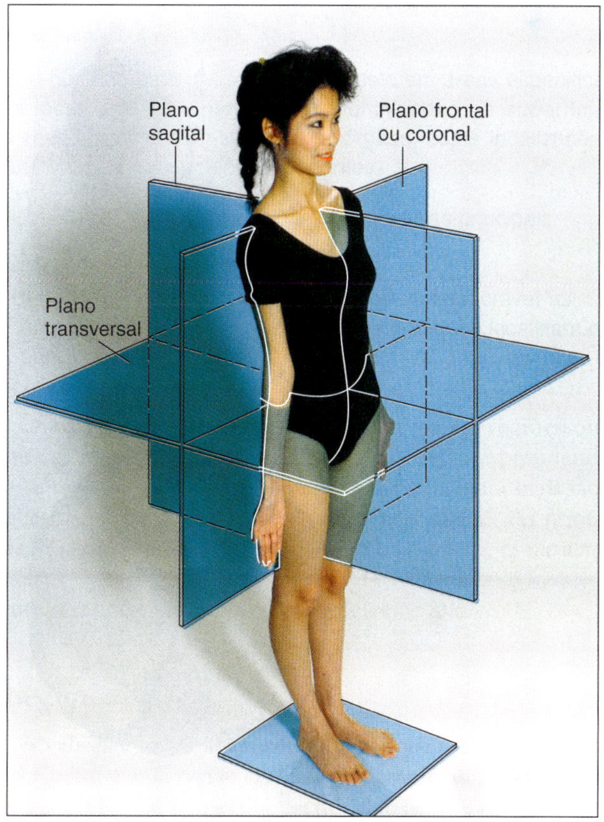

FIGURA 2.11 Planos de referência ao longo do corpo.

O valor da tomografia computadorizada (TC) de raios X (veja fig. 1.19*a*) consiste em mostrar uma imagem ao longo de um plano transversal semelhante àquele que se poderia obter apenas em um corte através do corpo. Antes do desenvolvimento dessa técnica, o plano vertical da radiografia convencional tornava difícil, ou mesmo impossível, avaliar a extensão das irregularidades do corpo.

Terminologia Descritiva

Posição Anatômica

Todos os termos de direção que descrevem as relações de uma parte do corpo com outra parte são feitos tendo como referência a **posição anatômica**. Na posição anatômica, o corpo está ereto, os pés estão paralelos entre si pisando no chão, os olhos estão dirigidos para diante, e os membros superiores estão ao lado do corpo com as palmas das mãos voltadas para diante e os dedos apontando diretamente para baixo (fig. 2.13).

TABELA 2.3 Termos de Direção para o Corpo Humano

Termo	Definição	Exemplo
Superior (cranial, cefálico)	Mais próximo da cabeça; para cima	O tórax é superior ao abdome.
Inferior (caudal)	Mais afastado da cabeça; para baixo	As pernas são inferiores ao tronco.
Anterior (ventral)	Mais próximo da frente do corpo	O umbigo está no lado anterior do corpo.
Posterior (dorsal)	Mais próximo do dorso do corpo	Os rins são posteriores ao intestino.
Medial	Mais próximo da linha mediana do corpo	O coração é medial aos pulmões.
Lateral	Mais afastado da linha mediana do corpo	As orelhas são laterais ao nariz.
Interno (profundo)	Mais afastado da superfície do corpo	O encéfalo é interno ao crânio.
Externo (superficial)	Mais próximo da superfície do corpo	A pele é externa aos músculos.
Proximal	Mais próximo do tronco do corpo	O joelho é proximal ao pé.
Distal	Mais afastado do tronco do corpo	A mão é distal ao cotovelo.

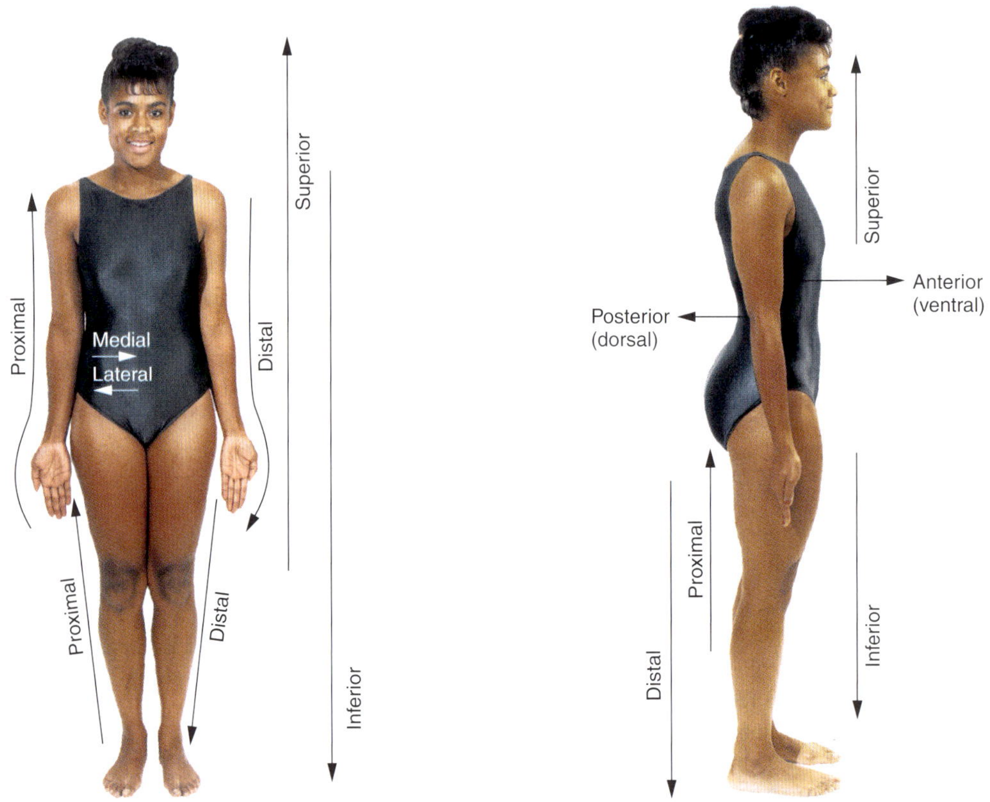

também chamada de **fossa axilar**, e a área circunvizinha é a **região axilar**. A **região vertebral** se estende ao longo do dorso, acompanhando a coluna vertebral.

O coração e os pulmões estão localizados dentro da cavidade torácica. Pontos de reparo na superfície facilmente identificados são úteis para avaliar a situação desses órgãos. O médico necessita saber, por exemplo, onde as valvas do coração podem ser melhor ouvidas e onde escutar os sons respiratórios. A axila torna-se importante quando a examinamos para verificar os linfonodos infectados. Quando se recomenda a um paciente o uso de muletas, o médico deve orientá-lo a não apoiar o peso do corpo na região axilar por causa da possibilidade de danificar os nervos e vasos subjacentes.

axilar: L. *axilla*, axila

Abdome

O abdome está localizado abaixo do tórax. Centralizado na frente do abdome, o **umbigo** é um evidente ponto de reparo. O abdome foi dividido em nove regiões para descrever a localização dos órgãos internos. As subdivisões do abdome estão diagramadas na figura 2.15, e os órgãos internos localizados no interior destas regiões estão identificados na tabela 2.4. Subdividir o ab-

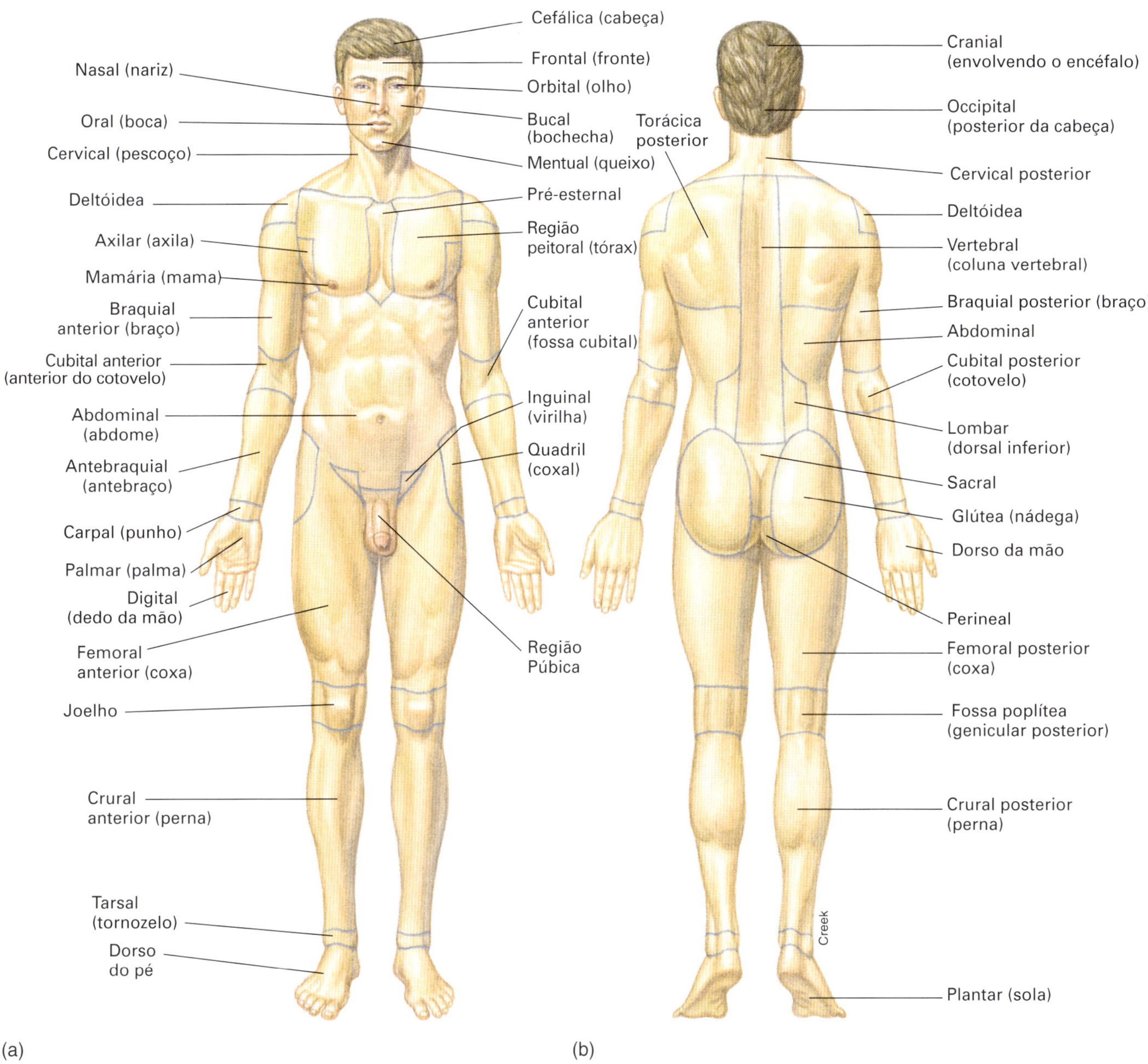

FIGURA 2.14 Regiões do corpo. (*a*) Vista anterior e (*b*) vista posterior.

dome em quatro quadrantes (fig. 2.16) é uma prática clínica comum para localizar os locais de dores, tumores, ou outras anormalidades.

Pelve

A pelve constitui a parte mais inferior do tronco. Na pelve está a **região púbica** que é coberta com pêlos púbicos nos indivíduos sexualmente maduros. O **períneo** (fig. 2.17) é a região que contém os órgãos genitais externos e o ânus. O centro do lado dorsal do abdome é a região lombar. A **região sacral** está localizada mais abaixo, no ponto onde a coluna vertebral termina. Os grandes músculos do quadril formam a **nádega** ou **região glútea**. Essa região é um local comum de injeções para agulhas hipodérmicas.

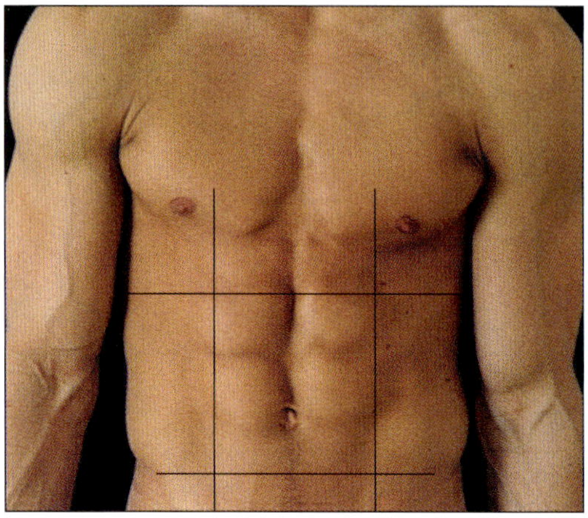

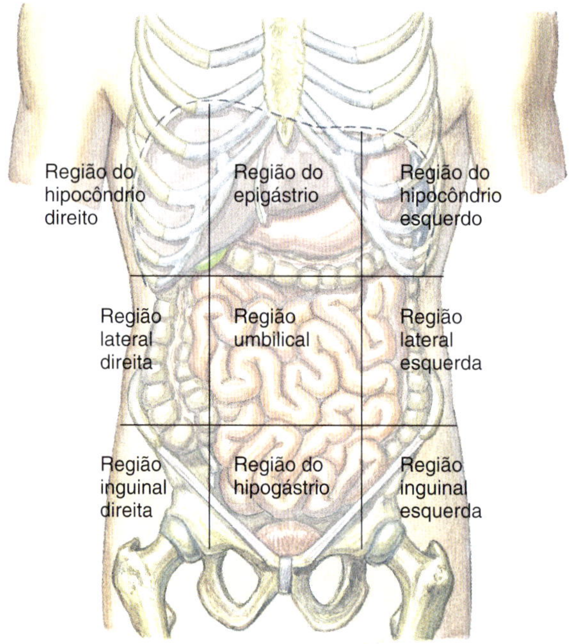

FIGURA 2.15 O abdome é freqüentemente subdividido em nove regiões. As linhas verticais estão posicionadas lateralmente aos músculos retos do abdome, a linha horizontal superior passa no nível do arco costal, e a linha horizontal inferior passa pela margem superior do osso do quadril.

TABELA 2.4 Regiões do Abdome e da Pelve

Região	Localização	Órgãos Internos
Hipocôndrio D	Terço superior direito do abdome	Vesícula biliar; parte do fígado e rim direito
Epigástrio	Terço superior central do abdome	Partes do fígado, estômago, pâncreas e duodeno
Hipocôndrio E	Terço superior esquerdo do abdome	Baço; flexura esquerda do colo; partes do rim esquerdo e do intestino delgado
Lateral direita	Terço lateral direito do abdome	Ceco; colo ascendente; flexura direita do colo; partes do rim direito e intestino delgado
Umbilical	Centro do abdome	Jejuno; íleo; partes do duodeno; do colo, dos rins e vasos principais do abdome
Lateral esquerda	Terço lateral esquerdo do abdome	Colo descendente; partes do rim esquerdo e intestino delgado
Inguinal direita	Terço inferior direito do abdome	Apêndice vermiforme; partes do ceco e intestino delgado
Púbica (hipogástrio)	Terço inferior central do abdome	Bexiga urinária; partes do intestino delgado e colo sigmóide
Inguinal esquerda	Terço inferior esquerdo do abdome	Partes do intestino delgado; colo descendente e colo sigmóide

Membro Superior

O **membro superior** é anatomicamente dividido em **ombro**, **braço**, **antebraço** e **mão** (veja fig. 2.14). O ombro é a região entre o cíngulo do membro superior e o braço que contém a articulação do ombro. O ombro é também conhecido como **omos** ou **região deltóidea**. A **região cubital** é a área entre o braço e o antebraço que contém a articulação do cotovelo. A **fossa cubital,** a porção escavada da região cubital anterior, é um local importante para injeções intravenosas ou coleta de sangue.

A mão tem três divisões principais: o **carpo**, contendo os ossos carpais (veja fig. 7.8); o **metacarpo**, contendo os ossos metacarpais; e os cinco **dedos**, contendo as falanges. A frente da mão é chamada de **região palmar (palma)** e a parte de trás da mão é chamada de **região dorsal (dorso da mão)**.

cubital: L. *cubitis*, cotovelo

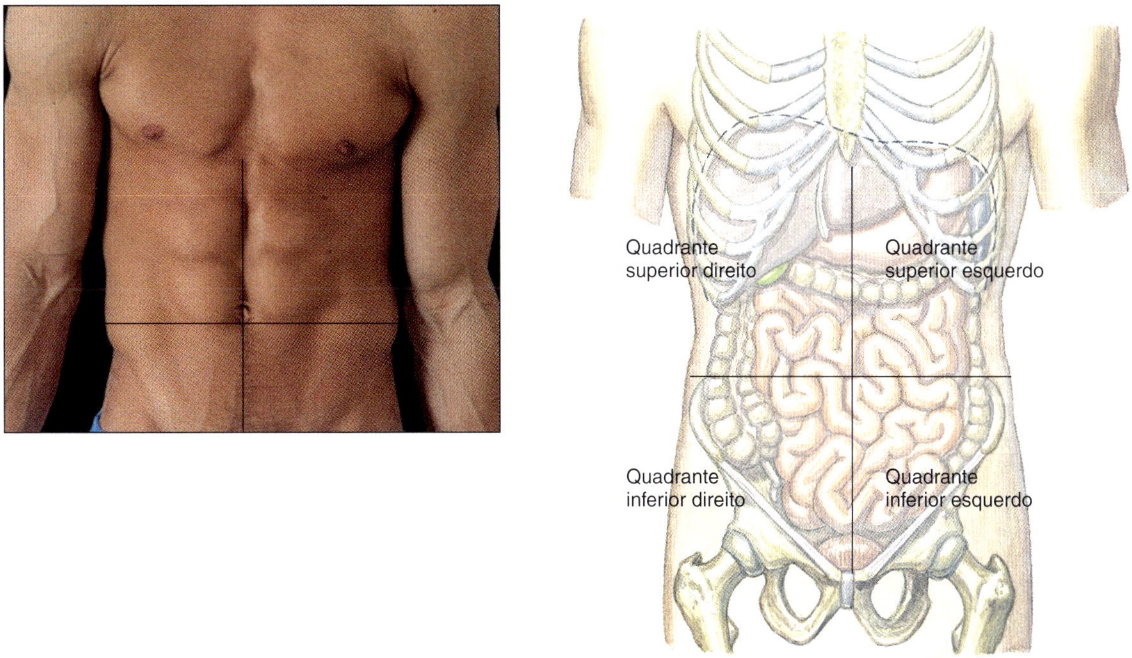

FIGURA 2.16 Uma subdivisão clínica do abdome em quatro quadrantes por uma linha mediana e uma linha transversal através do umbigo.

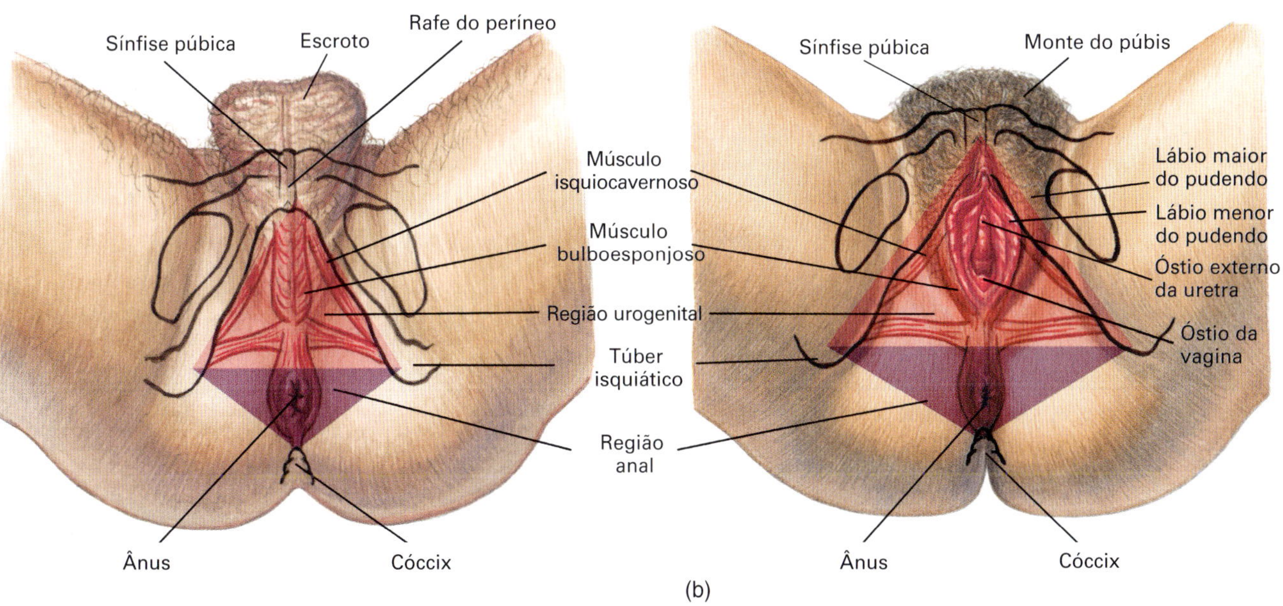

FIGURA 2.17 Vista superficial do períneo (*a*) masculino e (*b*) feminino. A região perineal pode ser dividida em região urogenital (anteriormente) e região anal (posteriormente).

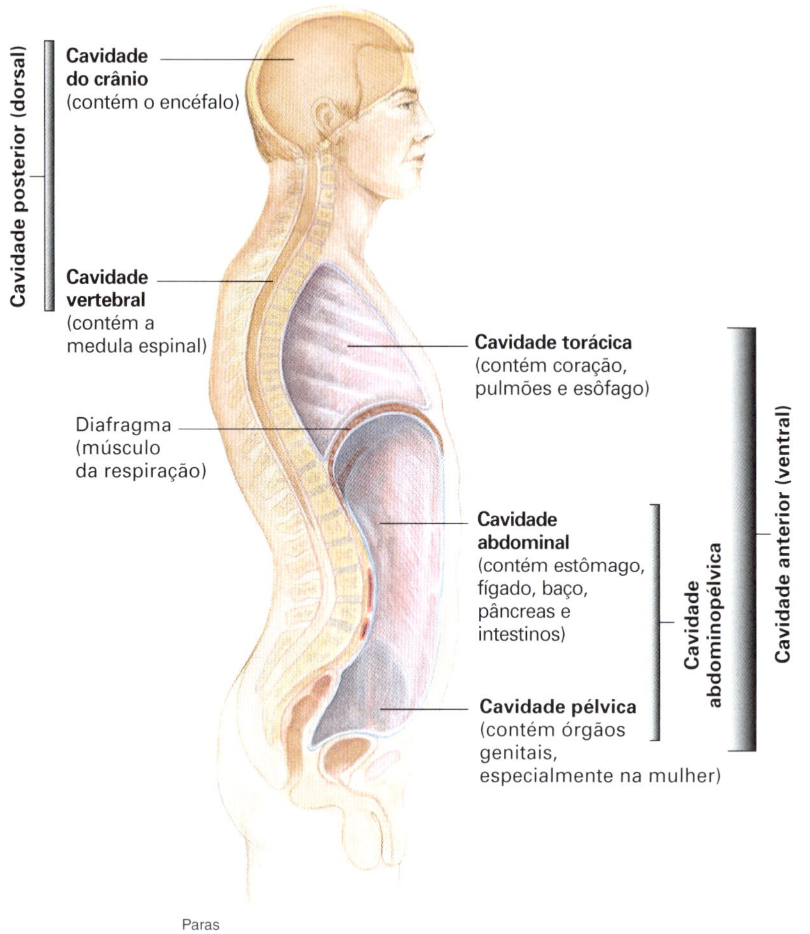

FIGURA 2.18 Corte sagital mediano mostrando as cavidades do corpo e o conteúdo principal.

Membro Inferior

O **membro inferior** consiste em **quadril**, **coxa**, **joelho**, **perna** e **pé**. A coxa constitui a **região femoral**. O joelho tem duas faces: a face anterior é a **região da patela**; a face posterior do joelho é chamada de **fossa poplítea**. A perna tem **regiões crurais** anterior e posterior (veja fig. 2.14). A *canela* é uma crista óssea proeminente que se estende longitudinalmente ao longo da região crural anterior, e a *panturrilha* é a massa muscular espessa da região crural posterior.

O pé tem três divisões principais: o **tarso**, contendo os ossos tarsais (veja fig. 7.19); o **metatarso**, contendo os ossos metatarsais; e os cinco **dedos** contendo as falanges. O **tornozelo** é a junção entre a perna e o pé. O **calcanhar** é a parte de trás do pé, e a **planta** do pé é chamada de **região plantar**. O **dorso do pé** é a região dorsal.

poplítea: L. *poples*, parte posterior do joelho (músculos do jarrete)

Avaliação de Conhecimentos

12. Usando você mesmo como modelo, identifique as várias regiões do corpo descritas na figura 2.14. Qual dessas regiões tem pontos de reparo na superfície que ajudam a distinguir os seus limites?
13. Em qual região do corpo são aplicadas injeções intravenosas?
14. Faça a distinção entre as regiões púbica e perineal na pelve.
15. Identifique as articulações entre as seguintes regiões: braço e antebraço, cíngulo do membro superior e braço, perna e pé, antebraço e mão, coxa e perna.
16. Explique como o conhecimento das regiões do corpo é aplicado em clínica.

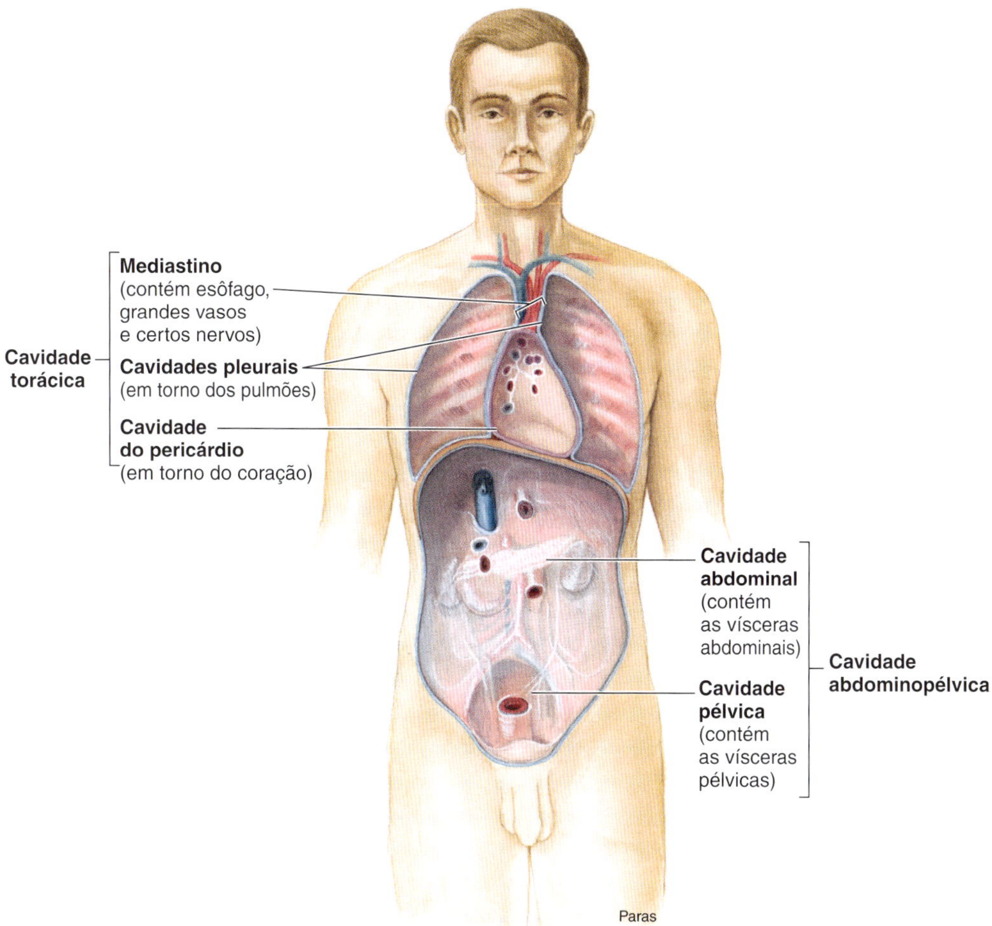

FIGURA 2.19 Vista anterior expondo as cavidades do tronco.

CAVIDADES E MEMBRANAS DO CORPO

As vísceras são compartimentalizadas e sustentadas em cavidades específicas do corpo por membranas conjuntivas e epiteliais para fins funcionais e de proteção.

Objetivo 13 Identificar as várias cavidades do corpo e os órgãos encontrados em cada uma delas.

Objetivo 14 Comentar os tipos e as funções das várias membranas do corpo.

Cavidades do Corpo

As cavidades do corpo são espaços limitados no interior do corpo e contêm órgãos que são protegidos, compartimentalizados e sustentados por membranas associadas. Há duas principais cavidades no corpo: a **cavidade posterior (dorsal)** e a **cavidade anterior (ventral)**, maior. A cavidade posterior do corpo contém o encéfalo e a medula espinal. Durante o desenvolvimento, a cavidade anterior forma-se a partir de uma cavidade dentro do tronco chamada **celoma**. O celoma está revestido por uma membrana que secreta um líquido lubrificante. Com o progresso do desenvolvimento, o celoma é dividido pelo músculo **diafragma** em uma **cavidade torácica**, superior, e uma **cavidade abdominopélvica**, inferior (figs. 2.18 e 2.19). Os órgãos no interior do celoma são coletivamente chamados de **vísceras**, ou **órgãos viscerais** (fig. 2.20). No interior da cavidade torácica estão duas cavidades **pleurais** envolvendo os pulmões direito e esquerdo e uma **cavidade do pericárdio** que envolve o coração (fig. 2.21) A região entre os dois pulmões é conhecida como **mediastino**.

A cavidade abdominopélvica consiste em uma **cavidade abdominal**, superior, e uma inferior, a **cavidade pélvica**. A cavidade abdominal contém o estômago, o intestino delgado, o intestino grosso, o fígado, a vesícula biliar, o pâncreas, o baço e os

celoma: G. *koiloma*, cavidade

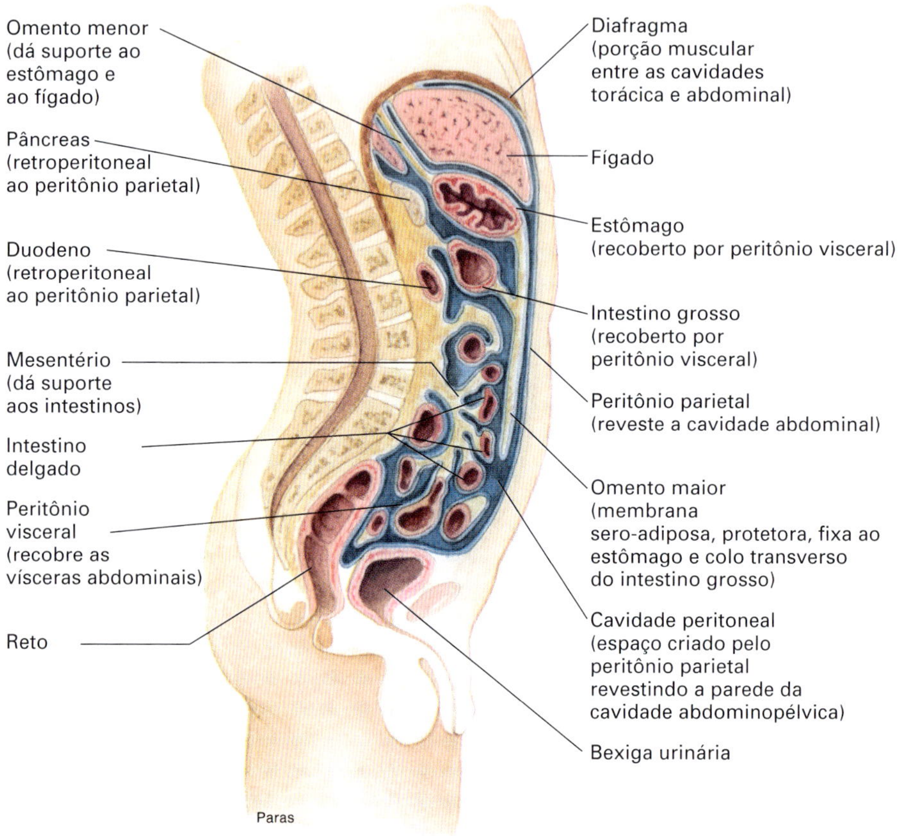

FIGURA 2.20 Órgãos viscerais da cavidade abdominopélvica e membranas serosas de sustentação.

rins. A cavidade pélvica é ocupada pela porção terminal do intestino grosso, bexiga urinária e certos órgãos genitais (útero, tubas uterinas e ovários na feminina; glândula seminal e próstata na masculina).

Um sumário das principais cavidades do corpo é apresentado na figura 2.22.

As cavidades do corpo servem para conter os órgãos e sistemas que apresentam funções correlacionadas. A principal parte do sistema nervoso ocupa a cavidade posterior; os órgãos principais dos sistemas respiratório e circulatório estão na cavidade torácica; os órgãos principais da digestão estão na cavidade abdominal; e os órgãos genitais estão na cavidade pélvica. Essas cavidades não apenas alojam e sustentam vários órgãos do corpo, como também, efetivamente, os colocam em compartimentos de forma que as infecções e as doenças não podem se difundir de um compartimento para outro. Por exemplo, a pleurite de uma membrana pulmonar normalmente não passa para a outra, e uma lesão na cavidade torácica geralmente resultará no colapso de só um pulmão em lugar de ambos.

Além das cavidades maiores anterior e posterior, há várias cavidades menores no interior da cabeça. A **cavidade oral** funciona principalmente na digestão e secundariamente na respiração. Contém os dentes e a língua. A **cavidade nasal**, que é parte do sistema respiratório, tem duas câmaras separadas por um septo nasal. Há duas **órbitas,** cada uma acomodando um bulbo do olho e seus músculos extrínsecos, vasos e nervos. Igualmente, há duas **cavidades nas orelhas médias** que contêm os ossículos da audição. A localização das cavidades dentro da cabeça é mostrada na figura 2.23.

Membranas do Corpo

As membranas do corpo são constituídas por camadas finas de tecidos conjuntivo e epitelial que recobrem, separam e sustentam órgãos viscerais e revestem cavidades do corpo. Há dois tipos básicos de membranas no corpo: as **membranas mucosas** e as **membranas serosas**.

orbital: L. *orbis*, círculo

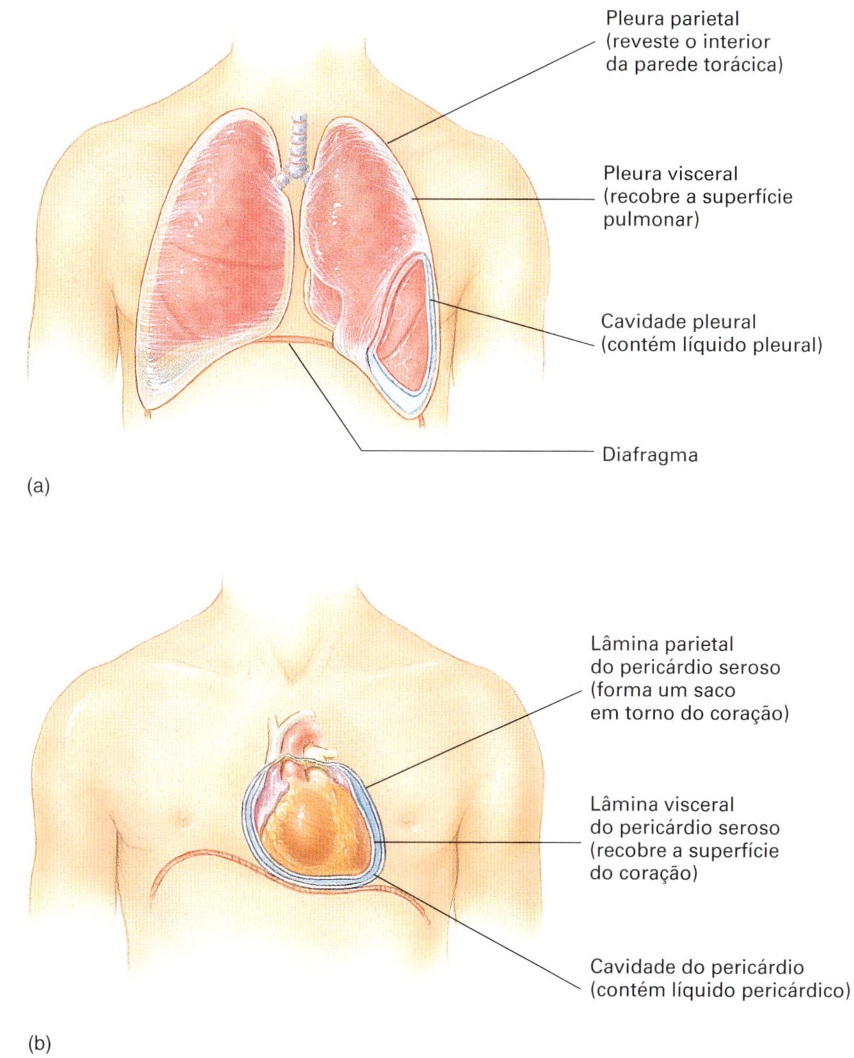

FIGURA 2.21 Membranas serosas do tórax (*a*) envolvendo os pulmões e (*b*) envolvendo o coração.

As membranas mucosas secretam um líquido espesso, viscoso chamado muco. O muco geralmente lubrifica ou protege os órgãos do local onde é secretado. As membranas mucosas revestem várias cavidades e os tubos que entram ou saem do corpo, tais como as cavidades oral e nasal e os tubos dos sistemas respiratório, genital, urinário e digestório.

As membranas serosas revestem as cavidades torácica e abdominopélvica e recobrem órgãos viscerais, secretando um lubrificante aquoso chamado *líquido seroso*. As **pleuras** são membranas serosas ligadas aos pulmões. Cada pleura (pleura do pulmão direito e pleura do pulmão esquerdo) tem duas partes. A **pleura visceral** adere à superfície externa do pulmão, enquanto a **pleura parietal** reveste a parede torácica e a superfície torácica do diafragma. O espaço úmido entre as duas pleuras é conhecido como **cavidade pleural** (fig. 2.21).

As membranas do pericárdio são as membranas serosas que recobrem o coração. A fina lâmina visceral do **pericárdio seroso** e a espessa lâmina parietal do **pericárdio seroso** recobrem o coração. O espaço entre essas duas membranas é chamado de **cavidade do pericárdio**.

As membranas serosas da cavidade abdominal são chamadas **membranas peritoneais**. O peritônio parietal reveste a parede abdominal e o **peritônio visceral** recobre os órgãos viscerais. A **cavidade peritoneal** é o espaço potencial no interior da cavidade abdominopélvica entre as membranas peritoneais parietal e visceral. O *omento menor* e o *omento maior* são pregas do peritônio que se estendem a partir do estômago. Eles armazenam gordura e

peritônio: G. *peritonaion*, estende-se sobre

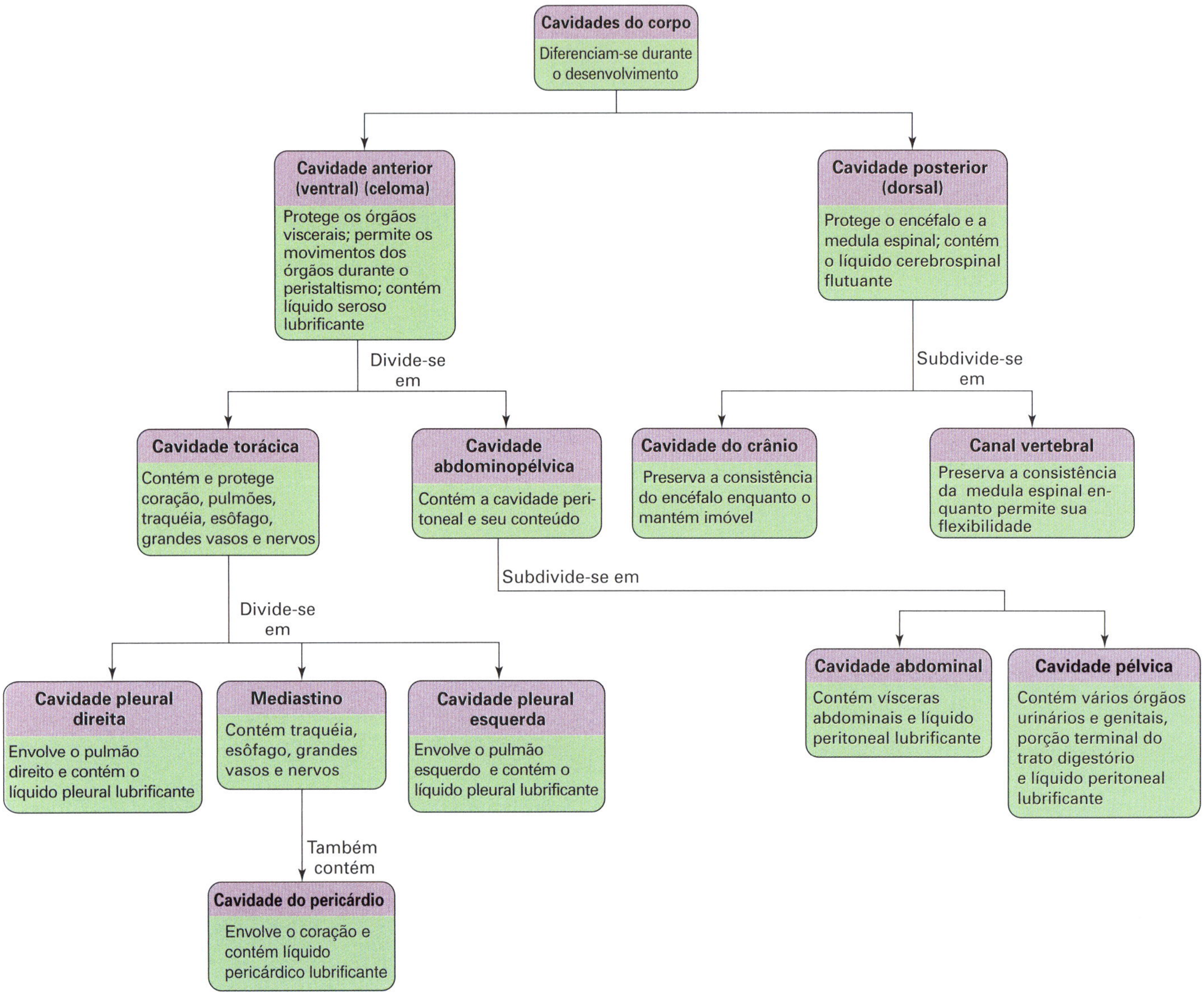

FIGURA 2.22 Organização das cavidades do corpo.

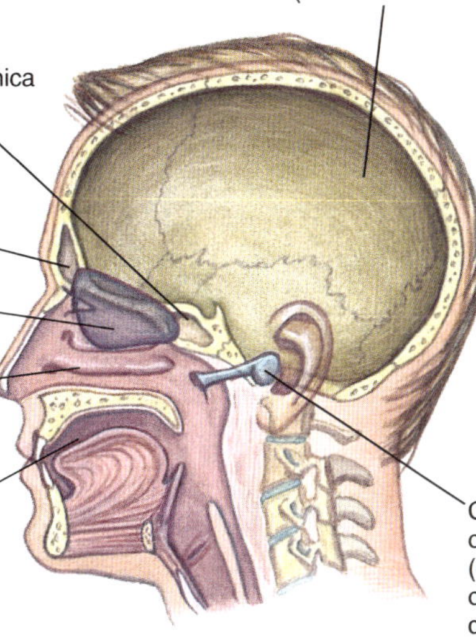

FIGURA 2.23 Cavidades e espaços no interior da cabeça.

protegem os órgãos viscerais da cavidade abdominal. Certos órgãos, como os rins, as glândulas supra-renais, e uma parte do pâncreas que está no interior da cavidade abdominopélvica estão colocados atrás do peritônio parietal, e são então mencionados como sendo *retroperitoneais*. **Mesos** são lâminas duplas de peritônio que conectam o peritônio parietal com o peritônio visceral (veja figs. 2.20 e 18.3).

Avaliação de Conhecimentos

17. Descreva as divisões e os limites da cavidade anterior do corpo e liste os principais órgãos contidos no interior de cada divisão.
18. Faça a distinção entre a membrana mucosa e a membrana serosa e liste as membranas serosas específicas das cavidades torácica e abdominopélvica.
19. Explique a importância de separar e diferenciar as cavidades do corpo.

Resposta do Estudo de Caso Clínico

Em geral, a cavidade torácica está efetivamente separada da cavidade abdominopélvica pelo diafragma, peritônio e pleura. O fenômeno pelo qual o líquido da lavagem peritoneal está drenando pelo tubo corretamente colocado no tórax só pode ser explicado pela presença de um problema no diafragma. O problema em nossa paciente é provavelmente uma ruptura traumática ou dilaceração do diafragma causada por um golpe agudo no abdome. O golpe deve ter produzido súbita pressão ascendente contra o diafragma, o que teria causado sua ruptura. A ausência de bile, sangue, etc., no líquido de lavagem peritoneal não garante a ausência de trauma nos órgãos como duodeno e pâncreas. Esses órgãos não estão localizados no interior da cavidade peritoneal, já que são retroperitoneais, ou totalmente posteriores à membrana peritoneal. Isso mantém o sangue ou vazamento de enzimas desses órgãos fora do espaço peritoneal e afastados do líquido de lavagem. Outros sinais devem portanto ser pesquisados, e deve ser mantido um alto indicativo de suspeita, de forma a não se negligenciar lesões nesses órgãos. Evidência de lesão em qualquer um dos órgãos intra-abdominais, ou a presença de ruptura diafragmática, requer laparotomia (incisão abdominal) de emergência para reparar as estruturas envolvidas.

Resumo do Capítulo

Classificação e Características dos Humanos (pp. 23-28)

1. Nosso nome científico, *Homo sapiens*, significa "homem inteligente" e a inteligência é nossa característica mais evidente.
2. Humanos pertencem ao filo Cordado por causa da presença de uma notocorda, um tubo neural dorsal e bolsas faríngeas durante a fase embrionária de desenvolvimento humano.
3. Humanos são mamíferos e, como tal, têm características dos mamíferos, que incluem: pêlos, glândulas mamárias, três ossículos da audição, heterodontia, uma placenta, um músculo diafragma e um coração com quatro câmaras com o arco da aorta para a esquerda.
4. Humanos também são classificados dentro da ordem dos Primatas, os quais têm mãos para preensão, dedos modificados para pegar e encéfalos bem desenvolvidos.
5. Humanos são os membros exclusivos da família dos Hominídeos.
6. Algumas das características dos humanos são: um encéfalo grande, bem desenvolvido; locomoção bipedal; polegar em oposição; estruturas vocais bem desenvolvidas e visão estereoscópica.

Organização do Corpo (pp. 28, 29)

1. Células são os componentes estruturais e funcionais fundamentais da vida.
2. Tecidos são agregados de células semelhantes que executam funções específicas.
3. Um órgão é uma estrutura que consiste em dois ou mais tecidos que executam uma função específica.
4. Um sistema do corpo está composto de um grupo de órgãos que funcionam conjuntamente.

Terminologia Anatômica (pp. 30-33)

1. A maioria dos termos anatômicos é derivada de palavras gregas ou latinas que fornecem os indícios para o significado dos termos.
2. O conhecimento de prefixos e sufixos básicos facilita o aprendizado e a memorização da terminologia anatômica.
3. Anatomia é uma ciência fundamental para os campos médico e paramédico.

Planos de Referência e Terminologia Descritiva (pp. 33-35)

1. O corpo ou órgãos do corpo podem ser seccionados de acordo com os planos de referência que incluem um plano sagital mediano que se dirige verticalmente ao longo do corpo, dividindo-o em metades direita e esquerda; um plano sagital que se dirige verticalmente através de uma estrutura, dividindo-a em partes direita e esquerda; um plano frontal (coronal) que se dirige verticalmente ao longo de uma estrutura, dividindo-a em partes anterior (frontal) e posterior (dorsal); e um plano transversal (seccional transverso) que se dirige horizontalmente através de uma estrutura, dividindo-a em partes superior e inferior.
2. Na posição anatômica, o indivíduo está ereto com os pés paralelos, olhos dirigidos para diante e membros superiores aos lados do corpo com as palmas da mão voltadas para diante e os dedos da mão apontados para baixo.
3. Termos de direção são usados para descrever a localização de uma parte do corpo em relação a outra parte na posição anatômica.
4. Procedimentos clínicos incluem observação (inspeção visual), palpação (sentir pressionando com firmeza), percussão (detectando ressonâncias vibratórias), ausculta (escutando os sons do órgão) e resposta da pesquisa de reflexo (determinado por movimentos involuntários).

Regiões do Corpo (pp. 35-40)

1. A cabeça é dividida em uma região facial, que inclui olhos, nariz e boca, e uma região craniana que recobre e sustenta o encéfalo.
2. O pescoço compreende as regiões cervicais e sua função é dar suporte à cabeça e permitir seus movimentos.
3. A frente do tórax é subdividida em duas regiões mamárias e uma região pré-esternal.
4. Em ambos os lados do tórax existe uma fossa axilar e uma região peitoral lateral.
5. O abdome pode ser dividido em nove regiões anatômicas ou quatro quadrantes.
6. Nomes regionais pertencentes ao membro superior incluem o ombro, o braço, o antebraço e a mão.
7. Nomes regionais pertencentes ao membro inferior incluem o quadril, a coxa, a perna e o pé.

Cavidades e Membranas do Corpo (pp. 41-45)

1. A cavidade posterior, que contém as cavidades do crânio e a coluna vertebral, inclui e protege o encéfalo e a medula espinal – o sistema nervoso central.
2. A cavidade anterior que circunda as cavidades torácica e abdominopélvica contém os órgãos viscerais.
3. Outras cavidades do corpo incluem a oral, a nasal e as cavidades da orelha média.
4. O corpo tem dois tipos principais de membranas: membranas mucosas que secretam muco protetor e membranas serosas que revestem as cavidades ventrais e recobrem os órgãos viscerais. As membranas serosas secretam um líquido seroso lubrificante.
5. As membranas serosas podem ser classificadas em membranas pleurais (ligadas aos pulmões), membrana pericardíaca (ligada ao coração) ou membranas peritoneais (ligadas às vísceras abdominais).

Atividades de Revisão

Questões Objetivas

1. Qual das seguintes características não se encontra entre as principais dos cordados?
   (a) tubo neural dorsal
   (b) cabeça, tórax e abdome distintos
   (c) uma notocorda
   (d) bolsas faríngeas
2. Mãos com preensão, dedos modificados para pegar e encéfalo grande e bem desenvolvido são estruturas características do grupo de animais conhecido como
   (a) primatas (c) mamíferos
   (b) vertebrados (d) cordados
3. Camadas ou agregados de células semelhantes que realizam funções específicas chamam-se
   (a) organelas (c) órgãos
   (b) tecidos (d) glândulas

4. Filtração e manutenção do volume e composição química do sangue são funções do
   (a) sistema urinário
   (b) sistema linfático
   (c) sistema circulatório
   (d) sistema endócrino
5. A fossa cubital está localizada no
   (a) tórax
   (b) membro superior
   (c) abdome
   (d) membro inferior
6. Como é constituída por mais de um tipo de tecido, a pele é considerada
   (a) um tecido composto
   (b) um sistema
   (c) um órgão
   (d) um organismo
7. Qual dos seguintes planos não é considerado como de referência?
   (a) frontal (c) vertical
   (b) transversal (d) sagital
8. Os genitais externos (órgãos reprodutores) estão localizados
   (a) na fossa poplítea
   (b) no períneo
   (c) na região hipogástrica
   (d) na região epigástrica
9. A região da cavidade torácica entre as duas cavidades pleurais chama-se
   (a) espaço ventral médio
   (b) mediastino
   (c) cavidade ventral
   (d) cavidade mediana
10. A região abdominal acima da região umbilical e que contém a maior parte do estômago é a região
    (a) hipocondríaca
    (b) epigástrica
    (c) diafragmática
    (d) inguinal
11. Referindo-nos às membranas serosas, qual das seguintes associações de palavras é *incorreta?*
    (a) pleura visceral/pulmão
    (b) peritônio parietal/parede do corpo
    (c) mesentério/coração
    (d) pleura parietal/parede do corpo
    (e) peritônio visceral/intestino
12. O plano de referência que divide o corpo em partes anterior e posterior é
    (a) sagital (c) coronal
    (b) transversal (d) secção transversa
13. Na posição anatômica,
    (a) os membros superiores estão estendidos afastados do corpo
    (b) As palmas das mãos estão voltadas para trás
    (c) O corpo está ereto e as palmas da mão voltadas para frente
    (d) o corpo está em posição fetal
14. Escutar os sons que os órgãos viscerais em funcionamento produzem chama-se
    (a) percussão (c) audiotação
    (b) palpação (d) ausculta

Questões Dissertativas

1. Comente as características que um animal tem que possuir para ser classificado como um cordado; um mamífero; um humano.
2. Descreva as relações da notocorda com a coluna vertebral, as bolsas faríngeas com a orelha, e o tubo neural dorsal com o sistema nervoso central.
3. Com qual grupo de animais nós estamos mais intimamente relacionados? Quais as características anatômicas que nós temos em comum com eles?
4. Faça uma relação das características anatômicas que distinguem os humanos.
5. Identifique os níveis de complexidade que caracterizam o corpo humano.
6. Esboce os sistemas do corpo e identifique os órgãos principais que compõem cada sistema.
7. O que se entende por posição anatômica? Por que a posição anatômica é importante para o estudo de anatomia?
8. Defina os termos *palpação*, *percussão* e *ausculta*.
9. Indique a região principal do corpo que contém cada uma das seguintes estruturas ou regiões secundárias:
   (a) região escapular
   (b) braço
   (c) fossa poplítea
   (d) região lombar
   (e) fossa cubital
   (f) região hipocondríaca
   (g) períneo
   (h) fossa axilar
10. Faça uma relação das cavidades e dos espaços encontrados no interior da cabeça e explique as funções de cada um.
11. Desenhe a cavidade torácica mostrando as posições relativas da cavidade do pericárdio, cavidades pleurais e mediastino.
12. O que é membrana serosa? Explique como os nomes das membranas serosas diferem de acordo com cada cavidade do corpo.

Questões de Análise Crítica

1. O músculo liso é um tipo de tecido. Usando exemplos, comente o nível de organização do corpo "abaixo" do tecido muscular liso e o nível de organização do corpo "acima" do tecido muscular liso. Qual desses níveis deve ser estudado como anatomia microscópica e qual deve ser estudado como anatomia macroscópica?
2. As artérias transportam o sangue afastando-o do coração e as veias transportam sangue em direção ao coração. Usando os termos *anterior*, *proximal*, *distal*, *medial* e *lateral*, descreva o fluxo do sangue do coração para a palma da mão e dedo polegar direito e a volta para o coração. Responda esta pergunta, considerando o corpo em posição anatômica. Também, esteja ciente que acrescentando "mente" a esses termos eles passam de adjetivos para advérbios.
3. Órgãos vitais do corpo são aqueles que são essenciais para as funções importantes do corpo. Exemplos são o coração bombeando o sangue, o fígado processando os alimentos e destruindo as células sangüíneas velhas, os rins filtrando sangue, os pulmões trocando os gases respiratórios e o cérebro controlando e correlacionando as funções do corpo. A morte de uma pessoa ocorre quando um ou mais órgãos vitais do corpo falham em sua função. Explique por que os órgãos genitais não são considerados órgãos vitais do corpo.
4. Um homem de 25 anos de idade sofreu um traumatismo no lado esquerdo, na parte lateral de sua caixa torácica em conseqüência de um acidente ao escalar uma rocha. Na chegada à sala de emergência do hospital, o doutor ER explicou que a extensão da lesão só poderia ser determinada após realizar as técnicas de inspeção, palpação, percussão e ausculta. Descreva como cada uma dessas técnicas pode ser usada para avaliar a situação do tórax e dos órgãos torácicos.

3

Citologia

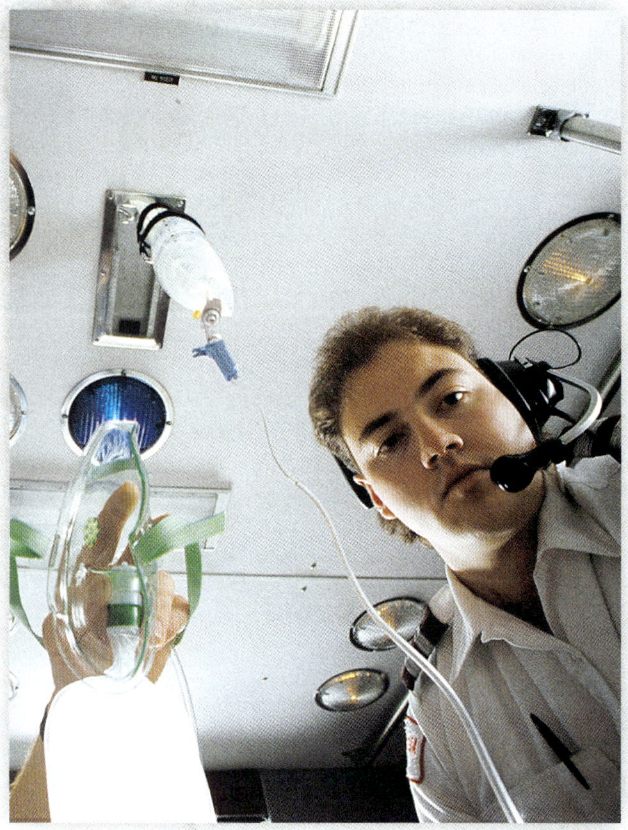

FIGURA: As drogas atuam no nível celular onde é mantido um delicado equilíbrio químico. Um conhecimento completo da estrutura celular é imperativo para entender a fisiologia celular e a terapia das drogas.

Estudo de Caso Clínico

Um homem de 46 anos de idade, embriagado é conduzido à sala de emergência por paramédicos, depois que sua companheira chamou o 190 informando que ele estava tendo um ataque epilético. No decorrer da primeira hora, o paciente foi ficando progressivamente mais sonolento. Enquanto o pessoal da sala de emergência iniciava a lavagem gástrica para tratar de presumível ingestão de droga, você procura ouvir a história clínica da companheira do homem. Ela informa que o encontrou entre várias garrafas vazias de anticongelantes (etilenoglicol). Ao ouvir isso, você imediatamente determina a injeção intravenosa de uma solução de etanol a 10% no homem.

Como as enzimas promovem o metabolismo das substâncias químicas? Qual é o significado da "inibição competitiva" e como isso se relaciona com a terapia para envenenamento por etileno glicol? Quando você ler este capítulo, preste atenção a outras reações enzimáticas e certifique-se que esses são importantes objetivos dos medicamentos terapêuticos.

INTRODUÇÃO À CITOLOGIA

A célula é a unidade fundamental estrutural e funcional do corpo. Embora as células variem amplamente em tamanho e forma, elas têm semelhanças estruturais básicas e todas metabolizam para permanecerem vivas.

Objetivo 1 Definir os termos *célula*, *metabolismo* e *citologia*.

Objetivo 2 Usando exemplos, explicar como as células se diferenciam umas das outras e como a estrutura dc uma célula determina sua função.

Células como Unidades Funcionais

A anatomia humana se interessa pela estrutura do corpo humano e com as relações entre suas partes. O corpo é uma obra-prima de organização para a qual a **célula** fornece a base. Por esta razão, a célula é chamada de unidade funcional. Como foi abordado no capítulo 2, a organização celular forma os tecidos cuja organização forma os órgãos que por sua vez formam os sistemas. Para que os órgãos e os sistemas funcionem corretamente, as células têm que funcionar corretamente. A função celular está relacionada com o seu **metabolismo**. Para que as células permaneçam vivas e metabolizem, devem ser satisfeitas certas exigências. Cada célula tem que ter acesso a nutrientes e ao oxigênio e deve poder eliminar seus resíduos. Além disso, deve ser mantido um ambiente protetor constante. Todas essas exigências são conseguidas através da organização.

As células foram observadas, inicialmente, há mais de 300 anos atrás pelo cientista inglês Robert Hooke. Usando seu microscópio rudimentar para examinar uma fatia fina de cortiça, ele viu uma rede de paredes de células e cavidades semelhantes a caixas, as quais chamou de "caixinhas ou células", em comparação com os cubículos vazios de um mosteiro. Quando se desenvolveram microscópios melhores, os detalhes arquitetônicos intrigantes da estrutura celular foram gradualmente sendo revelados. As lentes mais precisas levaram a uma série de descobertas que culminaram na formulação da **teoria da célula** em 1838 e 1839 por dois biólogos alemães, Matthias Schleiden e Theodor Schwann. Essa teoria estabelece que todos os organismos vivos são constituídos por uma ou mais células e que a célula é a unidade básica da estrutura para todos os organismos. O trabalho de Schleiden e Schwann lançou as bases de uma nova ciência chamada **citologia** que se relaciona com a estrutura e a função das células.

O conhecimento do nível celular da organização é importante para entender os processos básicos do corpo, da respiração celular, da síntese das proteínas, da mitose e da meiose. A compreensão da estrutura celular dá sentido aos conceitos dos níveis, tecido, órgão e sistemas da organização funcional do corpo. Além disso, muitas deficiências orgânicas e doenças originam-se nas células. Embora a estrutura e função celular tenham sido investigadas por muitos anos, nós ainda temos muito para aprender sobre células. As *etiologias*, ou causas, de várias doenças complexas são ainda desconhecidas. Os cientistas estão pesquisando por que e como o corpo envelhece. As respostas devem vir somente com o melhor entendimento da estrutura e da função celular.

metabolismo: G. *metabole*, modificar
citologia: L. *cella*, cubículo; G. *logos*, estudo de
etiologia: L. *aitia*, causa; G. *logos*, estudo de

Os avanços em microscopia revolucionaram a ciência da citologia. Em um novo processo chamado *microtomografia*, são combinadas as capacidades da microscopia eletrônica com as da tomografia computadorizada para produzir imagens de alta ampliação, tridimensionais, microtomográficas de células vivas. Com esta tecnologia, pode-se observar como as células vivas se movem, crescem e se dividem. As aplicações clínicas são imensas, quando os cientistas podem observar as respostas das células doentes (inclusive células de câncer) aos vários tratamentos com drogas.

Diversidade Celular

É espantoso que de uma única célula, o ovo fertilizado, originam-se centenas de tipos de células, produzindo os estimados sessenta a cem trilhões de células que compõem um humano adulto. As células variam grandemente em tamanho e forma. As células menores só são visíveis em microscópio de alta-potência. Até mesmo a maior, uma célula ovo (óvulo), é pouco visível a olho nu. Os tamanhos de células são medidos em micrômetros (μm) – um micrômetro é igual a 1/1.000 milímetro. Usando esta base de comparação, um óvulo tem aproximadamente 140 μm de diâmetro e uma célula de glóbulo vermelho está em torno de 7,5 μm de diâmetro. O tipo mais comum de célula de glóbulo branco varia de tamanho de 10 a 12 μm de diâmetro. Embora ainda microscópicas, algumas células podem ser extremamente longas. Uma célula nervosa (neurônio), por exemplo, pode se estender por toda extensão de um membro e pode ter mais de um metro de comprimento.

Embora o desenho típico de uma célula a mostre com as formas redonda ou de um cubo, as formas das células são extremamente variáveis, podendo ser planas, ovais, alongadas, estreladas, colunares, e assim por diante (fig. 3.1). A forma de uma célula freqüentemente é uma indicação de sua função. O glóbulo vermelho, uma célula em forma de disco, está adaptado para transportar oxigênio. Células finas, planas podem estar ligadas para formar membranas seletivamente permeáveis. Uma célula de forma irregular, como um neurônio, tem uma considerável relação de área de superfície com volume, que é ideal para receber e transmitir estímulos.

As superfícies de algumas células são lisas, de forma que as substâncias passam facilmente sobre elas. Outras células possuem depressões e elevações distintas nas suas membranas para facilitar a absorção. Algumas células acomodam em sua superfície estruturas como cílios, flagelos e coberturas gelatinosas que auxiliam os movimentos e propiciam aderências. Independente dos tamanhos e formas das células, todas elas apresentam modificações estruturais que servem a seus objetivos funcionais.

Avaliação de Conhecimentos

1. Por que a célula é considerada a unidade estrutural e funcional básica do corpo?
2. Quais condições são necessárias para que ocorra o metabolismo?
3. Dê alguns exemplos de modificações estruturais que permitem às células executar funções específicas.

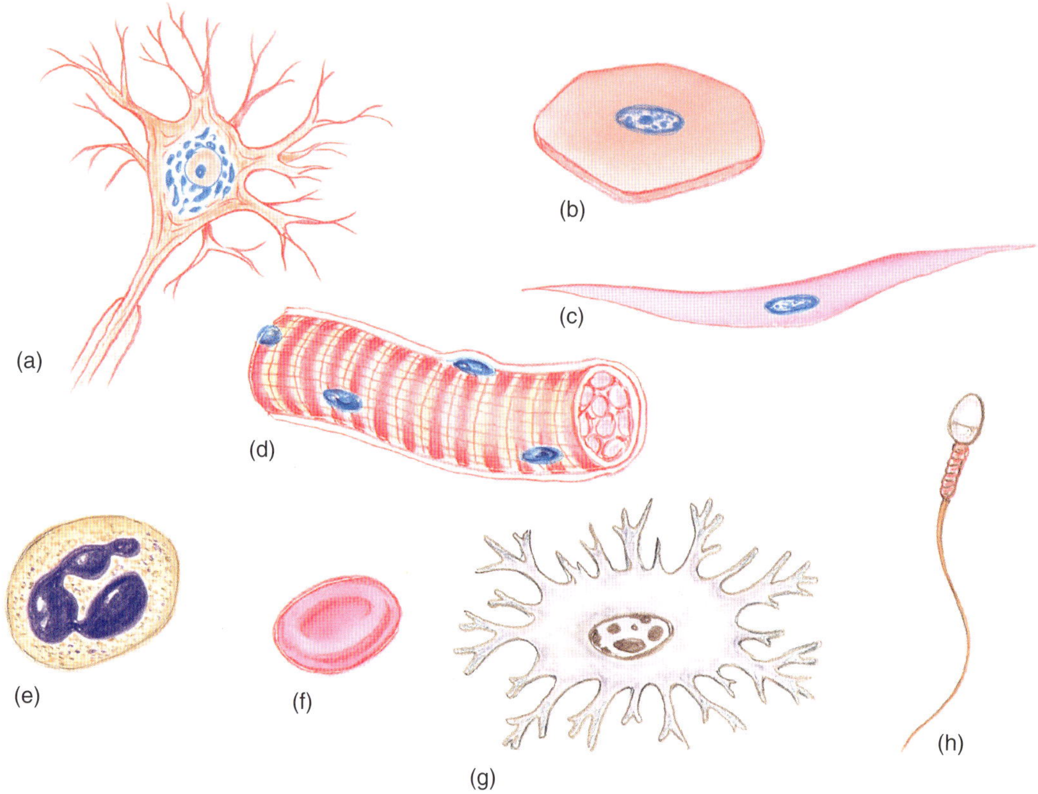

FIGURA 3.1 Exemplos de várias formas de células no interior do corpo. (As células não estão desenhadas seguindo uma escala.) (*a*) Um neurônio (célula nervosa) mostrando o corpo da célula cercado por numerosos prolongamentos dendríticos e uma porção de axônio estendendo-se para baixo, (*b*) uma célula epitelial escamosa do revestimento de um vaso sangüíneo, (*c*) uma célula muscular lisa da parede intestinal, (*d*) uma célula muscular esquelética, (*e*) um leucócito (glóbulo branco), (*f*) um eritrócito (glóbulo vermelho), (*g*) um osteócito (célula óssea) e (*h*) um espermatozóide (célula do esperma).

QUÍMICA CELULAR

Todos os tecidos e órgãos são constituídos de estruturas celulares que têm, basicamente, os mesmos componentes químicos. As substâncias inorgânicas mais importantes do corpo incluem água, ácidos, bases e sais. As substâncias orgânicas mais importantes do corpo incluem proteínas, carboidratos e lipídios.

Objetivo 3 Fazer uma lista dos elementos químicos comuns encontrados no interior das células.

Objetivo 4 Diferenciar compostos inorgânicos e orgânicos e dar exemplos de cada um.

Objetivo 5 Explicar a importância da água na manutenção da homeostasia do corpo.

Objetivo 6 Diferenciar proteínas, carboidratos e lipídios.

Para entender a estrutura e a função celular, temos que ter os conhecimentos básicos da célula e da química geral do corpo. Todos os processos que ocorrem no corpo obedecem aos princípios de química. Além disso, muitas das disfunções do corpo têm uma base química.

Elementos, Moléculas e Compostos

Elementos são as substâncias químicas mais simples. Quatro elementos compõem acima de 95% da massa do corpo e suas porcentagens em relação ao peso do corpo são: oxigênio (O) 65%, carbono (C) 18%, hidrogênio (H) 10% e nitrogênio (N) 3%. Outros elementos encontrados no corpo incluem cálcio (Ca), potássio (K), sódio (Na), fósforo (P), magnésio (Mg) e enxofre (S).

Alguns elementos existem separadamente no corpo, mas a maioria deles está ligada quimicamente a outros para formar **moléculas**. Algumas moléculas são constituídas por elementos semelhantes – uma molécula de oxigênio (O_2), por exemplo. Outros, como a água (H_2O) são compostos por tipos diferentes de elementos. **Compostos** são moléculas formadas por dois ou mais elementos diferentes. Assim, a estrutura química da água pode ser chamada como uma molécula e como um composto.

Compostos orgânicos são aqueles constituídos de carbono, hidrogênio e oxigênio, e incluem substâncias comuns do corpo como proteínas, carboidratos e lipídios. Nos **compostos inorgânicos** geralmente falta carbono e incluem substâncias comuns no corpo como água e eletrólitos (ácidos, bases e sais). As porcentagens de compostos orgânicos e inorgânicos encontradas em adultos masculinos e femininos estão comparadas na tabela 3.1.

TABELA 3.1 **Compostos Encontrados em Adultos Masculinos e Femininos (Expressos em Percentagem do Peso do Corpo)**

Substância	Masculino	Feminino
Água	62	59
Proteínas	18	15
Lipídios	14	20
Carboidratos	1	1
Outros (eletrólitos, ácidos nucléicos)	5	5

TABELA 3.2 **Tipos de Eletrólitos**

	Características	Exemplos
Ácido	Ioniza para liberar íons de hidrogênio (H^+)	Ácido carbônico, ácido clorídrico, ácido acético, ácido fosfórico
Base	Ioniza para liberar íons de hidroxila (OH^-) que combinam com íons de hidrogênio	Hidróxido de sódio, hidróxido de potássio, hidróxido de magnésio, hidróxido de alumínio
Sal	Substância formada pela reação entre um ácido e uma base	Cloreto de sódio, cloreto de alumínio, sulfato de magnésio

A disparidade de proteínas, lipídios e água em homens e mulheres adultos pode ser explicada pelas quantidades relativas de hormônios sexuais. Hormônios do sexo masculino promovem o desenvolvimento de proteínas, especialmente no tecido muscular esquelético. Hormônios sexuais femininos promovem a retenção de gorduras, que são um importante recurso alimentar para nutrir uma criança. Como as proteínas contêm mais água que os lipídios, há uma disparidade entre a porcentagem de líquidos no corpo entre homens e mulheres.

Água

A **água** é sem dúvida o composto mais abundante encontrado no interior das células e no meio extracelular. A água geralmente ocorre no interior do corpo como uma mistura homogênea de dois ou mais compostos chamada *solução*. Nesta condição, a água é o *solvente*, ou a porção líquida da solução, e os *solutos* são as substâncias dissolvidas na solução. A água é um solvente quase universal, significando que quase todos os compostos químicos se dissolvem nela. Além disso, também é usada para transportar muitos solutos através da membrana celular de uma célula ou de uma parte da célula para outra. A água também é importante para manter uma temperatura celular constante, e assim uma temperatura constante do corpo, porque absorve e libera calor lentamente. O *resfriamento evaporativo* (sudorese) através da pele também envolve água. Outra função da água é como *reagente* na decomposição química (*hidrólise*) do material alimentar na digestão.

Desidratação é uma situação na qual a perda de líquidos excede a entrada de líquidos, resultando em uma diminuição dos volumes líquidos intracelular e extracelular. A desidratação rápida por vômitos, diarréia ou sudorese excessiva pode conduzir a problemas médicos sérios prejudicando a função celular. As crianças são especialmente vulneráveis porque apresentam o volume líquido muito pequeno, e podem morrer de desidratação em conseqüência da diarréia em questão de horas.

solução: L. *solvere*, dissolver
hidrólise: G. *hydor*, água; *lysis*, soltar

Eletrólitos

Eletrólitos são compostos inorgânicos que se decompõem em íons quando dissolvidos em água e formam uma solução capaz de conduzir eletricidade. Um eletrólito é classificado de acordo com os íons que produz quando dissolvido em água. As três classes de eletrólitos são *ácidos*, *bases* e *sais*, todos importantes para a função normal da célula. As funções dos íons incluem o controle do movimento da água através das células e a manutenção do equilíbrio ácido-básico normal (*p*H). Os íons também são essenciais para a função dos nervos e músculos e alguns íons servem como cofatores que são necessários para uma ótima atividade enzimática. Sintomas de desequilíbrio eletrolítico variam de cãibras musculares, ossos quebradiços ao coma e parada cardíaca. Três tipos de eletrólitos estão resumidos na tabela 3.2.

Proteínas

Proteínas são compostos orgânicos nitrogenados formados por subunidades de aminoácidos. Um *aminoácido* é um composto orgânico que contém um grupo amino ($-NH_2$) e um grupo carboxila (-COOH). Há 20 tipos diferentes de aminoácidos que podem contribuir para uma determinada proteína. Essa variedade permite que cada tipo de proteína possa ser construída para funcionar de modo muito específico.

As proteínas são os compostos orgânicos mais abundantes. Podem existir isoladamente ou ser conjugadas (unidas) com outros compostos; por exemplo, com ácidos nucléicos (RNA ou DNA) para formar nucleoproteínas, com carboidratos para formar glicoproteínas, ou com lipídios para formar lipoproteínas.

As proteínas podem ser classificadas de acordo com o papel que desempenham no corpo, em estruturais ou funcionais. **Proteínas estruturais** contribuem significativamente para a estrutura dos diferentes tecidos. Os exemplos incluem o *colágeno* em tecido conjuntivo e a *queratina* na epiderme da pele. **Proteínas funcionais** assumem um papel mais ativo no corpo e exercem alguma forma de

eletrólito: L. *electrum*, âmbar; G. *lysis*, soltar
ácido: L. *acidus*, ácido
proteína: G. *proteios*, de primeira qualidade

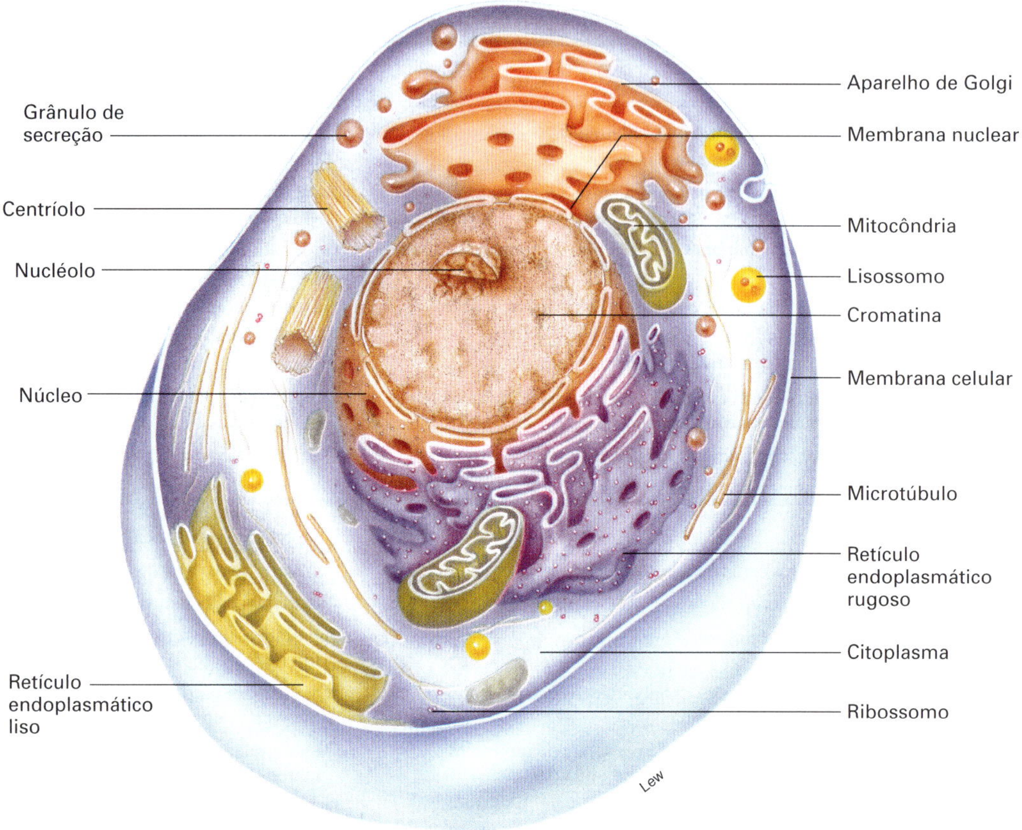

FIGURA 3.2 Características estruturais de uma célula em geral.

estão distribuídas uniformemente, mas formam um mosaico em constantes mudanças. Aberturas minúsculas, ou poros, variando entre 7 e 10 Å de diâmetro se estendem através da membrana.

As duas funções mais importantes da membrana celular são conter os componentes da célula e regular a passagem de substâncias para dentro e para fora da célula. Uma troca altamente seletiva de substâncias acontece através da membrana limitante e envolve vários tipos de processos passivos e ativos. Os vários tipos de movimentos através da membrana celular estão resumidos na tabela 3.5 e ilustrados na figura 3.4.

A permeabilidade da membrana da célula depende dos seguintes fatores:

- **Estrutura da membrana celular.** Embora as membranas celulares de todas as células sejam constituídas de fosfolipídios, há evidências que suas espessura e disposição estrutural – ambas as quais podem afetar a permeabilidade – variam consideravelmente.
- **Tamanho das moléculas.** Macromoléculas como certas proteínas não admitidas na célula. Água e aminoácidos são moléculas pequenas e podem atravessar facilmente a membrana celular.
- **Carga iônica.** A porção de proteína da membrana celular conduz carga iônica positiva ou negativa. Íons com carga oposta são atraídos e rapidamente atravessam a membrana, enquanto aqueles com carga semelhante são repelidos.
- **Solubilidade em lipídios.** Substâncias que são dissolvidas facilmente em lipídios passam para o interior da célula sem dificuldades, já que uma porção da membrana celular está composta de material lipídico.
- **Presença de moléculas transportadoras.** Moléculas transportadoras especializadas do interior da membrana celular são capazes de atrair e transportar substâncias através da membrana, independente do tamanho, carga iônica, ou solubilidade lipídica.
- **Diferenças de pressão.** As diferenças de pressão nos dois lados da membrana celular podem auxiliar bastante o movimento de moléculas para dentro ou para fora de uma célula.

As membranas celulares de certas células são altamente especializadas para facilitar funções específicas (fig. 3.5). As células colunares que revestem o lume (porção oca) do trato intestinal, por exemplo, têm numerosas projeções finas, ou **microvilos** que auxiliam no processo de absorção na digestão. Uma única célula colunar pode ter cerca de 3.000 microvilos na porção exposta da

microvilo: G. *mikros*, pequeno; *villus*, pêlo

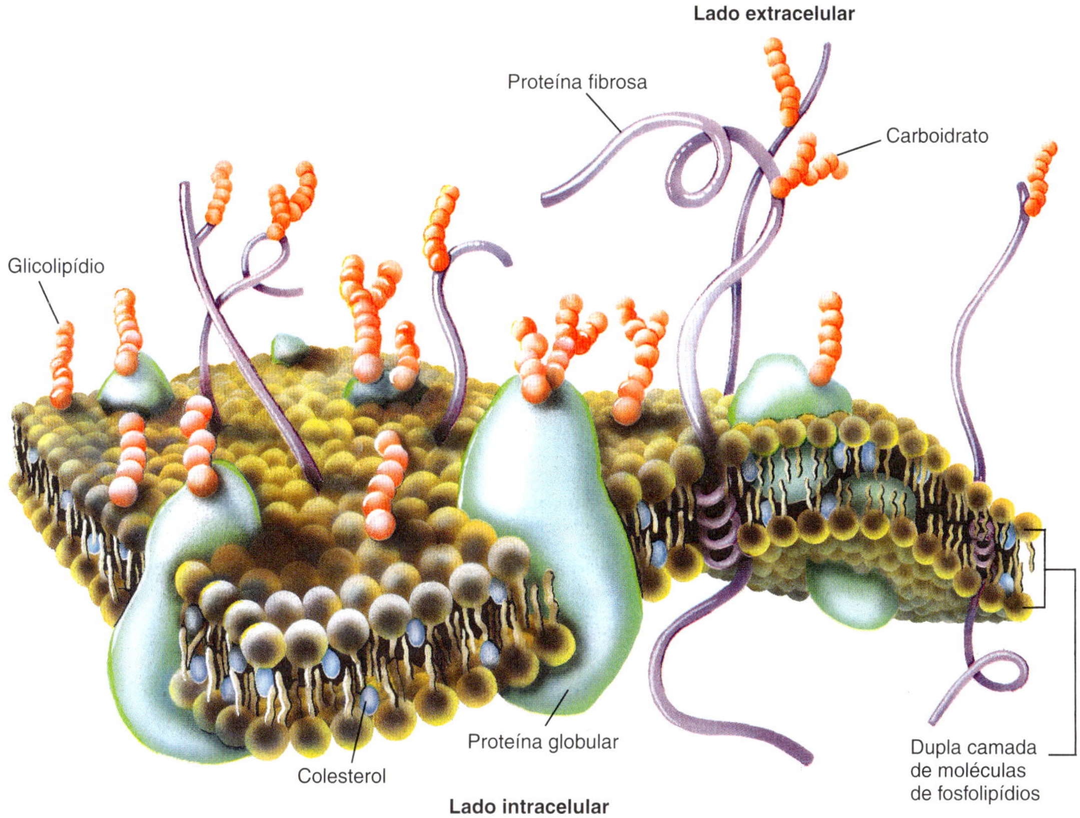

FIGURA 3.3 A membrana celular consiste em dupla camada de fosfolipídios, com fosfatos (representados por esferas) orientados para fora e hidrocarbonados hidrofóbicos (linhas onduladas) orientados para o centro. As proteínas podem atravessar a membrana, completa ou parcialmente. Os carboidratos estão ligados à superfície externa.

TABELA 3.5 Movimentos através da Membrana Celular

Processos	Características	Fonte de Energia	Exemplo
Difusão simples	Tendência das moléculas se movimentarem de regiões de alta concentração para regiões de baixa concentração	Movimento molecular	Gases respiratórios são trocados no pulmão
Difusão facilitada	Difusão de moléculas através da membrana semipermeável com o auxílio de moléculas transportadoras	Transportador de energia e movimento molecular	Glicose entra na célula ligada a uma proteína transportadora
Osmose	Movimento passivo de moléculas de água através da membrana semipermeável de regiões de alta concentração em água para regiões de baixa concentração em água	Movimento molecular	A água se movimenta através da membrana celular para manter constante a turgidez da célula
Filtração	Movimento de moléculas de regiões de alta pressão para regiões de baixa pressão como resultado da pressão hidrostática	Pressão sangüínea	Resíduos são removidos do sangue no interior dos rins
Transporte ativo	Mediadores transportam solutos de regiões de baixa concentração para regiões de alta concentração (contra o seu gradiente de concentração)	Energia celular (ATP)	Glicose e aminoácidos deslocam-se através das membranas
Endocitose			
Pinocitose	Processo em que a membrana engloba minúsculas gotículas líquidas do meio extracelular	Energia celular	A membrana forma vacúolos contendo soluto e solvente
Fagocitose	Processo em que a membrana engloba partículas sólidas do meio extracelular	Energia celular	A membrana celular dos glóbulos brancos engloba bactérias
Exocitose	Liberação de moléculas da célula pela ruptura de vesículas	Energia celular	Hormônios e muco são excretados da célula; neurotransmissores são liberados na sinapse

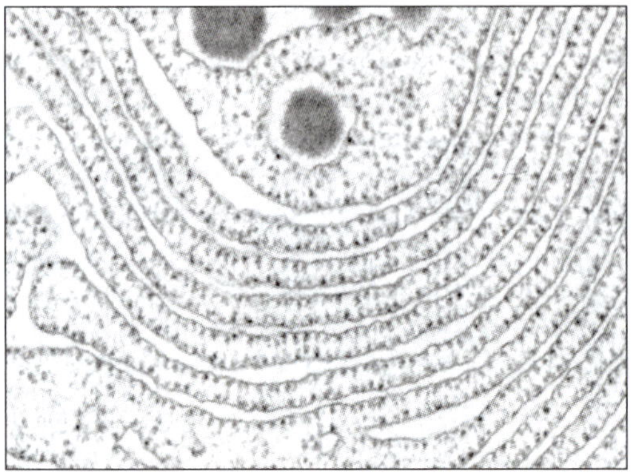

(a)

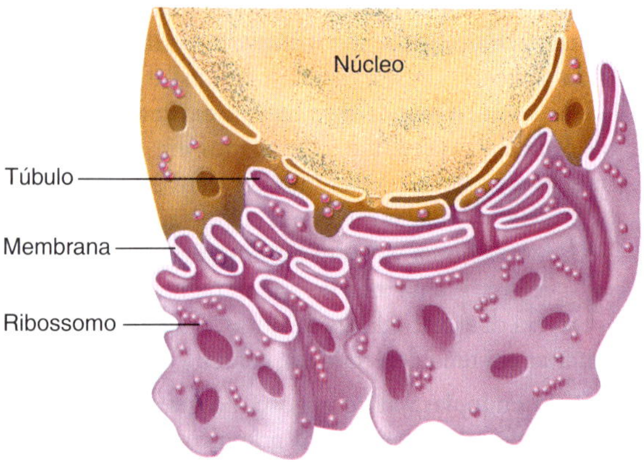

(b)

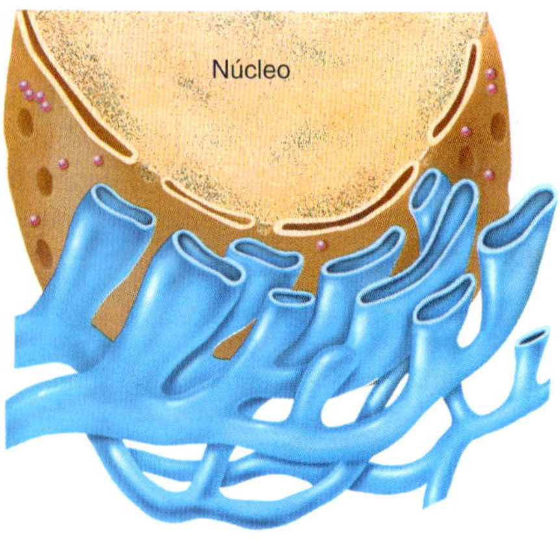

(c)

FIGURA 3.7 O retículo endoplasmático. (*a*) Micrografia eletrônica do retículo endoplasmático (cerca de 100.000×). O retículo endoplasmático rugoso (*b*) tem ribossomos ligados à sua superfície, enquanto no retículo endoplasmático liso (*c*) faltam ribossomos.

Aparelhos de Golgi

O *aparelho de Golgi* (complexo) consiste em vários sacos membranosos minúsculos localizados próximo ao núcleo (fig. 3.8*a*).

O aparelho de Golgi está envolvido na síntese de carboidratos e secreções celulares. Quando são sintetizadas grandes moléculas de carboidratos, elas se combinam com proteínas para formar compostos chamados *glicoproteínas* que são acumuladas nos canais do aparelho de Golgi. Quando um volume crítico é atingido, as vesículas se rompem para fora do aparelho e são levadas até a membrana da célula e lançadas como secreção (fig. 3.8*b*). Assim que a vesícula se funde com a membrana celular, ela se rompe para liberar seu conteúdo, completando assim o processo conhecido como *exocitose*.

O aparelho de Golgi é proeminente em células de certo órgãos de secreção do sistema digestório, incluindo o pâncreas e as glândulas salivares. As células pancreáticas, por exemplo, produzem enzimas digestivas que são armazenadas no aparelho de Golgi e secretadas como gotículas que fluem para o ducto pancreático e são transportadas para o trato gastrointestinal (GI).

Mitocôndrias

Mitocôndrias são organelas em forma de bolsas com membranas duplas, encontradas em todas as células do corpo, com exceção de células sangüíneas vermelhas maduras. A membrana mitocondrial externa é lisa, enquanto que a membrana interna apresenta um emaranhado de pregas chamadas **cristas** (fig. 3.9). As cristas criam uma enorme área de superfície para reações químicas.

As mitocôndrias variam em tamanho e forma, podem migrar pelo citoplasma e podem se auto-reproduzir através de brotos ou por divisão. Freqüentemente são chamadas de "*powerhouses*" das células por causa de seu papel na produção de energia metabólica. Enzimas ligadas às cristas controlam as reações químicas que formam ATP. Células metabolicamente ativas, como células musculares, células hepáticas e células do rim, têm um número grande de mitocôndrias por causa de suas elevadas necessidades de energia.

A cor mais escura de alguns cortes de carne (uma coxa de galinha, por exemplo, quando comparada com um peito) é decorrente de uma maior quantidade de *mioglobina*, um composto pigmentado no tecido muscular que atua armazenando oxigênio. Mitocôndrias são, igualmente, mais abundantes na carne vermelha. Mitocôndrias e mioglobinas são importantes para o elevado nível de atividade metabólica do tecido do músculo vermelho.

Como as mitocôndrias estão contidas no interior dos óvulos (células ovo) mas não dentro das cabeças de espermatozóides, todas as mitocôndrias de um ovo fertilizado são derivadas da mãe. Como as células se dividem durante o processo de desenvolvimento, as mitocôndrias se reproduzem igualmente; assim, todas as mitocôndrias de um feto são geneticamente idênticas às do óvulo original. Isso ocorre como uma forma única de herança que é passada apenas da mãe para o feto. Uma causa rara de cegueira – a *neuropatia óptica hereditária de Leber* – e talvez algumas doenças neuromusculares de causa genética, acredita-se que sejam herdadas desta maneira.

---

aparelho de Golgi: de Camillo Golgi, histologista italiano, 1843-1926

mitocôndria: G. *mitos*, fio; *chondros*, grãos

crista: L. *crista*

neuropatia óptica hereditária de Leber: de Theodor Leber, oftalmologista alemão, 1840-1917

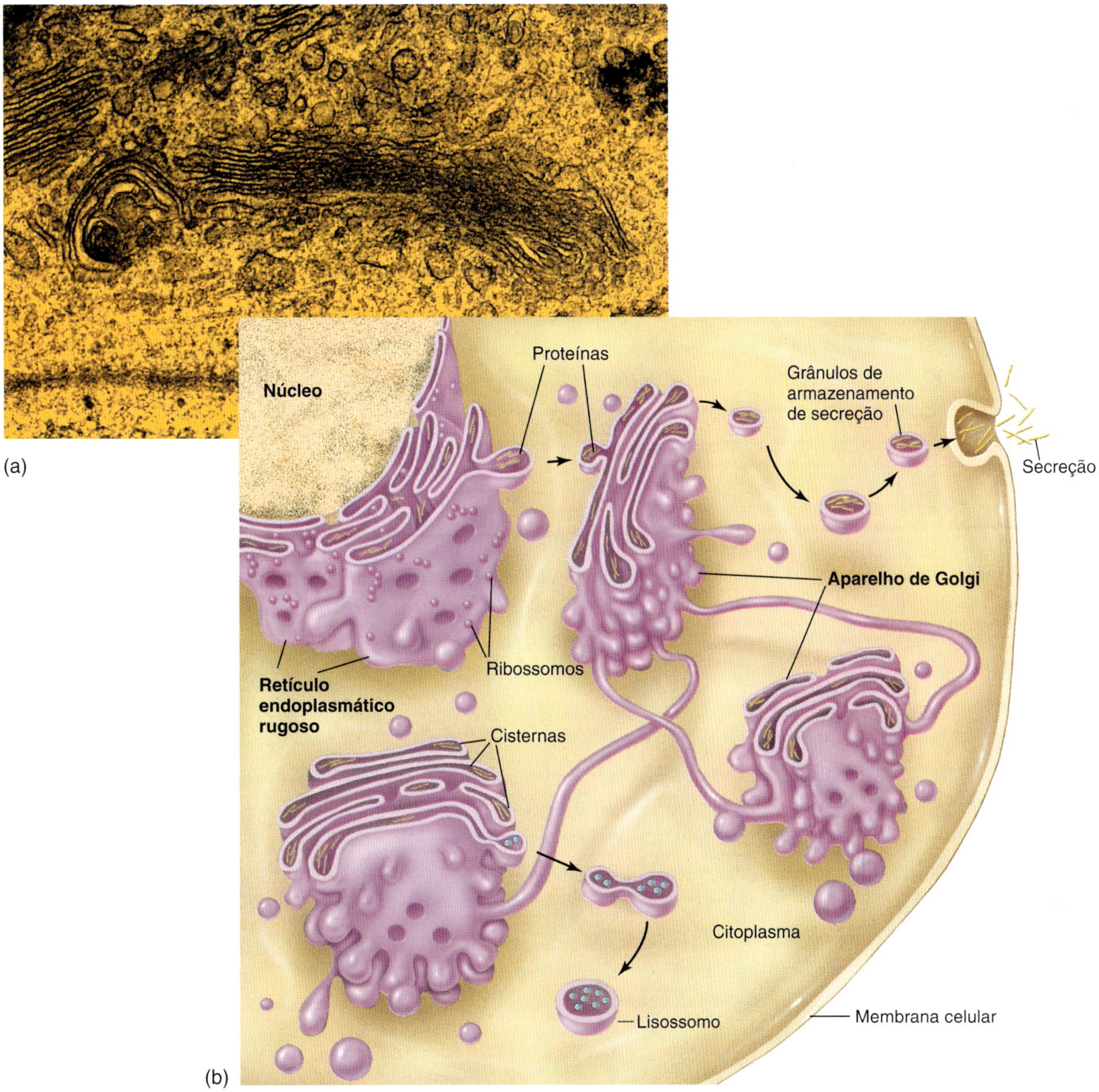

FIGURA 3.8 Aparelho de Golgi. (*a*) Micrografia eletrônica de um aparelho (complexo) de Golgi. Observe a formação das vesículas nas extremidades de alguns sacos achatados. (*b*) Ilustração do processamento de proteínas pelo retículo endoplasmático rugoso e aparelho de Golgi.

Doenças de mitocôndrias podem ser prontamente tratáveis pela substituição da mitocôndria. O tratamento deve necessitar da extração do citoplasma e de suas organelas de um ovo atingido substituindo-os com material saudável do ovo doador de outra mulher. Um problema ético potencial para esse procedimento é que alguns cientistas consideram o DNA mitocondrial como parte do genoma humano.

Lisossomos

Lisossomos variam em sua forma, de corpos granulares para pequenas vesículas e para esferas membranosas (fig. 3.10), e estão espalhados pelo citoplasma. Enzimas digestivas poderosas incluídas dentro dos lisossomos são capazes de cindir moléculas de proteínas e de carboidratos. Células sangüíneas brancas contêm grande número de lisossomos e quando se diz que *fagocitam*, significa que elas ingerem, matam e digerem as bactérias pela atividade enzimática dos seus lisossomos.

A atrofia normal, ou diminuição de tamanho, do útero em seqüência ao nascimento de uma criança é em razão da atividade lisossômica digestiva. Igualmente, as secreções dos lisossomos são responsáveis pela regressão do tecido mamário da mama após o desmame de uma criança.

lisossomo: G. *lysis*, desprender; *somo*, corpo

fagocítico: G. *phagein*, comer; *kytos*, célula

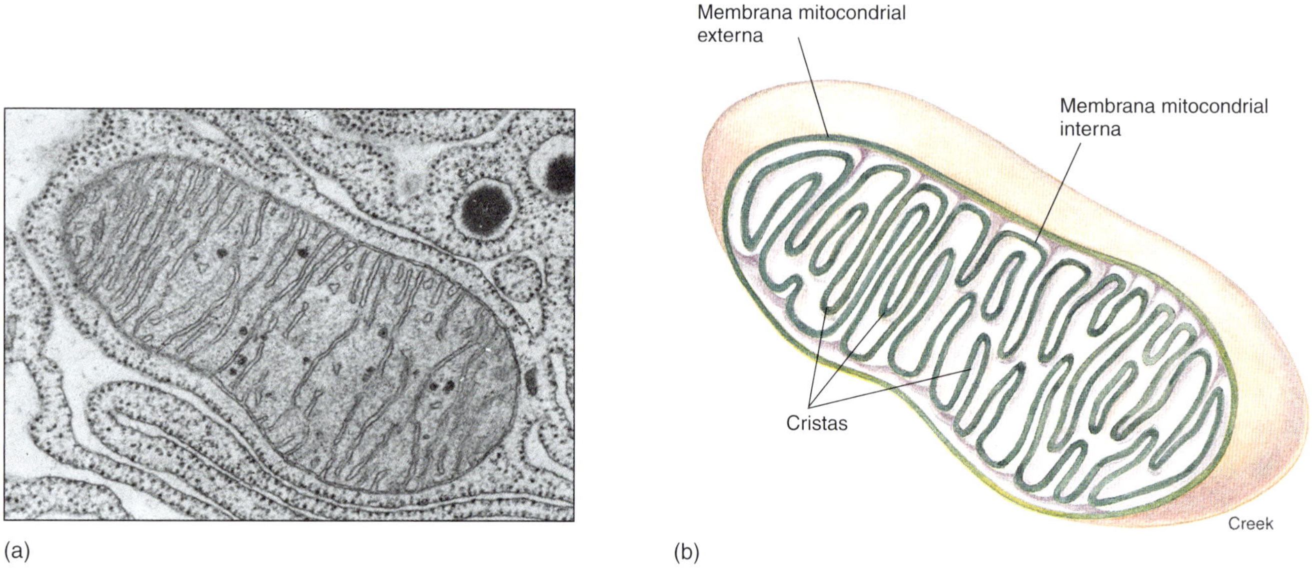

FIGURA 3.9 (*a*) Micrografia eletrônica de uma mitocôndria (cerca de 40.000×). A membrana mitocondrial externa e o pregueamento (cristas) da membrana mitocondrial interna estão claramente visíveis. (*b*) Diagrama de uma mitocôndria.

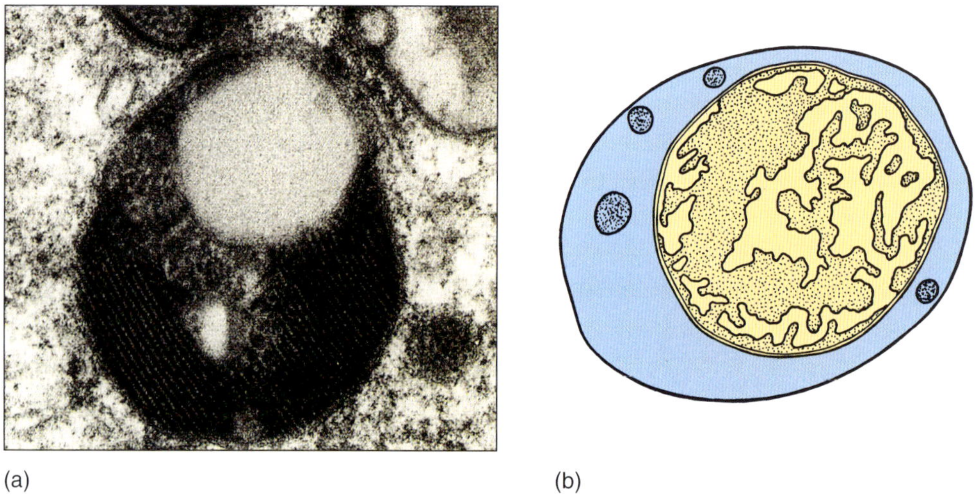

FIGURA 3.10 (*a*) Micrografia eletrônica de um lisossomo (cerca de 30.000×). (*b*) Diagrama de um lisossomo.

Lisossomos também digerem partes de células lesadas, e se suas membranas são rompidas eles destroem a célula inteira no interior da qual se encontram. Por isso, freqüentemente são chamados de "*suicide packets*".

Várias doenças se originam de anormalidades nas funções dos lisossomos. A inflamação dolorosa da *artrite reumatóide*, por exemplo, ocorre quando são lançadas enzimas de lisossomos na cápsula articular, iniciando a digestão do tecido circunjacente.

Os lisossomos não tinham sido descobertos até o início dos anos 1950, mas sua existência e funções foram previstas antes mesmo que essas organelas fossem realmente observadas nas células, o que não se verificou com outras organelas, cujas estruturas, geralmente, foram observadas e descritas antes que seus papéis funcionais na célula fossem interpretados.

Peroxissomos

Peroxissomos são vesículas membranosas que se assemelham estruturalmente aos lisossomos e também contêm enzimas. Peroxissomos ocorrem na maioria das células, mas são particularmente abundantes no rim e no fígado. Algumas das enzimas nos peroxissomos promovem a ruptura das gorduras, produzindo peróxido de hidrogênio – uma substância altamente tóxica – como um subproduto. Peróxido de hidrogênio é um composto importante nas células sangüíneas brancas que fagocitam células lesadas ou doentes. Peroxissomos também contêm a enzima *catalase*,

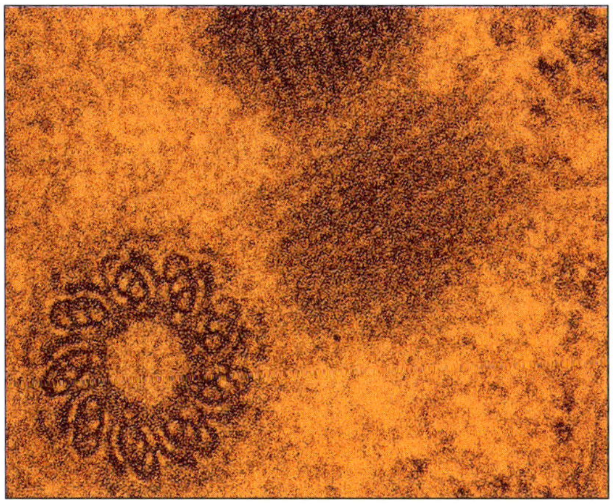

(a)

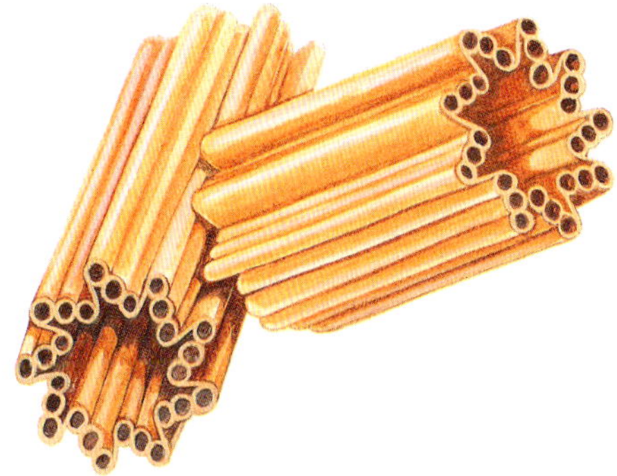

(b)

FIGURA 3.11 (*a*) Micrografia eletrônica do centríolo em um centrossomo (cerca de 14.200×). (*b*) Diagrama mostrando que os centríolos estão posicionados perpendicularmente em relação aos outros.

que decompõe o excesso de peróxido de hidrogênio em água e oxigênio, de forma que não haja nenhum efeito tóxico em outras organelas dentro do citoplasma.

Centrossomos e Centríolos

O **centrossomo** (corpo central) é uma massa esférica não membranosa posicionada próximo ao núcleo. No interior do centrossomo, um par de estruturas semelhantes a bastões chamados **centríolos** (fig. 3.11) estão posicionados perpendicularmente um em relação ao outro. A parede de cada centríolo está constituída por nove feixes uniformemente distribuídos, e cada feixe contém três microtúbulos.

Os centrossomos são encontrados somente nas células que podem se dividir. Durante o processo mitótico (replicação), os centríolos se afastam um do outro e assumem posições em ambos os lados do núcleo. Em seguida eles são envolvidos na distribuição dos cromossomos durante a reprodução celular. Nos músculos maduros e nas células nervosas faltam centrossomos, e assim não podem se dividir.

Vacúolos

Vacúolos são vesículas membranosas de vários tamanhos que comumente funcionam como câmaras de armazenamento. Formam-se quando uma parte da membrana celular invagina e se destaca durante a endocitose. A vacuolização se inicia por *pinocitose*, na qual as células tomam minúsculas gotículas de líquido através da membrana de célula, ou por *fagocitose*, na qual a membrana celular engolfa partículas sólidas (fig. 3.12). Vacúolos podem conter líquido ou materiais sólidos que estavam previamente fora da célula.

---

vacúolo: L. *vacuus*, vazio

Fibrilas e Microtúbulos

Fibrilas e microtúbulos são encontrados no citoplasma. As **fibrilas** são estruturas minúsculas semelhantes a bastões, enquanto que os **microtúbulos** são estruturas tubulares finas semelhantes a fios de comprimento variável (fig. 3.13). Ambos proporcionam suporte à célula formando um tipo de citoesqueleto. Fibrilas especializadas chamadas miofilamentos são particularmente abundantes em células musculares onde contribuem para a contração dessas células. Os microtúbulos também estão envolvidos no transporte de macromoléculas ao longo do citoplasma e são especialmente abundantes nas células dos órgãos endócrinos, onde ajudam o movimento dos hormônios para a corrente sangüínea. Microtúbulos em certas células fornecem suporte flexível para cílios e flagelos.

Cílios e Flagelos

Embora cílios e flagelos pareçam ser extensões da membrana celular, eles são realmente projeções citoplasmáticas do interior da célula. Estas projeções contêm citoplasma e microtúbulos de suporte limitados pela membrana celular (fig. 3.14). Cílios e flagelos não devem ser confundidos com microvilos ou com estereocílios, pois ambos são especializações da membrana celular.

Cílios são numerosas projeções pequenas da borda exposta de certas células (fig. 3.15). Células ciliadas são entremeadas com **células caliciformes** muco-secretoras. Sempre há uma película de muco na superfície livre das células ciliadas, as quais revestem o lume (porções ocas) dos tratos respiratório e genital. A função dos cílios é movimentar o muco e qualquer material aderente para o exterior do corpo.

Flagelos são semelhantes aos cílios na estrutura básica microtubular (veja fig. 3.14), mas são um pouco mais longos que os cílios. O único exemplo de uma célula flagelada em humanos é o espermatozóide, que utiliza seu único flagelo para locomoção.

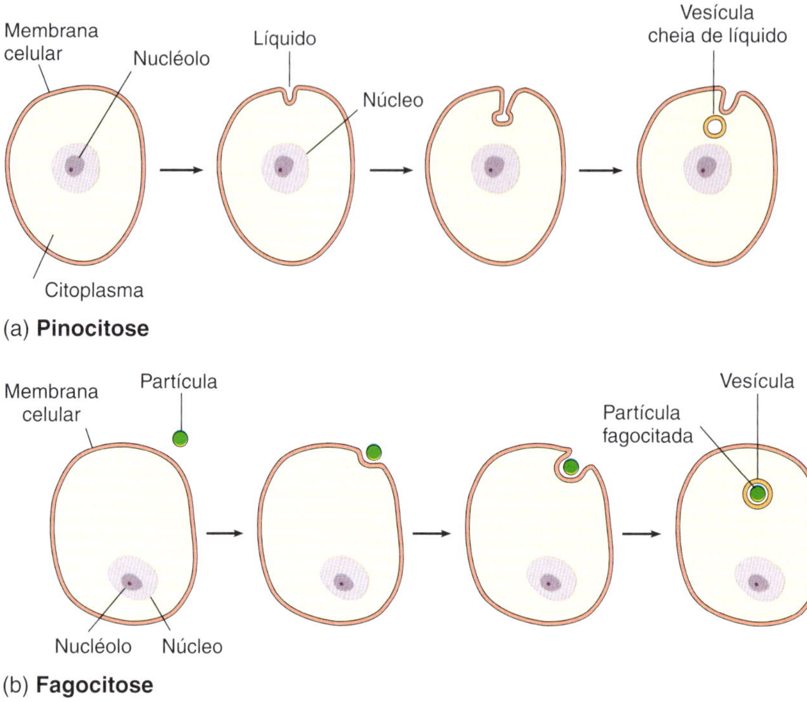

FIGURA 3.12 Comparação entre pinocitose e fagocitose. (*a*) Durante a pinocitose, a célula toma uma minúscula gotícula de líquido circundante. (*b*) Durante a fagocitose, uma partícula sólida é engolfada e ingerida através da membrana celular.

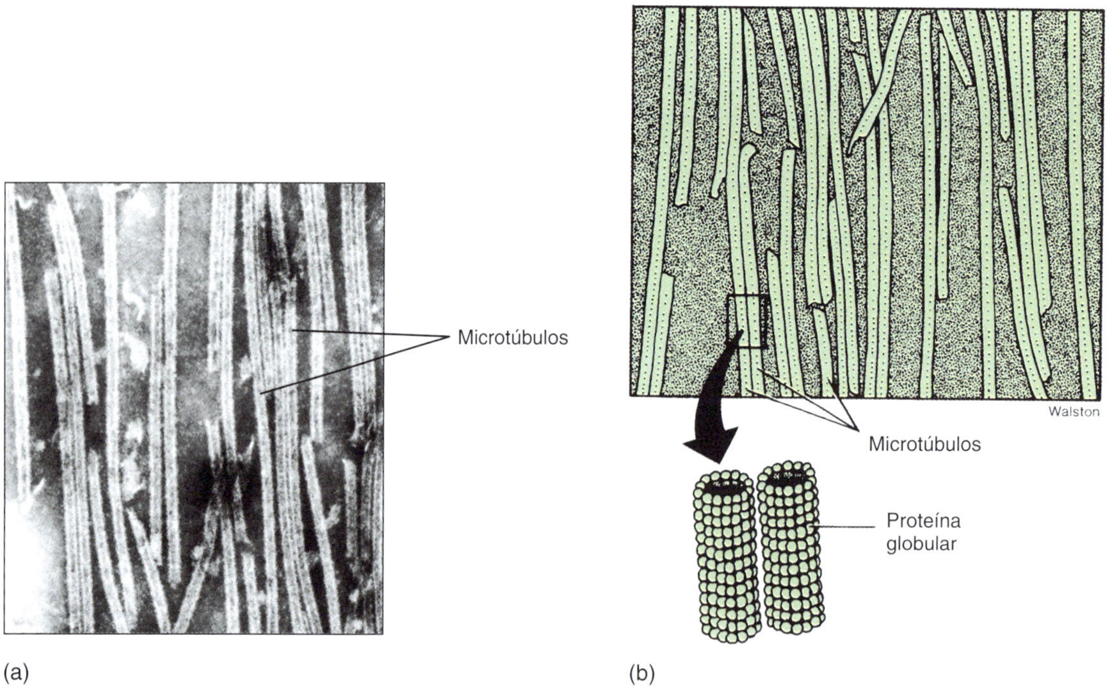

FIGURA 3.13 (*a*) Micrografia eletrônica mostrando microtúbulos formando uma espécie de citoesqueleto (cerca de 30.000×). (*b*) Diagrama de microtúbulos mostrando precisamente a disposição das proteínas globulares das quais eles são formados.

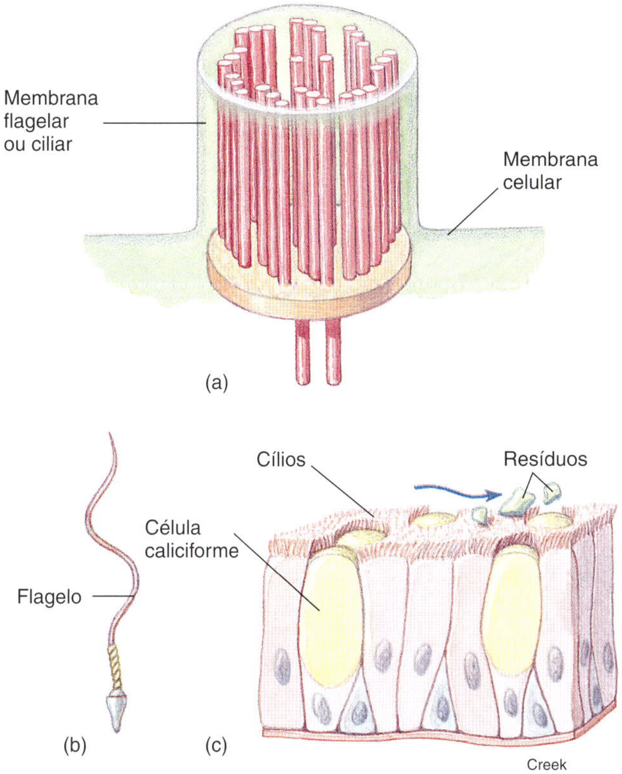

FIGURA 3.14 (*a*) Cílios e flagelos se assemelham na disposição estrutural de seus microtúbulos. (*b*) Uma célula do esperma (espermatozóide) tem um flagelo simples para propulsão. (*c*) Os cílios produzem um movimento ondulatório para deslocar partículas para fora do corpo.

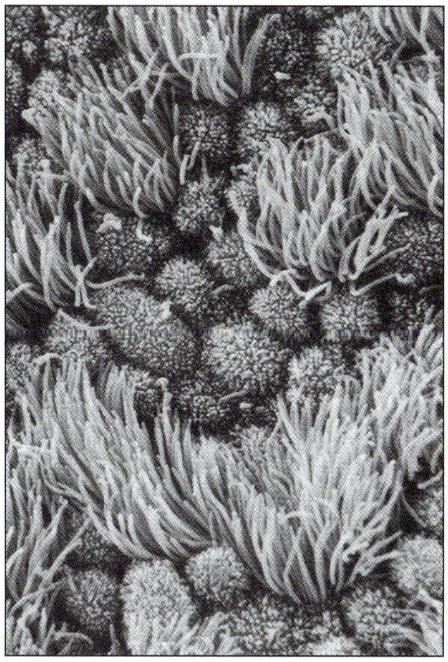

FIGURA 3.15 Micrografia eletrônica de células ciliadas que revestem o lume da tuba uterina (640×).

Núcleo da Célula

O **núcleo** esférico, geralmente localizado próximo ao centro da célula (fig. 3.16), é a maior estrutura da célula e contém o material genético que determina a estrutura celular e controla a atividade celular.

A maioria das células contém um único núcleo, mas algumas, como as do músculo esquelético, são multinucleadas. As longas fibras do músculo esquelético contêm tanto citoplasma que vários centros de controle são necessários. Em outras células, como os glóbulos vermelhos maduros, falta o núcleo. Estas células são limitadas a certos tipos de atividades químicas e não são capazes de divisão celular.

O núcleo está envolvido por uma **membrana nuclear** dupla (*envoltório nuclear*) (fig. 3.16). O espaço estreito entre as camadas interna e externa da membrana nuclear é chamado de **cisterna nucleolema**. Minúsculos **poros nucleares** estão localizados ao longo da membrana nuclear. Essas aberturas estão revestidas com proteínas que atuam como portões seletivos e permitem que certas moléculas, como proteínas, RNA e complexos proteína-RNA, se movimentem entre o nucleoplasma e o citoplasma.

Duas estruturas importantes dentro do nucleoplasma do núcleo determinam como uma célula irá se apresentar e quais funções irá executar:

1. **Nucléolos**. Nucléolos são pequenos corpos esféricos, não membranosos, formados em grande parte por proteínas e RNA. Supõem-se que eles funcionem na produção de ribossomos. Quando os ribossomos se formam, eles migram através da membrana nuclear em direção ao citoplasma.
2. **Cromatina**. Cromatina, uma massa filiforme espiralada, é o material genético da célula e consiste principalmente em proteína e moléculas de DNA. Quando uma célula começa a se dividir, a cromatina se encurta e se espessa formando estruturas em bastões chamados cromossomos (figs. 3.17 e 3.18). Cada cromossomo leva milhares de genes que determinam a estrutura e a função de uma célula.

Avaliação de Conhecimentos

9. Descreva a composição e as especializações da membrana celular. Analise a importância da permeabilidade seletiva da membrana celular.
10. Descreva os vários tipos de movimentos através da membrana celular. Quais são passivos e quais são ativos?
11. Descreva a estrutura e a função das seguintes organelas citoplasmáticas: retículo endoplasmático rugoso, aparelho de Golgi, lisossomos e mitocôndrias.
12. Faça a distinção entre núcleo e nucléolo.
13. Faça a distinção entre cromatina e cromossomo.

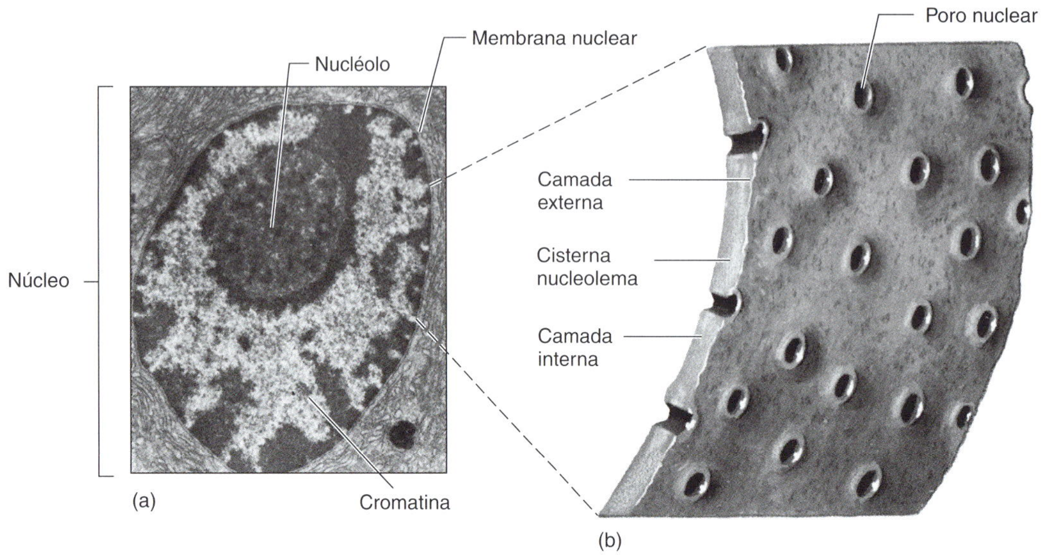

FIGURA 3.16 (*a*) Micrografia eletrônica do núcleo de uma célula (cerca de 20.000×). O núcleo contém um nucléolo e corpúsculos de cromatina. (*b*) A membrana nuclear de dupla camada possui poros que permitem a passagem de substâncias entre o núcleo e o citoplasma.

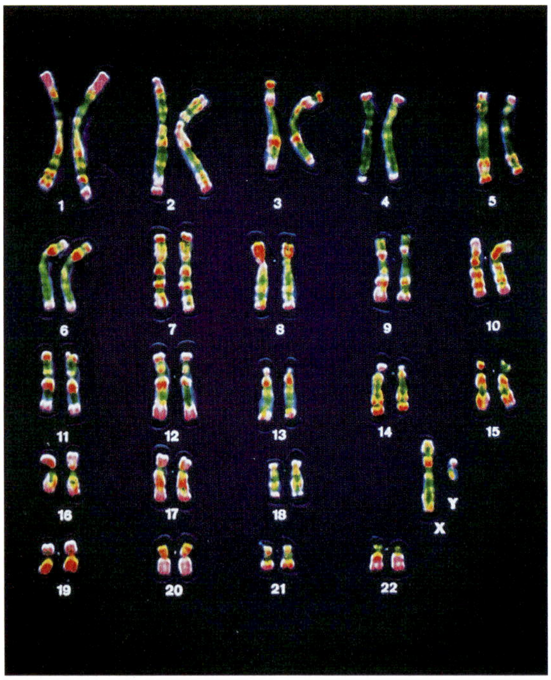

FIGURA 3.17 Micrografia de luz ampliada e colorida mostrando o complemento completo de cromossomos masculinos dispostos em pares homólogos numerados.

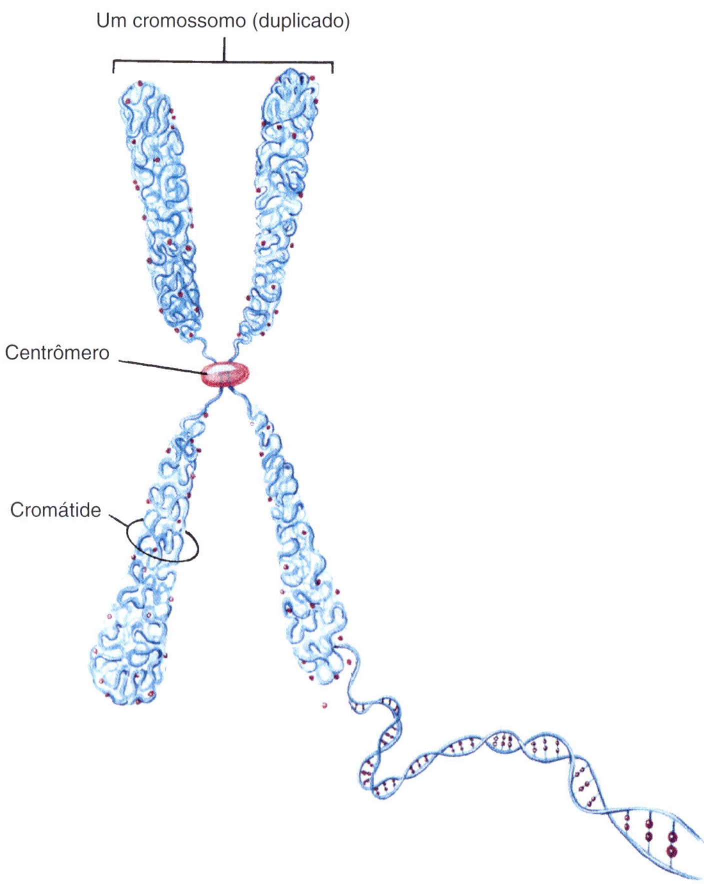

FIGURA 3.18 Estrutura de um cromossomo após replicação do DNA, a qual consiste em duas cadeias idênticas, ou cromátides.

CICLO DA CÉLULA

O ciclo de uma célula consiste em crescimento, síntese e mitose. Crescimento é o aumento na massa celular resultante do seu metabolismo. Síntese é a produção de DNA e RNA para regular a atividade celular. Mitose é a divisão do núcleo e do citoplasma de uma célula que resulta na formação de duas células filhas.

Objetivo 12 Descrever a estrutura de moléculas de DNA e RNA.

Objetivo 13 Comentar a transcrição genética e síntese de proteína.

Objetivo 14 Fazer uma lista com as fases da mitose e analisar as ocorrências de cada fase.

Objetivo 15 Discutir o significado da mitose.

Replicação celular é uma das noções mais importantes em biologia. Através do processo de divisão celular chamado **mitose**, um organismo multicelular pode se desenvolver e se manter. A mitose possibilita o crescimento do corpo e a substituição de células lesadas, doentes ou desgastadas. O processo assegura que cada célula filha terá o mesmo número e tipo de cromossomos que a célula que a originou.

Em um adulto saudável, mais de cem bilhões de células devem morrer e serão mitoticamente substituídas durante um período de 24 horas. Isso representa a substituição de cerca de 2% da massa corpórea a cada dia. Alguns dos locais mitoticamente mais ativos são a camada externa da pele, o revestimento interno do trato digestivo e o fígado.

Antes que uma célula possa se dividir, precisa inicialmente duplicar seus cromossomos de forma que as características genéticas possam ser transmitidas às sucessivas gerações de células. Um cromossomo consiste em uma molécula de ácido desoxirribonucléico (DNA) em espiral combinada com proteína. Como foi mencionado antes, os cromossomos são formados pela redução e espessamento da cromatina no interior do núcleo quando a célula começa a se dividir, claramente visíveis sob microscópio composto. Há 23 pares de cromossomos em cada célula do corpo humano (somático) e aproximadamente vinte mil genes posicionados em cada cromossomo.

Os cromossomos são de dimensões e formas variadas — alguns espiralados, outros em forma de bastão. Durante a mitose, eles se encurtam e condensam, cada par assumindo uma forma característica (fig. 3.17). No cromossomo existe um pequeno corpo em forma de botão chamado **centrômero** no qual se fixam as **fibras do fuso** que dirige o cromossomo para o pólo da célula durante a mitose.

Estrutura do DNA

A molécula de DNA é freqüentemente chamada de *dupla hélice* por causa de sua semelhança com uma escada em espiral (fig. 3.19). Os lados da molécula de DNA são formados por unidades alternadas de açúcar *desoxirribose* e ácido fosfórico chamado *grupo fosfato*. Os degraus da molécula estão compostos de pares de bases nitrogenadas. As extremidades de cada base nitrogenada estão ligadas às unidades de desoxirribose-fosfato. Há apenas quatro tipos de *bases nitrogenadas* em uma molécula de DNA: adenina (A), timina (T), citosina (C) e guanina (G).

As unidades estruturais básicas da molécula de DNA são chamadas de nucleotídeos. Cada **nucleotídeo** consiste em uma molécula de desoxirribose, um grupo fosfato e uma das quatro bases nitrogenadas. Assim, há um tipo de nucleotídeo para cada uma das quatro bases.

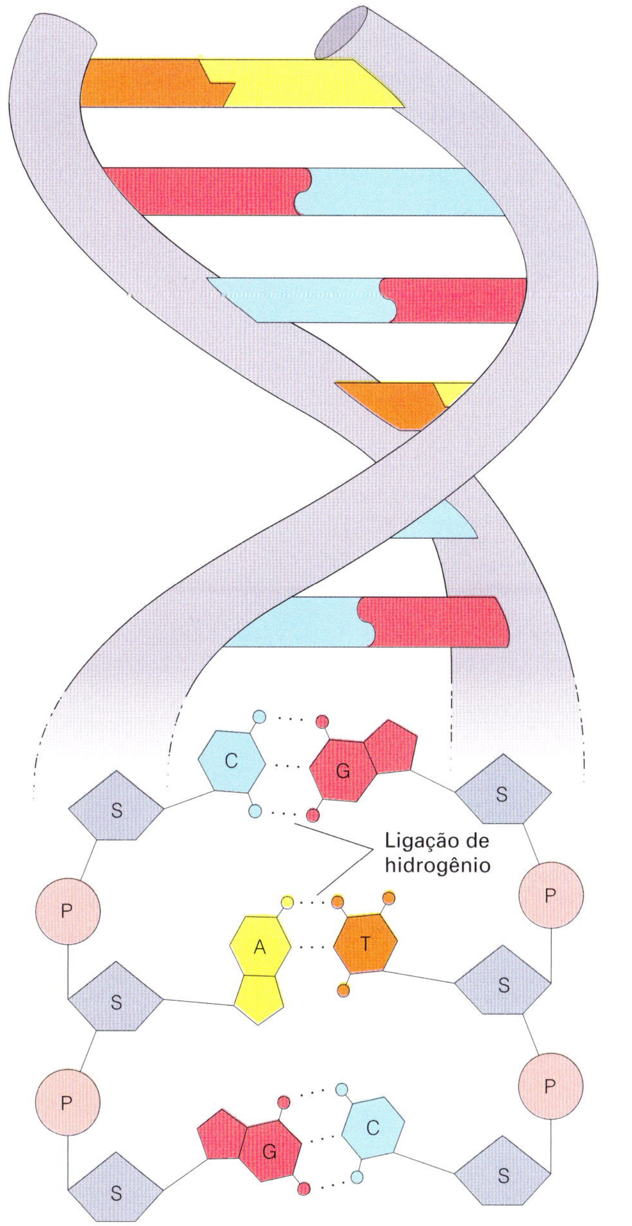

FIGURA 3.19 Estrutura de dupla hélice de DNA. Cada cadeia da hélice contém somente quatro tipos de bases orgânicas (A, T, C e G).

mitose: G. *mitos*, filamento

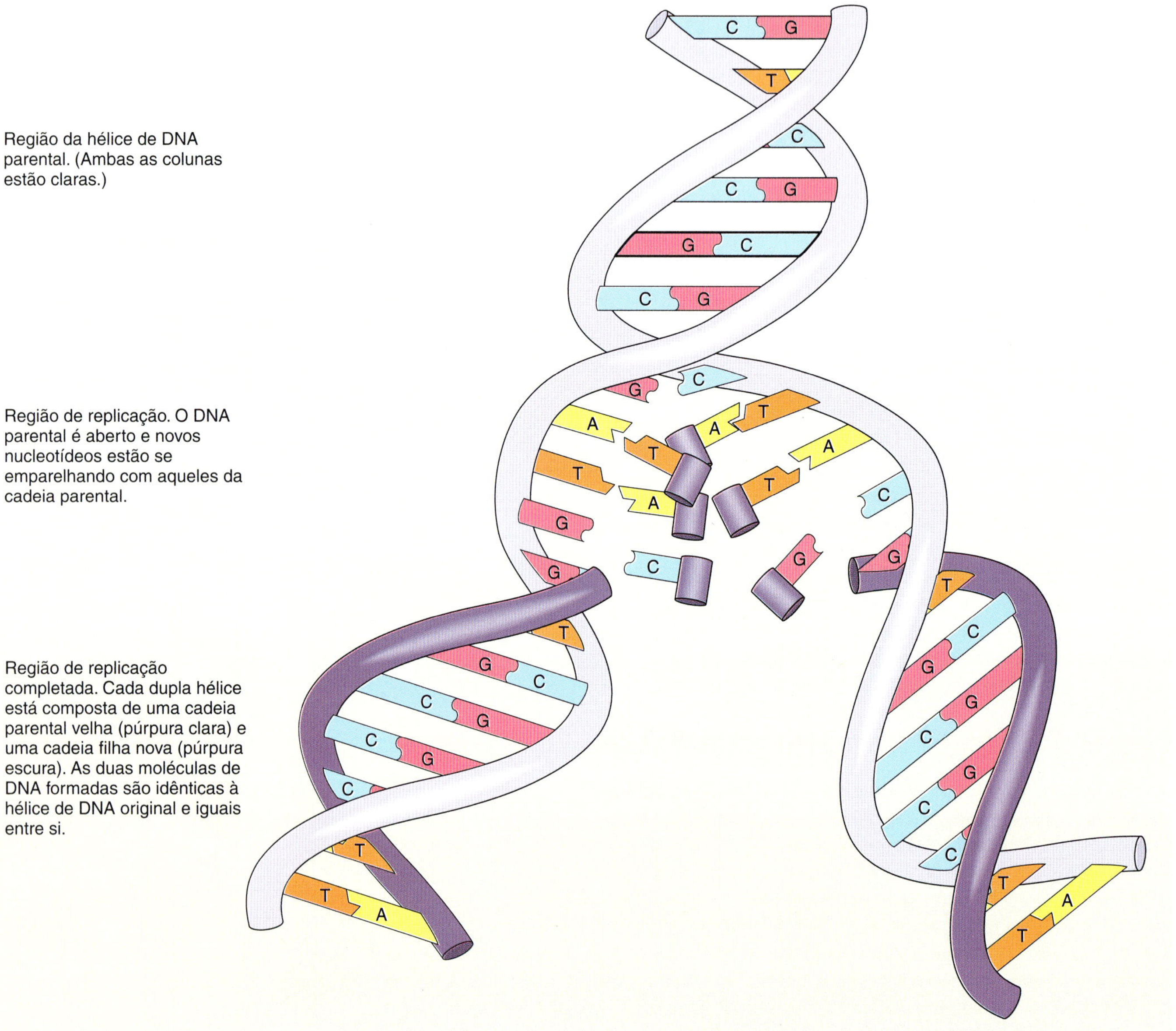

FIGURA 3.20 Replicação de DNA. Cada nova dupla hélice é formada por uma cadeia velha e uma nova. A seqüência das bases de cada uma das novas moléculas é idêntica àquela do DNA parental por causa da base de pareamento complementar.

O pareamento das bases nitrogenadas de nucleotídeos é altamente específico. A configuração molecular de cada base é tal que a adenina sempre emparelha com timina e a citosina sempre emparelha com guanina. A ligação de hidrogênio entre essas bases é relativamente fraca e pode ser separada facilmente durante a divisão celular (fig. 3.20). Durante a divisão, a seqüência de bases ao longo da molécula de DNA serve como um modelo que determina a seqüência ao longo de cada nova cadeia.

James Watson e Francis Crick, que idealizaram o modelo da dupla hélice, descreveram inicialmente suas idéias sobre o DNA em 1953, na revista *Nature* (veja tabela 1.2). A frase final do breve artigo (apenas novecentas palavras) é uma maravilha de humildade e prudência: "Não escapou à nossa observação que o pareamento específico que nós temos postulado... sugere prontamente um possível modelo do mecanismo de material genético".

Estrutura do RNA e Síntese do RNA

No processo de síntese da proteína, o DNA produz uma molécula mensageira de RNA de estrutura complementar para transportar a informação genética. Como o DNA, o RNA consiste em cadeias longas de nucleotídeos unidas por ligações de

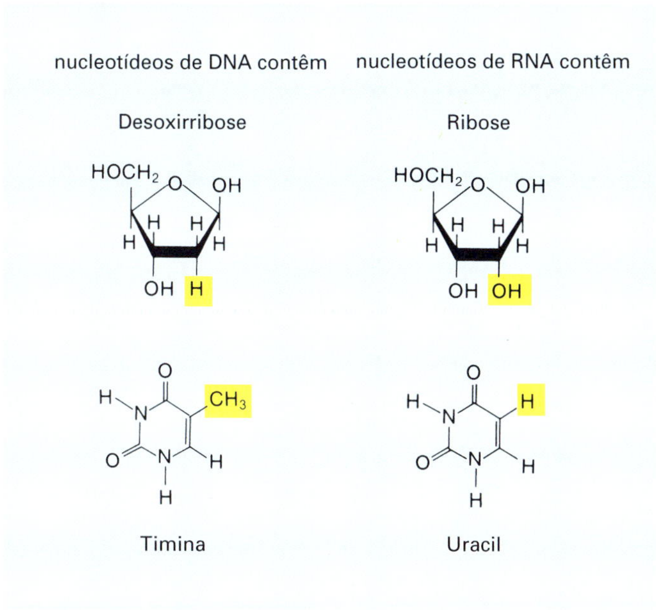

FIGURA 3.21 Diferenças entre as bases nitrogenadas e os açúcares no DNA e no RNA.

açúcar-fosfato. Contudo, como exposto na fig. 3.21, nucleotídeos no RNA diferem daqueles do DNA dos seguintes modos:

- Um **ribonucleotídeo** contém o açúcar ribose (em vez de desoxirribose).
- A base *uracil* está presente em lugar de timina.
- RNA está composto de uma única cadeia de polinucleotídeo; não é cadeia dupla como o DNA.
- RNA é consideravelmente menor que DNA.

São produzidos quatro tipos de RNA dentro do núcleo, cada um com composição e função diferentes:

1. **Mensageiro precursor do RNA (pré-RNAm)**, que é alterado dentro do núcleo (por corte e entrelaçamento) para formar o RNAm;
2. **RNA mensageiro (RNAm)**, que contém o código para a síntese de proteínas específicas;
3. **RNA transferidor (RNAt)**, que transfere aminoácidos que são necessários para decodificar a mensagem genética contida no RNAm; e
4. **RNA ribossômico (RNAr),** que forma parte da estrutura dos ribossomos.

O DNA que codifica para a síntese de RNAr está localizado no nucléolo. A síntese do pré-RNAm e RNAt é controlada pelo DNA localizado em outro lugar do núcleo.

Transcrição Genética — Síntese do RNA

Durante a divisão celular, os cromossomos são filamentos inativos de DNA. Os genes não se tornam ativos até os cromossomos se separarem. O DNA ativo dirige o metabolismo da célula indiretamente através da regulação do RNA e síntese de proteína.

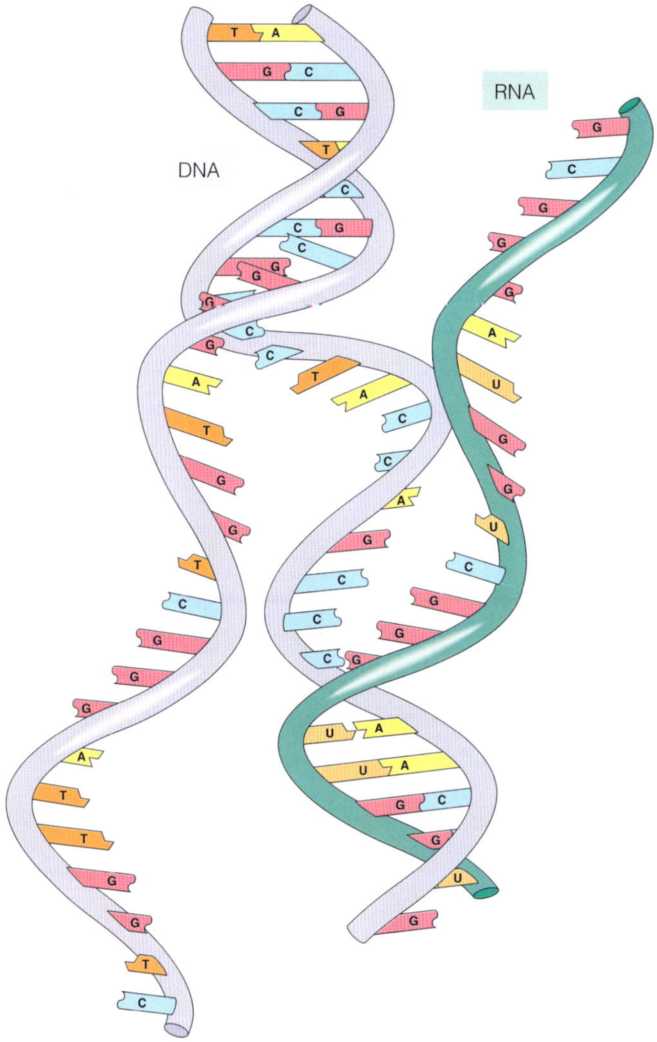

FIGURA 3.22 Síntese do RNA (transcrição genética). Observe que apenas uma das duas cadeias de DNA é usada para formar uma única molécula de RNA.

Um gene codifica para uma cadeia de polipeptídeo. Cada gene está em uma cadeia de DNA que tem vários milhares de pares de nucleotídeos. Para que o código genético seja transferido para a síntese de proteínas específicas, o código do DNA precisa primeiro ser transcrito em código de RNA (fig. 3.22) o que é executado pelo DNA que dirige a síntese do RNA, ou **transcrição genética**.

Durante a síntese de RNA, a enzima *RNA polimerase* quebra a fraca ligação de hidrogênio entre pares de bases do DNA. Isso não ocorre ao longo de toda extensão do DNA, mas apenas nas regiões que estão para serem transcritas (há seqüências de bases que codificam para "iniciar" e "parar"). A dupla cadeia de DNA, contudo, separa-se nestas regiões de forma que as bases livres podem emparelhar com bases complementares de RNA-nucleotídeo que estão livremente acessíveis no núcleo.

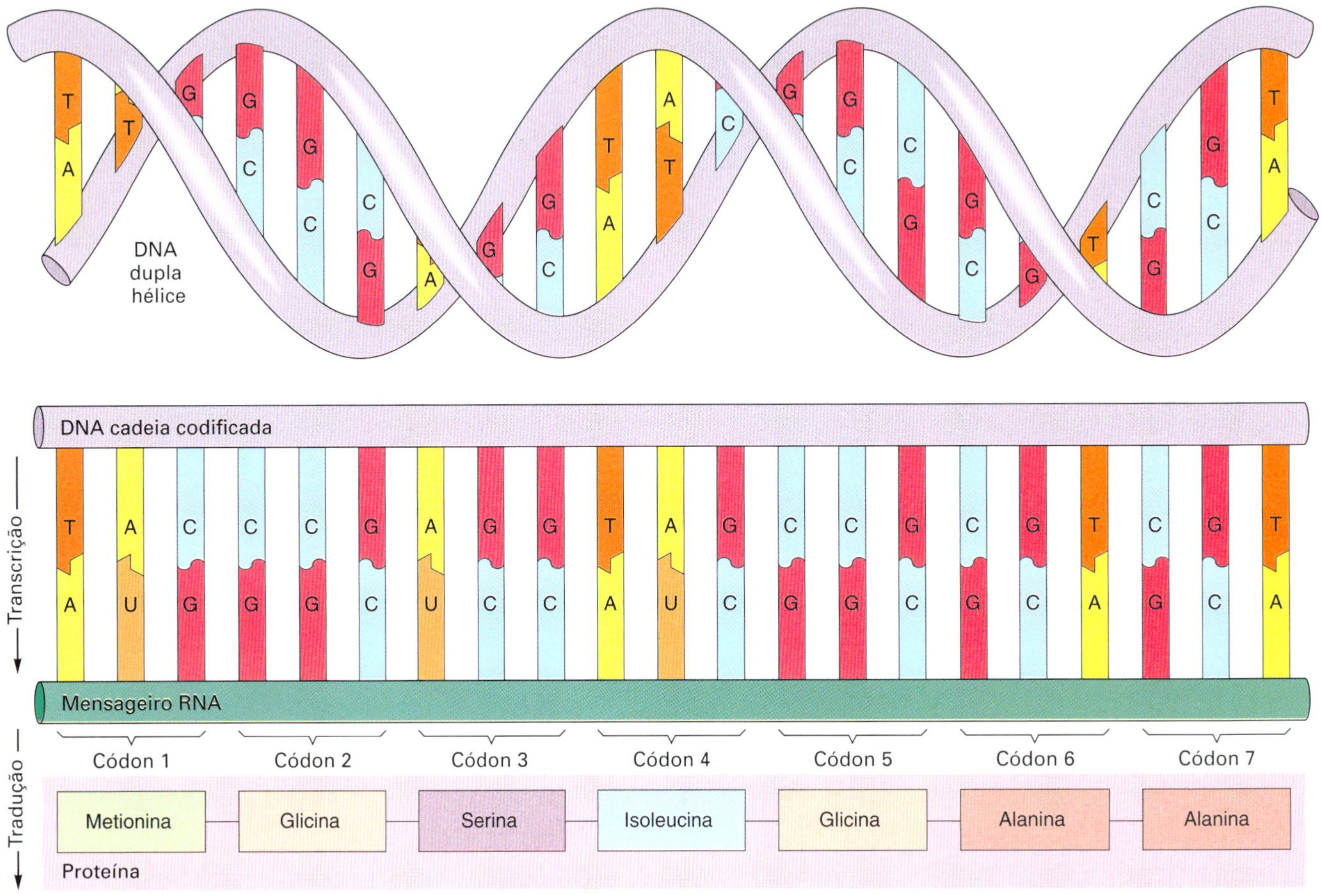

FIGURA 3.23 O código genético é inicialmente transcrito em base triplete (códons) em RNAm e em seguida traduzido em seqüência específica de aminoácidos para uma proteína.

Este pareamento de bases segue a lei de pareamento de bases complementares: guanina une com citosina (e vice-versa), e adenina une com uracil (porque uracil em RNA é equivalente a timina em DNA). Na síntese do RNA, somente uma das duas cadeias livres de DNA serve como guia (veja fig. 3.22). Uma vez que uma molécula de RNA foi produzida, destaca-se da cadeia de DNA na qual foi formada. Esse processo pode continuar indefinidamente, produzindo muitos milhares de cópias de RNA por transcrição da cadeia de DNA. Quando o gene não for mais transcrito, a cadeia separada de DNA pode retroceder em sua forma helicoidal.

No caso de pré-RNAm, a molécula acabada é alterada depois da síntese. No interior do pré-RNAm estão regiões não codificadas conhecidas como *íntrons*. Os íntrons são removidos pela ação de enzimas, e as regiões codificadas são então entrelaçadas de forma que possam dirigir a síntese de uma proteína específica.

Síntese de Proteína

Uma vez produzido, o RNAm deixa o núcleo e entra no citoplasma onde se fixa aos ribossomos. O RNAm passa por vários ribossomos para formar um polirribossomo, ou polissomo para os menores. A associação de RNAm com ribossomos é necessária para a **tradução genética** – a produção de proteínas específicas de acordo com o código contido na seqüência de bases do RNAm.

Funções dos Códons e Anticódons

Cada molécula de RNAm contém várias centenas de nucleotídeos, dispostos em determinada seqüência de bases complementares que emparelham com o DNA durante a transcrição genética (síntese de RNA). Cada três bases, ou base triplete, é uma "palavra código" chamada **códon** – para um aminoácido específico. Exemplos de códons e aminoácidos de "tradução" estão expostos na figura 3.23. Quando o RNAm se move através do ribossomo, a seqüência de códons é transferida em uma seqüência de aminoácidos específicos no interior de uma cadeia crescente de polipeptídeos.

A tradução dos códons é realizada através da transferência de RNA (RNAt) e de determinadas enzimas. Uma das extremidades de cada RNAt contém o **anticódon**. O anticódon consiste em três nucleotídeos que são complementares para um códon específico em RNAm. Enzimas no citoplasma da célula unem ami-

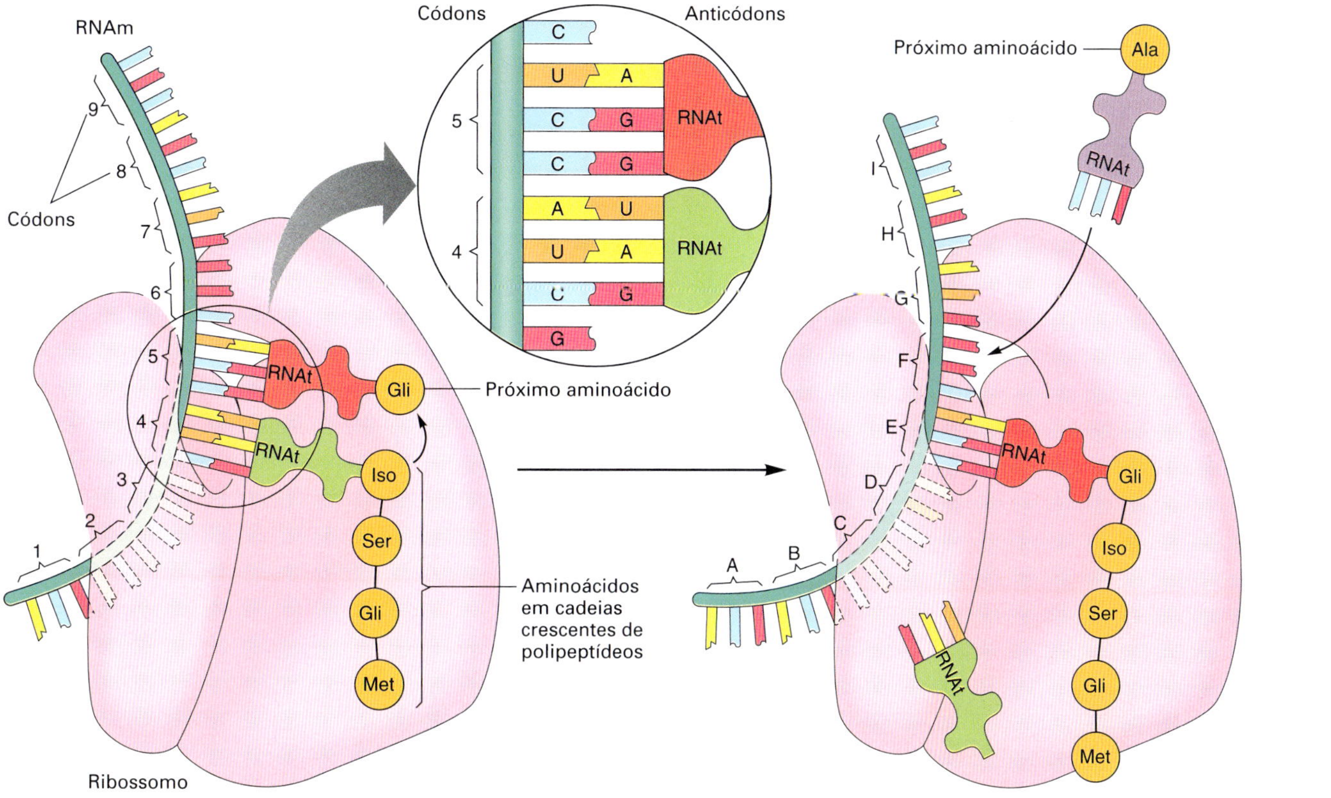

FIGURA 3.24 As ações de RNAm e RNAt na tradução genética. As abreviaturas de três letras para os aminoácidos nas cadeias crescentes de polipeptídeos representam os aminoácidos indicados na figura 3.23.

noácidos específicos às extremidades do RNAt, de forma que um RNAt com um determinado anticódon é sempre ligado a um aminoácido específico. Há 20 variedades diferentes de enzimas sintetases – uma para cada tipo de aminoácido. Cada sintetase necessita não só reconhecer o seu aminoácido específico, mas precisa também poder ligar este aminoácido ao RNAt determinado que tem o anticódon correto para aquele aminoácido. Cada uma das moléculas de RNAt no citoplasma de uma célula está assim ligado a um aminoácido específico e é capaz de se ligar por seu anticódon de base triplete com um códon específico em RNAm.

Formação de um Polipeptídeo

Os anticódons de RNAt ligam-se aos códons de RNAm quando o RNAm move-se através do ribossomo. Como cada molécula de RNAt leva um aminoácido específico, a ligação destes aminoácidos com peptídeos formam um polipeptídeo cuja seqüência de aminoácidos foi determinada pela seqüência de códons em RNAm.

O primeiro e o segundo RNAt juntam o primeiro e segundo aminoácidos, e um peptídeo liga-se entre eles. O primeiro aminoácido então se destaca de seu RNAt, de forma que um dipeptídeo está unido por um segundo aminoácido ao segundo RNAt. Quando o terceiro RNAt liga-se ao terceiro códon, o aminoácido forma um peptídeo ligado com o segundo aminoácido (que se destaca de seu RNAt). Um tripeptídeo é assim fixo pelo terceiro aminoácido ao terceiro RNAt. A cadeia de polipeptídeos prolonga-se quando aminoácidos novos são acrescentados à sua extremidade crescente (fig. 3.24). A cadeia de polipeptídeos está sempre ligada por meio de um RNAt à cadeia de RNAm, e esta molécula de RNAt é sempre aquela que foi acrescentada ao último aminoácido do polipeptídeo crescente.

Quando a cadeia de polipeptídeos torna-se mais longa, interações entre seus aminoácidos causam o encadeamento e a torção em uma hélice (estrutura secundária) e dobram em torno de si mesmo (estrutura terciária). Ao término desse processo, a nova proteína destaca-se do RNAt quando o último aminoácido é acrescentado.

Ciclo da Célula e Divisão Celular

Ciclo da célula é a série de mudanças que uma célula apresenta desde que é formada até completar uma divisão e se autoreproduzir. **Interfase** é o primeiro período do ciclo, da formação da célula ao começo da divisão da célula (fig. 3.25). Durante a interfase, a célula cresce, realiza atividades metabólicas e se prepara para divisão.

A interfase é dividida nas **fases G1**, **S** e **G2**. Durante a fase G1 (primeiro crescimento), a célula cresce rapidamente e está metabolicamente ativa. A duração de G1 varia consideravelmente nos diferentes tipos de células e pode durar apenas horas

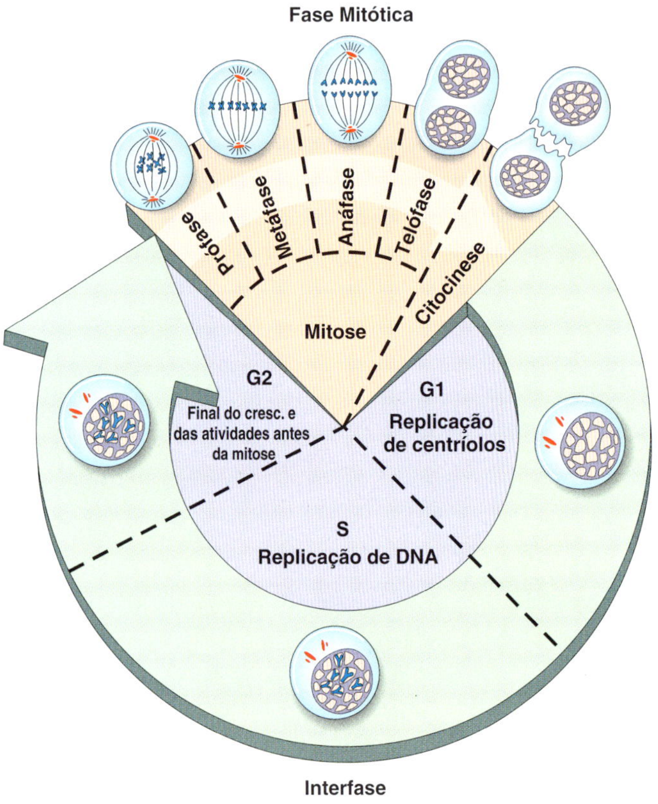

FIGURA 3.25 A interfase e a fase mitótica são as duas principais divisões do ciclo da célula. Durante a fase mitótica, a divisão nuclear é seguida pela divisão do citoplasma e formação de duas células filhas.

em células que têm divisão rápida, ou pode levar dias ou até mesmo anos para outras células. No término de G1, os centríolos replicam preparando-se para o seu papel na divisão celular. Durante a fase S (sintética), o DNA no núcleo da célula replica, de forma que as duas células futuras receberão cópias idênticas do material genético. Durante a fase G2 (segundo crescimento), as enzimas e outras proteínas necessárias ao processo de divisão são sintetizadas, e a célula continua crescendo.

A divisão de uma célula é conhecida como **fase mitótica**, ou simplesmente **fase M** (fig. 3.25). A fase mitótica é dividida em mitose e citocinese. **Mitose** é o período de um ciclo da célula durante o qual há divisão nuclear e os cromossomos duplicados se separam para formar dois núcleos de filhas geneticamente idênticas. O processo da mitose se realiza em quatro fases sucessivas, cada fase passando para a seguinte sem distinções estruturais agudas. Essas fases são *prófase*, *metáfase*, *anáfase* e *telófase* (fig. 3.26). **Citocinese** é a divisão do citoplasma que acontece durante a telófase.

citocinese: G. *kytos*, cavidade; *kinesis*, movimento

Células altamente especializadas, como células musculares e nervosas, não replicam depois do nascimento, e se morrem, em conseqüência de doenças, lesões, ou mesmo desuso, não são substituídas e pode se formar tecido cicatricial. Células nervosas são especialmente vulneráveis a lesões por falta de oxigênio, álcool e várias outras drogas.

Avaliação de Conhecimentos

14. Explique por que a molécula de DNA é descrita como uma dupla hélice.
15. Descreva as várias formas de RNA e comente como RNA dirige a síntese da proteína.
16. Faça uma relação das fases do ciclo de vida de uma célula e descreva os eventos principais que ocorrem durante cada fase.
17. Explique por que a mitose é um processo biológico importante.

CONSIDERAÇÕES CLÍNICAS

Adaptação Celular

O potencial mitótico está, aparentemente, incluído na especialização da estrutura e na função celular. Certas células não necessitam mais de divisão uma vez que o órgão para o qual elas contribuem torna-se funcional. Outras, como parte de suas especializações, exigem mitoses contínuas para manter um órgão saudável. Assim, no adulto, encontram-se algumas células que se dividem continuamente, algumas se dividem ocasionalmente, e outras não se dividem mais. Por exemplo, células da epiderme, células hemocitopoiéticas e células que revestem o lume do trato gastrointestinal dividem-se continuamente ao longo da vida. Células no interior de órgãos especializados, como fígado ou rins, dividem-se quando houver necessidade. Ocorrendo a morte da célula, naturalmente, por doença, trauma cirúrgico ou lesão pode haver necessidade de mitoses nesses órgãos. Entretanto outras células, como as musculares ou nervosas, perdem sua capacidade mitótica quando se diferenciam. Os traumatismos nestas células freqüentemente causam perda permanente da função.

Embora os fatores que regulam a mitose ainda não estejam claros, evidências sugerem que a capacidade mitótica seja controlada geneticamente e, mesmo para aquelas células que se dividem, o número de divisões é predeterminado. Se isto for verdade, pode se justificar o processo de envelhecimento. Tensão física, nutrição e hormônios decididamente repercutem na atividade mitótica. Pensa-se que a atividade de replicação das células possa ser controlada por um mecanismo de retroalimentação envolvendo a liberação de uma *substância inibidora do crescimento*. Tal substância poderia reduzir a velocidade ou inibir as divisões celulares e o crescimento de determinados órgãos uma vez que eles tenham já acumulado um certo número de células ou tenham alcançado um certo tamanho.

Com exceção das células em superfícies expostas, a maioria das células do corpo está localizada em ambiente bastante homogêneo, onde adaptações continuadas a mudanças não são necessárias

(a) Interfase
- Os cromossomos estão na forma estendida e vistos como cromatina no microscópio eletrônico.
- O núcleo é visível.

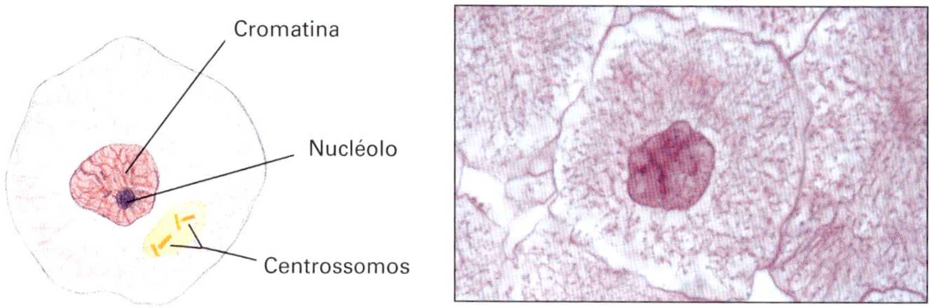

(b) Prófase
- Os cromossomos são vistos constituídos por duas cromátides ligadas por um centrômero.
- Os centríolos se deslocam, afastando-se para pólos opostos da célula.
- Produzem-se as fibras do fuso que se estendem de cada centrossomo.
- A membrana nuclear começa a se desintegrar.
- O nucléolo não é mais visível.

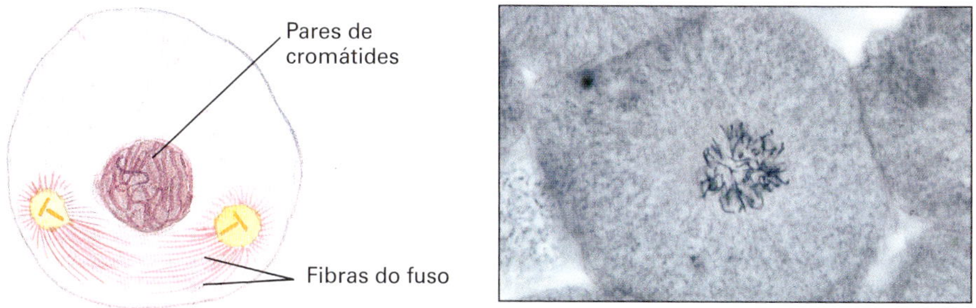

(c) Metáfase
- Os cromossomos estão alinhados no equador da célula.
- As fibras do fuso de cada centríolo ligam-se aos centrômeros dos cromossomos.
- A membrana nuclear desapareceu.

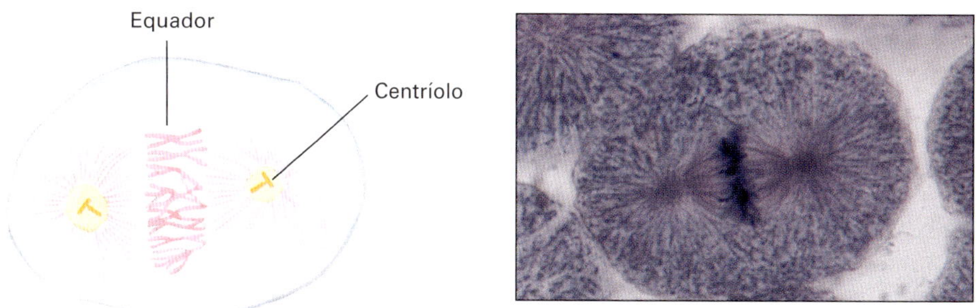

(d) Anáfase
- Os centrômeros se dividem e as cromátides irmãs se separam, sendo puxadas para pólos opostos.

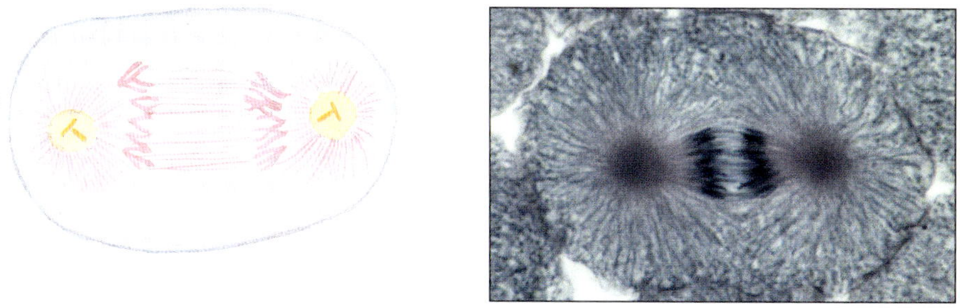

(e) Telófase
- Os cromossomos ficam mais longos, mais finos e menos distantes.
- Forma-se nova membrana nuclear.
- O nucléolo reaparece.
- A divisão celular está quase completa.

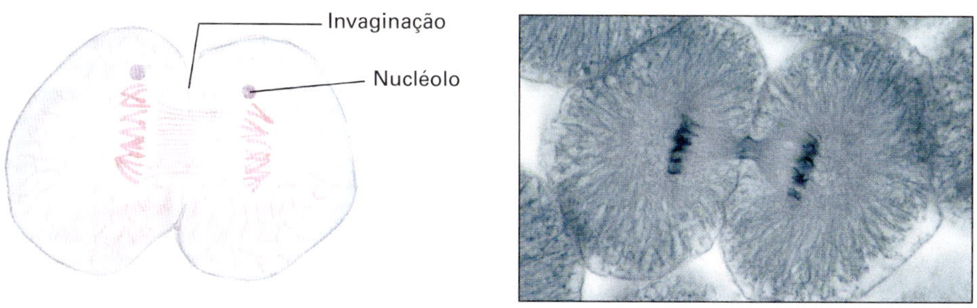

FIGURA 3.26 As fases da mitose.

para a sobrevivência. Contudo, as células têm notável adaptabilidade e poder de recuperação, o que as capacita a resistir em situações que poderiam ser letais se assim não se comportassem. Exposição prolongada à luz solar, por exemplo, estimula a síntese de melanina, bronzeando a pele. Igualmente, fricção mecânica da pele estimula atividade mitótica e a síntese de uma proteína fibrosa, *queratina*, levando à formação de um calo protetor.

As células se adaptam a estímulos potencialmente prejudiciais através de vários mecanismos específicos. **Hipertrofia** refere-se a um aumento no tamanho das células resultado da síntese aumentada de proteínas, ácidos nucléicos e lipídios. **Hipertrofia compensatória** ocorre quando o aumento da demanda metabólica em determinadas células resulta em aumento da massa celular. Exemplos de hipertrofia compensatória incluem o aumento de fibras musculares esqueléticas como resultado de exercício e das fibras musculares cardíacas (coração) ou células do rim por causa de uma demanda de trabalho aumentada. Hipertensão (pressão sangüínea alta) causa hipertrofia das células cardíacas porque elas têm que bombear sangue para vencer pressões elevadas. Após a remoção de um rim doente há um aumento compensatório no tamanho das células do outro rim de maneira que seu peso normal é aproximadamente duplicado. Exemplos de **hipertrofia hormonal** são o tamanho aumentado das mamas e dos músculos lisos do útero em uma mulher grávida.

A **hiperplasia** refere-se ao aumento do número de células formadas como resultado da atividade mitótica aumentada. A remoção de uma porção do fígado, por exemplo, conduz à regeneração, ou hiperplasia, das células restantes do fígado para restabelecer a perda. Mas o mecanismo que ativa a hiperplasia não é conhecido. Em mulheres, um tipo de hiperplasia hormonalmente induzido ocorre nas células do endométrio do útero depois da menstruação que restabelece essa camada adequando-a para uma possível implantação de um embrião.

A **atrofia** refere-se a uma diminuição no tamanho das células e uma diminuição correspondente no tamanho do órgão atingido. A atrofia pode ocorrer nas células de qualquer órgão e pode ser classificada como **atrofia por desuso**, **atrofia por doença**, ou **atrofia pelo envelhecimento (senil).**

Metaplasia é uma alteração celular especializada na qual um tipo de célula transforma-se em outro. Geralmente, isto envolve a mudança de células altamente especializadas em células mais generalizadas, protetoras. Por exemplo, a exposição excessiva à inalação de fumaça causa a mudança de células epiteliais colunares ciliadas que revestem as vias aéreas bronquiais em epitélio estratificado escamoso que é mais resistente à lesão pela fumaça.

Trauma Celular

Tão adaptáveis quanto as células são as alterações do ambiente interno, elas estão sujeitas a lesões pelo envelhecimento e pelas doenças. Se um trauma causar extensa morte celular, esta situação pode se tornar ameaçadora para a vida. Uma pessoa morre quando um órgão vital já não pode executar seu papel metabólico na sustentação do corpo.

Déficit de energia significa que mais energia é necessária para uma célula do que aquela que lhe está disponível. As células podem tolerar certos déficits moderados por causa das várias reservas armazenadas dentro do citoplasma, mas um déficit severo ou prolongado causará a morte da célula. Um déficit de energia ocorre quando as células não têm bastante glicose ou oxigênio para permitir a combustão da glicose. Exemplos de déficits de energia são os baixos níveis de açúcar no sangue (hipoglicemia) e a impermeabilidade da membrana celular à glicose (como no diabetes mellitus). A desnutrição também pode resultar em um déficit de energia. Algumas células podem tolerar uma interrupção no suprimento de oxigênio. As células do encéfalo e do coração têm muita necessidade de oxigênio e uma interrupção do suprimento para esses órgãos pode causar a morte em questão de minutos.

Lesão física das células, outro tipo de trauma, ocorre de vários modos. Temperatura alta (**hipertermia**) geralmente é menos tolerável para as células do que baixa temperatura (**hipotermia**). A freqüência respiratória, a freqüência cardíaca, e o metabolismo aumentam com a hipertermia. Hipertermia continuada causa coagulação das proteínas dentro das células, e eventualmente morte da célula. Nas geladuras, calafrios rápidos ou prolongados causam dano celular. Nas geladuras graves, formam-se cristais de gelo que causam a explosão da célula.

Queimaduras são particularmente significantes se elas lesam as camadas da pele mais profundas que interferem na atividade mitótica das células (veja fig. 5.20). A preocupação emergencial com as queimaduras, porém, é o efeito devastador de perda líquida e infecção das membranas celulares traumatizadas.

Envenenamento acidental e suicídio por conta de overdose de drogas são responsáveis por grande número de mortes nos Estados Unidos e em outros lugares. **Drogas e venenos** podem causar disfunção celular pela ruptura da replicação de DNA, transcrição de RNA, sistemas de enzimas ou atividade da membrana celular.

Radiações causam um tipo de trauma celular que tem efeito cumulativo. Quando são administrados raios X com finalidades terapêuticas (radioterapia), são enfocadas pequenas doses na área do tumor durante muitos dias para prevenir dano celular difuso. Algumas células são mais sensíveis à radiação do que outras. Células imaturas ou mitoticamente ativas são altamente sensíveis, enquanto as células que já não estão mais crescendo, como neurônios e células musculares, não são tão vulneráveis às lesões por radiação.

Agentes infecciosos, ou **patogênicos**, também causam disfunção celular. Vírus e bactérias são os patogênicos mais comuns. Os vírus geralmente invadem e destroem as células quando se reproduzem. Por outro lado, as bactérias geralmente não invadem células mas freqüentemente as envenenam com os seus resíduos metabólicos tóxicos.

Genética Médica

A **genética médica** é um ramo da medicina relacionado com as doenças que têm uma origem genética. Fatores genéticos incluem anormalidades no número ou na estrutura de cromossomos e

hipertrofia: G. *hyper*, acima; *trophe*, nutrição
hiperplasia: G. *hyper*, acima; *plasis*, molde
atrofia: G. *a*, sem; *trophe*, nutrição
metaplasia: G. *meta*, entre; *plasis*, molde

genes mutantes. Doenças genéticas constituem um grupo diverso de patologias, incluindo malformações de células sangüíneas (anemia falciforme), doenças de coagulação sangüínea (hemofilia) e retardo mental (síndrome de Down).

Anormalidades cromossômicas ocorrem em aproximadamente 0,6% das crianças nascidas vivas. A maioria (70%) é leve, não causando nenhum problema, e geralmente não é detectada. Alterações estruturais no DNA que passam dos pais para os seus descendentes por meio de células do sexo são chamadas **mutações**. Mutações ocorrem naturalmente ou são induzidas ambientalmente por substâncias químicas ou radiações. As mutações naturais não são bem entendidas. Aproximadamente 12% de todas as malformações congênitas são causadas por mutações e provavelmente ocorrem por uma interação de fatores genéticos e ambientais. Muitos desses problemas podem ser previstos conhecendo a genealogia genética prospectiva dos pais e podem ser evitados mediante aconselhamento genético. **Teratologia** é a ciência relacionada com os defeitos do desenvolvimento e o diagnóstico, o tratamento e a prevenção de malformações.

Problemas genéticos são causados, ocasionalmente, por número menor ou maior de cromossomos. A ausência de um cromossomo inteiro é chamada **monossomia**. Embriões com monossomia em geral morrem. As pessoas com a **síndrome de Turner** têm apenas um cromossomo X e apresentam uma chance melhor de sobrevivência do que aquelas que perdem um dos outros cromossomos. **Trissomia** é uma situação genética na qual um cromossomo extra está presente e freqüentemente ocorre mais que a monossomia. A mais conhecida entre as trissomias é a **síndrome de Down**.

Em uma tentativa para entender melhor a genética médica, o Congresso lançou em 1988 o *Projeto Genoma Humano* com a ambiciosa meta de mapear completamente o genoma humano. Os cientistas estão atualmente próximos de determinar a seqüência exata das bases com as quais os 3 bilhões de pares de bases estão organizados para formar os cinquenta a cem mil genes do genoma haplóide humano de um espermatozóide ou óvulo. O conhecimento dessa informação propiciará os referenciais definitivos para o diagnóstico e tratamento das quatro mil doenças genéticas conhecidas como diretamente causadas por determinados genes anormais.

Câncer

O **câncer** refere-se a um grupo complexo de doenças caracterizadas por replicação descontrolada de células. A proliferação rápida de células resulta na formação de uma **neoplasia**, ou nova massa celular. Neoplasias, freqüentemente chamadas de *tumores*, são classificadas em benignas e malignas com base nas suas características citológicas e histológicas. **Neoplasias benignas** geralmente crescem lentamente e se limitam a uma determinada área. Estes tipos geralmente não constituem ameaça para a vida a não ser que cresçam muito em órgãos vitais como o encéfalo. **Neoplasias malignas** (fig. 3.27) crescem rapidamente e dão **metástases** (fragmentam-se e se disseminam) facilmente por via linfática ou sangüínea. A neoplasia maligna original é chamada de *tumor primário* e os tumores novos, ou tumores metastáticos, são chamados *tumores secundários*.

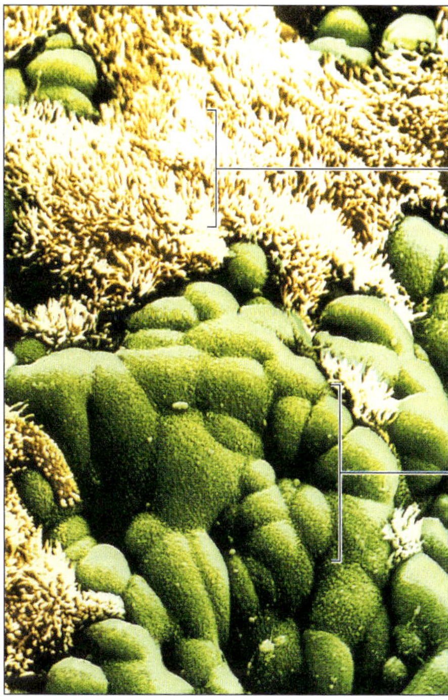

FIGURA 3.27 Micrografia eletrônica de células cancerosas do tracto respiratório (59.800×).

As células cancerosas parecem tipos de células indiferenciadas ou primordiais. Geralmente elas não amadurecem antes de se dividir e não são capazes de manter função de célula normal. O câncer causa a morte quando um órgão vital regride por causa da competição das células cancerosas por espaço e por nutrientes.

Os vários tipos de cânceres são classificados de acordo com o tecido no qual eles se desenvolvem. Por exemplo, o linfoma é um câncer de tecido linfóide; câncer osteogênico é um tipo de câncer ósseo; mieloma é câncer da medula óssea; e sarcoma é um termo geral para qualquer câncer de células do tecido conjuntivo.

A etiologia (causa) dos cânceres é grandemente desconhecida. Contudo, fatores desencadeantes, ou carcinógenos, como vírus, substâncias químicas, ou irradiação, podem provocar o desenvolvimento de câncer. Por exemplo, o fumo do cigarro causa o desenvolvimento de vários cânceres respiratórios. A tendência para desenvolver outros tipos de cânceres tem base genética. Alguns pesquisadores pensam que a tensão fisiológica pode promover certos tipos de atividade cancerosa. Como as causas de cânceres não são bem conhecidas, dá-se ênfase na descoberta precoce com pronto tratamento.

mutação: L. *mutare*, mudar

teratologia: G. *teras*, monstro; *logos*, estudo

síndrome de Turner: de Henry H. Turner, endocrinologista americano, 1892-1970

síndrome de Down: de John L. H. Down, médico inglês, 1828-1896

carcinogênico: G. *karkinos*, câncer

Envelhecimento

Embora haja indicadores externos evidentes de envelhecimento – embranquecimento e perda de cabelo, enrugamento da pele, perda de dentes e diminuição da massa muscular – as mudanças no interior das células em conseqüência do envelhecimento não são tão evidentes e não são bem conhecidas. Certas organelas se alteram com a idade. As mitocôndrias, por exemplo, podem mudar em estrutura e número e o aparelho de Golgi pode fragmentar. Também, vacúolos de lipídios tendem a se acumular no citoplasma e as reservas de alimento citoplasmático que contêm glicogênio diminuem.

A cromatina e os cromossomos no interior do núcleo mostram mudanças com o envelhecimento, como aglutinação, encolhimento, ou fragmentação com divisões mitóticas repetidas. Há fortes evidências que certos tipos de célula têm um número predeterminado de divisões mitóticas que são geneticamente controladas e determinam assim a vitalidade e a longevidade de um órgão. Se isto for verdade, identificar e manipular geneticamente o "gene do envelhecimento" poderia ser possível.

Substâncias extracelulares também mudam com a idade. Filamentos de proteína do colágeno e da elastina mudam em qualidade e número em tecidos envelhecidos. A elastina desempenha um papel importante nas paredes das artérias, e sua deterioração está associada com doenças vasculares como arterioesclerose em pessoas idosas.

Resposta do Estudo de Caso Clínico

Dando uma substância que compete com a enzima álcool desidrogenase pode-se inibir a reação que forma o metabólito tóxico do etileno glicol. Assim, infundindo uma dose quase intoxicante de álcool pode-se poupar os rins de lesões. O etileno glicol é em seguida excretado de forma inócua.

Resumo do Capítulo

Introdução à Citologia (p. 49)

1. Célula é a unidade estrutural e funcional do corpo. A função celular relaciona-se com o metabolismo e o estudo das células denomina-se citologia.
2. A função celular depende de membranas específicas e organelas características de cada tipo de célula.
3. Todas as células apresentam modificações estruturais que se aplicam aos objetivos funcionais.

Química Celular (pp. 50-52)

1. Quatro elementos (oxigênio, carbono, hidrogênio e nitrogênio) constituem acima de 95% da massa do corpo e estão ligados para formar compostos inorgânicos e orgânicos.
2. A água é o composto inorgânico mais abundante das células e é um excelente solvente.
   (a) A água é importante no controle da temperatura e na hidrólise.
   (b) Desidratação, uma situação em que a perda de líquidos excede a entrada de líquidos, pode ser um sério problema – especialmente nas crianças.
3. Eletrólitos são compostos inorgânicos que formam íons quando dissolvidos na água.
   (a) As três classes de eletrólitos são ácidos, bases e sais.
   (b) Eletrólitos são importantes na manutenção do pH, na condução da corrente elétrica e na regulação das atividades das enzimas.
4. Proteínas são compostos orgânicos que podem existir isoladamente ou conjugadas com outros compostos.
   (a) As proteínas são importantes componentes estruturais do corpo e são necessárias para o crescimento, os reparos e a divisão das células.
   (b) Enzimas e hormônios são exemplos de proteínas especializadas.
5. Carboidratos são compostos orgânicos que contêm carbono, hidrogênio e oxigênio, na razão de 2 hidrogênios para 1 oxigênio.
   (a) O grupo dos carboidratos inclui amido e açúcares.
   (b) Carboidratos são a fonte mais abundante de energia celular.
6. Lipídios são gorduras orgânicas e substâncias relacionadas com gorduras.
   (a) Lipídios são formados principalmente por carbono, hidrogênio e oxigênio.
   (b) Os lipídios servem como uma importante fonte de energia, formam partes das membranas e protegem e isolam várias partes do corpo.

Estrutura Celular (pp. 52-64)

1. A célula é formada de uma membrana celular, citoplasma, organelas e núcleo.
2. A membrana celular, formada por moléculas de fosfolipídios e proteínas, envolve o conteúdo da célula e regula a passagem de substâncias para dentro e para fora da célula.
   (a) A permeabilidade da membrana celular depende de sua estrutura, do tamanho das moléculas, da carga iônica, da solubilidade em lipídios e da presença de moléculas transportadoras.
   (b) As membranas celulares podem ser especializadas com estruturas como microvilos, vesículas e células pêlos.
3. O citoplasma refere-se ao material situado entre a membrana celular e o núcleo. Nucleoplasma é o material do interior do núcleo. Protoplasma é um termo comum para citoplasma e nucleoplasma.
4. Organelas são componentes especializados no interior do citoplasma das células.
   (a) Retículo endoplasmático forma um arcabouço no interior do citoplasma e fornece o local para fixação dos ribossomos. Atua na síntese dos lipídios e proteínas e no transporte celular.
   (b) Ribossomos são partículas de proteínas e RNA que funcionam na síntese de proteínas. As partículas de proteínas podem ser usadas no interior da célula ou secretadas.
   (c) O aparelho de Golgi consiste em vesículas membranosas que sintetizam glicoproteínas e secretam lipídios. O aparelho de Golgi é abundante em células secretoras, como as do pâncreas e glândulas salivares.
   (d) Mitocôndrias são bolsas membranosas que consistem em camadas mitocondriais externa e interna e extensões membranosas pregueadas da camada interna que se chamam

cristas. As mitocôndrias produzem ATP e são chamadas "*powerhouses*" da célula. Mitocôndrias faltam nos espermatozóides e nos glóbulos vermelhos.
(e) Lisossomos são corpos esféricos que contêm enzimas digestivas. São abundantes nos glóbulos brancos fagocíticos.
(f) Peroxissomos são bolsas membranosas que contêm enzimas e são abundantes nos rins e no fígado. Algumas das enzimas dos peroxissomos geram peróxido de hidrogênio e, uma delas, a catalase, decompõe o excesso de peróxido de hidrogênio.
(g) O centrossomo é a área densa do citoplasma próximo ao núcleo que contém os centríolos. O pareamento dos centríolos desempenha importante papel na divisão celular.
(h) Vacúolos são vesículas membranosas que funcionam como câmaras de armazenamento.
(i) Fibrilas e microtúbulos propiciam sustentação na forma do citoesqueleto.
(j) Cílios e flagelos são projeções da célula que têm a mesma estrutura básica e que funcionam na produção de movimentos.

5. O núcleo da célula é envolvido por uma membrana nuclear que controla os movimentos das substâncias entre o nucleoplasma e o citoplasma.
   (a) Os nucléolos são pequenos corpos de proteínas e RNA no interior do núcleo que produzem ribossomos.
   (b) Cromatina é uma fibra espiralada de proteína e DNA que se encurta para formar cromossomos durante a reprodução celular.
6. Os nucleotídeos no DNA consistem em açúcar desoxirribose, fosfato e uma das quatro bases nitrogenadas: adenina, guanina, citosina ou timina. De acordo com a lei de pareamento de bases complementares, as bases são específicas em suas ligações; adenina liga com timina e guanina liga com citosina.
7. RNA contém o açúcar ribose (em vez de desoxirribose) e a base uracil (em lugar de timina). As três formas principais de RNA são RNAm, RNAt e RNAr.
8. O código genético em RNAm consiste em três bases chamadas códons. Códons ligam-se aos anticódons que são três bases em RNAt.
9. Cada tipo de RNAt está ligado a um tipo específico de aminoácido, que o RNAt traz para a cadeia crescente de polipeptídeos.

Ciclo da Célula (pp. 65-70)

1. O ciclo da célula consiste em crescimento, síntese e mitose.
   (a) Crescimento é o aumento da massa celular que resulta de seu metabolismo. Síntese é a produção de DNA e RNA para regular a atividade celular. Mitose é a divisão do núcleo e do citoplasma da célula que resulta na formação de duas células diplóides.
   (b) A mitose permite um aumento no número de células (crescimento do corpo) e permite a substituição de células lesadas, doentes ou esgotadas pelo uso.
2. Uma molécula de DNA está na forma de dupla hélice. A unidade estrutural da molécula é um nucleotídeo, que consiste em desoxirribose (açúcar), fosfato e uma base nitrogenada.
3. A divisão celular consiste em uma divisão de cromossomos (mitose) e uma divisão do citoplasma (citocinese). As fases da mitose incluem prófase, metáfase, anáfase e telófase.

Atividades de Revisão

Questões Objetivas

1. Compostos inorgânicos que formam íons quando dissociados na água são
   (a) hidrólitos (d) ionizados
   (b) metabólitos (e) ácidos nucléicos
   (c) eletrólitos
2. Os quatro elementos que compõem acima de 95% do corpo são
   (a) oxigênio, potássio, hidrogênio, carbono
   (b) carbono, sódio, nitrogênio, oxigênio
   (c) potássio, sódio, magnésio, oxigênio
   (d) carbono, oxigênio, nitrogênio, hidrogênio
   (e) oxigênio, carbono, hidrogênio, enxofre
3. Quais organelas contêm fortes enzimas hidrolíticas?
   (a) lisossomo
   (b) aparelho de Golgi
   (c) ribossomo
   (d) vacúolo
   (e) mitocôndria
4. Células ciliadas ocorrem
   (a) na traquéia (c) nos bronquíolos
   (b) nos ductos deferentes (d) nas tubas uterinas
   (e) em todos acima
5. Osmose relaciona-se com os movimentos de
   (a) gases (c) somente oxigênio
   (b) somente água (d) a e c
6. A fase da mitose na qual os cromossomos se alinham no equador (plano equatorial) da célula é chamada
   (a) interfase (d) anáfase
   (b) prófase (e) telófase
   (c) metáfase
7. A fase da mitose na qual as cromátides se separam é chamada
   (a) interfase (d) anáfase
   (b) prófase (e) telófase
   (c) metáfase
8. A organela que combina proteína com carboidratos e os guarda no interior de vesículas para secreção é
   (a) o aparelho de Golgi
   (b) o retículo endoplasmático rugoso
   (c) o retículo endoplasmático liso
   (d) o ribossomo
9. As amplas fibras musculares esqueléticas que resultam de um aumento do trabalho de demanda servem para exemplificar
   (a) atrofia por desuso
   (b) hipertrofia compensatória
   (c) metaplasia
   (d) inércia
10. Regeneração das células do fígado é um exemplo de
   (a) hipertrofia compensatória
   (b) hiperplasia
   (c) metaplasia
   (d) hipertrofia
11. Qual das seguintes afirmativas sobre o DNA é *falsa?*
   (a) Está localizado no núcleo.
   (b) Possui dupla cadeia.
   (c) As bases adenina e timina podem se ligar.
   (d) As bases guanina e adenina podem se ligar.
12. Qual das seguintes afirmativas sobre o RNA é *verdadeira?*
   (a) É feito no núcleo.
   (b) Contém o açúcar desoxirribose.
   (c) É uma cópia complementar da molécula inteira de DNA.
   (d) Possui dupla cadeia.

Questões Dissertativas

1. Explique por que o conhecimento da anatomia celular é necessário para compreender a função dos tecidos e órgãos no interior do corpo. Como o estudo das células é importante para compreender as disfunções e as doenças do corpo?
2. Por que a água é um bom meio líquido das células?
3. Qual a semelhança entre proteínas, carboidratos e lipídios? Quais são suas

diferenças? O que são enzimas e hormônios?
4. Descreva a membrana celular. Relacione os vários tipos de movimentos através da membrana celular e dê um exemplo de cada.
5. Descreva, desenhe e relacione as funções do que segue:
   (a) retículo endoplasmático
   (b) ribossomo
   (c) mitocôndria
   (d) aparelho de Golgi
   (e) centríolo
   (f) cílios
6. Defina *compostos inorgânicos* e *orgânicos* e dê exemplos de cada um deles.
7. Defina os termos *protoplasma*, *citoplasma* e *nucleoplasma*. Descreva a posição das membranas associadas com cada uma dessas substâncias.
8. Descreva a estrutura do núcleo e as funções de suas partes.
9. O que é um nucleotídeo? Como se relaciona com a estrutura global do DNA da molécula?
10. Explique a relação entre DNA, cromossomos, cromátides e genes.
11. Descreva como o RNA é produzido e faça uma relação das diferentes formas de RNA.
12. Explique como uma cadeia de DNA pode servir como modelo para a síntese de outra cadeia de DNA.
13. Faça a distinção entre mitose e citocinese. Descreva os principais eventos da mitose e discuta o significado do processo mitótico.
14. Dê exemplos de fatores que contribuem para a hipertrofia, hiperplasia, atrofia e metaplasia celular.
15. Explique como as células respondem a
   (a) déficit de energia
   (b) hipertermia
   (c) queimaduras
   (d) radiação
   (e) patógenos
16. Defina os seguintes termos genéticos: *teratologia*, *monossomia*, *trissomia* e *mutação*.
17. De que modo as células de uma neoplasia diferem das células normais. Como pode uma neoplasia maligna causar a morte?
18. Comente as mudanças celulares e extracelulares que acompanham o envelhecimento.

Questões de Análise Crítica

1. Como é a organização estrutural das células essenciais a um organismo multicelular?
2. Construa uma tabela comparando a estrutura e a função de vários tipos de células. Indique quais organelas seriam de particular importância para cada tipo de célula.
3. Defina *genética médica* e dê exemplos de doenças genéticas. Justifica-se o dispêndio de bilhões de dólares necessários para completar o projeto Genoma Humano? Sim ou não e por quê?
4. O encéfalo está protegido, até certo ponto, pela barreira hematoencefálica – uma membrana entre o sangue circulante e o encéfalo que impede que certas substâncias prejudiciais alcancem o tecido encefálico. Porém, o encéfalo ainda está sujeito a traumas que podem causar edema, semelhante aos edemas de tornozelo nos deslocamentos. Já que o crânio é uma cavidade de tamanho fixo, o edema do encéfalo (inchaço) pode levar rapidamente ao coma e à morte. Conhecendo o que ocorre sobre o movimento da água através de uma membrana, você pode explicar por que o manitol, um tipo de açúcar que não cruza a barreira hematoencefálica, é comumente usado para tratar pacientes que sofreram trauma na cabeça?
5. Seu amigo sabe que você revisou há pouco química celular, e assim pergunta sua opinião sobre sua nova dieta. Em uma tentativa para eliminar os lipídios contidos no tecido gorduroso e assim perder peso, ele eliminou as gorduras completamente da sua dieta e sente que agora está livre para comer tanta comida quanto quiser, desde que consista apenas em carboidratos e proteínas. A lógica de seu amigo está falha? Você o aconselharia a manter esta dieta?

Histologia

4

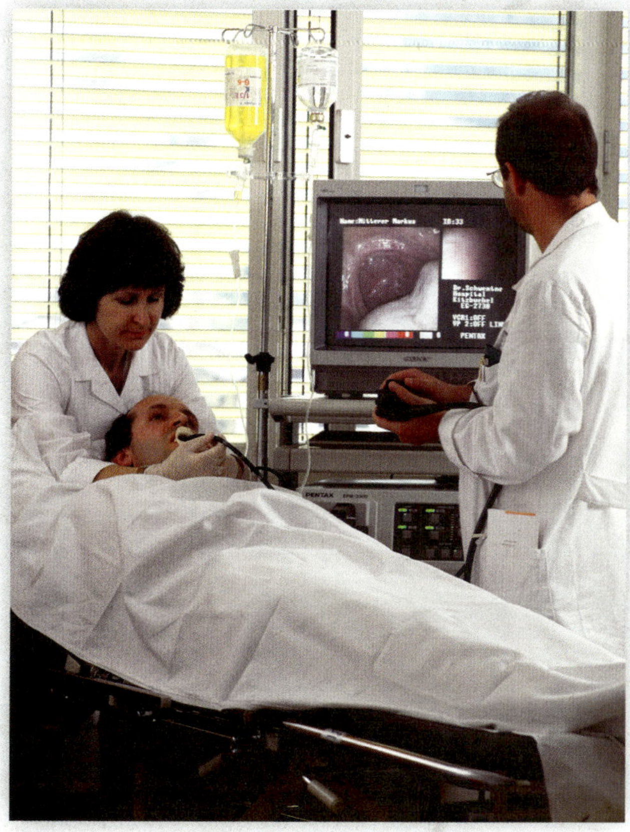

FIGURA: O conhecimento da estrutura e da função dos tecidos do corpo esclarece como eles podem se adaptar para proporcionar proteção aos órgãos do corpo.

Estudo de Caso Clínico

Como estudante do curso médico, você está acompanhando um gastroenterologista que está realizando uma endoscopia superior em um paciente com refluxo gastroesofágico existente há muito tempo (azia). Durante o procedimento, o doutor o interroga sobre quais tipos de células revestem o esôfago. Qual é a sua resposta? Ele recolhe uma biópsia do esôfago inferior logo acima do estômago. Em seguida, o espécime é fixado, você o examina no microscópio e vê uma única camada de células não ciliadas, altas, colunares. Que tipo de tecido você está examinando?

DEFINIÇÃO E CLASSIFICAÇÃO DOS TECIDOS

Histologia é a especialidade da anatomia que envolve o estudo das estruturas microscópicas dos tecidos. Os tecidos são classificados em quatro categorias básicas a partir de suas composições celulares e aspectos histológicos.

Objetivo 1 Definir *tecido* e discutir a importância da histologia.

Objetivo 2 Descrever a relação funcional entre células e tecidos.

Objetivo 3 Fazer uma lista dos quatro tipos principais de tecidos e descrever resumidamente as funções de cada tipo.

Embora as células sejam as unidades estruturais e funcionais do corpo, as células de um organismo multicelular complexo são tão especializadas que não funcionam independentemente. *Tecidos* são agrupamentos de células semelhantes que executam funções específicas. Os vários tipos de tecidos são estabelecidos durante o início do desenvolvimento embrionário. Quando o embrião se desenvolve, formam-se os órgãos a partir de arranjos específicos de tecidos. Muitos órgãos adultos, inclusive o coração, o encéfalo e os músculos, contêm células originais e tecidos que se formaram antes do nascimento, ainda que algumas mudanças funcionais ocorram nos tecidos quando hormônios atuam sobre eles ou quando a eficiência diminui com a idade.

O estudo dos tecidos é chamado de **histologia** e fornece os fundamentos para entender a estrutura e as funções dos órgãos que serão analisadas nos capítulos que se seguirão. Muitas doenças alteram profundamente os tecidos no interior dos órgãos atingidos; portanto, conhecendo a estrutura normal de um tecido, o médico pode reconhecer um tecido anormal. Nas escolas médicas o curso de histologia é comumente seguido por um curso de *patologia*, o estudo dos tecidos anormais em órgãos doentes.

Embora os histologistas empreguem muitas técnicas diferentes nas preparações, nas colorações e nos cortes dos tecidos, são usados apenas dois tipos básicos de microscópios para ver as preparações de tecidos. Os *microscópios de luz* são usados para observar a estrutura global do tecido (fig. 4.1), e os *microscópios eletrônicos*, para observar os detalhes finos do tecido e da estrutura celular. A maioria das fotomicrografias histológicas deste livro pertencem ao nível microscópico de luz. Contudo, onde detalhes estruturais finos forem necessários para compreender uma função determinada, elétron-micrografias foram utilizadas.

Muitas células de tecidos são envolvidas e interligadas por uma ***matriz*** intercelular que as células secretam. A composição da matriz varia de tecido para tecido e pode assumir a forma líquida, semi-sólida ou sólida. Por exemplo, o sangue tem uma matriz líquida que permite que este tecido circule pelos vasos. Contrariamente, as células ósseas estão separadas por uma matriz sólida, que permite que este tecido suporte o corpo.

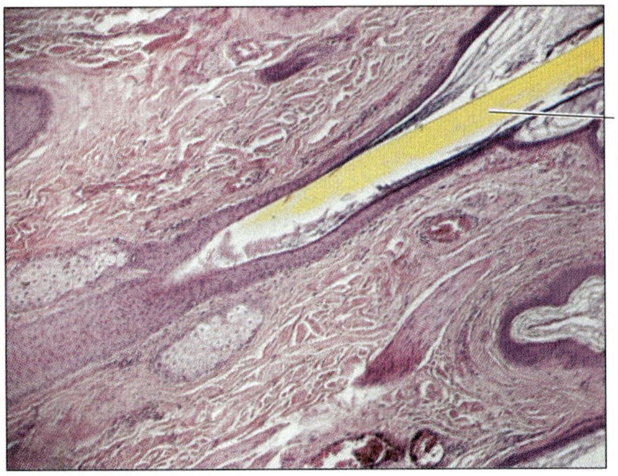

(a)

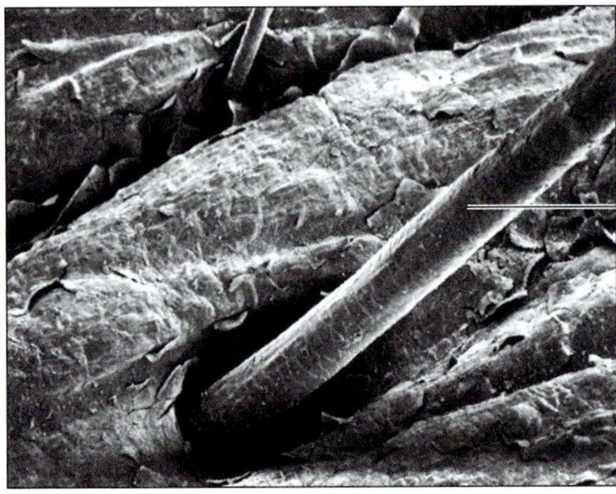

(b)

FIGURA 4.1 A superfície da pele (*a*) aumentada 25 vezes, como é vista em um microscópio composto de luz, e (*b*) aumentada 280 vezes, como é vista em um microscópio eletrônico de varredura (MES).

Os tecidos do corpo são classificados em quatro tipos principais com base na estrutura e na função: (1) *tecido epitelial* que reveste a superfície do corpo, as cavidades do corpo e os ductos, e forma as glândulas; (2) *tecido conjuntivo* que liga, suporta e protege as partes do corpo; (3) *tecido muscular* que se contrai para gerar movimentos; e (4) *tecido nervoso* que inicia e transmite impulsos nervosos de uma parte do corpo para outra.

Avaliação de Conhecimentos

1. Defina *tecido* e explique por que a histologia é importante para o estudo da anatomia, fisiologia e medicina.
2. As células são as unidades funcionais do corpo. Explique como a matriz permite que tipos específicos de células formando tecidos sejam mais eficientes e funcionais.
3. Quais são os quatro tipos principais de tecidos do corpo? Quais são as funções básicas de cada um?

histologia: G. *histos*, tecido; *logos*, estudo

patologia: G. *pathos*, doença; *logos*, estudo

matriz: L. *matris*, mãe

Exposição do Desenvolvimento

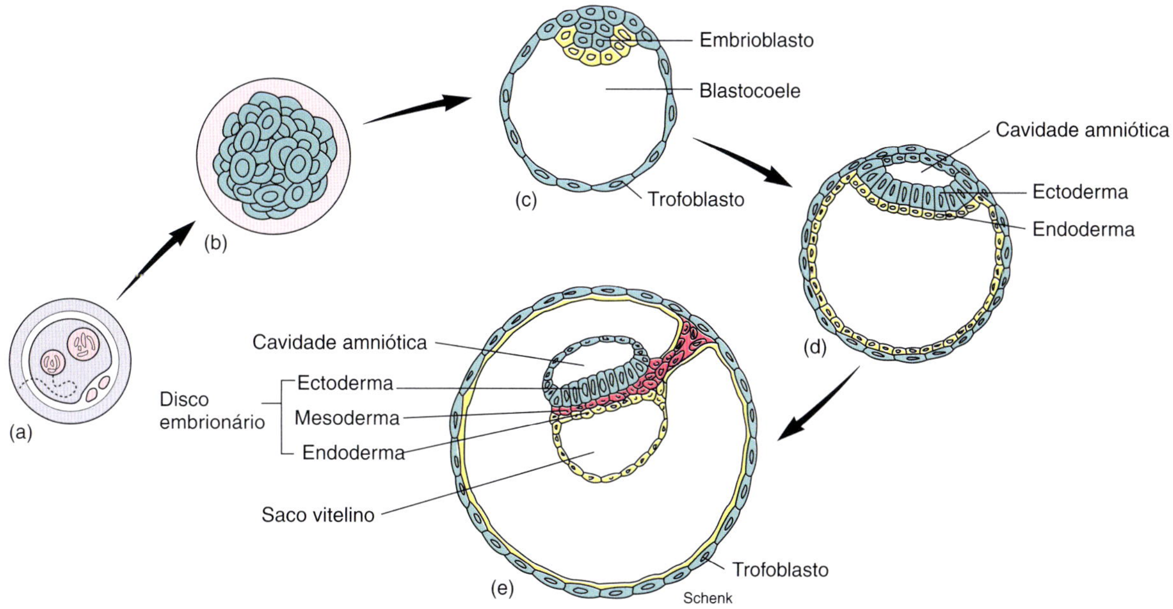

EXIBIÇÃO 1 As fases iniciais do desenvolvimento embrionário. (*a*) Fertilização e formação do zigoto, (*b*) a mórula em torno do terceiro dia, (*c*) blastocisto inicial por ocasião da implantação entre o quinto e o sétimo dia, (*d*) um blastocisto em duas semanas, (*e*) um blastocisto em três semanas mostrando as três camadas germinativas primárias que constituem o disco embrionário.

Os Tecidos

EXPLICAÇÃO

O desenvolvimento pré-natal humano se inicia pela fertilização de um óvulo (ovo) de uma mulher por um espermatozóide do homem. Os cromossomos no interior do núcleo de um *zigoto* (ovo fertilizado) contêm todas as informações genéticas necessárias para a diferenciação e desenvolvimento de todas as estruturas do corpo.

zigoto: G. *zygotos*, gema do ovo

Dentro de 30 horas depois da fertilização, o zigoto sofre uma divisão mitótica quando se movimenta através da tuba uterina em direção ao útero (veja capítulo 22). Depois de mais algumas divisões celulares, a massa embrionária consiste em 16 ou mais células e é chamada de *mórula*, como demonstrado na exibição I. Três ou quatro dias após a concepção, a mórula penetra na cavidade uterina onde permanece solta por aproximadamente três dias. Durante este tempo, o centro da mórula enche-se de líquido absorvido da cavidade uterina. Quando o espaço cheio de líquido se desenvolve dentro da mórula, formam-se dois grupos distintos de células. A camada simples de células que forma a parede ex-

mórula: G. *morus*, amora

(continua)

TECIDO EPITELIAL

Há duas categorias principais de epitélio: membranoso e glandular. Os epitélios membranosos estão localizados no corpo inteiro e formam estruturas como a camada externa da pele; o revestimento interno das cavidades do corpo, tubos e ductos; e o revestimento dos órgãos viscerais. Os epitélios glandulares são tecidos especializados que formam a parte secretora das glândulas.

Objetivo 4 Comparar e contrastar os vários tipos de epitélios membranosos.

Objetivo 5 Analisar as funções dos epitélios membranosos em diferentes locais do corpo.

Objetivo 6 Definir *glândula*, comparar e contrastar os vários tipos de glândulas do corpo.

epitélio: G. *epi*, em cima; *thelium*, cobertura

Características dos Epitélios Membranosos

Epitélios membranosos sempre têm uma superfície livre exposta ou para uma cavidade do corpo, um lume (porção oca de um tubo do corpo), ou para a superfície da pele. Alguns epitélios membranosos são derivados do ectoderma, como a camada externa da pele; alguns, do mesoderma, como o revestimento in-

(continuação)

TABELA 4A Derivados das Camadas Germinativas

Ectoderma	Mesoderma	Endoderma
Epiderme da pele e derivados epidérmicos: pêlos, unhas, glândulas da pele; revestimento das cavidades oral, nasal, anal e vaginal	Músculos: liso, cardíaco, esquelético	Epitélio da faringe, meato acústico, tonsilas, tireóide, paratireóide, laringe, traquéia, pulmões, trato gastrointestinal, bexiga urinária, uretra e vagina
Tecido nervoso; órgãos dos sentidos	Tecido conjuntivo: embrionário, mesênquima, tecido conjuntivo propriamente dito, cartilagem, osso, sangue	Fígado e pâncreas
Lente do bulbo do olho, esmalte dos dentes	Derme da pele; dentina dos dentes	
Glândula hipófise	Epitélio (endotélio) dos vasos sangüíneos, vasos linfáticos, cavidades do corpo, cavidades articulares	
Medula da supra-renal	Órgãos genitais internos	
	Rins e ureteres	
	Córtex supra-renal	

terna é conhecida como **trofoblasto**, e o agrupamento interno de células é conhecido como **embrioblasto**. Com o desenvolvimento posterior, o trofoblasto se diferencia em uma estrutura que formará parte da futura placenta; o embrioblasto deve eventualmente se tornar o embrião. Com o estabelecimento desses dois grupos de células, a mórula torna-se conhecida como **blastocisto**. A implantação do blastocisto na parede uterina começa entre o quinto e o sétimo dia (veja capítulo 22).

Quando o blastocisto completa a implantação durante a segunda semana de desenvolvimento, o embrioblasto sofre marcante diferenciação. Um espaço chamado **cavidade amniótica** forma-se no interior do embrioblasto, adjacente ao trofoblasto. O embrioblasto consiste agora em duas camadas: o **ectoderma** superior, que está muito próximo da cavidade amniótica, e o **endoderma** inferior que margeia a **blastocele** (cavidade blastocística). Em seguida, uma terceira camada chamada **mesoderma** é formada entre o endoderma e o ectoderma. Essas três camadas constituem as **camadas germinativas primárias.**

As camadas germinativas primárias são de grande significado porque todas as células e tecidos do corpo são derivados delas (veja fig. 22.9). Células ectodérmicas formam o sistema nervoso; a camada externa da pele (epiderme), incluindo pêlos, unhas e glândulas da pele; e partes dos órgãos dos sentidos. Células mesodérmicas formam o esqueleto, os músculos, o sangue, os órgãos genitais, a derme da pele e o tecido conjuntivo. Células endodérmicas elaboram o revestimento do trato gastrointestinal, os órgãos digestórios, o trato respiratório e os pulmões, a bexiga urinária e a uretra. Os derivados das camadas germinativas primárias estão resumidos na tabela 4A.

trofoblasto: G. *trophe*, nutrição; *blastos*, gérmen
embrioblasto: G. *embryon*, cheio, inchaço; *blastos*, gérmen
ectoderma: G. *ecto* externo; *derm*, pele
endoderma: G. *endo* interno; *derm*, pele
mesoderma: G. *meso*, meio; *derm*, pele

terno dos vasos sangüíneos; e outros do endoderma, como o revestimento interno do trato digestório (trato gastrointestinal ou trato GI).

Epitélios membranosos podem ter uma ou várias camadas espessas de células. A superfície superior pode estar exposta a gases, como no caso do epitélio dos sistemas tegumentar e respiratório; a líquidos, como nos sistemas circulatório e urinário; ou a semi-sólidos, como no trato gastrointestinal. A superfície profunda da maioria dos epitélios membranosos está ligada a um tecido de sustentação subjacente por uma **membrana basal**, que consiste em glicoproteínas das células epiteliais, uma rede de colágeno e fibras reticulares do tecido conjuntivo subjacente. Com algumas exceções, os epitélios membranosos são avasculares (sem vasos sangüíneos) e devem ser nutridos por difusão do tecido conjuntivo subjacente. As células que compõem os epitélios membranosos são mantidas firmemente juntas, com pouca matriz intercelular entre elas.

Algumas das funções dos epitélios membranosos são bastante específicas, mas certas generalizações podem ser feitas. Epitélios que cobrem ou revestem superfícies fornecem proteção contra agentes patogênicos, lesões físicas, toxinas e ressecamentos. Epitélios que revestem o trato gastrointestinal funcionam na absorção. O epitélio dos rins proporciona a filtração, enquanto o do interior dos alvéolos pulmonares (pequenos sacos de ar) dos pulmões permite a difusão. O *neuroepitélio* é altamente especializado em brotos para o gosto e na região nasal tem a função de quimiorreceptor.

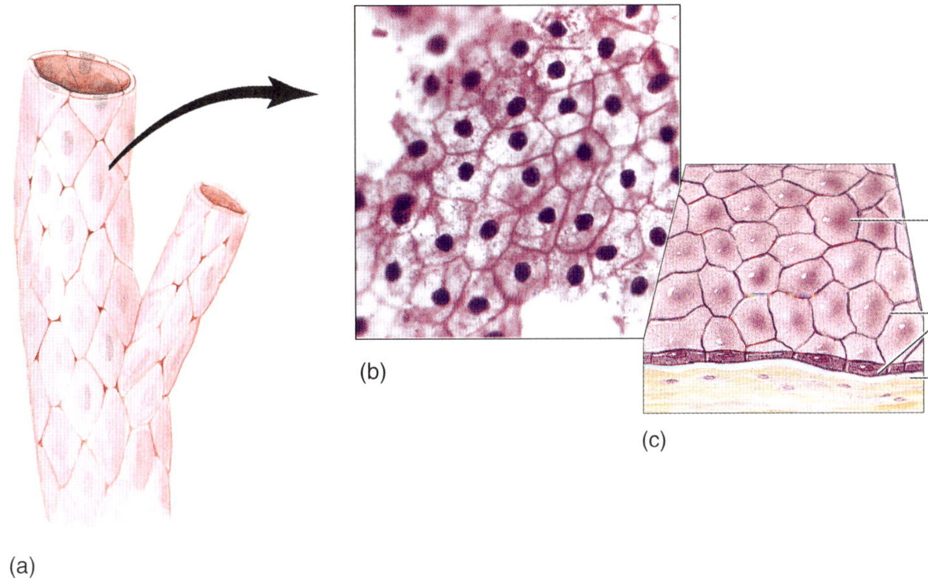

FIGURA 4.2 (*a*) Epitélio simples pavimentoso revestindo o lume dos vasos, onde permite difusão. (*b*) Fotomicrografia deste tecido e (*c*) um diagrama com identificações. O epitélio simples pavimentoso que reveste o lume dos vasos denomina-se endotélio, e aquele que recobre os órgãos viscerais é o mesotélio.

Muitos epitélios membranosos estão expostos a fricção ou a substâncias nocivas do ambiente externo. Por esta razão, tecidos epiteliais apresentam notável capacidade de regeneração. A substituição mitótica da camada externa da pele e do revestimento do trato gastrointestinal, por exemplo, são processos contínuos.

Os epitélios membranosos são histologicamente classificados pelo número de camadas celulares e pela forma das células ao longo da superfície exposta. Os tecidos epiteliais que são compostos por uma camada simples de células são chamados de *simples*; aqueles que possuem várias camadas são os *estratificados*. Células *pavimentosas* são achatadas; células *cúbicas* têm a forma de cubos; e células *colunares* são aquelas em que a altura predomina sobre a largura.

Epitélio Simples

O **tecido epitelial simples** é formado por uma única camada espessa de células e está localizado onde difusão, absorção, filtração e secreção são as funções principais. As células do tecido epitelial simples podem ser finas, achatadas, altas e colunares. Algumas destas células têm cílios que criam correntes para o movimento de materiais através das superfícies das células, e outras têm microvilos que aumentam a área de superfície para absorção.

Epitélio Simples Pavimentoso

O epitélio simples pavimentoso é composto de células achatadas, de forma irregular que estão firmemente ligadas em um padrão semelhante a mosaico (fig. 4.2). Cada célula contém um núcleo oval ou esférico central. Esse epitélio é adaptado para difusão e filtração, e está presente nos alvéolos pulmonares no interior dos pulmões (onde ocorrem as trocas gasosas), em partes dos rins (onde o sangue é filtrado), no lado interno das paredes dos vasos sangüíneos, no revestimento de cavidades do corpo, e nas envolturas das vísceras. O epitélio simples pavimentoso que reveste as paredes internas dos vasos sangüíneos e linfáticos, denomina-se **endotélio** (fig. 4.2b), e aqueles que envolvem os órgãos viscerais, e revestem as cavidades do corpo são chamados de **mesotélio**.

Epitélio Simples Cúbico

O epitélio simples cúbico é composto de uma única camada de células em forma de cubos firmemente ajustadas (fig. 4.3). Esse tipo de epitélio é encontrado revestindo ductos e túbulos que apresentam funções excretoras, secretoras ou de absorção, e está presente na superfície dos ovários, formando uma porção dos túbulos no interior do rim e revestindo os ductos das glândulas salivares e pâncreas.

Epitélio Simples Colunar

O epitélio simples colunar é composto de células altas, colunares (fig. 4.4). A altura das células varia e depende do local e da função do tecido. Cada célula contém um único núcleo que geralmente está localizado perto da membrana basal. Glândulas unicelulares especializadas chamadas **células caliciformes** estão

---

escamoso: L. *squamosus*, escamoso

endotélio: G. *endon*, dentro; *thelium*, cobertura

mesotélio: G. *meso*, meio; *thelium*, cobertura

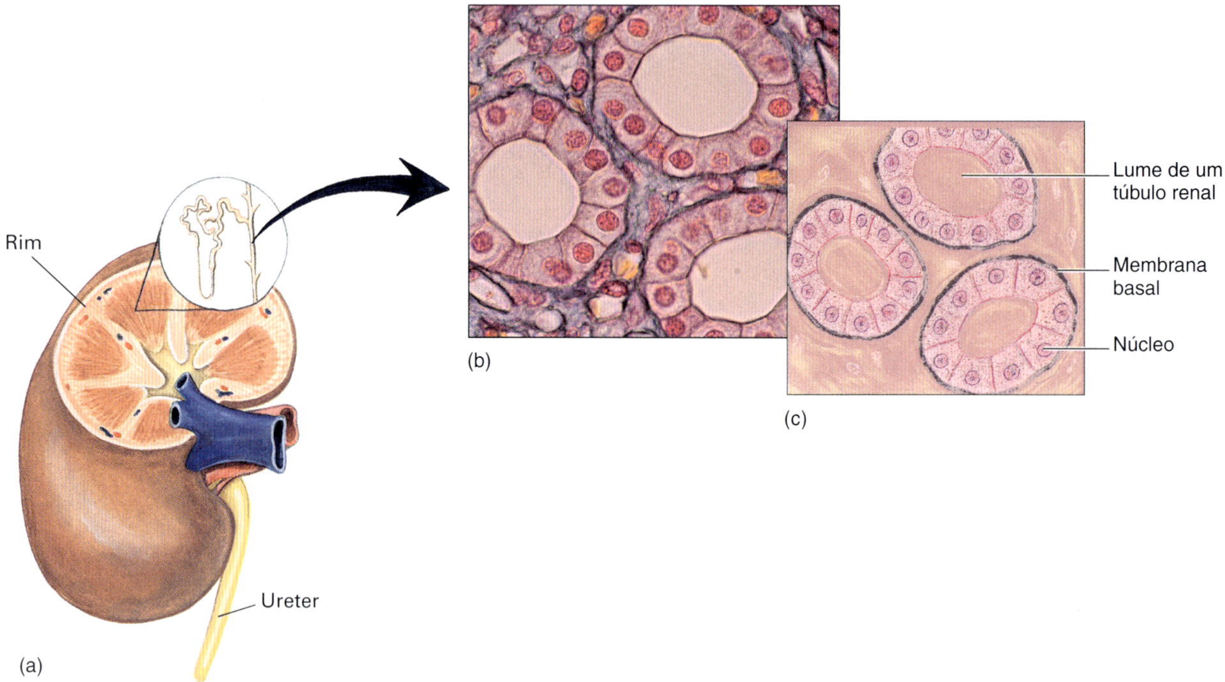

FIGURA 4.3 (*a*) Epitélio simples cúbico reveste o lume dos ductos, por exemplo nos rins, onde permite a movimentação de líquidos e de íons. (*b*) Fotomicrografia desse tecido e (*c*) diagrama com identificações.

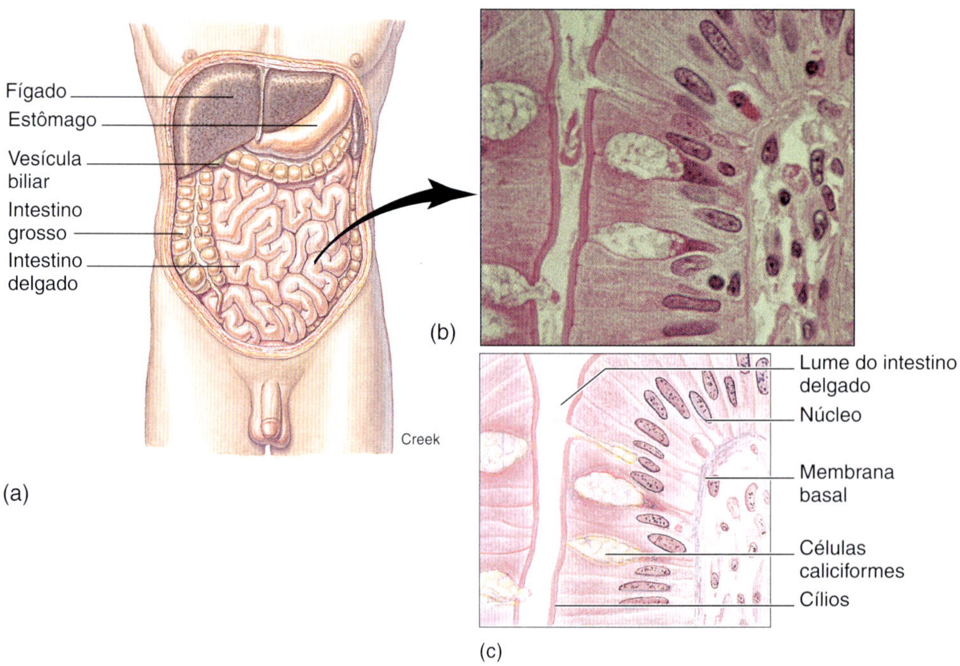

FIGURA 4.4 (*a*) Epitélio simples colunar reveste o lume do trato digestório, onde permite a secreção e a absorção. (*b*) Fotomicrografia desse tecido e (*c*) um diagrama com identificações.

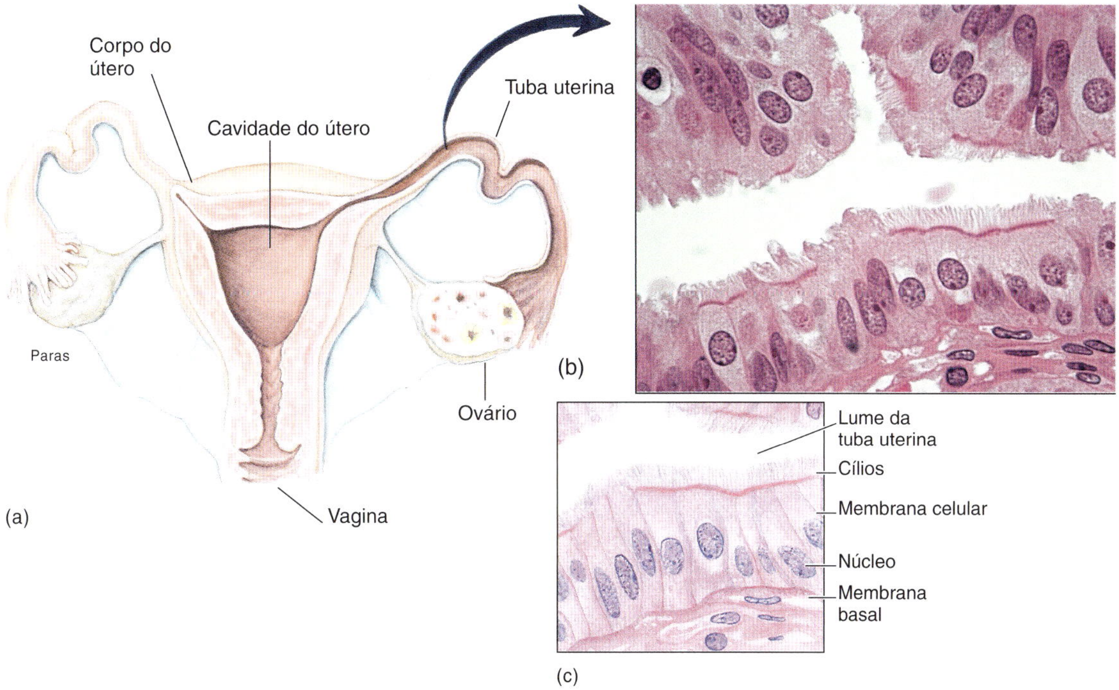

FIGURA 4.5 (*a*) Epitélio simples colunar ciliado reveste o lume da tuba uterina, onde fluxos gerados pelos cílios impelem a célula ovo para o útero. (*b*) Fotomicrografia desse tecido e (*c*) um diagrama com identificações.

dispersas através desse tecido em muitos locais. Células caliciformes secretam um muco lubrificante e protetor ao longo das superfícies livres das células. Epitélio simples colunar é encontrado revestindo as paredes do estômago e do intestino. No sistema digestório, forma-se uma extensa superfície de absorção e também de secreção de certas substâncias químicas digestivas. No interior do estômago, o epitélio simples colunar tem uma elevada freqüência de mitoses e as renovações se fazem em 2 a 3 dias.

Epitélio Simples Colunar Ciliado

O epitélio simples colunar ciliado é caracterizado pela presença de cílios ao longo de sua superfície livre (fig. 4.5). Em contraste, o tipo simples colunar é não ciliado. Os cílios produzem movimentos ondulatórios que transportam materiais através de tubos ou ductos. Esse tipo de epitélio está presente nas tubas uterinas das mulheres para impulsionar o óvulo (célula ovo) para o útero.

Impulsionar o óvulo não é a única função dos cílios, mas recentes evidências indicam que o esperma introduzido na vagina feminina durante o ato sexual pode ser movimentado ao longo da corrente de retorno, ou remoinho, gerados por movimentos ciliares. Isso aumenta bastante a probabilidade de fertilização.

Epitélio Pseudo-estratificado Colunar Ciliado

Como o nome indica, esse tipo de epitélio tem a aparência de possuir várias camadas. De fato, não possui mais camadas, já que cada célula está em contato com a membrana basal. Contudo, nem todas as células estão expostas na superfície (fig. 4.6). O tecido parece ser estratificado porque os núcleos das células estão localizados em níveis diferentes. Numerosas células caliciformes e superfícies ciliadas expostas são características desse epitélio. É encontrado revestindo as paredes internas da traquéia e dos brônquios; por isso, é freqüentemente chamado de *epitélio respiratório*. Sua função é remover a poeira e as bactérias através do muco das vias aéreas inferiores.

Tossir e espirrar ou, simplesmente, "limpar a garganta" são mecanismos reflexos protetores para limpar as vias aéreas respiratórias de obstruções ou de partículas inaladas que foram apanhadas pelo muco ao longo do revestimento ciliado. O material que é expelido pela tosse consiste no muco que assimilou partículas.

Epitélios Estratificados

Os **epitélios estratificados** têm duas ou mais camadas de células. Ao contrário da camada única dos epitélios simples, estão muito pouco adaptados para as funções de absorção e secreção. Epitélios estratificados têm função principalmente de proteção que é aumentada através de suas rápidas divisões celulares. Eles são classificados de acordo com a forma da camada superficial de células, já que a camada em contato com a membrana basal é sempre de forma cúbica ou colunar.

Epitélio Estratificado Pavimentoso

O epitélio estratificado pavimentoso é composto de um número variável de camadas de células que são mais achatadas na superfície (fig. 4.7). Mitoses ocorrem apenas nas camadas mais profundas (veja tabela 5.2). A freqüência de mitoses se aproxima da freqüência na qual as células são despojadas na su-

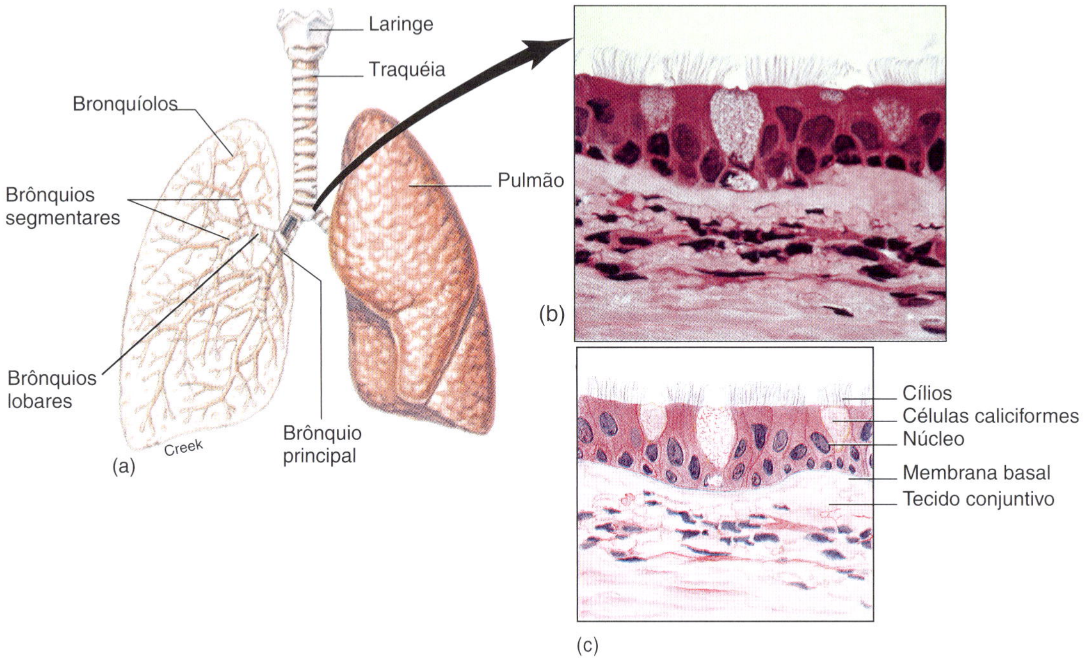

FIGURA 4.6 (*a*) Epitélio pseudo-estratificado colunar ciliado revestindo o lume do trato respiratório, de onde retira material estranho e movimenta-os para fora dos alvéolos pulmonares e dos pulmões. (*b*) Fotomicrografia desse tecido e (*c*) diagrama com identificações.

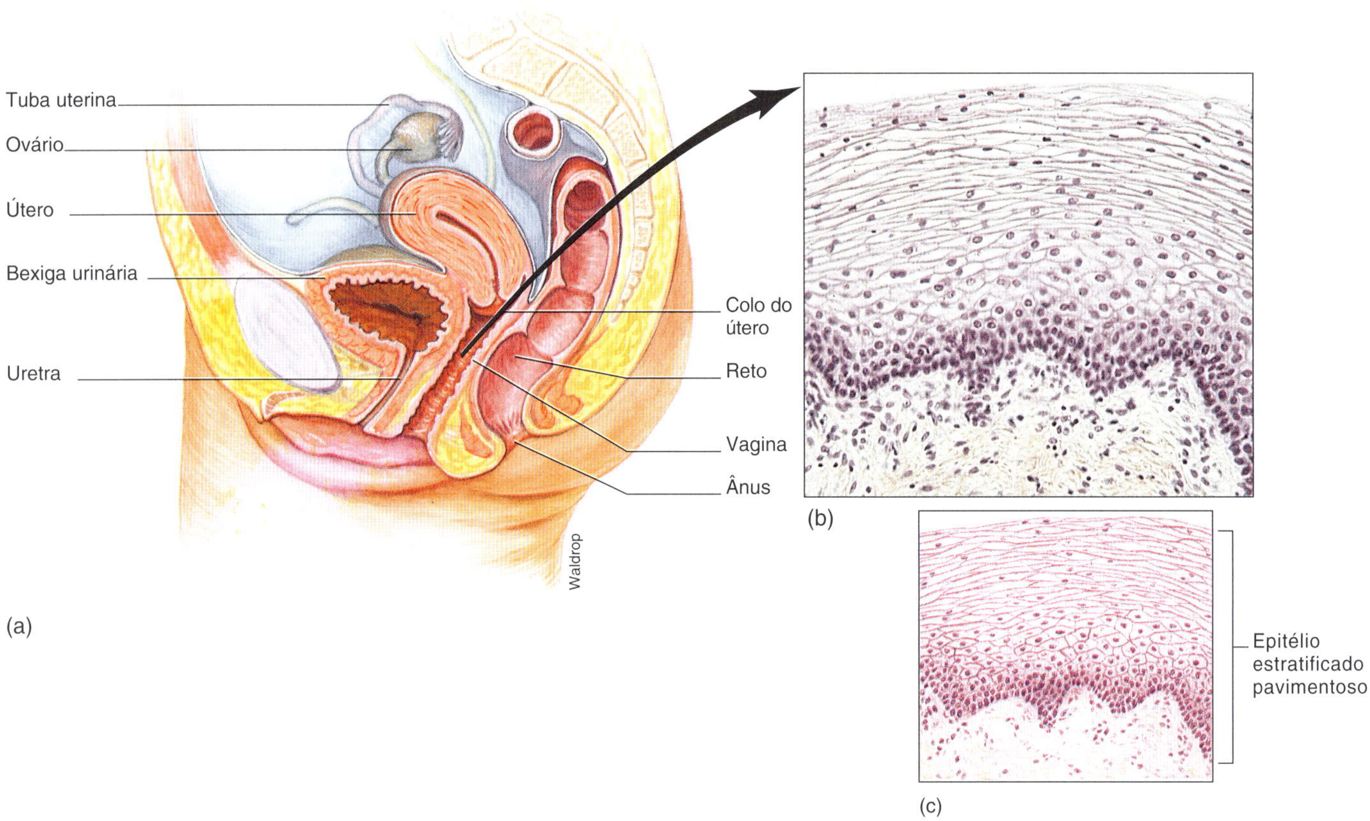

FIGURA 4.7 O epitélio estratificado pavimentoso forma a camada externa da pele e o revestimento das aberturas do corpo. Nas áreas úmidas, como na vagina (*a*), é não-queratinizado, enquanto na epiderme da pele é queratinizado. (*b*) Fotomicrografia desse tecido e (*c*) diagrama com identificações.

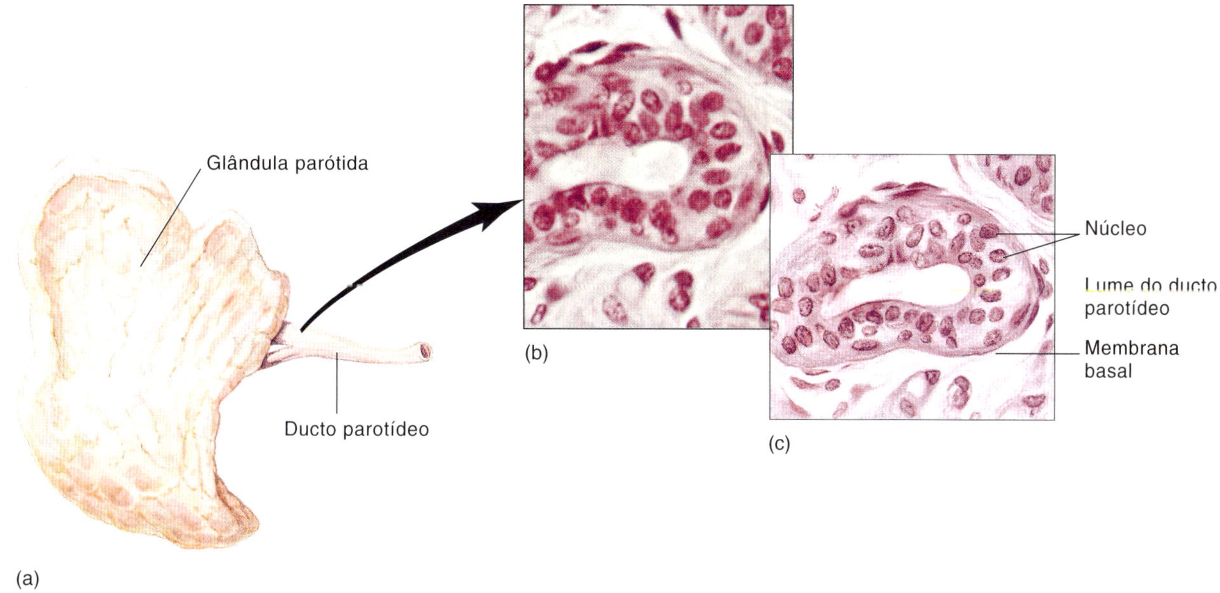

FIGURA 4.8 (*a*) Epitélio estratificado cúbico reveste o lume de grandes ductos como o ducto parotídeo, que drena a saliva da glândula parótida. (*b*) Fotomicrografia desse tecido e (*c*) diagrama com identificações.

perfície. Quando as células recentemente formadas crescem em tamanho, são empurradas para a superfície onde irão substituir as células despojadas. O movimento das células epiteliais se afastando da membrana basal de sustentação é acompanhado pela produção de *queratina* (descrita abaixo), desidratação progressiva e achatamento.

Há dois tipos de tecido epitelial estratificado pavimentoso: *queratinizado* e *não-queratinizado*.

1. **Epitélio estratificado pavimentoso queratinizado** contém *queratina*, uma proteína que fortalece o tecido. A queratina torna a epiderme (camada externa) da pele algo impermeável e protege-a de invasões bacterianas. As camadas externas da pele estão mortas, mas as secreções glandulares as mantêm macias (veja capítulo 5).
2. **Epitélio estratificado pavimentoso não-queratinizado** reveste a cavidade oral, faringe, cavidade nasal, vagina e canal anal. Esse tipo de epitélio, chamado de mucosa, está bastante adaptado para resistir a abrasão moderada, mas não a perda de líquidos. As células na superfície exposta estão vivas e sempre são umedecidas.

O epitélio estratificado pavimentoso é a primeira linha de defesa contra a entrada de organismos vivos no corpo. Estratificação, atividade mitótica rápida e queratinização no interior da epiderme da pele são importantes fatores de proteção. Um pH ácido ao longo da superfície desse tecido também ajuda a prevenir doenças. O pH da pele está entre 4,0 e 6,8. O pH na cavidade oral varia de 5,8 a 7,1 que tende a retardar o crescimento de microorganismos. O pH da região anal é aproximadamente 6, e o pH ao longo do revestimento vaginal é 4 ou menos.

queratina: G. *keras*, chifre

Epitélio Estratificado Cúbico

O epitélio estratificado cúbico, geralmente, consiste apenas em duas ou três camadas de células cúbicas (fig. 4.8). Esse tipo de epitélio é limitado aos revestimentos dos ductos maiores das glândulas sudoríferas, glândulas salivares e pâncreas onde sua estratificação fornece um revestimento mais resistente provavelmente do que ocorreria com um epitélio simples.

Epitélio de Transição

O epitélio de transição é semelhante ao epitélio estratificado pavimentoso não queratinizado exceto que as células superficiais do primeiro são grandes e redondas em vez de achatadas, e algumas podem ter dois núcleos (fig. 4.9). O epitélio de transição só é encontrado no sistema urinário, principalmente revestindo a cavidade da bexiga urinária e o lume do ureter. Esse tecido é especializado para permitir distensão (estiramento) da bexiga urinária quando se enche de urina. As células internas são arredondadas quando a bexiga urinária está vazia e se transformam em achatadas quando são distendidas com a presença de urina.

Um resumo de tecido epitelial membranoso é apresentado na tabela 4.1.

Membranas do Corpo

As **membranas do corpo** estão compostas de camadas finas de tecido epitelial e, em certos locais, o tecido epitelial junta-se com tecido conjuntivo de sustentação. As membranas do corpo recobrem, separam e sustentam órgãos viscerais e revestem as cavidades do corpo. Os dois tipos básicos de membranas do corpo, **membranas mucosas** e **membranas serosas**, estão descritos em detalhes no capítulo 2 sob o título "Cavidades e Membranas do Corpo" (veja p. 41).

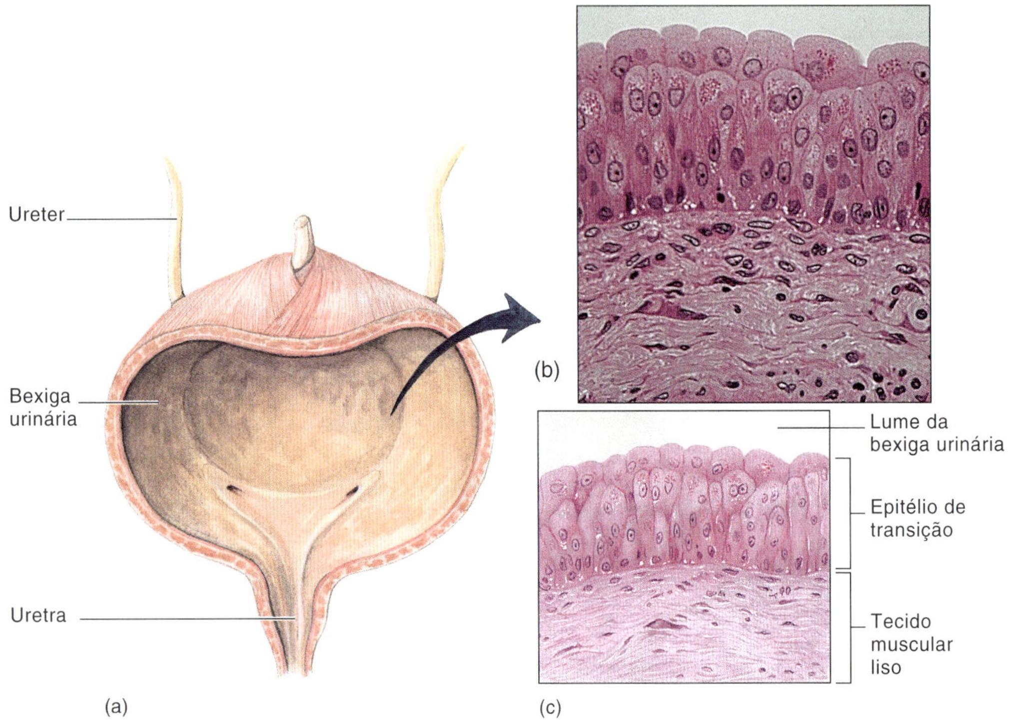

FIGURA 4.9 (*a*) Epitélio de transição reveste o lume dos ureteres e a cavidade da bexiga urinária, onde permite distensão. (*b*) Fotomicrografia desse tecido e (*c*) diagrama com identificações.

TABELA 4.1 Resumo do Tecido Epitelial Membranoso

Tipo	Estrutura e Função	Localização
Epitélio Simples	Camada única de células; função varia com o tipo	Cobre os órgãos viscerais; reveste as cavidades do corpo, os tubos e os ductos
Epitélio simples pavimentoso	Camada única de células achatadas, ligadas firmemente; difusão e filtração	Paredes dos capilares; alvéolos pulmonares dos pulmões; envolturas dos órgãos viscerais; revestimentos das cavidades do corpo
Epitélio simples cúbico	Camada única de células em forma de cubos; excreção, secreção ou absorção	Superfície do ovário; reveste os túbulos renais, ductos das glândulas salivares e ductos pancreáticos
Epitélio simples colunar	Camada única de células não ciliadas, altas, em forma de colunas; proteção, secreção e absorção	Reveste a maior parte do trato gastrointestinal
Epitélio simples colunar ciliado	Camada única de células em forma de colunas, ciliadas; papel de transportadoras por movimento ciliar	Reveste a tuba uterina
Epitélio pseudo-estratificado colunar ciliado	Camada única de células ciliadas de forma irregular; muitas células caliciformes; proteção, secreção, movimentos ciliares	Reveste as vias aéreas respiratórias
Epitélio Estratificado	Duas ou mais camadas de células; função variável com o tipo	Camada epidérmica da pele; reveste as aberturas do corpo, ductos e bexiga urinária
Epitélio estratificado pavimentoso (queratinizado)	Numerosas camadas contendo queratina com camadas externas achatadas e mortas; proteção	Epiderme da pele
Epitélio estratificado pavimentoso (não-queratinizado)	Numerosas camadas sem queratina, com camadas externas umedecidas e vivas; proteção e flexibilidade	Reveste as cavidades oral e nasal, a vagina e o canal anal
Epitélio estratificado cúbico	Em geral duas camadas de células em forma de cubo; fortalecimento das paredes dos lumes	Ductos maiores das glândulas sudoríferas, glândulas salivares e pâncreas
Epitélio de transição	Numerosas camadas de células arredondadas não queratinizadas; distensão	Paredes dos ureteres, parte da uretra e bexiga urinária

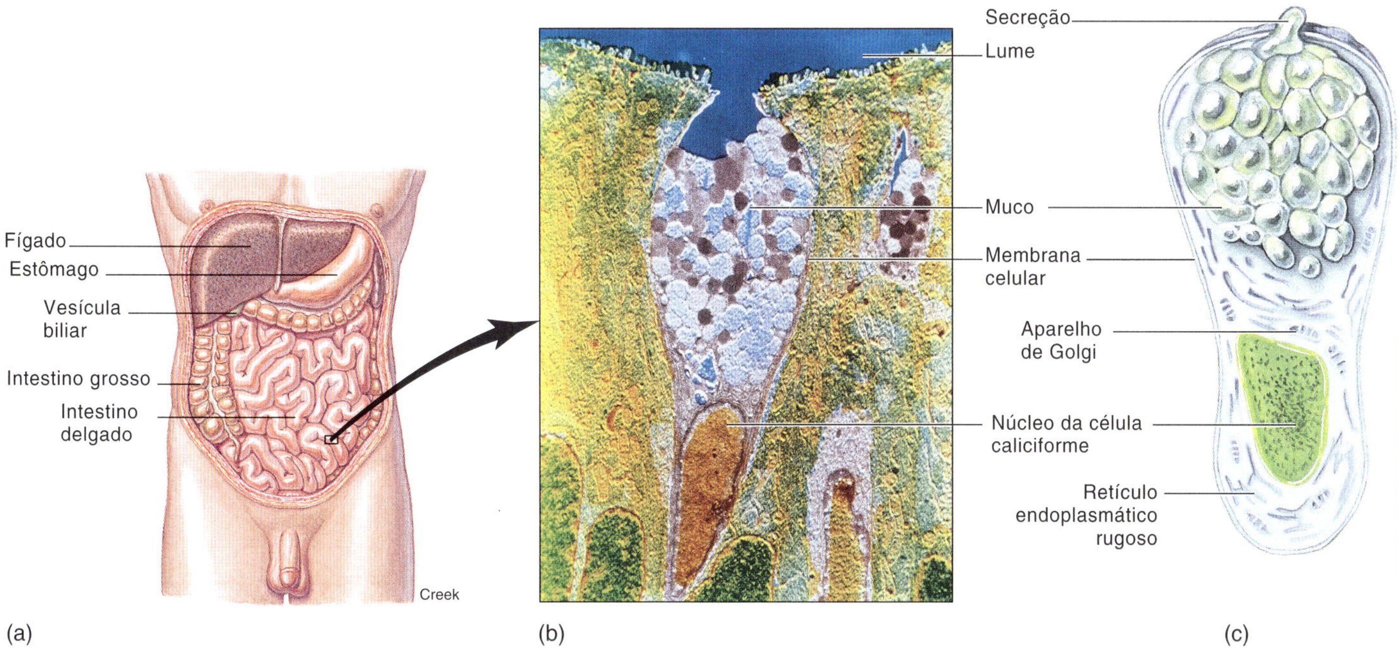

FIGURA 4.10 Uma célula caliciforme é uma glândula unicelular que secreta muco, que lubrifica e protege a superfície de revestimento. (*a*) Células caliciformes são abundantes no epitélio colunar que reveste o lume do intestino delgado. (*b*) Fotomicrografia de uma célula caliciforme e (*c*) diagrama com identificações.

Epitélio Glandular

Quando os tecidos se desenvolvem no embrião, minúsculas invaginações (envolvimento) de epitélios membranosos dão lugar a estruturas secretoras especializadas chamadas **glândulas exócrinas**. Essas glândulas permanecem conectadas ao epitélio por ductos, e suas secreções passam através dos ductos em direção às superfícies do corpo ou das cavidades do corpo. Glândulas exócrinas não devem ser confundidas com glândulas endócrinas que não possuem ductos e que secretam os seus produtos (hormônios) no sangue ou no líquido extracelular adjacente. Glândulas exócrinas no interior da pele incluem glândulas sebáceas, glândulas sudoríferas e glândulas mamárias. Glândulas exócrinas no interior do sistema digestório incluem glândulas salivares e glândulas pancreáticas.

As glândulas exócrinas são classificadas de acordo com as suas estruturas e como elas descarregam os seus produtos. Classificadas de acordo com a estrutura, há dois tipos de glândulas exócrinas, *glândulas unicelulares* e *glândulas multicelulares*.

1. **Glândulas unicelulares** são glândulas de célula única, como as *células caliciformes* (fig. 4.10). São células colunares modificadas que se encontram no interior da maioria dos tecidos epiteliais. Células caliciformes são encontradas nos revestimentos epiteliais dos sistemas respiratório e digestório. A secreção de muco dessas células lubrifica e protege as superfícies de revestimento.
2. **Glândulas multicelulares**, como o nome indica, são compostas de células secretoras e células que formam as paredes dos ductos. As glândulas multicelulares são classificadas em *glândulas simples* e *compostas*. Os ductos das glândulas simples não se ramificam, enquanto que aqueles do tipo composto o fazem (fig. 4.11). Glândulas multicelulares também são classificadas de acordo com a forma de suas porções secretoras, e são identificadas como glândulas tubulares se a porção secretora se assemelha a um tubo e como glândulas acinosas se a porção secretora se assemelha a um cacho. Glândulas multicelulares com uma porção secretora que se assemelha tanto a um tubo como também a um cacho são chamadas de *glândulas tubuloacinosas*.

As glândulas multicelulares também são classificadas de acordo com os meios pelos quais lançam os seus produtos (fig. 4.12).

1. **Glândulas merócrinas** são aquelas que secretam uma substância aquosa através da membrana celular das células secretoras. Glândulas salivares, glândulas pancreáticas e certas glândulas sudoríferas são desse tipo.
2. **Glândulas apócrinas** são aquelas nas quais a secreção se acumula na superfície da célula secretora; em seguida, uma porção da célula destaca-se, junta-se com a secreção e ambas são eliminadas. As glândulas mamárias são desse tipo.

exócrina: G. *exo*, lado de fora; *krinein*, separar

merócrina: G. *meros*, parte; *krinein*, separar
apócrina: G. *apo*, fora; *krinein*, separar

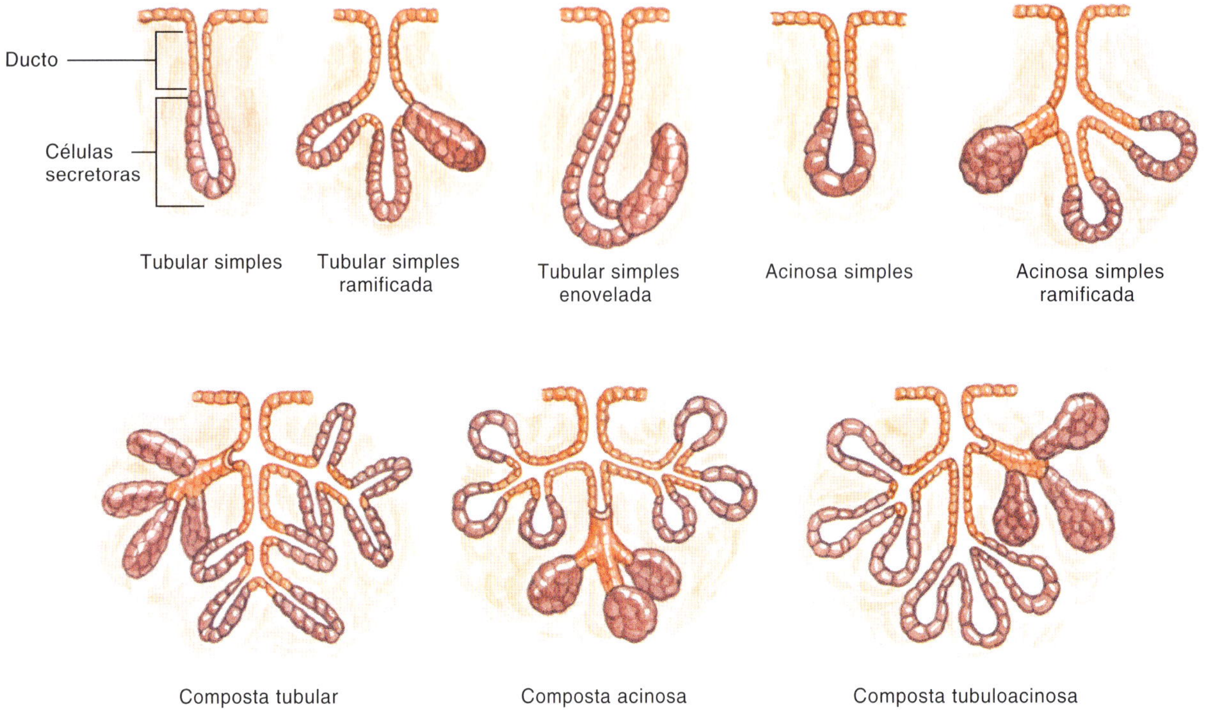

FIGURA 4.11 Classificação estrutural das glândulas multicelulares exócrinas. Os ductos das glândulas simples possuem poucos ramos ou não os posuem, enquanto aqueles das glândulas compostas possuem múltiplos ramos.

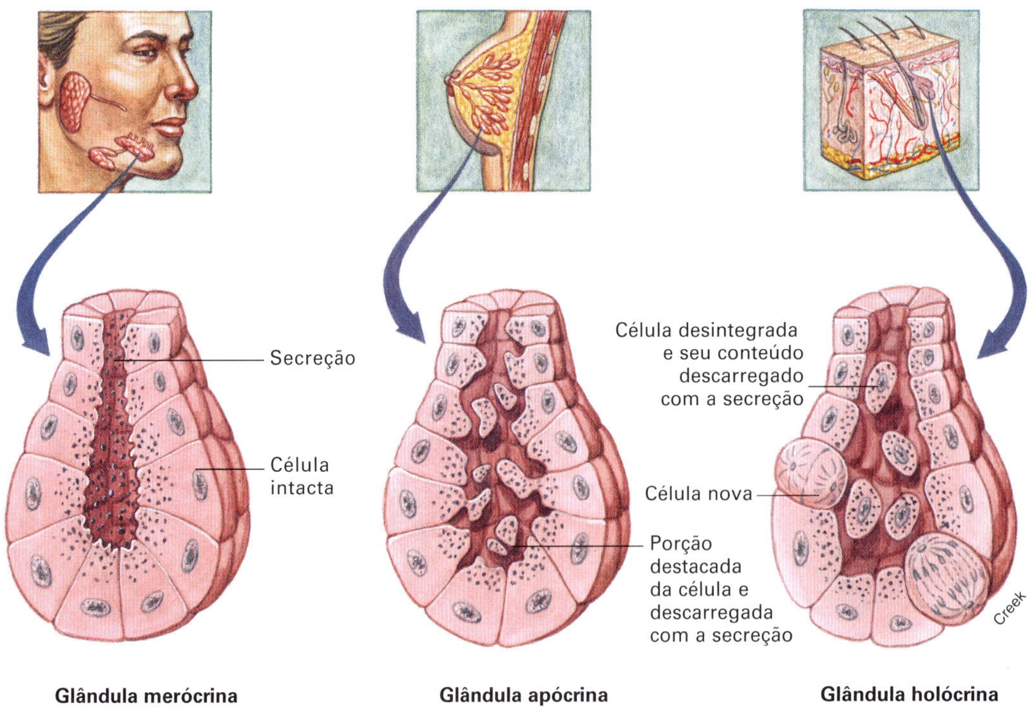

FIGURA 4.12 Exemplos de glândulas exócrinas multicelulares.

TABELA 4.2 Resumo do Tecido Epitelial Glandular

Classificação das Glândulas Exócrinas por Estrutura

Tipo	Função	Exemplo
I. Unicelular	Lubrificar e proteger	Células caliciformes dos sistemas digestório, respiratório, urinário e genital
II. Multicelular	Proteger, regular a temperatura do corpo, lubrificar, auxiliar a digestão, manter a homeostasia do corpo	Glândulas sudoríferas, glândulas digestivas, fígado, glândulas mamárias, glândulas sebáceas
A. Simples		
1. Tubular	Auxiliar a digestão	Glândulas intestinais
2. Tubular ramificada	Proteger, auxiliar a digestão	Glândulas uterinas, glândulas gástricas
3. Tubular enovelada	Regular a temperatura	Certas glândulas sudoríferas
4. Acinosa	Proporcionar aditivos ao espermatozóide	Glândula seminal do sistema genital masculino
5. Acinosa ramificada	Condicionar a pele	Glândulas sebáceas da pele
B. Compostas		
1. Tubular	Lubrificar a uretra masculina, auxiliar a digestão do corpo	Glândulas bulbouretrais do sistema masculino, fígado
2. Acinosa	Proporcionar nutrição para crianças, auxiliar a digestão	Glândulas mamárias, glândulas salivares (sublingual e submandibular)
3. Tubuloacinosa	Auxiliar a digestão	Glândula salivar (parótida), pâncreas

Classificação das Glândulas Exócrinas pelo Tipo de Secreção

Tipo	Descrição da Secreção	Exemplo
Glândulas merócrinas	Secreção aquosa para regular a temperatura ou enzimas que promovem a digestão	Glândulas salivares e pancreáticas, certas glândulas salivares
Glândulas apócrinas	Porção de células secretoras e secreção são descarregadas; proporciona nutrição para crianças, auxilia na regulação da temperatura	Glândulas mamárias, certas glândulas sudoríferas
Glândulas holócrinas	Célula secretora inteira com secreção inclusa é descarregada; condiciona a pele	Glândulas sebáceas da pele

3. **Glândulas holócrinas** são aquelas nas quais a célula secretora inteira é descarregada, junto com o produto da secreção. Um exemplo de glândula holócrina é uma glândula sebácea da pele (veja capítulo 5).

Um resumo de tecido epitelial glandular é apresentado na tabela 4.2.

Avaliação de Conhecimentos

4. Faça uma relação das funções dos epitélios simples pavimentosos.
5. Quais são os três tipos de epitélios colunares? O que eles têm em comum? Em que diferem?
6. Quais são os dois tipos de epitélio estratificado pavimentoso e como diferem?
7. Faça a distinção entre glândulas unicelulares e multicelulares. Explique como as glândulas multicelulares são classificadas de acordo com seus mecanismos de secreção.
8. Em que as glândulas mamárias e certas glândulas sudoríferas são semelhantes?

holócrina: G. *holos*, inteira; *krinein*, separar

TECIDO CONJUNTIVO

O tecido conjuntivo é dividido em subtipos de acordo com a matriz que liga as células. O tecido conjuntivo fornece suporte estrutural e metabólico para outros tecidos e órgãos do corpo.

Objetivo 7 Descrever as características gerais, localizações e funções do tecido conjuntivo.

Objetivo 8 Explicar as relações funcionais entre tecido conjuntivo embrionário e adulto.

Objetivo 9 Fazer uma lista das várias substâncias fundamentais, tipos de fibras e células que constituem o tecido conjuntivo e explicar as suas funções.

Características e Classificação dos Tecidos Conjuntivos

Tecido conjuntivo é o tecido mais abundante do corpo. Dá sustentação para outros tecidos ou os mantém ligados e fornece as necessidades metabólicas para todos os órgãos do corpo. Certos tipos de tecido conjuntivo armazenam substâncias nutritivas; outros tipos fabricam substâncias protetoras e reguladoras.

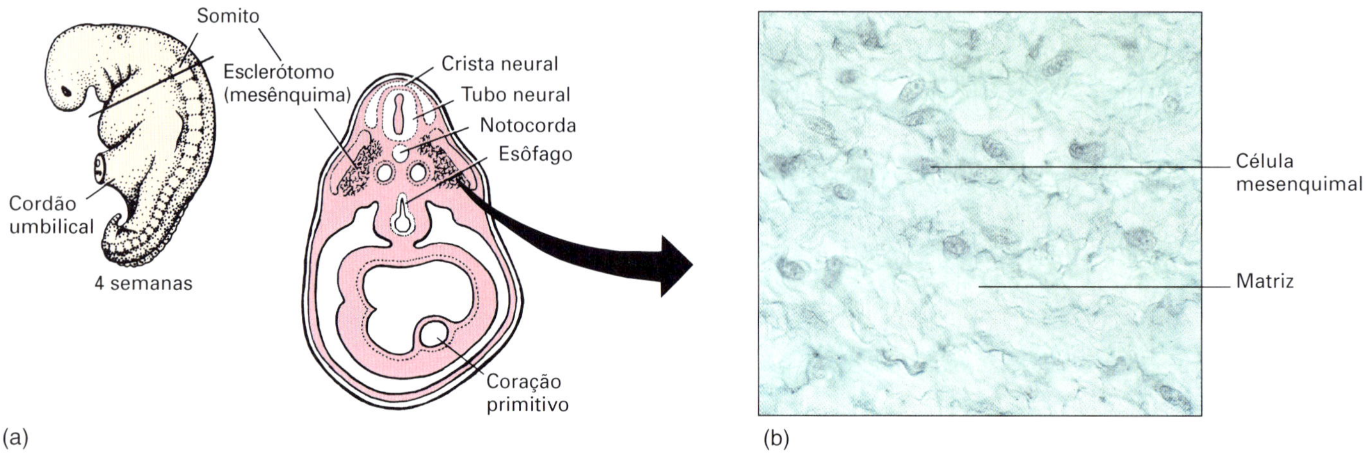

FIGURA 4.13 Mesênquima é um tipo de tecido conjuntivo embrionário que pode migrar e dar lugar a todos os outros tipos de tecido conjuntivo. (*a*) É encontrado no interior do embrião em início de desenvolvimento e (*b*) consiste em células de forma irregular encontradas em uma matriz homogênea semelhante a geléia.

Embora o tecido conjuntivo varie amplamente em estrutura e funções, todos os tipos de tecidos conjuntivos são semelhantes. Com exceção da cartilagem madura, o tecido conjuntivo é altamente vascularizado e bem nutrido, pode se reproduzir e, assim, é responsável pelos reparos dos órgãos do corpo. Diferentemente do tecido epitelial que é composto de células firmemente ajustadas, o tecido conjuntivo contém consideravelmente mais matriz (material intercelular) do que células. O tecido conjuntivo não ocorre em superfícies livres de cavidades do corpo ou na superfície do corpo, como ocorre com o tecido epitelial. Além disso, o tecido conjuntivo é embriologicamente derivado do mesoderma, enquanto o tecido epitelial deriva do ectoderma, mesoderma e endoderma.

A classificação do tecido conjuntivo não é uniforme e vários esquemas foram idealizados. Porém, em geral, os vários tipos são denominados de acordo com o tipo e disposição da matriz. Os tipos básicos de tecidos conjuntivos são os seguintes:

A. Tecido conjuntivo embrionário
B. Tecido conjuntivo propriamente dito
   1. Tecido conjuntivo frouxo (areolar)
   2. Tecido conjuntivo denso regular
   3. Tecido conjuntivo denso irregular
   4. Tecido conjuntivo elástico
   5. Tecido conjuntivo reticular
   6. Tecido adiposo
C. Cartilagem
   1. Cartilagem hialina
   2. Fibrocartilagem
   3. Cartilagem elástica
D. Tecido ósseo
E. Sangue (tecido vascular)

Tecido Conjuntivo Embrionário

O período embrionário de desenvolvimento que dura 6 semanas (desde o início da terceira até o fim da oitava semana) é caracterizado por extensa diferenciação do tecido e formação de órgãos. No começo do período embrionário, todo o tecido conjuntivo parece semelhante e é conhecido como **mesênquima**. Mesênquima, tecido conjuntivo embrionário indiferenciado que deriva do mesoderma, consiste em células de forma irregular cercadas por grande quantidade de matriz homogênea gelatinosa (fig. 4.13). Em certos períodos do desenvolvimento, o mesênquima migra para determinados locais onde interage com outros tecidos para formar órgãos. Tendo o mesênquima completado sua migração embrionária para os locais predeterminados, ele se diferencia de todos os outros tipos de tecido conjuntivo.

Alguns tecidos persistem semelhantes a mesênquima mesmo depois do período embrionário em certos locais do interior do corpo. Bons exemplos são as células indiferenciadas que cercam os vasos sangüíneos e formam os fibroblastos caso os vasos sejam traumatizados. Fibroblastos ajudam na cura de feridas (veja capítulo 5).

Outro tipo de tecido conjuntivo pré-natal existe apenas no feto (o período fetal vai da nona semana ao nascimento) e é chamado *tecido conjuntivo mucoso* ou *geléia de Wharton*. Dá uma consistência túrgida ao cordão umbilical.

Tecido Conjuntivo Propriamente Dito

O **tecido conjuntivo propriamente dito** tem uma matriz frouxa e flexível, freqüentemente chamada de *substância fundamental*. A célula mais comum do tecido conjuntivo propriamente dito é chamada de **fibroblasto**. Fibroblastos são células grandes, em forma de estrelas que produzem **fibras colágenas**,

Geléia de Wharton: de Thomas Wharton, anatomista inglês, 1614-1673

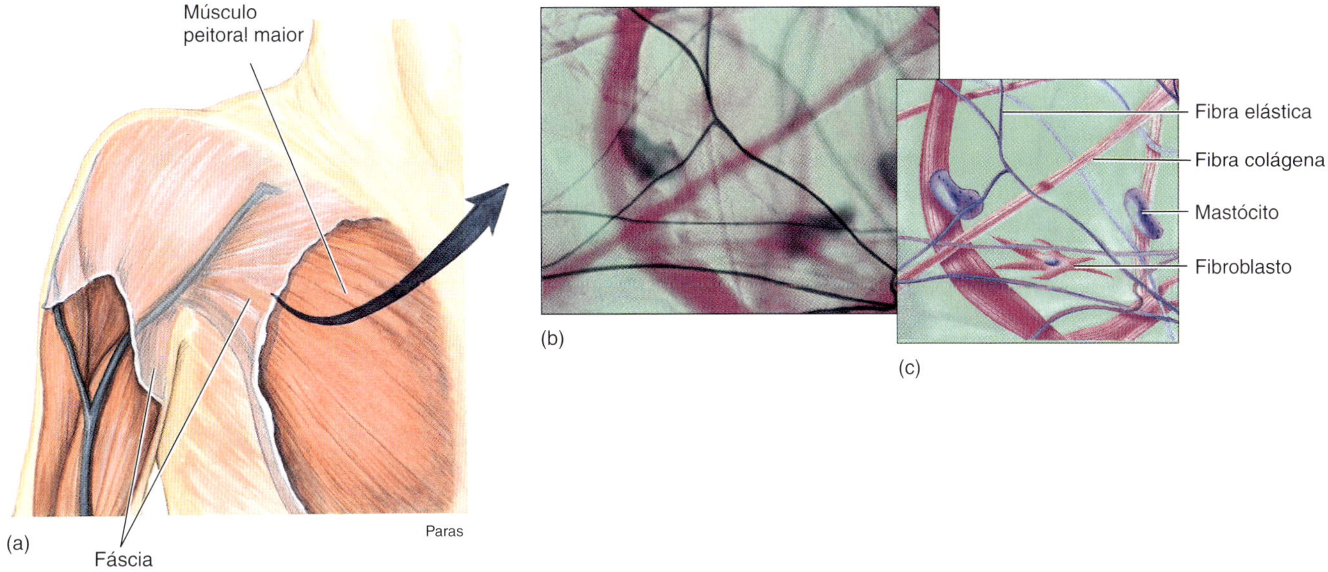

FIGURA 4.14 Tecido conjuntivo frouxo preenche espaços e liga os tecidos que revestem os músculos (*a*), nervos e vasos, e liga a pele aos músculos subjacentes. (*b*) Fotomicrografia do tecido e (*c*) diagrama com identificações.

elásticas e **reticulares**. **Fibras colágenas** são compostas de uma proteína chamada colágeno; elas são flexíveis, todavia são bem resistentes. **Fibras elásticas** são compostas de uma proteína chamada *elastina*, que fornece elasticidade para certos tecidos. Fibras colágenas e elásticas podem estar esparsas e irregularmente dispostas, como no tecido conjuntivo frouxo, ou firmemente aderidas, como no tecido conjuntivo denso. Tecidos com fibras dispostas livremente em geral formam materiais de preenchimento que acomodam e protegem vários órgãos, enquanto aqueles cujas fibras estão dispostas firmemente formam os tecidos conjuntivos de ligação e de suporte do corpo.

A elasticidade em tecidos que contêm fibras elásticas é extremamente importante para várias funções físicas do corpo. Considere, por exemplo, aquelas fibras elásticas encontradas nas paredes das artérias e nas paredes das vias aéreas respiratórias inferiores. Quando essas paredes são expandidas pelo sangue em movimento através dos vasos ou pelo ar inspirado, as fibras elásticas precisam primeiro se distender e em seguida se retrair. Isso mantém as pressões dos líquidos ou do ar movimentando-se através do lume, assegurando assim quantidades de fluxo adequadas e taxas de difusão através dos capilares e das superfícies pulmonares.

As **fibras reticulares** são fibras de reforço através das malhas delicadas ou retículos formados por suas ramificações e ligações. Fibras reticulares são comuns em órgãos linfáticos onde elas formam uma malha central chamada *estroma*.

colágeno: G. *kolla*, cola
elastina: G. *elasticus*, direção
reticular: L. *rete*, rede
estroma: G. *stroma*, leito

Geralmente, são reconhecidos seis tipos básicos de tecidos conjuntivos propriamente ditos. Estes tecidos se diferenciam pela consistência da substância fundamental e pelo tipo e disposição das fibras de reforço.

Tecido Conjuntivo Frouxo (Areolar)

O tecido conjuntivo frouxo está distribuído ao longo do corpo como material de ligação e de preenchimento, liga a pele aos músculos subjacentes e é altamente vascularizado, fornecendo nutrientes para a pele. O tecido conjuntivo frouxo que liga a pele aos músculos subjacentes é conhecido como **fáscia**, e também circunda vasos sangüíneos e nervos onde proporciona proteção e nutrição. Células especializadas chamadas **mastócitos** estão dispersas através do tecido conjuntivo frouxo adjacente aos vasos sangüíneos, e produzem heparina, um anticoagulante que impede que o sangue coagule no interior dos vasos. Eles também produzem *histamina*, que é liberada durante as inflamações e age como um poderoso vasodilatador.

As células do tecido conjuntivo frouxo são predominantemente fibroblastos, com fibras colágenas e fibras elásticas dispersas ao longo da substância fundamental (fig. 4.14). A disposição irregular deste tecido proporciona flexibilidade, e até resistência, em qualquer direção. É esta camada de tecido, por exemplo, que permite o deslizamento da pele quando uma parte do corpo é palpada.

fáscia: L. *fascia*, faixa ou cinta
heparina: G. *hepatos*, fígado

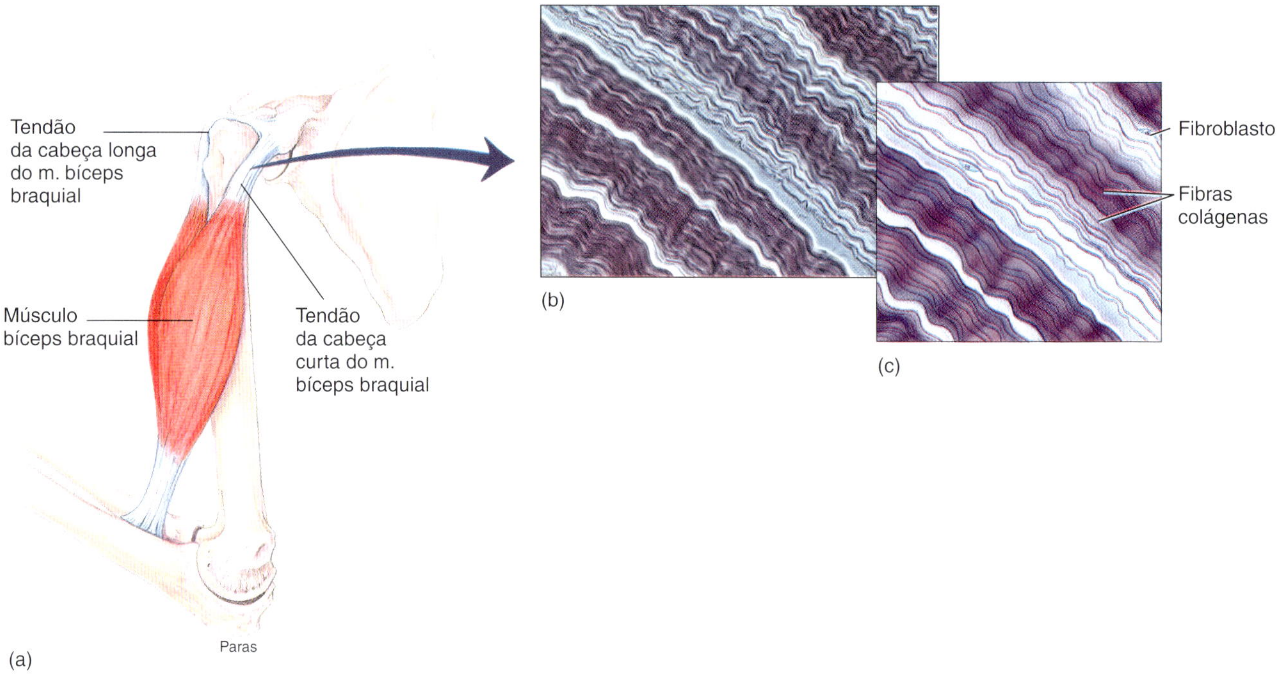

FIGURA 4.15 Tecido conjuntivo denso regular forma os resistentes e altamente flexíveis tendões (*a*) e ligamentos. (*b*) Fotomicrografia do tecido e (*c*) diagrama com identificações.

Muito da parte líquida do corpo encontra-se no interior do tecido conjuntivo frouxo e é chamado de *líquido intersticial* (tecido líquido). Às vezes acumula-se quantidade excessiva de líquido no tecido causando um inchaço chamado *edema*. Edema é um sintoma de numerosas disfunções ou de doenças.

Tecido Conjuntivo Denso Regular

O tecido conjuntivo denso regular é caracterizado por grandes quantidades de fibras colágenas densamente agrupadas que se orientam paralelamente à direção da força colocada no tecido durante o movimento do corpo. Como esse tecido se apresenta branco prateado, às vezes é chamado de tecido conjuntivo fibroso branco.

O tecido conjuntivo denso regular encontra-se onde resistência, suporte flexível forem necessários (fig. 4.15). **Tendões**, que prendem músculos aos ossos e transferem as forças de contrações do músculo; e **ligamentos** que conectam osso a osso através de articulações estão constituídos desse tipo de tecido.

Traumas em ligamentos, tendões e músculos são comuns em lesões relacionadas com práticas esportivas. Um *estiramento* é um alongamento excessivo dos tecidos que compõem o tendão ou o músculo, sem lesão grave. Uma *entorse* é o rompimento do tecido de um ligamento e pode ser leve, moderado ou completo. O rompimento completo de um ligamento importante é muito doloroso e incapacitante. O tecido ligamentar não tem boa recuperação porque tem pobre suprimento sangüíneo. A reconstrução cirúrgica é geralmente necessária para o tratamento de um ligamento rompido.

tendão: L. *tendere*, esticar

ligamento: L. *ligare*, ligar

Tecido Conjuntivo Denso Irregular

O tecido conjuntivo denso irregular é caracterizado por grandes quantidades de fibras colágenas densamente agrupadas que estão entrelaçadas para proporcionar resistência à tração em qualquer direção. Esse tecido é encontrado na derme da pele e na submucosa do trato gastrointestinal, e também forma as cápsulas fibrosas de órgãos e articulações (fig. 4.16).

Tecido Conjuntivo Elástico

O tecido conjuntivo elástico é composto principalmente por fibras elásticas irregularmente dispostas e de cor amarelada (fig. 4.17), que mesmo sendo esticadas uma vez e meia o seu tamanho original voltam ao seu tamanho anterior. O tecido conjuntivo elástico é encontrado nas paredes das grandes artérias, em partes da laringe, na traquéia e nos brônquios dos pulmões, e também está presente entre os arcos vertebrais que compõem a coluna vertebral.

Tecido Conjuntivo Reticular

O tecido conjuntivo reticular é caracterizado por uma rede de fibras reticulares entrelaçadas com uma matriz gelatinosa (fig. 4.18). Certas células especializadas no interior do tecido reticular são *fagocíticas* (macrófagos) e, portanto, podem englobar materiais estranhos. O fígado, o baço, os linfonodos e a medula óssea contêm tecido conjuntivo reticular.

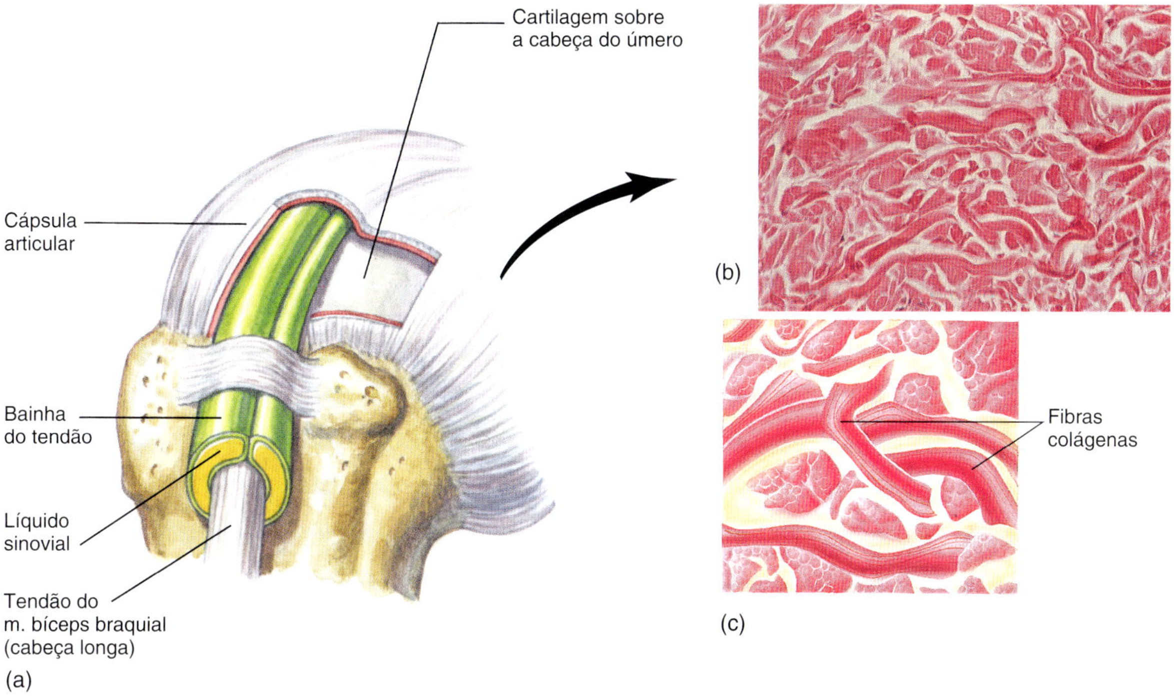

FIGURA 4.16 Tecido conjuntivo denso irregular forma cápsulas articulares (*a*) que contêm líquido sinovial para lubrificar articulações móveis. (*b*) Fotomicrografia do tecido e (*c*) diagrama com identificações.

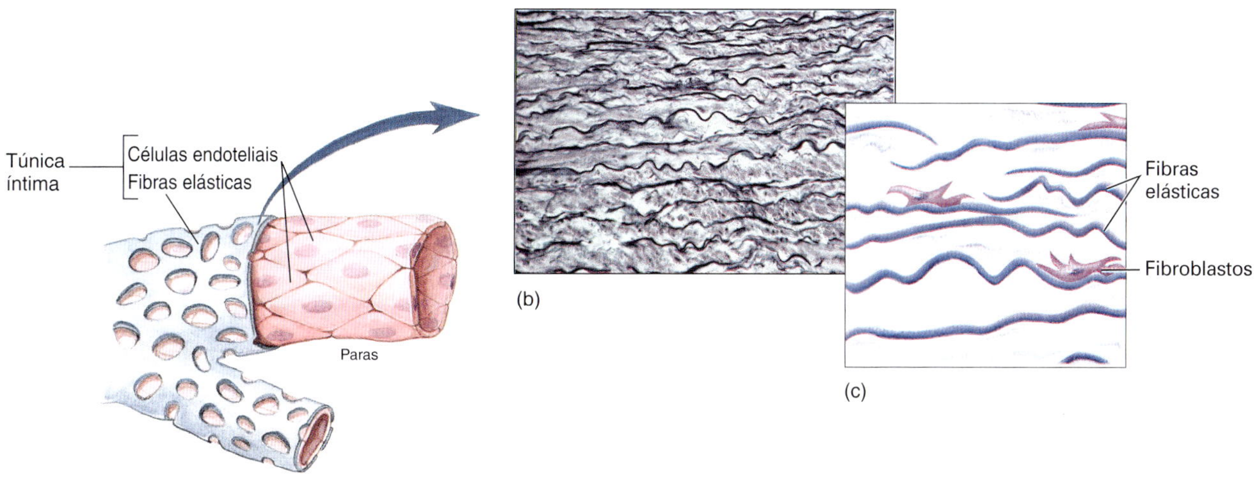

FIGURA 4.17 Tecido conjuntivo elástico permite a distensão de uma artéria de grande calibre (*a*) quando o sangue passa por ela. (*b*) Fotomicrografia do tecido e (*c*) diagrama com identificações.

Tecido Adiposo

O tecido adiposo é um tipo especial de tecido conjuntivo frouxo fibroso que contém grandes quantidades de **células adiposas**, ou **adipócitos**, que se formam a partir do mesênquima, a maior parte antes do nascimento e durante o primeiro ano de vida. Células adiposas armazenam gotas de gordura dentro dos seus citoplasmas, aumentando o seu volume e forçando os seus núcleos para um dos lados (fig. 4.19).

Tecido adiposo é encontrado ao longo do corpo mas se concentra ao redor dos rins, na hipoderme da pele, na superfície do coração, nas proximidades das articulações e nas mamas de

adiposo: L. *adiposus*, gordura

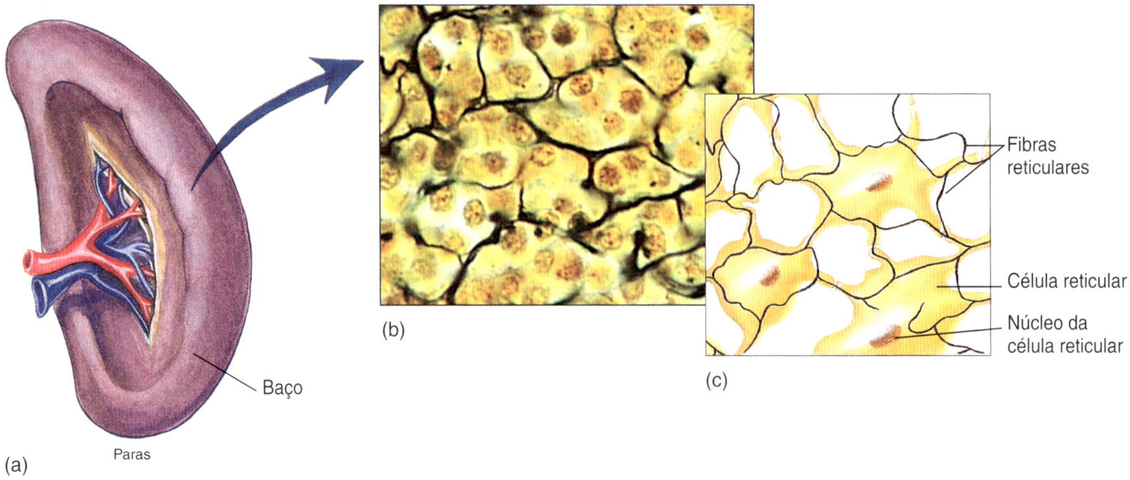

FIGURA 4.18 Tecido conjuntivo reticular forma o estroma, ou o arcabouço, de órgãos como o baço (*a*), fígado, timo e linfonodos. (*b*) Fotomicrografia desse tecido e (*c*) diagrama com identificações.

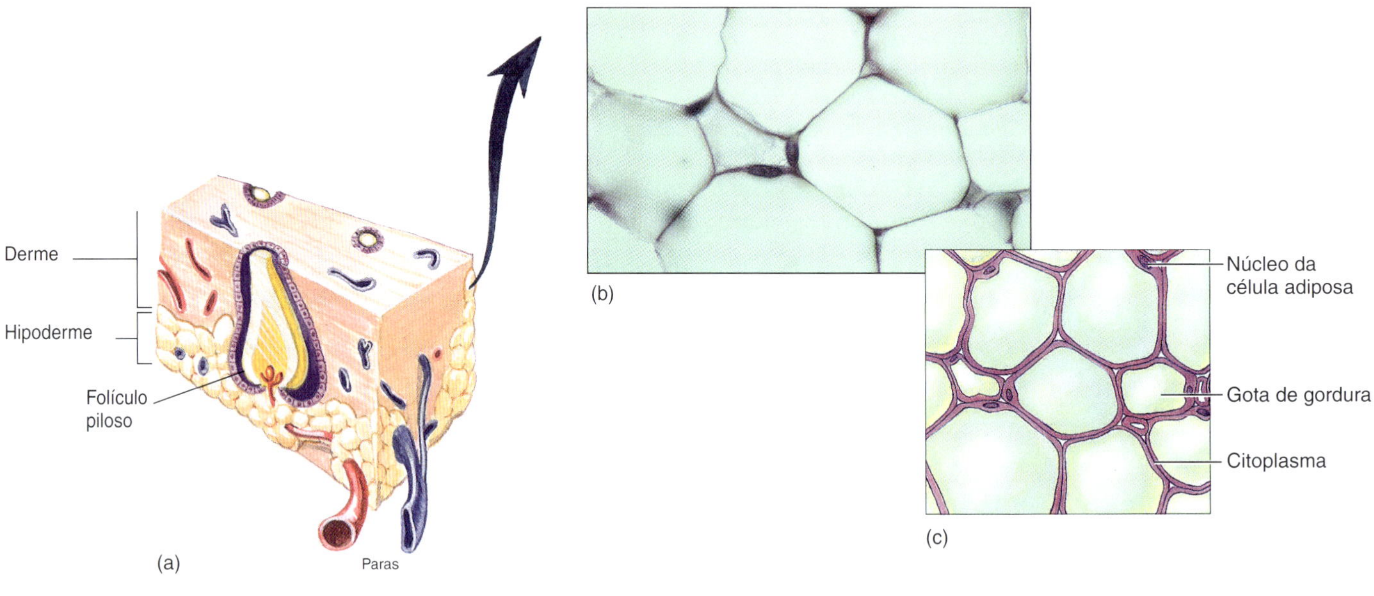

FIGURA 4.19 O tecido adiposo é abundante na hipoderme da pele (*a*) e em volta de vários órgãos internos. (*b*) Fotomicrografia do tecido e (*c*) diagrama com identificações.

mulheres sexualmente maduras. A gordura funciona não apenas como uma reserva de alimento, mas também sustenta e protege vários órgãos. É um bom isolante contra o frio porque é mau condutor de calor.

Gordura em excesso pode ser prejudicial à saúde sobrecarregando o coração e provavelmente antecipando a morte. Por essas razões, bons programas de exercícios e dietas sensatas são extremamente importantes. O tecido gorduroso também pode reter contaminantes ambientais que são ingeridos ou são absorvidos pela pele. A dieta elimina a gordura armazenada dentro do tecido adiposo mas não o próprio tecido.

O procedimento cirúrgico de lipoaspiração pode ser usado para remover quantias pequenas de tecido gorduroso de áreas localizadas do corpo como nas mamas, no abdome, nas nádegas e nas coxas. A lipoaspiração é mais usada para fins estéticos do que para tratamento da obesidade, e os riscos dos efeitos colaterais potencialmente prejudiciais precisam ser considerados seriamente. Candidatos em potencial devem estar entre 30 e 40 anos de idade e apenas com aproximadamente 7 a 9 quilos acima do peso. Eles também devem ter uma boa elasticidade de pele.

As características, funções e localizações do tecido conjuntivo propriamente dito estão resumidas na tabela 4.3.

TABELA 4.3 **Resumo do Tecido Conjuntivo Propriamente Dito**

Tipo	Estrutura e Função	Localização
Tecido conjuntivo frouxo (areolar)	Predominância de células fibroblastos com pequena quantidade de colágeno e proteínas elastinas; liga órgãos, mantém líquidos dos tecidos	Circunda nervos e vasos, entre músculos, e sob a pele
Tecido conjuntivo denso regular	Fibras colágenas densamente agrupadas que se orientam paralelamente à direção da força; proporcionam resistência, suporte flexível	Tendões e ligamentos
Tecido conjuntivo denso irregular	Fibras colágenas densamente agrupadas e dispostas entrelaçadas firmemente; proporcionam resistência em qualquer direção	Derme da pele, cápsulas fibrosas dos órgãos e articulações, periósteo dos ossos
Tecido conjuntivo elástico	Predominância de fibras elásticas irregularmente dispostas; suporte, proporciona arcabouço	Artérias de grande calibre, trato respiratório inferior, entre os arcos das vértebras
Tecido conjuntivo reticular	Fibras reticulares que formam uma malha de suporte; armazena, executa função de fagocitose	Linfonodos, fígado, baço, timo, medula óssea
Tecido adiposo	Células adiposas; proteção, armazena gordura, isolante	Hipoderme da pele, superfície do coração, omentos, em torno dos rins, atrás dos olhos, proximidades de articulações

Cartilagem

A **cartilagem** consiste em células cartilagíneas, ou **condrócitos**, e uma matriz semi-sólida que confere propriedades elásticas ao tecido. É um tecido conjuntivo de suporte e de proteção que está freqüentemente associado ao osso. A cartilagem constitui um precursor de um tipo de osso e persiste nas superfícies articulares dos ossos de todas as articulações móveis.

Os condrócitos no interior da cartilagem podem existir isoladamente, mas freqüentemente estão agrupados. Os condrócitos ocupam cavidades, chamadas **lacunas**, no interior da matriz. A maioria das cartilagens são rodeadas por tecido conjuntivo denso irregular chamado **pericôndrio**. Na cartilagem das superfícies articulares dos ossos (cartilagem articular) falta pericôndrio. Como a cartilagem madura é avascular, tem que receber nutrientes por difusão do pericôndrio e de tecidos circunvizinhos. Por esta razão, o tecido cartilaginoso tem uma atividade mitótica lenta; se for lesado, cura com dificuldades.

Há três tipos de cartilagens: *cartilagem hialina*, *fibrocartilagem* e *cartilagem elástica*, que se diferenciam pelo tipo e pela quantidade de fibras embutidas no interior da matriz.

Cartilagem Hialina

A cartilagem hialina, comumente chamada "cartilagem", tem uma matriz homogênea corando-se em tom azulado, na qual as fibras colágenas estão tão finas que só podem ser observadas com um microscópio eletrônico. Quando vistas por um microscópio de luz, a cartilagem hialina tem um claro aspecto vítreo (fig. 4.20).

A cartilagem hialina é a cartilagem mais abundante no interior do corpo. Cobre as superfícies articulares dos ossos, sustenta as estruturas tubulares da traquéia e dos brônquios do sistema respiratório, reforça o nariz e forma as pontes flexíveis chamadas **cartilagens costais**, entre a extremidade anterior de cada uma das primeiras 10 costelas e o esterno. A maioria dos ossos do corpo forma-se primeiro como cartilagem hialina e depois torna-se osso no processo chamado *ossificação endocondral*.

Fibrocartilagem

A fibrocartilagem tem uma matriz que é reforçada com numerosas fibras colágenas (fig. 4.21). É um tecido durável adaptado para resistir tensões e compressões. É encontrada na sínfise púbica onde os dois ossos do quadril se articulam, e entre as vértebras como discos intervertebrais. Também forma as cartilagens em forma de cunha dentro da articulação do joelho, chamadas meniscos (veja capítulo 8).

Ao final do dia, os discos intervertebrais da coluna vertebral estão um pouco compactados. Assim, uma pessoa é, à noite, ligeiramente menor que de manhã, em virtude da recuperação com o repouso. O envelhecimento, contudo, leva a uma compressão gradual dos discos intervertebrais que são irreversíveis.

Cartilagem Elástica

A cartilagem elástica é semelhante à cartilagem hialina, com exceção da presença abundante de fibras elásticas que tornam a cartilagem elástica muito flexível sem comprometer sua resistência (fig. 4.22). As numerosas fibras elásticas também dão uma aparência amarelada. Esse tecido é encontrado na orelha externa, em partes da laringe e no meato acústico.

Os três tipos de cartilagem estão resumidos na tabela 4.4.

Tecido Ósseo

Osso é o mais rígido de todos os tecidos conjuntivos. Diferente da cartilagem, o osso tem um rico suprimento vascular e é local de atividade metabólica considerável. A dureza do osso é em grande parte em razão do fosfato de cálcio (hidroxiapatita de cálcio) depositado no interior da matriz intercelular. Numerosas fibras colágenas, também incluídas no interior da matriz, dão ao osso um pouco de flexibilidade.

---

lacuna: L. *lacuna*, buraco

hialina: G. *hyalos*, vidro

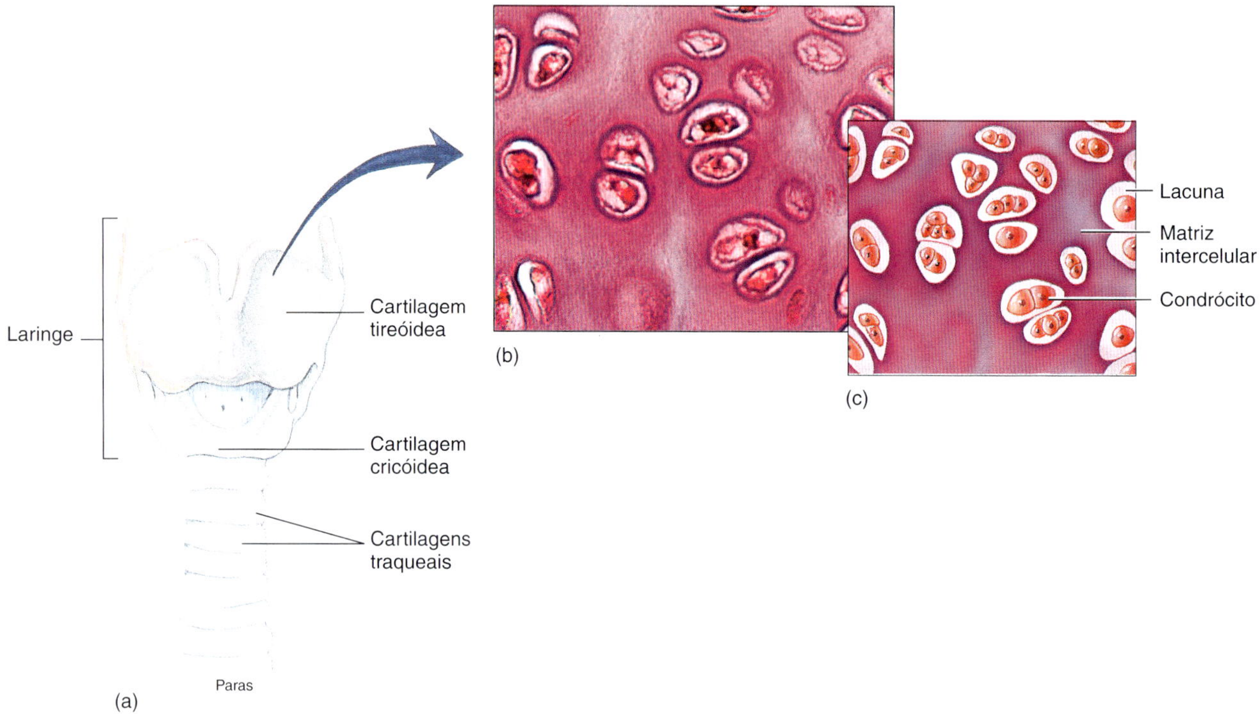

FIGURA 4.20 A cartilagem hialina é a cartilagem mais abundante do corpo. Está presente em locais como laringe (*a*), traquéia, partes da caixa torácica e esqueleto embrionário. (*b*) Fotomicrografia do tecido e (*c*) diagrama com identificações.

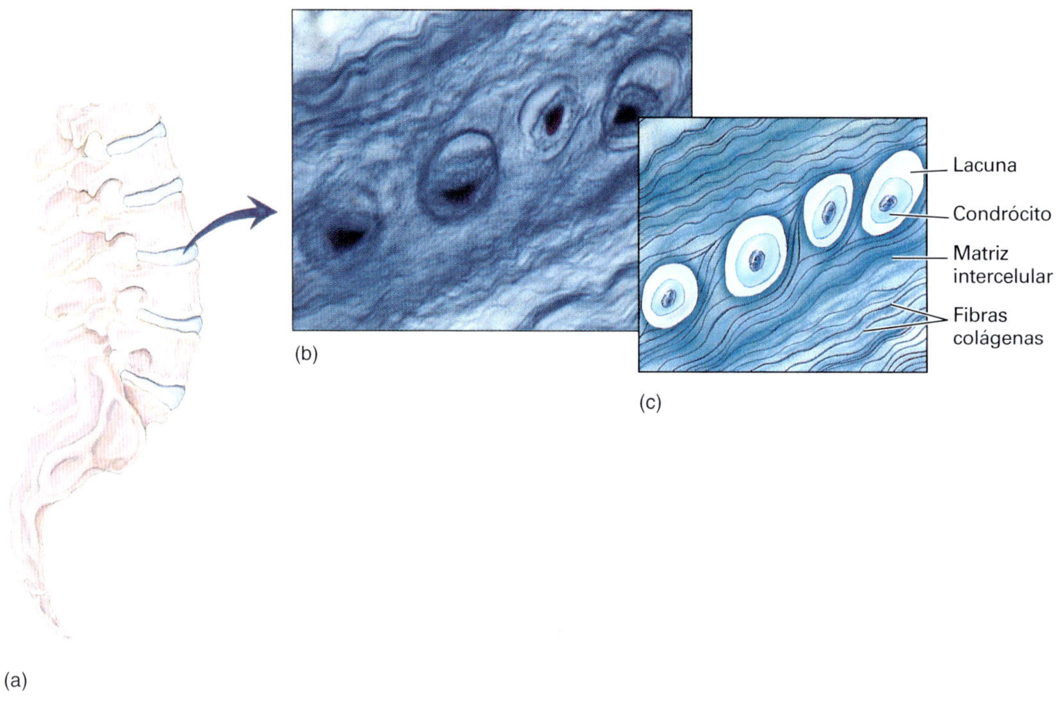

FIGURA 4.21 A fibrocartilagem está localizada na sínfise púbica, no interior das articulações do joelho, e entre as vértebras como discos intervertebrais (*a*). Uma fotomicrografia do tecido está exposta em (*b*) e um diagrama com identificações em (*c*).

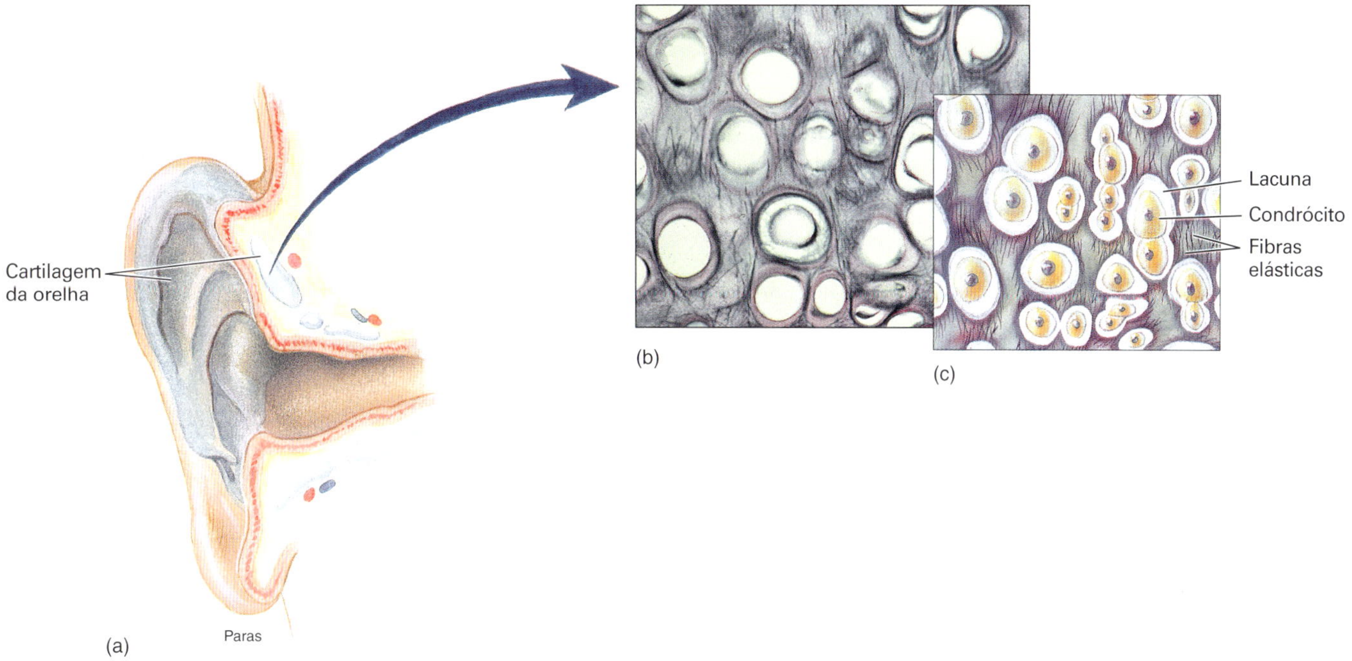

FIGURA 4.22 Cartilagem elástica dá suporte à orelha externa (*a*), ao meato acústico e a partes da laringe. Uma fotomicrografia do tecido é mostrada em (*b*) e um diagrama com identificações em (*c*).

TABELA 4.4 Resumo sobre Cartilagem

Tipo	Estrutura e Função	Localização
Cartilagem hialina	Matriz homogênea com fibras colágenas extremamente finas; proporciona suporte flexível, protege e é precursora do osso	Superfícies articulares dos ossos, nariz, paredes das vias aéreas respiratórias, esqueleto fetal
Fibrocartilagem	Fibras colágenas abundantes na matriz; suporte, resistência à compressão	Sínfise púbica, discos intervertebrais, articulação do joelho
Cartilagem elástica	Fibras elásticas abundantes na matriz; suporte, proporciona flexibilidade	Arcabouço da orelha externa, meato acústico, partes da laringe

Quando o osso é imerso em um ácido fraco, os sais de cálcio se dissolvem e o osso torna-se flexível. Retém sua forma básica mas pode ser dobrado facilmente e trançado (fig. 4.23). Nas doenças com deficiência de cálcio, como raquitismo, o tecido ósseo torna-se flexível e dobra sob o peso do corpo (veja fig. 5.11).

Baseado na porosidade, o tecido ósseo é classificado em compacto ou esponjoso, e a maioria dos ossos tem ambos os tipos (fig. 4.24). **Tecido ósseo compacto** (*denso*) constitui a porção externa dura de um osso, e **tecido ósseo esponjoso** (*reticular*) constitui a porção interna porosa, altamente vascularizada. A superfície externa de um osso é coberta por uma camada de tecido conjuntivo chamado *periósteo* que serve como um local de fixação para os ligamentos e tendões, proporciona proteção e dá resistência duradoura ao osso. O tecido ósseo esponjoso torna o osso mais leve e proporciona espaço para a medula óssea vermelha onde são produzidas células sangüíneas.

No tecido ósseo compacto, as células ósseas maduras, chamadas **osteócitos**, estão organizadas em camadas concêntricas

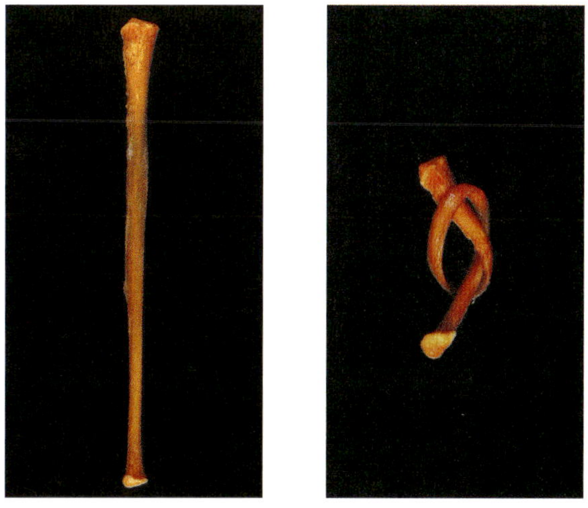

FIGURA 4.23 Um osso mergulhado em um ácido fraco, como o ácido acético, desmineraliza e fica flexível.

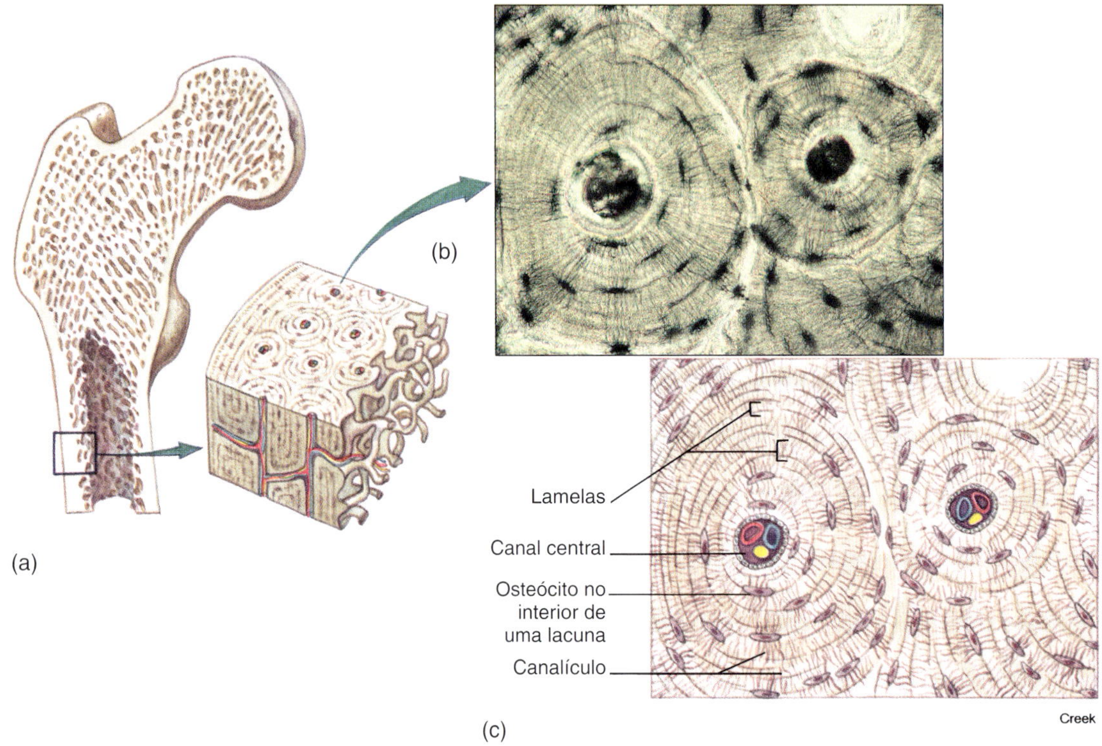

FIGURA 4.24 Osso (*a*) consiste em tecido ósseo compacto e esponjoso. (*b*) Fotomicrografia de tecido ósseo compacto e (*c*) diagrama com identificações.

em torno de um **canal central** (haversiano), que contém suprimento vascular e nervoso. Cada osteócito ocupa uma cavidade chamada **lacuna**. Irradiando-se de cada lacuna estão numerosos minúsculos canais, ou **canalículos**, que atravessam a densa matriz do tecido ósseo para lacunas adjacentes. Nutrientes difundem-se pelos canalículos para alcançar cada osteócito. A matriz é depositada em camadas concêntricas chamadas **lamelas**. O tecido ósseo está descrito em detalhes no capítulo 6.

Sangue (Tecido Vascular)

Sangue, ou **tecido vascular**, é um tecido conjuntivo líquido altamente especializado que desempenha um papel vital mantendo a homeostasia. As células, ou **elementos formados** do sangue, estão suspensas em uma matriz líquida chamada **plasma sangüíneo** (fig. 4.25). Os três tipos de elementos formados do sangue são **eritrócitos** (células sangüíneas vermelhas), **leucócitos** (células sangüíneas brancas) e **trombócitos** (plaquetas). O sangue é analisado completamente no capítulo 16.

canal haversiano: de Clopton Havers, anatomista inglês, 1650-1702
eritrócito: G. *erythros*, vermelho; *kytos*, cavidade (célula)
leucócito: G. *leukos*, branco; *kytos*, cavidade (célula)
trombócito: G. *thrombos*, coágulo; *kytos*, cavidade (célula)

Uma lesão em uma parte do corpo estimula a atividade de reparo do tecido e geralmente envolve tecido conjuntivo. Uma pequena esfoladura ou corte resulta na atividade de plaquetas e plasma do sangue exposto e a formação de uma crosta. A epiderme da pele regenera embaixo da crosta. Uma ferida grave aberta é curada por tecido conjuntivo de granulação. Nesse processo, formam-se fibras colágenas a partir dos fibroblastos adjacentes para fortalecer a área traumatizada. A área curada é conhecida como *cicatriz*.

Avaliação de Conhecimentos

9. Faça uma lista dos tipos de tecidos conjuntivos básicos e descreva a estrutura, a função e a localização de cada um.
10. Qual dos tecidos conjuntivos previamente analisados funciona como protetor dos órgãos do corpo? Qual tipo é fagocítico? Quais tipos ligam e suportam várias estruturas? Quais tipos estão associados de algum modo com a pele?
11. Qual é o significado do desenvolvimento do mesênquima e como difere funcionalmente do tecido conjuntivo adulto?
12. Descreva resumidamente fibras reticulares, fibroblastos, fibras colágenas, fibras elásticas e mastócitos.

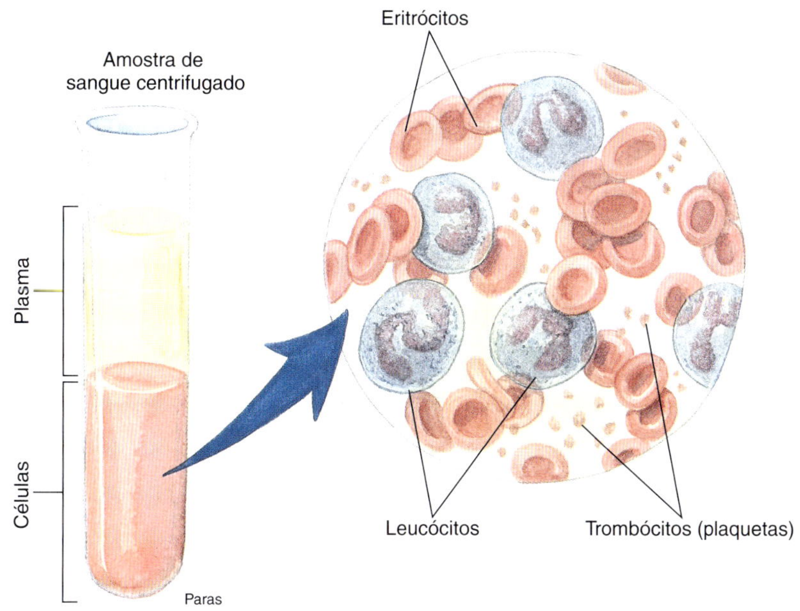

FIGURA 4.25 O sangue consiste em elementos formados – eritrócitos (células sangüíneas vermelhas), leucócitos (células sangüíneas brancas) e trombócitos (plaquetas) – suspensos em uma matriz líquida, o plasma.

TECIDO MUSCULAR

O tecido muscular é responsável pelo movimento de substâncias através do corpo, pelo movimento de uma parte do corpo em relação à outra e pela locomoção. Fibras dos três tipos de tecido muscular estão adaptadas para contrair em resposta a estímulos.

Objetivo 10 Descrever a estrutura, a localização e a função dos três tipos de tecido muscular.

Tecido muscular é único em sua capacidade de se contrair, e assim tornar o movimento possível. As células musculares ou fibras são alongadas na direção da contração e o movimento é realizado pela redução das fibras em resposta a um estímulo. O tecido muscular é derivado do mesoderma. Há três tipos de tecido muscular no corpo: *tecidos liso*, *cardíaco* e *esquelético* (fig. 4.26).

Músculo Liso

O tecido muscular liso é bastante comum ao longo do corpo e está presente em muitos sistemas. Por exemplo, na parede do trato gastrointestinal, fornece a força contrátil para os movimentos peristálticos envolvidos na digestão mecânica dos alimentos. Músculo liso também é encontrado nas paredes das artérias, nas paredes das vias aéreas respiratórias e nos ductos urinários e genitais. A contração do músculo liso está sob o controle do sistema nervoso autônomo (involuntário) e é analisado com mais detalhes no capítulo 13.

Fibras musculares lisas são células alongadas, fusiformes, que contêm um único núcleo e faltam as estrias. Essas células estão geralmente agrupadas em camadas achatadas e formam a parte muscular da parede em torno de um lume.

Músculo Cardíaco

Tecido muscular cardíaco compõe a maior parte das paredes do coração. Esse tecido é caracterizado por ramificação das fibras, cada uma delas com um único núcleo, posicionado centralmente, e por **discos intercalares** posicionados transversalmente. Os discos intercalares ajudam a ligar células adjacentes e a transmitir a força de contração de célula para célula. Semelhante aos músculos esqueléticos, o músculo cardíaco é estriado, mas diferentemente do músculo esquelético apresenta contrações involuntárias rítmicas. O músculo cardíaco é analisado mais adiante no capítulo 16.

Músculo Esquelético

O tecido muscular esquelético fixa-se ao esqueleto e é responsável pelos movimentos voluntários do corpo. Cada fibra alongada, multinucleada, possui estrias transversais distintas. As fibras desse tecido muscular são agrupadas em fascículos paralelos (feixes) que podem ser vistos sem microscópio no músculo fresco. Fibras musculares cardíacas e esqueléticas não podem replicar depois que o tecido formado completou-se logo após o nascimento. O tecido muscular esquelético é analisado mais adiante no capítulo 9. Os três tipos de tecido muscular estão resumidos na tabela 4.5.

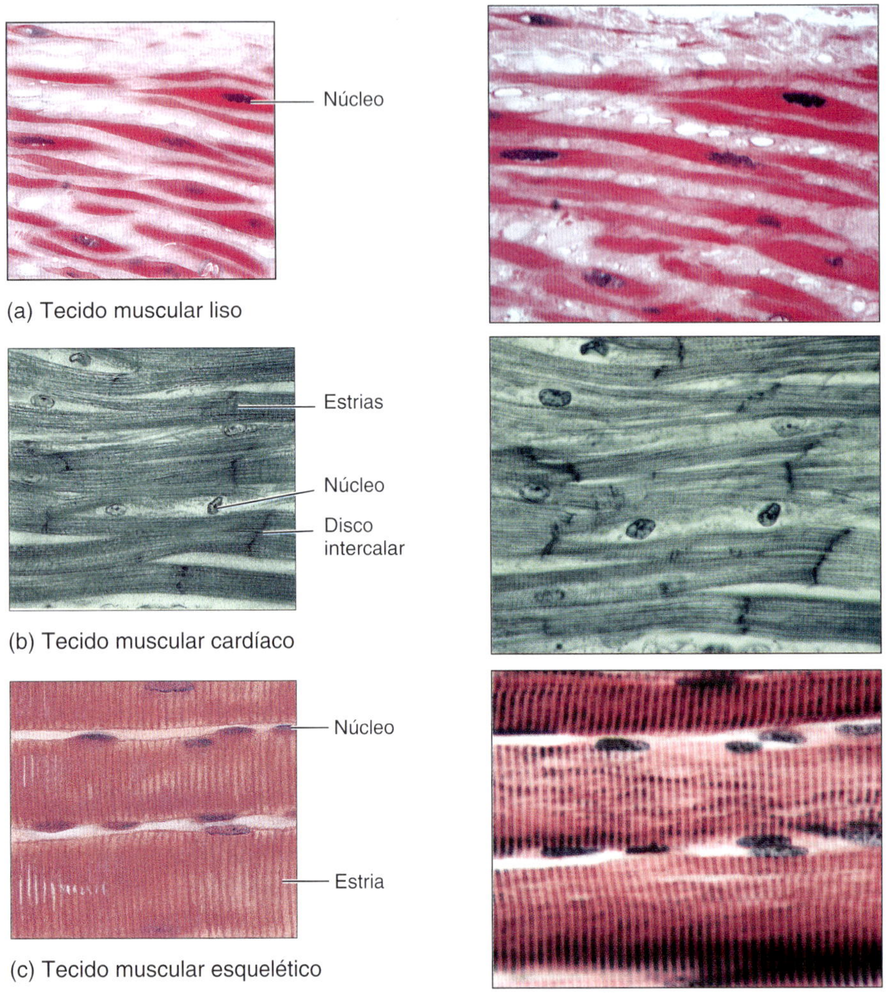

FIGURA 4.26 Tecido muscular: (*a*) liso, (*b*) cardíaco e (*c*) esquelético.

TABELA 4.5 Resumo do Tecido Muscular

Tipo	Estrutura e Função	Localização
Liso	Fibras alongadas, fusiformes com um núcleo; movimentos involuntários dos órgãos internos	Paredes dos órgãos internos ocos
Cardíaco	Fibras estriadas, ramificadas com um núcleo e discos intercalares; contração rítmica involuntária	Paredes do coração
Esquelético	Fibras estriadas, cilíndricas, multinucleadas que se apresentam em fascículos; movimentos voluntários das partes do esqueleto	Ligado ao esqueleto, transpõe articulações do esqueleto através dos tendões

Avaliação de Conhecimentos

13. Descreva as características gerais do tecido muscular. O que se entende por *voluntário* e *involuntário* quando aplicado ao tecido muscular?
14. Faça a distinção entre os tecidos musculares liso, cardíaco e esquelético com base na estrutura, localização e função.

TECIDO NERVOSO

O tecido nervoso é constituído por neurônios, que respondem a estímulos e conduzem impulsos em direção e a partir de todos os órgãos do corpo, e neuróglias, que funcionalmente sustentam e fixam fisicamente os neurônios.

Objetivo 11 Descrever as características básicas e funções do tecido nervoso.

Objetivo 12 Distinguir neurônio de neuróglia.

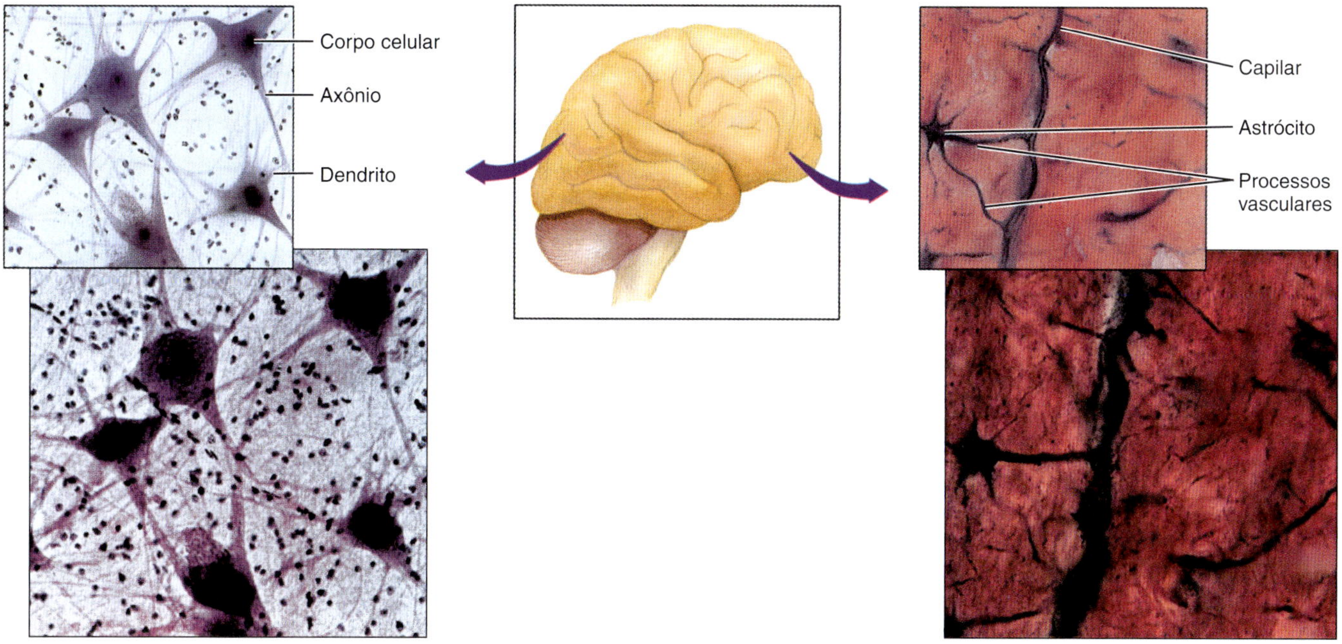

FIGURA 4.27 O tecido nervoso é encontrado no encéfalo, na medula espinal, nos nervos e nos gânglios. Consiste em dois tipos principais de células: (*a*) neurônios e (*b*) neuróglias.

Neurônios

Embora existam vários tipos de neurônios no tecido nervoso, todos eles possuem três componentes principais: (1) um corpo celular, ou pericário; (2) dendritos e (3) um axônio (fig. 4.27). Os **dendritos** são prolongamentos ramificados que recebem estímulos e conduzem impulsos na direção do corpo celular. O **corpo celular**, ou **pericário**, contém o núcleo e organelas especializadas e microtúbulos. O **axônio** é uma extensão citoplasmática que conduz impulsos que se afastam do corpo celular. O termo **fibra nervosa** refere-se a qualquer prolongamento que se estende do corpo celular de um neurônio e a bainha de mielina que a envolve (veja fig. 11.5).

Neurônios derivam do ectoderma, são as unidades estruturais e funcionais básicas do sistema nervoso, e são especializados em responder a estímulos físicos e químicos, converter estímulos em impulsos nervosos, e conduzir esses impulsos para outros neurônios, fibras musculares ou glândulas. De todos os corpos celulares, os neurônios são provavelmente os mais especializados. Como ocorre com as células musculares, o número de neurônios é estabelecido logo após o nascimento; depois disso, falta-lhes a capacidade para apresentar mitoses, embora sob certas circunstâncias uma porção cortada possa se regenerar.

neurônio: G. *neuron*, nervo

pericário: G. *peri*, em torno; *karyon*, noz ou amêndoa

Neuróglia

Além dos neurônios, o tecido nervoso contém neuróglias (fig. 4.27). Células neurogliais, às vezes chamadas de *células gliais*, são aproximadamente cinco vezes mais numerosas do que os neurônios e possuem limitada capacidade mitótica. Elas não transmitem impulsos mas sustentam e fixam neurônios. Certas células neurogliais são fagocíticas; outras ajudam a fornecer nutrientes aos neurônios.

Neurônios e neuróglias são analisados em detalhes no cap. 11.

Avaliação de Conhecimentos

15. Compare e diferencie neurônios e neuróglias em termos de estrutura, função e localização.
16. Faça uma relação das estruturas de um neurônio seguindo a seqüência de um impulso nervoso quando passa através da célula.

CONSIDERAÇÕES CLÍNICAS

Como foi exposto no início deste capítulo, o estudo dos tecidos é extremamente importante na compreensão da estrutura e função dos órgãos e dos sistemas do corpo. A histologia tem imensa importância clínica. Muitas doenças são diagnosticadas através de exames microscópicos de cortes dos vários tecidos. Até

neuróglia: G. *neuron*, nervo; *glia*, cola

mesmo na realização de autópsias, um exame dos vários tecidos é essencial para estabelecer a causa da morte.

Várias ciências se relacionam com aspectos específicos dos tecidos. A *histopatologia* é o estudo dos tecidos doentes. A *histoquímica* se refere à fisiologia dos tecidos e como eles mantêm a homeostasia. A *histotecnologia* explora os modos pelos quais podemos corar melhor os tecidos para serem observados. Em todas estas disciplinas, uma meticulosa compreensão do tecido normal, ou sadio, é imperativa para identificar os tecidos alterados, ou anormais.

Mudanças na Composição do Tecido

A maioria das doenças altera a estrutura do tecido no *local*, onde a doença incide. Algumas doenças, contudo, chamadas *sistêmicas*, provocam mudanças que não se limitam ao local da doença. **Atrofia** (definhamento do tecido do corpo), por exemplo, pode ser limitada a um órgão determinado onde a doença interfere no metabolismo daquele órgão, mas também pode envolver um membro inteiro se a nutrição ou os impulsos nervosos estiverem prejudicados. A *atrofia muscular* pode ser causada por uma doença do sistema nervoso como a poliomielite, ou pode ser o resultado de suprimento sangüíneo insuficiente para o músculo. A *atrofia senil*, ou simplesmente *senilidade*, é o envelhecimento natural dos tecidos e órgãos no interior do corpo. **Atrofia por desuso** é uma atrofia local que resulta da inatividade de um tecido ou órgão. Distrofia muscular causa uma atrofia por desuso que diminui o tamanho e a força do músculo em razão da perda de sarcoplasma dentro do músculo.

Necrose é a morte das células ou tecidos no interior do corpo vivo. Pode ser reconhecida através de alterações físicas nos tecidos mortos. A necrose pode ser causada por lesão grave; agentes físicos (traumatismos, queimaduras, radiações, venenos químicos); ou desnutrição dos tecidos. Quando examinado histologicamente, o tecido necrótico comumente aparece opaco, como um molde esbranquiçado ou amarelado. **Gangrena** é a necrose maciça de um tecido acompanhada por uma invasão de microorganismos que vivem em carne deteriorada.

Morte somática é a morte do corpo como um todo. Em conseqüência da morte somática, os tecidos sofrem mudanças irreversíveis, como **rigidez cadavérica** (rigidez muscular), coagulação do sangue e esfriamento do corpo. As mudanças pós-morte (após a morte) ocorrem sob condições variáveis em períodos previsíveis que são úteis para a estimativa do tempo aproximado de morte.

Análise do Tecido

Para diagnosticar uma doença, geralmente, é importante examinar histologicamente o tecido de uma pessoa viva. Quando isto é necessário, faz-se uma **biópsia** (remoção de um fragmento de tecido vivo). Há várias técnicas para biópsias. *Remoções cirúrgicas* são, em geral, realizadas para massas maiores ou tumores. *Curetagens* envolvem cortes e raspagens de tecidos, como é feito nos exames para câncer uterino. Em uma *biópsia com agulha percutânea*, uma agulha de biópsia é inserida através de uma pequena incisão na pele e amostras do tecido são retiradas. São removidos tecidos normais e doentes para fins de comparação.

A preparação dos tecidos para exame constitui um processo com vários passos. A **fixação** é fundamental para todas as preparações histológicas, e consiste em matar rapidamente e endurecer o tecido, para preservá-lo e manter sua estrutura da mesma forma quando estava vivo. **Inclusão** do tecido em um meio de suporte como cera de parafina, em geral, segue a fixação. O próximo passo consiste em fazer **cortes** do tecido em fatias extremamente finas, seguindo-se a **montagem** do material em lâminas. Alguns tecidos são fixados por congelamento rápido e em seguida seccionados enquanto congelados, tornando a inclusão desnecessária. Cortes congelados permitem ao patologista fazer um diagnóstico rápido durante uma operação cirúrgica. Isto é o que se faz comumente, por exemplo, em casos de suspeita de câncer de mama. A **coloração** é o próximo passo. Colorações por hematoxilina e eosina (H & E) são habitualmente usadas em todos os casos de tecidos. Elas dão um diferencial de cores azul e vermelho para as estruturas básicas e ácidas do tecido. Outras colorações podem ser necessárias para estruturas específicas.

O **exame** é feito inicialmente a olho nu e em seguida com um microscópio. Praticamente todas as condições histológicas podem ser diagnosticadas com pequeno aumento (40×). Maior aumento é usado para esclarecer detalhes específicos. Finalmente, o exame pode ser feito com microscópio eletrônico, que revela a complexa estrutura celular. A observação histológica proporciona os fundamentos para o diagnóstico, prognóstico, tratamento e reavaliação subseqüentes.

Transplante de Tecidos

Nas últimas duas décadas, a ciência médica fez substanciais avanços em transplantes de tecidos. Transplantes de tecidos são necessários para substituir partes do corpo não funcionantes, lesadas ou perdidas. O transplante mais bem sucedido é aquele em que o tecido de um lugar do corpo é levado para outro lugar na mesma pessoa, por exemplo um enxerto de pele da coxa é usado para substituir o tecido queimado da mão. Transferência de tecidos da própria pessoa denomina-se **auto-enxerto**. **Isoenxertos** são transplantes entre indivíduos geneticamente idênticos, o único exemplo ocorrendo entre gêmeos idênticos. Esses transplantes também têm uma taxa de sucesso alta. **Aloenxertos**, ou **homotransplantes**, são enxertos entre indivíduos da mesma espécie mas de genótipos diferentes, e **heteroenxertos**, ou **xenoenxertos**, são enxertos entre indivíduos de espécies diferentes. Um exemplo de xenoenxerto é o transplante de uma valva de suíno para substituir uma valva cardíaca humana disfuncional ou doente Aloenxertos e xenoenxertos apresentam o problema de uma possível reação de rejeição de tecidos. Quando isso ocorre, os mecanismos imunes do receptor são ativados, e o tecido do doador é identificado como estranho e é destruído. A reação pode ser minimizada "comparando" o tecido do receptor e do doador. Drogas imunossupressivas também podem diminuir a taxa de rejeição, e atuam interferindo no mecanismo imunitário do receptor. Infelizmente, drogas imunossupressivas podem abaixar também a resistência do receptor para infecções. Técnicas novas que envolvem transfusões de sangue do doador para o receptor antes de um transplante estão apresentando boas perspectivas. Em todo caso, transplantes de tecidos constituem um aspecto importante da pesquisa médica, e descobertas significativas apresentam-se no horizonte.

---

atrofia: G. *a*, sem; *trophe*, nutrição

necrose: G. *nekros*, cadáver

gangrena: G. *gangraina*, morder ou comer

O uso de tecido fetal transplantado para cultivar tecidos novos em pacientes adultos mostrou-se promissor no tratamento de muitos problemas clínicos de tecidos ou órgãos. As células que interessam são colhidas de mais de 15 fetos humanos e são implantadas rapidamente no receptor do transplante. As células fetais seguem seu curso normal de maturação no interior do paciente adulto, com a esperança que uma estrutura de corpo saudável, completamente funcional, venha a se desenvolver. Como a fonte típica para tecidos fetais é de fetos abortados, esse procedimento se tornou um dilema médico ético.

Resposta do Estudo de Caso Clínico

O doutor esclarece esse paradoxo explicando que algumas células no corpo sofrem mudanças estruturais em resposta a estímulos incomuns. Fumar cigarro, por exemplo, prejudica os movimentos ciliares, inibe a função dos macrófagos alveolares e conduz ao aumento e proliferação do muco secretado pelas glândulas das vias aéreas. A conseqüência disso é a bronquite crônica.

Semelhantemente, o refluxo ácido para o interior do esôfago pode induzir uma transformação do epitélio de estratificado pavimentoso para epitélio simples colunar, condição denominada esôfago de Barrett, um precursor do câncer do esôfago em 5% dos casos.

Resumo do Capítulo

Definição e Classificação dos Tecidos (p. 78)

1. Tecidos são agrupamentos de células semelhantes que executam funções específicas. O estudo dos tecidos é chamado histologia.
2. As células são envolvidas e interligadas por uma matriz intercelular, e sua composição varia desde sólida até líquida.
3. Os quatro tipos principais de tecidos são tecido epitelial, tecido conjuntivo, tecido muscular e tecido nervoso.

Tecido Epitelial (pp. 79-89)

1. Epitélios derivam de todas as três camadas germinativas e podem ter uma ou várias camadas de espessura. A superfície mais inferior da maioria dos epitélios membranosos é sustentada por uma membrana basal.
2. Epitélio simples consiste em uma única camada de células que variam na forma e nas características de superfície e está situado onde ocorrem difusão, filtração e secreção.
3. Epitélio estratificado consiste em duas ou mais camadas de células e é adaptado para proteção.
4. Epitélio de transição reveste a bexiga urinária, ureter e partes da uretra. As células do epitélio de transição permitem a distensão.
5. As membranas do corpo são compostas de finas camadas de tecido epitelial que podem estar ligadas com tecido conjuntivo de sustentação. Os dois tipos básicos são membranas mucosas e membranas serosas.
6. Epitélios glandulares são derivados de tecido epitelial em desenvolvimento e funcionam como glândulas de secreção exócrinas.

Tecido Conjuntivo (pp 89-98)

1. Os tecidos conjuntivos derivam do mesoderma e, com exceção da cartilagem, são altamente vascularizados.
2. Tecido conjuntivo propriamente dito contém fibroblastos, fibras colágenas e fibras elásticas no interior de uma substância fundamental flexível.
3. A cartilagem proporciona um arcabouço flexível para muitos órgãos, e consiste em uma matriz semi-sólida de condrócitos e várias fibras.
4. O tecido ósseo consiste em osteócitos, fibras colágenas e uma matriz resistente de sais minerais.
5. O sangue consiste em elementos formados (eritrócitos, leucócitos e trombócitos) suspensos em uma matriz de plasma líquida.

Tecido Muscular (pp. 99-100)

1. Os tecidos musculares são responsáveis pelo movimento de substâncias através do corpo, o movimento de uma parte do corpo em relação à outra parte do corpo e pela locomoção.
2. As fibras do tecido muscular estão adaptadas para se contraírem em resposta a um estímulo.

Tecido Nervoso (pp. 100-101)

1. Neurônios são as unidades funcionais do sistema nervoso. Eles respondem a estímulos e conduzem impulsos em direção e a partir de todos os órgãos do corpo.
2. Neuróglias suportam e fixam neurônios. Algumas são fagocíticas; outras fornecem nutrientes aos neurônios.

Atividades de Revisão

Questões Objetivas

1. Qual entre os seguintes não é considerado tipo principal de tecido do corpo?
   (a) nervoso (d) muscular
   (b) tegumentar (e) epitelial
   (c) conjuntivo
2. Qual afirmativa relativa a tecidos é *falsa*?
   (a) São agregados de tipos semelhantes de células que realizam funções específicas.
   (b) Todos eles são microscópicos e são estudados dentro da ciência da histologia.
   (c) Todos eles são estacionários dentro do corpo no local de sua origem de desenvolvimento.
   (d) Um órgão é composto de dois ou mais tecidos.
3. Tecido conjuntivo, músculo e a derme da pele são derivados embrionários do:
   (a) mesoderma (c) ectoderma
   (b) endoderma
4. Qual afirmativa relativa aos epitélios é *falsa*?
   (a) São derivados do mesoderma, ectoderma e endoderma.
   (b) São reforçados por fibras elásticas e colágenas.

(c) Um lado está exposto a um lume, uma cavidade do corpo, ou ao meio ambiente.
(d) Possuem muito pouca matriz intercelular.

5. Uma úlcera gástrica do estômago pode comprometer
(a) epitélio simples cúbico
(b) epitélio de transição
(c) epitélio simples colunar ciliado
(d) epitélio simples colunar
6. Qual designação estrutural e secretora exprime a glândula mamária?
(a) acinosa, apócrina
(b) tubular, holócrina
(c) tubular, merócrina
(d) acinosa, holócrina
7. Tecido conjuntivo denso regular é encontrado em:
(a) vasos sangüíneos (c) tendões
(b) baço (d) parede do útero
8. O tecido conjuntivo fagocítico encontrado nos linfonodos, fígado, baço e medula óssea é:
(a) reticular (c) mesênquima
(b) frouxo fibroso (d) elástico
9. A recuperação da cartilagem é lenta após uma lesão porque
(a) está localizada em áreas do corpo que estão sob constante sobrecarga.
(b) é avascular.
(c) os condrócitos não se reproduzem.
(d) tem uma matriz semi-sólida.
10. O músculo cardíaco possui
(a) estrias
(b) discos intercalares
(c) contrações rítmicas involuntárias
(d) todas acima

Questões Dissertativas

1. Defina *tecido*. Quais são as diferenças entre células, tecidos, glândulas e órgãos?
2. Quais funções fisiológicas os tecidos epiteliais estão adaptados a realizar?
3. Identifique o tecido epitelial
(a) nos alvéolos pulmonares dos pulmões
(b) revestindo o lume do trato gastrointestinal
(c) na camada externa da pele
(d) revestindo a cavidade da bexiga urinária
(e) revestindo a tuba uterina
(f) revestindo a traquéia e os brônquios
Descreva a função do tecido em cada caso.
4. Por que os epitélios queratinizado e não queratinizado são encontrados no corpo?
5. Descreva como as glândulas epiteliais são classificadas de acordo com a complexidade estrutural e função secretora.
6. Identifique o tecido conjuntivo
(a) na superfície do coração e adjacente ao rim
(b) no interior da parede da aorta
(c) formando a sínfise púbica
(d) sustentando a orelha externa
(e) formando os linfonodos
(f) formando o tendão do calcâneo
Descreva a função do tecido em cada caso.
7. Compare e contraste a estrutura e a localização do que segue: fibras reticulares, fibras colágenas, elastina, fibroblastos e mastócitos.
8. Qual é a relação entre células adiposas e gordura? Analise a função da gordura e explique o perigo potencial do excesso de gordura.
9. Analise a capacidade mitótica de cada um dos quatro tipos principais de tecidos.
10. Defina os seguintes termos: *atrofia*, *necrose*, *gangrena* e *morte somática*.

Questões de Análise Crítica

1. A função de um tecido é na realidade a função de suas células. E a função de uma célula é a função de suas organelas. Sabendo isto, que tipo de organelas estariam particularmente abundantes no tecido muscular cardíaco que requer muita energia; no tecido reticular do interior do fígado, onde são englobados resíduos celulares e toxinas; e no tecido conjuntivo denso regular, que consiste em fortes cadeias de proteínas?
2. A aorta (um vaso importante do corpo) tem três camadas em torno do lume. Qual é o tecido predominante em cada uma das três camadas e qual é a adaptação funcional de cada uma?
3. Recentemente foi diagnosticado câncer no cérebro de uma parente, e falando com a sua médica, esta disse que o câncer era de fato um neuroglioma, e que câncer de neurônios e de células musculares era ocorrência rara. Explique por que células neurogliais são muito mais suscetíveis a câncer do que o são os neurônios ou as células musculares.
4. Compare o suprimento vascular dos ossos e ligamentos e analise como isso pode ser importante para a evolução clínica de um deslocamento do tornozelo e uma fratura de tornozelo.
5. As doenças do tecido conjuntivo são um grupo de distúrbios causados, provavelmente, por uma resposta imunológica anormal ao próprio tecido conjuntivo de uma pessoa. Os mais conhecidos desses casos são a artrite reumatóide, na qual as pequenas articulações do corpo ficam inflamadas e as superfícies articulares ficam desgastadas. Sabendo onde o tecido conjuntivo é encontrado no corpo, você pode predizer quais órgãos poderiam estar envolvidos em outras doenças de tecido conjuntivo?

Sistema Tegumentar

5

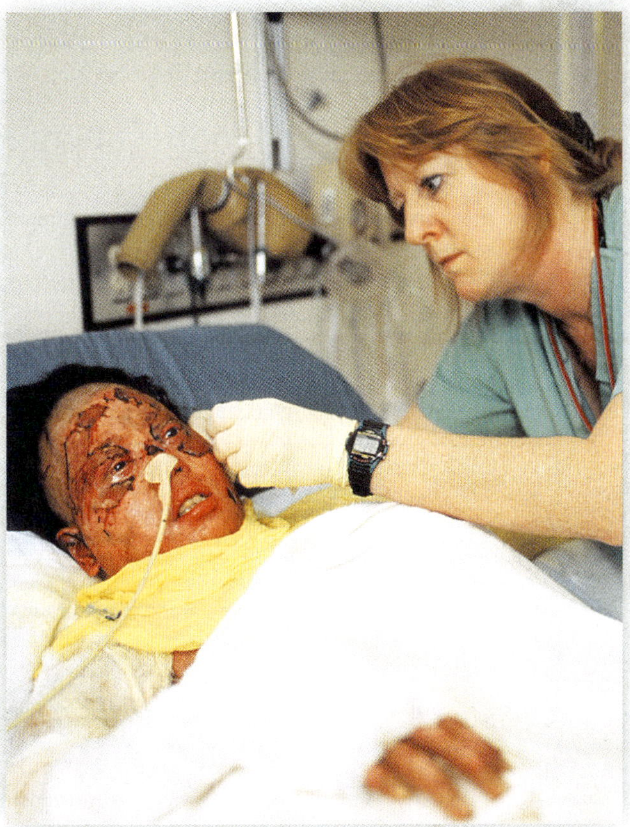

FIGURA: É fundamental a assistência médica imediata na tentativa de salvar uma pessoa que sofreu uma queimadura extensa e severa. A principal preocupação é a perda rápida de líquidos do corpo.

Estudo de Caso Clínico

Um homem de 27 anos de idade foi vítima de uma explosão de gasolina e apresentava queimaduras em sua face, pescoço, tórax e braços. Ao entrar na sala de emergência, ele reclamava de intensa dor na face e no pescoço, locais com extensas bolhas e eritema (vermelhidão). Surpreendentemente, todos esses achados estavam ausentes no tórax e nos braços queimados que tinham uma aparência pálida, como cera.

O exame físico revelou que a pele no tórax e nos braços do paciente estava endurecida e com falta de sensibilidade. O médico da sala de emergência comentou com um estudante de medicina que o paciente apresentava queimaduras de terceiro grau na pele dessas regiões e que seria necessária a retirada das escaras da queimadura (tecido traumatizado) e subseqüente enxerto de pele.

Por que as áreas que apresentavam queimaduras de segundo grau estavam vermelhas, bolhosas e doloridas, enquanto as queimaduras de terceiro grau estavam pálidas e insensíveis (sem sensibilidade, inclusive dor)? Por que o tórax e os braços necessitavam de enxerto de pele, mas provavelmente a face e o pescoço não?

Sugestão: Pense em termos da função da pele e da sobrevida das células germinativas na pele funcionante. Examine cuidadosamente as figuras 5.1 e 5.20.

A PELE COMO UM ÓRGÃO

A pele (tegumento) é o maior órgão do corpo e, juntamente com seus órgãos anexos (pêlos, glândulas e unhas), constitui o sistema tegumentar. Em certas áreas do corpo, apresenta modificações de adaptação que conciliam funções de proteção ou metabólicas. Atuando como uma interface dinâmica entre o ambiente externo, que continuamente apresenta mudanças, e o ambiente interno do corpo, a pele ajuda a manter a homeostasia.

Objetivo 1 Explicar por que a pele é considerada um órgão e um componente do sistema tegumentar.

Objetivo 2 Descrever algumas situações clínicas freqüentes na pele que resultam de deficiências nutricionais ou de disfunções do corpo.

Nós estamos mais atentos com tudo o que se refere ao nosso sistema tegumentar do que, talvez, com qualquer outro sistema do nosso corpo. Uma das primeiras coisas que fazemos pela manhã é ver nossa imagem em um espelho e pensar no que fazer para tornar nossa pele e cabelos mais apresentáveis. Periodicamente, examinamos nossa pele para verificar a presença de rugas e nosso couro cabeludo para descobrir cabelos esbranquiçados por representarem sinais de envelhecimento. Nós identificamos outras pessoas pelas características de suas peles.

A aparência de nossa pele freqüentemente determina a impressão inicial que nós deixamos nos outros. Infelizmente, pode também determinar se seremos ou não bem sucedidos no que se refere à aceitação social. Por exemplo, a rejeição social a um adolescente pode estar associada diretamente aos problemas de sua pele, como a presença de acne. A auto-imagem de uma pessoa e seu comportamento social conseqüente podem estar intimamente associados com a sua aparência física.

Até mesmo o estilo de se vestir é às vezes determinado pela área de pele que nós queremos, ou que os estilistas querem expor. Mas nossa pele é muito mais que uma peça de exibição, ela ajuda a regular certas funções do corpo e protege certas estruturas do corpo.

A pele, ou *tegumento*, e suas estruturas anexas (pêlos, glândulas e unhas) constituem o sistema tegumentar. Incluído nesse sistema estão os milhões de receptores sensitivos da pele e sua extensa rede vascular. A pele é uma interface dinâmica entre o corpo e o ambiente externo, e protege o corpo do ambiente até mesmo quando interage com o ambiente.

A pele é um órgão, já que consiste em vários tipos de tecidos que são estruturalmente organizados para funcionar em conjunto. É o maior órgão do corpo, cobrindo mais de 7.600 cm^2 no adulto médio, e ocupa aproximadamente 7% do peso do corpo de uma pessoa. A pele é de espessura variável, em média 1,5 mm, e é mais espessa nas partes do corpo mais expostas ao uso e ao desgaste, como as plantas dos pés e as palmas da mão. Nessas áreas, tem aproximadamente 6 mm de espessura. É mais fina nas pálpebras, genitais externos e membrana timpânica, onde tem aproximadamente 0,5 mm de espessura. Até mesmo sua aparência e textura variam da pele áspera, calosa que cobre os cotovelos e as juntas para as áreas finas sensíveis das pálpebras, papila mamária e genitais externos.

A aparência geral da pele é clinicamente importante porque fornece indícios para certas disfunções do corpo. Pele pálida pode indicar choque, enquanto pele avermelhada, molhada e quente pode indicar febre e infecção. Uma erupção cutânea pode indicar alergia ou infecções locais. Texturas anormais da pele podem resultar de problemas glandulares ou nutricionais (tabela 5.1). Unhas corroídas podem ser um sinal de problemas emocionais.

✓ Avaliação de Conhecimentos

1. Explique por que a pele é considerada um órgão e por que a pele juntamente com os anexos tegumentares são considerados um sistema.
2. Quais vitaminas e minerais são importantes para uma pele saudável? (Veja tabela 5.1.)
3. Descreva a aparência da pele que pode acompanhar cada uma das seguintes situações: alergia, choque, infecções; pele seca, pêlo inflexível; hiperpigmentação e dermatites em geral.

CAMADAS DA PELE

A pele consiste em duas camadas principais. A epiderme externa é estratificada em quatro ou cinco camadas estruturais e a derme, espessa e mais profunda, consiste em duas camadas. A hipoderme (tela subcutânea) liga a pele com os órgãos subjacentes.

Objetivo 3 Descrever as características histológicas de cada camada da pele.

Objetivo 4 Resumir as ocorrências de transição que ocorrem no interior de cada camada epidérmica.

Epiderme

A **epiderme**, a camada superficial e protetora da pele, é formada por epitélio estratificado pavimentoso que varia de 0,007 a 0,12 mm de espessura. Todas as camadas, menos as mais profundas, são compostas de células mortas. Quatro ou cinco camadas podem estar presentes, dependendo do local onde a epiderme se encontra (figs. 5.1 e 5.2). A epiderme das palmas das mãos e das plantas dos pés tem cinco camadas porque estas áreas são mais expostas ao atrito; em todas as outras áreas do corpo, a epiderme só tem quatro camadas. Os nomes e as características das camadas da epiderme são os seguintes.

1. **Camada basal**. A camada basal (estrato basal) consiste em uma única camada de células em contato com a derme. Quatro tipos de células compõem a camada basal: *queratinócitos*,

tegumento: L. *integumentum*, cobertura

estrato: L. *stratum*, algo que se expande para fora

basal: G. *basis*, base

TABELA 5.1 Condições da Pele e Estruturas Associadas Indicando Deficiências Nutricionais ou Disfunções do Corpo

Condição	Deficiência	Comentários
Dermatite em geral	Zinco	Vermelhidão e coceira
Dermatite escrotal ou vulvar	Riboflavina	Inflamação na região genital
Hiperpigmentação	Vitamina B_{12}, ácido fólico ou inanição	Pigmentação escura nos dorsos das mãos e dos pés
Pêlos ressecados, inflexíveis, quebradiços	Proteínas, calorias e outros nutrientes	Geralmente ocorre em crianças
Hiperqueratose folicular	Vitamina A, ácidos graxos insaturados	Pele áspera causada por tampão queratínico dos folículos pilosos
Dermatite pelagrosa	Niacina e triptofano	Lesões nas áreas expostas ao sol
Espessamento da pele em pontos de pressão	Niacina	Observado na área da cintura aos quadris
Unhas em colher	Ferro	Unhas finas, côncavas ou em forma de colher
Pele seca	Água ou hormônio da tireóide	Desidratação, hipotireoidismo, pele áspera
Pele oleosa (acne)		Hiperatividade das glândulas sebáceas

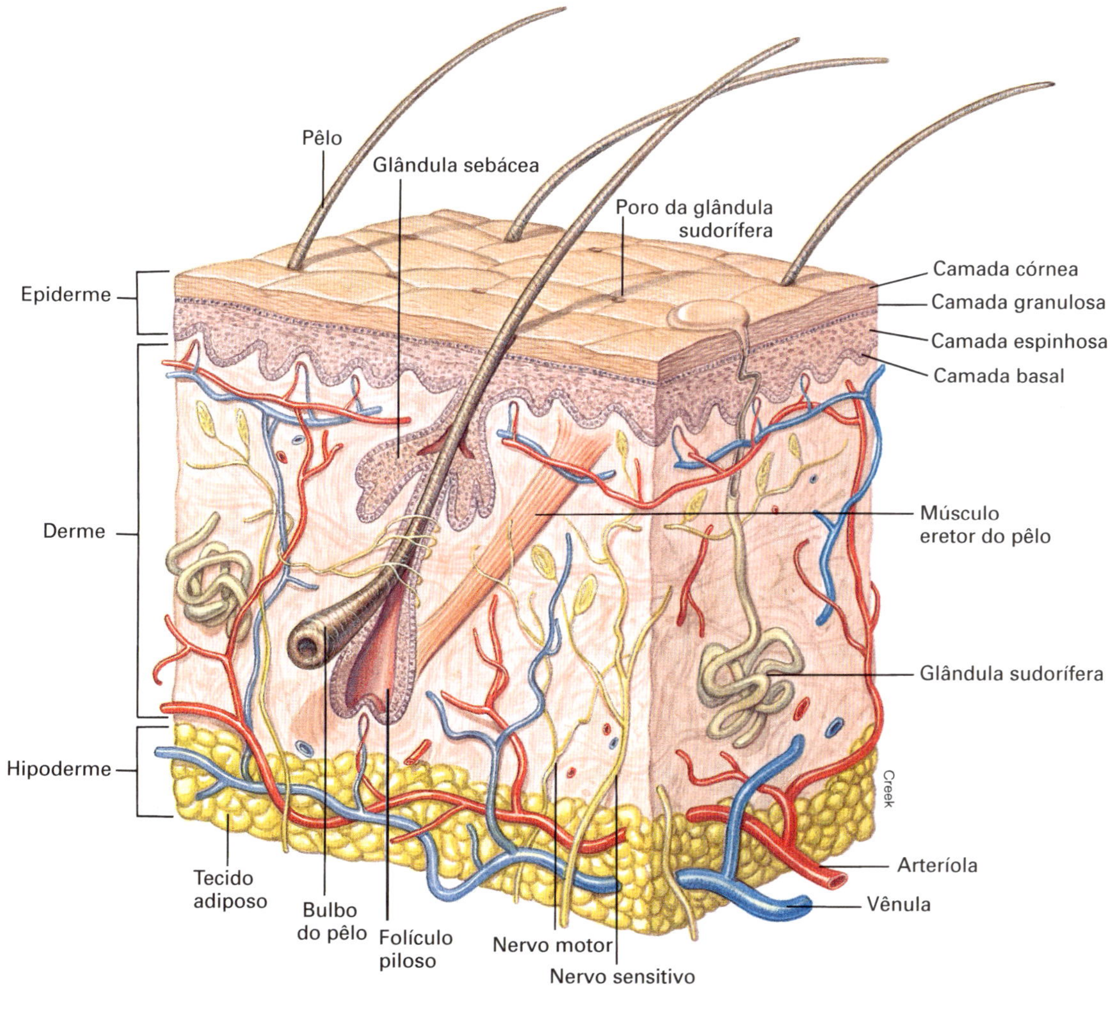

FIGURA 5.1 Diagrama da pele.

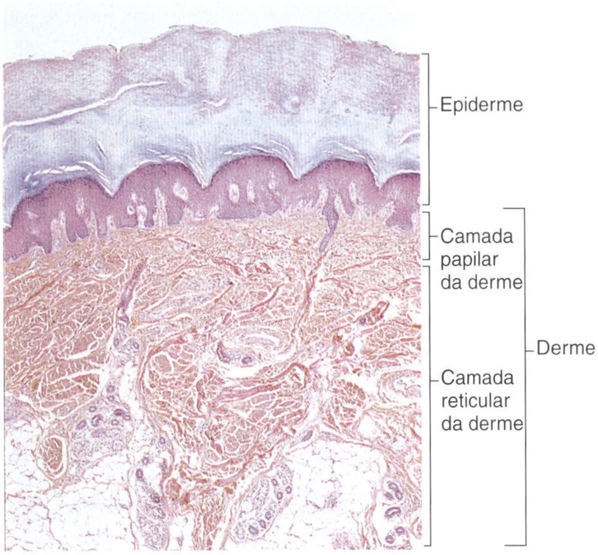

FIGURA 5.2 Uma fotomicrografia da epiderme (25×).

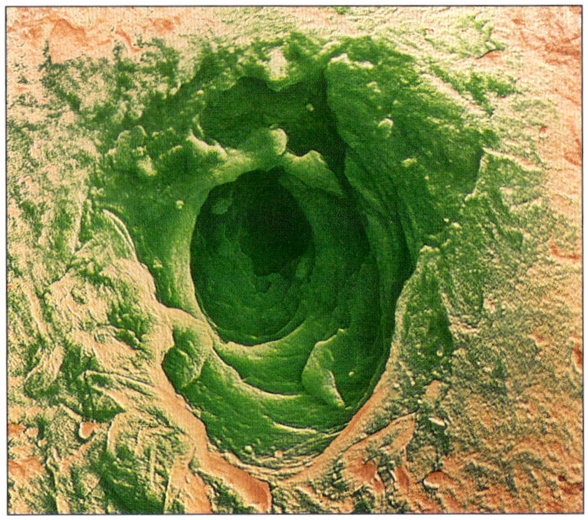

FIGURA 5.3 Micrografia eletrônica da superfície da pele mostrando a abertura de uma glândula sudorífera.

melanócitos, *células tácteis* (*células de Merkel*) e *dendrócitos granulares não pigmentados* (*células de Langerhans*). Com exceção das células táteis, essas células estão constantemente se dividindo mitoticamente e estão se deslocando externamente para renovar a epiderme. Normalmente leva entre 6 a 8 semanas para as células se deslocarem da camada basal até a superfície da pele.

Queratinócitos são células especializadas que produzem a proteína **queratina**, que fortalece e impermeabiliza a pele. Como os queratinócitos estão afastados dos nutrientes vasculares e do fornecimento de oxigênio da derme, os seus núcleos degeneram, seus conteúdos celulares são dominados por queratina, e o processo de *queratinização* se completa. Até que os queratinócitos alcancem a superfície da pele, eles se assemelham a escamas achatadas mortas, e estão completamente cheios com queratina envolvida por membranas celulares frouxas. **Melanócitos** são células epiteliais especializadas que sintetizam o pigmento **melanina** que proporciona uma barreira protetora contra a radiação ultravioleta da luz solar. **Células táteis** são escassas quando comparadas com os queratinócitos e melanócitos. Essas células receptoras de sensibilidade ajudam na recepção tátil (tato). Os **dendrócitos granulares não pigmentados** estão dispersos ao longo da membrana basal e são células macrofágicas protetoras que englobam as bactérias e outros resíduos estranhos.

2. **Camada espinhosa**. A camada espinhosa contém algumas camadas de células. A aparência espinhosa dessa camada é em razão dos prolongamentos semelhantes a espinhos que surgem dos queratinócitos quando o tecido é fixado para exame microscópico. Já que há limitadas mitoses na camada espinhosa, esta camada e a basal são em conjunto chamadas de **camada germinativa**.
3. **Camada granulosa**. A camada granulosa consiste apenas em três ou quatro camadas de células achatadas, células estas que contêm grânulos cheios com ceratoialina, um precursor químico da queratina.
4. **Camada lúcida.** Os núcleos, organelas e membranas celulares não estão mais visíveis nas células da camada lúcida e histologicamente esta camada aparece clara. Existe apenas nos lábios e na pele mais espessa das plantas dos pés e das palmas das mãos.
5. **Camada córnea.** A camada córnea está composta de 25 a 30 camadas de células achatadas semelhantes a escamas. Milhares dessas células mortas desprendem-se da superfície da pele todos os dias, apenas para serem substituídas por novas células das camadas mais profundas. Essa camada superficial e cornificada é a camada que realmente protege a pele (fig. 5.3). *Cornificação*, produzida pela queratinização, é o ressecamento e achatamento da camada córnea e é uma adaptação protetora importante da pele. Fricção na superfície da pele estimula a atividade mitótica adicional na camada basal e na camada espinhosa que pode resultar na formação de um *calo* para maior proteção.

---

queratinócito: G. *keras*, semelhante a chifre; *kytos*, célula
melanócito: G. *melas*, preto; *kytos*, célula
células de Merkel: de F. S. Merkel, anatomista alemão, 1845-1919
células de Langerhans: de Paul Langerhans, anatomista alemão, 1847-1888
macrofágico: L. *makros*, maior; *phagein*, comer

espinhoso: L. *spina*, espinho
germinativa: L. *germinare*, crescer
granuloso: L. *granum*, grão
lúcido: L. *lucidus*, luz
córneo: L. *corneus*, em forma de chifre

TABELA 5.2 Camadas da Epiderme

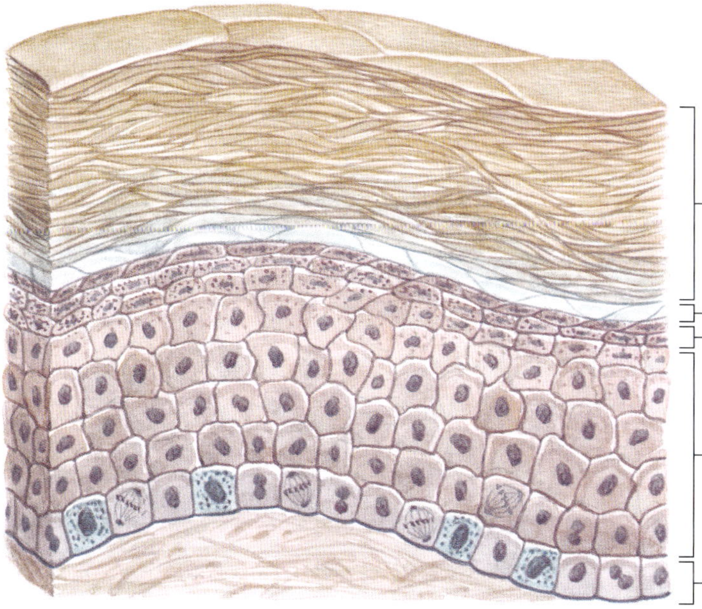

As características específicas de cada camada epidérmica estão descritas na tabela 5.2.

A tatuagem colorida da pele é permanente porque as tinturas são injetadas debaixo da camada basal mitótica da epiderme e na derme subjacente. Em condições não assépticas, podem ser introduzidos organismos infecciosos junto com a tintura. Tatuagens pequenas podem ser removidas por enxerto de pele; para tatuagens maiores é preferível a raspagem mecânica da pele.

Coloração da Pele

A cor normal da pele é a expressão de uma combinação de três pigmentos: *melanina, caroteno e hemoglobina*. **Melanina** é um pigmento-marrom preto produzido nos melanócitos da camada basal (fig. 5.4). Todos os indivíduos de estaturas semelhantes têm aproximadamente o mesmo número de melanócitos, mas a quantia de melanina produzida e a distribuição da melanina determina as variações raciais na cor da pele, como negro, mulato, amarelo e branco. A melanina protege a camada basal contra o efeito prejudicial dos raios ultravioleta (UV) do sol. Uma exposição gradual à luz solar promove a produção aumentada de melanina dentro dos melanócitos, conseqüentemente, bronzeando a pele. A pele de uma pessoa com albinismo tem o número normal de melanócitos na epiderme mas falta a enzima *tirosinase* que converte o aminoácido tirosina em melanina. O albinismo é uma condição hereditária.

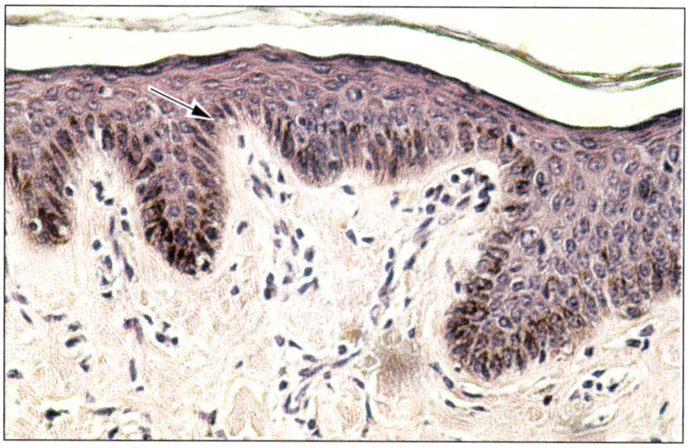

FIGURA 5.4 Melanócitos em toda a camada basal (veja seta) produzem melanina.

Outras expressões genéticas dos melanócitos são mais comuns que o albinismo. As *sardas*, por exemplo, são causadas por agregados de melanina formando manchas. Uma falta de melanócitos em áreas localizadas da pele causa manchas brancas distintas chamadas vitiligo. Depois dos 50 anos de idade, crescimentos de manchas marrons, chamadas *hiperqueratoses seborréi-*

vitiligo: L. *Vitiatio*, mancha

cas, podem aparecer na pele, particularmente em partes expostas. As manchas pigmentadas comumente chamadas "manchas hepáticas" constituem o aumento benigno de melanócitos produzindo pigmento. Geralmente nenhum tratamento é necessário, a não ser com finalidades estéticas.

Exposição excessiva à luz solar pode causar câncer de pele (veja Considerações Clínicas e fig. 5.18). Na luz solar, a pele absorve dois comprimentos de onda de raios ultravioleta conhecidos como *UVA* e *UVB*. O DNA dentro das células basais da pele pode ser lesado quando os raios UVB do sol mais perigosos penetram na pele. Embora tenham sido considerados inofensivos, achados recentes indicam que a exposição excessiva aos raios UVA pode inibir o processo de reparo do DNA que se segue à exposição ao UVB. Portanto, indivíduos que são expostos somente aos raios UVA utilizados em salões estéticos também estão sob perigo de carcinoma de célula basal, desde que se exponham depois aos raios UVB da luz solar quando estiverem ao ar livre.

Caroteno, um pigmento amarelado encontrado em certas plantas produtoras, como cenoura, que tende a se acumular nas células da camada córnea e partes gordurosas da derme, era considerado o responsável pela pele amarelo-bronzeada das pessoas de descendência asiática, mas essa coloração sabe-se agora ser causada por variações de melanina.

Hemoglobina não é um pigmento da pele; é o pigmento ligado ao oxigênio encontrado em células vermelhas do sangue. Sangue oxigenado que flui pela derme dá à pele seus tons rosados.

Certas situações físicas ou doenças causam descoloração sintomática da pele. A *cianose* é uma descoloração azulada da pele que aparece em pessoas com certas doenças cardiovasculares ou respiratórias. As pessoas também se tornam cianóticas durante uma interrupção da respiração. Na *icterícia*, a pele aparece amarelada por causa do excesso de pigmento da bile na circulação sangüínea. Icterícia é geralmente sintomática de disfunção hepática e às vezes de imaturidade hepática, como na icterícia do recém-nascido. *Eritema* geralmente é um vermelhidão da pele devido a traumas vasculares, como queimaduras de sol.

Padrões de Superfície

A superfície exposta da pele tem padrões reconhecíveis que estão presentes por ocasião do nascimento ou se desenvolvem depois. **Impressões digitais** (*cristas de fricção*) são padrões congênitos que estão presentes nos dedos da mão, bem como nas palmas das mãos e plantas dos pés. Os desenhos formados por estas linhas têm semelhanças básicas mas não são idênticos em dois indivíduos quaisquer (fig. 5.5). São formados pela tração das fibras elásticas no interior da derme e estão estabelecidos antes do nascimento. As cristas das impressões digitais têm a função de evitar deslizamentos quando se pegam os objetos, e como são precisas e fáceis de reproduzir, as impressões digitais são comumente usadas para identificar os indivíduos.

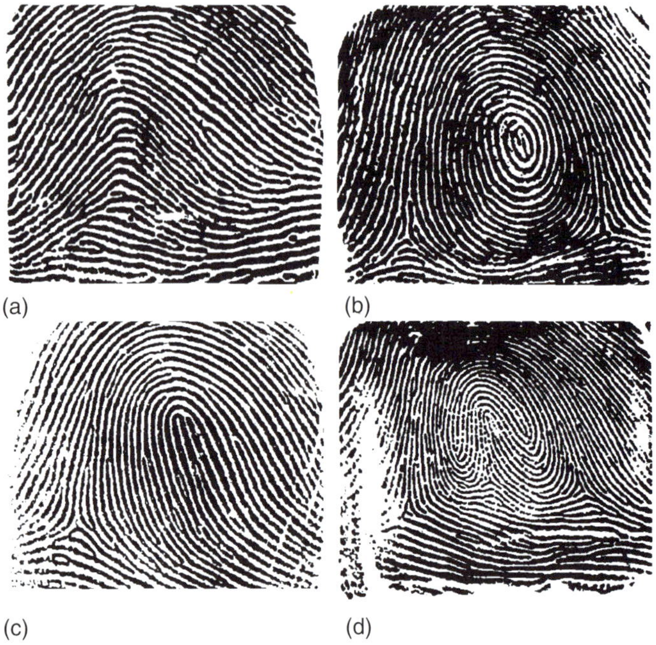

FIGURA 5.5 Os quatro padrões básicos de impressões digitais (*a*) arco, (*b*) espiral, (*c*) alça e (*d*) misto.

As linhas adquiridas incluem as **pregas profundas de flexão** nas palmas das mãos e as **linhas de flexão** rasas que podem ser vistas nas juntas e na superfície de outras articulações. Sulcos na fronte e na face são adquiridos pelas contínuas contrações dos músculos faciais, tais como sorrir ou piscar em presença de um brilho luminoso ou contra o vento. As linhas faciais tornam-se mais fortemente delineadas com o envelhecimento.

A ciência conhecida como *dermatoglifismo* se relaciona com a classificação e identificação das impressões digitais. As impressões de cada indivíduo são únicas, incluindo aquelas de gêmeos idênticos, contudo, não são exclusivas dos humanos. Todos os outros primatas têm impressões digitais, e até mesmo cachorros têm uma impressão característica "no nariz" que é usada para identificação no corpo canino do exército militar e em certos canis.

Derme

A **derme** é mais profunda e mais espessa que a epiderme (veja fig. 5.1). Fibras elásticas e colágenas estão dispostas no interior da derme em padrões definidos, produzindo as linhas de tensão na pele e promovendo o tônus da pele (fig. 5.6). Há muito mais fibras elásticas na derme de uma pessoa jovem do que em um idoso, e o número decrescente de fibras elásticas está, aparentemente, associado ao envelhecimento. A extensa rede de vasos sangüíneos na derme supre a nutrição para a porção viva da epiderme.

A derme também contém muitas glândulas sudoríferas, glândulas sebáceas e folículos pilosos.

---

caroteno: L. *carota*, cor laranja

hemoglobina: G. *haima*, sangue; *globus*, globo

cianose: G. *kyanosis*, azul-escuro

icterícia: L. *galbus*, amarelo

eritema: G. *erythros*, vermelho; *haima*, sangue

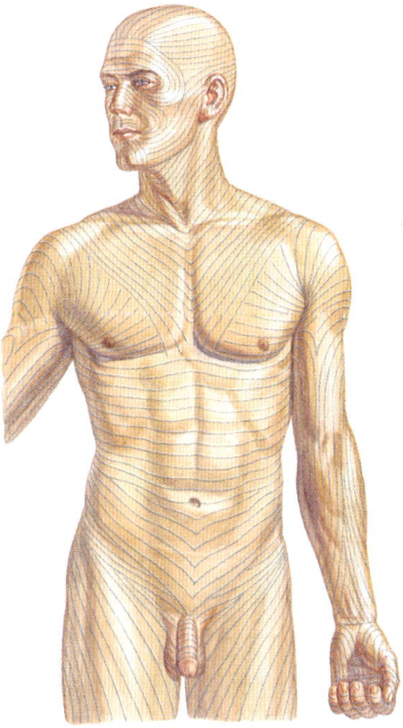

FIGURA 5.6 As linhas de tensão são causadas pela tração das fibras elásticas e colágenas no interior da derme da pele. Incisões cirúrgicas feitas paralelamente às linhas de tensão cicatrizam mais rapidamente e criam menos tecido cicatricial do que aquelas feitas transversalmente às linhas de tensão.

Camadas da Derme

A derme é constituída por duas camadas. A camada superior, chamada **camada papilar**, está em contato com a epiderme e ocupa cerca de um quinto de toda a derme (veja fig. 5.2). Numerosas projeções, chamadas papilas, se estendem da parte superior da derme em direção à epiderme. As papilas formam as bases para as cristas de fricção dos dedos da mão e do pé.

A camada mais profunda e espessa da derme é chamada de **camada reticular**. Fibras do interior desta camada são mais densas e dispostas regularmente para formar uma rede resistente e flexível. É totalmente distensível, como se evidencia nas mulheres grávidas ou nos indivíduos obesos, mas se for distendida em demasia pode provocar "rupturas" da derme. O reparo de uma área dermal distendida deixa uma risca branca chamada marca de distensão, ou **linha albicans**. As linhas albicans são freqüentemente encontradas nas nádegas, nas coxas, no abdome e nas mamas (fig. 5.7).

É a forte, elástica camada reticular dos mamíferos domésticos que é usada para fazer objetos de couro e de camurça. No processo de curtimento, o couro de um animal é tratado com várias substâncias químicas que separam a epiderme com seus pêlos e a camada papilar da derme da camada reticular subjacente. A camada reticular é então amaciada e tratada com substâncias químicas protetoras antes de ser cortada e montada para fins de consumo.

papila: L. *papula*, inchaço ou espinha

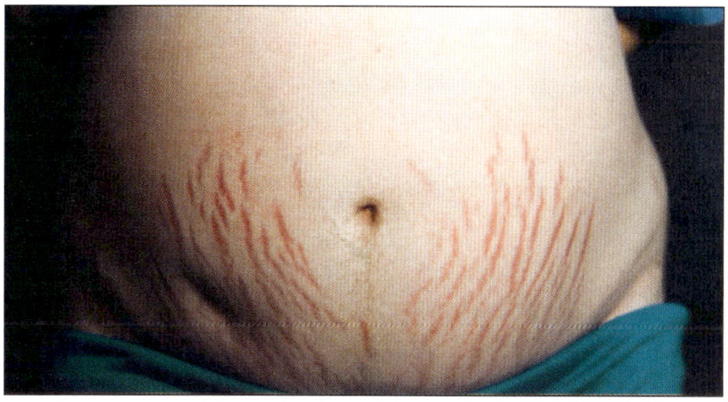

FIGURA 5.7 Marcas de distensão (linhas albicans) no abdome de uma mulher grávida, que geralmente desaparecem com o tempo mas podem deixar marcas permanentes.

Inervação da Pele

A derme da pele possui extensa inervação. *Efetores* tegumentares especializados consistem em músculos ou glândulas dentro da derme que respondem aos impulsos motores transmitidos pelo sistema nervoso central para a pele através de fibras nervosas autônomas.

Vários tipos de **receptores sensitivos** respondem por várias sensibilidades, como tátil (tato), de pressão, temperatura, prurido ou dor. Alguns são extremidades livres dos nervos, alguns formam redes ao redor de folículos pilosos, e alguns se estendem em direção às papilas da derme. Certas áreas do corpo, como as palmas da mão, plantas do pé, lábios e genitais externos, têm uma maior concentração de receptores da sensibilidade e são, portanto, mais sensíveis ao tato. O capítulo 15 inclui uma discussão detalhada da estrutura e da função dos vários receptores da sensibilidade.

Vascularização da Pele

Vasos sangüíneos no interior da derme fornecem nutrientes à camada basal mitoticamente ativa da epiderme e às estruturas celulares da derme, tais como glândulas e folículos pilosos. Vasos sangüíneos da derme desempenham um importante papel na regulação térmica do corpo e na pressão arterial. A vasoconstrição ou a vasodilatação autônoma podem responder por desvios do sangue afastando-se das arteríolas superficiais da derme ou podem permitir que o sangue flua livremente ao longo dos vasos da derme. Febre ou choque podem ser descobertos pela cor e temperatura da pele; se estiver ruborizada é o resultado de vasodilatação involuntária dos vasos sangüíneos da derme.

É importante manter a boa circulação do sangue em pessoas que estão acamadas para prevenir feridas ou *úlceras de decúbito*. Quando uma pessoa encontra-se em determinada posição por um longo período, o fluxo de sangue dermal é restringido no local onde o corpo pressiona contra a cama. Como conseqüência, podem ocorrer feridas abertas e morte de células (fig. 5.8). Mudar o paciente de posição com freqüência e periodicamente massagear a pele para estimular o fluxo de sangue são boas medidas preventivas contra a formação de úlceras de decúbito.

decúbito: L. *decumbere*, deitado

úlcera: L. *ulcus*, ferida

CAPÍTULO 5

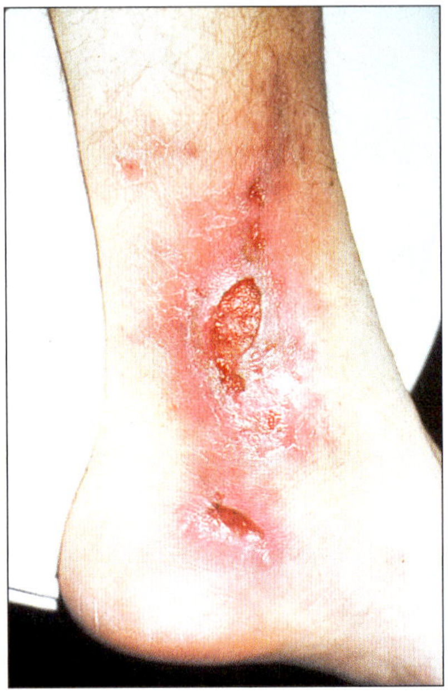

FIGURA 5.8 Uma ferida de leito (úlcera de decúbito) na superfície medial do tornozelo. Feridas de leito são mais comuns na pele sobre projeções ósseas, como quadril, tornozelo, calcanhar, ombro ou cotovelo.

Hipoderme

A **hipoderme**, ou *tela subcutânea*, não é realmente uma parte da pele, mas liga a derme aos órgãos subjacentes. A hipoderme está constituída principalmente de tecido conjuntivo frouxo e células adiposas entrelaçadas com vasos sangüíneos (veja fig. 5.1). Fibras colágenas e elásticas reforçam a hipoderme – particularmente nas palmas das mãos e nas plantas dos pés, onde a pele está firmemente aderida às estruturas subjacentes. A quantidade de tecido adiposo na hipoderme varia com a região do corpo, o sexo, a idade e o estado nutricional do indivíduo. As mulheres geralmente têm aproximadamente 8% da hipoderme mais espessa que a dos homens, e essa camada funciona como armazenamento de lipídios, isolante, amortecedor do corpo e regulador da temperatura.

A hipoderme é o local para injeções subcutâneas. Usando uma agulha hipodérmica, podemos administrar medicamentos aos pacientes que estão inconscientes ou não cooperantes, e quando os medicamentos orais não estão indicados. Dispositivos subcutâneos para administrar medicamentos de liberação lenta, de baixa dosagem, estão agora disponíveis. Por exemplo, a insulina pode ser administrada desse modo para tratar algumas formas de diabetes. Até mesmo um dispositivo anticoncepcional subcutâneo (Norplant) está sendo comercializado atualmente (veja fig. 21.26).

Avaliação de Conhecimentos

4. Faça uma relação das camadas da epiderme e da derme e explique como elas diferem em estrutura e função.
5. Descreva a seqüência de substituição celular dentro da epiderme e os processos de queratinização e cornificação.
6. Como a derme e a hipoderme atuam na termorregulação?
7. Quais os dois tipos básicos de inervação que são encontrados no interior da derme?

hypodermis: G. *hypo*, embaixo; *derma*, pele

FUNÇÕES DA PELE

A pele não só protege o corpo de agentes patogênicos e lesões externas, como também é um órgão altamente dinâmico que desempenha importante papel na manutenção da homeostasia do corpo.

Objetivo 5 Discutir o papel da pele na proteção do corpo contra doenças e lesões externas, na regulação dos líquidos do corpo e temperatura, na absorção, síntese, recepção de sensibilidade e na comunicação.

Proteção Física

A pele é uma barreira contra os microorganismos, a água e a luz solar excessiva (raios ultravioletas). Secreções oleosas sobre a superfície da pele formam uma película ácida protetora (pH 4,0-6,8) que impermeabiliza o corpo e retarda o crescimento da maioria dos agentes patogênicos. A proteína queratina da epiderme também impermeabiliza a pele, e a camada córnea externa resiste às raspagens e mantém os microorganismos para fora. Como foi previamente mencionado, a exposição à luz ultravioleta estimula os melanócitos da camada basal a sintetizar melanina, que absorve e dispersa a luz solar. Além disso, o atrito na superfície leva a epiderme a se espessar aumentando a freqüência de mitoses nas células da camada basal e da camada espinhosa, resultando na formação de um calo protetor.

Independente da pigmentação da pele, todas as pessoas são suscetíveis a câncer de pele se a exposição aos raios solares for suficientemente intensa. Estima-se que anualmente ocorram 800.000 casos novos de câncer de pele nos Estados Unidos, sendo aproximadamente 9.300 diagnosticados como *melanomas* potenciais com elevado risco de vida. Melanomas (veja fig. 5.19) geralmente são considerados malignos, pois podem se disseminar rapidamente. Aconselha-se o uso de protetores solares para as pessoas que precisam se expor diretamente aos raios solares por longo período de tempo.

Hidrorregulação

O espessamento, a queratinização e a cornificação da epiderme da pele são adaptações contra a exposição contínua ao ar. Além disso, as camadas externas estão mortas e assemelham-se a escamas, e uma proteína polissacáride da membrana adere a camada basal à derme. A pele humana é virtualmente impermeável e protege o corpo da desidratação em áreas secas, e até mesmo da absorção de água quando submerso em água.

Termorregulação

A pele desempenha um papel importante na regulação da temperatura do corpo. O calor do corpo vem do metabolismo celular, particularmente de células musculares que mantêm o tônus

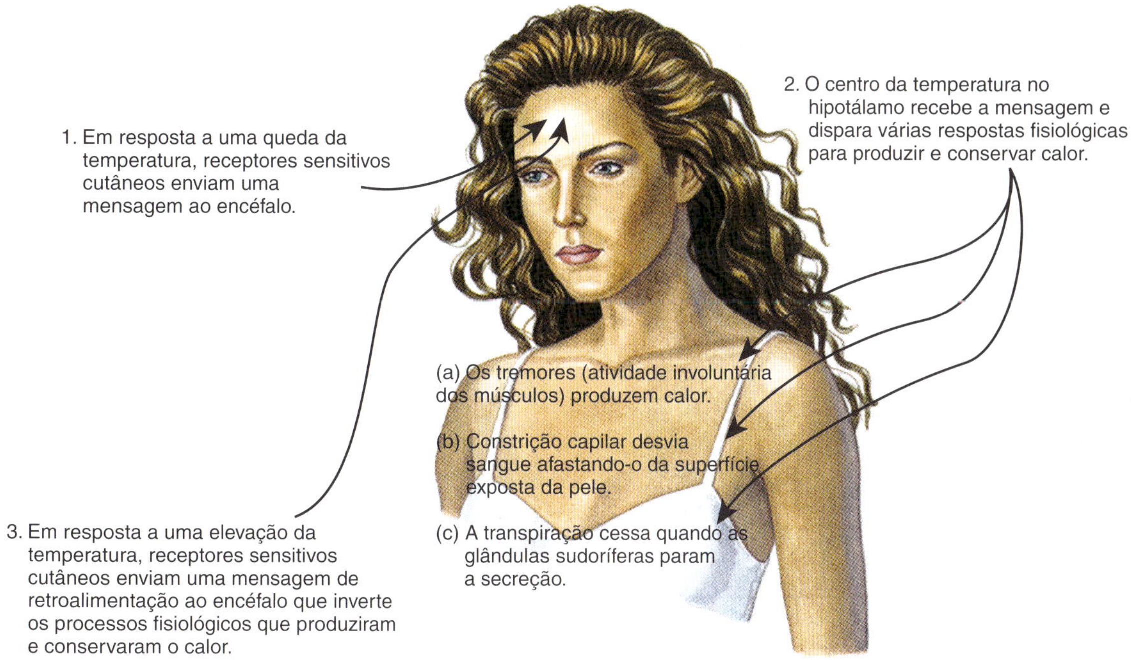

FIGURA 5.9 A regulação da temperatura envolve os receptores sensitivos cutâneos que enviam mensagens ao encéfalo para diminuir a temperatura do corpo. Os gatilhos de uma resposta podem gerar rapidamente até 5 vezes a produção normal de calor do corpo.

ou um grau de tensão. A temperatura normal do corpo de 37°C é mantida de três modos, todos envolvendo a pele (fig. 5.9):

1. através da perda de calor radiante pelos vasos sangüíneos dilatados,
2. através da evaporação da transpiração, e
3. através da retenção de calor pelos vasos sangüíneos contraídos (fig. 5.10).

O volume da transpiração produzido é em grande parte uma função do quanto o corpo está aquecido. Esse volume aumenta 100 a 150 ml/dia aproximadamente para cada 1°C de elevação na temperatura do corpo. Durante cada hora de trabalho físico rígido ao ar livre no verão, uma pessoa pode produzir 1 a 10 L de transpiração.

Um sério perigo da exposição continuada ao calor e perda excessiva de água e sais é a exaustão pelo calor, caracterizada por náuseas, fraqueza, vertigem, enxaqueca e queda da pressão sangüínea. *Golpe de calor* é semelhante à exaustão pelo calor, a não ser que no golpe de calor a sudorese seja evitada (por razões ainda não definidas) e a temperatura do corpo se eleve. Em conseqüência podem ocorrer convulsões, lesões encefálicas e morte.

A perda excessiva de calor ativa uma resposta de tremores nos músculos que aumenta o metabolismo celular. Não só faz os músculos esqueléticos se contraírem, mas os minúsculos músculos lisos chamados *eretores dos pêlos*, que estão ligados aos folículos pilosos, também se contraem involuntariamente e causam a chamada "pele arrepiada ou pele de galinha".

Quando os mecanismos produtores de calor do corpo não conseguem mantê-lo, há perda de calor, resultando em *hipotermia*. Uma longa exposição em temperaturas abaixo de 20°C e umidade pode levar a essa condição. Eis porque é tão importante

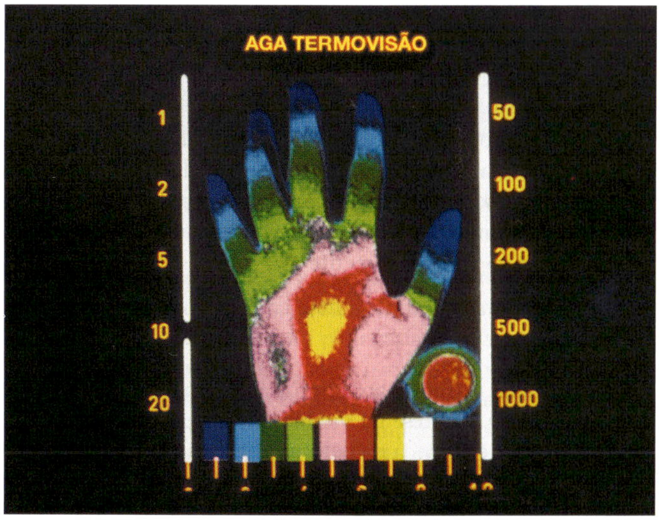

FIGURA 5.10 Um termograma da mão mostra diferentes radiações de calor. Pêlos e gordura do corpo são bons isolantes. Vermelho e amarelo indicam as partes mais aquecidas do corpo. Azul, verde e branco indicam as mais frias.

que um excursionista, por exemplo, se vista adequadamente para as condições do tempo, especialmente no frio, primavera chuvosa ou dias de baixa temperatura. Os sintomas iniciais da hipotermia são entorpecimento, palidez, delírio e calafrios incontroláveis. Se as quedas de temperatura chegarem abaixo de 32°C, o coração perde sua capacidade para bombear o sangue e entrará em fibrilação (contrações irregulares). Se a vítima não for aquecida, segue-se sonolência extrema, coma e morte.

PRÁTICA CLÍNICA 5.1

Um menino de 13 anos de idade apresenta-se em seu consultório com uma erupção cutânea e coceira no braço esquerdo, e explica que ele e seu pai tinham voltado recentemente de uma viagem de acampamento, e que a erupção cutânea apareceu inicialmente depois que chegou em casa. Ao exame, observa-se que o braço está um pouco inchado e com áreas de eritema e bolhas úmidas dispostas em padrões lineares.

PERGUNTAS

1. Qual a causa da erupção cutânea?
2. O que faz a erupção cutânea se desenvolver?
3. Qual o tratamento para esta afecção?

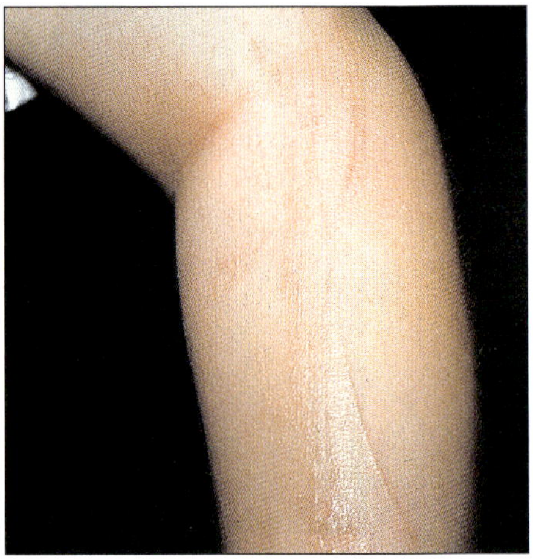

Terminologia Clínica Importante

acne Uma situação inflamatória das glândulas sebáceas. A acne é desencadeada pelos hormônios gonadais e é, portanto, comum durante a puberdade e adolescência. Espinhas e cravos na face, tórax e dorso são os locais mais comuns desta patologia.

albinismo Uma condição congênita na qual o pigmento da pele, dos pêlos e dos olhos é deficiente em conseqüência de um bloqueio metabólico na síntese da melanina (fig. 5.28).

alopécia Perda de cabelo; calvície. Calvície de padrão masculino é alopecia geneticamente determinada e irreversível. Outros tipos de perda de cabelos podem responder a tratamento.

bolha Uma coleção líquida entre a epiderme e a derme que resulta de excessivo atrito ou de uma queimadura.

calo Um tipo de espessamento córneo localizado no pé, geralmente sobre as articulações dos dedos do pé.

carbúnculo Uma infecção bacteriana semelhante a um furúnculo, exceto que o carbúnculo infeta também a tela subcutânea.

caspa comum Desprendimento ininterrupto de células da epiderme do couro cabeludo; pode ser removida por lavagem normal e escovação do cabelo. Caspa anormal pode ser causada por certas doenças da pele, como seborréia ou psoríase.

ceratose Qualquer crescimento anormal e endurecimento da camada córnea da pele.

comedão Um nódulo de sebo e resíduos epiteliais no folículo piloso e ducto excretor da glândula sebácea; também chamado *cravo*.

dermabrasão Um procedimento para remover tatuagens ou cicatrizes de espinhas por lixamento ou escovação feito por meios mecânicos de alta velocidade.

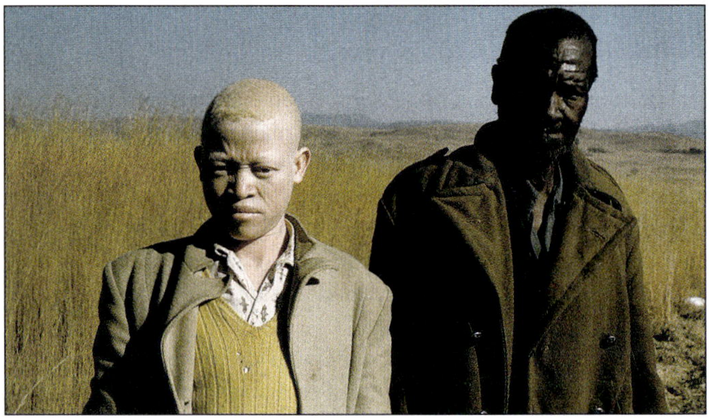

FIGURA 5.28 O indivíduo da esquerda tem melanócitos no interior de sua pele mas em conseqüência de um gene mutante ele apresenta albinismo — uma incapacidade para sintetizar melanina.

dermatite Uma inflamação da pele.

dermatologia Uma especialidade da medicina que se relaciona com o estudo da pele — sua anatomia, fisiologia, histopatologia e a relação de lesões cutâneas com doenças sistêmicas.

eczema Uma condição inflamatória não contagiosa da pele que produz prurido, lesões vesiculares vermelhas que podem ser crostosas ou escamosas.

eritema Vermelhidão da pele, geralmente resultado de trauma vascular.

furúnculo Uma infecção bacteriana localizada que se origina em um folículo piloso ou em uma glândula da pele.

gangrena Necrose de um tecido resultante da obstrução de um fluxo sangüíneo, pode ser localizado ou extenso e ser infetado secundariamente por microorganismos anaeróbios.

herpes febril (*labial*) Uma lesão no lábio ou túnica mucosa oral causada por um tipo de vírus do herpes simples (HSV) transmitido por exposição oral ou respiratória.

impetigo Uma infecção de pele contagiosa que resulta em lesões seguida de placas escamosas. Geralmente acontece na face e é causada por estafilococos ou estreptococos.

melanoma Um tumor canceroso originário da proliferação de melanócitos no interior da epiderme da pele.

nevos Uma massa carnosa ou marca de nascença – uma pigmentação congênita de uma área limitada da pele.

papiloma Uma neoplasia epitelial benigna, como uma verruga ou calo.

pápula Uma pequena elevação inflamada da pele, como uma espinha.
pé de atleta ***(tinea pedis)*** Uma doença por fungo na pele do pé.
prurido Comichão. Pode ser sintomático de doenças sistêmicas mas geralmente é decorrente de pele seca.
psoríase Um processo inflamatório da pele hereditário, geralmente expresso por uma lesão circular escamosa na pele.
pústula Uma pequena e localizada elevação da pele cheia de pus.
seborréia Uma doença caracterizada por uma atividade excessiva das glândulas sebáceas e acompanhada por pele oleosa e caspa. É conhecida como "capuz de berço" em crianças.
úlcera de decúbito Uma ferida exposta causada por pressão continuada que restringe o fluxo sangüíneo da derme para uma determinada porção localizada da pele (veja fig. 5.8).
urticária Uma erupção na pele de pápula avermelhada geralmente acompanhada de prurido extremo, que pode ser causada por drogas, comida, picadas de inseto, inalantes, tensão emocional, ou exposição ao calor ou ao frio.
verruga uma projeção encrespada de células da epiderme causada por um vírus.

Resumo do Capítulo

A Pele como um Órgão (p. 106)

1. A pele é considerada um órgão porque é constituída de vários tipos de tecidos.
2. A aparência da pele é clinicamente importante porque fornece pistas para certas doenças do corpo ou disfunções.

Camadas da Pele (pp. 106-112)

1. O epitélio estratificado pavimentoso da epiderme é composto estrutural e funcionalmente por cinco camadas: camada basal, camada espinhosa, camada granulosa, camada lúcida e camada córnea.
   (a) A cor normal da pele resulta de uma combinação de melanina e caroteno na epiderme e hemoglobina do sangue da derme e da hipoderme.
   (b) As impressões digitais na superfície da epiderme são padrões congênitos e únicos para cada indivíduo; pregas de flexão e linhas de flexão são adquiridas.
2. A espessa derme da pele é composta de tecido conjuntivo fibroso entrelaçado com fibras elásticas. As duas camadas da derme são a camada papilar e a camada reticular mais profunda.
3. A hipoderme é composta pelos tecidos adiposo e conjuntivo frouxo e ligando a derme aos órgãos subjacentes.

Funções da Pele (pp. 112-114)

1. Características estruturais da pele protegem o corpo contra doenças e lesões externas.
   (a) A queratina e as secreções oleosas e ácidas da superfície da pele protegem-na da água e dos microorganismos.
   (b) A cornificação da pele protege contra abrasão.
   (c) A melanina é uma barreira contra os raios UV.
2. A pele regula os líquidos do corpo e a temperatura.
   (a) A perda de líquidos é mínima como resultado da queratinização e cornificação.
   (b) A regulação da temperatura é mantida por radiação, convecção, e os efeitos antagônicos da sudorese e dos calafrios.
3. A pele permite a absorção de raios UV, gases respiratórios, esteróides, vitaminas lipossolúveis e certas toxinas e pesticidas.
4. O tegumento sintetiza melanina e queratina que permanecem na pele, e tem um papel na síntese da vitamina D que é utilizada em outro lugar do corpo.
5. A recepção da sensibilidade pela pele é propiciada por receptores cutâneos ao longo da derme e da hipoderme. Receptores cutâneos respondem a estímulos sensitivos precisos e são mais sensíveis na pele fina.
6. Certas emoções são refletidas por alterações na pele.

Derivados da Epiderme (pp. 115-119)

1. O pêlo é característico de todos os mamíferos, mas sua distribuição, função, densidade e textura variam através das espécies de mamíferos.
   (a) Cada pêlo consiste em uma haste, raiz e bulbo. O bulbo é a base alargada da raiz no interior do folículo piloso.
   (b) As três camadas de um pêlo são a medula, o córtex e a cutícula.
   (c) Lanugem, velo e terminal são os três tipos principais de pêlos humanos. Além disso, angorá e definitivo são dois tipos de pêlos terminais.
2. As unhas endurecidas, queratinizadas, são encontradas no dorso distal de cada dedo onde elas protegem os dedos; as unhas dos dedos da mão ajudam a pegar e apanhar pequenos objetos.
   (a) Cada unha consiste em corpo, margem livre e margem oculta.
   (b) O hiponíquio, o eponíquio e a prega da unha sustentam a unha sobre o seu leito.
3. Glândulas tegumentares são exócrinas, já que elas secretam ou excretam substâncias através de ductos.
   (a) Glândulas sebáceas secretam o sebo para a haste do pêlo.
   (b) Os dois tipos de glândulas sudoríferas (suor) são écrinas e apócrinas.
   (c) Glândulas mamárias são glândulas sudoríferas especializadas que secretam leite durante a lactação.
   (d) Glândulas ceruminosas secretam cerume (cera da orelha).

Atividades de Revisão

Questões Objetivas

1. Pêlos, unhas, glândulas tegumentares e a epiderme da pele são derivados embrionários do
   (a) ectoderma (c) endoderma
   (b) mesoderma (d) mesênquima
2. Unhas em forma de colher podem ser o resultado da deficiência da dieta em
   (a) zinco (c) niacina
   (b) ferro (d) vitamina B_{12}
3. A camada epidérmica ausente na pele fina da face é a camada
   (a) granulosa (c) espinhosa
   (b) lúcida (d) córnea

4. Qual dos seguintes *não* contribui para a cor da pele?
   (a) papila dérmica (c) caroteno
   (b) melanina (d) hemoglobina
5. Qual das seguintes afirmativas não é verdadeira para a epiderme?
   (a) É composta por epitélio estratificado pavimentoso.
   (b) Quando as células epidérmicas morrem, sofrem queratinização e cornificação.
   (c) Atividade mitótica rápida (divisão celular) dentro da camada córnea responde pela espessura desta camada epidérmica.
   (d) Na maioria das áreas do corpo, faltam vasos sangüíneos e nervos na epiderme.
6. Glândulas tegumentares que lançam as suas secreções no folículo piloso são
   (a) glândulas sebáceas
   (b) glândulas endócrinas
   (c) glândulas écrinas
   (d) glândulas ceruminosas
7. Pêlos fetais que estão presentes durante o último trimestre do desenvolvimento são conhecidos por:
   (a) angorá (c) lanugem
   (b) definitivos (d) substitutos
8. Qual destas situações apresenta potencialmente risco de vida?
   (a) acne (c) eczema
   (b) melanoma (d) seborréia
9. A pele de uma vítima de queimadura foi gravemente lesada na epiderme e na derme. A regeneração tegumentar deve ser lenta com algumas cicatrizes, mas será completa. Que tipo de queimaduras foi essa?
   (a) primeiro grau (c) terceiro grau
   (b) segundo grau
10. O nome técnico para um cravo é
   (a) carbúnculo (c) nevos
   (b) melanoma (d) comedão

Questões Dissertativas

1. Analise o desenvolvimento da pele e seus derivados pêlos, glândulas e unhas. Qual o papel que o ectoderma e o mesoderma desempenham no desenvolvimento tegumentar?
2. Liste as funções da pele. Qual delas ocorre passivamente como resultado da estrutura da pele? Qual ocorre dinamicamente como resultado do processo fisiológico?
3. Quais são os tipos de tecidos encontrados em cada uma das três camadas da pele?
4. Analise o processo de crescimento e regeneração da epiderme.
5. Quais são algumas características físicas e químicas da pele que fazem dela um órgão protetor eficiente?
6. De que valor prático é para as camadas externas da epiderme e pêlos serem compostos por células mortas?
7. Defina o que segue: *linhas de tensão, cristas de fricção* (atrito) e *linhas de flexão*. O que provoca o desenvolvimento de cada uma delas?
8. Faça a distinção entre folículo piloso e um pêlo. Além do pêlo e dos folículos pilosos, quais são os outros derivados epidérmicos?
9. Compare e contraste a estrutura e a função das glândulas sebáceas, sudoríferas, mamárias e ceruminosas.
10. Analise o significado de uma lesão inflamatória. Quais são algumas causas freqüentes de lesões de pele?
11. Explique a relação da derme com os sistemas circulatório e nervoso.
12. O que caracteriza a hipoderme? Explique as variações dessa camada em homens e mulheres. Como essa camada varia em espessura nas diferentes partes do corpo? Que valor isto poderia ter?
13. Relate como a cor e a textura do pêlo são determinadas. Quais os tipos de pêlos dos humanos?
14. Descreva os graus de queimaduras da pele.
15. Explique as semelhanças e as diferenças entre o crescimento dos pêlos e o crescimento das unhas.
16. Revise os passos no processo de cura de um ferimento aberto.

Questões de Análise Crítica

1. Por que é importante que a epiderme sirva como uma barreira contra os raios UV, ainda que não os impeça completamente?
2. Revise a estrutura e função da pele explicando (a) os mecanismos envolvidos na termorregulação; (b) variações na cor da pele; (c) coloração anormal da pele (por exemplo, cianose, icterícia e palidez); e (d) a ocorrência de acne.
3. Você pensa que os humanos obtêm algum benefício importante pela contração dos músculos eretores dos pêlos? Justifique sua resposta.
4. A relativa calvície dos humanos é incomum entre mamíferos. Por que nós temos poucos pêlos no total?
5. Compostos como chumbo, zinco e arsênico podem se acumular nos pêlos e nas unhas. Toxinas químicas dos pesticidas e poluentes podem se acumular no tecido gorduroso (tecido adiposo subcutâneo) da hipoderme. Analise algumas das possíveis situações clínicas onde estes conhecimentos seriam de importância.
6. Durante o processo de envelhecimento, a pele fica mais seca, enrugada e de recuperação mais lenta. Sabendo que essas mudanças estruturais são normais, como você aconselharia uma pessoa de meia-idade a resguardar sua pele como um órgão protetor?

Sistema Esquelético: Introdução e o Esqueleto Axial

6

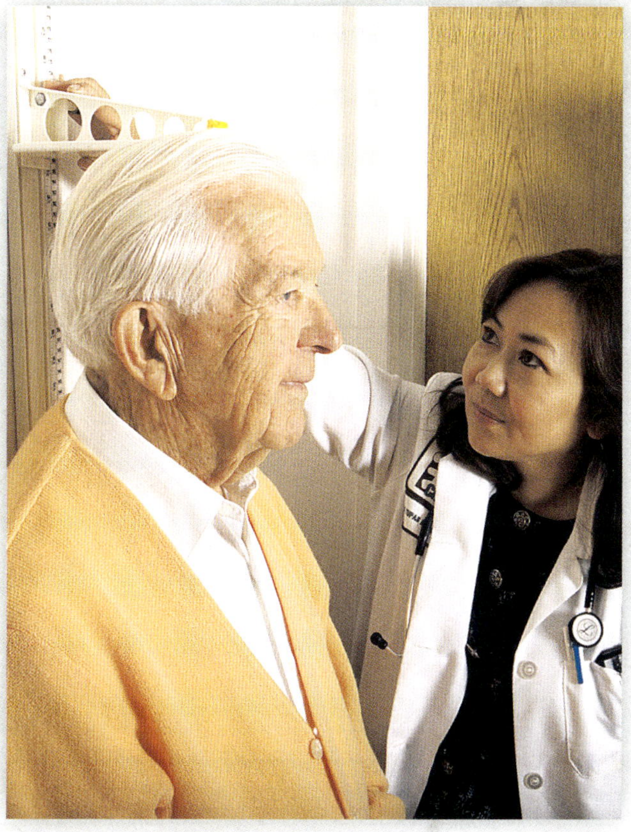

Estudo de Caso Clínico

Um homem com 68 anos de idade visitou seu médico de família para o seu primeiro exame físico em 30 anos. Ao perceber que o paciente estava preocupado, o doutor educadamente tentou determinar o motivo. Em resposta ao interrogatório do doutor, o paciente afirmou: "A enfermeira que mediu minha altura é incompetente! Eu sei que quando estava na Marinha, a minha altura era 1,80 m, mas ela me disse que eu tenho 1,63 m!". O doutor então realizou nova medição e observou que embora a postura do paciente fosse excelente, ele realmente tinha 1,63 m, confirmando a medida que a enfermeira tinha dito. Ele explicou ao paciente que a coluna vertebral contém alguns tecidos não ósseos que encolhem um pouco durante os anos. O paciente interrompeu e declarou indignado que ele conhecia termos e princípios anatômicos e que gostaria de uma explicação detalhada. Como você explicaria a anatomia da coluna vertebral e as mudanças que sofre durante o processo de envelhecimento?

Sugestão: A postura normal do paciente e o fato de que ele não apresenta nenhuma queixa de dor indicam boa saúde para a sua idade. Examine a figura 6.32 e cuidadosamente leia a legenda que a acompanha. Também veja a seção Considerações Clínicas ao término do capítulo.

FIGURA: Diminuição na altura, mudanças posturais e perda de densidade óssea são algumas das alterações relacionadas com a idade e que podem comprometer o esqueleto.

ORGANIZAÇÃO DO SISTEMA ESQUELÉTICO

Os componentes axial e apendicular do sistema esquelético de um humano adulto consistem em 206 ossos individuais dispostos para formar o forte e flexível arcabouço do corpo.

Objetivo 1 Descrever a divisão do sistema esquelético em seus componentes axial e apendicular.

O sistema esquelético adulto consiste em aproximadamente 206 ossos. O número exato de ossos difere de uma pessoa para outra dependendo da idade e de fatores genéticos. Por ocasião do nascimento, o esqueleto apresenta em torno de 270 ossos. Como o desenvolvimento (ossificação) dos ossos ocorre mais durante a infância, o número aumenta. Durante a adolescência, porém, o número de ossos diminui, à medida que ossos separados gradualmente vão se fundindo. Cada osso é de fato um órgão que desempenha uma parte no funcionamento global do sistema esquelético. A ciência que se relaciona com o estudo dos ossos chama-se *osteologia*.

Alguns adultos têm ossos extranumerários no interior das suturas (articulações) do crânio chamados **ossos suturais** (*wormianos*). Ossos extranumerários podem se desenvolver em tendões em resposta a tensões quando os tendões se movem repetidamente ao longo de uma articulação. Os ossos assim formados são chamados **ossos sesamóides**. Ossos sesamóides, como os ossos suturais, variam em número. As patelas são dois ossos sesamóides que todas as pessoas possuem.

Para conveniência do estudo, o esqueleto é dividido em *partes axial* e *apendicular*, como exposto na figura 6.1 e resumido na tabela 6.1 O **esqueleto axial** consiste nos ossos que formam o eixo do corpo, sustentam e protegem os órgãos da cabeça, pescoço e tronco. Os componentes do esqueleto axial são os seguintes:

1. **Crânio**. O crânio consiste em dois conjuntos de ossos: os ossos do crânio que formam o crânio, ou caixa encefálica, e os ossos da face que dão suporte aos olhos, ao nariz e formam o arcabouço ósseo da cavidade oral.
2. **Ossículos da audição**. Três ossículos da audição ("ossos da orelha") estão presentes na cavidade da orelha média em cada orelha e servem para transmitir impulsos sonoros.
3. **Osso hióide**. O osso hióide está localizado acima da laringe ("caixa da voz") e debaixo da mandíbula. Sustenta a língua e auxilia na deglutição.
4. **Coluna vertebral**. A coluna vertebral consiste em 26 ossos isolados separados por discos intervertebrais cartilaginosos.

osso wormiano: de Ole Worm, médico dinamarquês, 1588-1654

sesamóide: G. *sesamon*, semelhante a uma semente de sésamo.

CAPÍTULO 6

TABELA 6.1 Ossos do Esqueleto Adulto

Esqueleto Axial			Esqueleto Apendicular	
Crânio – 22 Ossos		**Ossículos da Audição** – 6 Ossos	**Cíngulo do Membro Superior** – 5 Ossos	
14 Ossos da Face	*8 Ossos do crânio*	martelo (2)	esterno * (1)	
maxila (2)	frontal (1)	bigorna (2)	escápula (2)	
palatino (2)	parietal (2)	estribo (2)	clavícula (2)	
zigomático (2)	occipital (1)	**Hióide** – 1 Osso	**Membros Superiores** – 60 Ossos	
lacrimal (2)	temporal (2)	**Coluna Vertebral** – 26 Ossos	úmero (2)	ossos carpais (16)
nasal (2)	esfenóide (1)	vértebras cervicais (7)	rádio (2)	ossos metacarpais (10)
vômer (1)	etmóide (1)	vértebras torácicas (12)	ulna (2)	falanges (28)
concha nasal inferior (2)		vértebras lombares (5)	**Cíngulo do Membro Inferior** – 3 Ossos	
mandíbula (1)		sacro (1) (4 ou 5 ossos unidos)	sacro * (1)	
		cóccix (1) (3-5 ossos unidos)	osso do quadril (2) (cada um contém 3 ossos unidos)	
		Caixa Torácica – 25 Ossos	**Membros Inferiores** – 60 Ossos	
		costelas (24)	fêmur (2)	ossos tarsais (14)
		esterno (1)	tíbia (2)	ossos metatarsais (10)
			fíbula (2)	falanges (28)
			patela (2)	

* Embora o esterno e o sacro sejam ossos do esqueleto axial, tecnicamente falando são também considerados ossos dos cíngulos do membro superior e do membro inferior, respectivamente.

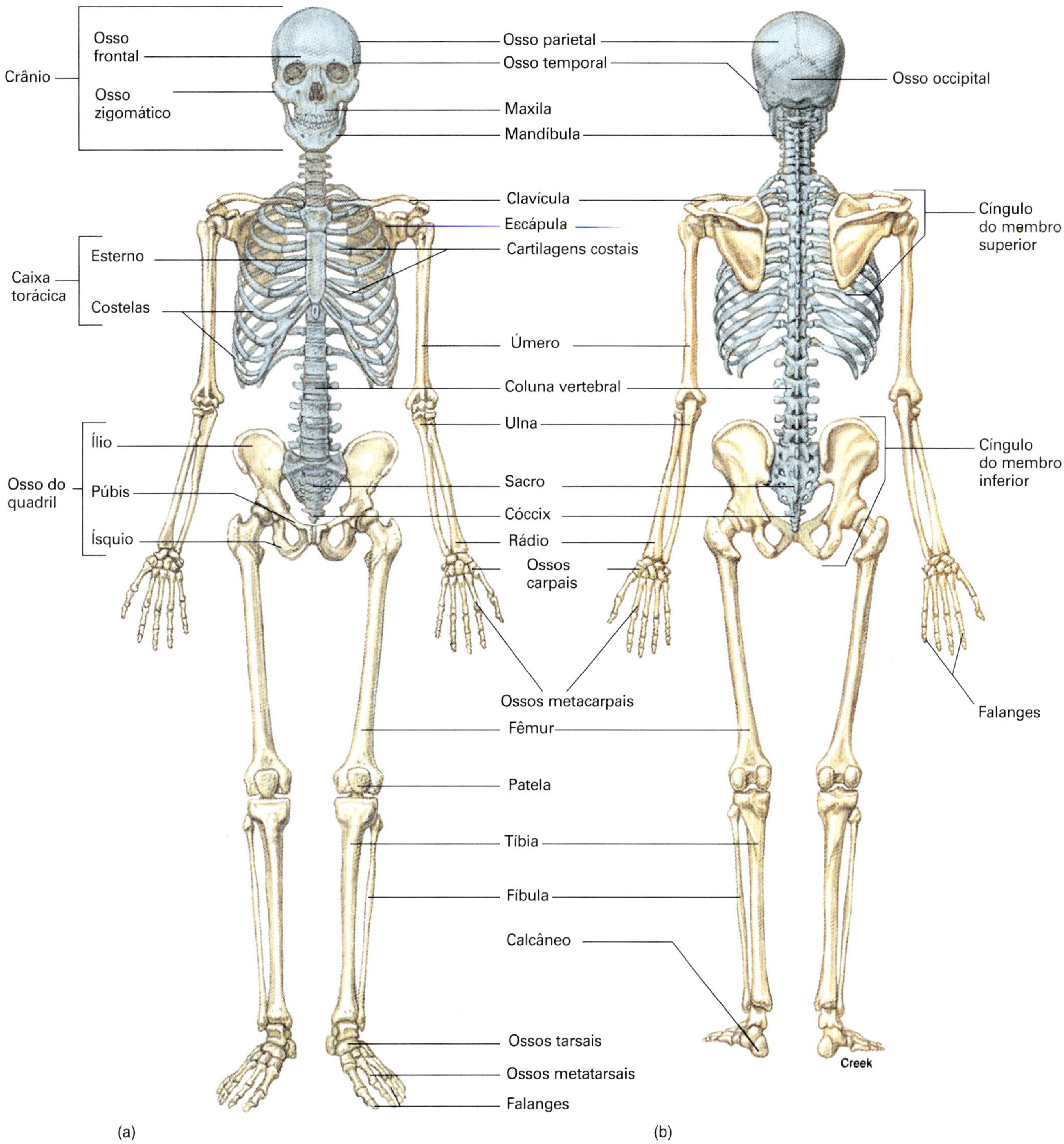

FIGURA 6.1 Esqueleto humano. (*a*) Vista anterior e (*b*) vista posterior. A porção axial está colorida em azul-claro.

Na região pélvica, várias vértebras estão fundidas para formar o sacro que é a porção de fixação do cíngulo do membro inferior. Algumas poucas vértebras finais estão fundidas para formar o cóccix ("osso da cauda").

5. **Caixa torácica.** A caixa torácica forma o arcabouço ósseo e cartilaginoso do tórax. Articula-se posteriormente com as vértebras torácicas e incluem os 12 pares de costelas, o osso plano esterno e as cartilagens costais que ligam as costelas ao esterno.

O **esqueleto apendicular** é constituído por ossos dos membros superior e inferior e pelos ossos dos cíngulos que firmam os membros ao esqueleto axial. Os componentes do esqueleto apendicular são os seguintes:

1. **Cíngulo do membro superior**. Os pares de *escápulas* e de *clavículas* são os componentes apendiculares do cíngulo do membro superior, e o *esterno* é o componente axial. A principal função do cíngulo do membro superior é propiciar a fixação para os músculos que movimentam o braço e o antebraço.
2. **Membros superiores**. Cada membro superior contém o *úmero* (proximal) no braço, *ulna* e *rádio* no antebraço, e os *ossos carpais*, *ossos metacarpais* e as *falanges* (ossos dos dedos) na mão.
3. **Cíngulo do membro inferior.** Os dois *ossos do quadril* são os componentes apendiculares do cíngulo do membro inferior, e o sacro é o componente axial. Os ossos do quadril estão unidos anteriormente pela *sínfise púbica* e posteriormente pelo sacro. O cíngulo do membro inferior suporta o peso do corpo através da coluna vertebral e protege as vísceras do interior da cavidade pélvica.
4. **Membro inferior.** Cada membro inferior contém o *fêmur* (proximal) na coxa, a *tíbia* e a *fíbula* na perna, os *ossos tarsais*, os *ossos metatarsais* e as *falanges* no pé. Além desses, a *patela* está localizada na face anterior da articulação do joelho, entre a coxa e a perna.

Avaliação de Conhecimentos

1. Faça uma relação dos ossos do corpo que você pode palpar. Indique quais são os ossos do esqueleto axial e quais são os ossos do esqueleto apendicular.
2. O que são ossos sesamóides e onde eles são encontrados?
3. Descreva os locais e as funções dos cíngulos do membro superior e do membro inferior.

ossículo: L. *ossiculum*, osso pequeno

FUNÇÕES DO SISTEMA ESQUELÉTICO

Os ossos do esqueleto realizam funções mecânicas de sustentação, proteção e sistema de alavancas para os movimentos do corpo e funções metabólicas de hematopoiese e de armazenamento de minerais e gorduras.

Objetivo 2 Analisar as funções principais do sistema esquelético e identificar os sistemas do corpo servidos por essas funções.

A força do osso vem de seus componentes inorgânicos, cuja durabilidade resiste à decomposição até mesmo depois da morte. Muito do que nós conhecemos sobre os animais pré-históricos, incluindo os humanos, tem sido determinado por restos de esqueleto preservados. Quando nós pensamos em osso, freqüentemente pensamos em uma estrutura dura, seca. De fato, o termo *esqueleto* vem de uma palavra grega que significa "corpo seco", e o osso vivo, contudo, não é um material inerte; é dinâmico e adaptável e executa muitas funções no corpo, incluindo sustentação, proteção, sistema de alavancas para os movimentos do corpo, hematopoiese na medula óssea vermelha (fig 6.2), armazenamento de gordura na cavidade medular e de minerais.

1. **Sustentação.** O esqueleto forma um arcabouço rígido ao qual os tecidos mais moles e órgãos do corpo estão fixos. É interessante que os 206 ossos do esqueleto suportam uma massa de músculos e órgãos que podem pesar até cinco vezes mais que os ossos.
2. **Proteção.** O crânio e a coluna vertebral envolvem o encéfalo e a medula espinal; a caixa torácica protege o coração, os pulmões, os grandes vasos, o fígado e o baço; e o cíngulo do membro inferior sustenta e protege as vísceras pélvicas. Até mesmo o local onde são produzidas as células sangüíneas vermelhas é protegido no interior do tecido ósseo esponjoso de certos ossos.
3. **Movimentos do corpo.** Ossos servem como pontos de apoio para a fixação da maioria dos músculos esqueléticos. Nesta propriedade, os ossos atuam como alavancas (com as articulações funcionando como pivôs) quando os músculos contraem e provocam o movimento do corpo.
4. **Hematopoiese**. O processo formador das células sangüíneas é chamado de hematopoiese e ocorre no tecido chamado medula óssea vermelha, localizado internamente em alguns ossos (fig. 6.2). Em uma criança, o baço e o fígado produzem células sangüíneas vermelhas, mas quando os ossos amadurecem, a medula óssea assume esta formidável tarefa. Calcula-se que uma média de 2,5 milhões de células sangüíneas vermelhas são produzidas a cada segundo pela medula óssea vermelha para substituir aquelas que são desprezadas e destruídas pelo fígado.
5. **Armazenamento de gorduras**. Os lipídios são armazenados no tecido adiposo no interior da cavidade medular de certos ossos. O tecido adiposo e seu conteúdo em lipídios são conhecidos como *medula óssea amarela* (fig. 6.2).

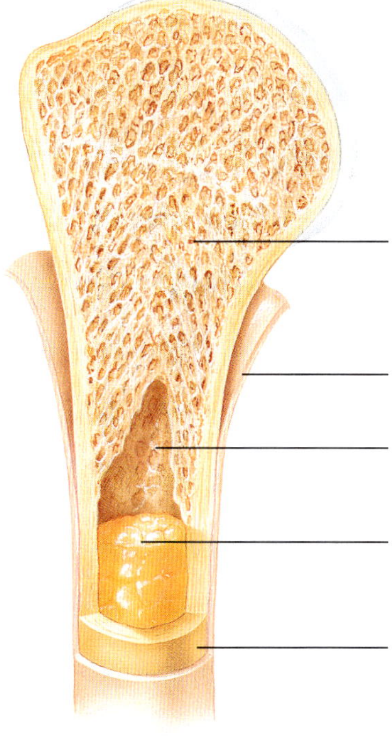

FIGURA 6.2 A hematopoiese é o processo pelo qual as células sangüíneas são formadas. No adulto, as células sangüíneas são formadas na medula óssea vermelha.

6. **Armazenamento de minerais.** A matriz inorgânica do osso é composta principalmente de minerais cálcio e fósforo. Esses minerais, que ocupam aproximadamente dois terços do peso do osso, dão ao osso sua dureza e força. Cerca de 95% de cálcio e 90% de fósforo do interior do corpo estão depositados nos ossos e nos dentes. Embora a concentração desses sais inorgânicos dentro do sangue seja mantida dentro de limites estreitos, ambos são essenciais para outras funções no corpo. O cálcio é necessário para a contração muscular, para a coagulação do sangue e para o movimento de íons e nutrientes através da membrana celular. O fósforo é necessário para as atividades dos ácidos nucléicos DNA e RNA, como também para a utilização do ATP. Se os sais minerais não estiverem presentes na dieta em quantidades suficientes, eles podem ser extraídos dos ossos até serem compensados pela própria alimentação. Além do cálcio e do fósforo, são armazenados no tecido ósseo quantidades menores de magnésio, sódio, flúor e estrôncio.

A vitamina D auxilia na absorção do cálcio e fósforo do intestino delgado para o sangue. Como os ossos se desenvolvem em uma criança, é extremamente importante que a dieta da criança contenha uma quantidade adequada desses dois minerais e vitamina D. Se a dieta for deficiente nesses elementos essenciais, o nível sangüíneo cai abaixo daquele necessário para calcificação, e se estabelece então uma patologia conhecida por *raquitismo* (veja fig. 5.11). Raquitismo é caracterizado por ossos moles que podem resultar em pernas arqueadas e malformações da cabeça, tórax e cíngulo do membro inferior.

Em resumo, o sistema esquelético não é um sistema isolado no corpo. Está associado com o sistema muscular armazenando cálcio necessário para a contração muscular e propiciando as fixações para os músculos quando eles movimentam as articulações. O sistema esquelético serve ao sistema circulatório produzindo células sangüíneas em locais protegidos. Diretamente ou indiretamente, o sistema esquelético suporta e protege todos os sistemas do corpo.

✓ Avaliação de Conhecimentos

4. Faça uma relação das funções do sistema esquelético.
5. Analise dois modos pelos quais o sistema esquelético serve o sistema circulatório na produção de sangue. Quais são os dois modos pelos quais ele serve o sistema muscular?

ESTRUTURA ÓSSEA

Cada osso tem uma forma característica e pontos de reparo em sua superfície que indicam sua relação funcional com outros ossos, com os músculos e com a estrutura do corpo como um todo.

Objetivo 3 Classificar os ossos de acordo com a forma, dando exemplos de cada tipo.

Objetivo 4 Descrever os vários pontos de reparo na superfície dos ossos.

Objetivo 5 Descrever as características macroscópicas de um osso longo típico e fazer uma relação das funções de cada ponto de reparo de sua superfície.

A forma e os pontos de reparo de superfície de cada osso indicam seu papel funcional no esqueleto (tabela 6.2). Ossos que são longos, por exemplo, fornecem apoio ao corpo e funcionam como alavancas durante os movimentos do corpo. Ossos que suportam o corpo são volumosos e têm superfícies articulares grandes e processos para fixação de músculos. Áreas rugosas nesses ossos podem servir para a fixação de ligamentos, tendões ou músculos. Uma superfície plana fornece um local de fixação para um músculo largo ou pode oferecer proteção. Sulcos ao redor de uma extremidade articular de um osso indicam locais por onde passam tendões ou nervos, e aberturas através de um osso permitem a passagem de nervos ou vasos sangüíneos.

Forma dos Ossos

Os ossos do esqueleto são classificados de acordo com sua forma em quatro categorias principais: *ossos longos*, *ossos curtos*, *ossos planos e ossos irregulares* (fig. 6.3).

1. **Ossos longos.** Os ossos longos são aqueles em que o comprimento predomina sobre a largura e funcionam como alavancas. A maioria dos ossos dos membros superior e inferior

TABELA 6.2 **Características da Superfície do Osso**

Estrutura	Descrição e Exemplo
Superfícies Articulares	
côndilo	Uma saliência articular arredondada grande (côndilo occipital do osso occipital)
fóvea	Uma superfície articular plana ou rasa (fóvea costal de uma vértebra torácica)
cabeça	Uma extremidade articular proeminente e arredondada de um osso (a cabeça do fêmur)
Depressões e Aberturas	
alvéolo	Uma escavação profunda ou encaixe (alvéolos dentais — encaixe para os dentes — da maxila e da mandíbula)
fissura	Uma abertura estreita, como uma fenda (fissura orbital superior do osso esfenóide)
forame	Uma abertura arredondada através de um osso (forame magno do osso occipital)
fossa	Uma superfície plana ou pouco profunda (fossa mandibular do osso temporal)
seio	Uma cavidade ou um espaço oco em um osso (seio frontal no osso frontal)
sulco	Uma canaleta que acomoda um vaso, um nervo ou um tendão (sulco intertubercular do úmero)
Proeminências Não-articulares	
crista	Uma saliência estreita (crista ilíaca do osso do quadril)
epicôndilo	Uma saliência adjacente a um côndilo (epicôndilo medial do fêmur)
processo	Uma proeminência óssea acentuada (processo mastóide do osso temporal)
ramo	Uma parte aplainada angular de um osso (o ramo da mandíbula)
espinha	Um processo delgado aguçado (espinha da escápula)
trocanter	Um processo maciço encontrado apenas no fêmur (trocanter maior do fêmur)
tubérculo	Um processo pequeno, arredondado (tubérculo maior do úmero)
tuberosidade	Um processo grande irregular (tuberosidade do rádio)

pertencem a esse tipo (p. ex., úmero, rádio, ulna, ossos metacarpais, fêmur, tíbia, fíbula, ossos metatarsais e falanges).

2. **Ossos curtos**. Os ossos curtos são aqueles cuja forma aproxima-se a de um cubo e são encontrados no punho e no tornozelo onde eles transferem forças de movimentos.
3. **Ossos planos**. Os ossos planos são aqueles que apresentam uma superfície larga para a inserção de músculos ou proteção de órgãos subjacentes (p.ex., os ossos do crânio, costelas e ossos do cíngulo do membro superior).

fóvea: L. *fovea*, pequena cova

trocanter: G. *trochanter*, girador

tuberosidade: L. *tuberosus*, monte

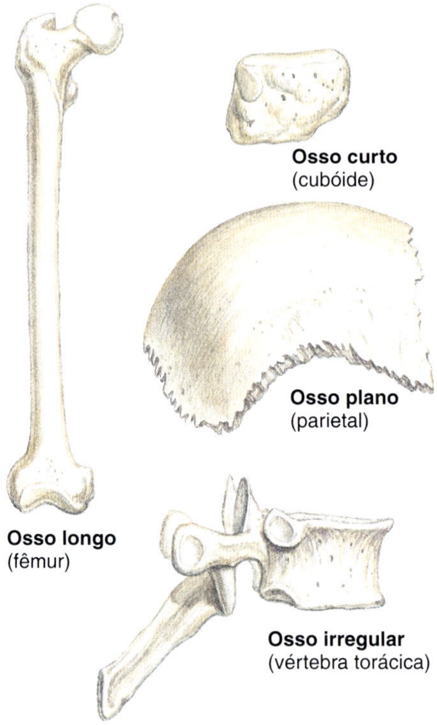

FIGURA 6.3 Exemplos de tipos de ossos, quando classificados de acordo com a forma.

4. **Ossos irregulares**. Os ossos irregulares são aqueles que variam de forma e apresentam várias superfícies para inserções musculares ou para articulações (p.ex., as vértebras e certos ossos do crânio).

O tecido ósseo pode ser de dois tipos: *compacto (denso)* ou *esponjoso (reticulado)*, e a maioria dos ossos apresenta ambos os tipos. O osso compacto é duro e denso, e é a porção externa protetora de todos os ossos. O osso esponjoso, quando está presente, situa-se profundamente ao osso compacto e é bastante poroso. A estrutura microscópica do osso esponjoso e do osso compacto será abordada proximamente.

Em um osso plano do crânio, o osso esponjoso está intercalado entre lâminas de osso compacto e é chamado de *díploe* (fig. 6.4). Por causa desta camada protetora de tecido ósseo, um golpe na cabeça pode fraturar a camada de osso compacto externa sem danificar a camada de osso compacta interna e o encéfalo.

Estrutura de um Osso Longo Típico

Os ossos longos do esqueleto possuem uma terminologia descritiva própria. Em um osso longo, o **corpo** do osso, ou **diáfise**, consiste em um cilindro ósseo compacto que envolve uma cavidade central chamada **cavidade medular** (fig. 6.5). A cavidade medular é revestida com uma fina camada de tecido conjuntivo

díploe: G. *diplous*, duplo

diáfise: G. *dia*, de um extremo ao outro; *physis*, crescimento

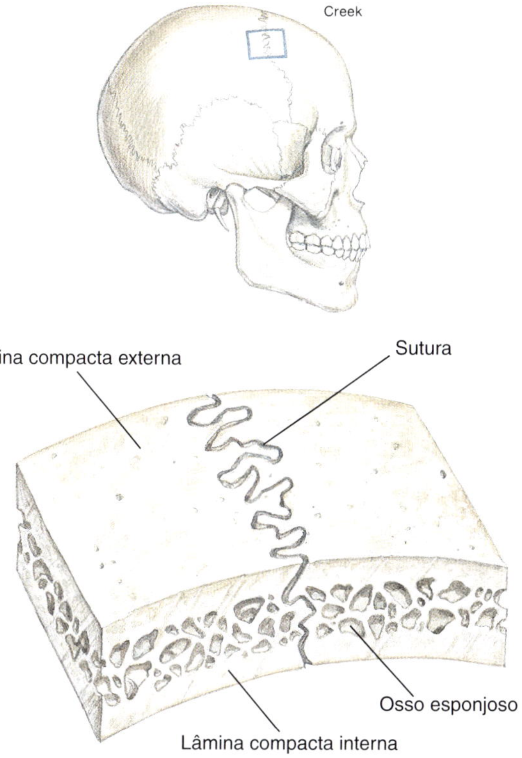

FIGURA 6.4 Um corte do crânio expondo o díploe, uma camada de osso esponjoso interposta entre as duas lâminas de osso compacto, extremamente forte apesar do peso leve.

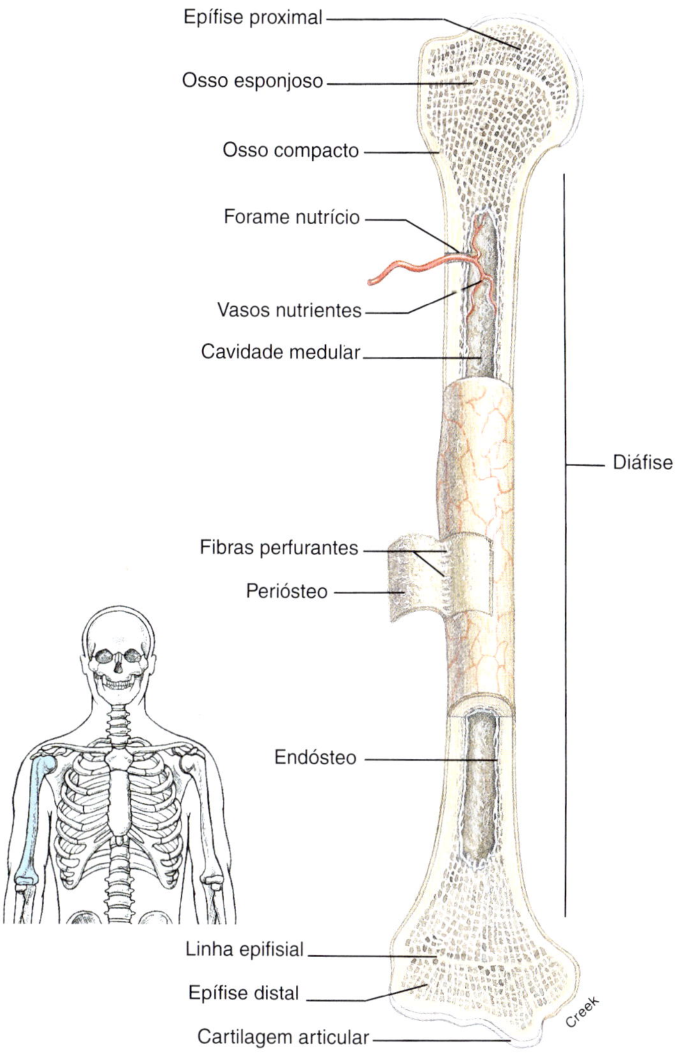

FIGURA 6.5 Um diagrama de um osso longo (úmero) exposto em um corte longitudinal parcial.

chamada **endósteo**. No adulto, a cavidade contém **medula óssea amarela**, assim chamada por conter grande quantidade de gordura amarela. Em cada extremidade da diáfise temos as **epífises**, constituídas por osso esponjoso envolvido por uma camada de osso compacto. A **medula óssea vermelha** é encontrada no interior das cavidades porosas do osso esponjoso. No adulto, a hematopoiese (produção de células sangüíneas; veja capítulo 16) ocorre na medula óssea vermelha, especialmente do esterno, vértebras, partes do osso do quadril, e epífises proximais do fêmur e do úmero. A **cartilagem articular**, que é constituída por uma fina camada de cartilagem hialina, recobre cada epífise e facilita o movimento articular. Ao longo da diáfise estão os **forames nutrícios** – pequenas aberturas no osso que permitem que vasos nutrientes passem para o interior do osso para nutrir o tecido vivo.

Entre a diáfise e a epífise encontra-se a **lâmina epifisial** cartilagínea – uma região de atividade mitótica que é responsável pelo *crescimento linear do osso*. Quando o crescimento do osso tiver se completado uma **linha epifisial** substitui a lâmina e ocorre o final da ossificação entre a epífise e a diáfise. Um **periósteo** de tecido conjuntivo denso regular cobre a superfície do osso, exceto sobre a cartilagem articular. Esta camada altamente vascularizada serve como um lugar para fixação de tendões musculares e é responsável pelo *crescimento em aposição do osso* (aumento em largura). O periósteo está fixo ao osso por **fibras perfurantes** (de Sharpey) (fig. 6.5), compostas por feixes de fibras colágenas.

A fratura de um osso longo em uma pessoa jovem pode ser especialmente séria se lesar uma lâmina epifisial. Se essa lesão não for tratada, ou não for tratada corretamente, o crescimento longitudinal do osso pode ser suspenso ou reduzido, resultando em redução permanente do membro afetado.

epífise: G. *epi*, em cima; *physis*, crescimento

periósteo: G. *peri*, em torno; *osteon*, osso

fibras de Sharpey: de William Sharpey, fisiologista e histologista escocês, 1802-1880

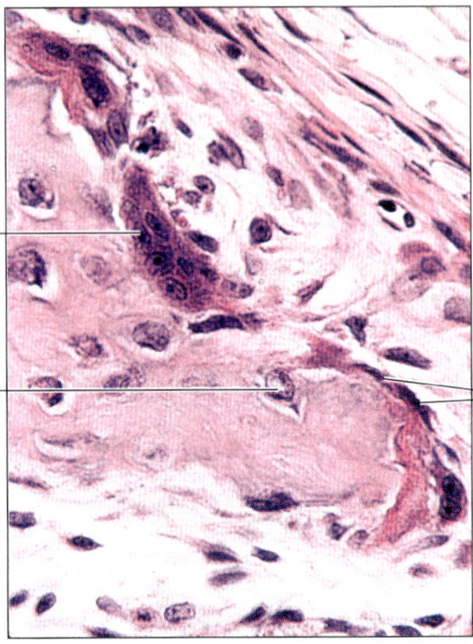

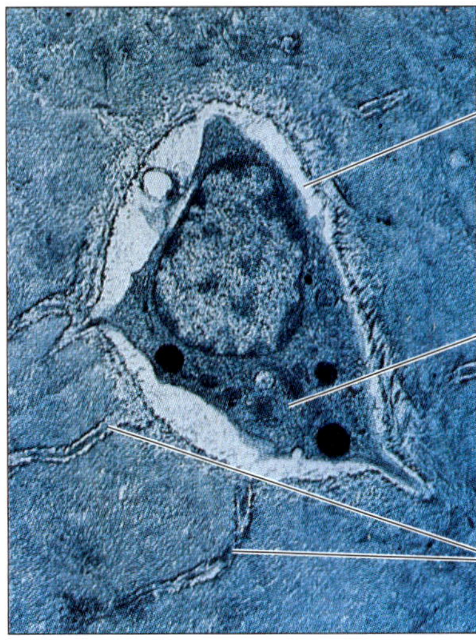

FIGURA 6.6 (*a*) Tipos de células ósseas. (*b*) Fotomicrografia de um osteócito no interior de uma lacuna.

Avaliação de Conhecimentos

6. Usando exemplos, analise a função de cada um dos quatro tipos de ossos de acordo com a forma.
7. Defina cada um dos seguintes pontos de reparo dos ossos: *côndilo*, *cabeça*, *fóvea*, *processo*, *crista*, *epicôndilo*, *fossa*, *alvéolo*, *forame* e *seio*.
8. Desenhe uma vista sagital de um osso longo típico de uma criança, identificando a diáfise, a cavidade medular, a epífise, a cartilagem articular, o forame nutrício, o periósteo e a lâmina epifisial. Explique a função de cada uma dessas estruturas.

TECIDO ÓSSEO

O tecido ósseo é composto de vários tipos de células ósseas incluídas em uma matriz de substância fundamental, sais inorgânicos (cálcio, fósforo) e fibras colágenas. As células ósseas e a substância fundamental dão flexibilidade e força ao osso; os sais inorgânicos dão a sua dureza.

Objetivo 6 Identificar os cinco tipos de células ósseas e relatar as funções de cada uma delas.

Objetivo 7 Distinguir entre os tecidos ósseos esponjoso e compacto.

Células Ósseas

Há cinco tipos principais de células ósseas contidas no tecido ósseo. **Células osteogênicas** são encontradas nos tecidos ósseos em contato com o endósteo e periósteo e respondem a um trauma, como uma fratura, fornecendo células formadoras de osso (*osteoblastos*) e células destruidoras de osso (*osteoclastos*). **Osteoblastos** são células formadoras de osso (fig. 6.6.) que sintetizam e secretam substância fundamental desmineralizada e são abundantes em áreas de metabolismo elevado dentro do osso, tais como debaixo do periósteo e margeando a cavidade medular. **Osteócitos** são células ósseas maduras (figs. 6.6 e 6.7) derivadas dos osteoblastos que tinham secretado tecido ósseo em torno de si próprios. Osteócitos mantêm o tecido ósseo saudável secretando enzimas e influindo no conteúdo mineral ósseo. **Osteoclastos** são células multinucleares grandes (fig. 6.6) que enzimaticamente decompõem o tecido ósseo, liberando cálcio, magnésio e outros minerais para o sangue. Estas células são importantes no crescimento, na moldagem e no reparo do osso. As **células de revestimento ósseo** são derivadas dos osteoblastos ao longo da superfície da maioria dos ossos no esqueleto adulto. Pensa-se que essas células regulam o movimento de cálcio e do fosfato para dentro e para fora da matriz óssea.

Tecidos Ósseos Esponjoso e Compacto

Como mencionado anteriormente, a maioria dos ossos contém tecidos ósseos esponjoso e compacto (fig. 6.7). O **tecido ósseo esponjoso** está localizado profundamente ao tecido ósseo compacto, e é bastante poroso. Minúsculas espículas de tecido ósseo, chamadas **trabéculas**, dão ao osso esponjoso uma aparência semelhante a uma treliça. O osso esponjoso é altamente vascularizado e propicia grande força com o mínimo de peso.

O **tecido ósseo compacto** constitui a parte externa de um osso, é muito duro e denso, e consiste em arranjos precisos de estruturas cilíndricas microscópicas orientadas paralelamente ao maior eixo do osso (fig. 6.7). Essas estruturas semelhantes a colunas são os **osteônios**, ou **sistemas haversianos**, do tecido ósseo. A matriz de um osteônio é assentada em anéis concêntricos, chamados **lamelas**, que envolvem um *canal central* (haversiano)

osteoblasto: G. *osteon*, osso; *blastos*, germe ou embrião
osteoclasto: G. *osteon*, osso; *klastos*, quebrado
sistema haversiano: de Clopton Havers, anatomista inglês, 1650-1702

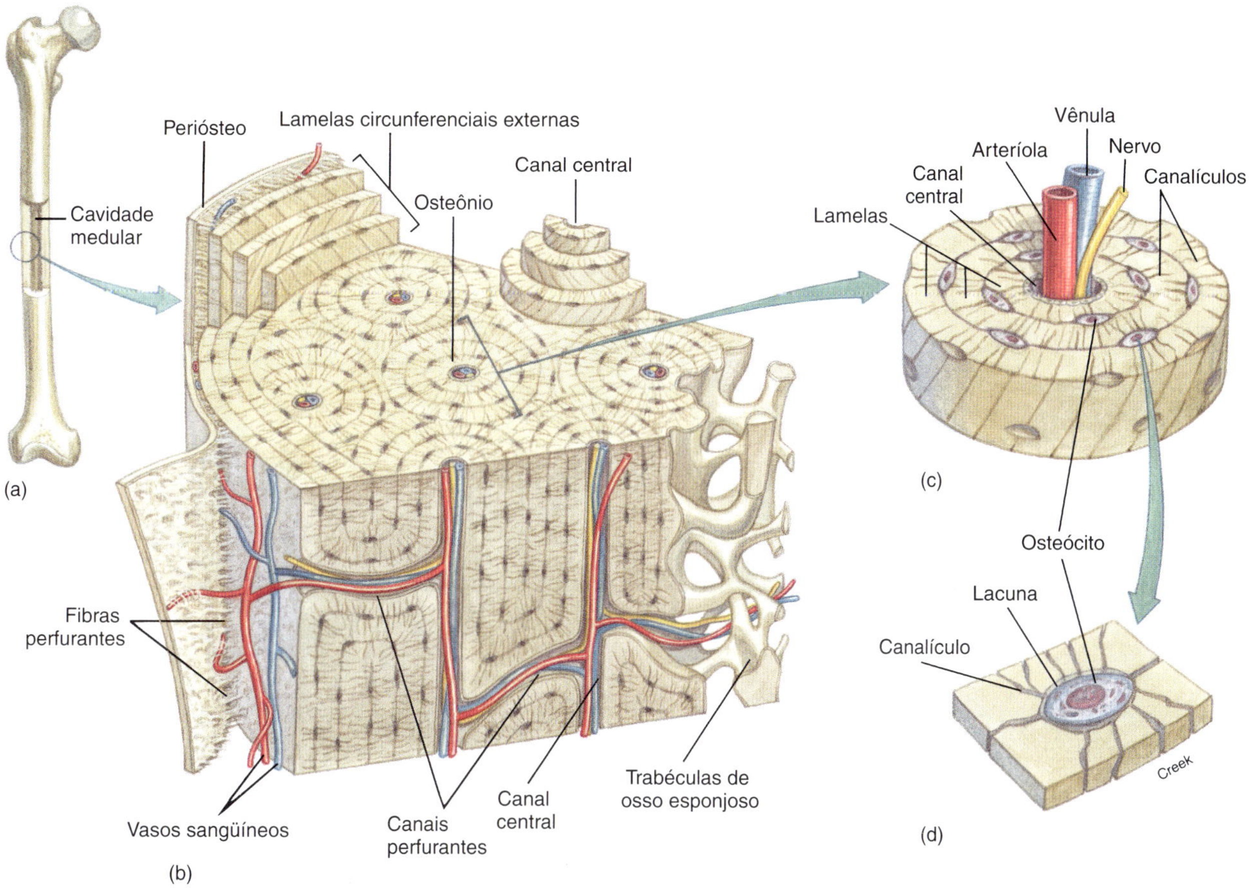

FIGURA 6.7 Tecido ósseo compacto. (*a*) Diagrama do fêmur mostrando um corte através do osso compacto na cavidade medular. (*b*) Disposição dos osteônios no interior da diáfise do osso. (*c*) Vista ampliada de um osteônio mostrando os osteócitos no interior das lacunas e lamelas concêntricas. (*d*) Osteócito no interior de uma lacuna.

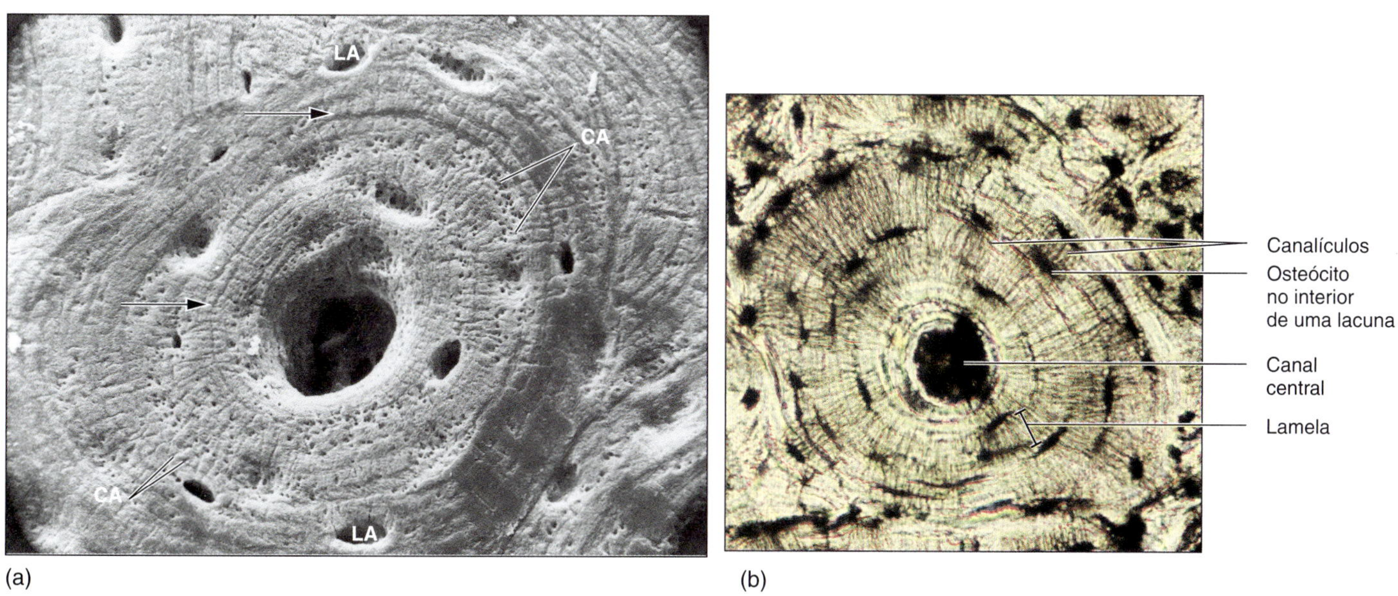

FIGURA 6.8 Tecido ósseo quando visto em (*a*) micrografia eletrônica de varredura e (*b*) fotomicrografia. As lacunas (LA) fornecem espaços para os osteócitos, que estão conectados com outros por canalículos (CA). Observe as divisões entre as lamelas (veja setas).

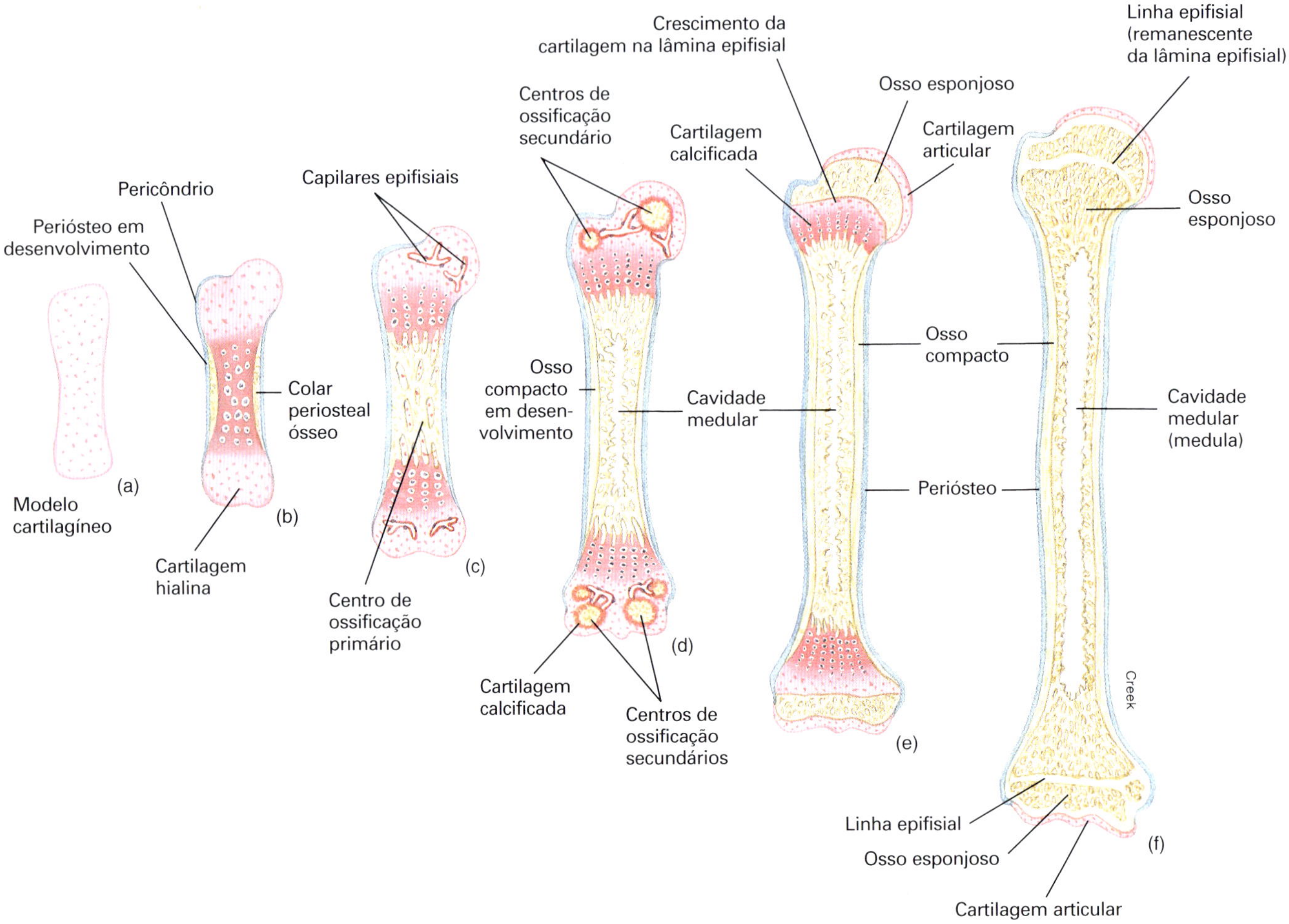

FIGURA 6.9 Processo de crescimento de um osso longo, começando com (*a*) o modelo cartilagíneo como ocorre em um embrião de 6 semanas. O osso se desenvolve (*b-e*) através de fases intermediárias até (*f*) o osso adulto.

(fig. 6.8). O canal central contém minúsculos vasos nutrientes e um nervo. Os osteócitos dentro dos espaços chamados *lacunas* estão regularmente dispostos entre as lamelas. As lacunas estão conectadas através de canais minúsculos chamados *canalículos*, pelos quais os nutrientes se difundem. A atividade metabólica dentro do tecido ósseo ocorre no nível do osteônio. Entre os osteônios há remanescentes incompletos de osteônios chamados **sistemas intersticiais**. **Canais perfurantes** (de Volkmann) penetram no osso compacto conectando osteônios com vasos sangüíneos e nervos.

Avaliação de Conhecimentos

9. Construa uma tabela simples fazendo uma lista do local e das funções de cada tipo de célula encontrada no interior do tecido ósseo.
10. Defina osteônio e faça um esboço da disposição dos osteônios no interior do tecido ósseo compacto.

Canal de Volkmann: de Alfred Volkmann, fisiologista alemão, 1800-1877

CRESCIMENTO ÓSSEO

O desenvolvimento ósseo do embrião para o adulto depende de processos ordenados de divisão celular, crescimento e remodelamento contínuo. O crescimento do osso é influenciado por fatores genéticos, hormonais e nutricionais.

Objetivo 8 Descrever o processo endocondral de ossificação relacionado ao crescimento ósseo.

Na maior parte do desenvolvimento ósseo, um modelo cartilagíneo é substituído gradualmente por tecido ósseo durante a *formação óssea endocondral* (ver Exposição do Desenvolvimento, pp. 141-142). Quando o modelo de cartilagem cresce, os *condrócitos* (células cartilagíneas) no centro da diáfise hipertrofiam, e os minerais são depositados dentro da matriz em um processo chamado de *calcificação* (fig. 6.9). A calcificação restringe a passagem de nutrientes para os condrócitos causando suas mortes. Ao mesmo tempo, algumas células do pericôndrio (tecido conjuntivo denso regular que envolve a cartilagem) se diferenciam em *osteoblastos*. Essas células secretam osteóide, o componente orgânico

Exposição do Desenvolvimento

O Esqueleto Axial

EXPLICAÇÃO

Desenvolvimento do Osso

A formação do osso, ou *ossificação*, começa aproximadamente na quarta semana de desenvolvimento embrionário, mas os centros de ossificação não podem ser observados prontamente até aproximadamente a décima semana (exibição I). O tecido ósseo deriva de células migratórias especializadas do mesoderma (veja fig. 4.13) conhecido como *mesênquima*. Algumas das células mesenquimais embrionárias devem se transformar em *condroblastos* e desenvolverão uma matriz de cartilagem que é substituída depois por osso em um processo conhecido como **ossificação endocondral**. A maior parte do esqueleto é formada dessa maneira – primeiro passa por uma fase de cartilagem hialina e em seguida é ossificada como osso.

Um número menor de células mesenquimais desenvolvem-se diretamente em osso, sem passar primeiro por uma fase de cartilagem. Esse tipo de processo de formação do osso é chamado **ossificação intramembranácea**. São formados desse modo as clavículas, os ossos da face e certos ossos do crânio. Os *ossos sesamóides* são ossos intramembranáceos especiais que se desenvolvem em tendões, p. ex. a patela.

condroblasto: G. *chondros*, cartilagem; *blastos*, descendência

DESENVOLVIMENTO DO CRÂNIO

A formação do crânio é um processo complexo que começa durante a quarta semana do desenvolvimento embrionário e continua bem além do nascimento. Três aspectos do crânio embrionário estão envolvidos neste processo: o condrocrânio, o neurocrânio e o viscerocrânio (exibição II). O **condrocrânio** é a porção do crânio que sofre ossificação endocondral para formar os ossos que suportam o encéfalo. O **neurocrânio** é a porção do crânio que se desenvolve por ossificação membranácea para formar os ossos que cobrem o encéfalo e a região facial. O **viscerocrânio** (esplancnocrânio) é a porção que se desenvolve dos arcos viscerais embrionários para formar a mandíbula, os ossículos da audição, o osso hióide e os processos específicos do crânio.

condrocrânio: G. *chondros*, cartilagem; *kranion*, crânio
viscerocrânio: L. *viscera*, partes moles; *kranion*, crânio

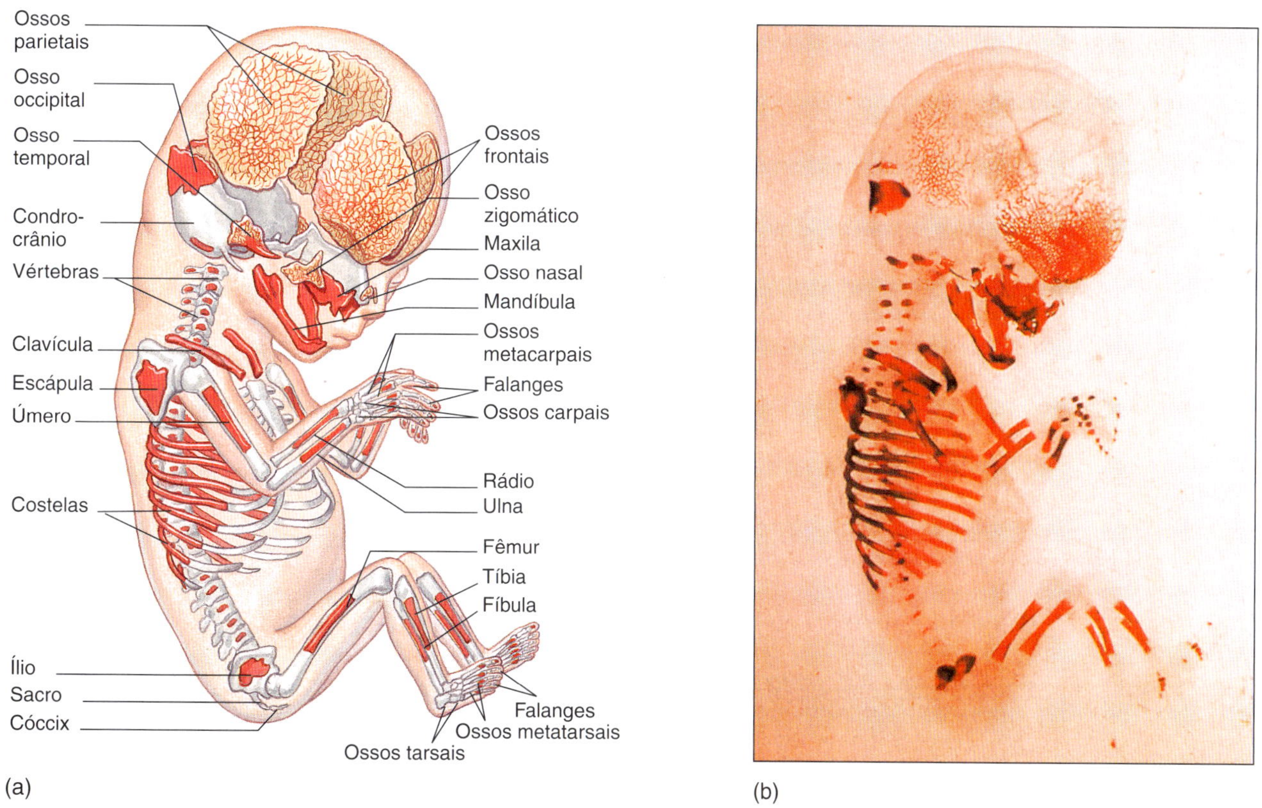

EXIBIÇÃO I Centros de ossificação do esqueleto de um feto com 10 semanas. (*a*) O diagrama descreve a ossificação endocondral em vermelho e ossificação intramembranácea em um padrão pontilhado. As porções cartilagíneas do esqueleto são mostradas em cinza. (*b*) A fotografia mostra os centros de ossificação tingidos com um indicador de tintura vermelha.

(continuação)

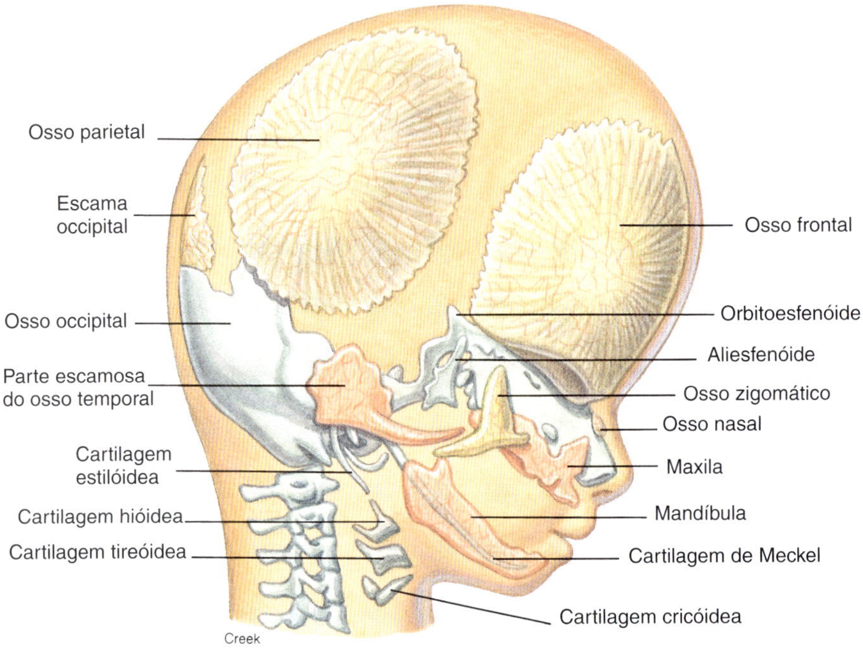

EXIBIÇÃO II O crânio embrionário em 12 semanas está composto de elementos ósseos de três fontes de desenvolvimento: o condrocrânio (colorido em azul cinza), o neurocrânio (colorido em amarelo claro) e o viscerocrânio (colorido em salmão).

endurecido do osso. Quando o pericôndrio calcifica, forma um disco fino de osso compacto chamado **colar periosteal ósseo**, que é cercado pelo periósteo.

Um **broto periosteal**, consistindo nos osteoblastos e vasos sangüíneos, invade o centro desintegrador do modelo de cartilagem do periósteo. Uma vez no centro, os osteoblastos secretam osteóide, e o **centro primário de ossificação** está formado. A ossificação se expande a seguir em direção da cartilagem deteriorada. Esse processo é repetido em ambas as epífises proximal e distal formando **centros secundários de ossificação**, onde o osso esponjoso se desenvolve.

Uma vez que os centros secundários de ossificação foram formados, o tecido ósseo substitui totalmente o tecido cartilagíneo, exceto nas extremidades articulares do osso e nas **lâminas epifisiais**. Uma **lâmina epifisial** contém cinco zonas histológicas (fig. 6.10). A *zona de reserva* (zona de cartilagem em repouso) margeia a epífise e consiste em pequenos condrócitos irregularmente dispersos ao longo da matriz intercelular. Os condrócitos nesta zona ancoram a lâmina epifisial até a epífise óssea. A *zona de proliferação* (zona de proliferação de cartilagem) consiste em grandes e regularmente dispostos condrócitos que estão constantemente se divi-

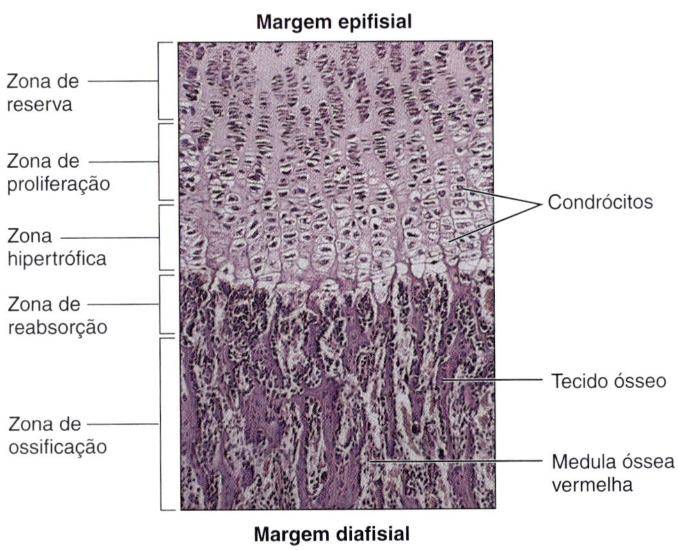

FIGURA 6.10 Fotomicrografia da lâmina epifisial (63×).

TABELA 6.3 Idade Média de Conclusão da Ossificação do Osso

Osso	Idade Cronológica de Fusão
Escápula	18–20
Clavícula	23–31
Ossos do membro superior	17–20
Osso do quadril	18–23
Ossos do membro inferior	18–22
Vértebra	25
Sacro	23–25
Esterno (corpo)	23
Esterno (manúbrio, xifóide)	30+

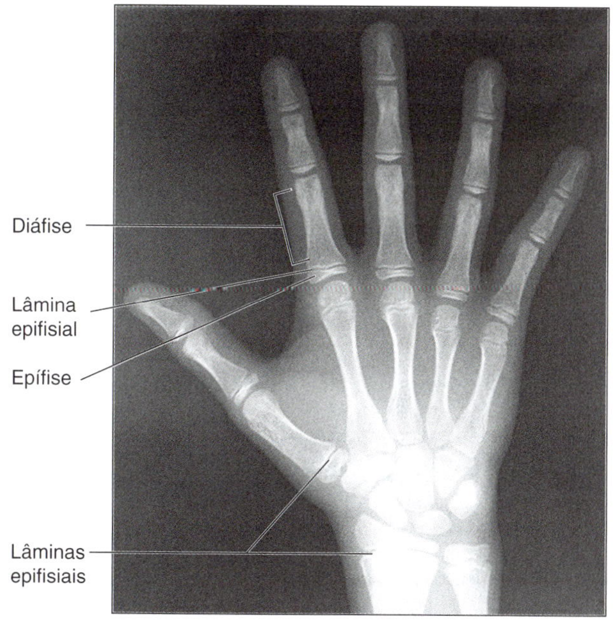

FIGURA 6.11 A presença de lâminas epifisiais vistas em uma radiografia da mão de uma criança. As lâminas indicam que os ossos ainda estão crescendo em comprimento.

dindo. A *zona hipertrófica* consiste em condrócitos muito grandes que estão dispostos em colunas. O crescimento linear dos ossos longos é devido à proliferação celular na zona de proliferação e o crescimento e maturação dessas células novas dentro da zona hipertrófica. A *zona de reabsorção* (zona de decondrificação) é a área onde ocorre uma mudança no conteúdo mineral. A *zona de ossificação* (zona de cartilagem calcificada) é a região de transformação de tecido cartilagíneo em tecido ósseo. Os condrócitos dentro desta zona morrem porque a matriz intercelular que os envolve está calcificada. Os osteoclastos então destroem a matriz calcificada e a área é invadida por osteoblastos e capilares do tecido ósseo da diáfise. Quando os osteoblastos amadurecem, secretam osteóide e se forma tecido ósseo. O resultado deste processo é um aumento gradual no comprimento do osso nas lâminas epifisiais.

O tempo no qual as lâminas epifisiais ossificam varia grandemente de osso para osso, mas geralmente acontece entre as idades de 18 e 20 anos no interior dos ossos longos (tabela 6.3). Como a ossificação das cartilagens epifisiais no interior de cada osso ocorre em momentos previsíveis, os radiologistas podem determinar as idades das pessoas que ainda estão crescendo examinando as radiografias dos seus ossos (fig. 6.11). Grandes discrepâncias entre a idade óssea e a idade cronológica podem indicar uma anormalidade genética ou endócrina.

O osso está sendo remodelado continuamente ao longo da vida de uma pessoa. Proeminências ósseas se desenvolvem quando tensão é aplicada ao periósteo, levando os osteoblastos a secretar osteóides e formar tecido ósseo novo. O trocanter maior do fêmur, por exemplo, desenvolve-se em resposta a forças de tensão aplicadas ao periósteo onde os tendões de músculos se inserem (fig. 6.12). Mesmo que uma pessoa deixe de crescer em altura, processos ósseos podem continuar aumentando um pouco se ela permanecer fisicamente ativa.

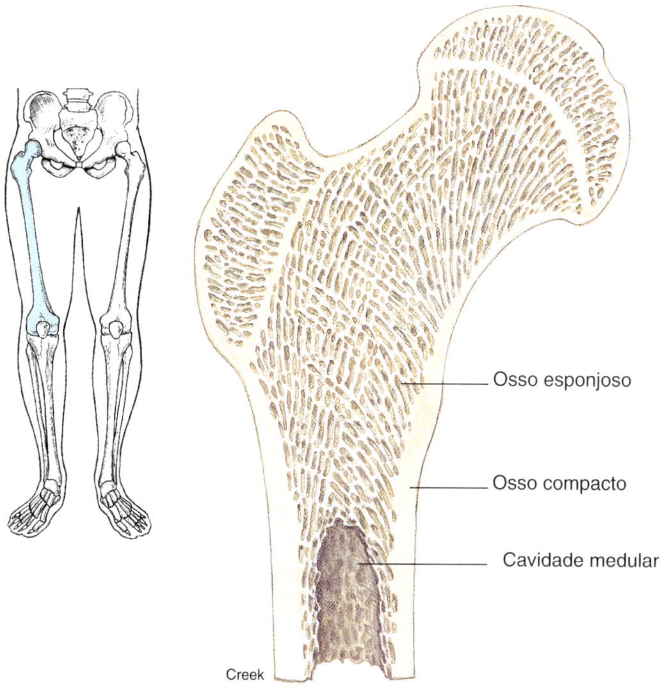

FIGURA 6.12 Um corte longitudinal da extremidade proximal de um fêmur mostrando as linhas de tensão no osso esponjoso.

Quando novas camadas ósseas são depositadas no lado externo da superfície do osso, osteoclastos dissolvem o tecido ósseo adjacente à cavidade medular. Deste modo, o tamanho da cavidade acompanha o aumento do crescimento do osso.

Até mesmo a ausência de tensão provoca uma remodelação dos ossos, efeito este que pode ser visto melhor nos ossos de indivíduos acamados ou paralisados. Radiografias dos seus ossos revelam uma perda marcante de tecido ósseo. A ausência de gravidade que acompanha o vôo espacial pode resultar em perda mineral dos ossos se um regime de exercícios não for seguido.

Os movimentos dos dentes em tratamentos ortodônticos envolve a remodelação do osso. Os alvéolos dentais (encaixes dos dentes) são reformulados através da atividade dos osteoclastos e células osteoblásticas quando forem aplicadas tensões com órteses. O uso de tração no tratamento de certas disfunções do esqueleto tem um efeito semelhante.

Avaliação de Conhecimentos

11. Faça uma relação das zonas de uma lâmina epifisial e descreva brevemente as características de cada uma.
12. Explique a função dos osteoblastos e osteoclastos na ossificação endocondral e no crescimento ósseo.

O CRÂNIO

O crânio humano consiste em 8 ossos no crânio e 14 ossos na face, contendo várias cavidades que acomodam o encéfalo e os órgãos dos sentidos. Cada osso do crânio articula-se com os ossos adjacentes e tem processos funcionais, pontos de reparo de superfície e forames.

Objetivo 9 Identificar os fontículos do crânio e analisar suas funções.

Objetivo 10 Identificar os ossos do crânio e da face e descrever suas características estruturais.

Objetivo 11 Descrever a localização de cada osso do crânio e identificar as articulações que se juntam umas às outras.

O crânio consiste em ossos do crânio e ossos da face. Os oito ossos do crânio articulam-se firmemente uns com os outros para envolver e proteger o encéfalo e os órgãos dos sentidos. Os 14 ossos da face formam o arcabouço da região facial e sustentam os dentes. Variações em tamanho, forma e densidade dos ossos da face são as principais contribuições para a individualidade de cada face humana. Os ossos da face, com exceção da mandíbula, estão também firmemente interligados uns aos outros e com os ossos do crânio.

A cabeça apresenta várias cavidades. A **cavidade do crânio** é a maior, com capacidade aproximada de 1.300 a 1.350 cc. A *cavidade nasal* é formada por ossos do crânio e da face e está dividida em duas câmaras pelo **septo nasal** formado por ossos e cartilagens. Quatro conjuntos de **seios paranasais**, localizados no interior dos ossos que contornam a região nasal, comunicam-se através de ductos com a cavidade nasal. As **cavidades das orelhas média** e **interna** estão posicionadas sob a cavidade do crânio e alojam os órgãos da audição e do equilíbrio. As duas **órbitas** para os bulbos dos olhos estão formadas por ossos do crânio e da face. A **cavidade oral (boca)**, que é apenas parcialmente formada por ossos, está inteiramente dentro da região facial (veja fig. 2.23)

Durante o desenvolvimento fetal e na infância, os ossos do crânio estão separados por tecido fibroso. Também há seis áreas grandes de tecido conjuntivo membranáceo que cobrem os espaços entre os ossos em desenvolvimento. Essas folhas membranáceas são chamadas **fontículos**, o que significa "pequenas fontes". O nome deriva do fato que a pulsação de um bebê pode ser percebida nestas "regiões moles" no crânio. Os fontículos permitem ao crânio sofrer mudanças na forma, chamada *moldagem*, durante a parturição (parto), e eles acomodam o rápido crescimento do cérebro durante a infância. A ossificação dos fontículos geralmente se completa entre 20 e 24 meses de idade. Os fontículos estão ilustrados na figura 6.13 e descritos brevemente a seguir.

1. **Fontículo anterior** (frontal). O fontículo anterior tem a forma de um losango e é o mais proeminente. Está localizado na porção ântero-mediana do crânio.
2. **Fontículo posterior** (occipital). O fontículo posterior está posicionado na parte de trás do crânio na linha mediana. Também tem a forma de um losango, mas é menor que o fontículo anterior.
3. **Fontículo ântero-lateral** (esfenoidal). O par de fontículos ântero-laterais, encontrado em ambos os lados do crânio, lateralmente ao fontículo anterior, é relativamente pequeno e de forma irregular.
4. **Fontículo póstero-lateral** (mastóideo). O par de fontículos póstero-laterais, também de forma irregular, está localizado nos lados póstero-laterais do crânio.

Durante o parto normal, o crânio fetal desce sob forte pressão. Os ossos podem até mesmo alterar a forma do crânio. Uma ocorrência comum durante a moldagem do crânio fetal é o osso occipital se reposicionar debaixo dos dois ossos parietais. Além disso, um osso parietal pode se sobrepor ao outro, o que torna a expulsão do feto mais fácil para a mãe. Se um bebê nasce com apresentação de nádegas, estas alterações não ocorrem, o parto torna-se muito mais difícil e necessita-se freqüentemente da utilização do fórceps.

A proeminente **sutura sagital** estende-se mediana e ântero-posteriormente em toda extensão do crânio entre os fontículos anterior e posterior. A **sutura coronal** estende-se do fontículo anterior aos fontículos ântero-laterais. A **sutura lambdóide** estende-se do fontículo posterior aos fontículos póstero-laterais. A **sutura escamosa** liga o fontículo póstero-lateral ao fontículo ântero-lateral.

Os ossos do crânio contêm numerosos forames (veja tabela 6.2) para acomodar os nervos, os vasos e outras estruturas. Na ta-

fontículo: Fr. *fontaine*, pequena fonte

lambdóide: G. *lambda*, letra λ no alfabeto grego

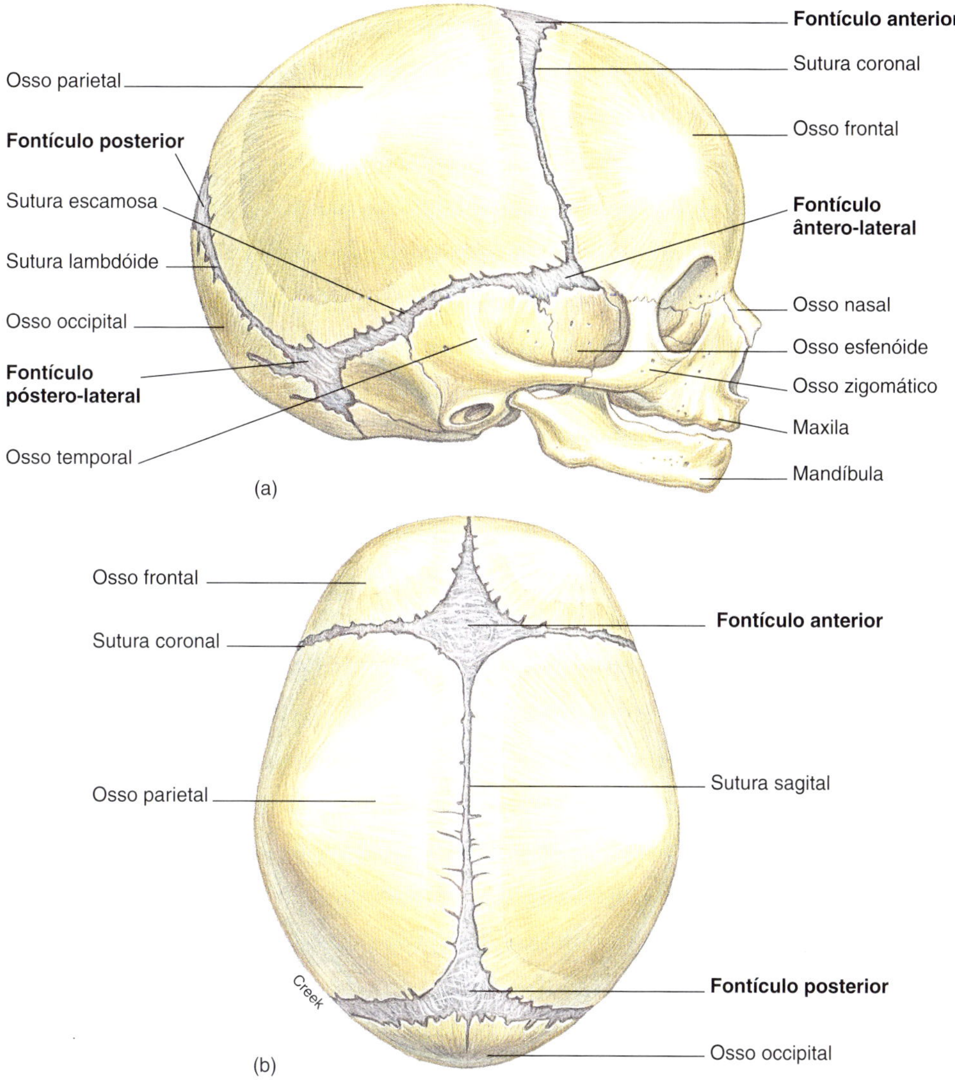

FIGURA 6.13 Crânio fetal mostrando os seis fontículos e as suturas. (*a*) Vista lateral direita e (b) vista superior.

bela 6.4 estão resumidos os forames do crânio. Várias vistas do crânio estão expostas nas figuras 6.14 a 6.21; radiografias estão expostas na figura 6.22.

Embora o osso hióide e os três pares de ossículos da audição não sejam considerados partes do crânio, estão associados a ele, e são descritos nesta seção, seguindo imediatamente a análise dos ossos da face.

Ossos do Crânio

Os ossos do crânio envolvem e protegem o encéfalo e os órgãos dos sentidos associados, consistem em um *frontal*, dois *parietais*, dois *temporais*, um *occipital*, um *esfenóide* e um *etmóide*.

Osso Frontal

O osso frontal forma a parte anterior do teto do crânio, a fronte, o teto da cavidade nasal, e os arcos superiores das órbitas que contêm os bulbos dos olhos. Os ossos que entram na constituição da órbita estão resumidos na tabela 6.5. O osso frontal se desenvolve em duas metades que crescem conjuntamente e, de modo geral, estão *completamente* fundidas em torno dos 5 ou 6 anos de idade. Uma sutura, às vezes, persiste entre essas duas partes além da idade de 6 anos e chama-se *sutura metópica*. A **margem supra-orbital** é uma crista óssea proeminente sobre a órbita.

crânio: G. *kranion*, crânio

sutura metópica: G. *metopon*, fronte; *sutura*, costura

TABELA 6.4 Principais Forames do Crânio

Forame	Local	Passagem da Estrutura
Canal carótico	Parte petrosa do osso temporal	Artéria carótida interna e nervos simpáticos
Forame palatino maior	Osso palatino do palato duro	Nervo palatino maior e vasos palatinos descendentes
Canal do nervo hipoglosso	Margem ântero-lateral do côndilo occipital	Nervo hipoglosso e ramo da artéria faríngea ascendente
Forame incisivo	Região anterior do palato duro, posterior aos incisivos	Ramos dos vasos palatinos descendentes e nervo nasopalatino
Fissura orbital inferior	Entre a maxila e a asa maior do osso esfenóide	Nervo maxilar do nervo trigêmeo, nervo zigomático e vasos infra-orbitais
Forame infra-orbital	Na maxila, embaixo da órbita	Nervo e artéria infra-orbitais
Forame jugular	Entre a parte petrosa do osso temporal e o osso occipital, posterior ao canal carótico	Veia jugular interna; nervos vago, glossofaríngeo e acessório
Forame lacerado	Entre a parte petrosa do osso temporal e o esfenóide	Ramo da artéria faríngea ascendente e artéria carótida interna
Forame palatino menor	Posterior ao forame palatino maior no palato duro	Nervos palatinos menores
Forame magno	Osso occipital	União do bulbo e medula espinal, membranas meníngeas e nervos acessórios, artérias vertebrais e espinais
Forame da mandíbula	Face medial do ramo da mandíbula	Vasos e nervo alveolar inferior
Forame mentual	Abaixo do segundo pré-molar no lado lateral da mandíbula	Vasos e nervo mentual
Canal lacrimonasal	Osso lacrimal	Ducto lacrimonasal
Forames cribriformes	Lâmina cribriforme do osso etmóide	Nervo olfatório
Canal óptico	Atrás da órbita na asa menor do osso esfenóide	Nervo óptico e artéria oftálmica
Forame oval	Asa maior do osso esfenóide	Nervo mandibular do nervo trigêmeo
Forame redondo	No interior do corpo do osso esfenóide	Nervo maxilar do nervo trigêmeo
Forame espinhoso	Ângulo posterior do osso esfenóide	Vasos meníngeos médios
Forame estilomastóideo	Entre os processos estilóide e mastóide do osso temporal	Nervo facial e artéria estilomastóidea
Fissura orbital superior	Entre as asas maior e menor do osso esfenóide	Quatro nervos cranianos (oculomotor, troclear, oftálmico do nervo trigêmeo e abducente)
Forame supra-orbital	Margem supra-orbital da órbita	Nervo e artéria supra-orbitais
Forame zigomaticofacial	Face ântero-lateral do osso zigomático	Nervo e vasos zigomaticofaciais

Ligeiramente medial ao seu ponto médio encontra-se uma abertura chamada **forame supra-orbital** que dá passagem para um nervo, artéria e veias.

O osso frontal também contém o **seio frontal** que está em comunicação com a cavidade nasal (fig. 6.22). Esse seio, juntamente com os outros seios paranasais, diminuem o peso do crânio e agem como câmaras de ressonância para a produção da voz.

Osso Parietal

O dois ossos parietais formam as partes laterais superiores e o teto do crânio (figs. 6.15 e 6.17) A **sutura coronal** separa o osso frontal dos ossos parietais e a **sutura sagital**, ao longo da linha mediana superior, separa o parietal direito do parietal esquerdo. A superfície côncava interna de cada osso parietal, como também as superfícies côncavas internas dos outros ossos do crânio, estão marcadas por impressões rasas das circunvoluções do cérebro e dos vasos que se destinam ao encéfalo.

Osso Temporal

Os dois ossos temporais formam as partes laterais inferiores do crânio (figs. 6.15, 6.16, 6.17 e 6.23). Cada osso temporal está unido ao osso parietal adjacente pela **sutura escamosa**. Estruturalmente, cada osso temporal tem quatro partes.

1. **Parte escamosa.** A parte escamosa é uma lâmina achatada de osso nas laterais do crânio. Projetando-se para diante encontra-se o **processo zigomático** que forma a parte posterior do **arco zigomático**. Na superfície inferior da parte escamosa está a **fossa mandibular** semelhante a uma taça que forma uma articulação com o processo condilar da mandíbula, a articulação *temporomandibular*.

zigomático G. *zygoma*, cavilha ou barra

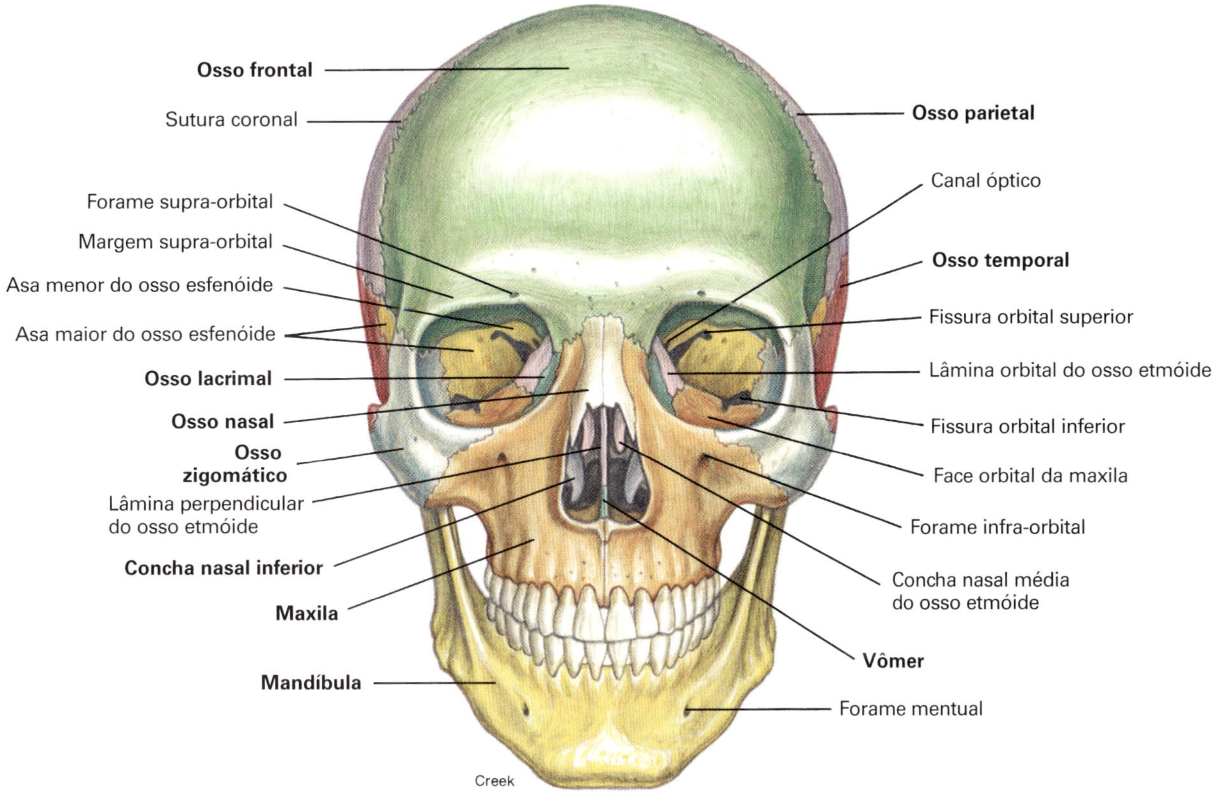

FIGURA 6.14 Vista anterior do crânio.

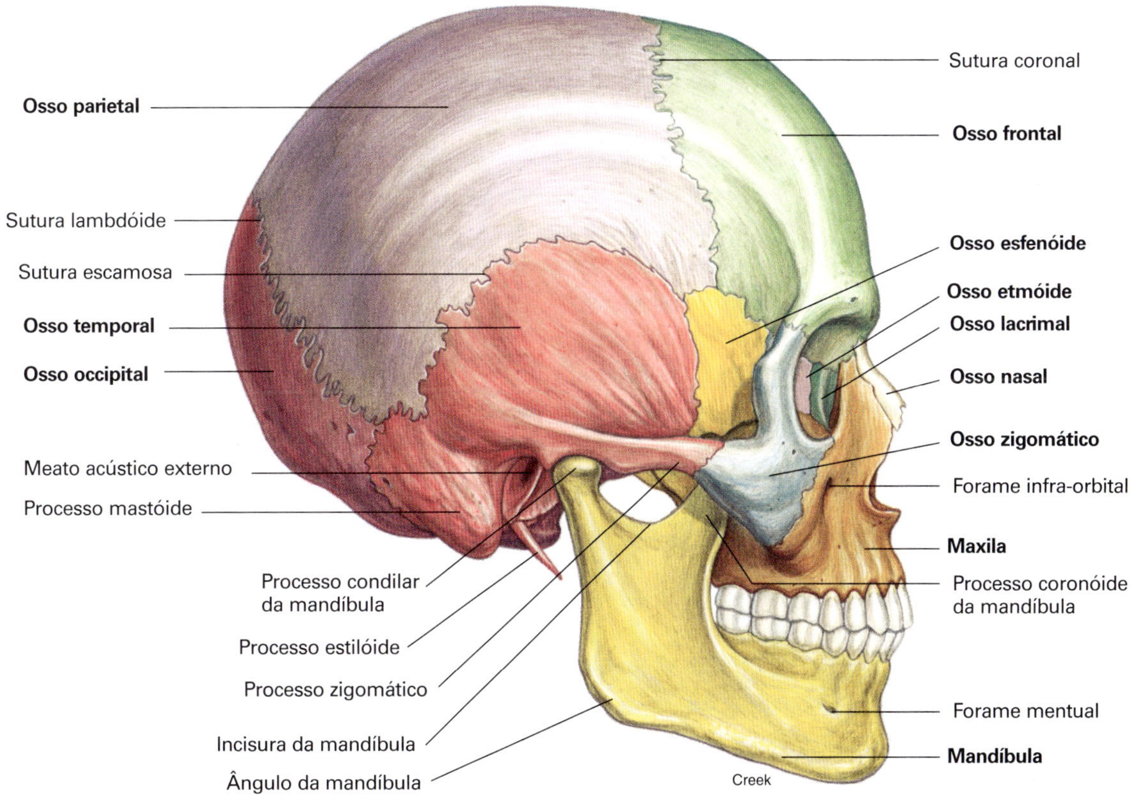

FIGURA 6.15 Vista lateral do crânio.

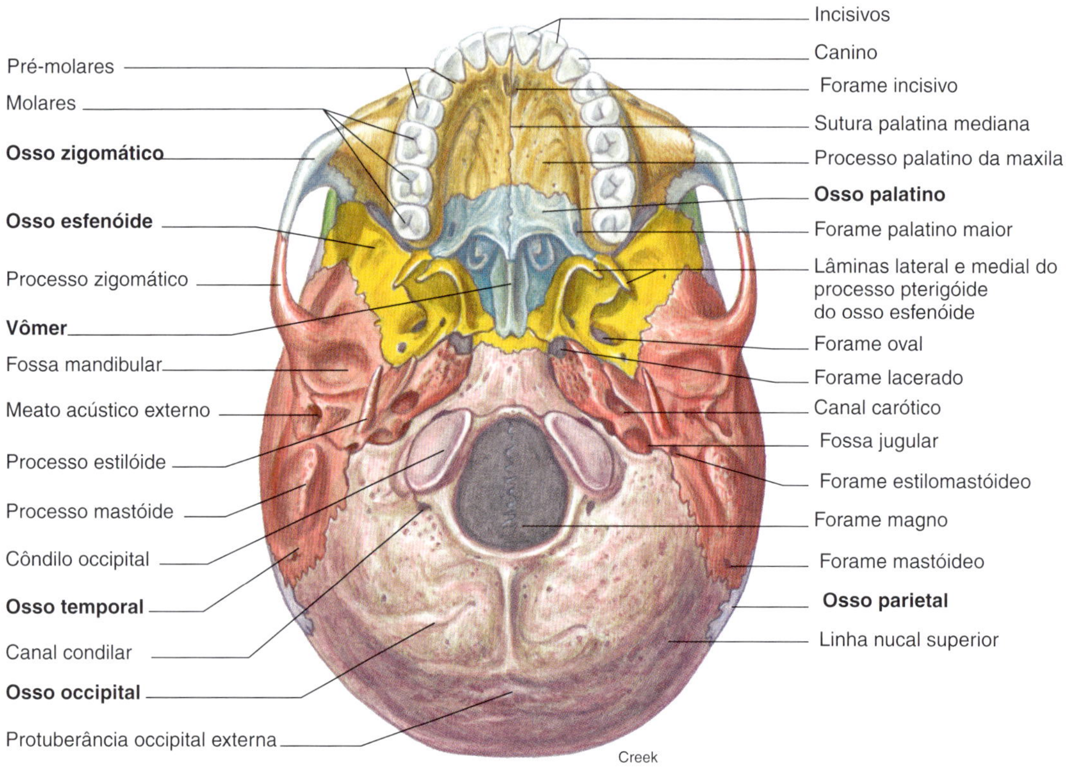

FIGURA 6.16 Vista inferior do crânio.

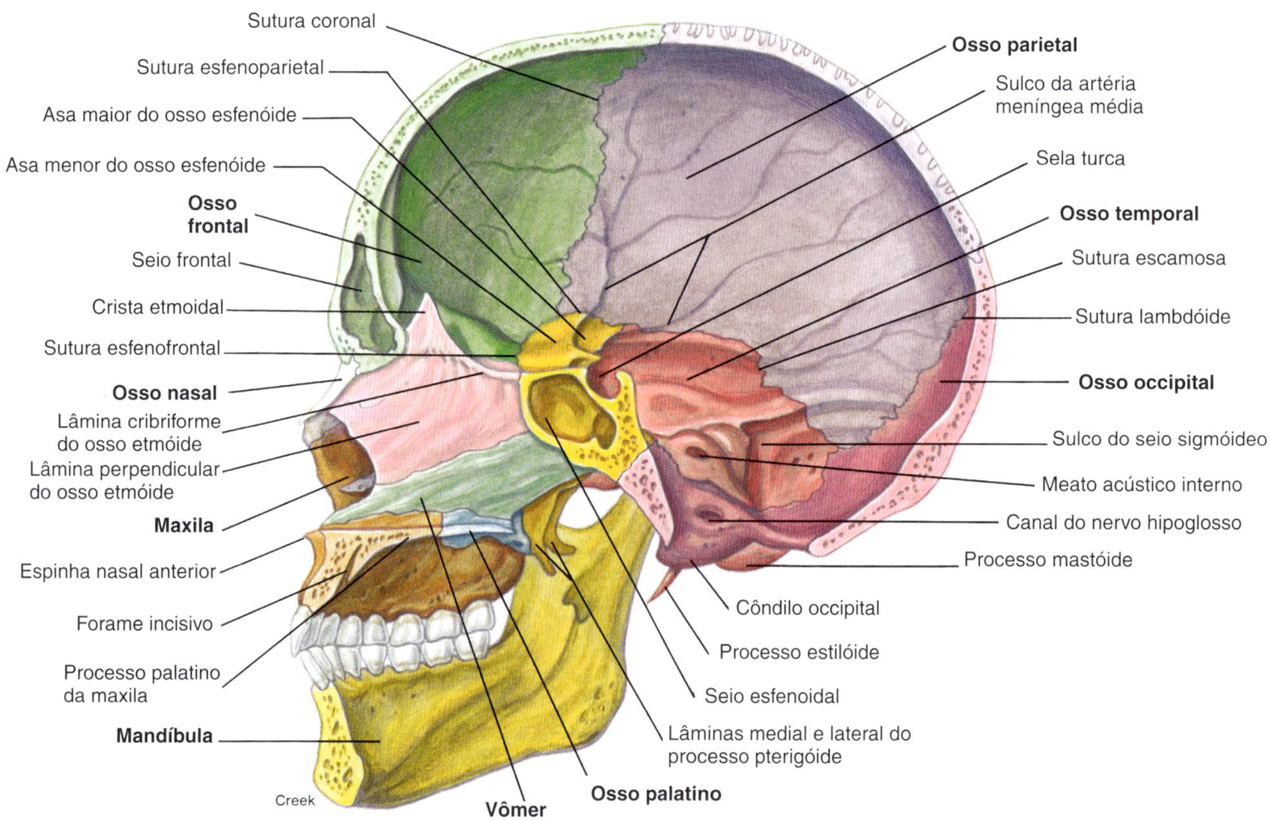

FIGURA 6.17 Vista sagital do crânio.

CAPÍTULO 6

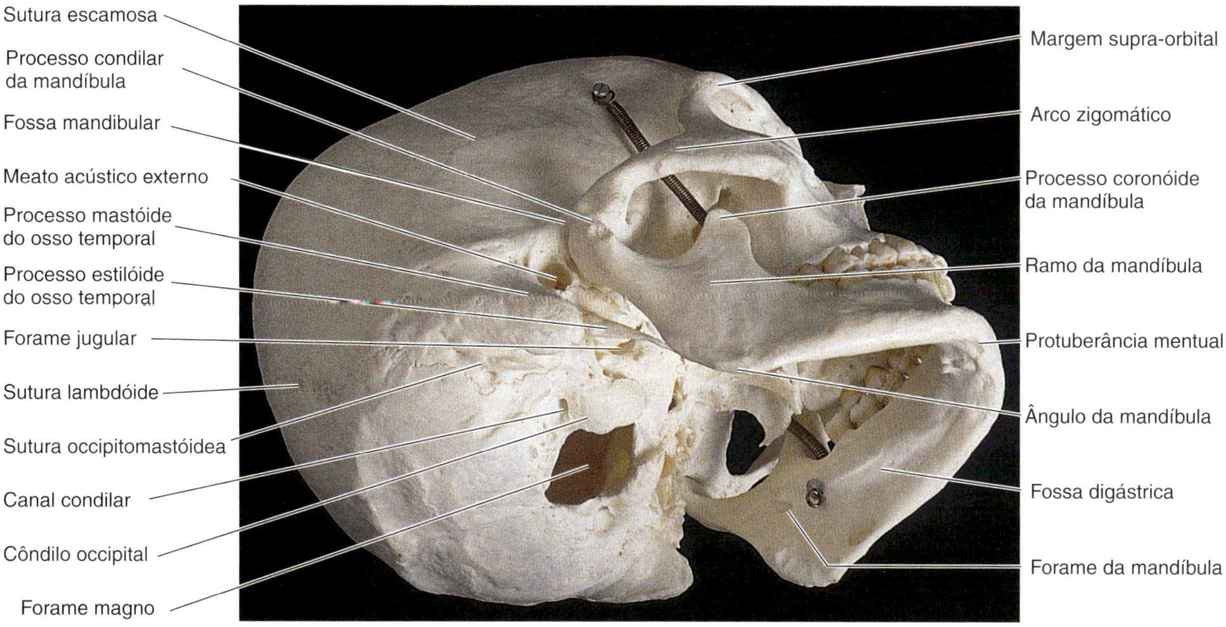

FIGURA 6.18 Vista ínfero-lateral do crânio.

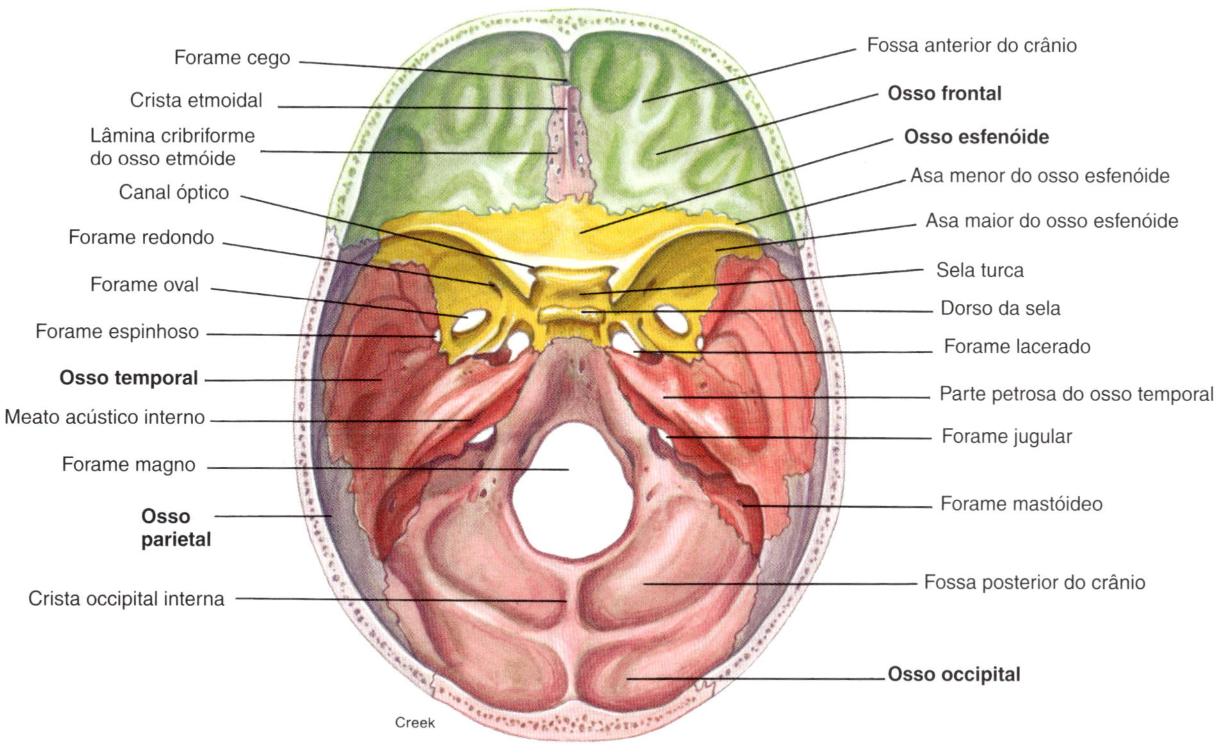

FIGURA 6.19 Soalho da cavidade do crânio.

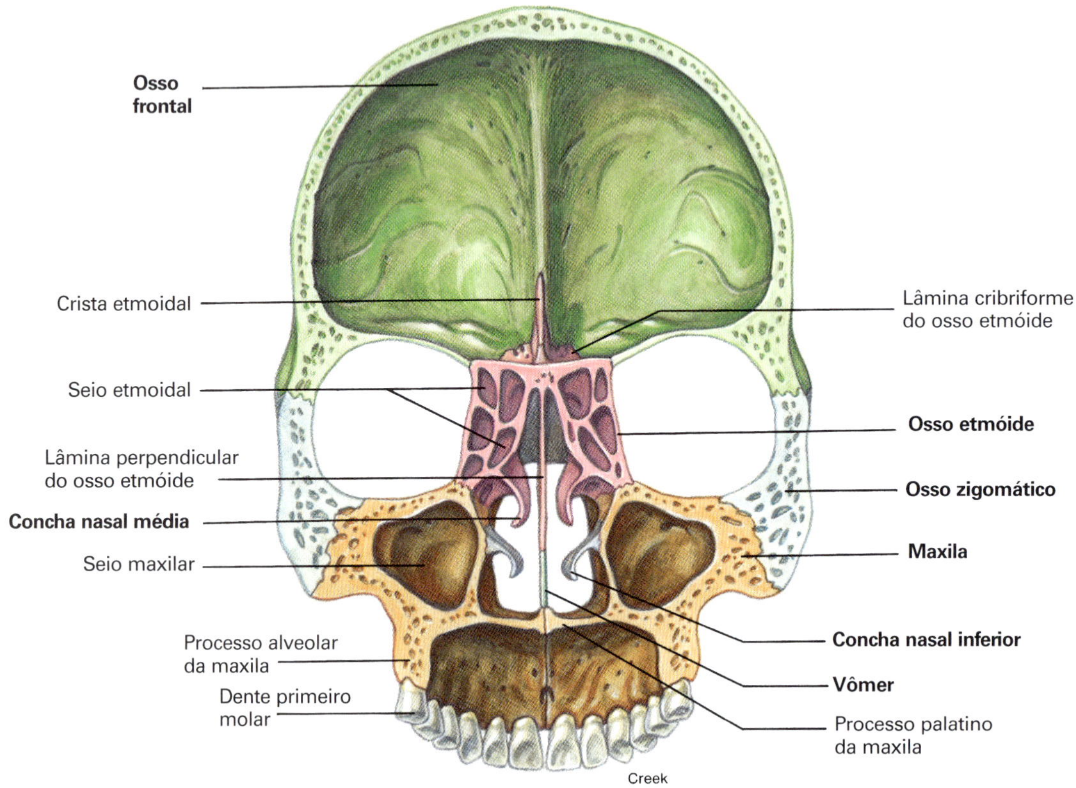

FIGURA 6.20 Vista posterior de um corte frontal (coronal) do crânio.

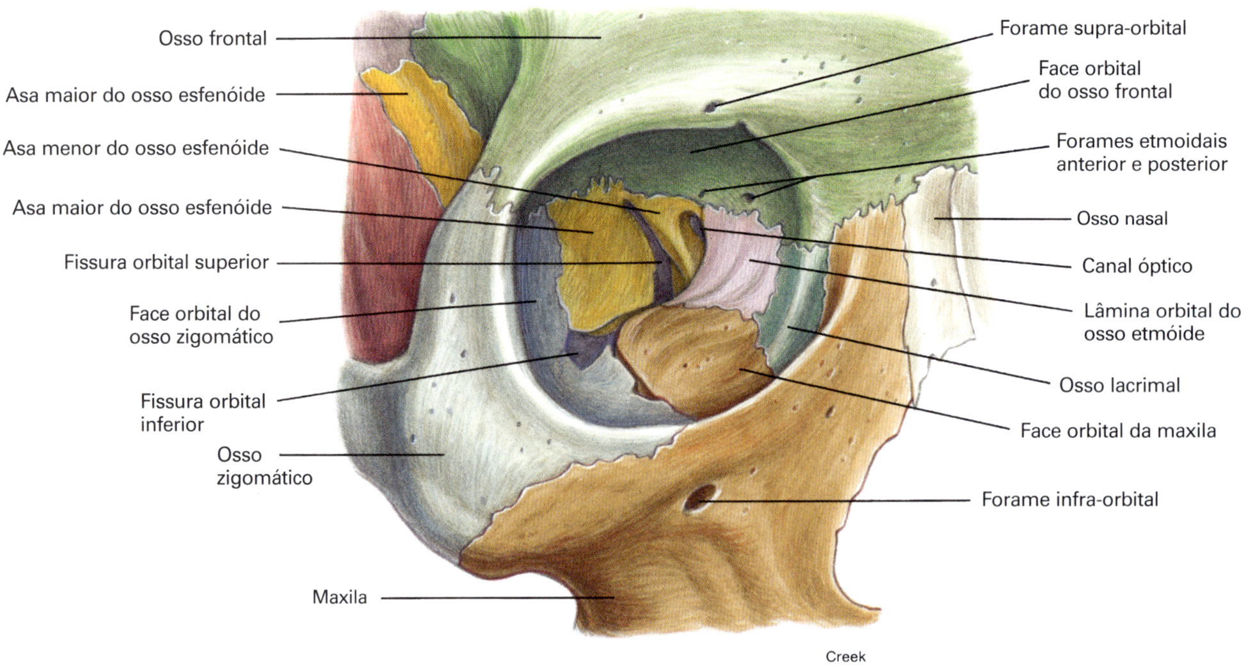

FIGURA 6.21 Ossos da órbita.

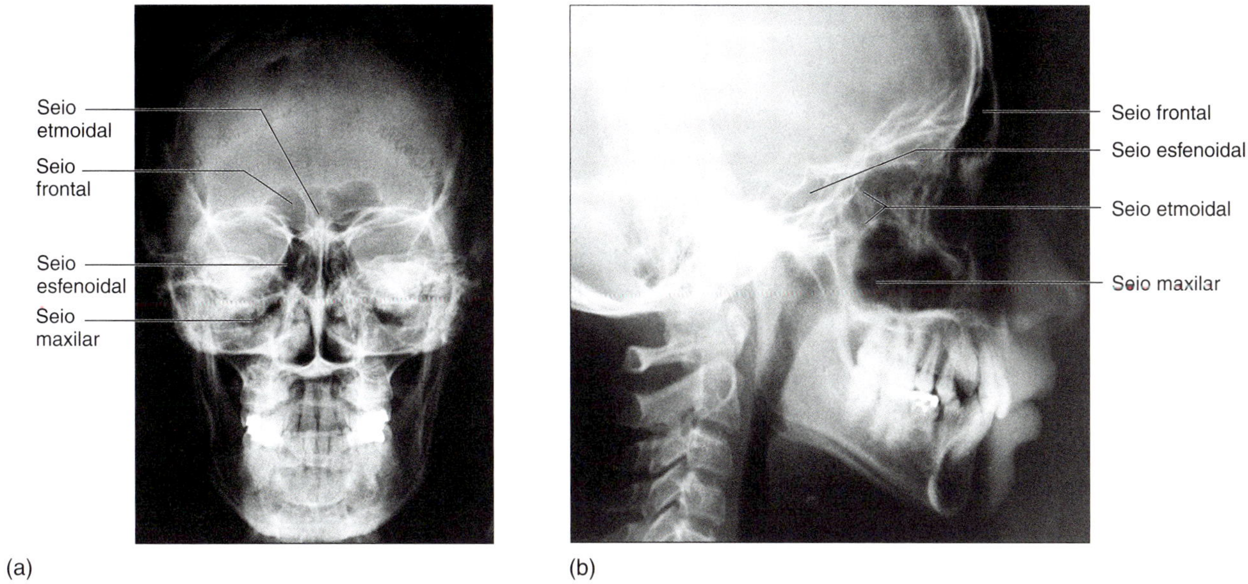

FIGURA 6.22 Radiografias do crânio mostrando os seios paranasais. (*a*) Incidência ântero-posterior e (*b*) vista lateral direita.

TABELA 6.5 Ossos que Formam a Órbita

Região da Órbita	Ossos que Participam
Teto (superior)	Osso frontal; asa menor do osso esfenóide
Soalho (inferior)	Maxila; osso zigomático; osso palatino
Parede lateral	Osso zigomático
Parede posterior	Asa maior do osso esfenóide
Parede medial	Maxila, osso lacrimal, osso etmóide
Margem superior	Osso frontal
Margem lateral	Osso zigomático
Margem medial	Maxila

2. **Parte timpânica**. A parte timpânica do osso temporal contém o **meato acústico externo**, ou canal da orelha, que é posterior à fossa mandibular. Um fino e pontiagudo *processo estilóide* (figs 6.16, 6.17 e 6.18) projeta-se inferiormente a partir da parte timpânica.
3. **Parte mastóidea**. O **processo mastóide**, uma projeção arredondada posterior ao meato acústico externo, corresponde à massa da parte mastóidea. O **forame mastóideo** (fig. 6.16.) está diretamente atrás do processo mastóide. O **forame estilomastóideo**, localizado entre os processos mastóide e estilóide (fig. 6.16), propicia a passagem para parte do nervo facial.
4. **Parte petrosa**. A parte petrosa pode ser vista no soalho do crânio (figs. 6.19 e 6.23). As estruturas da orelha média e da orelha interna estão alojadas nesta densa parte do osso temporal. O **canal carótico** e o **forame jugular** margeiam o lado medial da parte petrosa na junção dos ossos temporal e occipital. Pelo canal carótico passa a artéria carótida interna levando sangue para o encéfalo, e pelo forame jugular drena-se o sangue do encéfalo através da veia jugular interna. Três nervos cranianos também passam pelo forame jugular (veja tabela 6.4).

O processo mastóide do osso temporal pode ser facilmente palpado como uma protuberância óssea imediatamente atrás do lóbulo da orelha. Este processo contém vários pequenos espaços cheios de ar chamados *células mastóideas* que podem ser infectadas nas *mastoidites*, em conseqüência, por exemplo, de uma infecção prolongada da orelha média.

Osso Occipital

O osso occipital forma a parte posterior e a maior parte da base do crânio, e articula-se com os ossos parietais pela **sutura lambdóide**. O **forame magno** é o grande buraco do osso occipital através do qual passa a medula espinal para se ligar ao tronco encefálico. Em cada lado do forame magno estão os **côndilos do occipital** (fig. 6.16), que se articulam com a primeira vértebra (o atlas) da coluna vertebral. Na margem ântero-lateral do côndilo occipital está o **canal do nervo hipoglosso** (fig. 6.17), através do qual passa o nervo hipoglosso. Um canal condilar encontra-se posterior ao côndilo do occipital (fig. 6.16). A **protuberância oc-**

estilóide: G. *stylos*, pilar
mastóide: G. *mastos*, peito
petrosa: G. *petra*, pedra
magno: L. *magnum*, grande

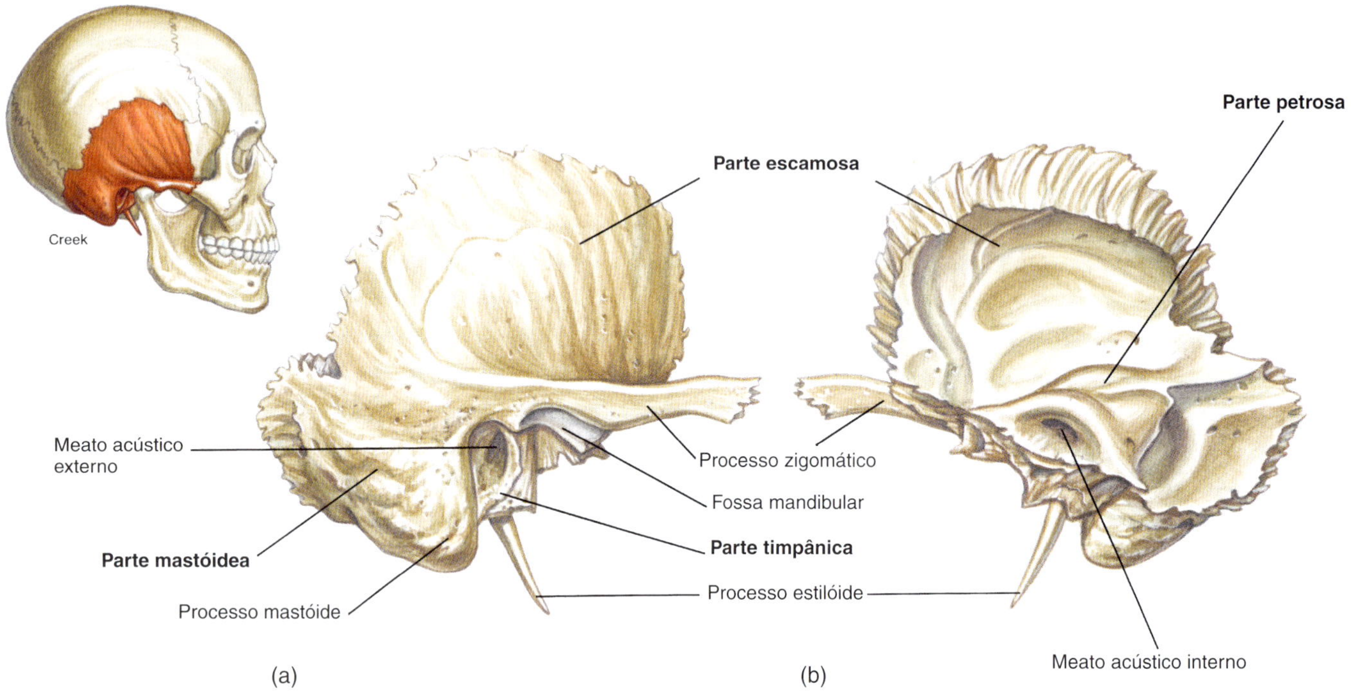

FIGURA 6.23 Osso temporal. (*a*) Vista lateral e (*b*) vista medial.

cipital externa é uma proeminente projeção posterior no osso occipital que pode ser percebida como uma saliência logo debaixo da pele. A **linha nucal superior** é uma crista óssea que se estende lateralmente à protuberância occipital para a porção mastóidea do osso temporal. **Ossos suturais** são pequenos agrupamentos ósseos de forma irregular que freqüentemente aparecem ao longo da sutura lambdóide.

Osso Esfenóide

O osso esfenóide constitui parte da base anterior do crânio e pode ser visto lateralmente e inferiormente (figs. 6.15 e 6.16). Esse osso lembra um pouco a forma de uma borboleta (fig. 6.24). Consiste em um **corpo** e lateralmente projetam-se as **asas maior** e **menor** que participam do contorno da órbita. O corpo em forma de cunha contém o **seio esfenoidal** e uma proeminente depressão em forma de sela, a **sela turca** que aloja a glândula hipófise. Um par de **processos pterigóides** projeta-se inferiormente a partir do osso esfenóide e contribui para a formação das paredes laterais da cavidade nasal.

Alguns forames (figs. 6.16, 6.19 e 6.24) estão presentes no osso esfenóide.

1. O **canal óptico** é uma abertura grande através da asa menor por trás da órbita que propicia a passagem do nervo óptico e da artéria oftálmica.
2. A **fissura orbital superior** é uma abertura triangular entre as asas do osso esfenóide que proporciona a passagem para o nervo oftálmico, um ramo do nervo trigêmeo, e para os nervos cranianos: oculomotor, troclear e abducente.
3. O **forame oval** é uma abertura na base da lâmina lateral do processo pterigóide, através do qual passa o nervo mandibular.
4. O **forame espinhoso** é uma abertura pequena no ângulo posterior do osso esfenóide que dá passagem para os vasos meníngeos médios.
5. O **forame lacerado** é uma abertura entre o esfenóide e a parte petrosa do osso temporal, através da qual passam a artéria carótida interna e o ramo meníngeo da artéria faríngea ascendente.
6. O **forame redondo** é uma abertura imediatamente posterior à fissura orbital superior, na junção das porções anterior e média do osso esfenóide. O nervo maxilar passa através desse forame.

Localizado no lado inferior do crânio, o osso esfenóide pode parecer estar bem protegido de traumas. Na verdade, não é isto o que ocorre, o esfenóide é o osso do crânio que mais freqüentemente fratura. Possui vários prolongamentos em forma de lâminas largas e finas que são perfuradas por numerosos forames. Um golpe em qualquer parte do crânio causa quase sempre uma flutuação do líquido do encéfalo que volta-se contra o vulnerável osso esfenóide, causando freqüentemente sua fratura.

nucal: Fr. *nuque*, nuca do pescoço
esfenóide: G. *sphenoeides*, forma de borboleta

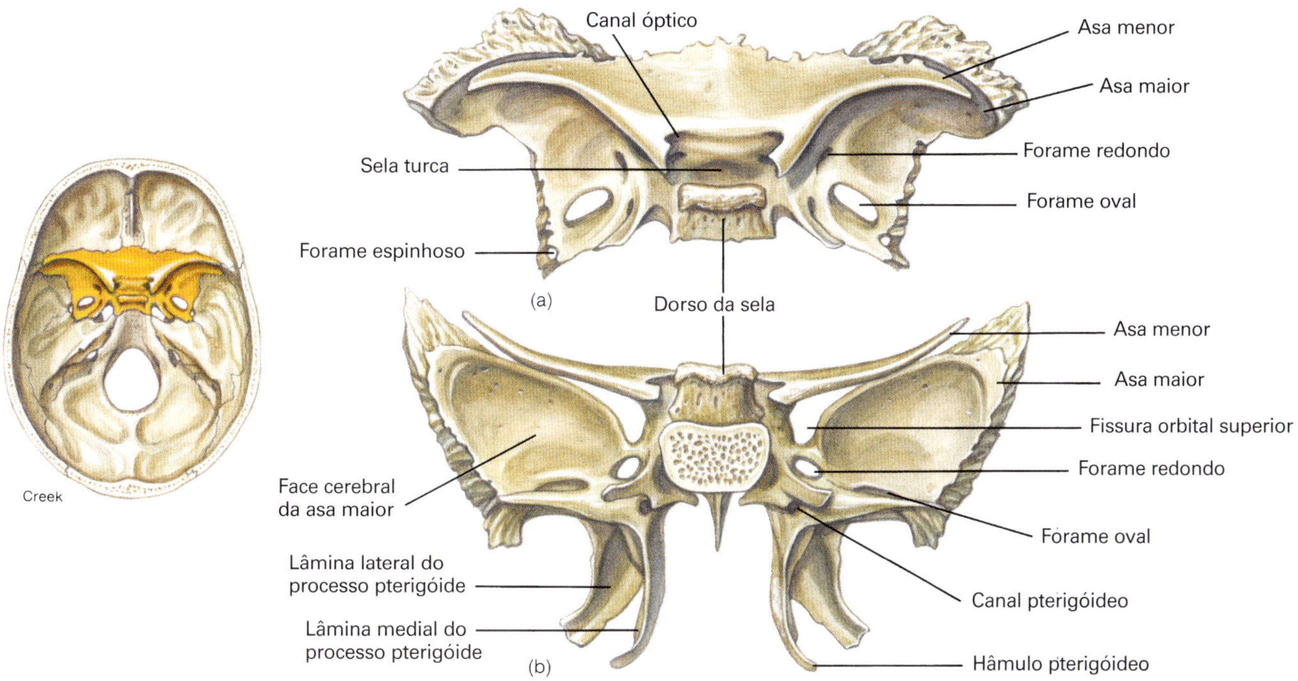

FIGURA 6.24 Osso esfenóide. (*a*) Vista superior e (*b*) vista posterior.

Osso Etmóide

O osso etmóide está localizado na parte anterior do soalho do crânio entre as órbitas, formando o teto da cavidade nasal (figs. 6.17, 6.20 e 6.25). Uma projeção inferior do osso etmóide, chamada **lâmina perpendicular**, forma a parte superior do septo nasal ósseo que divide a cavidade nasal em duas câmaras chamadas **cavidades nasais**. Em cada lado da lâmina perpendicular encontra-se uma grande porém delicada massa de osso recobrindo as células aéreas etmoidais que no conjunto constituem o **seio etmoidal**. A espinha da lâmina perpendicular, a **crista etmoidal**, projeta-se superiormente na cavidade do crânio e serve de fixação para as meninges que recobrem o encéfalo. Em ambas as paredes laterais da cavidade nasal estão duas lâminas espiraladas do osso etmóide, as **conchas nasais, superior** e **média** (fig. 6.26), também conhecidas como *turbinados*. Em ângulo reto com a lâmina perpendicular, no soalho do crânio, está a *lâmina cribriforme* que tem numerosos **forames cribriformes** para a passagem das raízes do nervo olfatório da cavidade nasal. Os ossos da cavidade nasal estão resumidos na tabela 6.6.

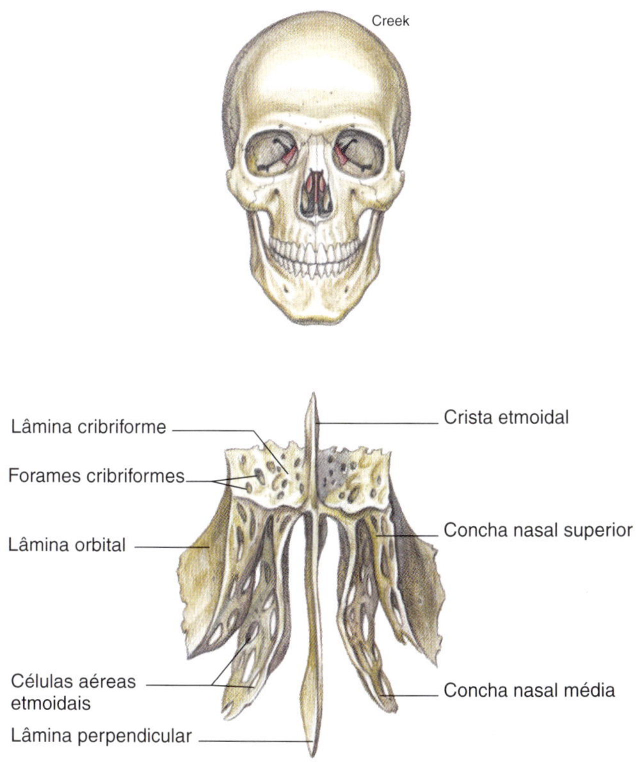

FIGURA 6.25 Vista anterior do osso etmóide.

---

etmóide: G. *ethmos*, peneira
crista: L. *crista*, crista
concha: L. *conchae*, concha
cribriforme: L. *cribrum*, peneira; *forma*, semelhante

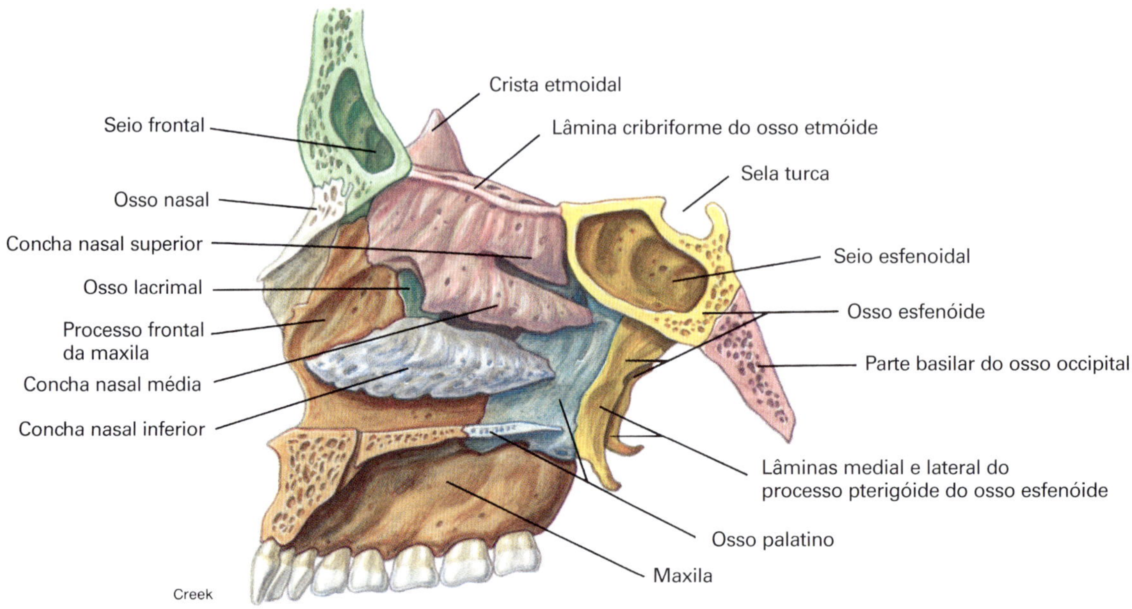

FIGURA 6.26 Parede lateral da cavidade nasal.

TABELA 6.6 Ossos que Constituem a Cavidade Nasal

Região da Cavidade Nasal	Ossos que Participam
Teto (parede superior)	Osso etmóide (lâmina cribriforme); osso frontal
Soalho (parede inferior)	Maxila; osso palatino
Parede lateral	Maxila; osso palatino
Septo nasal ósseo (parede medial)	Osso etmóide (lâmina perpendicular); vômer; osso nasal
Dorso do nariz	Osso nasal
Conchas	Osso etmóide (conchas superior e média); concha nasal inferior

O revestimento vascular úmido aquecido no interior da cavidade nasal é suscetível a infecções, particularmente se uma pessoa não estiver com boa saúde. Infecções da cavidade nasal podem se difundir para as várias áreas circunvizinhas. Os seios paranasais comunicam-se com a cavidade nasal e são especialmente propensos a infecções. Os olhos podem ficar avermelhados e inchados durante uma infecção nasal por causa da conexão do ducto lacrimonasal, através do qual as lágrimas da órbita drenam para a cavidade nasal. Microorganismos podem se espalhar pela tuba auditiva da parte nasal da faringe para a orelha média. Com infecções nasais prolongadas, microorganismos podem ascender até mesmo às meninges que recobrem o encéfalo pelas bainhas dos nervos olfatório e atravessar a lâmina cribriforme e causar *meningite.*

Ossos da Face

Os 14 ossos da cabeça que não entram em contato com o encéfalo são chamados de **ossos da face**. Esses ossos, juntamente com certos ossos do crânio (osso frontal e partes dos ossos etmóide e temporal), dão a forma da face de um indivíduo. Ossos da face também sustentam os dentes e fornecem fixações para vários músculos que movimentam a mandíbula e provocam as expressões faciais. Com as exceções do vômer e da mandíbula, todos os ossos da face são pares. Os ossos da face articulados estão ilustrados nas figuras 6.14 a 6.21.

Maxila

As duas maxilas se unem na linha mediana para formar o arco dental maxilar, que contêm os dentes superiores. **Incisivos, caninos, pré-molares** e **molares** estão ancorados nos **alvéolos dentais**, no interior dos **processos alveolares** da maxila (fig. 6.27). O **processo palatino**, uma lâmina horizontal da maxila, forma a maior parte do **palato duro**, ou teto da boca. O **forame incisivo** (fig. 6.16) está localizado na região anterior do palato duro, atrás dos incisivos. Um **forame infra-orbital** localiza-se embaixo de

incisivo: L. *incidere*, cortar

canino: L. *canis*, cão

molar: L. *mola*, pedra de moinho

alvéolo: L. *alveus*, pequena cavidade

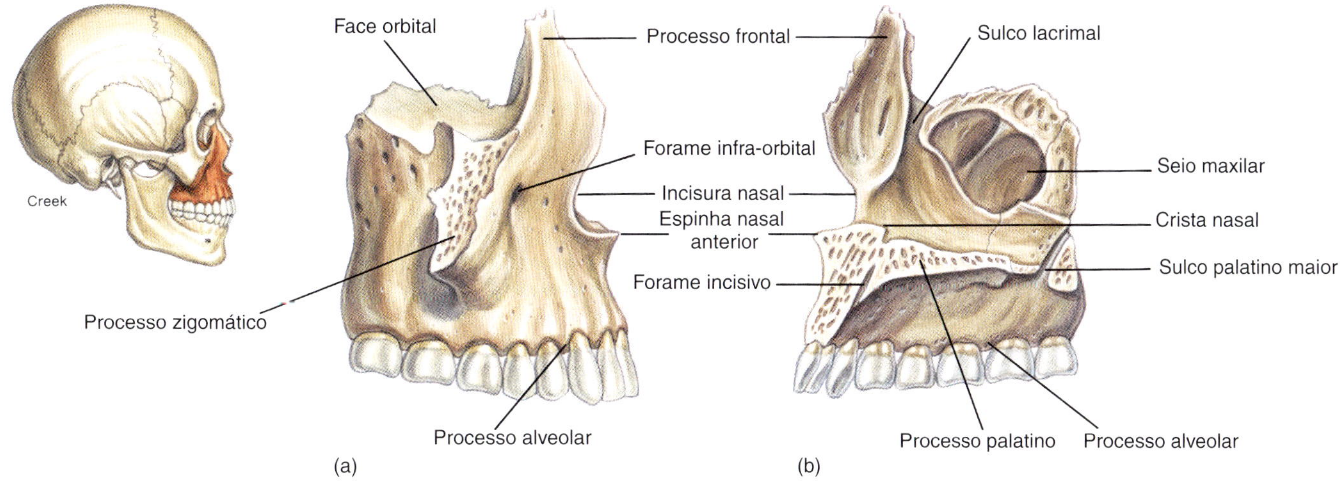

FIGURA 6.27 A maxila. (*a*) Vista lateral e (*b*) vista medial.

cada órbita e serve como passagem para o nervo e a artéria infra-orbitais em direção ao nariz (figs. 6.14, 6.15, 6.21 e 6.27). A abertura final na maxila é a **fissura orbital inferior**, que localiza-se entre a maxila e a asa maior do esfenóide (fig. 6.14) e é a abertura externa para o nervo maxilar, ramo do nervo trigêmeo e vasos infra-orbitais. O grande **seio maxilar** localizado no interior da maxila é um dos quatro seios paranasais (figs. 6.20 e 6.22).

Se os dois processos palatinos não se unirem durante o início do desenvolvimento pré-natal (em torno de 12 semanas), resulta em fenda palatina. Uma *fenda palatina* pode ser acompanhada por um *lábio leporino*, lateral à linha mediana. Essas condições podem ser tratadas cirurgicamente com resultados estéticos excelentes. Um problema imediato, contudo, é que o recém-nascido com fenda palatina pode ter por certo tempo dificuldades para se alimentar porque está impossibilitado de criar a necessária sucção dentro da cavidade oral para deglutir eficientemente.

Osso Palatino

O osso palatino em forma de L constitui o terço posterior do palato duro, uma parte da órbita e uma parte da cavidade nasal. As **lâminas horizontais** dos palatinos contribuem para a formação do palato duro (fig. 6.28). No ângulo posterior do palato duro encontra-se o **forame palatino maior** que permite a passagem do nervo palatino maior e vasos palatinos descendentes (fig. 6.16). Dois ou mais pequenos **forames palatinos menores** estão posicionados posteriormente ao forame palatino maior. Ramos do nervo palatino menor passam através dessas aberturas.

Osso Zigomático

Os dois ossos zigomáticos ("maçãs do rosto") formam os contornos laterais da face. Um prolongamento posterior deste osso, o *processo temporal*, une-se com o *processo zigomático* do osso temporal para formar o **arco zigomático** (fig. 6.16). O osso zigomático também forma a margem lateral da órbita. Um pequeno **forame zigomaticofacial**, localizado na face ântero-lateral desse osso, permite a passagem dos vasos e nervos zigomáticos.

Osso Lacrimal

Os delicados ossos lacrimais formam a parte anterior da parede medial de cada órbita (fig. 6.21), e são os menores ossos da face. Cada um tem um **sulco lacrimal** – um sulco que ajuda a formar o **canal lacrimonasal**. Esta abertura permite que as lágrimas do olho escoem para a cavidade nasal.

Osso Nasal

Os pequenos e retangulares ossos nasais (fig. 6.14) unem-se na linha mediana para formar o dorso do nariz. Os ossos nasais suportam as flexíveis lâminas cartilagíneas, que participam do arcabouço do nariz. Fraturas dos ossos nasais ou fragmentação das cartilagens associadas são lesões comuns da face.

Concha Inferior Nasal

As duas conchas nasais inferiores são frágeis ossos em espiral que se projetam horizontalmente e medialmente das paredes laterais da cavidade nasal (figs. 6.14 e 6.20), e se estendem em direção à cavidade nasal imediatamente abaixo das conchas nasais superior e média que são partes do osso etmóide (veja fig. 6.25). As conchas nasais inferiores são as maiores dos três pares de conchas e, como as outras duas, também são recobertas com uma túnica mucosa para aquecer, umedecer e limpar o ar inalado.

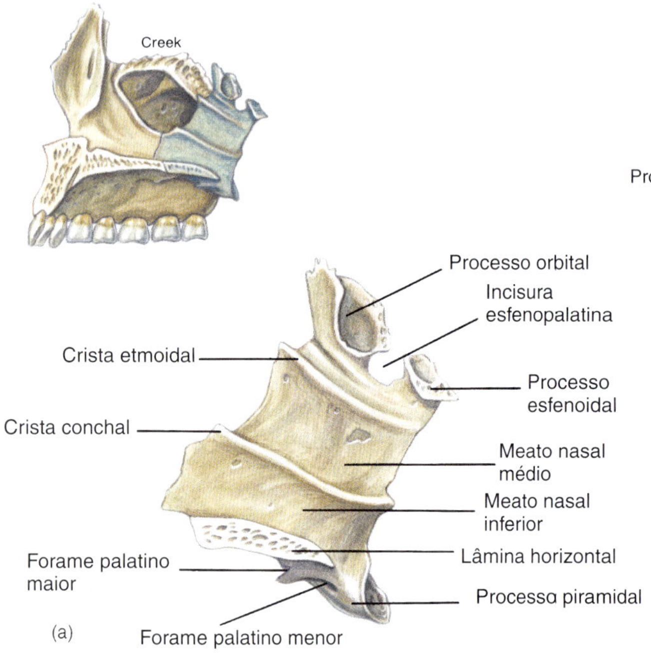

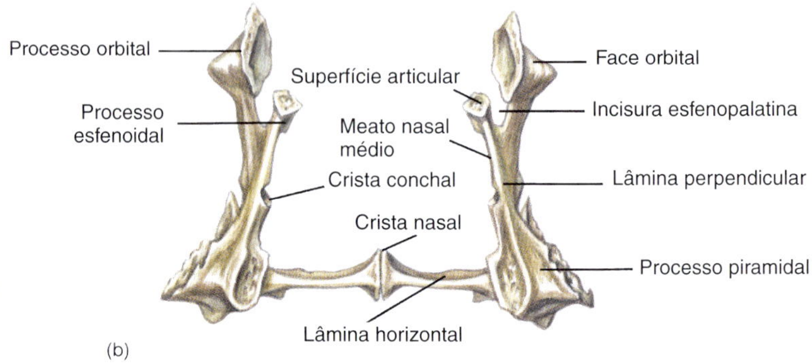

FIGURA 6.28 Osso palatino. (*a*) Vista medial e (*b*) os dois ossos palatinos vistos posteriormente. Os dois ossos palatinos formam a parte posterior do palato duro.

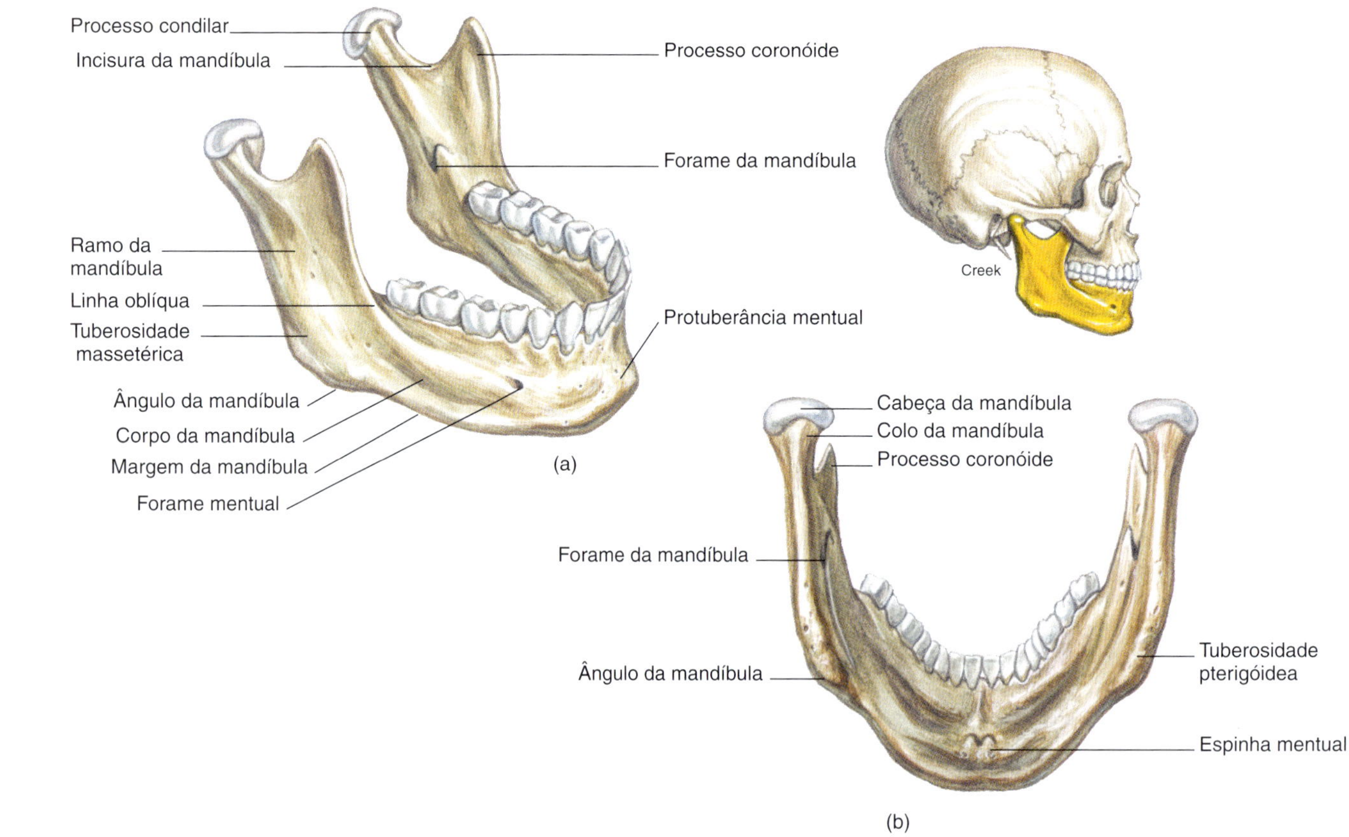

FIGURA 6.29 Mandíbula. (*a*) Vista lateral e (*b*) vista posterior.

Vômer

O vômer é um osso fino, plano que forma a maior parte do septo nasal ósseo (figs 6.16, 6.17 e 6.20). Juntamente com a lâmina perpendicular do osso etmóide, sustenta a camada da cartilagem do septo nasal que forma a maior parte da porção anterior do septo nasal.

Mandíbula

A mandíbula é o maior e mais forte osso da face, está ligado ao crânio pela articulação temporomandibular (veja fig. 8.23), e é o único osso móvel do crânio. A parte anterior da mandíbula em forma de ferradura e suas partes laterais horizontais constituem o **corpo** (fig. 6.29). Estendendo-se verticalmente na parte posterior do corpo estão os dois **ramos**. Na margem superior de cada ramo encontra-se o *processo condilar* assemelhando-se a um botão que se articula com a fossa mandibular do osso temporal, e um **processo coronóide** em ponta para a inserção do músculo temporal. A área escavada entre estes dois processos é chamada de **incisura da mandíbula**. O **ângulo da mandíbula** é o local onde o corpo horizontal e o ramo vertical se encontram no canto da mandíbula.

Dois conjuntos de forames estão associados à mandíbula: o **forame mentual**, na face ântero-lateral do corpo da mandíbula debaixo do primeiro molar, e o **forame da mandíbula**, na face medial do ramo. O nervo e os vasos mentuais passam através do forame mentual, e o nervo e os vasos alveolares inferiores passam através do forame da mandíbula. Vários músculos que fecham a mandíbula se estendem do crânio para a mandíbula (veja capítulo 9). A mandíbula de um adulto sustenta 16 dentes dentro dos alvéolos dentais que completam a oclusão com 16 dentes da maxila.

Os dentistas usam pontos de reparo ósseos da região facial para localizar os nervos que atravessam os forames para injetar anestésicos. Por exemplo, o nervo trigêmeo é constituído por três nervos grandes, os dois inferiores conduzem a sensibilidade dos dentes, das gengivas e mandíbula. Os dentes da mandíbula podem ser anestesiados mediante uma injeção perto do forame da mandíbula chamado *bloqueio nervoso da terceira divisão*, ou *inferior*. Uma injeção perto do forame redondo do crânio, chamado *bloqueio nervoso da segunda divisão*, anestesia todos os dentes superiores de um lado da maxila.

Osso Hióide

O **osso hióide** é singular, pois é a única parte do esqueleto que não se liga diretamente a nenhum outro osso. Está localizado na região do pescoço, debaixo da mandíbula, ligado ao processo estilóide do osso temporal pelos músculos estilo-hióideos e por ligamentos. O osso hióide tem um **corpo**, dois **cornos menores** que se estendem anteriormente, e dois **cornos maiores** (fig. 6.30), que se projetam posteriormente com os ligamentos estilo-hióideos.

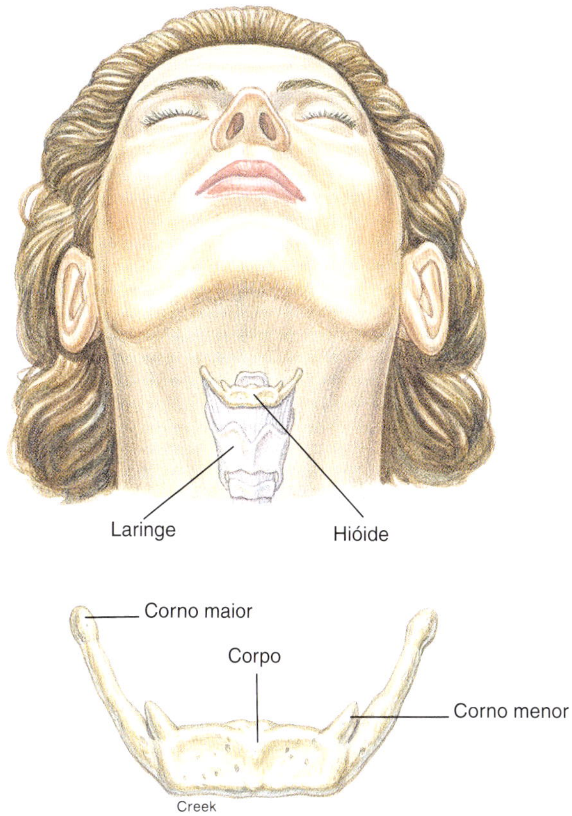

FIGURA 6.30 Vista anterior do osso hióide.

O osso hióide sustenta a língua e proporciona inserção para alguns de seus músculos (veja fig. 9.18). Pode ser palpado colocando o dedo polegar e um outro dedo em ambos os lados da parte superior do pescoço debaixo das porções laterais da mandíbula e apertando com firmeza medialmente. Este osso é examinado cuidadosamente em uma autópsia quando se suspeita de estrangulamento, uma vez que freqüentemente é fraturado quando isso ocorre.

Ossículos da Audição

Três pequenos pares de ossos, chamados **ossículos da audição,** estão localizados no interior da cavidade da orelha média na parte petrosa do osso temporal (fig. 6.31). De fora para dentro, estes ossos são: **martelo, bigorna** e **estribo**. Como descrito no capítulo 15, seus movimentos transmitem impulsos sonoros através da cavidade da orelha média (veja p. 518).

vômer: L. *vomer*, vômito
mandíbula: L. *mandere*, mastigar
ramo: L. *ramus*, ramo
condilar: L. *condylus*, semelhante a nó
coronóide: G. *korone*, semelhante a uma coroa
corno: L. *cornu*, corno

martelo: L. *malleus*, martelo
bigorna: L. *incus*, bigorna
estribo: L. *stapes*, estribo

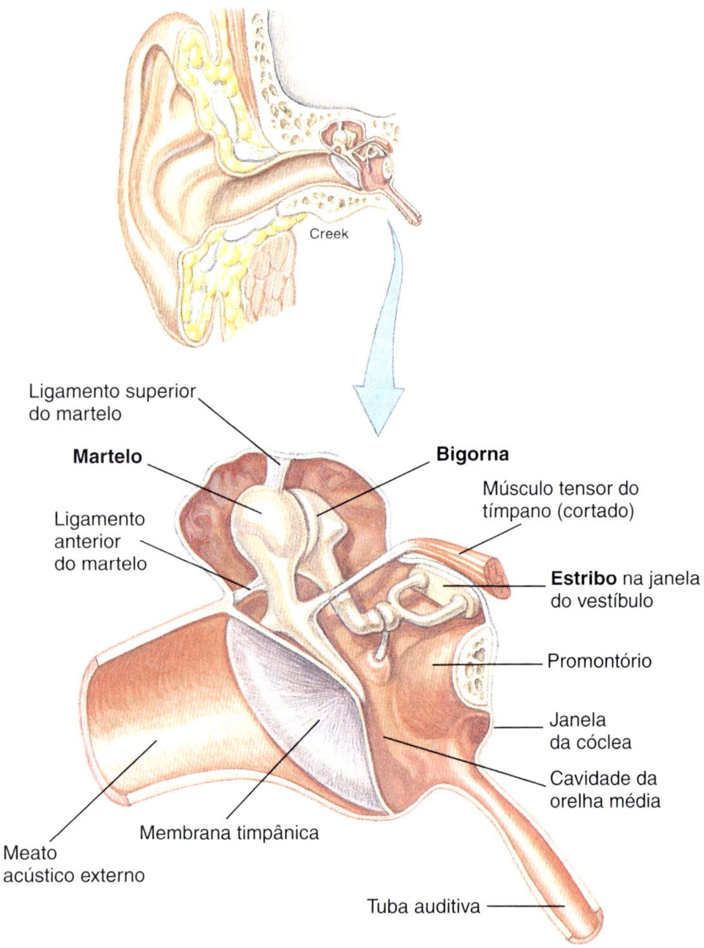

FIGURA 6.31 Os três ossículos da audição no interior da cavidade da orelha média.

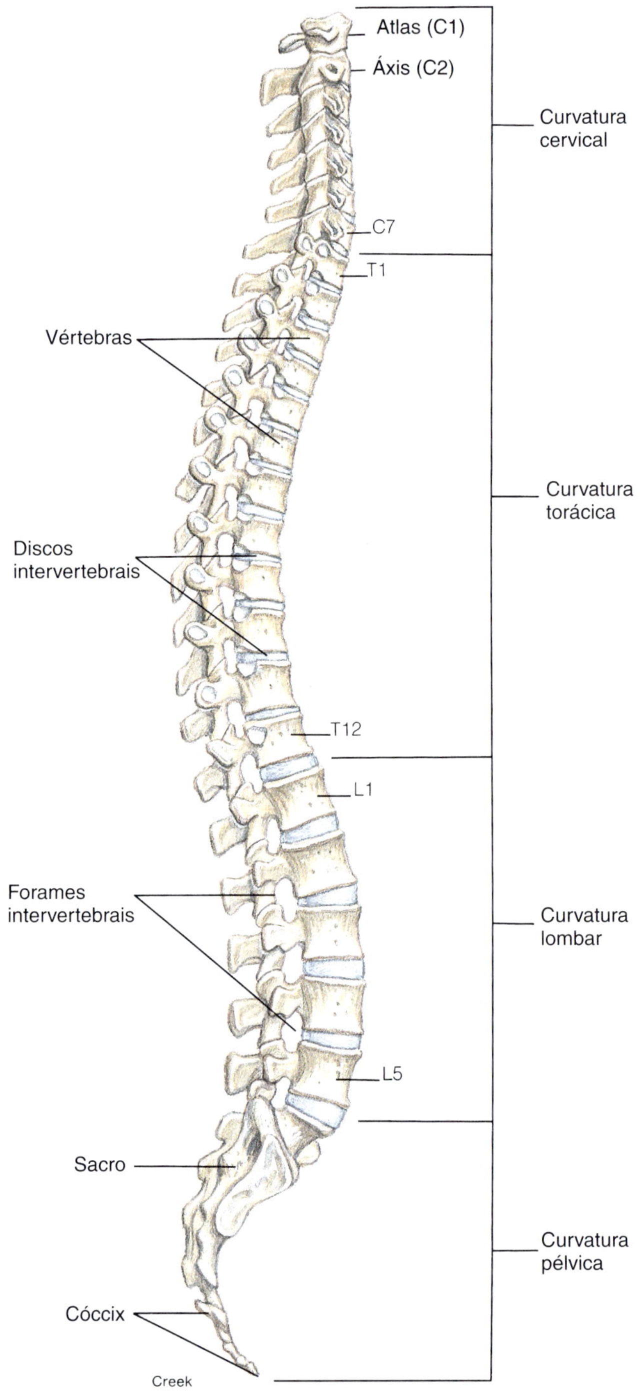

FIGURA 6.32 A coluna vertebral de um adulto tem quatro curvaturas denominadas de acordo com a região onde se verificam. Os corpos das vértebras são separados por discos intervertebrais, que permitem a flexibilidade.

Avaliação de Conhecimentos

13. Determine quais ossos da face e do crânio são pares e quais são ímpares. Também, indique pelo menos duas características estruturais associadas com cada osso do crânio.
14. Descreva a localização de cada osso do crânio e indique as suturas que articulam esses ossos.
15. Qual é a função de cada uma das seguintes estruturas: sela turca, forame magno, parte petrosa do osso temporal, crista etmoidal e conchas nasais?
16. Quais os ossos da face que sustentam os dentes?

A COLUNA VERTEBRAL

A coluna vertebral consiste em uma série de ossos irregulares chamados vértebras, separadas umas das outras por discos fibrocartilagíneos intervertebrais. As vértebras envolvem e protegem a medula espinal, sustentam o crânio, permitem seus movimentos, articulam com a caixa torácica e fornecem a fixação para os músculos do tronco. Os discos intervertebrais dão flexibilidade à coluna vertebral e absorvem os impactos verticais.

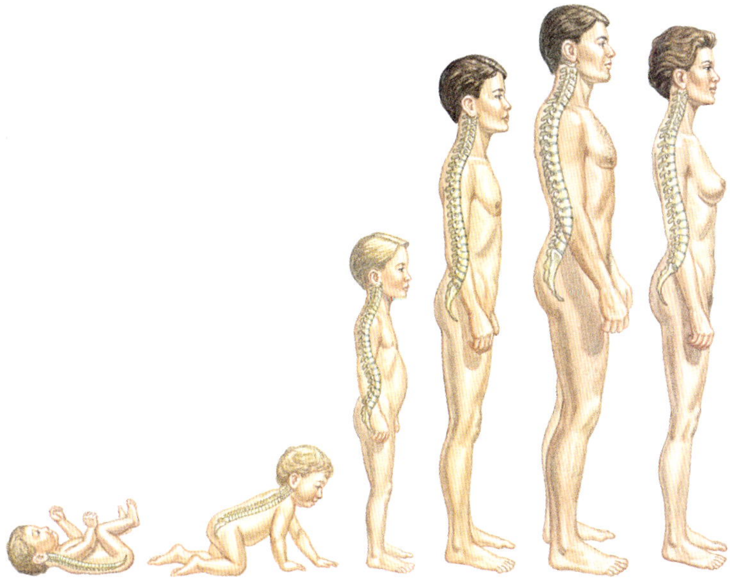

FIGURA 6.33 Desenvolvimento das curvaturas vertebrais. Uma criança nasce com as duas curvaturas primárias mas não desenvolve as duas curvaturas secundárias até que comece a sentar verticalmente e andar. (Observe as diferenças nas curvaturas entre os sexos.)

Objetivo 12 Identificar os ossos das cinco regiões da coluna vertebral e descrever as características das curvaturas de cada região.

Objetivo 13 Descrever a estrutura de uma vértebra típica.

A **coluna vertebral** e a *medula espinal* do sistema nervoso constituem a *coluna espinal*. A coluna vertebral tem quatro funções:

1. sustentar a cabeça e os membros superiores embora permita liberdade de movimentos;
2. capacitar o bipedalismo;
3. fornecer fixação aos vários músculos, costelas e órgãos viscerais; e
4. proteger a medula espinal e dar passagem aos nervos espinais.

A coluna vertebral é tipicamente composta de 33 vértebras individuais, algumas das quais encontram-se fundidas. Há 7 **vértebras cervicais**, 12 **torácicas**, 5 **lombares**, 3 a 5 **sacrais** fundidas, e 4 ou 5 **coccígeas** fundidas; assim, a coluna vertebral do adulto é constituída por um total de 26 vértebras móveis. As vértebras estão separadas por discos fibrocartilagíneos intervertebrais e seguras entre si por processos articulares e ligamentos, disposição estrutural esta que permite somente movimentos limitados da coluna vertebral como um todo. Entre as vértebras existem aberturas chamadas **forames intervertebrais** que permitem a passagem dos nervos espinais.

Quando vista lateralmente, pode-se identificar quatro curvaturas na coluna vertebral (fig. 6.32). As **curvaturas cervical**, **torácica** e **lombar** são identificadas pelo tipo de vértebras que pertencem a elas. A **curvatura pélvica** (curvatura sacral) é formada pelas curvaturas do sacro e do cóccix. As curvaturas da coluna vertebral desempenham importante papel funcional aumentando a força e mantendo o equilíbrio da parte superior do corpo; elas também tornam possível a permanência na posição bipedal.

As quatro curvaturas vertebrais não estão presentes no recém-nascido. A curvatura cervical começa a se desenvolver em torno dos 3 meses quando a criança começa a manter sua cabeça em posição, e torna-se mais pronunciada quando a criança aprende a sentar-se (fig. 6.33). A curvatura lombar se desenvolve quando a criança começa a andar. As curvaturas torácica e pélvica são chamadas *curvaturas primárias* porque mantêm a forma fetal, enquanto as curvaturas cervical e lombar são chamadas *secundárias* porque modificam a forma fetal.

Estrutura Geral das Vértebras

As vértebras são semelhantes, em sua estrutura geral, de uma região para outra. Uma vértebra típica consiste em um **corpo** situado anteriormente em forma de tambor que está em contato com os discos intervertebrais em cima e embaixo (fig. 6.34). O **arco vertebral** está fixo à superfície posterior do corpo e é formado por dois **pedículos** e duas **lâminas** arqueadas. O espaço formado entre o arco vertebral e o corpo é o **forame vertebral**, através do qual passa a medula espinal. Entre os pedículos de vértebras adjacentes formam-se os **forames intervertebrais**, através dos quais emergem os nervos espinais quando seus ramos saem da medula espinal.

---

pedículo: L. *pediculus*, pé pequeno

lâmina: L. *lamina*, camada fina

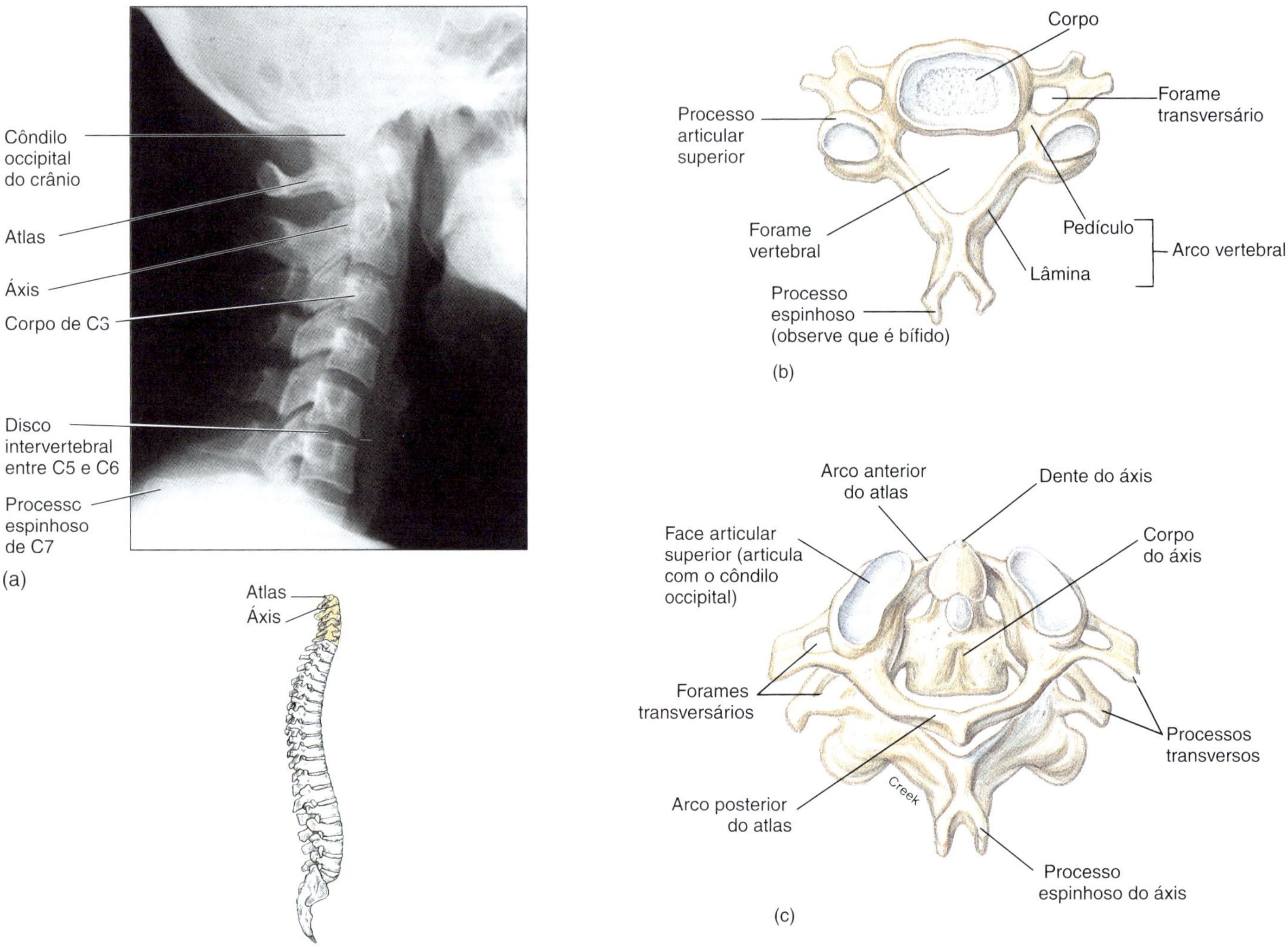

FIGURA 6.34 Vértebras cervicais. (*a*) Radiografia da região cervical, (*b*) vista superior de uma vértebra cervical típica, e (*c*) articulação entre o atlas e o áxis.

Sete processos originam-se do arco vertebral de uma vértebra típica: o **processo espinhoso**, dois **processos transversos**, dois **processos articulares superiores** e dois **processos articulares inferiores** (fig. 6.35). O processo espinhoso e os processos transversos servem para inserções musculares e os processos articulares superior e inferior limitam a torção da coluna vertebral. O processo espinhoso protrai posteriormente e inferiormente a partir do arco vertebral. O processo transverso estende-se lateralmente em cada lado da vértebra no ponto onde a lâmina e o pedículo se unem. O processo articular superior de uma vértebra articula-se com o processo articular inferior do osso de cima.

Laminectomia é a remoção cirúrgica do processo espinhoso e das lâminas vertebrais de sustentação em uma determinada região da coluna vertebral. A laminectomia pode ser executada para aliviar a pressão sobre a medula espinal ou raiz nervosa causada por um coágulo sangüíneo, um tumor ou uma hérnia (rompida) de disco. Também pode ser executada em um cadáver para expor a medula espinal e suas meninges envolventes.

Características Regionais das Vértebras

Vértebras Cervicais

As sete vértebras cervicais formam um arcabouço flexível para o pescoço e suporte para a cabeça. O tecido ósseo das vértebras cervicais é mais denso do que o encontrado em vértebras de outras regiões, e com exceção das vértebras da região coccígea, as vértebras cervicais são as menores. As vértebras cervicais se distinguem pela presença de um **forame transversário** em cada processo transverso (fig. 6.34). As artérias e veias vertebrais passam através dessas aberturas ao contribuírem para o fluxo sangüíneo ligado ao encéfalo. As vértebras cervicais C2-C6 geralmente têm um processo espinhoso bífido, ou entalhado. O processo espinhoso bífido aumenta a área de superfície para fixação do forte *ligamento nucal* que se fixa na parte posterior do crânio. A primeira vértebra cervical não tem processo espinhoso, e o processo de C7 não é bífido mas é maior que aqueles das outras vértebras cervicais.

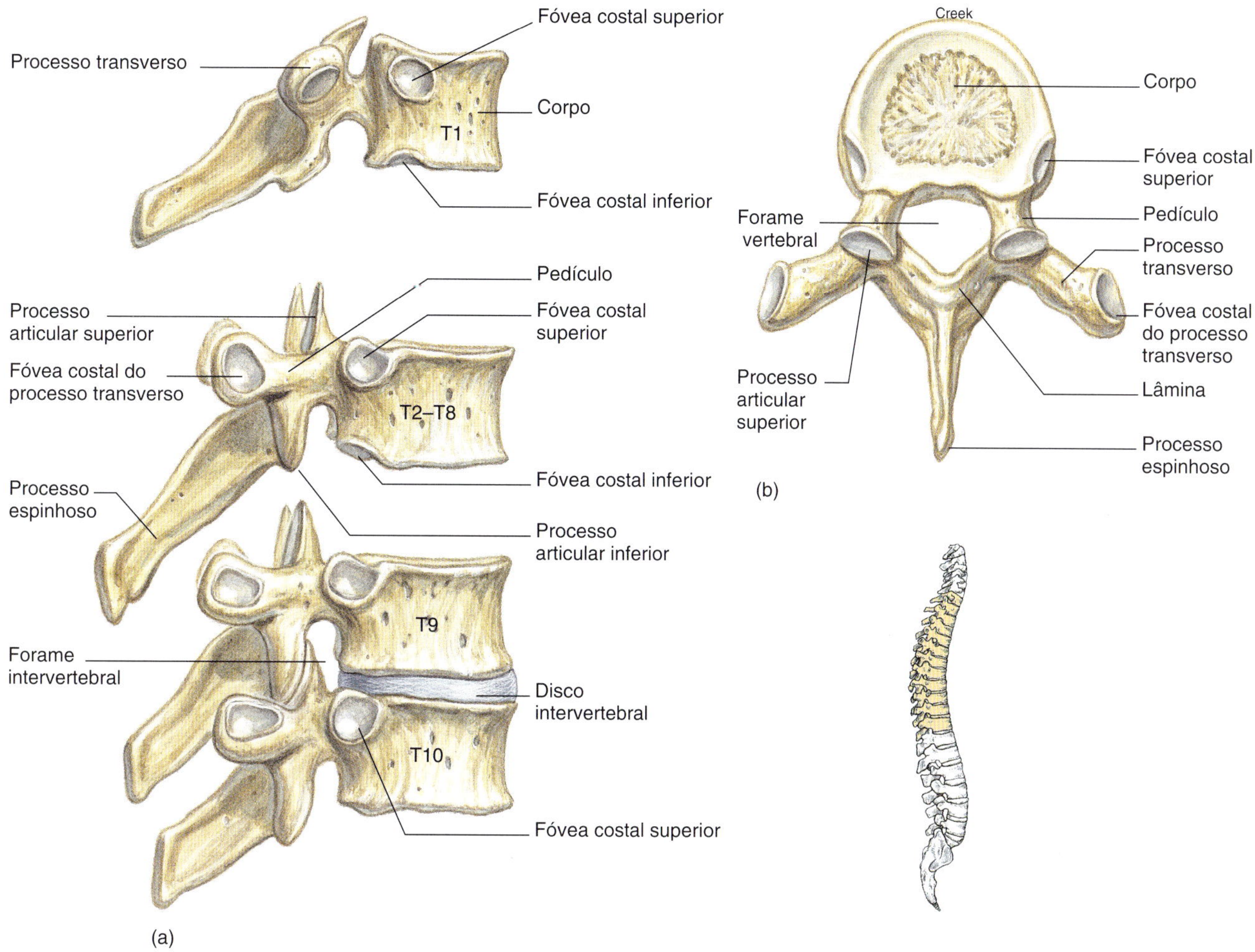

FIGURA 6.35 Vértebras torácicas. Representação das vértebras em (*a*) vista lateral e (*b*) vista superior.

O **atlas** é a primeira vértebra cervical (às vezes chamada cervical 1 ou C1). Ao atlas falta um corpo, mas tem um processo espinhoso pequeno e arredondado chamado **tubérculo posterior**, e **faces articulares superiores** côncavas que se articulam com os côndilos ovais do occipital do crânio. Essa *articulação atlanto-occipital* suporta o crânio e permite a inclinação da cabeça para o movimento de "afirmação".

O **áxis** é a segunda vértebra cervical (C2), tem um **dente** semelhante a um pino *(processo odontóide)* para rotação com o atlas virando a cabeça de um lado para outro, como no movimento de "negação".

Lesão em chicote é um termo comum usado em traumatismos da coluna cervical. Lesões de músculos, ossos ou de ligamentos nessa porção da coluna vertebral são relativamente comuns em indivíduos envolvidos em acidentes de automóvel ou no decorrer de práticas esportivas. Luxações articulares ocorrem comumente entre a quarta e a quinta e entre a quinta e a sexta vértebras cervicais onde os movimentos do pescoço são maiores. *Deslocamentos* bilaterais são particularmente perigosos por causa da probabilidade de lesão da medula espinal. Fraturas por compressão das três primeiras vértebras cervicais são comuns e ocorrem em conseqüência de flexões forçadas e abruptas do pescoço. Fraturas desse tipo podem ser extremamente dolorosas por causa da compressão de nervos espinais.

Vértebras Torácicas

Doze vértebras torácicas se articulam com as costelas para formar o suporte posterior da caixa torácica. As vértebras torácicas são maiores do que as vértebras cervicais e aumentam de tamanho de cima T(1) para baixo (T12). Cada vértebra torácica possui um processo espinhoso longo, e inclinado obliquamente para baixo, e *fóveas* para articulação com as costelas (fig. 6.35).

Vértebras Lombares

As cinco vértebras lombares, facilmente identificadas pelos seus corpos pesados e processos espinhosos espessos e rombos

atlas: G. mitologia, Atlas – o titã que suporta os céus
áxis: L. *axis*, eixo
odontóide: G. *odontos*, dente
lombar: L. *lumbus*, lombo

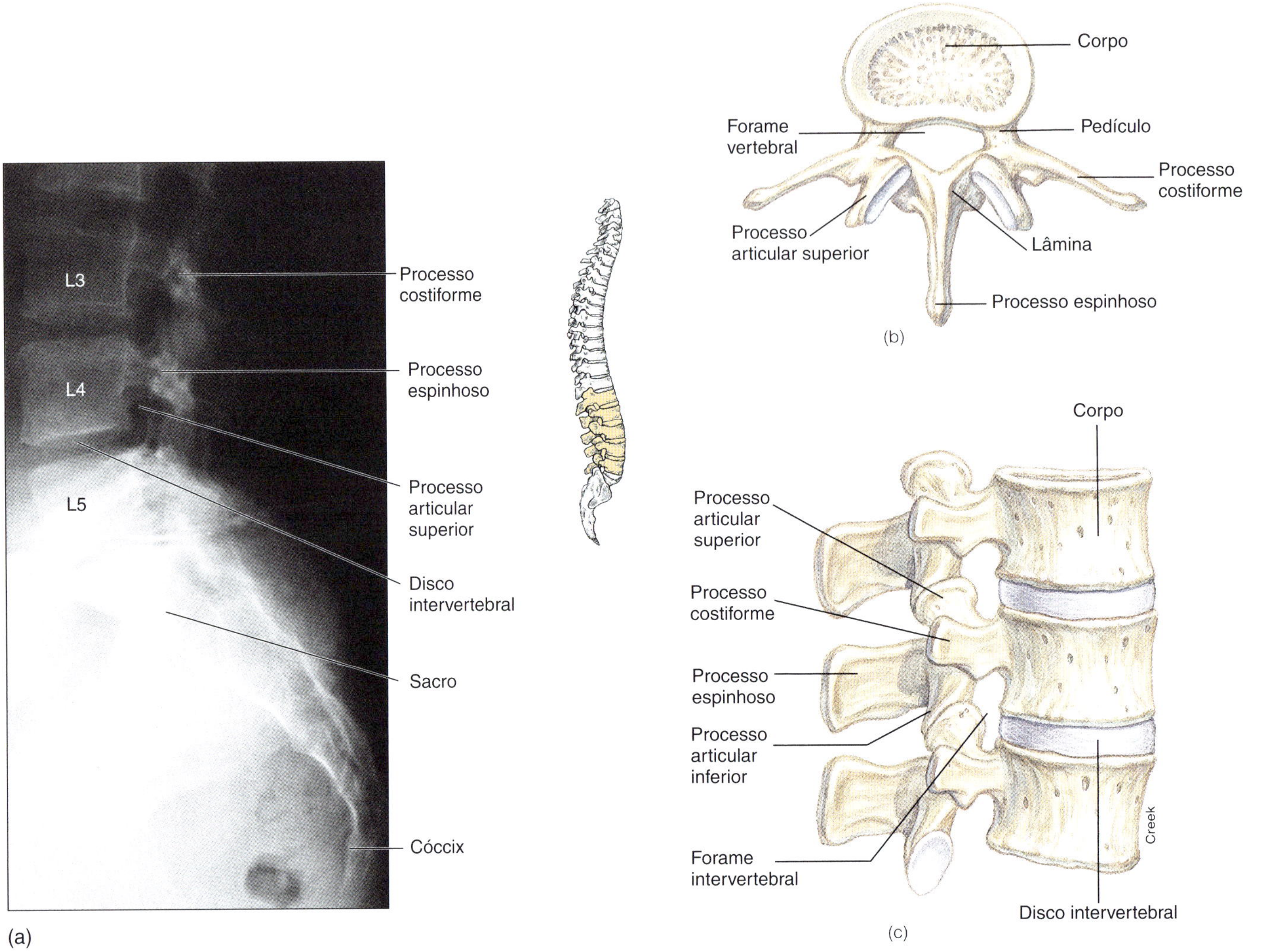

FIGURA 6.36 Vértebras lombares. *(a)* Radiografia, *(b)* vista superior e *(c)* vista lateral.

(fig. 6.36) para fixação dos poderosos músculos do dorso, são as maiores vértebras da coluna vertebral. Os seus processos articulares também são característicos, já que as faces articulares do par superior são dirigidas medialmente em vez de posteriormente e as faces articulares do par inferior são dirigidas lateralmente em vez de anteriormente.

Sacro

O sacro em forma de cunha fornece uma forte base para o cíngulo do membro inferior. Consiste em quatro ou cinco vértebras sacrais (fig. 6.37) que se fundem depois dos 26 anos de idade. O sacro tem uma **face auricular** extensa em suas laterais para a **articulação sacroilíaca** ligeiramente móvel com o ílio do quadril. Uma **crista sacral mediana** é formada ao longo da superfície posterior pela fusão dos processos espinhosos. **Forames sacrais posteriores** em ambos os lados da crista mediana permitem a passagem de nervos da medula espinal. O **canal sacral** é a cavidade tubular dentro do sacro que é contínuo com o canal vertebral. Um par de **processos articulares superiores**, que se articula com a quinta vértebra lombar, origina-se da rugosa **tuberosidade sacral** ao longo da superfície posterior.

A superfície anterior lisa do sacro forma a face posterior da cavidade pélvica, e tem quatro **linhas transversais** que demonstram a fusão dos corpos vertebrais. Nas extremidades destas linhas estão os pares de **forames sacrais anteriores**. A margem superior da superfície anterior do sacro, chamada **promontório**, é um importante ponto de reparo obstétrico para medidas pélvicas.

Cóccix

O cóccix de forma triangular (osso da cauda) está composto de três a cinco vértebras coccígeas fundidas. A primeira vértebra do cóccix fundido tem dois longos **cornos coccígeos** que

sacro: L. *sacris*, sagrado

cóccix: G. *kokkyx*, semelhante ao bico do cuco

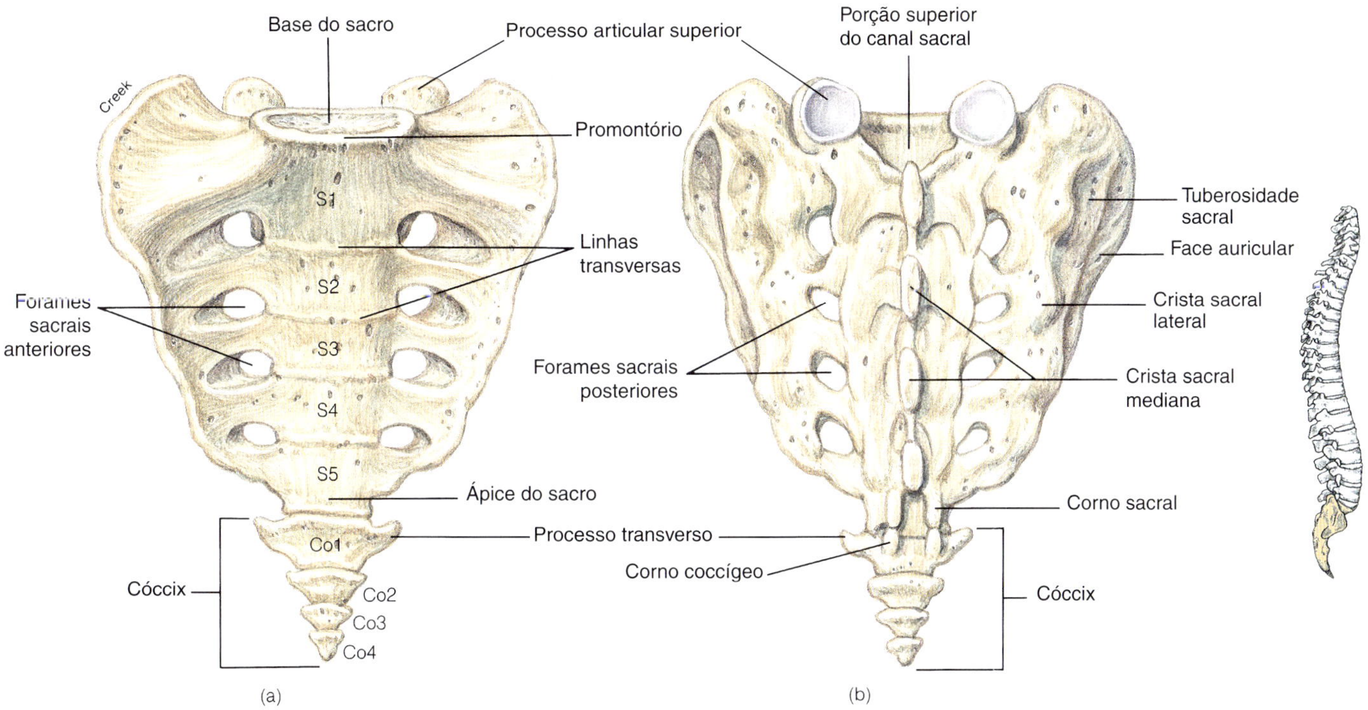

FIGURA 6.37 O sacro e o cóccix. (*a*) Vista anterior e (*b*) vista posterior.

estão fixos ao sacro através de ligamentos (fig. 6.37). Lateralmente aos cornos estão os processos transversos.

Diminuições em altura ocorrem entre a meia-idade e o envelhecimento. Entre as idades de 50 e 55 anos, há uma diminuição de 0,5 a 2,0 cm por causa da compressão e encolhimento dos discos intervertebrais. Indivíduos idosos podem sofrer uma perda maior na altura por causa da osteoporose (veja Considerações Clínicas ao término deste capítulo).

As regiões da coluna vertebral estão resumidas na tabela 6.7.

Quando uma pessoa senta-se, o cóccix flete anteriormente atuando como um amortecedor de choque. Uma queda abrupta sobre o cóccix, contudo, pode causar uma contusão subperiosteal dolorosa, fratura, ou fratura com luxação da articulação sacrococcígea. Um parto essencialmente difícil pode até mesmo lesar o cóccix da mãe. Traumas coccígeos são dolorosos e podem necessitar até de meses para sarar.

Avaliação de Conhecimentos

17. Quais são as curvaturas primárias e secundárias da coluna vertebral? Descreva as características das curvaturas de cada região.
18. Qual é a função dos forames transversários das vértebras cervicais?
19. Descreva as diferenças entre as vértebras torácicas e as lombares. Quais estruturas são semelhantes e poderiam portanto ser características de uma vértebra típica?

TABELA 6.7 Regiões da Coluna Vertebral

Região	Número de Ossos	Características que Identificam
Cervical	7	Forames transversários; faces articulares superiores do atlas articulam com os côndilos occipitais; dente do áxis; processos espinhosos da terceira até a sexta são geralmente bífidos
Torácica	12	Processos espinhosos longos, inclinados obliquamente para baixo, fóveas para articulação com as costelas
Lombar	5	Corpos grandes; processos costiformes proeminentes; processos espinhosos curtos e espessos
Sacro	4 ou 5 vértebras fundidas	Extensa face auricular; crista sacral mediana, forames sacrais posteriores; promontório; canal sacral
Cóccix	3 a 5 vértebras fundidas	Pequeno e triangular; cornos coccígeos

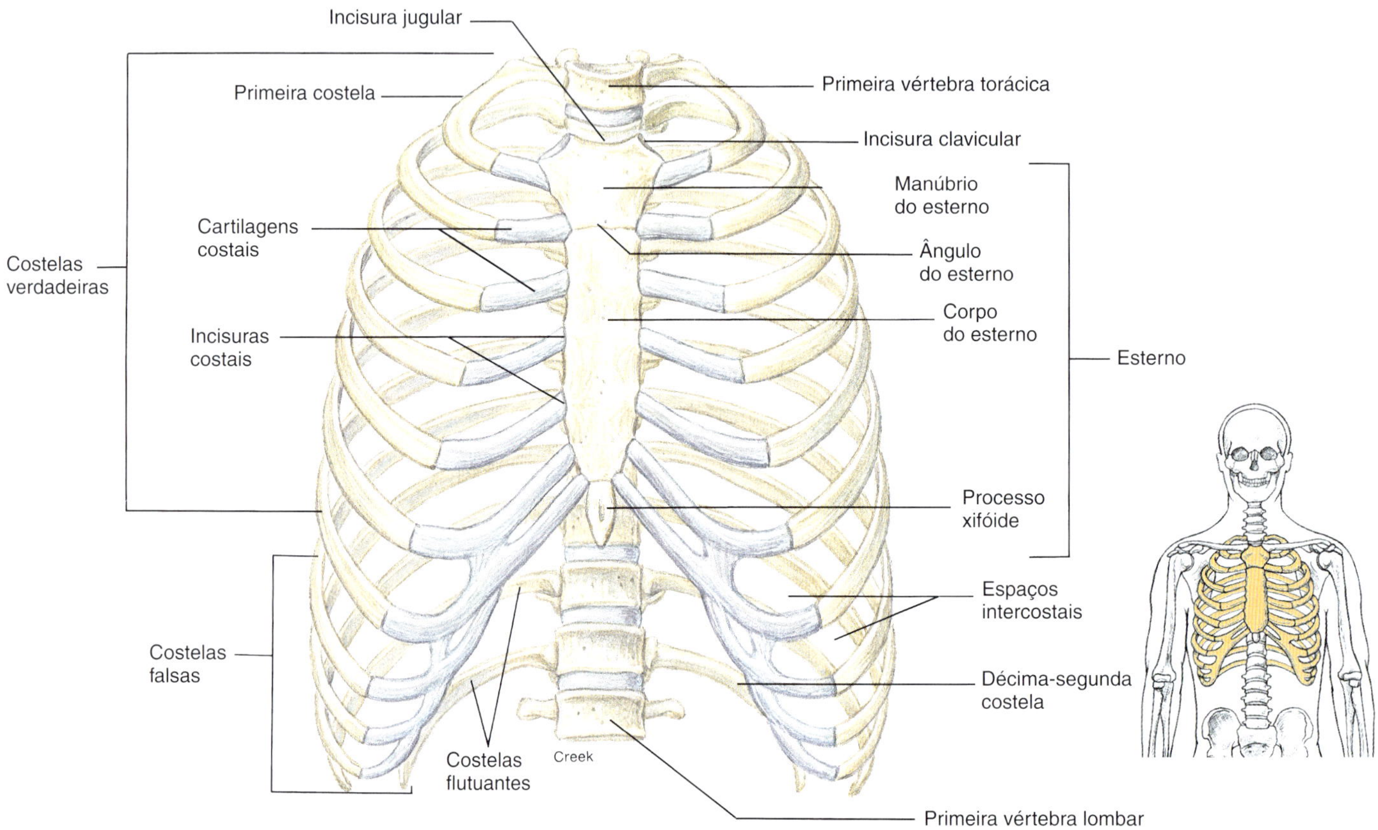

FIGURA 6.38 Caixa torácica.

A CAIXA TORÁCICA

A caixa torácica, flexível, de forma cônica consiste em vértebras torácicas, 12 pares de costelas, cartilagens costais e o esterno. Recobre e protege as vísceras torácicas e está diretamente envolvida na mecânica respiratória.

Objetivo 14 Identificar as partes da caixa torácica, comparar e diferenciar os vários tipos de costelas.

O *esterno* ("osso do peito"), as *costelas*, as *cartilagens costais* e as vértebras torácicas já descritas formam a **caixa torácica** (fig. 6.38). A caixa torácica, achatada ântero-posteriormente e mais estreita superiormente do que inferiormente, sustenta o cíngulo do membro superior e os membros superiores, protege e dá suporte às vísceras torácicas e abdominais superiores, e desempenha importante função na respiração (veja fig. 9.21). Certos ossos da caixa torácica contêm locais ativos de medula óssea para a produção de glóbulos vermelhos.

Esterno

O **esterno** é um osso alongado e achatado que consiste em três ossos separados: o **manúbrio do esterno**, superior, o **corpo do esterno** central, e o **processo xifóide**, mais inferior, e freqüentemente cartilagíneo. Nos lados laterais do esterno estão as **incisuras costais** onde as cartilagens costais se ligam. Forma-se uma **incisura jugular** na extremidade superior do manúbrio do esterno, e uma **incisura clavicular** para articulação com a clavícula está presente em ambos os lados da incisura jugular. O manúbrio do esterno articula-se com as cartilagens costais da primeira e segunda costelas. O corpo do esterno liga-se às cartilagens costais da segunda até a décima costela. O processo xifóide não se

esterno: G. *sternon*, peito
manúbrio: L. *manubrium*, cabo
xifóide: G. *xiphos*, espada
costela: L. *costa*, costela

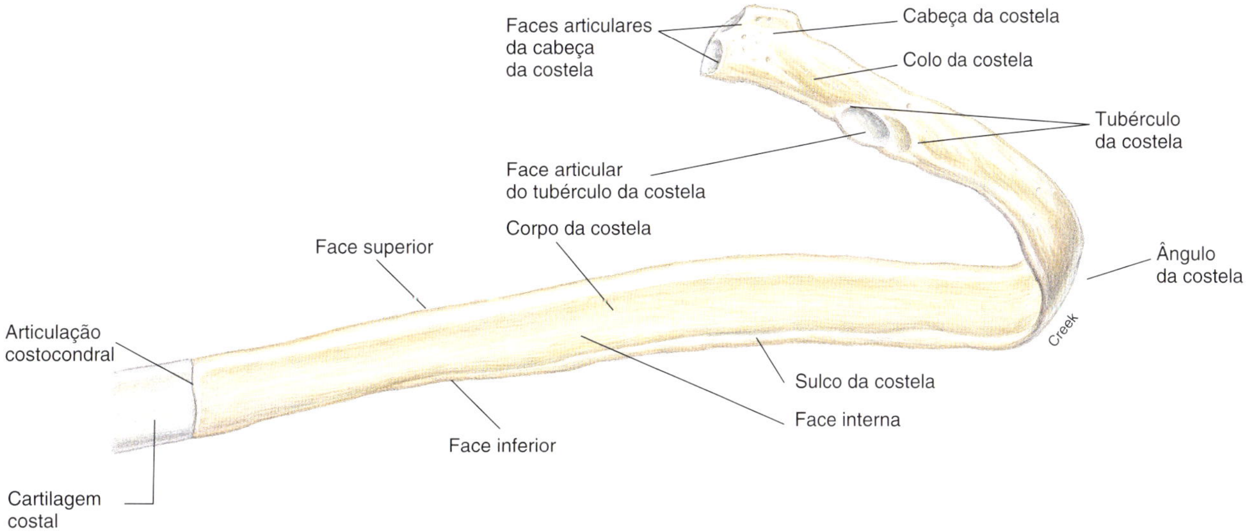

FIGURA 6.39 Estrutura da costela.

prende às costelas mas é um ponto de inserção para os músculos abdominais. As cartilagens costais da oitava, nona e décima costelas fundem-se para formar o **arco costal** da caixa torácica. Um ângulo **infra-esternal** se forma onde os dois arcos costais se encontram junto ao processo xifóide. O **ângulo do esterno** (ângulo de Louis) pode ser palpado como uma elevação entre o manúbrio do esterno e o corpo do esterno ao nível da segunda costela (fig. 6.38). O ângulo infra-esternal, os arcos costais e o ângulo do esterno são pontos de reparo de superfície importantes do tórax e do abdome (veja figs. 10.19 e 10.20).

Costelas

Embutidos nos músculos da parede torácica estão doze pares de **costelas**, cada par ligado posteriormente a uma vértebra torácica. Anteriormente, os primeiros sete pares estão ligados ao esterno através de cartilagens costais individuais; estas costelas são chamadas **costelas verdadeiras**. Os cinco pares remanescentes (costelas 8, 9, 10, 11 e 12) são chamados de **costelas falsas**. Como os últimos dois pares de costelas falsas não se prendem ao esterno, são chamados de **costelas flutuantes**.

Embora as costelas variem estruturalmente, cada um dos primeiros 10 pares tem uma **cabeça** e um **tubérculo** para articulação com uma vértebra. Os últimos dois têm uma cabeça mas não possuem tubérculos. Além disso, cada um dos 12 pares tem **colo, ângulo** e **corpo** (fig. 6.39). A cabeça projeta-se posteriormente e se articula com o corpo de uma vértebra torácica (fig. 6.40). O tubérculo é um processo semelhante a um botão, imediatamente lateral à cabeça. Articula-se com a fóvea no processo transverso de uma vértebra torácica. O colo é a área estreita entre a cabeça e o tubérculo. O corpo é a parte principal encurvada da costela. Ao longo da face interna do corpo existe um canal deprimido chamado **sulco da costela** que protege os vasos e nervo intercostais. Os espaços entre as costelas são chamados **espaços intercostais** e estão ocupados pelos músculos intercostais.

ângulo do esterno (de Louis): de Pierre C. A. Louis, médico francês, 1787-1872

Fraturas das costelas são relativamente comuns, e a maioria freqüentemente ocorre entre as costelas 3 e 10. Os dois primeiros pares de costelas estão protegidos pelas clavículas; os últimos dois pares movem-se livremente e devem ceder com um impacto. Pouco pode ser feito para ajudar a cura das costelas fraturadas a não ser enfaixar firmemente para limitar os movimentos.

Avaliação de Conhecimentos

20. Descreva a caixa torácica e faça uma relação de suas funções. O que determina se uma costela é verdadeira, falsa ou flutuante?
21. Explique como o arco costal e o ângulo infra-esternal são formados.

CONSIDERAÇÕES CLÍNICAS

Cada osso é um órgão vivo dinâmico que sofre influências de hormônios, dieta, envelhecimento e doenças. Já que o desenvolvimento do osso é geneticamente controlado, podem se verificar anormalidades genéticas. A dureza dos ossos lhes dá força, contudo lhes faltam elasticidade para evitar as fraturas quando sofrem um traumatismo severo. (As fraturas são analisadas no ca-

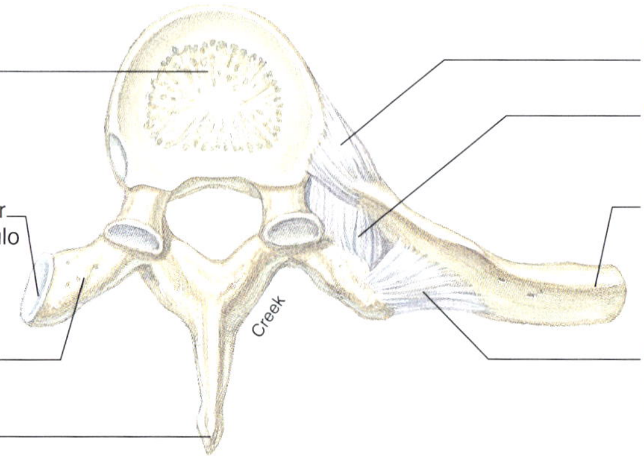

FIGURA 6.40 Articulação de uma costela com uma vértebra torácica quando observada em vista superior.

pítulo 7 e danos articulares são discutidos no capítulo 8.) Todos esses aspectos sobre os ossos nos induzem a algumas considerações clínicas importantes e interessantes.

Distúrbios do Desenvolvimento

Malformações congênitas respondem por vários tipos de deformidades do esqueleto. Certos ossos podem não se formar durante a osteogênese, ou podem se formar anormalmente. **Fenda palatina** e **lábio leporino** são malformações do palato e da face, que variam em severidade e parecem envolver fatores genéticos e ambientais. A **espinha bífida** é um defeito congênito da coluna vertebral que resulta de uma falha das lâminas das vértebras ao se fundirem deixando exposta a medula espinal (fig. 6.41). A região lombar é a mais provável de ser afetada, e freqüentemente apenas uma única vértebra está envolvida.

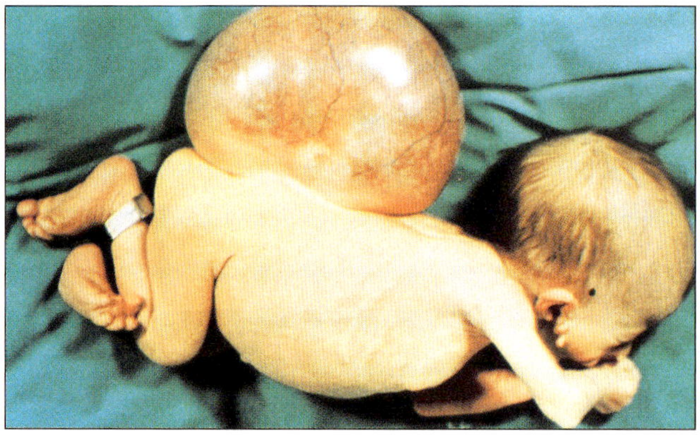

FIGURA 6.41 Na espinha bífida, a falha dos arcos vertebrais por não se fundirem proporciona uma hérnia das meninges que recobre a medula espinal através da coluna vertebral, resultando em uma patologia chamada *meningomielocele.*

Distúrbios Nutricionais e Hormonais

Alguns distúrbios ósseos resultam de deficiências nutricionais ou de quantidades excessivas ou deficientes dos hormônios que regulam o desenvolvimento e crescimento ósseo. A vitamina D tem uma grande influência sobre a estrutura e a função do osso, e quando há deficiência desta vitamina, o corpo fica impossibilitado de metabolizar cálcio e fósforo. A deficiência em vitamina D em crianças causa **raquitismo**. Os ossos de uma criança com raquitismo permanecem amolecidos e estruturalmente fracos, e arqueiam sob o peso do corpo (veja fig. 5.11).

A deficiência de vitamina D no adulto faz com que os ossos percam seus depósitos de cálcio e fósforo. Esta desmineralização resulta em uma doença chamada **osteomalácia**. A osteomalácia ocorre com freqüência em mulheres desnutridas com gestações repetidas e que experimentam relativamente pequena exposição à luz solar. É marcada pelo aumento do amolecimento dos ossos de forma que ficam flexíveis e assim causam deformidades.

As conseqüências de distúrbios endócrinos são descritas no capítulo 14. Como os hormônios exercem uma forte influência no desenvolvimento do osso, contudo, algumas disfunções endócrinas serão mencionadas brevemente aqui. Hipersecreção do hormônio do crescimento da glândula hipófise conduz ao **gigantismo** em pessoas jovens se o seu início ocorrer antes da ossificação de suas lâminas epifisiais. Em adultos, conduz a **acromegalia**, que é caracterizada por hipertrofia dos ossos da face, das mãos e dos pés. Em uma criança, a deficiência do hormônio do crescimento resulta em crescimento ósseo reduzido – uma patologia chamada **nanismo hipofisário.**

A doença de Paget, uma doença óssea que afeta principalmente os adultos mais idosos, freqüentemente ocorre mais em homens do que em mulheres, e é caracterizada por processos metabólicos desorganizados dentro do tecido ósseo. A atividade dos

doença de Paget: de Sir James Paget, cirurgião inglês, 1814-1899

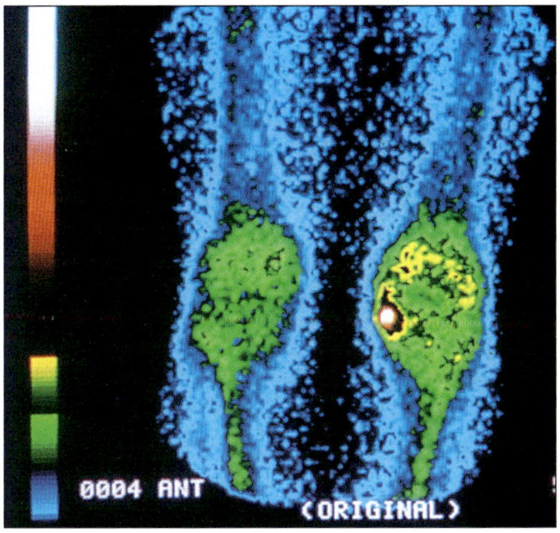

FIGURA 6.42 Varredura óssea das pernas de um paciente que sofre de artrite na articulação do joelho esquerdo. Em uma varredura óssea, uma imagem de uma articulação artrítica mostra mais aquecimento do que uma articulação normal.

osteoblastos e osteoclastos torna-se irregular, resultando em depósitos ósseos espessos em algumas áreas do esqueleto e ossos frágeis e finos em outras áreas. A coluna vertebral, pelve, fêmur e crânio são freqüentemente envolvidos e se tornam progressivamente dolorosos e deformados. Podem se desenvolver ossos da perna encurvados, curvatura anormal da coluna vertebral e aumento do crânio. A causa da doença de Paget ainda não é conhecida.

Neoplasias do Osso

Tumores ósseos malignos são três vezes mais comuns que tumores benignos. Dor é o sintoma mais comum de qualquer tipo de neoplasia óssea, embora tumores benignos possam não ser acompanhados de dor.

Dois tipos de tumores benignos do osso são os **osteomas**, que são os mais comuns e que freqüentemente envolvem o crânio, e **osteomas osteóides**, que são neoplasias dolorosas dos ossos longos geralmente em crianças.

Sarcoma osteogênico o tipo mais virulento de câncer ósseo, freqüentemente dá metástases para os pulmões através do sangue. Esta doença geralmente origina-se nos ossos longos e é acompanhada de dor persistente.

Uma **varredura óssea** (fig. 6.42) é um procedimento diagnóstico freqüentemente usado na pessoa que teve uma neoplasia maligna em outro lugar do corpo e que pode ter dado metástases no osso. O paciente expondo-se a uma varredura óssea pode receber uma quantidade de substância radioativa que se acumula mais rapidamente em tecido maligno do que em tecido normal. Radiografias do corpo inteiro mostram áreas de osso com neoplasias malignas como pontos intensamente escuros.

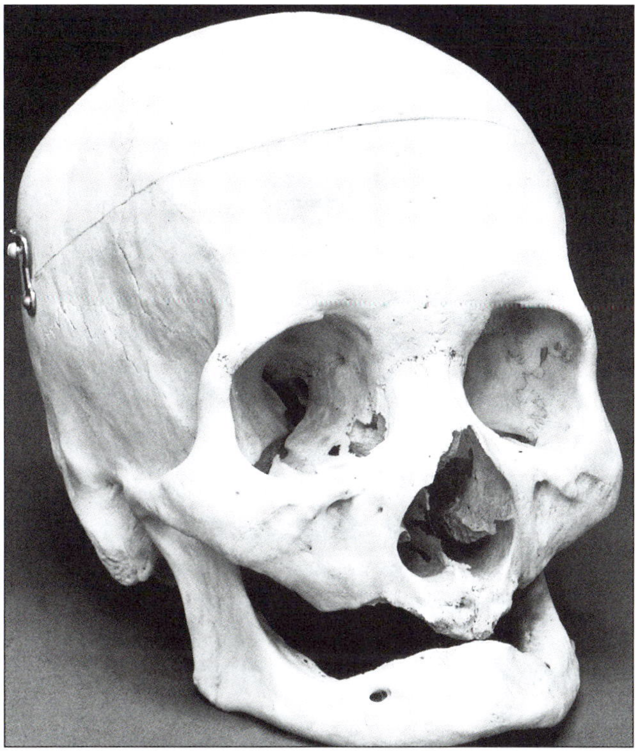

FIGURA 6.43 Um crânio geriátrico. Observe a perda dos dentes e a degeneração óssea, particularmente na região facial.

Envelhecimento do Sistema Esquelético

O envelhecimento afeta o sistema esquelético diminuindo a massa do esqueleto e a densidade, e aumentando a porosidade e a erosão (fig. 6.43). Os ossos tornam-se mais frágeis e suscetíveis a fraturas, e as superfícies articulares também deterioram, contribuindo para patologias artríticas, que são secundárias a doenças cardíacas já que o enfraquecimento é mais comum no idoso.

A **osteoporose** é um enfraquecimento dos ossos, principalmente em conseqüência da perda de cálcio. As causas da osteoporose incluem envelhecimento, inatividade, dieta pobre e um desequilíbrio hormonal ou de outras substâncias químicas no sangue. É muito comum em mulheres mais idosas porque os baixos níveis de estrógenos após a menopausa levam ao aumento da reabsorção óssea, e a formação de osso novo não é suficiente para manter o ritmo. As pessoas com osteoporose são propensas a fraturas ósseas, particularmente no cíngulo do membro inferior e nas vértebras, quando os ossos ficam muito frágeis para sustentar o peso do corpo. Complicações de fraturas do quadril freqüentemente levam à incapacidade permanente, e fraturas por compressão vertebrais podem produzir uma permanente deformidade de curvatura da coluna.

Embora não se conheça nenhuma cura para a osteoporose, bons hábitos alimentares e um programa regular de exercícios, iniciados precocemente e com continuidade ao longo da idade, podem diminuir seus efeitos. Tratamento da mulher através de dieta rica em cálcio, exercícios e estrógenos tem tido resultados positivos limitados. Além disso, uma droga chamada *alendronate* (Fosamax), aprovada pelo FDA em 1995, tem se mostrado eficiente no controle da osteoporose. Essa droga funciona sem hormônios, bloqueando a atividade dos osteoclastos, tornando-a útil para as mulheres que preferem não ser tratadas com terapia de reposição estrogênica.

Resposta do Estudo de Caso Clínico

A altura (extensão total) da coluna vertebral é igual à soma das espessuras das vértebras mais a soma das espessuras dos discos intervertebrais. O corpo em uma vértebra consiste em osso compacto externamente e osso esponjoso internamente. Um disco intervertebral consiste em uma bainha de fibrocartilagem chamada *anel fibroso* e uma porção central mucóide chamada *núcleo pulposo*. Os discos intervertebrais geralmente mudam suas configurações anatômicas quando a pessoa envelhece. No adulto jovem, o núcleo pulposo é esponjoso e úmido. Com o avançar da idade, porém, ele resseca, resultando no achatamento do disco intervertebral. Coletivamente, os discos intervertebrais respondem por 25% da altura da coluna vertebral. Como eles se achatam com a idade, há uma diminuição gradual na altura total de uma pessoa. Perda de altura também pode ser o resultado de compressão por fraturas dos corpos vertebrais não diagnosticadas e que são comuns em pessoas idosas. Esse fenômeno, contudo, é considerado patológico e não é um aspecto do processo de envelhecimento normal. Em uma pessoa com osteoporose, há freqüentemente uma diminuição marcante em sua altura e talvez problemas clínicos mais sérios como a compressão de nervos espinais.

PRÁTICA CLÍNICA 6.1

Um senhor de 50 anos de idade é conduzido à sala de emergência pela sua esposa por estar agindo estranhamente. Ela declara que ele esteve doente por vários dias, mas nas últimas 24 a 48 horas ficou esquecido, menos comunicativo e sonolento. Ele vinha reclamando de uma dor de cabeça localizada na fronte e apresentou febre durante vários dias. A sua esposa informa uma história de sinusite. O exame físico revela febre, dor a palpação na fronte e estado mental alterado. Você pede uma tomografia computadorizada da cabeça. Duas imagens significativas estão indicadas aqui.

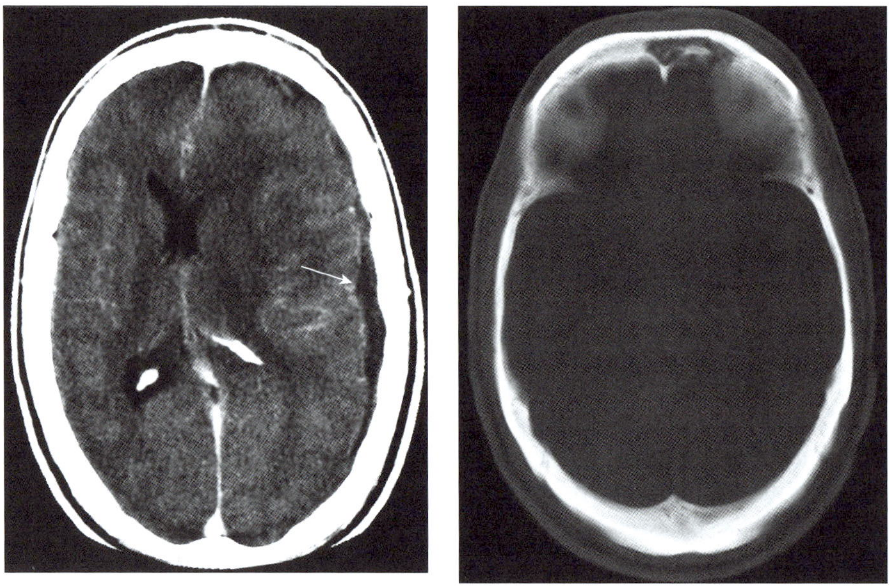

PERGUNTAS

1. Quais anormalidades você observa na tomografia?
2. De onde vem o líquido que se encontra no espaço subdural direito (veja seta)?
3. Qual é o diagnóstico?
4. Que tratamento você sugere?

PRÁTICA CLÍNICA 6.2

Um senhor de 53 anos de idade é ferido em um acidente de automóvel. Ele estava usando o cinto de segurança quando o acidente ocorreu. Os paramédicos imobilizaram a sua coluna vertebral e o levaram para a sala de emergência. Ele se queixa de dor na parte inferior do dorso. Você o examina e observa que sua força e sensibilidade estão diminuídas em ambas as pernas, como também apresenta dor à palpação em um ponto do seu dorso. São feitas radiografias da coluna lombar e tomografia.

PERGUNTAS

1. Qual é a lesão do paciente?
2. Por que o paciente tem sintomas neurológicos em suas pernas?
3. Como o cinto de segurança contribui para essa lesão?

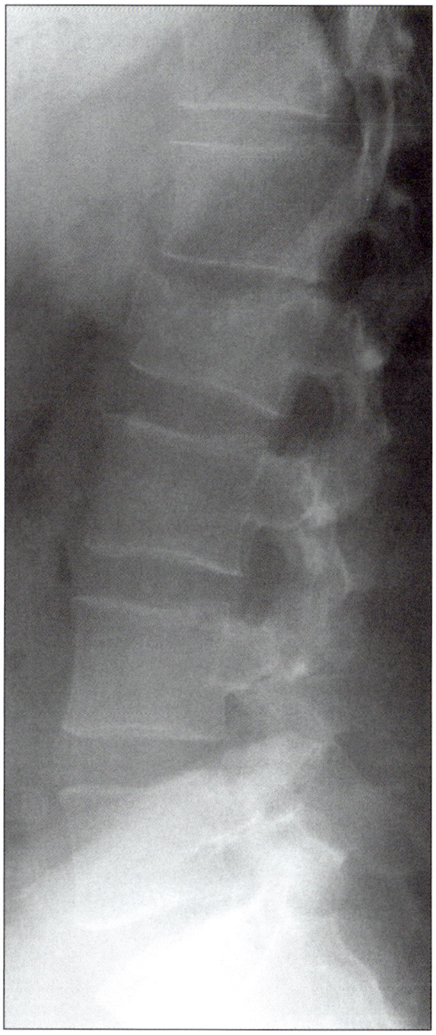

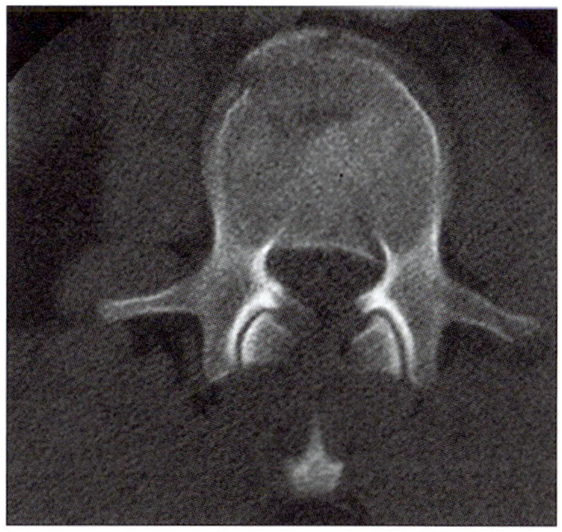

Terminologia Clínica Importante

acondroplasia Um defeito genético que inibe a formação de osso cartilaginoso durante desenvolvimento fetal.

craniotomia Corte cirúrgico no crânio para propiciar acesso ao encéfalo.

epifisiólise Uma separação da epífise da diáfise de um osso longo em crescimento.

laminectomia A remoção cirúrgica do arco posterior de uma vértebra, geralmente para reparar um disco intervertebral herniado.

ortopedia O ramo da medicina que se relaciona com o diagnóstico e tratamento de trauma, doenças e anormalidades envolvendo os sistemas esquelético e muscular.

osteíte Uma inflamação no tecido ósseo.

osteoblastoma Um tumor benigno produzido por células formadoras de osso; a maioria, freqüentemente, ocorrendo nas vértebras de crianças jovens.
osteocondrite Uma inflamação nos tecidos ósseo e cartilagíneo.
osteomielite Uma inflamação da medula óssea, causada por bactérias ou fungos.
osteonecrose A morte do tecido ósseo, geralmente causada por obstrução arterial.
osteopatologia O estudo das doenças dos ossos.
osteossarcoma Um tumor maligno de tecido ósseo.
osteotomia Um corte no osso, geralmente por meio de uma serra ou um cinzel.

Resumo do Capítulo

Organização do Sistema Esquelético (pp.132-134)

1. O esqueleto axial consiste no crânio, ossículos da audição, osso hióide, coluna vertebral e caixa torácica.
2. O esqueleto apendicular consiste nos ossos do cíngulo do membro superior, do membro superior, do cíngulo do membro inferior e do membro inferior.

Funções do Sistema Esquelético (pp. 134-135)

1. As funções mecânicas dos ossos incluem a sustentação e proteção dos tecidos moles e dos órgãos do corpo. Além disso, os ossos funcionam como alavancas durante os movimentos do corpo.
2. As funções metabólicas dos ossos incluem a hematopoiese e armazenamento de gordura e minerais.

Estrutura Óssea (pp. 135-138)

1. A estrutura óssea inclui a forma e as características de superfície de cada osso, juntamente com componentes internos macroscópicos.
2. Os ossos podem ser estruturalmente classificados como longos, curtos, planos ou irregulares.
3. As características de superfície dos ossos são classificadas em superfícies articulares, proeminências não articulares, depressões e aberturas.
4. Um típico osso longo apresenta uma diáfise, ou corpo com uma cavidade medular preenchida por medula óssea; epífise; lâmina epifisial para crescimento linear e uma cobertura de periósteo para crescimento aposicional e fixações para ligamentos e tendões.

Tecido Ósseo (pp.138-140)

1. Osso compacto é a porção densa externa; osso esponjoso é a porção interna porosa, vascular.
2. Os cinco tipos de células ósseas são células osteogênicas, em contato com o endósteo e periósteo; osteoblastos (células formadoras das células ósseas); osteócitos (células ósseas maduras); osteoclastos (células que destroem o osso); e células ósseas de revestimento, ao longo da superfície da maior parte dos ossos.
3. No osso compacto, as lamelas de osteônios são as camadas de matriz inorgânica que envolvem o canal central. Osteócitos são células ósseas maduras, localizadas dentro de cápsulas chamadas lacunas.

Crescimento Ósseo (pp. 140-144)

1. Crescimento ósseo é um processo bem organizado determinado por fatores genéticos, pela dieta e por hormônios.
2. A maioria dos ossos se desenvolve por ossificação endocondral.
3. A remodelação óssea é um processo ininterrupto que envolve osteoclastos na reabsorção óssea e osteoblastos na formação de tecido ósseo novo.

O Crânio (pp. 144-158)

1. Os oito ossos do crânio são: frontal (1), parietais (2), temporais (2), occipital (1), esfenóide (1) e etmóide (1).
   (a) O crânio envolve e protege o encéfalo e proporciona fixações para os músculos.
   (b) Suturas são articulações fibrosas entre os ossos do crânio.
2. Os 14 ossos da face são: nasais (2), maxilas (2), zigomáticos (2), mandíbula (1), lacrimais (2), palatinos (2), conchas nasais inferiores (2) e vômer (1).
   (a) Os ossos da face constituem a forma básica da face, suporte para os dentes, e proporcionam as inserções para os músculos da face
   (b) O osso hióide está localizado no pescoço, entre a mandíbula e a laringe.
   (c) Os ossículos da audição (martelo, bigorna e estribo) estão localizados no interior de cada cavidade da orelha média na parte petrosa do osso temporal.
3. Os seios paranasais incluem os seios esfenoidal e etmoidal respectivamente nos ossos esfenóide e etmóide na região do crânio e seios frontal e maxilar respectivamente nos ossos frontal e maxilar na região facial.

A Coluna Vertebral (pp. 158-163)

1. A coluna vertebral consiste nas seguintes vértebras: 7 cervicais, 12 torácicas, 5 lombares, 4 ou 5 sacrais fundidas, e 3 a 5 coccígeas fundidas.
2. As vértebras cervicais têm forames transversários; as vértebras torácicas têm fóveas para articulação com as costelas; as vértebras lombares têm corpos maiores; as vértebras sacrais são fundidas formando um triângulo e contribuem para o cíngulo do membro inferior; e as vértebras coccígeas formam um osso triangular pequeno.

A Caixa Torácica (pp. 164-165)

1. O esterno consiste em manúbrio do esterno, corpo do esterno e processo xifóide.
2. Há sete pares de costelas verdadeiras e cinco pares de costelas falsas. Os dois pares inferiores de costelas falsas (pares 11 e 12) são chamados de costelas flutuantes.

Atividades de Revisão

Questões Objetivas

1. Um osso é considerado
   (a) um tecido (c) um órgão
   (b) uma célula (d) um sistema
2. Qual das seguintes afirmativas é *falsa?*
   (a) Ossos são importantes na síntese da vitamina D.
   (b) Ossos e dentes contêm cerca de 99% de cálcio do corpo.
   (c) Medula óssea vermelha é o primeiro local de hematopoiese.
   (d) Muitos ossos se desenvolvem através de ossificação endocondral.

3. Emparelhe cada um dos forames seguintes com os ossos nos quais se encontram.
   1. forame redondo (a) osso etmóide
   2. forame mentual (b) osso occipital
   3. canal carótico (c) osso esfenóide
   4. forames cribriformes (d) mandíbula
   5. forame magno (e) osso temporal
4. A respeito do palato duro, qual das seguintes afirmativas é *falsa*?
   (a) É composto de duas maxilas e dois ossos palatinos.
   (b) Está separado da cavidade oral pela cavidade nasal.
   (c) A mandíbula se articula com os ângulos póstero-laterais do palato duro.
   (d) A sutura palatina mediana, o forame incisivo e o forame palatino maior são três de suas características estruturais.
5. A situação da sela turca é imediatamente
   (a) superior ao seio esfenoidal
   (b) inferior ao seio frontal
   (c) medial à parte petrosa do osso temporal
   (d) superior à lâmina perpendicular do osso etmóide
6. Células ósseas especializadas que reabsorvem enzimaticamente tecido ósseo são
   (a) osteoblastos (c) osteônios
   (b) osteócitos (d) osteoclastos
7. A fossa mandibular está localizada em que parte estrutural do osso temporal?
   (a) parte escamosa
   (b) parte timpânica
   (c) parte mastóidea
   (d) parte petrosa
8. A crista etmoidal é uma característica estrutural de qual osso?
   (a) osso esfenóide
   (b) osso etmóide
   (c) osso frontal
   (d) osso temporal
9. Forames transversários são característicos das vértebras
   (a) lombares
   (b) sacrais
   (c) torácicas
   (d) cervicais
10. A doença óssea que freqüentemente se desenvolve em pessoas idosas, particularmente se elas apresentam inatividade prolongada, desnutrição ou desequilíbrio hormonal, é:
   (a) osteíte (c) osteoporose
   (b) osteonecrose (d) osteomalácia

Questões Dissertativas

1. Quais são as funções do sistema esquelético? Podem os ossos do esqueleto individualmente desempenhar essas funções igualmente? Explique.
2. Explique por que há aproximadamente 270 ossos na criança, mas apenas 206 ossos no adulto.
3. Faça uma relação dos ossos do crânio que são pares. Quais são ímpares? Identifique os ossos do crânio que podem ser palpados.
4. Descreva o desenvolvimento do crânio. O que são os fontículos, onde estão localizados, e quais são suas funções?
5. Quais os ossos da face que contêm forames? Quais estruturas passam através dessas aberturas?
6. Faça a distinção entre os esqueletos axial e apendicular. Descreva onde esses dois componentes se articulam.
7. Faça uma relação dos quatro tipos de ossos baseados na forma e dê um exemplo de cada tipo.
8. Desenhe um osso longo típico. Aponte as epífises, a diáfise, as lâminas epifisiais, a cavidade medular, os forames nutrícios, o periósteo e as cartilagens articulares.
9. Faça uma relação dos ossos que formam a cavidade do crânio, a órbita e a cavidade nasal. Descreva a localização dos seios paranasais, as células mastóideas e a cavidade da orelha interna.
10. Descreva como os ossos crescem em comprimento e em largura. Onde estes processos são semelhantes, e onde eles diferem? Explique como a radiografia pode ser usada para determinar o crescimento ósseo normal.
11. Explique o processo de ossificação endocondral de um osso longo. Por que é importante que um equilíbrio seja mantido entre a atividade dos osteoblastos e a atividade dos osteoclastos?
12. Descreva as curvaturas da coluna vertebral. A que se referem os termos *curvaturas primárias* e *curvaturas secundárias*?
13. Faça uma relação de duas ou mais características pelas quais as vértebras de cada uma das cinco regiões da coluna vertebral podem ser identificadas.
14. Identifique os ossos que formam a caixa torácica. Qual o papel funcional que os ossos e as cartilagens costais desempenham na respiração?
15. Descreva a natureza dos ossos em cada um dos seguintes períodos: recém-nascido, jovem, adulto e idoso

Questões de Análise Crítica

1. Muitas pessoas pensam que os ossos em nossos corpos estão mortos – é compreensível, considerando que nós associamos os ossos com cemitérios, dia das bruxas, e peru no jantar de ação de graças. Seu irmão mais jovem se convence disto. Quais argumentos poderia você utilizar para convencê-lo a mudar de idéia?
2. Os órgãos dos sentidos envolvidos com visão, olfato e audição são protegidos pelos ossos. Descreva as localizações de cada um desses órgãos dos sentidos e relate os ossos que proporcionam essa proteção.
3. Explique por que um equilíbrio formal de hormônios, de vitaminas e minerais são essenciais para manter o tecido ósseo saudável. Dê exemplos de doenças ou disfunções do esqueleto que podem ocorrer no caso de um desequilíbrio de quaisquer dessas três substâncias essenciais.
4. A abordagem cirúrgica mais comum em um tumor da glândula hipófise é através da cavidade nasal. Sabendo que a glândula hipófise está apoiada sobre a sela turca, relate os ossos que seriam envolvidos na remoção do tumor.
5. O contorno da cabeça de uma criança é distintamente diferente daquela de um adulto. Quais os ossos do crânio que exibem as maiores transformações quando uma criança atinge a maioridade?
6. Você leu em *National Geographic* que um grupo de arqueólogos completaram recentemente o exame de 18 esqueletos de pessoas enterradas debaixo de toneladas de cinzas vulcânicas 1.200 anos atrás. Analisando os ossos, os cientistas puderam determinar o sexo, a saúde física (incluindo uma história médica parcial), idade aproximada, e até mesmo a profissão de cada um dos 18 indivíduos. Como pode o exame de um esqueleto preservado fornecer uma série tão vasta de informações?

7

Sistema Esquelético: O Esqueleto Apendicular

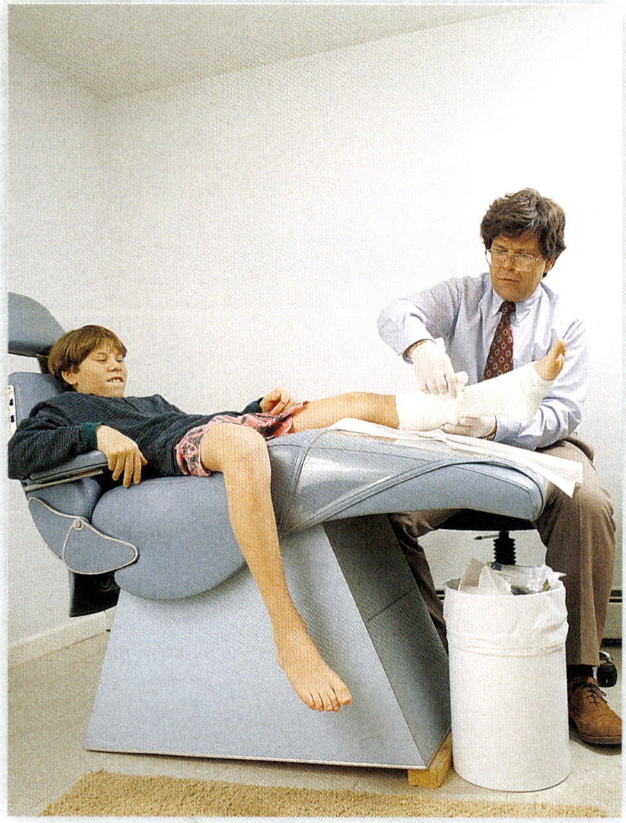

FIGURA: Atualmente, os médicos possuem uma série de técnicas acessíveis para tratar ossos fraturados. Não faz muito tempo que o único procedimento usado consistia em alinhar as partes de um osso quebrado e em seguida imobilizar firmemente a região com uma tala.

Estudo de Caso Clínico

Um menino de 12 anos de idade, atropelado por um carro enquanto cruzava uma rua, foi conduzido à sala de emergência em condição estável mas reclamava de fortes dores em sua perna direita. A radiografia revelou uma fratura de 10 cm que se estendia inferiormente à face articular superior da tíbia em direção à parte anterior da tíbia. O fragmento ósseo resultante da fratura estava ligeiramente deslocado. De posse da radiografia, o cirurgião ortopedista entrou na sala de espera e conversou com os pais do menino, explicando-lhes que este tipo de fratura era mais sério em crianças e adolescentes em crescimento do que em adultos, que o crescimento futuro do osso poderia correr risco e que a cirurgia, embora recomendada, não poderia garantir o crescimento normal. Os pais perguntaram, "O que existe de particular nesta fratura que ameaça o crescimento futuro?

Se você fosse o cirurgião, como responderia?

Sugestão: Revise a seção sobre crescimento ósseo no capítulo 6. Examine cuidadosamente as figuras 6.5 e 6.9 no capítulo 6 e as figuras 7.18 e 7.23 neste capítulo.

CÍNGULO DO MEMBRO SUPERIOR E MEMBRO SUPERIOR

As estruturas do cíngulo do membro superior e membro superior são adaptáveis para dar liberdade de movimentos e extensa fixação de músculos.

Objetivo 1 Descrever os ossos do cíngulo do membro superior e as articulações entre eles.

Objetivo 2 Identificar os ossos do membro superior e relatar as características que distinguem cada um deles.

Cíngulo do Membro Superior

Duas *escápulas* e duas *clavículas* formam o **cíngulo do membro superior** (fig. 7.1). Não é um cíngulo completo, tendo apenas uma fixação anterior ao esqueleto axial no esterno através da articulação esternoclavicular (veja fig. 8.24). Como osso axial, o esterno já foi descrito no capítulo 6 (veja fig. 6.38). Faltando a fixação posterior ao esqueleto axial, o cíngulo do membro superior tem uma amplitude maior de movimentos. Como não suporta peso, é estruturalmente mais delicado que o cíngulo do membro inferior. A função principal do cíngulo do membro superior é propiciar áreas de inserção para os numerosos músculos que movem as articulações do ombro e do cotovelo.

Clavícula

A delgada clavícula com a forma da letra S conecta o membro superior com o esqueleto axial e mantém a articulação do ombro distante do tronco para permitir ampla liberdade de movimentos. A articulação medial da **extremidade esternal** (fig. 7.2) da clavícula com o manúbrio do esterno é chamada de *articulação esternoclavicular*. A **lateral extremidade acromial** da clavícula articula-se com o acrômio da escápula (fig. 7.3) Esta articulação é chamada *articulação acromioclavicular*. Um **tubérculo conóide** está presente na extremidade acromial da clavícula, e uma **impressão do ligamento costoclavicular** está presente na superfície inferior da extremidade esternal. Ambos os processos servem como fixação para ligamentos.

A clavícula longa e delicada é o osso do corpo que normalmente mais sofre fratura. Quando uma pessoa recebe um golpe no ombro, ou tenta amortecer uma queda com a mão estendida, a força é transmitida para a clavícula e possivelmente provoca a fratura. A parte mais vulnerável deste osso é o seu centro, imediatamente proximal ao tubérculo conóide. Como a clavícula está diretamente embaixo da pele e não é coberta com músculos, uma fratura pode ser palpada facilmente, e freqüentemente é visível.

Escápula

A escápula, um osso plano, grande, triangular situado no lado posterior da caixa torácica, se superpõe da segunda à sétima costela. A **espinha** da escápula é uma crista óssea diagonal proeminente vista na face posterior (fig. 7.3). A espinha fortalece a escápula e a torna mais resistente aos arqueamentos. Acima da espinha está a **fossa supra-espinal**, e abaixo da espinha está a **fossa infra-espinal**. A espinha alarga-se na direção do ombro para formar o **acrômio** (figs. 7.3 e 7.4). Este processo serve para inserção de vários músculos, como também para a articulação com a clavícula. Inferior ao acrômio está uma depressão rasa, a **cavidade glenoidal,** na qual a cabeça do úmero se encaixa. O **processo coracóide** é uma projeção espessa, voltada para cima e situada superior e anteriormente à cavidade glenoidal. Na superfície anterior da escápula está uma área ligeiramente côncava conhecida como **fossa subescapular**.

A escápula tem três margens delimitadas por três ângulos. A **margem superior**, em cima, a **margem medial**, mais próxima à coluna vertebral, e a **margem lateral**, próxima ao braço. O **ângulo superior** está localizado entre as margens superior e medial; o **ângulo inferior**, na junção das margens medial e lateral; e o **ângulo lateral**, na junção das margens superior e lateral. É no ângulo lateral que a escápula se articula com a cabeça do úmero. Ao longo da margem superior, uma nítida depressão chamada **incisura da escápula** dá passagem ao nervo supra-escapular.

A escápula apresenta numerosos acidentes ósseos em sua superfície porque 15 músculos se inserem nela. Clinicamente, o cíngulo do membro superior é importante porque a clavícula e o acrômio da escápula fraturam com freqüência quando se tenta amortecer uma queda. O acrômio é usado como um ponto de reparo para identificar o local para uma injeção no braço. Este local é escolhido porque a musculatura do ombro é bastante espessa e contém poucos nervos.

Braço

O braço estende-se do ombro até o cotovelo. De acordo com o conceito estritamente anatômico, braço se refere apenas a esta porção do membro superior, e contém somente um osso – o *úmero*.

Úmero

O úmero (fig. 7.5), o osso mais longo do membro superior, consiste em uma **cabeça** proximal, que se articula com a cavidade glenoidal da escápula; um **corpo** (diáfise); e uma extremidade distal, que se adapta para se articular com os dois ossos do antebraço. Con-

clavícula: L. *clavicula*, pequena chave
acrômio: G. *akros*, crista; *omos*, ombro
tubérculo conóide: G. *konus*, cone; L. *tuberculum*, uma pequena saliência
tubérculo da costela: L. *costa*, costela; *tuberculum*, uma pequena saliência

escápula: L. *scapula*, ombro
glenoidal: G. *glenoeides*, depressão rasa
coracóide: G. *korakodes*, semelhante ao bico de corvo

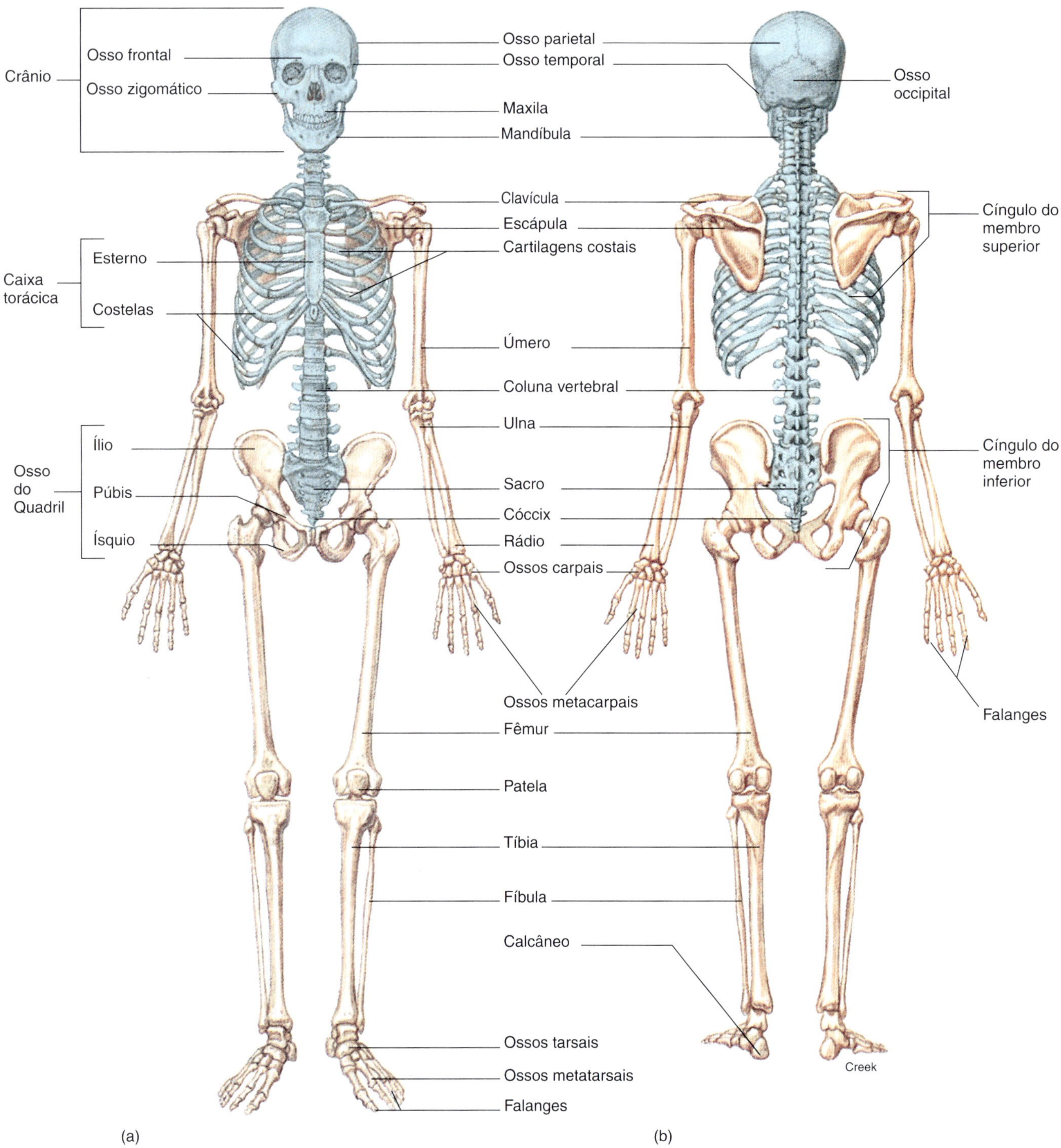

FIGURA 7.1 O esqueleto humano. (*a*) Vista anterior e (*b*) vista posterior. A parte axial está colorida em azul-claro.

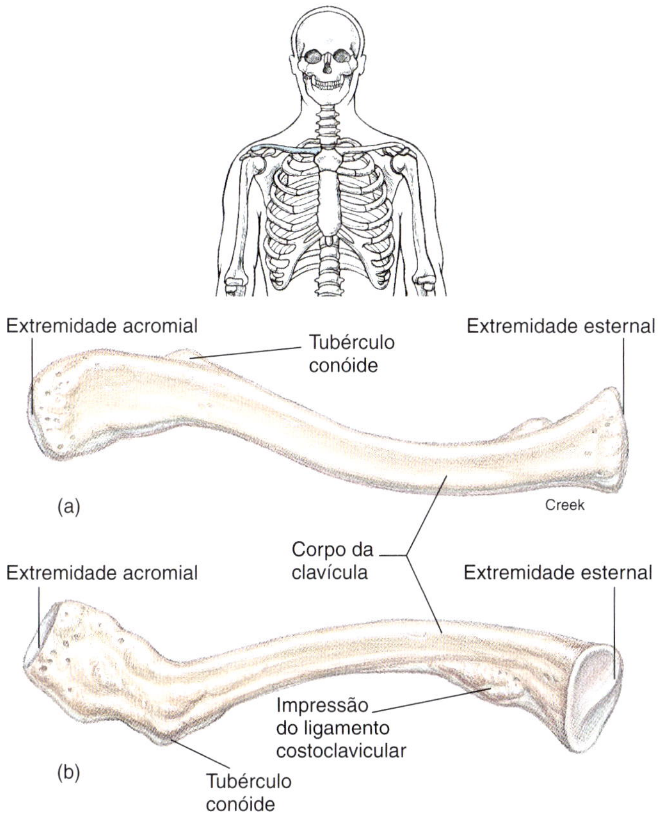

FIGURA 7.2 Clavícula direita. (*a*) Vista superior e (*b*) vista inferior.

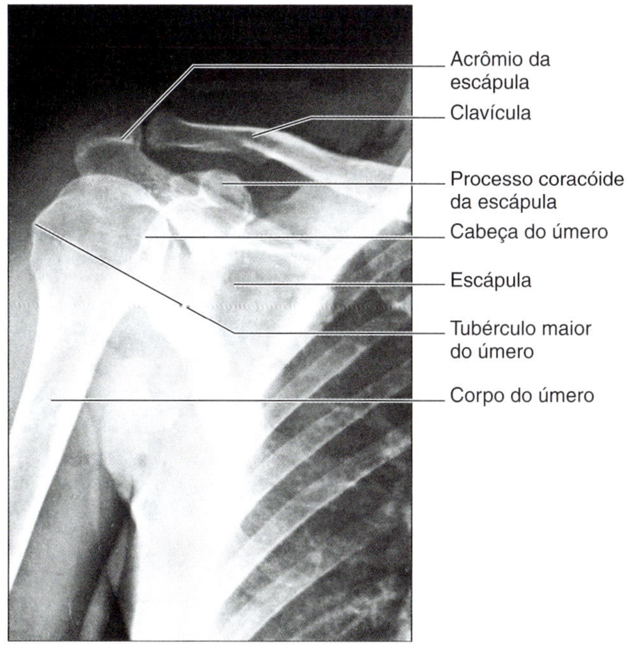

FIGURA 7.3 Esta radiografia do ombro direito mostra as posições da clavícula, da escápula e do úmero.

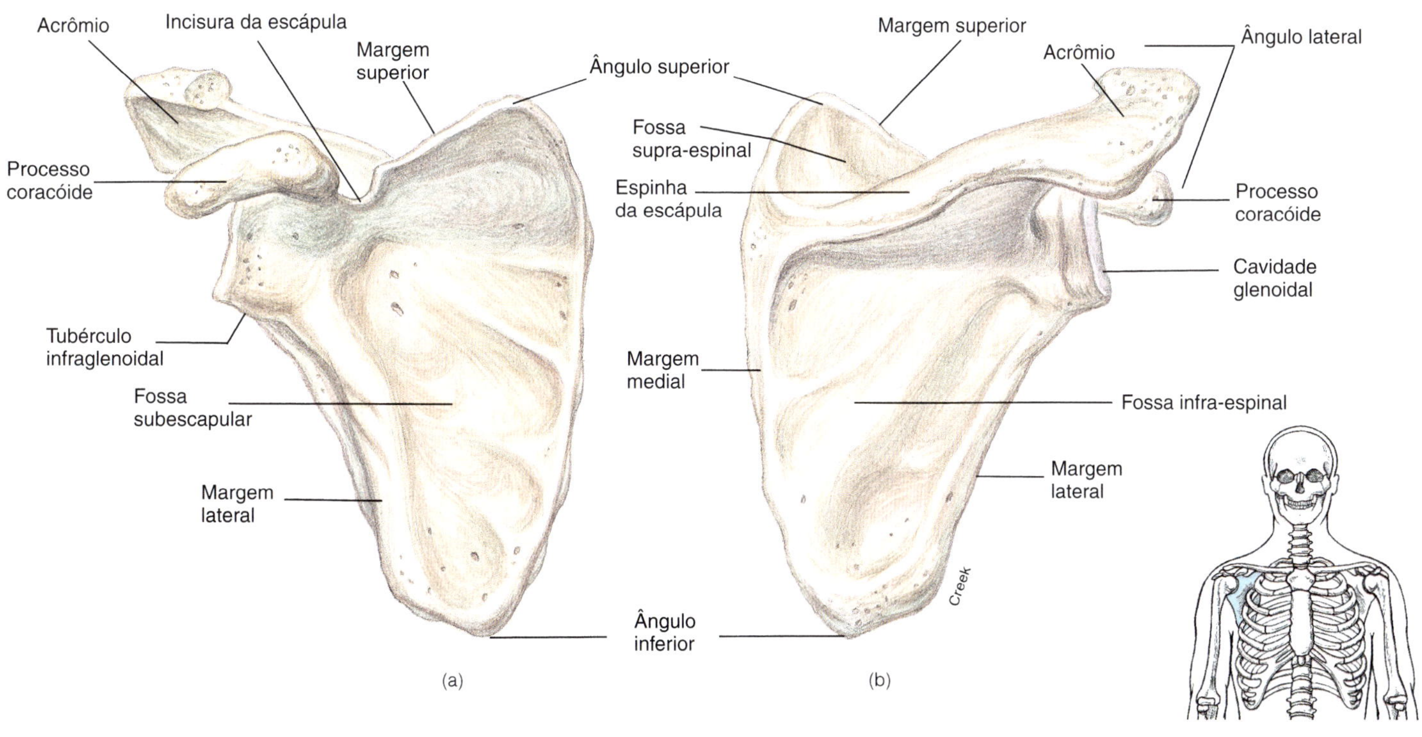

FIGURA 7.4 Escápula direita. (*a*) Vista anterior e (*b*) vista posterior.

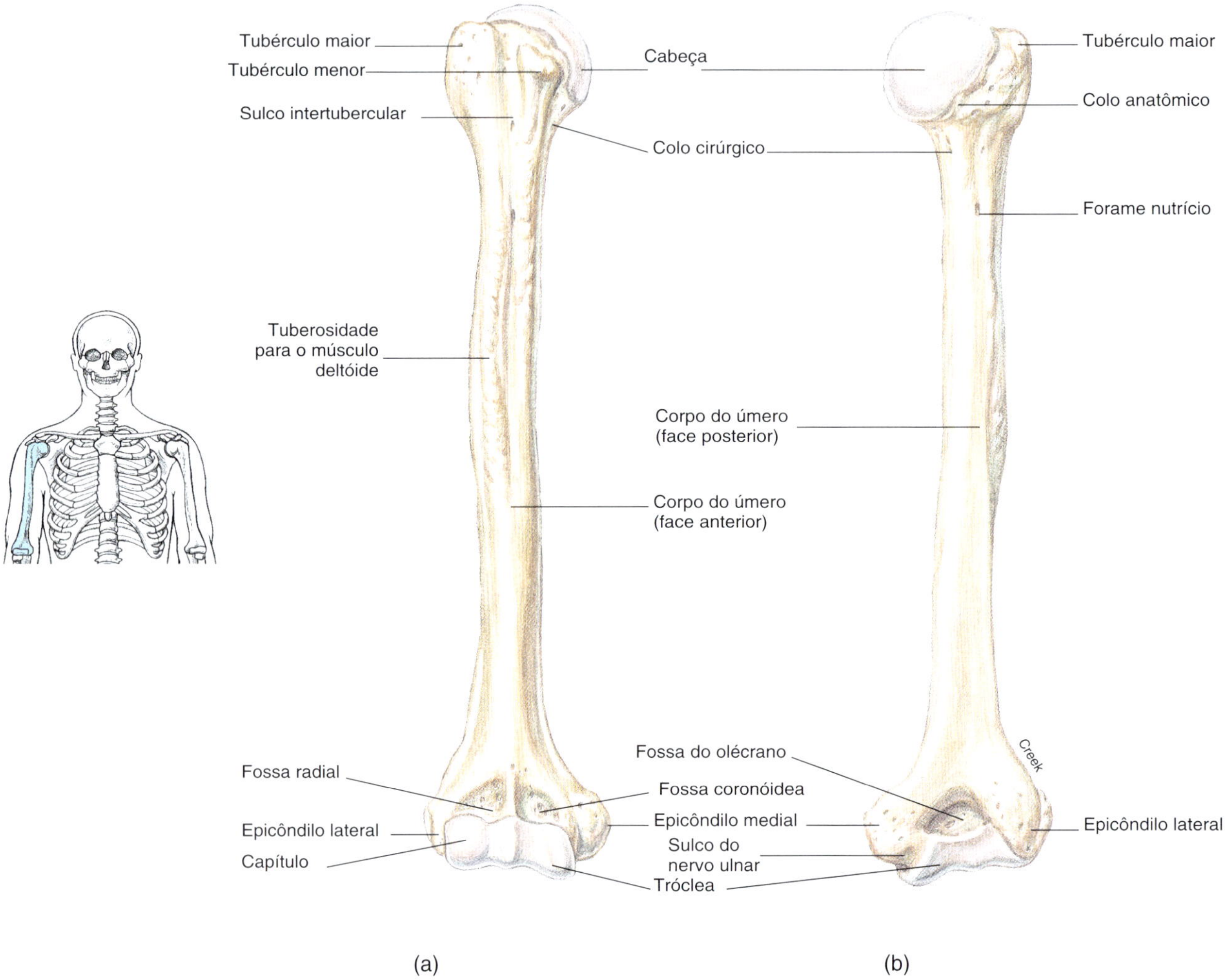

FIGURA 7.5 Úmero direito. (*a*) Vista anterior e (*b*) vista posterior.

tornando a margem da cabeça, existe um sulco ligeiramente deprimido indicando o **colo anatômico**. O **colo cirúrgico**, um estreitamento imediatamente abaixo da cabeça, é um local freqüente de fraturas. O **tubérculo maior** é uma protuberância grande na parte proximal lateral do úmero. O **tubérculo menor** é ligeiramente anterior ao tubérculo maior e está separado do tubérculo maior pelo **sulco intertubercular**. O tendão da cabeça longa do músculo bíceps braquial passa por esse sulco. Ao longo da porção médio-lateral do corpo do úmero encontra-se uma área rugosa, a tuberosidade para o músculo deltóide, local de inserção desse músculo. Pequenas aberturas no corpo são chamadas de **forames nutrícios**.

O **côndilo do úmero** na extremidade distal tem duas superfícies articulares. O **capítulo do úmero** é a parte lateral arredondada que se articula com o rádio. A **tróclea** é a parte medial em forma de polia que se articula com a ulna. Em ambos os lados acima do côndilo estão os **epicôndilos lateral** e **medial**. O epicôndilo medial, maior, protege o nervo ulnar que passa posteriormente pelo **sulco do nervo ulnar**. É popularmente conhecido como o "osso engraçado" porque golpeando o cotovelo na margem de uma mesa, por exemplo, estimula-se o nervo ulnar que produz uma sensação de formigamento. A **fossa coronóidea** é uma depressão na face anterior, acima da tróclea. A **fossa do olécrano** é uma depressão na parte distal da face posterior. Ambas as fossas estão adaptadas para se articular com a ulna durante os movimentos do antebraço.

deltóide: G. *deltoeides*, forma da letra Δ
capítulo: L. *caput*, cabeça pequena
tróclea: G. *trochilia*, uma polia
olécrano: G. *olene* ulna; *kranion*, cabeça

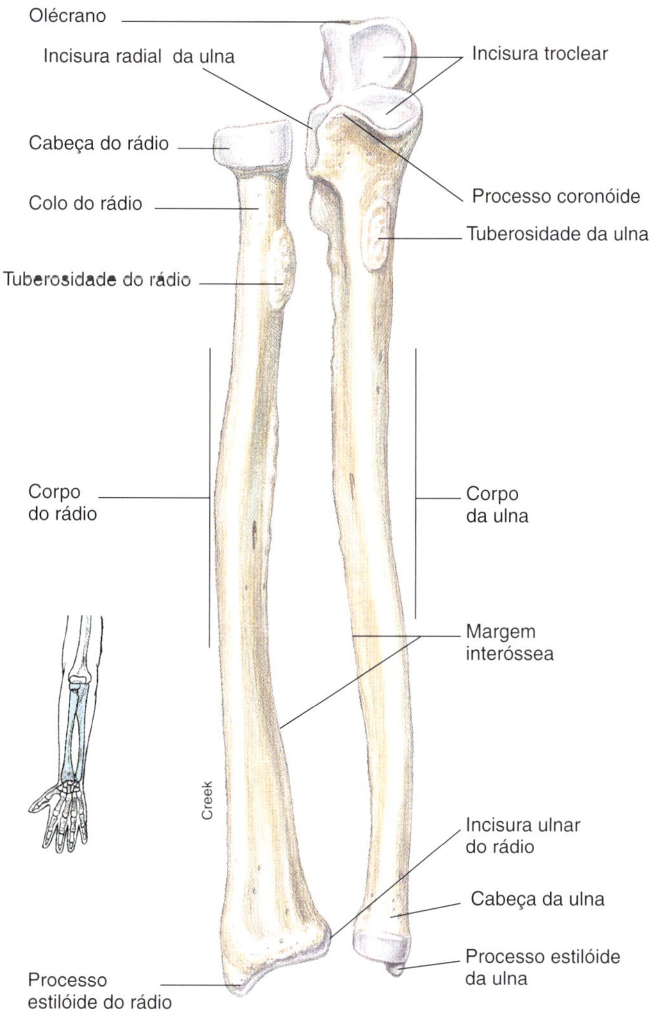

FIGURA 7.6 Vista anterior do rádio e da ulna direitos.

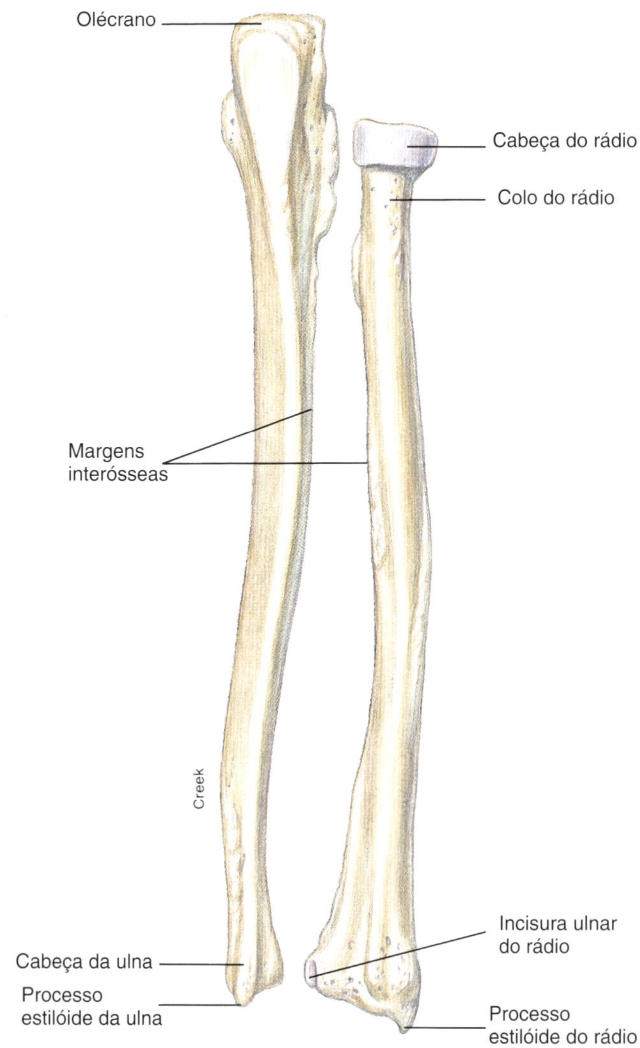

FIGURA 7.7 Vista posterior do rádio e da ulna direitos.

O termo médico para cotovelo do tenista é *epicondilite lateral*, que significa inflamação dos tecidos que envolvem o epicôndilo lateral do úmero. Pelo menos seis músculos que controlam os movimentos de extensão do punho e articulações dos dedos originam-se no epicôndilo lateral. Contrações forçadas repetidas destes músculos, como golpes com uma raquete de tênis, podem puxar o periósteo e as inserções musculares, podendo causar inchaço, sensibilidade e dor em torno do epicôndilo. A imobilização geralmente alivia a dor, mas somente o repouso pode eliminar o fator causador e posterior recuperação.

Antebraço

As estruturas que formam o esqueleto do antebraço são a *ulna* no lado medial e o *rádio* no lado lateral (figs. 7.6 e 7.7). A ulna está mais firmemente conectada ao úmero do que o rádio. O rádio, contudo, contribui mais significativamente para a articulação do punho do que a ulna.

Ulna

A extremidade proximal da ulna articula-se com o úmero e com o rádio. Uma depressão nítida, a **incisura troclear**, articula-se com a tróclea do úmero. O **processo coronóide** forma o lábio anterior da incisura troclear, e o *olécrano* forma a parte posterior. Lateral e inferiormente ao processo coronóide encontra-se a **incisura radial**, que se articula com a cabeça do rádio.

Na extremidade distal mais fina da ulna encontra-se uma protuberância, a **cabeça da ulna**, com uma projeção, o **processo estilóide**. A ulna articula-se em ambas as extremidades com o rádio.

estilóide: G. *stylos*, estaca

Rádio

O rádio consiste em um **corpo** com uma extremidade proximal pequena e uma extremidade distal grande. A **cabeça** proximal em forma de disco articula-se com o capítulo do úmero e com a incisura radial da ulna. A proeminente **tuberosidade do rádio**, para inserção do músculo bíceps braquial, está localizada no lado medial da diáfise, imediatamente abaixo da cabeça. Na extremidade distal do rádio encontra-se uma superfície duplamente facetada para articulação com os ossos proximais do carpo. A extremidade distal do rádio também tem um **processo estilóide** na ponta lateral e uma **incisura ulnar** no lado medial que recebe a extremidade distal da ulna. Os processos estilóides da ulna e do rádio proporcionam estabilidade lateral e medial para a articulação do punho.

Quando uma pessoa cai, a tendência natural é estender a mão para amortecer a queda. Este movimento reflexo freqüentemente resulta na fratura de ossos. Fraturas comuns do rádio incluem a fratura da cabeça, quando é violentamente dirigida contra o capítulo; uma fratura do colo; ou uma fratura da extremidade distal (*fratura de Colles*) causada ao pousar a mão estendida contra o solo.

Durante a queda, é menos traumático para o corpo afastar os membros, dobrar os joelhos e deixar o corpo inteiro bater na superfície. Os atletas aprendem que este é o modo seguro para cair.

Mão

A mão contém 27 ossos, reunidos no carpo, no metacarpo e nas falanges (figs. 7.8, 7.9 e 7.10).

Carpo

O carpo, ou punho, contém oito ossos carpais dispostos em duas filas transversais de quatro ossos cada. A fila proximal, nomeando do lado lateral para o medial, consiste nos ossos: **escafóide**, **semilunar**, **piramidal** e **pisiforme**. O pisiforme na sua relação com um tendão comporta-se como um osso sesamóide. A fila distal, do lado lateral para o medial, consiste nos ossos: **trapézio**, **trapezóide**, **capitato** e **hamato**. O escafóide e o semilunar da fila proximal articulam-se com a extremidade distal do rádio.

Metacarpo

O metacarpo, ou palma da mão, contém cinco ossos metacarpais, cada um consistindo em uma **base** proximal, um **corpo** e uma **cabeça** distal que é arredondada para a articulação com a base de cada falange proximal. As cabeças dos ossos metacarpais estão localizadas distalmente e formam os nós das juntas de um punho fechado.

carpo: G. *karpos*, punho
escafóide: G. *scaphe*, canoa; *oides*, forma de
semilunar: L. *semi*, metade; *lunaris*, lua
piramidal: L. *pyramidalis*, forma de pirâmide
pisiforme: G. *pisos*, forma de ervilha
trapézio: G. *trapesion*, pequena mesa
capitato: L. *capitatus*, cabeça
hamato: L. *hamatus*, gancho

Falanges

As 14 falanges constituem os ossos dos dedos. Damos o nome de **falange** para cada osso de um dedo. As falanges dos dedos estão dispostas em uma fila proximal, uma fila média e uma fila distal. Ao dedo polegar, falta a falange média. Os dedos são numerados seqüencialmente de I a V começando pelo dedo polegar – o lado lateral, em relação à posição anatômica.

Um resumo dos ossos dos membros superiores é apresentado na tabela 7.1.

A mão é uma maravilha de complexidade estrutural que pode resistir consideravelmente aos maus tratos. Diferente das entorses ligamentares dos dedos e das luxações das articulações, a lesão óssea mais comum é a fratura do escafóide - um osso do carpo que responde por aproximadamente 70% das fraturas carpais. Quando imobilizar a articulação do punho, este deve ser colocado em posição funcional de relaxamento. Esta é a posição na qual a mão está pronta para pegar um objeto entre os dedos polegar e indicador.

✓ Avaliação de Conhecimentos

1. Descreva a estrutura do cíngulo do membro superior. Por que o cíngulo do membro superior é considerado um cíngulo incompleto?
2. Identifique as fossas e os processos da escápula.
3. Descreva cada um dos ossos longos do membro superior.
4. Onde estão os processos estilóides da região do punho? Quais são as suas funções?
5. Denomine os ossos da fila proximal do carpo. Quais desses ossos se articulam com o rádio?

CÍNGULO DO MEMBRO INFERIOR E MEMBRO INFERIOR

A estrutura do cíngulo do membro inferior e dos membros inferiores é adaptável para suporte e locomoção. Processos extensos e acidentes ósseos de superfície em certos ossos do cíngulo do membro inferior e dos membros inferiores alojam músculos volumosos usados no movimento do corpo e na manutenção da postura.

Objetivo 3 Descrever a estrutura do cíngulo do membro inferior e fazer uma relação de suas funções.

Objetivo 4 Descrever as diferenças estruturais entre as pelves masculina e feminina.

Objetivo 5 Identificar os ossos do membro inferior e relatar as características que distinguem cada um deles.

Objetivo 6 Descrever as características estruturais e funcionais dos arcos do pé.

falange: G. *phalanx*, osso do dedo

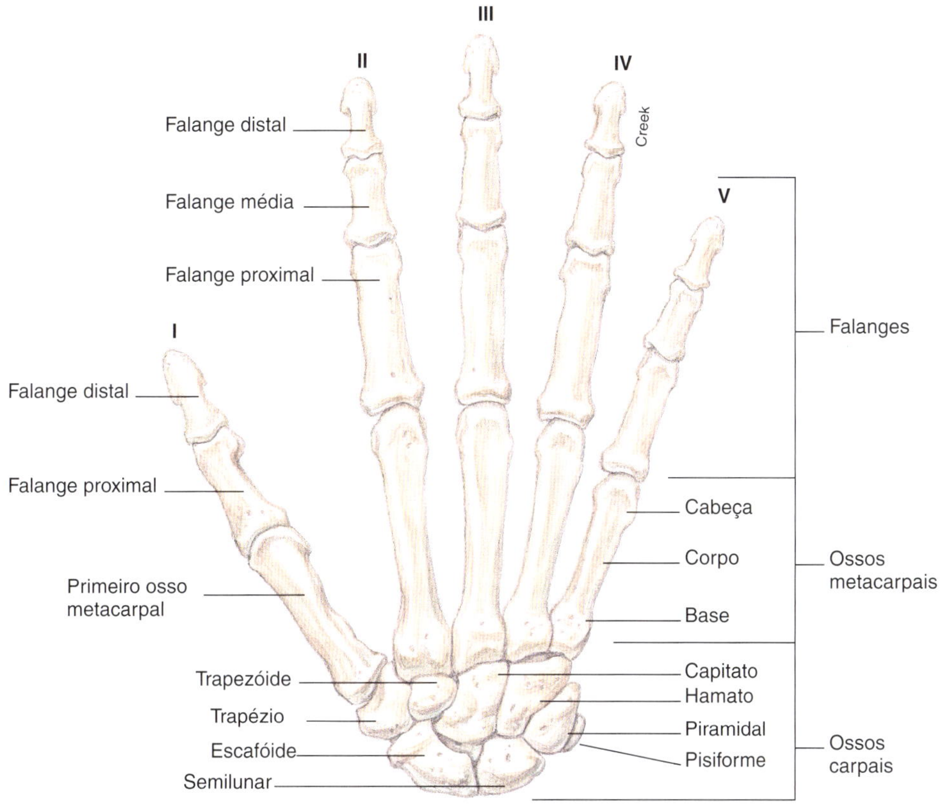

(a)

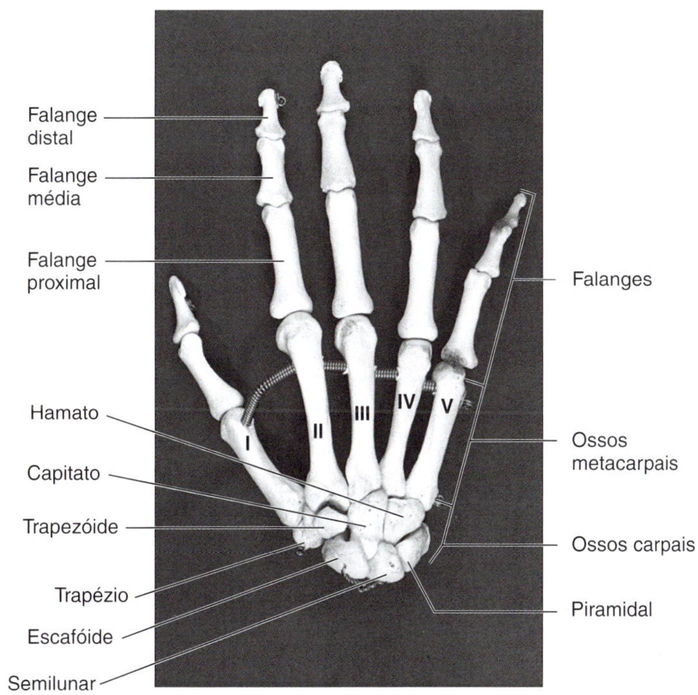

(b)

FIGURA 7.8 Vista posterior dos ossos da mão direita como expostos em (*a*) um desenho e (*b*) uma fotografia. Cada dedo está indicado por números romanos, o primeiro dedo, ou polegar, com o numeral romano I.

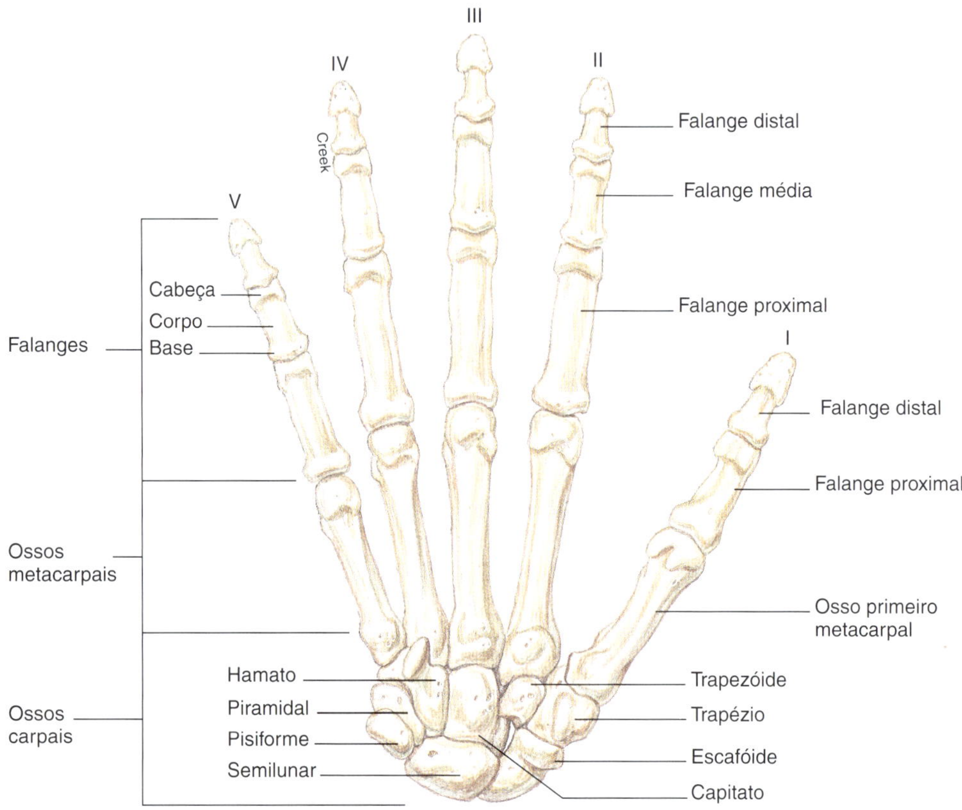

FIGURA 7.9 Vista anterior dos ossos da mão direita.

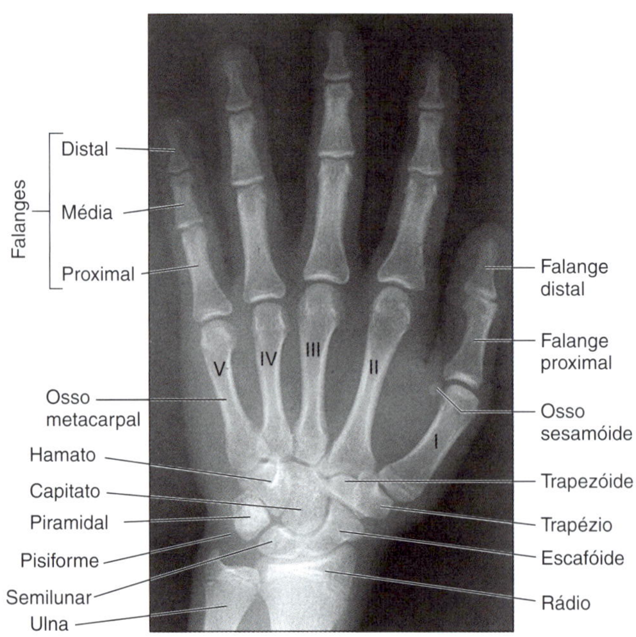

FIGURA 7.10 Radiografia da mão direita mostrada em projeção ântero-posterior. (Observe a presença de um sesamóide na articulação do polegar.)

Cíngulo do Membro Inferior

O **cíngulo do membro inferior** é formado pelos dois ossos do quadril, unidos anteriormente pela *sínfise púbica* (figs. 7.11 e 7.12), e ligados posteriormente ao sacro da coluna vertebral. O sacro, um osso do esqueleto axial, foi descrito no capítulo 6 (veja fig. 6.37). A estrutura profunda, em forma de bacia, constituída pelos ossos do quadril juntamente com o sacro e cóccix, é chamada de **pelve**. O cíngulo do membro inferior e seus ligamentos associados suportam o peso do corpo através da coluna vertebral. O cíngulo do membro inferior também suporta e protege as vísceras inferiores, inclusive a bexiga urinária, os órgãos genitais internos e, na mulher grávida, o feto em desenvolvimento.

A pelve é dividida em uma **pelve maior** (falsa) e uma **pelve menor** (verdadeira) (veja fig. 7.15). Estes dois componentes são separados pela **linha terminal**, uma margem óssea encurvada que vai do promontório até a margem superior da sínfise púbica.
A pelve maior é a porção expandida da pelve, acima da linha terminal. A linha terminal não só divide as duas porções mas também delimita a abertura **superior da pelve** da pelve menor. A circunferência inferior da pelve menor delimita a abertura **inferior da pelve**.

---

coxa : L. *coxae*, quadril

TABELA 7.1 Ossos do Cíngulo do Membro Superior e dos Membros Superiores

Nome e Número	Localização	Principais Características
Clavícula (2)	Base anterior do pescoço, entre o esterno e a escápula	Em forma de S; extremidades esternal e acromial; tubérculo conóide; costoclavicular
Escápula (2)	Superior do dorso, formando parte do ombro	Triangular; espinha; fossas subescapular, supra-espinal e infra-espinal; cavidade glenoidal; processo coracóide; acrômio
Úmero (2)	Braço, entre escápula e cotovelo	Osso mais longo do membro superior; tubérculos maior e menor; sulco intertubercular; colo cirúrgico, tuberosidade para o músculo deltóide; capítulo; tróclea; epicôndilos lateral e medial; fossas coronóidea e do olécrano
Ulna (2)	Lado medial do antebraço	Incisura troclear; olécrano, processos coronóide e estilóide, incisura radial
Rádio (2)	Lado lateral do antebraço	Cabeça; tuberosidade do rádio; processo estilóide; incisura ulnar
Ossos carpais (16)	Punho	Ossos pequenos dispostos em duas filas de quatro ossos cada
Ossos metacarpais (10)	Palma da mão	Ossos longos; cada um deles alinhados com um dedo
Falanges (28)	Dedos	Três em cada dedo, exceto o polegar com duas

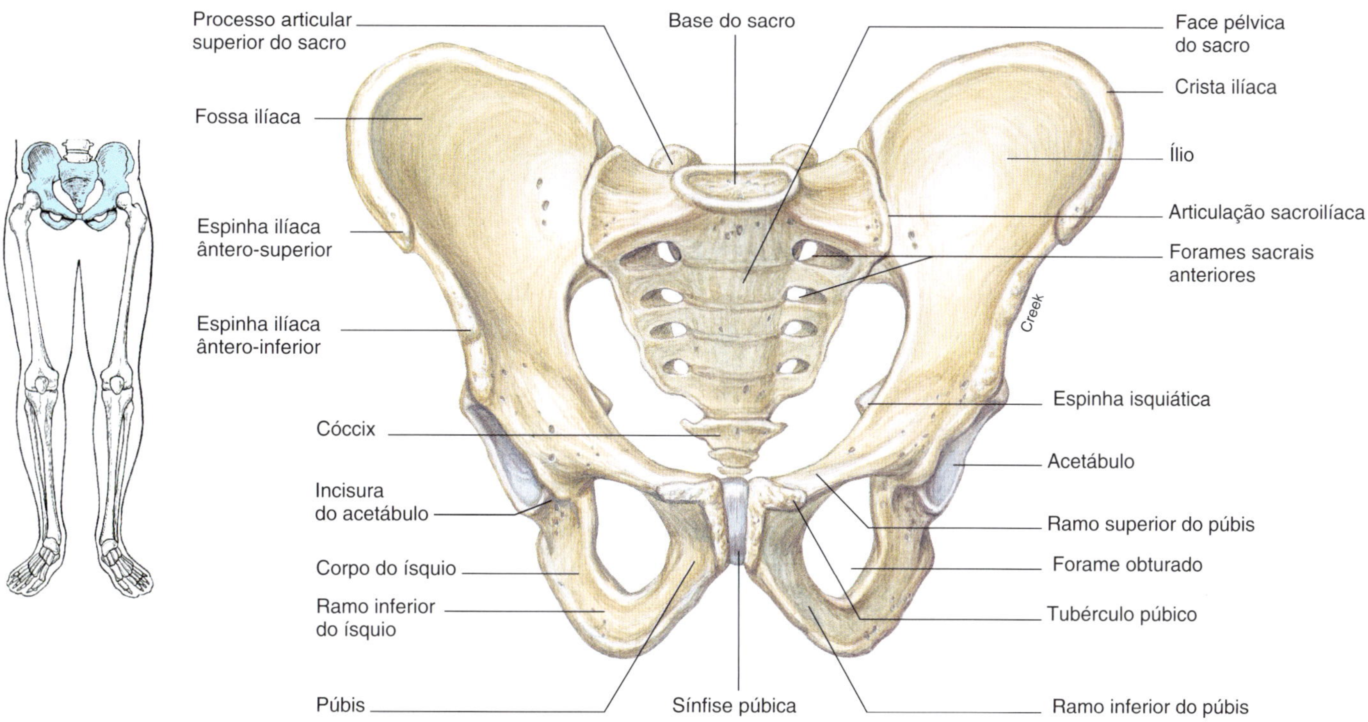

FIGURA 7.11 Vista anterior do cíngulo do membro inferior.

Cada osso do quadril consiste, na realidade, na junção de três ossos separados: o *ílio*, o *ísquio* e o *púbis* (figs. 7.13 e 7.14), que estão fundidos no adulto. Na face lateral do osso do quadril, onde os três ossos se ossificam, existe uma depressão circular grande, o **acetábulo**, que recebe a cabeça do fêmur. Embora cada osso do quadril seja um único osso no adulto, os três componentes de cada osso do quadril são considerados separadamente para fins descritivos.

ílio: L. *ilia*, lombo

ísquio: G. *ischion*, articulação do quadril

púbis: L. *pubis*, região genital

acetábulo: L. *acetabulum*, xícara de vinagre

Ílio

O ílio, o mais superior e maior dos três ossos pélvicos, tem uma crista e quatro ângulos, ou espinhas – importantes pontos de reparo em anatomia de superfície que servem para inserções musculares. A **crista ilíaca** forma a proeminência do quadril e termina anteriormente como **espinha ilíaca ântero-superior**.

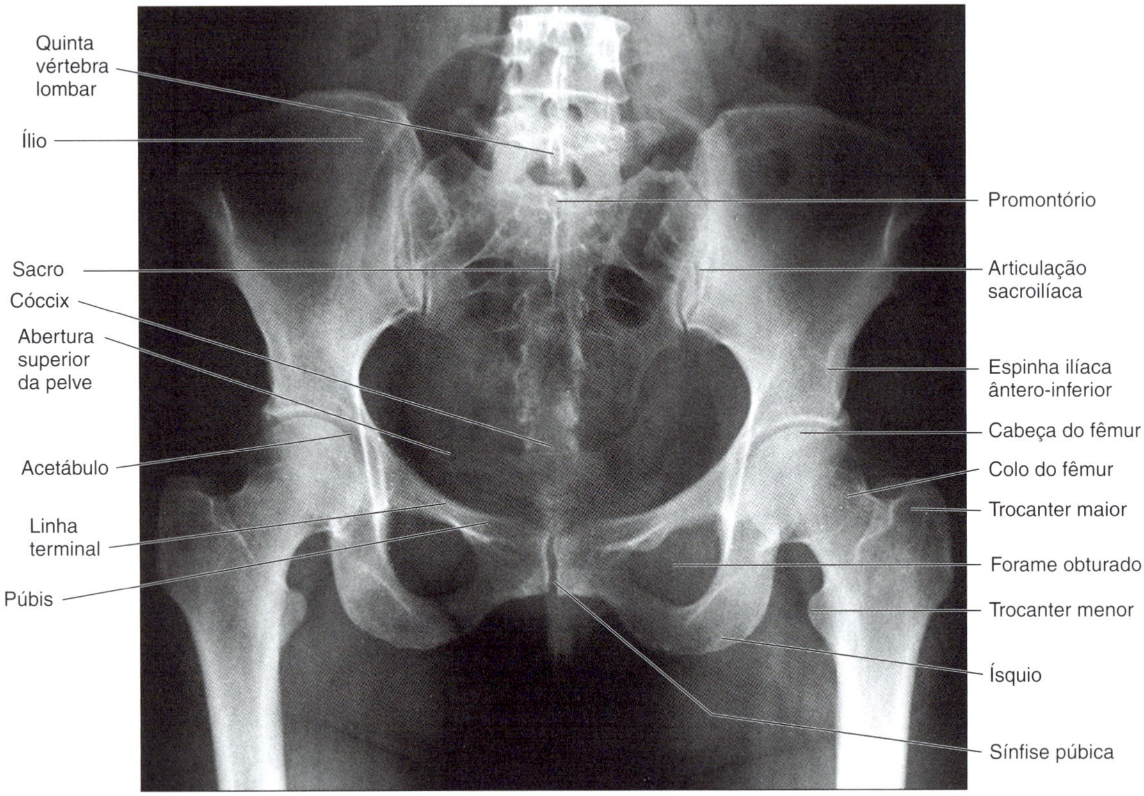

FIGURA 7.12 Radiografia do cíngulo do membro inferior e das articulações dos fêmures.

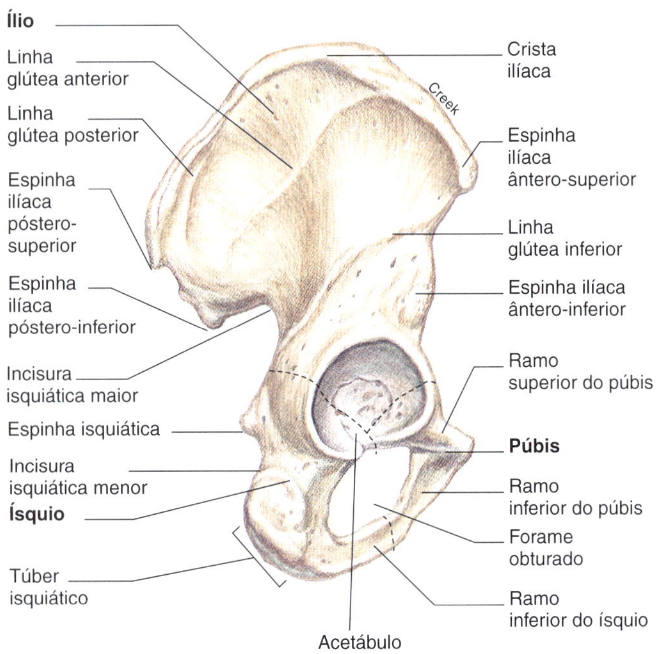

FIGURA 7.13 Face lateral do osso do quadril direito. (Os três ossos incluídos no osso do quadril estão identificados em negrito.)

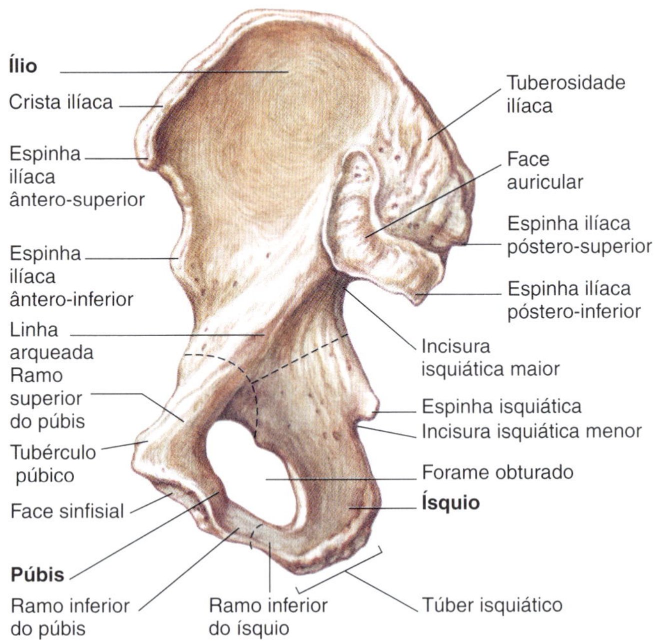

FIGURA 7.14 Face medial do osso do quadril direito. (Os três ossos incluídos no osso do quadril estão identificados em negrito.)

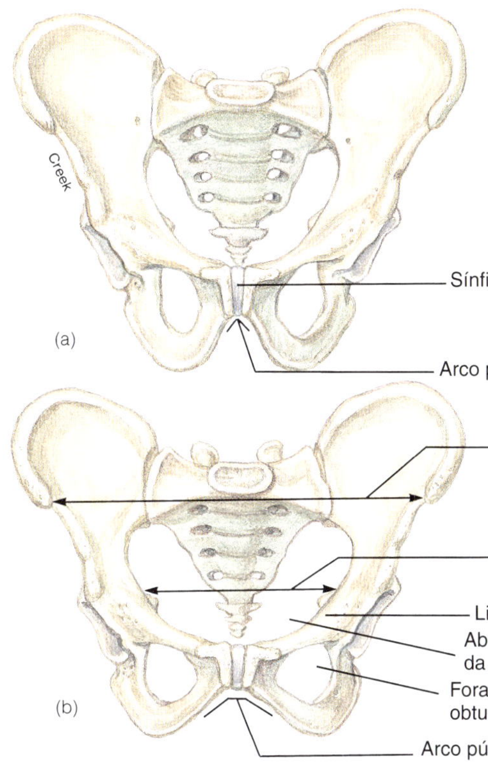

FIGURA 7.15 Comparação entre (*a*) cíngulo do membro inferior masculino e (*b*) cíngulo do membro inferior feminino.

Imediatamente abaixo desta espinha está a **espinha ilíaca ântero-inferior**. A terminação posterior da crista ilíaca é a **espinha ilíaca póstero-superior**, e imediatamente abaixo está a **espinha ilíaca póstero-inferior**.

Abaixo da espinha ilíaca póstero-inferior está a **incisura isquiática maior** pela qual passa o nervo isquiático. Na face medial do ílio está a **face auricular** rugosa que se articula com o sacro. A **fossa ilíaca** é a superfície lisa, côncava na porção anterior do ílio. O músculo ilíaco origina-se dessa fossa. A **tuberosidade ilíaca**, para a fixação do ligamento sacroilíaco, está posicionada posteriormente à fossa ilíaca. Três cristas rugosas estão presentes na **face glútea** na parte posterior do ílio. Estas cristas que servem para fixar os músculos glúteos são as **linhas glúteas inferior**, **anterior** e **posterior** (veja fig. 7.13).

Ísquio

O ísquio, o osso póstero-inferior do osso do quadril, tem várias características distintas. A **espinha isquiática** é a projeção imediatamente posterior e inferior à incisura isquiática maior do ílio. Inferior a esta espinha encontra-se a **incisura isquiática menor** do ísquio. O **túber isquiático** é a projeção óssea que suporta o peso do corpo na posição sentada. Uma **incisura do acetábulo** profunda está presente na porção inferior do acetábulo. O grande **forame obturado** é formado pelo **ramo** do ísquio, junto com o do púbis e está coberto pela membrana obturatória na qual se fixam vários músculos.

TABELA 7.2 Comparação entre as Pelves Masculina e Feminina

Características	Pelve Masculina	Pelve Feminina
Estrutura geral	Mais maciça processos salientes	Mais delicada; processos não tão salientes
Abertura superior da pelve	Em forma de coração	Redonda ou oval
Abertura inferior da pelve	Estreita	Larga
Espinhas ilíacas ântero-superiores	Não muito afastadas	Mais afastadas uma da outra
Forame obturado	Oval	Triangular
Acetábulo	Volta-se mais lateralmente	Volta-se mais anteriormente
Sínfise púbica	Mais profunda, mais longa	Mais rasa, menor
Arco púbico	Ângulo menor que 90°	Ângulo maior que 90°

Púbis

O púbis, o osso anterior do osso do quadril, consiste em um **ramo superior** e um **ramo inferior** que sustentam o **corpo** do púbis. O corpo contribui para a formação da sínfise púbica – a articulação entre os dois ossos do quadril. Na extremidade lateral da margem anterior do corpo está o **tubérculo púbico**, um ponto de fixação para o ligamento inguinal.

A estrutura da pelve humana, em sua fixação à coluna vertebral, permite uma postura vertical e locomoção em dois membros (locomoção bipedal). Contudo, a postura vertical pode causar problemas. A articulação sacroilíaca pode se enfraquecer com a idade, causando dores na região lombar. O peso das vísceras pode enfraquecer as paredes da região abdominal inferior e causar hérnias. Alguns dos problemas do parto estão relacionados com a estrutura da pelve da mãe. Finalmente, a articulação do quadril tende a se deteriorar com a idade, de forma que muitas pessoas idosas sofrem de artrite degenerativa (*osteoartrose*).

Diferenças na Pelve Relacionadas com o Sexo

Diferenças estruturais entre a pelve masculina adulta e a pelve feminina adulta (fig. 7.15 e tabela 7.2) refletem o papel da mulher na gravidez e no parto. No parto vaginal, o feto tem que atravessar a pelve menor de sua mãe. *Pelvimetria* é a medida das dimensões da pelve – especialmente da pelve adulta feminina – para determinar se uma cesárea pode se tornar necessária. Os diâmetros podem ser determinados através do toque vaginal ou através de imagens sonográficas.

Coxa

O *fêmur* é o único osso da coxa. Na análise que segue, contudo, a *patela* também deve ser analisada.

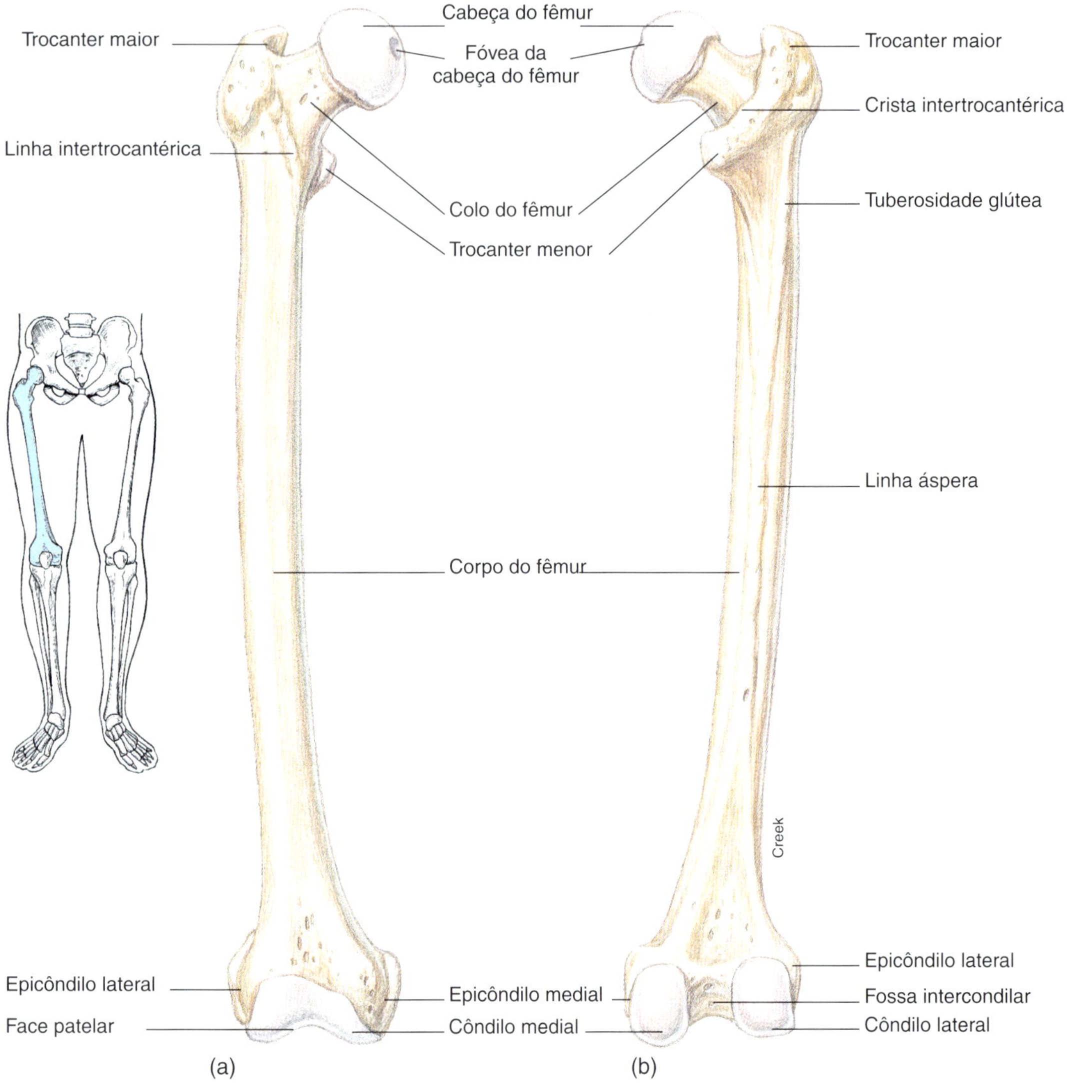

FIGURA 7.16 Fêmur direito. (*a*) Vista anterior e (*b*) vista posterior.

Fêmur

O fêmur é o osso mais longo, mais pesado e mais forte do corpo (fig. 7.16). A **cabeça** do fêmur, proximal, arredondada articula-se com o acetábulo do osso do quadril. Uma escavação rasa rugosa, a **fóvea da cabeça do fêmur**, está presente abaixo do centro da cabeça do fêmur, e proporciona o ponto de fixação para o ligamento da cabeça do fêmur (veja fig. 8.30), que ajuda a manter a cabeça do fêmur no acetábulo. Também fornece o local para entrada de uma artéria na cabeça do fêmur. A região mais estreita que sustenta a cabeça é chamada **colo** e é um local comum de fraturas no idoso.

O **corpo** do fêmur apresenta uma curva ligeiramente medial para trazer a articulação do joelho em linha com o plano de gravidade do corpo. O grau de curvatura é maior na mulher por causa da pelve mais larga. O corpo do fêmur tem vários acidentes característicos para fixação de músculos. Na parte proximal lateral do corpo está o **trocanter maior**, e no lado medial, o **trocanter menor**. No lado anterior, entre os trocanteres, está a **linha intertrocantérica**. No lado posterior, entre os trocanteres, está a **crista intertrocantérica**. A **linha áspera** é uma crista vertical rugosa na face posterior do corpo do fêmur.

A extremidade distal do fêmur é alargada para articulação com a tíbia. Os **côndilos medial** e **lateral** são os processos articulares para esta articulação. A depressão rasa entre os côndilos na face posterior é chamada de **fossa intercondilar**. A **face patelar** está localizada entre os côndilos na face anterior. Sobre os côndi-

---

fêmur: L. *femur*, coxa

linha áspera: L. *linea*, linha; *asperare*, rugosa

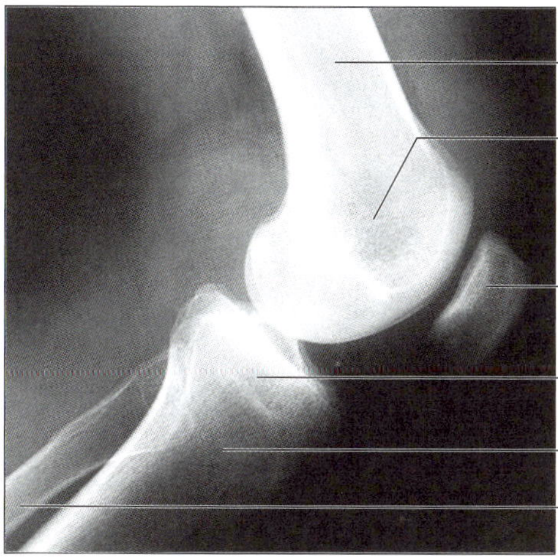

FIGURA 7.17 Radiografia do joelho direito.

los e nos lados lateral e medial estão os **epicôndilos** que servem para a fixação de tendões e de ligamentos.

Patela

A patela, um osso sesamóide grande, triangular e posicionado na face anterior do fêmur distal (figs. 7.17 e 7.18), desenvolve-se em resposta à tensão no tendão do músculo quadríceps femoral. Tem **base** larga e um **ápice** inferior em ponta. Facetas articulares na **face articular** da patela articulam-se com os côndilos medial e lateral do fêmur.

As funções da patela são: proteger a articulação do joelho e fortalecer o tendão do quadríceps; e também aumentar a força de alavanca do músculo quadríceps femoral quando estende (retifica) a articulação do joelho.

A patela pode ser fraturada por um golpe direto. Contudo, em geral não se fragmenta, porque está confinada dentro do tendão. Luxações da patela podem resultar de lesões ou de subdesenvolvimento do côndilo lateral do fêmur.

Perna

Tecnicamente falando, perna refere-se apenas à porção do membro inferior entre o joelho e o pé. A *tíbia* e a *fíbula* são os ossos da perna. A tíbia é o maior e mais medial dos dois.

Tíbia

A tíbia articula-se proximalmente com o fêmur na articulação do joelho e distalmente com o tálus no tornozelo, e também proximalmente e distalmente com a fíbula. Duas superfícies ligeiramente côncavas na extremidade proximal da tíbia, os **côndilos medial** e **lateral** (fig 7.18), articulam-se com os côndilos do fêmur. Os côndilos estão separados por uma ligeira projeção superior chamada **eminência intercondilar**, que proporciona fixação aos ligamentos cruzados do joelho (veja figs. 8.31 e 8.32). A **tuberosidade da tíbia**, para inserção do ligamento da patela, está localizada na parte proximal e anterior do corpo da tíbia. A **margem anterior** é uma crista aguçada ao longo da superfície anterior do corpo.

O **maléolo medial** é uma proeminente saliência medial óssea localizada na extremidade distal e medial da tíbia. Uma **incisura fibular**, para a articulação com a fíbula, está localizada na extremidade distal e lateral. Como a tíbia é o osso da perna que suporta o peso, é muito maior que a fíbula.

Fíbula

A fíbula é um osso longo e delgado, que é mais importante para inserção de músculos do que para suporte. A **cabeça** da fíbula articula-se com a extremidade proximal lateral da tíbia. A extremidade distal apresenta uma proeminente saliência chamada **maléolo lateral**.

Os maléolos lateral e medial estão posicionados em ambos os lados do tálus e ajudam a estabilizar a articulação do tornozelo. Ambos os processos podem ser vistos como pontos de reparo proeminentes de superfície e podem ser palpados facilmente. Fraturas da fíbula acima do maléolo lateral são comuns em esquiadores. Clinicamente chamada *fratura de Pott*, é causada por uma força em cisalha que atua em um local vulnerável da perna.

Pé

O pé contém 26 ossos, dispostos no *tarso*, *metatarso* e *falanges* (fig. 7.19). Embora semelhantes aos ossos da mão, os ossos do pé têm diferenças estruturais distintas a fim de suportar o peso do corpo, proporcionar força de alavanca e mobilidade durante a marcha.

Tarso

Há sete ossos tarsais. O mais superior em posição é o **tálus**, que se articula com a tíbia e a fíbula para formar a articulação do tornozelo. O calcâneo, o maior dos ossos tarsais, proporciona o suporte esquelético para o calcanhar, e tem um grande prolongamento posterior, chamado **tuberosidade do calcâneo**, para a fixação dos músculos da panturrilha. Por diante do tálus encontra-se o **osso navicular** em forma de chapéu. Os demais quatro ossos tarsais formam a série distal que se articula com os ossos metatarsais, e são, do lado medial para o lado lateral, **cuneiforme medial**, **cuneiforme intermédio**, **cuneiforme lateral** e o **osso cubóide**.

patela: L. *patina*, prato pequeno
tíbia: L. *tibia*, osso da canela, flauta
fíbula: L. *fibula*, broche

maléolo: L. *malleolus*, martelo pequeno
tarso: G. *tarsos*, plano do pé
tálus: L. *talus*, tornozelo
calcâneo: L. *calcis*, calcanhar

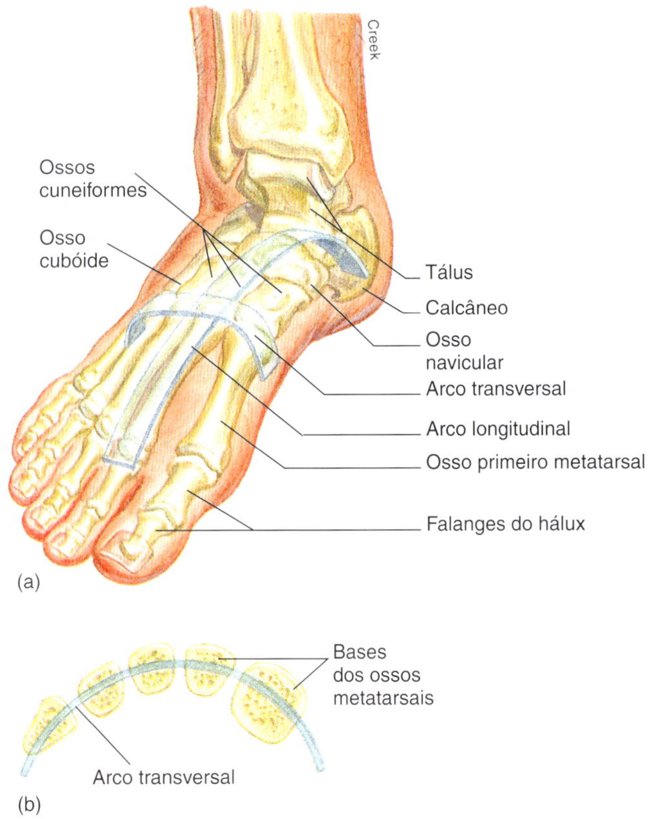

FIGURA 7.20 Os arcos do pé. (*a*) Vista medial do pé direito expondo ambos os arcos e (*b*) vista transversal através das bases dos ossos metatarsais expondo uma parte do arco transversal.

Falanges

As 14 falanges constituem os elementos dos esqueletos dos dedos do pé. Como os dedos da mão, as falanges estão dispostas em uma fila proximal, uma fila média e uma fila distal. O hálux tem apenas falanges proximal e distal.

Arcos do Pé

O pé tem dois arcos, que são formados pela estrutura e disposição dos ossos e são mantidos por ligamentos e tendões (fig. 7.20). Os arcos não são rígidos, "formam-se" quando o peso é colocado sobre o pé e recuam quando o peso é levantado.

O **arco longitudinal** é dividido em partes medial e lateral, a medial sendo a mais elevada das duas. O tálus é o ponto alto da parte medial que se origina no calcâneo, eleva-se no tálus, e desce aos primeiros três ossos metatarsais. A parte mais baixa lateral consiste no calcâneo, cubóide e quarto e quinto ossos metatarsais. O cubóide é o ponto alto ósseo deste arco.

O **arco transversal** estende-se ao longo da largura do pé e é formado pelos ossos calcâneo, navicular e cubóide posteriormente e pelas bases de todos os cinco ossos metatarsais anteriormente.

Um enfraquecimento dos ligamentos e dos tendões do pé pode achatar os arcos – uma condição conhecida como *pé plano*, ou, mais comumente, "pé chato".

Os ossos do membro inferior estão resumidos na tabela 7.3.

TABELA 7.3 Ossos do Membro Inferior e do Cíngulo do Membro Inferior

Nome e Número	Localização	Principais Características
Osso do quadril (2)	Quadril, parte do cíngulo do membro inferior formado pela fusão dos ossos ílio, ísquio e púbis	Crista ilíaca; acetábulo; espinha ilíaca ântero-superior; incisura isquiática maior do ílio; túber isquiático; incisura isquiática menor do ísquio; forame obturado; tubérculo púbico
Fêmur (2)	Osso da coxa, entre o quadril e o joelho	Cabeça; fóvea da cabeça do fêmur; trocanter maior e trocanter menor; linha áspera; côndilos lateral e medial; epicôndilos medial e lateral
Patela (2)	Face anterior do fêmur distal	Osso sesamóide triangular
Tíbia (2)	Lado medial da perna, entre o joelho e o tornozelo	Côndilos medial e lateral; eminência intercondilar; tuberosidade da tíbia; margem anterior; maléolo medial; incisura fibular
Fíbula (2)	Lado lateral da perna, entre o joelho e o tornozelo	Cabeça; maléolo lateral
Ossos tarsais (14)	Tornozelo	Tálus e calcâneo maiores para receber o peso da perna; cinco outros ossos em forma de cunha para ajudar a formar os arcos do pé
Ossos metatarsais (10)	Planta do pé	Ossos longos, cada um em linha com um dedo
Falanges (28)	Dedos	Três em cada dedo exceto dois no hálux

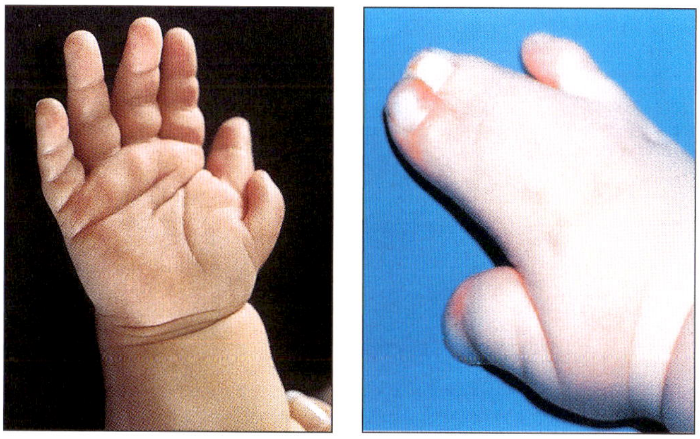

FIGURA 7.21 Polidactilia, afecção na qual há dedos extranumerários, é a deformidade congênita mais comum do pé, embora também ocorra na mão. Sindactilismo, condição na qual dois ou mais dedos são palmados em conjunto, é uma deformidade congênita comum da mão, embora também ocorra no pé. Ambas as condições podem ser corrigidas cirurgicamente.

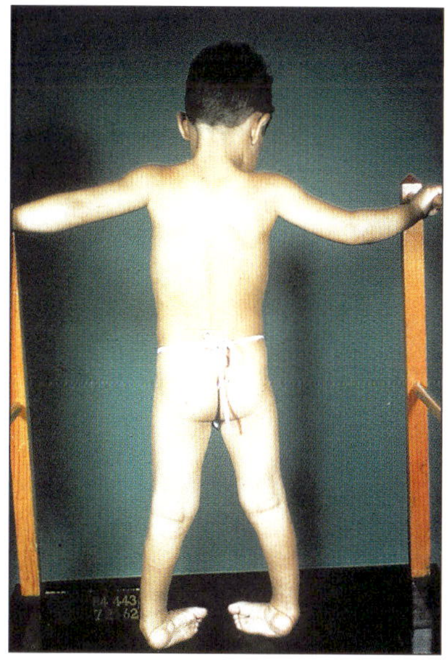

FIGURA 7.22 Talipe, ou pé torto, uma malformação congênita de um ou de ambos os pés, pode efetivamente ser tratado cirurgicamente se o procedimento for feito precocemente

Avaliação de Conhecimentos

6. Descreva a estrutura e as funções do cíngulo do membro inferior. Como sua estrutura reflete seu papel no suporte do peso?
7. Como a pelve feminina e a masculina podem ser diferenciadas? Por que a pelve menor é clinicamente significante nas mulheres?
8. Descreva a estrutura de cada um dos ossos longos do membro inferior e a posição de cada um dos ossos tarsais.
9. Quais os ossos do pé que contribuem para a formação dos arcos? Quais são as funções dos arcos?

CONSIDERAÇÕES CLÍNICAS

Distúrbios do Desenvolvimento

Defeitos menores dos membros são malformações relativamente comuns. Dedos extranumerários, uma condição chamada **polidactilia**; fig. 7.21), é a deformidade mais comum dos membros. Habitualmente um dedo extranumerário está incompletamente formado e não funciona. **Sindactilismo**, ou dedos palmados, também é comum. Polidactilia é uma característica hereditária dominante, enquanto sindactilismo é uma característica recessiva.

Talipe, ou pé torto (fig. 7.22), é uma malformação congênita na qual a planta do pé está torcida medialmente. Não se sabe o que causa esta malformação, se é o posicionamento anormal ou a limitação de movimentos no útero, mas ambos fatores genéticos e condições ambientais estão envolvidos na maioria dos casos.

polidactilia: G. *polys*, muitos; *daktylos*, dedos
sindactilia: G. *syn*, juntos; *daktylos*, dedos
talipes: L. *talus*, calcanhar; *pes*, pés

Trauma e Lesão

O tipo mais comum de lesão no osso é uma **fratura** – rachadura ou quebra de um osso. As radiografias são freqüentemente utilizadas para diagnosticar a localização precisa e a extensão de uma fratura. As fraturas podem ser classificadas de vários modos, e o tipo e a gravidade das fraturas normalmente estão relacionados com a idade e o estado geral do paciente. **Fraturas patológicas**, por exemplo, resultam de doenças que enfraqueceram os ossos. A maioria das fraturas, porém, são chamadas **fraturas traumáticas** porque são causadas por traumas. As descrições que seguem são de vários tipos de fraturas traumáticas (fig. 7.23).

1. **Simples** ou **fechada**. O osso fraturado não rompe a pele.
2. **Composta** ou **aberta**. O osso fraturado está exposto externamente por uma abertura na pele.
3. **Parcial (fissurada)**. O osso está incompletamente quebrado.
4. **Completa**. A fratura divide o osso em dois pedaços.
5. **Cominutiva**. O osso é quebrado em vários fragmentos.
6. **Espiral**. A linha de fratura é torcida quando o osso quebra.
7. **Galho verde**. Uma fratura incompleta, na qual um lado do osso está quebrado, e o outro lado encurvado.
8. **Impactada**. A extremidade de um osso quebrado projeta-se no interior da outra parte.
9. **Transversal**. A fratura ocorre ao longo do osso perpendicularmente ao seu maior eixo.
10. **Oblíqua**. A fratura ocorre ao longo do osso em ângulo oblíquo com o maior eixo.

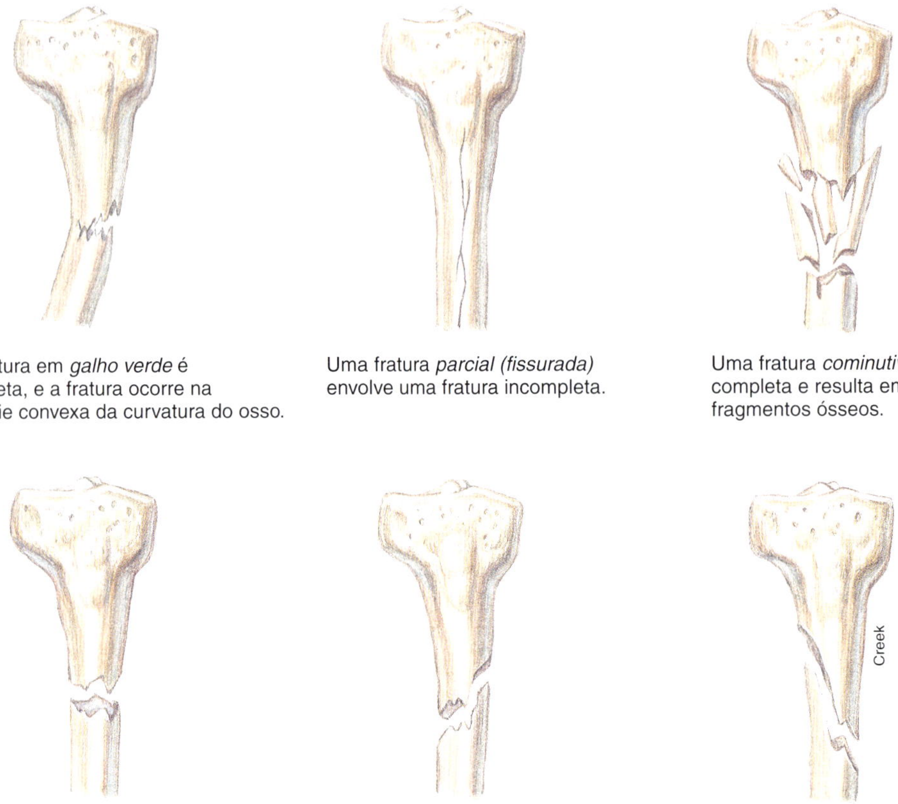

Uma fratura em *galho verde* é incompleta, e a fratura ocorre na superfície convexa da curvatura do osso.

Uma fratura *parcial (fissurada)* envolve uma fratura incompleta.

Uma fratura *cominutiva* é completa e resulta em vários fragmentos ósseos.

Uma fratura *transversal* é completa, e a linha de fratura é horizontal.

Uma fratura *oblíqua* é completa, e a linha de fratura forma um ângulo com o eixo maior do osso.

Uma fratura *espiral* é causada pela torção excessiva de um osso.

FIGURA 7.23 Exemplos de fraturas.

11. **Colles**. Uma fratura da porção distal do rádio.
12. **Pott** é uma fratura de qualquer um ou de ambos os ossos na extremidade distal da tíbia e fíbula no nível dos maléolos.
13. **Avulsão**. Uma porção de um osso é arrancada .
14. **Deprimida**. A porção quebrada do osso é dirigida para dentro, como em certas fraturas do crânio.
15. **Deslocada**. Uma fratura na qual os fragmentos ósseos não estão em alinhamento anatômico.
16. **Não deslocada**. Uma fratura na qual os fragmentos ósseos permanecem em alinhamento anatômico.

Quando um osso fratura, o tratamento médico envolve o realinhamento das extremidades quebradas e suas imobilizações até que tecidos ósseos novos se formem e a fratura se consolide. O local, a gravidade da fratura e a idade do paciente irão determinar o tipo de imobilização. Os métodos de imobilização incluem fita, tala, moldes de gesso, faixas, arames, parafusos, placas e pino de aço. Contudo, certas fraturas parecem resistir mais à cura, até mesmo com esta série de opções de tratamentos. Técnicas novas para tratar fraturas incluem a aplicação de correntes elétricas fracas em ossos fraturados. Este método tem mostrado perspectivas de promoção da cura reduzindo o tempo de imobilização, significativamente.

Os médicos realinham e imobilizam uma fratura, mas o último reparo ósseo ocorre naturalmente dentro do próprio osso. Vários passos estão envolvidos neste processo (fig. 7.24).

1. Quando um osso é fraturado, o periósteo circunvizinho é geralmente rompido e vasos sangüíneos em ambos os tecidos são rompidos. Um coágulo de sangue chamado **hematoma de fratura** logo se forma ao longo da área danificada. A interrupção do fluxo sangüíneo para os osteócitos e células periosteais no local da fratura provoca morte celular, e em seguida inchaço e inflamação.

fratura de Colles: de Abraham Colles, cirurgião irlandês, 1773-1843

fratura de Pott: de Percivall Pott, cirurgião inglês, 1713-1788

hematoma: G. *hema*, sangue; *oma*, tumor

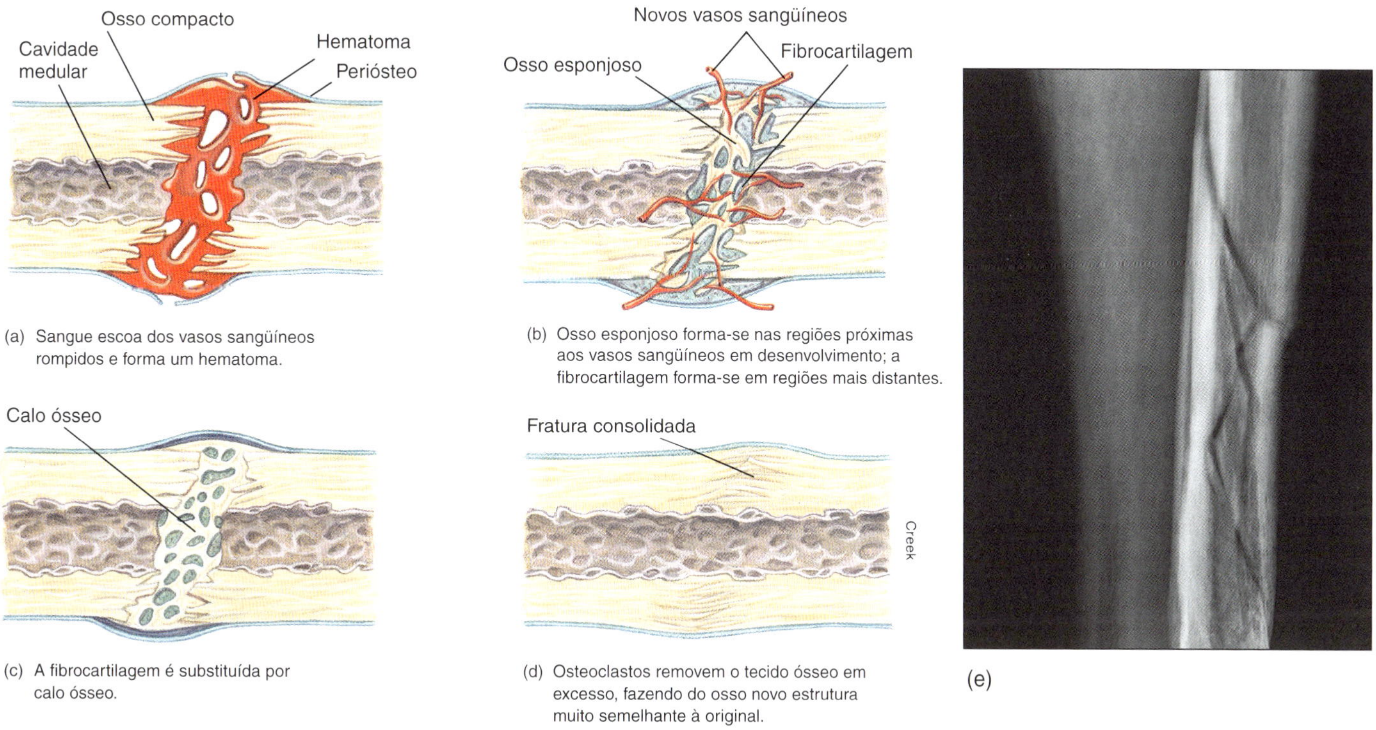

(a) Sangue escoa dos vasos sangüíneos rompidos e forma um hematoma.

(b) Osso esponjoso forma-se nas regiões próximas aos vasos sangüíneos em desenvolvimento; a fibrocartilagem forma-se em regiões mais distantes.

(c) A fibrocartilagem é substituída por calo ósseo.

(d) Osteoclastos removem o tecido ósseo em excesso, fazendo do osso novo estrutura muito semelhante à original.

(e)

FIGURA 7.24 Estágios (*a-d*) de reparo de uma fratura. (*e*) Radiografia da fratura consolidada.

2. A área traumatizada é limpa pela atividade de células sangüíneas fagocíticas e pelos osteoclastos que reabsorvem fragmentos ósseos. Quando os resíduos são removidos, a fibrocartilagem preenche o espaço dentro do osso fragmentado, e uma massa cartilagínea chamada **calo ósseo** é formada. O calo ósseo torna-se o precursor da formação óssea do mesmo modo que a cartilagem hialina serve como precursora do osso em desenvolvimento.
3. A remodelação do calo ósseo é o passo final no processo curativo. O calo cartilagíneo é destruído, forma-se um novo suprimento vascular ósseo, e o osso compacto se desenvolve em torno da periferia da fratura. Uma fratura linear consolidada de modo geral não é detectada em uma radiografia, a não ser que, por um período de tempo, o osso nessa área possa ficar ligeiramente mais espesso.

calo: L. *callosus*, calo

Resposta do Estudo de Caso Clínico

A lesão envolve a lâmina epifisial cartilagínea de crescimento que é o local de crescimento linear em ossos longos. Quando cessa o crescimento, esta lâmina desaparece e a epífise e a diáfise se fundem. Até que isto ocorra, contudo, o rompimento da lâmina epifisial de crescimento pode afetar negativamente o crescimento do osso.

Exposição do Desenvolvimento

O Esqueleto Apendicular

EXPLICAÇÃO

O desenvolvimento dos membros superior e inferior se inicia em torno do final da quarta semana com o aparecimento de quatro pequenas elevações chamadas **brotos dos membros** (exibição I). O par superior são os brotos dos membros superiores cujo desenvolvimento precede aquele do par inferior de brotos do membro inferior em alguns dias. Cada broto do membro consiste em uma massa de mesoderma indiferenciado parcialmente encoberta com uma camada de ectoderma. Esta **crista ectodérmica apical** promove o desenvolvimento do osso e do músculo.

Quando os brotos dos membros se prolongam, tecido mesenquimal migra diferenciando-se em ossos cartilagíneos específicos. Os centros de ossificação primários formam-se em cada osso, e o tecido de cartilagem hialina é substituído gradualmente por tecido ósseo no processo de ossificação endocondral (veja capítulo 6).

Inicialmente, os membros em desenvolvimento são dirigidos caudalmente, mas depois ocorre uma rotação lateral no membro superior e uma rotação medial no membro inferior. Como resultado, os cotovelos são dirigidos para trás e os joelho se dirigem para frente.

Os ***raios digitais*** que formarão as mãos e os pés se apresentam pela quinta semana, e os dedos individualmente se separam ao final da sexta semana.

Um número grande de deformidades dos membros ocorreu em crianças nascidas entre 1957 e 1962. Durante este período, o sedativo talidomida era usado por grande número de mulheres grávidas para aliviar "as náuseas". Calcula-se que 7.000 crianças sofreram malformações graves dos membros em conseqüência da exposição a essa droga durante o início da vida intra-uterina. As malformações variaram de *micromelia* (membros pequenos) para *amelia* (ausência de membros).

micromelia: G. *mikros*, pequenos; *melos*, membros

amelia: G. *a*, sem; *melos*, membros

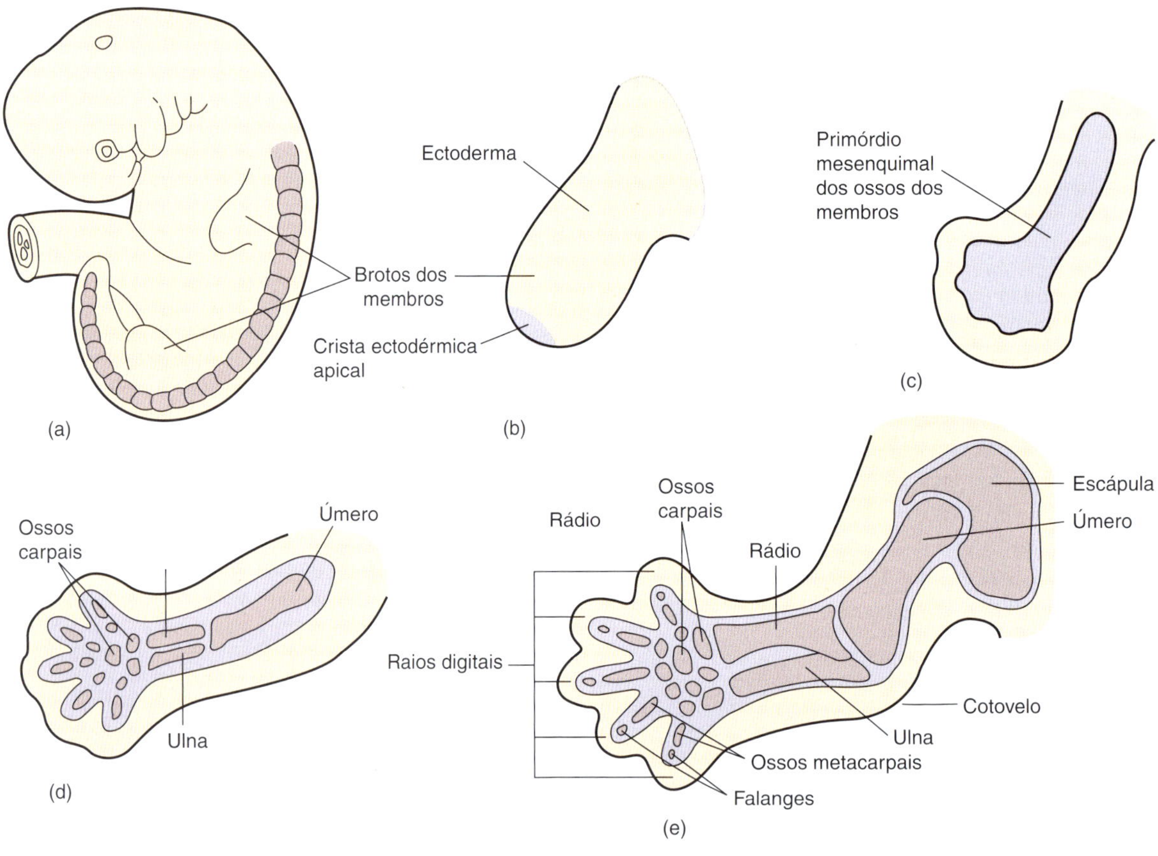

EXIBIÇÃO I Desenvolvimento do esqueleto apendicular. (*a*) Brotos dos membros estão presentes em um embrião de 28 dias e (*b*) uma crista ectodérmica é a precursora das estruturas do esqueleto e dos músculos. (*c*) Células primordiais mesenquimais estão presentes em 33 dias. (*d*) Modelos cartilagíneos hialinos dos ossos isolados se desenvolvem no início da sexta semana. (*e*) No final da sexta semana, o esqueleto cartilagíneo do membro superior está bem formado.

PRÁTICA CLÍNICA 7.1

Um homem com 40 anos de idade caiu de uma escada enquanto aparava uma árvore. Como ele caiu com a mão estendida e ouviu um grande estalo, veio à sala de emergência para avaliação. No exame, você observa visivelmente que o antebraço está deformado e com uma ferida aberta, e, também, que o paciente diminuiu ligeiramente a força da mão. A sensibilidade está normal, assim como o enchimento capilar e a pulsação radial. Você solicita uma radiografia do antebraço para avaliação posterior.

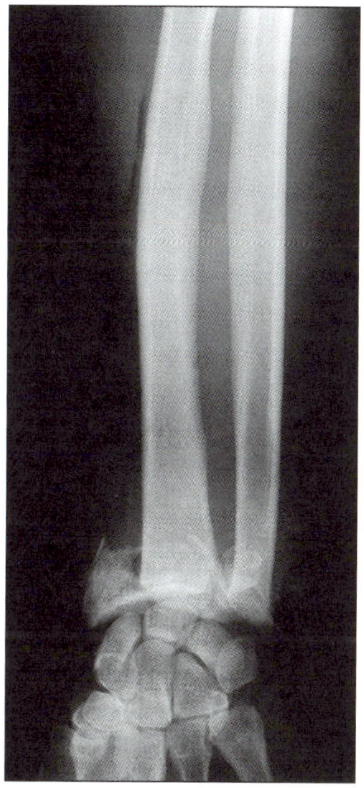

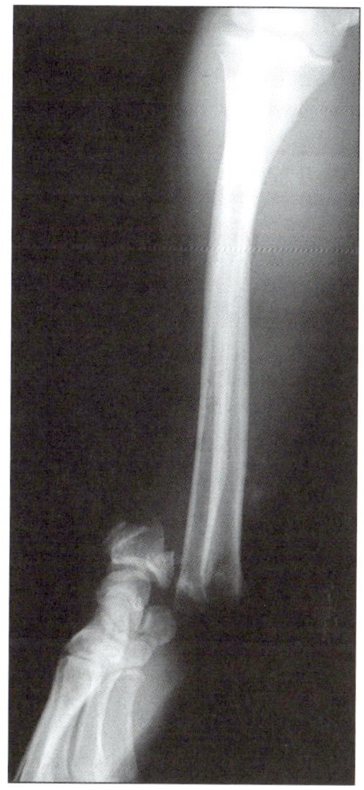

PERGUNTAS

1. Descreva esta fratura.
2. Qual é o perigo de uma fratura aberta?
3. Por que é importante avaliar as funções neuromuscular e vascular na mão neste caso?

PRÁTICA CLÍNICA 7.2

Uma paciente de 70 anos de idade com câncer de tireóide já diagnosticado apresenta-se para uma reavaliação vários meses depois de ter completado a quimioterapia. Na consulta atual, queixa-se de uma nova dor no seu quadril direito, que começou aproximadamente há um mês atrás e tem aumentado lentamente. No exame físico, você não acha nada digno de nota a não ser que a paciente está caminhando com uma claudicação evidente. Estão aqui expostas uma radiografia convencional (esquerda) e uma tomografia (direita) do quadril.

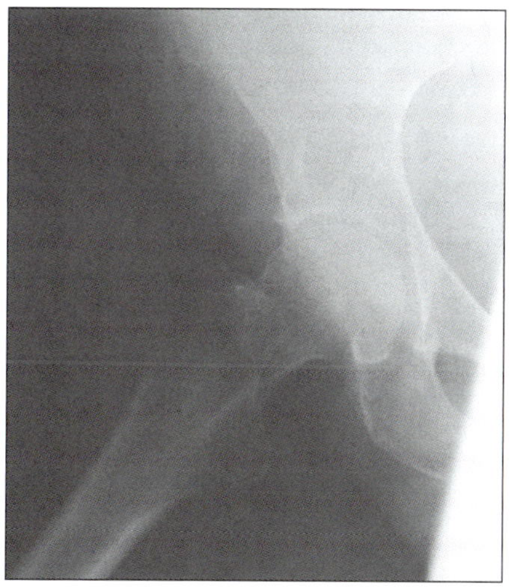

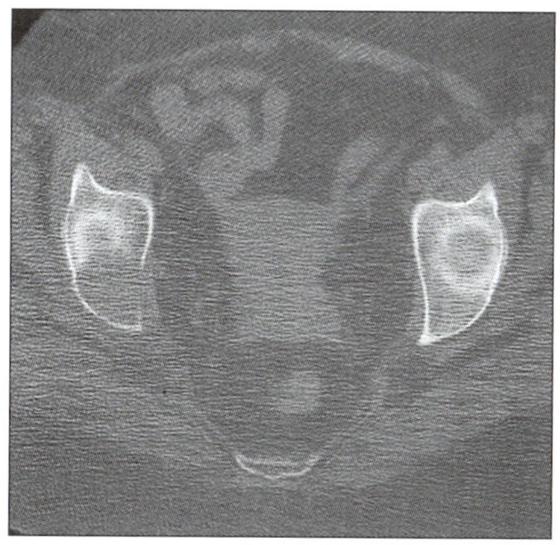

PERGUNTAS

1. Por que a paciente está tendo dor no quadril?
2. Qual o risco para a paciente deste achado?

Resumo do Capítulo

Cíngulo do Membro Superior e Membro Superior (pp. 173-178)

1. O cíngulo do membro superior consiste em um par de escápulas e de clavículas. Anteriormente, cada clavícula se articula com o esterno pela articulação esternoclavicular.
   (a) Características próprias da clavícula incluem: as extremidades acromial e esternal, o tubérculo conóide e a impressão do ligamento costoclavicular.
   (b) Características próprias da escápula incluem: a espinha da escápula; acrômio; processo coracóide; fossas supra-espinal, infra-espinal e subescapular; cavidade glenoidal; margens superior, medial e lateral; e ângulos superior, inferior e lateral.
2. O braço contém o úmero, que se estende do ombro ao cotovelo.
   (a) Características próprias do úmero incluem, proximais: a cabeça redonda, os tubérculos maior e menor, o colo anatômico e o sulco intertubercular; distais: os epicôndilos medial e lateral, as fossas coronóidea e do olécrano, o capítulo e a tróclea.
   (b) A cabeça do úmero articula-se proximalmente com a cavidade glenoidal da escápula; distalmente, a tróclea e o capítulo se articulam com a ulna e o rádio, respectivamente.
3. O antebraço contém a ulna (medialmente) e o rádio (lateralmente).
   (a) Características próprias da ulna incluem, proximais: o olécrano, o processo coronóide, a incisura troclear e a incisura radial; distais: o processo estilóide da ulna e cabeça da ulna.
   (b) Características próprias do rádio incluem, proximais: a cabeça do rádio, o colo do rádio e a tuberosidade do rádio; distais:i o processo estilóide e a incisura ulnar.
4. A mão contém 27 ossos, incluindo 8 ossos carpais, 5 ossos metacarpais e 14 falanges.

Cíngulo do Membro Inferior e Membro Inferior (pp. 178-189)

1. O cíngulo do membro inferior é formado pelos dois ossos do quadril, unidos anteriormente pela sínfise púbica. Estão ligados posteriormente ao sacro – um osso do esqueleto axial.
2. A pelve divide-se em pelve maior, que ajuda a sustentar as vísceras pélvicas, e pelve menor, que forma as paredes do canal do parto.
3. Cada osso do quadril consiste em ílio, ísquio e púbis. Características próprias do osso do quadril incluem: forame obturado e acetábulo; este último é o encaixe para a articulação com a cabeça do fêmur.
   (a) Características próprias do ílio incluem: crista ilíaca, fossa ilíaca, espinha ilíaca ântero-superior, espinha ilíaca ântero-inferior e incisura isquiática maior.
   (b) Características próprias do ísquio incluem: corpo, ramo, túber isquiático e incisura isquiática menor.
   (c) Características próprias do púbis incluem: ramo e tubérculo púbico. Os dois ossos púbis se articulam pela sínfise púbica.
4. A coxa contém o fêmur, que se estende do quadril ao joelho, onde se articula com a tíbia e a patela.
   (a) Características próprias do fêmur incluem, proximais: a cabeça, fóvea da cabeça do fêmur, colo, trocanter maior e trocanter menor; distais: os epicôndilos lateral e medial, os côndilos lateral e medial e a face patelar. A linha áspera é uma crista rugosa colocada verticalmente ao longo da face posterior do corpo do fêmur.
   (b) A cabeça do fêmur articula-se proximalmente com o acetábulo do osso do quadril e distalmente com os côndilos da tíbia e a face articular da patela.
5. A perna contém a tíbia, medialmente, e a fíbula, lateralmente.
   (a) Características próprias da tíbia incluem, proximais: os côndilos lateral e medial, a eminência intercondilar e a tuberosidade da tíbia; distais: o maléolo medial e a incisura fibular. A margem anterior é uma crista aguçada que se estende ao longo da tíbia, anteriormente.
   (b) Características próprias da fíbula incluem, proximal: a cabeça; distal: o maléolo lateral.
6. O pé contém 26 ossos incluindo 7 ossos tarsais, 5 metatarsais e 14 falanges.

CAPÍTULO 7

Atividades de Revisão

Questões Objetivas

1. Na posição anatômica, a fossa subescapular da escápula volta-se
   (a) anteriormente
   (b) medialmente
   (c) posteriormente
   (d) lateralmente
2. A clavícula articula-se com
   (a) escápula e úmero
   (b) úmero e manúbrio do esterno
   (c) manúbrio do esterno e escápula
   (d) manúbrio do esterno, escápula e úmero
3. Qual dos seguintes ossos apresenta o tubérculo conóide?
   (a) escápula
   (b) úmero
   (c) rádio
   (d) clavícula
   (e) ulna
4. O processo proximal da ulna é
   (a) epicôndilo lateral
   (b) olécrano
   (c) processo coronóide
   (d) processo estilóide
   (e) epicôndilo medial
5. Qual das seguintes afirmativas referente ao carpo é *falsa*?
   (a) Consiste em oito ossos carpais dispostos em duas filas transversais de quatro ossos cada.
   (b) Todos os ossos carpais são considerados ossos sesamóides.
   (c) Os ossos escafóide e semilunar articulam-se com o rádio.
   (d) O trapézio, trapezóide, capitato e hamato articulam-se com os metacarpais.

6. Pelvimetria é a medida de
   (a) osso do quadril
   (b) sínfise púbica
   (c) linha terminal
   (d) pelve menor
7. Qual das seguintes não é uma característica estrutural do osso do quadril?
   (a) forame obturado
   (b) acetábulo
   (c) face auricular
   (d) incisura isquiática maior
   (e) linha áspera
8. Uma fratura através da linha intertrocantérica deve envolver
   (a) o ílio
   (b) o fêmur
   (c) a tíbia
   (d) a fíbula
   (e) a patela
9. Em relação à pelve masculina, a pelve feminina
   (a) é mais maciça
   (b) é mais estreita na abertura inferior da pelve
   (c) é inclinada para trás
   (d) possui sínfise púbica mais rasa
10. Pé torto é uma deformidade congênita do pé que clinicamente é referida como
   (a) talipe
   (b) sindactilismo
   (c) pé chato
   (d) polidactilia

Questões Dissertativas

1. Confronte as estruturas dos cíngulos do membro superior e do membro inferior. Como as diferenças estruturais se relacionam com as diferenças funcionais?
2. Explique por que a clavícula fratura-se mais freqüentemente do que a escápula.
3. Faça uma relação dos processos dos ossos dos membros superior e inferior que podem ser palpados. Por que é importante conhecer estes pontos de reparo ósseos?
4. Os ossos das mãos são semelhantes aos dos pés, mas há algumas diferenças importantes na estrutura e na disposição. Compare e confronte a anatomia destes apêndices, considerando os seus papéis funcionais.
5. Defina *locomoção bipedal* e discuta as adaptações do cíngulo do membro inferior e membros inferiores que permitiram este tipo de movimento.
6. Explique como a pelve feminina está adaptada às necessidades da gravidez e do parto.
7. Explique o significado do broto do membro, crista ectodérmica apical e raios digitais no desenvolvimento do membro. Quando começa o desenvolvimento do membro e quando se completa?
8. Qual é o significado de uma malformação congênita do esqueleto? Dê dois exemplos de tais anormalidades que acontecem no esqueleto apendicular.
9. Quais são as diferenças entre fraturas patológicas e fraturas traumáticas? Dê alguns exemplos de fraturas traumáticas.
10. Como é feito o reparo por si mesmo de um osso fraturado? Por que é importante que o local da fratura seja imobilizado?

Questões de Análise Crítica

1. James Smithson, benfeitor do Instituto Smithsoniano, morreu em 1829, aos 64 anos de idade. Embora seu corpo tivesse sido enterrado na Itália, foi novamente sepultado em 1904 em Washington, D.C. Antes do novo enterro, cientistas do Instituto Smithsoniano examinaram o esqueleto de Smithson cuidadosamente e concluíram que Smithson era de constituição frágil mas atlética – tinha tórax grande e braços e mãos fortes. Os dentes estavam desgastados no lado esquerdo devido ao hábito de mastigar uma pipa. Os cientistas também informaram que "certas peculiaridades do dedo mínimo direito sugerem que ele possa ter tocado cravo, piano, ou um instrumento de cordas como violino". Ossos preservados podem servir como um reservatório de informações. Considerando a tecnologia atual, quais os outros tipos de informações que podem ser obtidos pelo exame de um esqueleto preservado?
2. Em sua opinião o que foi mais importante na evolução humana – a adaptação da mão ou a adaptação do pé? Explique seu parecer.
3. Reflita por que um único osso está presente no braço e na coxa, enquanto que o antebraço e a perna possuem dois ossos.
4. Compare a tíbia e fíbula com respeito à estrutura e função. Qual seria mais debilitante, uma fratura composta da tíbia ou uma fratura composta da fíbula?

8

Articulações

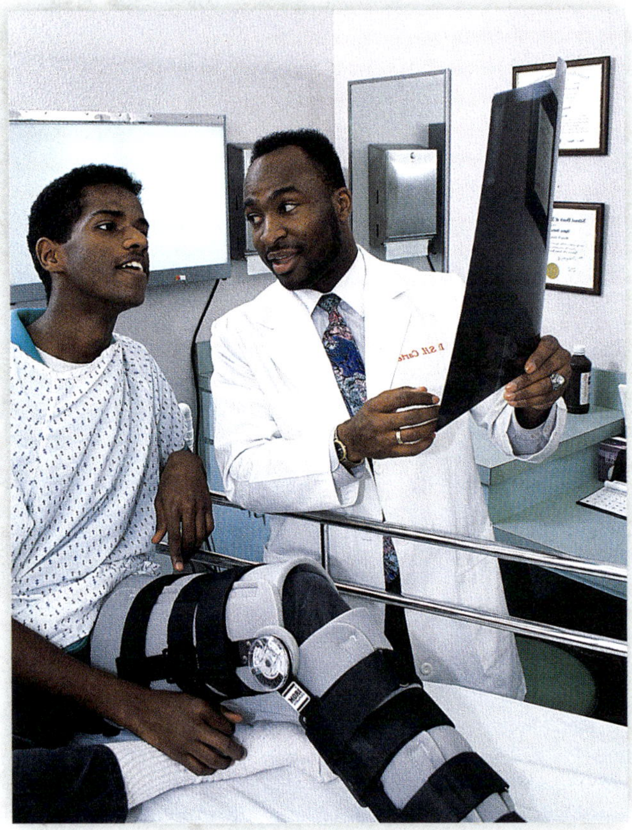

FIGURA: Apesar de estar bem protegida para dar sustentação ao corpo, caminhar e correr, a articulação de joelho é particularmente vulnerável às lesões nas práticas esportivas.

Estudo de Caso Clínico

Um jogador universitário de futebol com 20 anos de idade sofreu uma lesão em seu joelho direito durante o jogo de abertura da temporada. Como o joelho inchou rapidamente e ele se queixava de fortes dores, foi levado para a sala de emergência do hospital local. Ao ser indagado pelo médico que o atendeu sobre o acidente, o atleta respondeu: "Eu estava conduzindo a bola correndo pela extrema esquerda, e quando firmei o pé direito e me dirigia para fazer o corte, fui atingido no lado de fora do joelho. Eu percebi que meu joelho tivera se deslocado, e senti uma dor como se estivessem cortando o lado de dentro de meu joelho".

O exame físico feito pelo médico revelou inchaço acentuado na parte medial do joelho. O doutor concluiu que uma pressão em valgo (uma pressão que dobrou o joelho medialmente) fez com que a face medial da articulação se "abrisse". Qual estrutura estabilizadora foi, provavelmente, lesada? Qual estrutura cartilagínea é freqüentemente atingida em associação com a estrutura previamente mencionada? Há alguma explicação anatômica? Quais são algumas outras estruturas estabilizadoras do interior do joelho que freqüentemente são atingidas em jogos esportivos?

Sugestão: O impacto em um lado do joelho geralmente resulta em trauma maior no outro lado. Leia, cuidadosamente, as seções neste capítulo sobre articulação tibiofemoral (joelho) e traumas articulares. Além disso, examine as figuras 8.31 e 8.32.

CLASSIFICAÇÃO DAS ARTICULAÇÕES

Baseando-nos nas estruturas anatômicas, as articulações entre os ossos do esqueleto são classificadas em articulações fibrosas, articulações cartilagíneas e articulações sinoviais. As articulações fibrosas unem firmemente os elementos do esqueleto com tecido conjuntivo fibroso. As articulações cartilagíneas unem firmemente os elementos do esqueleto com cartilagem. As articulações sinoviais são articulações com liberdade de movimentos; e são envolvidas por cápsulas articulares que contêm líquido sinovial.

Objetivo 1 Definir *artrologia* e *cinesiologia*.

Objetivo 2 Comparar e diferenciar os três principais tipos de articulações

Uma das funções do sistema esquelético é permitir o movimento do corpo. Não são os ossos que permitem o movimento, mas as uniões entre os ossos, chamadas **articulações** ou **junturas**. Embora as articulações do corpo façam realmente parte do sistema esquelético, este capítulo é inteiramente dedicado a elas.

A estrutura de uma articulação determina a direção e a amplitude do movimento que ela permite. Nem todas as articulações são flexíveis, contudo, quando uma parte do corpo se movimenta, outras articulações permanecem rígidas para estabilizar o corpo e manter equilíbrio. A atividade coordenada das articulações permite os movimentos sinuosos, elegantes do ginasta ou da dançarina de balé, da mesma maneira que permite todas as ações comuns associadas com caminhar, comer, escrever e falar.

Artrologia é a ciência que se dedica ao estudo das articulações. Genericamente falando, um artrologista está interessado na estrutura, na classificação e na função das articulações, incluindo algumas disfunções que podem se desenvolver. *Cinesiologia* é uma ciência mais aplicada e dinâmica, que estuda a mecânica do movimento humano – a relação funcional dos ossos, músculos e articulações quando eles trabalham em conjunto para produzir o movimento coordenado. Cinesiologia é uma subdisciplina da *biomecânica* que trata da amplitude dos processos mecânicos incluindo as forças que coordenam a circulação do sangue e a respiração.

No estudo das articulações, a abordagem cinética permite uma melhor compreensão. O estudante deve estar apto para demonstrar os vários movimentos permitidos em cada uma das articulações dotadas de movimentos. Além disso, deve estar apto a explicar as vantagens das adaptações, como também as limitações de cada tipo de movimento.

As articulações do corpo são agrupadas pelas suas estruturas em três categorias principais.

1. **Articulações fibrosas**. Nas articulações fibrosas, os ossos que se articulam são unidos através de tecido conjuntivo fibroso. Nestas articulações faltam as cavidades articulares.
2. **Articulações cartilagíneas**. Nas articulações cartilagíneas, os ossos que se articulam são unidos através de cartilagem. Nestas articulações também falta a cavidades articular.
3. **Articulações sinoviais**. Nas articulações sinoviais, as partes dos ossos que se articulam estão cobertas com cartilagem, e geralmente são auxiliadas por ligamentos que lhes dão suporte. Estas articulações se distinguem pelo líquido que preenche as cavidades articulares.

Uma classificação funcional das articulações se baseia no grau de movimento permitido pela articulação. Utilizando este critério de classificação, os três tipos de articulações são os seguintes:

1. **Sinartroses**. Articulações imóveis.
2. **Anfiartroses.** Articulações ligeiramente móveis.
3. **Diartroses**. Articulações livremente móveis.

Em conformidade com a classificação estrutural das articulações apresentada na sexta edição da *Nomina Anatômica*, este capítulo apresenta uma classificação estrutural de articulações.

Avaliação de Conhecimentos

1. Explique a afirmação que cinesiologia é artrologia aplicada.
2. Faça uma lista dos três tipos de articulações e reflita qual delas seria a mais resistente e qual a mais vulnerável ao trauma.

CAPÍTULO 8

ARTICULAÇÕES FIBROSAS

Como o nome sugere, os ossos que se articulam em articulações fibrosas estão firmemente ligados através de tecido conjuntivo fibroso. As articulações fibrosas variam de articulações rígidas e relativamente imóveis àquelas ligeiramente móveis. Os três tipos de articulações fibrosas são suturas, sindesmoses e gonfoses.

Objetivo 3 Descrever a estrutura de uma sutura e indicar onde as suturas estão localizadas.

Objetivo 4 Descrever a estrutura de uma sindesmose e indicar onde as sindesmoses estão localizadas.

Objetivo 5 Descrever a estrutura das gonfoses e indicar suas localizações. Também, analisar a importância dessas articulações em odontologia.

Suturas

As **suturas** são encontradas apenas no crânio, são caracterizadas por uma fina camada de tecido conjuntivo denso irregular que une os ossos que se articulam (fig. 8.1). As suturas se formam em torno dos 18 meses de idade e substituem os flexíveis fontículos do crânio de uma criança (veja fig. 6.13).

Podemos distinguir os diferentes tipos de suturas pela forma da margem articular de cada osso. A **sutura serrátil** é caracterizada pelo entrelaçamento de articulações que se assemelham a uma serra. Este é o tipo mais comum de sutura, e um exemplo é a sutura

---

artrologia: G. *arthron*, articulação; *logos*, estudo

cinesiologia: G. *kinesis*, movimento; *logos*, estudo

sutura: L. *sutura*, costura

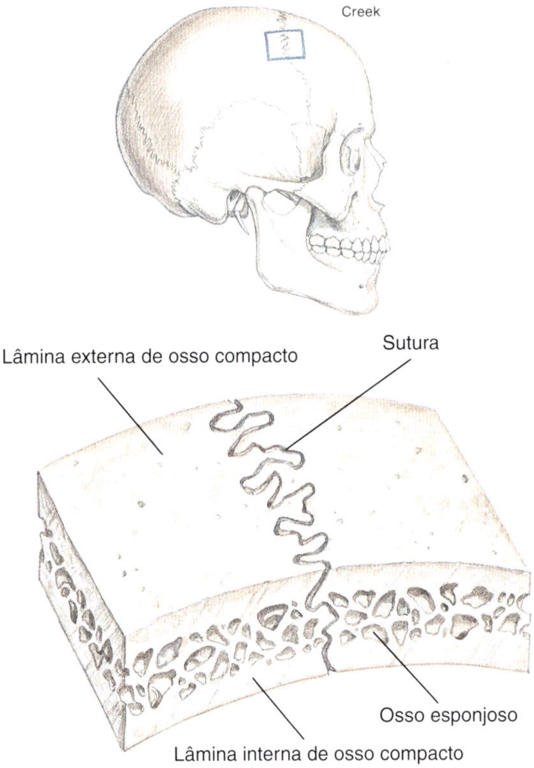

FIGURA 8.1 Secção do crânio mostrando uma sutura.

sagital entre os dois ossos parietais. Na **sutura escamosa** (sobreposição), a margem de um osso se sobrepõe à margem do osso com o qual se articula. A sutura escamosa formada entre os ossos temporal e parietal é um exemplo. Na **sutura plana**, as margens dos ossos que se articulam são bem lisas e não se sobrepõem. Um exemplo é a mediana sutura palatina, onde os pares de ossos maxilas e palatinos se articulam para formar o palato duro (veja fig. 6.16).

A nomenclatura em anatomia humana é extensa e precisa. Há mais de 30 suturas identificadas no crânio, embora só algumas estejam mencionadas com nomes nas figuras 6.15, 6.16 e 6.17. Revise estas ilustrações e observe os ossos que se articulam para identificar as suturas.

Uma *sinostose* é uma articulação do tipo sutura que está presente durante o crescimento do crânio, mas que no adulto ossifica-se totalmente. O osso frontal, por exemplo, durante sua formação apresenta dois componentes separados, mas a sutura desaparece na maioria dos indivíduos quando o crânio completa seu crescimento.

Fraturas do crânio são bastante comuns em um adulto, mas muito menos em crianças. O crânio de uma criança é elástico aos golpes por causa da natureza do osso e da camada de tecido conjuntivo fibroso no interior das suturas. O crânio de um adulto assemelha-se a uma casca de ovo no qual falta elasticidade. Com freqüência irá lascar com o impacto.

Sindesmoses

Sindesmoses são articulações fibrosas ligadas por fibras colágenas ou lâminas de tecido fibroso chamadas *membranas interósseas*. A articulação timpanoestapedial na cavidade da orelha média é uma sindesmose. Este tipo de articulação também ocorre no antebraço entre as partes distais do rádio e da ulna (fig. 8.2) e na perna entre as partes distais da tíbia e da fíbula, e permite movimentos ligeiros nestas articulações quando o antebraço ou a perna são rodados.

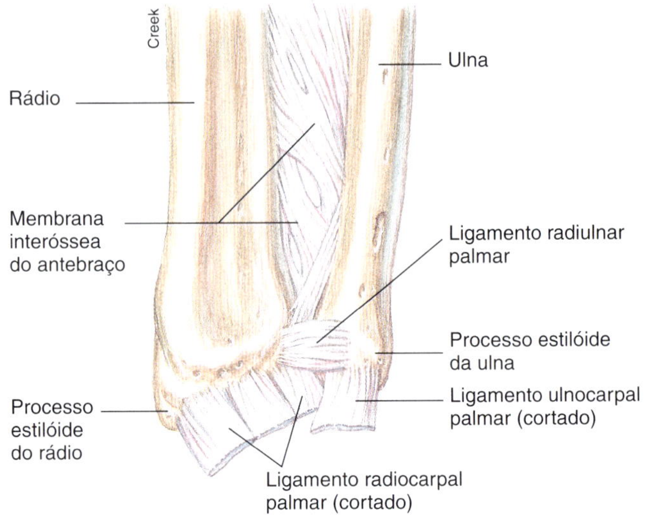

FIGURA 8.2 A articulação lado a lado da ulna com o rádio forma uma articulação do tipo sindesmose. Uma membrana interóssea liga firmemente estes ossos e permite apenas ligeiros movimentos entre eles.

Gonfoses

Gonfoses são articulações fibrosas que ocorrem entre os dentes e os ossos de sustentação, maxilas e mandíbula. Mais especificamente, uma gonfose, ou articulação dentoalveolar, é onde a raiz de um dente está fixada ao ligamento periodontal do alvéolo dental (cavidade do dente) do osso (fig. 8.3).

Doenças periodontais ocorrem nas gonfoses, e referem-se à inflamação e degeneração da gengiva, ligamentos periodontais e tecido ósseo alveolar. Com esta doença, os dentes ficam soltos e placas se acumulam nas raízes. Doença periodontal pode ser causada por falta de higiene oral, dentes compactados (falta de alinhamento) ou irritantes locais, como alimento incluso, mastigação de tabaco ou fumaça de cigarro.

Avaliação de Conhecimentos

3. Compare e diferencie os três tipos de suturas. Dê um exemplo de cada um e indique suas localizações.
4. De que modo a estrutura de uma sindesmose permite movimentos ligeiros?
5. Uma gonfose é chamada articulação em "pino e cavidade". O que representam "pino" e "cavidade"?

sindesmose: G. *syndesmos*, ligado junto

gonfose: G. *gompho*, unha ou pino

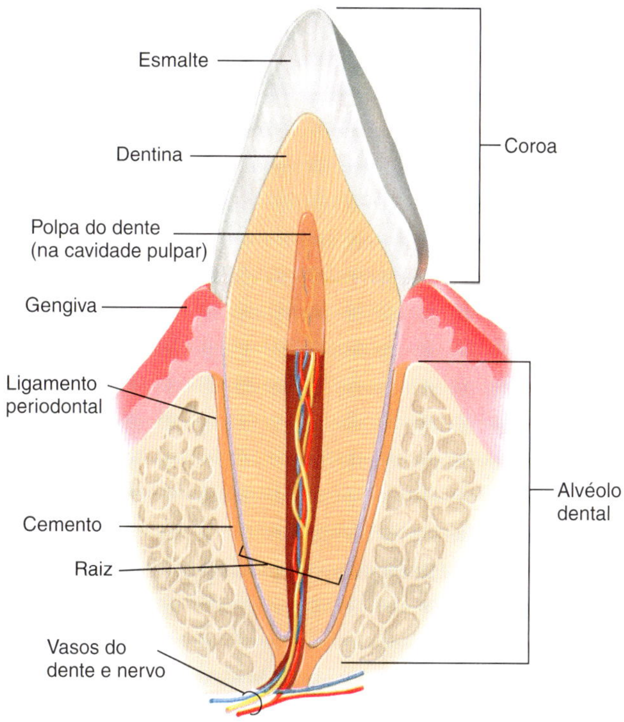

FIGURA 8.3 A gonfose é uma articulação fibrosa em que o dente é mantido em sua cavidade (alvéolo dental).

ARTICULAÇÕES CARTILAGÍNEAS

Articulações cartilagíneas permitem movimentos limitados em resposta a torções ou compressões. Os dois tipos de articulações cartilagíneas são sínfises e sincondroses.

Objetivo 6 Descrever a estrutura de uma sínfise e indicar onde ocorrem sínfises.

Objetivo 7 Descrever a estrutura de uma sincondrose e indicar onde ocorrem sincondroses.

Sínfises

As superfícies dos ossos que se articulam em uma **sínfise** são cobertas com cartilagem hialina que é infiltrada com fibras colágenas para formar um bloco interposto de fibrocartilagem. Este bloco amortece a articulação e permite movimento limitado. A sínfise púbica e as articulações intervertebrais formadas pelos discos intervertebrais (fig. 8.4) são exemplos de sínfises. Embora apenas movimentos limitados sejam possíveis em cada articulação intervertebral, o movimento combinado de todas as articulações da coluna vertebral resulta em extensa ação no conjunto.

sínfise: G. *symphysis*, crescendo junto

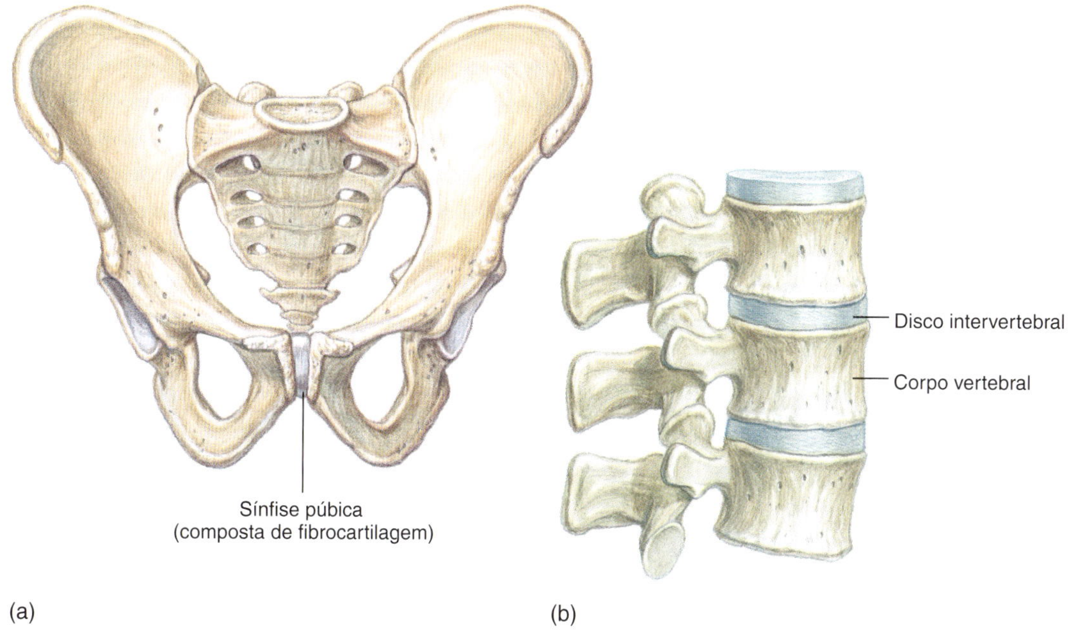

FIGURA 8.4 Exemplos de sínfises. (*a*) A sínfise púbica e (*b*) articulações intervertebrais entre os corpos vertebrais.

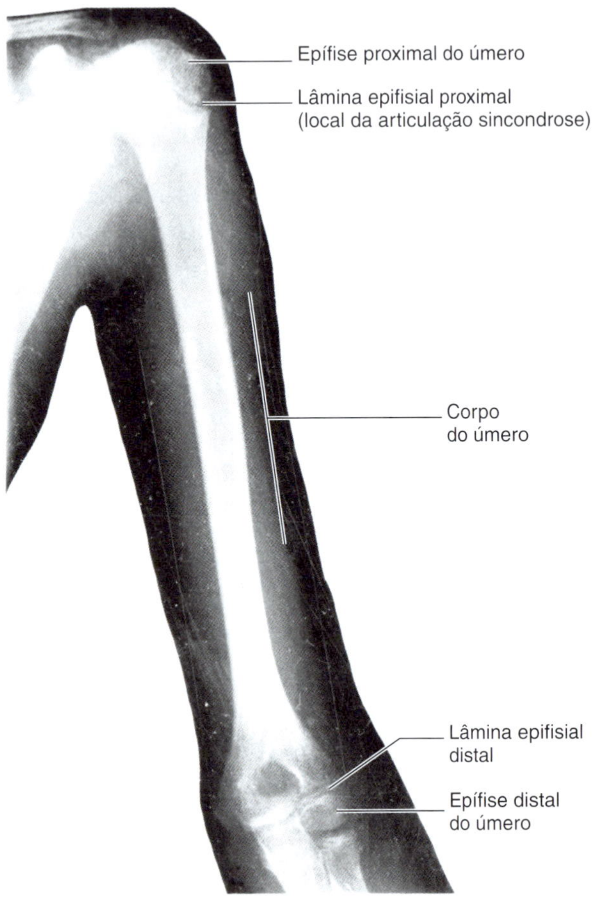

FIGURA 8.5 Uma radiografia do úmero esquerdo de uma criança com 10 anos de idade mostrando uma articulação do tipo sincondrose. Em um osso longo, este tipo de articulação ocorre em ambas as lâminas epifisiais proximal e distal. A atividade mitótica nas articulações sincondroses é responsável pelo crescimento do osso em comprimento.

Sincondroses

Sincondroses são articulações cartilagíneas que têm cartilagem hialina entre os ossos que se articulam, algumas das quais são temporárias e formam a lâmina epifisial (lâmina de crescimento) entre a diáfise e as epífises nos ossos longos de crianças (fig. 8.5). Quando o crescimento se completa, estas articulações sincondroses se ossificam. Uma sincondrose totalmente ossificada também pode ser chamada de *sinostose*.

A fratura de um osso longo em crianças pode ser extremamente séria se envolver a lâmina epifisial de uma articulação sincondrose, mitoticamente ativa. Se tal lesão permanece sem tratamento, o crescimento ósseo é comumente retardado ou interrompido, de forma que o membro será menor que o normal.

sincondrose: G. *syn*, junto; *chondros*, cartilagem

sinostose: G. *syn*, junto; *osteon*, osso

Sincondroses que não ossificam quando uma pessoa envelhece são aquelas que ligam os ossos da base e dos lados do crânio e que incluem as articulações entre os ossos occipital, esfenóide, temporal e etmóide. Além disso, as articulações costocondrais entre as extremidades das costelas e as cartilagens costais que se fixam no esterno são exemplos de sincondroses. Pessoas idosas mostram freqüentemente alguma ossificação das cartilagens costais da caixa torácica, o que pode restringir os movimentos da caixa torácica e confundir a imagem dos pulmões em uma radiografia do tórax.

Avaliação de Conhecimentos

6. Analise a função do coxim de fibrocartilagem em uma sínfise e dê dois exemplos de sínfises.
7. Qual fator estrutural é característico de todas as sincondroses? Dê dois exemplos de sincondroses.

ARTICULAÇÕES SINOVIAIS

As articulações sinoviais dotadas de liberdade de movimentos estão envolvidas por cápsulas articulares que contêm líquido sinovial. Com base nas formas das superfícies articulares e nos tipos de movimento que elas permitem, as articulações sinoviais são classificadas em plana, gínglimo, trocóidea, elipsóidea ou condilar, selar e esferóidea.

Objetivo 8 Descrever a estrutura de uma articulação sinovial.

Objetivo 9 Analisar os vários tipos de articulações sinoviais, observando onde elas ocorrem e os movimentos que elas permitem.

O tipo mais evidente de articulação no corpo são as articulações sinoviais dotadas de liberdade de movimentos. A função das articulações sinoviais consiste em proporcionar uma larga amplitude de movimentos precisos, uniformes e ao mesmo tempo manter a estabilidade, a potência e, em certos aspectos, a firmeza do corpo.

As articulações sinoviais são as mais complexas e variadas dos três tipos principais de articulações. A amplitude do movimento de uma articulação sinovial é determinada por três fatores:

1. a estrutura dos ossos envolvidos na articulação (por exemplo, o olécrano da ulna evita a hiperextensão da articulação do cotovelo);
2. a resistência da cápsula articular e a resistência e a tensão dos ligamentos e tendões associados;
3. o tamanho, a disposição e a ação dos músculos que transpõem a articulação. A amplitude do movimento nas articulações sinoviais caracteriza-se por grande variação individual, a maioria das quais está relacionada às condições do corpo (fig. 8.6). Embora algumas pessoas possam executar contorções notáveis e se julguem "duplamente articuladas", elas não possuem nenhuma articulação extra que as ajude a fazê-las. Mais exatamente, mediante condicionamento, elas estão aptas em distender os ligamentos que normalmente inibem os movimentos.

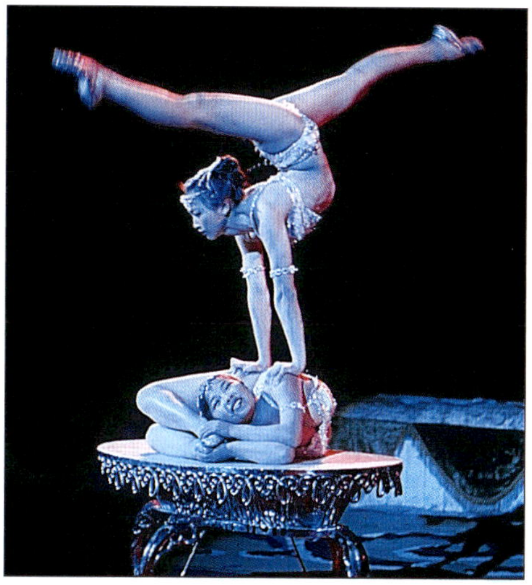

FIGURA 8.6 Embora a flexibilidade articular seja estruturalmente determinada e limitada, alguns indivíduos conseguem atingir uma amplitude extraordinária de movimentos através de extensos treinamentos.

Artroplastia é o reparo cirúrgico ou substituição de articulações. Os avanços neste campo continuam ocorrendo e novos dispositivos estão sendo desenvolvidos para restabelecer a função articular perdida e permitir movimentos livres de dor. Um recente avanço no reparo de tecidos moles envolve o uso de *ligamentos artificiais*. Um material que consiste em fibras de carbono cobertas com um plástico chamado ácido poliláctico é suturado em torno dos ligamentos e tendões rompidos. Isto reforça a estrutura traumatizada e proporciona uma base na qual as fibras colágenas do corpo podem se desenvolver. Quando a cicatrização progride, o ácido poliláctico é reabsorvido e as fibras de carbono são eliminadas.

Estrutura de uma Articulação Sinovial

Articulações sinoviais são envolvidas por uma **cápsula articular** composta por tecido conjuntivo denso regular. Cada cápsula articular contém um **líquido sinovial** lubrificante contido no interior da **cavidade articular** (fig. 8.7). O termo *sinovial* é derivado de uma palavra grega que significa "clara do ovo", com a qual este líquido se assemelha. É secretado por uma **membrana sinovial** fina que reveste a cápsula articular por dentro. O líquido sinovial, se-

artroplastia: G. *arthron*, articulação; *plasso*, formar

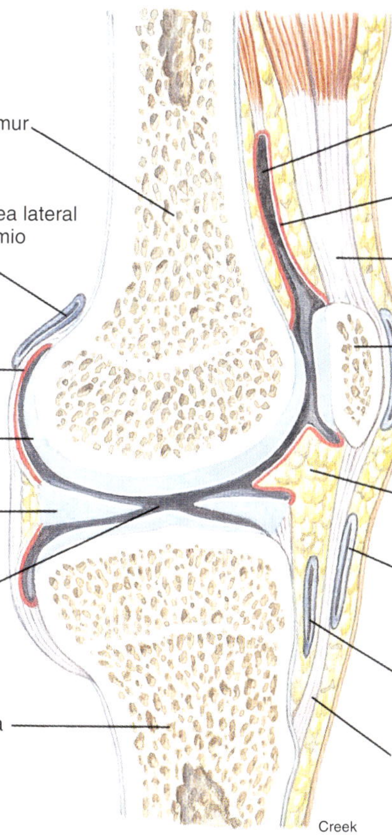

FIGURA 8.7 A articulação do joelho representa uma articulação sinovial, mostrada aqui em uma vista sagital.

melhante ao líquido intersticial (líquido entre as células), é rico em ácido hialurônico e albumina, e também contém células fagocíticas que limpam os resíduos de tecidos que resultam do desgaste das cartilagens articulares. Os ossos que se articulam em uma articulação sinovial são revestidos com uma camada lisa de cartilagem hialina chamada **cartilagem articular**, que tem apenas aproximadamente 2 mm de espessura. Como na cartilagem articular faltam vasos sangüíneos, ela precisa ser nutrida pelo movimento do líquido sinovial durante a atividade articular.

Ligamentos são cordões flexíveis constituídos por tecido conjuntivo denso regular que conectam os ossos que se articulam ajudando a unir as articulações sinoviais. Os ligamentos podem estar localizados dentro da cavidade articular ou no lado de fora da cápsula. Coxins cartilagíneos duros, fibrosos chamados **meniscos**, só são encontrados na articulação do joelho onde eles amortecem e compatibilizam os ossos que se articulam. Algumas outras articulações sinoviais, como a articulação temporomandibular (veja fig. 8.23), têm um coxim fibrocartilagíneo chamado **disco articular** que executa funções semelhantes ao menisco.

Muitas pessoas se preocupam com os sons de estalos que ouvem quando certas articulações são movimentadas, ou os estalidos ou sons de rachaduras nas juntas quando os dedos são puxados vigorosamente. Estes sons são normais. Quando uma articulação sinovial é puxada, seu volume aumenta subitamente e a pressão do líquido articular diminui, causando um vácuo parcial dentro da articulação. Quando o líquido articular é deslocado e bate contra a cartilagem articular, bolhas de ar estouram e o som de estalo ou de rachadura é ouvido. De maneira semelhante, a água quando se desloca em um tubo com vácuo fechado hermeticamente faz este som quando bate contra a parede do vidro. Estalar suas juntas não causa artrites, mas pode indicar deficiência de educação social.

A cartilagem articular que recobre a superfície articular de cada osso e o líquido sinovial que circula pela articulação durante os movimentos são fatores que protegem as articulações sinoviais e atuam diminuindo o atrito e amortecendo os ossos que se articulam. Caso um trauma ou uma doença torne qualquer um deles não funcionante, os dois ossos que se articulam entrarão em contato. Formam-se em seguida depósitos ósseos, e um tipo de artrite se desenvolverá no interior da articulação.

Intimamente associadas com algumas articulações sinoviais encontramos formações achatadas semelhantes a sacos chamadas **bolsas** que estão cheias de líquido sinovial (fig. 8.8*a*). Estes sacos fechados localizam-se comumente entre músculos, ou em áreas onde tendões passam sobre um osso, e funcionam amortecendo certos músculos e ajudando o movimento dos tendões ou dos músculos sobre as superfícies ósseas e ligamentares. Uma **bainha de tendão** (fig. 8.8*b*) é uma bolsa modificada que envolve e lubrifica os tendões de certos músculos, particularmente aqueles que cruzam as articulações do punho e do tornozelo.

Sapatos mal ajustados ou inadequados podem causar problemas às articulações correspondentes. Pessoas que usam continuamente sapatos de salto alto freqüentemente apresentam dores lombares e nas pernas porque suas posturas contrariam a inclinação para diante dos seus corpos quando em pé ou caminhando. Seus joelhos são excessivamente flexionados, e suas colunas são empurradas para diante no nível da curvatura lombar para manter equilíbrio. Sapatos apertados, especialmente aqueles que terminam em ponta no nível dos dedos, podem resultar no desenvolvimento de *hálux valgo* – um desvio lateral do hálux na direção dos outros dedos do pé. Hálux valgo geralmente é acompanhado pela formação de um *joanete* na base medial da falange proximal do hálux. Joanete é uma inflamação acompanhada de calo que se desenvolve em resposta à compressão e atrito pelo sapato.

menisco: G. *meniskos*, pequena lua

bolsa: G. *byrsa*, bolsa

Tipos de Articulações Sinoviais

As articulações sinoviais são classificadas em seis categorias principais tendo por base suas estruturas e os movimentos que permitem. As seis categorias são: *plana, gínglimo, trocóidea, condilar* ou *elipsóidea, selar e esferóidea.*

Plana

Articulações planas permitem apenas movimentos de deslizamentos entre lados e de um lado para outro com ligeira rotação. Este é o tipo mais simples de articulação com movimento. As superfícies articulares são praticamente planas, ou uma delas pode ser ligeiramente côncava e a outra ligeiramente convexa (fig. 8.9). As articulações intercarpais e intertarsais, a articulação esternoclavicular e as articulações entre processos articulares de vértebras adjacentes são alguns exemplos.

Gínglimo

Articulações gínglimos são *monoaxiais* – como a dobradiça de uma porta – e permitem movimentos em um único plano. Neste tipo de articulação, a superfície de um osso é sempre côncava, e a outra convexa (fig. 8.10). Articulações gínglimos são os tipos mais comuns de articulações sinoviais. Exemplos incluem as articulações do joelho, a umeroulnar no cotovelo e as articulações entre as falanges.

Trocóidea

O movimento em uma articulação trocóidea é limitado à rotação em torno de um eixo central. Neste tipo de articulação, a superfície articular de um osso é cônica ou arredondada e se ajusta em uma depressão do outro osso (fig. 8.11). Exemplos são a articulação proximal entre o rádio e a ulna para rotação do antebraço, como girar a maçaneta da porta, e a articulação entre o atlas e o áxis que permite o movimento de rotação da cabeça.

Condilar (elipsóidea)

A articulação condilar (elipsóidea) é estruturada de forma que uma superfície convexa oval de um osso se ajuste em uma depressão côncava do outro osso (fig. 8.12), o que permite movimentos angulares em duas direções, movimentos de cima para baixo e de lado a lado. As articulações condilares (elipsóideas) são portanto articulações *biaxiais*. A articulação radiocarpal do punho e as articulações metacarpofalângicas são os exemplos.

Selar

Cada superfície articular de uma articulação selar tem uma superfície côncava em uma direção e uma superfície convexa em

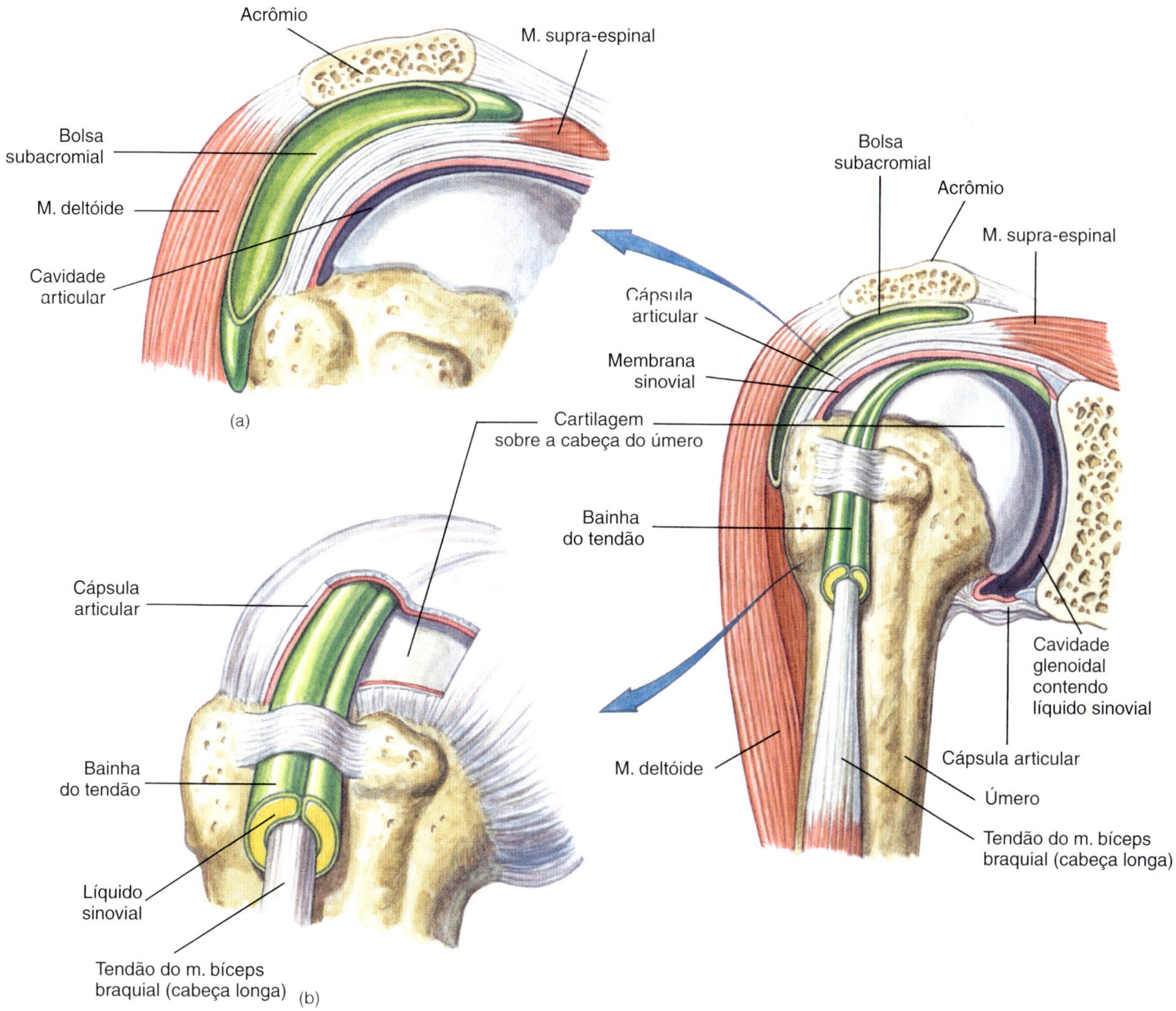

FIGURA 8.8 Bolsas e bainhas dos tendões são estruturas que reduzem o atrito, encontradas junto às articulações sinoviais. (*a*) Uma bolsa é um saco fechado cheio de líquido sinovial. As bolsas comumente estão localizadas entre músculos ou entre tendões e cápsulas articulares. (*b*) Uma bainha de tendão é um saco de camada dupla com líquido sinovial que envolve completamente um tendão.

outra. Esta articulação é uma articulação condilar (elipsóidea) modificada que permite uma amplitude maior de movimentos. Há dois lugares no corpo onde ocorre articulação selar. Um é na articulação do trapézio do carpo com o primeiro osso metacarpal (fig. 8.13). Esta articulação carpometacarpal é a responsável pelo movimento de oposição – uma característica da anatomia dos primatas. O outro é a articulação entre o martelo e a bigorna, dois ossículos da audição da orelha média (veja fig. 6.31).

Esferóidea

As articulações esferóideas são formadas pela articulação de uma superfície convexa arredondada com uma cavidade em forma de xícara (fig. 8.14). Este tipo *multiaxial* de articulação proporciona a maior amplitude de movimentos entre todas as articulações sinoviais. Exemplos são as articulações do quadril e do ombro.

Um resumo dos vários tipos de articulações é apresentado na tabela 8.1.

Trauma em uma articulação sinovial provoca a produção excessiva de líquido sinovial em uma tentativa de amortecer e imobilizar a articulação, conduzindo ao inchaço da articulação e desconforto. Em casos extremos, parte do líquido sinovial pode ser drenado por uma agulha de punção através da cápsula articular. O tipo de lesão mais freqüente em uma articulação é a entorse na qual são lesados os ligamentos de suporte ou a cápsula articular em vários níveis de gravidade.

Avaliação de Conhecimentos

8. Faça uma relação das estruturas de uma articulação sinovial e explique a função de cada uma delas.
9. Quais os três fatores que limitam a amplitude dos movimentos em uma articulação sinovial?
10. Dê um exemplo de cada tipo de articulação sinovial e descreva a amplitude de movimentos permitidos por cada uma.

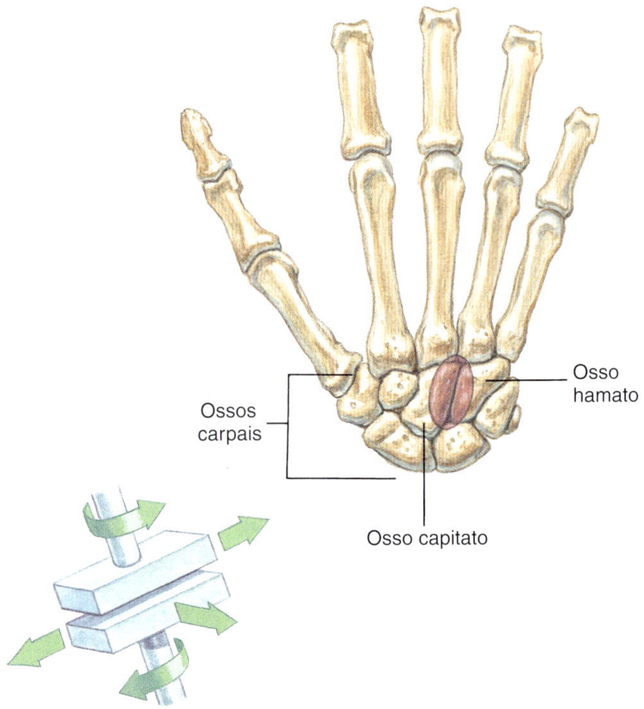

FIGURA 8.9 As articulações intercarpais no punho são exemplos de articulações sinoviais planas nas quais as superfícies articulares de ossos adjacentes são planas ou ligeiramente encurvadas. Observe a representação diagramática mostrando a direção de movimentos possíveis.

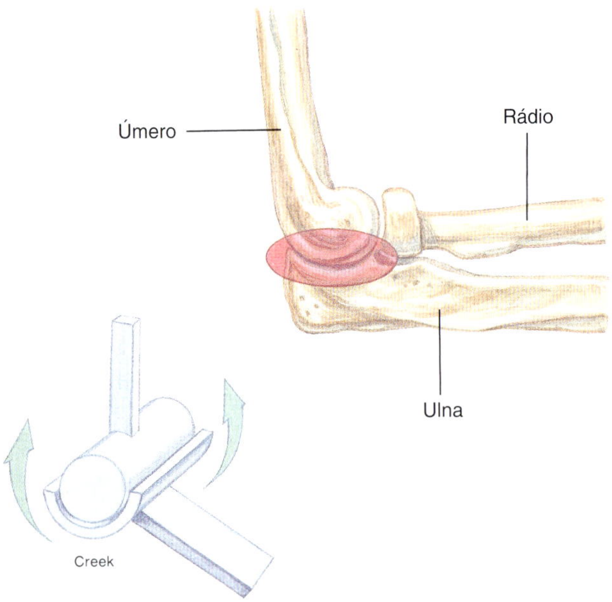

FIGURA 8.10 Uma articulação sinovial gínglimo permite apenas movimento de flexão e extensão. A articulação gínglimo do cotovelo compreende a articulação da extremidade distal do úmero com a extremidade proximal da ulna. Observe a representação diagramática mostrando a direção dos movimentos possíveis.

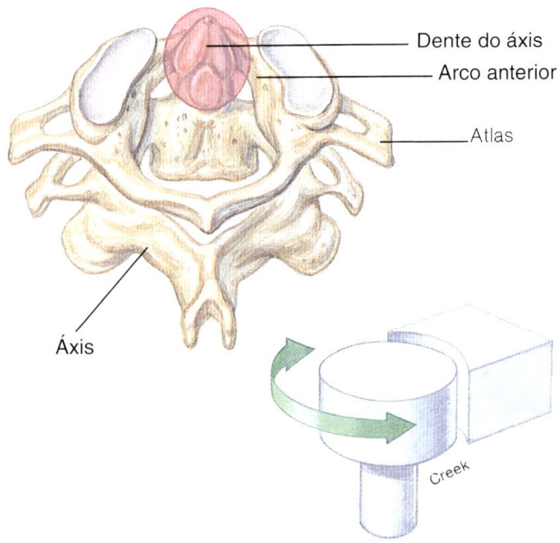

FIGURA 8.11 A articulação do atlas com o áxis forma uma articulação trocóidea que permite a rotação. Observe a representação diagramática mostrando a direção do movimento possível. (Na figura 8.10, determine quais ossos se articulam na região do cotovelo formando a articulação trocóidea.)

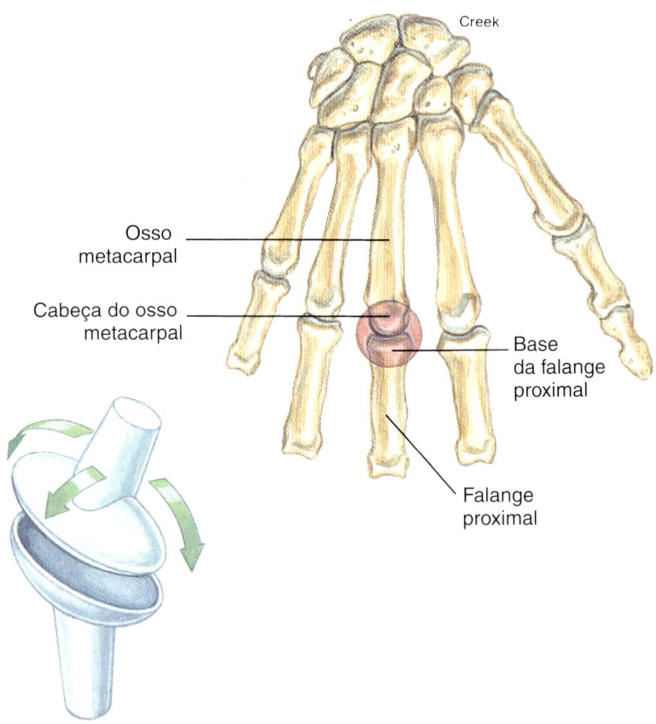

FIGURA 8.12 As articulações metacarpofalângicas da mão são exemplos de articulações condilares (elipsóideas) nas quais o côndilo oval de um osso se articula com a cavidade do outro. Observe a representação diagramática mostrando a direção dos movimentos possíveis.

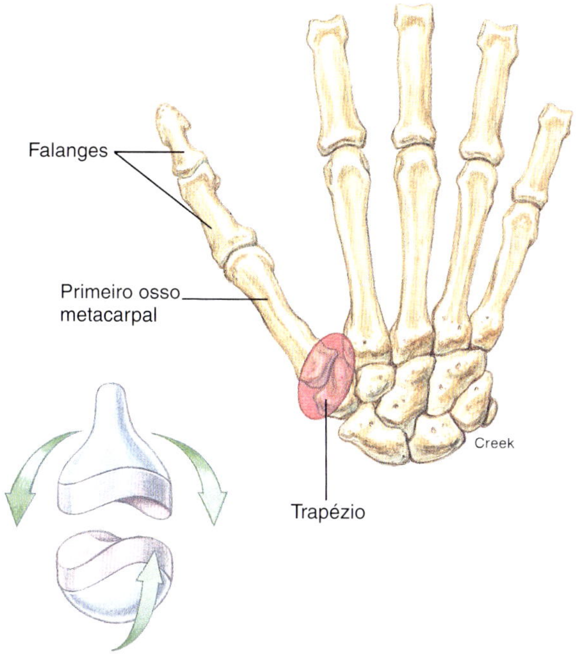

FIGURA 8.13 Uma articulação selar é formada quando o trapézio se articula com a base do primeiro osso metacarpal. Observe a representação diagramática mostrando as direções possíveis dos movimentos.

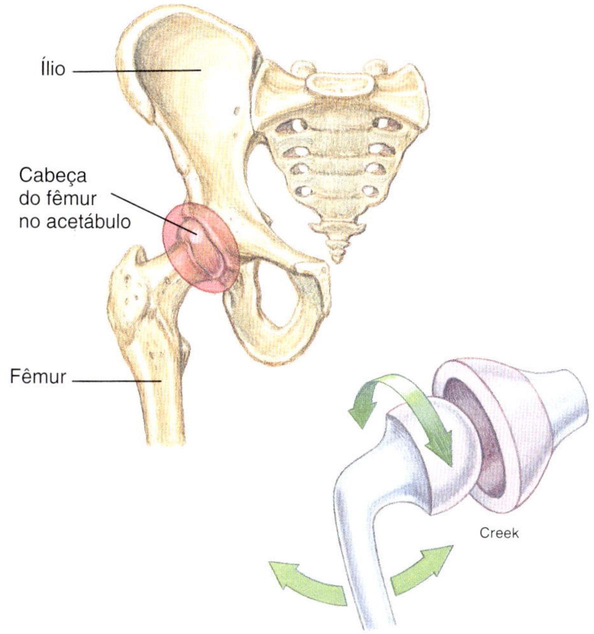

FIGURA 8.14 Uma articulação esferóidea ilustrada pela articulação do quadril. Observe a representação diagramática mostrando as direções dos movimentos possíveis.

TABELA 8.1 Tipos de Articulações

Tipo	Estrutura	Movimentos	Exemplos
Articulações Fibrosas	Elementos do esqueleto unidos por tecido conjuntivo fibroso		
1. Sutura	Margens dos ossos que se articulam freqüentemente serráteis; separadas por uma fina camada de tecido fibroso	Nenhum	Suturas entre os ossos do crânio
2. Sindesmoses	Ossos que se articulam ligados por ligamentos interósseos	Movimentos ligeiros	Articulações entre tíbia e fíbula, rádio e ulna
3. Gonfoses	Dentes ligados aos alvéolos dentais dos ossos por ligamentos periodontais	Movimentos ligeiros	Articulações dentoalveolares (dentes ligados aos alvéolos dentais)
Articulações Cartilagíneas	Elementos do esqueleto unidos por fibrocartilagem ou cartilagem hialina		
1. Sínfises	Ossos que se articulam separados por coxins de fibrocartilagem	Movimentos ligeiros	Articulações intervertebrais; sínfise púbica
2. Sincondroses	Cartilagem hialina mitoticamente ativa localizada entre os elementos do esqueleto	Nenhum	Lâminas epifisiais de ossos longos; cartilagens costais da caixa torácica
Articulações Sinoviais	Cápsula articular contendo membrana e líquido sinovial		
1. Planas	Superfícies articulares planas ou ligeiramente curvas	Deslizamento	Articulações intercarpais e intertarsais
2. Gínglimo	Superfície côncava de um osso com superfície convexa de outro	Flexão e extensão em um plano	Joelho; cotovelo; articulações das falanges
3. Trocóidea	Superfície cônica de um osso com depressão do outro	Rotação em torno de um eixo central	Articulação atlantoaxial; com articulação radiulnar proximal
4. Condilar (Elipsóidea)	Côndilo oval de um osso articula se com cavidade elíptica de outro	Movimentos em dois planos	Articulação radiocarpal; articulação metacarpofalângica
5. Selar	Superfícies côncavas e convexas em cada osso que se articula	Maior amplitude de movimentos	Articulação carpometacarpal do polegar
6. Esferóidea	Superfície arredondada convexa de um dos ossos que se articulam com uma cavidade em forma de xícara	Movimentos em todos os planos e rotação	Articulações do ombro e do quadril

As Articulações Sinoviais

EXPLICAÇÃO

Os locais de desenvolvimento das articulações sinoviais (articulações de movimentos livres) são perceptíveis na 6ª semana quando o mesênquima se concentra nas áreas onde as células de pré-cartilagem se diferenciam (exibição I). Nesta fase, as futuras articulações aparecem como intervalos de células mesenquimais menos concentradas. Quando as células de cartilagem se desenvolvem no interior de um osso em formação, uma fina camada achatada de células forma-se em torno do modelo cartilagíneo para se tornar o **pericôndrio**. Estas mesmas células são contínuas através do espaço entre ossos adjacentes em desenvolvimento. Circundando o espaço, as células mesenquimais achatadas se diferenciam para se tornar **cápsula articular**.

Durante a parte inicial do terceiro mês de desenvolvimento, as células mesenquimais que ainda permanecem dentro da cápsula articular começam a migrar para as epífises dos ossos adjacentes em desenvolvimento. A fenda posteriormente aumenta para se tornar a **cavidade articular**. Coxins finos de cartilagem hialina se desenvolvem nas superfícies das epífises que entram em contato na cavidade articular, e tornam-se as **cartilagens articulares** das articulações funcionantes. Como a articulação continua a se desenvolver, forma-se uma **membrana sinovial** altamente vascularizada no lado de dentro da cápsula articular que começa a secretar o *líquido sinovial* no interior da cavidade articular.

Em certas articulações sinoviais em desenvolvimento, as células mesenquimais não migram além do centro da articulação. Formam cunhas cartilagíneas chamadas **meniscos**, como na articulação do joelho, ou coxins completos cartilagíneos chamados **discos articulares**, como na articulação esternoclavicular.

A maioria das articulações sinoviais forma-se completamente ao final do terceiro mês. Logo em seguida, as contrações dos músculos fetais, conhecidas como os *primeiros movimentos do feto*, provocam o movimento nestas articulações. Os movimentos articulares aumentam a nutrição da cartilagem articular e evitam a fusão de tecidos conjuntivos dentro da articulação.

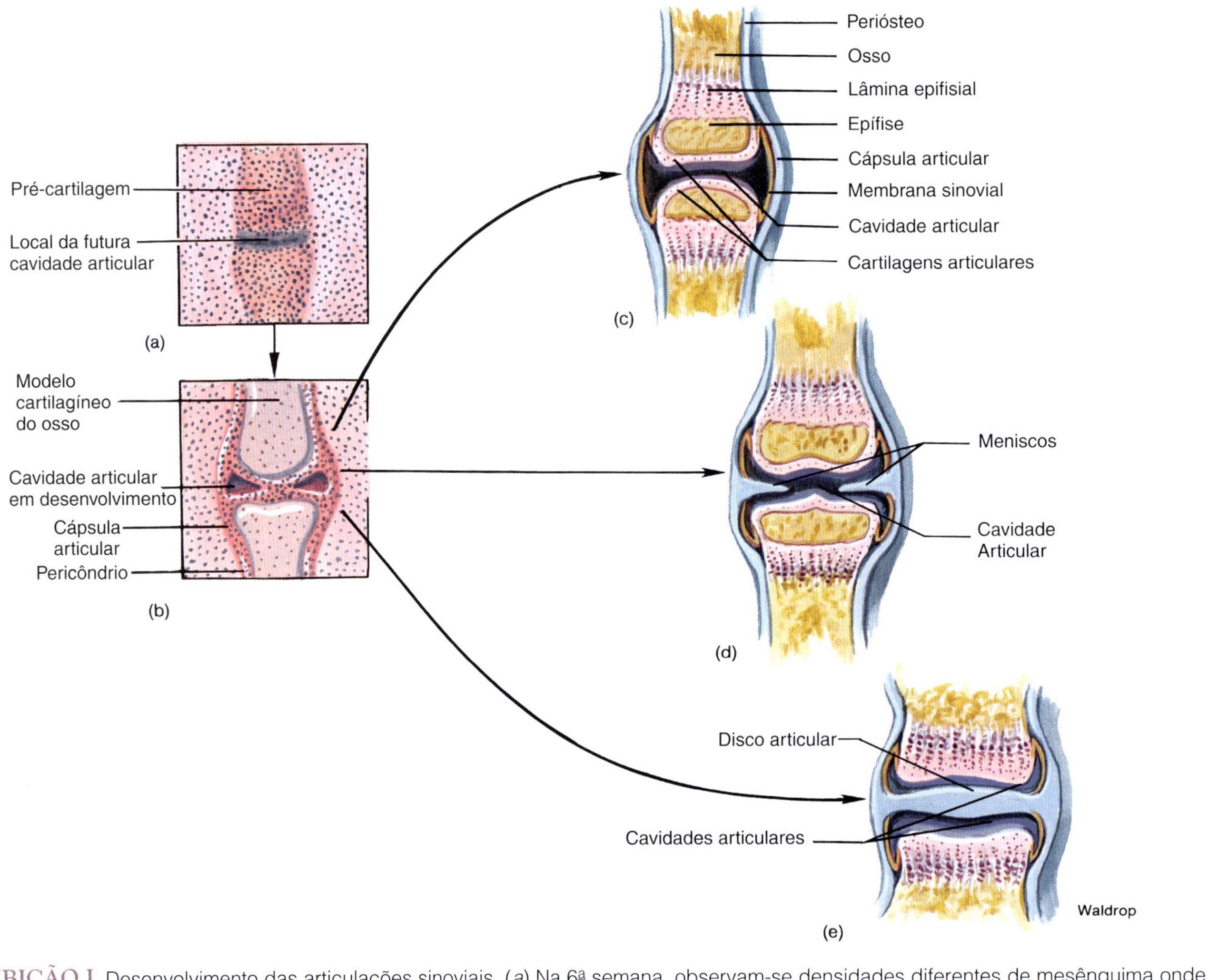

EXIBIÇÃO I Desenvolvimento das articulações sinoviais. (*a*) Na 6ª semana, observam-se densidades diferentes de mesênquima onde os ossos e as articulações irão se formar. (*b*) Na 9ª semana, um modelo sinovial básico está presente. Em 12 semanas, estão formadas as articulações sinoviais com (*c*) uma cavidade articular livre (p. ex., articulação interfalângica); (*d*) uma cavidade contendo meniscos (p. ex., articulação do joelho); ou (*e*) um disco articular completo (p. ex., articulação esternoclavicular).

MOVIMENTOS NAS ARTICULAÇÕES SINOVIAIS

Os movimentos nas articulações sinoviais são produzidos pela contração dos músculos esqueléticos que transpõem as articulações e se fixam nos ossos próximos ou nos ossos que formam as articulações. Nestas ações, os ossos atuam como alavancas, os músculos proporcionam a força, e as articulações são os pontos de apoio ou pivôs.

Objetivo 10 Fazer uma lista e analisar os vários tipos de movimentos que são possíveis nas articulações sinoviais.

Objetivo 11 Descrever os componentes de uma alavanca e explicar o papel das articulações sinoviais no sistema de alavancas.

Objetivo 12 Comparar as estruturas de primeira, segunda e terceira classes de alavancas.

Como foi previamente mencionado, a amplitude do movimento em uma articulação sinovial é determinada pela estrutura da articulação analisada e pela disposição dos músculos e ossos associados. O movimento em uma articulação sinovial gínglimo, por exemplo, ocorre somente em um plano, enquanto a estrutura de uma articulação sinovial esferóidea permite movimentos em torno de vários eixos. Os movimentos articulares são classificados, em sentido amplo, em *angulares* e *circulares*. Cada uma destas categorias inclui tipos específicos de movimentos, e certos movimentos especiais podem envolver alguns dos tipos específicos. A descrição dos movimentos articulares é feita tendo como referência a posição anatômica (veja fig. 2.13).

Movimentos Angulares

Os **movimentos angulares** aumentam ou diminuem o ângulo da articulação produzido pelos ossos que se articulam. Os quatro tipos de movimentos angulares são *flexão, extensão, abdução* e *adução*.

Flexão

Flexão é o movimento que diminui o ângulo da articulação no plano ântero-posterior (fig. 8.15*a*). Dobrar o cotovelo ou o joelho são exemplos de flexão. A flexão da articulação do cotovelo é um movimento para diante, enquanto que a flexão do joelho é um movimento para trás. As flexões do tornozelo e do ombro são um pouco mais complicadas. Na articulação do tornozelo, a flexão ocorre quando a face superior (dorso) do pé é levantada. Este movimento é freqüentemente chamado de **dorsiflexão** (fig. 8.15*b*). Pressionar o pé para baixo (como andar nas pontas dos dedos) é chamado de **flexão plantar**. A flexão da articulação do ombro consiste em elevar o braço anteriormente a partir da posição anatômica, como apontar para diante.

flexão: L. *flectere*, dobrar

Extensão

Na extensão, que é o reverso da flexão, o ângulo da articulação é aumentado (fig. 8.15*a*). A extensão retorna uma parte do corpo para a posição anatômica. Em uma articulação em extensão, o ângulo entre os ossos que se articulam é de 180°. Uma exceção é a articulação do tornozelo, em que há um ângulo de 90° entre o pé e a perna na posição anatômica. Exemplos de extensão são as retificações das articulações do cotovelo ou do joelho a partir da posição de flexão. A **hiperextensão** ocorre quando uma parte do corpo é estendida além da posição anatômica de forma que o ângulo da articulação seja maior do que 180°. Um exemplo de hiperextensão consiste em dobrar o pescoço inclinando a cabeça para trás, como se estivesse olhando para o céu.

Uma lesão comum em atletas corredores é a *síndrome de tensão patelofemoral*, comumente chamada de "joelho de corredor". Esta condição é caracterizada pelo aumento de sensibilidade à palpação e dor em torno ou sob a patela. Durante o movimento normal do joelho, a patela desliza de cima para baixo pela face patelar entre os côndilos do fêmur. Na síndrome de tensão patelofemoral, a patela desliza lateralmente e causa irritação das membranas e da cartilagem articular no interior da articulação do joelho. Os atletas corredores freqüentemente passam por esta situação em rampas de estradas, próximo ao meio-fio, em corridas de longo percurso.

Abdução

Abdução é o movimento de uma parte do corpo afastando-se do eixo principal do corpo, ou afastando-se do plano sagital mediano, em direção lateral (fig. 8.15*c*). Este termo comumente se aplica ao braço ou perna mas também pode se aplicar aos dedos da mão ou do pé, no qual a linha de referência é o eixo longitudinal do membro. Um exemplo de abdução é o movimento dos braços lateralmente afastando-os do corpo. A separação dos dedos uns dos outros é outro exemplo.

Adução

Adução, o oposto de abdução, é movimento de uma parte do corpo aproximando-se do eixo principal do corpo (fig. 8.15*c*). Na posição anatômica, os braços e as pernas foram aduzidos em direção ao plano sagital mediano do corpo.

Movimentos Circulares

Nas articulações que permitem **movimentos circulares**, um osso com uma superfície arredondada ou oval articula-se com a correspondente depressão do outro osso. Os dois tipos básicos de movimentos circulares são *rotação* e *circundução*.

extensão: L. *ex*, fora; *tendere*, estender

abdução: L. *abducere*, afastar

adução: L. *adductus*, trazer

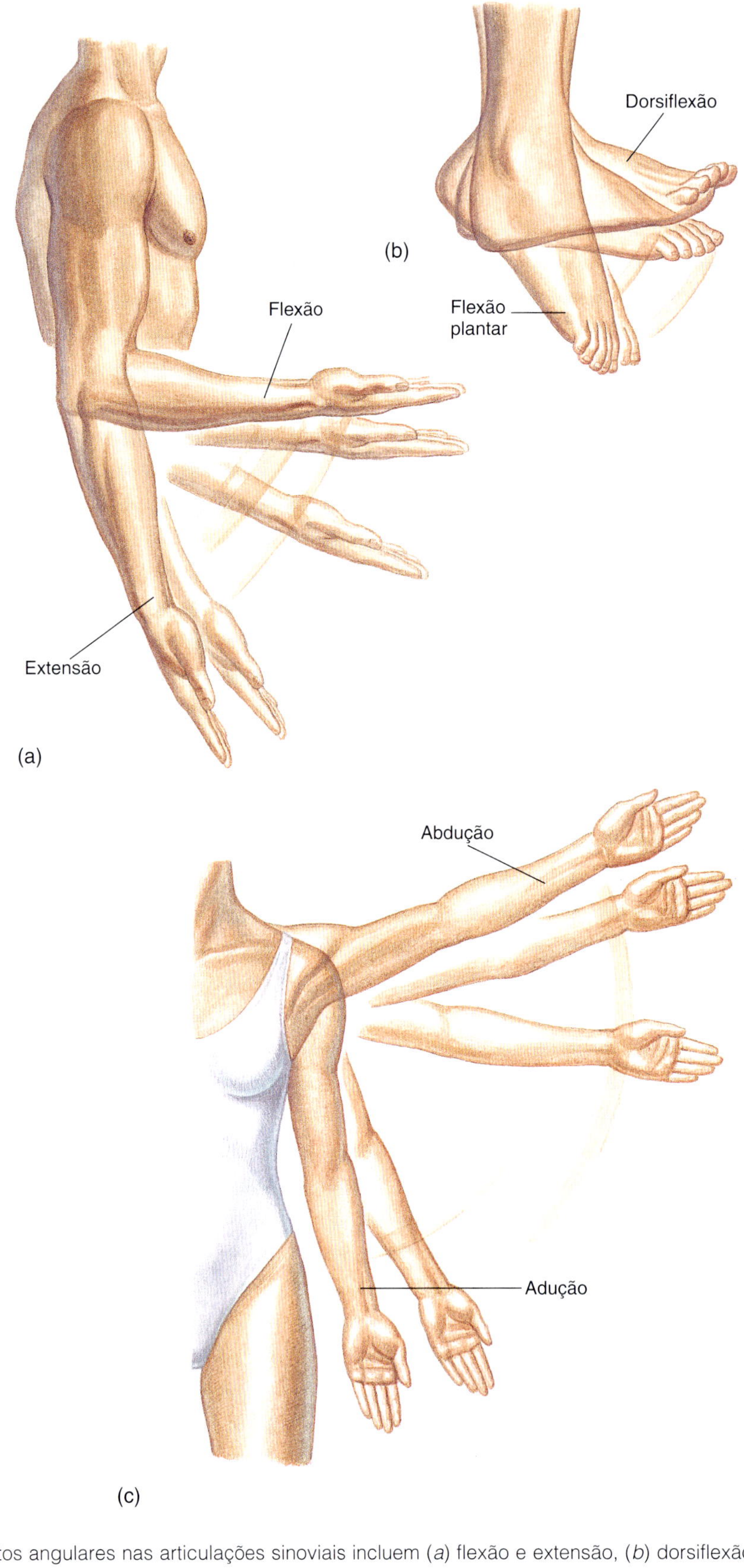

FIGURA 8.15 Movimentos angulares nas articulações sinoviais incluem (*a*) flexão e extensão, (*b*) dorsiflexão e flexão plantar, e (*c*) abdução e adução.

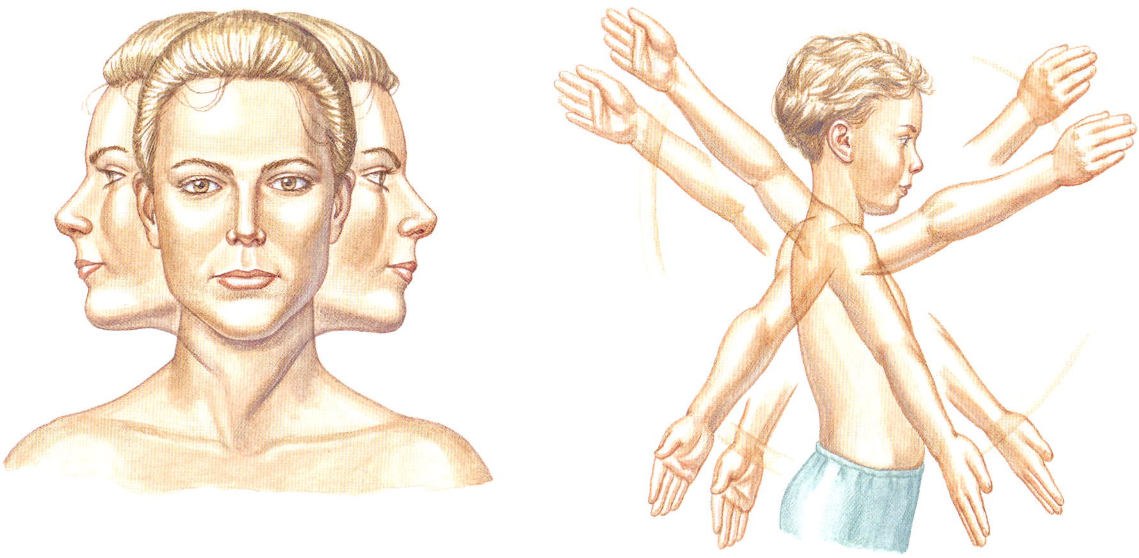

(a) Rotação (b) Circundução

FIGURA 8.16 Movimentos circulares nas articulações sinoviais incluem (*a*) rotação e (*b*) circundução.

Rotação

Rotação é o movimento de uma parte do corpo ao redor de seu próprio eixo (veja figs. 8.11 e 8.16*a*). Não há nenhum deslocamento lateral durante este movimento. Exemplos são o ato de virar a cabeça de um lado para outro lado, como se estivesse gesticulando "não", e torcendo a cintura.

Supinação é uma rotação específica do antebraço de forma que a palma da mão volta-se para diante (anteriormente) ou para cima (superiormente). Na posição anatômica, o antebraço já está em supinação. **Pronação** é o oposto de supinação, é um movimento rotacional do antebraço de forma que a palma está dirigida para trás (posteriormente) ou para baixo (inferiormente).

Com respeito à posição anatômica, a rotação medial da articulação do ombro verifica-se quando o membro superior é movimentado através do corpo de forma que a palma da mão possa contatar o abdome. Rotação lateral é o movimento oposto.

Rotação medial da articulação do quadril ocorre quando um membro inferior é movimentado parcialmente através da superfície anterior do outro membro. Rotação lateral é o movimento oposto.

Circundução

Circundução é o movimento circular de uma parte do corpo ao descrever no espaço a forma de um cone. A extremidade distal executa o movimento circular e a fixação proximal atua como um pivô (fig. 8.16*b*). Este tipo de movimento é possível nas articulações do tronco, ombro, punho, metacarpofalângicas, quadril, tornozelo e metatarsofalângicas.

rotação: L. *rotare*, roda

Movimentos Especiais

Quando os termos usados para descrever os movimentos gerais em torno de eixos não se aplicam aos movimentos de certas articulações ou regiões do corpo, outros termos devem ser usados. **Inversão** é o movimento da planta do pé para dentro ou medialmente (fig. 8.17*a*). **Eversão**, o oposto da inversão, é o movimento da planta do pé para fora ou lateralmente. O eixo pivô para estes movimentos está no tornozelo e nas articulações intertarsais. Inversão e eversão são termos clínicos usados comumente para descrever anormalidades de desenvolvimento.

A situação dos calcanhares de seus sapatos pode indicar se você inverte ou everte o pé quando anda. Se o calcanhar estiver gasto no lado lateral, você tende a inverter o pé quando anda; se estiver gasto no lado medial, você tende a everter o pé.

Protração é o movimento de parte do corpo para diante, em um plano paralelo ao solo. Empurrar a mandíbula para frente (fig. 8.17*b*) e o movimento do ombro e membro superior para diante são alguns exemplos. **Retração**, o oposto de protração, é o movimento de parte do corpo para trás em um plano paralelo ao solo. Retração da mandíbula traz a mandíbula em alinhamento com a maxila, de forma que os dentes entram em oclusão.

Elevação é movimento que eleva uma parte do corpo. Exemplos incluem a elevação da mandíbula para fechar a boca e erguer os ombros a fim de encolhê-los (fig. 8.17*c*). **Abaixamento** é o oposto da elevação. A mandíbula e os ombros são abaixados quando movimentados para baixo.

Muitos dos movimentos permitidos pelas articulações sinoviais estão resumidos visualmente nas figuras 8.18 a 8.20.

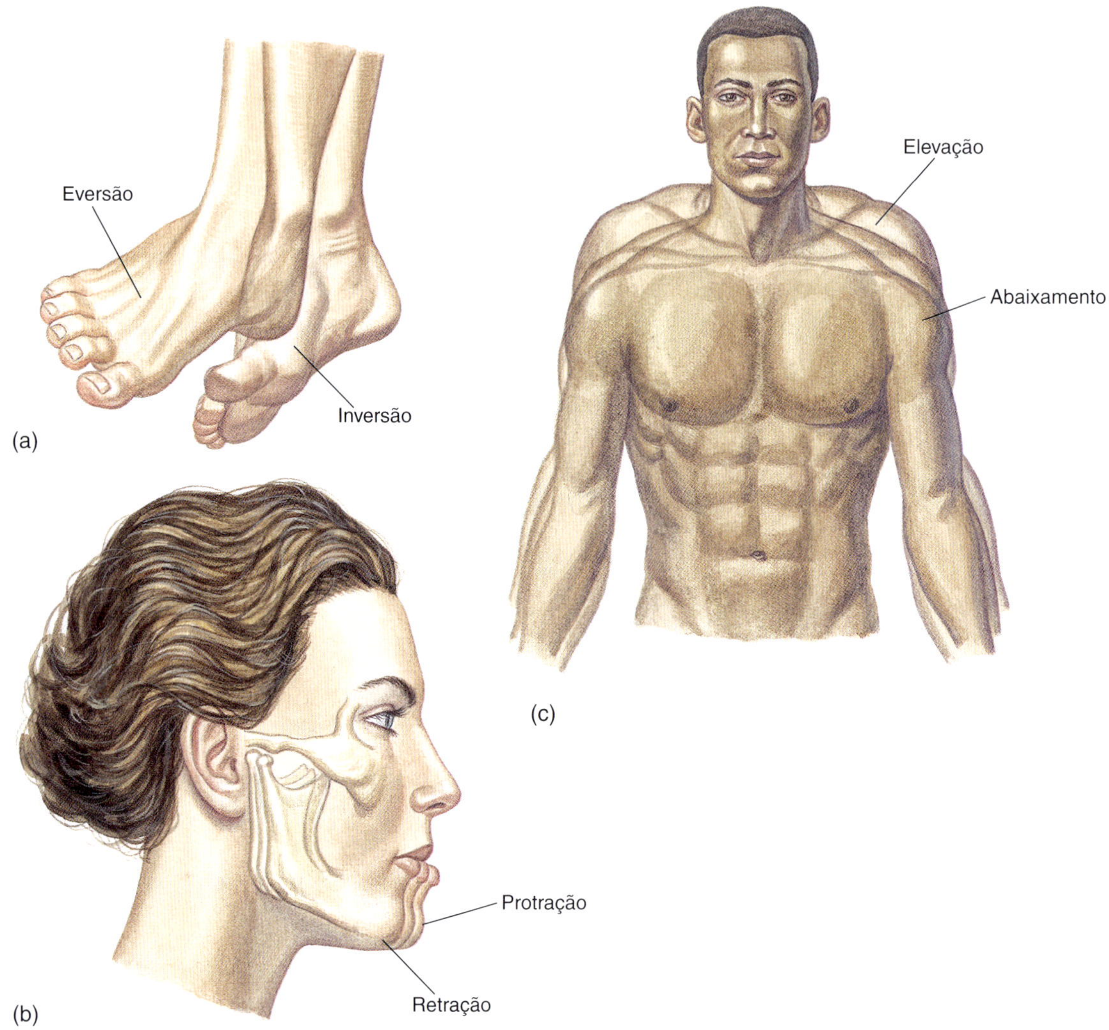

FIGURA 8.17 Movimentos especiais nas articulações sinoviais incluem (*a*) inversão e eversão, (*b*) protração e retração e (*c*) elevação e abaixamento.

Biomecânica do Movimento do Corpo

Uma alavanca é qualquer estrutura rígida que gira sobre um ponto de apoio quando uma força é aplicada. Alavancas estão geralmente associadas com máquinas mas também pode se aplicar a outras estruturas mecânicas, como o corpo humano. Há quatro elementos básicos na função de uma alavanca: (1) a própria alavanca – uma barra rígida ou outra estrutura semelhante; (2) um pivô ou ponto de apoio; (3) um objeto ou resistência para ser deslocado; e (4) uma força que é aplicada em uma porção da estrutura rígida. No corpo, as articulações sinoviais comumente servem como o ponto de apoio ***(F)***, os músculos proporcionam a força, ou esforço ***(E)***, e os ossos atuam como os braços da alavanca rígida que movimenta o objeto de resistência ***(R)***.

Há três tipos de alavancas, determinadas pela disposição de suas partes (fig. 8.21).

1. Na **primeira classe de alavanca**, o ponto de apoio (pivô) está posicionado entre a força e a resistência. A seqüência de elementos em uma primeira classe de alavanca é muito semelhante a uma gangorra – uma seqüência de resistência-pivô-força. Tesouras e hemostáticos são exemplos mecânicos de primeira classe de alavancas. No corpo, a cabeça na articulação atlantoccipital é uma alavanca de primeira classe. O peso do crânio e da porção facial da cabeça é a resistência, e os músculos posteriores do pescoço que se contraem para se opor à tendência da cabeça para se inclinar para diante proporcionam a força.
2. Na **segunda classe de alavanca**, a resistência está posicionada entre o ponto de apoio e a força. A seqüência dos elementos é ponto de apoio (pivô) – resistência-força, como em um carro de mão ou a ação de uma alavanca quando uma extremidade é colocada debaixo de uma pedra e a outra

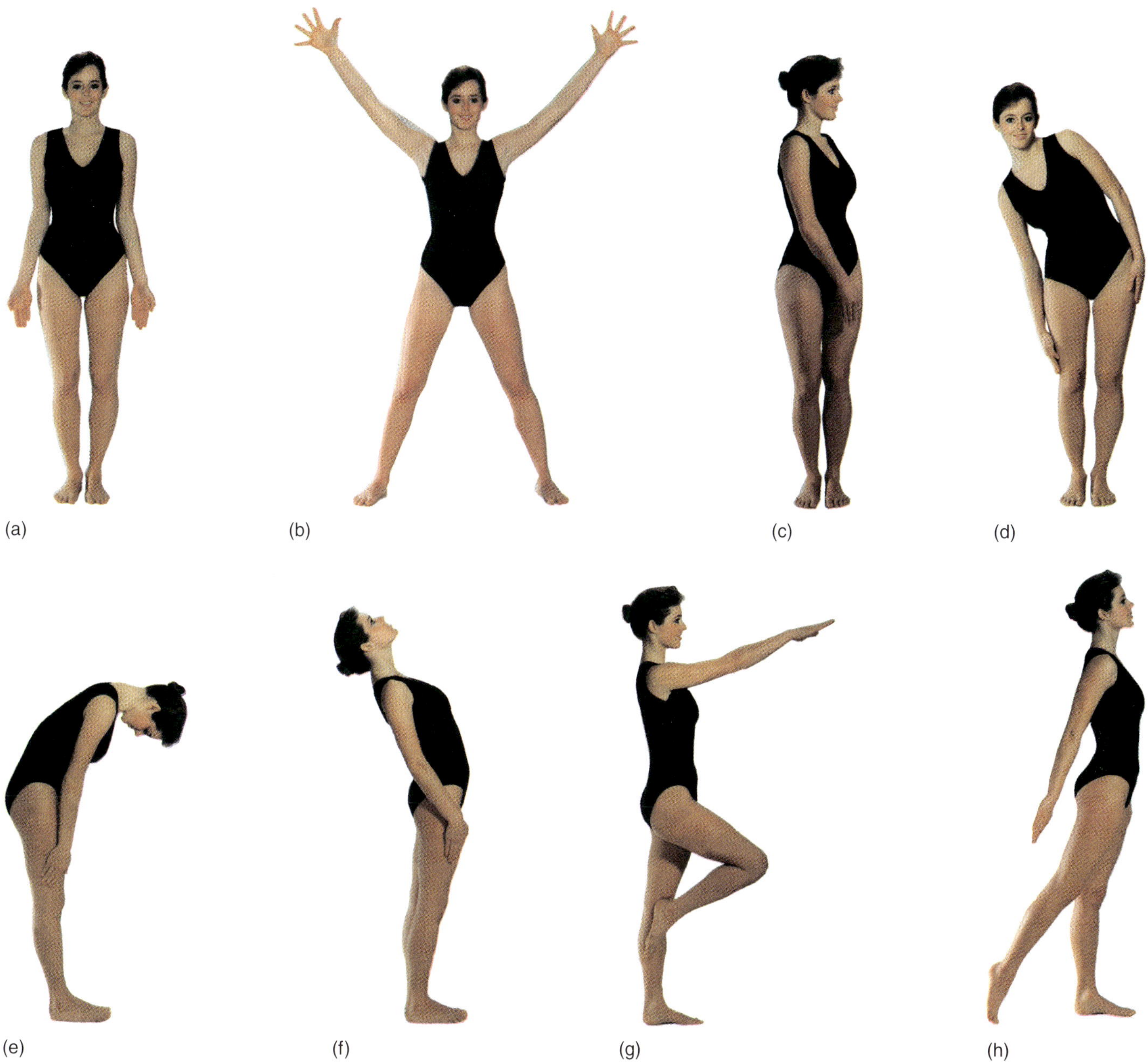

FIGURA 8.18 Resumo fotográfico dos movimentos articulares. (*a*) Adução das articulações: ombro, quadril e metacarpofalângicas; (*b*) abdução das articulações: ombro, quadril e metacarpofalângicas; (*c*) rotação da coluna vertebral; (*d*) flexão lateral da coluna vertebral; (*e*) flexão da coluna vertebral; (*f*) hiperextensão da coluna vertebral; (*g*) flexão das articulações: ombro, quadril e joelho do lado direito do corpo, e extensão das articulações do cotovelo e punho; (*h*) hiperextensão das articulações: ombro e quadril do lado direito do corpo e flexão plantar da articulação do tornozelo direito.

extremidade erguida. A contração dos músculos da panturrilha ***(E)*** para levantar o corpo ***(R)*** sobre os dedos, com a bola do pé atuando como o ponto de apoio, é outro exemplo.

3. Na **terceira classe de alavanca**, a força está posicionada entre o ponto de apoio e a resistência. A seqüência dos elementos é: ponto de apoio (pivô)-força-resistência, como na ação de um par de pinças pegando um objeto. A terceira classe de alavanca é o tipo mais comum no corpo. A flexão do cotovelo é um exemplo. A força ocorre quando o músculo bíceps braquial está contraído para mover a resistência do antebraço, com a articulação entre a ulna e o úmero formando o apoio.

Cada interação osso-músculo em uma articulação sinovial representa algum tipo de sistema de alavanca, e cada sistema de alavanca confere uma vantagem. Certas articulações são adaptadas mais para força do que para velocidade, enquanto que a maioria é adaptada claramente para velocidade. A fixação específica dos músculos que transpõem uma articulação desempenha um papel extremamente

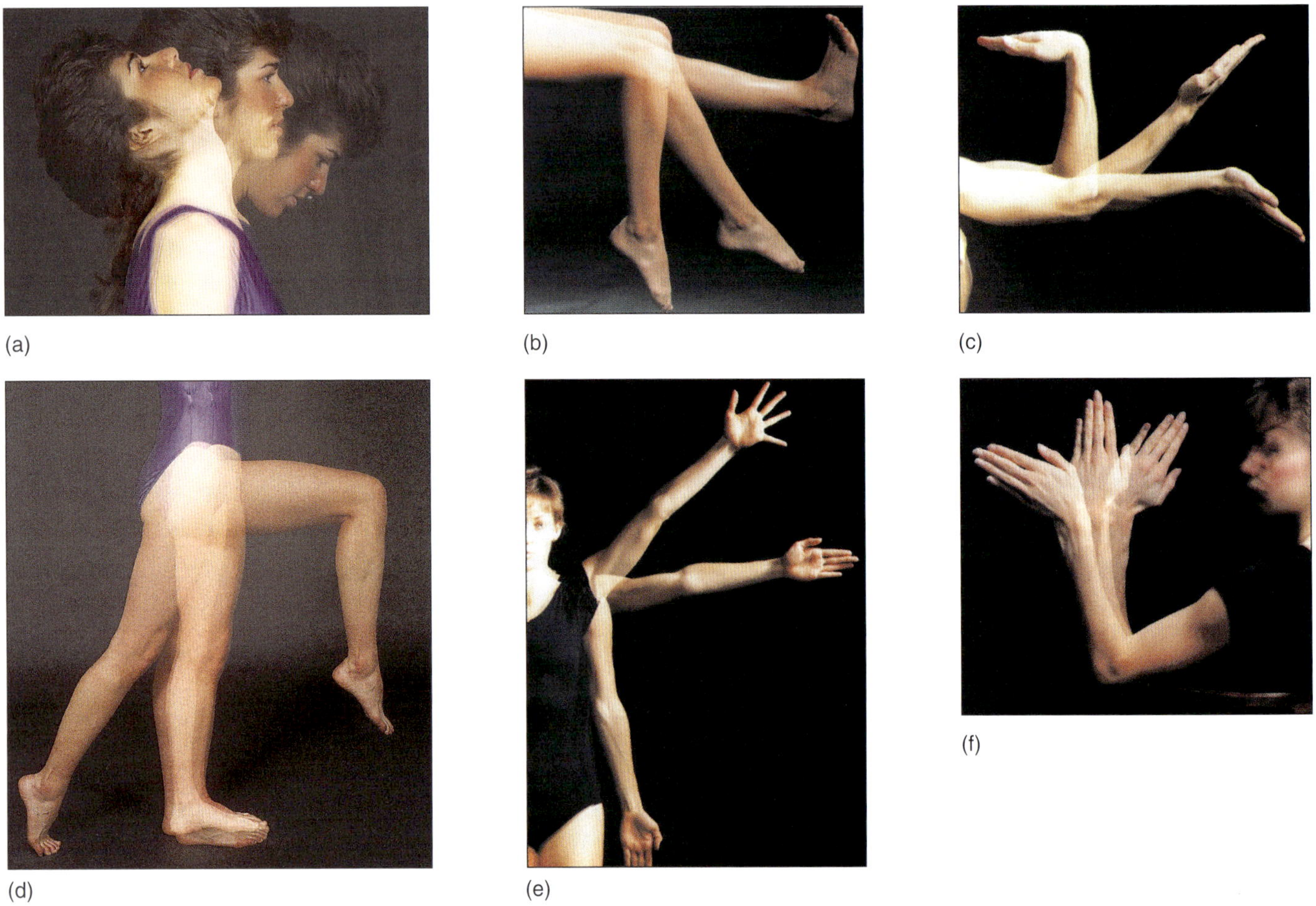

FIGURA 8.19 Resumo fotográfico de alguns movimentos angulares em articulações sinoviais. (*a*) Flexão, extensão e hiperextensão na região cervical; (*b*) flexão e extensão na articulação do joelho, e flexão plantar e dorsiflexão na articulação do tornozelo; (*c*) flexão e extensão na articulação do cotovelo, e flexão, extensão e hiperextensão na articulação do punho; (*d*) flexão, extensão e hiperextensão na articulação do quadril, e flexão e extensão na articulação do joelho; (*e*) adução e abdução do braço e dedos; (*f*) abdução e adução da articulação do punho (vista posterior). Observe que a amplitude da abdução na articulação do punho é menor do que a amplitude da adução em conseqüência da extensão do processo estilóide do rádio.

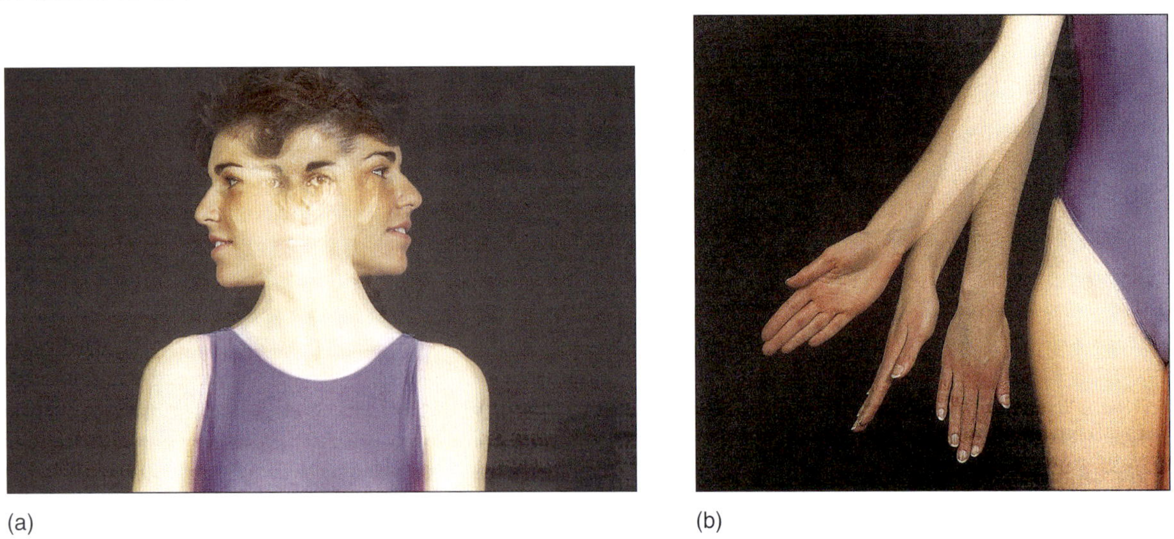

FIGURA 8.20 Resumo fotográfico de alguns movimentos rotacionais das articulações sinoviais. (*a*) Rotação da cabeça sobre as vértebras cervicais, especialmente na articulação atlantoaxial, e (*b*) rotação do antebraço na articulação radiulnar proximal.

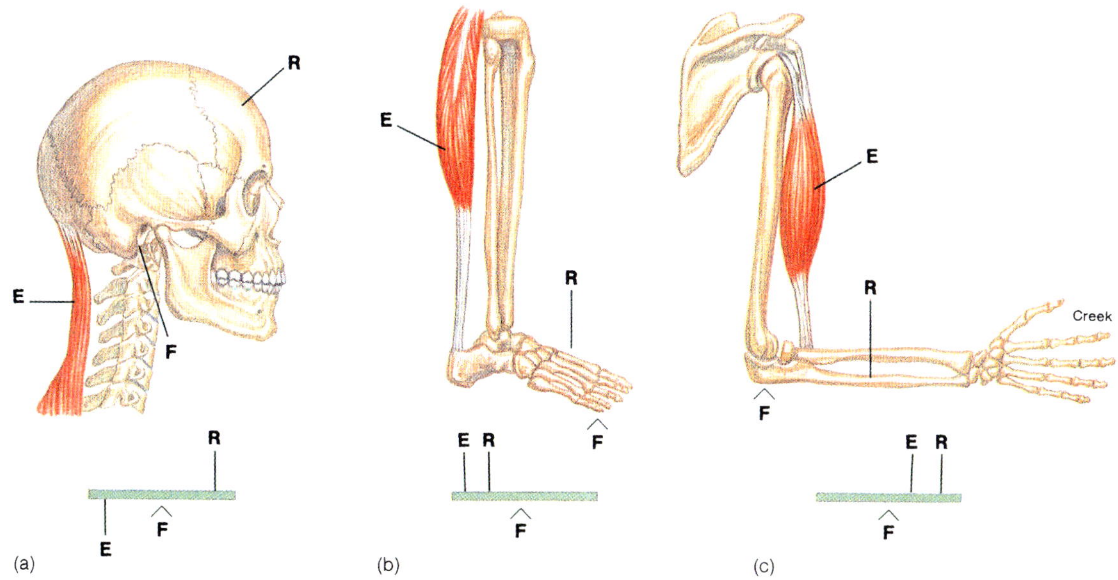

FIGURA 8.21 As três classes de alavancas. (*a*) Na primeira classe de alavanca, o apoio **(F)** está posicionado entre a resistência **(R)** e a força **(E).** (*b*) Na segunda classe de alavanca, a resistência está entre o apoio e a força. (*c*) Na terceira classe de alavanca, a força está entre o apoio e a resistência.

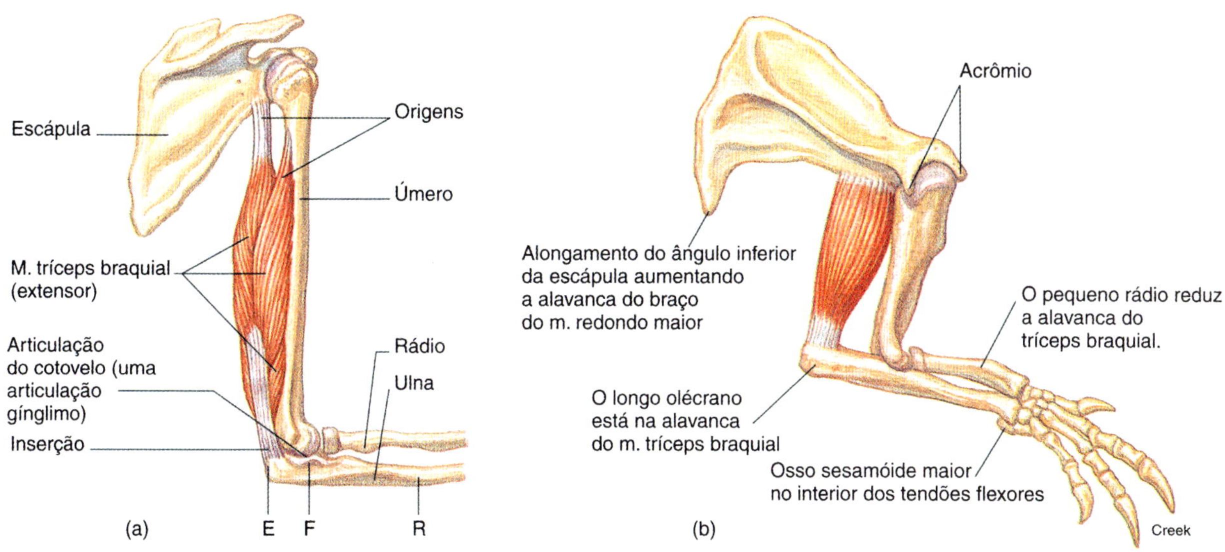

FIGURA 8.22 A posição de uma articulação (apoio) relativa ao comprimento do osso longo (alavanca do braço) e o ponto de fixação de um músculo (força) determina a vantagem mecânica quando ocorre o movimento. (*a*) A articulação do cotovelo e os músculos extensores de um humano e (*b*) a articulação do cotovelo e os músculos extensores de um tatu.

importante determinando a vantagem mecânica (fig. 8.22). A posição da inserção de um músculo relativa à articulação é um importante fator na biomecânica da contração. Uma inserção perto da articulação (apoio), por exemplo, produzirá um movimento mais rápido e de maior amplitude de movimento do que uma inserção que está mais distante da articulação. Uma fixação distante da articulação aproveita o comprimento da alavanca do braço (osso), e aumenta a força sacrificando a velocidade e a amplitude de movimento.

✔ Avaliação de Conhecimentos

11. Descreva a estrutura de uma articulação que permite movimento rotacional.
12. Quais os tipos de articulações que estão envolvidos nos sistemas de alavancas do corpo?
13. Qual é o tipo mais comum de alavanca no corpo?

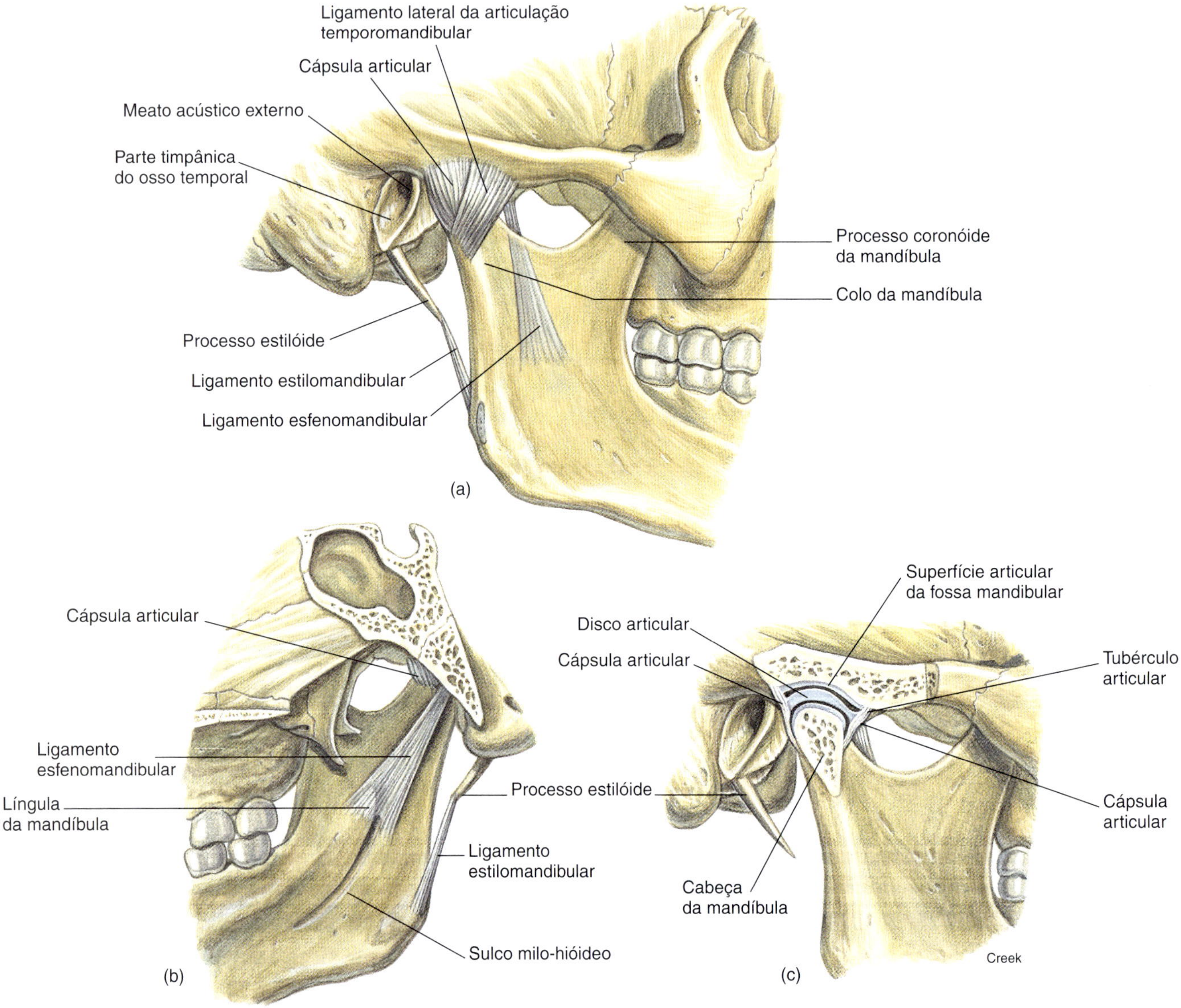

FIGURA 8.23 A articulação temporomandibular. (*a*) Vista lateral, (*b*) vista medial e (*c*) vista sagital.

ARTICULAÇÕES ESPECÍFICAS DO CORPO

Das numerosas articulações no corpo, algumas têm características estruturais especiais que lhes permitem executar determinadas funções. Estas articulações são também às vezes vulneráveis a trauma e são portanto clinicamente importantes.

Objetivo 13 Descrever a estrutura, função e possível importância clínica das seguintes articulações: temporomandibular, esternoclavicular, glenoumeral, cotovelo, metacarpofalângicas, interfalângicas, quadril, joelho e talocrural.

Articulação Temporomandibular

A **articulação temporomandibular** representa uma combinação especial de uma articulação sinovial gínglimo com uma articulação plana (fig. 8.23). É formada pelo processo condilar da mandíbula com a fossa mandibular e tubérculo articular do osso temporal. Um disco articular separa a cavidade articular em compartimentos superior e inferior.

Três ligamentos principais sustentam e reforçam a articulação temporomandibular. O **ligamento lateral** da articulação temporomandibular está posicionado no lado lateral da cápsula articular e

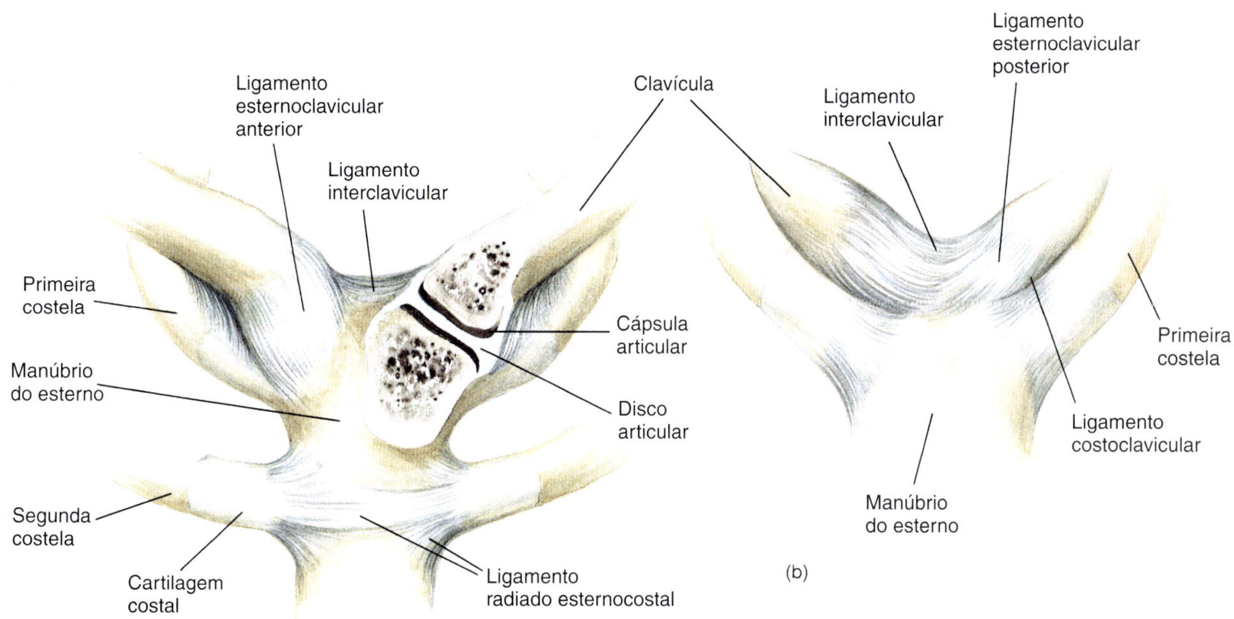

FIGURA 8.24 A articulação esternoclavicular e ligamentos associados. (*a*) Vista anterior expondo um corte frontal (coronal) e (*b*) vista posterior.

está encoberto pela glândula parótida. Este ligamento impede que a cabeça da mandíbula seja deslocada posteriormente e frature a parte timpânica se o mento sofrer um severo golpe. O **ligamento estilomandibular** não está ligado diretamente com a articulação mas se estende inferior e anteriormente do processo estilóide à margem posterior do ramo da mandíbula. No lado medial da articulação, um **ligamento esfenomandibular** se estende da espinha do osso esfenóide ao ramo da mandíbula.

Os movimentos da articulação temporomandibular incluem abaixamento e elevação da mandíbula como uma articulação sinovial gínglimo, protração e retração da mandíbula como uma articulação sinovial plana, e movimentos rotatórios laterais. O movimento lateral torna-se possível pelo disco articular.

A articulação temporomandibular pode ser palpada facilmente pressionando firmemente a área na frente de sua orelha e abrindo e fechando sua boca. Esta articulação é muito vulnerável a luxações quando a mandíbula está completamente abaixada, como durante o bocejo. Contudo, a recolocação da mandíbula geralmente é uma tarefa simples, e é realizada pressionando para baixo no nível dos molares enquanto se empurra a mandíbula para trás.

A *síndrome da articulação temporomandibular (ATM)* é uma doença recentemente reconhecida que pode afligir provavelmente 75 milhões de americanos. Aparentemente a causa da síndrome da ATM é um mal alinhamento de uma ou de ambas as articulações temporomandibulares. Os sintomas desta condição variam desde dor facial moderada e intermitente até intensa e contínua dor na cabeça, pescoço, ombros ou dorso. Ruídos na mandíbula e limitação dos movimentos da mandíbula são sintomas comuns. Vertigem e zumbidos (ruídos nas orelhas) também podem ocorrer.

Articulação Esternoclavicular

A **articulação esternoclavicular** é formada pela extremidade esternal da clavícula e o manúbrio do esterno (fig. 8.24). Embora seja uma articulação plana, a articulação esternoclavicular possui relativamente uma amplitude maior de movimentos por causa da presença de um disco articular no interior da cápsula articular.

Quatro ligamentos sustentam a articulação esternoclavicular e proporcionam flexibilidade. O **ligamento esternoclavicular anterior** cobre a superfície anterior da articulação, e o **ligamento esternoclavicular posterior** cobre a superfície posterior. Ambos os ligamentos se estendem da extremidade esternal da clavícula ao manúbrio. Um **ligamento interclavicular** se estende entre as extremidades esternais de ambas as clavículas ligando-as entre si. O **ligamento costoclavicular** se estende da cartilagem costal da primeira costela à impressão do ligamento costoclavicular da clavícula.

De todas as articulações associadas com a caixa torácica, a articulação esternoclavicular é a que mais freqüentemente luxa. Força excessiva ao longo do eixo da clavícula pode deslocar a clavícula para diante e para baixo. As lesões das cartilagens costais são dolorosas e são causadas mais freqüentemente por fortes golpes, aplicados diretamente nas cartilagens costais.

Articulação do Ombro (Glenoumeral)

A **articulação do ombro** formada pela cabeça do úmero e pela cavidade glenoidal da escápula (fig. 8.25) é uma articulação

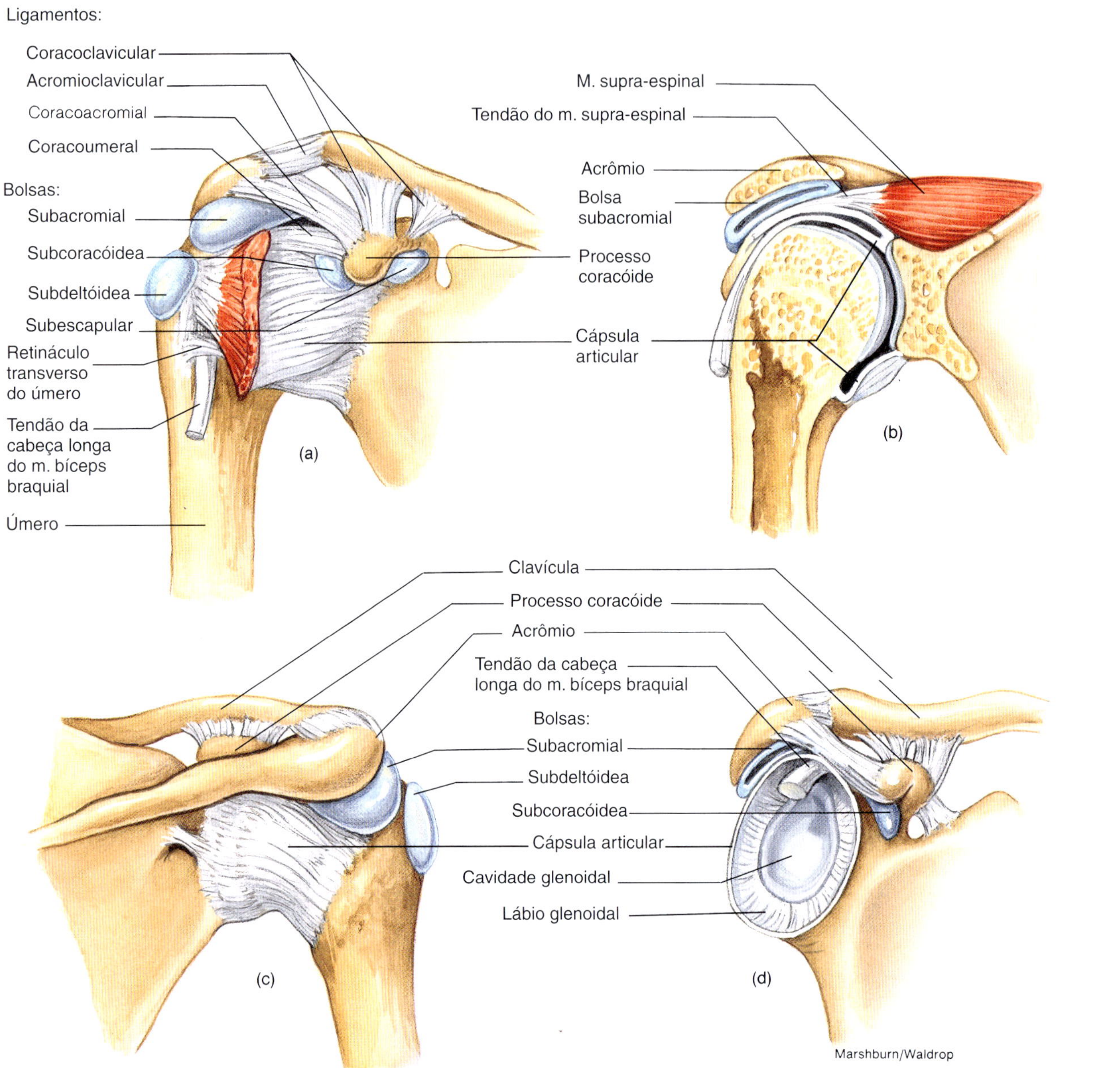

FIGURA 8.25 Articulação do ombro. (*a*) Vista anterior, (*b*) vista anterior de um corte coronal, (*c*) vista posterior e (*d*) vista lateral com o úmero removido.

esferóidea e a de maior liberdade de movimentos do corpo. Uma cinta circular de fibrocartilagem chamada **lábio glenoidal** passa em torno da margem da articulação do ombro e aprofunda a concavidade da cavidade glenoidal (figs. 8.25 e 8.26). A articulação do ombro está protegida em cima por um arco formado pelo acrômio e processo coracóide da escápula e pela clavícula.

Embora dois ligamentos e um retináculo envolvam e sustentem a articulação do ombro, muito da estabilidade desta articulação depende dos músculos e tendões poderosos que a cruzam. Assim sendo, é uma articulação extremamente móvel e cuja estabilidade tem sido sacrificada pela mobilidade. O **ligamento coracoumeral** se estende do processo coracóide da escápula ao tubérculo maior do úmero. A cápsula articular é reforçada por três feixes ligamentares chamados **ligamentos glenoumerais**. O suporte final da articulação do ombro é o **retináculo transverso do úmero**, um feixe fino que se estende do tubérculo maior ao tubérculo menor do úmero.

lábio: L. *labrum*, lábio

CAPÍTULO 8

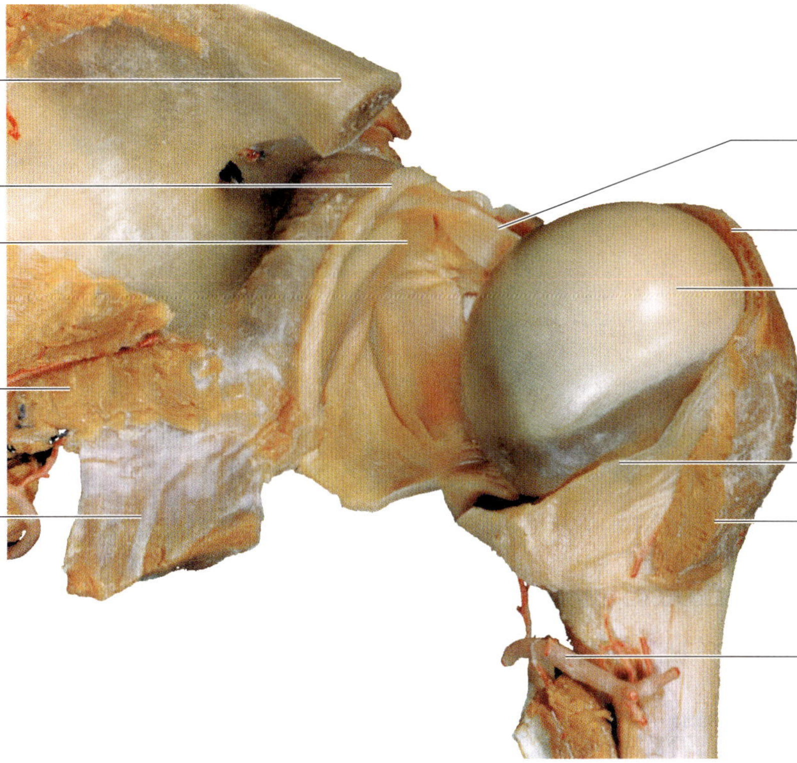

FIGURA 8.26 Vista posterior da articulação do ombro dissecada. Uma incisão foi feita na cápsula articular e o úmero foi rebatido lateralmente e rodado posteriormente.

A estabilidade da articulação do ombro é proporcionada principalmente por tendões dos músculos subescapular, supra-espinal, infra-espinal e redondo menor que juntos formam o *manguito rotador*. O manguito rotador está fundido à cápsula subjacente, menos em sua superfície inferior. Por causa da falta de estabilidade inferior, a maioria dos *deslocamentos* (subluxações) ocorrem nesta direção. O ombro é muito vulnerável aos traumas quando o braço está abduzido completamente e recebe um golpe de cima – como por exemplo, quando o braço estendido é golpeado por objetos pesados que caem de uma estante. Mudanças degenerativas no manguito rotador musculotendíneo produzem uma inflamação dolorosa, conhecida como *pericapsulite*.

Duas bolsas maiores e duas menores estão ligadas com a articulação do ombro. As bolsas maiores são a **subdeltóidea**, localizada entre o músculo deltóide e a cápsula articular, e a **bolsa subacromial**, localizada entre o acrômio e a cápsula articular. A **bolsa subcoracóidea**, que se encontra entre o processo coracóide e a cápsula articular, é freqüentemente considerada como uma extensão da bolsa subacromial. A pequena **bolsa subescapular** está situada entre o tendão do músculo subescapular e a cápsula articular.

A articulação do ombro é vulnerável a luxações nos puxões súbitos do braço, especialmente em crianças antes que os músculos do ombro tenham desenvolvido força. Por causa da fraqueza desta articulação em crianças, os pais devem tomar cuidado não puxando uma criança pelo braço. Luxações do ombro são extremamente dolorosas e podem causar lesão permanente ou talvez atrofia muscular em conseqüência do desuso.

Articulação do Cotovelo

A **articulação do cotovelo** é uma articulação sinovial gínglimo composta por duas articulações: a **articulação umeroulnar**, formada pela tróclea do úmero e a incisura troclear da ulna, e a **articulação umerorradial**, formada pelo capítulo do úmero e a cabeça do rádio (figs. 8.27 e 8.28). Ambas as articulações estão envolvidas por uma única cápsula articular. No lado posterior do cotovelo, existe a grande **bolsa do olécrano** para lubrificar a região. Um **ligamento colateral radial** reforça a cápsula do cotovelo no lado lateral e um **ligamento colateral ulnar** fortalece o lado medial.

Uma terceira articulação ocorre na região do cotovelo – a **articulação radiulnar proximal** – mas não é parte da sinovial gínglimo. Nesta articulação, a cabeça do rádio ajusta-se à incisura radial da ulna e é mantida no lugar pelo **ligamento anular**.

Como vários músculos se originam ou se inserem próximo ao cotovelo, este é um local que comumente se apresenta sensível, inflamado e dolorido. *Cotovelo do tenista* é um termo geral para dor musculotendínea nesta área. As estruturas que geralmente são mais sobrecarregadas são os tendões que se fixam no epicôndilo lateral do úmero. A tensão é causada por repetidas extensões do punho contra alguma força, como acontece durante o "*backhand*" no tênis.

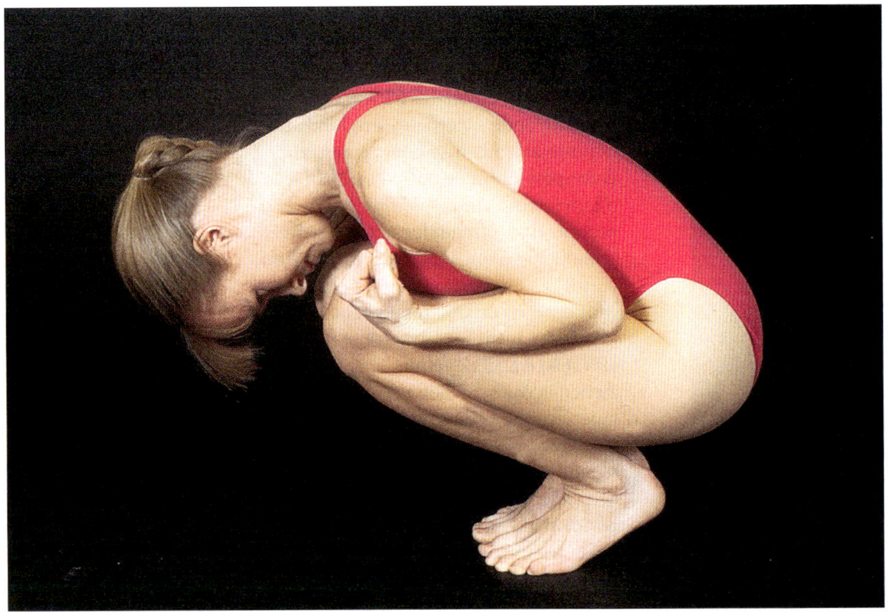

FIGURA 8.40 Quais as articulações do corpo que estão sendo flexionadas nesta pessoa que assume a posição fetal?

permite uma grande amplitude de movimentos, por que não são todas as articulações sinoviais deste tipo?

5. O que é líquido sinovial? Onde é produzido e quais são suas funções?
6. Descreva uma bolsa e analise sua função. O que é bursite?
7. Identifique quatro tipos de articulações sinoviais encontradas nas regiões do punho e da mão, e exponha os tipos de movimentos permitidos por cada uma delas.
8. Analise as articulações entre as regiões peitoral e pélvica e o esqueleto axial com respeito à amplitude dos movimentos, fixações dos ligamentos e problemas clínicos potenciais.
9. O que significa uma entorse do tornozelo? Quais as diferenças entre entorse, distensão e luxação?
10. O que ocorre no interior da cápsula articular na artrite reumatóide? O que faz a artrite reumatóide diferir da osteoartrite?

Questões de Análise Crítica

1. Com referência à figura 8.40 identifique as articulações que estão sendo flexionadas. Nos membros superior e inferior de seu próprio corpo, quais são os maiores e mais fortes, os músculos flexores ou os músculos extensores? Por quê?
2. Considerando o tipo da articulação sinovial no quadril e o local dos músculos glúteos na nádega, explique por que este tipo de sistema de alavanca está adaptado para movimentos rápidos e de grande amplitude.
3. A estrela "*runningback*" de um time de futebol de escola secundária local foi levado para o quarto de emergência do hospital local em conseqüência de uma lesão no joelho durante um jogo de campeonato. A lesão resultou de um duro golpe na parte posterior do seu joelho direito quando estava apoiando o peso do corpo sobre ele. Suspeitando de uma ruptura do ligamento cruzado anterior, o médico da emergência informou ao jogador de futebol que este diagnóstico poderia ser confirmado puxando a tíbia para diante quando o joelho estivesse dobrado. Ele explicou que se a tíbia deslizasse para diante do joelho (sinal da gaveta), poderia ter certeza que o ligamento cruzado anterior fora rompido. Em termos da anatomia da articulação do joelho, explique a ocorrência do sinal da gaveta. Qual a provável estrutura que estaria traumatizada se a tíbia pudesse ser deslocada para trás?
4. De que modo as diferenças anatômicas entre as articulações da mandíbula, ombro, cotovelo, quadril, joelho e tornozelo se relacionam com suas diferenças funcionais?
5. No capítulo 6, você aprendeu que o periósteo não recobre a cartilagem articular. Revise as funções do periósteo e explique por que não é encontrado nas articulações sinoviais.
6. Antecipando-nos ao que você aprenderá sobre músculos no capítulo seguinte, explique por que cada tipo de movimento tem um movimento oposto. Por exemplo, extensão é o movimento oposto de flexão, e abdução é o oposto de adução.

Sistema Muscular

9

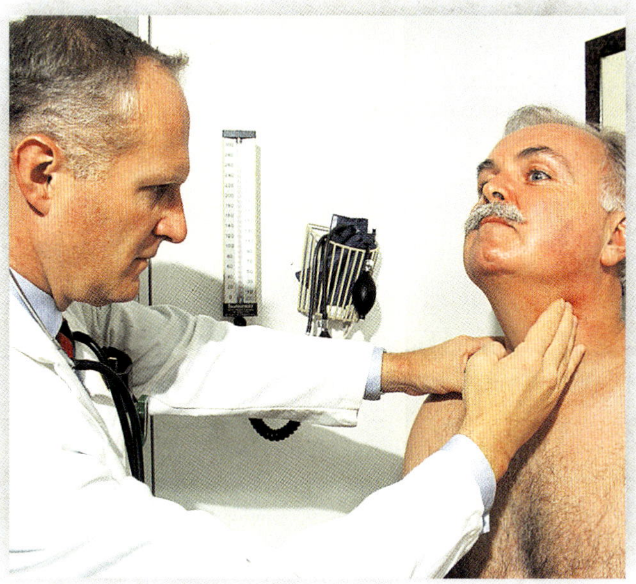

Estudo de Caso Clínico

Um homem com 66 anos de idade foi ao médico para um exame de rotina. Através de sua história clínica ficou-se sabendo que tinha sido operado de câncer da parte oral da faringe 6 anos antes. O paciente declarou que o câncer tinha se propagado para os linfonodos do lado esquerdo do seu pescoço. Ele apontou a área envolvida, explicando que os linfonodos, uma veia e um músculo, entre outras coisas, tinham sido removidos. No lado direito, apenas os linfonodos foram retirados, constatando-se que os mesmos estavam normais. O paciente declarou, em seguida, que tinha dificuldade em virar a sua cabeça para o lado direito. Demonstrando perplexidade, comentou: "parece-me, Doutor, que se eles tiraram o músculo do lado esquerdo de meu pescoço, eu poderia virar minha cabeça apenas para a direita".

A opinião do paciente é correta? Caso contrário, como você explicaria o motivo de sua incapacidade em termos da musculatura do pescoço?

Sugestão: A ação de um músculo sempre pode ser explicada baseando-se em seus pontos de fixação e na articulação ou nas articulações que transpõe. Cuidadosamente examine os músculos mostrados na figura 9.20 e descritos na tabela 9.7.

FIGURA: A compreensão das ações dos músculos é possível apenas através do conhecimento exato de seus pontos de fixação.

INTRODUÇÃO AO SISTEMA MUSCULAR

Os músculos esqueléticos estão adaptados para se contraírem a fim de executar as funções de gerar os movimentos do corpo, produzir calor, dar sustentação ao corpo e manter a postura.

Objetivo 1 Definir o termo *miologia* e descrever as três principais funções dos músculos.

Objetivo 2 Explicar como são descritos os músculos de acordo com suas localizações anatômicas e funções conjuntas.

Miologia é o estudo dos músculos. Mais de 600 músculos esqueléticos constituem o sistema muscular e, tecnicamente, cada um deles é um órgão – composto de tecido muscular esquelético, tecido conjuntivo e tecido nervoso. Cada músculo também tem uma função específica, como mover um dedo, ou fechar as pálpebras. Em sua totalidade, os músculos esqueléticos correspondem aproximadamente a 40% do peso corpóreo.

As células musculares (fibras) se contraem quando estimuladas por impulsos nervosos. A estimulação de apenas algumas fibras não é suficiente para causar um efeito notável, mas contrações de fibras isoladas são importantes e ocorrem continuamente no interior do músculo. Quando um número suficiente de fibras do músculo esquelético é ativado, o músculo contrai e causa o movimento do corpo.

Os músculos realizam três funções principais: (1) movimento, (2) produção de calor, (3) sustentação do corpo e manutenção da postura.

1. **Movimento**. A função mais evidente realizada pelos músculos esqueléticos é a de movimentar o corpo ou partes do corpo, como andar, correr, escrever, mastigar e deglutir. Até mesmo o bulbo do olho e os ossículos da audição estão ligados a músculos esqueléticos que são responsáveis por vários movimentos. A contração do músculo esquelético é igualmente importante na respiração e na movimentação interna dos líquidos do corpo. A estimulação das fibras musculares esqueléticas individualmente mantém um estado de contração muscular chamado *tônus*, que é importante para a movimentação do sangue e da linfa. O tônus também é importante ao exercitar continuamente as fibras musculares esqueléticas.

   A contração involuntária do tecido muscular liso é também essencial para o movimento de substâncias através do corpo. Da mesma forma, a contração involuntária do tecido muscular cardíaco bombeia continuamente sangue ao longo do corpo.
2. **Produção de calor**. A temperatura do corpo é mantida invariavelmente constante. O metabolismo no interior das células libera calor como produto final. Considerando que os músculos constituem aproximadamente 40% do peso do corpo e suas fibras estão em contínua atividade, eles são a principal fonte de calor do corpo. A produção de calor aumenta muito durante os exercícios forçados.
3. **Postura e sustentação do corpo**. O sistema esquelético proporciona um arcabouço para o corpo, mas os músculos esqueléticos mantêm a postura, estabilizam as articulações flexíveis, e dão suporte às vísceras. Certos músculos são músculos posturais ativos cuja função principal é atuar em oposição à gravidade. Alguns músculos posturais estão trabalhando até mesmo quando você pensa que estão relaxados. Quando você está se sentando, por exemplo, o peso de sua cabeça está sendo equilibrado pela articulação atlanto-occipital através das contrações dos músculos localizados na parte posterior do pescoço. Se você começa a ficar sonolento, sua cabeça deve subitamente se inclinar para diante quando os músculos posturais relaxam e o peso (resistência) supera a força.

O tecido muscular do corpo é de três tipos: *liso*, *cardíaco* e *esquelético* (veja fig. 4.26). Embora estes três tipos difiram em estrutura e função, e o sistema muscular se refira apenas aos músculos esqueléticos compostos de tecido esquelético, as seguintes propriedades básicas caracterizam todos os tecidos musculares:

1. **Irritabilidade**. O tecido muscular é sensível aos estímulos dos impulsos nervosos.
2. **Contratilidade**. O tecido muscular responde aos estímulos contraindo-se longitudinalmente ou se encurtando.
3. **Extensibilidade**. Quando o estímulo diminui e as fibras musculares estão relaxadas, elas podem ser estiradas até mesmo além de seu tamanho de repouso pela contração de um músculo antagonista. As fibras estão então preparadas para outra contração.
4. **Elasticidade.** As fibras musculares, após terem sido estiradas, tendem a recuar ao seu tamanho original de repouso.

Uma descrição histológica de cada um dos três tipos de músculos foi apresentada no capítulo 4 e deve ser revisada neste momento. O músculo cardíaco é involuntário e será analisado mais adiante no capítulo 13 no sistema nervoso autônomo e no capítulo 16, em relação com o coração. O músculo liso está disperso pelo corpo e também é involuntário. Será analisado no capítulo 13 e, quando for apropriado, em relação aos órgãos nos quais existe. As informações restantes apresentadas neste capítulo pertencem apenas aos músculos esqueléticos e ao sistema muscular esquelético do corpo.

Os músculos são descritos comumente em grupos de acordo com a localização anatômica e funções conjuntas. Os músculos do esqueleto axial incluem os músculos da face, do pescoço e os músculos anteriores e posteriores do tronco. Os *músculos do esqueleto apendicular* incluem aqueles que atuam nos cíngulos do membro superior e do membro inferior e aqueles que movimentam as articulações dos membros. Os principais músculos superficiais estão expostos na figura 9.1.

Avaliação de Conhecimentos

1. Como os músculos ajudam a manter a homeostasia do corpo?
2. O que se entende por músculo postural?
3. Faça a distinção entre os músculos axiais e os músculos apendiculares.

miologia: G. *myos*, músculo; *logos*, estudo de

músculos: L. *mus*, rato (pela aparência de certos músculos)

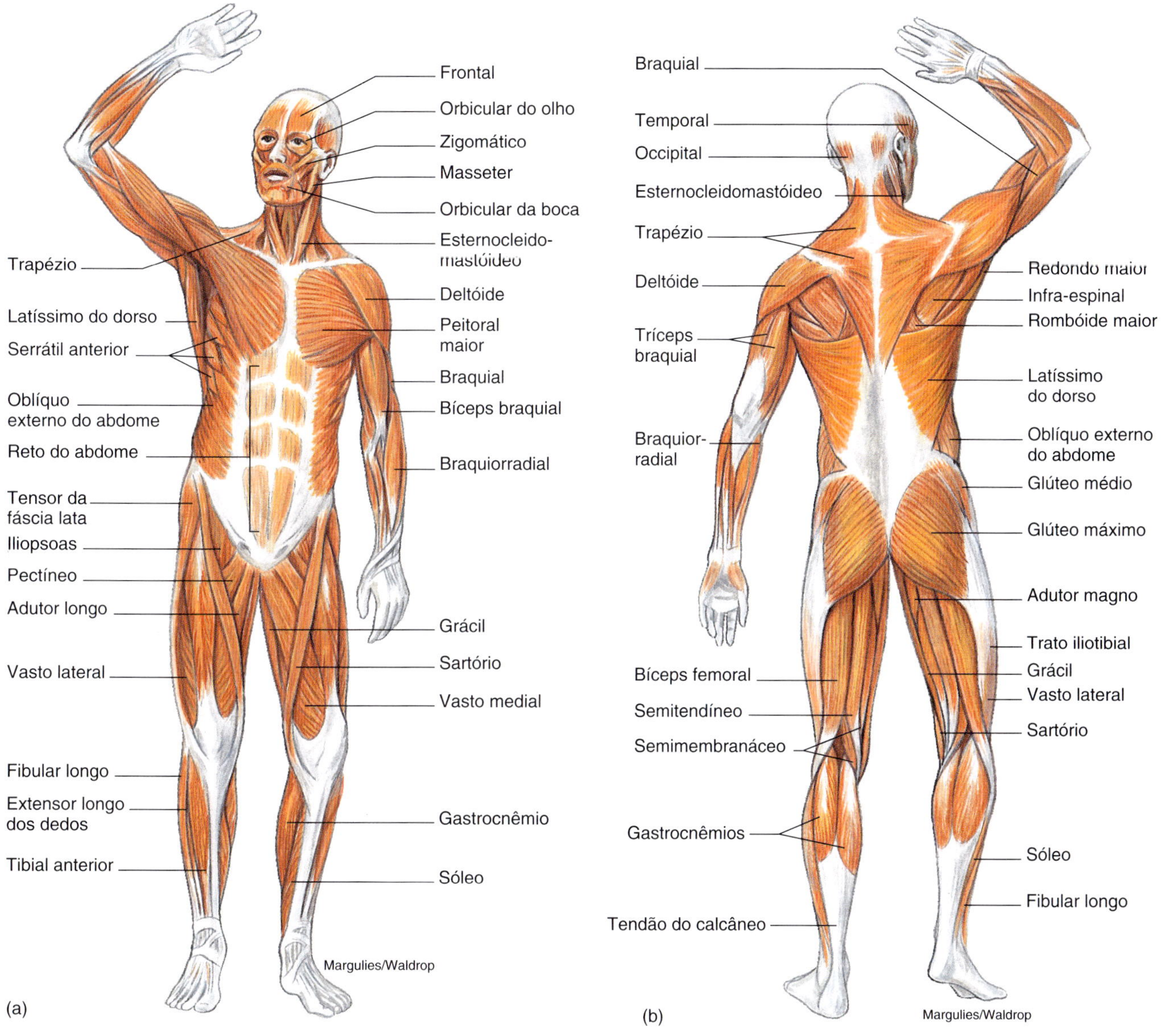

FIGURA 9.1 Os principais músculos superficiais do esqueleto. (*a*) Vista anterior e (*b*) vista posterior.

ESTRUTURA DOS MÚSCULOS ESQUELÉTICOS

O tecido muscular esquelético e o tecido conjuntivo de ligação estão dispostos em um padrão altamente organizado que une as forças das contrações das fibras musculares e as direciona para as estruturas a serem movimentadas.

Objetivo 3 Comparar e diferenciar os vários tecidos conjuntivos de ligação associados aos músculos esqueléticos.

Objetivo 4 Distinguir músculos sinergistas de antagonistas. Explicar por que um músculo deve ter uma força antagônica.

Objetivo 5 Descrever os vários tipos de arquitetura da fibra muscular e analisar as vantagens biomecânicas de cada tipo.

Fixações Musculares

Os músculos esqueléticos estão fixos aos ossos, em cada uma de suas extremidades, através de **tendões** (fig. 9.2). Um tendão é composto de tecido conjuntivo denso regular e liga um músculo ao periósteo de um osso. Quando um músculo contrai, encurta e isto coloca tensão em seus tendões e nos ossos onde estes se fixam. A tensão muscular causa o movimento dos ossos em torno das articulações sinoviais (veja figs. 8.7 e 8.8.), sendo que um dos ossos

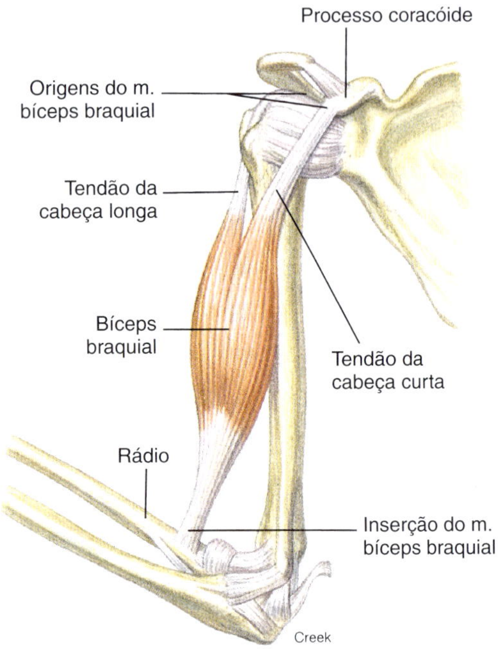

FIGURA 9.2 A relação músculo-esquelética. O ponto de fixação mais proximal da fixação do músculo é a origem; o ponto de fixação distal e móvel é a inserção. A contração das fibras musculares faz com que um osso se mova em relação ao outro em torno de uma articulação.

em que há fixação geralmente movimenta-se mais que o outro. A fixação óssea mais móvel do músculo, conhecida como **inserção,** é puxada em direção de sua fixação menos móvel, a **origem**. Nos músculos ligados aos cíngulos e membros, a origem é a fixação proximal e a inserção é a fixação distal. A porção carnosa, espessada de um músculo é chamada **ventre (gastro)**.

Tendões achatados semelhantes a lâminas são chamados de **aponeuroses**. Um exemplo é a aponeurose epicrânica que se encontra no topo e nos lados do crânio (veja fig. 9.14). Em certos locais, especialmente no punho e no tornozelo, os tendões não estão apenas envolvidos por **bainhas tendíneas** protetoras (veja fig. 8.8), mas o grupo inteiro de tendões está também coberto por uma fina mas resistente faixa de tecido conjuntivo chamada **retináculo** (veja, por exemplo, o retináculo dos músculos extensores na fig. 9.43). Fixo aos ossos que se articulam, o retináculo ancora grupos de tendões e os mantém em posição durante a contração muscular.

aponeurose: G. *aponeurosis*, tendão modificado
retináculo: L. *retinere*, reter

Tecido Conjuntivo Associado

As fibras musculares que se contraem não seriam eficientes se elas atuassem como unidades isoladas. Cada fibra é ligada às fibras adjacentes formando feixes, e os feixes são ligados a outros feixes. Com esta disposição, a contração em uma área de um músculo atua em conjunto com fibras que se contraem em outro lugar do músculo. A substância que faz a ligação no interior do músculo é o tecido conjuntivo frouxo.

O tecido conjuntivo está estruturalmente organizado no interior do músculo para proteger, fortalecer, ligar as fibras musculares em feixes e ligar os feixes em músculos (fig. 9.3). As fibras individuais dos músculos esqueléticos estão envolvidas por uma bainha fina de tecido conjuntivo chamada **endomísio**. O endomísio liga fibras adjacentes em conjunto e contém vasos capilares e terminações nervosas que servem o músculo. Outro tecido conjuntivo, o **perimísio**, liga grupos de fibras musculares reunidas em feixes chamados **fascículos**. O perimísio contém vasos sangüíneos e fibras nervosas que servem a vários fascículos. O músculo inteiro é coberto pelo **epimísio,** que por sua vez é contínuo com um tendão.

Fáscia é um tecido conjuntivo fibroso de espessura variável que recobre o músculo e o liga à pele (tabela 9.1). A *fáscia superficial* sobre as nádegas e parede abdominal é espessa e ligada ao tecido adiposo. Ao contrário, a fáscia superficial sob a pele do dorso da mão, cotovelo e região facial é fina. A *fáscia profunda* é um prolongamento interno da fáscia superficial. Falta-lhe tecido adiposo e confunde-se com o epimísio do músculo. A fáscia profunda envolve músculos adjacentes, separando-os em compartimentos e ligando-os em grupos funcionais. A *fáscia subserosa* se estende entre a fáscia profunda e as membranas serosas, e nervos e vasos atravessam-na para servir as membranas serosas.

A maciez da carne é, em parte, devida à quantidade de tecido conjuntivo presente em um determinado corte. Uma fatia de carne das extremidades de um músculo contém muito mais tecido conjuntivo que um corte feito no ventre do músculo. Carne fibrosa é difícil de mastigar e pode se tornar um problema quando se tenta extraí-la discretamente dos dentes, em determinados locais públicos.

Grupos Musculares

Da mesma maneira que as fibras musculares, os músculos raramente se contraem independentemente, mas atuam em grupos funcionais. Os músculos que se contraem conjuntamente

endomísio: G. *endon*, dentro; *myos*, músculo
perimísio: G. *peri*, em torno; *myos*, músculo
fascículo: L. *fascis*, feixe
epimísio: G. *epi*, sobre; *myos*, músculo
fáscia: L. *fascia*, uma faixa ou cinta

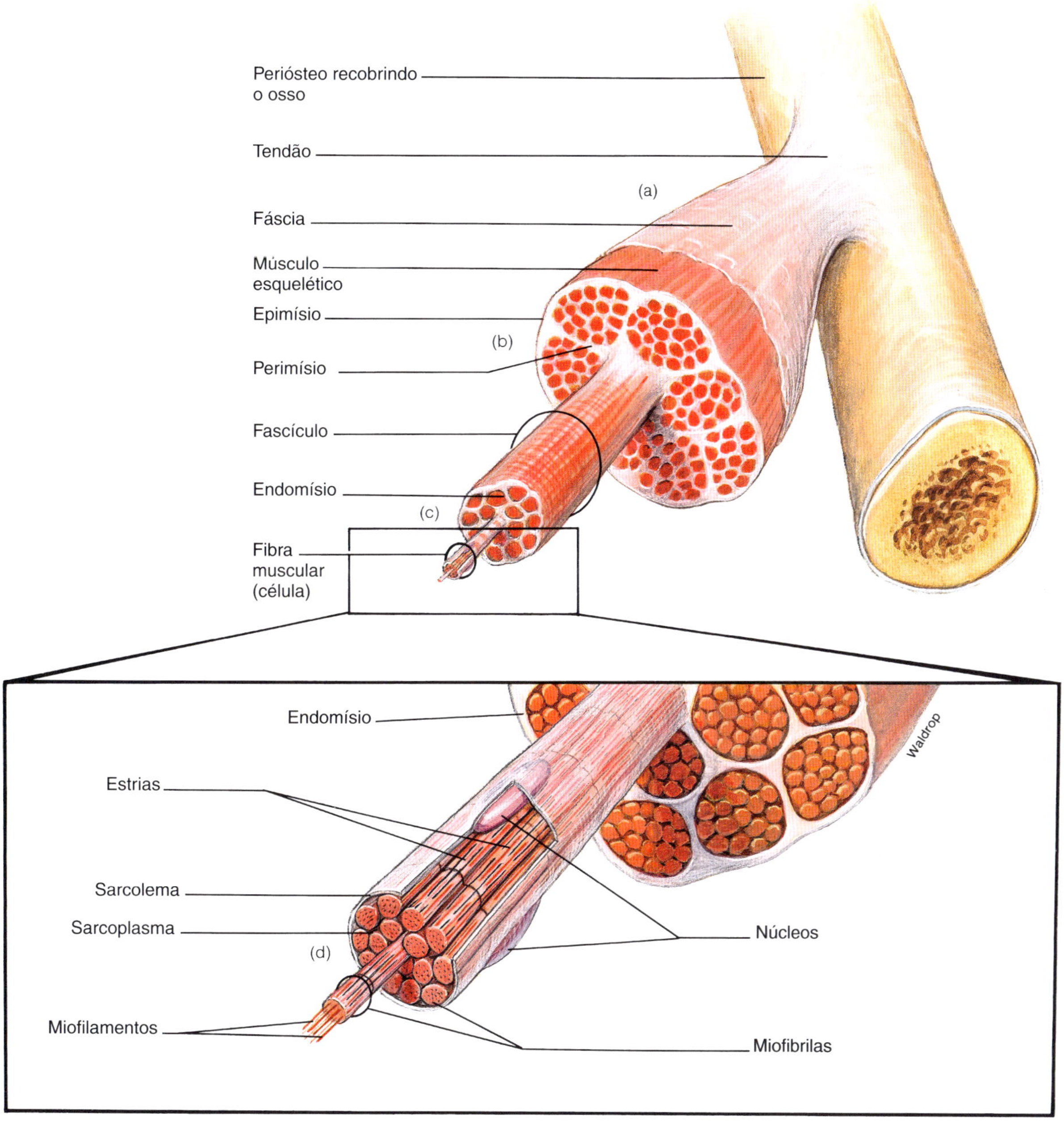

FIGURA 9.3 Relação entre o tecido muscular esquelético e os tecidos conjuntivos associados. (*a*) A fáscia e o tendão fixam um músculo ao periósteo de um osso. (*b*) O epimísio envolve inteiramente o músculo, e o perimísio separa e liga fascículos (feixes musculares). (*c*) O endomísio envolve e liga fibras musculares isoladas. (*d*) Uma fibra muscular isolada contém miofibrilas (organelas contráteis especializadas) compostas de miofilamentos finos (actinas) e espessos (miosinas).

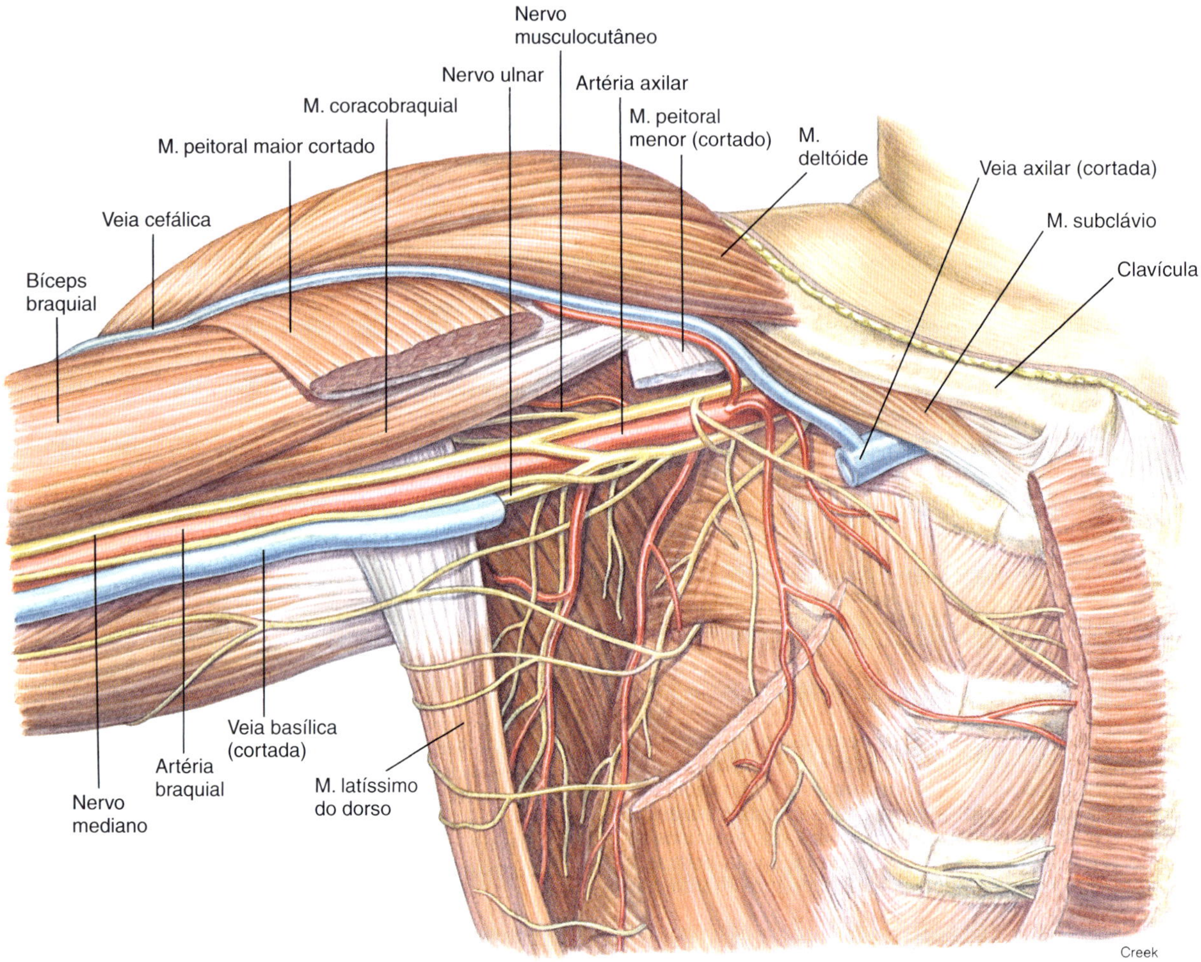

FIGURA 9.5 As relações dos vasos sangüíneos e nervos com os músculos esqueléticos da região axilar. (Observe a íntima proximidade dos nervos e vasos quando passam entre massas musculares.)

✓ Avaliação de Conhecimentos

4. Mostre as diferenças entre os seguintes termos: *endomísio e epimísio; fáscia e tendão; aponeurose e retináculo*.
5. Analise as vantagens biomecânicas de existirem músculos sinergistas. Dê alguns exemplos de músculos sinergistas e cite quais são seus músculos antagonistas.
6. Qual o tipo de arquitetura muscular que fornece destreza e força.

FIBRAS MUSCULARES ESQUELÉTICAS E TIPOS DE CONTRAÇÃO MUSCULAR

A contração da fibra muscular em resposta a um estímulo motor resulta do movimento de deslizamento das miofibrilas através do qual o comprimento do sarcômero é reduzido.

Objetivo 6 Identificar os principais componentes de uma fibra muscular e analisar a função de cada parte.

Objetivo 7 Distinguir entre contrações isotônicas e isométricas.

Objetivo 8 Definir unidade motora e analisar o papel das unidades motoras na contração muscular.

Fibras Musculares Esqueléticas

Apesar de sua forma alongada incomum, as células musculares têm as mesmas organelas como outras células: mitocôndrias, membranas intracelulares, grânulos de glicogênio e assim sucessivamente. Ao contrário da maioria das outras células do corpo, contudo, as fibras musculares esqueléticas são multinucleadas e estriadas (fig. 9.6). Além disso, algumas fibras musculares esqueléticas podem alcançar 30 cm e diâmetros de 10 a 100 µm.

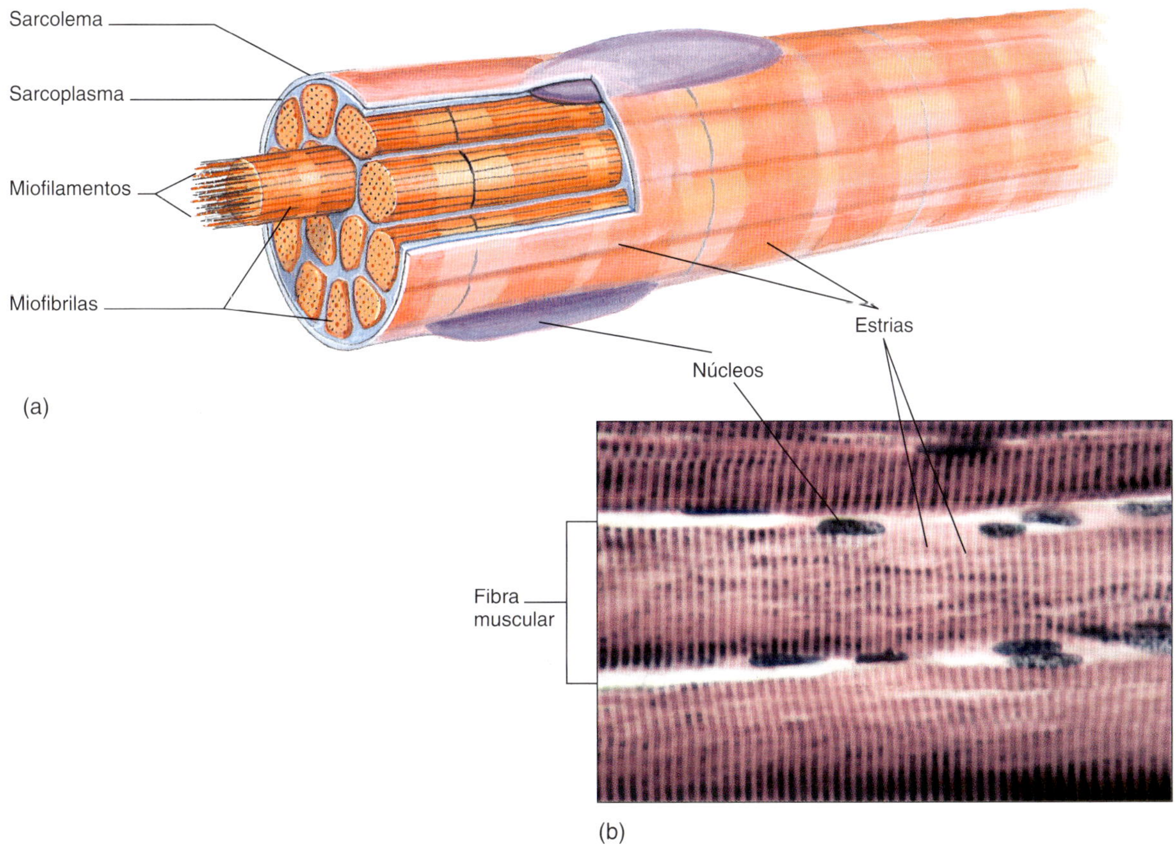

FIGURA 9.6 (*a*) Uma fibra muscular esquelética contém numerosas organelas chamadas miofibrilas compostas de miofilamentos espessos e finos de actina e miosina. Uma fibra muscular esquelética é estriada e multinucleada. (*b*) Uma micrografia de luz das fibras musculares esqueléticas mostrando as estrias e a localização periférica dos núcleos.

Cada fibra muscular é envolvida por uma membrana celular chamada **sarcolema**. Uma rede de canais membranosos, o **retículo sarcoplasmático**, estende-se ao longo do citoplasma da fibra que é chamado de **sarcoplasma** (fig. 9.7). Um sistema de **túbulos transversais** (túbulos T) segue perpendicularmente ao retículo sarcoplasmático e se abre no exterior através do sarcolema. Também embutidas na fibra muscular estão muitas estruturas lineares chamadas **miofibrilas** (fig. 9.8). Estas miofibrilas têm aproximadamente um micrômetro (1μm) de diâmetro e se estendem em paralelo de uma extremidade da fibra muscular a outra, e estão tão densamente agrupadas que as outras organelas – como mitocôndrias e membranas intracelulares – ficam restritas aos espaços estreitos no sarcoplasma que permanecem entre miofibrilas adjacentes. Cada miofibrila é composta de filamentos menores de proteínas, ou miofilamentos. *Filamentos finos* têm aproximadamente 6 nm de diâmetro e são compostos da proteína actina. *Filamentos espessos* têm aproximadamente 16 nm em diâmetro e são compostos da proteína miosina.

actina: L. *actus*, movimento
miosina: L. *myosin*, dentro do músculo

As características estrias escuras e claras das miofibrilas dos músculos esqueléticos são devidas à disposição destes miofilamentos. As bandas escuras são chamadas *bandas A*, e as bandas claras são chamadas *bandas I*. Em grande ampliação, podem ser vistas linhas escuras finas no meio das bandas I. Estas são chamadas *linhas Z*. A disposição dos filamentos espessos e finos entre um par de linhas Z forma um padrão estrutural repetitivo que serve como subunidade básica de contração do músculo esquelético. Estas subunidades de linha Z à linha Z são conhecidas como **sarcômeros** (fig. 9.8). Um corte longitudinal de uma miofibrila assim apresenta uma vista lateral de sucessivos sarcômeros (fig. 9.9 *a*, *b*).

As bandas I dentro de uma miofibrila são as áreas mais claras que se estendem da margem de uma pilha de filamentos espessos de miosina até a margem da próxima pilha de filamentos espessos. São claras na aparência porque elas contêm apenas filamentos finos. Os filamentos finos, contudo, não terminam nas margens das bandas I. Em vez disso, cada filamento fino se estende em parte das bandas A de cada lado. Como os filamentos espessos e finos se sobrepõem nas margens de cada banda A, as margens da banda A parecem mais escuras do que na região cen-

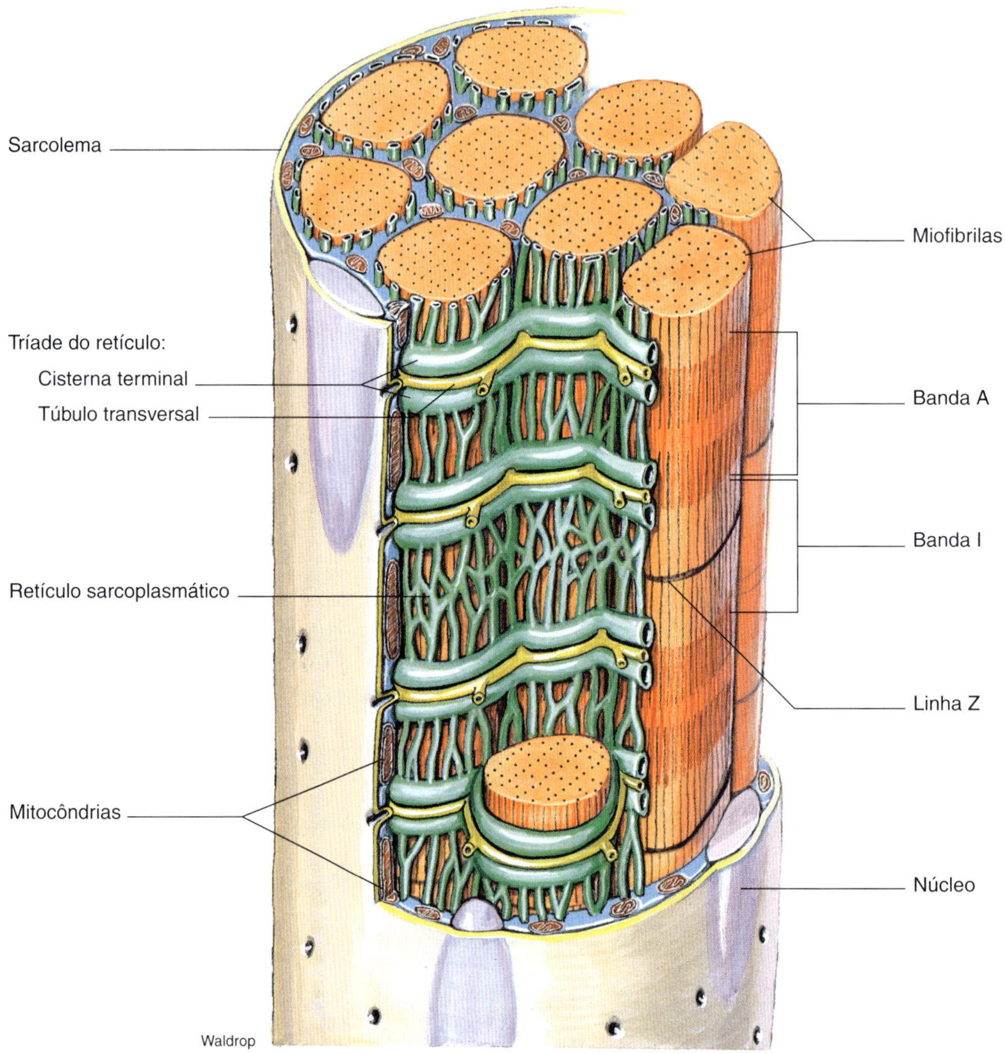

FIGURA 9.7 As relações estruturais das miofibrilas de uma fibra muscular ao sarcolema, túbulos transversais e retículo sarcoplasmático. (Observe a posição das mitocôndrias.)

tral. As regiões mais claras centrais da banda A são chamadas de *zonas H* (de *helle*, uma palavra alemã que significa "luminoso"). Assim sendo, a *zona central H* contém apenas filamentos espessos que não são sobrepostos por filamentos finos.

A vista lateral de sucessivos sarcômeros na figura 9.9*b* é de certo modo, enganadora. Há numerosos sarcômeros dentro de cada miofibrila que estão fora do plano do corte (e fora da figura). Uma avaliação melhor da estrutura tridimensional de uma miofibrila pode ser obtida vendo a miofibrila em corte transversal. Nesta vista, mostrada na figura 9.9*c*, pode ser observado que as linhas Z são realmente em forma de disco (*z* representa *Zwischenscheibe*, uma palavra alemã que significa "entre discos"), e que os filamentos finos que penetram nestes discos Z envolvem os filamentos espessos em uma disposição hexagonal. Se nos concentramos em uma única fila de miofilamentos espessos escuros neste corte transversal, o padrão alternativo de filamentos espessos e finos visto em corte longitudinal torna-se aparente.

Quando um músculo é estimulado para se contrair, diminui de tamanho em conseqüência da redução de suas fibras individualmente. O encurtamento das fibras musculares, por sua vez, é produzido pelo encurtamento de suas miofibrilas, que ocorre como resultado da redução da distância de linha Z para linha Z (fig. 9.10). Quando os sarcômeros encurtam e em tamanho, contudo, as bandas A não encurtam e em lugar disso aparecem mais próximas. As bandas I – que representam a distância entre as bandas A de sucessivos miômeros – diminuem em tamanho.

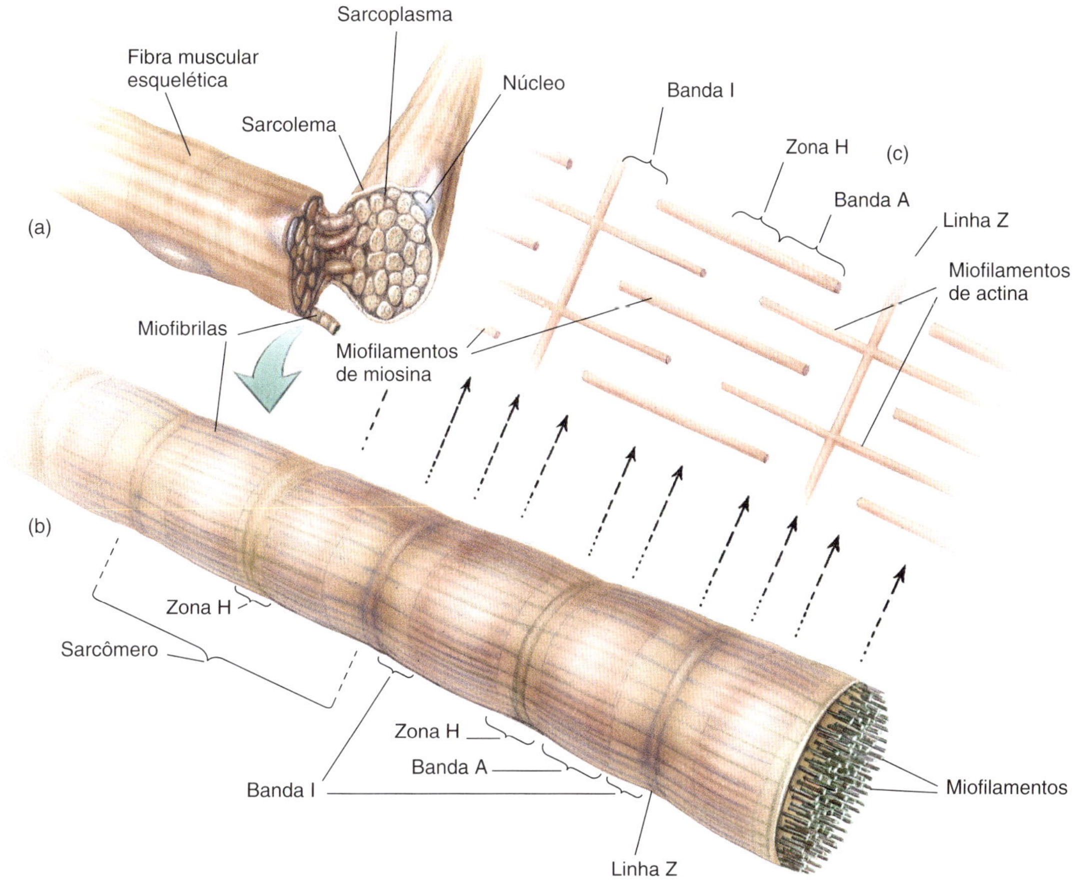

FIGURA 9.8 Estrutura de uma miofibrila. (*a*) As muitas miofibrilas de uma fibra muscular esquelética estão dispostas em compartimentos (*b*) chamados sarcômeros. (*c*) As estrias características de um sarcômero são decorrentes das disposições de miofilamentos finos e espessos, compostos de actina e miosina, respectivamente.

Contudo, os filamentos finos de actina que compõem a banda I não encurtam. O exame próximo revela que o tamanho dos miofilamentos espessos e finos permanece constante durante a contração do músculo. O encurtamento dos sarcômeros não é produzido pelo encurtamento dos miofilamentos, mas pelo *deslizamento* de filamentos finos sobre e entre filamentos espessos. No processo de contração, os filamentos finos em ambos os lados de cada banda A se estendem cada vez mais profundamente em direção ao centro, aumentando a quantidade de sobreposições com os filamentos espessos. As bandas H centrais se tornam, assim, cada vez menores durante a contração.

Contrações Isométricas e Isotônicas

Para que as fibras musculares se encurtem quando contraídas, elas têm que gerar uma força maior que as forças opostas que atuam para evitar o movimento da inserção muscular. A flexão do cotovelo, por exemplo, ocorre contra a força da gravidade e o peso dos objetos que estão sendo erguidos. A tensão produzida pela contração de cada fibra muscular separadamente é insuficiente para superar estas forças opostas, mas as contrações combinadas de um número grande de fibras musculares pode ser suficiente para superá-las e flexionar o cotovelo quando as fibras musculares se encurtam.

A contração que resulta no encurtamento visível do músculo é chamada *contração isotônica* porque a força de contração permaneceu relativamente constante ao longo do processo de redução (fig. 9.11). Contudo, se as forças opostas são muito grandes ou se o número de fibras musculares ativadas é muito pouco para encurtar o músculo, é produzida uma *contração isométrica* e o movimento não ocorre.

isotônica: G. *isos*, igual; *tonos*, tensão

isométrica: G. *isos*, igual; *metron*, medida

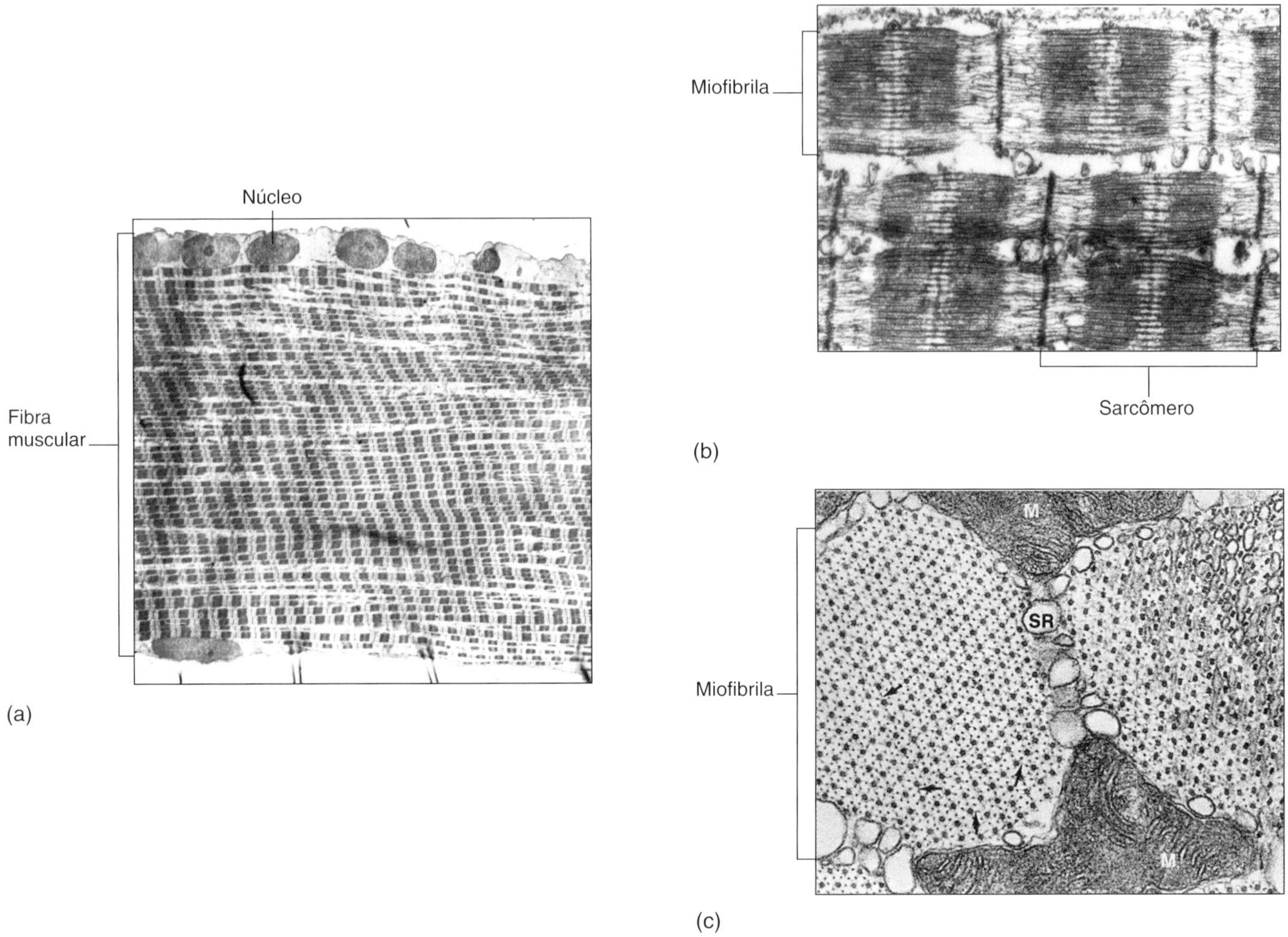

FIGURA 9.9 Micrografias eletrônicas de miofibrilas de uma fibra muscular. (*a*) Em baixa potência (1.600×), uma única fibra muscular contendo numerosas miofibrilas. (*b*) Em alta potência (53.000×), miofibrilas em corte longitudinal. (Observe os sarcômeros e miofilamentos espessos e finos sobrepostos.) (*c*) A disposição hexagonal dos filamentos espessos e finos vista em corte transversal (as setas apontam para cruzamentos pontes; SR = retículo sarcoplasmático).
(*De R. G. Kessel e R. H. Kardon.* Tissues and Organs: A Text- Atlas of Scanning Electron Microscopy © *1979 W. H. Freeman and Company.*)

Junção Neuromuscular

Um nervo servindo um músculo é composto de neurônios motores e neurônios sensitivos. Cada neurônio motor tem um **axônio** que se estende do sistema nervoso central para um grupo de fibras musculares esqueléticas. Próximo destas fibras musculares esqueléticas, o axônio divide-se em numerosos ramos chamados **axônios terminais**, os quais contatam o sarcolema das fibras musculares por intermédio das **placas motoras** (fig. 9.12). A área formada pela placa motora e pela membrana celular de uma fibra muscular é conhecida como **junção neuromuscular**.

Acetilcolina é uma substância química neurotransmissora armazenada nas **vesículas sinápticas** dos axônios terminais. Um impulso nervoso que alcança o axônio terminal provoca a liberação de acetilcolina na **fenda neuromuscular** da junção neuromuscular. Quando este mediador químico contata os locais receptores do sarcolema, inicia-se a atividade fisiológica no interior da fibra muscular, resultando na contração.

Unidade Motora

Uma **unidade motora** consiste num único neurônio motor e o conjunto das fibras musculares inervadas por esse neurônio motor (fig. 9.12*b*). Quando um impulso nervoso segue através de uma unidade motora, todas as fibras musculares servidas por ela se contraem simultaneamente e em seu máximo. A maioria dos

axônio: G. *axon*, eixo

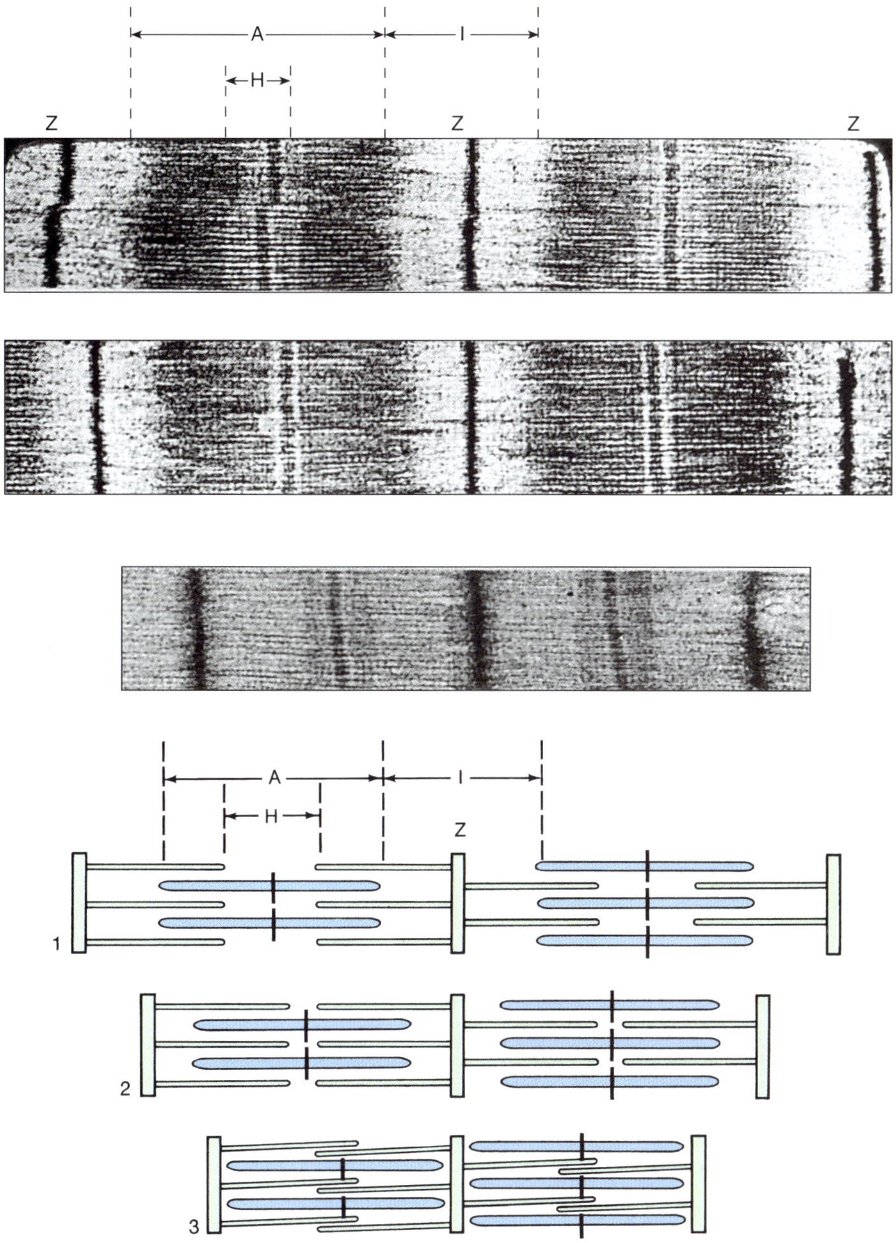

FIGURA 9.10 O modelo de contração por deslizamento de filamentos. Quando os miofilamentos deslizam, as linhas Z ficam mais próximas. As bandas A permanecem do mesmo tamanho durante a contração, mas as bandas I e H se estreitam progressivamente e eventualmente podem ficar ocultas. (1) Músculo relaxado, (2) músculo parcialmente contraído e (3) músculo completamente contraído.

músculos tem uma relação de inervação de um neurônio motor para cada 100 a 150 fibras musculares. Músculos capazes de movimentos precisos e delicados, como um músculo do bulbo do olho, podem ter uma relação de inervação de 1:10. Músculos maiores que são responsáveis pelos movimentos de amplitudes maiores do corpo, como aqueles da coxa, podem ter relação de inervação que excede 1:500.

Todas as unidades motoras que controlam um determinado músculo, contudo, não são do mesmo tamanho. Relações de inervação em um músculo grande da coxa podem variar de 1:100 a 1:2.000. Neurônios que inervam pequeno número de fibras musculares têm corpos celulares e diâmetros dos axônios menores do que os neurônios que têm relações de inervação maiores. Os neurônios menores também são estimulados por baixos níveis de impulso excitador e, como resultado, as unidades motoras pequenas são aquelas que mais freqüentemente são usadas. As unidades motoras maiores só são ativadas quando são necessárias contrações muito fortes.

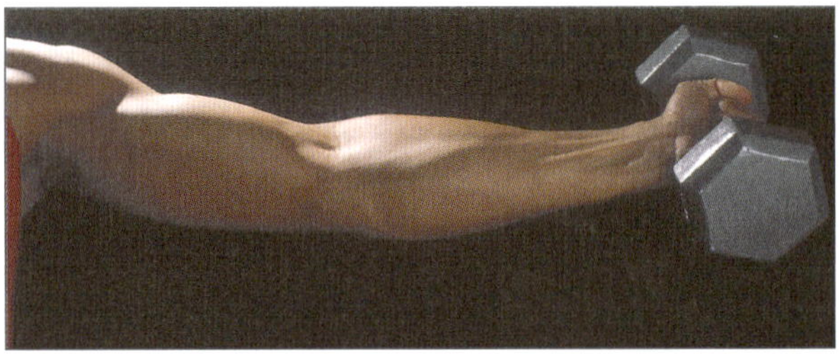

(a)

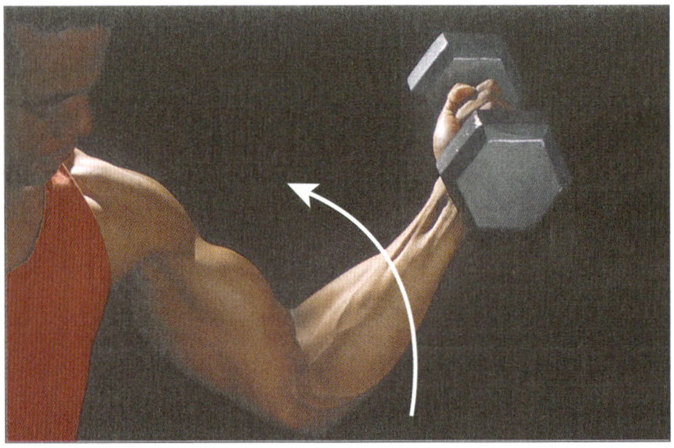

(b)

FIGURA 9.11 Fotografias de contrações isométricas e isotônicas. (*a*) Uma contração isométrica, na qual o músculo permanece com a mesma extensão e (*b*) uma contração isotônica, na qual o músculo encurta.

Os músculos esqueléticos são voluntários, isto é, podem ser contraídos conscientemente. A magnitude da tarefa determina o número de unidades motoras a serem ativadas. Executar uma tarefa suave, como erguer um livro, requer poucas unidades motoras, enquanto erguer uma mesa requer muitas. Músculos com estrutura peniforme têm muitas unidades motoras, são fortes e possuem destreza; porém, geralmente se cansam mais rapidamente que os músculos com menos unidades motoras. Estar mental e psicologicamente tenso para realizar uma prova atlética irá envolver ativação voluntária de mais unidades motoras nos músculos. Embora uma pessoa raramente utilize todas as unidades motoras de um músculo, a secreção de epinefrina pela glândula supra-renal promove um aumento na força que pode ser produzida quando um determinado número de unidades motoras é ativada.

Esteróides são hormônios produzidos pelas glândulas supra-renais, testículos e ovários. Como eles são solúveis em lipídios, atravessam as membranas celulares rapidamente e entram no citoplasma onde combinam com proteínas para formar complexos esteróide-proteínas que são necessários para as sínteses de tipos específicos de mensageiros de moléculas de RNA. Foram desenvolvidos esteróides sintéticos originalmente para promover aumento de peso em pacientes com câncer e anoréxicos. Contudo, ficou logo evidenciado que os esteróides tomados pelos halterofilistas e pelos atletas poderiam lhes proporcionar aumento de massa muscular, força e agressividade. O uso de esteróides é considerado ilegal, agora, pela maioria das associações atléticas porque concedem vantagens injustas em competições físicas, como também podem ter efeitos colaterais sérios, tais como atrofia das gônadas, hipertensão, indução de tumores malignos do fígado, comportamento agressivo, para indicar alguns poucos deles.

Avaliação de Conhecimentos

7. Desenhe três sarcômeros sucessivos em uma miofibrila de uma fibra muscular em repouso. Identifique a miofibrila, os sarcômeros, as bandas A, bandas I, bandas H e linhas Z.
8. Por que as bandas A aparecem mais escuras do que as bandas I?
9. Desenhe três sarcômeros sucessivos em uma miofibrila de uma fibra muscular contraída. Indique quais bandas diminuíram durante a contração e explique como isto ocorreu.
10. Descreva como os músculos antagonistas no braço podem ser exercitados através de ambas as contrações isotônicas e isométricas.
11. Explique por que os sarcômeros são considerados os componentes estruturais básicos dos músculos esqueléticos, e as unidades motoras são consideradas as unidades funcionais básicas da contração muscular.

DENOMINAÇÃO DOS MÚSCULOS

Os músculos esqueléticos foram denominados tendo por base a forma, a localização, as fixações, a orientação das fibras, a posição relativa ou a função.

Objetivo 9 Usar exemplos para descrever os vários critérios pelos quais os músculos foram denominados.

Uma de suas tarefas como estudante de anatomia é aprender os nomes dos principais músculos do corpo. Embora isto possa parecer opressivo, lembre-se que a maioria dos músculos são pares; isto é, o lado direito é a imagem especular do lado esquerdo. Para ajudá-lo no estudo, a maioria dos músculos possuem nomes que são descritivos.

Quando você estudar os músculos do corpo, considere como cada um deles foi denominado. Identifique o músculo na figura de referência na narrativa do texto e localize-o por conta própria como se fosse em seu corpo. Use seu corpo para representar o movimento. Sinta-o contraindo embaixo de sua pele e observe o movimento que ocorre na articulação. Aprendendo os músculos deste modo, a tarefa será simplificada e se tornará mais compreensível.

Seguem alguns critérios pelos quais os nomes dos músculos derivaram, logicamente:

1. **Forma**: rombóide (com forma rombóide); trapézio (como um trapezóide); ou pelo número de cabeças de origem: tríceps (três cabeças), bíceps (duas cabeças)
2. **Localização**: peitoral (no peito); intercostal (entre costelas); braquial (braço)
3. **Fixações**: muitos músculos da face (zigomático, temporal, nasal); esternocleidomastóideo (esterno, clavícula e processo mastóide do osso temporal)

CAPÍTULO 9

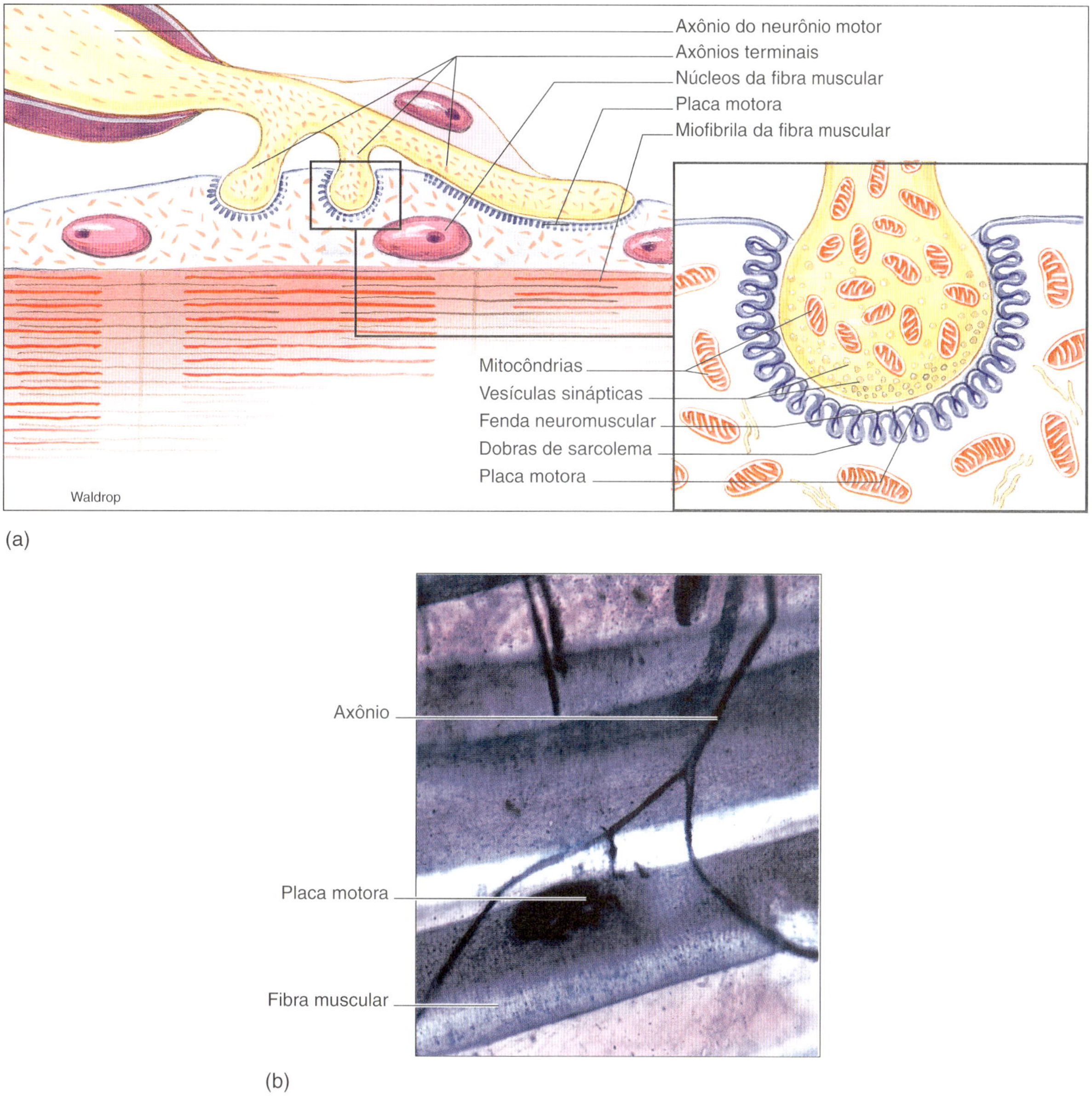

FIGURA 9.12 Uma placa motora na junção neuromuscular. (*a*) Uma junção neuromuscular é o local onde a fibra nervosa e a fibra muscular se encontram. A placa motora é a porção especializada do sarcolema de uma fibra muscular envolvendo a extremidade terminal do axônio. (Observe o ligeiro espaço (*gap*) entre a membrana do axônio e o da fibra muscular.) (*b*) Fotomicrografia de fibras musculares e placas motoras. Um neurônio motor e as fibras musculares esqueléticas que ele inerva constituem uma unidade motora.

4. **Tamanho**: máximo (grande, maior); mínimo (pequeno, menor); longo (comprido); curto (menor)
5. **Orientação das fibras**: reto (retilíneo); transverso (horizontal); oblíquo (inclinado)
6. **Posição relativa**: lateral, medial, interno, externo
7. **Função**: adutor, flexor, extensor, pronador e levantador

Avaliação de Conhecimentos

12. Consulte o capítulo 2 (fig. 2.14) e revise a localização das seguintes regiões do corpo: cervical, peitoral, abdominal, glútea, perineal, braquial, antebraquial, inguinal, femoral e poplítea.
13. Consulte o capítulo 8 e revise os movimentos permitidos pelas articulações sinoviais.

Exposição do Desenvolvimento

O Sistema Muscular

EXPLICAÇÃO

A formação do tecido muscular esquelético começa durante a quarta semana do desenvolvimento embrionário quando células mesodérmicas especializadas chamadas *mioblastos* começam a divisão mitótica rápida (exibição I). A proliferação de células novas continua enquanto os mioblastos migram e se fundem em *miotubos sinciciais*. (Um *sincício* é uma massa protoplasmática multinucleada formada pela união de células originalmente separadas.) Na 9ª semana, os miofilamentos primitivos cursam pelos miotubos, e os núcleos dos mioblastos estão localizados centralmente. O crescimento em comprimento continua pela adição de mioblastos.

O processo de desenvolvimento da fibra muscular ocorre no interior de massas mesodérmicas especializadas chamadas *miótomos* na área do tronco embrionário e de massas frouxamente organizadas de mesoderma na cabeça e nas áreas dos membros. Na 6ª semana, o tronco de um embrião está segmentado em miótomos distintos (exibição II) que estão associados dorsalmente com *esclerótomos* – massas pares de tecido mesenquimal que formam as vértebras e as costelas. Como será explicado no capítulo 12, nervos espinais provenientes da medula espinal emergem entre as vértebras para inervar os músculos em desenvolvimento nos miótomos adjacentes. Quando os miótomos se desenvolvem, mioblastos adicionais migram ventralmente, em direção à linha mediana do corpo, ou distalmente, nos membros em desenvolvimento. Os músculos de todo o sistema muscular foram diferenciados e estão corretamente posicionados pela oitava semana. A orientação dos músculos em desenvolvimento é precedida e influenciada por modelos cartilagíneos dos ossos.

Não está determinado quando o músculo esquelético está suficientemente desenvolvido para realizar contrações, mas pela 17ª semana os movimentos fetais conhecidos como os *primeiros movimentos do feto* são bastante fortes para ser reconhecidos pela mãe. As fibras musculares isoladas têm agora espessamentos, os núcleos deslocaram-se para a periferia e os filamentos (miofilamentos) podem ser reconhecidos como faixas alternadas escuras e claras. O crescimento em comprimento ainda continua pela adição de mioblastos. Pouco antes do nascimento, a formação de mioblastos cessa, e todas as células do músculo já estão formadas. Diferenças em força, resistência e coordenação são, em parte, determinadas geneticamente, mas é principalmente o resultado de condicionamento físico individual. A coordenação muscular é um processo contínuo de conseguir um bom controle neural das fibras musculares. O domínio dos movimentos musculares é comparativamente lento em humanos. Embora a inervação e a contração muscular ocorram precocemente durante o desenvolvimento fetal, passam-se vários meses antes que uma criança humana tenha a coordenação para rastejar, e aproximadamente um ano antes que possa ficar em pé ou possa caminhar, contrastando com a maioria dos mamíferos que pode caminhar e correr dentro de algumas horas depois do nascimento.

---

mioblasto: G. *myos*, músculo; *blastos*, gérmen

sincicial: G. *syn*, com; *cyto*, célula

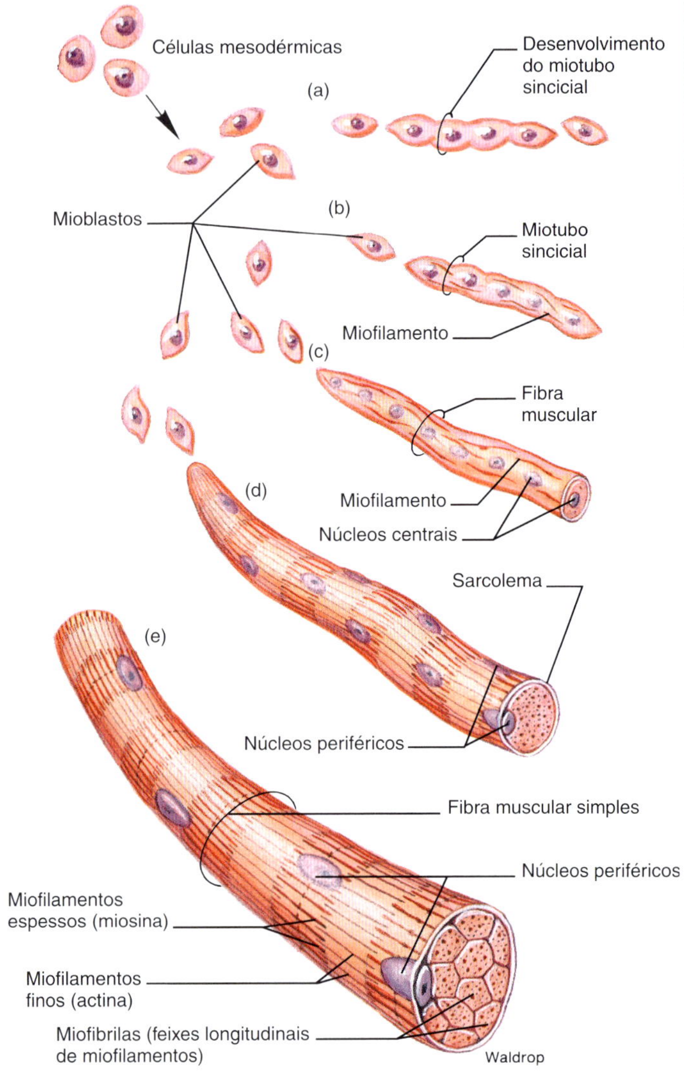

EXIBIÇÃO I O desenvolvimento de fibras musculares esqueléticas. (*a*) Na 5ª semana, o miotubo se forma quando membranas celulares individuais são rompidas. Os miotubos crescem em comprimento incorporando mioblastos adicionais; cada um acrescenta um núcleo adicional. (*b*) Fibras musculares estão distintas na 9ª semana, mas os núcleos ainda estão localizados centralmente, e o crescimento em comprimento continua pela adição de mioblastos. (*c*) Em 5 meses, estão presentes miofilamentos finos (actina) e espessos (miosina) e um crescimento moderado em comprimento ainda continua. (*d*) Ao nascimento, os miofilamentos estriados estão agregados em feixes, a fibra tem espessamentos, e os núcleos passaram para a periferia. A atividade de mioblastos cessa e todas as fibras musculares que uma pessoa terá já estão formadas. (*e*) Aparência de uma fibra muscular madura.

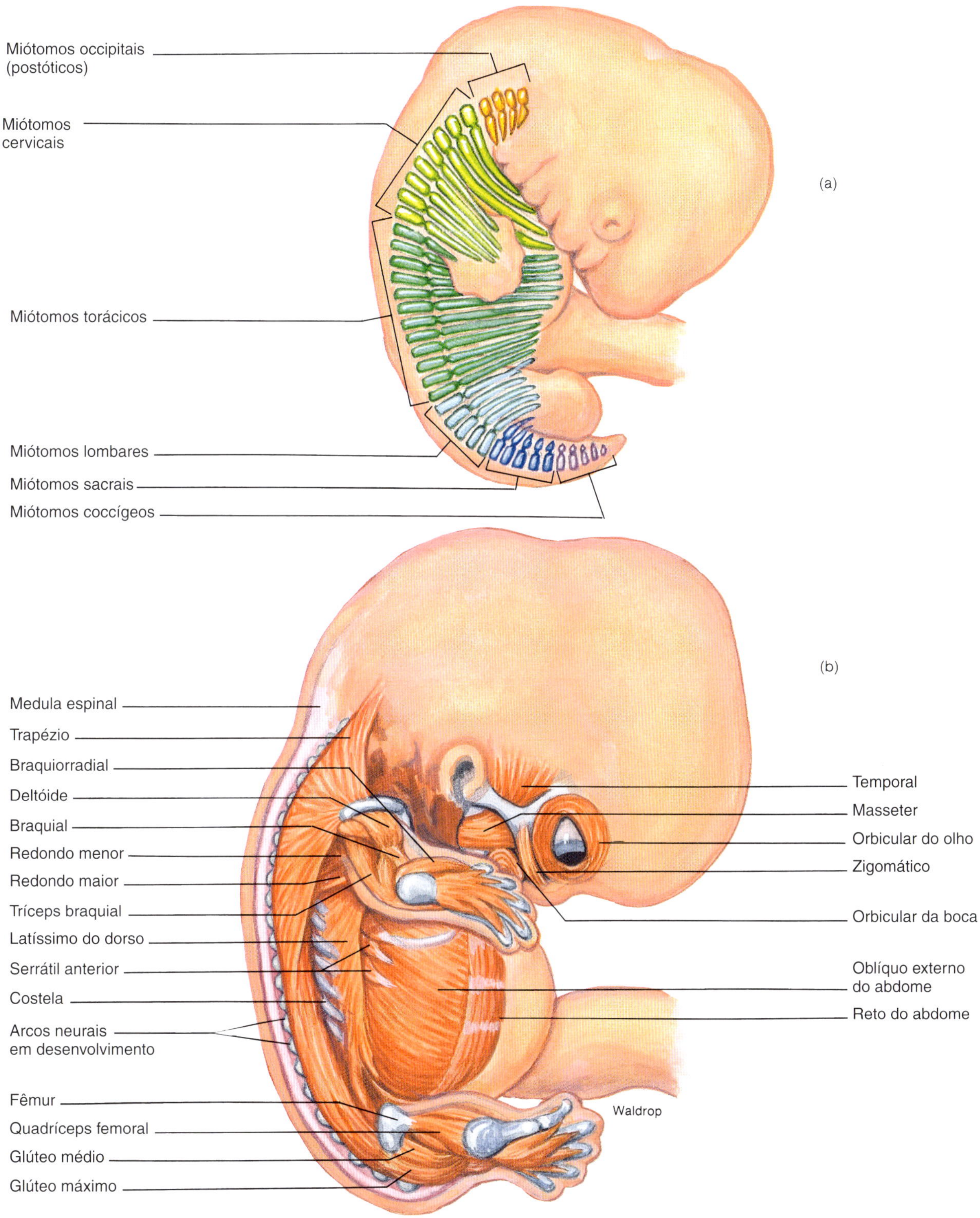

EXIBIÇÃO II Desenvolvimento de músculos esqueléticos. (*a*) Distribuição de miótomos embrionários na 6ª semana. Miótomos segmentares formam os músculos da área do tronco e cíngulos. Massas frouxamente organizadas do mesoderma formam os músculos da cabeça e dos membros. (*b*) Disposição dos músculos do esqueleto na 8ª semana. O desenvolvimento de músculos é influenciado pelos modelos cartilagíneos que precedem os ossos. A inervação dos músculos corresponde ao desenvolvimento dos nervos espinais e disposição dos dermátomos.

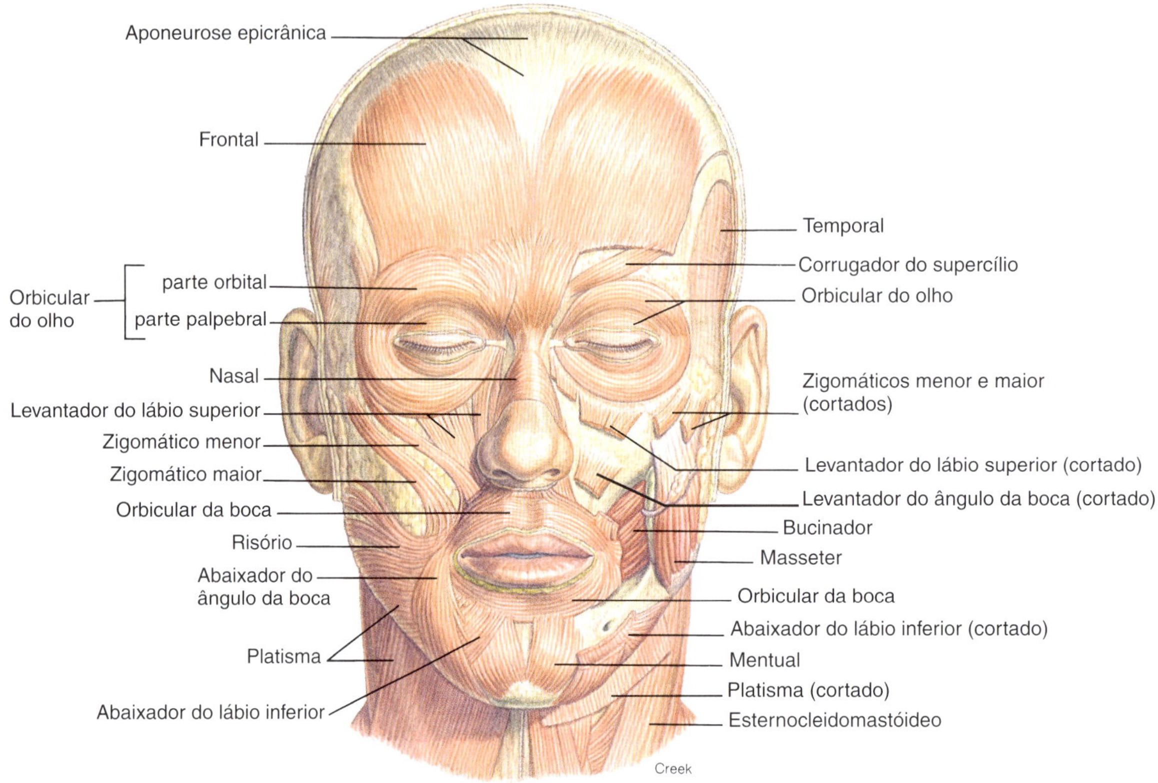

FIGURA 9.13 Vista anterior dos músculos superficiais da face envolvidos na expressão facial.

MÚSCULOS DO ESQUELETO AXIAL

Os músculos do esqueleto axial incluem aqueles responsáveis pela expressão facial, mastigação, movimentos do bulbo do olho, movimentos da língua, movimentos do pescoço e respiração, e aqueles da parede abdominal, da abertura inferior da pelve e da coluna vertebral.

Objetivo 10 Localizar os principais músculos do esqueleto axial. Identificar músculos sinergistas e antagonistas e descrever a ação de cada um.

Músculos da Expressão Facial

Os humanos possuem a musculatura da face bem desenvolvida (figs. 9.13 e 9.14) que permite complexa expressão facial como meio de comunicação social. Freqüentemente nós conseguimos expressar nossos sentimentos sem precisar pronunciar uma palavra.

Os músculos da expressão facial estão situados em situação superficial no couro cabeludo, face e pescoço. Embora altamente variáveis em tamanho e força, todos estes músculos originam-se nos ossos do crânio ou na fáscia e se inserem na pele (tabela 9.3). São inervados pelo nervo facial (veja fig. 12.8). Os locais e pontos de fixação da maioria dos músculos da face são tais que, quando contraídos, causam movimentos em torno dos olhos, narinas ou boca (fig. 9.15).

Os músculos da expressão facial são de interesse clínico por várias razões, todas envolvendo o nervo facial. Localizado diretamente debaixo da pele, muitos ramos do nervo facial são vulneráveis a traumas. Lacerações na face e fraturas do crânio freqüentemente lesam ramos deste nervo. O extenso padrão de inervação motora torna-se aparente nas vítimas de acidentes vasculares cerebrais e pessoas que sofrem da *paralisia de Bell*. Os músculos faciais de um lado da face são atingidos nessas pessoas, e esse lado da face parece desviar para baixo.

Músculos da Mastigação

Os músculos maiores **temporal** e **masseter** (fig. 9.16) são poderosos levantadores da mandíbula em conjunto com o músculo **pterigóideo medial**. A função principal dos músculos pterigóideos medial e lateral é proporcionar movimentos dos dentes para moer o alimento. O **pterigóideo lateral** também protrai a mandíbula (tabela 9.4).

Tétano é uma doença bacteriana causada pela entrada da bactéria anaeróbia *Clostridium tetani* no corpo, geralmente através de uma ferida perfurante. As bactérias produzem uma neurotoxina que é levada até a medula espinal através de nervos sensitivos. Os impulsos motores são retransmitidos causando a contração continuada de certos músculos (tétano). Os músculos que movimentam a mandíbula são os primeiros a ser afetados, motivo pelo qual a doença é comumente conhecida como *trismo*.

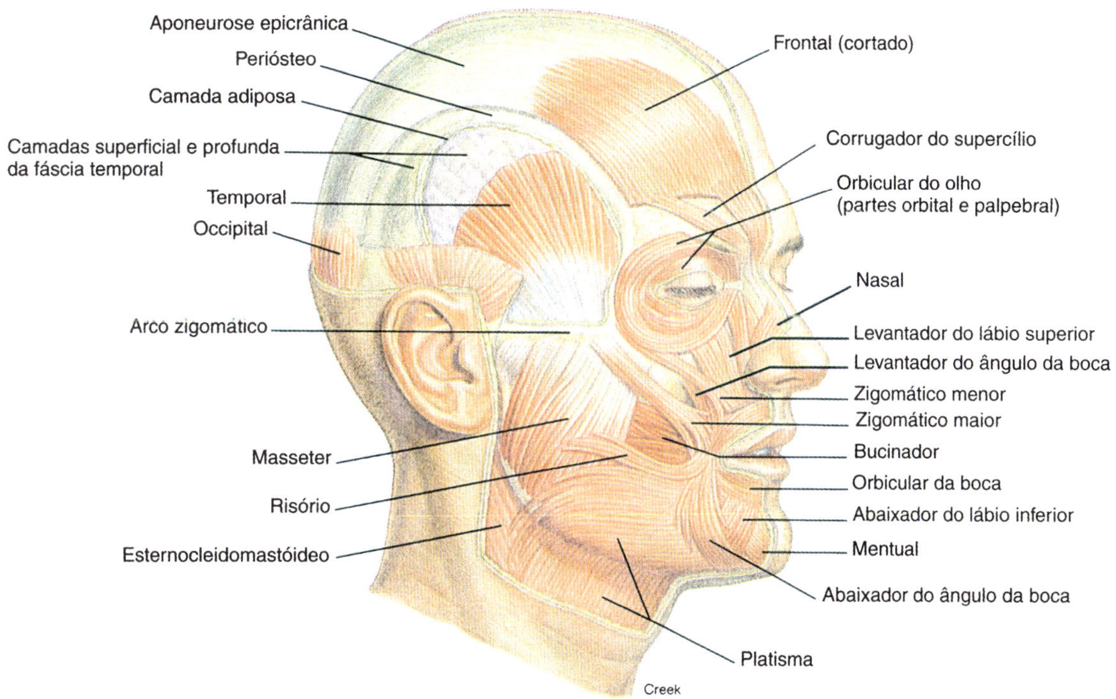

FIGURA 9.14 Vista lateral dos músculos superficiais da face envolvidos na expressão facial.

TABELA 9.3 Músculos da Expressão Facial*

Músculo	Origem	Inserção	Ação
Epicrânico	Aponeurose epicrânica e osso occipital	Pele da sobrancelha e aponeurose epicrânica	Enruga a testa e movimenta o couro cabeludo
Frontal	Aponeurose epicrânica	Pele da sobrancelha	Enruga a testa e levanta a sobrancelha
Occipital	Osso occipital e processo mastóide	Aponeurose epicrânica	Movimenta o couro cabeludo para trás
Corrugador do supercílio	Fáscia acima da sobrancelha	Raiz do nariz	Puxa sobrancelha para linha mediana
Orbicular do olho	Ossos mediais da órbita	Tecido da pálpebra	Fecha os olhos
Nasal	Maxila e cartilagem nasal	Aponeurose do nariz	Uma parte alarga as narinas; outra parte abaixa as cartilagens nasais e comprime as narinas
Orbicular da boca	Fáscia contornando os lábios	Mucosa dos lábios	Fecha e enruga os lábios
Levantador do lábio superior	Parte superior da maxila e osso zigomático	Orbicular da boca e pele acima do lábio	Levanta o lábio superior
Levantador do ângulo da boca	Maxila	Orbicular da boca	Levanta o lábio superior
Zigomático	Osso zigomático	Canto superior do orbicular da boca	Levanta o canto da boca
Risório	Fáscia da bochecha	Orbicular da boca no canto da boca	Puxa ângulo da boca lateralmente
Abaixador do ângulo da boca	Mandíbula	Canto inferior do orbicular da boca	Abaixa o canto da boca
Abaixador do lábio inferior	Mandíbula	Orbicular da boca e pele do lábio inferior	Abaixa o lábio inferior
Mentual	Mandíbula (mento)	Orbicular da boca	Protrai o lábio inferior
Platisma	Fáscia do pescoço e tórax	Margem inferior da mandíbula	Abaixa a mandíbula e o lábio inferior
Bucinador	Maxila e mandíbula	Orbicular da boca	Comprime a bochecha

*Cada um dos músculos da expressão facial é inervado pelo nervo facial.
corrugador: L. *corrugo*, enrugo
risório: L. *risor*, riso
mentual: L. *mentum*, queixo
platisma: G. *platys*, largo
bucinador: L. *bucca*, bochecha

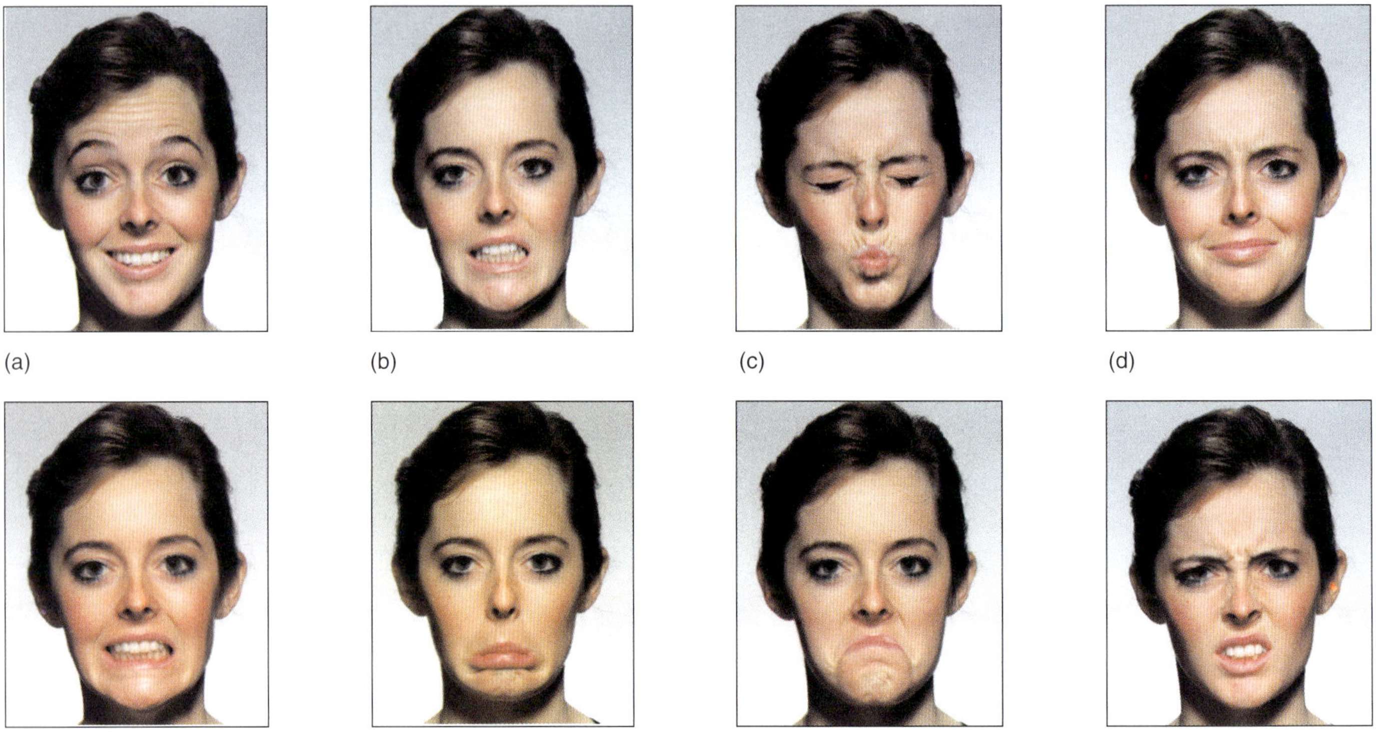

(a) (b) (c) (d) (e) (f) (g) (h)

FIGURA 9.15 Expressões produzidas pelas contrações dos músculos da face. Em cada uma destas fotografias, identifique os músculos que estão sendo contraídos.

Músculos Extrínsecos do Bulbo do Olho

Os movimentos do bulbo do olho são controlados por seis músculos extrínsecos (fig. 9.17 e tabela 9.5). Cinco destes músculos originam-se da margem superior do canal óptico na parte posterior da cavidade orbital e se inserem na camada externa (esclera) do bulbo do olho. Quatro **músculos retos** movimentam o bulbo do olho em direções indicadas pelos seus nomes (**superior, inferior, lateral** e **medial**), e dois **músculos oblíquos** (**superior e inferior**) rodam o bulbo do olho em torno de seu eixo. O reto medial de um lado contrai com o reto medial do olho oposto quando se focaliza objetos próximos. Quando se olha para um lado, o reto lateral de um bulbo do olho atua com o reto medial do bulbo do olho do lado oposto para manter ambos os olhos funcionando juntos. O músculo oblíquo superior passa através de uma alça cartilagínea semelhante a uma polia, a *tróclea*, antes de se fixar no bulbo do olho.

Um outro músculo, o **levantador da pálpebra superior** (fig. 9.17*b*), está localizado na região ocular mas não está fixo ao bulbo do olho. Estende-se na pálpebra superior e levanta a pálpebra quando contraído.

Músculos que Movimentam a Língua

A língua é um órgão muscular altamente especializado que funciona na fala, na movimentação do alimento, na limpeza dos dentes e na deglutição. Os *músculos intrínsecos da língua* estão localizados no interior da língua e são responsáveis por sua mobilidade e mudança de forma. Os *músculos extrínsecos da língua* são aqueles que se originam em estruturas vizinhas e se inserem na língua causando os seus movimentos mais bruscos (fig. 9.18 e tabela 9.6). Os quatro músculos extrínsecos pares são: **genioglosso**, **estiloglosso**, **hioglosso** e **palatoglosso**. Quando a porção anterior do músculo genioglosso está contraída, a língua é abaixada e empurrada para diante. Se ambos os músculos genioglossos estiverem contraídos conjuntamente ao longo de todas as suas extensões, a superfície superior da língua se torna côncava transversalmente. Este músculo é extremamente importante para a amamentação das crianças; a língua fica posicionada ao redor da papila mamária com um sulco côncavo direcionado para a faringe.

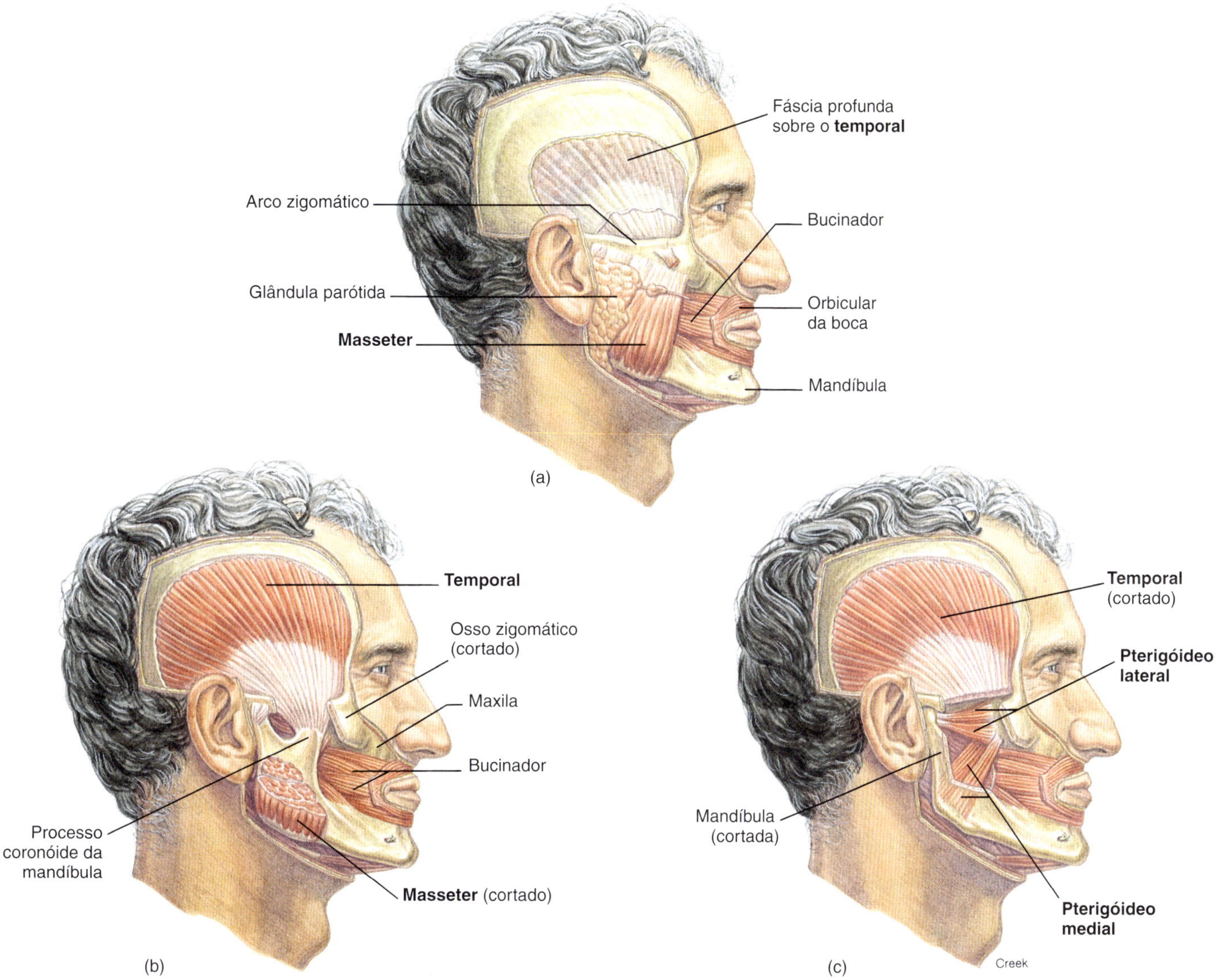

FIGURA 9.16 Músculos da mastigação. (*a*) Vista superficial, (*b*) vista profunda e (*c*) vista mais profunda, mostrando os músculos pterigóideos. (Os músculos da mastigação estão identificados em negrito.)

CAPÍTULO 9

TABELA 9.4 Músculos da Mastigação*

Músculo	Origem	Inserção	Ação
Temporal	Fossa temporal	Processo coronóide da mandíbula	Levanta a mandíbula
Masseter	Arco zigomático	Parte lateral do ramo da mandíbula	Levanta a mandíbula
Pterigóideo medial	Osso esfenóide	Face medial da mandíbula	Levanta a mandíbula e a movimenta lateralmente
Pterigóideo lateral	Osso esfenóide	Lado anterior do processo condilar da mandíbula	Protrai a mandíbula

*Cada um dos músculos da mastigação é inervado pelo nervo mandibular, um ramo do nervo trigêmeo.
masseter: G. *maseter*, mastigar
pterigóide: G. *pteron*, asa

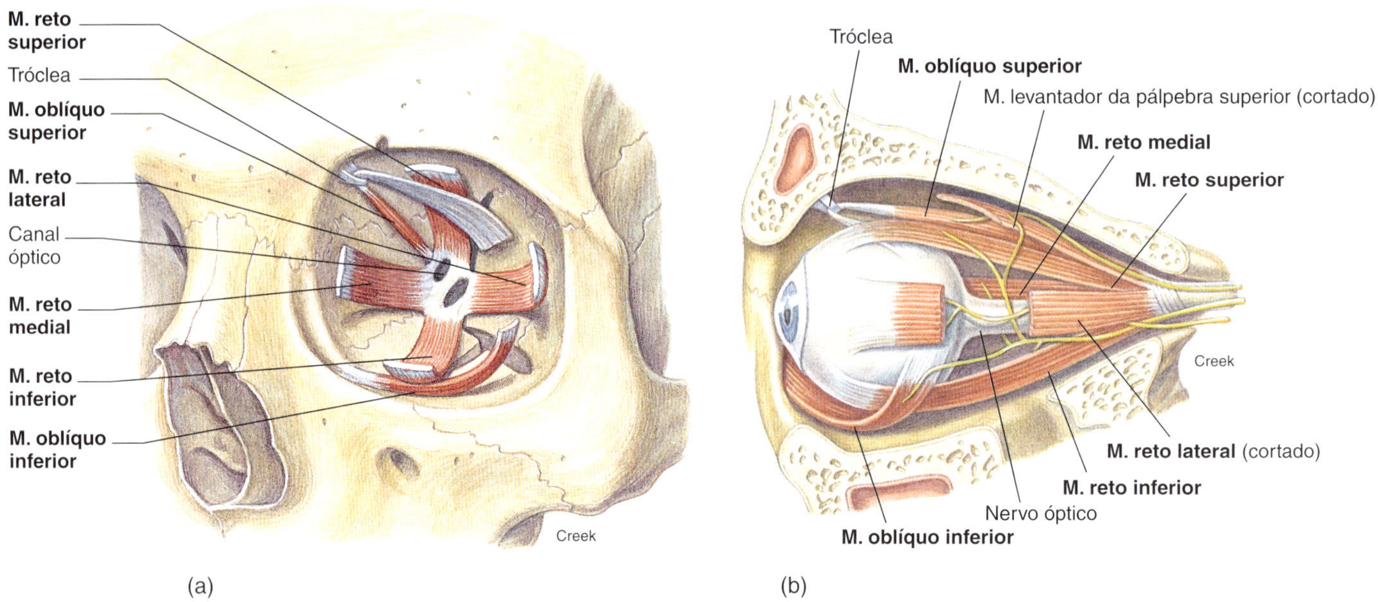

FIGURA 9.17 Músculos extrínsecos do bulbo do olho esquerdo. (*a*) Vista anterior e (*b*) vista lateral. (Os músculos extrínsecos do bulbo do olho estão identificados com tipo em negrito.)

TABELA 9.5 **Músculos Extrínsecos do Bulbo do Olho**

Músculo	Inervação Nervos Cranianos	Movimento do Bulbo do Olho
Reto lateral	Abducente	Lateral
Reto medial	Oculomotor	Medial
Reto superior	Oculomotor	Superior e medial
Reto inferior	Oculomotor	Inferior e medial
Oblíquo inferior	Oculomotor	Superior e lateral
Oblíquo superior	Troclear	Inferior e lateral

Músculos do Pescoço

Os músculos do pescoço sustentam e movimentam a cabeça e estão fixos às estruturas da região do pescoço, como o osso hióide e a laringe. Apenas os músculos mais evidentes do pescoço serão considerados neste capítulo.

Você pode observar muitos dos músculos nesta seção ou em seu próprio corpo. Consulte o capítulo 10 para determinar quais os músculos que formam importantes pontos de reparo na superfície. Estes músculos estão representados nas figuras 9.19 e 9.20 e resumidos na tabela 9.7.

Músculos Posteriores

Os músculos posteriores incluem o *esternocleidomastóideo* (origina-se anteriormente), *trapézio, esplênio da cabeça, semi-espinal da cabeça e longuíssimo da cabeça.*

Como o nome indica, o músculo **esternocleidomastóideo** origina-se no esterno e na clavícula e se insere no processo mastóide do osso temporal (fig. 9.20 e tabela 9.7). Quando contraído em um lado, vira a cabeça lateralmente na direção oposta ao lado no qual o músculo está localizado. Se ambos os músculos esternocleidomastóideos estiverem contraídos, a cabeça é puxada para diante e para baixo. O músculo esternocleidomastóideo está coberto pelo músculo platisma (veja figs. 9.13 e 9.14).

Embora uma porção do músculo **trapézio** se estenda sobre a região posterior do pescoço é, principalmente, um músculo superficial do dorso e será descrito depois.

O músculo **esplênio da cabeça** é um músculo largo, posicionado profundamente ao trapézio (fig. 9.19). Origina-se no ligamento nucal e nos processos espinhosos da sétima vértebra cervical e nas três primeiras vértebras torácicas, e insere na parte posterior do crânio abaixo da linha nucal superior e no processo mastóide do osso temporal. Quando o esplênio da cabeça de um lado se contrai, a cabeça se estende e roda para o mesmo lado. Contraídos juntos, os músculos esplênios da cabeça estendem a cabeça no pescoço. Contração maior causa hiperextensão do pescoço e da cabeça.

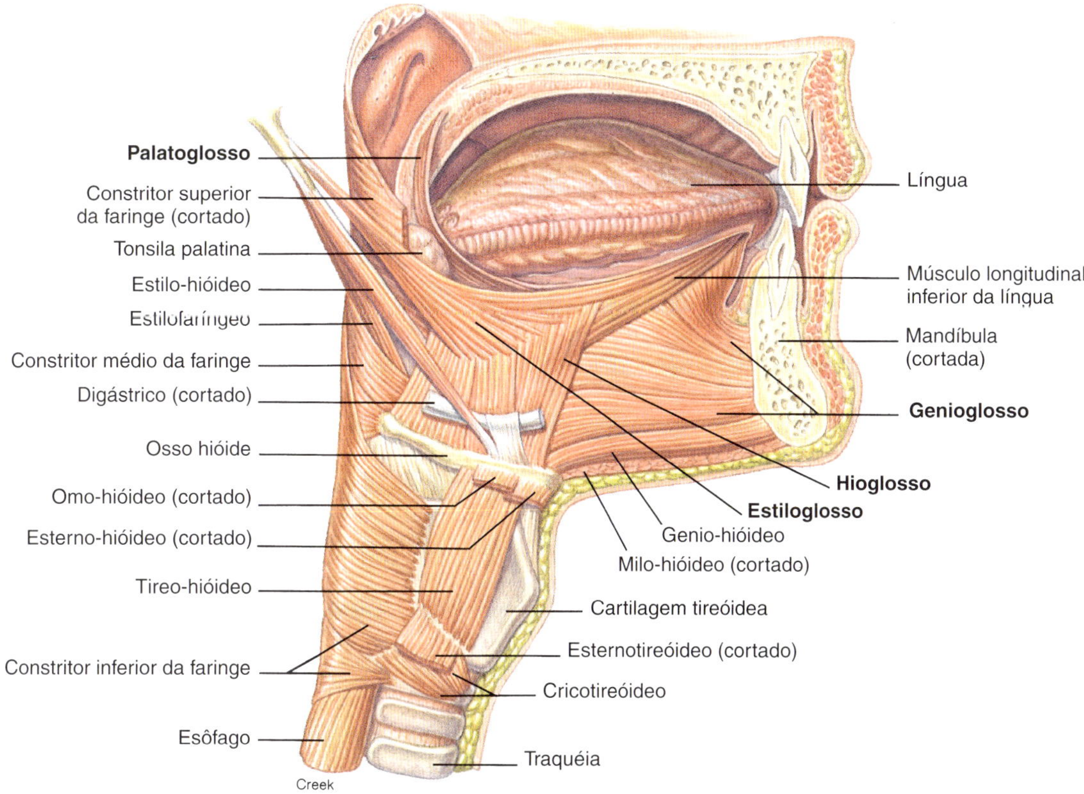

FIGURA 9.18 Músculos extrínsecos da língua e estruturas profundas do pescoço. (Os músculos extrínsecos da língua estão identificados com tipos em negrito.)

CAPÍTULO 9

TABELA 9.6 Músculos Extrínsecos da Língua*

Músculo	Origem	Inserção	Ação
Genioglosso	Espinha geniana	Face inferior da língua	Abaixa e protrai a língua
Estiloglosso	Processo estilóide do osso temporal	Lado lateral e face inferior da língua	Eleva e retrai a língua
Hioglosso	Corpo do osso hióide	Lado da língua	Abaixa os lados da língua
Palatoglosso	Palato mole	Lado da língua	Levanta a parte posterior da língua; constringe as fauces (abertura entre a cavidade oral e a faringe)

*Cada um dos músculos extrínsecos da língua é inervado pelo nervo hipoglosso.
genioglosso: L. *geneion*, mento; *glossus*, língua

O músculo largo, em forma de folha, **semi-espinal da cabeça** se estende para cima, a partir da sétima vértebra cervical e primeiras seis vértebras torácicas para se inserir no osso occipital (fig. 9.19). Quando os dois músculos semi-espinais se contraem juntos, eles estendem a cabeça no pescoço, junto com o músculo esplênio da cabeça. Se um dos músculos atua só, a cabeça é rodada para o mesmo lado.

O músculo **longuíssimo** *da cabeça*, estreito como uma cinta, estende-se dos processos transversos e articulares das quatro vértebras cervicais inferiores e cinco vértebras torácicas superiores e se insere no processo mastóide do osso temporal (fig. 9.19). Este músculo estende a cabeça, inclina-a para o mesmo lado, ou roda-a ligeiramente.

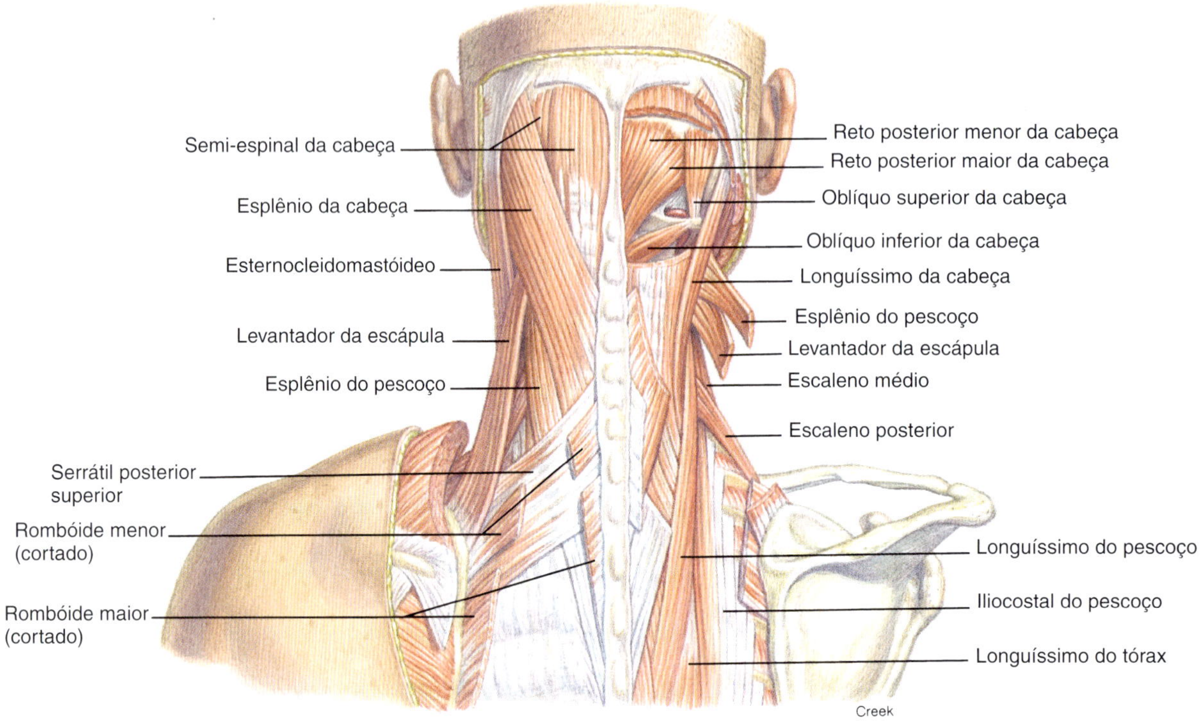

FIGURA 9.19 Músculos profundos das regiões cervical posterior e escapular.

Músculos Supra-hióideos

O grupo dos músculos supra-hióideos localizado acima do osso hióide inclui o *digástrico*, o *milo-hióideo* e o *estilo-hióideo* (fig. 9.20).

O **digástrico** é um músculo com dois ventres de dupla origem que se insere no osso hióide. A origem anterior é na mandíbula, na ponta do mento, e a origem posterior está próxima ao processo mastóide do osso temporal. O músculo digástrico pode abrir a boca ou levantar o osso hióide.

O músculo **milo-hióideo** forma o soalho da boca, origina-se na margem inferior da mandíbula e se insere na rafe mediana e corpo do osso hióide. Quando este músculo contrai, o soalho da boca é levantado. Ele ajuda a deglutição forçando o alimento para a parte posterior da boca.

O delgado músculo **estilo-hióideo** estende-se do processo estilóide do crânio ao osso hióide, que sobe quando o músculo contrai. O efeito secundário deste músculo na movimentação da língua já foi descrito.

Músculos Infra-hióideos

Os músculos infra-hióideos, finos, em forma de fita estão localizados abaixo do osso hióide. São denominados individualmente de acordo com suas origens e inserções e incluem os músculos *esterno-hióideo*, *esternotireóideo*, *tireo-hióideo* e *omo-hióideo* (fig. 9.20).

O músculo **esterno-hióideo** origina-se sobre o manúbrio do esterno e se insere no osso hióide. Abaixa o hióide quando se contrai.

O músculo **esternotireóideo** também se origina sobre o manúbrio do esterno mas se insere na cartilagem tireóidea da laringe. Quando este músculo contrai, a laringe é tracionada para baixo.

O pequeno músculo **tireo-hióideo** se estende da cartilagem tireóidea ao osso hióide. Levanta a laringe e abaixa o osso hióide.

O longo e fino músculo **omo-hióideo** origina-se na margem superior da escápula e se insere no osso hióide. Atua abaixando o osso hióide.

Os movimentos coordenados do osso hióide e da laringe são impressionantes. O osso hióide não se articula com nenhum outro osso, contudo tem oito músculos pares fixos nele. Dois envolvem movimentos da língua, um abaixa a mandíbula, um levanta o soalho da boca e quatro abaixam o osso hióide ou levantam a cartilagem tireóidea da laringe.

Músculos da Respiração

Os músculos da respiração são músculos esqueléticos que continuamente se contraem ritmicamente, normalmente involuntariamente. A respiração, ou *ventilação pulmonar*, é dividida em duas fases: *inspiração (inalação)* e *expiração (exalação)*.

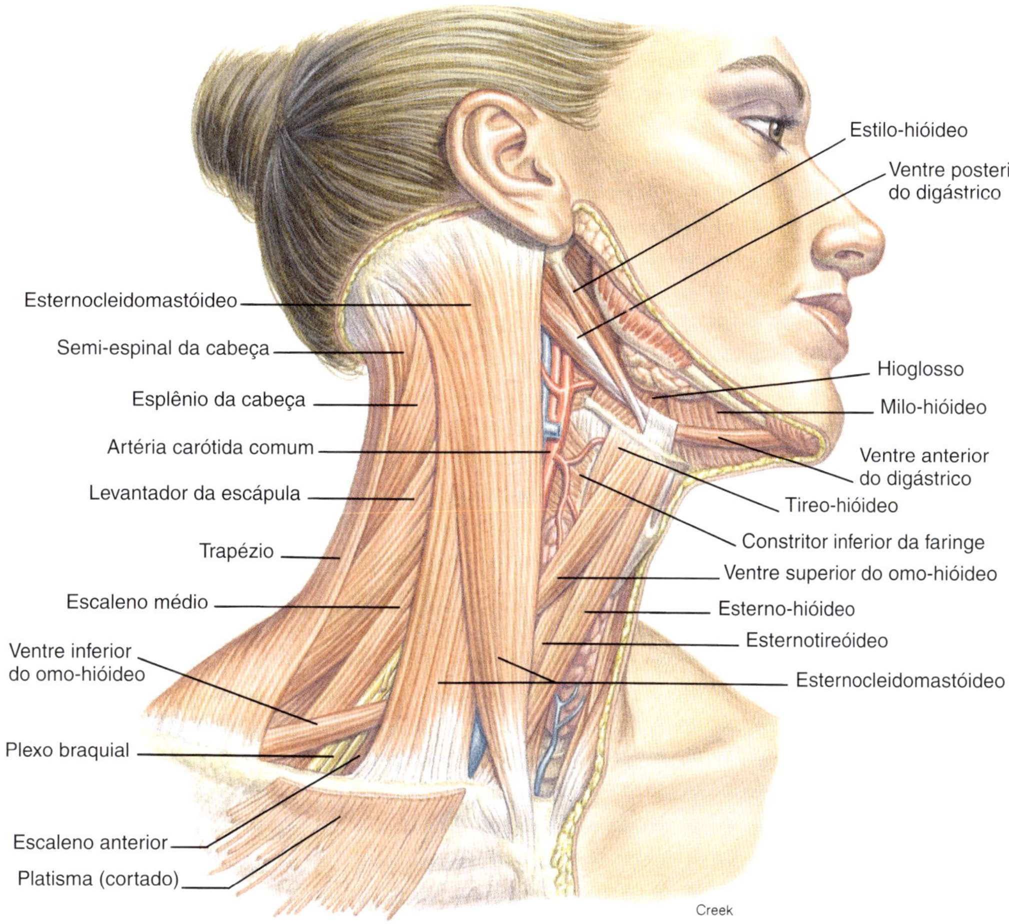

FIGURA 9.20 Músculos das regiões cervicais anterior e lateral.

TABELA 9.7 Músculos do Pescoço

Músculo	Origem	Inserção	Ação	Inervação
Esternocleido-mastóideo	Esterno e clavícula	Processo mastóide do osso temporal	Vira a cabeça para o lado; flexiona o pescoço	N. acessório
Digástrico	Margem inferior da mandíbula e processo mastóide do osso temporal	Osso hióide	Abre a boca; levanta o osso hióide	N. trigêmeo (ventre anterior); n. facial (ventre posterior)
Milo-hióideo	Margem inferior da mandíbula	Corpo do osso hióide e rafe mediana	Levanta o osso hióide e soalho da boca	N. trigêmeo
Genio-hióideo	Face medial da mandíbula no mento	Corpo do osso hióide	Levanta o osso hióide	N. espinal (C1)
Estilo-hióideo	Processo estilóide do osso temporal	Corpo do osso hióide	Levanta e retrai a língua	N. facial
Esterno-hióideo	Manúbrio	Corpo do osso hióide	Abaixa o osso hióide	Nn. espinais (C1-C3)
Esternotireóideo	Manúbrio	Cartilagem tireóidea	Abaixa a cartilagem tireóidea	Nn. espinais (C1-C3)
Tireo-hióideo	Cartilagem tireóidea	Corno maior do osso hióide	Abaixa o osso hióide; levanta a laringe	Nn. espinais (C1-C3)
Omo-hióideo	Margem superior da escápula	Corpo do osso hióide	Abaixa o osso hióide	Nn. espinais (C1-C3)

digástrico: L. *di*, dois; *gaster*, ventre
milo-hióideo: G. *mylos*, molar; *hyoeides*, pertinente ao osso hióide
omo-hióideo: G. *omos*, ombro

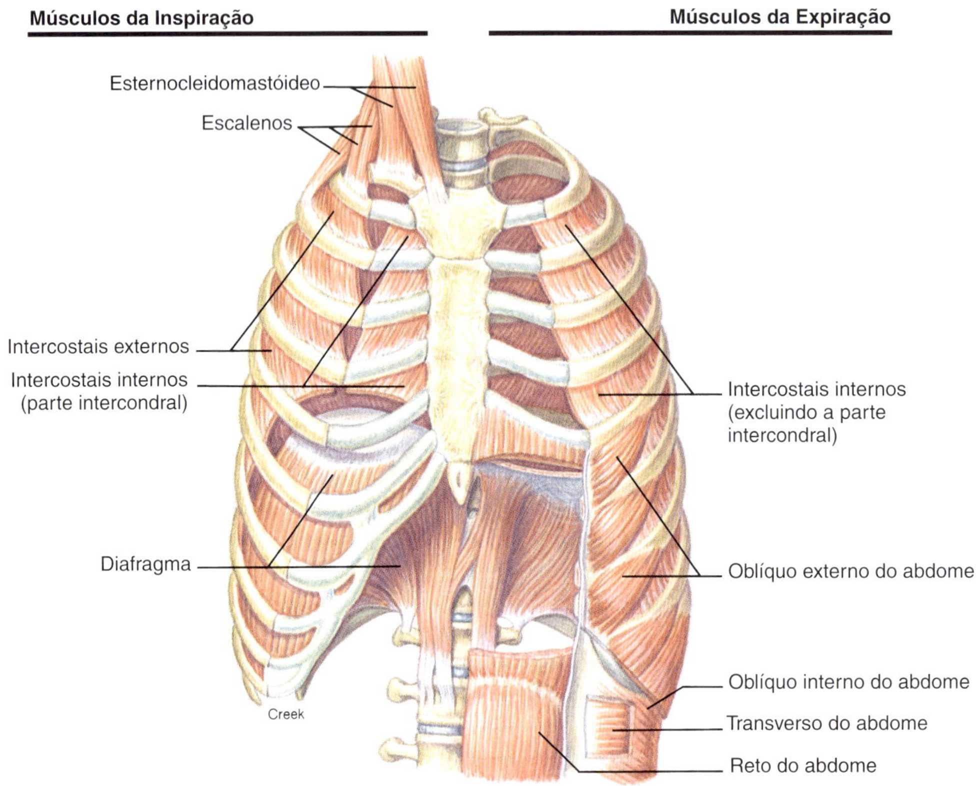

FIGURA 9.21 Músculos da respiração.

Durante a inspiração normal em repouso, os músculos que se contraem são o **diafragma**, os **intercostais externos** e a porção intercondral dos **intercostais internos** (fig. 9.21). A contração descendente da cúpula diafragmática causa o aumento vertical do comprimento torácico. Uma contração simultânea dos intercostais externos e a parte intercondral dos intercostais internos produz um aumento na largura do tórax. Além disso, os músculos **esternocleidomastóideo** e **escalenos** podem ajudar na inspiração por elevação da primeira e segunda costelas, respectivamente. Os músculos intercostais são inervados pelos nervos intercostais, e o diafragma recebe seus estímulos pelos nervos frênicos.

A expiração é principalmente um processo passivo, ocorrendo com o relaxamento dos músculos inspiratórios e o recuo da caixa torácica para sua posição original. Durante a expiração forçada, a porção interóssea dos **intercostais internos** contrai, causando a retração da caixa torácica. Esta porção dos intercostais internos encontra-se sob os intercostais externos, e suas fibras estão dirigidas para baixo e para trás. Os *músculos abdominais* também podem se contrair durante a expiração forçada aumentando a pressão dentro da cavidade abdominal, forçando o diafragma para cima comprimindo os pulmões e eliminando mais ar.

Músculos da Parede Abdominal

A parede ântero-lateral do abdome está constituída por quatro pares de músculos planos, em forma de lâminas: *oblíquo externo do abdome*, *oblíquo interno do abdome*, *transverso do abdome* e *reto do abdome* (fig. 9.22). Estes músculos suportam e protegem os órgãos da cavidade abdominal e ajudam na respiração. Quando eles se contraem, a pressão na cavidade abdominal aumenta, podendo ajudar na defecação e estabilizar a coluna vertebral durante levantamento de peso.

O músculo **oblíquo externo do abdome** é o mais forte e mais superficial das três camadas de músculos da parede lateral do abdome (figs. 9.22 e 9.23). Suas fibras são dirigidas inferiormente e medialmente. O músculo **oblíquo interno do abdome** encontra-se profundamente ao músculo oblíquo externo do abdome, e suas fibras são dirigidas em sentido contrário ao do músculo oblíquo externo do abdome. O músculo **transverso do abdome** é o mais profundo dos músculos abdominais; suas fibras são dirigidas horizontalmente através do abdome. O longo músculo reto do abdome em forma de cinta está completamente incluído em uma bainha fibrosa formada pelas aponeuroses dos outros três músculos abdominais. A *linha alba* é uma faixa de

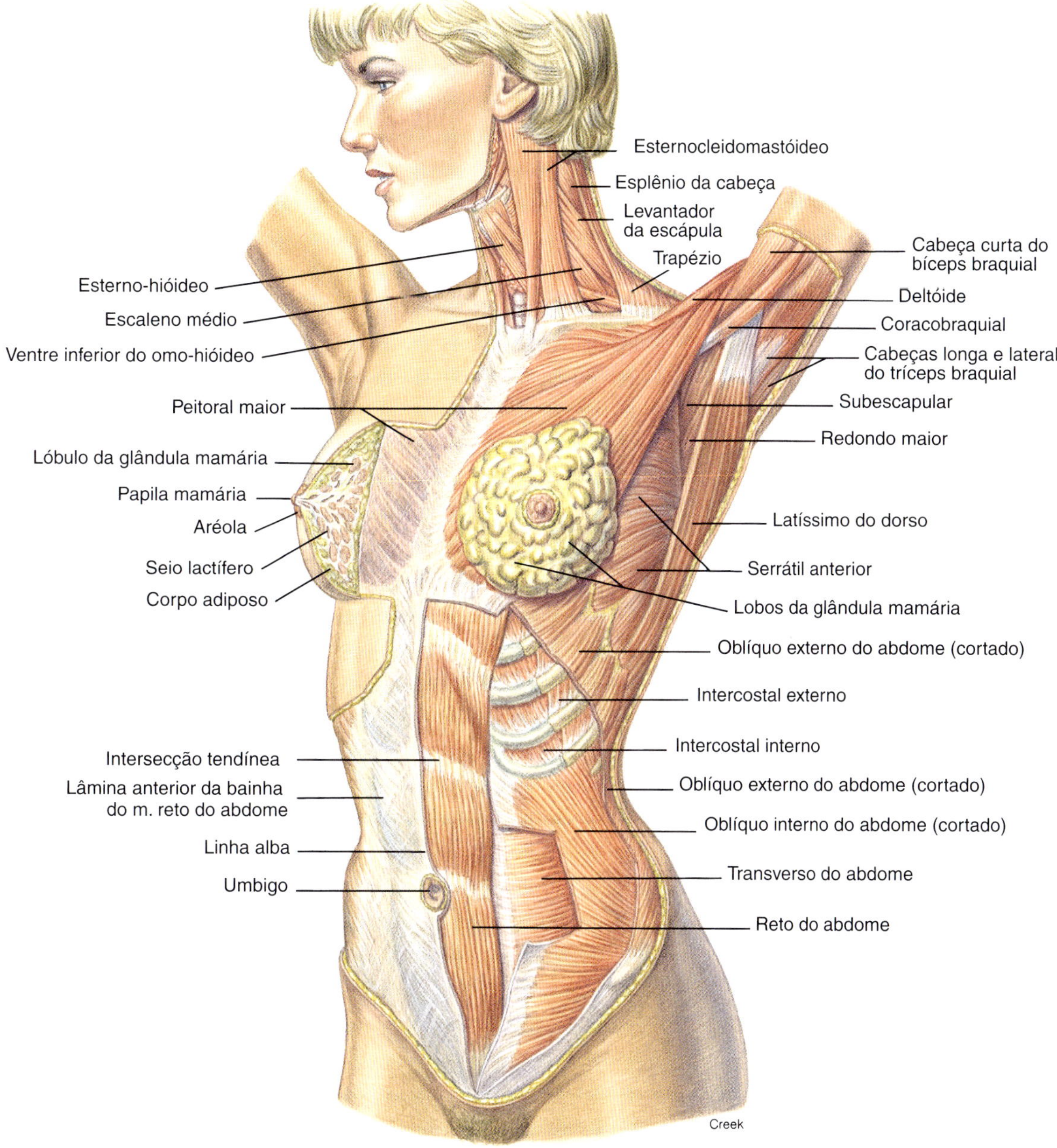

FIGURA 9.22 Músculos das regiões ântero-lateral do pescoço, ombro e tronco. A glândula mamária é uma estrutura tegumentar posicionada sobre o músculo peitoral maior.

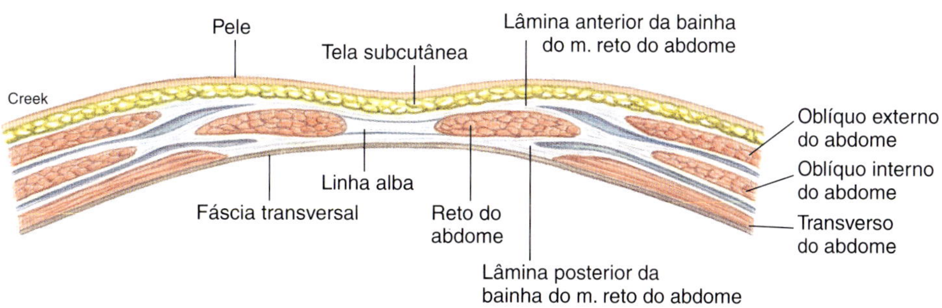

FIGURA 9.23 Músculos da parede anterior do abdome mostrados em vista transversal.

TABELA 9.8 Músculos da Parede Abdominal

Músculo	Origem	Inserção	Ação
Oblíquo externo do abdome	Oito costelas inferiores	Crista ilíaca e linha alba	Compressão do abdome; rotação da região lombar; traciona o tórax para baixo
Oblíquo interno do abdome	Crista ilíaca, ligamento inguinal e aponeurose toracolombar	Linha alba e cartilagem costal das últimas três ou quatro costelas	Compressão do abdome; rotação lateral; traciona o tórax para baixo
Transverso do abdome	Crista ilíaca, ligamento inguinal, aponeurose toracolombar e cartilagem costal das últimas seis costelas	Processo xifóide, linha alba e púbis	Compressão do abdome
Reto do abdome	Crista púbica e sínfise púbica	Cartilagem costal da quinta à sétima costelas e processo xifóide do esterno	Flexiona a coluna vertebral

reto do abdome: L. *rectus*; reto; *abdomino*, ventre

TABELA 9.9 Músculos da Abertura Inferior da Pelve

Músculo	Origem	Inserção	Ação
Levantador do ânus	Espinha isquiática e púbis	Cóccix	Sustentação das vísceras pélvicas; auxiliar na defecação
Coccígeo	Espinha isquiática	Sacro e cóccix	Sustentação das vísceras pélvicas; auxiliar na defecação
Transverso superficial do períneo	Túber isquiático	Corpo do períneo	Sustentação das vísceras pélvicas
Bulboesponjoso	Corpo do períneo	Homens: base do pênis; mulheres: raiz do clitóris	Constringe a uretra; constringe a vagina
Isquiocavernoso	Túber isquiático	Homens: arco púbico e ramos do pênis; mulheres: arco púbico e ramos do clitóris	Auxilia a ereção do pênis e do clitóris

tecido conjuntivo na linha mediana do abdome que separa os dois músculos retos do abdome. *Intersecções tendíneas* atravessam os músculos retos do abdome em vários pontos, fazendo com que a região abdominal de uma pessoa musculosa, com pouca gordura, pareça segmentada.

Consulte a tabela 9.8 para um resumo dos músculos da parede abdominal.

Músculos da Abertura Inferior da Pelve

Qualquer tecido laminar que separa cavidades pode ser denominado de diafragma. A abertura **inferior da pelve** – parede inteiramente muscular no fundo da cavidade pélvica – contém dois: o diafragma da pelve e o diafragma urogenital. O **diafragma urogenital** encontra-se imediata e profundamente aos genitais externos; o **diafragma da pelve** está situado mais próximo das vísceras internas, e juntos, estas lâminas musculares proporcionam sustentação das vísceras pélvicas e ajudam a regular a passagem de urina e de fezes.

O diafragma da pelve consiste nos músculos levantador do ânus e coccígeo (tabela 9.9). O músculo **levantador do ânus** (fig. 9.24) é uma lâmina muscular fina que ajuda a sustentar as vísceras pélvicas e constringe a parte inferior do reto puxando-a para diante, ajudando na defecação. O **coccígeo** em forma de leque mais profundo auxilia o músculo levantador do ânus em suas funções.

Uma *episiotomia* é uma incisão cirúrgica do óstio da vagina e uma porção do músculo levantador do ânus no períneo, com finalidades obstétricas. Depois de bloquear o nervo pudendo, deve-se fazer uma episiotomia no decorrer do parto para acomodar a cabeça do feto na sua saída, com o mínimo de lesão dos tecidos. Depois do parto, o corte é suturado.

O diafragma urogenital consiste no músculo **transverso profundo do períneo**, semelhante a uma lâmina, e do músculo **esfíncter externo da uretra**. O esfíncter externo do ânus é um músculo constritor em forma de funil que circunda o canal anal.

Inferior ao diafragma urogenital estão os *músculos do períneo*, que proporcionam o suporte muscular esquelético para os genitais. Eles incluem os músculos *bulboesponjoso*, *isquiocavernoso* e *transverso superficial do períneo* (fig. 9.24). Os músculos do diafragma da pelve e do diafragma urogenital são semelhantes no homem e na mulher, mas os músculos do períneo mostram evidentes diferenças em ambos os sexos.

No homem, o **bulboesponjoso** de um lado une-se com o do lado oposto para formar uma constrição muscular em torno da base do pênis. Quando contraído, os dois músculos constringem o canal da uretra e auxiliam no esvaziamento da uretra. Em mulheres, estes músculos estão separados pelo óstio da vagina que eles constringem quando se contraem. O músculo **isquiocavernoso** se insere no arco púbico e nos ramos do pênis no homem e no arco púbico e ramos do clitóris na mulher, e auxilia a ereção do pênis e do clitóris durante a excitação sexual.

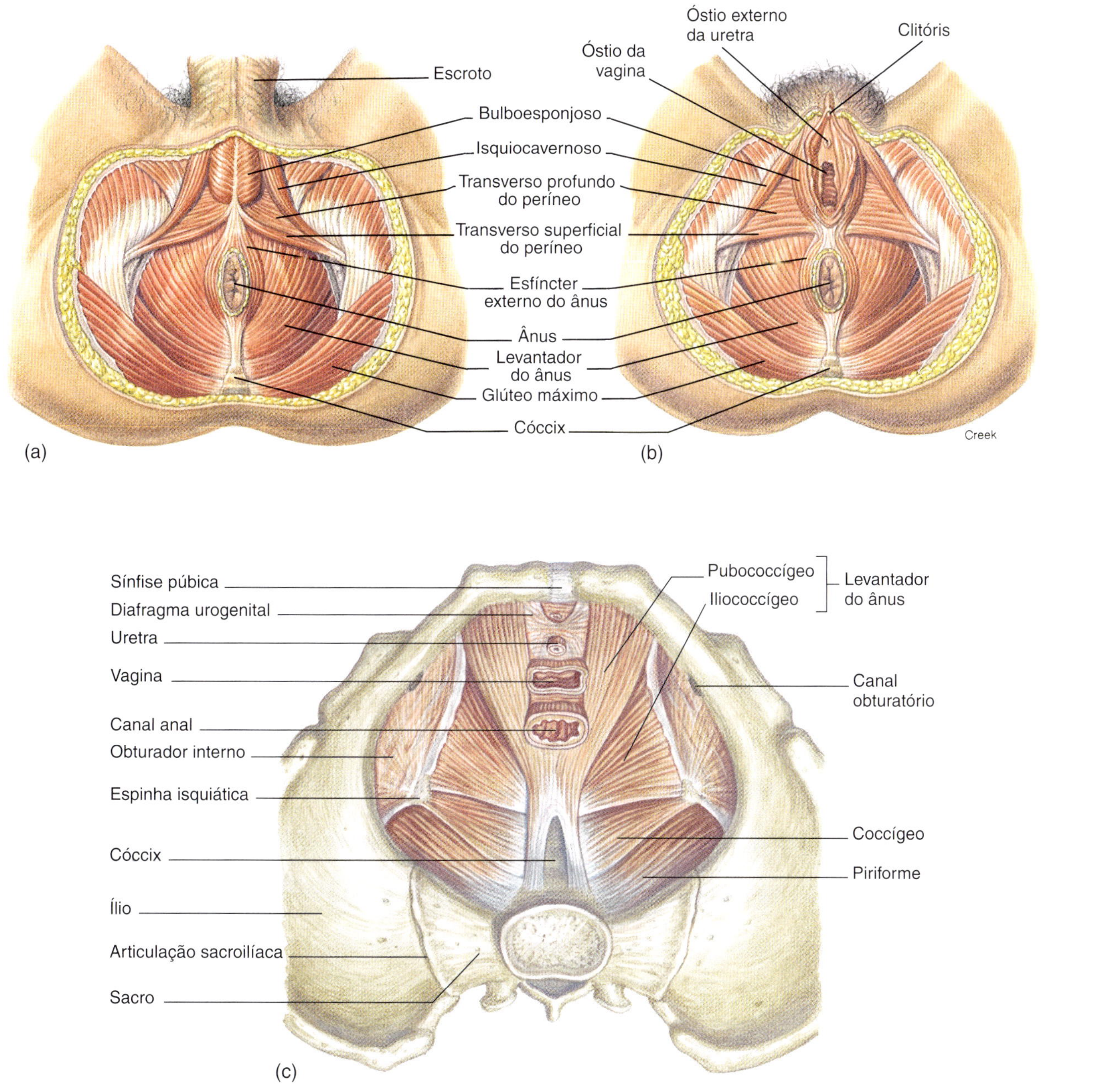

FIGURA 9.24 Músculos da abertura inferior da pelve: (*a*) homem e (*b*) mulher. (*c*) Vista superior dos músculos internos da abertura inferior da pelve feminina.

CAPÍTULO 9

Músculos da Coluna Vertebral

O forte complexo muscular da coluna vertebral está adaptado para proporcionar suporte e movimento resistindo aos efeitos da gravidade.

A coluna vertebral pode ser flexionada, estendida, hiperestendida, rodada e flexionada lateralmente (para a direita ou esquerda). O músculo que flexiona a coluna vertebral, o reto do abdome, já foi descrito como um longo músculo em forma de cinta da parede anterior do abdome. Os músculos extensores localizados no lado posterior da coluna vertebral têm que ser mais fortes que os flexores porque a extensão (como erguer um objeto) está em oposição à gravidade. Os músculos extensores consistem em um grupo superficial e um grupo profundo. Apenas alguns dos músculos da coluna vertebral serão descritos aqui.

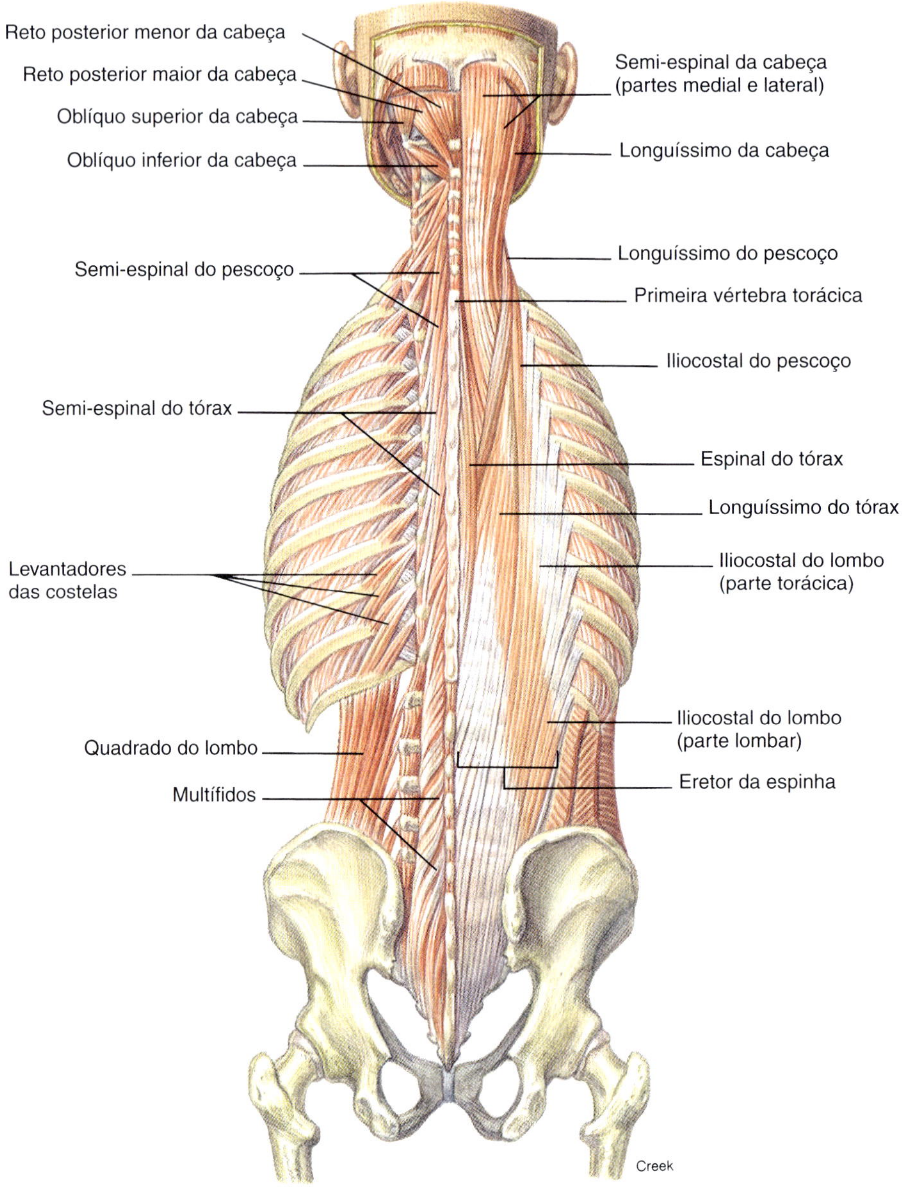

FIGURA 9.25 Músculos da coluna vertebral. Os músculos superficiais do pescoço e o grupo de músculos do eretor da espinha estão representados à direita, e os músculos profundos do pescoço e do dorso estão representados à esquerda.

Os músculos do **eretor da espinha** constituem um grupo volumoso de músculos superficiais que se estende do sacro ao crânio. Na verdade, consiste em três grupos de músculos: **iliocostais**, **longuíssimos** e **espinais** (fig. 9.25 e tabela 9.10). Cada um destes grupos, por sua vez, consiste em músculos sobrepostos. O iliocostal é o grupo mais lateral, o longuíssimo é de posição intermédia, e o espinal, de posição medial, entra em contato com os processos espinhosos das vértebras.

Os músculos do eretor da espinha estão freqüentemente sobrecarregados por levantamentos inadequados. Um objeto pesado não deve ser erguido com a coluna vertebral flexionada; em lugar disso, as articulações do quadril e do joelho devem ser flexionadas de forma que os músculos pélvicos e do membro inferior possam ajudar na tarefa.

A gravidez também pode sobrecarregar os músculos do eretor da espinha. Mulheres grávidas tentam contrabalançar o efeito de um abdome protraído através da hiperextensão da coluna vertebral. Isto resulta em uma acentuação da curvatura lombar, músculos distendidos e um andar característico.

TABELA 9.10 Músculos da Coluna Vertebral

Músculo	Origem	Inserção	Ação	Inervação
Quadrado do lombo	Crista ilíaca e três últimas vértebras lombares	Décima segunda costela e quatro vértebras lombares superiores	Estende a região lombar; flexiona lateralmente a coluna vertebral	Nervo intercostal T 12 e nervos lombares L2-L4
Eretor da espinha	Consiste em três grupos de músculos: iliocostal, longuíssimo e espinal. O iliocostal e o longuíssimo se subdividem em três grupos localizados ao longo da coluna vertebral.			
Iliocostal do lombo (parte lombar)	Crista ilíaca	Últimas seis costelas	Estende a região lombar	Ramos posteriores dos nervos lombares
Iliocostal do lombo (parte torácica)	Seis costelas inferiores	Seis costelas superiores	Estende a região torácica	Ramos posteriores dos nervos torácicos
Iliocostal do pescoço	Ângulos da terceira à sexta costela cervical	Processos transversos da quarta à sexta vértebras	Estende a região cervical	Ramos posteriores dos nervos cervicais
Longuíssimo do tórax	Processos transversos das vértebras lombares	Processos transversos de todas as vértebras torácicas e nove costelas inferiores	Estende a região torácica	Ramos posteriores dos nervos espinais
Longuíssimo do pescoço	Processos transversos das quatro ou cinco vértebras torácicas superiores	Processos transversos da segunda a sexta vértebras cervicais	Estende e flexiona lateralmente a região cervical	Ramos posteriores dos nervos espinais
Longuíssimo da cabeça	Processos transversos das cinco vértebras torácicas superiores e processos articulares das três vértebras cervicais inferiores	Margem posterior do crânio e processo mastóide do osso temporal	Estende a cabeça; atuando separadamente, vira a face para aquele lado	Ramos posteriores dos nervos cervicais médios e inferiores.
Espinal do tórax	Processos espinhosos das vértebras lombares superiores e torácicas inferiores	Processos espinhosos das vértebras torácicas superiores	Estende a coluna vertebral	Ramos posteriores dos nervos espinais
Semi-espinal do tórax	Processos transversos de T6 - T10	Processos espinhosos de C6 - T4	Estende a coluna vertebral	Ramos posteriores dos nervos espinais
Semi-espinal do pescoço	Processos transversos de T1 - T6	Processos espinhosos de C2 - C5	Estende a coluna vertebral	Ramos posteriores dos nervos espinais
Semi-espinal da cabeça	Processos transversos de C7 a T7	Linha nucal do osso occipital	Estende a cabeça	Ramos posteriores dos nervos espinais

O profundo músculo **quadrado do lombo** origina-se na crista ilíaca e nas três últimas vértebras lombares. Se insere nos processos transversos das quatro primeiras vértebras lombares e na margem inferior da décima segunda costela. Quando os músculos quadrados do lombo se contraem conjuntamente, a coluna vertebral na região lombar se estende. Quando se contraem separadamente causam a flexão lateral da coluna.

Avaliação de Conhecimentos

14. Identifique os músculos da face responsáveis por: (a) enrugar a fronte, (b) enrugar os lábios, (c) protrair o lábio inferior, (d) sorrir, (e) franzir as sobrancelhas, (f) fechar a pálpebra e (g) levantar o lábio superior para mostrar os dentes.
15. Descreva as ações dos músculos extrínsecos que movimentam a língua.
16. Quais os músculos do pescoço que se originam ou se inserem no osso hióide?
17. Descreva as ações dos músculos da inspiração. Quais os músculos que participam da expiração forçada?
18. Quais os músculos da abertura inferior da pelve que sustentam o soalho da cavidade pélvica? Quais estão associados aos genitais externos?
19. Faça uma lista dos músculos dos subgrupos do grupo eretor da espinha e descreva suas localizações.

MÚSCULOS DO ESQUELETO APENDICULAR

Os músculos do esqueleto apendicular incluem aqueles do cíngulo do membro superior, do braço, do antebraço, do punho, da mão e dos dedos, e aqueles do cíngulo do membro inferior, da coxa, da perna, do tornozelo, do pé e dos dedos.

Objetivo 11 Localizar os principais músculos do esqueleto apendicular. Identificar os músculos sinergistas e antagonistas e descrever a ação de cada um deles.

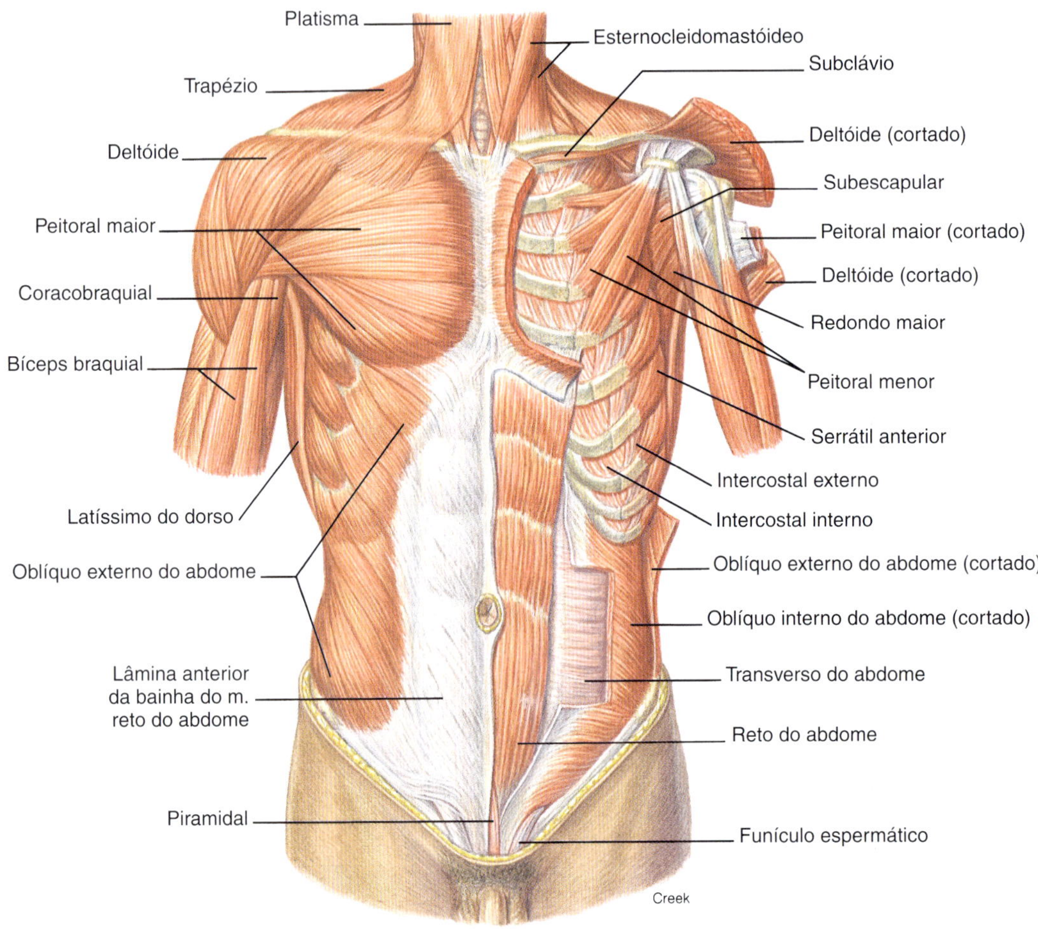

FIGURA 9.26 Músculos das regiões anterior do tronco e ombro. Os músculos superficiais estão representados à direita, e os músculos profundos estão representados à esquerda.

Músculos que Atuam no Cíngulo do Membro Superior

O ombro está fixo ao esqueleto axial apenas pela articulação esternoclavicular; portanto, são necessários músculos fortes em forma de cintas nesta região. Além disso, os músculos que movimentam o braço se originam na escápula, e durante o movimento do braço a escápula tem que se manter estacionária. Os músculos que agem no cíngulo do membro superior originam-se no esqueleto axial e podem ser divididos em grupos anteriores e posteriores.

Os músculos do grupo anterior que agem no cíngulo do membro superior incluem os músculos **serrátil anterior, peitoral menor** e **subclávio** (fig. 9.26). O grupo posterior inclui os músculos **trapézio, levantador da escápula** e **rombóides** (fig. 9.27). Estes músculos estão posicionados de tal forma que um deles não interfere na ação de outro. Vários músculos se contraem sinergicamente para atuar em qualquer movimento do cíngulo do membro superior.

Tratamento de fases avançadas de câncer da mama requer a remoção cirúrgica de ambos os músculos peitorais maior e menor em um procedimento chamado de *mastectomia radical*. A terapia física pós-operatória é elaborada principalmente para fortalecer os músculos sinergistas desta área. Quando se estuda os músculos que atuam sobre o braço, determina-se quais são os sinergistas com o peitoral maior.

Músculos que Movimentam o Úmero na Articulação do Ombro

Dos nove músculos que transpõem a articulação do ombro para se inserir no úmero, só dois – o *peitoral maior* e o *latíssimo do dorso* – não se originam na escápula (tabela 9.11). Estes dois músculos são designados como músculos axiais, enquanto que os sete restantes são músculos escapulares. Os músculos desta região

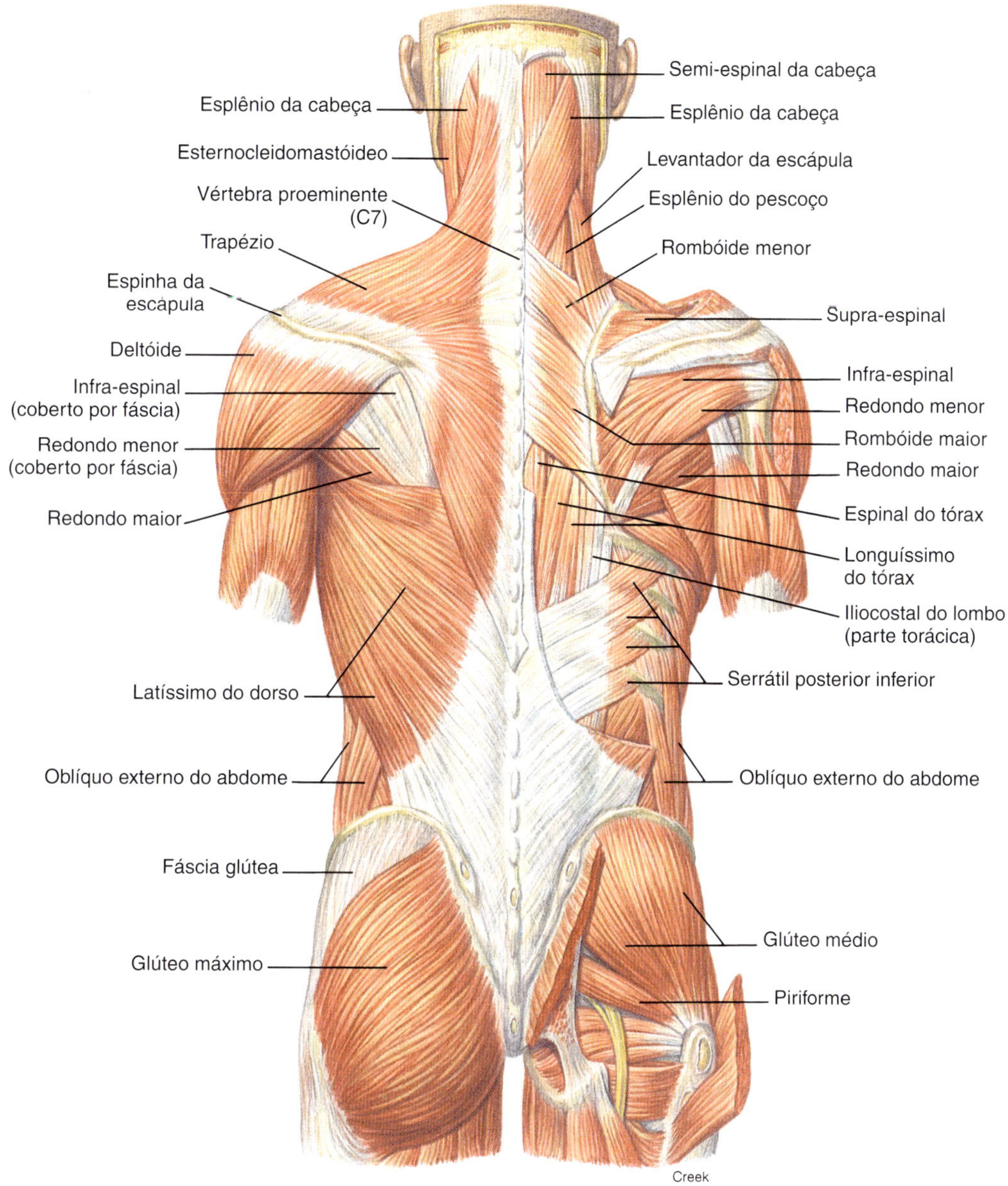

FIGURA 9.27 Músculos das regiões posterior do pescoço, do ombro, do dorso e glútea. Os músculos superficiais estão representados à esquerda, e os músculos profundos estão representados à direita.

estão expostos nas figuras 9.26 e 9.27, e as fixações de todos os músculos que ou se originam ou se inserem na escápula estão expostas na figura 9.28.

Em termos de desenvolvimento, os músculos peitoral maior e latíssimo do dorso não são músculos axiais. Eles se desenvolvem na parte superior dos membros e se estendem secundariamente ao tronco, e somente são considerados músculos axiais porque as suas origens estão no esqueleto axial.

Músculos Axiais

O **peitoral maior**, um músculo do tórax, grande, em forma de leque (fig. 9.26) que liga o úmero ao cíngulo do membro superior, é o principal músculo flexor da articulação do ombro. O músculo **latíssimo do dorso**, grande, plano, triangular, que cobre a metade inferior da região torácica do dorso (veja fig. 9.27) é o antagonista do músculo peitoral maior, e freqüentemente é chamado de mús-

TABELA 9.11 Músculos que Atuam no Cíngulo do Membro Superior e que Movem a Articulação do Ombro

Músculo	Origem	Inserção	Ação	Inervação
Serrátil anterior	Oito ou nove costelas superiores	Face costal da margem medial da escápula	Puxa escápula para diante e para baixo	N. torácico longo
Peitoral menor	Extremidades esternais da terceira, quarta e quinta costelas	Processo coracóide da escápula	Puxa a escápula para diante e para baixo	Nn. peitorais medial e lateral
Subclávio	Primeira costela	Sulco subclávio da clavícula	Puxa clavícula para baixo	Nervos espinais C5 e C6
Trapézio	Osso occipital e processos espinhosos da sétima vértebra cervical e de todas as vértebras torácicas	Clavícula, espinha da escápula e acrômio	Levanta, abaixa e aduz a escápula; hiperestende o pescoço; suspende o ombro	Nervo acessório
Levantador da escápula	Primeira à quarta vértebras cervicais	Margem medial da escápula	Levanta a escápula	N. dorsal da escápula
Rombóide maior	Processos espinhosos da segunda à quinta vértebras torácicas	Margem medial da escápula	Levanta e aduz a escápula	N. dorsal da escápula
Rombóide menor	Vértebras sétima cervical e primeira torácica	Margem medial da escápula	Levanta e aduz a escápula	N. dorsal da escápula
Peitoral maior	Clavícula, esterno e cartilagens costais da segunda à sexta costelas; bainha do reto	Crista do tubérculo maior do úmero	Flexiona, aduz e roda a articulação do ombro medialmente	Nn. peitorais medial e lateral
Latíssimo do dorso	Processos espinhosos das vértebras sacrais, lombares, torácicas inferiores; crista ilíaca e quatro costelas inferiores	Sulco intertubercular do úmero	Estende, aduz e roda a articulação do ombro medialmente	N. toracodorsal
Deltóide	Clavícula, acrômio e espinha da escápula	Tuberosidade para o músculo deltóide do úmero	Abduz, estende ou flexiona a articulação do ombro	N. axilar
Supra-espinal	Fossa supra-espinal da escápula	Tubérculo maior do úmero	Abduz e roda lateralmente a articulação do ombro	N. supra-escapular
Infra-espinal	Fossa infra-espinal da escápula	Tubérculo maior do úmero	Roda a articulação do ombro lateralmente	N. supra-escapular
Redondo maior	Ângulo inferior e margem lateral da escápula	Crista do tubérculo menor do úmero	Estende a articulação do ombro, ou aduz e roda medialmente a articulação do ombro	N. subescapular inferior
Redondo menor	Margem lateral da escápula	Tubérculo maior e sulco do úmero	Roda a articulação do ombro lateralmente	N. axilar
Subescapular	Fossa subescapular	Tubérculo menor do úmero	Roda a articulação do ombro medialmente	Nn. subescapulares
Coracobraquial	Processo coracóide da escápula	Corpo do úmero	Flexiona e aduz a articulação do ombro	N. musculocutâneo

serrátil: L. *serratus*, em forma de serra
trapézio: G. *trapezoeides*, em forma de trapezóide
rombóide: G. *rhomboides*, em forma rombóidea
peitoral: L. *pectus*, peito
latíssimo: L. *latissimus*, mais largo
deltóide: G. *delta*, em forma da letra Δ
redondo: L. *teres*, redondo

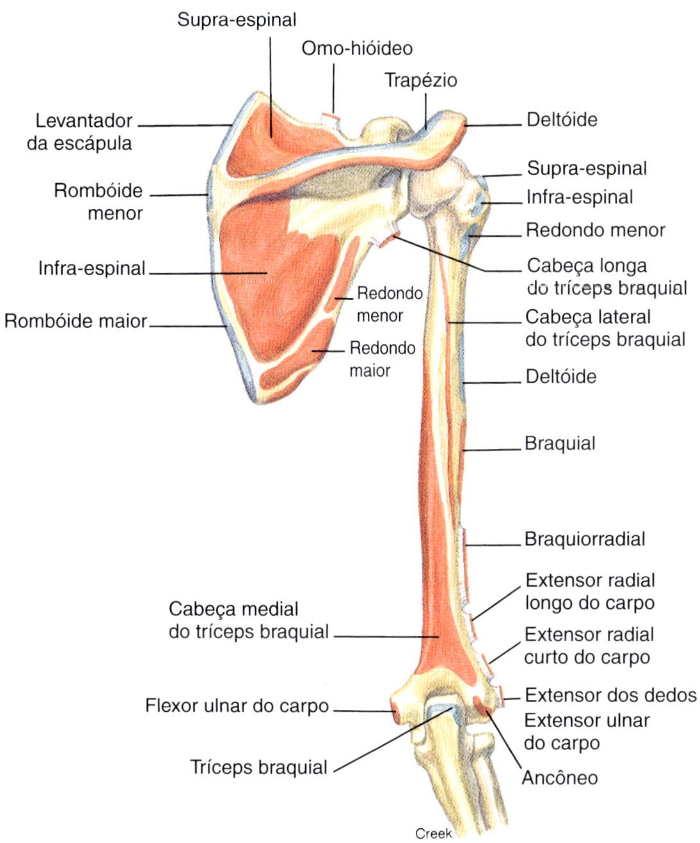

FIGURA 9.28 Vista posterior da escápula e úmero mostrando as áreas de fixação dos músculos associados. (Pontos de origem estão codificados com a cor vermelha, e pontos de inserção estão codificados com a cor azul.)

culo do nadador porque é um poderoso extensor da articulação do ombro, puxando o braço para baixo e para trás enquanto o roda medialmente. A extensão da articulação do ombro é um referencial para a posição anatômica e é, portanto, um movimento do braço para trás (aumentando o ângulo da articulação do ombro).

O músculo latíssimo do dorso, condicionado com impulsos elétricos rítmicos, pode com o tempo se assemelhar ao tecido muscular cardíaco tornando-se infatigável e usando oxigênio a uma freqüência constante. Em seguida ao condicionamento, o músculo pode ser usado em um autotransplante para reparar uma porção cirurgicamente removida de um paciente com patologia cardíaca. O procedimento envolve a separação do músculo latíssimo do dorso de sua origem vertebral, deixando a irrigação sangüínea e a inervação intata, e passando para a cavidade do pericárdio onde é colocado em torno do coração como uma toalha. Um marcapasso é necessário para proporcionar as contrações rítmicas contínuas.

Músculos Escapulares

Os músculos escapulares não axiais incluem os músculos *deltóide*, *supra-espinal*, *infra-espinal*, *redondo maior*, *redondo menor*, *subescapular* e *coracobraquial*

O **deltóide** é um músculo espesso e poderoso que cobre a articulação do ombro (figs. 9.29 e 9.30). Embora tenha várias funções (tabela 9.11) sua ação principal é a abdução da articulação do ombro. Funcionando juntos, os músculos peitoral maior e latíssimo do dorso são os antagonistas do músculo deltóide já que eles causam a adução da articulação do ombro. O músculo deltóide é um local comum para injeções intramusculares

Os demais seis músculos escapulares também ajudam a estabilizar o ombro e possuem ações específicas na articulação do ombro (tabela 9.11). O músculo **supra-espinal** roda o braço lateralmente e é sinergista com o músculo deltóide abduzindo a articulação do ombro. O músculo **infra-espinal** roda o braço lateralmente. A ação do músculo **redondo maior** é semelhante à ação do latíssimo do dorso, aduz e roda medialmente a articulação do ombro. O músculo **redondo menor** trabalha com o músculo infra-espinal rodando lateralmente o braço na articulação do ombro. O músculo **subescapular** é um forte estabilizador do ombro e também ajuda na rotação medial do braço na articulação do ombro. O músculo **coracobraquial** é um músculo sinergista com o peitoral maior flexionando e aduzindo a articulação do ombro.

Quatro dos nove músculos que cruzam a articulação do ombro, o supra-espinal, o infra-espinal, o redondo menor e o subescapular, são comumente chamados de manguito rotador e seus tendões distais imbricam-se e reforçam a cápsula fibrosa do ombro no trajeto até seus pontos de inserção no úmero. Este arranjo estrutural desempenha o papel principal na estabilização da articulação do ombro. Lesões do manguito rotador são comuns entre jogadores de beisebol, porque durante o arremesso a abdução do ombro é seguida por uma rotação rápida e forte e flexão da articulação do ombro que pode forçar o manguito rotador.

CAPÍTULO 9

Músculos que Movimentam o Antebraço na Articulação do Cotovelo

Os fortes músculos do braço, responsáveis pela flexão e extensão da articulação do cotovelo, são o *bíceps braquial*, *braquial*, *braquiorradial* e *tríceps braquial* (figs 9.29 e 9.30). Além deles, um pequeno músculo triangular, o *ancôneo*, está posicionado na extremidade distal do músculo tríceps braquial, próximo ao cotovelo. Um corte transversal através do braço na figura 9.31 proporciona uma perspectiva diferente da região braquial.

O forte músculo **bíceps braquial**, posicionado na face anterior do úmero, é o músculo mais conhecido do braço; não tem nenhuma fixação no úmero e sua origem é dupla: uma cabeça tendínea medial, a **cabeça curta**, origina-se no processo coracóide da escápula, e a **cabeça longa** origina-se no tubérculo supraglenoidal, atravessa a articulação do ombro, e desce pelo sulco intertubercular do úmero (veja fig. 8.8). Ambas as cabeças do músculo bíceps braquial se inserem na tuberosidade do rádio. O músculo **braquial** está localizado na metade distal anterior do úmero, profundamente ao bíceps braquial, e é sinergista do bíceps braquial flexionando a articulação do cotovelo.

O **braquiorradial** (fig. 9.30) é o músculo proeminente posicionado ao longo da superfície lateral (radial) do antebraço e também flexiona a articulação do cotovelo.

O músculo **tríceps braquial**, localizado na face posterior do braço, estende o antebraço na articulação do cotovelo, em oposição à ação do bíceps braquial. Assim, estes dois músculos são an-

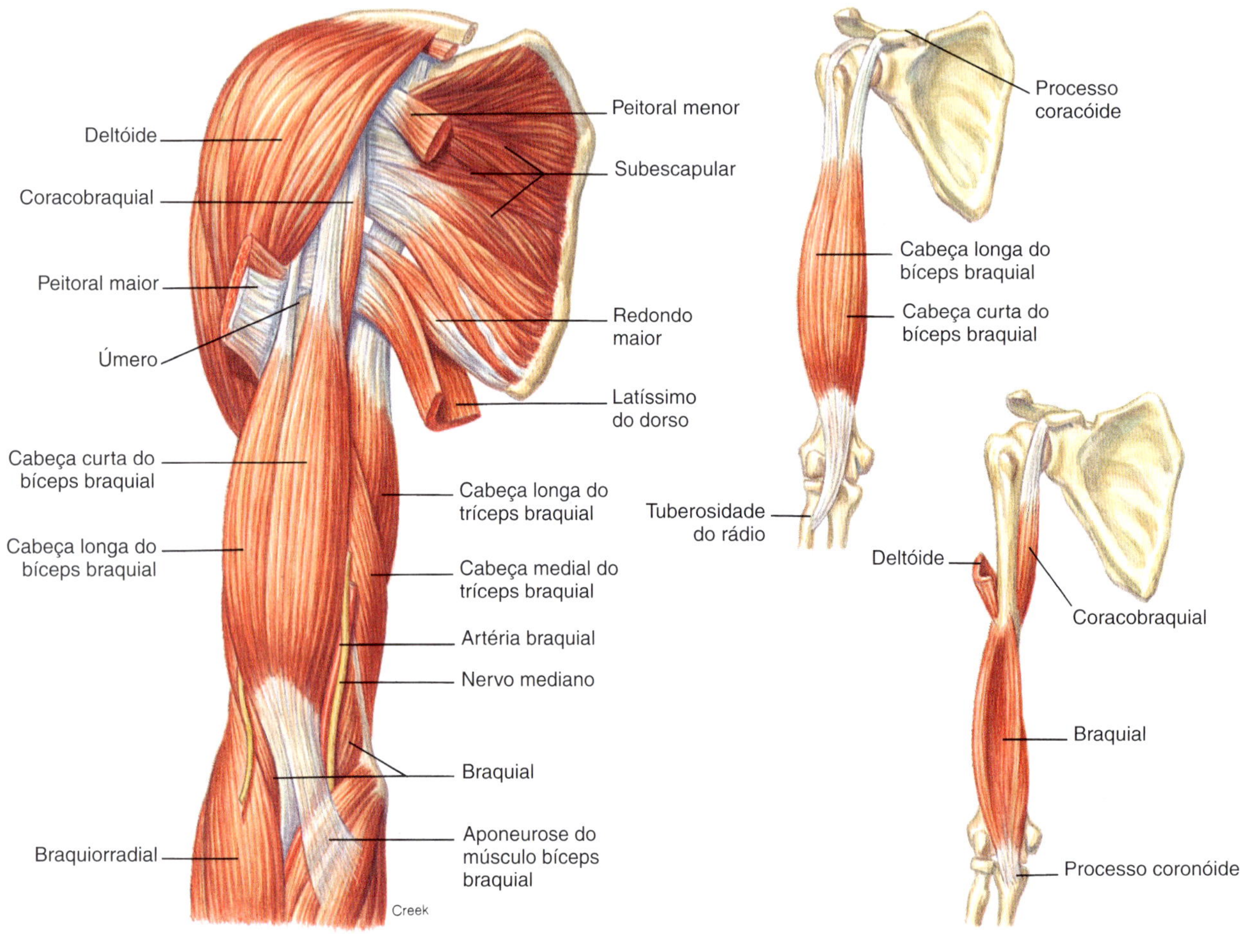

FIGURA 9.29 Músculos anteriores do ombro e do braço direitos.

tagonistas. O tríceps braquial tem três cabeças, ou origens. Duas das três, a **cabeça lateral** e a **cabeça medial,** originam-se no úmero, enquanto que a **cabeça longa** origina-se no tubérculo infraglenoidal da escápula. Uma inserção tendínea comum fixa o músculo tríceps braquial ao olécrano da ulna. O pequeno músculo **ancôneo** é um sinergista do tríceps braquial na extensão do cotovelo (fig. 9.30).

Consulte a tabela 9.12 para um resumo dos músculos que atuam no antebraço na articulação do cotovelo.

Músculos do Antebraço que Movimentam as Articulações do Punho, Mão e Dedos

Os músculos que causam a maioria dos movimentos nas articulações do punho, mão e dedos estão localizados ao longo do antebraço (figs. 9.32 e 9.33). Alguns destes músculos atuam em duas articulações – cotovelo e punho, outros nas articulações do punho, mão e dedos, e ainda outros produzem movimento rotacional na articulação radioulnar. Os quatro movimentos principais que ocorrem tipicamente na mão e nos dedos são: supinação, pronação, flexão e extensão. Outros movimentos da mão incluem a adução e a abdução.

Supinação e Pronação da Mão

O músculo **supinador** contorna a porção súpero-posterior do rádio (fig. 9.33), onde atua sinergicamente com o músculo bíceps braquial na supinação da mão. Dois músculos são responsáveis pela pronação da mão – o pronador redondo e o pronador quadrado. O músculo **pronador redondo** está localizado no lado medial e superior do antebraço, enquanto o profundo músculo **pronador quadrado** está localizado anteriormente e se estende entre a ulna e o rádio no quarto distal do antebraço. Estes dois músculos atuam sinergicamente para rodar a palma da mão posteriormente e posicionar o dedo polegar medialmente.

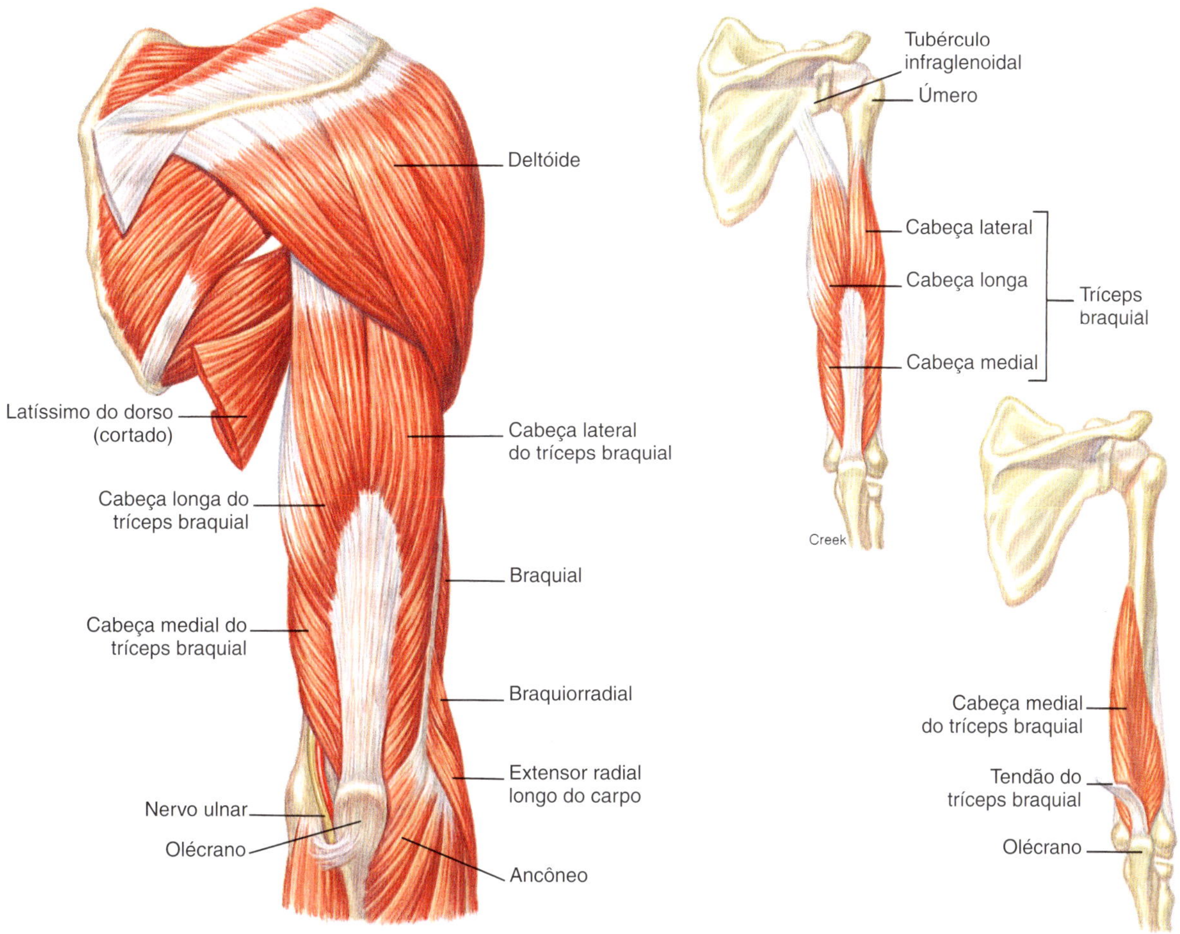

FIGURA 9.30 Músculos posteriores do ombro e braço direitos.

Flexão do Punho, Mão e Dedos

Seis dos músculos que flexionam as articulações do punho, da mão e dos dedos serão descritos de lateral para medial e de superficial para profundo (figs. 9.32 e 9.33). Embora quatro dos seis músculos se originem no epicôndilo medial do úmero (veja tabela 9.13), suas ações na articulação do cotovelo são mínimas. O braquiorradial, já descrito, é um músculo de óbvia referência para localizar os músculos do antebraço que flexionam as articulações da mão.

O músculo **flexor radial do carpo** se estende diagonalmente através da face anterior do antebraço, e seu tendão distal semelhante a um cordão cruza o punho debaixo do *retináculo dos músculos flexores*. Este músculo é um ponto de reparo importante para localizar a artéria radial onde a pulsação comumente é tomada.

O estreito músculo **palmar longo** é de posição superficial na face anterior do antebraço, e tem um tendão longo, fino que se fixa na *aponeurose palmar* onde ajuda a flexionar as articulações do punho.

O músculo palmar longo, o músculo mais variável do corpo, está totalmente ausente em aproximadamente 8% das pessoas, e em 4% está ausente em um dos antebraços. Além disso, está ausente com maior freqüência nas mulheres do que nos homens, e no lado esquerdo de ambos os sexos. Por causa da posição superficial do músculo palmar longo, você pode determinar facilmente se ele está presente em seu próprio antebraço, flexionando o punho, tocando os dedos polegar e mínimo, e em seguida pesquisando seu tendão bem próximo ao punho (veja figs. 10.37 e 10.41*b*).

O músculo **flexor ulnar do carpo** está colocado no lado anterior e medial do antebraço, onde auxilia na flexão das articulações do punho e na adução da mão.

O largo músculo **flexor superficial dos dedos** se encontra imediatamente embaixo dos três músculos flexores há pouco descritos (figs. 9.32 e 9.33), e tem uma origem extensa envolvendo úmero, ulna e rádio (veja tabela 9.13). O tendão da extremidade distal deste músculo passa unido através da articulação do punho mas em seguida se divide para se inserir na falange média dos dedos II ao V.

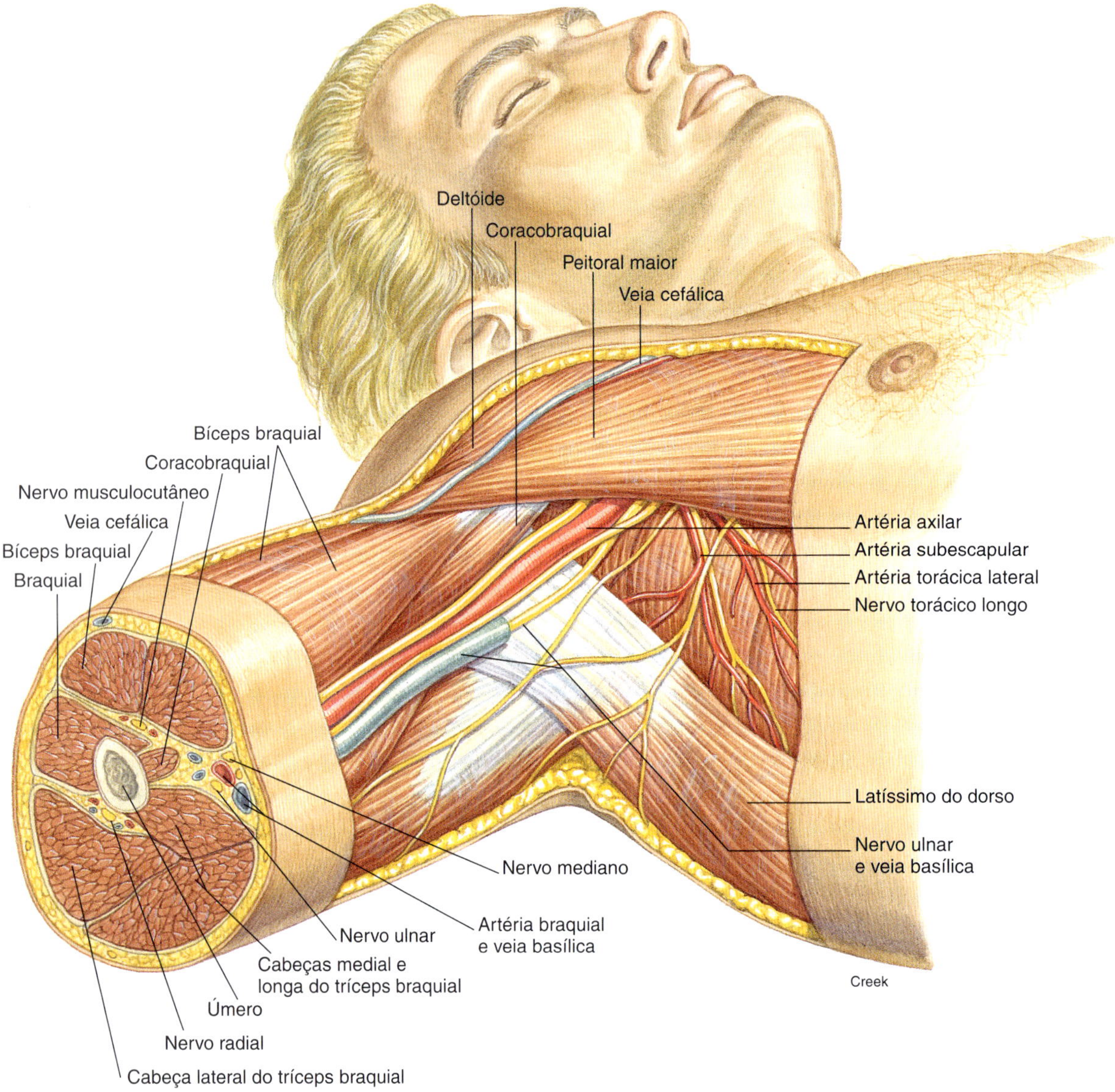

FIGURA 9.31 Região axilar e seção transversa do braço.

TABELA 9.12 Músculos que Atuam no Antebraço na Articulação do Cotovelo

Músculo	Origem	Inserção	Ação	Inervação
Bíceps braquial	Processo coracóide e tubérculo supraglenoidal	Tuberosidade do rádio	Flexiona a articulação do cotovelo; supina o antebraço e a mão na articulação radiulnar	N. musculocutâneo
Braquial	Face anterior do úmero	Processo coronóide da ulna	Flexiona a articulação do cotovelo	N. musculocutâneo
Braquiorradial	Crista supra-epicondilar lateral do úmero	Proximal ao processo estilóide do rádio	Flexiona a articulação do cotovelo	N. radial
Tríceps braquial	Tubérculo infraglenoidal; faces lateral e medial do úmero	Olécrano da ulna	Estende a articulação do cotovelo	N. radial
Ancôneo	Epicôndilo lateral do úmero	Olécrano da ulna	Estende a articulação do cotovelo	N. radial

bíceps: L. *biceps*, duas cabeças
tríceps: L. *triceps*, três cabeças
ancôneo: G. *ancon*, cotovelo

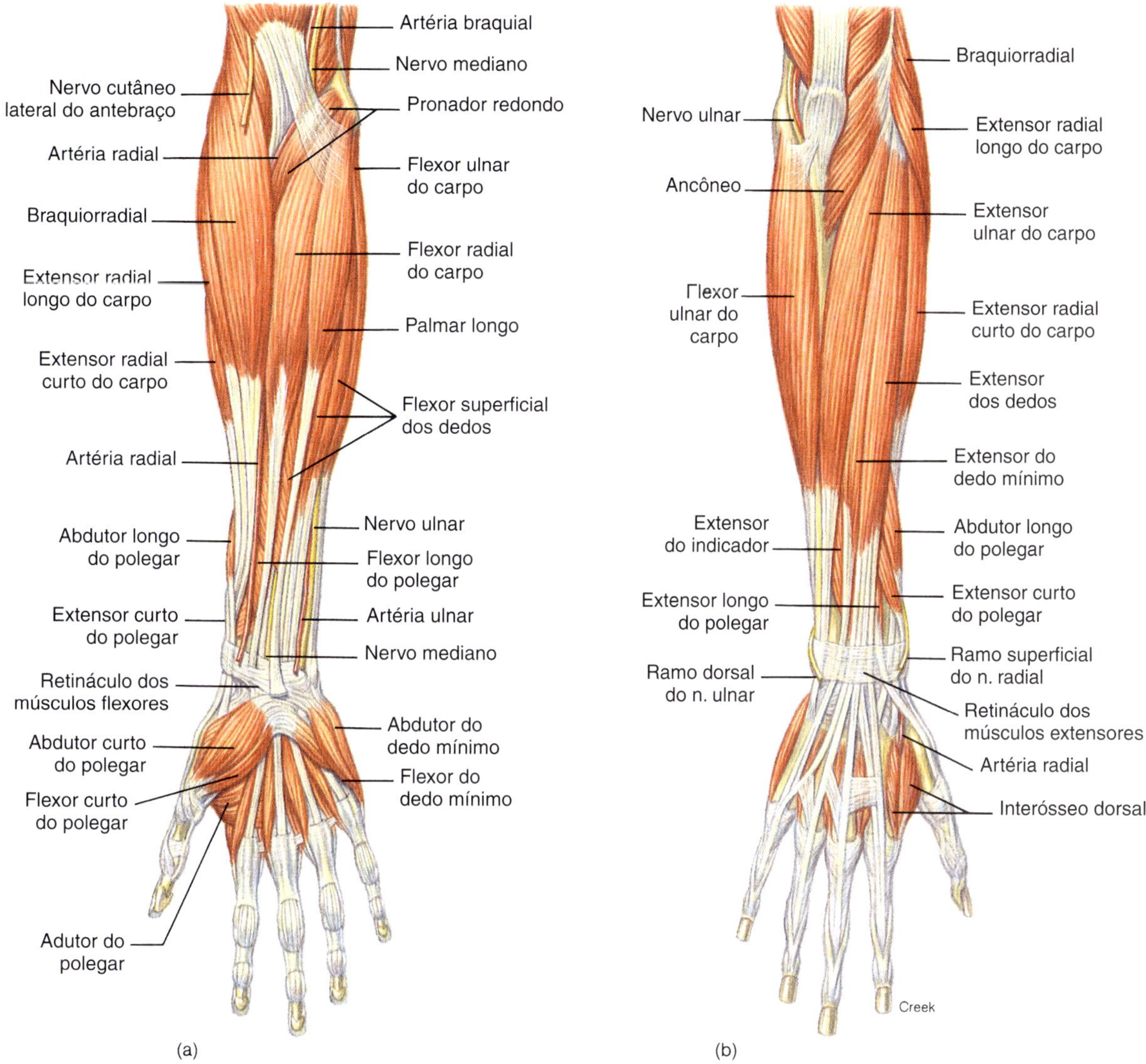

FIGURA 9.32 Músculos superficiais do antebraço direito. (*a*) Vista anterior e (*b*) vista posterior.

O músculo **flexor profundo dos dedos** se encontra profundamente ao flexor superficial dos dedos, e se insere nas falanges distais do segundo (II) ao quinto (V) dedos. Estes dois músculos flexionam as articulações do punho, mão; segundo, terceiro, quarto e quinto dedos.

O músculo **flexor longo do polegar**, um músculo profundo e lateral do antebraço, flexiona as articulações do polegar e ajuda o mecanismo de preensão da mão.

Os tendões dos músculos que flexionam as articulações da mão podem ser vistos no punho quando a mão está fechada, e são mantidos em posição com firmeza pelo retináculo dos músculos flexores (fig. 9.32*a*), que cruza o punho transversalmente.

Extensão da Mão

Os músculos que estendem as articulações da mão estão localizados no lado posterior do antebraço. A maioria dos principais músculos extensores podem ser vistos superficialmente na figura 9.32*b* e serão analisados de lateral para medial.

O longo e estreito músculo **extensor radial longo do carpo** é medial ao músculo braquiorradial, estende-se à articulação carpal e abduz a mão no punho. Imediatamente medial ao músculo extensor radial longo do carpo está o músculo **extensor radial curto do carpo** que executa, aproximadamente, as mesmas funções. A origem e a inserção deste último músculo, contudo, são diferentes (veja tabela 9.13).

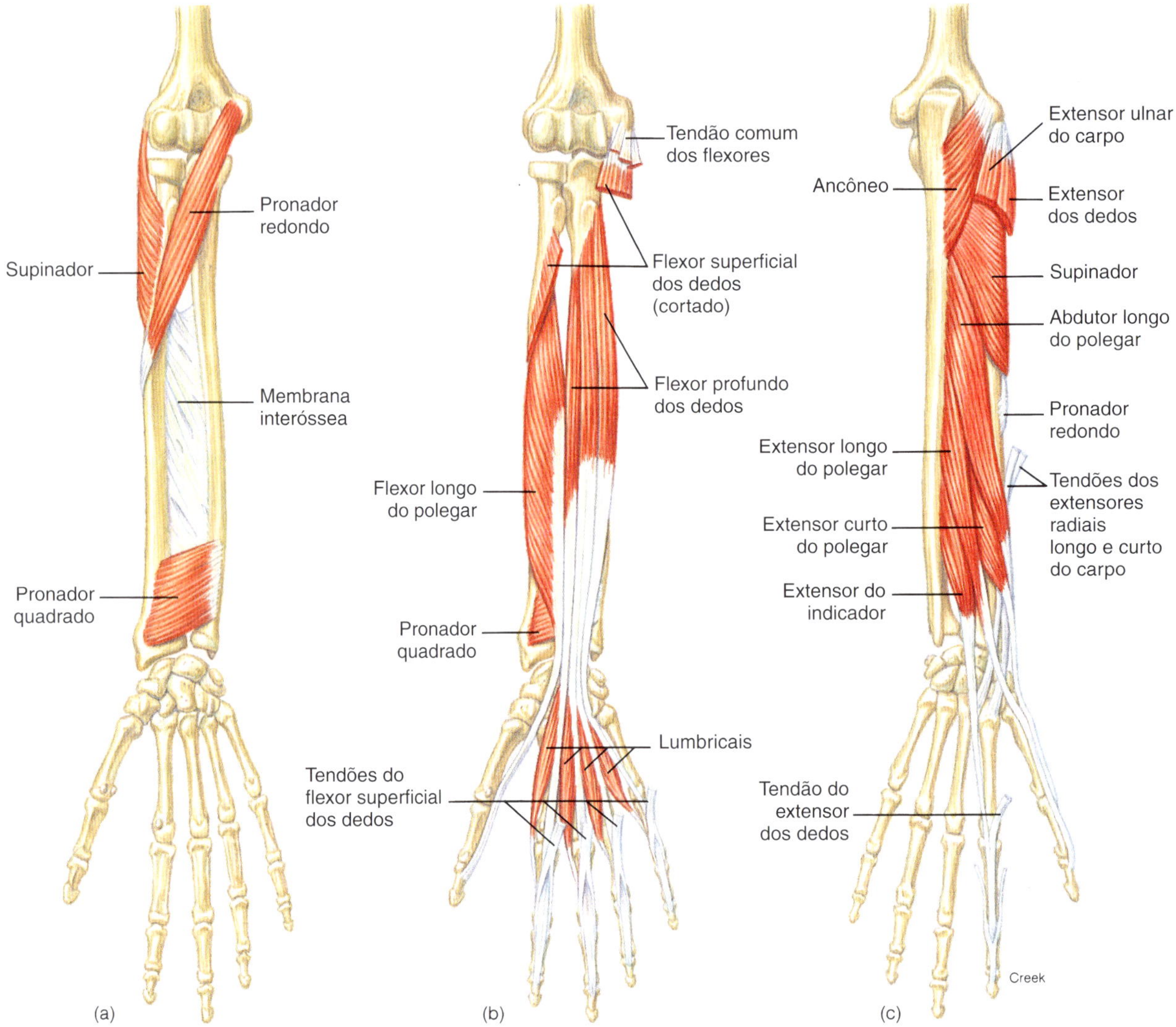

FIGURA 9.33 Músculos profundos do antebraço direito. (*a*) Rotadores, (*b*) flexores e (*c*) extensores.

O músculo **extensor dos dedos** está situado no centro do antebraço, ao longo da face posterior. Origina-se no epicôndilo lateral do úmero, e seus tendões de inserções se dividem no punho, embaixo do retináculo dos músculos extensores, em quatro tendões que se fixam na extremidade distal das falanges médias dos dedos II ao V.

O músculo **extensor do dedo mínimo** é um músculo longo e estreito localizado no lado ulnar do músculo extensor dos dedos, e sua inserção tendínea funde-se com o tendão do músculo extensor dos dedos que se dirige ao quinto dedo.

O **extensor ulnar do carpo** é o músculo mais medial da face posterior do antebraço, e insere-se na base do quinto osso metacarpal onde atua na extensão e adução das articulações da mão.

O músculo **extensor longo do polegar** origina-se da região mediulnar, cruza os dois terços inferiores do antebraço, e se insere na base da falange distal do dedo polegar (fig. 9.33). Estende-se às articulações do dedo polegar e abduz a mão. O músculo **extensor curto do polegar** origina-se da porção média inferior do rádio e se insere na base da falange proximal do polegar (fig. 9.33). A ação deste músculo é semelhante àquela do músculo extensor longo do polegar.

Como seu nome indica, o músculo **abdutor longo do polegar** abduz as articulações do polegar e da mão, origina-se na membrana interóssea, entre a ulna e o rádio, e se insere na base do primeiro osso metacarpal.

Os músculos que atuam no punho, mão e dedos estão resumidos na tabela 9.13.

TABELA 9.13 Músculos do Antebraço que Movimentam as Articulações do Punho, da Mão e dos Dedos

Músculo	Origem	Inserção	Ação	Inervação
Supinador	Epicôndilo lateral do úmero e crista do músculo supinador da ulna	Face lateral do rádio	Supinação do antebraço e da mão	N. radial
Pronador redondo	Epicôndilo medial do úmero	Face lateral do rádio	Pronação do antebraço e da mão	N. mediano
Pronador quadrado	Quarto distal da ulna	Quarto distal do rádio	Pronação do antebraço e da mão	N. mediano
Flexor radial do carpo	Epicôndilo medial do úmero	Base do segundo e terceiro metacarpais	Flexão e abdução da mão no punho	N. mediano
Palmar longo	Epicôndilo medial do úmero	Aponeurose palmar	Flexão do punho	N. mediano
Flexor ulnar do carpo	Epicôndilo medial e olécrano	Ossos carpais e metacarpais	Flexão e adução do punho	N. ulnar
Flexor superficial dos dedos	Epicôndilo medial, processo coronóide e margem anterior do rádio	Falanges médias dos dedos II ao V	Flexão do punho e dos dedos nas articulações metacarpofalângicas e interfalângicas	N. mediano
Flexor profundo dos dedos	Dois terços proximais da ulna e membrana interóssea	Falanges distais dos dedos III ao V	Flexão do punho e dos dedos nas articulações metacarpofalângicas e interfalângicas	Nn. mediano e ulnar
Flexor longo do polegar	Corpo do rádio, membrana interóssea e processo coronóide	Falange distal do polegar	Flexão das articulações do polegar	N. mediano
Extensor radial longo do carpo	Crista supra-epicondilar lateral do úmero	Segundo osso metacarpal	Extensão e abdução do punho	N. radial
Extensor radial curto do carpo	Epicôndilo lateral do úmero	Terceiro osso metacarpal	Extensão e abdução do punho	N. radial
Extensor dos dedos	Epicôndilo lateral do úmero	Faces posteriores dos dedos II-V	Extensão do punho e falanges nas articulações metacarpofalângicas e interfalângicas	N. radial
Extensor do dedo mínimo	Epicôndilo lateral do úmero	Aponeurose extensora do quinto dedo	Extensão das articulações do quinto dedo e do punho	N. radial
Extensor ulnar do carpo	Epicôndilo lateral do úmero e olécrano	Base do quinto osso metacarpal	Extensão e adução do punho	N. radial
Extensor longo do polegar	Meio do corpo da ulna, lado lateral	Base da falange distal do polegar	Extensão das articulações do polegar; abdução das articulações da mão	N. radial
Extensor curto do polegar	Parte distal do corpo do rádio e membrana interóssea	Base da falange proximal do polegar	Extensão das articulações do polegar; abdução das articulações da mão	N. radial
Abdutor longo do polegar	Partes distais do rádio e da ulna e membrana interóssea	Base do primeiro osso metacarpal	Abdução das articulações do polegar e articulações da mão	N. radial

supinador: L. *supin*, virar para cima
pronador: L. *pron*, virar para baixo
palmar: L. *palma*, palma da mão
polegar: L. *pollex*, polegar

Observe que as articulações da mão são parcialmente flexionadas até mesmo quando as articulações da mão estão em repouso. Os músculos do antebraço que flexionam a mão são maiores e mais resistentes que aqueles que estendem as articulações. Assim, eles também têm um tônus maior, o que leva a mão relaxada a ficar em uma posição de garra. As pessoas que recebem fortes choques elétricos nos braços devem flexionar firmemente as articulações de seus punhos e mãos como *agarrar uma corda ou arame*. Todos os músculos do antebraço são estimulados a se contrair, mas os flexores sendo maiores e mais fortes fecham firmemente as mãos.

Músculos da Mão

A mão é uma estrutura maravilhosamente complexa, adaptada para permitir uma série de movimentos complicados. Os movimentos de flexão e extensão da mão e das falanges são realizados pelos músculos do antebraço há pouco descritos. Movimentos precisos dos dedos que necessitam de coordenação de abdução e adução com flexão e extensão são as funções dos pe-

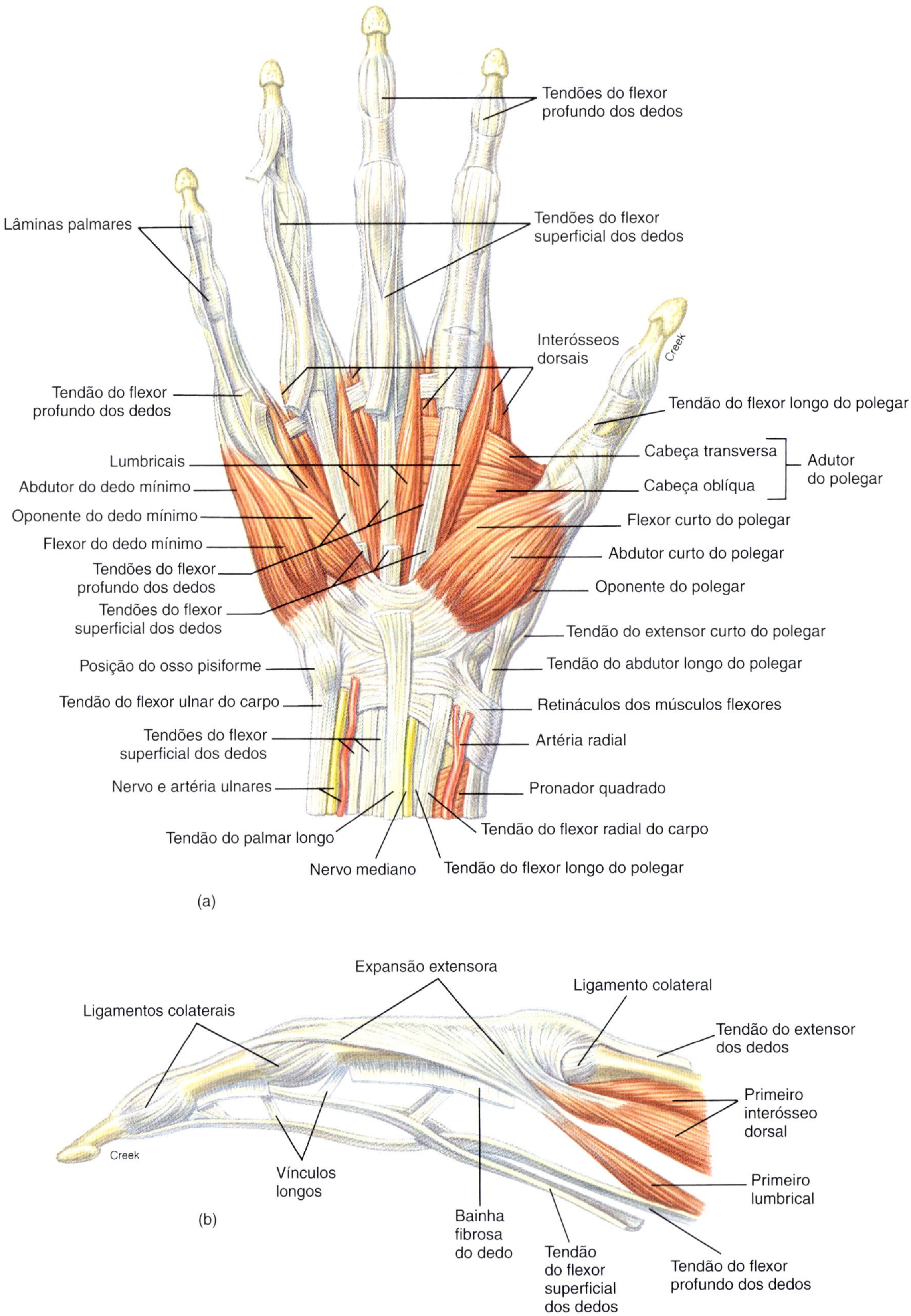

FIGURA 9.34 Músculos da mão. (*a*) Vista anterior e (*b*) vista lateral do segundo dedo (dedo indicador).

TABELA 9.14 Músculos Intrínsecos da Mão

Músculo	Origem	Inserção	Ação	Inervação
Músculos Tenares				
Abdutor curto do polegar	Retináculo dos músculos flexores, escafóide e trapézio	Falange proximal do polegar	Abdução das articulações do polegar	N. mediano
Flexor curto do polegar	Retináculo dos músculos flexores e trapézio	Falange proximal do polegar	Flexão das articulações do polegar	N. mediano
Oponente do polegar	Trapézio e retináculo dos músculos flexores	Primeiro osso metacarpal	Oposição das articulações do polegar	N. mediano
Músculos Intermédios				
Adutor do polegar (cabeças oblíqua e transversa)	Cabeça oblíqua, capitato; cabeça transversa, segundo e terceiro ossos metacarpais	Falange proximal do polegar	Adução das articulações do polegar	N. ulnar
Lumbricais (4)	Tendões do flexor profundo dos dedos	Expansões extensoras dos dedos II-V	Flexão dos dedos nas articulações metacarpofalângicas; extensão dos dedos nas articulações interfalângicas	N. mediano e n. ulnar
Interósseos palmares (4)	Lado medial do segundo osso metacarpal; lados laterais do quarto e quinto ossos metacarpais	Falanges proximais dos dedos II, III e V e extensor dos dedos	Adução dos dedos em direção ao dedo médio nas articulações metacarpofalângicas	N. ulnar
Interósseos dorsais (4)	Lados adjacentes dos ossos metacarpais	Lados laterais das falanges proximais dos dedos II e III mais lados mediais das falanges proximais dos dedos III e IV e extensor dos dedos	Abdução dos dedos afastando do dedo médio nas articulações metacarpofalângicas	N. ulnar
Músculos Hipotenares				
Abdutor do dedo mínimo	Pisiforme e tendão do flexor ulnar do carpo	Falange proximal do V dedo	Abdução das articulações do V dedo	N. ulnar
Flexor do dedo mínimo	Retináculo dos músculos flexores e hâmulo do hamato	Falange proximal do V dedo	Flexão das articulações do V dedo	N. ulnar
Oponente do dedo mínimo	Retináculo dos músculos flexores e hâmulo do hamato	Quinto osso metacarpal	Oposição das articulações do V dedo	N. ulnar

oponente: L. *opponens*, oposição

quenos músculos intrínsecos da mão. Estes músculos e estruturas associadas da mão estão descritos na figura 9.34. A posição e as ações dos músculos da mão estão indicadas na tabela 9.14.

Os músculos da mão são divididos em grupos **tenares, hipotenares** e **intermédios**. A *eminência tenar* é a base carnosa do dedo polegar e é formada por três músculos: **abdutor curto do polegar, flexor curto do polegar** e o **oponente do polegar**. O mais importante dos músculos tenares é o oponente do polegar que opõe o polegar à palma da mão.

A *eminência hipotenar*, a saliência alongada e carnosa na base do dedo mínimo, também é formada por três músculos: **abdutor do dedo mínimo, flexor do dedo mínimo** e o **oponente do dedo mínimo.**

Os músculos do grupo intermédio estão colocados entre os ossos metacarpais na região da palma. Este grupo inclui os músculos **adutor do polegar, lumbricais** e **interósseos palmares** e **dorsais.**

Músculos que Movimentam a Coxa na Articulação do Quadril

Os músculos que movimentam a coxa na articulação do quadril originam-se do cíngulo do membro inferior e da coluna vertebral e se inserem em vários locais do fêmur. Estes músculos estabilizam a articulação do quadril, de grande mobilidade, e propiciam suporte ao corpo na posição bipedal e locomoção. Os músculos mais volumosos do corpo são encontrados nesta região, junto com alguns músculos extremamente pequenos. Os músculos que movimentam a coxa na articulação do quadril são divididos em grupos anterior, posterior e medial.

Músculos Anteriores

Os músculos anteriores que movimentam a coxa na articulação do quadril são o *ilíaco* e o *psoas maior* (figs. 9.35 e 9.36).

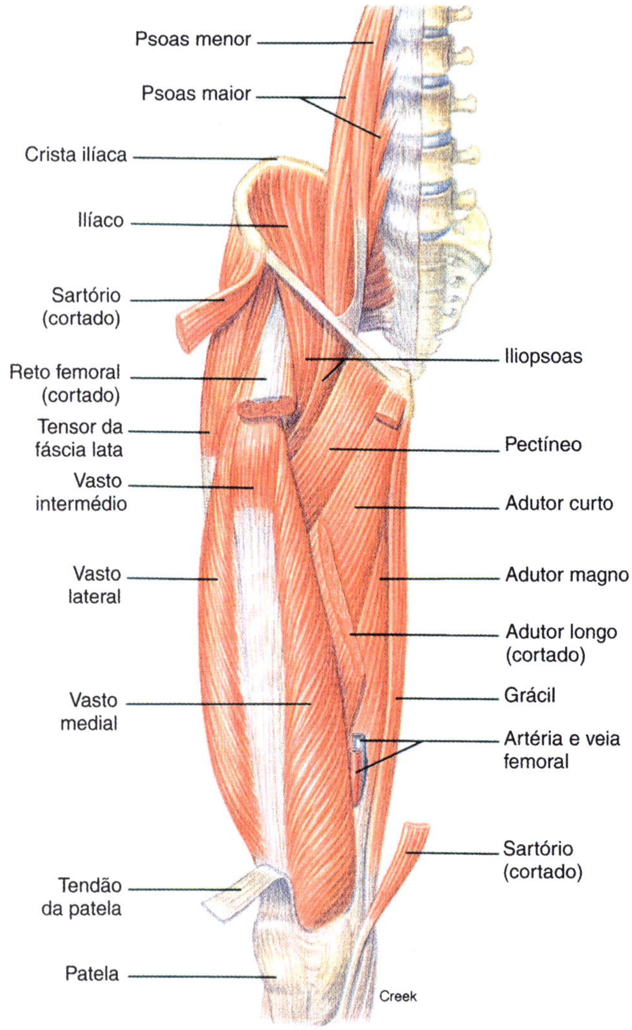

FIGURA 9.35 Músculos das regiões anteriores da pelve e coxa direitas.

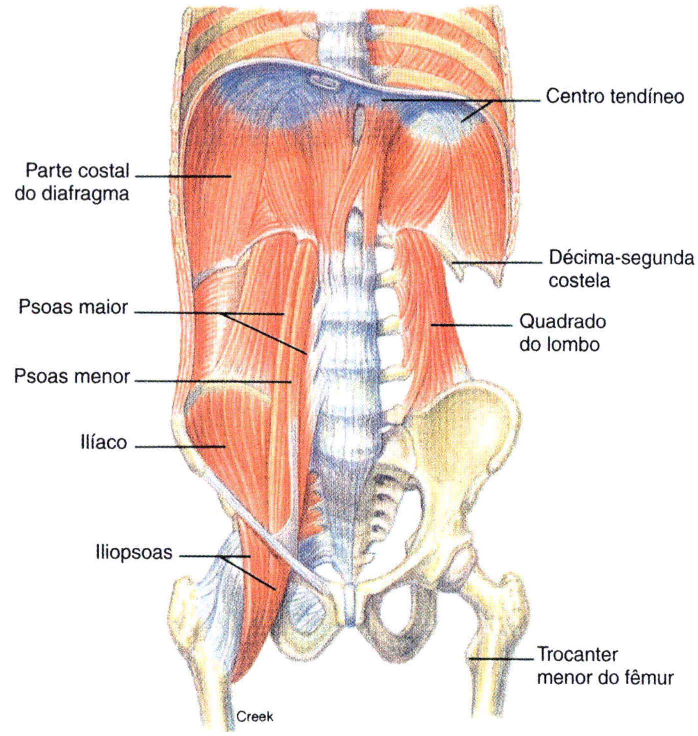

FIGURA 9.36 Músculos anteriores da pelve que movimentam o quadril.

O músculo **ilíaco**, triangular, origina-se na fossa ilíaca e se insere no trocanter menor do fêmur.

O músculo **psoas maior**, longo e espesso, origina-se nos corpos e processos transversos das vértebras lombares, e se insere junto com o músculo ilíaco, no trocanter menor (fig. 9.36). O psoas maior e o ilíaco trabalham sinergicamente flexionando e rodando a articulação do quadril e flexionando a coluna vertebral. Estes dois músculos são chamados em conjunto de músculo **iliopsoas**.

Músculos Posteriores e Laterais (Região Glútea)

Os músculos posteriores que movimentam a coxa na articulação do quadril incluem o *glúteo máximo*, *glúteo médio*, *glúteo mínimo* e o *tensor da fáscia lata*.

O grande músculo **glúteo máximo** forma a maior parte da saliência da nádega (figs. 9.37 e 9.40). É um músculo extensor poderoso da articulação do quadril e é muito importante para a posição bipedal e para a locomoção. O glúteo máximo origina-se no ílio, sacro, cóccix e aponeurose da região lombar, e está inserido na tuberosidade glútea do fêmur e no trato iliotibial, uma região tendínea espessada da fáscia lata que se estende inferiormente na coxa (veja fig. 9.39).

O músculo **glúteo médio** está localizado imediatamente profundamente ao glúteo máximo (fig. 9.37), origina-se na superfície lateral do ílio e se insere no trocanter maior do fêmur. O glúteo médio abduz e roda medialmente a articulação do quadril, e sua massa tem significado clínico como um dos locais para injeções intramusculares.

O músculo **glúteo mínimo** é o menor e mais profundo dos músculos glúteos (figs. 9.37), também se origina na face lateral do ílio, e se insere na superfície lateral do trocanter maior onde atua sinergicamente com os músculos glúteo médio e tensor da fáscia lata na abdução da articulação do quadril.

O músculo **tensor da fáscia lata**, quadrangular, está situado superficialmente na face lateral do quadril (veja fig. 9.39), origina-se na crista ilíaca e se insere em uma fáscia lateral e larga da coxa chamada *trato iliotibial*. O músculo tensor da fáscia lata e o

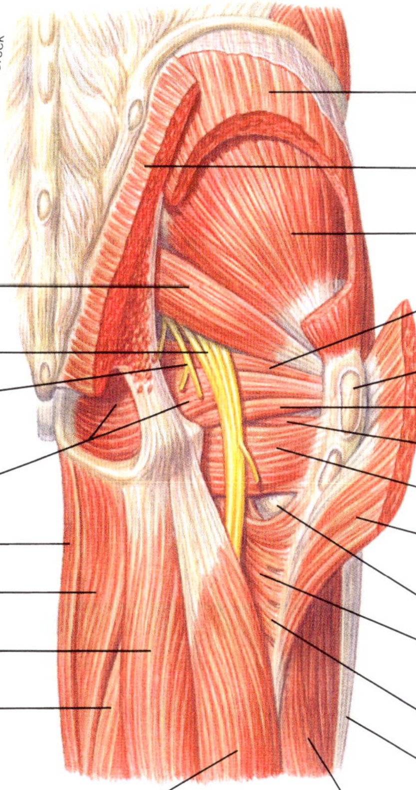

FIGURA 9.37 Músculos profundos da região glútea.

músculo glúteo médio são músculos abdutores sinérgicos da articulação do quadril.

Um grupo profundo de seis músculos rotadores laterais da articulação do quadril estão posicionados diretamente sobre a face posterior do quadril. Estes músculos não são analisados aqui mas estão identificados na figura 9.37 de cima para baixo como músculos **piriforme, gêmeo superior, obturador interno, gêmeo inferior, obturador externo** e **quadrado femoral**.

Os grupos anterior e posterior de músculos que movimentam a articulação do quadril estão resumidos na tabela 9.15.

Músculos Mediais ou Adutores

Os músculos mediais que movimentam a articulação do quadril incluem os músculos *pectíneo, grácil, adutor longo, adutor curto e adutor magno* (figs. 9.38, 9.39, 9.40 e 9.41).

O **grácil**, músculo longo e delgado, e o mais superficial dos músculos mediais da coxa, cruza duas articulações e pode aduzir a articulação do quadril ou flexionar o joelho.

O músculo **pectíneo** é o mais superior dos músculos mediais que movimentam a articulação do quadril, é um músculo plano, quadrangular que flexiona e aduz o quadril.

O músculo **adutor longo** está localizado imediatamente lateral ao grácil no terço superior da coxa; é o mais anterior dos músculos adutores. O músculo **adutor curto** é um músculo triangular localizado profundamente aos músculos adutor longo e pectíneo que em grande parte o ocultam. O músculo **adutor magno**, um músculo grande, espesso, ligeiramente de forma triangular, está localizado profundamente aos outros dois músculos adutores. O adutor longo, o adutor curto e o adutor magno são sinergistas na adução, flexão e rotação lateral da articulação do quadril.

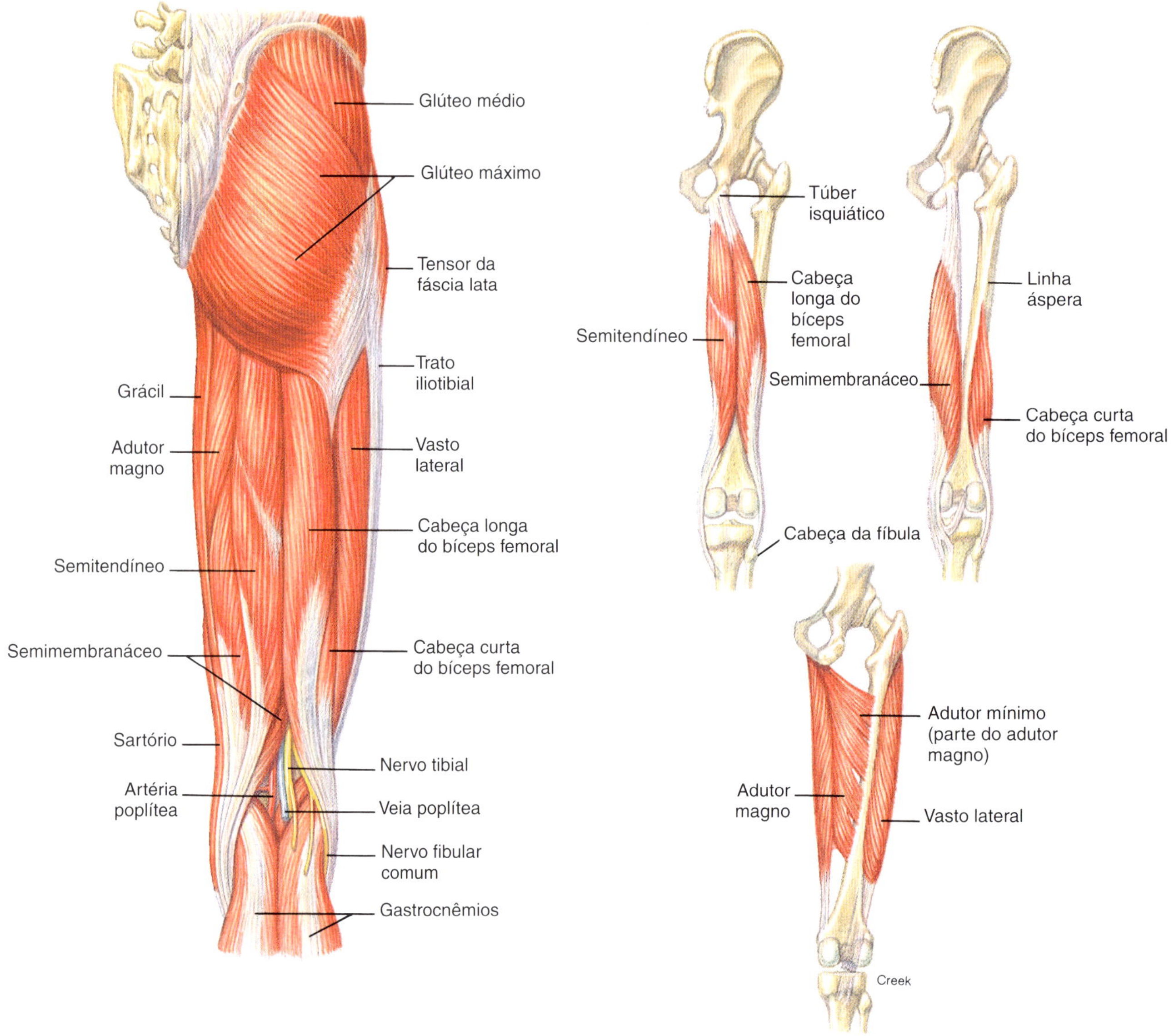

FIGURA 9.40 Músculos posteriores da coxa direita.

O músculo **quadríceps femoral** é de fato uma combinação de quatro músculos distintos que possuem origens separadas mas uma inserção comum na patela pelo tendão da patela. O tendão da patela é contínuo sobre a patela para em seguida se tornar o *ligamento da patela* que se insere na tuberosidade da tíbia (fig. 9.39). Estes músculos funcionam sinergicamente na extensão do joelho, como durante um chute no futebol. Os quatro músculos do músculo quadríceps femoral são o *reto femoral*, *vasto lateral*, *vasto medial* e *vasto intermédio*.

O músculo **reto femoral** ocupa uma posição superficial e é o único dos quatro músculos do quadríceps que atua nas articulações do quadril e do joelho. O **vasto lateral** posicionado lateralmente é o maior músculo do quadríceps femoral. É um local comum de aplicações de injeções intramusculares em crianças que possuem músculos da nádega e do ombro pequenos, e pouco desenvolvidos. O músculo **vasto medial** ocupa uma posição medial ao longo da coxa. O músculo **vasto intermédio** se encontra profundamente ao reto femoral.

O músculos anteriores da coxa que movimentam a articulação do joelho estão resumidos na tabela 9.17.

Músculos Posteriores ou Flexores

Há três músculos posteriores na coxa que são antagonistas dos músculos do quadríceps femoral já que flexionam a articulação do joelho, conhecidos como músculos do **jarrete** (fig. 9.40; veja também fig. 10.46)). O nome deriva da prática dos açougueiros em usar os tendões destes músculos do joelho de porco para pendurar um presunto para secar ao sol.

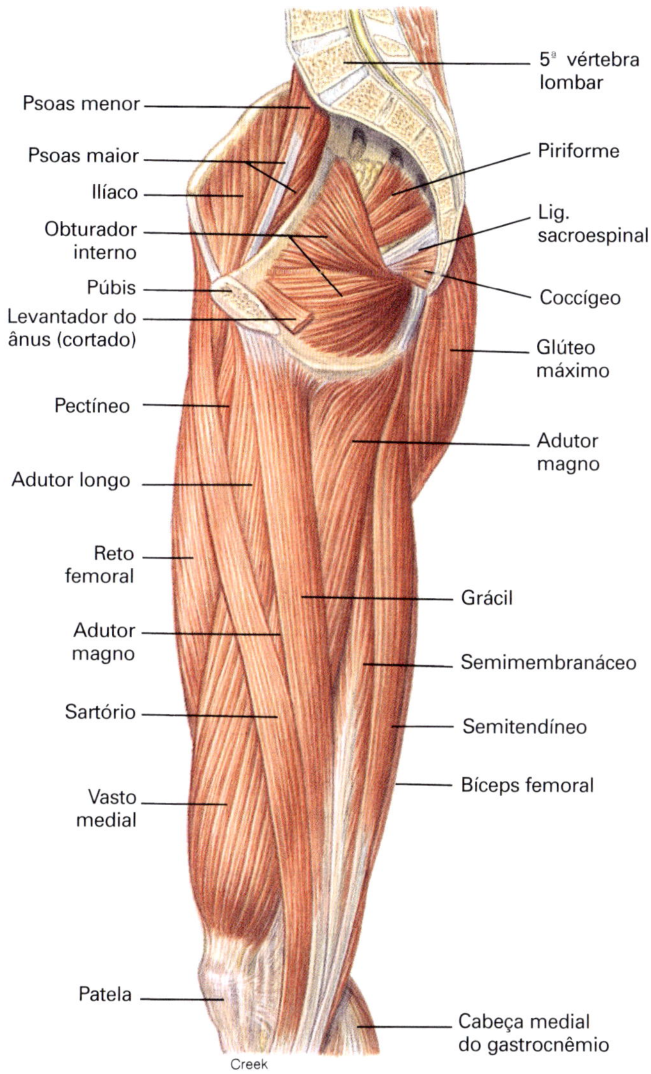

FIGURA 9.41 Músculos mediais da coxa direita

O músculo **bíceps femoral** ocupa a face póstero-lateral da coxa, tem uma cabeça longa superficial e uma cabeça pequena profunda, e movimenta ambas as articulações, a do quadril e a do joelho. O músculo **semitendíneo** superficial é fusiforme e está localizado na face póstero-medial da coxa, e também atua sobre as duas articulações. O músculo **semimembranáceo**, plano, se encontra profundamente ao semitendíneo, na face póstero-medial da coxa.

Os músculos posteriores da coxa que movimentam a perna na articulação do joelho estão resumidos na tabela 9.18. As posições relativas dos músculos da coxa estão representadas na figura 9.42.

Lesões dos músculos do jarrete são ocorrências comuns em alguns esportes, e geralmente ocorrem quando uma tensão lateral ou medial súbita no joelho lacera os músculos ou tendões. Por causa de sua estrutura e pela tensão que sofre durante a competição, a articulação do joelho é altamente suscetível a lesões. A alteração das regras sobre o contato em jogos esportivos poderia reduzir a incidência de lesões no joelho. Ao menos, deveriam ser providenciados mais suporte e proteção para esta articulação tão vulnerável.

Músculos da Perna que Movimentam as Articulações do Tornozelo, Pé e Dedos do Pé

Os músculos da perna, **músculos crurais**, são responsáveis pelos movimentos do pé. Há três grupos de músculos crurais: *anterior*, *lateral* e *posterior*. Faltam músculos na face ântero-medial da perna ao longo do corpo da tíbia.

Músculos Crurais Anteriores

Os músculos crurais anteriores incluem os músculos *tibial anterior*, *extensor longo dos dedos*, *extensor longo do hálux* e *fibular terceiro* (figs. 9.43, 9.44 e 9.45).

TABELA 9.16 Músculos Mediais que Movimentam a Coxa na Articulação do Quadril

Músculo	Origem	Inserção	Ação	Inervação
Grácil	Margem inferior da sínfise púbica	Parte proximal da face medial da tíbia	Adução da coxa na articulação do quadril; flexão e rotação da perna na articulação do joelho	N. obturatório
Pectíneo	Linha pectínea do púbis	Distal ao trocanter menor do fêmur	Adução e flexão da coxa na articulação do quadril	N. femoral
Adutor longo	Púbis - abaixo da crista púbica	Linha áspera do fêmur	Adução, flexão e rotação lateral da coxa na articulação do quadril	N. obturatório
Adutor curto	Ramo inferior do púbis	Linha áspera do fêmur	Adução, flexão e rotação lateral da coxa na articulação do quadril	N. obturatório
Adutor magno	Ramos inferiores do ísquio e do púbis	Linha áspera e epicôndilo medial do fêmur	Adução, flexão e rotação lateral da coxa na articulação do quadril	N. obturatório e n. tibial

grácil: G. *gracilis*, delgado

TABELA 9.17 Músculos Anteriores da Coxa que Movimentam a Articulação do Quadril

Músculo	Origem	Inserção	Ação	Inervação
Sartório	Espinha ilíaca ântero-superior	Face medial da tíbia	Flexão das articulações do joelho e quadril; abdução da articulação do quadril; rotação lateral da coxa na articulação do quadril e rotação medial da perna na articulação do joelho	N. femoral
Quadríceps femoral		Patela pelo tendão da patela, que continua como ligamento da patela até a tuberosidade da tíbia	Extensão da perna na articulação do joelho	N. femoral
Reto femoral	Espinha ilíaca ântero-superior e lábio do acetábulo			
Vasto medial	Trocanter maior e linha áspera do fêmur			
Vasto lateral	Face medial e linha áspera do fêmur			
Vasto intermédio	Faces anterior e lateral do fêmur			

sartório: L. *sartor*, alfaiate (músculo usado para cruzar as pernas na posição de alfaiate)

TABELA 9.18 Músculos Posteriores da Coxa que Movimentam a Articulação do Joelho*

Músculo	Origem	Inserção	Ação
Bíceps femoral	Cabeça longa – túber isquiático; cabeça curta – linha áspera do fêmur	Cabeça da fíbula e côndilo lateral da tíbia	Flexão da articulação do joelho; extensão e rotação lateral da coxa na articulação do quadril
Semitendíneo	Túber isquiático	Porção proximal da face medial do corpo da tíbia	Flexão da articulação do joelho; extensão e rotação medial da coxa na articulação do quadril
Semimembranáceo	Túber isquiático	Porção proximal da face medial da tíbia	Flexão da articulação do joelho; extensão e rotação medial da coxa na articulação do quadril

*Cada um dos músculos posteriores da coxa que flexionam a articulação do joelho é inervado pelo nervo tibial.

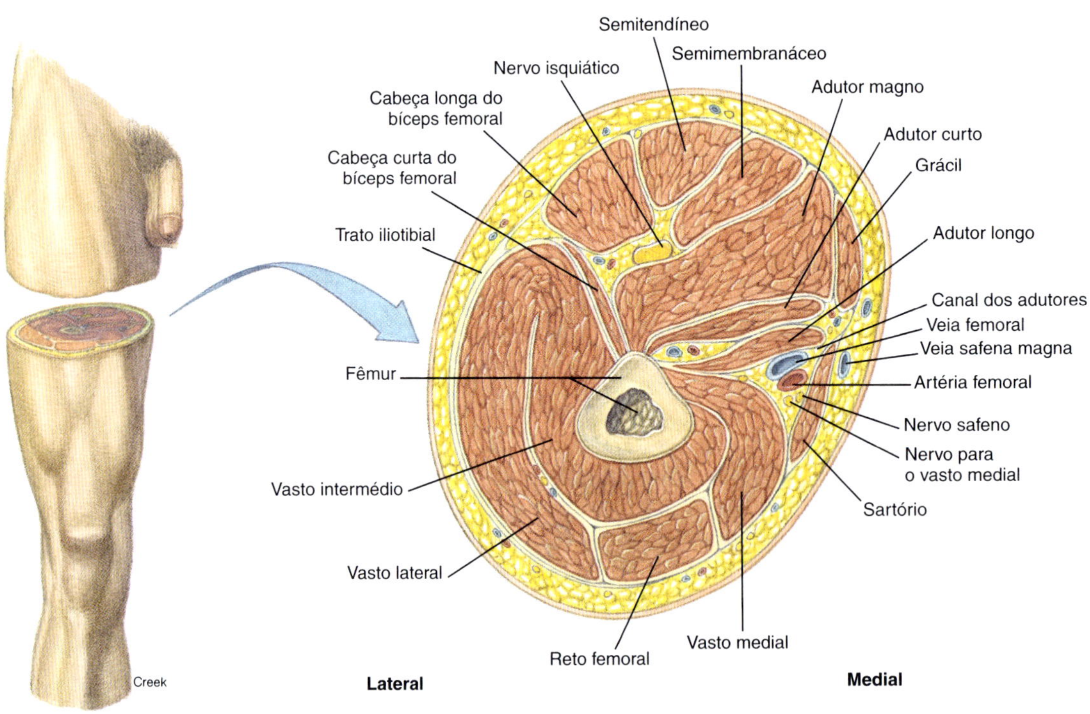

FIGURA 9.42 Secção transversal da coxa direita vista por cima. (Observe a posição dos vasos e nervos.)

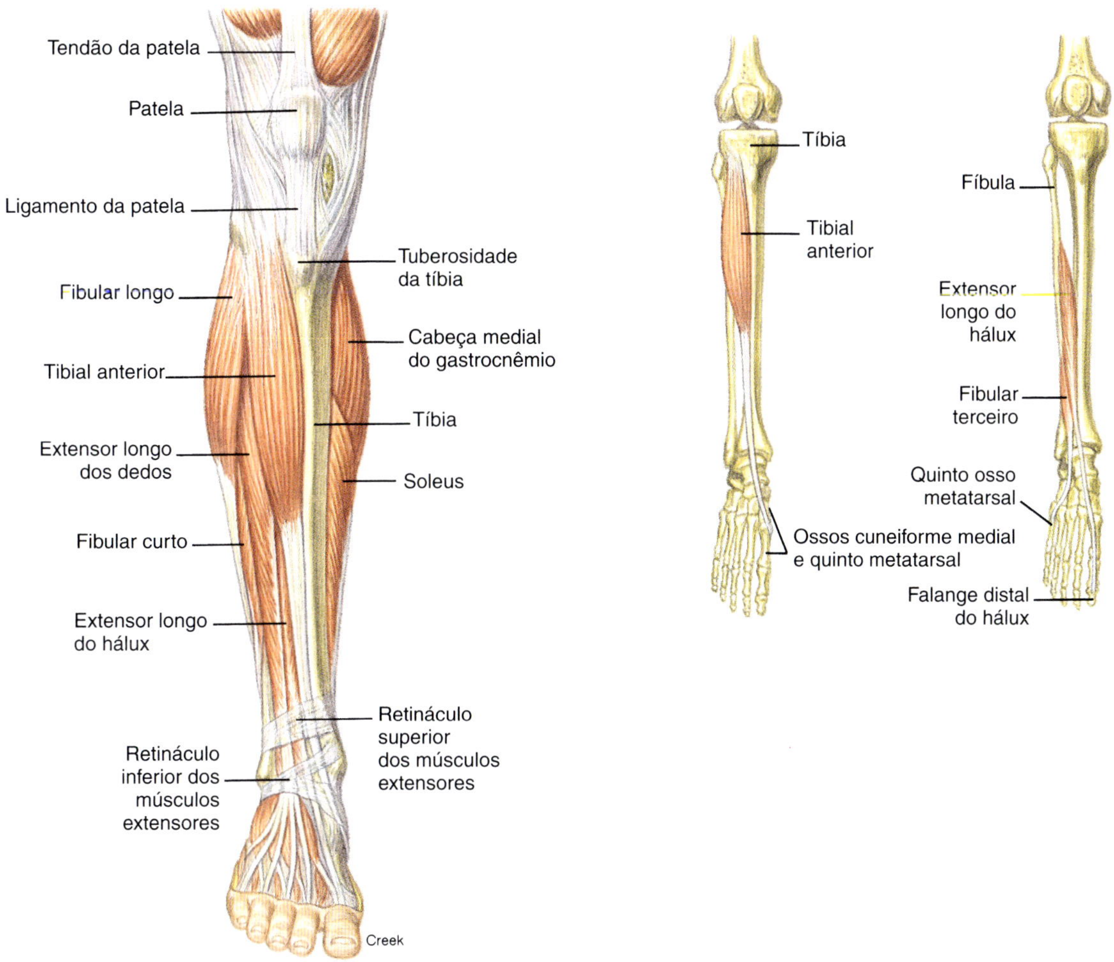

FIGURA 9.43 Músculos da região crural anterior.

O **tibial anterior**, músculo grande e superficial, pode ser palpado facilmente na porção ântero-lateral da tíbia (fig. 9.43), e se estende paralelamente à proeminente crista anterior da tíbia. O músculo **extensor longo dos dedos** está posicionado lateralmente ao tibial anterior na superfície ântero-lateral da perna. O músculo **extensor longo do hálux** está posicionado profundamente entre o músculo tibial anterior e o músculo extensor longo dos dedos. O **pequeno músculo fibular terceiro** é contínuo com a porção distal do músculo extensor longo dos dedos.

Músculos Crurais Laterais

Os músculos crurais laterais são *o fibular longo* e o *fibular curto* (figs. 9.43 e 9.44).

O **fibular longo** é um músculo superficial lateral que encobre a fíbula. O músculo **fibular curto** situa-se profundamente ao fibular longo e está posicionado próximo ao pé. Estes dois músculos são sinergistas na flexão da articulação do tornozelo e na eversão do pé (veja tabela 9.19).

Músculos da Região Crural Posterior

Os sete músculos crurais posteriores podem ser agrupados em superficiais e profundos. O grupo superficial é constituído pelos músculos *gastrocnêmio, sóleo* e *plantar* (fig. 9.46). Os quatro músculos crurais posteriores profundos são: *poplíteo, flexor longo do hálux, flexor longo dos dedos* e *tibial posterior* (fig. 9.47).

O **gastrocnêmio**, o músculo grande e superficial que forma a maior parte da panturrilha da perna, consiste em duas cabeças distintas que se originam da face posterior dos epicôndilos medial e lateral do fêmur. Este músculo e o sóleo, mais profundo, inserem-se no calcâneo por um tendão comum, o *tendão do calcâneo (tendão de Aquiles)*, o tendão mais resistente do corpo, mas que sofre rupturas freqüentes por pressões súbitas durante as competições atléticas.

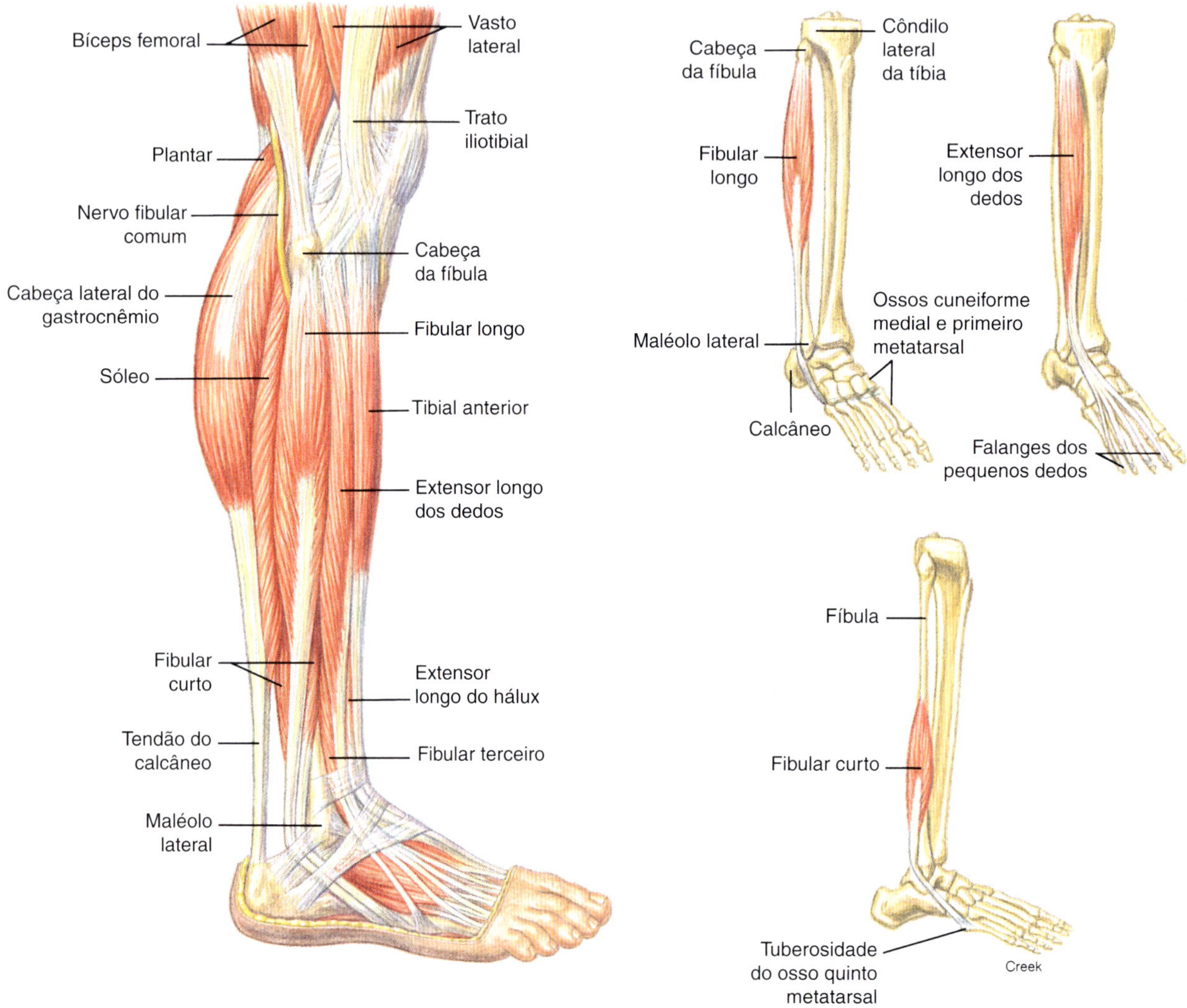

FIGURA 9.44 Músculos crurais laterais.

CAPÍTULO 9

O gastrocnêmio atua sobre duas articulações promovendo a flexão da articulação do joelho e a flexão plantar do pé na articulação do tornozelo.

O músculo **sóleo** situa-se profundamente ao gastrocnêmio. Estes dois músculos são freqüentemente considerados como um único músculo, o **tríceps sural**. Os músculos sóleo e gastrocnêmio têm uma inserção comum, mas o sóleo atua somente na articulação do tornozelo, na flexão plantar do pé.

O pequeno músculo **plantar** origina-se logo acima da origem da cabeça lateral do músculo gastrocnêmio na linha supracondilar do fêmur, e apresenta um tendão muito longo e fino que se insere sobre o calcâneo. O tendão deste músculo é freqüentemente confundido com um nervo por aqueles que o dissecam pela primeira vez. O plantar é um músculo frágil, com limitada capacidade para flexionar o joelho e para a flexão plantar da articulação do tornozelo.

O músculo **poplíteo**, delgado e triangular, está situado profundamente às cabeças do músculo gastrocnêmio, onde forma parte do soalho da *fossa poplítea* – a depressão no lado de trás da articulação do joelho (fig. 9.48). O músculo poplíteo é um rotador medial da articulação do joelho durante a locomoção. O músculo peniforme **flexor longo do hálux** encontra-se profundamente ao músculo sóleo no lado póstero-lateral da perna, flexiona as articulações do hálux e auxilia na flexão plantar da articulação do tornozelo e inversão do pé.

O músculo **flexor longo dos dedos** também se encontra profundamente ao sóleo, e segue paralelamente ao músculo flexor longo do hálux no lado medial da perna. Seu tendão distal passa

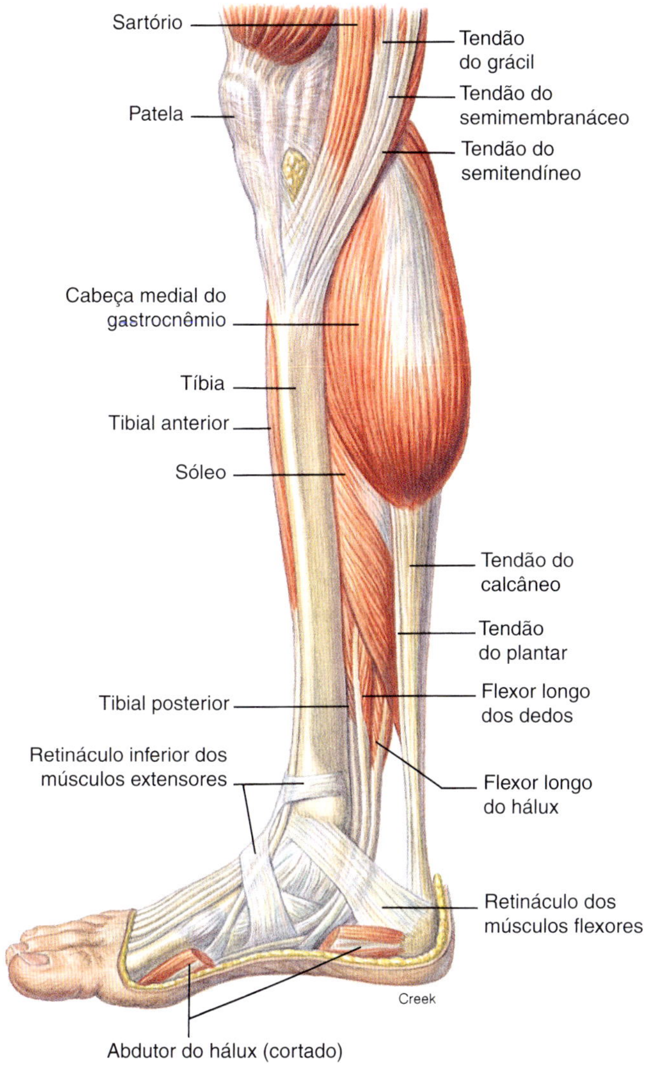

FIGURA 9.45 Vista medial dos músculos crurais.

posteriormente ao maléolo medial e continua ao longo da face plantar do pé, onde se ramifica em quatro tendões que se inserem nas bases das falanges distais do segundo, terceiro, quarto e quinto dedos (fig. 9.49). O flexor longo dos dedos atua sobre várias articulações, flexionando as articulações de quatro dedos e auxiliando na flexão plantar do tornozelo e na inversão do pé.

O músculo **tibial posterior** está situado profundamente ao músculo sóleo, entre os flexores posteriores. Seu tendão distal passa atrás do maléolo medial e se insere na face plantar do navicular, cuneiforme e cubóide, e nos ossos metatarsais, segundo terceiro e quarto (fig. 9.49). O tibial posterior faz a flexão plantar da articulação do tornozelo, inverte o pé, e dá suporte aos arcos do pé.

Os músculos da perna estão resumidos na tabela 9.19.

Músculos do Pé

Com exceção de um músculo intrínseco adicional, o **extensor curto dos dedos** (fig. 9.50), os músculos do pé são semelhantes em nome e número àqueles da mão, mas suas funções são diferentes, entretanto, porque, o pé está adaptado para proporcionar sustentação e suportar o peso do corpo em vez de pegar objetos.

Os músculos do pé estão dispostos em quatro camadas (fig. 9.49), mas estas são difíceis de ser separadas até mesmo durante a dissecção. Os músculos atuam movendo os dedos do pé ou para dar suporte aos arcos do pé através de suas contrações. Por causa desta complexidade, os músculos do pé serão apresentados apenas em ilustrações (veja figs. 9.49 e 9.50).

Avaliação de Conhecimentos

20. Faça uma relação dos músculos que se originam ou se inserem na escápula.
21. Baseando-se nas funções, classifique os músculos da extremidade superior em flexores, extensores, abdutores, adutores ou rotadores (cada músculo pode entrar em duas ou mais categorias).
22. Quais músculos do membro inferior transpõem duas articulações e, portanto, têm duas funções diferentes?

CONSIDERAÇÕES CLÍNICAS

Comparado com outros sistemas do corpo, o sistema muscular é extremamente resistente. Quando preservados corretamente, os músculos do corpo podem servir adequadamente durante toda a vida de uma pessoa; são capazes de realizar quantidades incríveis de trabalho e, mediante exercícios, podem ficar até mesmo mais resistentes.

As considerações clínicas incluem avaliação da condição do músculo, condições funcionais dos músculos, doenças musculares e envelhecimento dos músculos.

Avaliação da Condição do Músculo

Os sintomas clínicos de doenças musculares incluem fraqueza, perda de massa muscular (atrofia) e dor. O procedimento diagnóstico mais óbvio é um exame clínico do paciente, e em seguida, se for necessário, testar a função do músculo usando a **eletromiografia (EMG)** para medir a freqüência de condução e a atividade da unidade motora no interior do músculo. Testes de laboratório podem incluir análises de enzimas do soro ou biópsias musculares. Uma biópsia é talvez a ferramenta de diagnóstico mais conclusiva, através da qual podemos determinar a atrofia progressiva, a polimiosite e as doenças metabólicas dos músculos.

TABELA 9.19 Músculos da Perna que Movimentam as Articulações do Tornozelo, Pé e Dedos

Músculo	Origem	Inserção	Ação	Inervação
Tibial anterior	Parte proximal da face lateral e corpo da tíbia	Primeiro osso metatarsal e cuneiforme medial	Dorsiflexão do tornozelo e inversão do pé no tornozelo	N. fibular profundo
Extensor longo dos dedos	Parte proximal da face lateral da tíbia e face anterior da fíbula	Expansões extensoras dos dedos II - V	Extensão das articulações dos dedos II a V e dorsiflexão do pé no tornozelo	N. fibular profundo
Extensor longo do hálux	Face anterior da fíbula e membrana interóssea	Falange distal do dedo I	Extensão das articulações do hálux e da perna auxiliar da dorsiflexão do pé no tornozelo	N. fibular profundo
Fibular terceiro	Face anterior da fíbula e membrana interóssea	Face dorsal do quinto osso metatarsal	Dorsiflexão e eversão do pé no tornozelo	N. fibular profundo
Fibular longo	Côndilo lateral da tíbia e cabeça e corpo da fíbula	Cuneiforme medial e primeiro osso metatarsal	Flexão plantar e eversão do pé no tornozelo	N. fibular superficial
Fibular curto	Parte inferior da fíbula	Osso metatarsal V	Flexão plantar e eversão do pé no tornozelo	N. fibular superficial
Gastrocnêmio	Epicôndilos lateral e medial do fêmur	Face posterior do calcâneo	Flexão plantar do pé no tornozelo; flexão da articulação do joelho	N. tibial
Sóleo	Faces posteriores da fíbula e tíbia	Calcâneo	Flexão plantar do pé no tornozelo	N. tibial
Plantar	Linha supracondilar lateral do fêmur	Calcâneo	Flexão plantar do pé no tornozelo	N. tibial
Poplíteo	Côndilo lateral do fêmur	Parte póstero-superior da tíbia	Flexão e rotação medial da perna na articulação do tornozelo	N. tibial
Flexor longo do hálux	Face posterior da fíbula	Falange distal do hálux	Flexão da articulação da falange distal do hálux	N. tibial
Flexor longo dos dedos	Face posterior da tíbia	Falanges distais dos dedos II-V	Flexão das articulações das falanges distais dos dedos II-V	N. tibial
Tibial posterior	Tíbia, fíbula e membrana interóssea	Navicular, cuneiforme, cubóide e ossos metatarsais II - IV	Flexão plantar e inversão do pé no tornozelo; sustenta os arcos	N. tibial

hálux: L. *hallus*, dedo maior
fibular terceiro: G. *perone*; fíbula; *tertius*, terceiro
gastrocnêmio: G. *gaster*, ventre; *kneme*, perna
sóleo: L. *soleus*, sola do pé
poplíteo: L. *poples*, presunto

Condições Funcionais dos Músculos

Os músculos dependem de contrações periódicas sistemáticas para se manterem em ótimas condições de saúde. Obviamente, o desuso ou as doenças causarão alterações no tecido muscular. O efeito imediato da estafa no tecido muscular é o acúmulo de ácido láctico que resulta em fadiga e dor. Contrações excessivas de um músculo também podem lesar as fibras ou o tecido conjuntivo associado e resultar em um **músculo cansado**.

Uma **cãibra** no interior de um músculo é uma contração involuntária, dolorosa, prolongada, que pode ocorrer enquanto os músculos estão em uso ou em repouso. A causa precisa das cãibras é desconhecida, mas evidências indicam que podem estar relacionadas a condições no interior do músculo, e ser o resultado de desidratação geral, deficiências de cálcio ou oxigênio, ou de excitação excessiva dos neurônios motores.

Torcicolo, ou **pescoço torto**, é uma condição anormal na qual a cabeça fica inclinada para um lado em conseqüência da existência de uma contração dos músculos daquele lado do pescoço, patologia esta que pode ser congênita ou adquirida.

Uma condição chamada **rigidez cadavérica** afeta os tecidos musculares esqueléticos algumas horas depois da morte, quando a diminuição de ATP dentro das fibras causa o endurecimento das articulações, semelhante a *contratura fisiológica* na qual os músculos ficam incapazes de se contrair ou de relaxar em conseqüência da falta de ATP.

Quando os músculos esqueléticos não se contraem, porque a inervação motora está bloqueada ou porque o membro está imobilizado (como quando um osso quebrado está engessado), as fibras musculares se **atrofiam** ou diminuem de tamanho. A atrofia é reversível se os exercícios forem retomados, como depois de uma fratura curada, mas a morte do tecido é inevitável se os nervos não puderem ser estimulados.

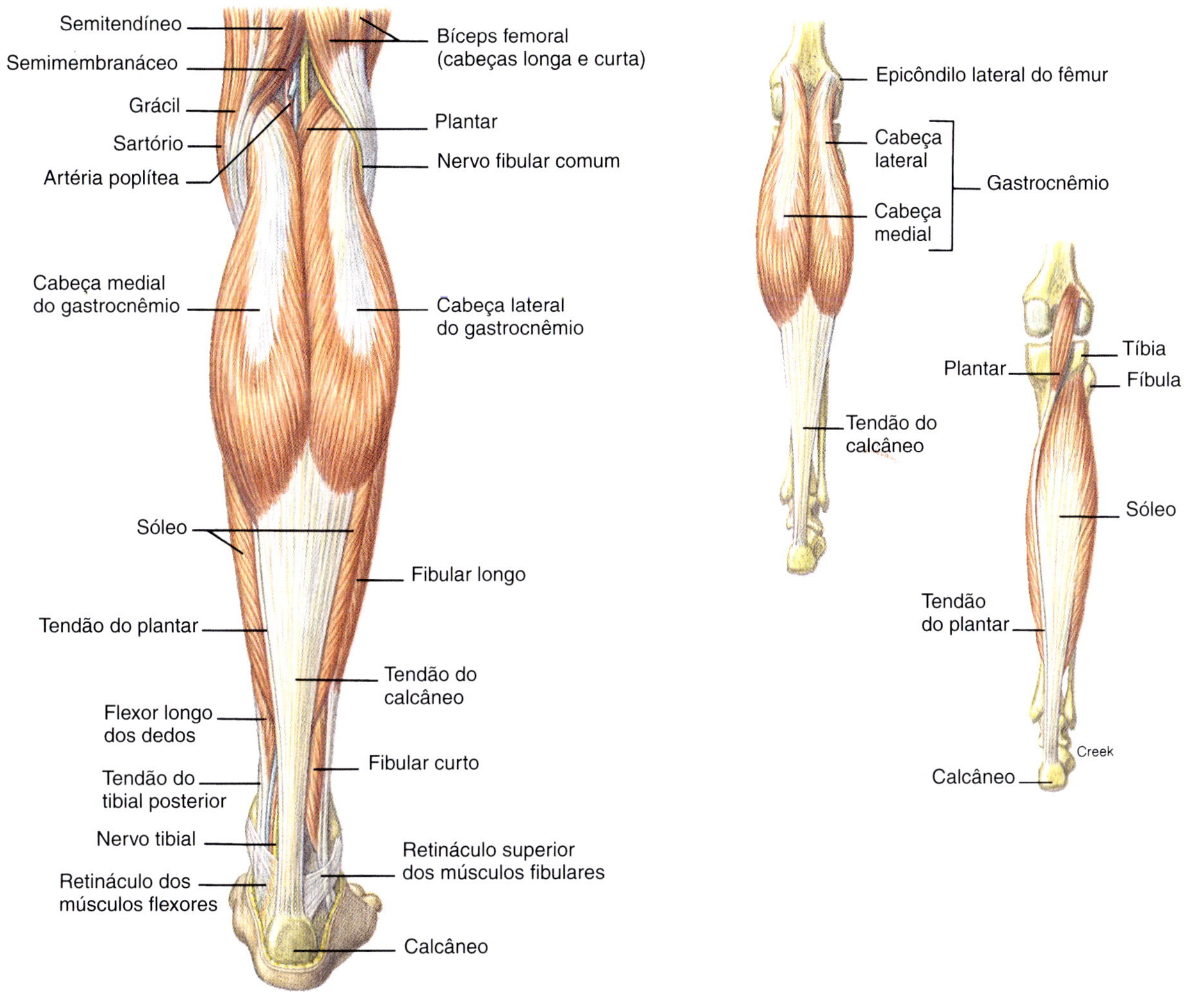

FIGURA 9.46 Músculos da região crural posterior e da região poplítea.

As fibras aumentam de tamanho no tecido muscular sadio, ou **hipertrofiam**, se um músculo for exercitado sistematicamente. Este aumento em tamanho e força do músculo não é devido a um aumento no número de células musculares, mas sim, pela produção aumentada de miofibrilas, acompanhada por um fortalecimento do tecido conjuntivo associado.

Doenças Musculares

Fibromiosite é uma inflamação do tecido muscular esquelético e do tecido conjuntivo associado. Suas causas ainda não estão inteiramente esclarecidas. Dor à palpação ocorre freqüentemente nos músculos extensores da região lombar da coluna vertebral onde existem extensas aponeuroses. A fibromiosite desta região é chamada **lumbago** ou **reumatismo**.

Distrofia muscular é uma doença genética caracterizada por uma atrofia gradual e enfraquecimento do tecido muscular. Há vários tipos de distrofia muscular, nenhum dos quais de etiologia inteiramente esclarecida. O tipo mais freqüente afeta as crianças e é ligado ao sexo acometendo as crianças do sexo masculino. Quando a distrofia muscular progride, as fibras musculares se atrofiam e são substituídas por tecido adiposo. A maioria das crianças que têm distrofia muscular morre antes dos 20 anos de idade.

lumbago: L. *lumbus*, lombo

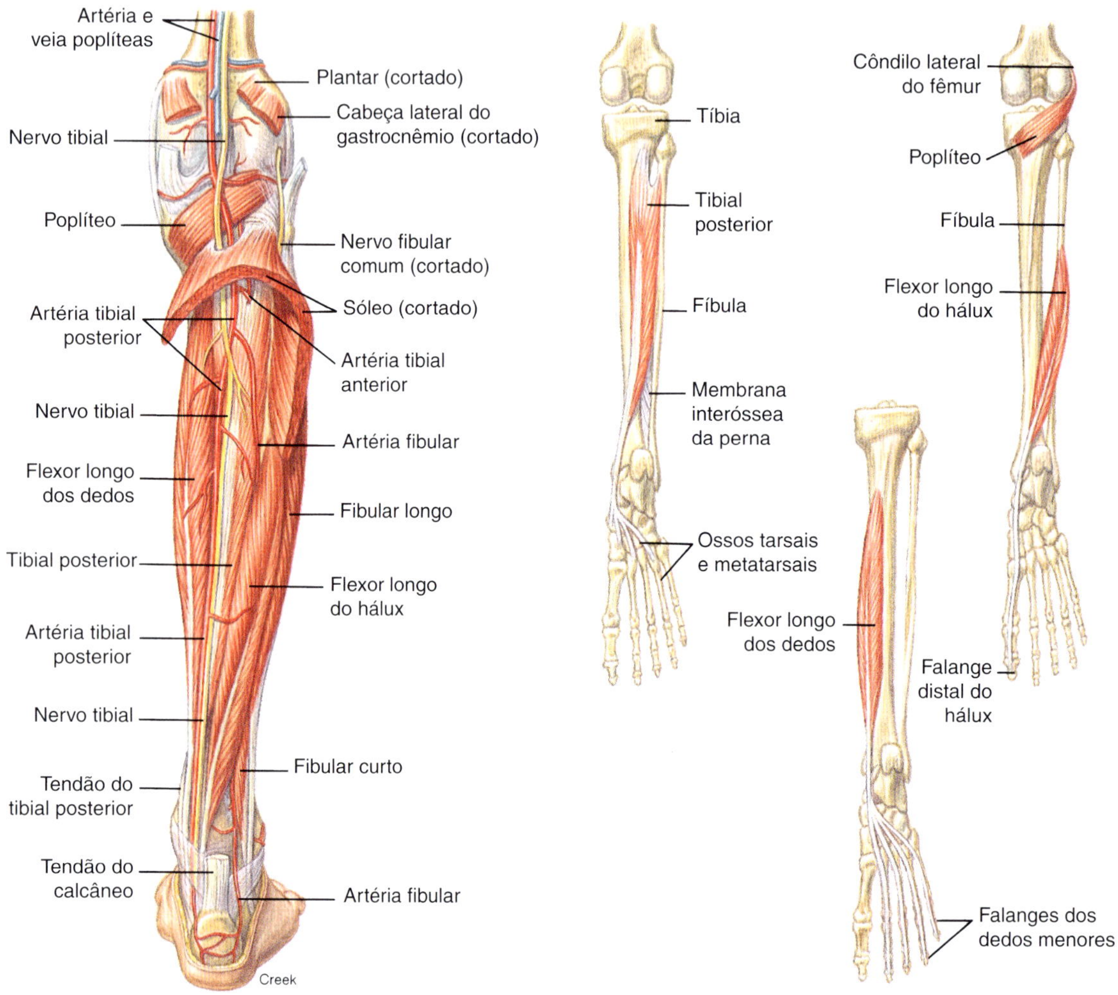

FIGURA 9.47 Músculos da região crural posterior.

A doença **miastenia grave** caracterizada por fraqueza muscular grave e baixa resistência resulta de um defeito na transmissão dos impulsos na junção neuromuscular. Acredita-se que a miastenia grave seja uma doença de agressão auto-imune, e atinja principalmente as mulheres com idades entre 20 e 40 anos.

A **poliomielite** (paralisia infantil) é realmente uma doença viral do sistema nervoso que causa paralisia muscular. Os vírus estão geralmente localizados no corno anterior (ventral) da medula espinal onde atingem os impulsos nervosos motores para os músculos esqueléticos.

Neoplasias (crescimentos anormais de um tecido novo) são raras nos músculos, mas quando ocorrem, são geralmente malignas. **Rabdomiossarcoma**, um tumor maligno do músculo esquelético, pode se originar em qualquer músculo esquelético, e mais freqüentemente atinge as crianças e as pessoas idosas.

Envelhecimento dos Músculos

Embora as pessoas idosas apresentem uma diminuição geral da força e da resistência à fadiga do músculo esquelético (fig. 9.51), a conseqüência da senilidade varia consideravelmente

miastenia: G. *myos*, músculo; *astheneia*, fraqueza
poliomielite: G. *polios*, cinzenta; *myolos*, medula

rabdomiosarcoma: G. *rhabdos*, barra; *myos*, músculo; *oma*, tumor

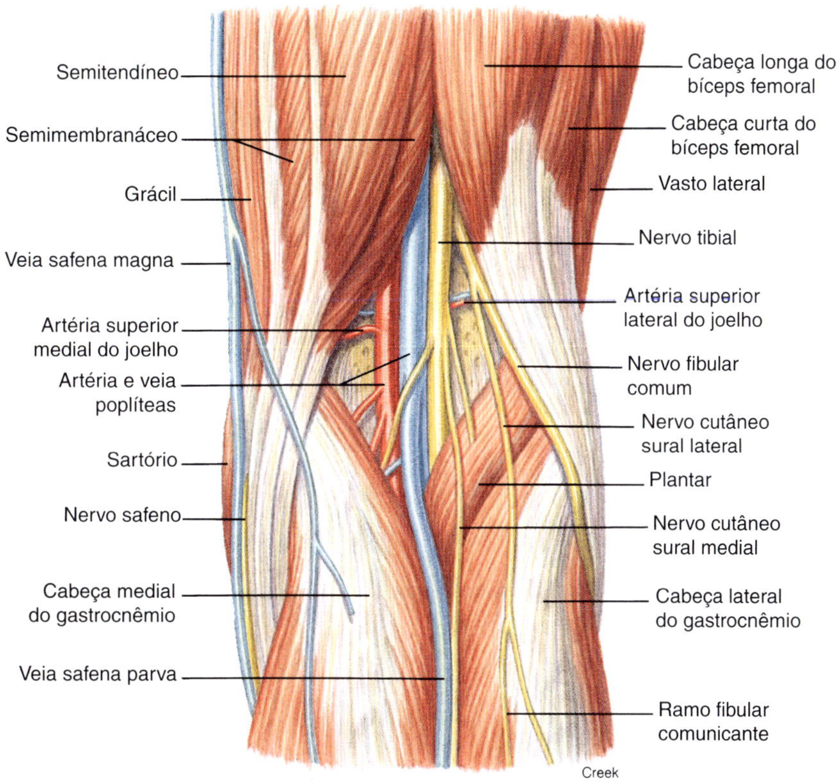

FIGURA 9.48 Músculos que circundam a fossa poplítea.

entre os indivíduos. Aparentemente, o sistema muscular é um dos sistemas do corpo em que uma pessoa pode reduzir ativamente a velocidade das alterações degenerativas. Uma diminuição na massa muscular é em parte devido às mudanças nos tecidos conjuntivo e circulatório. A atrofia dos músculos dos membros faz os braços e as pernas ficarem finos e ósseos. Alterações degenerativas no sistema nervoso diminuem a eficiência da atividade motora. Os músculos respondem mais lentamente aos estímulos e causam uma marcante redução nas capacidades físicas. A força diminuída nos músculos respiratórios pode limitar a capacidade ventilatória dos pulmões.

Os exercícios são importantes em todas as fases da vida mas são especialmente benéficos quando a pessoa se aproxima da velhice (fig. 9.52). Os exercícios não apenas fortalecem os ossos e os músculos, mas também contribuem para um sistema circulatório saudável e assim asseguram um suprimento sangüíneo adequado a todos os tecidos do corpo. Se uma pessoa idosa não mantém a força muscular através de exercícios, estará mais propenso aos acidentes. Perda da força é o principal fator nas quedas e fraturas, que freqüentemente resultam em dependência de outros para executar até mesmo as tarefas rotineiras da vida diária.

Resposta do Estudo de Caso Clínico

Quando o câncer da cabeça ou do pescoço se estende aos linfonodos do pescoço, várias estruturas no lado afetado devem ser removidas cirurgicamente. Esse procedimento comumente inclui o músculo esternocleidomastóideo, que se origina no esterno e na clavícula e se insere no processo mastóide do osso temporal. Quando se contrai, o processo mastóide que está localizado posteriormente à base do crânio é puxado para diante e faz o mento rodar afastando-se do músculo que se contrai. Isso explica por que o paciente que teve o seu músculo esternocleidomastóideo esquerdo removido terá dificuldade em virar a sua cabeça para a direita.

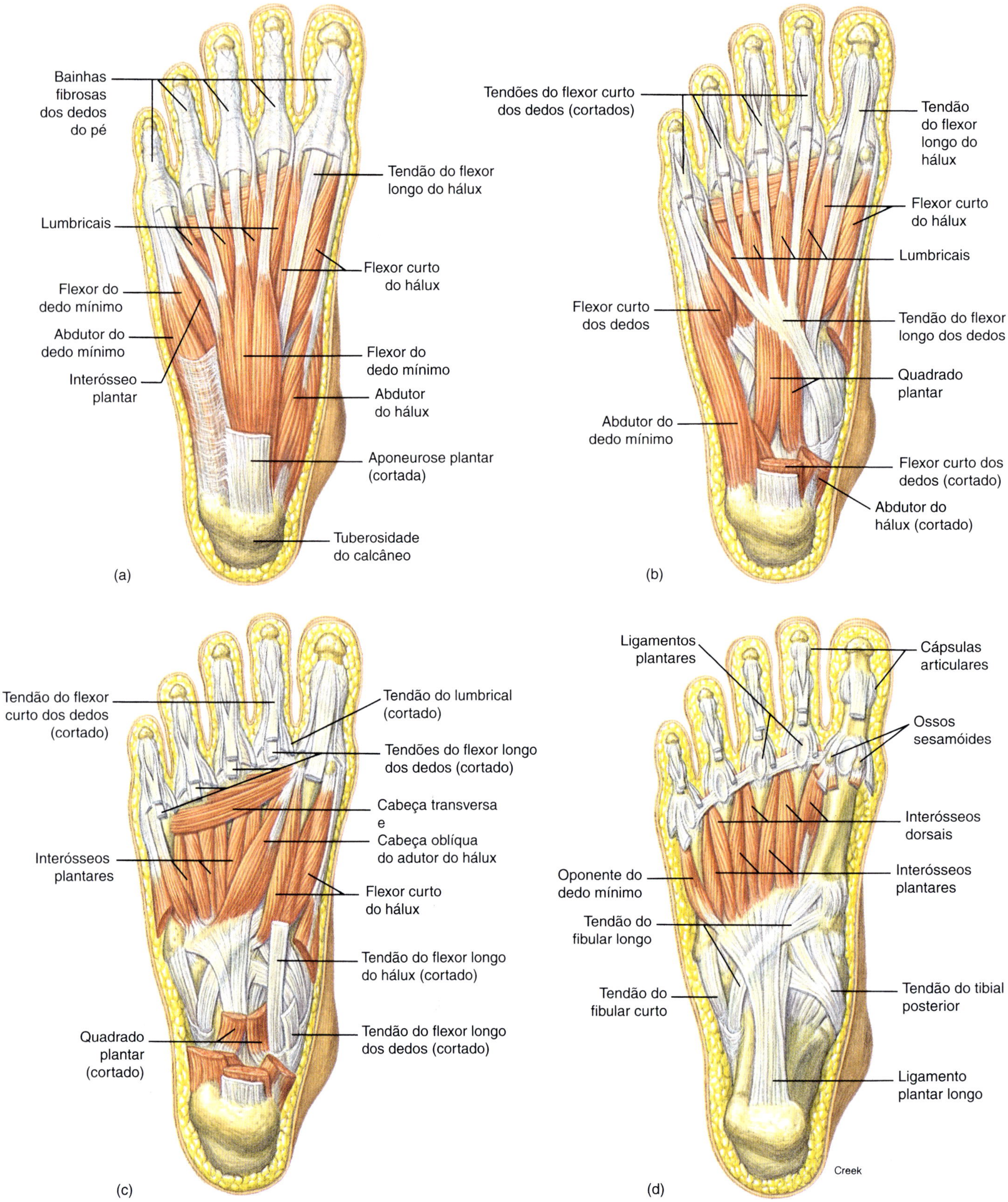

FIGURA 9.49 As quatro camadas musculotendinosas da região plantar do pé: (*a*) camada superficial, (*b*) segunda camada, (*c*) terceira camada e (*d*) camada profunda.

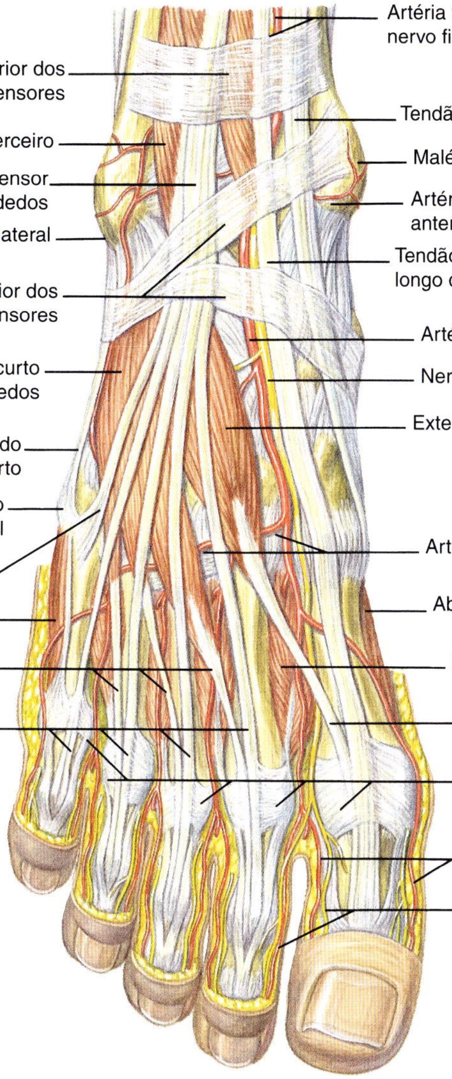

FIGURA 9.50 Uma vista anterior do dorso do pé.

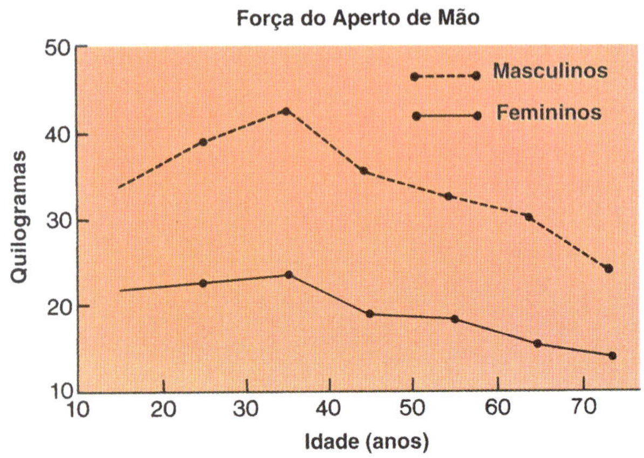

FIGURA 9.51 Uma diminuição gradual da força muscular ocorre depois da idade de 35 anos, como demonstra o gráfico de força do aperto de mão. Fonte: De Holllingsworth JW, Hashizuma A, Jabbn S: Correlations Between Tests of Aging in Hiroshima Subjects: An Attempt to Define Physiologic Age. *Yale Journal of Biology and Medicine*, 38:11-26, 1965. Reimpresso com permissão.

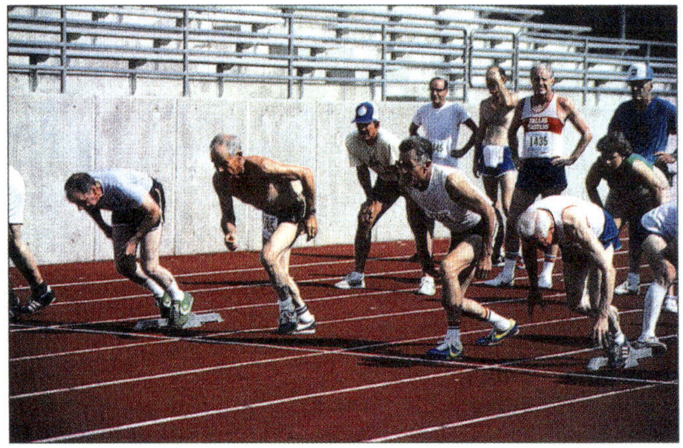

FIGURA 9.52 Competição de corredores de terceira idade, reconhecendo os benefícios do exercício.

PRÁTICA CLÍNICA 9.1

Uma mulher de 43 anos de idade apresenta-se em seu consultório queixando-se de fadiga, febre e um pouco de perda de peso. Ela também apresenta dor no nível de seu quadril esquerdo e quadrante inferior esquerdo do abdome, especialmente quando está em pé ou carregando peso. No exame físico, ela apresentou febre moderada e leve dor à palpação no lado esquerdo do abdome, e você observa que quando deitada ela mantém o seu quadril em posição ligeiramente flexionada. Você executa o teste do iliopsoas e constata sinal do psoas positivo. Os exames de laboratório mostram elevação de glóbulos brancos compatível com infecção. Você solicita uma tomografia computadorizada (L = vértebras lombares; P = músculo psoas maior).

PERGUNTAS

1. O que indica a coleção líquida indicada pela seta na tomografia?
2. Por que o sinal do psoas é positivo?
3. Qual é o tratamento?

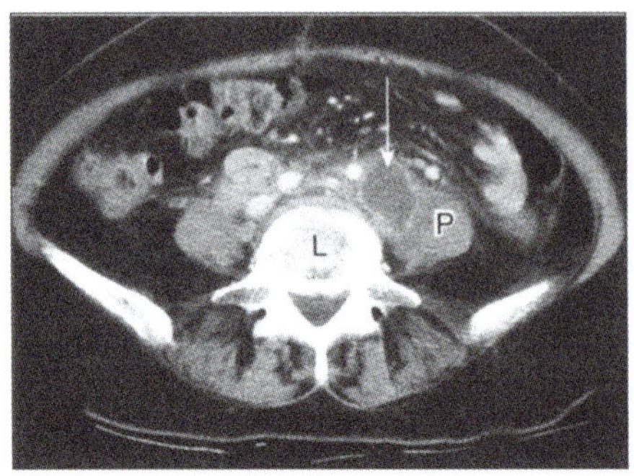

PRÁTICA CLÍNICA 9.2

Um homem com 27 anos de idade chega à sala de emergência depois de um acidente de automóvel. Ele se queixa de intensa dor no joelho e que não consegue estender a perna. No exame físico você observa que a patela está deslocada superiormente e o joelho extremamente inchado é mantido em posição de flexão. Pulsação periférica e sensibilidade estão normais. Você solicita uma radiografia do joelho.

PERGUNTAS

1. Qual é a lesão do paciente?
2. Por que o paciente está impossibilitado de estender o joelho?
3. Por que o joelho é mantido em posição ligeiramente flexionada?

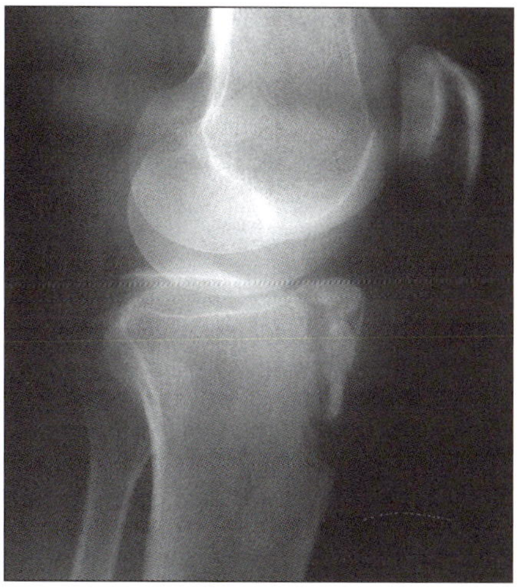

Terminologia Clínica Importante

convulsão Uma contração espástica, involuntária do músculo esquelético.

fibrilação Contrações rápidas randomizadas involuntárias de unidades motoras isoladas de um músculo.

hérnia A ruptura ou protrusão de uma porção de vísceras subjacentes através do tecido muscular. A maioria das hérnias ocorre geralmente em lugares frágeis da parede abdominal. Há quatro tipos de hérnias mais comuns:

1. **femoral** – as vísceras descem pelo anel femoral;
2. **hiatal** – a porção superior do estômago protrai na cavidade torácica pelo hiato esofágico do diafragma;
3. **inguinal** – as vísceras protraem através do anel inguinal para o canal de inguinal; e
4. **umbilical** – uma hérnia que ocorre no umbigo.

inflamação na perna Alteração da sensibilidade e dor na face anterior da perna geralmente causada por distensão dos músculos tibial anterior ou extensor longo dos dedos.

injeção intramuscular Uma injeção hipodérmica em uma região muscular reforçada para evitar lesar os nervos. O local mais comum é a nádega.

mialgia Dor muscular.

mioquimia Repuxamento de segmentos isolados do músculo; também chamado *quimatismo*.

mioma Um tumor de tecido muscular.

miopatia Qualquer doença muscular.

miotomia Corte cirúrgico ou dissecção anatômica do tecido muscular.

miotonia Um espasmo muscular prolongado.

paralisia A perda do controle nervoso de um músculo.

Resumo do Capítulo

Introdução ao Sistema Muscular (pp. 234-235)

1. A contração das fibras musculares esqueléticas resulta em movimento do corpo, produção de calor, manutenção da postura e sustentação do corpo.
2. As quatro propriedades básicas características de todo tecido muscular são: irritabilidade, contratilidade, extensibilidade e elasticidade.
3. Os músculos axiais incluem os músculos da face, do pescoço e do tronco. Os músculos apendiculares incluem os que atuam nos cíngulos e os que movimentam os segmentos dos membros.

Estrutura dos Músculos Esqueléticos (pp. 235-240)

1. A origem dos músculos é a fixação menos móvel. A inserção é a fixação mais móvel.
2. Fibras musculares individualizadas são revestidas por endomísio. Feixes musculares, chamados fascículos, são revestidos pelo perimísio. O músculo inteiro é revestido pelo epimísio.
3. Músculos sinergistas atuam conjuntamente para realizar determinado movimento. Músculos que se opõem ou anulam as ações de outros músculos são antagonistas.
4. Os músculos podem ser classificados de acordo com a disposição das fibras em paralelos, convergentes, peniformes ou esfinctéricos.
5. Neurônios motores conduzem impulsos nervosos para as fibras musculares, estimulando-as a se contraírem. Neurônios sensitivos conduzem impulsos nervosos das fibras musculares para o sistema nervoso central.

Fibras Musculares Esqueléticas e Tipos de Contração Muscular (pp. 240-246)

1. Cada fibra muscular esquelética é uma célula estriada multinucleada, contém um grande número de miofibrilas longas e filiformes e está envolvida por uma membrana celular chamada sarcolema.
   (a) As miofibrilas apresentam alternativamente bandas A e bandas I. Cada banda I é dividida por uma linha Z, e a subunidade entre duas linhas Z é chamada de sarcômero.
   (b) Estendendo-se através do sarcoplasma existe uma rede de canais membranosos chamados retículos sarcoplasmáticos e um sistema de túbulos transversais (túbulos T).
2. Durante a contração muscular, a diminuição dos sarcômeros é produzida pelo deslizamento dos filamentos finos de actina sobre e entre os filamentos espessos de miosina.
   (a) A actina em cada lado das bandas A é puxada para o centro.
   (b) Assim as bandas H parecem ser menores quando mais actina se sobrepõe à miosina.
   (c) As bandas I também parecem ser menores quando as bandas A são puxadas conjuntamente.
   (d) As bandas A permanecem do mesmo tamanho porque os miofilamentos (espessos e finos) não se encurtam durante a contração do músculo.
3. Quando um músculo desenvolve tensão sem encurtamento, a contração denomina-se isométrica; quando ocorre o encurtamento, a contração é isotônica.
4. A junção neuromuscular é o local que consiste na extremidade da placa motora e o sarcolema de uma fibra muscular. Em resposta a um impulso nervoso, as vesículas sinápticas do axônio terminal secretam um neurotransmissor, que se propaga através das fendas neuromusculares da junção neuromuscular e estimula a fibra muscular.
5. Uma unidade motora consiste em um neurônio motor e nas fibras musculares que ele inerva.
   (a) Nos locais onde é necessário um controle mais fino, cada neurônio motor inerva, relativamente, poucas fibras musculares. Onde a força é mais importante do que a precisão, cada unidade motora inerva um número maior de fibras musculares.
   (b) Os neurônios de unidades motoras pequenas têm, relativamente, pequenos corpos celulares e tendem a ser facilmente excitáveis. Aqueles de unidades motoras maiores têm corpos celulares maiores e são menos facilmente excitáveis.

Denominação dos Músculos (pp. 246-247)

1. Os nomes que os músculos esqueléticos receberam foram baseados na forma, localização, fixações, orientação das fibras, posição relativa e função.
2. A maioria dos músculos são pares; isto é, o lado direito do corpo é uma imagem especular do lado esquerdo.

Músculos do Esqueleto Axial (pp. 250-263)

Os músculos do esqueleto axial incluem aqueles responsáveis pela expressão facial, mastigação, movimentos dos olhos, movimentos da língua, movimentos do pescoço e respiração, e aqueles da parede abdominal, abertura inferior da pelve e coluna vertebral. Estão resumidos nas tabelas de 9.3 a 9.10.

Músculos do Esqueleto Apendicular (pp. 263-292)

Os músculos do esqueleto apendicular incluem aqueles do cíngulo do membro superior, úmero, antebraço, punho, mão e dedos, e aqueles do cíngulo do membro inferior, coxa, perna, tornozelo, pé e dedos. Estão resumidos nas tabelas de 9.11 a 9.19.

Atividades de Revisão

Questões Objetivas

1. O local em que o impulso nervoso é transmitido da terminação do nervo motor para a membrana do músculo esquelético é
   (a) o sarcômero
   (b) a junção neuromuscular
   (c) o miofilamento
   (d) a linha Z
2. Músculos capazes de movimentos altamente habilidosos contêm:
   (a) uma unidade motora por fibra muscular
   (b) muitas fibras musculares por unidade motora
   (c) poucas fibras musculares por unidade motora
   (d) muitas unidades motoras por fibra muscular
3. Qual dos seguintes critérios não é usado para denominar os músculos?
   (a) localização
   (b) ação
   (c) forma
   (d) fixação
   (e) força da contração
4. Os neurotransmissores são armazenados nas vesículas sinápticas no interior de
   (a) sarcolema
   (b) unidades motoras
   (c) miofibrilas
   (d) axônios terminais
5. Qual dos músculos seguintes apresenta unidades motoras com a menor proporção de inervação?
   (a) músculos do braço
   (b) músculos do antebraço
   (c) músculos da coxa
   (d) músculos abdominais
6. Uma sobrancelha é conduzida em direção à linha mediana da face pela contração de qual músculo?
   (a) corrugador do supercílio
   (b) risório
   (c) nasal
   (d) frontal
7. Um flexor da articulação do ombro é
   (a) peitoral maior
   (b) supra-espinal
   (c) redondo maior
   (d) trapézio
   (e) latíssimo do dorso
8. Qual dos músculos seguintes não apresenta nem origem, nem inserção no úmero?
   (a) redondo menor
   (b) bíceps braquial
   (c) supra-espinal
   (d) braquial
   (e) peitoral maior
9. Qual músculo entre os quatro que formam o músculo quadríceps femoral pode atuar nas articulações do quadril e do joelho?
   (a) vasto medial
   (b) vasto intermédio
   (c) reto femoral
   (d) vasto lateral
10. Qual dos seguintes músculos faz a flexão plantar da articulação do tornozelo, inverte o pé e dá suporte aos arcos?
   (a) flexor longo dos dedos
   (b) tibial posterior
   (c) flexor longo do hálux
   (d) gastrocnêmio

Questões Dissertativas

1. Descreva como são formadas as fibras musculares e explique por que as fibras são multinucleadas.
2. Descreva as características específicas do tecido muscular que são essenciais para a contração muscular.
3. Defina fáscia, aponeurose e retináculo.
4. Descreva a disposição estrutural das fibras e fascículos musculares no interior do músculo.
5. Quais são as vantagens e desvantagens dos músculos peniformes?
6. Faça uma relação dos principais componentes da fibra muscular esquelética e descreva a função de cada parte.
7. O que é uma unidade motora, e qual sua função na contração muscular?
8. Dê três exemplos de grupos musculares sinergistas do membro superior e identifique os grupos antagonistas de cada um.
9. Tente contrair, um por vez, cada um dos músculos do pescoço descritos na figura 9.20.
10. Faça uma relação de todos os músculos que ou se originam ou se inserem na escápula.
11. Dê três exemplos de grupos musculares sinergistas do membro inferior e identifique os grupos antagonistas de cada um.
12. Descreva os compartimentos flexor e extensor dos músculos do antebraço.
13. Faça uma relação dos músculos que delimitam a fossa poplítea. Descreva as estruturas que estão localizadas nessa região.
14. Aperte firmemente seus dedos na frente, nos lados, e atrás de seu tornozelo quando você movimenta seu pé. Tendões de quais músculos podem ser palpados anteriormente, lateralmente e posteriormente?

Questões de Análise Crítica

1. No século XVI, Andreas Vesalius demonstrou que a secção de um músculo ao longo de seu comprimento acarreta pequena alteração em sua função; por outro lado, um corte transversal tira a ação do músculo. Como você explicaria os achados de Vesalius?
2. Em conseqüência de um grave traumatismo na cabeça ocorrido em um acidente de automóvel, um jovem de 17 anos de idade perdeu a função de seu nervo oculomotor direito. Explique o que acontecerá com a função do olho atingido.
3. Comente a posição dos músculos flexores e extensores das articulações do ombro, cotovelo e do punho.
4. Baseando-se na função, descreva os exercícios que fortaleceriam os seguintes músculos: (a) peitoral maior, (b) deltóide, (c) tríceps braquial, (d) pronador redondo, (e) rombóide maior, (f) trapézio, (g) serrátil anterior e (h) latíssimo do dorso.
5. Por que é necessário ter dupla inervação (sensitiva e motora) em um músculo? Dê exemplo de uma doença que resulta em perda da inervação motora de determinados músculos esqueléticos, e descreva os efeitos desta desnervação.
6. Compare distrofia muscular e miastenia grave quanto às causas, sintomas e os efeitos que provocam no tecido muscular.

10

Anatomia de Superfície e Regional

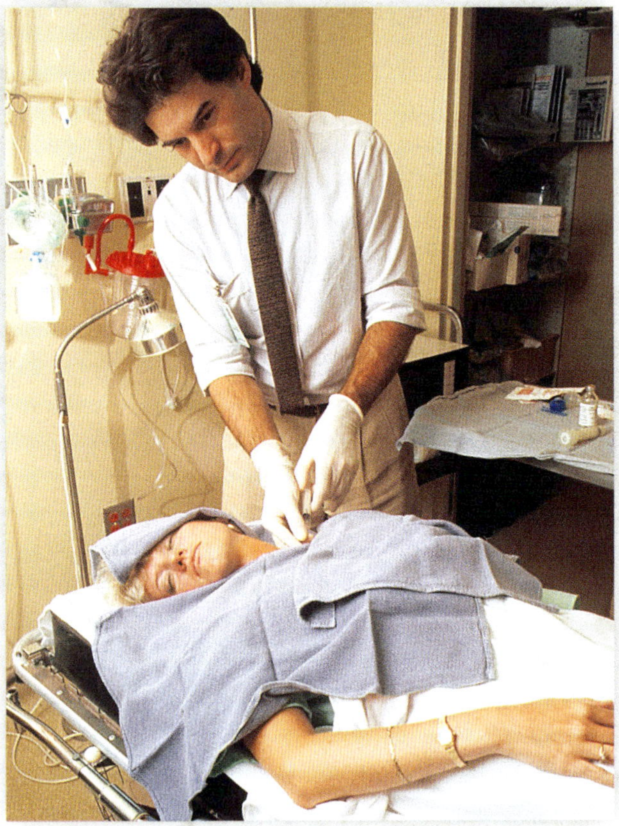

FIGURA: A fim de administrar com eficiência o tratamento, é essencial que o médico conheça a anatomia de superfície de cada região do corpo e a interação funcional dos órgãos contidos em cada região.

Estudo de Caso Clínico

Uma mulher de 27 anos de idade é conduzida à sala de emergência em conseqüência de um acidente de veículo a motor. Ela se encontra consciente, porém pálida, com sudorese e movimentos respiratórios rápidos e curtos. Você a examina e observa que ela apresenta veia jugular interna direita distendida visível no pescoço até a mandíbula, traquéia desviada 3 cm à direita da linha mediana, e contusões leves no lado esquerdo da parede anterior do tórax com pequena hemorragia em atividade em uma das costelas. Durante o rápido exame, ela passa a apresentar dificuldades respiratórias, e sua pressão sangüínea começa a cair. Você introduz, urgentemente, uma agulha grossa no hemitórax esquerdo da paciente e retira 20 cc de ar, o que melhora de imediato a sua respiração e pressão sangüínea.

Por que a paciente apresenta a veia jugular interna distendida no lado direito do pescoço? Isto poderia estar relacionado a uma queda rápida na pressão sangüínea? Qual é a situação clínica desta paciente?

Sugestão: Quando você tiver lido este capítulo, observe que o conhecimento da anatomia de superfície normal é vital para o reconhecimento da anatomia de superfície anormal, e que esta última pode ser uma pista fácil para identificar patologias que se situam profundamente no interior do corpo.

INTRODUÇÃO À ANATOMIA DE SUPERFÍCIE

Anatomia de superfície, um ramo da anatomia macroscópica, é o estudo da forma e dos pontos de reparos da superfície do corpo que guardam relações com estruturas mais profundas. O conhecimento da anatomia de superfície é essencial para a realização do exame físico, no tratamento de doenças ou de disfunções do corpo e na manutenção da capacidade física.

Objetivo 1 Analisar o valor da anatomia de superfície para o aprendizado das estruturas anatômicas internas.

Objetivo 2 Explicar por que a anatomia de superfície é importante no diagnóstico e no tratamento de doenças ou de disfunções do corpo.

Objetivo 3 Explicar por que diferenças físicas individuais do corpo podem ter relações com a eficiência da observação e palpação.

É surpreendente como muitas informações anatômicas podem ser obtidas pelo exame da anatomia de superfície de seu próprio corpo. A anatomia de superfície é o estudo das estruturas e dos pontos de reparo da superfície do corpo por *inspeção visual* ou palpação. Estruturas superficiais podem ser identificadas prontamente por inspeção visual ou palpação, e estruturas anatômicas sob a pele podem ser localizadas através da *palpação* (pressionando firmemente ou percebendo pela sensibilidade do tato). O conhecimento da anatomia de superfície é clinicamente importante para localizar com precisão locais para percussão (batendo com um dos dedos de uma das mãos sobre outro da outra mão para descobrir vibrações ressonantes) e ausculta (escutando os sons emitidos pelos órgãos).

Com a exceção de certos ossos do crânio, os ossos do esqueleto inteiro podem ser palpados. Uma vez que a posição, a forma e os processos destes ossos são identificáveis, estas características do esqueleto podem servir como pontos de reparo para localizar outras estruturas anatômicas. Muitos músculos esqueléticos e suas fixações tendíneas são claramente visíveis quando estão contraídos e provocam movimentos. A localização e a amplitude do movimento das articulações do corpo podem ser determinadas quando os ossos que se articulam são movimentados através de contrações musculares. Em alguns indivíduos, as posições das veias superficiais podem ser localizadas e os seus trajetos, seguidos. Até mesmo a localização e função das válvulas dentro das veias podem ser demonstradas na superfície da pele (fig. 10.1). Algumas artérias também podem ser vistas pulsando sob a pele. Saber onde estão localizados os pontos de tomada de pressão arterial é um aspecto clínico importante da anatomia de superfície (veja fig. 16.33). Outras estruturas podem ser identificadas na superfície do corpo, incluindo certos nervos, linfonodos, glândulas e outros órgãos internos.

A anatomia de superfície é um aspecto essencial do estudo da anatomia macroscópica. Saber onde estão localizados os músculos e grupos musculares pode ser extremamente importante na manutenção da capacidade física. Em muitas profissões médicas e paramédicas, a anatomia de superfície de um paciente é de valor imensurável no diagnóstico e no tratamento. Saber também onde tomar a pulsação, introduzir agulhas e tubos, escutar o funcionamento dos órgãos internos, tirar radiografia e realizar fisioterapia requer o conhecimento de pontos de reparo de superfície.

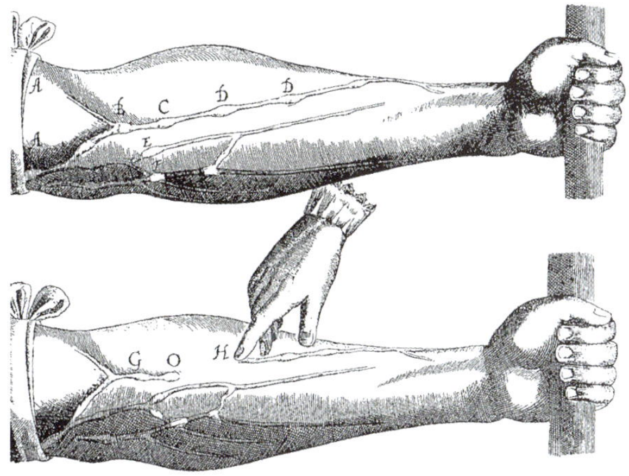

FIGURA 10.1 Uma demonstração da presença e das funções das valvas no interior das veias do antebraço, feita pelo grande anatomista inglês William Harvey. A fim de compreender o conceito de um sistema circulatório fechado (p. ex., o sangue contido no interior dos vasos), o conhecimento da anatomia de superfície foi fundamental. *Segundo William Harvey, em On the Motion of the Heart and Blood in Animals, 1628.*

A eficiência da observação e da palpação na avaliação da anatomia de superfície de uma pessoa está relacionada com a quantidade de tecido adiposo subcutâneo presente (fig. 10.2). Examinando uma pessoa obesa, pode ser extremamente difícil observar ou palpar certas estruturas internas que são prontamente identificáveis em uma pessoa magra. A hipoderme, nas mulheres em geral, é mais espessa do que nos homens (fig. 10.3), o que tende a tornar liso os contornos da superfície das mulheres e ocultar os músculos, as veias e as saliências ósseas que são aparentes nos homens.

Este capítulo será de grande valia para a revisão dos ossos, articulações e músculos que você já estudou. Nas fotografias de cadáveres dissecados, poderá ver as correlações entre os vários órgãos do corpo e sistemas em determinadas regiões. Reporte-se aos capítulos passados quando estudou a anatomia dos sistemas do corpo, e ao fazer esta revisão você aumentará sua perspectiva em localizar os vários órgãos e estruturas.

Se você usa o seu corpo como modelo para aprender e revisar, a anatomia como uma ciência terá um novo significado. Quando você aprende sobre um osso ou um processo de um osso, palpe aquela parte de seu corpo. Contrair os músculos que está estudando é a melhor forma de você entender as suas localizações, fixações e ações. Desse modo, você estará melhor familiarizado com seu corpo, e a anatomia se tornará mais agradável e mais fácil de aprender. Seu corpo é um reservatório que você pode levar consigo para examinar.

Avaliação de Conhecimentos

1. Explique o que se entende por inspeção visual e palpação, e comente o valor da anatomia de superfície na localização de estruturas internas.
2. Por que o conhecimento da anatomia de superfície é importante para a clínica?
3. Como diferem as hipodermes nos tegumentos masculino e feminino? Quais são as implicações clínicas desta diferença?

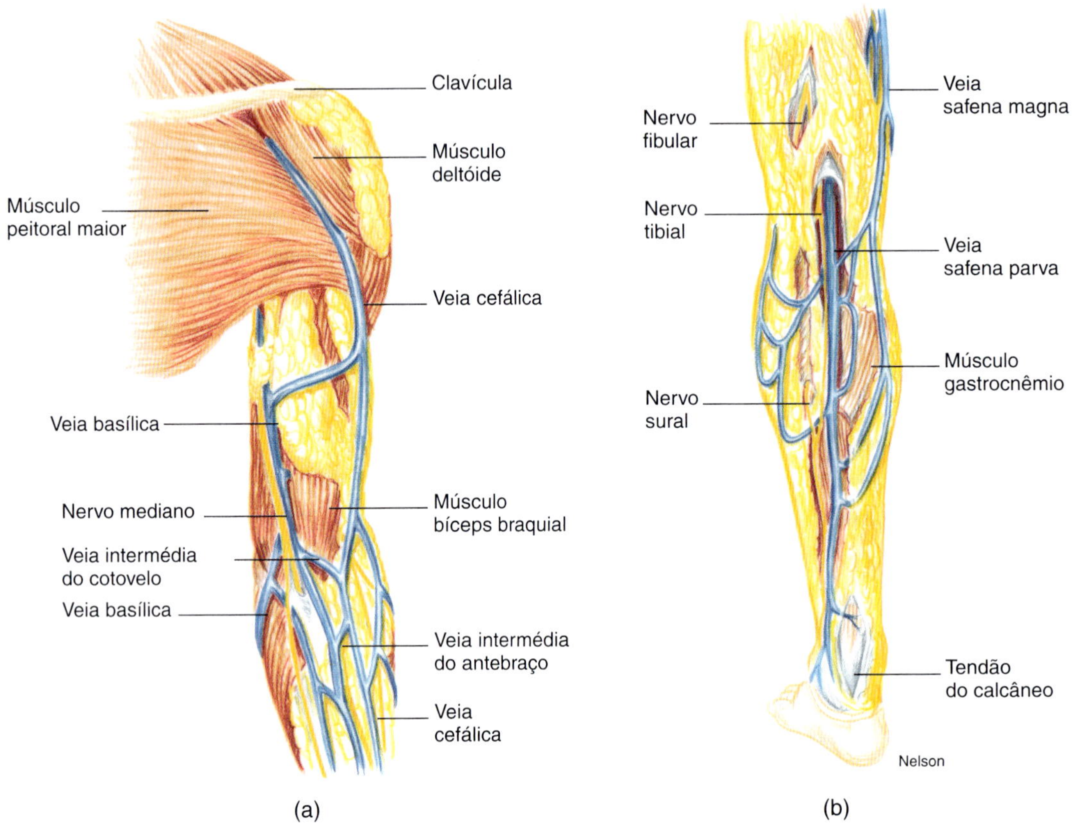

FIGURA 10.2 Tecido adiposo subcutâneo. (*a*) Vista da região braquial anterior esquerda e (*b*) vista da região crural posterior esquerda.

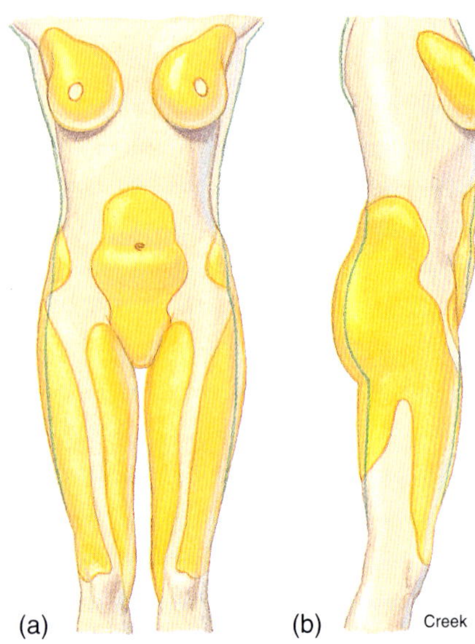

FIGURA 10.3 Principais áreas de deposição de tecido adiposo de uma mulher. (*a*) Vista anterior e (*b*) vista lateral. O contorno masculino está superposto em ambas as vistas. Há significativamente mais tecido adiposo entrelaçado na fáscia que cobre os músculos, vasos e nervos na mulher do que no homem. A camada de hipoderme da pele também é aproximadamente 8% mais espessa na mulher do que no homem.

ANATOMIA DE SUPERFÍCIE DO RECÉM-NASCIDO

A anatomia de superfície de uma criança recém-nascida representa uma fase precoce do desenvolvimento humano; portanto, difere daquela de um adulto. Certos aspectos da anatomia de superfície de um neonato são de importância clínica na verificação do grau de desenvolvimento físico, da saúde em geral e de possíveis malformações congênitas.

Objetivo 4 Descrever a anatomia de superfície de um neonato de termo normal.

Objetivo 5 Fazer uma relação das estruturas internas que podem ser palpadas em um neonato.

O nascimento de uma criança é o encerramento de uma comovente gestação de 9 meses, durante a qual o desenvolvimento milagroso do feto prepara-o para a vida extra-uterina. Embora o neonato normal, de termo, esteja fisiologicamente preparado para a vida, é totalmente dependente de cuidados de outros. A avaliação física do neonato é extremamente importante para assegurar sua sobrevivência. Grande parte desta avalia-

neonato: G. *neos*, novo; L. *natalis*, nascimento

TABELA 10.1 Anatomia de Superfície do Neonato

Estrutura do corpo	Condições normais	Variações comuns
Postura geral	Articulações da coluna vertebral e dos membros em flexão	Pernas e pescoço estendidos; coxas abduzidas e rodadas (nascimento de nádegas)
Pele	Vermelha ou rósea, com verniz caseoso e lanugem; face, membros e genitais edemaciados	Icterícia neonatal, bolhas na pele, manchas mongólicas
Crânio	Fontículos grandes, planos e firmes, mas moles ao toque	Crânio moldado, fontículos inchados; cefalo-hematomas
Olhos	Pálpebras edemaciadas; cor cinza, azul-escuro, ou marrom; ausência de lágrimas; reflexos corneano e pupilar	Conjuntivite, hemorragia subconjuntival
Orelhas	Orelha flexível, com presença de cartilagem; parte alta da orelha posicionada em linha horizontal com o canto do olho	Orelha achatada de encontro à cabeça
Pescoço	Pequeno e grosso, circundado por pregas	Torcicolo
Tórax	Dimensões ântero-posterior e lateral semelhantes; processo xifóide evidente; mamas aumentadas	Tórax em funil ou de pombo; papilas mamárias adicionais (politelia); mamas com secreções (leite de bruxa)
Abdome	Forma cilíndrica; fígado e rins palpáveis	Hérnia umbilical
Genitais externos	(♂ e ♀) Edemaciados e hiperpigmentados; (♂) testículos palpáveis no escroto; ereção periódica do pênis	(♀) Hemorragia (pseudomenstruação); hímen imperfurado; (♂) testículo palpável nos canais inguinais; incapacidade para retrair o prepúcio; hérnia inguinal
Membros	Simétricos; dez dedos na mão e no pé; plantas dos pés planas com pregas de moderadas para profundas	Sindactilia parcial; dedos do pé assimétricos

ção é executada por inspeção e palpação de sua anatomia de superfície. A anatomia de superfície de um neonato difere obviamente daquela de um adulto por causa da fase de transição do desenvolvimento de feto para criança.

Embora a anatomia de superfície de um neonato seja analisada neste ponto do texto, o desenvolvimento pré-natal e o crescimento do corpo com as mudanças fisiológicas que o acompanham serão discutidas em detalhes no capítulo 22. Um resumo da anatomia de superfície do neonato é apresentado na tabela 10.1.

Apresentação Geral

Em conseqüência da posição no útero, a postura do neonato de termo é de flexão (fig. 10.4). O neonato nasce de vértice (cabeça primeiro) mantendo o pescoço e a coluna vertebral em flexão, com o mento sobre o tórax superior. As mãos estão apertadas com o punho fechado, as articulações do cotovelo flexionadas, e os braços mantidos junto ao tórax. As articulações do joelho e do quadril estão flexionadas, levando as coxas em direção ao abdome. As articulações do tornozelo estão em dorsiflexão.

A pele é um dos órgãos do neonato que está completamente visível e é portanto uma fonte de considerável informação no que se refere ao seu estado de desenvolvimento e condição clínica. No nascimento, a pele está coberta com uma substância cinzenta semelhante ao queijo chamada ***verniz caseoso***, que se não for reti-

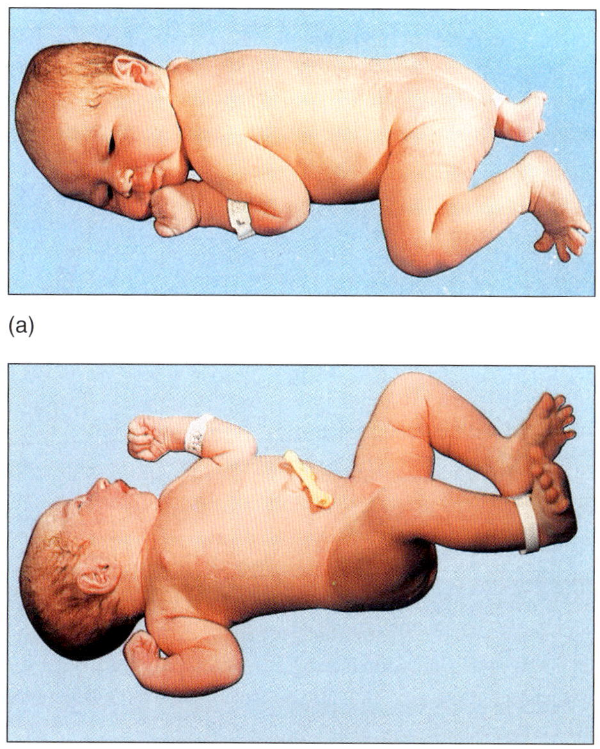

(a)

(b)

FIGURA 10.4 A posição de flexão de um neonato (*a, b*) é um indicativo de gestação sadia e um parto normal.

verniz caseoso: L. *vernix*, verniz; *caseus*, queijo

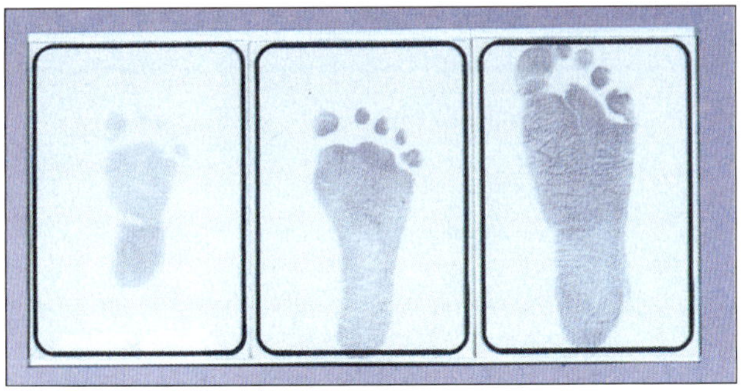

FIGURA 10.5 Pregas na planta do pé em diferentes períodos de gestação como são vistas em impressões dos pés de dois fetos prematuros (*a, b*) e um feto de termo (*c*). (*a*) Em 26 semanas de gestação, apenas uma prega transversal anterior está presente. (*b*) Em torno de 33 semanas, pregas se desenvolveram ao longo da parte medial do arco dorsal. (*c*) A planta inteira desenvolveu pregas em torno de 38 semanas.

rada durante o banho, secará e desaparecerá dentro de alguns dias. Pêlos finos e sedosos chamados **lanugem** podem estar presentes na fronte, bochechas, ombros e dorso. Glândulas sebáceas distendidas chamadas **milia** aparecem como minúsculas pápulas brancas no nariz, bochechas e queixo. A cor da pele depende da herança genética, embora certas áreas, como a genitália, aréola e linha alba possam aparecer mais escuras que o resto da pele por causa de uma resposta aos hormônios placentários e maternos que entram na circulação fetal. **Manchas mongólicas** ocorrem em aproximadamente 90% dos recém-nascidos negros, asiáticos e índios americanos. Estas áreas pigmentadas azul-acinzentadas variam em tamanho e geralmente estão localizadas na região lombossacral. Manchas mongólicas geralmente desaparecem dentro do primeiro ou segundo ano.

A cor da pele anormal é clinicamente importante na avaliação física do neonato. *Cianose* (coloração azulada) geralmente é decorrente de uma doença pulmonar (por exemplo, atelectasia ou pneumonia) ou doenças cardíacas congênitas. Embora a *icterícia* (coloração amarelada) seja comum em crianças e em geral não causa nenhuma preocupação, pode indicar doenças do fígado ou da medula óssea. *Palidez* pode indicar anemia, edema ou choque.

A aparência das unhas e leitos das unhas é especialmente valiosa para determinar deficiências orgânicas do corpo, certas situações genéticas, e até mesmo gestações normais. Cianose, palidez e pulsações capilares são melhor observadas nas unhas. Icterícia é comum em neonatos hipermaturos e pode ser evidenciada através de unhas amarelas.

Edema local (inchaço) não é incomum no neonato, particularmente na pele da face, pernas, mãos, pés e genitálias. Pregas nas palmas das mãos e plantas dos pés devem ser proeminentes; a ausência de pregas acompanha a prematuridade (fig. 10.5). O nariz geralmente é achatado após o nascimento e pode apresentar contusões, ou em outras áreas da face. A orelha é flexível, com a margem superior posicionada em uma linha horizontal com o canto externo do olho.

milia: L. *miliarius*, grão de milhete

O pescoço de um neonato é pequeno, grosso e circundado pelas pregas do pescoço. O tórax é arredondado em seção transversal, e o abdome é cilíndrico. O abdome pode apresentar uma saliência no quadrante superior direito por causa do fígado grande.

Se o recém-nascido for magro, os movimentos peristálticos intestinais podem ser observados. No nascimento, o **cordão umbilical** aparece branco-azulado e molhado. Depois de cortado, começa a secar e aparece marrom-amarelado. Seca progressivamente e torna-se preto-esverdeado antes de cair em torno da segunda semana.

A genitália de ambos os sexos pode se apresentar pigmentada escura por causa de influências hormonais maternas. Na recém-nascida, freqüentemente está presente uma **prega himenal** visível na parte posterior do óstio da vagina, formada de tecido do hímen e dos lábios menores do pudendo, que normalmente desaparece ao final do primeiro mês.

Estruturas Palpáveis

Os seis **fontículos** (veja fig. 6.13) podem ser palpados ligeiramente como "regiões moles" na cabeça da criança. O fígado é palpável 2-3 cm abaixo do arco costal direito. Durante o exame físico de um neonato, o médico deve palpar ambos os rins logo em seguida ao parto, antes que os intestinos se encham de ar. A área suprapúbica também é palpável nos casos de bexiga urinária anormalmente distendida. O recém-nascido deve eliminar urina dentro das primeiras 24 horas depois do nascimento.

Os testículos do recém-nascido devem sempre ser palpados no escroto. Se o neonato for pequeno ou prematuro, os testículos podem ser palpáveis nos canais inguinais. Um exame para hérnias inguinais é facilitado pelo choro da criança, ao aumentar a pressão abdominal.

Avaliação de Conhecimentos

4. Descreva a aparência do que se segue em neonatos normais: pele, cabeça, tórax, abdome, genitais externos e membros. O que se entende por posição de flexão normal de um neonato?
5. Quais órgãos internos do corpo são palpáveis em um neonato?

CABEÇA

A cabeça é a região mais altamente integrada do corpo, porque comunica e controla todos os sistemas do corpo. A cabeça é de interesse clínico, uma vez que contém importantes órgãos dos sentidos e proporciona as aberturas dos sistemas respiratório e digestório. A estética da cabeça é de importância social (apresentação agradável), e em alguns casos também é de interesse clínico.

Objetivo 6 Identificar as várias características de superfície das regiões do crânio e da face por observação ou palpação.

Objetivo 7 Descrever a anatomia interna básica da cabeça.

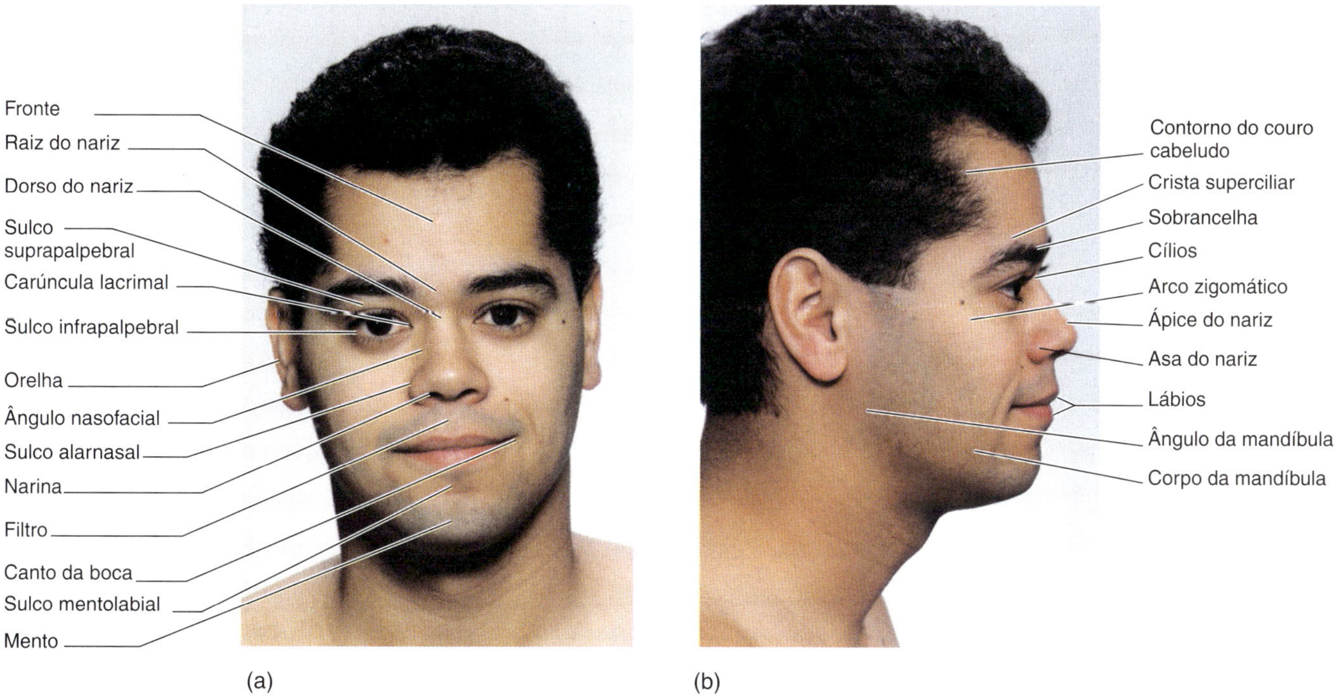

FIGURA 10.6 A anatomia de superfície da região facial. (*a*) Vista anterior e (*b*) vista lateral.

Anatomia de Superfície

A cabeça contém o encéfalo e os órgãos dos sentidos – os olhos, as orelhas, o nariz e os receptores do gosto. Também proporciona as aberturas dos sistemas respiratório e digestório. A cabeça é estruturalmente, e quanto ao desenvolvimento, dividida em crânio e face.

Crânio

O **crânio**, também conhecido como **caixa craniana,** está coberto pelo *couro cabeludo*. O couro cabeludo está fixo anteriormente, no nível das sobrancelhas, às **cristas supra-orbitais**, e estende-se posteriormente desde a área comumente chamada de fronte, passando pela coroa (vértice) da cabeça até a linha nucal superior na parte posterior do crânio podendo ser palpado facilmente. Lateralmente, o couro cabeludo cobre a **região temporal** e termina na porção carnosa da orelha. A região temporal é onde se fixa o músculo **temporal**, que pode ser palpado quando a mandíbula for repetidamente comprimida. Esta região é clinicamente importante porque é um ponto de entrada para a cavidade do crânio em vários procedimentos cirúrgicos.

Somente uma porção do couro cabeludo está coberta com cabelo e o **contorno do couro cabeludo** é determinada geneticamente. O couro cabeludo é importante clinicamente por causa da camada de tecido conjuntivo denso que comporta nervos e vasos sob a pele. Quando o couro cabeludo é cortado, o ferimento é unido pelo tecido conjuntivo, mas ao mesmo tempo os vasos são mantidos abertos resultando em hemorragia profusa.

crânio: G. *kranion*, crânio

Face

A **face** (fig. 10.6) é dividida em quatro regiões: a **região orbital**, que inclui o bulbo do olho e as estruturas associadas; a **região auricular**, que inclui a orelha; a **região nasal**, que inclui as estruturas externas e internas do nariz; e a **região oral**, que inclui a boca e as estruturas associadas.

A pele da face é relativamente fina e contém muitos receptores sensitivos, particularmente na região oral. Certas regiões da face também contêm numerosas **glândulas sudoríferas** e **sebáceas**. A acne facial é um problema dermatológico sério para muitos jovens. Pêlos faciais aparecem na maior parte da região facial em homens após atingirem a puberdade; pêlos faciais indesejáveis podem aparecer escassamente em algumas mulheres e podem constituir um problema estético.

Os músculos da expressão facial são importantes pelos efeitos de suas características na superfície. Quando se contraem, comunicam várias emoções. Estes músculos se originam nos ossos da face e se inserem na derme (segunda camada principal) da pele. Contrações repetidas destes músculos podem eventualmente causar permanentes linhas pregueadas na pele.

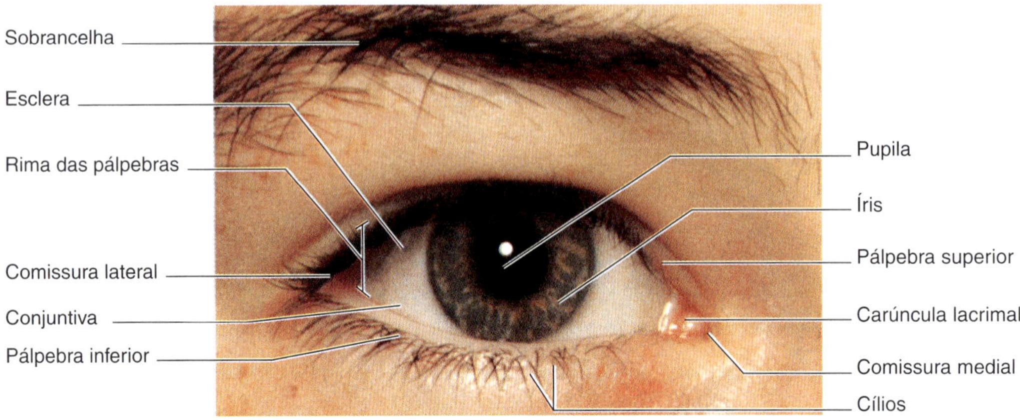

FIGURA 10.7 Anatomia de superfície da região orbital.

TABELA 10.2 Anatomia de Superfície da Região Orbital

Estrutura	Comentários
Sobrancelha	Crista de pêlos formando um arco sobre os olhos. Protege o olho contra luz solar e é importante na expressão facial.
Pálpebras	Pregas móveis de pele e músculo que cobrem o bulbo do olho anteriormente, ajudam na lubrificação da superfície anterior do bulbo do olho e reflexamente fecham o bulbo do olho para protegê-lo.
Cílios	Seqüência de pêlos na margem das pálpebras. Impedem que partículas aerotransportadas contatem o bulbo do olho.
Conjuntiva	Membrana mucosa fina que cobre a superfície anterior do bulbo do olho e forra a face inferior das pálpebras. Ajuda a reduzir a fricção ao piscar.
Esclera	Membrana fibrosa externa do bulbo do olho; o "branco" dos olhos que dá a forma do bulbo do olho.
Córnea	Porção transparente anterior do bulbo do olho, ligeiramente convexa para refratar os raios luminosos que entram.
Íris	Porção circular, colorida e muscular do bulbo do olho que circunda a pupila. Reflexamente, regula a quantidade de luz que entra.
Pupila	Abertura no centro da íris através da qual a luz entra no bulbo do olho.
Rima das pálpebras	Espaço entre as pálpebras quando estão abertas
Sulco subtarsal	Sulco sob a pálpebra paralelo à margem da pálpebra, retém partículas pequenas estranhas que entram em contato com a conjuntiva.
Comissura medial das pálpebras	Junção medial das pálpebras superior e inferior
Comissura lateral das pálpebras	Junção lateral das pálpebras superior e inferior
Carúncula lacrimal	Elevação carnosa, rosada na comissura média, contém glândulas sebáceas e sudoríferas.

Como os órgãos da região facial são tão complexos e especializados, há campos profissionais de especialidades associados com as várias regiões. *Optometristras* e *oftalmologistas* se preocupam com a estrutura e função do olho. *Odontologia* é dedicada completamente à saúde e problemas funcionais e estéticos da região oral, particularmente os dentes. Um *otorrinolaringologista* é um especialista em orelha, nariz e garganta.

A *região orbital* inclui o bulbo do olho e estruturas associadas. A maioria dos pontos de reparo de superfície da região orbital protegem o olho. As *sobrancelhas* protegem contra a luz solar potencialmente prejudicial e contra os ventos mecânicos; as *pálbebras* fecham reflexamente para proteger contra objetos que se dirigem ao olho ou dos estímulos visuais; os *cílios* impedem que partículas aerotransportadas entrem em contato com o bulbo do olho; e *secreções lacrimais* (lágrimas) lavam substâncias químicas ou materiais estranhos e evitam que a superfície do bulbo do olho seque. Muitos dos pontos de reparo de superfície da região orbital estão expostos na figura 10.7 e descritos na tabela 10.2.

A *região auricular* inclui os pontos de reparo de superfície visíveis e órgãos internos que funcionam na audição e na manutenção do equilíbrio. A **orelha** carnosa e a abertura tubular da orelha média, chamada *meato acústico externo*, é a única estrutura de superfície observável na região auricular. A margem da orelha, formada e sustentada por cartilagem elástica, chama-se *hélice*; a parte inferior da orelha é conhecida como **lóbulo da orelha**. O lóbulo da orelha é constituído principalmente pelos tecidos conjuntivo e adiposo, e portanto pode ser facilmente perfurado. Por esta razão, é muitas vezes usado para tirar amostras de

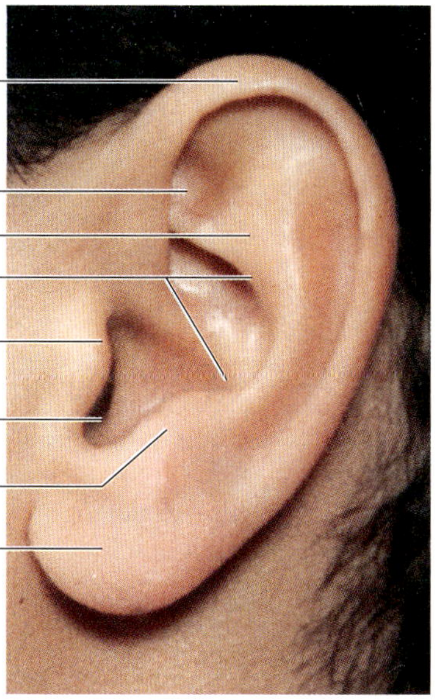

FIGURA 10.8 Anatomia de superfície da região auricular.

TABELA 10.3 Anatomia de Superfície da Região Auricular

Estrutura	Comentários
Orelha	Parte ampliada da orelha externa que se projeta do lado da cabeça, e afunila ondas sonoras para o interior do meato acústico externo.
Hélice	Margem externa da orelha, que forma e molda a orelha.
Lóbulo da orelha	Parte inferior carnosa da orelha.
Trago	Pequena projeção da orelha, logo adiante do meato acústico externo.
Antitrago	Pequena projeção cartilagínea anterior diante do trago.
Antélice	Saliência semicircular anterior à porção maior da hélice.
Concha da orelha	Depressão escavada da orelha que afunila as ondas sonoras.
Meato acústico externo	Tubo ligeiramente em forma de S que se estende internamente até a membrana timpânica. Contém glândulas que secretam cerume para proteção.
Fossa triangular	Depressão triangular na parte superior da antélice.

sangue para exame. O **trago** é uma projeção pequena dirigida posteriormente que cobre e protege parcialmente o meato acústico externo. Mais adiante a proteção é proporcionada por muitos pêlos finos que cercam a abertura deste meato. O côndilo da mandíbula pode ser palpado na abertura do meato acústico externo colocando o dedo mínimo na abertura, e movimentando vigorosamente a mandíbula. Consulte a figura 10.8 e a tabela 10.3 para ilustração e descrição de outras características de superfície da região auricular.

A inspeção de algumas das estruturas internas da orelha é parte de um exame físico rotineiro e executada usando um otoscópio. O *cerume* pode ficar acumulado no canal, mas é uma substância protetora que impermeabiliza a membrana timpânica (tímpano), e por causa de seu gosto amargo funciona como um repelente para insetos. Em alguns casos pode ficar encravado e requerer remoção física.

Algumas características estruturais da *região nasal* são aparentes em sua anatomia de superfície (fig. 10.9 e tabela 10.4). A função principal do nariz está associada com o sistema respiratório, e a necessidade de uma abertura no corpo permanente para permitir a ventilação de gases ocorre através de suas estruturas de superfície. A **raiz** (*násio*) do nariz é o ponto no crânio onde os ossos nasal e frontal se unem, localizado perto do nível das sobrancelhas. A parte firme e estreita entre os olhos é o **dorso** do nariz e é formada pela união dos ossos nasais. O nariz abaixo deste nível tem um arcabouço cartilagíneo flexível que mantém a abertura. A extremidade do nariz é chamada **ápice**. As **narinas** são as aberturas pares do nariz. As **asas** do nariz formam as margens externas de cada narina.

Estruturas da *região oral* importantes em anatomia de superfície incluem os carnosos **lábios** superiores e inferiores, o **mento** e as estruturas da cavidade oral que podem ser observadas quando a boca estiver aberta. Os lábios e o mento estão mostrados na figura 10.9 e as estruturas da cavidade oral, na figura 10.10.

A cor dos lábios e de outras membranas mucosas da cavidade oral ajuda a diagnosticar certas disfunções orgânicas do corpo. Os lábios podem aparecer pálidos em pessoas com anemia severa, ou azulados nas pessoas com quantidades anormais de hemoglobina reduzida no sangue. Uma cor amarelo-limão para os lábios pode indicar anemia perniciosa ou icterícia.

Anatomia Interna

A anatomia interna da cabeça de cadáveres dissecados está demonstrada nas figuras 10.11 a 10.13. A figura 10.13 demonstra o encéfalo em secção sagital no interior do crânio. Um comentário detalhado do encéfalo, com acompanhamento de ilustrações, é apresentado no capítulo 11. Os órgãos sensoriais da cabeça (os receptores dos olhos, orelhas, gosto e do olfato) são comentados e ilustrados no capítulo 15.

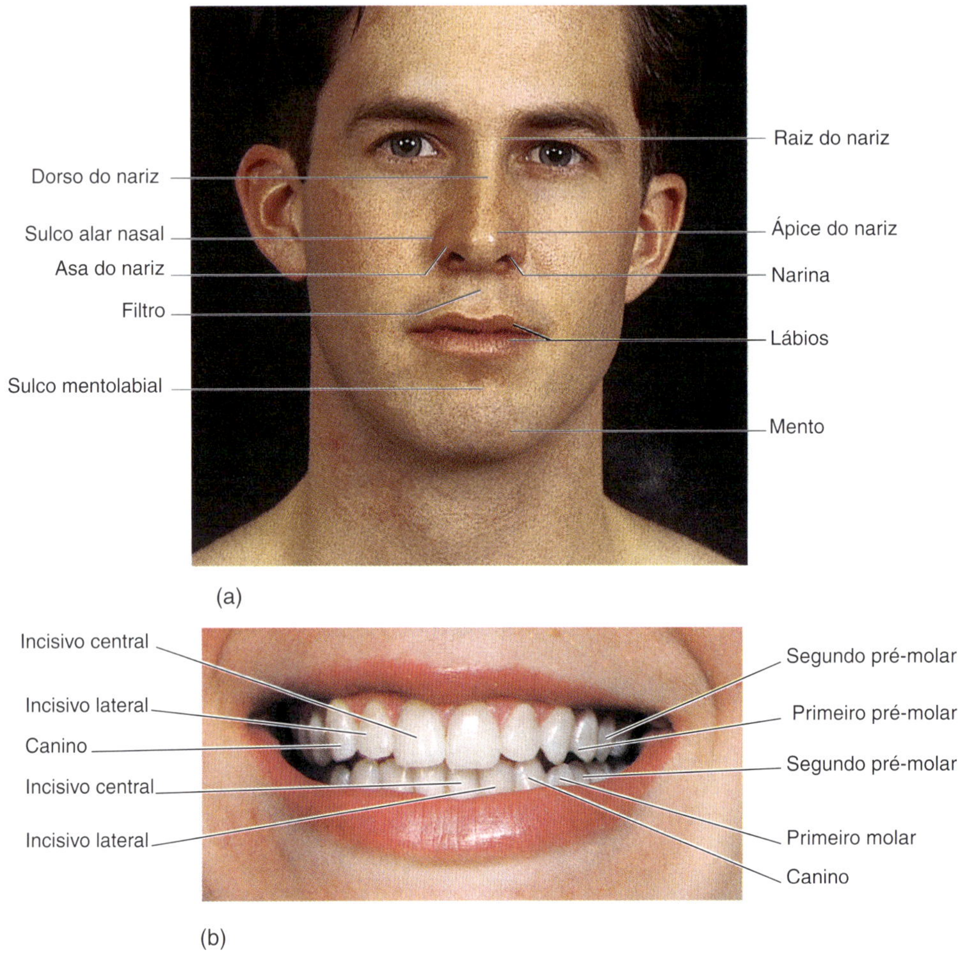

FIGURA 10.9 A anatomia de superfície das regiões nasal e oral. (*a*) O nariz e os lábios e (*b*) os dentes.

TABELA 10.4 Anatomia de Superfície das Regiões Nasal e Oral

Estrutura	Comentários
Raiz do nariz (násio)	Fixação superior do nariz ao crânio
Dorso do nariz	Arcabouço ósseo superior do nariz formado pela união dos ossos nasais
Sulco alar nasal	Depressão lateral onde a asa do nariz entra em contato com os tecidos da face
Ápice do nariz	Ponta do nariz
Narinas	Aberturas externas para a cavidade nasal
Asa do nariz	Margens das narinas expandidas lateralmente
Filtro	Depressão vertical na parte medial do lábio superior
Lábio	Margens anteriores superior e inferior da boca
Mento	Parte anterior da mandíbula

✓ Avaliação de Conhecimentos

6. Quais são os limites da região cranial e por que esta região é clinicamente importante?
7. Por que os ferimentos do couro cabeludo sangram tão abundantemente? Como pode este fato relacionar-se com infecções?
8. Quais são as subdivisões da região facial?

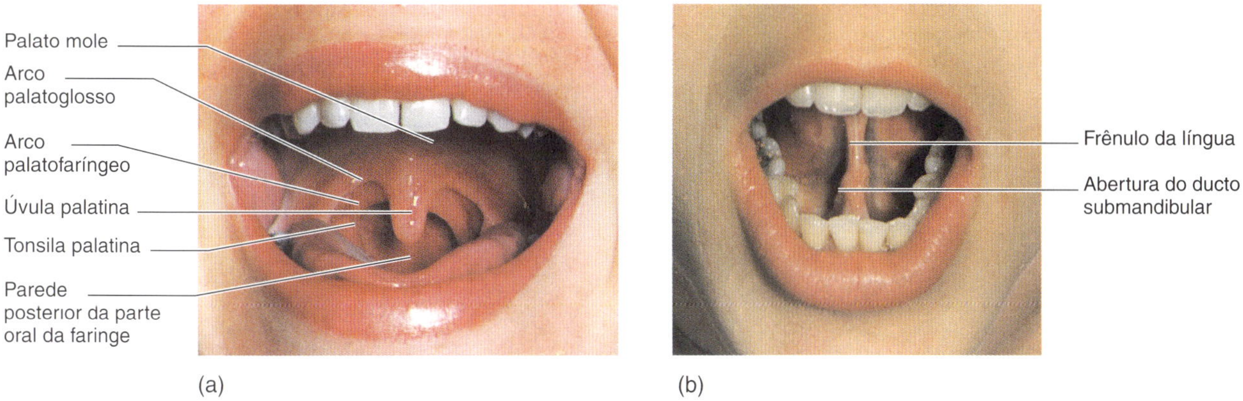

FIGURA 10.10 Estruturas superficiais da cavidade oral (*a*) com a boca aberta e (*b*) com a boca aberta e a língua levantada.

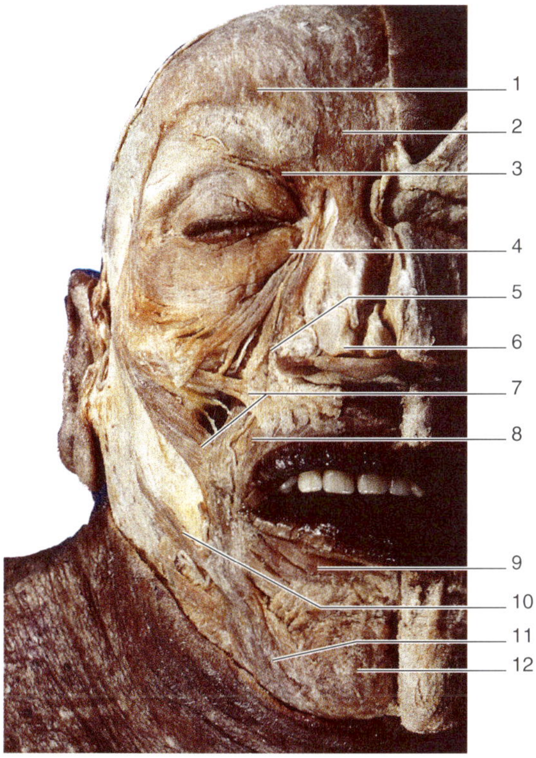

1 M. frontal
2 A. supratroclear
3 M. corrugador do supercílio
4 M. orbicular do olho
5 M. levantador do lábio superior
6 Cartilagem alar maior
7 Mm. zigomáticos
8 A. facial
9 M. orbicular da boca
10 M. risório
11 M. abaixador do ângulo da boca
12 M. mentual

FIGURA 10.11 Vista anterior dos músculos da cabeça (M.= músculo, Mm. = músculos, A. = artéria).

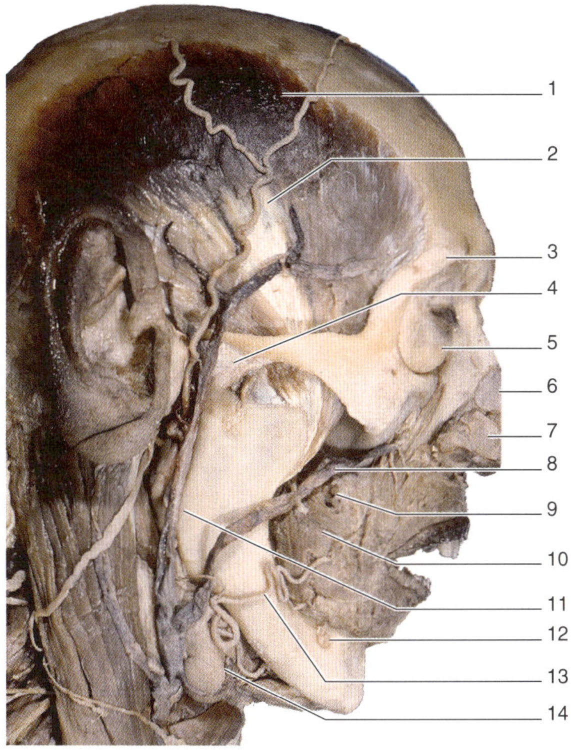

1 M. temporal
2 A. temporal superficial
3 Margem supra-orbital
4 Articulação temporomandibular
5 Corpo adiposo da órbita
6 Processo lateral da cartilagem do septo
7 Cartilagem alar maior
8 V. facial
9 Ducto parotídeo
10 M. bucinador
11 V. retromandibular
12 A., v., n. mentual
13 A. facial
14 Glândula submandibular

FIGURA 10.12 Vista lateral dos músculos profundos da cabeça (M. = músculo, A. artéria, v. = veia, n. = nervo).

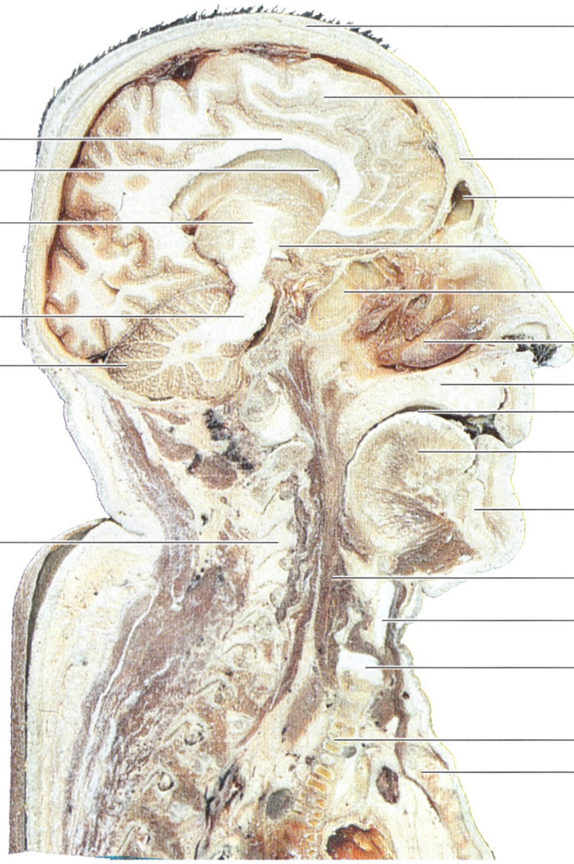

FIGURA 10.13 Secção sagital da cabeça e do pescoço.

PESCOÇO

O flexível pescoço tem várias características externas importantes. Além disso, vários órgãos essenciais estão contidos no interior do pescoço, e outras estruturas vitais passam por ele.

Objetivo 8 Analisar as funções do pescoço.

Objetivo 9 Identificar e localizar os trígonos do pescoço e fazer uma lista das estruturas contidas no interior destes trígonos.

O **pescoço** é uma região complexa do corpo que conecta a cabeça ao tórax. A medula espinal, os nervos, a traquéia, o esôfago e os vasos importantes passam através desta área altamente flexível. Além disso, outros órgãos estão contidos inteiramente no interior do pescoço, assim como várias glândulas importantes. A musculatura excepcional no pescoço produz uma série de movimentos. Por causa desta complexidade, o pescoço é uma área clinicamente importante, e suas características de superfície proporcionam pontos de reparo para localizar estruturas internas.

Anatomia de Superfície

O pescoço divide-se em quatro regiões: (1) **região cervical anterior** que contém porções dos sistemas digestório e respiratório, a **laringe**, vasos que descem ou que se dirigem à cabeça e nervos, e **glândulas tireóide** e **paratireóide**; *regiões cervicais laterais* direita (2) e esquerda (3), cada uma delas constituídas de músculos importantes e **linfonodos cervicais**; e (4) *região cervical posterior* também conhecida como **nuca** que inclui a medula espinal, as vértebras cervicais e as estruturas associadas.

A mais proeminente estrutura da região cervical anterior é a **cartilagem tireóidea** da laringe (fig. 10.14). A **proeminência laríngea** da cartilagem tireóidea, comumente chamada de "pomo de Adão", pode ser palpada na linha mediana do pescoço. A cartilagem tireóidea suporta as pregas (cordas) vocais, e é maior nos homens do que nas mulheres porque os hormônios sexuais masculinos estimulam seu crescimento durante a puberdade. O **osso hióide** pode ser palpado logo acima da laringe. Ambas as estruturas se elevam durante a deglutição que é uma das ações que direcionam os alimentos e os líquidos para o esôfago. Observe esta ação em você mesmo colocando levemente seus dedos na laringe e deglutindo. Diretamente abaixo da cartilagem tireóidea está a **cartilagem cricóidea** seguida pela **traquéia**, ambas as estruturas podendo ser palpadas. A cartilagem cricóidea serve como ponto de reparo para localizar os anéis cartilagíneos da traquéia quando for necessário criar uma via aérea de emergência (*traqueostomia*). A glândula tireóide pode ser palpada em ambos os lados do pescoço, logo abaixo

cervical: L. *cervix*, pescoço

laringe: G. *larynx*, traquéia superior

hióide: G. *hyoeides*, em forma de U

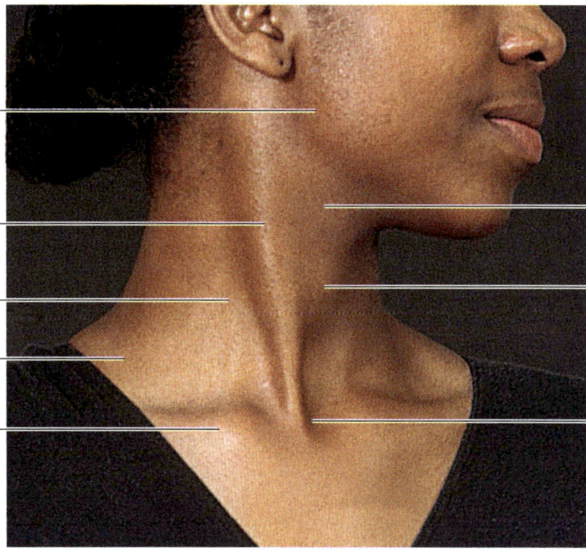

FIGURA 10.14 Vista ântero-lateral do pescoço.

do nível da laringe. Além disso, as pulsações da **artéria carótida comum** podem ser sentidas em ambos os lados do pescoço, imediatamente lateral e um pouco superior ao nível da laringe.

As artérias da cabeça e do pescoço são lesadas raramente por causa de suas elasticidades. Um forte golpe lateral na cabeça, contudo, pode romper a artéria carótida interna e resultar na percepção de um som turbulento quando o sangue lança-se nos seios cavernosos do osso temporal. A contenção da hemorragia da carótida no interior dos seios pode realmente salvar a vida.

A **incisura jugular** é um sulco em forma de V no manúbrio do esterno, que delimita uma depressão na parte inferior da linha mediana do pescoço. As duas **clavículas** são palpáveis em todas as pessoas porque se colocam logo debaixo da pele.

Os músculos **esternocleidomastóideo** e **trapézio** são estruturas salientes em cada região lateral (figs. 10.14 e 10.15). O músculo esternocleidomastóideo pode ser palpado em toda sua extensão quando a cabeça é virada de lado. O tendão deste músculo é especialmente proeminente ao lado da incisura jugular. O músculo trapézio pode ser percebido quando os ombros são encolhidos. Uma inflamação do trapézio provoca torcicolo. Se uma pessoa estiver zangada ou se um colarinho de camisa estiver muito apertado, a **veia jugular externa** pode ser vista quando cruza obliquamente o músculo esternocleidomastóideo. Os **linfonodos cervicais** da região cervical lateral podem estar inchados e dolorosos em conseqüência de doenças infecciosas das regiões oral ou faríngea.

A maioria das estruturas da região cervical posterior são muito profundas para ter importância em anatomia de superfície. Os processos espinhosos das vértebras cervicais inferiores (especialmente C7), contudo, podem ser observados e palpados quando o pescoço for flexionado. Nesta mesma posição, o **ligamento nucal** (não mostrado) é levantado e forma uma crista firme que se estende superiormente da vértebra C7 para a protuberância occipital externa do crânio. Clinicamente, o ligamento nucal é extremamente importante por causa das lesões debilitantes que podem acometer o pescoço, protegendo-o contra as lesões do chicote ou de uma fratura.

Trígonos do Pescoço

Os trígonos do pescoço, formados pela disposição de músculos específicos e ossos, são clinicamente importantes por causa das estruturas específicas que contêm. As estruturas do pescoço que são importantes em anatomia de superfície já foram descritas. Assim, os dois trígonos principais e os seis menores estão representados na figura 10.15 e apresentados na tabela 10.5 na forma de resumo. O músculo esternocleidomastóideo atravessa o pescoço obliquamente, dividindo-o em um **trígono cervical anterior** e um **trígono cervical lateral**. O ápice do trígono cervical anterior é dirigido inferiormente. A linha mediana do pescoço forma o limite anterior do trígono cervical anterior; a margem inferior da mandíbula forma seu limite superior; e a margem anterior do músculo esternocleidomastóideo forma seu limite posterior. O trígono cervical lateral é formado pela margem posterior do músculo esternocleidomastóideo, anteriormente, pela margem anterior do músculo trapézio, posteriormente, e a clavícula, inferiormente.

Três estruturas que atravessam o pescoço são extremamente importantes e potencialmente vulneráveis. Estas estruturas são a artéria carótida comum que leva sangue para a cabeça; a veia jugular interna que drena o sangue da cabeça; e o nervo vago que conduz impulsos nervosos para órgãos viscerais. Estas estruturas estão protegidas no pescoço por suas posições profundas atrás do músculo esternocleidomastóideo e por estarem incluídas em um tecido conjuntivo resistente chamado *bainha carótica*.

Anatomia Interna

A anatomia interna do pescoço em dissecções de cadáveres é mostrada nas figuras 10.16 e 10.17. Os órgãos do pescoço estão altamente integrados e reunidos em uma área relativamente pequena. O pescoço tem que sustentar a cabeça e permitir flexibilidade ao mesmo tempo.

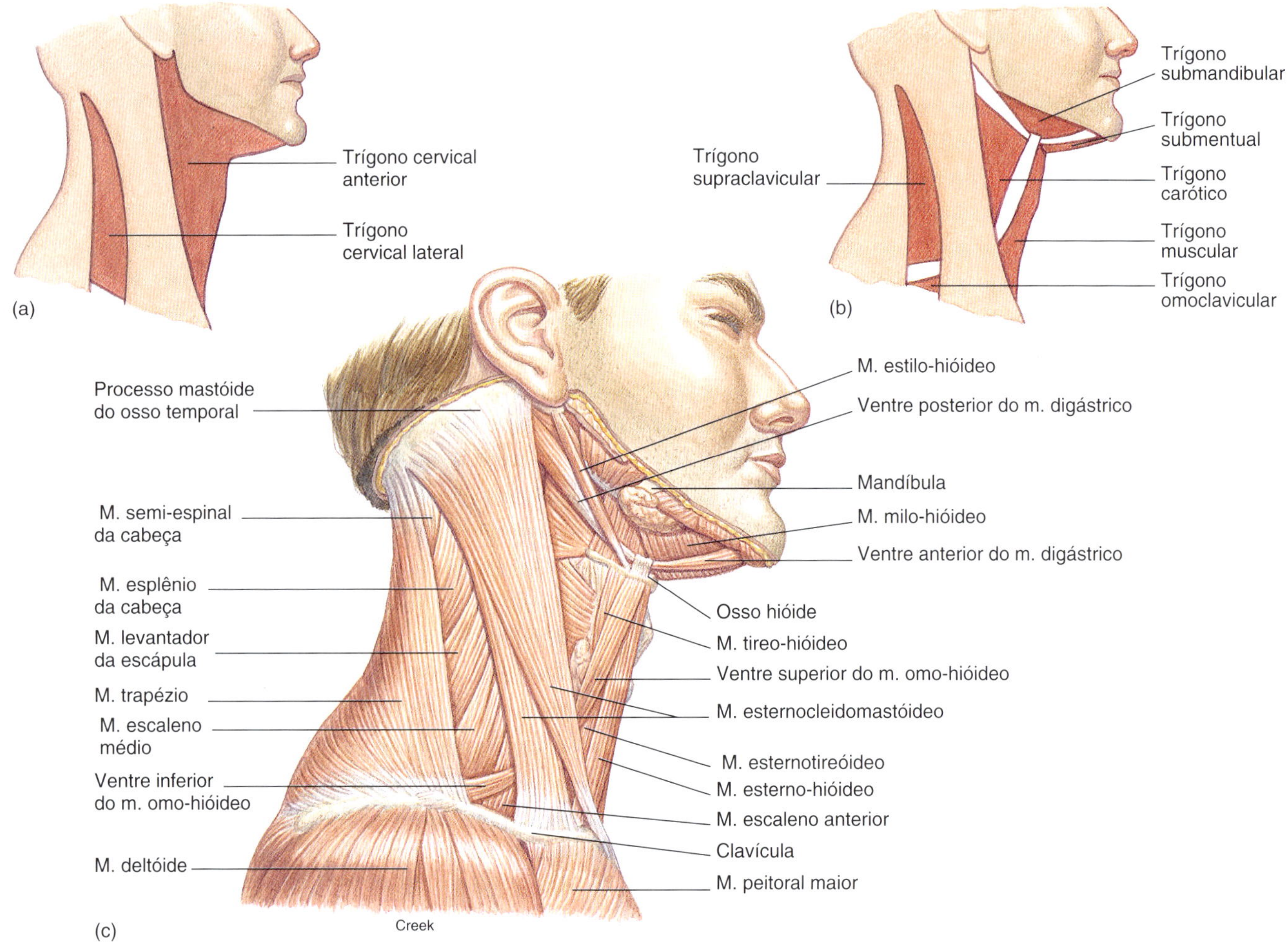

FIGURA 10.15 Trígonos do pescoço. (*a*) As duas divisões triangulares maiores, (*b*) as seis subdivisões triangulares menores e (*c*) a anatomia muscular detalhada do pescoço.

TABELA 10.5 Limites e Conteúdo dos Trígonos do Pescoço

Trígono	Limites	Conteúdo
Cervical anterior	M. esternocleidomastóideo; linha mediana do pescoço, margem inferior da mandíbula	Quatro pequenos trígonos contendo glândulas salivares, laringe, traquéia, glândula tireóide e vários vasos e nervos
Carótico	Músculos esternocleidomastóideo, ventre posterior do digástrico e omo-hióideo	Artéria carótida comum, veia jugular interna e nervo vago
Submandibular	Músculo digástrico (ambos os ventres); margem inferior da mandíbula	Glândulas salivares
Submentual	Músculo digástrico; osso hióide (este é o único trígono ímpar do pescoço)	Músculos do soalho da boca e glândulas salivares com seus ductos
Muscular	Músculos esternocleidomastóideo e omo-hióideo; linha mediana do pescoço	Laringe, traquéia, glândula tireóidea e bainha carótica
Cervical lateral	Músculos esternocleidomastóideo e trapézio; clavícula	Nervos e vasos
Supraclavicular	Músculos esternocleidomastóideo, trapézio e omo-hióideo	Plexo cervical e nervo acessório
Omoclavicular	Músculos esternocleidomastóideo e omo-hióideo; clavícula	Plexo braquial e artéria subclávia

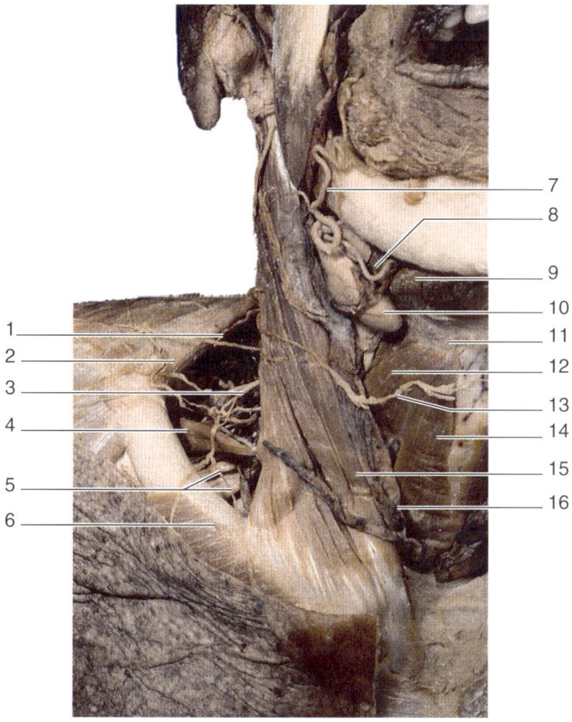

1 N. acessório
2 M. trapézio
3 N. supraclavicular
4 M. omo-hióideo
5 Plexo braquial
6 Clavícula
7 A. facial
8 M. milo-hióideo
9 M. digástrico
10 Glândula submandibular
11 Osso hióide
12 M. omo-hióideo
13 N. cervical transverso
14 M. esterno-hióideo
15 M. esternocleidomastóideo
16 V. jugular externa

FIGURA 10.16 Vista anterior da região cervical direita.

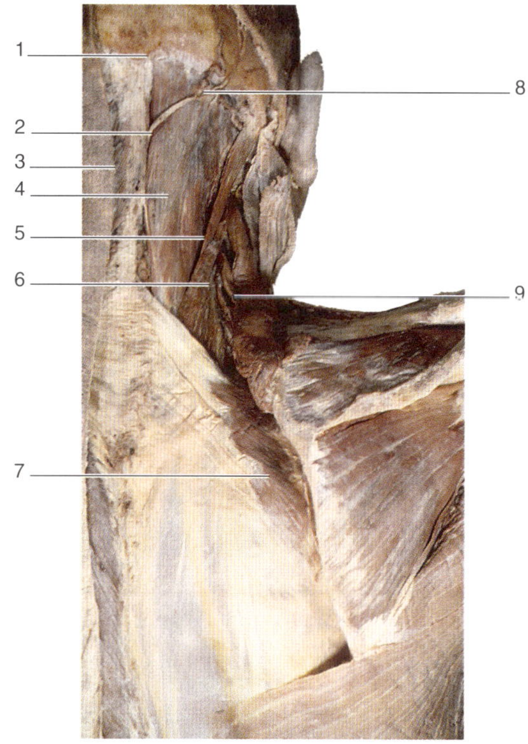

1 Osso occipital
2 N. occipital maior
3 Ligamento nucal
4 M. semi-espinal da cabeça
5 M. longuíssimo da cabeça
6 M. longuíssimo do pescoço
7 M. serrátil posterior superior
8 A. occipital
9 M. levantador da escápula

FIGURA 10.17 Vista posterior dos músculos cervicais profundos.

Avaliação de Conhecimentos

9. Faça uma relação de quatro funções do pescoço. Quais os sistemas do corpo que estão localizados, em parte, no interior do pescoço?
10. Quais são as regiões estruturais do pescoço? Identifique as estruturas incluídas em cada região.
11. Com referência aos trígonos do pescoço, onde você deve palpar para sentir *(a)* pulsação, *(b)* traquéia, *(c)* linfonodos cervicais e *(d)* glândula tireóide?

TRONCO

As localizações de órgãos viscerais vitais nas cavidades do tronco tornam a anatomia de superfície desta região do corpo especialmente importante.

Objetivo 10 Identificar as várias estruturas superficiais do tronco pela observação ou palpação.

Objetivo 11 Indicar os locais de ausculta do tórax e do abdome.

Anatomia de Superfície

O **tronco** está dividido em **dorso**, **tórax**, **abdome** e **pelve**. A região chamada **períneo** forma o soalho da pelve e inclui os genitais externos. A pelve e o períneo serão comentados em seções subseqüentes.

A anatomia de superfície do tronco é particularmente importante na determinação da localização e das condições dos órgãos viscerais. Contudo, alguns pontos de reparo de superfície podem apresentar dificuldades por causa da idade, sexo ou peso corpóreo.

Dorso

Não importa quão obeso uma pessoa pode ser, um **sulco mediano** pode ser visto no dorso, juntamente com vários processos espinhosos das vértebras (fig. 10.18). A série inteira de processos espinhosos vertebrais pode ser observada quando a coluna vertebral é flexionada. Esta posição é importante para determinar defeitos da coluna vertebral (veja Considerações Clínicas nos capítulos 8 e 11). A parte posterior da **escápula** apresenta outros pontos de reparo de superfície importantes. A base da espinha da escápula está nivelada com a terceira vértebra torácica, e o ângulo

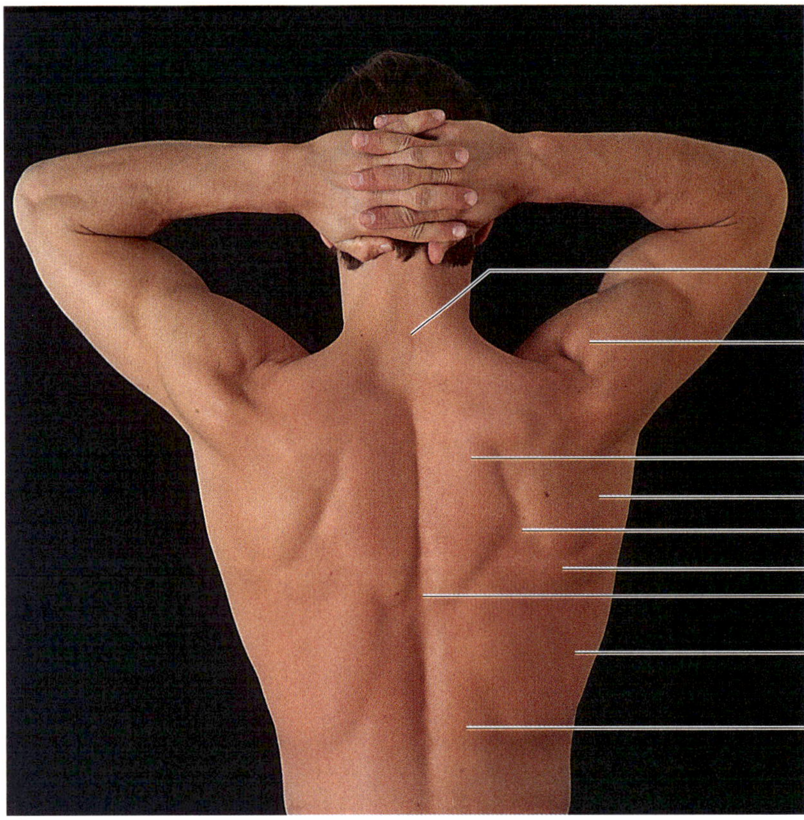

FIGURA 10.18 A anatomia de superfície do dorso durante a abdução das articulações dos ombros e flexão das articulações dos cotovelos.

inferior da escápula está no mesmo nível da sétima vértebra torácica. Vários músculos da escápula podem ser observados em uma pessoa magra e musculosa e estão identificados na figura 10.18. Muitas costelas e músculos que se fixam nas costelas podem ser vistos em uma vista lateral (fig. 10.19).

O **trígono da ausculta** (fig. 10.18) é delimitado pelo músculo trapézio, músculo latíssimo do dorso e margem medial da escápula (veja fig. 10.27). Como existe um espaço entre os músculos superficiais do dorso neste local, os sons cardíacos e respiratórios não são abafados pelos músculos quando o estetoscópio for aí colocado.

Tórax

As principais causas de morte nos Estados Unidos estão associadas com doenças ou disfunções dos órgãos torácicos. Com exceção das mamas e linfonodos circunvizinhos, os órgãos torácicos estão localizados dentro da caixa torácica. Já foram identificados os pares de clavículas e a incisura jugular como pontos de reparo de superfície importantes do pescoço, e com relação à região torácica (fig. 10.20), estas estruturas servem como pontos de referência para contagem das costelas. Muitas das costelas podem ser vistas em uma pessoa magra. Todas, menos a primeira, e às vezes a décima-segunda, podem ser palpadas. O esterno é composto de três ossos separados (manúbrio do esterno, corpo do esterno e processo xifóide), cada um dos quais pode ser palpado. O **ângulo do esterno** é palpado como uma elevação entre o manúbrio e o corpo do esterno, e é importante porque está localizado no nível da segunda costela. A articulação entre o corpo do esterno e o processo xifóide, chamada **articulação xifosternal**, está posicionada sobre a margem inferior do coração e diafragma. O **arco costal** da caixa torácica é o limite oblíquo inferior e pode ser facilmente identificado quando a pessoa inspira e segura a respiração (veja fig. 10.19). O **ângulo infra-esternal** é o local onde os arcos costais se encontram formando um V invertido na posição do processo xifóide do esterno.

As papilas mamárias no homem (fig. 10.20) estão localizadas nos quartos espaços intercostais (área entre a quarta e a quinta costelas), cerca de 10 cm da linha mediana. Na mulher sexualmente madura, suas posições variam de acordo com a idade, tamanho e oscilação das mamas (fig. 10.21). A posição da papila mamária esquerda nos homens é um importante ponto de reparo para a ausculta de vários sons do coração e para determinar se o coração está aumentado. Com a finalidade de diagnóstico, uma linha imaginária, a **linha medioclavicular**, pode ser estendida verticalmente do meio da clavícula passando pelo mamilo. Vários músculos superficiais do tórax podem ser observados ou palpados e são portanto pontos de reparos de superfície importantes. Estes músculos estão demonstrados nas figuras 10.20 e 10.21.

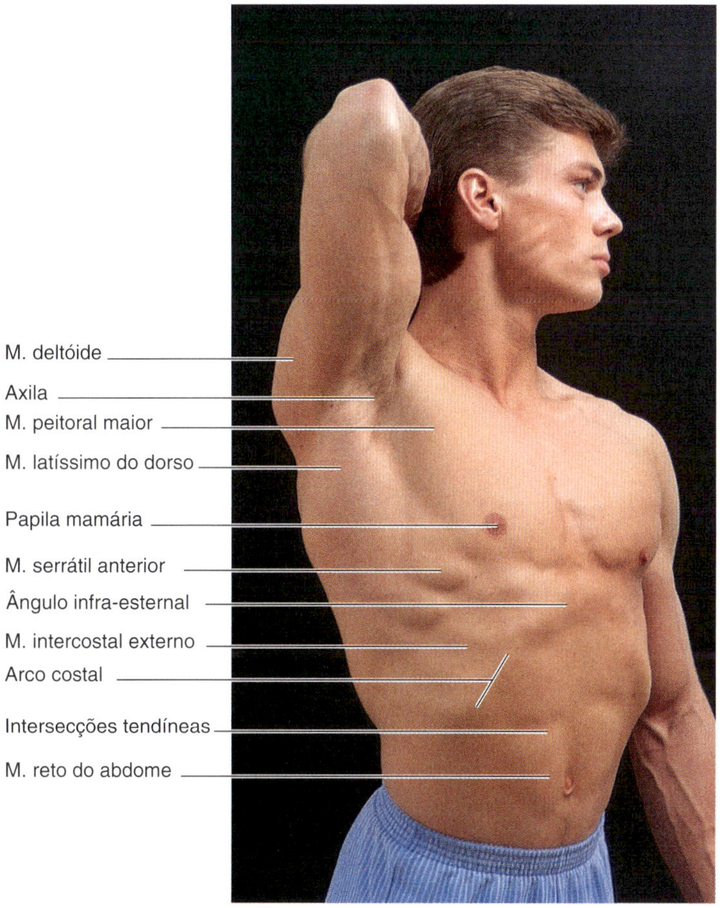

FIGURA 10.19 Vista ântero-lateral do tronco e da axila.

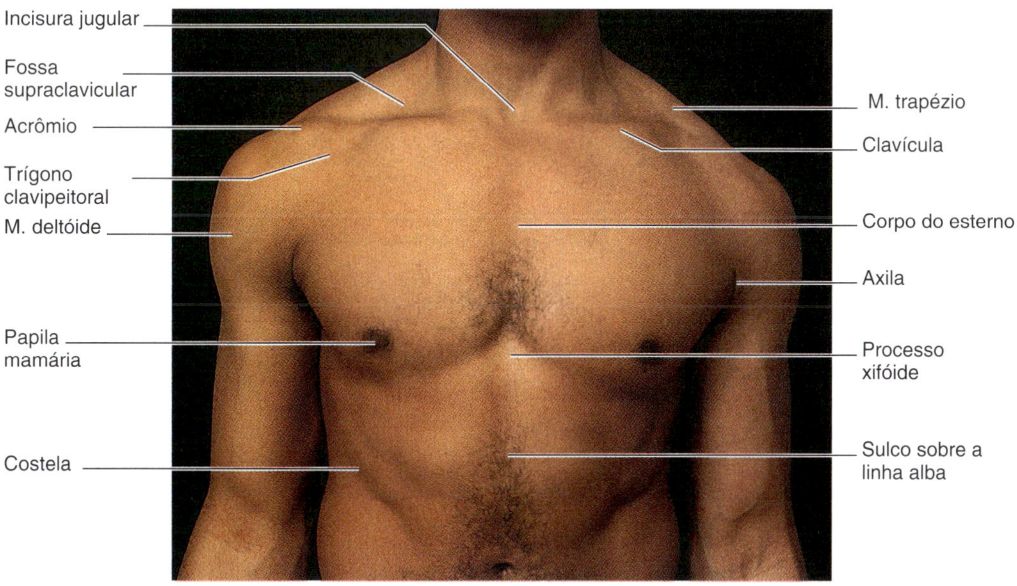

FIGURA 10.20 Anatomia de superfície da região torácica anterior no homem.

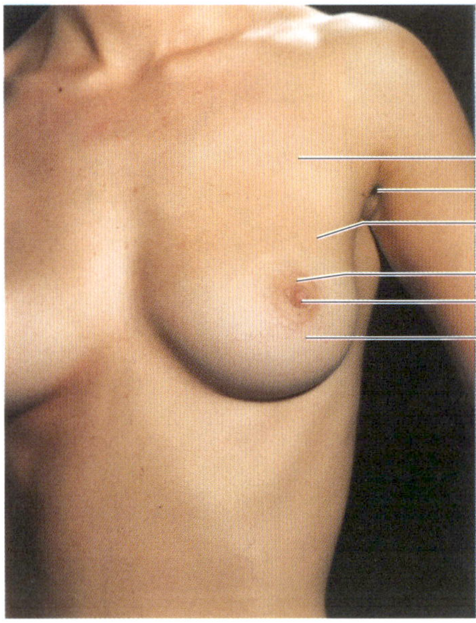

FIGURA 10.21 Anatomia de superfície de mama feminina.

Além de auxiliar de modo a saber onde escutar com um estetoscópio os sons do coração, os pontos de reparo de superfície do tórax são importantes para auscultar os pulmões, radiografar, fazer biópsias de tecidos, punção esternal para exame de medula óssea e cirurgia torácica. Embora as características anatômicas da caixa torácica sejam bastante consistentes, algumas pessoas apresentam deformidades leves e assimetrias, que geralmente não são incapacitantes e não requerem nenhum tratamento. A maioria das anormalidades é congênita e inclui situações como um esterno projetado para diante (peito de pombo) ou um esterno voltado para trás (tórax em funil).

Abdome

O abdome é a porção do corpo entre o diafragma e a pelve. Como não possui um arcabouço ósseo como o tórax, a anatomia de superfície não é bem definida. Pontos de reparo ósseos do tórax e da pelve são utilizados quando nos referimos às estruturas abdominais (fig. 10.22). O **lado direito do arco costal** da caixa torácica está localizado sobre o fígado e a vesícula biliar no lado direito, e o **lado esquerdo do arco costal** está posicionado sobre o estômago e o baço no lado esquerdo. O processo xifóide é importante porque deste ponto sai uma rafe tendínea mediana anterior, a **linha alba**, que se estende por toda extensão do abdome para se fixar na **sínfise púbica**. A sínfise púbica pode ser palpada na união anterior das duas metades do cíngulo do membro inferior. O **umbigo** é o local de fixação do cordão umbilical fetal e está lo-

linha alba: L. *linea*, linha; *alba*, branca
umbigo: L. *umbilicus*, umbigo

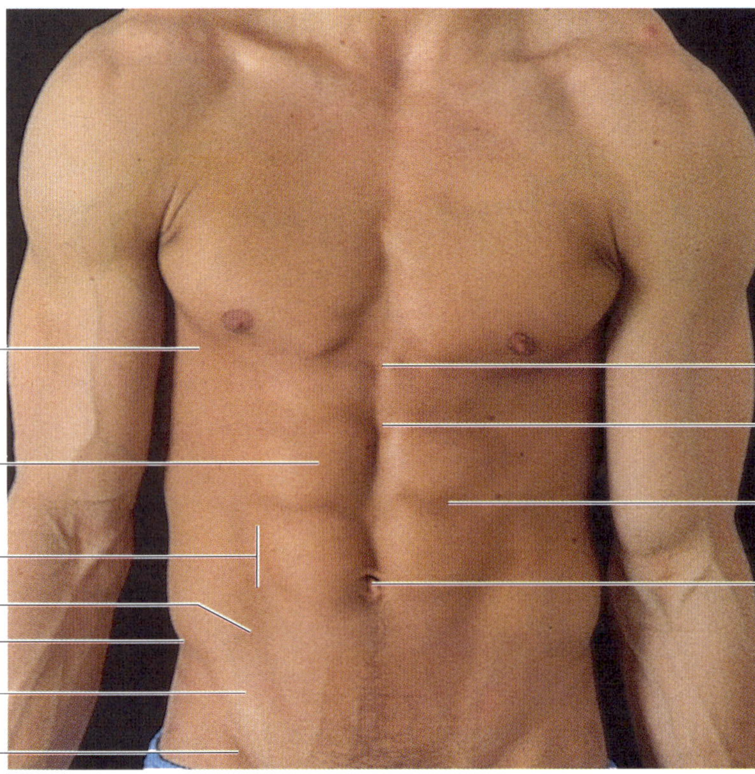

FIGURA 10.22 Anatomia de superfície da região abdominal anterior.

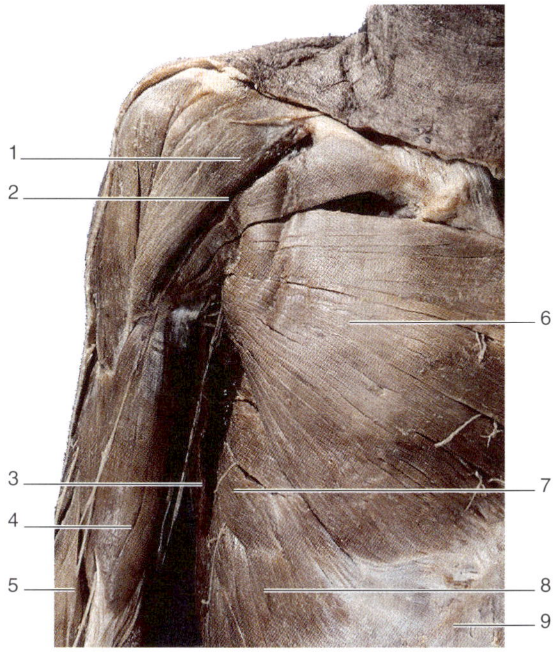

1 M. deltóide
2 V. cefálica
3 M. latíssimo do dorso
4 M. bíceps do braço
5 M. braquiorradial
6 M. peitoral maior
7 M. serrátil anterior
8 M. oblíquo externo do abdome
9 Bainha do m. reto do abdome

FIGURA 10.23 Vista anterior dos músculos superficiais do tórax, ombro e braço direitos.

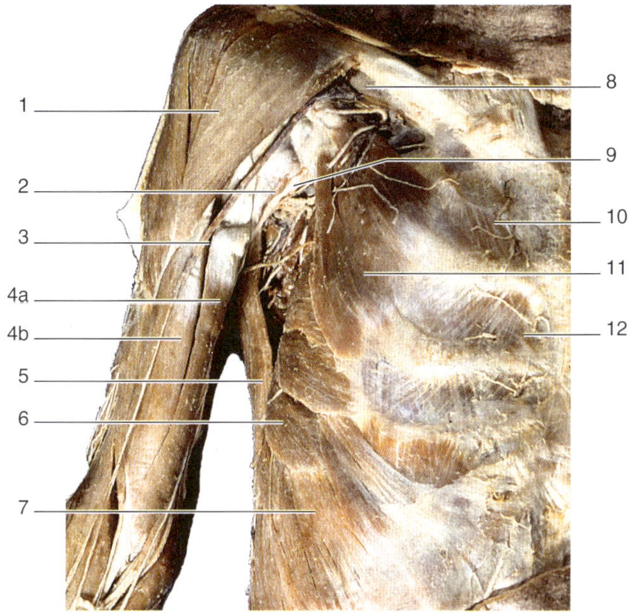

1 M. deltóide
2 M. coracobraquial
3 V. cefálica
4 M. bíceps braquial:
4a Cabeça curta
4b Cabeça longa
5 M. latíssimo do dorso
6 M. serrátil anterior
7 M. oblíquo externo do abdome
8 M. subclávio
9 Plexo braquial
10 M. intercostal
11 M. peitoral menor
12 M. intercostal externo

FIGURA 10.24 Vista anterior dos músculos profundos do tórax, ombro e braço direitos.

calizado junto à linha alba, que separa os músculos pares em forma de cintas, os **retos do abdome**, que podem ser vistos quando uma pessoa flexiona o abdome (como ao sentar-se).

Clinicamente, a linha alba é o local preferido para cirurgias abdominais porque uma incisão feita ao longo desta linha não corta nenhum músculo e poucos vasos ou nervos. Além disso, a linha alba cicatriza rapidamente. Diz-se que só um zíper proporcionaria uma entrada mais conveniente para a cavidade abdominal.

A margem lateral do músculo reto do abdome pode ser observada em alguns indivíduos, e a linha na superfície que ela forma é chamada de **linha semilunar**. O músculo **oblíquo externo do abdome** constitui a camada superficial da parede muscular abdominal. A **crista ilíaca** é subcutânea e pode ser palpada em toda sua extensão. O ponto mais alto da crista corresponde ao corpo da quarta vértebra lombar, um nível importante em anestesia espinal. Outro ponto de reparo importante é o **ponto de McBurney**, localizado aproximadamente a um terço da distância em uma linha reta entre a espinha ilíaca ântero-superior direita e o umbigo (fig. 10.22), e que está sobreposto ao apêndice vermiforme do trato gastrointestinal. Na remoção cirúrgica do apêndice vermiforme (*apendicectomia*), faz-se uma incisão oblíqua no ponto de McBurney.

A região abdominal é comumente dividida em nove regiões ou quatro quadrantes a fim de descrever a localização dos órgãos internos e identificar clinicamente os locais de dores ou de patologias. Estas regiões foram descritas adequadamente no capítulo 2 (veja figs. 2.15 e 2.16).

Embora a posição do umbigo seja relativamente constante em todas as pessoas, sua forma e cicatrização não o são. Por exemplo, pode haver uma abertura para o exterior, chamada *fístula*, ou hérnia de algum conteúdo abdominal. Hérnias umbilicais adquiridas podem se desenvolver em crianças que possuem parede abdominal fraca nessa área, ou podem se desenvolver em mulheres grávidas por causa da pressão extra exercida durante a gestação.

O umbigo é um local comum para uma incisão de acesso à cavidade abdominal em um procedimento chamado *laparotomia*, que é freqüentemente feito para examinar ou realizar cirurgia nos órgãos genitais internos femininos. É difícil manter limpo um umbigo escavado em uma pessoa obesa, e assim vários tipos de infecções podem ocorrer.

Anatomia Interna

Tórax

Incluídas na anatomia interna do tórax (figs. 10.23 a 10.29) estão a caixa torácica e seu conteúdo, a musculatura torá-

Ponto de McBurney: de Charles McBurney, cirurgião americano, 1845-1914

laparotomia: G. *lapara*, flanco; *tome*, incisão

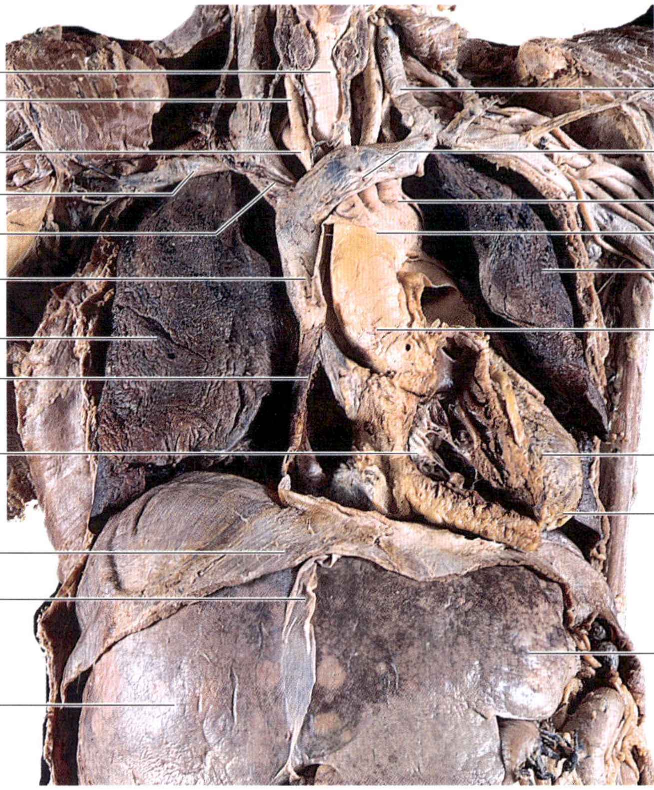

FIGURA 10.25 Vísceras do tórax. O coração foi seccionado frontalmente para expor suas câmaras.

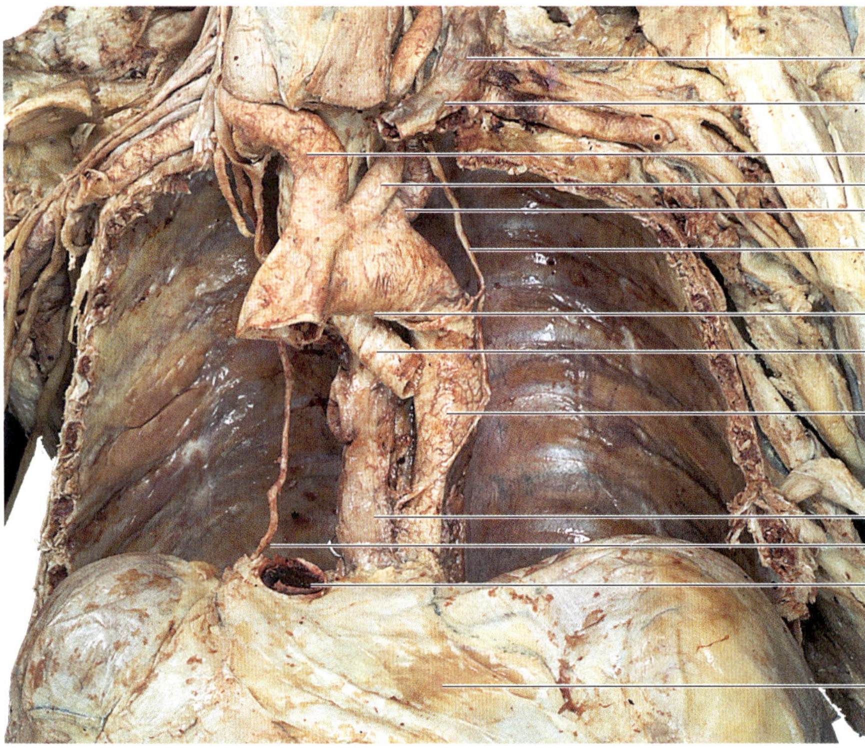

FIGURA 10.26 Cavidade torácica na qual foram retirados o coração e os pulmões.

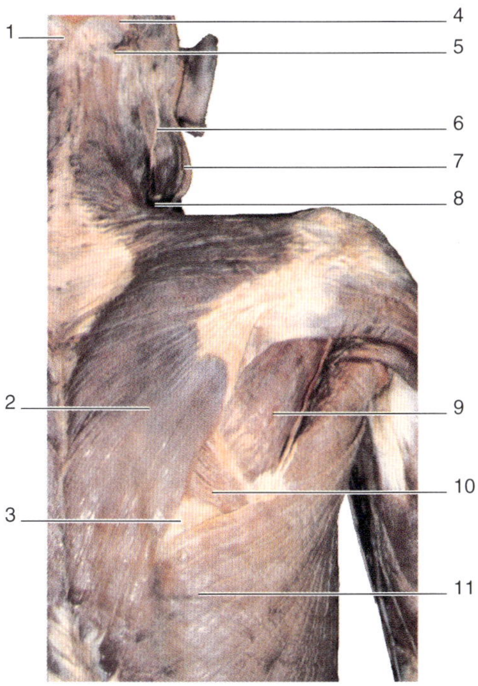

1 Protuberância occipital externa
2 M. trapézio
3 Trígono da ausculta
4 A. occipital
5 N. occipital maior
6 N. occipital menor
7 M. esternocleidomastóideo
8 N. auricular magno
9 M. infra-espinal
10 M. rombóide maior
11 M. latíssimo do dorso

FIGURA 10.27 Vista posterior de músculos superficiais do lado direito do tórax e do pescoço.

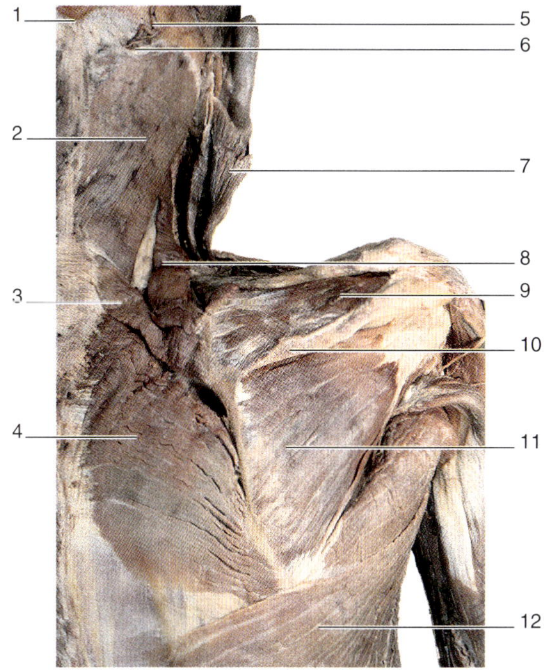

1 Protuberância occipital externa
2 M. esplênio da cabeça
3 M. rombóide menor
4 M. rombóide maior
5 A. occipital
6 N. occipital maior
7 M. esternocleidomastóideo
8 M. levantador da escápula
9 M. supra-espinal
10 Espinha da escápula
11 M. infra-espinal
12 M. latíssimo do dorso

FIGURA 10.28 Vista posterior das estruturas profundas do lado direito do tórax e do pescoço.

CAPÍTULO 10

cica, as glândulas mamárias e as mamas da mulher. A caixa torácica, formada pelo esterno, cartilagens costais e costelas ligadas às vértebras torácicas, protege os pulmões, vários grandes vasos e o coração, e também dispõe de locais para fixação dos músculos do tórax, dos membros superiores, dorso e diafragma. Os principais órgãos dos sistemas respiratório e circulatório estão dentro do tórax, e o esôfago do sistema digestório passa pelo tórax. Como as vísceras da cavidade torácica são órgãos vitais, o tórax é de imensa importância clínica.

Abdome

A cavidade abdominal contém o estômago e os intestinos, o fígado e a vesícula biliar, os rins e as glândulas supra-renais, o baço, os genitais internos e vasos e nervos importantes. Por causa das cúpulas do diafragma, algumas vísceras abdominais são protegidas pela caixa torácica. A região abdominal está exposta em fotografias de cadáveres nas figuras 10.30, 10.31 e 10.32.

Avaliação de Conhecimentos

12. Quais estruturas do tronco podem ser prontamente observadas? Quais podem ser palpadas?
13. Onde estão situados os locais comuns de ausculta do tronco?
14. Por que a linha alba, o arco costal, a linha semilunar e o ponto de McBurney são pontos de reparo importantes?

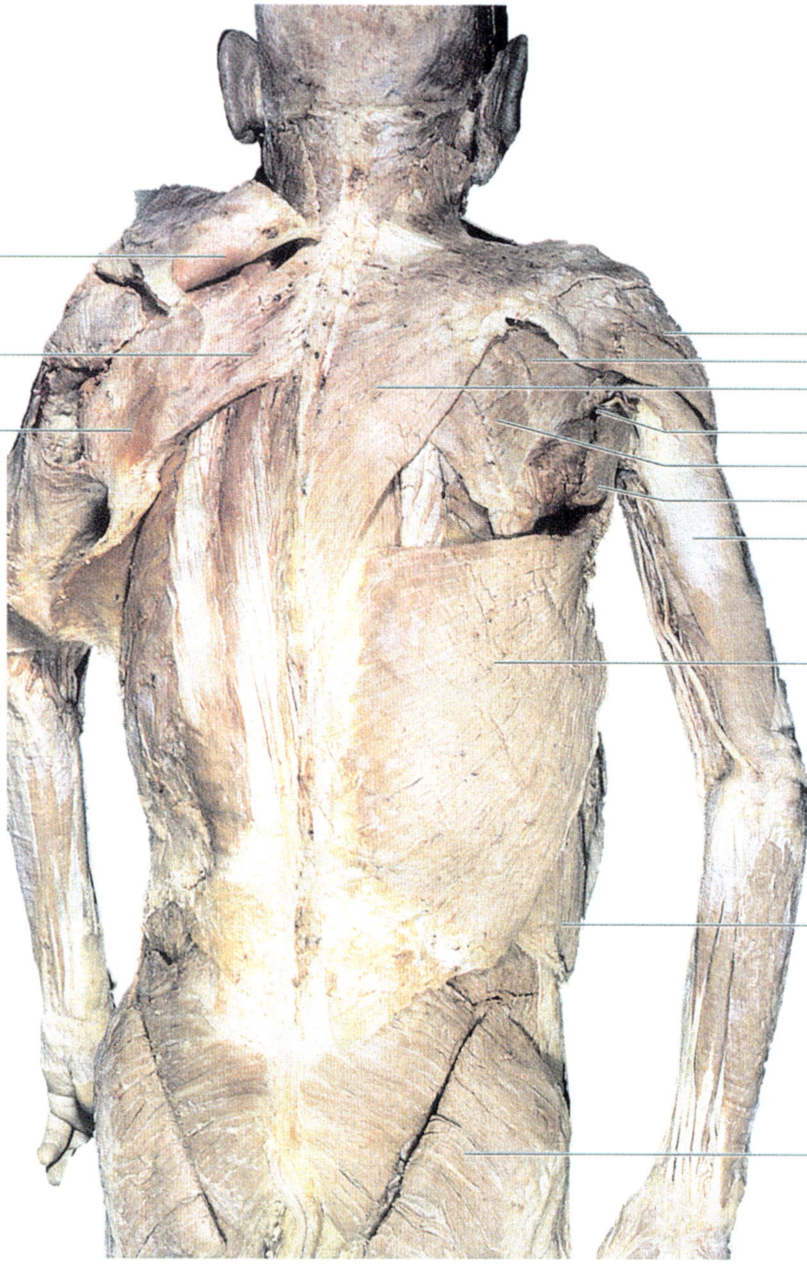

FIGURA 10.29 Vista posterior do tronco com músculos profundos expostos à esquerda.

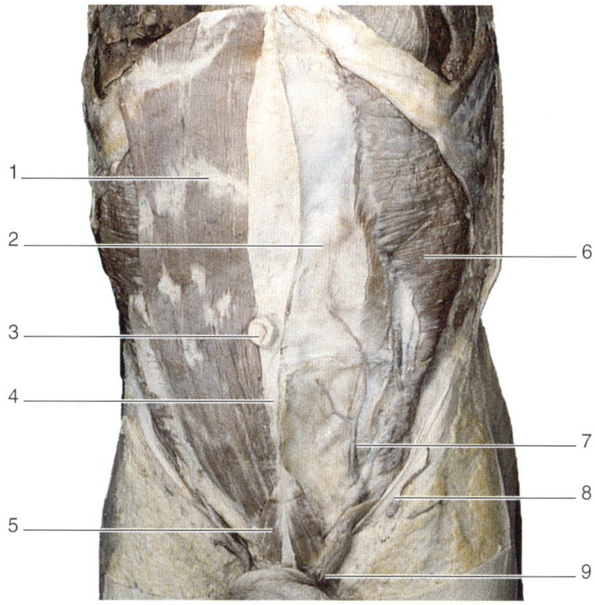

1 M. reto do abdome
2 Bainha do m. reto do abdome
3 Umbigo
4 Linha alba
5 M. piramidal
6 M. transverso do abdome
7 A. epigástrica inferior
8 Ligamento inguinal
9 Funículo espermático

FIGURA 10.30 Vista anterior das estruturas da parede abdominal.

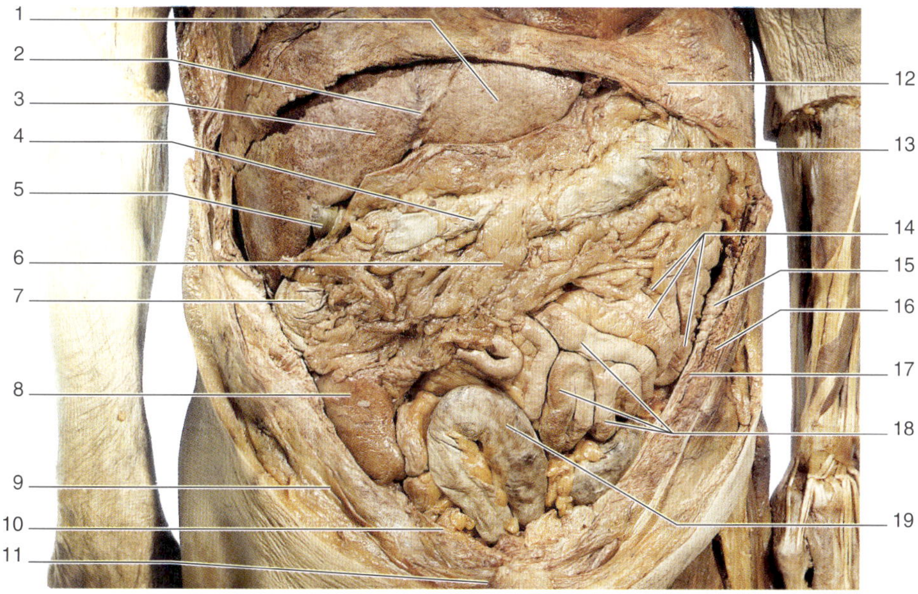

1 Lobo esquerdo do fígado
2 Ligamento falciforme
3 Lobo direito do fígado
4 Colo transverso
5 Vesícula biliar
6 Omento maior
7 Flexura direita do colo
8 Depósito de gordura no omento maior
9 Aponeurose do m. oblíquo interno do abdome
10 M. reto do abdome (cortado)
11 Bainha do m. reto do abdome (cortada)
12 Diafragma
13 Flexura esquerda do colo
14 Jejuno
15 M. transverso do abdome (cortado)
16 Mm. oblíquos interno e externo do abdome (cortados)
17 Peritônio parietal (cortado)
18 Íleo
19 Colo sigmóide

FIGURA 10.31 Vista anterior das vísceras abdominais.

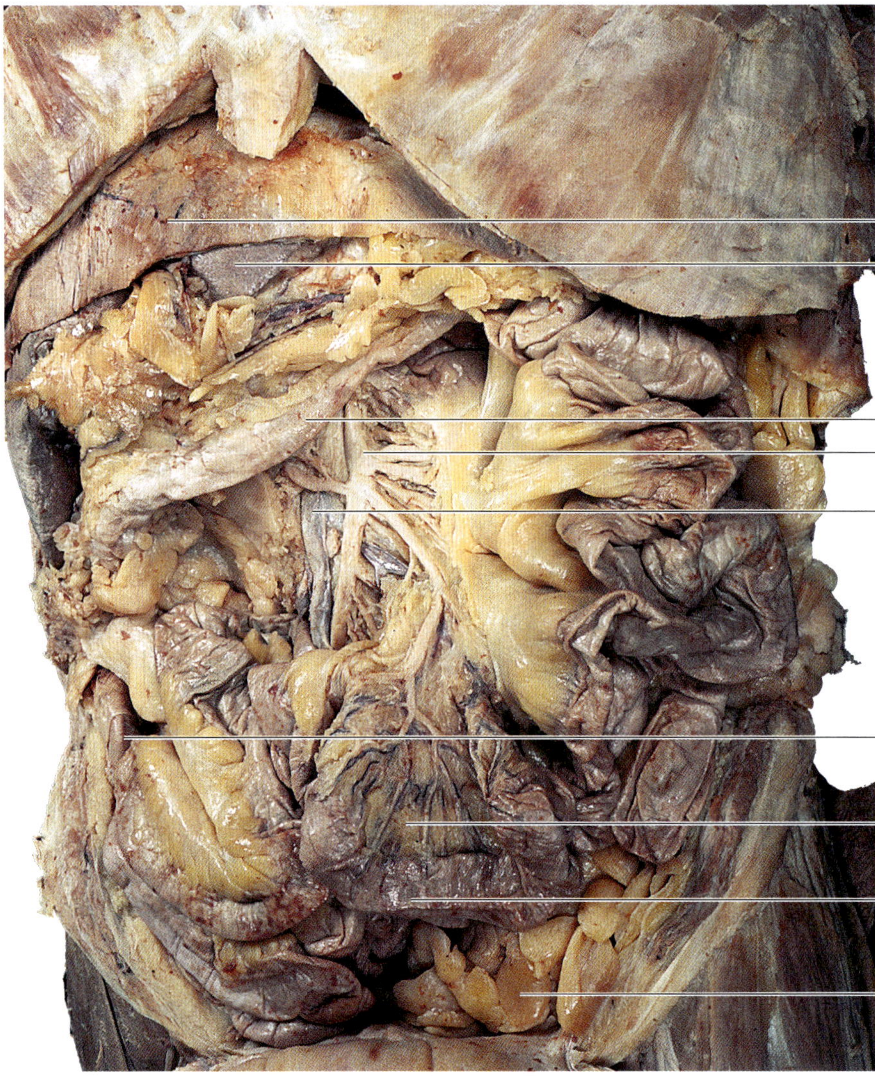

FIGURA 10.32 Vista anterior das vísceras abdominais com remoção do omento maior e deslocamento do intestino delgado para a esquerda.

PELVE E PERÍNEO

Os pontos de reparo de superfície da região pélvica são importantes principalmente para identificar os órgãos genitais e os problemas clínicos destes órgãos.

Objetivo 12 Descrever a localização do períneo e fazer uma relação dos órgãos das regiões pélvica e perineal.

As importantes estruturas ósseas da **pelve** incluem a crista ilíaca e a sínfise púbica, localizada anteriormente, e o ísquio e cóccix, palpáveis posteriormente. O **ligamento inguinal** se estende da espinha ilíaca ântero-superior à sínfise púbica e clinicamente é importante porque pode apresentar a ocorrência de hérnias. Embora o ligamento inguinal não possa ser visto, um sulco oblíquo sobreposto ao ligamento é um reparo de superfície aparente.

O **períneo** (veja fig. 2.17) é a região que contém os órgãos genitais externos e o ânus. Os pontos de reparo de superfície desta região serão analisados nos capítulos 20 e 21. A anatomia de superfície do períneo feminino torna-se particularmente importante durante o parto.

inguinal: L. *inguinalis*, virilha

Avaliação de Conhecimentos

15. Defina o termo períneo. Quais estruturas estão localizadas no interior do períneo?
16. Faça uma relação de três sistemas do corpo que apresentam óstios na região pélvica.

OMBRO E MEMBRO SUPERIOR

A anatomia do ombro e do membro superior é clinicamente importante por causa dos freqüentes traumatismos nessas regiões. Além disso, vasos do membro superior são usados como pontos de pressão e como locais de punções venosas para colher sangue, introduzir nutrientes e soros e administrar medicamentos.

Objetivo 13 Identificar os vários pontos de reparo de superfície do ombro e do membro superior por inspeção ou palpação.

Objetivo 14 Comentar a importância clínica da axila, fossa cubital e punho.

Anatomia de Superfície

Ombro

A escápula, clavícula e parte proximal do úmero são os ossos do ombro, e partes de cada um deles são importantes pontos de reparo de superfície nesta região. Posteriormente, a espinha da escápula e o acrômio são subcutâneos e de fácil localização.

O acrômio e a clavícula, como também vários músculos grandes do ombro, podem ser vistos anteriormente (fig. 10.33). A curva arredondada do ombro é formada pelo espesso músculo deltóide que cobre o tubérculo maior do úmero. O músculo deltóide freqüentemente é utilizado como local para aplicação de injeções intramusculares. O grande músculo peitoral maior forma uma saliência quando cruza a articulação do ombro e se insere no úmero. Uma pequena depressão, o **trígono clavipeitoral** (fig. 10.33), está situado abaixo da clavícula e é limitado em ambos os lados pelos músculos deltóide e peitoral maior.

Axila

A axila é popularmente chamada de sovaco. Esta região escavada do ombro contém pêlos axilares em indivíduos sexualmente maduros. A axila é clinicamente importante por causa da situação subcutânea de vasos, nervos e linfonodos nesta região. Dois músculos formam suas margens anterior e posterior (fig. 10.34). A prega axilar anterior é formada pelo músculo peitoral maior, e a prega axilar posterior consiste principalmente no músculo latíssimo do dorso quando se estende das vértebras lombares ao úmero. Linfonodos axilares são palpáveis em alguns indivíduos.

Em mulheres sexualmente maduras, o processo axilar da glândula mamária que está posicionado sobre o músculo peitoral maior (veja figs 9.22 e 10.21) estende-se parcialmente na axila. Ao fazer um *auto exame da mama* (veja fig. 21.22), uma mulher deve palpar a região axilar como também a mama por inteiro porque a via de drenagem linfática corre para a axila (veja fig. 21.18).

acrômio: G. *akros*, extremidade; *omion*, ombro menor

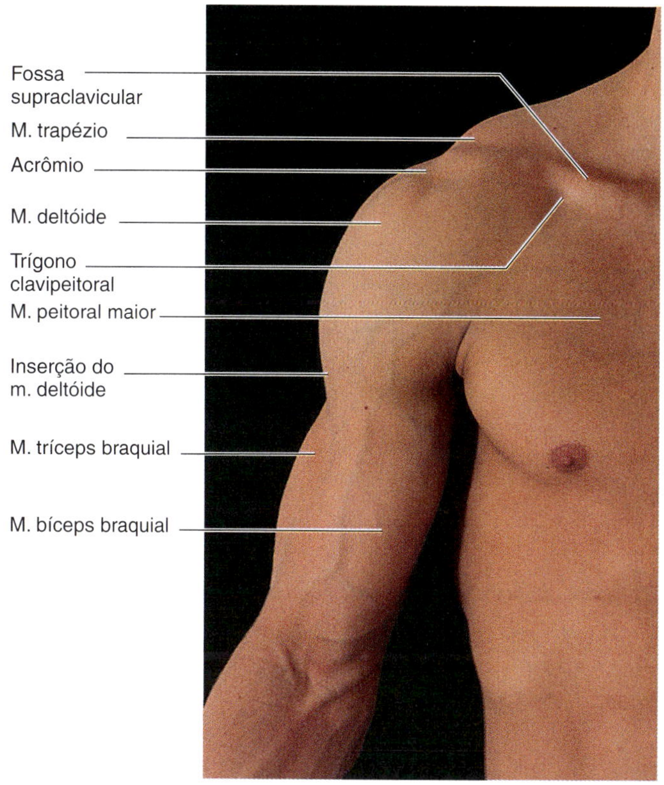

FIGURA 10.33 Vista anterior da região do ombro direito.

Braço

Vários músculos são claramente visíveis no braço (figs. 10.34 e 10.35). O ventre do músculo bíceps braquial torna-se saliente quando o cotovelo é flexionado. Enquanto o braço está nesta posição, o músculo deltóide pode ser delineado quando se insere no úmero. O músculo tríceps braquial forma a massa da superfície posterior do braço. Um sulco é formado no lado medial do braço entre os músculos bíceps braquial e tríceps braquial onde podem ser sentidas as pulsações da artéria braquial quando conduzem sangue para o antebraço (veja fig. 10.37). Esta região é clinicamente importante porque é onde tiramos a pressão sangüínea arterial com o esfigmomanômetro, e o lugar onde aplicamos pressão no caso de hemorragia arterial grave no antebraço ou na mão.

Três saliências ósseas podem ser localizadas na região do cotovelo (fig. 10.36). Os epicôndilos medial e lateral são processos do úmero, enquanto o olécrano é um processo proximal da ulna. Quando o cotovelo está estendido, estas proeminências se colocam no mesmo plano transversal; quando o cotovelo está flexionado, formam um triângulo. O nervo ulnar pode ser palpado no **sulco do nervo ulnar** posteriormente ao epicôndilo medial (veja fig. 7.5). Este sulco e o nervo ulnar que o acompanha são comumente conhecidos como "osso engraçado" ou "osso louco".

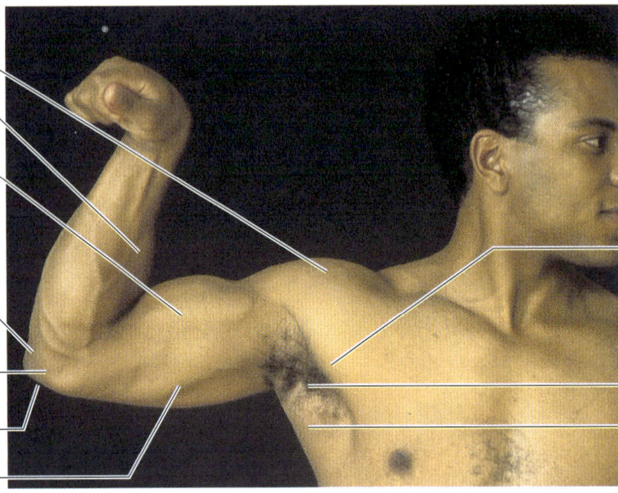

FIGURA 10.34 Vista anterior do ombro e membro superior direitos.

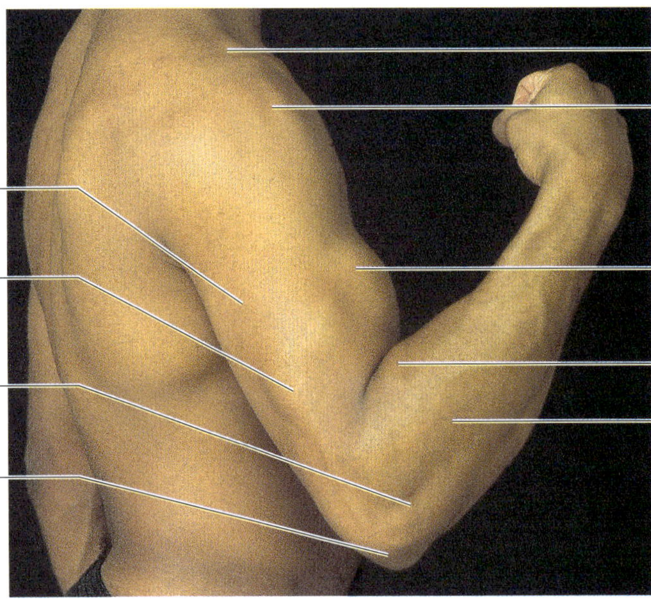

FIGURA 10.35 Vista lateral do membro superior.

A **fossa cubital** é a depressão na face anterior da região do cotovelo, onde a veia intermédia do cotovelo liga as veias cefálica e basílica. Estas veias são subcutâneas e tornam-se mais evidentes quando se aplica uma compressão proximal. Por esta razão, são importantes locais (principalmente a intermédia do cotovelo) para colher sangue venoso para análise e transfusões por terapia intravenosa (fig. 10.37).

Antebraço

Contidos no interior do antebraço estão dois ossos paralelos (a ulna e o rádio) e os músculos que controlam os movimentos da mão. Os músculos do antebraço se estreitam distalmente sobre o punho, onde seus tendões se fixam nos vários ossos da mão. Alguns músculos do antebraço podem ser identificados como pontos de reparo de superfície e estão indicados nas figuras 10.37 e 10.38.

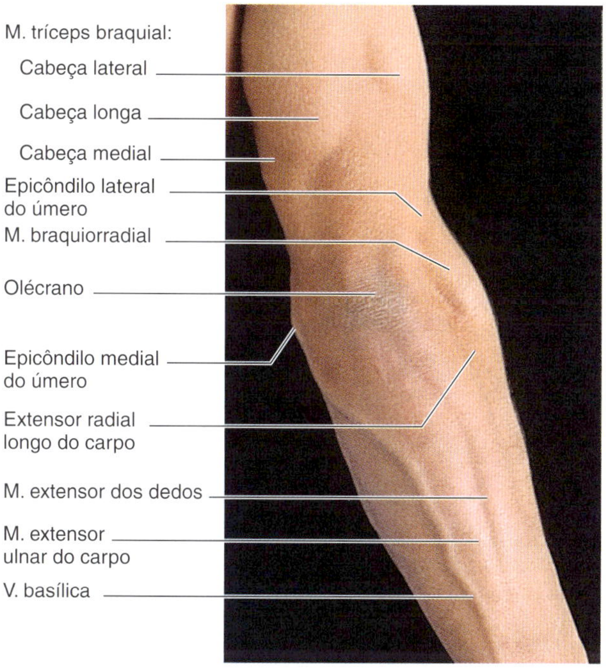

FIGURA 10.36 Vista posterior do cotovelo.

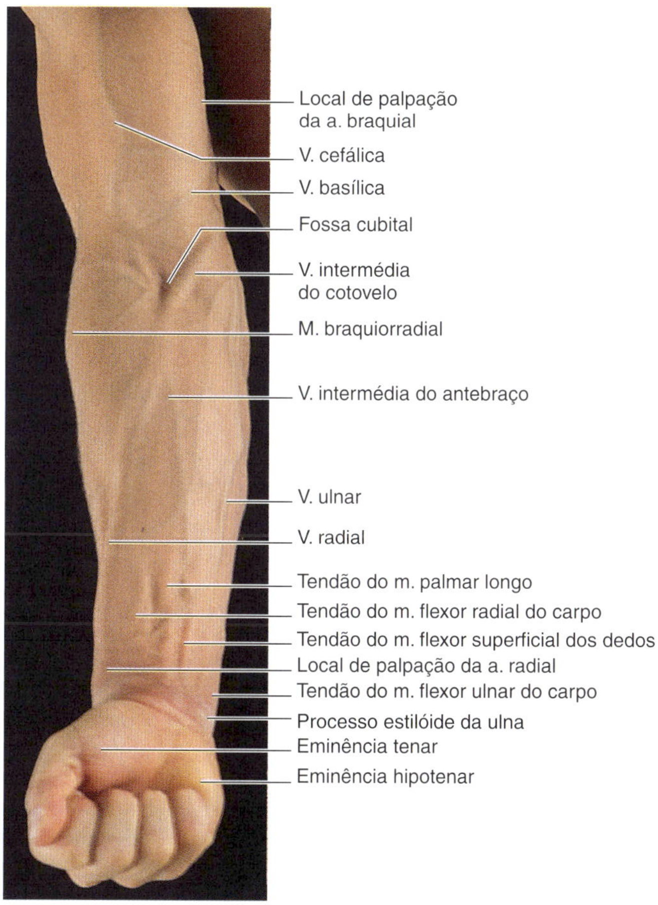

FIGURA 10.37 Vista anterior do antebraço e da mão.

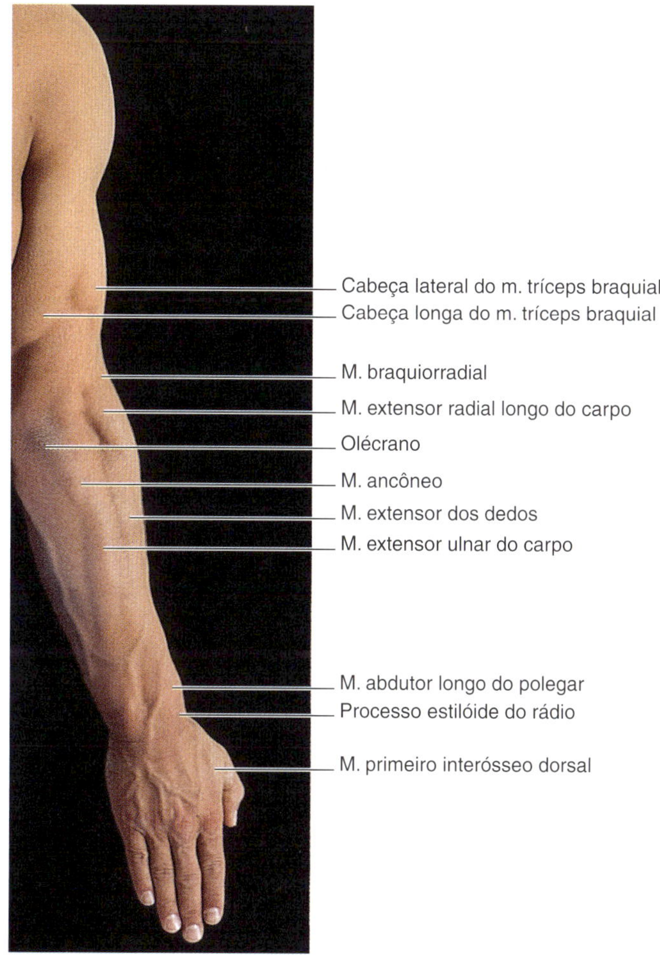

FIGURA 10.38 Vista posterior do antebraço e da mão.

Por causa da freqüência de fraturas envolvendo o antebraço, pontos de reparos ósseos são clinicamente importantes para fixar os ossos fraturados. A ulna pode ser palpada em toda sua extensão do olécrano ao processo estilóide. A metade distal do rádio é palpável quando o antebraço for rodado, e seu processo estilóide pode ser localizado.

Nervos, tendões e vasos estão próximos à superfície do punho, tornando os cortes nesta área potencialmente perigosos. Tendões de quatro músculos flexores podem ser observados como pontos de reparo de superfície se os músculos anteriores do antebraço forem fortemente contraídos enquanto apertamos a mão. Os tendões que podem ser observados nesta face, de lateral para medial, são os dos seguintes músculos: flexor radial do carpo, palmar longo, flexor superficial dos dedos e flexor ulnar do carpo. O nervo mediano dirigindo-se para a mão está situado sob o tendão do músculo palmar longo (veja fig. 10.37), e o nervo ulnar está

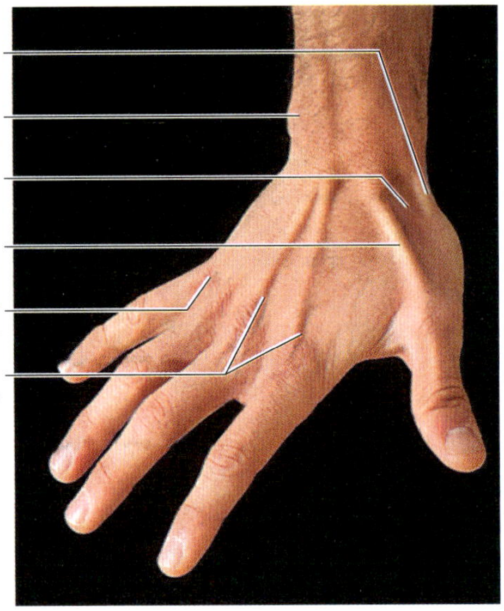

FIGURA 10.39 Vista póstero-medial da mão direita expondo a tabaqueira anatômica.

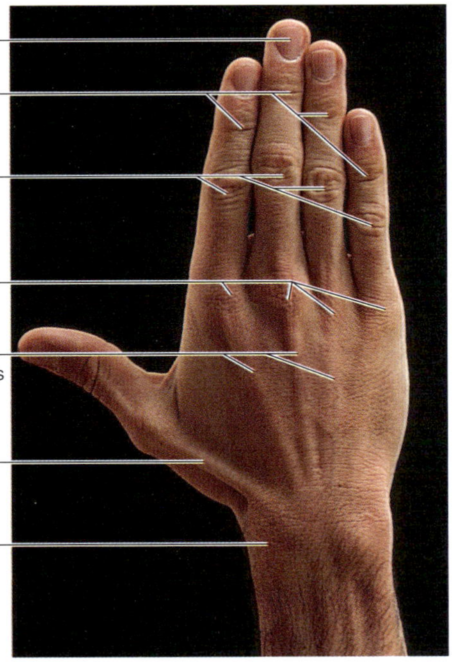

FIGURA 10.40 Vista posterior da mão.

lateralmente ao tendão do músculo flexor ulnar do carpo. A artéria radial encontra-se ao longo da superfície do rádio, imediatamente lateral ao tendão do músculo flexor radial do carpo. Esta é a artéria comumente utilizada para monitorar a pulsação. Mediante palpação cuidadosa pode-se também detectar as pulsações da artéria ulnar, lateralmente ao tendão do flexor ulnar do carpo.

Dois tendões que se fixam ao polegar podem ser vistos na face posterior do punho quando o polegar for estendido para trás. O tendão do músculo extensor curto do polegar está colocado ântero-lateralmente ao longo do polegar, e o tendão do músculo extensor longo do polegar encontra-se póstero-medialmente (fig. 10.39). A escavação que se forma entre estes dois tendões quando eles são esticados tensamente é chamada *tabaqueira anatômica*. Pulsações da artéria radial podem ser detectadas nesta depressão.

O nervo mediano que inerva o músculo oponente do polegar é comumente o nervo mais lesado nos ferimentos por facas ou penetração de pedaços de vidro no punho ou mão. A secção deste nervo paralisa o músculo principal do dedo polegar e resulta na incapacidade para opor o dedo polegar no ato de pegar.

Mão

Muito da anatomia de superfície da mão, como pregas de flexão, impressões digitais e unhas, envolve aspectos da pele comentados no capítulo 5. Outros pontos de reparo de superfície são os tendões do músculo extensor dos dedos que podem ser vistos dirigindo-se para cada um dos dedos no dorso da mão quando as articulações dos dedos são estendidas (fig. 10.40). Os "nós dos dedos" (articulações) da mão são as extremidades distais do segundo ao quinto ossos metacarpais. Cada uma das articulações dos dedos e as falanges isoladamente podem ser palpadas. A **eminência tenar** é a porção muscular espessada da mão que forma a base do dedo polegar.

Anatomia Interna

A anatomia interna do ombro e do membro superior inclui as estruturas do ombro, braço, cotovelo, antebraço e mão. As principais estruturas destas regiões estão expostas nas dissecções de cadáver nas figuras 10.42 a 10.46.

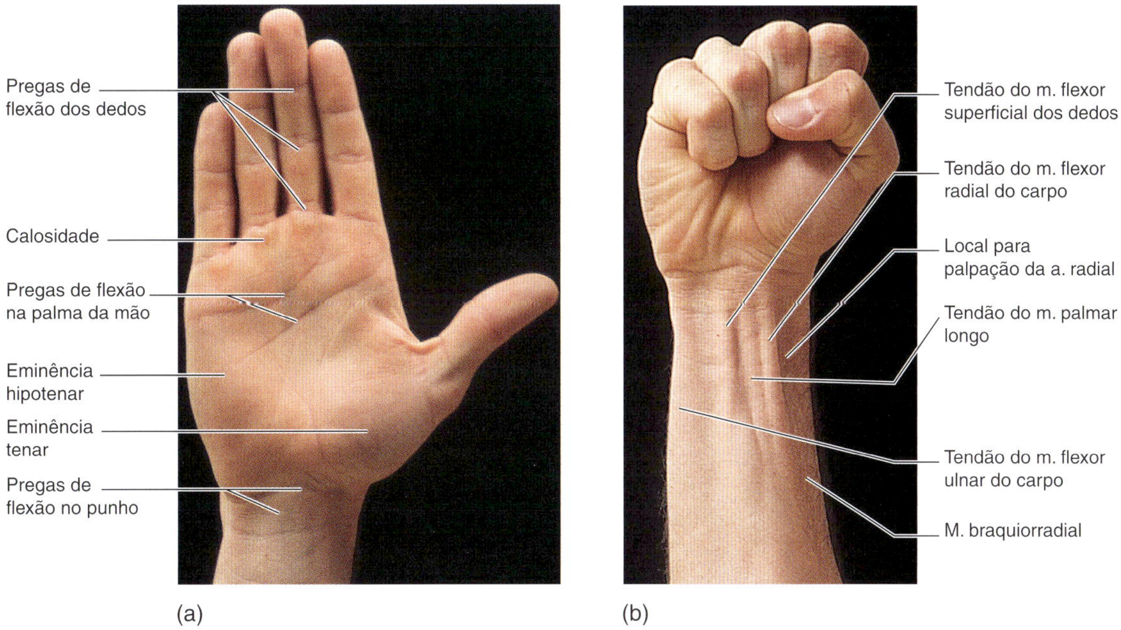

FIGURA 10.41 Vista anterior do punho e da mão (*a*) com a mão aberta e (*b*) com a mão fechada e apertada.

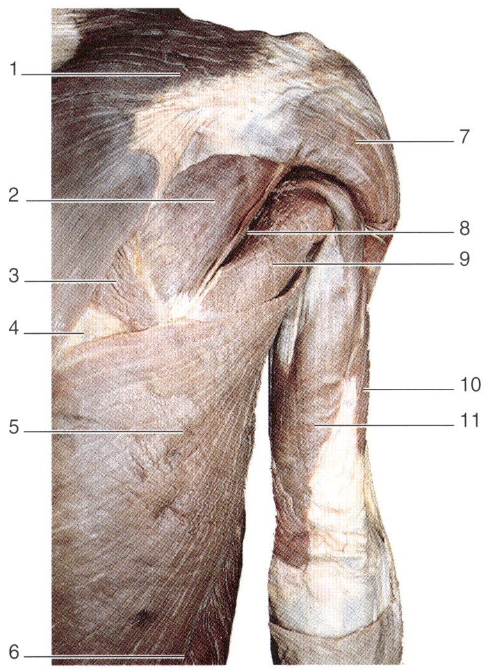

1 M. trapézio
2 M. infra-espinal
3 M. rombóide maior
4 Trígono da ausculta
5 M. latíssimo do dorso
6 M. oblíquo externo do abdome
7 M. deltóide
8 M. redondo menor
9 M. redondo maior
10 Cabeça lateral do m. tríceps braquial
11 Cabeça longa do m. tríceps braquial

FIGURA 10.42 Vista posterior dos músculos superficiais do ombro e braço direitos.

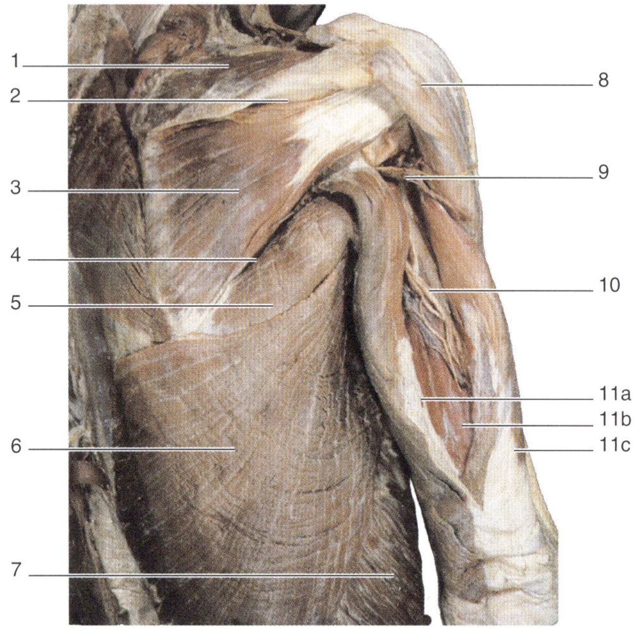

1 M. supra-espinal	8 M. deltóide
2 Espinha da escápula	9 N. axilar
3 M. infra-espinal	10 N. radial
4 M. redondo menor	11 M. tríceps braquial:
5 M. redondo maior	11a cabeça longa
6 M. latíssimo do dorso	11b cabeça medial
7 M. oblíquo externo do abdome	11c cabeça lateral

FIGURA 10.43 Vista anterior do ombro e região braquial direitos.

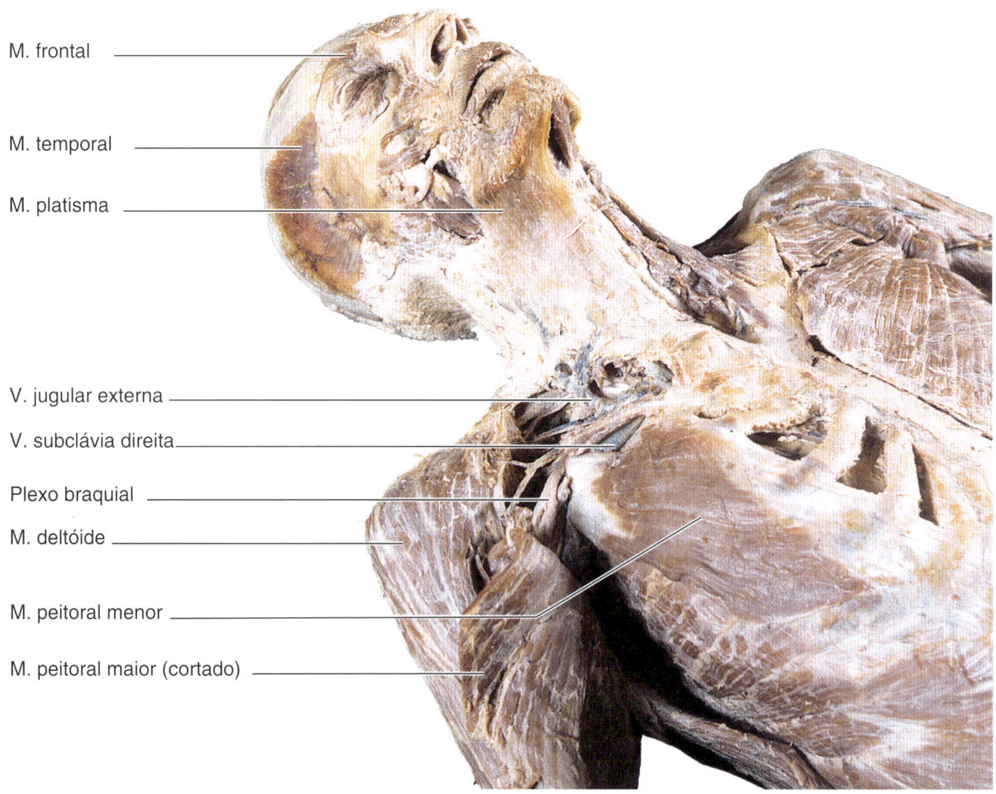

FIGURA 10.44 Vista ântero-lateral da cabeça, pescoço e tórax.

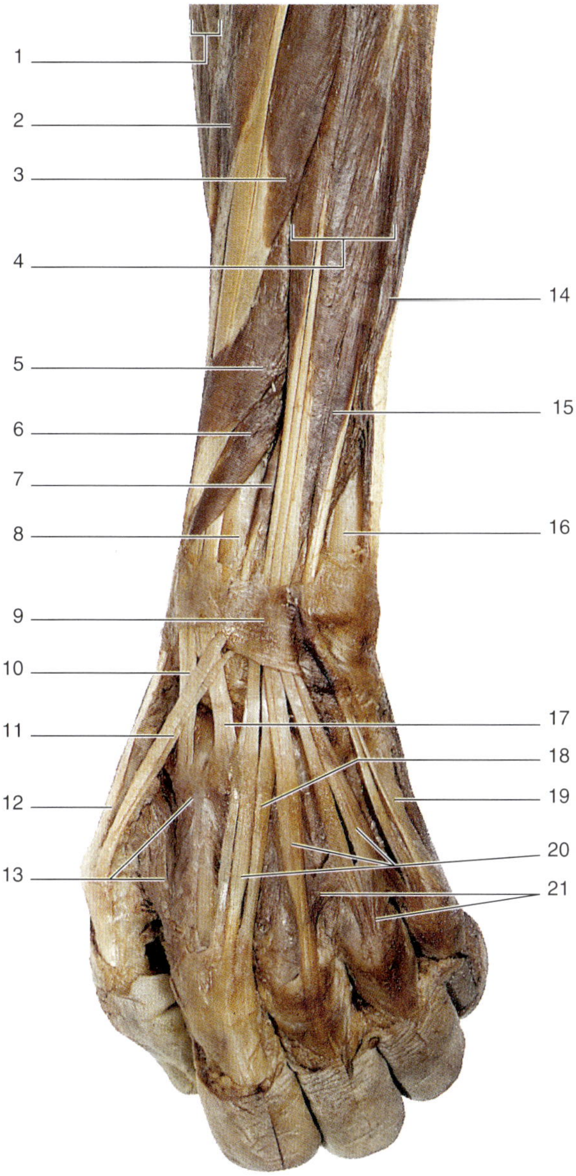

1 M. braquiorradial
2 Tendão do m. extensor radial longo do carpo
3 M extensor radial curto do carpo
4 M. extensor dos dedos
5 M. abdutor longo do polegar
6 M. extensor curto do polegar
7 M. extensor longo do polegar
8 Rádio
9 Retináculo dos músculos extensores
10 Tendão do m. extensor radial longo do carpo
11 Tendão do m. extensor longo do polegar
12 Tendão do m. extensor curto do polegar
13 Primeiro m. interósseo dorsal
14 M. extensor ulnar do carpo
15 M. extensor do dedo mínimo
16 Ulna
17 Tendão do m. extensor radial curto do carpo
18 Tendão do m. extensor do indicador
19 Tendão do m. extensor do dedo mínimo
20 Tendões do m. extensor dos dedos
21 Conexões intertendíneas

FIGURA 10.45 Vista posterior do antebraço e da mão esquerdos.

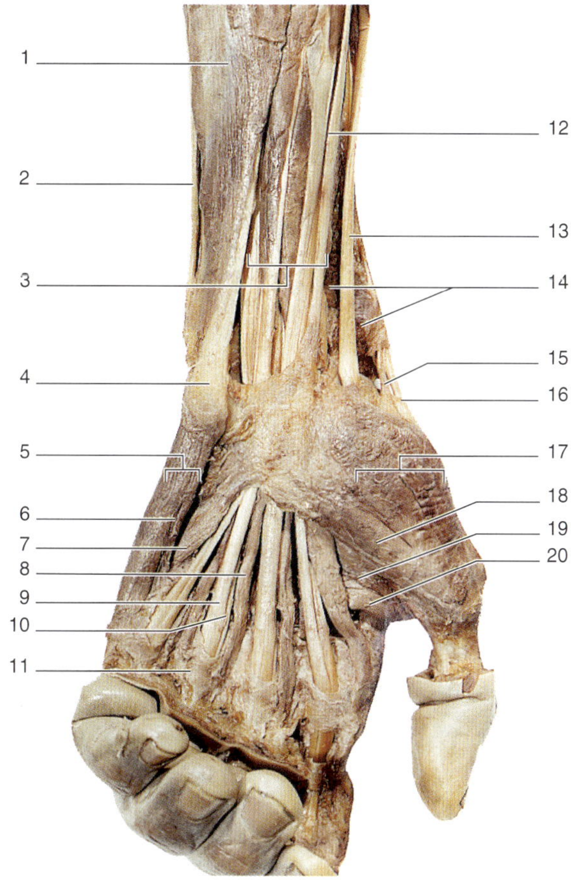

1 M. flexor ulnar do carpo
2 M. extensor ulnar do carpo
3 M. flexor superficial dos dedos
4 Osso pisiforme
5 M. abdutor do dedo mínimo
6 M. flexor do dedo mínimo
7 M. oponente do dedo mínimo
8 M. lumbrical
9 Tendão do m. flexor superficial dos dedos
10 Tendão do m. flexor profundo dos dedos
11 Bainha fibrosa digital
12 Tendão do m. palmar longo
13 Tendão do m. flexor radial do carpo
14 M. pronador quadrado
15 Tendão do m. extensor curto do polegar
16 Tendão do m. extensor longo do polegar
17 M. abdutor curto do polegar
18 M. flexor curto do polegar
19 M. adutor do polegar (cabeça oblíqua)
20 M. adutor do polegar (cabeça transversa)

FIGURA 10.46 Vista anterior do antebraço e da mão esquerdos.

Avaliação de Conhecimentos

17. Faça uma relação das estruturas clinicamente importantes que possam ser observadas ou palpadas no ombro e no membro superior.
18. Descreva axila, braço, fossa cubital e punho
19. Quando batemos o nervo ulnar temos uma sensação de formigamento ao longo da parte medial do antebraço e no dedo mínimo da mão. O que isto revela a você sobre sua distribuição?
20. Qual dos dois ossos do antebraço é mais estável quando o membro é rodado?

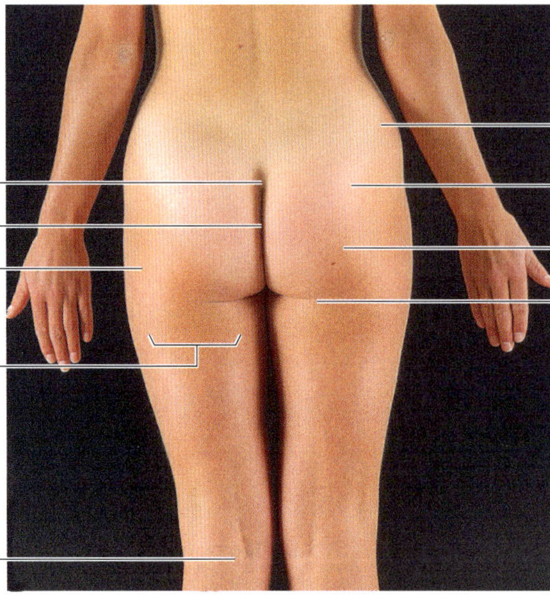

FIGURA 10.47 Regiões glútea e femoral posterior. (Observe a relação do ângulo da articulação do cotovelo com a região pélvica, que é característico das mulheres.)

REGIÃO GLÚTEA E MEMBRO INFERIOR

Os volumosos ossos e músculos da região glútea e do membro inferior são importantes como suporte de peso e na locomoção. Muitos dos pontos de reparo de superfície destas regiões são importantes para a locomoção normal ou para disfunções de locomoção.

Objetivo 15 Identificar vários pontos de reparo de superfície da região glútea e do membro inferior por inspeção ou palpação.

Objetivo 16 Analisar a importância clínica da região glútea, trígono femoral, fossa poplítea, tornozelo e arcos do pé.

Anatomia de Superfície

Região glútea

As margens superiores das regiões glúteas são formadas pelas cristas ilíacas (fig. 10.47). Cada crista pode ser palpada medialmente até o nível da segunda vértebra sacral. Deste ponto, a **fenda interglútea** se estende verticalmente separando as regiões em duas proeminências, cada uma delas formada por coxins gordurosos e pelos volumosos músculos glúteos. O túber isquiático pode ser palpado na parte inferior de cada região glútea. Na posição sentada, os túberes isquiáticos suportam o peso do corpo. Quando na posição em pé, estes processos são cobertos pelos músculos glúteos. O nervo isquiático, que é o principal nervo do membro inferior, encontra-se profundamente ao músculo glúteo máximo. A margem inferior do músculo glúteo máximo forma o **sulco infraglúteo**.

nádegas: O.E. *buttuc*, anca

Por causa das espessuras dos músculos glúteos e o rico suprimento sangüíneo, a região glútea é o local preferido para aplicação de injeções intramusculares. Contudo, deve-se tomar cuidado para não atingir o nervo isquiático. Por esta razão, o ponto de reparo de superfície da crista ilíaca é importante. A injeção normalmente é administrada 5-7 cm abaixo da crista ilíaca, local conhecido como quadrante lateral superior da nádega.

Coxa

O fêmur é o único osso da coxa, mas há três grupos de músculos na coxa. O grupo anterior dos músculos refere-se ao *quadríceps femoral*, que estende a articulação do joelho quando se contrai (fig. 10.48). Os músculos mediais são os adutores, e quando se contraem levam a coxa medialmente. Os músculos do "jarrete" estão posicionados na face posterior da coxa (veja fig. 10.47) e estendem a articulação do quadril, bem como flexionam a articulação do joelho quando se contraem. As fixações tendíneas dos músculos do jarrete podem ser palpadas ao longo da face posterior do joelho quando estiver flexionado. Os músculos do jarrete (femorais posteriores) ou suas inserções são lesados com freqüência nas competições atléticas.

O **trígono femoral**, um elemento extremamente importante na anatomia de superfície da coxa, pode ser visto como uma depressão inferiormente ao local do ligamento inguinal na face ântero-medial da parte superior da coxa (veja fig. 16.32). Os principais vasos do membro inferior, como também o nervo femoral, passam por essa região. Hérnias são freqüentes nessa área. Mais importante: o trígono femoral serve como um ponto de compressão arterial (veja fig. 16.33) nos casos de hemorragia descontrolada no membro inferior.

O trocanter maior do fêmur pode ser palpado na face súpero-lateral da coxa (veja fig. 10.47). No joelho, os côndilos lateral e medial do fêmur e da tíbia podem ser identificados (fig. 10.48). A patela pode ser facilmente localizada no interior do tendão da patela, por diante da articulação do joelho. Tensão ou

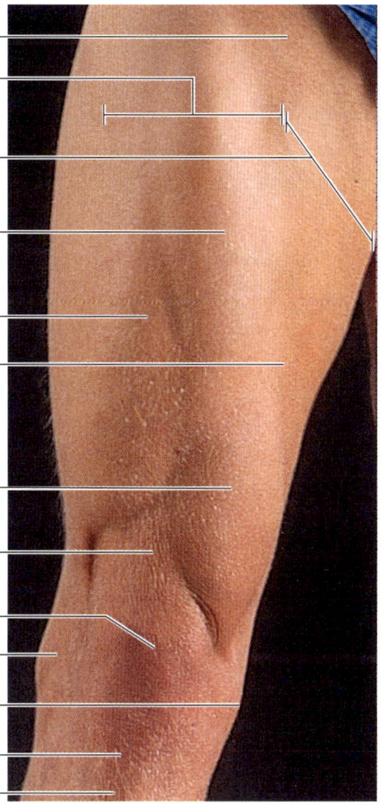

FIGURA 10.48 Vista anterior da coxa e do joelho direitos.

lesão desta articulação pode causar inchaço, popularmente chamado de "água no joelho".

A escavação na região posterior da articulação do joelho é conhecida como **fossa poplítea** (fig. 10.49). Esta área torna-se clinicamente importante em pessoas idosas que sofrem de patologias degenerativas. Aneurismas da artéria poplítea são comuns, como também os abscessos poplíteos que resultam de linfonodos infetados. A veia safena parva que atravessa a fossa poplítea pode tornar-se varicosa nos idosos.

Perna

Partes da tíbia e da fíbula, os ossos da perna, podem ser observadas como pontos de reparos de superfície. A face medial e a margem anterior (comumente chamada de canela) da tíbia são subcutâneas e palpáveis em toda extensão. No tornozelo, o maléolo medial da tíbia e o maléolo lateral da fíbula são facilmente observáveis como saliências proeminentes (fig. 10.50). Na fixação de fraturas na perna é de importância clínica saber que a parte mais alta do maléolo medial encontra-se aproximadamente 1,3 cm proximal ao nível da extremidade do maléolo lateral.

O calcanhar não faz parte da perna; é a parte posterior do calcâneo. Contudo, justifica-se sua menção com a perna, por causa de sua relação funcional com ela. O **tendão do calcâneo** (tendão de Aquiles) é o forte tendão em forma de cordão da panturrilha da perna que se fixa no calcâneo. Os músculos que formam a proeminência da panturrilha são o gastrocnêmio e o sóleo. Pulsações da artéria tibial posterior podem ser detectadas palpando entre o maléolo medial e o calcâneo.

As veias superficiais da perna podem ser observadas em muitos indivíduos (veja fig. 10.2). A veia safena magna pode ser vista subcutaneamente ao longo do lado medial da perna. A veia safena parva menos visível drena a face lateral da perna. Se estas veias tornam-se excessivamente dilatadas, são chamadas *veias varicosas*.

Lesões da perna são comuns entre atletas. "*Shinsplints*", provavelmente o resultado de uma fratura de esforço ou lesão do periósteo da tíbia, é uma situação comum em corredores. Uma fratura de um ou de ambos os maléolos é causada por uma forte torção na região do tornozelo. Fraturas em esquiadores geralmente são causadas por fortes torções no corpo da tíbia ou da fíbula.

Pé

Os pés são adaptados para suportar o peso do corpo, manter o equilíbrio e funcionar mecanicamente durante a locomoção. As características estruturais e a anatomia de superfície do pé são indicativos dessas funções. O **arco longitudinal** do pé, localizado na porção medial da face plantar (veja figs. 7.20 e 10.50*b*), proporciona um efeito mola durante a locomoção. A cabeça do primeiro osso metatarsal forma a saliência medial ("bola") do pé, imediatamente proximal ao hálux.

Os pés e os dedos estão adaptados para suportar enormes forças de compressão durante a locomoção. Embora sapatos apropriados ajudem a minimizar o trauma nos pés e nos dedos, ainda há uma série de situações clínicas comuns (fig. 10.51) que podem impedir a pessoa de andar ou correr. Uma *unha encravada* ocorre quando a margem afiada de uma unha fica incrustada na prega de pele e provoca inflamação e dor. *Dedo em martelo* é uma situação que resulta de uma forte hiperextensão na articulação metatarsofalângica com flexão na articulação interfalângica proximal. Um *calo* é uma massa córnea espessada em forma de cone que resulta de pressões continuadas na pele em cima de uma proeminência óssea. Freqüentemente ocorre no lado lateral do dedo mínimo ou nas superfícies superiores dos outros dedos. *Calos moles* ocorrem entre os dedos e são mantidas pela umidade.

O quinto osso metatarsal forma a maior parte da margem lateral da face plantar do pé. Os tendões do músculo extensor longo dos dedos podem ser vistos na face superior do pé, especialmente se os dedos estiverem levantados. As pulsações da artéria dorsal do pé podem ser percebidas por palpação da face superior do pé entre o primeiro e o segundo ossos metatarsais. As falanges dos dedos isoladamente, as articulações entre esses ossos, e as unhas são evidentes pontos de reparo de superfície.

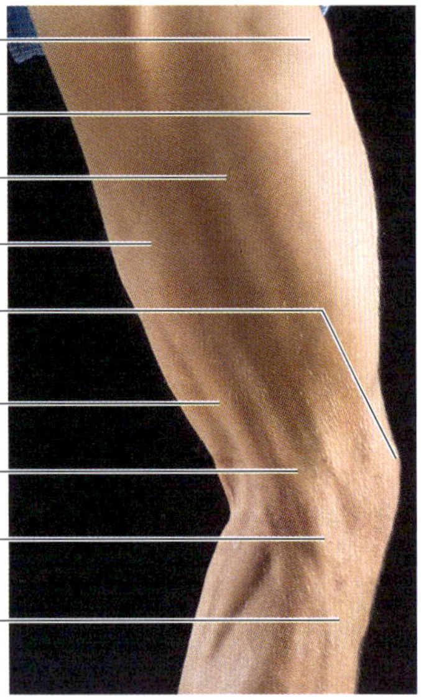

(a)

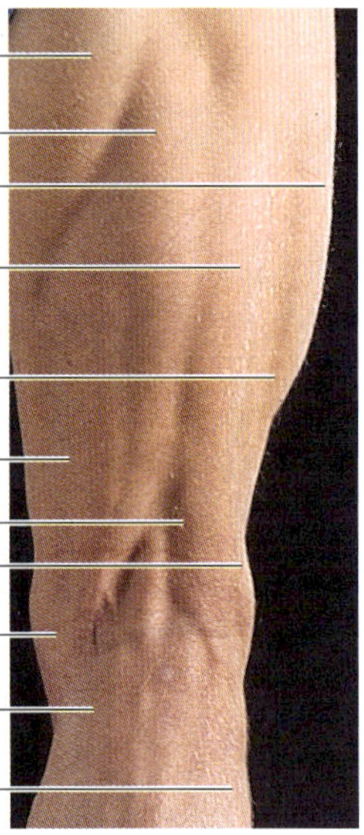

(b)

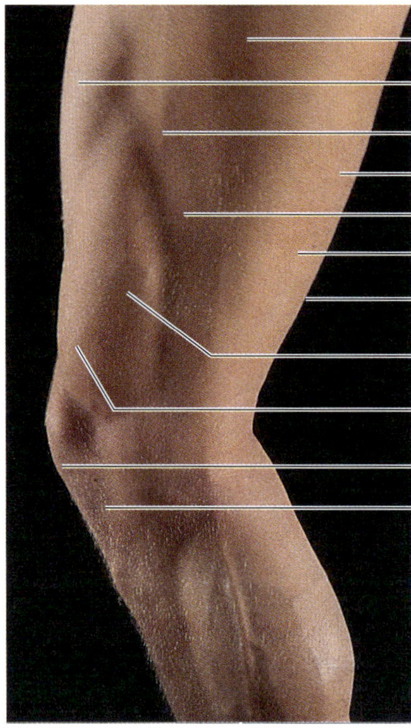

(c)

FIGURA 10.49 Coxa e joelho direitos. (*a*) Vista lateral, (*b*) vista posterior e (*c*) vista medial.

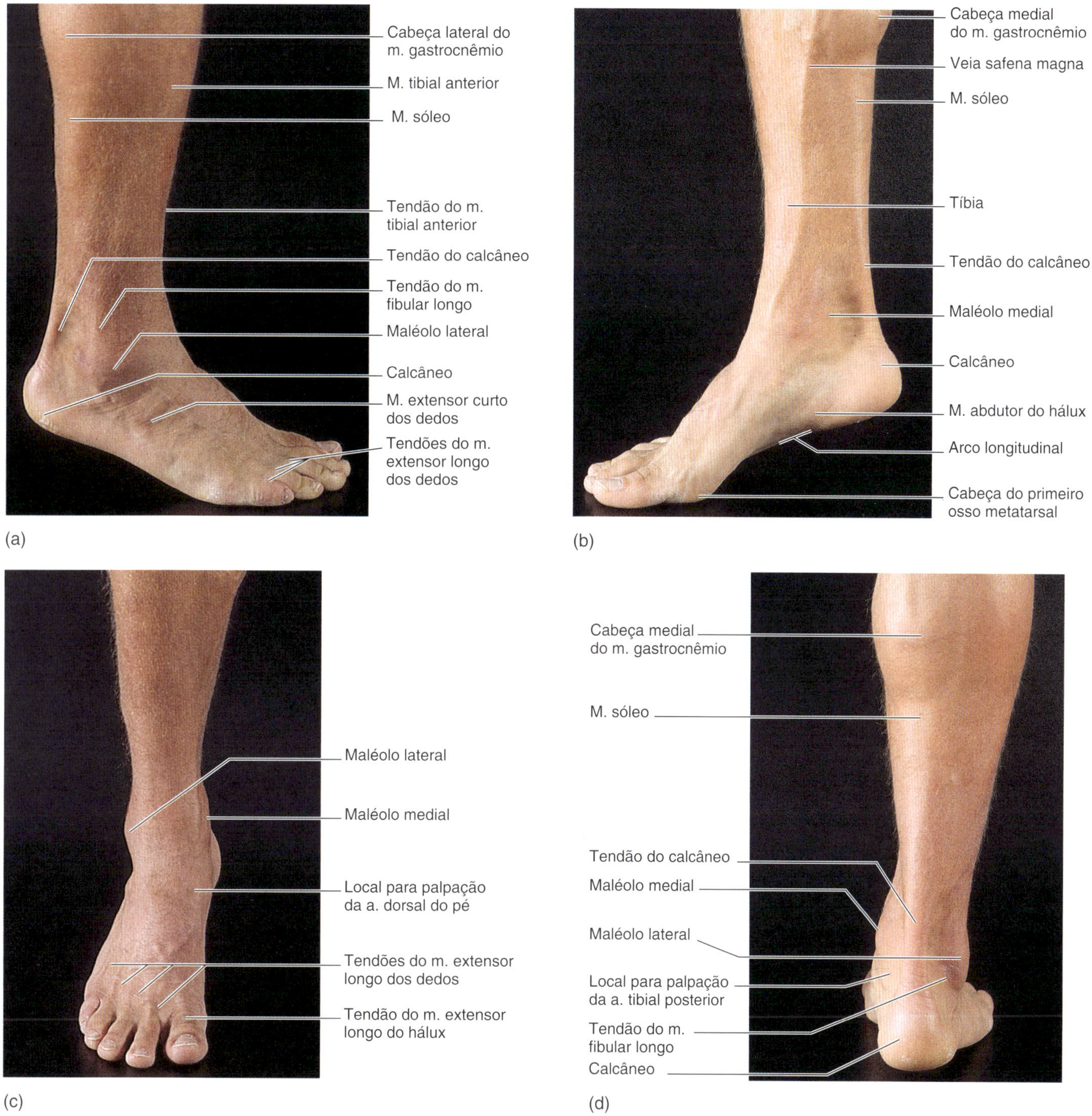

FIGURA 10.50 Perna e pé direitos. (*a*) Vista lateral, (*b*) vista medial, (*c*) vista anterior e (*d*) vista posterior.

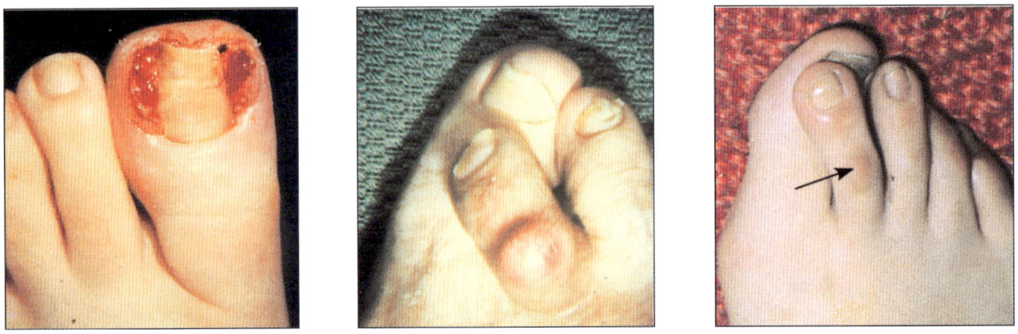

FIGURA 10.51 Afecções clínicas comuns do pé e dos dedos. (*a)* Unha encravada, (*b*) dedo em martelo e (*c*) calo.

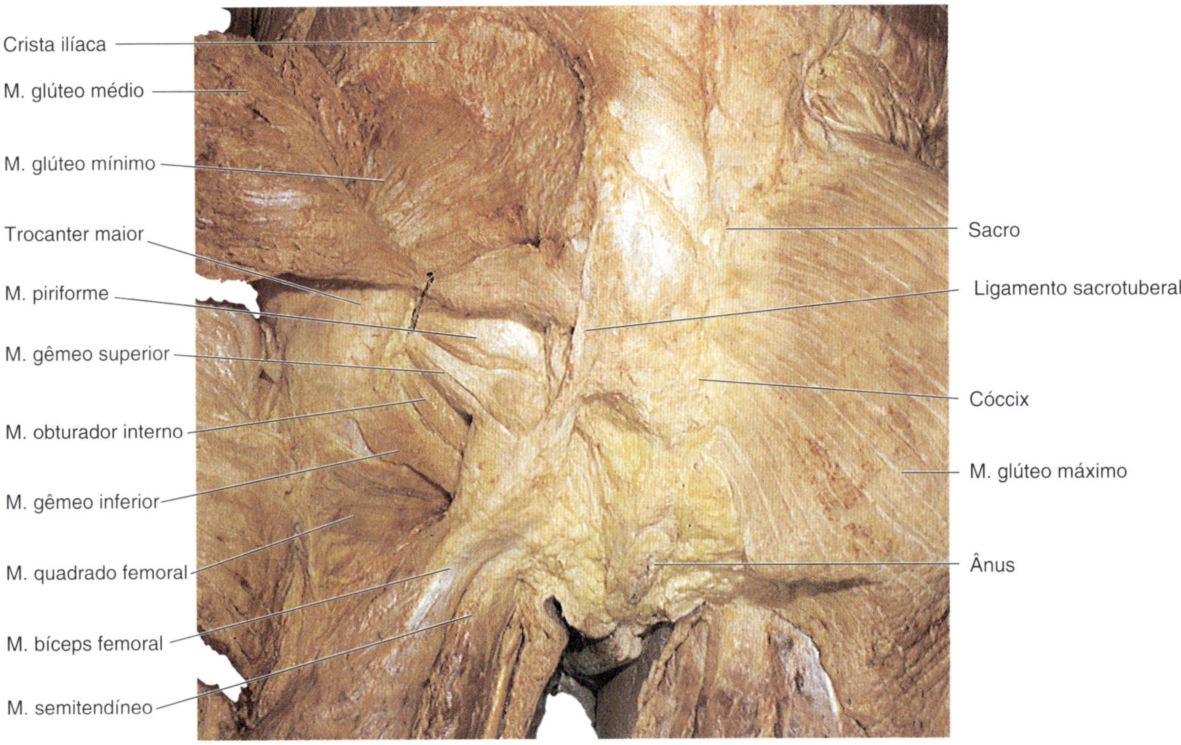

FIGURA 10.52 Regiões glúteas; os músculos superficiais estão expostos à esquerda, e os músculos profundos estão expostos à direita.

Anatomia Interna

A anatomia interna da região glútea e do membro inferior inclui as estruturas do quadril, coxa, joelho, perna e pé. As principais estruturas destas regiões estão expostas nas dissecções de cadáveres das figuras 10.52 a 10.57.

Avaliação de Conhecimentos

21. Quais são os pontos de reparo de superfície que formam os limites de uma região glútea?
22. Faça uma relação das estruturas clinicamente importantes que podem ser observadas ou palpadas na região glútea e no membro inferior.

CONSIDERAÇÕES CLÍNICAS

Regiões da Cabeça e do Pescoço

As regiões da cabeça e do pescoço altamente especializadas são extremamente vulneráveis aos traumatismos e doenças. Além disso, por causa da incrível complexidade destas regiões do corpo, são suscetíveis a numerosas afecções congênitas que ocorrem durante desenvolvimento pré-natal.

A natureza agressiva dos humanos reflete-se em parte por uma propensão para o contato físico nos esporte e velocidade nos veículos motorizados, colocando a cabeça humana e o pescoço em perigo constante de lesões. Agentes patogênicos disse-

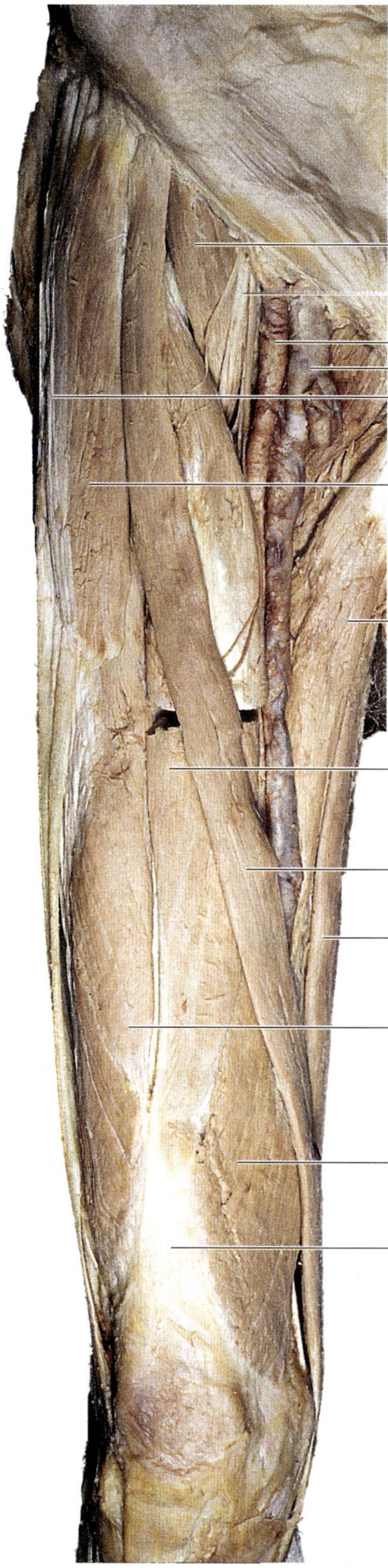

FIGURA 10.53 Vista anterior dos músculos superficiais da coxa direita.

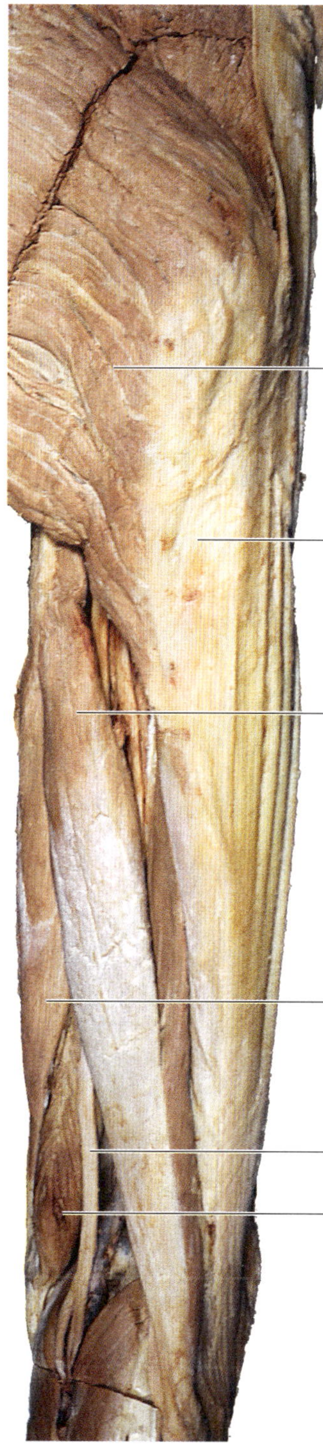

FIGURA 10.54 Vista posterior dos músculos superficiais do quadril e da coxa.

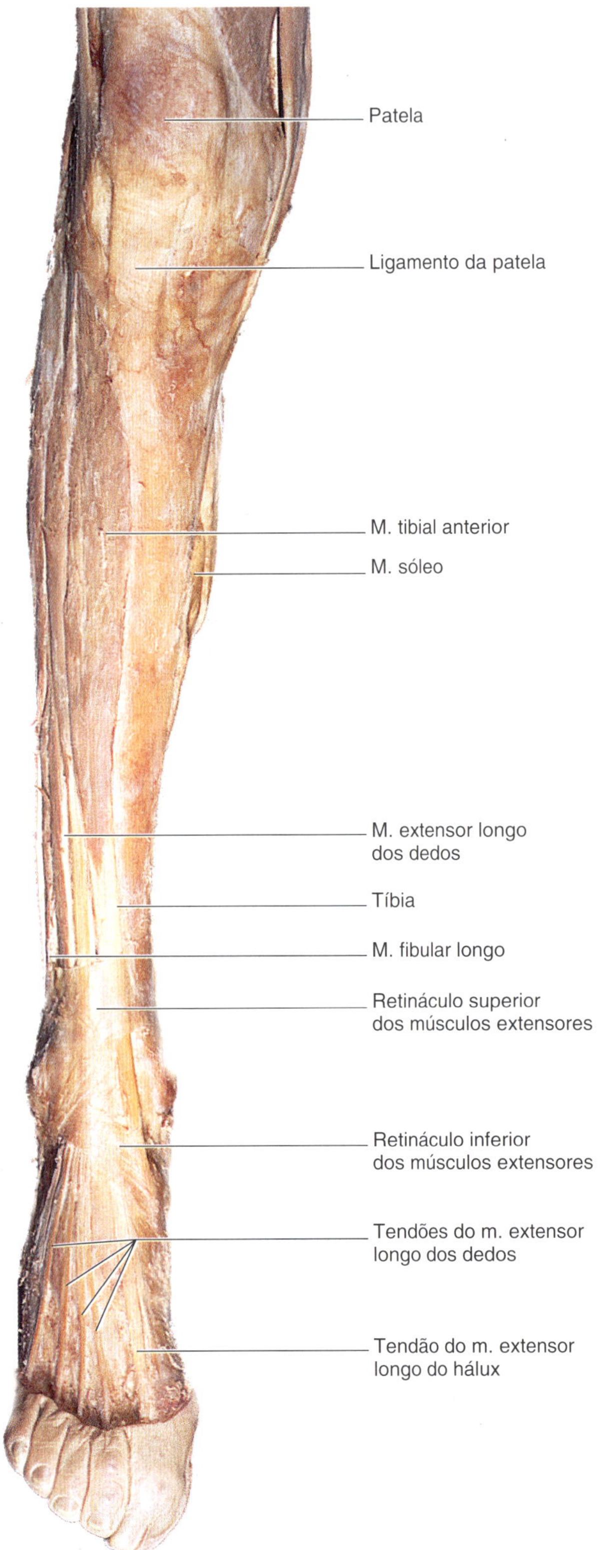

FIGURA 10.55 Vista anterior dos músculos superficiais da perna direita.

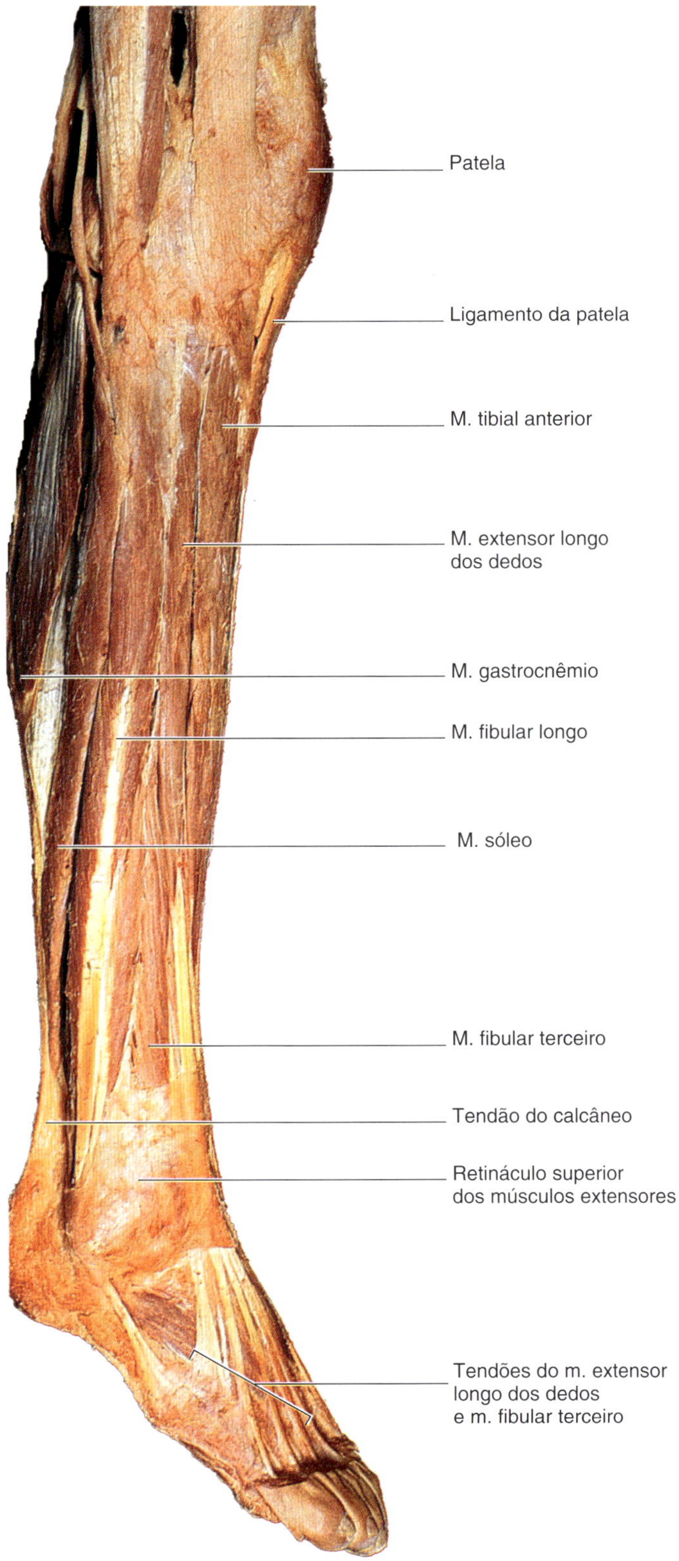

FIGURA 10.56 Vista lateral dos músculos superficiais da perna direita.

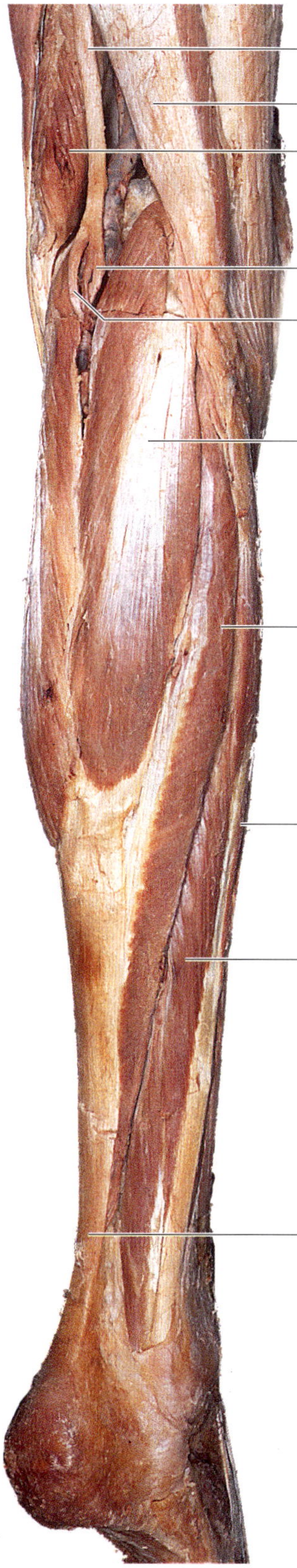

FIGURA 10.57 Vista posterior dos músculos superficiais da perna direita.

minam-se rapidamente para as estruturas internas da cabeça e do pescoço pelas várias aberturas da cabeça. Também o risco de contrair certas doenças é muito aumentado pela natureza social dos humanos.

Afecções do Desenvolvimento

Malformações congênitas das regiões da cabeça e do pescoço resultam de causas genéticas ou ambientais e geralmente são muito sérias. As malformações menos graves podem resultar em incapacidade funcional, enquanto que as malformações mais severas geralmente são incompatíveis com a preservação da vida.

Anencefalia, um subdesenvolvimento grave do encéfalo e dos ossos do crânio que o envolve, é sempre fatal. A causa da anencefalia é desconhecida, mas acredita-se que fatores genéticos e geográficos possam estar envolvidos. Gales do Sul, por exemplo, relata incidências tão altas de anencefalia quanto 1 caso em cada 105 nascimentos. Ocorre com maior freqüência em mulheres do que em homens, e a lesão no embrião em desenvolvimento verifica-se entre os dias 16 e 26 após a concepção.

Ossos cranianos e suturas alterados resultam em pressão sobre o encéfalo e se associam a vários tipos de afecções congênitas. A **microcefalia** é caracterizada pelo fechamento prematuro das suturas do crânio. Se a criança não for tratada, resultará em subdesenvolvimento do cérebro e retardo mental. **Encefalocele craniana** é uma condição na qual o crânio não se desenvolve corretamente, e porções do encéfalo protraem através dele, com freqüência. Na **hidrocefalia**, um acúmulo excessivo de líquido cerebrospinal dilata os ventrículos do encéfalo e provoca uma separação dos ossos do crânio.

A **fenda palatina** e o **lábio leporino** são situações congênitas comuns com vários graus de severidade. Uma divisão vertical em um lado, onde os processos maxilar e nasal mediano não se unem, constitui a fenda unilateral. Fenda bilateral ou dupla ocorre quando os processos maxilar e nasal mediano não se unem em ambos os lados.

Em torno dos 30 anos de idade, as suturas do crânio normalmente entram em sinostose e o crescimento dos ossos do crânio cessa. **Sinostoses prematuras** (**microcefalia**) são uniões precoces das suturas cranianas antes do cérebro ter alcançado seu tamanho normal. **Escafocefalia** é uma malformação na qual a sutura sagital fecha prematuramente. Na **plagiocefalia**, o crânio apresenta-se visivelmente torcido.

Traumatismos na Cabeça e no Pescoço

A cabeça e o pescoço são extremamente suscetíveis a traumas e golpes que em geral debilitam fisicamente se não forem fatais. Traumatismos na cabeça, pela frente ou por trás, freqüentemente causam **hemorragia subdural**, em conseqüência de rompimento das veias cerebrais superiores em seus pontos de entrada no seio sagital superior. Golpes laterais na cabeça ten-

sinostose: G. *syn*, junto; *osteon*, osso
escafocéfalo: G. *skaphe*, barco; *kephale*, cabeça
plagiocéfalo: G. *plagios*, oblíquo; *kephale*, cabeça

dem a ser menos graves porque a foice do cerebelo e o tentório do cerebelo (veja tabela 11.6) limitam o deslocamento do encéfalo, lateralmente. Com um súbito e violento movimento lateral da cabeça, como em um sério acidente de automóvel, a margem serrátil da asa menor do osso esfenóide pode lesar gravemente o encéfalo e romper nervos cranianos.

As artérias da cabeça e do pescoço são raramente atingidas por causa de suas elasticidades. Um forte golpe lateral na cabeça, contudo, pode romper a artéria carótida interna, e um som ensurdecedor deve ser percebido pela pessoa ferida quando o sangue rapidamente enche os seios cavernosos do osso temporal.

Fraturas do crânio são bastante comuns em adultos mas muito menos comuns em crianças. Os ossos cranianos de uma criança são elásticos, e ainda as suturas não se encontram ossificadas. O crânio de um adulto, contudo, tem elasticidade limitada e tende a quebrar. Um golpe duro na cabeça freqüentemente quebra o osso do lado oposto do crânio no que é chamado de **fratura de contragolpe**. O osso esfenóide, com seus numerosos forames, é o osso mais fraco do crânio, e com freqüência apresenta fratura de contragolpe em conseqüência de um golpe duro no topo da cabeça.

Os ossos da face que mais freqüentemente fraturam são os ossos nasais e a mandíbula. Traumatismos nestes ossos geralmente resultam em uma fratura simples que, em geral, não é séria. Contudo, se o septo nasal ósseo ou a lâmina cribriforme do osso etmóide fraturam, torna-se necessário um tratamento cuidadoso. Se a lâmina cribriforme for gravemente fraturada, pode ocorrer uma ruptura nas meninges e causar uma perda súbita de líquido cerebrospinal e morte.

O **sinal do chicote** é uma lesão comum no pescoço devido a um deslocamento súbito e forte da cabeça (veja fig. 11.48). Músculos, ossos, ou ligamentos podem ser lesados, além da medula espinal e nervos cervicais. Geralmente o sinal do chicote é extremamente doloroso e de difícil tratamento por causa das dificuldades em se diagnosticar a extensão da lesão.

Os órgãos dos sentidos no interior da cabeça também são muito propensos a traumatismos. Os olhos podem ser atingidos por súbitos raios luminosos, e ruídos altos podem romper a membrana timpânica da orelha média. Um golpe não penetrante no olho pode resultar em uma hérnia do conteúdo orbital através de uma fratura no soalho da órbita. Os nervos que controlam os olhos também podem ser lesados.

Doenças da Cabeça e do Pescoço

A cabeça e o pescoço são extremamente suscetíveis a infecções, especialmente ao longo das túnicas mucosas que revestem as aberturas do corpo. Sinusite, tonsilite, laringite, faringite, esofagite e resfriados são comuns e, periodicamente, doenças recorrentes se verificam nos revestimentos mucosos dos tratos digestório e respiratório situados na cabeça e no pescoço.

A área cutânea da cabeça mais suscetível a infecções se estende do lábio superior até a porção média do couro cabeludo. Uma infecção do couro cabeludo pode propagar-se pelo sistema circulatório para os ossos do crânio, causando **osteomielite**. A infecção pode se estender aos seios sagitais, causando **trombose dos seios venosos**. Um furúnculo na região facial pode secundariamente provocar trombose da veia facial ou expandir a infecção para os seios do crânio. Antes dos antibióticos, tais infecções dos seios tinham um índice de 90% de mortalidade.

A observação cuidadosa da cabeça por um médico pode ser útil no diagnóstico de algumas doenças e afecções graves do corpo. O nariz torna-se muito aumentado em uma pessoa com **acromegalia** e muito largo em uma pessoa com **hipotireoidismo**. O dorso do nariz está deprimido em uma pessoa com **sífilis congênita**.

A cor das túnicas mucosas da boca pode ser importante no diagnóstico de enfermidades. Lábios pálidos geralmente indicam *anemia*, lábios amarelos indicam *anemia perniciosa*, e lábios azuis são característicos de *cianose*, ou de problemas cardiovasculares. Na *doença de Addison*, as mucosas normalmente rosadas das bochechas apresentam áreas pigmentadas escuras.

Região Torácica

Afecções do Desenvolvimento

Quando ocorrem sérias deformidades do tórax, quase sempre são decorrentes de um crescimento excessivo das costelas. No **peito de pombo** (*pectus carinatum*), o esterno é empurrado para diante e para baixo como a quilha de um barco. No **tórax em funil** (*pectus excavatum*), o esterno é empurrado para trás e causa uma concavidade anterior no tórax. Raramente, pode haver uma ausência congênita de um par, ou de pares de costelas. A ausência de costelas deve-se ao desenvolvimento incompleto de vértebras torácicas, uma afecção denominada **hemivértebra**, e pode resultar em função respiratória prejudicada. Há 0,5% de ocorrência de **costela cervical**, e na metade das vezes é bilateral. Uma costela cervical está ligada ao processo transverso da sétima vértebra cervical, e tem uma parte anterior livre ou ligada à primeira (torácica) costela. A pressão de uma costela cervical sobre o plexo braquial pode provocar ardência, sensação de formigamento (parestesia) ao longo da margem ulnar do antebraço e atrofia dos músculos mediais (hipotenares) da mão.

O músculo peitoral maior pode estar ausente congenitamente, parcial ou completamente. Uma pessoa com esta anomalia parece ter um tórax escavado e é obrigado a confiar nas contrações de músculos sinergistas ao peitoral maior para a flexão na articulação do ombro.

O rápido e complexo desenvolvimento do coração e dos grandes vasos torácicos justifica as numerosas anormalidades congênitas que podem afetar estes órgãos (veja capítulo 16). Problemas congênitos do coração ocorrem em aproximadamente 3% de todos os nascimentos e são responsáveis por aproximadamente 50% das mortes precoces de crianças. Malformações cardíacas comumente originam-se de defeitos do desenvolvimento das válvulas do coração, do septo (atrial e/ou ventricular), ou de ambos. Um **forame oval permeável** é um exemplo de um defeito septal. Tal malformação pode permitir que sangue venoso do átrio direito se misture livremente com o sangue oxigenado do átrio esquerdo. Um **defeito septal ventricular** comumente ocorre na porção superior do septo interventricular e é geralmente mais sério do que um defeito do septo interatrial por causa das maiores pressões líquidas dos ventrículos e a maior possibilidade de insuficiência cardíaca.

Problemas valvulares congênitos são classificados como **insuficiência** (vazamento) ou **estenose** (constrição) de válvulas. O fechamento inadequado de uma valva permite o refluxo do sangue causando um som anormal chamado **sopro**. Sopros são comuns e geralmente não têm nenhum efeito adverso na saúde de uma pessoa.

A **tetralogia de Fallot** é uma combinação de quatro defeitos dentro do coração de um recém-nascido: (1) defeito septal interventricular, (2) dextroposição da aorta, (3) estenose pulmonar e (4) hipertrofia ventricular direita, e causa imediatamente cianose (criança azul). Embora a tetralogia de Fallot seja um dos defeitos cardíacos mais comuns, também é um dos mais simples de correção cirúrgica.

Desenvolvimento anormal do arco da aorta primitivo ocasionalmente resulta em um arco da aorta esquerdo e um arco da aorta direito. Neste caso, há também, geralmente, anomalias de outros vasos.

Traumatismos Torácicos

Por causa de sua elasticidade, a caixa torácica geralmente proporciona considerável proteção às vísceras torácicas. As costelas das crianças são altamente elásticas e as fraturas são raras. Contrariamente, as costelas dos adultos freqüentemente são fraturadas nos traumatismos diretos ou, indiretos, nas lesões por compressão. As costelas 3 até 8 são as mais comumente fraturadas. A primeira e a segunda costelas são um pouco protegidas pela clavícula e as últimas quatro costelas são mais flexíveis aos golpes. As cartilagens costais em pessoas idosas podem sofrer alguma ossificação, reduzir a flexibilidade da caixa torácica e causar alguma confusão quando se examina uma radiografia de tórax.

Uma possível complicação de uma fratura de costela é a perfuração do pulmão ou a protrusão de um fragmento de osso pela pele. Em qualquer caso, estarão rompidas as membranas pleurais resultando em provável **pneumotórax** (acúmulo de ar na cavidade pleural) ou um **hemotórax** (sangue na cavidade pleural).

Qualquer ferimento perfurante do tórax – de uma bala ou de uma faca, por exemplo – pode causar pneumotórax. **Atelectasia**, o colapso do pulmão ou parte dele, geralmente é o resultado de um pneumotórax, e torna a respiração extremamente difícil. Como cada pulmão é envolvido por sua própria cavidade pleural, o traumatismo de um pulmão, em geral, não afeta diretamente o outro pulmão.

O coração, a aorta ascendente e o tronco pulmonar estão envoltos pelo pericárdio fibroso. Um sério golpe no tórax, como bater na roda da direção em um acidente de automóvel, pode causar uma súbita onda de sangue dos ventrículos suficiente para romper a aorta ascendente. Tal lesão inundará o saco do pericárdio com sangue e provocará o **tamponamento cardíaco** (compressão líquida) e morte praticamente imediata.

tetralogia de Fallot: de Etienne L. A. Fallot, médico francês, 1850-1911

Doenças do Tórax

As principais causas de morte nos Estados Unidos são decorrentes de doenças ou deficiência orgânica dos órgãos torácicos. Conseqüentemente, os pontos de reparo de superfície do tórax são extremamente importantes para um médico como referências de localizações para a *palpação* (sentir com pressão firme), a *percussão* (batendo a ponta de um dedo sobre a extremidade de outro) e a *ausculta* (escutando com um estetoscópio). Como mencionado anteriormente, muitas costelas são visíveis em uma pessoa magra, e todas, menos a primeira e às vezes a décima-segunda, podem ser palpadas. O esterno, a clavícula e a escápula também proporcionam importantes pontos de reparo ósseo na avaliação do exame físico. As papilas mamárias no homem e na mulher pré-pubescente estão localizadas nos quartos espaços intercostais. A posição da papila mamária esquerda em homens propicia um guia para escutar vários sons cardíacos.

A importância clínica das mamas femininas encontra-se em sua periódica fase de atividade (durante a gravidez e a lactação) e na sua suscetibilidade a alterações neoplásicas. As mamas e glândulas mamárias são altamente suscetíveis a infecções, cistos e tumores. A posição superficial das mamas permite efetivo tratamento através da cirurgia e radioterapia se os tumores forem descobertos precocemente. A importância do *auto-exame da mama* (veja capítulo 21) não pode ser menosprezado. O câncer de mama, ou **carcinoma da mama**, apenas é ultrapassado pelo câncer pulmonar como a malignidade mais comum nas mulheres. Sem tratamento, o câncer de mama é fatal. Uma em nove mulheres irá desenvolver câncer de mama, e um terço destas morrerá da doença.

Os pulmões podem ser examinados por percussão, ausculta ou inspeção. O *broncoscópio* permite ao médico examinar a traquéia, a carina, os brônquios principais e os brônquios segmentares. Um broncoscópio também permite ao médico remover corpos estranhos dessas vias aéreas. Objetos engolidos que são aspirados para além da glote se alojam em 90% das vezes no brônquio principal direito por causa de seu alinhamento praticamente vertical com a traquéia.

Os pulmões são locais freqüentes de cânceres. Felizmente, cada pulmão é dividido em lobos separados que permitem ao cirurgião remover a parte doente e deixar o resto do pulmão intato. Pneumonia, tuberculose, asma, pleurite e enfisema são outras doenças comuns que direta ou indiretamente afligem os pulmões.

Doenças cardiovasculares são a principal causa de morte nos Estados Unidos. Incluído entre estas doenças está o ataque cardíaco que é causado por um fornecimento insuficiente de sangue ao miocárdio **(isquemia miocárdica)**. A circulação cardíaca insuficiente é em razão de um acúmulo de placas ateroscleróticas ou a presença de um trombo. Um ataque do coração geralmente é acompanhado por fortes dores no tórax **(angina pectoris)** e comumente através de dor referida, percebida como se originando no braço e no ombro esquerdos. Se a deficiência coronária for continuada, resulta em necrose no local do tecido causando uma perda permanente de fibras musculares cardíacas **(infarto do miocárdio)**. Necrose cardíaca extensa resulta em parada cardíaca.

Fibrilação ventricular é atividade elétrica aleatória, desorganizada no interior da parede ventricular do coração. A conseqüente perda de contração ventricular coordenada prejudica circulação coronária e resulta em pressão baixa, ou **hipotensão**. Se a fibrilação ventricular continuada não for tratada, resultará em morte.

Várias outras doenças do coração incluem infecções da membrana serosa **(pericardite)**, infecção do revestimento das câmaras do coração **(endocardite)**, infecção das válvulas (*endocardite bacteriana*) e lesões imunológicas nas válvulas, como acontece na *febre reumática*. Doenças valvulares podem causar o mal funcionamento das cúspides e resultar em um coração dilatado.

Região Abdominal

Afecções do Desenvolvimento

O desenvolvimento das vísceras abdominais a partir do endoderma e do mesoderma é um processo altamente integrado, complexo e rápido; as vísceras são, portanto, suscetíveis a uma ampla série de malformações congênitas.

O diafragma se desenvolve simultaneamente em quatro direções, como músculo esquelético fundindo-se na direção do centro posterior. A falha dos tecidos musculares em se fundirem resulta em uma **hérnia diafragmática congênita** (*hiatal*). Esta abertura anormal no diafragma pode permitir que certas vísceras abdominais se projetem no interior da cavidade torácica.

O papel do umbigo no desenvolvimento dos sistemas urinário, circulatório e digestório fetais pode apresentar alguns defeitos congênitos interessantes.

Um **úraco permeável** é uma abertura da bexiga urinária para o exterior através do umbigo. Durante o desenvolvimento, esta abertura, por curto período de tempo é normal. O fechamento do úraco ocorre, na maioria dos fetos, com o desenvolvimento progressivo do sistema urinário. Um úraco permeável, geralmente, não será diagnosticado a não ser que haja extrema dificuldade com a micção, tal como ocorre com uma próstata aumentada. Em tais casos, um pouco de urina pode ser forçada através do úraco permeável para fora do umbigo.

O **divertículo de Meckel** é a anomalia mais comum do intestino delgado e resulta da falha do saco vitelino embrionário em se atrofiar completamente. Presente em aproximadamente 3% da população, o divertículo de Meckel consiste em uma bolsa, com aproximadamente 6,5 cm de comprimento, que se assemelha ao apêndice vermiforme. Forma-se próximo ao centro do íleo, e pode terminar livremente ou fixo à parede abdominal anterior perto do umbigo. Como o apêndice, o divertículo de Meckel está propenso a infecções; pode ficar inflamado, e os sintomas produzidos são semelhantes aos da apendicite. Por isso, em geral, é retirado como medida preventiva quando descoberto durante a cirurgia abdominal.

A conexão do íleo do intestino delgado com o exterior, às vezes, está permeável na hora do nascimento; esta afecção chama-se *fístula fecal*. Através dela sai matéria fecal pelo umbigo e deve ser corrigida cirurgicamente em um recém-nascido.

Divertículo de Meckel: de Johann Friedrich Meckel, anatomista alemão, 1724-1774

Outras partes do trato gastrointestinal também são locais comuns de problemas congênitos. Na **estenose do piloro** há um estreitamento do óstio pilórico do estômago que é o resultado da hipertrofia da camada muscular do esfíncter do piloro. Esta afecção é mais comum em homens do que em mulheres, e os sintomas geralmente aparecem precocemente na infância. A abertura estreitada interfere na passagem do alimento para o duodeno e portanto provoca a dilatação do estômago, vômitos e perda de peso. O tratamento requer uma incisão cirúrgica do músculo esfíncter do piloro.

Megacólon congênito (doença de Hirschsprung) é uma doença na qual não se desenvolvem os gânglios na túnica submucosa e o plexo mientérico em uma parte do colo. A ausência destes gânglios resulta na dilatação da porção afetada do colo por causa da falta de inervação e tônus muscular. Na ausência de peristaltismo, há severa constipação. O tratamento envolve a ressecção cirúrgica da porção afetada do colo.

Malformações congênitas podem ocorrer em qualquer víscera abdominal, mas a maioria dessas doenças é sem conseqüências. Baços acessórios, por exemplo, ocorrem em aproximadamente 10% da população. Localizados próximos ao hilo do baço, estes órgãos supranumerários são pequenos (aproximadamente 1 cm em diâmetro), em número de dois a cinco, e são apenas moderadamente funcionais. Geralmente se atrofiam dentro de alguns anos após o nascimento.

Muitas variações podem ocorrer na formação dos rins. Freqüentemente são multilobados, fusionados, ou malposicionados (veja fig. 19.17). Também pode haver mais que os dois normais. No caso de um rim anômalo, há comumente uma variação no suprimento vascular. É comum haver múltiplas artérias renais que se destinam a um rim. A maioria das anomalias renais não provoca problemas sérios.

Um padrão anormal de produção de hormônios sexuais no embrião pode resultar em considerável malformação do desenvolvimento dos genitais. Estas anomalias podem ser apenas de preocupação estética, ou podem tornar o órgão não funcionante. Algumas podem ser tão severas que podem impossibilitar a determinação do sexo de um indivíduo baseando-se na aparência externa. A maioria destas afecções pode ser corrigida cirurgicamente. Também de interesse clínico e tratáveis são os vários problemas que podem ocorrer durante o descenso do testículo para o escroto. No desenvolvimento normal do feto masculino, os testículos devem estar em posição escrotal em torno da vigésima-oitava semana de gestação. Se eles não tiverem descido por ocasião do nascimento, constitui uma afecção chamada **criptorquidismo**, e a intervenção médica pode ser necessária.

Traumatismo Abdominal

A caixa torácica, o omento (veja fig. 18.3) e o suporte pendente das vísceras abdominais oferecem alguma proteção aos traumatismos. Contudo, ferimentos perfurantes, compressão e golpes graves no abdome podem resultar em dano abdominal sério.

O grande e denso fígado, localizado no quadrante superior direito do abdome, é bastante vulnerável aos golpes traumáticos,

doença de Hirschsprung: de Harold Hirschsprung, médico dinamarquês, 1830-1916 ferimentos cortantes ou perfurantes de costelas fraturadas. Um fígado lacerado é extremamente grave por causa da possibilidade de hemorragia interna desse órgão vascular.

O baço é outro órgão altamente vascularizado que freqüentemente é atingido, especialmente em traumatismos abdominais abruptos. Um baço rompido causa hemorragia interna grave e choque. Sua rápida remoção (*esplenectomia*) é necessária para impedir que o paciente sangre até a morte. O baço pode também romper-se espontaneamente por causa de doenças infecciosas que causam sua hipertrofia.

Ruptura do pâncreas não é tão comum como a ruptura do baço, mas pode ocorrer se uma forte compressão do abdome superior forçar o pâncreas contra a coluna vertebral. O perigo da ruptura do pâncreas é o derramamento do suco pancreático na cavidade peritoneal, ação digestiva subseqüente e peritonite.

Os rins são vulneráveis aos traumatismos na região lombar, como o trauma de um golpe. Como o rim está cheio de líquido, o golpe em um lado se propaga pelo rim e pode possivelmente romper a pelve renal ou a parte proximal do ureter. Sangue na urina é sintomático de lesão renal. O tratamento médico de um rim traumatizado varia com a severidade da lesão.

Traumatismos nos genitais externos de homens e mulheres são ocorrências relativamente comuns. A posição pendente do pênis e do escroto os torna vulneráveis às forças de compressão. Por exemplo, se um trabalhador de construção escorregar montado em uma viga de aço, os seus genitais externos podem ser comprimidos entre a viga e o seu púbis. Neste tipo de acidente, o pênis (incluindo a uretra) pode se abrir ao meio, e um ou ambos os testículos podem ser esmagados.

Traumatismos nos genitais externos da mulher em geral resulta de abuso sexual. Rupturas da vagina e deslocamentos do útero são comuns em meninas molestadas. As conseqüências físicas e mentais são, em geral, sérias.

Doenças Abdominais

Qualquer órgão abdominal pode ser atingido por uma série de doenças. A cobertura de todas essas doenças vai além do âmbito deste texto; assim sendo, será apresentada uma avaliação de algumas afecções gerais.

O conhecimento das regiões clínicas do abdome (veja figs. 2.15 e 2.16) e dos órgãos situados no interior dessas regiões (veja tabela 2.4) é fundamental para o médico realizar o exame físico. Também é importante identificar as localizações da linha alba, que se estendem do processo xifóide à sínfise púbica, ao umbigo, ao ligamento inguinal, aos ossos e processos que podem ser palpados na caixa torácica, e ao cíngulo do membro inferior.

Peritonite é a principal preocupação clínica. O peritônio é a membrana serosa da cavidade abdominal. Reveste a parede abdominal como peritônio parietal, e recobre os órgãos viscerais como peritônio visceral. A cavidade peritoneal é o espaço umedecido entre as lâminas parietal e visceral do peritônio. A peritonite resulta de qualquer tipo de contaminação da cavidade peritoneal, a partir de um ferimento perfurante, de doenças conduzidas pelo sangue, ou da ruptura de um órgão visceral. Nas mulheres, a peritonite é com freqüência uma complicação de infecções do sistema reprodutor que entraram na cavidade peritoneal pelas tubas uterinas. Sem tratamento médico, a peritonite é geralmente fatal.

Úlceras podem ocorrer ao longo do trato gastrointestinal. *Úlceras pépticas* – erosões das túnicas mucosas do estômago ou duodeno – são produzidas pela ação do ácido clorídrico (HCl) contido no suco gástrico. Agentes que debilitam a túnica mucosa que reveste o estômago, como álcool e aspirina e hipersecreção do suco gástrico, que pode acompanhar a tensão (estresse) crônica, aumentam a probabilidade de formação de úlceras pépticas. A bactéria *Helicobacter pylori*, que pode estar presente no trato gastrointestinal, também pode contribuir para o enfraquecimento das barreiras da mucosa.

Enterite, ou inflamação da mucosa intestinal, é freqüentemente referida como influenza intestinal. Causas de enterites incluem infecções bacterianas ou virais, alimentos ou líquidos irritantes e tensão (estresse) emocional. Os sintomas são dor abdominal, náusea e diarréia. *Diarréia* é sintomática de inflamação, tensão, e outras disfunções orgânicas do corpo. Em crianças, é de imensa importância clínica por causa da rápida desidratação.

Ombro e Membro Superior

Afecções do Desenvolvimento

Vinte oito dias após a concepção, um broto de membro aparece no lado lateral superior do embrião que posteriormente se torna um dos ombros e membros superiores. Três semanas depois (7 semanas após a concepção) o ombro e o membro superior estão presentes na forma de primórdio mesenquimal de osso e músculo. É durante estas 3 semanas cruciais do desenvolvimento que podem ocorrer as malformações dos membros.

Se uma mulher grávida usa certas drogas teratogênicas ou é exposta a certas doenças (vírus da *rubéola*, por exemplo) durante o desenvolvimento do embrião, há uma grande probabilidade do membro estar incompletamente desenvolvido. Houve um número grande de ocorrências de deformidades dos membros entre 1957 e 1962 como resultado das mulheres que ingeriram o sedativo talidomida durante o início da gravidez para aliviar as náuseas matutinas. Calculou-se que sete mil crianças foram malformadas por esta droga. As malformações variaram de *micromelia* (membros curtos) a *amelia* (ausência de membros).

Embora as deformidades genéticas do ombro e membro superior sejam numerosas, só algumas são relativamente comuns. A **deformidade de Sprengel** afeta o desenvolvimento de uma ou de ambas as escápulas. Nesta afecção, a escápula é menor do que a normal e está posicionada em nível elevado. Em conseqüência, a abdução do braço não é possível além de um ângulo reto ao plano do corpo.

Defeitos menores dos membros são malformações relativamente comuns. Dedos extranumerários, uma afecção chamada **polidactilia**, é a deformidade mais comum do membro. Em geral,

---

deformidade de Sprengel: de Otto G. K. Sprengel, cirurgião alemão, 1852-1915 um dedo extra está incompletamente formado e é não funcionante. **Sindactilia**, ou dedos fusionados, é igualmente uma malformação do membro relativamente comum. Polidactilia é herança com caracter dominante, enquanto que a sindactilia é um caracter recessivo.

Traumatismos no Ombro e no Membro Superior

A ampla variedade de lesões no ombro e no membro superior compreende desde lesões dos ossos e músculos, tendões, vasos e nervos circunvizinhos até o comprometimento da forma das articulações por entorses ou luxações.

Não são raros os traumatismos no ombro e no membro superior de um recém-nascido no decorrer de um trabalho de parto difícil. **Paralisia do membro superior no nascimento** (*paralisia de Erb-Duchenne*) é o tipo mais comum de lesão por ocasião do nascimento, causada por uma abertura exagerada do ângulo entre a cabeça e o ombro. O uso do fórceps para girar o feto no útero, ou a tração da cabeça durante o parto, podem causar esta lesão. O local da lesão é a junção das vértebras C5 e C6 (*o ponto de Erb*), quando formam o tronco superior do plexo braquial. A conseqüência da lesão é a paralisia dos abdutores e rotadores laterais do ombro e dos flexores do cotovelo. O braço ficará permanentemente pendurado ao lado do corpo, em rotação medial.

A estabilidade do ombro é largamente dependente do suporte da clavícula e do acrômio da escápula, superiormente, e dos tendões que formam o manguito rotador, anteriormente. Quando o suporte é fraco ao longo da face inferior da articulação do ombro, são freqüentes as luxações nessa direção. Lesões deste tipo são comuns em atletas envolvidos em jogos esportivos onde ocorre contato de corpos. Puxões súbitos do braço também são causas prováveis de luxação do ombro, especialmente em crianças que têm músculos frágeis transpondo esta região.

Fraturas são comuns em qualquer local do ombro e do membro superior. Muitas fraturas resultam do ato de estender o braço na tentativa de amortizar uma queda. A clavícula é o osso que mais freqüentemente fratura no corpo. Também são comuns as fraturas do úmero que em geral são sérias por causa de possíveis lesões de nervos e vasos que acompanham o osso. O colo cirúrgico do úmero é um local comum de fraturas. Neste ponto, o nervo axilar é freqüentemente lesado e assim limita a abdução do braço. Uma fratura no terço médio do úmero pode danificar o nervo radial e causar paralisia dos músculos extensores da mão (mão caída). Uma fratura do olécrano atinge comumente o nervo ulnar resultando na paralisia dos músculos flexores da mão e dos músculos adutores do polegar. A parte distal do rádio freqüentemente é fraturada (fratura de Colles) nas quedas com o braço estendido. Nesta fratura, a mão é deslocada para trás e para cima.

Lesões em jogos esportivos geralmente envolvem o membro superior. Extensões repetidas do punho contra uma força, como acontece durante as jogadas no tênis, podem causar **epicondilite lateral** (cotovelo do tenista). A utilização de uma cinta no cotovelo ou de uma faixa de compressão podem ajudar a reduzir a dor, mas a área deve ser considerada curada somente se a causa for eliminada.

Atletas, com freqüência, machucam um dedo quando uma bola lançada com força atinge a falange distal com os dedos estendidos causando uma flexão abrupta na articulação entre as falanges média e distal. Imobilizar o dedo por um período de tempo pode ser suficiente; contudo, pode ser necessária uma cirurgia para evitar um encurvamento permanente do dedo.

Doenças do Ombro e do Membro Superior

Inflamações em determinados locais do ombro ou do membro superior são as únicas afecções clínicas comuns e endêmicas nestas regiões. **Bursites**, por exemplo, podem especificamente atingir qualquer uma das numerosas bolsas do ombro, do cotovelo, ou das articulações do punho. Há vários tipos de **artrites**, mas geralmente elas envolvem articulações sinoviais ao longo do corpo mais do que nas mãos e nos dedos.

A **síndrome do túnel do carpo** é causada pela compressão do nervo mediano pelo retináculo dos músculos flexores do carpo que constitui a superfície palmar do túnel do carpo. A compressão do nervo resulta em uma sensação ardente dolorosa ou entorpecimento dos primeiros três dedos e alguma atrofia muscular. A compressão é proveniente de uma inflamação do ligamento carpal transverso que pode ser corrigida por cirurgia.

Tenossinovite é uma inflamação da bainha sinovial do tendão no punho ou na mão. Infecções de bainhas digitais são bastante comuns em conseqüência de ferimentos perfurantes em que agentes patogênicos entram na bainha sinovial. O aumento da pressão pelo inchaço da bainha infetada pode causar forte dor e eventualmente resultar em necrose dos tendões flexores. A perda da função da mão pode ser evitada pela drenagem da bainha sinovial e tratamento com antibióticos.

Quadril e Membro Inferior

Afecções do Desenvolvimento

O desenvolvimento embrionário do quadril e do membro inferior segue o padrão de desenvolvimento do ombro e do membro superior: o aparecimento do broto do membro é seguido pela formação do primórdio mesenquimal de ossos e músculos na forma de apêndices. O desenvolvimento do membro inferior, contudo, retarda em relação ao do membro superior em 3 ou 4 dias.

As probabilidades de deformidades congênitas dos quadris e dos membros inferiores em um recém-nascido são poucas se a mãe gestante for saudável e bem nutrida, especialmente antes e durante o desenvolvimento embrionário. As poucas malformações congênitas que ocorrem geralmente possuem uma base genética.

Na **luxação congênita do quadril**, o acetábulo não se desenvolve adequadamente, e a cabeça do fêmur desliza para fora do acetábulo sobre a face glútea do ílio. Se esta afecção não for tratada, a criança nunca poderá caminhar normalmente.

Paralisia de Erb–Duchenne: de Wilhelm H. Erb, neurologista alemão, 1840–1921 e Guillaume G.A. Duchenne, neurologista francês, 1806–1875

Fratura de Colles: de Abraham Colles, cirurgião irlandês, 1773–1843

Polidactilia e sindactilia acontecem nos pés como também nas mãos. O tratamento dos pés é o mesmo tratamento das mãos.

Pé torto é uma malformação congênita na qual a planta do pé está torcida medialmente. Não está comprovado se o posicionamento anormal ou restrição de movimentos no útero causam pé torto, mas fatores genéticos e ambientais estão envolvidos na maioria dos casos.

Traumatismos no Quadril e no Membro Inferior

Como acontece com o ombro e membro superior, uma variedade de situações traumáticas estão associadas com o quadril e com o membro inferior, que variam desde lesões dos ossos e músculos, tendões, vasos e nervos circunvizinhos, até o comprometimento da forma das articulações por entorses ou luxações.

Luxações do quadril são conseqüências comuns e graves de acidentes de automóvel quando o cinto de segurança não é usado. Quando o quadril está em posição de flexão, como sentado em um assento, uma força súbita aplicada à extremidade distal do fêmur levará a cabeça do fêmur para fora do acetábulo. Neste tipo de lesão, há comumente lesão do nervo isquiático.

Traumatismo das raízes nervosas que formam o nervo isquiático também pode ocorrer a partir de um disco herniado ou pressão do útero durante a gravidez. Uma injeção aplicada erradamente na nádega pode lesar o próprio nervo isquiático. Lesão do nervo isquiático geralmente é muito dolorosa e se manifesta ao longo de toda extensão posterior do membro inferior.

Fraturas são comuns em qualquer localização do quadril e membro inferior. Atletas e pessoas idosas parecem ser mais vulneráveis. A *osteoporose* enfraquece notadamente os ossos das regiões do quadril e da coxa e os torna vulneráveis para as fraturas. Um local comum de fraturas especialmente em mulheres idosas é no colo do fêmur. Uma fratura deste tipo pode estar complicada por interrupção vascular e nervosa. Um golpe direto no joelho deve freqüentemente fraturar a patela. Um traumatismo, potencialmente mais sério do joelho, contudo, é uma lesão cortante, causada por um golpe no lado lateral. Neste tipo de agressão, há geralmente lesão do ligamento cruzado e do menisco. Complicações sérias surgem se o nervo fibular comum, que atravessa a fossa poplítea, for lesado. Neste caso ocorre a paralisia do tornozelo e dos músculos extensores de pé (pé caído) e inversão do pé.

Fraturas de esforço dos ossos longos do membro inferior são comuns em atletas. "*Shinsplints*", uma afecção dolorosa dos músculos anteriores da perna e de suas fixações periosteais, é acompanhada freqüentemente de fraturas de esforço da tíbia. Fraturas de esforço dos ossos metatarsais podem ser muito dolorosas, embora possam não aparecer em radiografias. Freqüentemente, o único modo para curar as fraturas de esforço consiste em evitar a prática de exercícios.

Entorses são comuns nas articulações do membro inferior. Ligamentos e tendões podem se romper de acordo com a gravidade da entorse. Entorses são acompanhadas comumente de *sinovite*, uma inflamação da cápsula articular.

Doenças do Quadril e do Membro Inferior

Como no ombro e membro superior, infecções no quadril e membro inferior – como bursites e tendinites – podem estar localizadas em qualquer parte do quadril ou do membro inferior. Igualmente, vários tipos de artrites podem afetar as articulações nestas regiões.

Várias doenças de pele afligem o pé, inclusive pé de atleta, verrugas plantares e desidrose. A maioria das doenças dos pés pode ser evitada, ou se elas acontecerem, podem ser tratadas eficientemente.

Como doenças arteriais obstrutivas são comuns em pessoas idosas, a palpação da artéria tibial posterior é em geral clinicamente importante na avaliação física, e pode ser realizada palpando com suavidade entre o maléolo medial e o tendão do calcâneo.

Muitas doenças neuromusculares têm um efeito direto na capacidade funcional do membro inferior. *Distrofia muscular* e *poliomielite* são doenças sérias por causa da paralisia muscular.

Resposta do Estudo de Caso Clínico

A paciente sofreu um pneumotórax de tensão porque uma costela fraturada abriu um canal anormal entre a cavidade pleural e o ar externo. Toda vez que ela inspirava, a queda relativa da pressão intratorácica sugava ar para o interior da cavidade pleural, mas nenhum ar saía com a expiração. Em pouco tempo, o seu hemitórax esquerdo ficou distendido, comprimindo o conteúdo mediastinal para o lado direito do tórax resultando na queda da pressão sangüínea. Esta situação é fatal a menos que o ar seja retirado da cavidade pleural afetada. A veia jugular interna, que se encontra anormalmente distendida, é considerada clinicamente como diagnóstico de disfunção cardíaca

PRÁTICA CLÍNICA 10.1

Da mesma maneira que o conhecimento da anatomia de superfície e regional é importante para um médico que executa um exame físico, os médicos também precisam conhecer as relações dos órgãos internos para interpretar as radiografias. As imagens são produzidas em radiografias pela transmissão de raios X através de tecidos de diferentes densidades. Nas interfaces de tecidos diferentes há, freqüentemente, uma diferença de densidades que resulta em linhas de contorno nas radiografias, linhas estas que mostram os contornos dos órgãos e permitem aos médicos analisar o tamanho, a forma e as relações com outros órgãos. Nesta radiografia do abdome, identifique os órgãos ou estruturas indicadas pelas linhas no desenho esquemático que a acompanha.

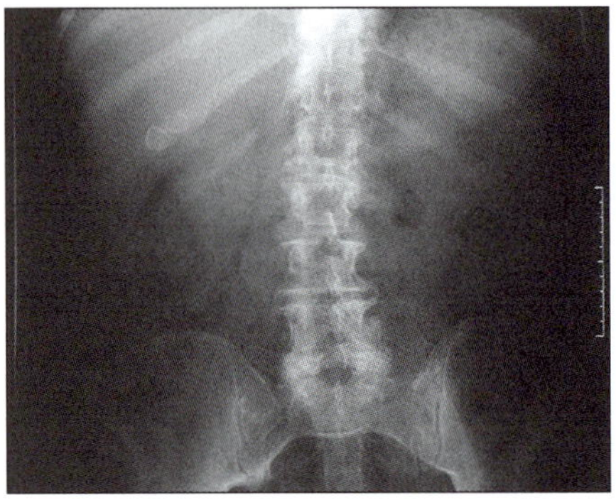

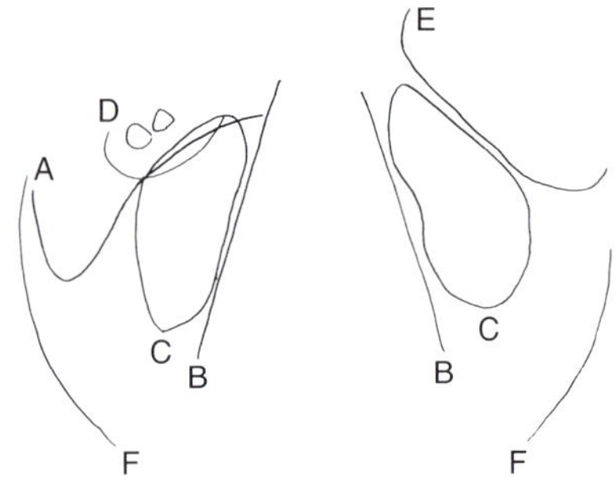

A.
B.
C.
D.
E.
F.

Resumo do Capítulo

Introdução à Anatomia de Superfície (pp. 297-298)

1. A anatomia de superfície procura identificar as estruturas do corpo através de inspeção visual e palpação, e tem grande aplicação na manutenção da aptidão física, no diagnóstico e no tratamento médico.
2. A maioria dos ossos do esqueleto são palpáveis e fornecem pontos de reparo para localizar outras estruturas anatômicas.
3. A eficiência da inspeção visual e da palpação no estudo da anatomia de superfície de uma pessoa é influenciada pela espessura da hipoderme que varia conforme a quantidade de tecido adiposo subcutâneo presente.

Anatomia de Superfície do Recém-nascido (pp. 298-300)

1. Certos aspectos da anatomia de superfície de um neonato são de importância clínica na averiguação do grau de desenvolvimento físico, saúde em geral, e possíveis anormalidades congênitas.
2. A postura de um neonato normal de termo é de flexão.
3. Partes da pele e do tecido subcutâneo de um neonato estão tipicamente edemaciadas. O verniz caseoso cobre o corpo e lanugens podem estar presentes na cabeça, pescoço e dorso.
4. Os fontículos, o fígado e os rins devem ser palpáveis, como também os testículos no homem.

Cabeça (pp. 300-305)

1. Pontos de reparo de superfície do crânio incluem a fronte, a parte superior da cabeça, os músculos temporais, o cabelo e o contorno do couro cabeludo.
2. A face está constituída pelas regiões orbital que contorna o olho, auricular da orelha, nasal que pertence ao sistema respiratório, e a oral que atende os sistemas digestório e respiratório.

Pescoço (pp. 306-309)

1. Órgãos importantes estão localizados no interior do flexível pescoço, e estruturas que são essenciais para a subsistência do corpo passam pelo pescoço em direção ao tronco.
2. O pescoço consiste nas regiões cervicais anterior, laterais direita e esquerda e posterior.
3. Dois trígonos maiores e seis menores, cada um dos quais contendo estruturas específicas, estão localizados em cada lado do pescoço.
   (a) O trígono cervical anterior contém os trígonos carótico, submandibular, submentual e muscular.
   (b) O trígono cervical lateral contém os trígonos supraclavicular e omoclavicular.

Tronco (pp. 309-318)

1. Órgãos viscerais vitais no tronco tornam a anatomia de superfície desta região especialmente importante.
2. O sulco mediano posterior é visível e os processos espinhosos das vértebras e a escápula são palpáveis no dorso.
3. Estruturas palpáveis do tórax incluem o esterno, as costelas e o ângulo costal.
4. Os pontos de reparo de anatomia de superfície importantes do abdome incluem a linha alba, o umbigo, o arco costal, a crista ilíaca e o púbis.

Pelve e Períneo (p. 318)

1. A crista ilíaca, a sínfise púbica e o ligamento inguinal são pontos de reparo pélvicos importantes.
2. O períneo é a região que contém os genitais externos e o ânus.

Ombro e Membro Superior (pp. 319-325)

1. A anatomia de superfície do ombro e membro superior é importante por causa dos traumatismos freqüentes nessas regiões. Vasos do membro superior também são usados como pontos de pressão e para aplicações de injeções intravenosas ou retirada de sangue para exames.
2. A escápula, a clavícula e o úmero são palpáveis no ombro.
3. A axila é importante clinicamente por causa dos vasos, nervos e linfonodos ali localizados.
4. A artéria braquial é um importante ponto de pressão no braço. A veia intermédia do cotovelo é importante para retirada de sangue ou para terapia intravenosa.
5. A ulna, o rádio e seus processos são pontos de reparos palpáveis no antebraço.
6. Os nós das articulações metacarpofalângicas, as unhas e os tendões dos músculos extensores no antebraço podem ser observados no dorso da mão.
7. Pregas de flexao e a eminência tenar são importantes pontos de reparo de superfície na palma da mão.

Região Glútea e Membro Inferior (pp. 326-330)

1. Os volumosos ossos e músculos da região glútea e membro inferior atuam na sustentação do peso e na locomoção. Muitos dos pontos de reparo de superfície destas regiões são importantes na locomoção ou nas disfunções da locomoção.
2. As saliências das regiões glúteas são formadas pelos músculos glúteos e estão separadas pela fenda interglútea.
3. A coxa tem três grupos musculares: anterior (quadríceps femoral), medial (adutores) e posterior (músculos do jarrete).
4. O trígono femoral e a fossa poplítea são pontos de reparo importantes clinicamente.
5. As estruturas da perna incluem a tíbia e a fíbula, os músculos da panturrilha e as veias safenas.
6. A anatomia de superfície do pé inclui estruturas adaptadas para sustentar o peso do corpo, manter o equilíbrio e funcionar durante a locomoção.

Atividades de Revisão

Questões Objetivas

1. As sobrancelhas estão localizadas sobre
   (a) rima das pálpebras
   (b) sulco subtarsal
   (c) couro cabeludo
   (d) cristas supra-orbitais
   (e) ambas c e d
2. Qual das seguintes estruturas não é parte da orelha?
   (a) trago (c) lóbulo da orelha
   (b) asa (d) hélice
3. Quais das seguintes palavras estruturalmente pares estão associadas incorretamente?
   (a) lábio leporino/filtro
   (b) nariz quebrado/násio
   (c) perfuração da orelha/lóbulo da orelha
   (d) olho escuro/concha
4. A conjuntiva
   (a) cobre todo o bulbo do olho
   (b) é uma membrana não mucosa espessa
   (c) secreta lágrimas
   (d) não se aplica nenhuma das anteriores
5. Qual das seguintes estruturas não deve ser palpada no interior da região cervical anterior?
   (a) laringe
   (b) osso hióide
   (c) traquéia
   (d) vértebras cervicais
6. A palpação de um pulso arterial no pescoço é melhor obtido no trígono
   (a) carótico
   (b) supraclavicular
   (c) submentual
   (d) submandibular
   (e) muscular
7. Qual nervo encontra-se posteriormente ao epicôndilo medial do úmero?
   (a) ulnar
   (b) mediano
   (c) radial
   (d) braquial
   (e) cefálico
8. Qual dos seguintes pontos de reparo de superfície não deve ser observado em uma pessoa obesa?
   (a) incisura jugular
   (b) músculos escapulares
   (c) clavículas
   (d) processos espinhosos
   (e) fenda interglútea
9. Qual par de músculos forma as margens anterior e posterior da axila?
   (a) deltóide/peitoral maior
   (b) bíceps braquial/tríceps braquial
   (c) latíssimo do dorso/peitoral maior
   (d) tríceps braquial/peitoral maior
   (e) latíssimo do dorso/deltóide
10. Veias varicosas ocorrem quando qual(is) das seguintes alarga(m)-se excessivamente?
   (a) veias safenas
   (b) veias tibiais
   (c) veia ilíaca externa
   (d) veia poplítea
   (e) todas as anteriores

Questões Dissertativas

1. Faça uma lista de quatro pontos de reparos de superfície do crânio e explique como o crânio se relaciona com o couro cabeludo.
2. Identifique as quatro regiões da face e faça uma lista com pelo menos dois pontos de reparo de superfície de cada região.
3. Quais pontos de reparo de superfície podem ser observados no tronco de qualquer pessoa, independente de quanto obesa essa pessoa possa ser?
4. Identifique os dois trígonos maiores do pescoço e cite os seis trígonos menores associados. Comente a importância de conhecer os limites desses trígonos e as estruturas específicas contidas em cada um deles.
5. Denomine quatro estruturas que são palpáveis ao longo da linha mediana anterior do pescoço.
6. Quais os três ossos que são encontrados na região do ombro? Cite os pontos de reparo de superfície que podem ser observados ou palpados em cada um desses ossos.
7. Identifique os tendões ou vasos que podem ser observados ou palpados ao longo da face anterior do punho. Quais os nervos que passam através dessa região?
8. Descreva as localizações das artérias que podem ser palpadas quando pulsam nas seguintes regiões: (a) pescoço, (b) braço, (c) antebraço, (d) coxa e (e) tornozelo. Quais dessas são consideradas clinicamente pontos de pressão?
9. Descreva as localizações das seguintes regiões: (a) fossa cubital, (b) trígono femoral, (c) axila, (d) períneo e (e) fossa poplítea. Comente a importância clínica de cada uma dessas regiões.

10. Descreva a localização anatômica onde cada uma das estruturas seguintes deve ser observada ou palpada: (a) fixações tendíneas distais dos músculos do jarrete (posterior da coxa); (b) trocanter maior; (c) veias safenas magna e parva; (d) artérias femoral, tibial posterior e dorsal do pé; e (e) maléolo medial.

Questões de Análise Crítica

1. Na tarde de sábado, um ciclista sem capacete teve uma queda violenta. Ele apresentou cortes profundos na frente do seu joelho, parte de trás do cotovelo, horizontalmente no couro cabeludo, e na bochecha de sua face. Quais áreas seriam as mais difíceis de juntar com suturas e assim necessitariam de mais tempo para cicatrizar? Por que as diferenças nas várias regiões?
2. O conhecimento da anatomia de superfície é fundamental para o médico intensivista quando for necessário o acesso vascular para a administração rápida de líquidos e medicamentos nas grandes veias do pescoço. Para tanto é usada com maior freqüência a cateterização das veias jugular interna e subclávia. Pode você associar a posição destas veias com pontos de reparo de superfície no pescoço? Recorra às figuras 16.34 e 16.35 para a localização destas veias. Qual poderia ser uma complicação possível pela utilização da veia subclávia?
3. É necessário que o médico tome muito cuidado para o acesso vascular à artéria ou veia femorais. Como estas estruturas se colocam uma em relação a outra e quais as outras estruturas que existem na vizinhança? (Recorra à fig. 10.52.)

Tecido Nervoso e Sistema Nervoso Central

11

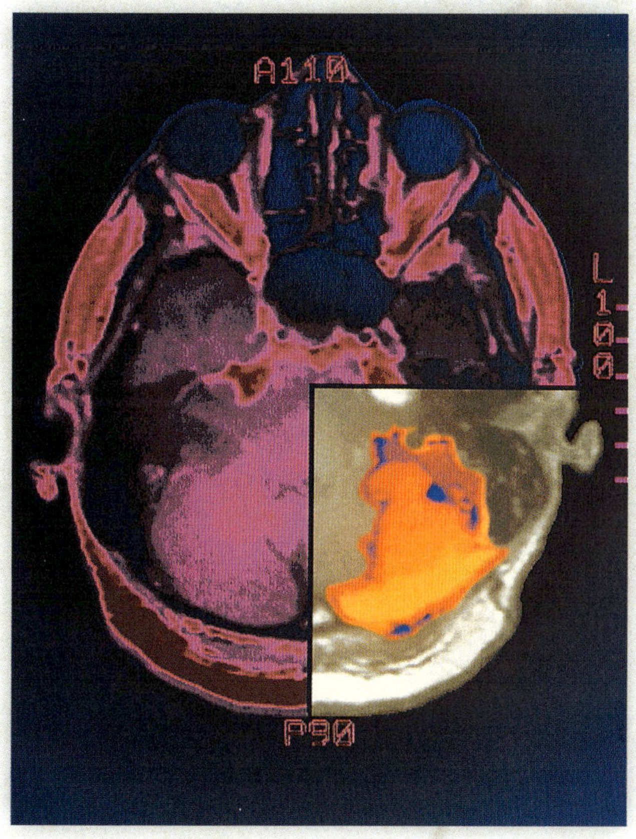

FIGURA: Os avanços em imagenologia radiográfica desenvolveram bastante a visualização de estruturas anatômicas, e constituem auxiliares indispensáveis para o diagnóstico clínico.

Estudo de Caso Clínico

Uma mulher de 56 anos de idade apresentou-se para uma consulta com o médico da família para avaliação de uma dor de cabeça que a estava incomodando há quase um mês. Durante a entrevista a paciente disse sentir o seu braço esquerdo "fraco e um pouco difícil de controlar". Ao examiná-la, o doutor constatou que o membro superior esquerdo estava realmente com a força diminuída. Ele também verificou enfraquecimento, embora menos significante, no membro inferior esquerdo. A sensibilidade nos membros parecia normal, embora com discreta rigidez e reflexos hiperativos. Preocupado, disse à paciente que ela precisava submeter-se a uma tomografia computadorizada de sua cabeça, e explicou que poderia haver um problema em seu "cérebro", possivelmente um tumor ou outra lesão. Depois de entrar em contato com o radiologista e explicar o caso de sua paciente, o doutor comentou discretamente que acreditava saber onde o problema estava localizado.

Por que o doutor sugeriu à paciente que poderia haver problema no interior de seu "cérebro" quando os sintomas de fraqueza eram nos membros, e apenas em um lado do seu corpo? Também, como ele podia saber a localização do suposto tumor no cérebro? Em qual lado do cérebro e em qual lobo estaria? Explique a diminuição da força muscular em termos de vias neuronais desde o cérebro até os membros.

Sugestão: Procure recordar as funções de controle e integração do encéfalo. Estude com atenção as informações e as figuras referentes às estruturas e funções do encéfalo e os tratos neuronais.

ORGANIZAÇÃO E FUNÇÕES DO SISTEMA NERVOSO

O sistema nervoso central e o sistema nervoso periférico são os componentes estruturais do sistema nervoso, enquanto o sistema nervoso autônomo é um componente funcional. Juntos, eles orientam e coordenam as atividades do corpo, permitem a assimilação de experiências e programam o comportamento instintivo.

Objetivo 1 Descrever as divisões do sistema nervoso.

Objetivo 2 Definir *neurologia*; definir *neurônio*.

Objetivo 3 Fazer uma relação das funções do sistema nervoso.

O encéfalo, imensamente complexo, e sua miríade de vias conectivas constituem o sistema nervoso. O sistema nervoso, juntamente com o sistema endócrino, regulam as funções dos outros sistemas do corpo. O encéfalo, contudo, faz muito mais – e seu potencial é, talvez, muito menosprezado. É incompreensível que a personalidade, os pensamentos e as aspirações resultem do funcionamento de um órgão do corpo. Para Platão o encéfalo era "a nossa parte mais divina". O processo do pensamento deste órgão inventou a tecnologia para lançar foguetes no espaço, curou doenças, mapeou o genoma humano e fracionou os átomos. Mas com todas estas realizações, o cérebro permanece ainda amplamente desconhecido em seus próprios funcionamentos.

Neurologia, o estudo do sistema nervoso, é reconhecida como a última fronteira da anatomia funcional. Questões básicas sobre o funcionamento do sistema nervoso permanecem sem resposta: Como as células nervosas armazenam e recuperam a memória? Quais são as funções dos muitos compostos químicos no

neurologia: G. *neuron*, nervo; L. *logus*, estudo do

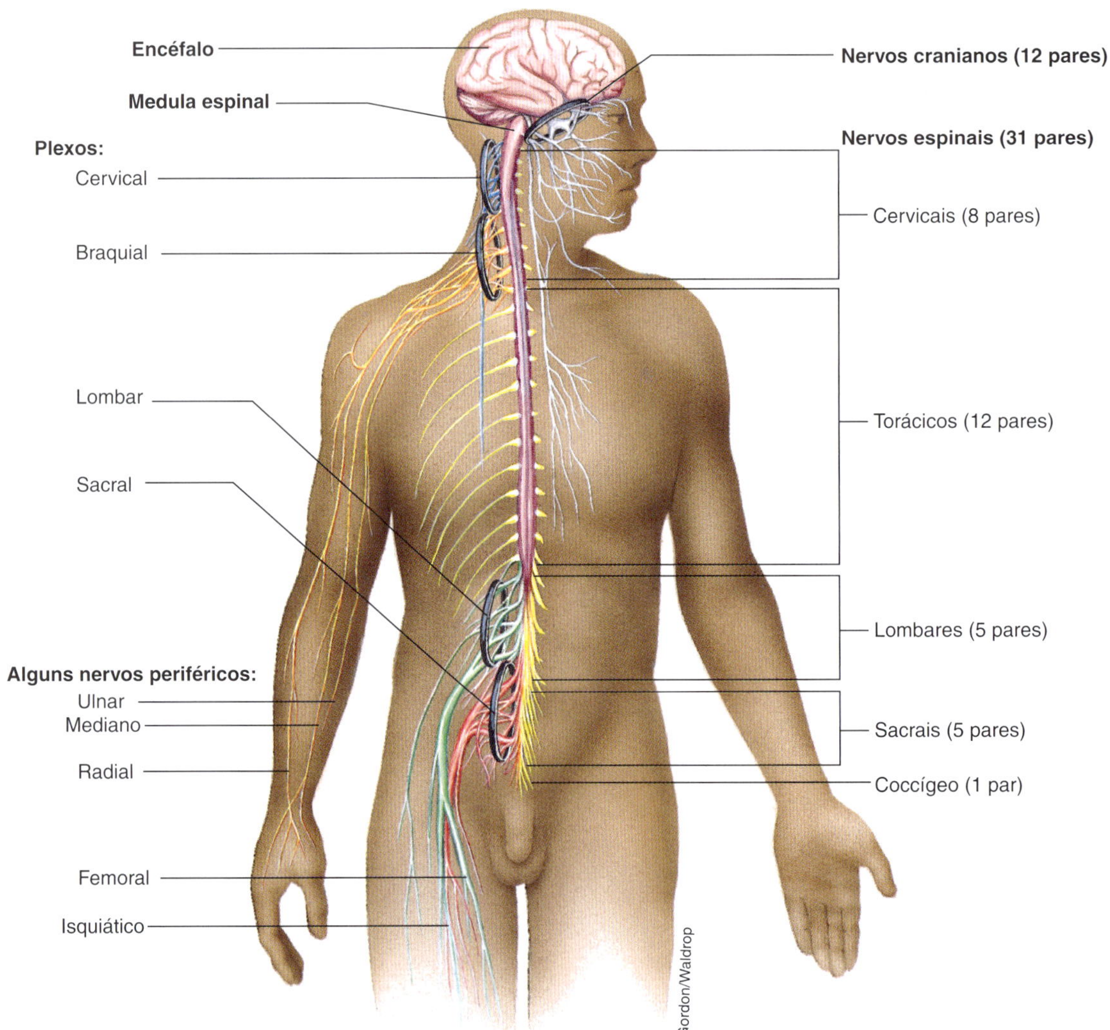

FIGURA 11.1 O sistema nervoso. O sistema nervoso central (SNC) compreende o encéfalo e a medula espinal. O sistema nervoso periférico (SNP) compreende os nervos cranianos e os nervos espinais. Também fazem parte do SNP os plexos e os ramos nervosos que se originam dos nervos cranianos e espinais. O sistema nervoso autônomo (SNA) é uma subdivisão funcional do sistema nervoso.

TABELA 11.1 Estruturas Selecionadas do Sistema Nervoso e suas Definições

Estrutura	Definição
Sistema nervoso central (SNC)	Compreende o encéfalo e a medula espinal; contém substâncias cinzenta e branca e é recoberto por ossos e meninges
Sistema nervoso periférico (SNP)	Compreende nervos, gânglios e plexos nervosos
Sistema nervoso autônomo (SNA)	Partes simpática e parassimpática do sistema nervoso que controlam as atividades dos órgãos viscerais e a pele
Meninges	Conjunto de três membranas fibrosas que envolvem o SNC, consiste na dura-máter, aracnóide-máter e pia-máter.
Líquido cerebrospinal (LCS)	Meio aquoso, claro, que faz flutuar e manter a homeostasia no encéfalo e na medula espinal
Neurônio	Célula estrutural e funcional do sistema nervoso; também chamada célula nervosa
Neurônio motor (eferente)	Célula nervosa que transmite potencial de ação do SNC para um órgão efetor, tal como um músculo ou uma glândula
Neurônio sensitivo (aferente)	Célula nervosa que transmite potencial de ação de um órgão receptor para o SNC
Nervo	Feixe de fibras nervosas (porções alongadas dos neurônios)
Plexo nervoso	Convergência ou rede de nervos
Nervo motor somático	Nervo que inerva o músculo esquelético; conduz os impulsos que causam a contração muscular
Nervo motor autônomo	Nervo que inerva o músculo liso, o músculo cardíaco e as glândulas; conduz os impulsos que causam a contração (ou inibem a contração) do músculo liso e do músculo cardíaco e a secreção das glândulas
Gânglio	Agrupamento de corpos celulares nervosos fora do SNC
Núcleo	Agrupamento de corpos celulares nervosos no interior do SNC
Trato	Feixe de fibras nervosas interligando regiões do SNC

interior do encéfalo? O que provoca a debilidade mental ou a senilidade? Cientistas ainda estão desenvolvendo a tecnologia e os conhecimentos necessários para entender a complexidade funcional do sistema nervoso. As próximas décadas irão testemunhar, indubitavelmente, maiores progressos nas pesquisas a fim de atingir os objetivos neste campo de estudo.

Organização do Sistema Nervoso

O sistema nervoso está dividido em **sistema nervoso central** (SNC), que inclui o encéfalo e a medula espinal, e o **sistema nervoso periférico** (*SNP*), que inclui os *nervos cranianos* que se originam no encéfalo e os *nervos espinais* que se formam a partir da medula espinal (fig. 11.1 e tabela 11.1).

O **sistema nervoso autônomo (SNA)** é uma subdivisão funcional do sistema nervoso. Os centros controladores do SNA estão localizados no interior do encéfalo e são considerados partes do SNC; as porções periféricas do SNA são subdivididas em **divisões simpática** e **parassimpática**.

Funções do Sistema Nervoso

O sistema nervoso é especializado em receber e responder a ocorrências em nossos ambientes interno e externo. A consciência do meio ambiente é tornada possível através de **neurônios** (células nervosas), que são altamente especializados no que se refere à excitabilidade e condutividade. As funções do sistema nervoso ao longo do corpo juntamente com o sistema endócrino (veja capítulo 14) são de coordenar as atividades dos outros sistemas do corpo. Além de integrar as atividades do corpo, o sistema nervoso tem a capacidade de armazenar experiências (*memória*) e estabelecer padrões de respostas com base em experiências anteriores (*aprendizado*).

As funções do sistema nervoso incluem

1. orientação do corpo em relação aos ambientes interno e externo;
2. coordenação e controle das atividades do corpo;
3. assimilação de experiências necessárias para memória, aprendizado e inteligência; e
4. programação do comportamento instintivo (aparentemente mais importante em outros vertebrados do que em humanos).

Estas quatro funções dependem da capacidade do sistema nervoso em monitorar mudanças, ou *estímulos*, do interior e do exterior do corpo; em interpretar as mudanças em um processo chamado *integração*; e em efetuar respostas ativando músculos ou glândulas. Assim sendo, falando em termos gerais, o sistema nervoso tem funções *sensitivas*, *de integração* e *motoras*, todas as quais trabalham conjuntamente para manter a constância interna ou homeostasia do corpo.

Um instinto também pode ser chamado de um *padrão de ação fixa*; tipicamente, é especificado geneticamente com pequenas modificações ambientais. É ativado somente por um estímulo específico. Alguns dos instintos básicos em humanos incluem a sobrevivência, alimentar-se, beber, vomitar e falar. Alguns ecologistas (cientistas que estudam o comportamento animal) acreditam que a reprodução torna-se um comportamento instintivo a partir da puberdade.

Avaliação de Conhecimentos

1. Faça a distinção entre o SNC e SNP. Quais são as subdivisões das partes periféricas do SNA?
2. Explique por que a neurologia é considerada uma ciência dinâmica.

Exposição do Desenvolvimento

O Encéfalo

EXPLICAÇÃO

A indicação inicial do desenvolvimento do tecido nervoso ocorre em torno dos 17 dias após a concepção, quando um espessamento aparece ao longo de toda extensão dorsal do embrião. Este espessamento, chamado **placa neural** (exibição I), diferencia-se e posteriormente dá lugar a todos os **neurônios** e à maioria das **neuróglias** que sustentam os neurônios. Na seqüência do desenvolvimento, a linha mediana da placa neural invagina-se para formar o **sulco neural**. Ao mesmo tempo, há uma proliferação de células ao longo das margens laterais da placa neural, que se tornam as espessas **pregas neurais**. O sulco neural continua se aprofundando enquanto as pregas neurais se elevam. No vigésimo dia,

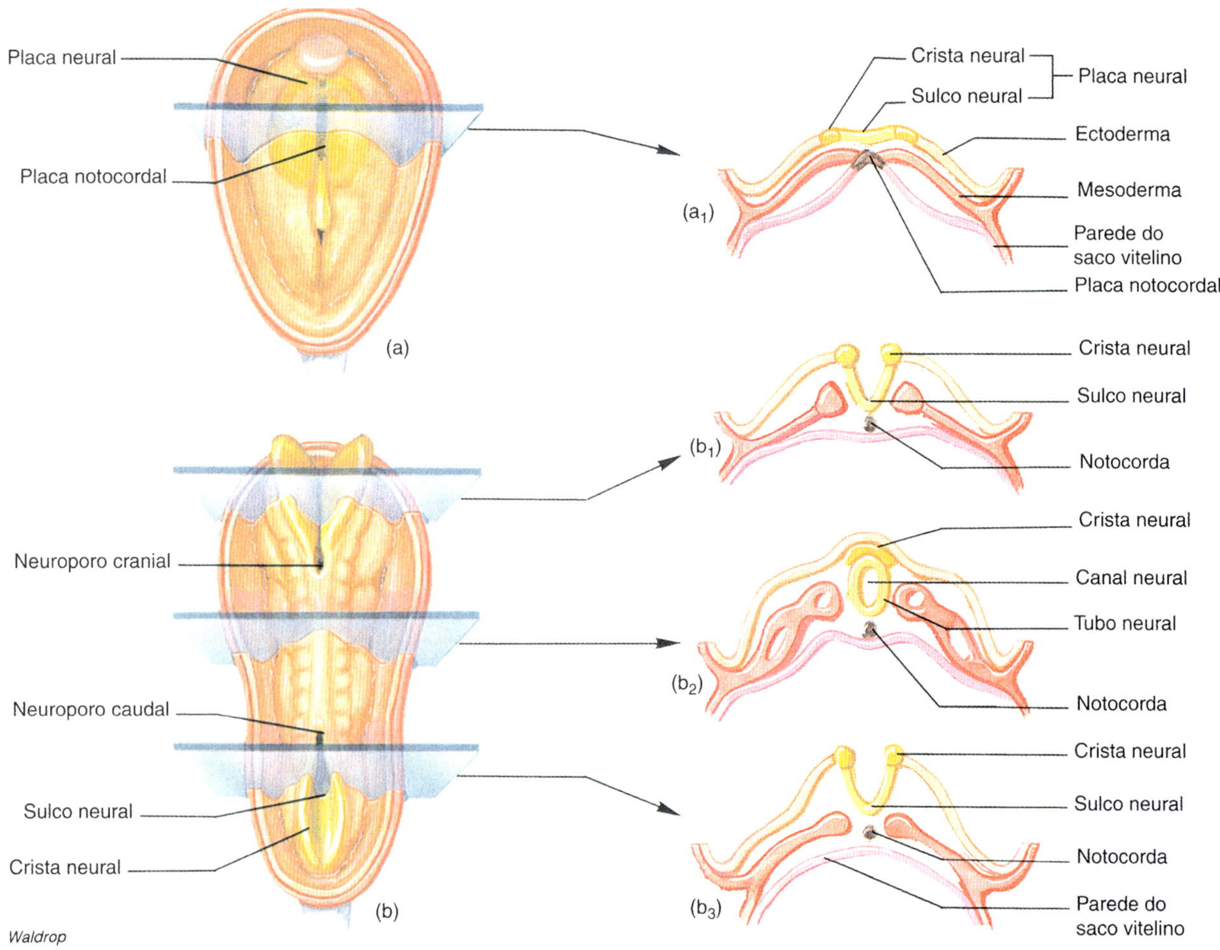

EXIBIÇÃO I O início do desenvolvimento do sistema nervoso a partir do ectoderma embrionário. (*a*) Vista dorsal de um embrião de 18 dias mostrando a formação da placa neural e a posição de um corte transversal indicada em (a_1). (*b*) Vista dorsal de um embrião de 22 dias mostrando os neuroporos cranial e caudal e as posições de três cortes transversais indicados em (b_1-b_3). (Observe a fusão do tubo neural em vários níveis no embrião de 22 dias. Observe também a relação da notocorda com o tubo neural.)

as pregas neurais se encontram e se fundem na linha mediana, e o sulco neural se transforma no **tubo neural**. Durante pouco tempo, o tubo neural é aberto cranial e caudalmente. Estas aberturas, chamadas **neuroporos**, se fecham durante a quarta semana. Uma vez formado, o tubo neural separa-se do ectoderma e posteriormente se desenvolve como sistema nervoso central (encéfalo e medula espinal). A **crista neural** forma-se das pregas neurais quando elas se fundem longitudinalmente ao longo da linha mediana dorsal. A maior parte do sistema nervoso periférico (nervos cranianos e espinais) deriva da crista neural. Parte das células da crista neural se afasta da massa principal do tecido e migra para outros locais onde se diferencia em células nervosas motoras do sistema nervoso simpático ou em células de Schwann, que são um tipo de células neurogliais importantes no sistema nervoso periférico.

O encéfalo começa seu desenvolvimento embrionário quando a extremidade cefálica do tubo neural começa a crescer rapidamente e se diferenciar (exibição II). Na metade da quarta semana, tornam-se evidentes três dilatações distintas: o **prosencéfalo** (anterior), o **mesencéfalo** (meio) e o **rombencéfalo** (posterior). Em fase posterior do desenvolvimento, durante a quinta semana, formam-se cinco regiões específicas. O **telencéfalo** e o **diencéfalo** derivam do prosencéfalo, o mesencéfalo permanece inalterado, e o **metencéfalo** e **mielencéfalo** formam-se a partir do rombencéfalo. A parte caudal do mielencéfalo continua com a medula espinal com a qual se assemelha.

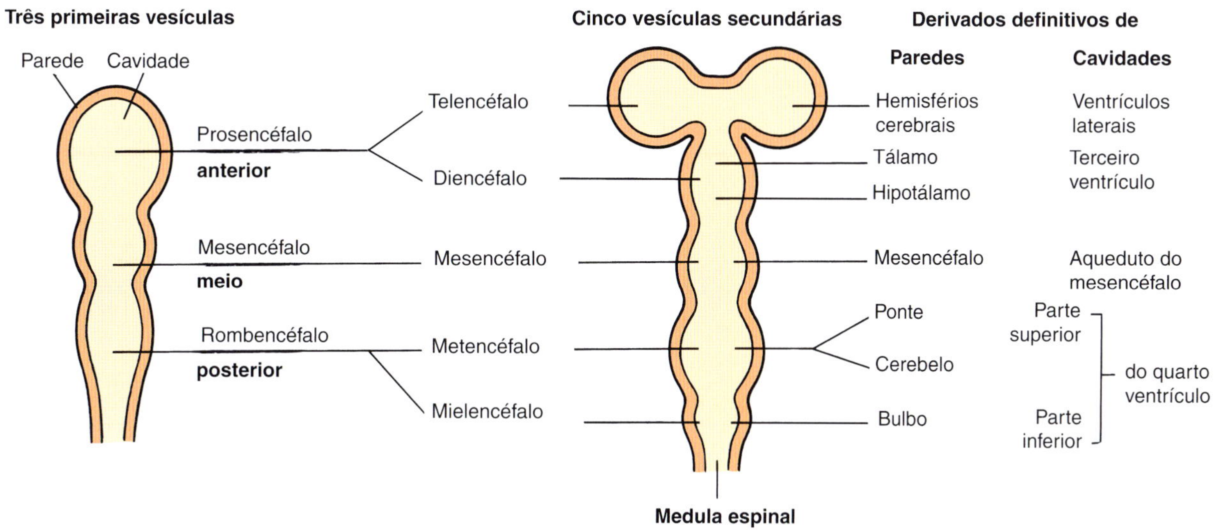

EXIBIÇÃO II A seqüência de desenvolvimento do encéfalo. Durante a quarta semana, formam-se as três regiões principais do encéfalo. Durante a quinta semana, desdobram-se em cinco regiões e as estruturas específicas do encéfalo começam a se formar.

NEURÔNIOS E NEURÓGLIAS

Neurônios apresentam muitas formas, mas todos contêm dendritos para recepção de impulsos nervosos e um axônio para a condução de impulsos nervosos. Os vários tipos de neurônios podem ser classificados com base na estrutura ou na função. Tipos diferentes de neuróglias dão sustentação aos neurônios, estrutural e funcionalmente.

Objetivo 4 Descrever a estrutura microscópica de um neurônio.

Objetivo 5 Descrever como são formadas as bainhas de neurilema e de mielina.

Objetivo 6 Fazer uma relação dos tipos de neuróglias e descrever as suas funções.

Objetivo 7 Descrever as funções e as localizações das fibras nervosas sensitivas e motoras.

O sistema nervoso altamente especializado e complexo é formado por apenas duas categorias principais de células – neurônios e neuróglias. **Neurônios** são as unidades estruturais e funcionais básicas do sistema nervoso, especializados para responder a estímulos físicos e químicos, conduzir impulsos e liberar reguladores químicos específicos. Através destas atividades, os neurônios executam funções como armazenar memória, pensar e regular outros órgãos e glândulas. Neurônios não podem se dividir mitoticamente, embora alguns neurônios possam regenerar uma porção cortada ou fazer brotar pequenos ramos novos, sob certas condições.

A atividade mitótica de neurônios se completa durante o desenvolvimento pré-natal. Porém, evidências recentes indicam que sob certas condições pode haver limitada atividade mitótica de neurônios em áreas isoladas do mesencéfalo na idade adulta. Em sua maior parte as pessoas nascem com todos os neurônios que eles ou elas são capazes de produzir. Contudo, neurônios continuam crescendo e se especializando depois que as pessoas nascem, particularmente nos primeiros anos de vida pós-natal.

Neuróglias, ou **células gliais**, são células de sustentação do sistema nervoso que auxiliam os neurônios em suas funções. As neuróglias são em torno de 5 vezes mais numerosas que os neurônios e possuem limitada capacidade mitótica.

Neurônios

Embora os **neurônios** variem consideravelmente em tamanho e forma, eles possuem três componentes principais: (1) um corpo celular, (2) dendritos e (3) um axônio (figs. 11.2 e 11.3).

O **corpo celular** é a porção ampliada do neurônio que mais se assemelha às outras células. Contém um núcleo com um nucléolo proeminente e citoplasma volumoso. Além de conter as organelas típicas encontradas nas células, o citoplasma dos neurônios se caracteriza pela presença de **substâncias cromatofílicas** (corpúsculos de Nissl) e cordões de filamentos de proteínas chamadas **neurofibrilas**. Substâncias cromatofílicas são camadas especializadas de retículo endoplasmático rugoso, cuja função é sintetizar proteínas, e **microtúbulos** minúsculos que parecem estar envolvidos no transporte de material para dentro da célula. Os corpos celulares no interior do SNC estão freqüentemente agrupados em regiões chamadas **núcleos** (não confundir com o núcleo de uma célula). Os corpos celulares no SNP geralmente se encontram em agrupamentos chamados **gânglios**.

Dendritos são ramificações que se estendem a partir do citoplasma do corpo celular. Os dendritos respondem a estímulos específicos e conduzem impulsos em direção ao corpo celular. Alguns dendritos são recobertos com minúsculas **espínulas dendríticas** que aumentam bastante a área de suas superfícies e propiciam pontos de contato para outros neurônios. A área ocupada por dendritos é chamada **zona dendrítica** de um neurônio.

O **axônio** é o segundo tipo de prolongamento citoplasmático do corpo celular. O termo *fibra nervosa* é comumente usado em referência a ambos, um axônio ou a um dendrito longo. Um axônio é uma ramificação relativamente longa, cilíndrica que conduz impulsos que se afastam do corpo celular. Os axônios variam em extensão desde alguns milímetros no SNC até mais de um metro entre as partes distais dos membros e a medula espinal. Ramos laterais chamados **ramos colaterais** se destacam do axônio em pequenas distâncias. O citoplasma de um axônio contém muitas mitocôndrias, microtúbulos e neurofibrilas.

Proteínas e outras moléculas são transportadas rapidamente pelo axônio através de dois mecanismos diferentes: fluxo axoplasmático e transporte axonal. O *fluxo axoplasmático*, o mais lento dos dois, é o resultado de ondas rítmicas de contrações que empurram conteúdos citoplasmáticos da proeminência axônica onde o axônio se origina, para as terminações das fibras nervosas. Um *transporte axonal*, que é mais rápido e mais seletivo, pode ocorrer em ambas as direções, retrógrada como também para diante. Realmente, tal transporte retrógrado pode ser responsável pelos movimentos dos vírus do herpes, vírus da raiva e toxina do tétano das terminações nervosas para os corpos celulares.

Neuróglias

Diferentemente de outros órgãos que têm o tecido conjuntivo como suporte derivado do mesoderma, no sistema nervoso as células de suporte, as **neuróglias (células gliais)** (fig. 11.4), são derivadas do mesmo ectoderma que produz os neurônios. Há seis categorias de neuróglias: (1) **células de Schwann**, que formam camadas de mielina em torno dos axônios no SNP; (2) **oligodendrócitos**, que formam camadas de mielina em torno dos axônios no SNC; (3) **micróglias**, que são as únicas derivadas do mesoderma e que migram através do SNC e removem materiais estranhos e degenerados; (4) **astrócitos**, que ajudam a regular a

corpúsculo de Nissl: de Franz Nissl, neuroanatomista alemão, 1860–1919

gânglio: G. *gânglio*, inchando
dendrito: G. *dendron*, ramo de árvore
axônio: G. *axon*, eixo
neuróglia: G. *neuron*, nervo; *glia*, cola
célula de Schwann: de Theodor Schwann, histologista alemão, 1810-1882
oligodendrócito: G. *oligos*, algum; L. *dens*, dente; G. *kytos*, oco (célula)
micróglia: G. *mikros*, pequeno; *glia*, cola

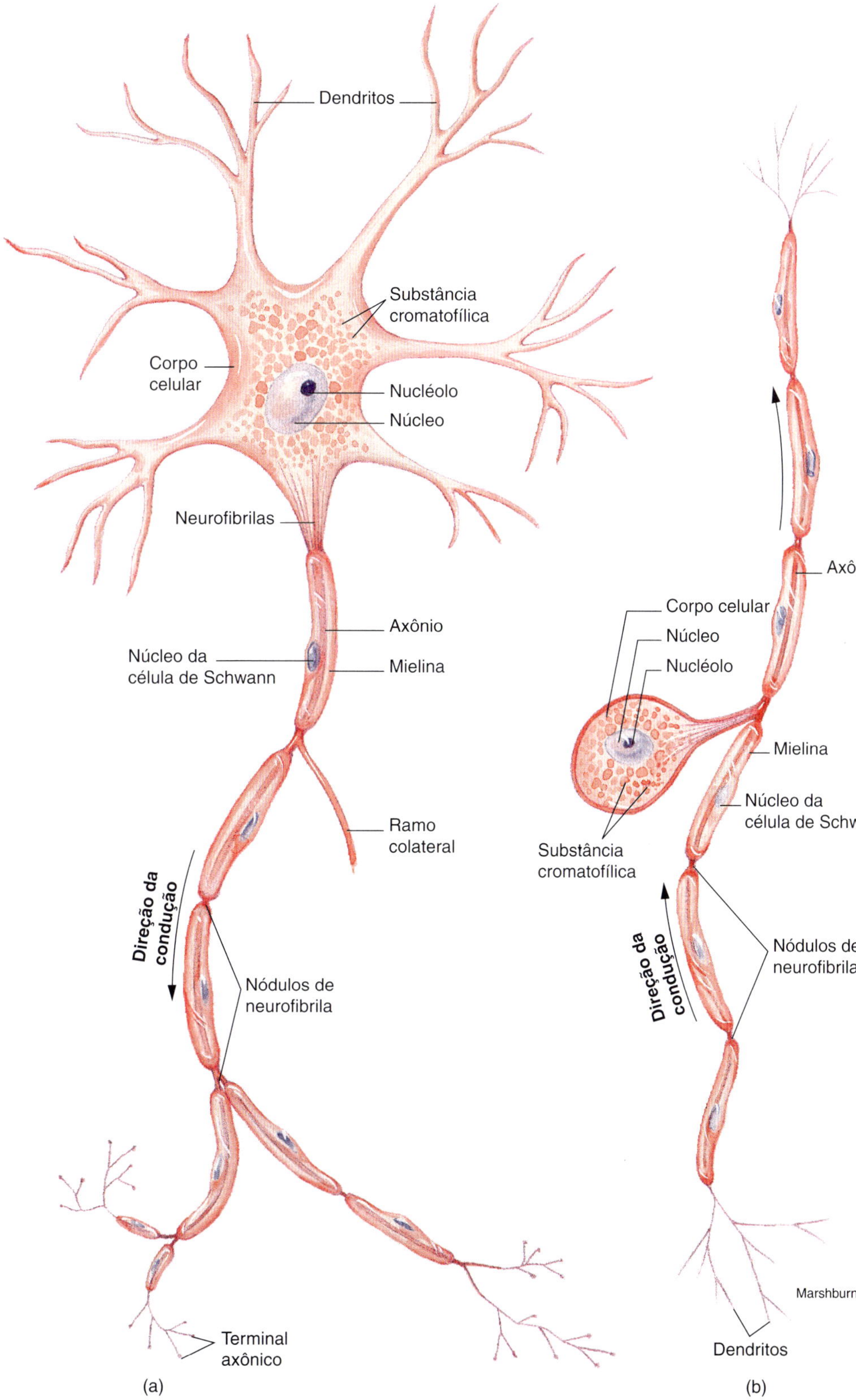

FIGURA 11.2 (*a*) Um neurônio motor conduzindo impulsos que se afastam do SNC e (*b*) um neurônio sensitivo conduzindo impulsos que se dirigem ao SNC.

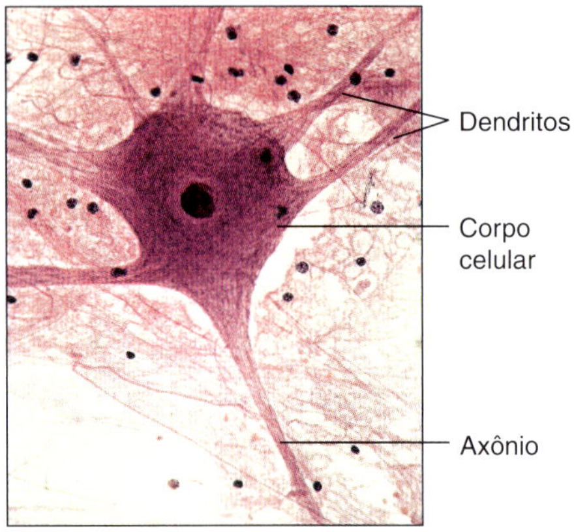

FIGURA 11.3 O neurônio como é visto em uma fotomicrografia de tecido nervoso.

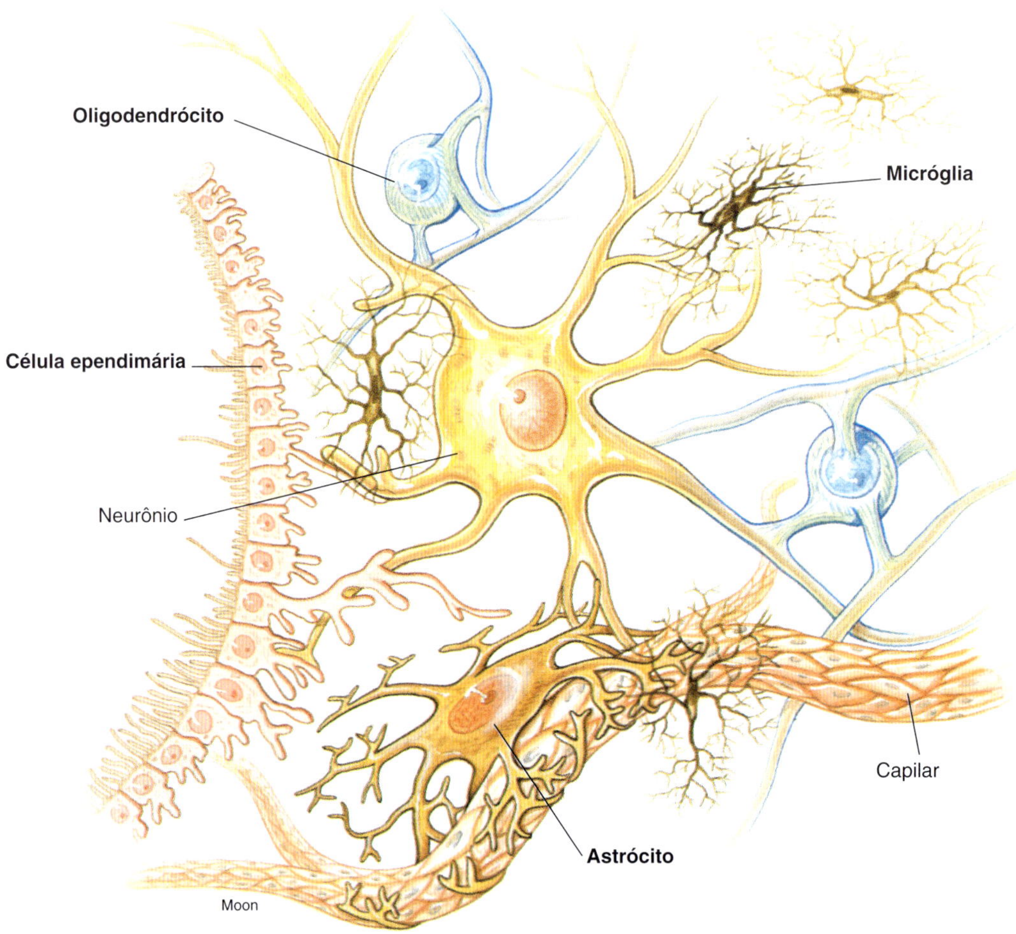

FIGURA 11.4 Os quatro tipos de neuróglias encontradas no interior do sistema nervoso central.

TABELA 11.2 Neuróglia

Tipo	Estrutura	Função/Local
Astrócitos	Estrelada com numerosos prolongamentos	Formam estrutura de suporte entre capilares e neurônios do SNC; contribuem para a barreira hematoencefálica
Oligodendrócitos	Assemelham-se aos astrócitos mas com prolongamentos menores e em menor número	Formam mielina no SNC; orientam o desenvolvimento dos neurônios no SNC
Micróglias	Células minúsculas com poucos e pequenos prolongamentos	Fagocitam agentes patogênicos e resíduos celulares no interior do SNC
Células ependimárias	Células colunares, algumas das quais têm superfícies ciliares	Revestem os ventrículos e o canal central do SNC, onde o líquido cerebrospinal circula por movimentos ciliares
Gliócitos ganglionares	Células planas e pequenas	Dão sustentação nos gânglios do SNP
Células de Schwann	Células planas dispostas em série em torno de axônios ou dendritos	Formam mielina no SNP

passagem de moléculas do sangue para o encéfalo; (5) **células ependimárias**, que revestem os ventrículos do encéfalo e o canal central da medula espinal; e (6) **gliócitos ganglionares**, que dão suporte aos corpos celulares de neurônios no interior dos gânglios do SNP. Os seis tipos de neuróglias estão resumidos na tabela 11.2.

Mielinação

Neurônios podem ser *mielínicos* ou *amielínicos*. **Mielinação** é o processo pelo qual uma célula de Schwann ou um oligodendrócito envolve uma porção do axônio ou do dendrito para propiciar suporte e ajudar na condução dos impulsos (figs. 11.5 e 11.6). A neuróglia que participa do processo de mielinação contém uma substância lipoprotéica branca chamada **mielina**. Quando várias neuróglias estão posicionadas em seqüência, forma-se uma **camada de mielina** que envolve o axônio ou dendrito. Neurônios mielínicos são encontrados em ambos SNC e SNP. A mielina é responsável pela cor da *substância branca* do encéfalo e da medula espinal e pela coloração branca dos nervos.

Mielinação no SNP ocorre quando células de Schwann crescem e envolvem um axônio ou dendrito (figs. 11.2, 11.5 e 11.6). A superfície externa da bainha de mielina é rodeada por uma **bainha neurilemal** de glicoproteína que promove a regeneração do neurônio quando este for lesado. Cada célula de Schwann envolve apenas cerca de 1 mm de axônio, deixando espaços do axônio exposto entre células de Schwann adjacentes. Estes espaços na bainha de mielina e bainha de neurilema são conhecidos como **nódulos de neurofibrila** (nódulos de Ranvier). É nos nódulos de neurofibrila que um impulso nervoso é propagado ao longo de um neurônio.

As bainhas de mielina do SNC são formadas por **oligodendrócitos**. Diferentemente de uma célula de Schwann, que forma uma porção da bainha de mielina ao redor de apenas um axônio, cada oligodendrócito tem extensões que formam bainhas de mielina ao redor de vários axônios.

astrócito: G. *aster*, estrela; *kytos*, ceelula

epêndima: G. *ependyma*, vestimenta de cima

mielina: G. *myelos*, medula

nódulos de Ranvier: de Louis A. Ranvier, patologista francês, 1835–1922

Regeneração de um Axônio Cortado

Quando um axônio de um nervo periférico mielínico é cortado, a região distal do axônio que foi separada do corpo celular se degenera e é fagocitada por células de Schwann. As células de Schwann formam então um *tubo de regeneração* (fig. 11.7), quando a parte do axônio que está conectada ao corpo celular começa a crescer e exibir movimentos amebóides. Acredita-se que as células de Schwann do tubo de regeneração secretem substâncias químicas que atraem a extremidade do axônio que se desenvolveu, e o tubo ajuda a guiar o axônio regenerado para sua verdadeira destinação. Até mesmo um nervo maior cortado pode ser cirurgicamente reconectado e a função do nervo restabelecida se a cirurgia for executada antes da morte do tecido. No SNC faltam as células de Schwann, e os axônios centrais geralmente têm uma capacidade muito mais limitada para a regeneração do que os axônios periféricos.

Astrócitos e a Barreira Hematoencefálica

Astrócitos, células estreladas grandes, com numerosos prolongamentos citoplasmáticos que se irradiam externamente, são as neuróglias mais abundantes do SNC, e em alguns locais no encéfalo constituem 90% do tecido nervoso.

Os capilares no encéfalo, diferentemente daqueles da maioria dos outros órgãos, não possuem poros entre células endoteliais adjacentes. As moléculas no interior desses capilares devem se movimentar através dessas células endoteliais por transporte ativo, endocitose e exocitose. Astrócitos no interior do encéfalo apresentam numerosas extensões chamadas **prolongamentos vasculares** que envolvem a maior parte da superfície externa dos capilares do encéfalo (fig. 11.8). Antes que as moléculas do sangue possam entrar nos neurônios do SNC, elas podem ter que atravessar as células endoteliais e os astrócitos. Astrócitos, portanto, contribuem para a **barreira hematoencefálica**, que é altamente seletiva; permite a passagem de algumas moléculas, ao passo que pode não permitir que outras moléculas correlacionadas cruzem a barreira.

A barreira hematoencefálica representa dificuldades para a quimioterapia de doenças do encéfalo porque drogas que poderiam entrar em outros órgãos podem não ser capazes de entrar no encéfalo. No tratamento da *doença de Parkinson*, por exemplo, pacientes que precisam de uma substância química chamada dopamina no encéfalo necessitam receber uma molécula precursora chamada levodopa (L-dopa), isto porque dopaminas não podem cruzar a barreira hematoencefálica, enquanto que a L-dopa pode entrar em neurônios e se converter em dopamina no encéfalo.

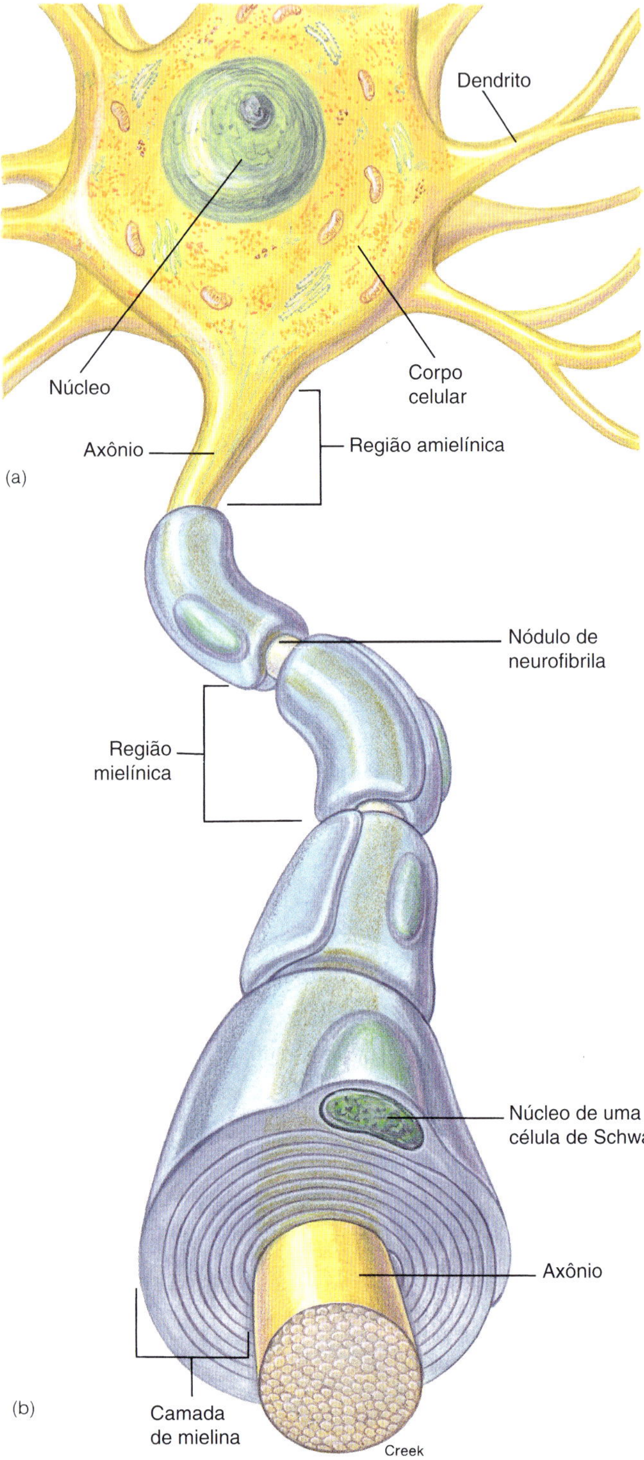

FIGURA 11.5 Um neurônio mielínico. Uma camada de mielina se forma pelo envolvimento de células de Schwann em torno do axônio de um neurônio.

Classificação de Neurônios e Nervos

Neurônios podem ser classificados de acordo com sua estrutura ou função. A classificação funcional é baseada na direção dos impulsos conduzidos. Impulsos sensitivos originam-se em receptores sensitivos e são conduzidos por **neurônios sensitivos**, ou **aferentes**, para o SNC. Impulsos motores originam-se no SNC e são conduzidos através de **neurônios motores**, ou **eferentes**, para um músculo ou uma glândula (fig. 11.9). Neurônios motores podem ser *somáticos* (não viscerais) ou *autônomos* (viscerais). **Neurônios de associação**, ou **interneurônios**, estão localizados entre os neurônios sensitivos e os motores e se encontram no interior da medula espinal e do encéfalo.

A classificação estrutural dos neurônios é baseada no número de prolongamentos que se estendem do corpo celular do neurônio (fig. 11.10). O **neurônio bipolar** em forma de fuso tem um prolongamento em ambas as extremidades; este tipo ocorre na retina do olho. **Neurônios pseudo-unipolares** têm um único prolongamento que se divide em dois, são chamados pseudo-unipolares (*pseudo* = falso) porque se originam como neurônios bipolares; entretanto, os seus dois prolongamentos convergem e parcialmente se fundem no início do desenvolvimento embrionário. A maioria dos neurônios sensitivos é pseudo-unipolar e seus corpos celulares estão localizados em gânglios sensitivos dos nervos espinais e cranianos. **Neurônios multipolares** constituem o tipo mais comum e são caracterizados por vários dendritos e um axônio que se estendem do corpo celular. Neurônios motores são um bom exemplo deste tipo.

Um **nervo** é um conjunto de fibras nervosas fora do SNC. As fibras no interior de um nervo são mantidas juntas e estão reforçadas por tecido conjuntivo frouxo (fig. 11.11). Cada fibra nervosa individualmente está inclusa em uma bainha de tecido conjuntivo chamada **endoneuro**. Um grupo de fibras, chamado **fascículo**, está envolvido por uma bainha de tecido conjuntivo chamado **perineuro**. O nervo inteiro é envolvido e sustentado por um tecido conjuntivo chamado **epineuro** que contém minúsculos vasos sangüíneos e, freqüentemente, células adiposas. Talvez menos que um quarto da espessura de um nervo consista em fibras nervosas, mais da metade é tecido conjuntivo associado, e aproximadamente um quarto é mielina que envolve as fibras nervosas.

A maioria dos nervos é composta de fibras motoras e sensitivas, e assim são chamados **nervos mistos**. Alguns dos nervos cranianos, porém, são compostos apenas ou por neurônios sensoriais (**nervos sensoriais**) ou por neurônios motores (**nervos motores**). Nervos sensoriais servem os órgãos dos sentidos, como gosto, olfato, visão e audição. Nervos motores conduzem impulsos para os músculos, provocando suas contrações, ou para as glândulas, fazendo-as secretar.

---

fascículo: L. diminutivo de *fascis*, feixe

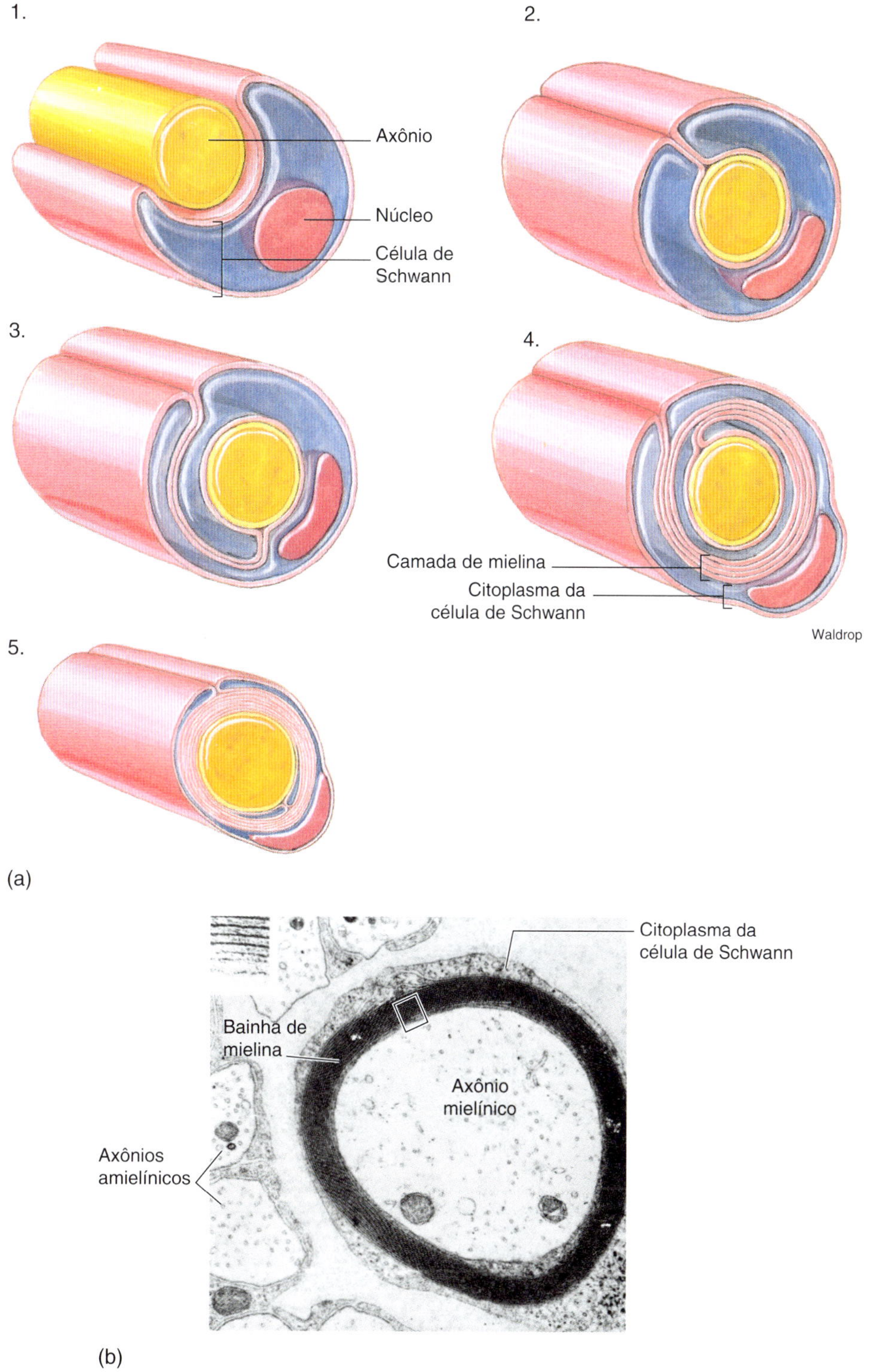

FIGURA 11.6 Processo de mielinação. (*a*) Um axônio de um neurônio periférico torna-se mielínico quando células de Schwann o envolvem para formar uma camada de mielina. (*b*) Fotomicrografia de axônio mielínico em corte transversal.

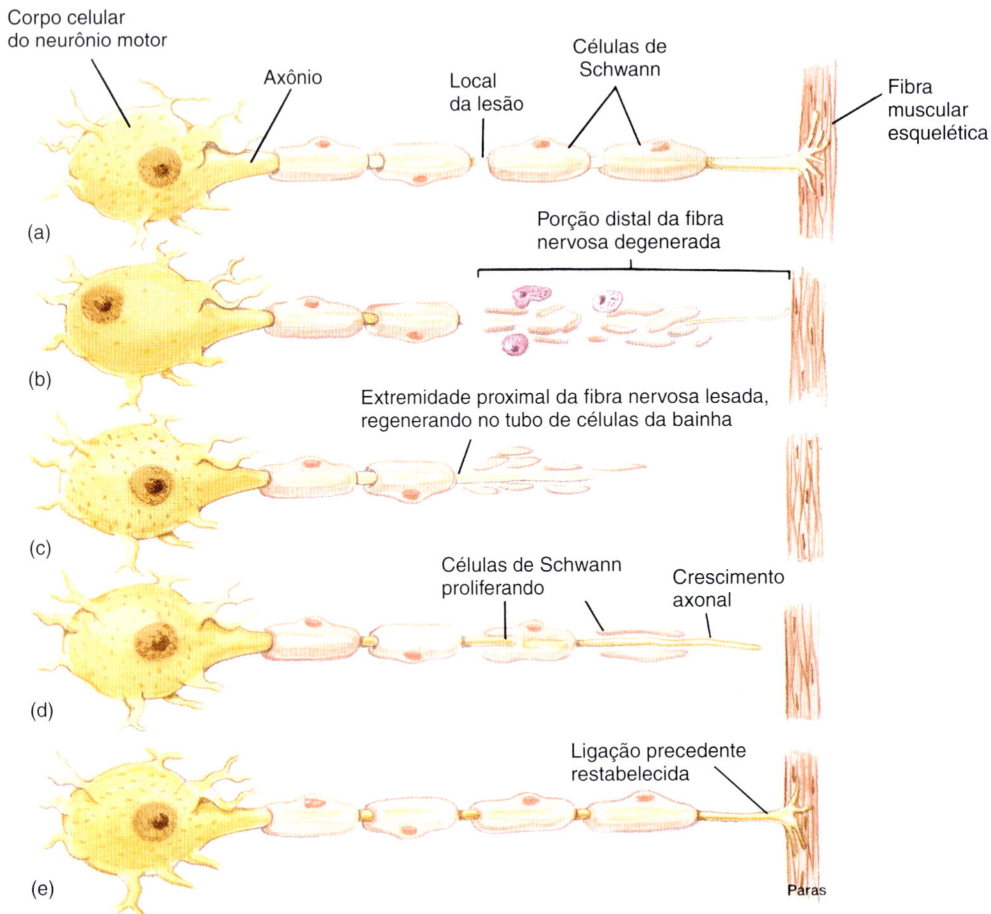

FIGURA 11.7 Regeneração de neurônio. (*a*) Se um neurônio for cortado no nível de um axônio mielínico, a porção proximal pode sobreviver mas (*b*) a porção distal deve degenerar por fagocitose. (*c-d*) A camada de mielina fornece uma via para a regeneração do axônio, e (*e*) a inervação é restabelecida.

Neurônios e suas fibras no interior dos nervos podem ser classificados de acordo com a área de inervação no seguinte esquema (fig. 11.12):

1. **Somático sensitivo**. Receptores sensitivos no interior da pele, ossos, músculos e articulações recebem estímulos e conduzem impulsos nervosos através de fibras sensitivas somáticas (aferentes) para o SNC a fim de entrar em contato com neurônios de associação. Receptores sensoriais no interior dos olhos e das orelhas são somáticos sensoriais.
2. **Somático motor**. Impulsos do SNC são conduzidos por fibras somáticas motoras (eferentes) e causam a contração de músculos esqueléticos.
3. **Visceral sensitivo**. Fibras viscerais sensitivas (aferentes) conduzem impulsos de órgãos viscerais e vasos sangüíneos para associação no SNC. Receptores sensoriais no interior da língua (gosto) e epitélio nasal (olfato) também são viscerais sensitivas.
4. **Visceral motor**. Fibras viscerais motoras (eferentes), também chamadas **fibras motoras autônomas**, são partes do sistema nervoso autônomo, originam-se no SNC e inervam o músculo cardíaco, as glândulas e os músculos lisos no interior dos órgãos viscerais.

Avaliação de Conhecimentos

3. Descreva sucintamente as funções dos dendritos, corpos celulares e axônios, e faça a distinção entre neurônios bipolar, pseudo-unipolar e multipolar.
4. Faça a distinção entre axônios mielínicos e axônios amielínicos.
5. Comente os modos específicos pelos quais as neuróglias ajudam os neurônios.
6. Explique a natureza da barreira hematoencefálica e descreva sua estrutura.
7. Diferencie neurônios, fibras nervosas e nervos, e descreva como são classificados os nervos.

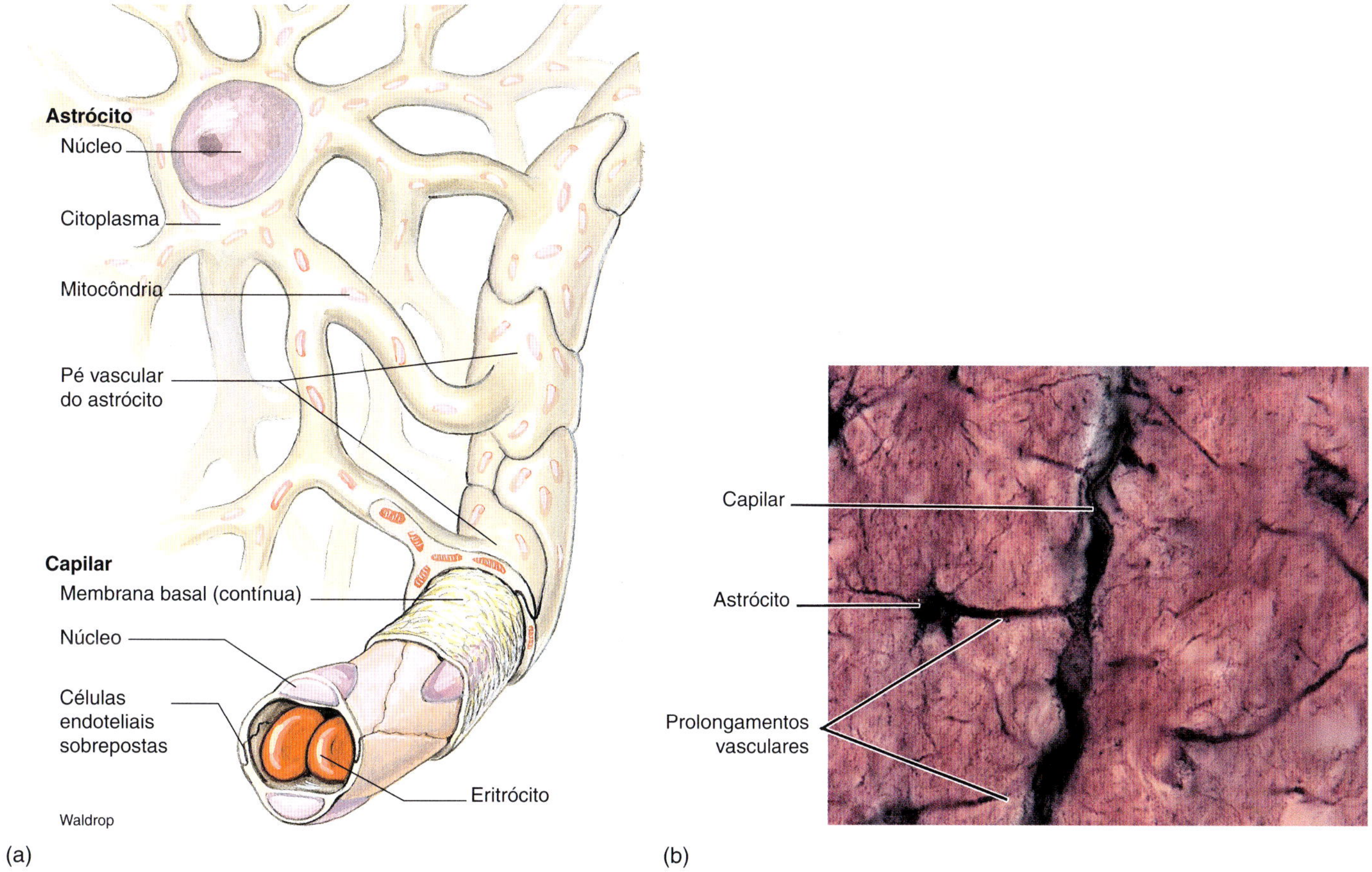

FIGURA 11.8 A barreira hematoencefálica mantém a homeostasia no interior do SNC. (*a*) Um diagrama mostra a relação entre astrócitos e um capilar do encéfalo. (*b*) Uma fotomicrografia mostra os prolongamentos vasculares dos astrócitos.

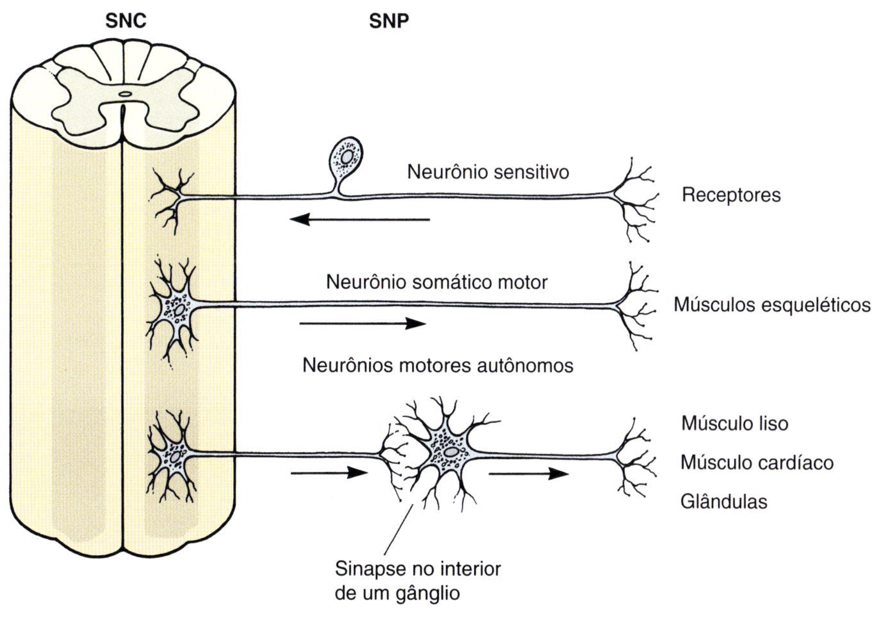

FIGURA 11.9 A relação entre fibras sensitivas e motoras do sistema nervoso periférico (SNP) e o sistema nervoso central (SNC).

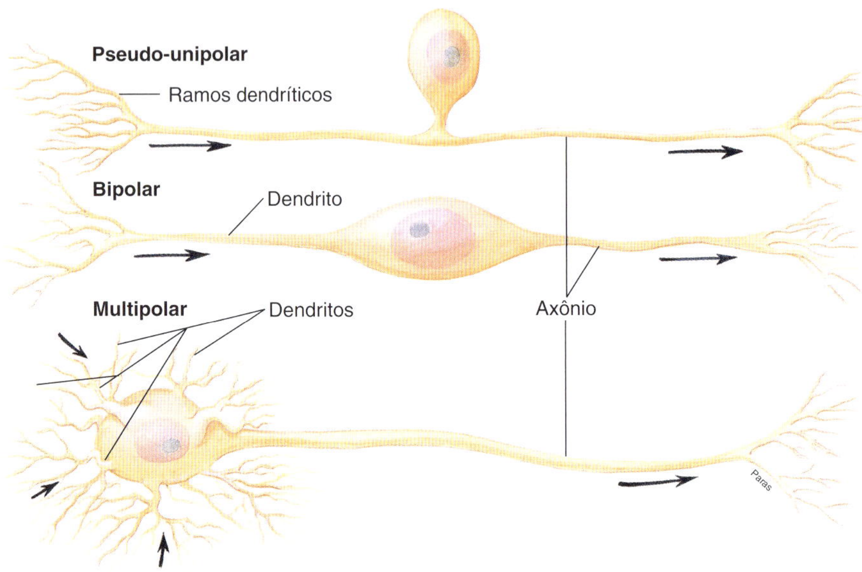

FIGURA 11.10 Três tipos diferentes de neurônios. Neurônios pseudo-unipolares têm um prolongamento que se divide; neurônios bipolares possuem dois prolongamentos; e neurônios multipolares possuem muitos prolongamentos (um axônio e vários dendritos).

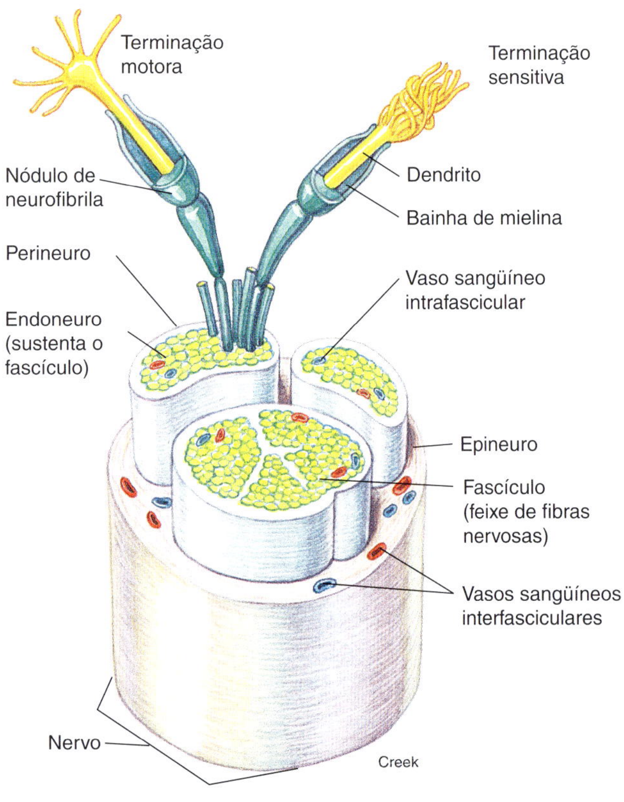

FIGURA 11.11 Estrutura de um nervo.

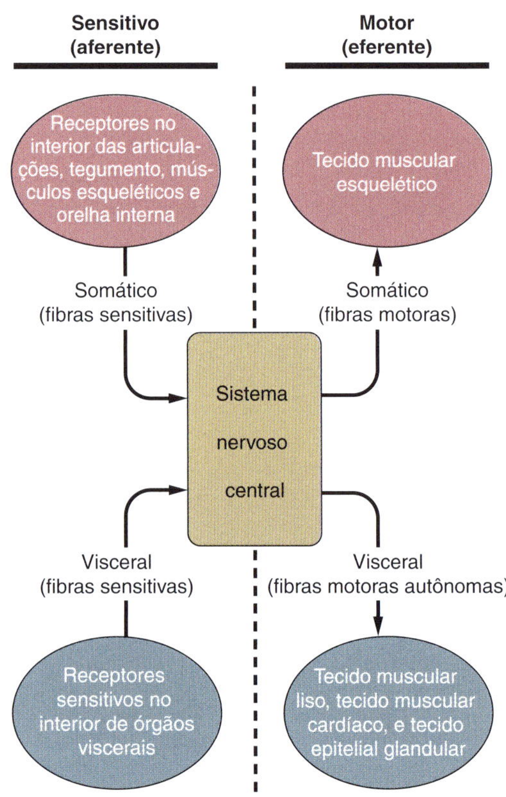

FIGURA 11.12 Classificação das fibras nervosas por origem e função.

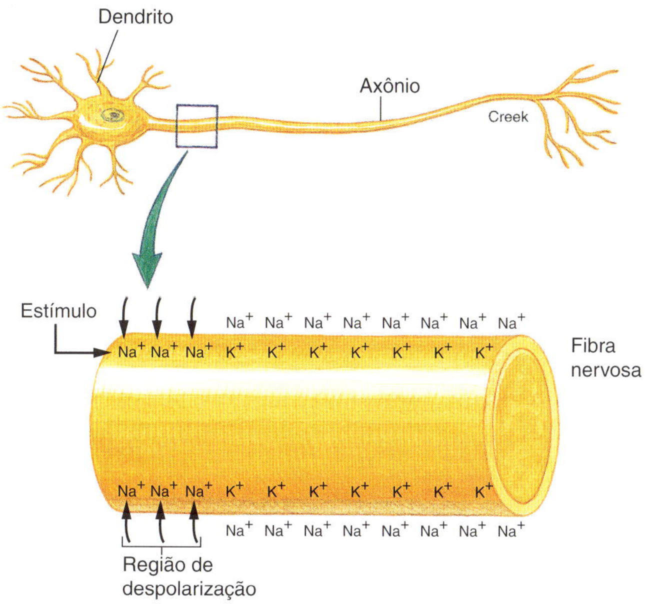

FIGURA 11.13 Um potencial de ação, ou impulso nervoso, é iniciado se ocorrer um estímulo suficiente no local do receptor, causando o movimento de íons através da membrana da fibra nervosa.

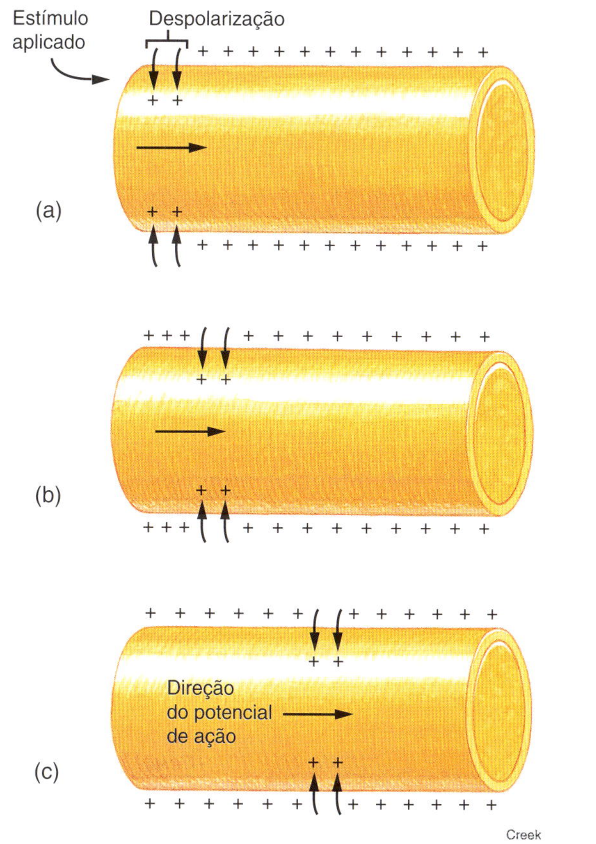

FIGURA 11.14 (*a-c*) A despolarização ocorre em um modelo seqüencial ao longo de uma fibra nervosa quando íons sódio difundem para o interior e um potencial de ação se movimentam em uma direção ao longo da fibra.

TRANSMISSÃO DE IMPULSOS

Movimentos de íons sódio e potássio através da membrana do axônio disparam impulsos que se deslocam através do neurônio em direção a uma sinapse. A transmissão sináptica é facilitada pela secreção de uma substância química neurotransmissora.

Objetivo 8 Explicar como uma fibra nervosa se despolariza inicialmente e se repolariza em seguida.

Objetivo 9 Descrever a estrutura de uma terminação de fibra nervosa pré-sináptica e explicar como os neurotransmissores são liberados.

Potencial de Ação

Duas propriedades funcionais dos neurônios são: irritabilidade e condutividade, ambas as quais estão envolvidas na transmissão de um impulso nervoso. *Irritabilidade* é a capacidade dos dendritos e corpos celulares de responder a um estímulo, convertendo-o em um impulso. *Condutividade* é a transmissão de um impulso ao longo do axônio ou do dendrito de um neurônio. *Potencial de ação* (*impulso nervoso*) é o movimento positivo, ou troca de íons de sódio (Na^+) e potássio (K^+) ao longo de uma fibra nervosa, resultando na criação de um estímulo que ativa outro neurônio ou outro tecido.

Antes que uma fibra nervosa possa responder a um estímulo, deve estar *polarizada*. Uma fibra nervosa polarizada tem uma abundância de íons sódio no lado de fora da membrana do axônio que produz uma diferença de carga elétrica chamada de *potencial de repouso*. Quando um estímulo com força suficiente chega à porção receptora do neurônio, a fibra nervosa polarizada se *despolariza*, e um potencial de ação é iniciado (fig. 11.13). Uma vez que a despolarização é iniciada, ocorre uma sucessão de trocas iônicas ao longo do axônio, e o potencial de ação é transmitido (fig. 11.14). Depois que a membrana do axônio alcança despolarização máxima, as concentrações originais de íons sódio e de potássio são restabelecidas em um processo chamado de *repolarização*, restabelecendo o potencial de repouso, e tornando a fibra nervosa apta para enviar outro impulso.

Um potencial de ação se desloca em uma única direção e é uma resposta do tipo tudo-ou-nada, o que significa que se um impulso for iniciado, invariavelmente se deslocará ao longo da fibra nervosa e prosseguirá sem perda na voltagem. A velocidade de um potencial de ação é determinada pelo diâmetro da fibra nervosa, seu tipo (mielínica ou amielínica), e a condição fisiológica geral do neurônio. Por exemplo, fibras nervosas amielínicas com diâmetros pequenos conduzem impulsos na relação de cerca de 0,5 m/s; neurônios mielínicos conduzem impulsos em velocidades acima de 130 m/s.

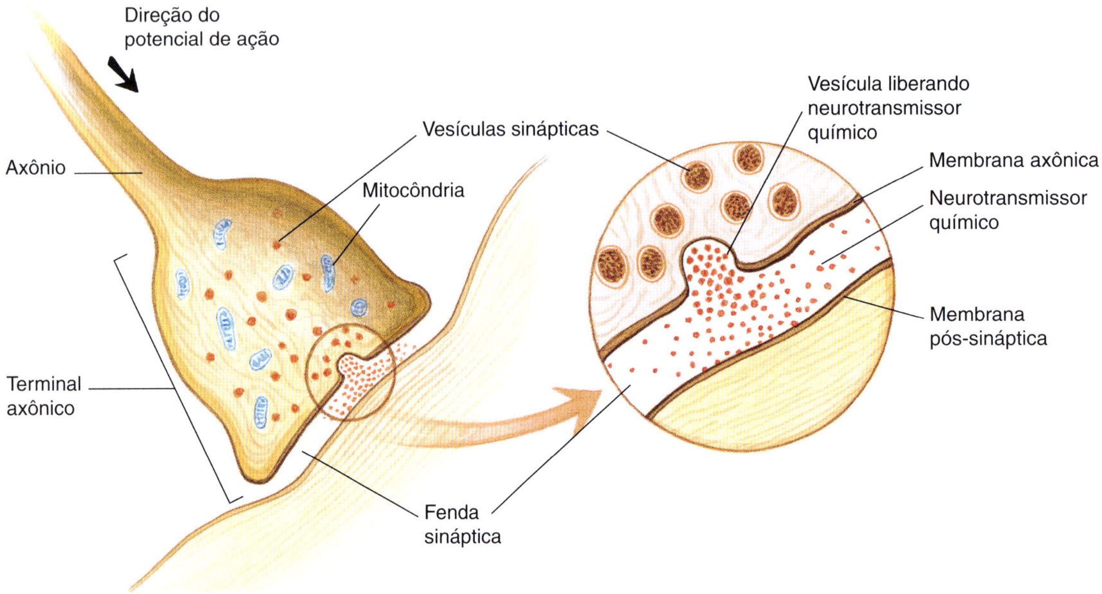

FIGURA 11.15 Transmissão sináptica. Quando um potencial de ação alcança o terminal axônico, são liberados neurotransmissores químicos na fenda sináptica. A transmissão sináptica ocorre se quantidades suficientes de neurotransmissores químicos forem liberadas.

Sinapse

A **sinapse** é a conexão funcional entre o terminal axônico de um **neurônio pré-sináptico** e um dendrito de um **neurônio pós-sináptico** (fig. 11.15). O **terminal axônico** (botões sinápticos) é a porção distal do neurônio pré-sináptico na extremidade do axônio; caracteriza-se pela presença de numerosas mitocôndrias e **vesículas sinápticas**. As vesículas sinápticas contêm neurotransmissores químicos, o mais comum sendo a acetilcolina. Quando um potencial de ação alcança o terminal axônico, algumas dessas vesículas respondem liberando seus neurotransmissores em uma **fenda sináptica**, um espaço minúsculo separando as membranas pré-sinápticas e pós-sinápticas. Se ocorrer um número suficiente de impulsos nervosos em um curto intervalo de tempo, quantidades suficientes de neurotransmissores devem se acumular no interior da fenda sináptica para estimular o neurônio pós-sináptico a se despolarizar.

Os neurotransmissores são decompostos por enzimas presentes na fenda sináptica. *Colinesterase* é a enzima que decompõe a acetilcolina e prepara a sinapse para receber mais neurotransmissor com o próximo impulso.

A transmissão sináptica pode ser afetada por várias drogas ou doenças. A *cafeína* é um estimulante que aumenta a velocidade de transmissão através da sinapse. A *aspirina* provoca uma moderada diminuição na velocidade de transmissão. A droga *estricnina* reduz profundamente a transmissão sináptica; compromete a respiração e paralisa as estruturas respiratórias, causando a morte. Na *doença de Parkinson*, há uma deterioração de neurônios no interior do encéfalo que sintetizam o neurotransmissor dopamina.

sinapse: G. *syn*, junto; *haptein*, ligar

Avaliação de Conhecimentos

8. Defina os termos *despolarização* e *repolarização* e represente estes processos graficamente.
9. Descreva o mecanismo pelo qual um neurotransmissor interfere na condução de um impulso através de uma sinapse.

CARACTERÍSTICAS GERAIS DO ENCÉFALO

O encéfalo está envolvido pelo crânio e pelas meninges e é banhado pelo líquido cerebrospinal. O metabolismo proporcionalmente elevado do encéfalo torna-o altamente sensível à privação de oxigênio.

Objetivo 10 Descrever as características gerais do encéfalo.

Objetivo 11 Comentar a importância dos neuropeptídios.

Objetivo 12 Fazer uma relação das necessidades metabólicas do encéfalo.

O delicado SNC é inteiramente protegido por uma caixa óssea fixa – o crânio (figs. 11.6 e 11.7*d*) — envolvendo o encéfalo e por uma flexível coluna vertebral envolvendo a medula espinal. As **meninges** são envoltórios de tecido conjuntivo que formam uma membrana protetora entre o osso e o tecido do SNC. O SNC é banhado pelo **líquido cerebrospinal** que circula no interior das cavidades dos **ventrículos** do encéfalo, no **canal central** da medula espinal, e no **espaço subaracnóideo** que envolve inteiramente o SNC (veja figs. 11.34 e 11.35).

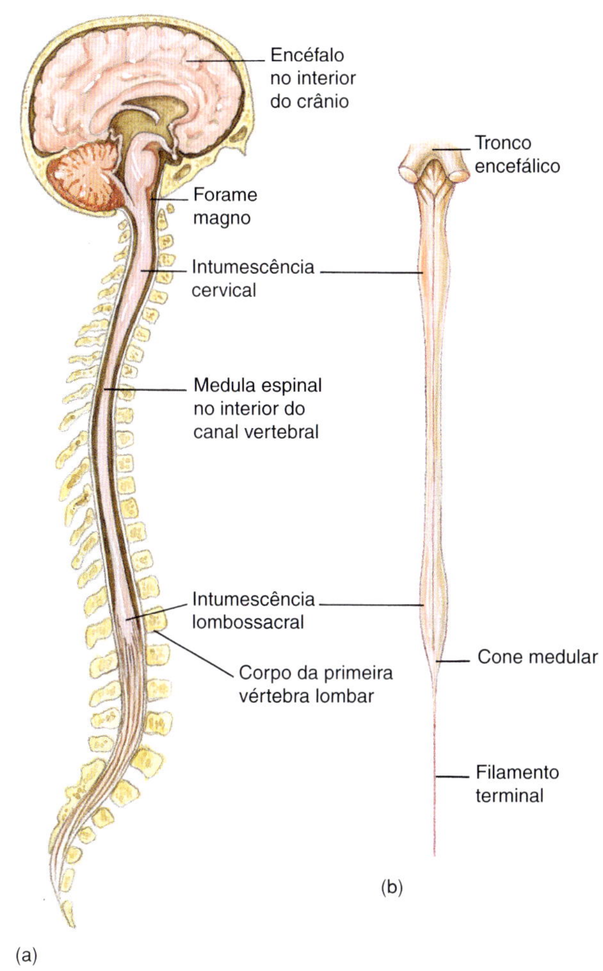

FIGURA 11.16 O sistema nervoso central consiste no encéfalo e na medula espinal, ambos cobertos com meninges e banhados pelo líquido cerebrospinal. (*a*) Corte sagital mostrando o encéfalo no interior do crânio e a medula espinal no interior do canal vertebral. (*b*) A medula espinal, mostrada em vista posterior, estende-se do nível do forame magno ao da primeira vértebra lombar (L1).

O SNC se compõe de substâncias cinzenta e branca. A **substância cinzenta** consiste em corpos de células nervosas e dendritos ou feixes de axônios amielínicos e neuróglias. A substância cinzenta do encéfalo existe como a convoluta **camada cortical** externa do cérebro e do cerebelo. Além disso, agrupamentos de substância cinzenta especializada de células nervosas chamados **núcleos** são encontrados profundamente no interior da substância branca. A **substância branca** forma os tratos no interior do SNC, e consiste em ajuntamentos de dendritos e axônios mielínicos com as neuróglias associadas.

O encéfalo de um adulto pesa aproximadamente 1,5 kg e está constituído por um número estimado de 100 bilhões (10^{11}) de neurônios. Conforme foi descrito em seções anteriores, os neurônios comunicam-se com outros por meio de inumeráveis sinapses entre axônios e dendritos no interior do encéfalo. A neurotransmissão no interior do encéfalo é regulada por neurotransmissores químicos especializados chamados *neuropeptídios*, e supõe-se que estes mensageiros químicos protéicos especializados respondam por funções mentais específicas.

Mais de duzentos neuropeptídios foram identificados no interior do encéfalo, embora a maioria de suas funções continuem ainda não bem entendidas. Dois grupos de neuropeptídios que receberam atenção considerável são as *encefalinas* e as *endorfinas*, classes de substâncias que sedam o encéfalo para dores e funcionam de maneira semelhante à morfina, e que são liberadas em resposta às tensões (estresse) ou dores em uma pessoa traumatizada.

O encéfalo tem uma elevada taxa metabólica e portanto precisa de um suprimento contínuo de oxigênio e nutrientes. Embora responda por apenas 2% do peso do corpo de uma pessoa, o encéfalo recebe aproximadamente 20% do fluxo cardíaco total em repouso, o que equivale a um fluxo de cerca de 750 ml de sangue por minuto. O volume permanece relativamente constante até mesmo com alterações na atividade física ou mental. O fluxo contínuo é tão fundamental que uma interrupção na circulação cerebral por um pequeno intervalo como 10 segundos provoca a perda da consciência.

O encéfalo é constituído, talvez, pelo tecido mais sensível do corpo. Por causa de sua taxa metabólica elevada, requer não só oxigênio contínuo, mas também um suprimento contínuo de nutrientes e a remoção rápida dos resíduos. É também muito sensível a certas toxinas e drogas. O líquido cerebrospinal auxilia nas necessidades metabólicas do encéfalo servindo como um meio para a troca de nutrientes e produtos residuais entre o sangue e o tecido nervoso. O líquido cerebrospinal também mantém um ambiente homeostático protetor no interior do encéfalo. A barreira hematoencefálica e as atividades secretoras do tecido nervoso também ajudam a manter a homeostasia. O encéfalo tem um suprimento vascular extenso através dos pares de artérias carótidas internas e artérias vertebrais que se ligam no círculo arterial do cérebro (círculo de Willis) (veja capítulo 16 e fig. 16.24).

O encéfalo de um recém-nascido é especialmente sensível à carência de oxigênio ou excesso de oxigênio. Se surgirem complicações durante o parto e o suprimento de oxigênio do sangue da mãe ao feto for interrompido enquanto ele ainda está no canal do parto, a criança pode nascer morta ou sofrer dano cerebral que pode resultar em paralisia cerebral, epilepsia, paralisia ou retardo mental. Oxigênio excessivo administrado a um recém-nascido pode causar cegueira.

Aumentos mensuráveis no fluxo regional de sangue e no metabolismo da glicose e do oxigênio no interior do encéfalo acompanham funções mentais, inclusive percepção e emoção. Estas alterações metabólicas podem ser avaliadas através do uso de *tomografia por emissão de pósitrons* (TEP). A técnica de varredura por TEP (fig. 11.18) está baseada na injeção de moléculas radioativas marcadas com carbono-11, flúor-18 e oxigênio-15 na circulação sangüínea e fotografando os raios gama que são emitidos subseqüentemente pelo encéfalo do paciente através do crânio. A varredura por TEP é de valor no estudo dos neurotransmissores e neurorreceptores, como também no substrato do metabolismo do encéfalo.

O desenvolvimento das cinco regiões básicas do encéfalo foi descrito no início deste capítulo. A partir de cada uma destas regiões, formam-se estruturas distintas funcionalmente. Estas estruturas estão resumidas na tabela 11.3 e devem ser analisadas mais detalhadamente nas seções que se seguem.

Avaliação de Conhecimentos

10. Quais as características que o encéfalo e a medula espinal possuem em comum? Descreva as características gerais de cada um deles.
11. Explique como o estudo dos neuropeptídios pode aumentar o entendimento da função do encéfalo.
12. Utilizando exemplos específicos, descreva as necessidades metabólicas do encéfalo.

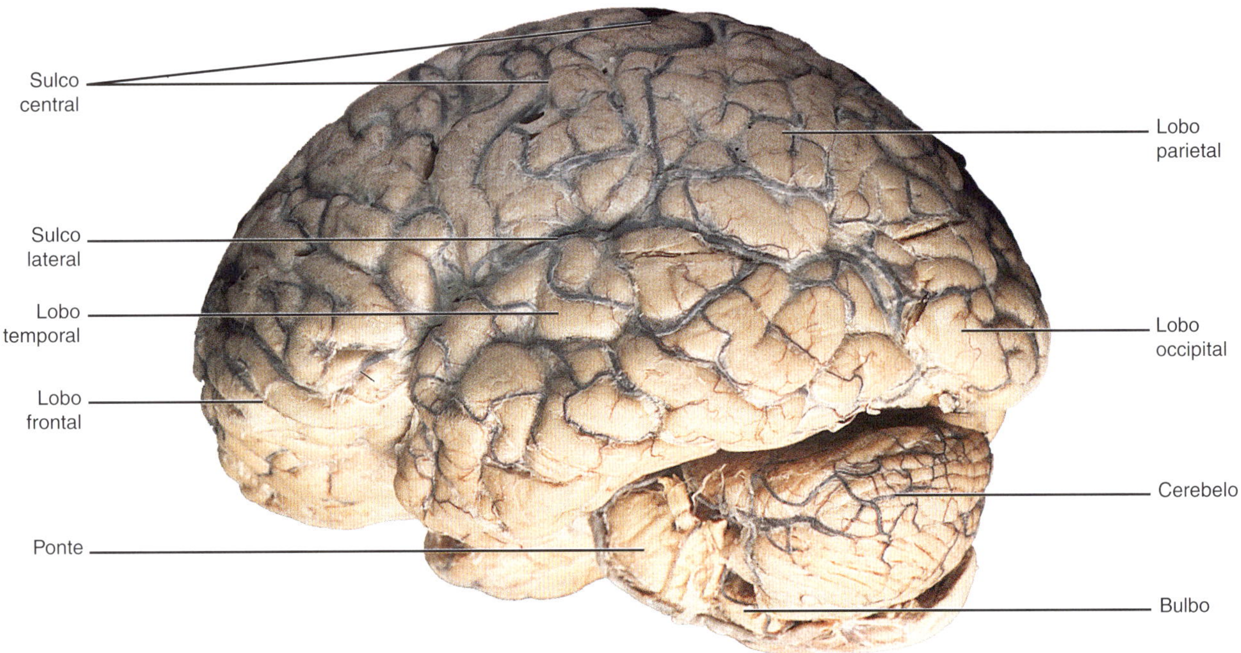

(a)

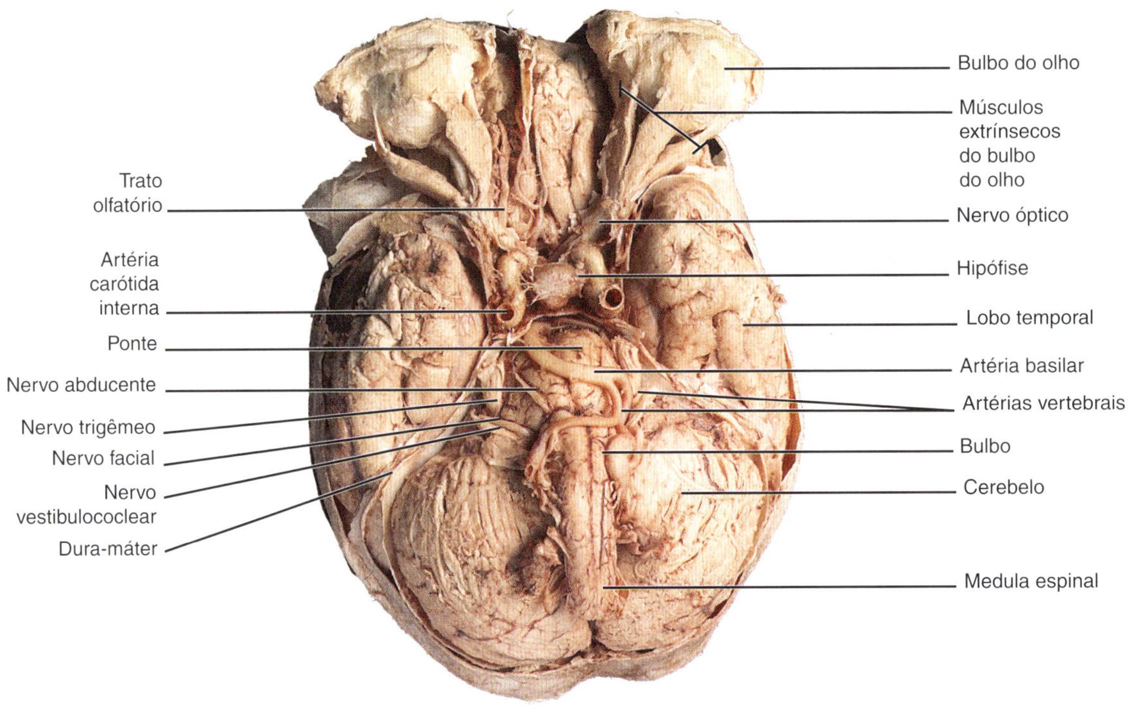

(b)

FIGURA 11.17 O encéfalo: (*a*) vista lateral, (*b*) vista inferior e (*c*) vista sagital. (*d*) Uma imagem de ressonância magnética (IRM) esquerda/direita do crânio, encéfalo e porção cervical da medula espinal.

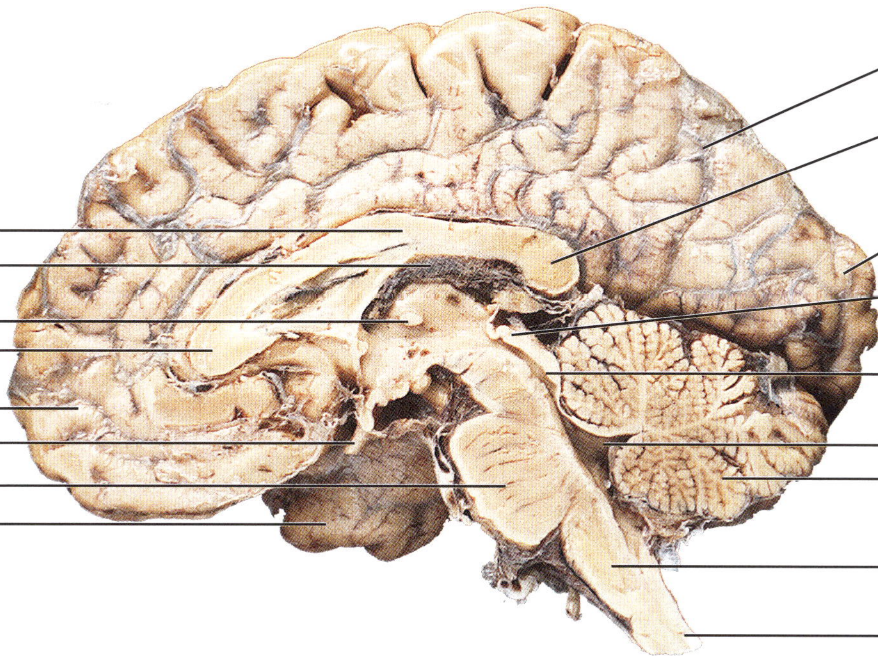

(c)

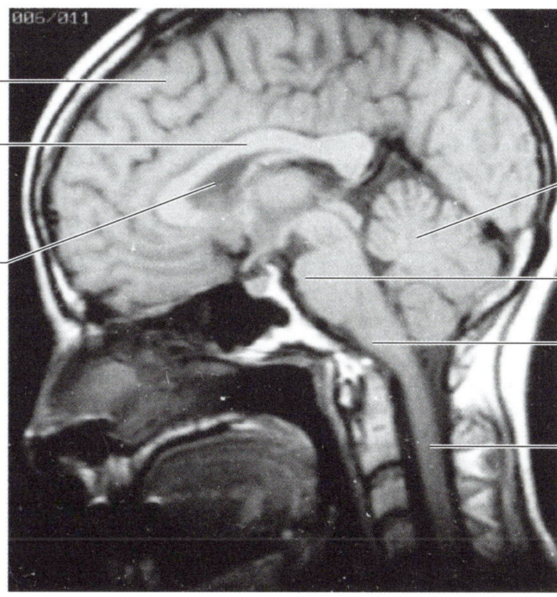

(d)

FIGURA 11.17 *Continuação.*

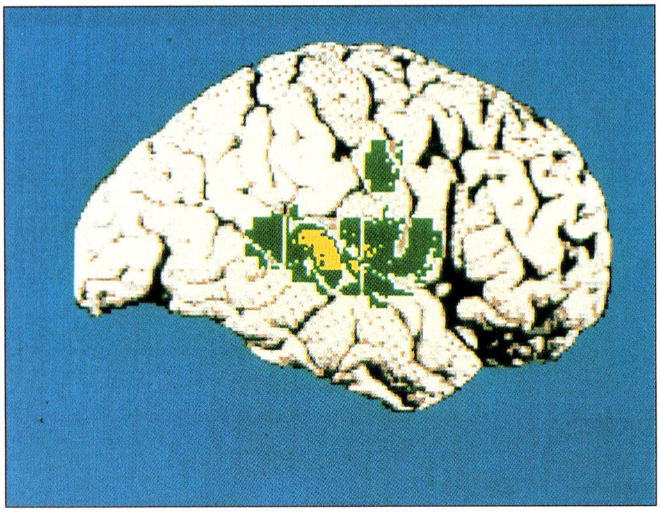

(a)

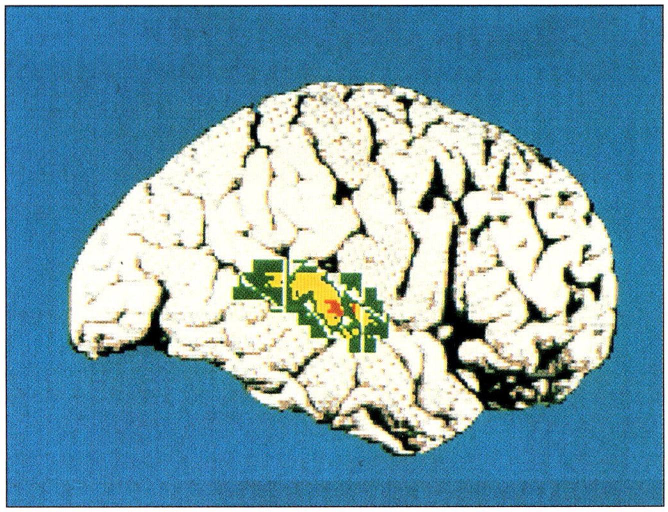

(b)

FIGURA 11.18 Tomografia por emissão de pósitrons (TEP) do cérebro mostrando respostas de linguagem. (*a*) A resposta no lobo temporal enquanto a pessoa está apenas escutando palavras e (*b*) o lobo temporal enquanto repete as palavras que lhe foram apresentadas.

TABELA 11.3 Derivação e Função das Principais Estruturas do Encéfalo

Região Durante o Desenvolvimento	Região no Adulto	Estrutura	Função
Prosencéfalo	Telencéfalo	Cérebro	Controle das atividades sensitivas, sensoriais e motoras; raciocínio, memória, inteligência, etc.; funções instintivas e límbicas
	Diencéfalo	Tálamo	Centro retransmissor; todos os impulsos (exceto o olfato) que se dirigem ao cérebro fazem sinapse aqui; alguma interpretação sensorial; início de respostas autônomas para dor
		Hipotálamo	Regula fome e sede, temperatura corporal, batimentos cardíacos, etc.; controla a atividade secretora da glândula hipófise anterior; funções instintivas e límbicas
		Hipófise	Regula outras glândulas endócrinas
Mesencéfalo	Mesencéfalo	Colículo superior	Reflexos visuais (coordenação olho-mão)
		Colículo inferior	Reflexos auditivos
		Pedúnculos cerebrais	Coordenação dos reflexos; contêm muitas fibras motoras
Rombencéfalo	Metencéfalo	Cerebelo	Coordenação motora e do equilíbrio
		Ponte	Centro retransmissor; contém núcleos (núcleos pontinos)
	Mielencéfalo	Bulbo	Centro retransmissor; contém muitos núcleos; centros autônomos viscerais (p. ex., respiratório, freqüência cardíaca, vasoconstrição)

CÉREBRO

O cérebro, consistindo em cinco pares de lobos no interior de dois convolutos hemisférios, relaciona-se com as funções mais elevadas do encéfalo, inclusive a percepção de impulsos sensitivos e sensoriais, a indução do movimento voluntário, o armazenamento de memória, o processo do pensamento e a capacidade de raciocínio. O cérebro também cuida das funções instintivas e límbicas (emocional).

Objetivo 13 Descrever a estrutura do cérebro e fazer uma relaçao das funçoes dos lobos cerebrais.

Objetivo 14 Definir o termo *eletroencefalograma* e comentar a importância clínica do EEG.

Objetivo 15 Descrever os tratos de fibras no interior do cérebro.

Estrutura do Cérebro

O **cérebro**, localizado na região do telencéfalo, é a maior e mais evidente porção do encéfalo. Ocupa cerca de 80% da massa encefálica e é responsável pelas funções mentais mais elevadas, incluindo memória e raciocínio. O cérebro consiste nos **hemisférios direito** e **esquerdo** que estão separados incompletamente pela **fissura longitudinal do cérebro** (fig. 11.19). Partes dos dois hemisférios estão conectadas internamente pelo **corpo caloso**, um grande trato de substância branca (veja fig. 11.17c,d). Uma parte das meninges chamada **foice do cérebro** se estende ao longo da fissura longitudinal. Cada hemisfério cerebral contém uma cavidade central, o **ventrículo lateral** (fig. 11.20), que é revestido com células ependimárias e está cheio de líquido cerebrospinal.

Os dois hemisférios cerebrais realizam funções diferentes. Na maioria das pessoas, o hemisfério esquerdo controla habilidades analíticas e verbais, como ler (veja fig. 11.18), escrever e cálculo matemático. O hemisfério direito é a sede de tipos espaciais e artísticos de inteligência. O corpo caloso unifica a atenção e a consciência entre os dois hemisférios e permite um compartilhamento de aprendizagem e memória.

A secção do corpo caloso é um tratamento radical para controlar os ataques epilépticos graves. Embora esta cirurgia tenha sido bem sucedida, resulta em que os hemisférios cerebrais funcionem como estruturas separadas, cada um com suas próprias informações, competindo para exercer o controle. Uma mais recente e eficaz técnica de controlar ataques epilépticos é um preciso tratamento do corpo caloso a laser.

O cérebro consiste em duas camadas. A camada superficial, que constitui o **córtex cerebral**, é composta de substância cinzenta que tem 2 a 4 mm de espessura (fig. 11.20). Abaixo do córtex cerebral está a espessa camada de **substância branca** do cérebro, que constitui a segunda camada. O córtex cerebral é caracterizado por numerosas pregas e sulcos chamados **circunvoluções**, que formam-se durante o início do desenvolvimento fetal, quando o tamanho do encéfalo aumenta rapidamente e o córtex aumenta desproporcionalmente à substância branca subjacente. As pregas elevadas das circunvoluções são os **giros do cérebro** e os sulcos escavados são os **sulcos do cérebro**. As circunvoluções triplicam efetivamente a área da substância cinzenta que é composta de corpos de células nervosas.

Estudos recentes indicam que o aumento do aprendizado é acompanhado pelo aumento no número de sinapses entre neurônios no interior do cérebro. Embora o número de neurônios esteja estabelecido durante o desenvolvimento pré-natal, o número de sinapses é variável, dependendo do processo de aprendizado. O número de prolongamentos citoplasmáticos do corpo celular de um neurônio determina a extensão da condução do potencial de ação e as associações que podem ser feitas em regiões cerebrais que já contêm informações armazenadas.

Lobos do Cérebro

Cada hemisfério cerebral é subdividido em cinco lobos por sulcos e fissuras profundas. Quatro desses lobos aparecem na superfície do cérebro e são denominados de acordo com os ossos do crânio que os encobrem (fig. 11.21). As razões para a separação dos lobos cerebrais, como também em dois hemisférios cerebrais, deve-se a especificidades funcionais (tabela 11.4).

Lobo Frontal

O lobo frontal forma a porção anterior de cada hemisfério cerebral (fig. 11.21). Um proeminente sulco profundo chamado **sulco central** (sulco de Rolando) separa o lobo frontal do lobo parietal. O sulco central se estende perpendicularmente da fissura longitudinal ao sulco lateral. O **sulco lateral** (sulco de Silvius) se estende lateralmente da face inferior do cérebro para separar os lobos frontal e temporal. O **giro pré-central** (veja figs. 11.19 e 11.21), uma importante área motora, está posicionado imediatamente na frente do sulco central. As funções do lobo frontal incluem a iniciação dos impulsos motores voluntários para os movimentos dos músculos esqueléticos, análise de experiências sensoriais e respostas relacionadas com a personalidade. Os lobos frontais também medeiam respostas relacionadas com memória, emoções, raciocínio, julgamento, planejamento e comunicação verbal.

Lobo Parietal

O lobo parietal encontra-se posteriormente ao sulco central do lobo frontal. Uma importante área sensitiva chamada **giro pós-central** (veja figs. 11.19 e 11.21) está posicionada imediatamente atrás do sulco central. O giro pós-central é uma área somatestésica porque responde aos estímulos de receptores cutâneos e musculares de todo o corpo.

cerebrum: L. *cerebrum*, cérebro

giro: G. *gyros*, círculo

sulco: L. *sulcus*, sulco ou fosso

sulco de Rolando: de Luigi Rolando, anatomista italiano, 1773-1831

sulco de Silvius: de Franciscus Sylvius del la Boë, anatomista holandês, 1614-1672

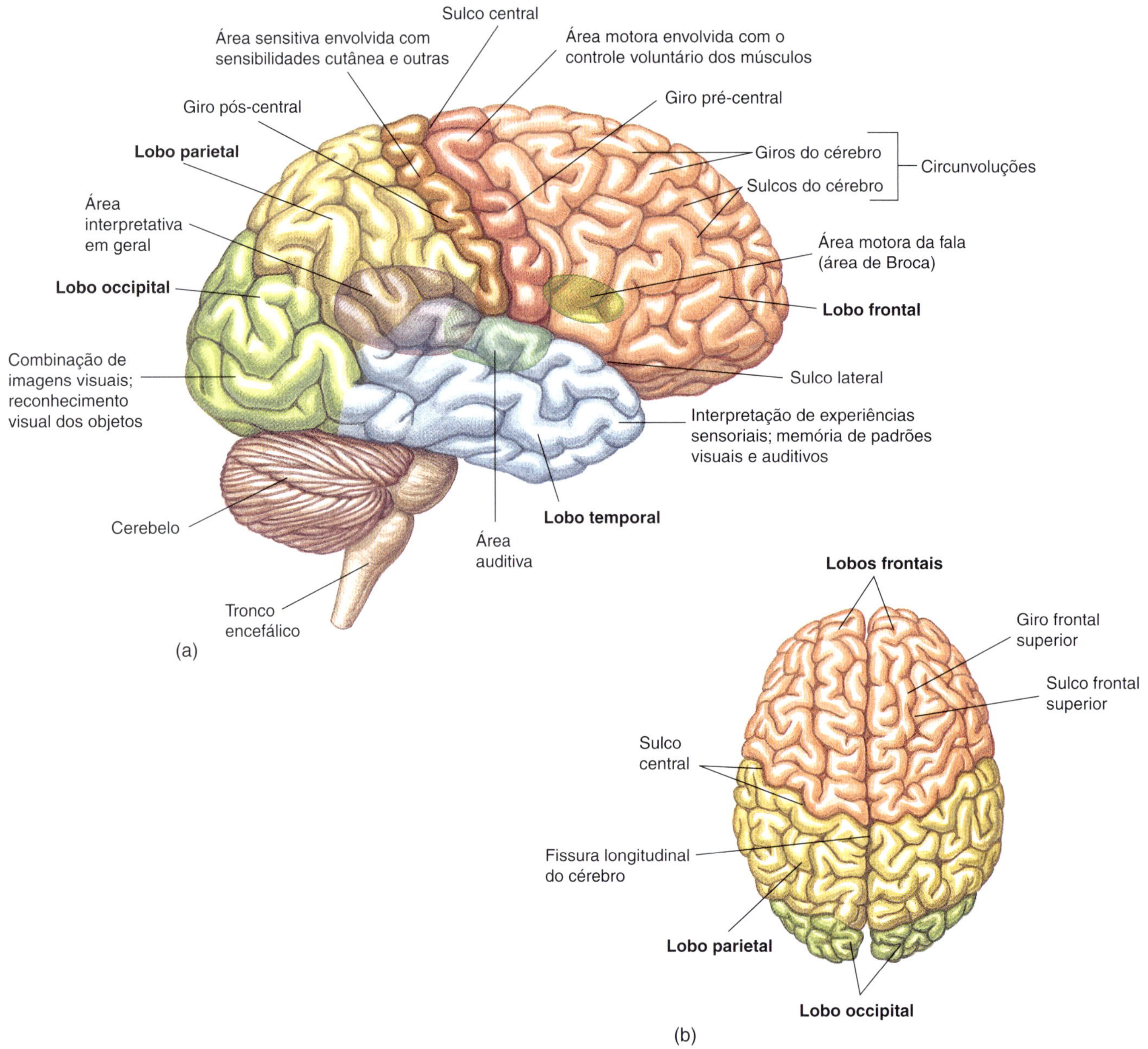

FIGURA 11.19 O cérebro. (*a*) Vista lateral e (*b*) vista superior. (Os lobos do cérebro estão coloridos conforme codificação e identificados com tipos em negrito.)

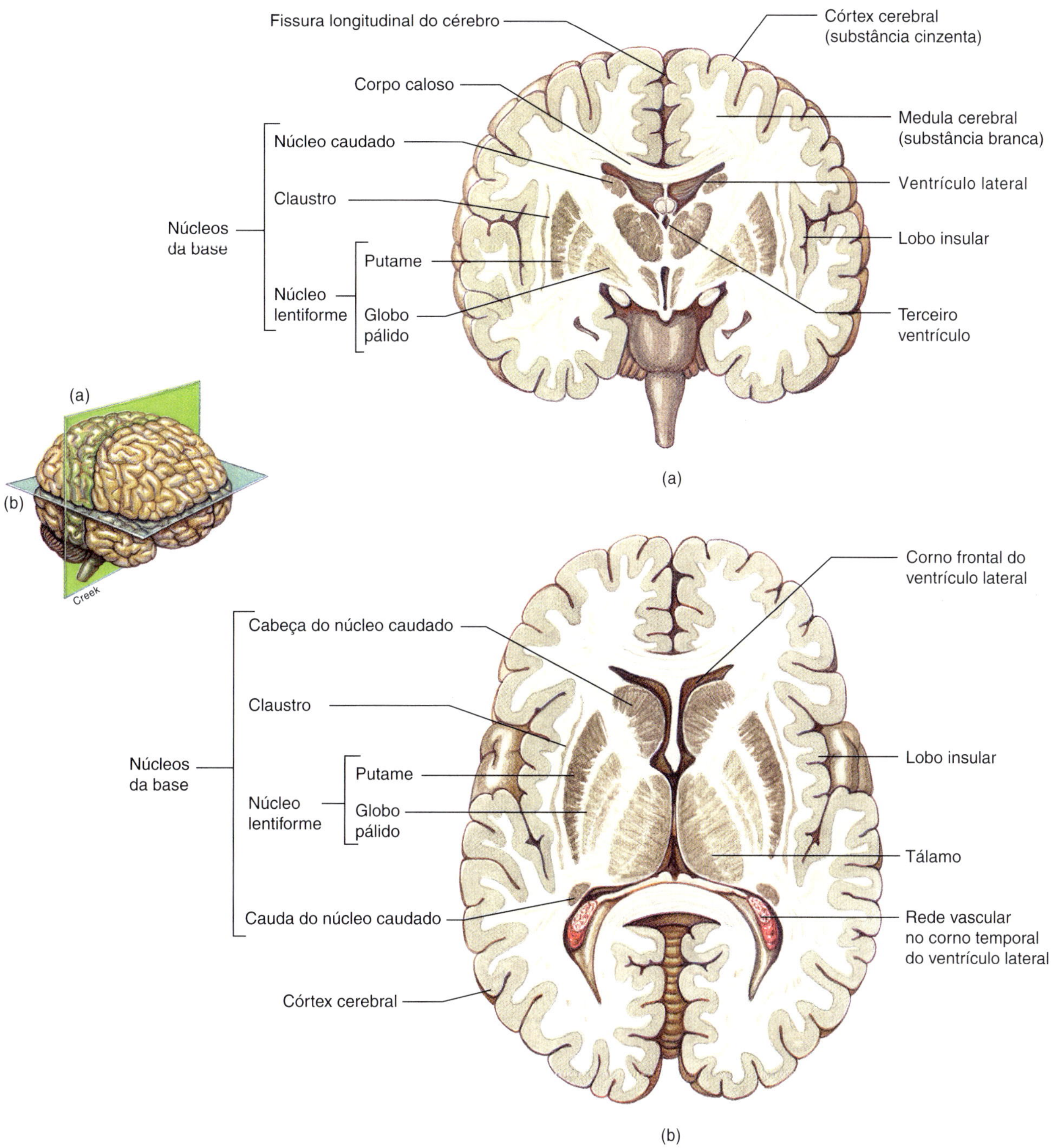

FIGURA 11.20 Cortes através do cérebro e do diencéfalo. (*a*) Vista frontal e (*b*) corte transversal.

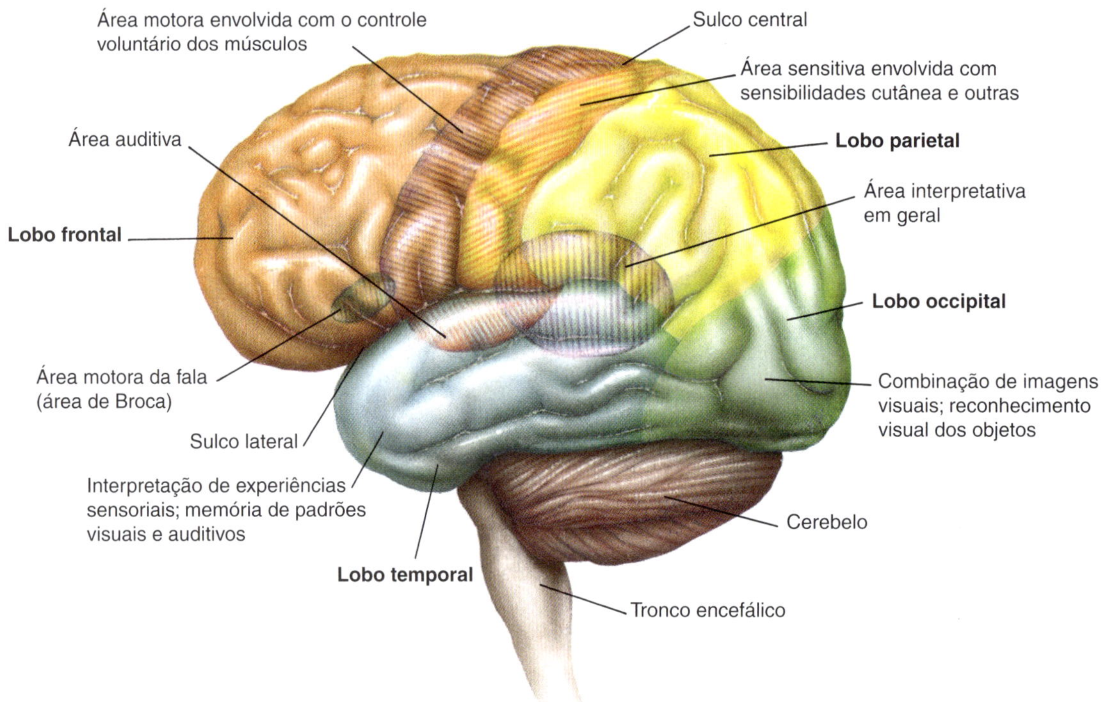

FIGURA 11.21 Os lobos do hemisfério cerebral esquerdo que mostram as principais áreas motoras, sensitivas e sensoriais do córtex cerebral.

TABELA 11.4 Funções dos Lobos Cerebrais

Lobo	Funções	Lobo	Funções
Frontal	Controle motor voluntário dos músculos esqueléticos; personalidade; processos intelectuais mais elevados (p. ex., concentração, planejamento e tomar decisões); comunicação verbal	Temporal	Interpretação de sensações auditivas; armazenamento (memória) de experiências auditivas e visuais
		Occipital	Integração dos movimentos de focalização dos olhos; correlação de imagens visuais com experiências visuais prévias e outros incentivos sensoriais; percepção consciente de visão
Parietal	Interpretação somatestésica (p. ex., sensibilidade muscular e cutânea); compreensão da fala e formulação de palavras para expressar pensamentos e emoções; interpretação de texturas e formas	Insular	Memória; integração com outras atividades cerebrais

Porções do giro pré-central responsáveis por motricidade e porções do giro pós-central que respondem aos estímulos sensitivos não correspondem em tamanho à parte do corpo que é servida, mas ao número de unidades motoras ativadas ou à densidade dos receptores (fig. 11.22). Por exemplo, como a mão tem muitas unidades motoras e muitos receptores sensitivos, porções maiores dos giros pré-central e pós-central correspondem à mão e não ao tórax, embora o tórax seja muito maior.

Além de responder aos estímulos somatestésicos, o lobo parietal funciona na compreensão da fala e na articulação de pensamentos e emoções. O lobo parietal também interpreta as texturas e formas dos objetos quando eles são manipulados.

Lobo Temporal

O lobo temporal, localizado abaixo do lobo parietal e da porção posterior do lobo frontal, está separado de ambos pelo sulco lateral (veja fig. 11.21), e contém centros da audição que recebem fibras sensoriais da cóclea da orelha interna. Este lobo também interpreta um pouco de experiências sensoriais e armazena memória de experiências auditivas e visuais.

Lobo Occipital

O lobo occipital forma a porção posterior do cérebro e não está separado distintamente dos lobos temporal e parietal (veja

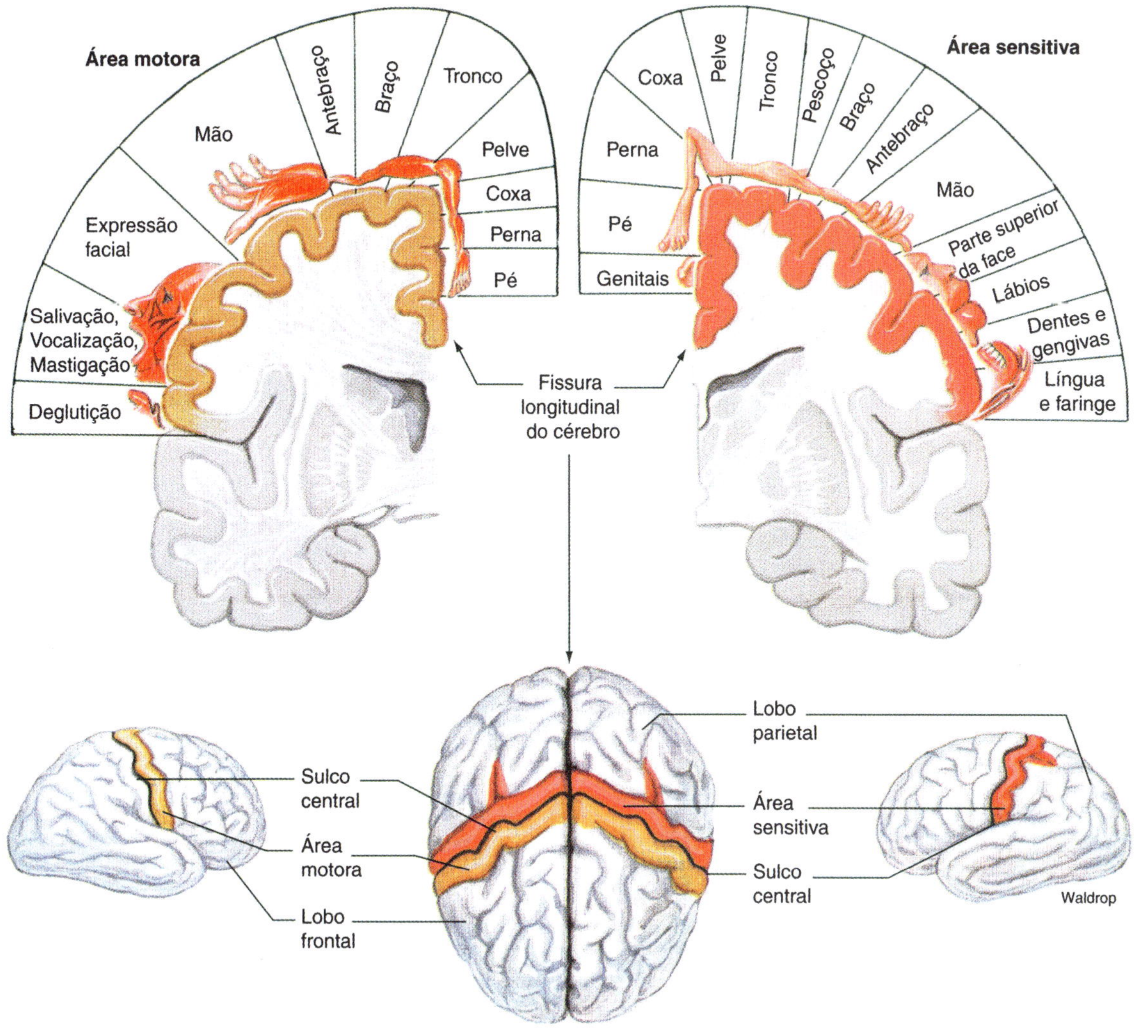

FIGURA 11.22 Áreas motora e sensitiva do córtex cerebral. As áreas motoras controlam os músculos esqueléticos e as áreas sensitivas recebem sensações somatestésicas.

CAPÍTULO 11

fig. 11.21). Encontra-se superiormente ao cerebelo do qual está separado por uma expansão da camada meníngea chamada **tentório do cerebelo**. As principais funções do lobo occipital referem-se à visão. Ele integra os movimentos do olho direcionando e enfocando o olho, e também é responsável pela associação visual – correlaciona imagens visuais com experiências visuais prévias e outros estímulos sensoriais.

Lobo Insular

O lobo insular, um lobo profundo do cérebro que não pode ser visto na superfície (veja fig. 11.20), encontra-se profundamente ao sulco lateral e está coberto por porções dos lobos frontal, parietal e temporal. Sua função é pouco conhecida, exceto que integra outras atividades cerebrais. Supõe-se também que tem alguma função na memória.

Por causa de seu tamanho e posição, porções do cérebro freqüentemente sofrem traumas encefálicos. Um traumatismo no cérebro pode causar um comprometimento temporário ou permanente de funções cerebrais. Muito do que é conhecido sobre funções cerebrais vem da observação de disfunções orgânicas quando regiões específicas do cérebro são traumatizadas.

Ondas Cerebrais

Os neurônios no interior do córtex cerebral geram atividade elétrica continuamente, atividade esta que pode ser registrada através de eletrodos fixos em determinados locais do couro cabeludo, produzindo um **eletroencefalograma (EEG)**. Um padrão de EEG, comumente chamado de *ondas cerebrais*, é a expressão coletiva de milhões de potenciais de ação dos neurônios cerebrais.

TABELA 11.5 Padrões de EEG

Ondas alfa – registradas no couro cabeludo sobre as regiões parietal e occipital enquanto a pessoa está acordada e relaxada, mas com os olhos fechados; oscilação rítmica em torno de 10 a 12 ciclos/s.; em uma criança abaixo de 8 anos de idade, em 4 a 7 ciclos/s.

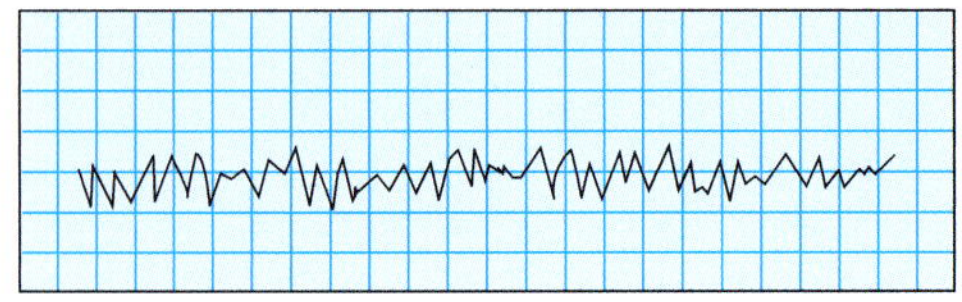

Ondas beta – registradas no couro cabeludo sobre o giro pré-central da região frontal enquanto uma pessoa está em atividade visual e mental; oscilação rítmica em torno de 13 a 25 ciclos/s.

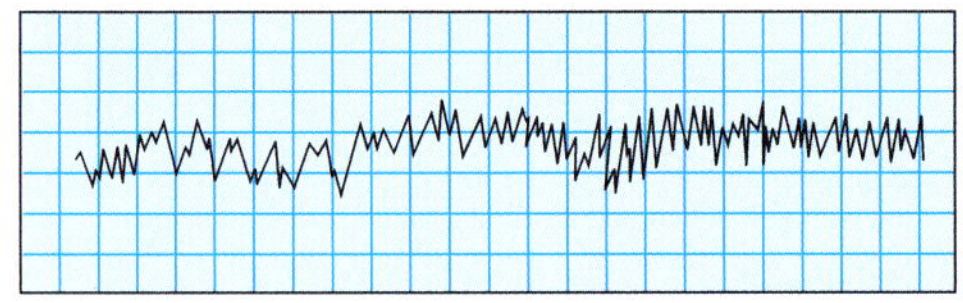

Ondas teta – registradas no couro cabeludo sobre os lobos temporal e occipital, enquanto a pessoa está acordada e relaxada; oscilação rítmica em torno de 5 a 8 ciclos/s; típicas do recém-nascido, mas sua presença no adulto geralmente indica tensão emocional grave, e pode ser uma advertência de um possível colapso nervoso.

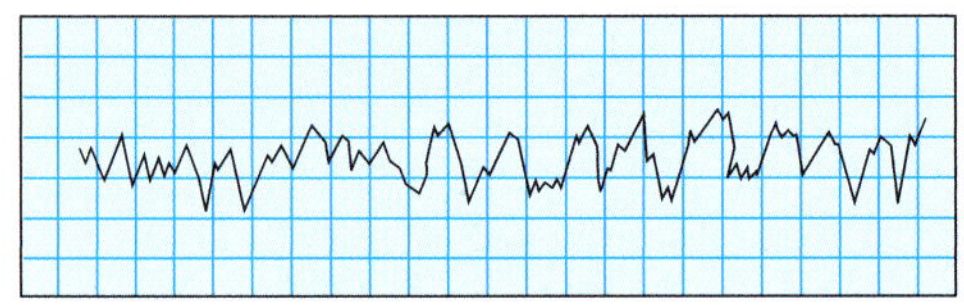

Ondas delta – registradas no couro cabeludo sobre todos os lobos cerebrais enquanto a pessoa está adormecida; oscilação rítmica em torno de 1 a 5 ciclos/s.; típicas de uma criança acordada, mas sua presença no adulto acordado pode indicar lesão cerebral.

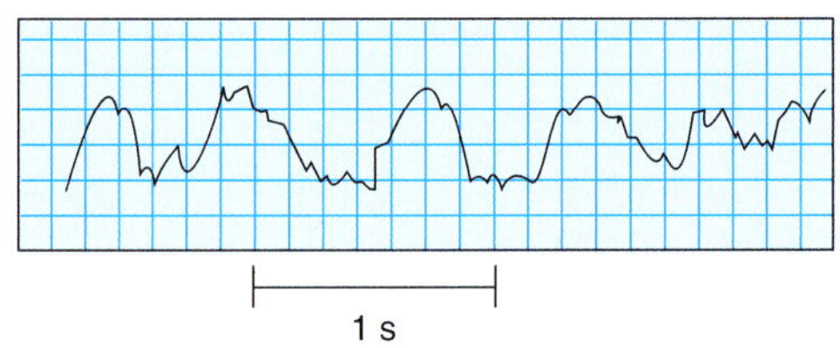

As ondas cerebrais são emitidas precocemente em um cérebro em desenvolvimento durante o início do desenvolvimento fetal e continuam ao longo da vida de uma pessoa. A cessação de padrões de ondas cerebrais (um EEG plano) pode ser um fator decisivo na determinação legal de morte.

Certos padrões distintos de EEG significam funções mentais saudáveis. Divergências destes padrões são de importância clínica para o diagnóstico de traumas, depressão mental, hematomas, tumores, infecções e lesões epilépticas. Normalmente, há quatro tipos de padrões de EEG (tabela 11.5).

Substância Branca do Cérebro

A espessa substância branca do cérebro é profunda ao córtex cerebral (veja fig. 11.20) e consiste em dendritos, axônios mielínicos e neuróglias associados. Estas fibras formam os bilhões de conexões no interior do cérebro através das quais são transmitidas informações para os lugares apropriados na forma de impulsos elétricos. Os três tipos de tratos de fibras no interior da substância branca são denominados de acordo com a localização e a direção em que elas conduzem os impulsos (fig. 11.23).

1. **Fibras de associação** estão confinadas em um determinado hemisfério cerebral e conduzem impulsos entre neurônios no interior daquele hemisfério.
2. **Fibras comissurais** conectam os neurônios e os giros de um hemisfério com aqueles do outro hemisfério. O **corpo caloso** e a **comissura anterior** (fig. 11.24) são constituídos por fibras comissurais.
3. **Fibras de projeção** formam os tratos ascendentes e descendentes que transmitem impulsos do cérebro para outras partes do encéfalo e medula espinal e da medula espinal e outras partes do encéfalo para o cérebro.

Núcleos da Base

Os **núcleos da base** são massas pares especializadas de substância cinzenta localizadas profundamente no interior da substância branca do cérebro (figs. 11.20 e 11.25). O mais proeminente dos núcleos da base é o **corpo estriado**, assim chamado por causa de sua aparência listrada, constituído de vários núcleos. O **núcleo caudado** é o mais superior. Uma faixa espessa de substância branca encontra-se entre o núcleo caudado e os próximos dois núcleos abaixo, chamados em conjunto de **núcleo**

---

corpo estriado: L. *corpus*, corpo; *striare*, listrado

lentiforme: L. *lentis*, alongado

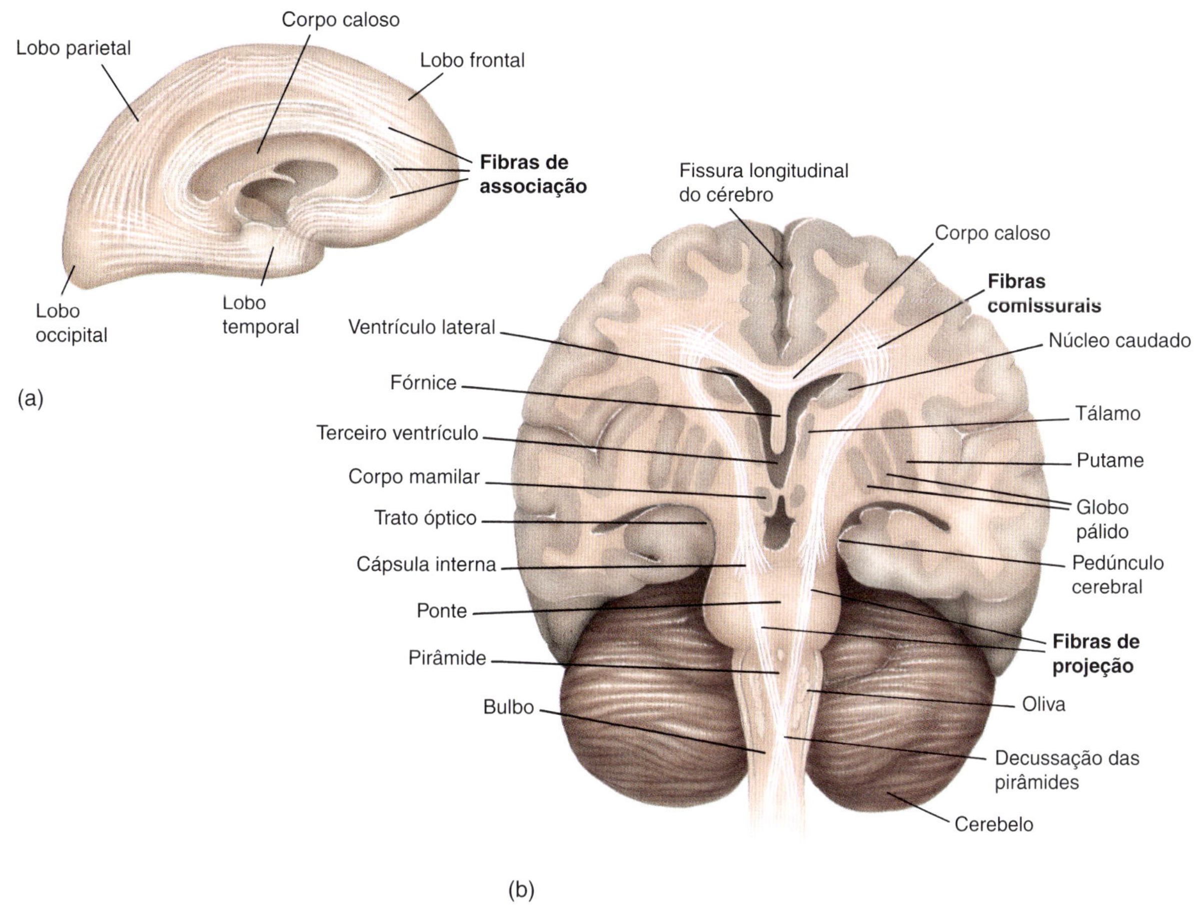

FIGURA 11.23 Tipos de tratos de fibras no interior da substância branca associados com o cérebro. (*a*) Fibras de associação de um determinado hemisfério e (*b*) fibras comissurais que conectam os hemisférios e fibras de projeção que conectam os hemisférios cerebrais com outras estruturas do SNC. (Observe a decussação [cruzamento] das fibras de projeção no bulbo.)

lentiforme, que consiste numa porção lateral, chamada **putame**, e uma porção medial, chamada **globo pálido** (fig. 11.25). O *claustro*, outra porção dos núcleos da base, é uma camada estreita de substância cinzenta que se encontra profundamente, próximo ao córtex cerebral do lobo insular.

Os núcleos da base estão associados com outras estruturas do encéfalo, particularmente as do interior do mesencéfalo. O núcleo caudado e o putame dos núcleos da base controlam as contrações involuntárias de certos músculos esqueléticos, como aqueles dos membros superiores envolvidos em movimentos involuntários do braço durante o caminhar. O globo pálido regula o tônus muscular necessário para a realização de determinados movimentos voluntários do corpo. Doenças nervosas ou traumas físicos nos núcleos da base geralmente causam uma variedade de disfunções motoras, inclusive rigidez, tremor e movimentos rápidos e incertos.

Linguagem

O conhecimento das regiões do encéfalo envolvidas com a linguagem foi conseguido, principalmente, pelo estudo das *afasias* — distúrbios da fala e da linguagem causadas por lesões em áreas específicas da linguagem do encéfalo. Estas áreas (fig. 11.26) geralmente estão localizadas no córtex cerebral do hemisfério esquerdo em ambas as pessoas destras e canhotas.

A **área motora da fala** (área de Broca) está localizada no giro inferior esquerdo do lobo frontal. A atividade neural na área motora da fala provoca a estimulação seletiva de impulsos motores em centros motores de outros locais do lobo frontal, que por sua vez provocam movimentos coordenados de músculos esqueléticos na faringe e na laringe. Ao mesmo tempo, impulsos motores são enviados aos músculos respiratórios para regular o movimento

putame: L. *putare*, cortar,

globo pálido: L. *globus*, esfera; *pallidus*, pálido

afasia: L. *a*, sem; G. *phasis*, fala

área de Broca: de Pierre P. Broca, neurologista francês, 1824-1880

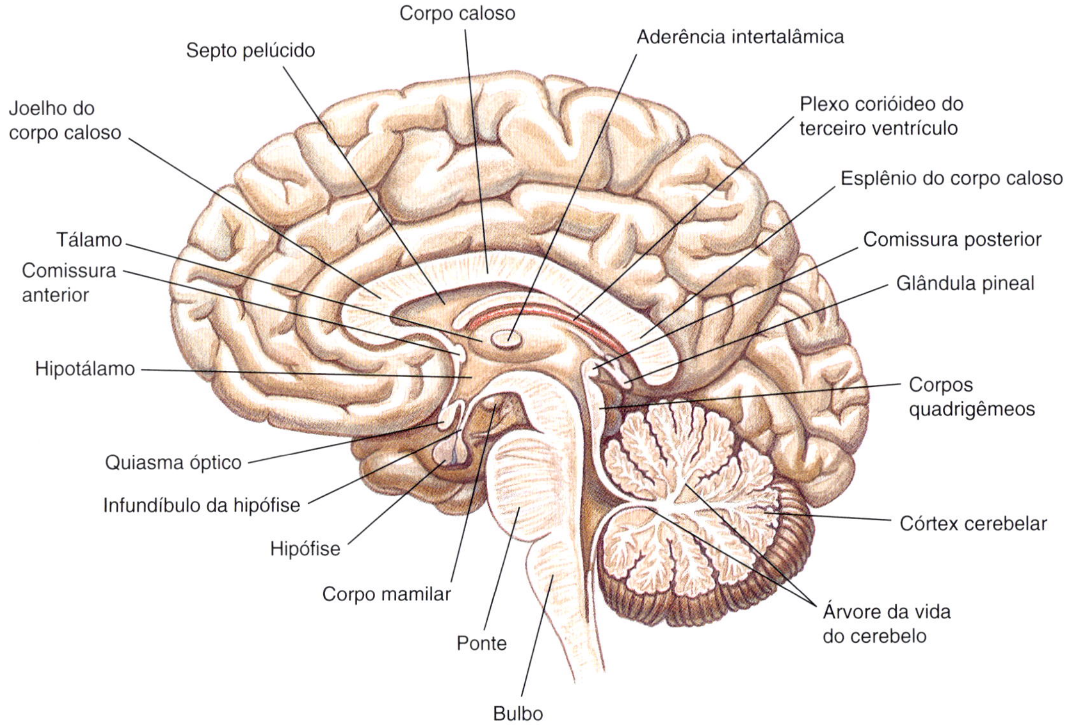

FIGURA 11.24 Corte sagital através do encéfalo.

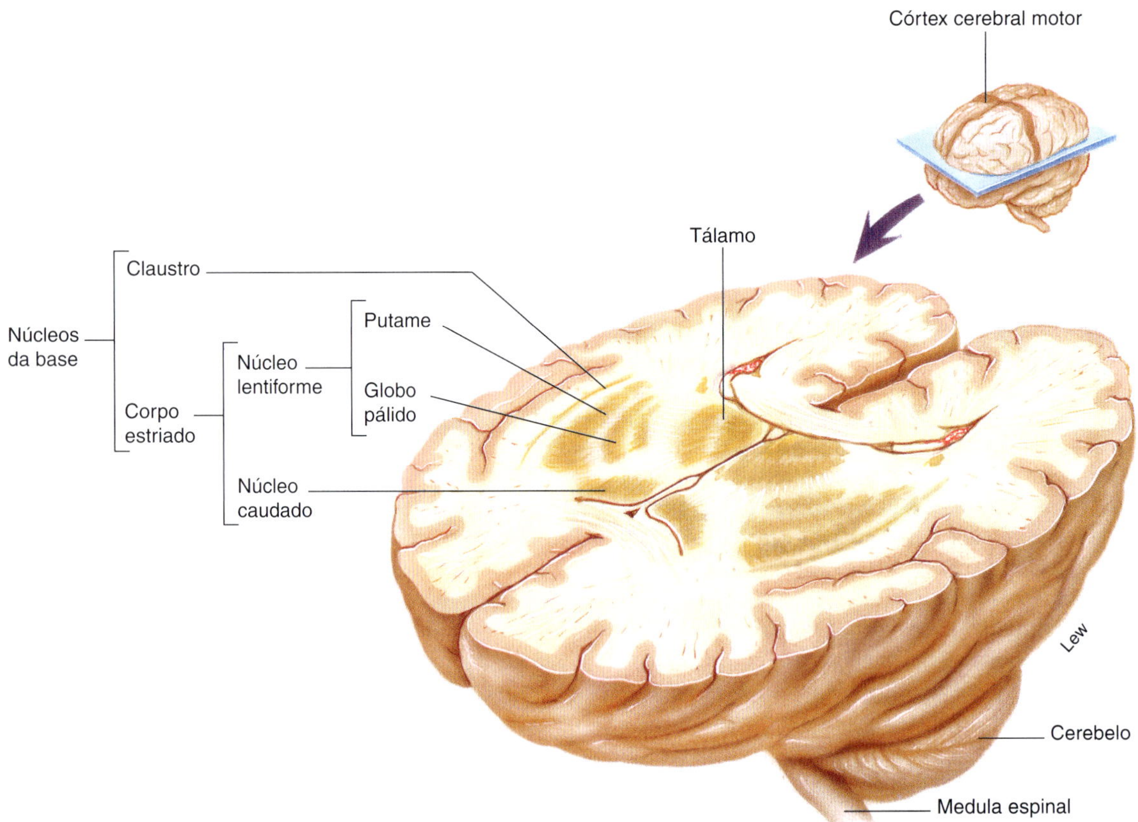

FIGURA 11.25 Estruturas do cérebro contendo núcleos envolvidos no controle dos músculos esqueléticos. O tálamo é um centro retransmissor entre o córtex cerebral motor e outras áreas do encéfalo.

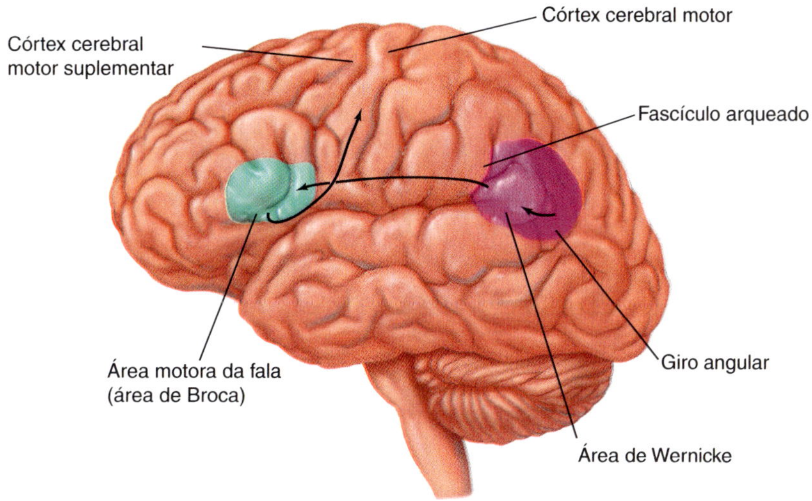

FIGURA 11.26 Áreas do encéfalo envolvidas no controle da fala. Setas indicam a comunicação direta entre estas áreas.

do ar através das pregas vocais. A estimulação muscular combinada traduz padrões de pensamento em fala.

A **área de Wernicke** está localizada no giro temporal superior e conectada diretamente com a área motora da fala por um trato de fibras chamado **fascículo arqueado**. Pessoas com *afasia de Wernicke* produzem fala que tem sido descrita como uma "salada de palavras". As palavras usadas podem ser de sentido real mas estão misturadas ao acaso. A compreensão da linguagem foi destruída em pessoas com afasia de Wernicke; elas não podem entender nem a linguagem falada nem a escrita.

Parece que a noção das palavras a serem pronunciadas origina-se na área de Wernicke e em seguida é comunicada à área motora da fala através do fascículo arqueado. Lesão do fascículo arqueado produz *afasia de condução*, que é fluente mas sem sentido como na afasia de Wernicke, embora ambas as áreas motora da fala e de Wernicke estejam intatas.

O **giro angular**, localizado na junção dos lobos parietal, temporal e occipital, supõe-se ser um centro para a integração das informações auditivas, visuais e somatestésicas. Lesões do giro angular produzem afasias, que sugerem que esta área se projeta na área de Wernicke. Alguns pacientes com lesão no giro angular esquerdo podem falar e entender a linguagem falada mas não podem ler ou escrever. Outro pacientes podem escrever uma sentença mas não podem lê-la, presumivelmente por causa da lesão de fibras de projeção do lobo occipital (envolvido na visão) para o giro angular.

A recuperação da capacidade da linguagem, através da transferência para o hemisfério direito após lesão do hemisfério esquerdo, é muito boa em crianças mas diminui depois da adolescência. A recuperação é referida como sendo mais rápida em pessoas canhotas, possivelmente por ser a capacidade da linguagem dividida mais uniformemente entre os dois hemisférios nas pessoas canhotas. Alguma recuperação geralmente ocorre depois da lesão na área motora da fala, mas lesão na área de Wernicke produz afasias mais graves e permanentes.

Avaliação de Conhecimentos

13. Desenhe uma vista lateral do cérebro e marque os quatro lobos superficiais e os sulcos que os separam.
14. Faça uma relação das funções de cada par de lobos do cérebro.
15. O que é um padrão de onda cerebral? Como são estes padrões monitorados clinicamente?
16. Descreva a disposição dos tratos de fibras no interior do cérebro.
17. Nomeie e descreva os núcleos da base e cite suas funções.
18. Descreva as afasias que resultam de lesões da área motora da fala, da área de Wernicke do fascículo arqueado e do giro angular. Explique como estas áreas podem interagir na produção da fala.

área de Wernicke: de Karl Wernicke, neurologista alemão, 1848-1905

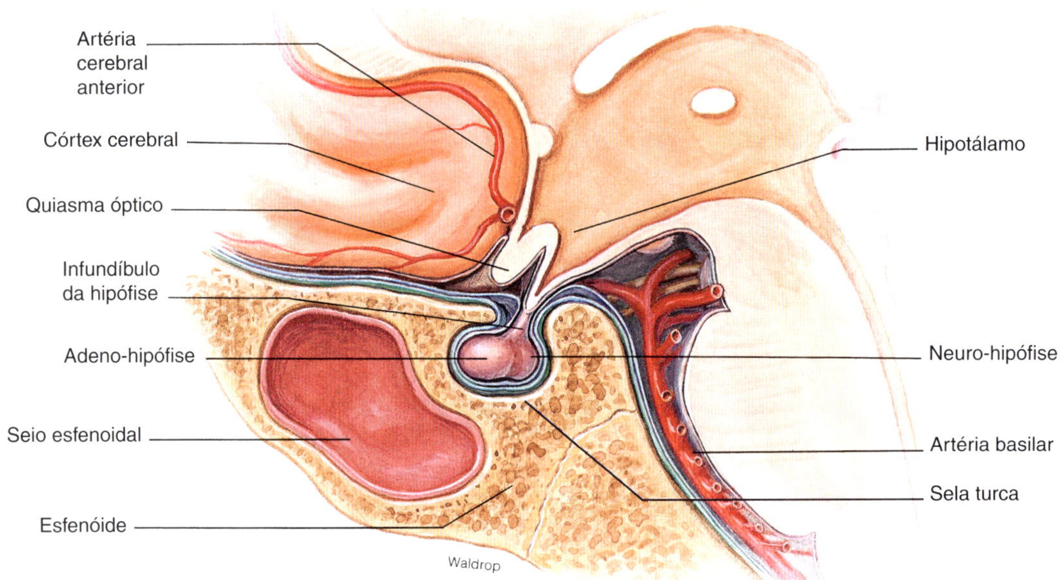

FIGURA 11.27 A glândula hipófise está posicionada no interior da sela turca do osso esfenóide e está fixa ao encéfalo pelo infundíbulo.

DIENCÉFALO

O diencéfalo é a maior região autônoma do encéfalo que consiste em estruturas vitais como tálamo, hipotálamo, epitálamo e hipófise.

Objetivo 16 Fazer uma relação das funções autônomas do tálamo e do hipotálamo.

Objetivo 17 Descrever a localização e a estrutura da hipófise.

O **diencéfalo** é a segunda subdivisão do prosencéfalo e está quase totalmente envolvido pelos hemisférios cerebrais do telencéfalo. O terceiro ventrículo (veja fig. 11.36) é uma cavidade estreita e mediana no interior do diencéfalo. As estruturas mais importantes do diencéfalo são o *tálamo*, *hipotálamo*, *epitálamo* e *hipófise*.

Tálamo

O **tálamo** é uma grande massa oval de substância cinzenta constituindo aproximadamente quatro quintos do diencéfalo. É um órgão par, posicionado imediatamente abaixo do ventrículo lateral do hemisfério cerebral respectivo (veja figs. 11.24 e 11.25). A principal função do tálamo é atuar como um centro retransmissor de todos os impulsos sensitivos, sensoriais, exceto o olfato, para o córtex cerebral. Massas especializadas de núcleos retransmitem os impulsos recebidos para localizações precisas no interior dos lobos cerebrais para a devida interpretação.

tálamo: L. *thalamus*, quarto de dormir

O tálamo também realiza algumas interpretações sensoriais. O córtex cerebral discrimina dor e outros estímulos táteis, mas o tálamo responde aos estímulos sensitivos e proporciona consciência grosseira. O tálamo provavelmente desempenha um papel no início das respostas autônomas do corpo para as dores intensas, e é portanto parcialmente responsável pelo choque fisiológico que freqüentemente segue após um trauma grave.

Hipotálamo

O **hipotálamo**, assim chamado pela sua posição abaixo do tálamo, é a porção mais inferior do diencéfalo, forma o soalho e parte das paredes laterais do terceiro ventrículo (figs. 11.24 e 11.27) e contém várias massas de núcleos que estão interconectados com outras partes do sistema nervoso. Apesar de seu pequeno tamanho, o hipotálamo executa numerosas funções vitais, a maioria das quais se relacionando diretamente ou indiretamente com a regulação das atividades viscerais. Também tem funções emocional e instintiva (veja também fig. 14.12).

O hipotálamo atua como um centro nervoso autônomo acelerando ou refreando certas funções do corpo, e secreta vários hormônios, incluindo dois liberados pela hipófise posterior. Estes hormônios e suas funções são analisados no capítulo 14. As principais funções autônomas e límbicas (emocionais) do hipotálamo são as seguintes:

1. **Regulação cardiovascular**. Embora o coração tenha um padrão inato de contração, os impulsos do hipotálamo causam aceleração ou desaceleração autônoma da freqüência cardíaca. Impulsos do hipotálamo posterior produzem uma elevação da pressão sangüínea arterial e um aumento da

freqüência cardíaca. Impulsos da porção anterior têm efeito contrário, e em vez de atuarem diretamente no coração, os impulsos destas regiões passam primeiro pelos centros cardiovasculares do bulbo.

2. **Regulação da temperatura corpórea**. Núcleos especializados no interior da porção anterior do hipotálamo são sensíveis às alterações da temperatura do corpo. Se o sangue arterial que passa por esta porção do hipotálamo estiver acima da temperatura normal, o hipotálamo envia impulsos que provocam perda do calor através da sudorese e da vasodilatação dos vasos cutâneos da pele. Se a temperatura do sangue estiver abaixo do normal, o hipotálamo transmite impulsos que resultam na produção e retenção de calor através de calafrios, contração dos vasos cutâneos da pele e suspensão da sudorese (veja fig. 5.9).
3. **Regulação da água e do equilíbrio eletrolítico**. Osmorreceptores especializados no hipotálamo monitoram continuamente a concentração osmótica do sangue. Um aumento na concentração osmótica resultante da falta de água provoca no hipotálamo a produção de hormônio antidiurético (HAD) e sua liberação pela hipófise posterior. Ao mesmo tempo, o centro da sede no interior do hipotálamo produz a sensação de sede.
4. **Regulação da fome e controle da atividade gastrointestinal**. O *centro da nutrição* é uma porção especializada do hipotálamo lateral que monitora os níveis de glicose, ácidos gordurosos e aminoácidos no sangue. Baixos níveis destas substâncias no sangue são responsáveis em parte pela sensação de fome proveniente do hipotálamo. Quando a quantidade de alimento suficiente é ingerida, o *centro da saciedade* na porção média do hipotálamo inibe o centro da nutrição. O hipotálamo também recebe impulsos sensitivos das vísceras abdominais e regula as secreções glandulares e os movimentos peristálticos do trato gastrointestinal.
5. **Regulação do sono e da vigília**. O hipotálamo tem um *centro do sono* e um *centro da vigília* que funcionam com outras partes do encéfalo para determinar o nível de vigília consciente.
6. **Resposta sexual**. Núcleos de centros sexuais especializados no interior da porção superior do hipotálamo respondem pela excitação sexual dos receptores táteis dos órgãos genitais. A sensação do orgasmo envolve atividade neural do centro sexual do hipotálamo.
7. **Emoções**. Um número de núcleos no interior do hipotálamo está associado com respostas emocionais específicas, incluindo raiva, medo, dor e prazer (veja fig. 14.12).
8. **Controle das funções endócrinas**. O hipotálamo produz neurossecreções químicas que estimulam a hipófise anterior e posterior a liberar vários hormônios.

O hipotálamo é uma estrutura vital na manutenção da homeostasia global do corpo. Disfunções do hipotálamo podem afetar seriamente funções autônomas, somáticas, ou psíquicas do corpo. Não é surpresa que este órgão esteja implicado como principal fator em *enfermidades psicossomáticas*. Insônia, úlceras pépticas, palpitação do coração, diarréia e constipação são alguns sintomas de desordens psicofisiológicas.

Epitálamo

O epitálamo é a porção posterior do diencéfalo que forma um teto fino sobre o terceiro ventrículo. O revestimento interior do teto consiste no **plexo corióideo** vascular, onde o líquido cerebrospinal é produzido (veja fig. 11.24). Uma pequena massa de tecido, a **glândula pineal**, assim chamada por sua semelhança com uma pinha, estende-se externamente a partir da extremidade posterior do epitálamo (veja fig. 11.24), e supõe-se que tenha uma função neuroendócrina. A **comissura posterior**, localizada inferiormente à glândula pineal, é um trato de fibras comissurais que conecta os colículos superiores direito e esquerdo do mesencéfalo (veja fig. 11.24).

Hipófise

A **hipófise**, arredondada, em forma de ervilha, posicionada na face inferior do diencéfalo, está fixa ao hipotálamo pelo infundíbulo, em forma de funil, e apoiada na sela turca do osso esfenóide (fig. 11.27). A hipófise, que tem função endócrina, é estruturalmente e funcionalmente dividida em uma porção anterior, chamada **adeno-hipófise**, e uma porção posterior, chamada **neuro-hipófise** (veja capítulo 14).

Avaliação de Conhecimentos

19. Qual é o significado da afirmação de que o tálamo é o centro da dor do encéfalo?
20. Faça uma relação dos sistemas do corpo e das funções sobre os quais o hipotálamo exerce algum controle.
21. Quais são os componentes do epitálamo?
22. Descreva a localização da hipófise em relação ao restante do diencéfalo e em relação ao restante do encéfalo. Quais são as duas porções da hipófise?

MESENCÉFALO

O mesencéfalo contém os corpos quadrigêmeos, que se relacionam com reflexos visuais e auditivos, e os pedúnculos cerebrais, constituídos por tratos de fibras. Contém também núcleos especializados que ajudam a controlar a postura e os movimentos.

Objetivo 18 Fazer uma relação das estruturas do mesencéfalo e explicar suas funções.

O *tronco encefálico* contém núcleos com funções autônomas do corpo e seus tratos de conexões. É aquela parte do encéfalo que se fixa à medula espinal e inclui o mesencéfalo, ponte e bulbo. O *mesencéfalo* é a pequena secção do tronco encefálico entre o diencéfalo e a ponte (veja fig. 11.30). No interior do me-

pineal: L. *pinea*, pinha

adeno-hipófise: G. *adeno*, glândula; *hypo*, embaixo; *physis*, crescer

CAPÍTULO 11

sencéfalo está o **aqueduto do mesencéfalo** (aqueduto de Sylvius) (veja figs. 11.36 e 11.38), que liga o terceiro e quarto ventrículos. O mesencéfalo também contém os corpos quadrigêmeos (veja fig. 11.24), os pedúnculos cerebrais (veja fig. 11.23), o *núcleo rubro* e a *substância negra*.

Os **corpos quadrigêmeos** são as quatro elevações arredondadas na parte posterior do mesencéfalo. As duas eminências superiores, os **colículos superiores**, se relacionam com reflexos visuais. As duas eminências inferiores, os **colículos inferiores**, são responsáveis por reflexos auditivos. Os **pedúnculos cerebrais** constituem um par de estruturas cilíndricas compostas por tratos de fibras de projeção ascendentes e descendentes que sustentam e conectam o cérebro com outras regiões do encéfalo.

O **núcleo rubro** encontra-se profundamente no interior do mesencéfalo entre o pedúnculo cerebral e o aqueduto do mesencéfalo, conecta os hemisférios cerebrais ao cerebelo e funciona nos reflexos que se relacionam com a coordenação motora e a manutenção da postura. Sua cor vermelha é devida ao seu rico suprimento sangüíneo e um pigmento que contém ferro nos corpos celulares de seus neurônios. Um outro núcleo, a **substância negra**, encontra-se inferiormente ao núcleo rubro, e supõe-se que iniba movimentos involuntários forçados. Sua cor escura reflete seu elevado conteúdo em pigmento melanina.

Avaliação de Conhecimentos

23. Descreva os sintomas que podem indicar um tumor no mesencéfalo.
24. Quais estruturas do mesencéfalo funcionam com o cerebelo no controle da postura e dos movimentos?

METENCÉFALO

O metencéfalo contém a ponte, que retransmite impulsos, e o cerebelo, que coordena as contrações dos músculos esqueléticos.

Objetivo 19 Descrever a localização e a estrutura da ponte e do cerebelo e fazer uma relação de suas funções.

O **metencéfalo** é a porção mais superior do rombencéfalo. As duas estruturas vitais do metencéfalo são a *ponte* e o *cerebelo*. O aqueduto do mesencéfalo se alarga para tornar-se o **quarto ventrículo** (veja fig. 11.36) no interior do metencéfalo e mielencéfalo.

aqueduto de Sylvius: de Jacobus Sylvius, anatomista francês, 1478-1555

corpos quadrigêmeos: L. *corpus*, corpo; *quadri*, quatro; *geminus*, gêmeos

colículo: L. *colliculus*, pequeno montículo

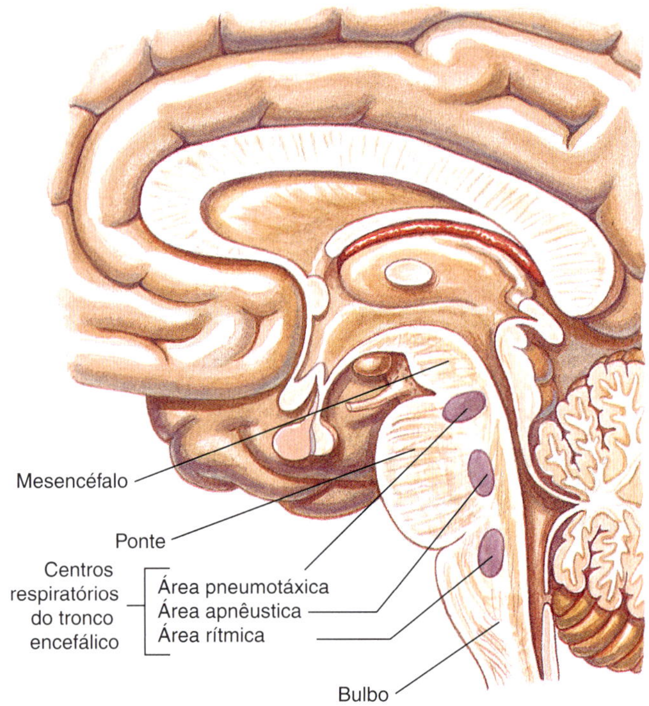

FIGURA 11.28 Núcleos no interior da ponte e do bulbo que constituem o centro respiratório.

Ponte

A **ponte** pode ser observada como uma saliência arredondada na face inferior do encéfalo, entre o mesencéfalo e o bulbo (fig. 11.28). Consiste em fibras brancas que seguem em duas principais direções. As fibras superficiais se estendem transversalmente para conectar com o cerebelo através do pedúnculo cerebelar médio; e as fibras longitudinais profundas, que são partes dos tratos motores e sensitivos, conectam o bulbo com os tratos do mesencéfalo.

Dispersos ao longo da ponte estão vários núcleos de nervos cranianos específicos. Os nervos cranianos que têm núcleos no interior da ponte incluem o trigêmeo (V), que transmite impulsos para a mastigação e sensibilidade da cabeça; o abducente (VI), que controla certos movimentos do bulbo do olho; o facial (VII), que transmite impulsos motores para os movimentos da expressão facial e impulsos sensoriais dos corpúsculos gustatórios; e os ramos vestibulares do vestibulococlear (VIII), que mantêm o equilíbrio.

Outros núcleos da ponte funcionam com os núcleos do bulbo para regular a freqüência e a profundidade da respiração. Os dois centros respiratórios da ponte são chamados de **áreas apnêustica** e **pneumotáxica**.

ponte: L. *pons*, ponte

Cerebelo

O *cerebelo* é a segunda maior estrutura do encéfalo, está localizado no metencéfalo e ocupa a face inferior e posterior da cavidade do crânio. O cerebelo está separado do encéfalo suprajacente por uma **fissura transversa**. Uma porção das meninges chamada **tentório do cerebelo** se estende nessa fissura transversa. O cerebelo consiste em dois **hemisférios** e uma comprimida área central chamada **verme** (fig. 11.29). A **foice do cérebro** é a porção das meninges que se estende parcialmente entre os hemisférios.

Como o cérebro, o cerebelo tem uma fina camada externa de substância cinzenta, o **córtex cerebelar**, e uma espessa e profunda camada de substância branca. O cerebelo é convoluto em uma série de **folhas** finas e paralelas. Os tratos de substância branca do interior do cerebelo têm um padrão distinto de ramificações chamado **árvore da vida** que pode ser visto em um corte sagital (fig. 11.29*c*).

Três pares de feixes de fibras nervosas chamados **pedúnculos cerebelares** sustentam o cerebelo e lhe proporcionam os tratos para comunicação com o restante do encéfalo (fig. 11.30). Em seqüência, encontra-se a descrição dos pedúnculos cerebelares.

1. **Pedúnculos cerebelares superiores** conectam o cerebelo com o mesencéfalo. As fibras no interior destes pedúnculos originam-se principalmente dos **núcleos** especializados **denteados** no interior do cerebelo e passam através do núcleo rubro em direção ao tálamo, e em seguida para as áreas motoras do córtex cerebral. Impulsos através das fibras destes pedúnculos propiciam retroalimentação ao cérebro.
2. **Pedúnculos cerebelares médios** conduzem impulsos dos movimentos voluntários do cérebro através da ponte para o cerebelo.
3. **Pedúnculos cerebelares inferiores** conectam o cerebelo com o bulbo e a medula espinal. Ambos contêm fibras proprioceptivas e vestibulares que entram e fibras motoras que saem.

A principal função do cerebelo é a coordenação das contrações dos músculos esqueléticos, recrutando determinadas unidades motoras dentro dos músculos. Impulsos para os movimentos voluntários dos músculos originam-se no córtex cerebral e são coordenados pelo cerebelo. O cerebelo envia constantemente impulsos para unidades motoras selecionadas para a manutenção da postura e do tônus muscular. O cerebelo também processa impulsos provenientes de **proprioceptores** do interior dos músculos, tendões, articulações e dos órgãos dos sentidos para aprimorar padrões de movimento aprendidos. Um proprioceptor é uma terminação nervosa sensitiva que é sensível às alterações na tensão de um músculo ou de um tendão.

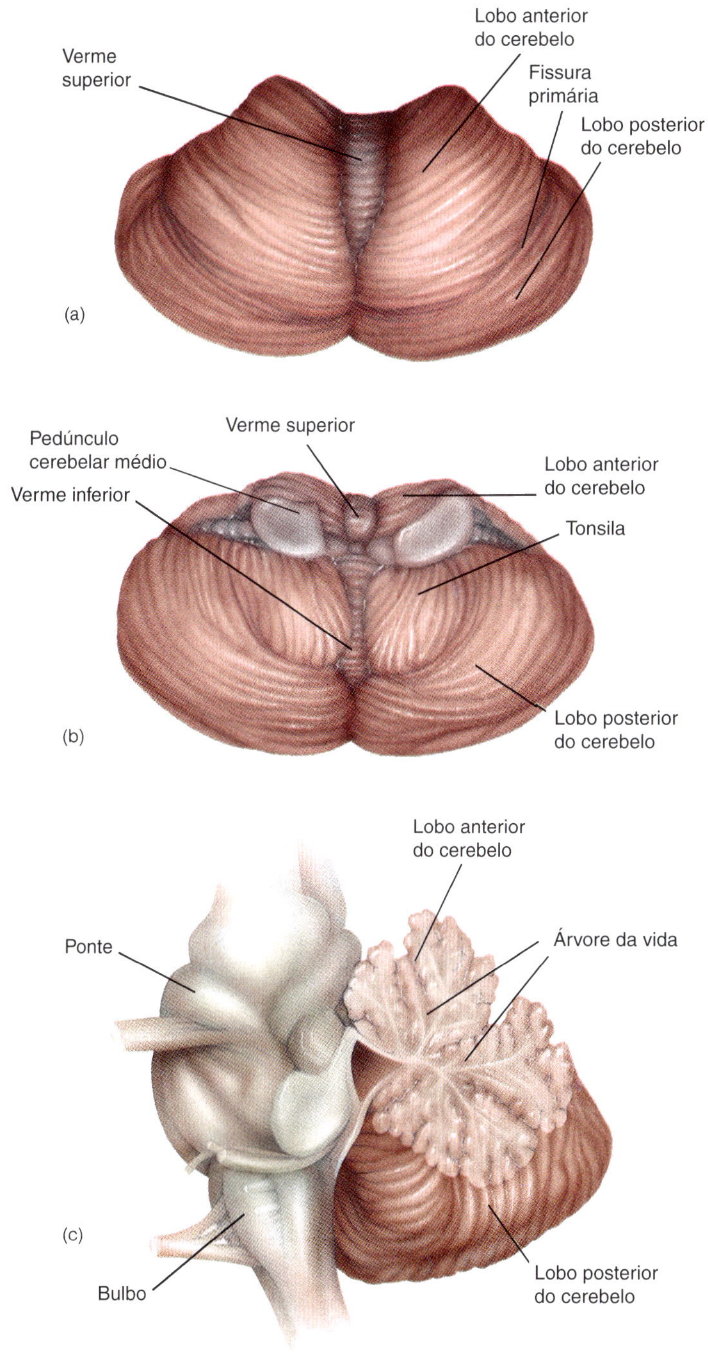

FIGURA 11.29 Estrutura do cerebelo. (*a*) Vista superior, (*b*) vista inferior e (*c*) vista sagital.

cerebelo: L. *cerebellum*, diminutivo de cérebro
verme: L. *vermis*, verme
árvore da vida: L. *arbor*, árvore; *vitae*, da vida
pedúnculo: L. *peduncle*, diminutivo de pé

CAPÍTULO 11

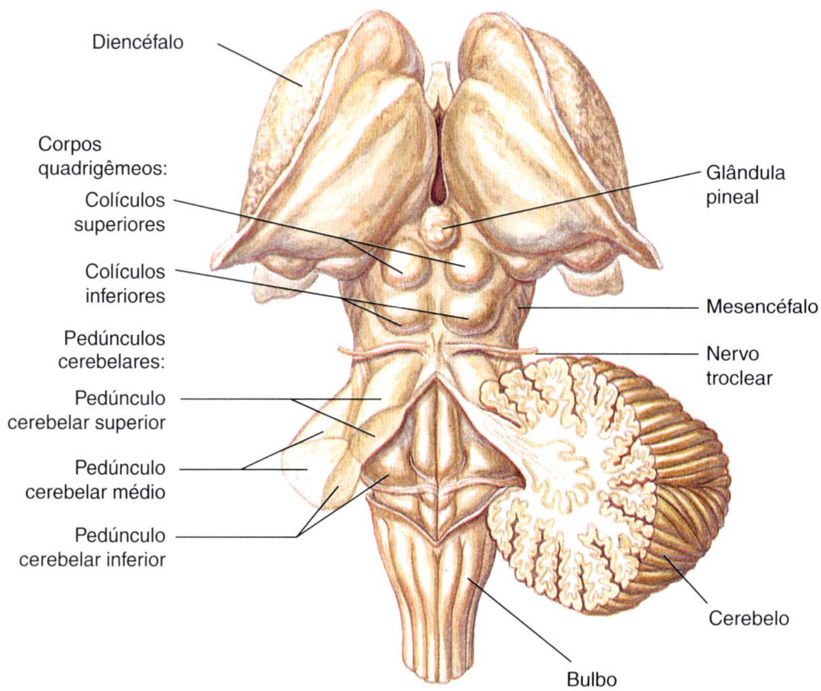

FIGURA 11.30 Os pedúnculos cerebelares podem ser vistos quando os hemisférios cerebelares forem removidos de suas fixações ao tronco encefálico.

Traumas ou doenças do cerebelo, tais como um *acidente vascular* ou *paralisia cerebral*, freqüentemente causam deterioração de funções musculares esqueléticas. Os movimentos tornam-se abruptos e incoordenados na patologia conhecida por *ataxia*. Há também uma perda de equilíbrio resultando em distúrbios na marcha. A *intoxicação alcoólica* provoca semelhante incoordenação dos movimentos do corpo.

Avaliação de Conhecimentos

25. Descreva as localizações e as estruturas da ponte e do cerebelo.
26. Quais nervos cranianos têm seus núcleos localizados no interior da ponte?
27. Defina os termos *tentório do cerebelo*, *verme*, *árvore da vida* e *pedúnculos cerebelares*.
28. Faça uma relação das funções da *ponte* e do *cerebelo*.

MIELENCÉFALO

O bulbo, contido no interior do mielencéfalo, conecta-se com a medula espinal e contém núcleos dos nervos cranianos e funções autônomas vitais.

Objetivo 20 Descrever a localização, a estrutura e as funções do bulbo.

Objetivo 21 Descrever a localização e as principais funções da formação reticular.

Bulbo

O **bulbo**, uma estrutura globosa com cerca de 3 cm de comprimento, é a estrutura mais inferior do tronco encefálico. É contínuo com a ponte anteriormente e medula espinal posteriormente no nível do forame magno (veja figs 11.23 e 11.24). Externamente, o bulbo se assemelha à medula espinal, exceto por duas elevações triangulares chamadas **pirâmides** no lado inferior e uma dilatação oval chamada **oliva** (veja fig. 11.23) em cada face lateral. O **quarto ventrículo**, o espaço no interior do bulbo, é contínuo posteriormente com o canal central da medula espinal e anteriormente com o aqueduto do mesencéfalo (veja figs 11.36 e 11.38).

O bulbo é composto de núcleos vitais e substância branca que formam todos os tratos descendentes e ascendentes comunicando a medula espinal e as várias partes do encéfalo. A maioria das fibras no interior desses tratos cruzam para o lado oposto através da região piramidal do bulbo, permitindo que um lado do encéfalo receba informações do outro lado e mande informações para o lado oposto do corpo (veja fig. 11.23).

A substância cinzenta do bulbo consiste em vários núcleos importantes dos nervos cranianos e retransmissores sensoriais (fig. 11.31). O **núcleo ambíguo** e o **núcleo hipoglosso** são os centros de onde surgem os nervos glossofaríngeo (IX), acessório (XI) e hipoglosso (XII). Os núcleos vestibulares são os centros de onde se originam os nervos vestibulocócleares (VIII). Os nervos vagos (X) originam-se dos **núcleos do vago**, um em cada lado do

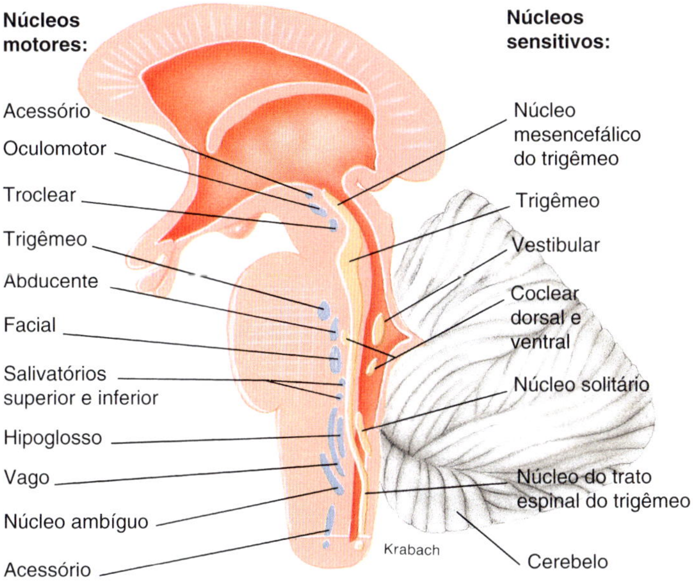

FIGURA 11.31 Uma secção sagital do bulbo e ponte mostrando os núcleos cranianos de substância cinzenta.

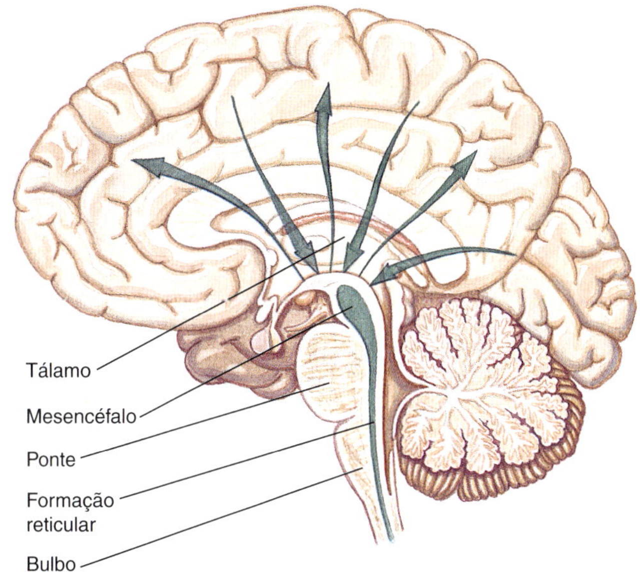

FIGURA 11.32 O sistema reticular ativado. As setas indicam a direção dos impulsos ao longo de vias nervosas que conectam com o sistema reticular ativado.

bulbo, adjacente ao quarto ventrículo. O **núcleo grácil** e o **núcleo cuneiforme** retransmitem informações sensitivas ao tálamo, e os impulsos são então retransmitidos ao córtex cerebral pelos núcleos talâmicos (não representados). Os **núcleos olivares inferiores** e os **núcleos olivares acessórios** da oliva medeiam impulsos que passam do prosencéfalo e mesencéfalo através dos pedúnculos cerebelares inferiores ao cerebelo.

Três outros núcleos no interior do bulbo funcionam como centros autônomos para o controle de funções vitais viscerais.

1. **Centro cardíaco.** *Fibras inibidoras* e *aceleradoras* se originam do centro cardíaco. Impulsos inibidores passam constantemente através do nervo vago para diminuir os batimentos cardíacos. Impulsos aceleradores passam através da medula espinal e eventualmente inervam o coração através de fibras no interior dos nervos espinais T1-T5.
2. **Centro vasomotor.** Núcleos do centro vasomotor enviam impulsos via medula espinal e nervos espinais para os músculos lisos das paredes das arteríolas, provocando suas constrições e elevando a pressão arterial.
3. **Centro respiratório.** O centro respiratório do bulbo controla a freqüência e a profundidade da respiração e as funções em conjunção com os núcleos respiratórios da ponte (veja fig. 11.28) para produzir respirações rítmicas.

Outros núcleos do bulbo funcionam como centros reflexos envolvidos no espirro, tosse, deglutição e vômito. Algumas destas atividades (deglutição, por exemplo) podem ser iniciadas voluntariamente, mas uma vez que elas progridem até um certo ponto tornam-se involuntárias e não podem ser suspensas.

Formação Reticular

A **formação reticular** é uma rede complexa de núcleos e fibras nervosas no interior do tronco encefálico que funciona como *sistema reticular ativador* (SRA) estimulando o cérebro. Porções da formação reticular estão localizadas na medula espinal, ponte, mesencéfalo, e partes do tálamo e hipotálamo (fig. 11.32). A formação reticular contém fibras ascendentes e descendentes da maioria das estruturas do encéfalo.

Núcleos no interior da formação reticular geram um fluxo contínuo de impulsos a não ser que estejam inibidos por outras partes do encéfalo. As principais funções do SRA são manter o cérebro em estado de alerta consciente e monitorar seletivamente os impulsos sensitivos percebidos pelo cérebro. O SRA também auxilia o cerebelo a ativar determinadas unidades motoras para manter o tônus muscular e produzir delicadas e coordenadas contrações dos músculos esqueléticos.

O SRA é sensível às alterações e traumas do cérebro. Supõe-se que a resposta do sono ocorra por causa de uma diminuição da atividade no interior do SRA, talvez por causa da secreção de neurotransmissores específicos. Um golpe na cabeça ou certas drogas e doenças podem lesar o SRA e causar inconsciência. Um *coma* é um estado de inconsciência e de inatividade do SRA que até mesmo o mais poderoso estímulo externo não pode alterar o estado mental da pessoa.

Avaliação de Conhecimentos

29. Descreva os principais centros reflexos do bulbo que regulam funções autônomas.
30. Quais os nervos cranianos que se originam no bulbo?
31. Explique a afirmativa de que o SRA é o "chefe dos vigilantes do encéfalo".

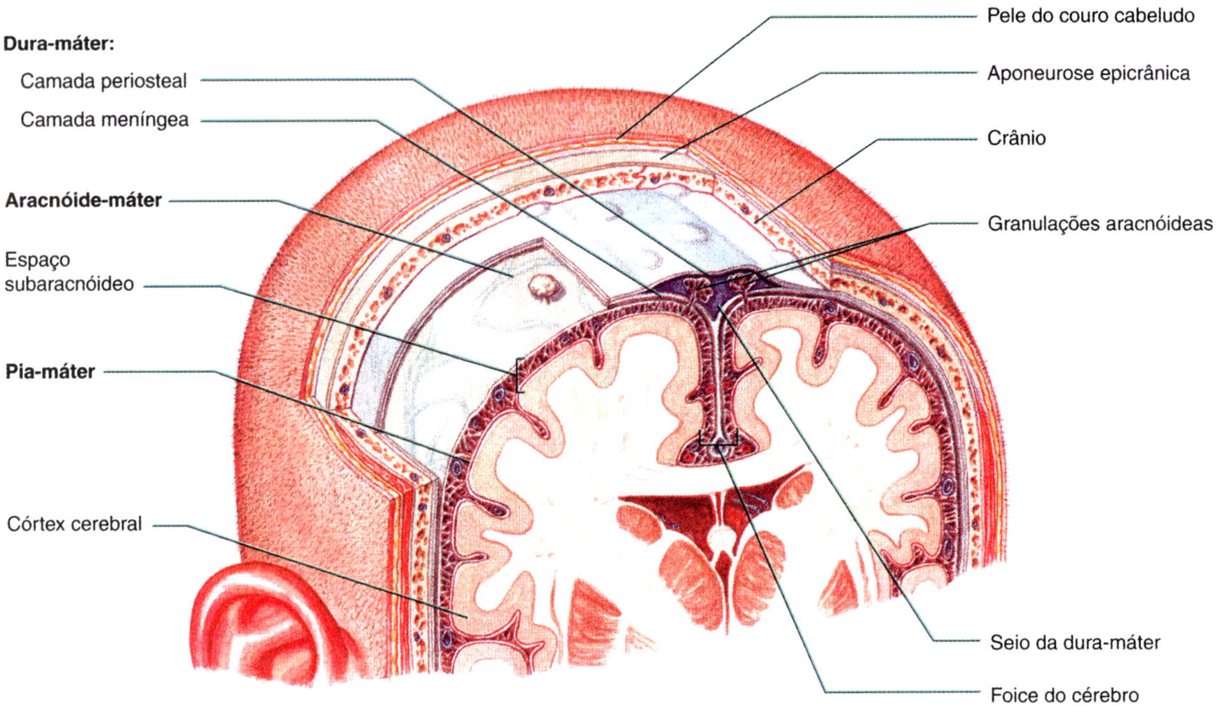

FIGURA 11.33 Meninges e estruturas associadas envolvem o encéfalo. (As meninges estão indicadas em tipo negrito.)

MENINGES

O SNC está coberto por meninges protetoras chamadas dura-máter, aracnóide-máter e pia-máter.

Objetivo 22 **Descrever a posição das meninges quando elas protegem o SNC.**

Como mencionado anteriormente nos comentários das características gerais do encéfalo, o delicado SNC é protegido por uma caixa óssea – o crânio – envolvendo o encéfalo, e a coluna vertebral envolvendo a medula espinal. Também é protegido por três membranas de tecido conjuntivo chamadas **meninges** (figs. 11.33 e 11.34). Individualmente, de externo para interno, são conhecidas por *dura-máter*, *aracnóide-máter* e *pia-máter*.

Dura-máter

A **dura-máter** está em contato com o osso e é composta principalmente por tecido conjuntivo denso. A **dura-máter craniana** é uma estrutura de camada dupla. A **camada** externa **periosteal** adere ligeiramente ao crânio, onde constitui o periósteo (fig. 11.33). A **camada meníngea** interna, que é a mais fina, acompanha o contorno geral do encéfalo. A **dura-máter espinal** não é uma camada dupla; é similar à camada meníngea da dura-máter craniana.

As duas camadas da dura-máter craniana estão geralmente fundidas e cobrem a maior parte do encéfalo. Em certas regiões, contudo, as camadas se separam, formando os **seios da dura-máter** (veja fig. 11.33) que recolhem sangue venoso e o drenam nas veias jugulares internas do pescoço.

meninge: L. *meninx*, membrana

dura-máter: L. *dura*, duro; *mater*, mãe

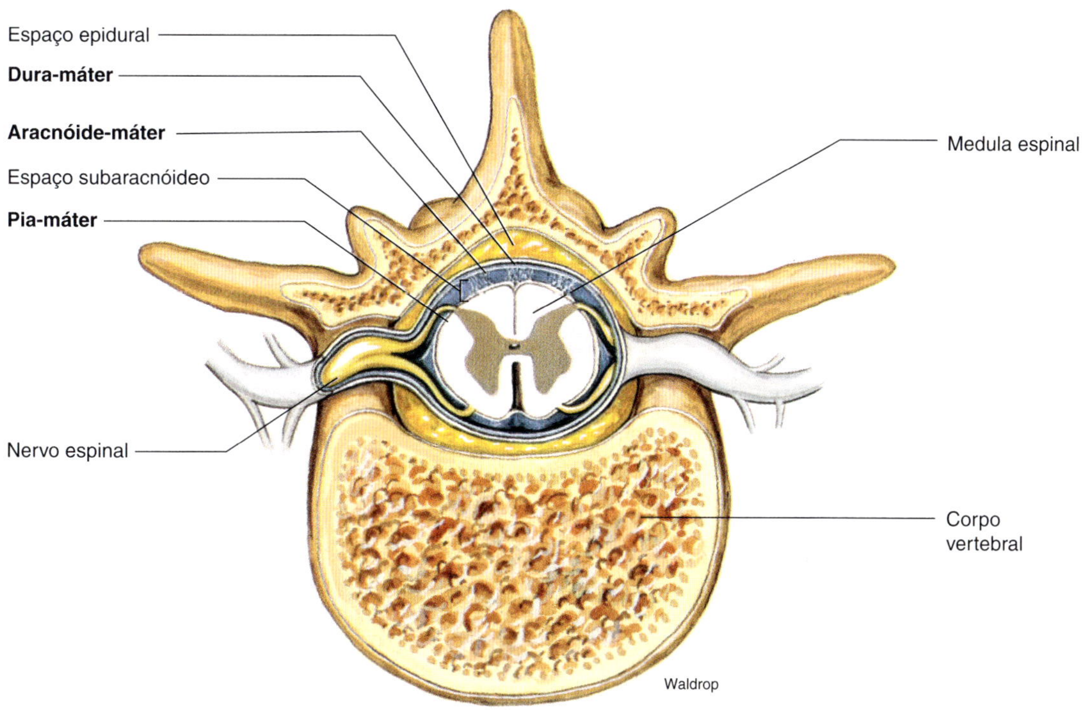

FIGURA 11.34 Meninges e estruturas associadas envolvendo a medula espinal. O espaço epidural na região lombar inferior é de importância clínica como local de bloqueio epidural que pode ser executado para facilitar o parto.

Em quatro locais, a camada meníngea da dura-máter craniana forma septos distintos para separar estruturas maiores na superfície do encéfalo e ancorar o encéfalo no interior da caixa craniana. Estes septos foram identificados anteriormente e revistos na tabela 11.6.

A dura-máter espinal (figs. 11.34 e 11.35) forma uma **bainha dural** resistente, tubular que continua no canal vertebral e envolve a medula espinal. Não há nenhuma conexão entre a bainha dural e as vértebras que formam o canal vertebral, mas em lugar disso há uma cavidade potencial chamada **espaço epidural** (veja fig. 11.34). O espaço epidural é altamente vascularizado e contém tecidos conjuntivos frouxo, fibroso e adiposo que formam um coxim protetor ao redor da medula espinal.

Aracnóide-máter

A **aracnóide-máter** é a meninge média das três meninges. Esta membrana delicada, em forma de rede, estende-se sobre o SNC mas geralmente não se prolonga nos sulcos ou fissuras do encéfalo. O **espaço subaracnóideo**, localizado entre a aracnóide-máter e a pia-máter mais profunda, contém líquido cerebrospinal. O espaço subaracnóideo é mantido por filamentos em forma de rede que conectam a aracnóide-máter e a pia-máter (veja fig. 11.33).

Pia-máter

A fina **pia-máter**, que está ligada firmemente às circunvoluções do cérebro e aos contornos irregulares da medula espinal, é composta de tecido conjuntivo frouxo modificado. É altamente vascularizada e tem como função dar suporte aos vasos que nutrem as células subjacentes do encéfalo e da medula espinal. Especialmente sobre os tetos dos ventrículos a pia-máter contribui para a formação dos plexos corióideos juntamente com a aracnóide-máter. Extensões laterais da pia-máter ao longo da medula espinal formam os **ligamentos denticulados** que prendem a medula espinal à dura-máter (fig. 11.35).

aracnóide: L. *arachnoides*, como uma teia de aranha

pia-máter: L. *pia*, mole; *mater*, mãe

TABELA 11.6 Septos da Dura-máter Craniana

Septo	Localização
Foice do cérebro	Estende-se para baixo na fissura longitudinal do cérebro para separar os hemisférios cerebrais direito e esquerdo; fixada anteriormente na crista etmoidal do osso etmóide e posteriormente ao tentório
Tentório do cerebelo	Separa os lobos occipital e temporal do cérebro do cerebelo; está fixado à parte petrosa do temporal e ao osso occipital
Foice do cerebelo	Separa os hemisférios direito e esquerdo do cerebelo; fixada à crista do osso occipital
Diafragma da sela	Forma o teto da sela turca

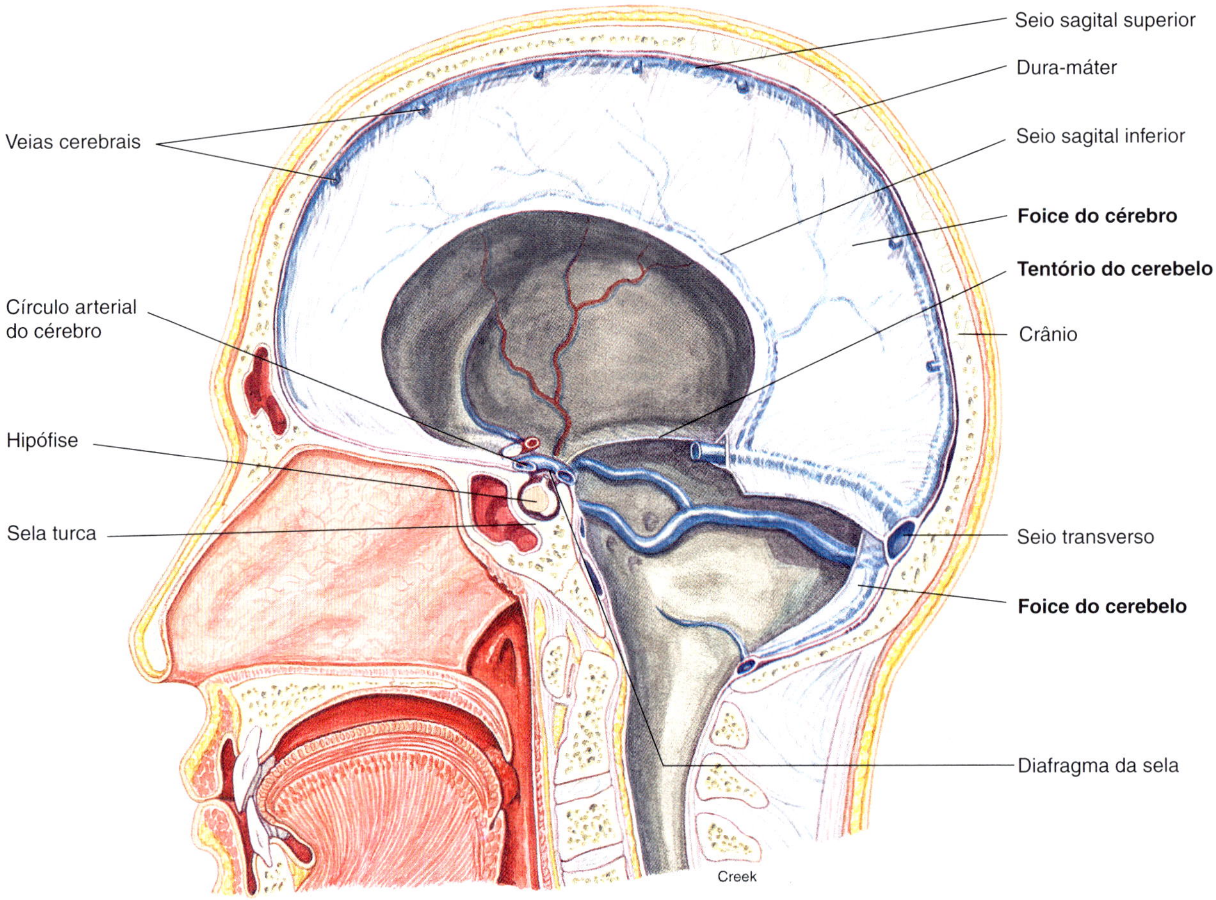

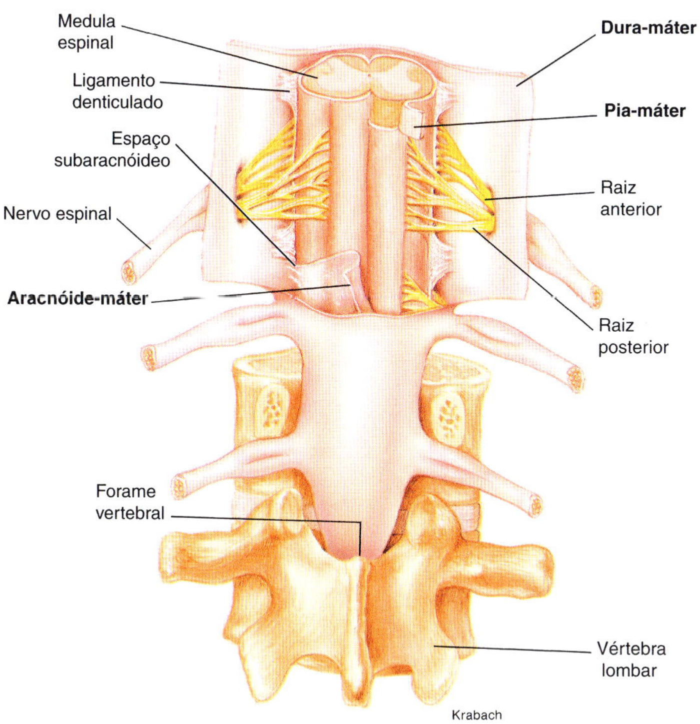

FIGURA 11.35 Medula espinal e meninges espinais.

Meningite, uma inflamação das meninges, é em geral causada por bactéria ou vírus. A aracnóide-máter e a pia-máter são as duas meninges mais freqüentemente atingidas. A meningite é acompanhada por febre alta e intensa dor de cabeça. As complicações podem causar comprometimento da sensibilidade, paralisia, ou retardo mental. Se a meningite não for tratada, geralmente resulta em coma e morte.

Avaliação de Conhecimento

32. Mostre as diferenças entre a dura-máter craniana e a dura-máter espinal.
33. Explique como as meninges sustentam e protegem o SNC.
34. Descreva as localizações dos seios da dura-máter e do espaço epidural.

VENTRÍCULOS E LÍQUIDO CEREBROSPINAL

Os ventrículos, o canal central e o espaço subaracnóideo contêm líquido cerebrospinal, formado por transporte ativo de substâncias do plasma sangüíneo para o plexo corióideo.

Objetivo 23 **Comentar a formação, a função e o fluxo do líquido cerebrospinal.**

Objetivo 24 **Explicar a importância da barreira hematoencefálica na manutenção da homeostasia no interior do encéfalo.**

Líquido cerebrospinal (LCS) é um líquido claro, semelhante à linfa que forma um coxim protetor ao redor e dentro do SNC. O líquido também faz o cérebro flutuar. O LCS circula através dos vários **ventrículos** do encéfalo, do **canal central** da medula espinal e do **espaço subaracnóideo** em torno de todo SNC. O líquido cerebrospinal retorna ao sistema circulatório escoando das paredes das **granulações aracnóideas** para os capilares venosos.

Ventrículos do Encéfalo

Os ventrículos do encéfalo estão conectados entre si e ao canal central da medula espinal (figs. 11.36 e 11.37). Cada um dos dois **ventrículos laterais** (primeiro e segundo ventrículos) está localizado em cada um dos hemisférios cerebrais, embaixo do corpo caloso. O **terceiro ventrículo** está localizado no diencéfalo, entre os tálamos. Cada ventrículo lateral está conectado ao terceiro ventrículo por uma abertura estreita oval chamada **forame interventricular** (forame de Monro). O **quarto ventrículo** está localizado no tronco encefálico entre a ponte e o cerebelo. O **aqueduto do mesencéfalo** atravessa o mesencéfalo ligando o terceiro e quarto ventrículos. O quarto ventrículo também se comunica posteriormente com o canal central da medula espinal. O líquido cerebrospinal sai do quarto ventrículo para o espaço subaracnóideo (fig. 11.38) através de três forames: a **abertura mediana** (forame de Magendie), e duas **aberturas laterais**, forames de Luschka (não indicados). O líquido cerebrospinal retorna ao sangue venoso através das granulações aracnóideas.

Hidrocefalia interna é uma patologia em que o líquido cerebrospinal fica bloqueado no interior dos ventrículos do encéfalo (fig. 11.37*b*). É mais comum em crianças, cujas suturas cranianas ainda não se fortaleceram ou se ossificaram, do que em indivíduos mais velhos. Se a pressão for excessiva, a disfunção deve ser tratada cirurgicamente.

Hidrocefalia externa, um acúmulo de líquido no espaço subaracnóideo, geralmente resulta de uma obstrução da drenagem das granulações aracnóideas. A pressão externa comprime o tecido neural e provavelmente causará dano no cérebro.

Líquido Cerebrospinal

O líquido cerebrospinal faz o SNC flutuar e o protege de lesões mecânicas. O encéfalo pesa cerca de 1.500 gramas, mas suspenso no LCS seu peso flutuando é de aproximadamente 50 gramas, o que significa que o encéfalo tem uma flutuabilidade muito próxima à neutra; em uma verdadeira flutuabilidade neutra, um objeto não flutua nem afunda mas fica suspenso no meio líquido.

Além de fazer flutuar o SNC, o LCS reduz o efeito prejudicial de um impacto na cabeça espalhando a força sobre uma área grande, e também ajuda a remover resíduos metabólicos de tecido nervoso. Como falta circulação linfática ao SNC, o LCS movimenta os resíduos celulares para o retorno venoso em seus lugares de drenagem.

forame de Monro: de Alexander Monro Jr., anatomista escocês, 1733-1817
forame de Magendie: de François Magendie, fisiologista francês, 1783-1855
forame de Luschka: de Hubert Luschka, anatomista alemão, 1820-1875

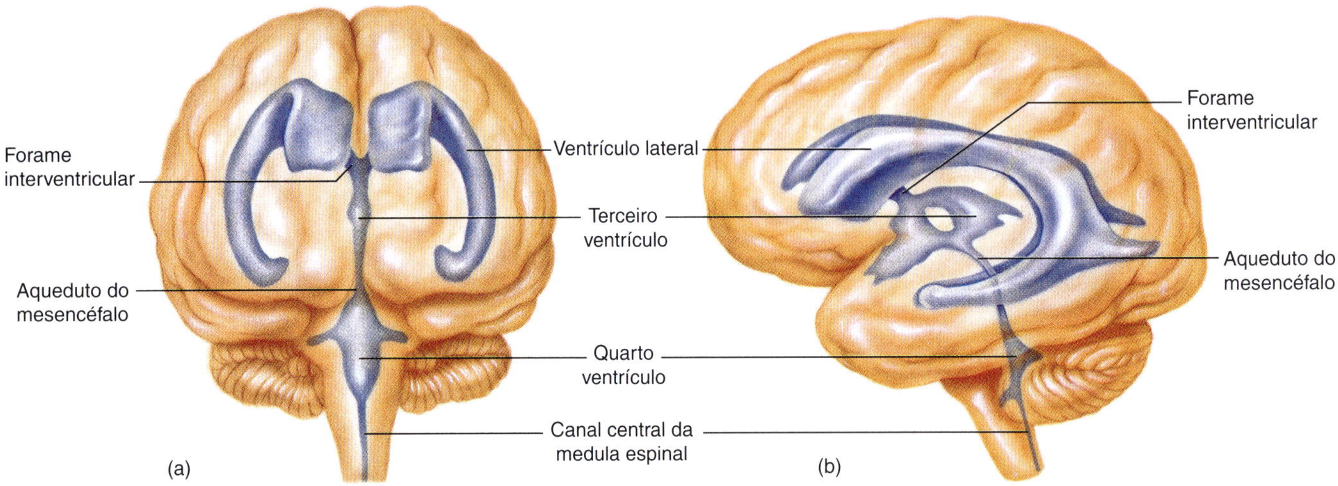

FIGURA 11.36 Ventrículos do encéfalo. (*a*) Vista anterior e (*b*) vista lateral.

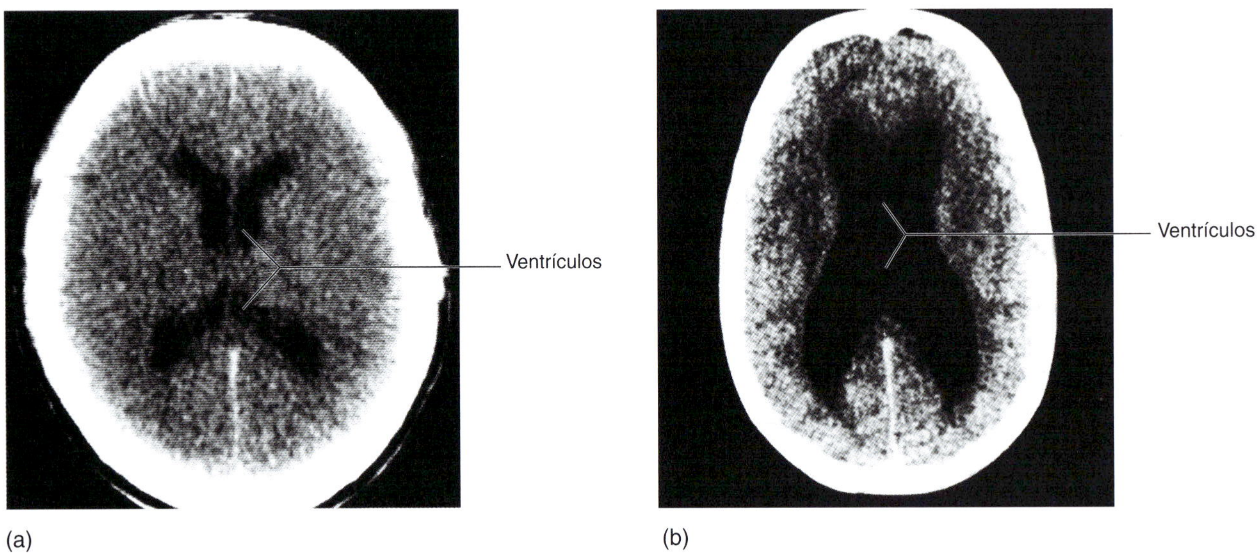

FIGURA 11.37 Tomografia computadorizada do encéfalo mostrando (*a*) configuração normal dos ventrículos e (*b*) configuração anormal dos ventrículos em conseqüência de hidrocefalia.

O LCS claro e aquoso é produzido continuamente pela filtração do plasma sangüíneo por massas de capilares especializados chamados plexos corióideos e, em menor extensão, por secreções das células ependimárias. As células ependimárias ciliadas revestem os plexos corióideos, como também revestem o canal central, e presumivelmente ajudam a movimentar o LCS. As junções muito próximas entre as células ependimárias também ajudam a formar uma barreira hematoencefálica que proíbe que certas substâncias potencialmente prejudiciais do sangue entrem no LCS.

O LCS é semelhante em composição ao plasma sangüíneo do qual é formado. Como o plasma sangüíneo, ele contém proteínas, glicose, uréia e glóbulos brancos. Comparando os eletrólitos, o LCS contém mais sódio, cloreto, magnésio e hidrogênio, e menos cálcio e íons de potássio que no plasma sangüíneo.

Mais de 800 ml de líquido cerebrospinal são produzidos diariamente, embora só 140-200 ml estejam banhando o SNC em um determinado momento. Uma pessoa que se coloca em uma posição horizontal tem uma circulação lenta, mas contínua do líquido cerebrospinal, com uma pressão líquida em torno de 10 mmHg.

A consistência homeostática da composição do LCS é sensível, e um desequilíbrio químico pode determinar conseqüências nas funções do SNC. Um aumento na concentração do aminoácido glicina, por exemplo, produz hipotermia e hipotensão quando os mecanismos que regulam a temperatura e a pressão sangüínea são rompidos. Uma leve mudança no pH pode afetar a freqüência respiratória e a sua profundidade.

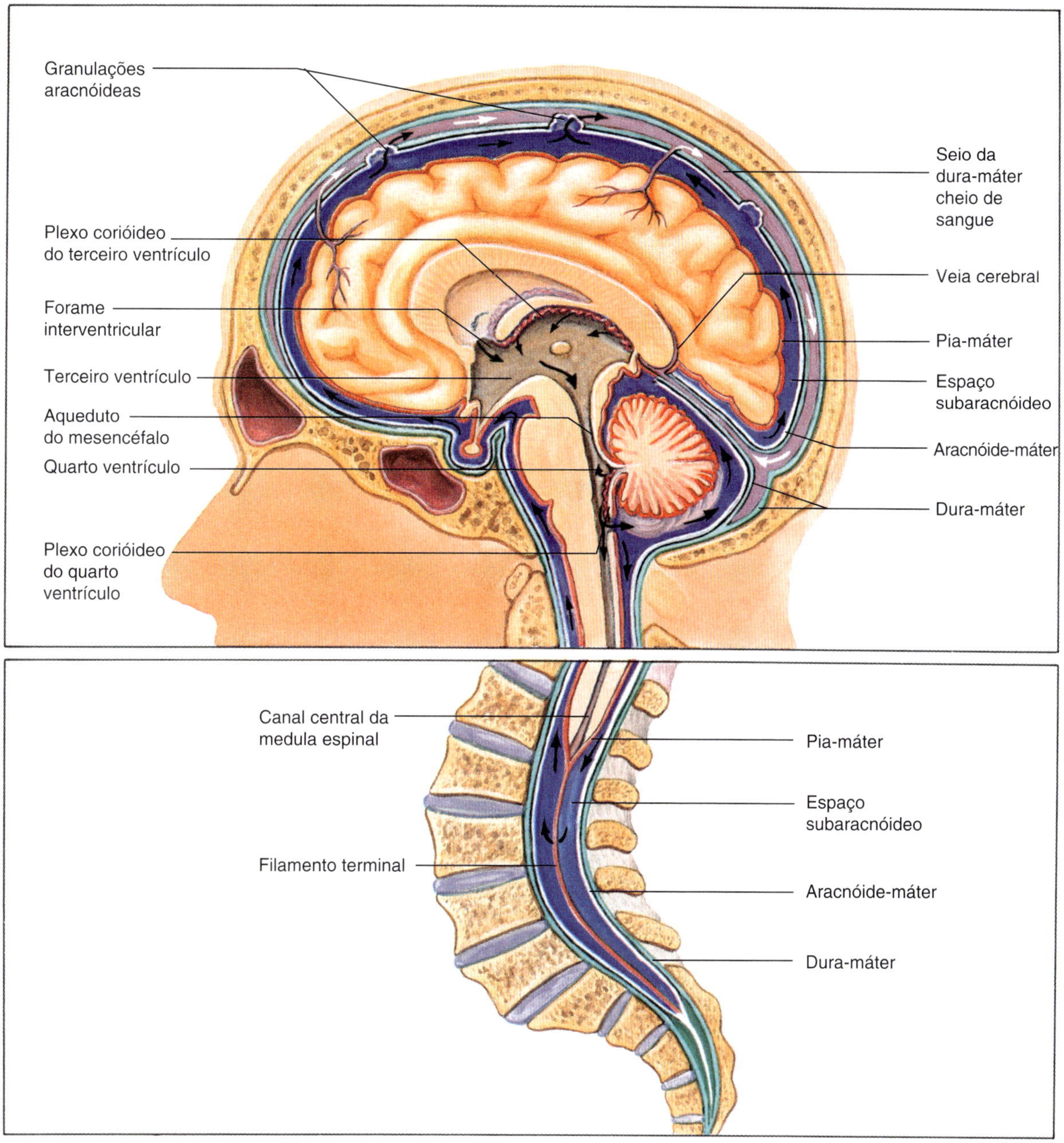

FIGURA 11.38 Fluxo do líquido cerebrospinal. O líquido cerebrospinal é secretado pelo plexo corióideo nas paredes ventriculares. O líquido circula através dos ventrículos e canal central, entra no espaço subaracnóideo, e é reabsorvido no sangue dos seios da dura-máter através das granulações aracnóideas.

Barreira Hematoencefálica

A **barreira hematoencefálica** é uma disposição estrutural de capilares, envolvendo tecido conjuntivo, e neuróglias especializadas chamadas astrócitos (veja figs. 11.4 e 11.8) que seletivamente determinam quais substâncias podem se deslocar do plasma sangüíneo para o líquido extracelular do cérebro. Certas substâncias como água, oxigênio, gás carbônico, glicose e compostos lipossolúveis (álcool, por exemplo) atravessam prontamente a barreira hematoencefálica. Certos íons inorgânicos (Ca^{+} e K^{+}) passam mais lentamente, de forma que as concentrações destes íons no encéfalo diferem daquelas no plasma sangüíneo. Outras substâncias como proteínas, lipídios, creatinina, uréia, inulina, certas toxinas, e a maioria dos antibióticos possuem passagem limitada. A barreira hematoencefálica deve ser levada em consideração quando planejamos terapia com drogas por problemas neurológicos.

Embora a barreira hematoencefálica seja um importante dispositivo, é essencial que o encéfalo esteja apto a monitorar e responder às flutuações no sangue em glicose, pH, salinidade, osmolaridade e pressão. Por esta razão, a barreira hematoencefálica está ausente em áreas limitadas do encéfalo, incluindo porções do hipotálamo.

Avaliação de Conhecimentos

35. Descreva a localização dos ventrículos no interior do encéfalo.
36. Quais são as funções do líquido cerebrospinal?
37. Onde o líquido cerebrospinal é produzido e onde drena?
38. Identifique algumas estruturas para as quais a barreira hematoencefálica é altamente permeável. Quais substâncias são impedidas de cruzar?

MEDULA ESPINAL

A medula espinal consiste em substância cinzenta localizada centralmente, é envolvida em substância branca situada perifericamente e possui tratos ascendentes e descendentes que conduzem impulsos da medula para o encéfalo e deste para a medula.

Objetivo 25 Descrever a estrutura da medula espinal.

Objetivo 26 Descrever a disposição dos tratos ascendentes e descendentes do interior da medula espinal.

A **medula espinal**, a parte do SNC que se estende ao longo do canal vertebral (fig. 11.39), é contínua com o encéfalo através do forame magno do crânio. A medula espinal tem duas funções principais:

1. **Condução de impulsos**. Propicia os meios de comunicação neural do e para o encéfalo através de tratos de substância branca. **Tratos ascendentes** conduzem impulsos dos receptores sensitivos periféricos do corpo para o encéfalo. **Tratos descendentes** conduzem impulsos motores do encéfalo para os músculos e glândulas.
2. **Integração de reflexos**. Serve como um centro para reflexos espinais. Vias nervosas específicas permitem movimentos reflexos em lugar daqueles iniciados voluntariamente pelo cérebro. Movimentos deste tipo não são limitados aos movimentos de músculos esqueléticos; movimentos reflexos dos músculos cardíacos e lisos controlam freqüência cardíaca, freqüência respiratória, pressão sangüínea e atividades digestórias. Vias de nervos espinais especiais também estão envolvidas na deglutição, tosse, espirro e vômito.

Estrutura da Medula Espinal

A medula espinal se estende inferiormente a partir do nível da posição do forame magno do osso occipital até o nível da primeira vértebra lombar (L1). É um pouco achatada pós-tero-anteriormente, tornando-a oval em cortes transversais. Duas proeminentes dilatações podem ser vistas em uma vista posterior (fig. 11.39). A **intumescência cervical** está localizada entre a segunda e a terceira vértebras cervicais. Os nervos que emergem desta região servem o membro superior. A **intumescência lombossacral** encontra-se entre a nona e a décima segunda vértebra torácica. Os nervos que emergem desta região suprem os membros inferiores.

A medula espinal embrionária se desenvolve mais lentamente do que a coluna vertebral a ela associada; assim, no adulto, a medula não se estende além de L1. A porção terminal da medula espinal afilada é chamada de **cone medular**. O **filamento terminal**, um filamento fibroso composto principalmente de pia-máter, estende-se inferiormente do cone medular ao nível de L1 até o cóccix. Raízes nervosas também se irradiam inferiormente a partir do cone medular através do canal vertebral. Estas raízes nervosas são coletivamente chamadas de **cauda eqüina** porque se assemelham ao rabo de um cavalo.

A medula espinal desenvolve 31 segmentos, cada qual formando um par de **nervos espinais** que emergem da medula espinal pelo forame intervertebral. Dois sulcos, a **fissura mediana anterior** e o **sulco mediano posterior**, estendem-se ao longo da medula espinal e a dividem parcialmente em porções direita e esquerda. Como o encéfalo, a medula espinal é protegida por três meninges distintas e é amortecida pelo líquido cerebrospinal. A pia-máter contém uma extensa rede vascular.

A **substância cinzenta** da medula espinal está localizada centralmente e envolvida por substância branca. É composta de corpos de células nervosas, neuróglias e neurônios amielínicos associados (interneurônios). A **substância branca** consiste em feixes, ou tratos, em fibras mielínicas, em neurônios motores e sensitivos.

A relação entre os tamanhos e a forma das substâncias cinzentas e substâncias brancas varia ao longo da medula espinal. A quantidade de substância branca aumenta em direção ao encéfalo quando os tratos nervosos se tornam mais espessos. Mais substância cinzenta é encontrada nas intumescências cervical e lombossacral onde as inervações dos membros superiores e inferiores, respectivamente, fazem conexões.

O centro da substância cinzenta assemelha-se aproximadamente à letra H (fig. 11.40). As projeções de substância cinzenta no interior da medula espinal são chamadas de *cornos*, que são denominados de acordo com a direção na qual eles se projetam. O par de **cornos posteriores** se estende posteriormente e o par de **cornos anteriores** se projeta anteriormente. Entre os cornos posteriores e anteriores, um par de pequenos **cornos laterais** se estende lateralmente. Os cornos laterais só são proeminentes nas regiões torácica e lombar superior. A barra transversal de substância cinzenta que conecta os pares dos cornos no centro da medula espinal é chamada de **comissura cinzenta**. No interior da comissura cinzenta está o **canal central**, que é contínuo com os ventrículos do encéfalo e está cheio de líquido cerebrospinal.

filamento terminal: L. *filum*, filamento; *terminus*, terminal

cauda eqüina: L. *cauda*, cauda; *equus*, cavalo

comissura: L. *commissura*, união

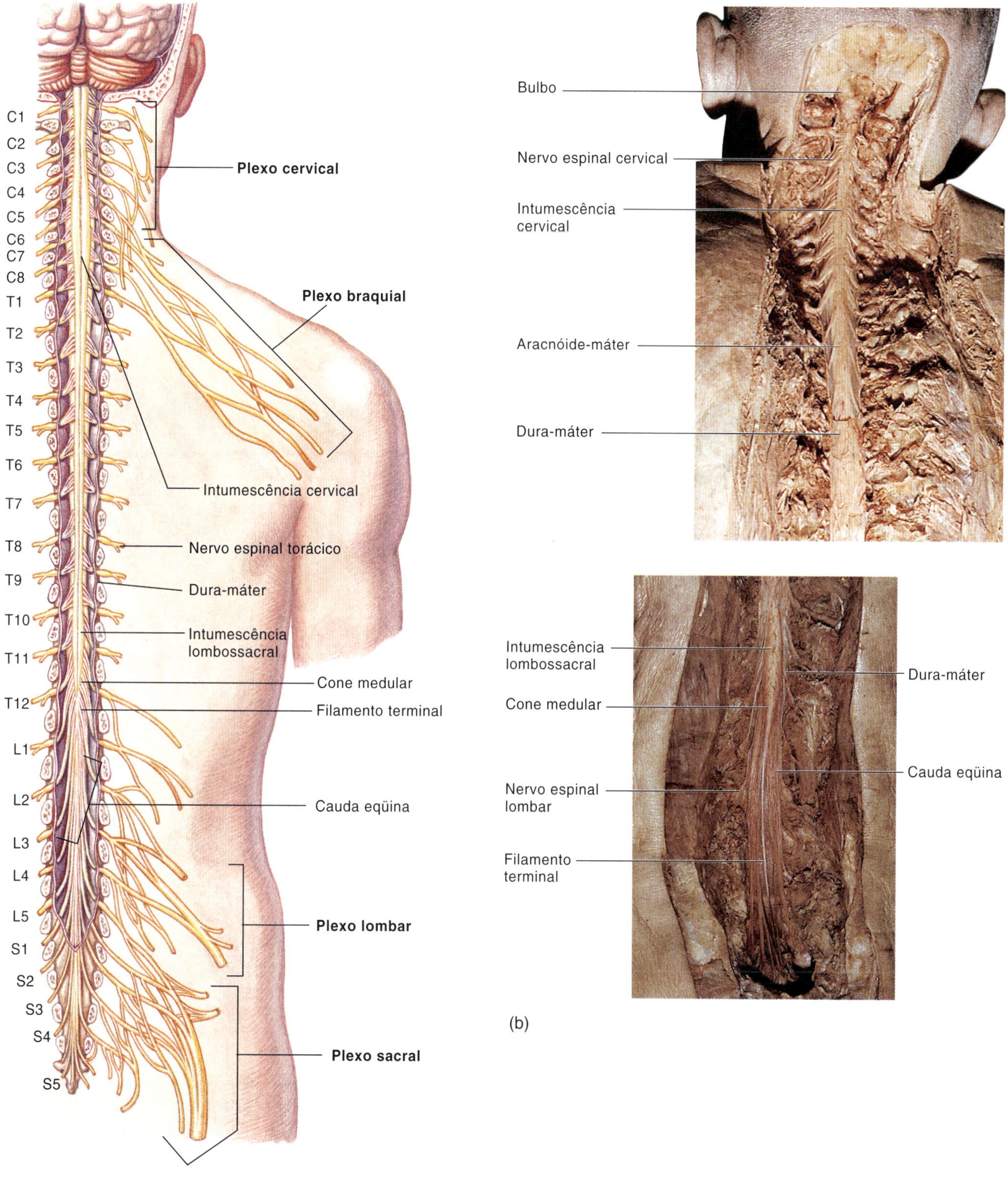

FIGURA 11.39 A medula espinal e os plexos. (*a*) Ilustração que demonstra os nervos espinais e os plexos. (Os plexos estão indicados em tipo negrito.) (*b*) Medula espinal dissecada e raízes dos nervos espinais.

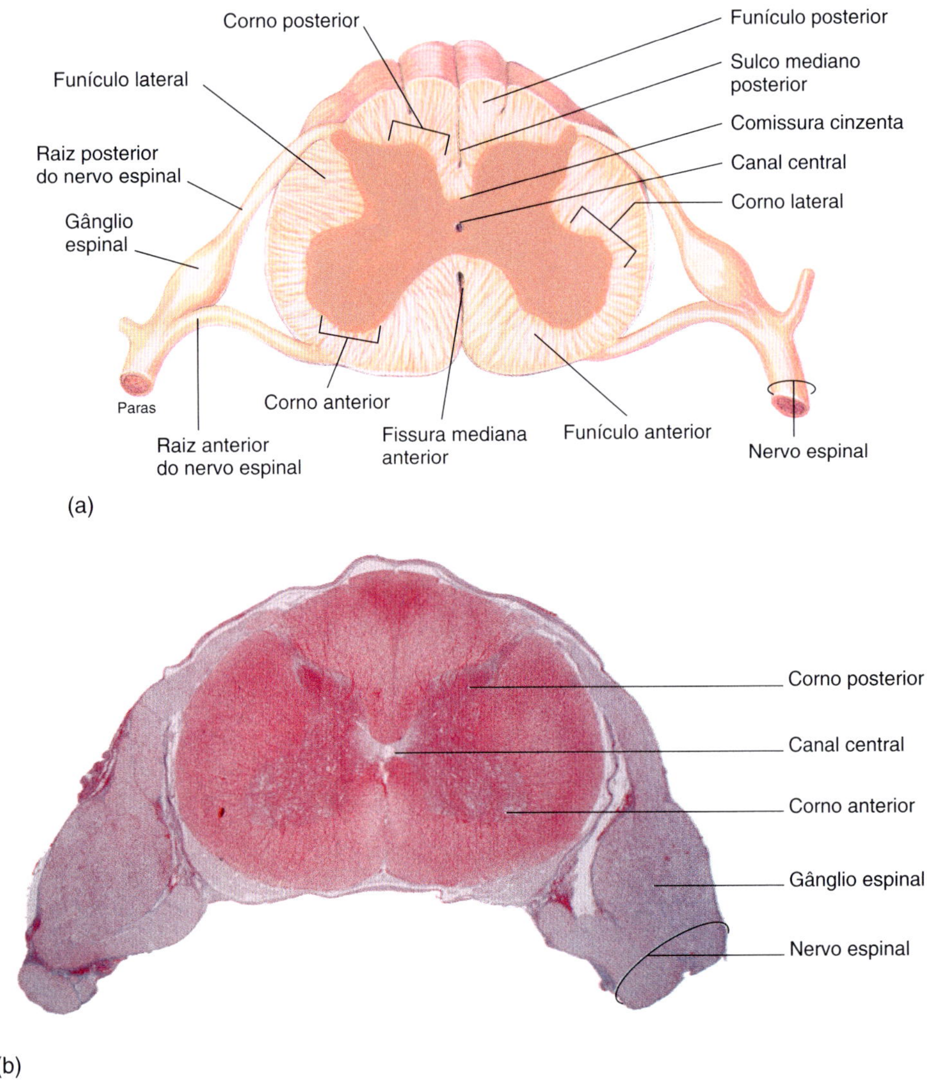

FIGURA 11.40 A medula espinal em corte transversal. (*a*) Diagrama e (*b*) fotomicrografia.

CAPÍTULO 11

Tratos da Medula Espinal

Os impulsos são conduzidos pelos tratos ascendentes e descendentes da medula espinal no interior das colunas de substância branca. A medula espinal tem seis colunas de substância branca chamadas *funículos*, que são denominados de acordo com suas posições relativas no interior da medula espinal. Os dois **funículos anteriores** estão localizados entre os dois cornos anteriores de substância cinzenta, em ambos os lados da fissura mediana anterior (fig. 11.40). Os dois **funículos posteriores** estão localizados entre os dois cornos posteriores de substância cinzenta, em ambos os lados do sulco mediano posterior. Dois funículos laterais estão localizados entre os cornos anterior e posterior da substância cinzenta.

funículo: L. diminutivo de *funis*, corda, cordão

Cada funículo consiste em tratos ascendentes e descendentes. As fibras nervosas no interior dos tratos são em geral mielínicas e denominadas de acordo com sua origem e terminação. As fibras dos tratos ou permanecem no mesmo lado do encéfalo e medula espinal ou cruzam no bulbo ou na medula espinal. O cruzamento dos tratos nervosos se refere às *decussações*. Demonstradas nas figuras 11.41 e 11.42 são tratos descendentes e ascendentes, respectivamente, que decussam no interior do bulbo.

Os principais tratos ascendentes e descendentes no interior dos funículos estão resumidos na tabela 11.7 e ilustrados na figura 11.43.

Os tratos descendentes estão agrupados de acordo com o lugar de origem em corticospinal e extrapiramidal. O **trato corticospinal** (piramidal) desce diretamente, sem interrupções sinápticas, do córtex cerebral aos neurônios motores inferiores. Os corpos celulares dos neurônios que contribuem com fibras para

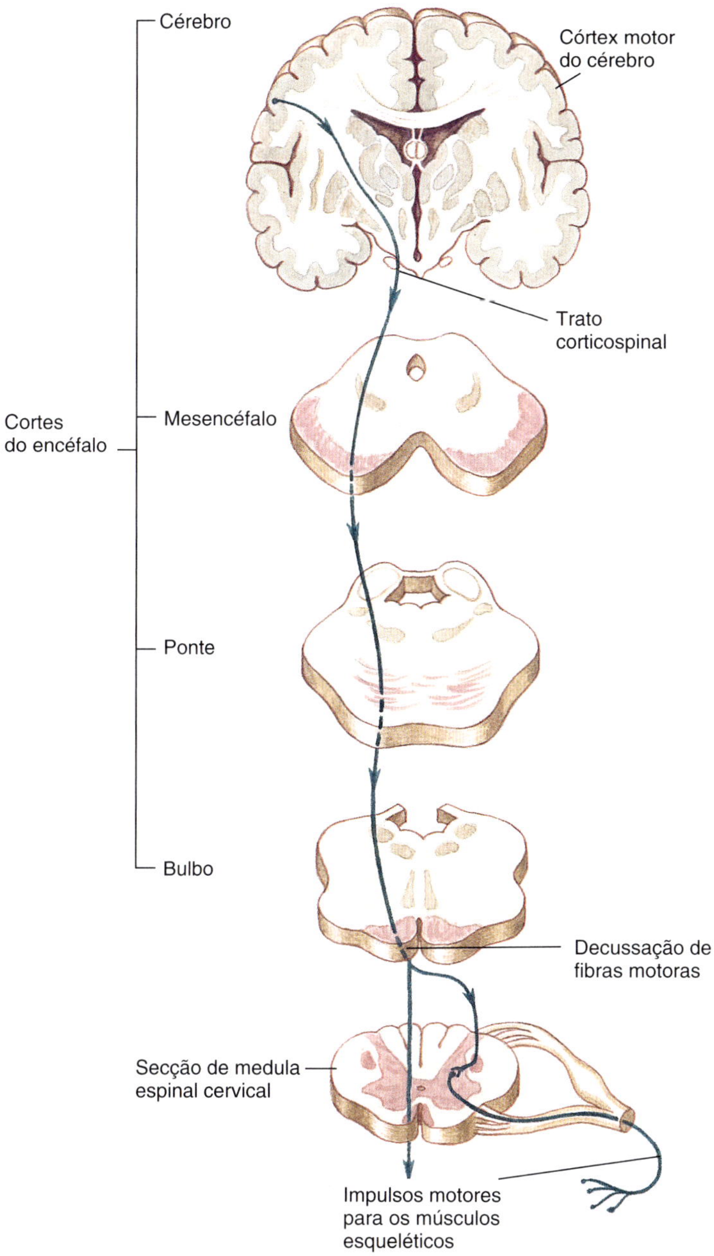

FIGURA 11.41 Trato corticospinal descendente composto de fibras que decussam no bulbo do tronco encefálico.

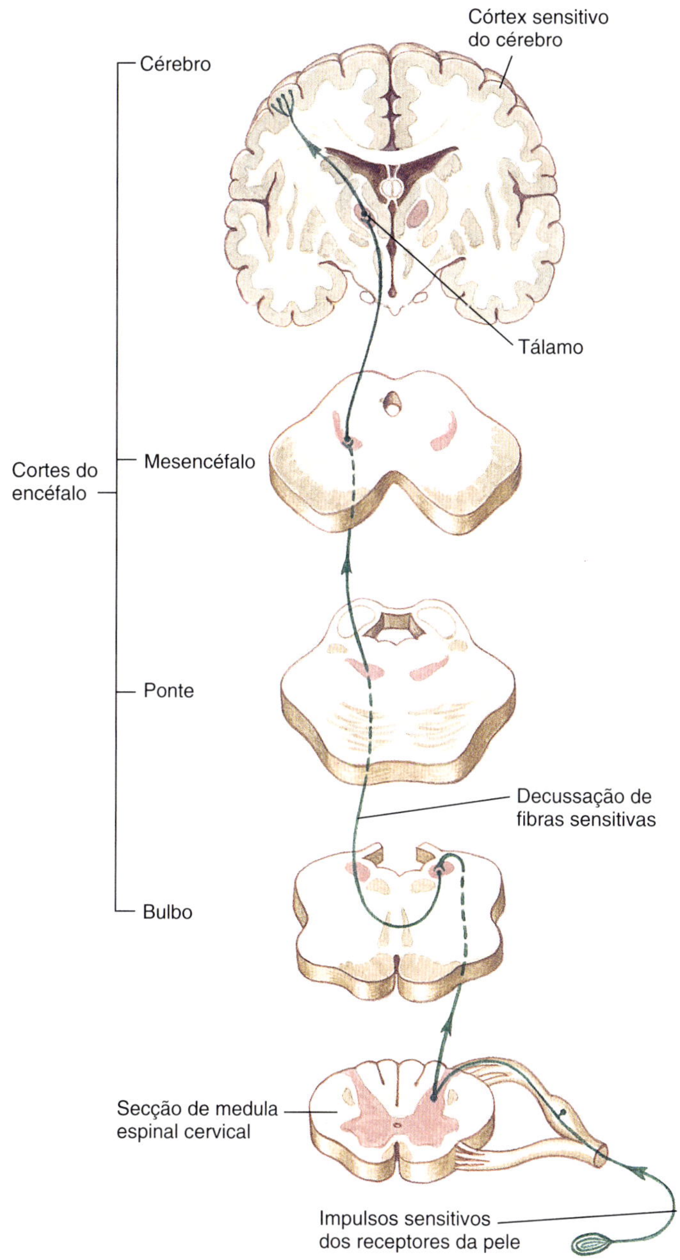

FIGURA 11.42 Trato ascendente composto de fibras sensitivas que decussam (cruzamento) no bulbo do tronco encefálico.

esses tratos estão localizados principalmente no giro pré-central do lobo frontal. A maioria (cerca de 85%) das fibras corticospinais decussam nas pirâmides do bulbo (veja fig. 11.23). As restantes 15% não cruzam de um lado para outro. As fibras que cruzam constituem o **trato corticospinal lateral**, e as fibras restantes que não cruzam constituem o **trato corticospinal anterior**. Por causa do cruzamento das fibras dos neurônios motores em nível alto nas pirâmides, o hemisfério direito controla principalmente a musculatura do lado esquerdo do corpo, enquanto o hemisfério esquerdo controla a musculatura do lado direito.

Os tratos corticospinais parecem ser particularmente importantes nos movimentos voluntários que necessitam de interações complexas entre o córtex motor e as aferências sensitivas. A fala, por exemplo, é prejudicada quando os tratos corticospinais são lesados na região torácica da medula espinal, enquanto os movimentos respiratórios involuntários continuam. Lesão do sistema motor corticospinal (piramidal) pode ser detectado clinicamente pela presença do *sinal de Babinski*, através do qual a estimulação da planta do pé causa extensão (movimento para cima) do hálux e abertura em leque dos demais dedos. O sinal de Babinski apresenta-se geralmente em crianças porque o controle neural ainda não está completamente desenvolvido.

TABELA 11.7 Principais Tratos Ascendentes e Descendentes da Medula Espinal

Trato	Funículo	Origem	Terminação	Função
Tratos Ascendentes				
Espinotalâmico anterior	Anterior	Corno posterior de um lado da medula espinal; cruza para o lado oposto	Tálamo e daí para o córtex	Conduz impulsos sensitivos para o tato e pressão grosseiros
Espinotalâmico lateral	Lateral	Corno posterior de um lado da medula espinal; cruza para o lado oposto	Tálamo e daí para o córtex	Conduz dor e temperatura, impulsos que são interpretados no interior do córtex cerebral
Fascículos grácil e cuneiforme	Posterior	Neurônios sensitivos periféricos não cruzam	Núcleos grácil e cuneiforme do bulbo; cruzam para o lado oposto; tálamo e daí para o córtex cerebral	Conduz impulsos sensitivos da pele, músculos, tendões e articulações, que são interpretados como sensibilidade de tato fino, pressão precisa e movimentos do corpo
Espinocerebelar posterior	Lateral	Corno posterior, não cruza	Cerebelo	Conduz impulsos sensitivos de um lado do corpo para o mesmo lado do cerebelo para subconsciente propriocepção necessária para contrações musculares coordenadas
Espinocerebelar anterior	Lateral	Corno posterior, algumas fibras cruzam, outras não	Cerebelo	Conduz impulsos sensitivos de ambos os lados do corpo para o cerebelo para subconsciente propriocepção necessária para contrações musculares coordenadas
Tratos Descendentes				
Corticospinal anterior	Anterior	Córtex cerebral em um lado do encéfalo; cruza para o lado oposto da medula espinal	Corno anterior	Conduz impulsos motores do cérebro para os nervos espinais, e para as células dos cornos anteriores para coordenação, movimentos voluntários precisos dos músculos esqueléticos
Corticospinal lateral	Lateral	Córtex cerebral de um lado do encéfalo; cruza na base do bulbo para o lado oposto da medula espinal	Corno anterior	Conduz impulsos motores do cérebro para os nervos espinais, e para as células do corno anterior para movimentos voluntários precisos e coordenados
Tetospinal	Anterior	Mesencéfalo; cruza para o lado oposto da medula espinal	Corno anterior	Conduz impulsos motores para as células dos cornos anteriores, e eventualmente para os músculos que movimentam a cabeça em resposta aos estímulos visuais, auditivos e cutâneos
Rubrospinal	Lateral	Mesencéfalo (núcleo rubro); cruza para o lado oposto da medula espinal	Corno anterior	Conduz impulsos motores que se relacionam com o tônus muscular e a postura
Vestibulospinal	Anterior	Bulbo; não cruza	Corno anterior	Conduz impulsos motores que regulam o tônus e a postura do corpo (equilíbrio) em resposta ao movimento da cabeça
Reticulospinal anterior e medial	Anterior	Formação reticular do tronco do encéfalo; não cruza	Corno anterior	Conduz impulsos motores que controlam o tônus muscular e a atividade das glândulas sudoríferas
Bulborreticulospinal	Lateral	Formação reticular do tronco do encéfalo; não cruza	Corno anterior	Conduz impulsos motores que controlam o tônus muscular e a atividade das glândulas sudoríferas

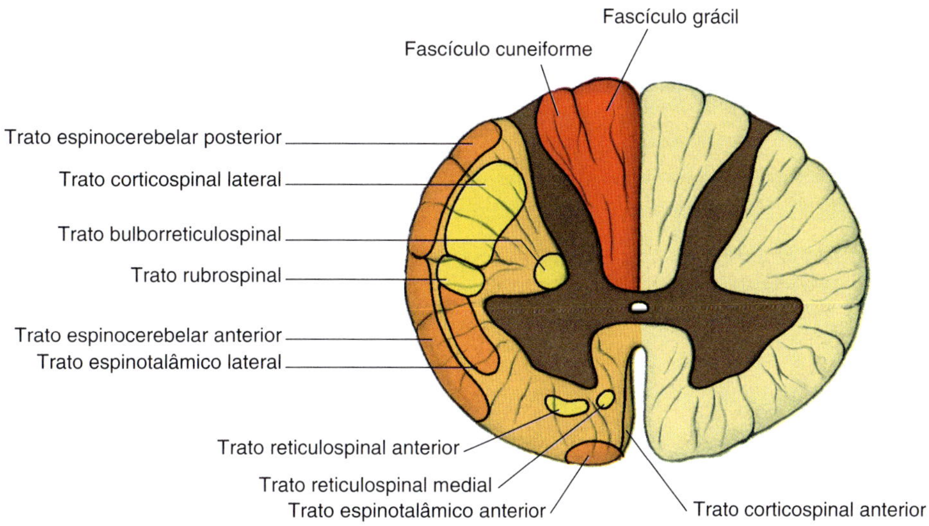

FIGURA 11.43 Um corte transversal mostrando os principais tratos ascendentes e descendentes no interior da medula espinal.

Os tratos descendentes restantes são os **tratos extrapiramidais** que se originam na região do tronco encefálico. Estimulações elétricas do córtex cerebral, cerebelo e núcleos da base evocam indiretamente movimentos por causa das conexões sinápticas no interior dos tratos extrapiramidais.

Os **tratos reticulospinais** são as vias descendentes principais do sistema extrapiramidal. Estes tratos originam-se na formação reticular do tronco encefálico. A neuroestimulação da formação reticular pelo cérebro ou cerebelo facilita ou inibe a atividade dos neurônios motores inferiores (dependendo da área estimulada) (fig. 11.44). Não há nenhum trato descendente do cerebelo. O cerebelo só pode influenciar indiretamente a atividade motora através dos núcleos vestibulares, núcleo rubro e núcleos da base. Estas estruturas, por sua vez, atingem os neurônios motores inferiores através dos **tratos vestibulospinal**, **rubrospinal** e **reticulospinal**. Lesão no cerebelo rompe a coordenação dos movimentos com discernimento espacial. Pode ocorrer que ao passar por baixo ou por cima de um objeto, segue-se um *tremor intenso*, no qual os membros movem-se para trás e para diante como um movimento pendular.

Os núcleos da base, atuando através de sinapses na formação reticular em particular, parecem comumente exercer uma influência inibidora na atividade dos neurônios motores inferiores. Lesão dos núcleos da base resulta em diminuição do tônus muscular. Pessoas com tal lesão apresentam *acinesia* (completa ou perda parcial do movimento do músculo) e *coréia* (movimentos ao acaso, súbitos e incontroláveis).

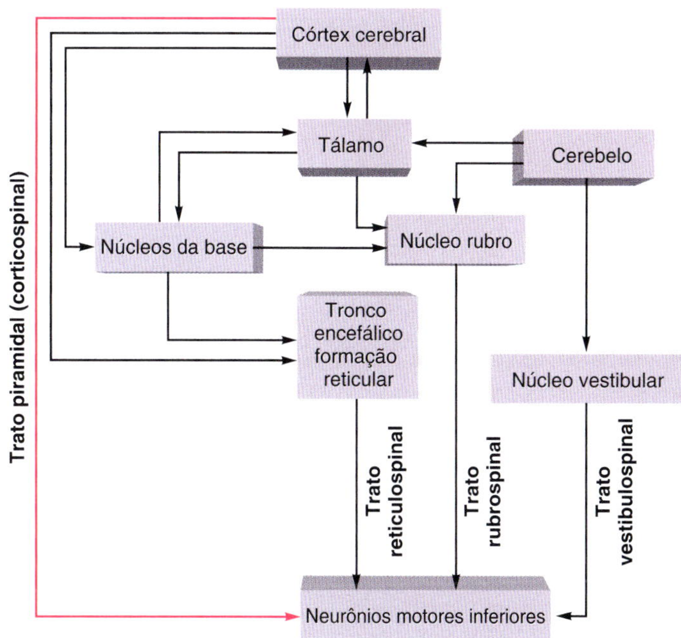

FIGURA 11.44 Vias envolvidas no controle dos músculos esqueléticos por neurônios motores superiores. (O trato piramidal [corticospinal] está demonstrado em vermelho e o trato extrapiramidal em preto.)

acinesia: G. *a*, sem; *kinesis*, movimento

coréia: F. *choros*, uma dança

Exposição do Desenvolvimento

A Medula Espinal

EXPLICAÇÃO

A medula espinal, como o encéfalo, se desenvolve quando o tubo neural sofre diferenciação e especialização. Ao longo do processo de desenvolvimento persiste o canal central oco enquanto as substâncias branca e cinzenta se formam (exibição III). Mudanças no tubo neural tornam-se aparentes durante a sexta semana quando as paredes laterais se espessam para formar um sulco chamado **sulco limitante** ao longo de cada parede lateral do canal central. Um par de **lâminas alares** se forma dorsalmente ao sulco limitante, e um par de lâminas basais se forma ventralmente. Pela nona semana, as lâminas alares se especializaram para formar os **cornos posteriores**, contendo fibras dos corpos celulares sensitivos, e as lâminas basais se especializaram para formar os **cornos anteriores** e **laterais** contendo corpos celulares motores. Neurônios sensitivos de nervos espinais conduzem impulsos para a medula espinal, enquanto neurônios motores conduzem impulsos que se afastam da medula espinal.

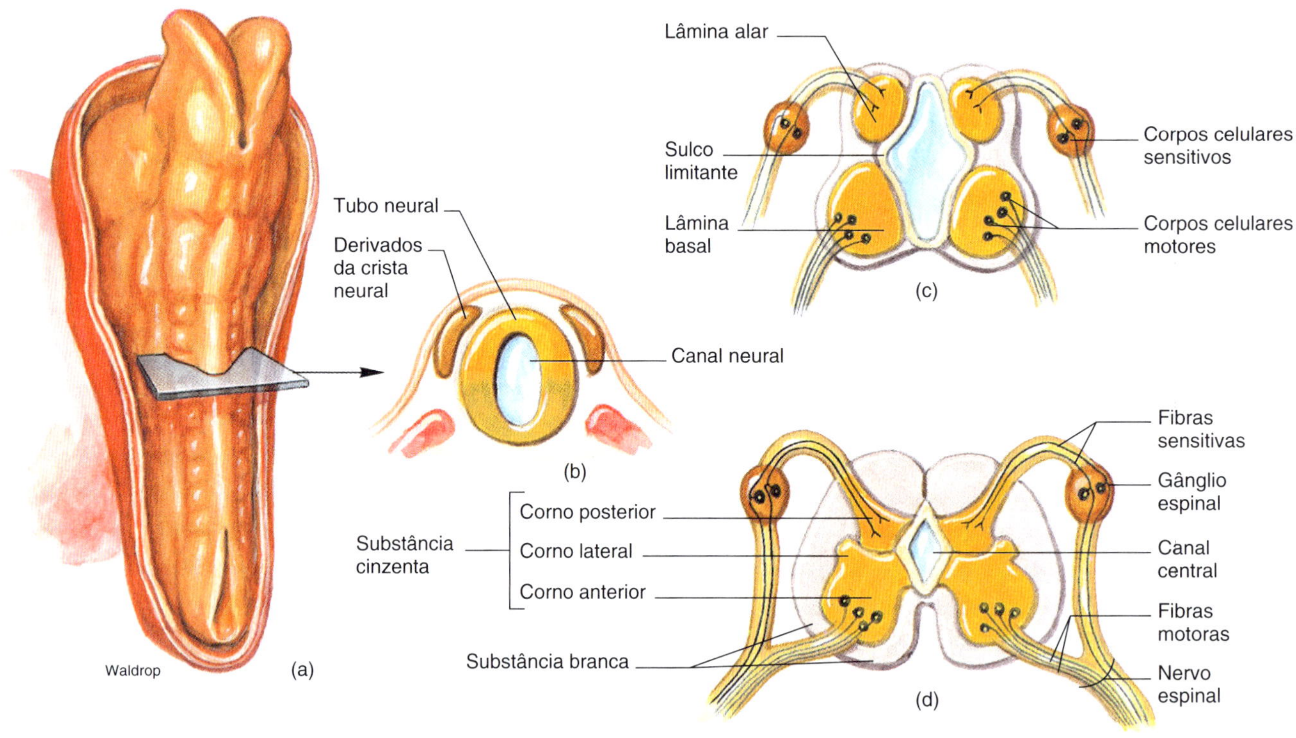

EXIBIÇÃO III Desenvolvimento da medula espinal. (*a*) Vista dorsal de um embrião de 23 dias com a posição de um corte transversal indicado em (*b*). (*c*) A formação das lâminas alar e basal está evidente em um corte transversal através da medula espinal de 6 semanas. (*d*) O tamanho do canal central diminuiu, e os cornos funcionais posterior e anterior se formaram na nona semana.

Paralisia agitante, mais conhecida como *doença de Parkinson*, é uma disfunção dos núcleos da base envolvendo a degeneração das fibras da substância negra. Estas fibras, que usam dopamina como neurotransmissor, são necessárias para antagonizar os efeitos de outras fibras que usam acetilcolina (ACh) como transmissor. Acredita-se que a deficiência relativa de dopamina comparada com ACh produz os sintomas da doença de Parkinson, incluindo o *tremor em repouso*. Este tremor dos membros tende a desaparecer durante os movimentos voluntários para em seguida reaparecer quando o membro estiver novamente em repouso.

A doença de Parkinson é tratada com drogas que bloqueiam os efeitos da ACh e pela administração de L-dopa que se converte em dopamina no encéfalo. (Dopamina não pode ser dada diretamente porque não cruza a barreira hematoencefálica.)

Avaliação de Conhecimentos

39. Desenhe um corte transversal da medula espinal e marque as estruturas das substâncias cinzenta e branca. Descreva a localização da medula espinal.
40. Faça uma relação das estruturas e das funções dos tratos corticospinais, e uma lista semelhante para os tratos extrapiramidais.
41. Explique por que as lesões do lado direito do encéfalo afetam principalmente as atividades motoras do lado esquerdo do corpo.

CONSIDERAÇÕES CLÍNICAS

Os aspectos clínicos do sistema nervoso central são extensos e geralmente complexos. Numerosas doenças e problemas do desenvolvimento comprometem o sistema nervoso diretamente; e o sistema nervoso está indiretamente envolvido com a maioria das doenças que afligem o corpo por causa da localização e atividade de receptores sensitivos para a dor. Receptores de dor são terminações nervosas livres que estão presentes ao longo dos tecidos de revestimento. As sensações de dor por doença ou trauma são importantes na localização e diagnóstico específico de doenças ou disfunções.

Apenas algumas das muitas considerações clínicas do sistema nervoso central serão comentadas aqui. Estas incluem avaliações neurológicas e drogas, problemas do desenvolvimento, lesões, infecções, doenças e distúrbios degenerativos.

Avaliação Neurológica e Drogas

A avaliação neurológica tornou-se sumamente sofisticada e precisa nos últimos anos. Em um exame físico básico, apenas os reflexos e as funções sensoriais são avaliados. Mas se o médico suspeita de anormalidades envolvendo o sistema nervoso, mais testes neurológicos podem ser feitos empregando as técnicas seguintes.

Uma **punção lombar** é executada introduzindo uma agulha fina entre a terceira e a quarta vértebras lombares para retirar uma amostra de LCS do espaço subaracnóideo (fig. 11.45). Uma **punção cisternal** é semelhante a uma punção lombar exceto que o LCS é retirado de uma cisterna na base do crânio, próximo ao forame magno. A pressão do LCS que normalmente está em torno de 10 mmHg é medida com *manômetro*. Amostras de LCS também podem ser examinadas para pesquisa de componentes anormais. Além disso, excesso de líquido, acumulado em conseqüência de doença ou trauma, pode ser drenado.

A situação das artérias cerebrais pode ser determinada por uma **angiografia cerebral**. Nesta técnica, uma substância radiopaca é injetada nas artérias carótidas comuns e difundida pelos vasos cerebrais. Aneurismas, constrições vasculares ou deslocamentos através de tumores podem ser revelados em uma radiografia.

O desenvolvimento da **tomografia computadorizada axial** revolucionou o diagnóstico das disfunções encefálicas. A varredura por TC focaliza nitidamente tomogramas detalhados, ou cortes transversais do encéfalo de um paciente em uma tela de televisão. O tomógrafo computadorizado versátil permite de modo rápido e preciso o diagnóstico de tumores, aneurismas, trombos e hemorragia. O TC pode também ser usado para descobrir certos tipos de defeitos de nascimento, lesões do encéfalo, tecidos cicatriciais e evidências de derrames antigos ou recentes.

Uma máquina com maior potencial que o tomógrafo computadorizado é o **RED**, ou **reconstrutor espacial dinâmico**. Como o tomógrafo, o RED é computadorizado para transformar radiografias em imagens compostas de vídeo. Contudo, com o RED se obtém uma visão tridimensional, e a imagem é produzida muito mais rápida do que com o tomógrafo. O RED pode produzir 75.000 cortes de imagens em 5 segundos, enquanto o tomógrafo pode produzir apenas um. Com aquela velocidade, as funções do corpo como também as suas estruturas podem ser estudadas. O fluxo sangüíneo através dos vasos do encéfalo pode ser observado. Estes tipos de dados são importantes para detectar sintomas iniciais de um acidente vascular ou outra disfunção.

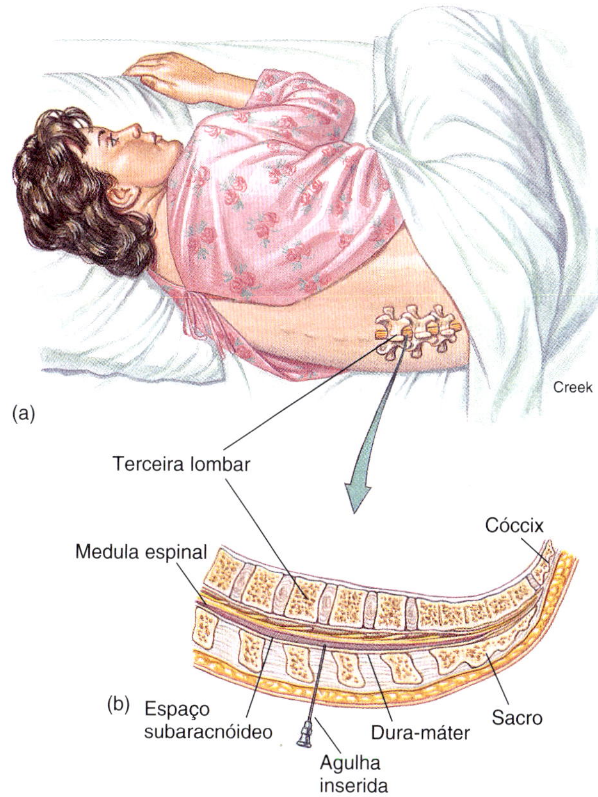

FIGURA 11.45 (*a*) A punção lombar é realizada através da introdução de uma agulha entre a terceira e a quarta vértebras lombares (L3-L4) e (*b*) retirando líquido cerebrospinal do espaço subaracnóideo.

Certos distúrbios do encéfalo podem ser diagnosticados mais simplesmente através do exame dos padrões de ondas cerebrais usando um **eletroencefalograma** (veja Tabela 11.5). Eletrodos sensíveis colocados no couro cabeludo registram padrões de EEG particulares que são emitidos pela atividade cerebral. Registros de EEG são usados para monitorar os pacientes epilépticos para prever ataques e determinar a terapia de droga adequada, e também monitorar os pacientes comatosos.

O fato que o sistema nervoso é extremamente sensível a várias drogas é bom sinal; ao mesmo tempo, esta sensibilidade é potencialmente perigosa. *Abuso de droga* é a principal preocupação clínica no que se refere aos efeitos aditivos e devastadores que certas drogas exercem sobre o sistema nervoso. Muito tem sido escrito sobre o abuso de drogas, mas a descrição dos efeitos das drogas está além dos objetivos deste livro. Um aspecto positivo das drogas é a sua administração em medicina para interromper temporariamente a passagem ou a percepção dos impulsos sensitivos. Uma droga anestésica injetada perto de um nervo, como em odontologia, dessensibiliza uma área específica e causa um *bloqueio do nervo*. Bloqueios de nervos de extensão limitada ocorrem se um membro for esfriado ou se um nervo for comprimido por um período de tempo. Antes da descoberta das drogas farmacológicas, os médicos esfriavam freqüentemente um membro afetado com gelo ou neve antes de realizar a cirurgia. **Anestésicos gerais** atuam no encéfalo e tornam a pessoa inconsciente. Um **anestésico local** causa o bloqueio de um nervo por dessensibilização de uma determinada área.

Problemas do Desenvolvimento

Malformações congênitas do SNC são comuns e freqüentemente envolvem os osso da calvária, músculo e tecido conjuntivo. As anormalidades mais severas são incompatíveis com a vida, e as malformações menos graves freqüentemente resultam em incapacidade funcional. Malformações neurológicas geralmente têm uma base genética, mas também podem resultar de fatores ambientais como anóxia, agentes infecciosos, drogas e radiações ionizantes. Algumas destas malformações foram descritas resumidamente no capítulo anterior.

Espinha bífida é uma fusão defeituosa dos elementos vertebrais que pode não envolver a medula espinal. **Espinha bífida oculta** é a mais comum e menos grave dos tipos de espinha bífida. Este defeito normalmente envolve algumas vértebras, não aparece externamente com exceção talvez de uma mancha pigmentada com um topete de pêlos, e normalmente não causa perturbações neurológicas. A **espinha bífida cística**, um tipo severo de espinha bífida, é uma protrusão semelhante a um saco de pele e meninges subjacentes que pode conter porções de medula espinal e raízes nervosas. É muito comum nas regiões inferior do tórax, lombar e sacral (veja fig. 6.41). A posição e extensão do defeito determinam o grau de comprometimento neurológico.

Anencefalia é notadamente um desenvolvimento defeituoso do encéfalo e dos ossos cranianos que o envolvem. A anencefalia ocorre uma vez a cada mil nascimentos e torna a vida extra-uterina impossível. Este defeito congênito aparentemente resulta da falha das pregas neurais na porção craniana da lâmina neural ao se fundirem para formar o prosencéfalo.

Microcefalia é uma situação incomum na qual o encéfalo em desenvolvimento não se completa. Se tecido neurológico suficiente estiver presente, a criança sobreviverá mas deve ser mentalmente retardada Freqüentemente o desenvolvimento defeituoso do crânio causa **encefalocele craniana**, patologia que ocorre aproximadamente uma vez a cada dois mil nascimentos. É caracterizada por protrusão do encéfalo e das meninges através de uma fissura no crânio geralmente na região occipital. Ocasionalmente a hérnia envolve o líquido com as meninges, mas não o tecido encefálico. Neste caso, é chamada de **meningocele craniana**.

Hidrocefalia é o acúmulo anormal de líquido cerebrospinal nos ventrículos e no espaço subaracnóideo ou subdural. A hidrocefalia pode ser causada pela produção excessiva ou bloqueio do líquido cerebrospinal, e também pode estar associada com outros problemas congênitos, como espinha bífida cística ou encefalocele. A hidrocefalia freqüentemente provoca afinamento dos ossos cranianos e atrofia do córtex cerebral.

Muitas causas de patologias congênitas causam uma deterioração da função intelectual conhecida como **retardo mental**. Anomalias cromossômicas, infecções maternas e fetais como sífilis e rubéola, e irradiação excessiva do feto são todas causas comuns de retardo mental.

Lesões

Embora o encéfalo e a medula espinal pareçam estar bem protegidos dentro de uma caixa óssea, são órgãos sensíveis, altamente suscetíveis a lesões.

Certos termos sintomáticos são usados quando se determinam possíveis traumas no interior do SNC. **Cefaléias** são as doenças mais comuns do SNC, a maioria das quais decorrentes de vasos sangüíneos dilatados no interior das meninges do encéfalo. Cefaléias são geralmente sintomas de distúrbios do encéfalo; em geral, tendem a estar associadas com tensão fisiológica, esforço ocular ou fadiga. Cefaléias persistentes e intensas podem indicar um problema mais sério, como um tumor no encéfalo. Uma **enxaqueca** é um tipo específico de dor de cabeça que é precedida comumente ou é acompanhada por deteriorações visuais e desconforto gastrointestinal. Por que somente 5%-10% da população sofrem de enxaquecas periodicamente ou por que elas são mais comuns em mulheres são perguntas que aguardam respostas. Cansaço, alergia e tensão emocional tendem a ativar as enxaquecas.

Lipotimia é uma curta perda de consciência que pode resultar de uma rápida concentração de sangue nos membros inferiores. Pode ocorrer quando uma pessoa se levanta rapidamente de uma posição reclinada e recebe um golpe na cabeça, ou experimenta uma tensão psicológica intensa, como ao ver um cadáver pela primeira vez. As lipotimias são mais preocupantes quando se relacionam com sintomas de determinadas doenças.

Uma **concussão** é uma lesão que resulta de uma batida violenta no crânio, geralmente por um forte golpe na cabeça. Ossos do crânio podem estar ou não fraturados. Um golpe normalmente resulta em um curto período de inconsciência, seguido por **delírio** moderado no qual o paciente está em um estado de confusão. **Amnésia** é uma desorientação mais intensa na qual o paciente sofre graus variados de perda de memória. Uma pessoa que sobrevive a uma lesão grave na cabeça pode entrar em **coma** por um curto ou longo período de tempo. O coma é um estado de inconsciência do qual o paciente não pode ser despertado, mesmo através dos mais intensos estímulos externos. É provável que lesão grave do sistema reticular ativador resulte em coma irreversível. Embora uma lesão na cabeça seja a causa mais comum de coma, desequilíbrios químicos associados com certas doenças (p.ex., diabetes) ou ingestão de drogas ou venenos podem também ser responsáveis.

A flexibilidade da coluna vertebral é essencial para os movimentos do corpo, mas por causa desta flexibilidade a medula espinal e os nervos espinais são às vezes vulneráveis aos traumas. Quedas ou golpes graves na parte de trás são uma causa comum

amnésia: L. *amnesia*, esquecimento

coma: G. *koma*, sono profundo

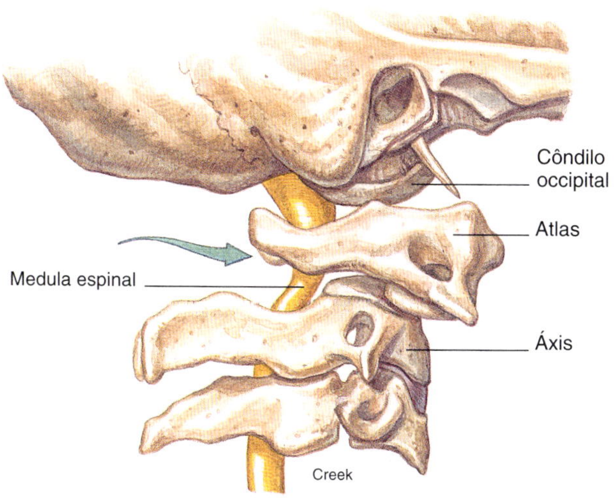

FIGURA 11.46 O sinal do chicote varia de gravidade a partir dos músculos e ligamentos que deslocam as vértebras e comprimem a medula espinal. Lesões como esta podem causar perda permanente de algumas ou de todas as funções da medula espinal.

de lesões. Uma lesão do esqueleto, como uma fratura, luxação ou compressão de vértebras, em geral traumatiza o tecido nervoso também. Outras causas freqüentes de trauma na medula espinal incluem ferimentos por tiros, perfurações por arma branca, hérnias de disco e traumas de parto. As conseqüências dos traumas dependem da severidade do local atingido e do tratamento médico que o paciente recebe. Se fibras nervosas da medula espinal forem cortadas, as funções motoras ou sensitivas são perdidas permanentemente.

Paralisia, uma perda permanente do controle motor, geralmente é o resultado de doença ou lesão da medula espinal ou de nervos específicos. Paralisia de ambos os membros inferiores chama-se **paraplegia**. Paralisia de ambos os membros superiores e inferiores de um mesmo lado chama-se **hemiplegia** e paralisia de todos os quatro membros é **tetraplegia**. A paralisia pode ser flácida ou espástica. A **paralisia flácida** geralmente é o resultado de uma lesão das células dos cornos anteriores e se caracteriza por músculos que não se contraem, que se atrofiam. **Paralisia espástica** resulta de lesões das áreas corticospinais da medula espinal e é caracterizada por hipertonia dos músculos esqueléticos.

O **sinal do chicote** é uma súbita hiperextensão e flexão das vértebras cervicais (fig. 11.46) como pode acontecer durante uma colisão traseira de automóvel. A recuperação secundária de uma lesão do chicote (músculo e ligamento distendidos) é geralmente completa, embora lenta. Lesão por sinal do chicote grave (compressão da medula espinal) pode causar paralisia permanente das estruturas abaixo do nível da lesão.

---

paralisia: G. *paralysis*, frouxamento

paraplegia: G. *para*, ao lado; *plessein*, atingir

Distúrbios do Sistema Nervoso

Enfermidade Mental

Enfermidade mental é a principal condição clínica do sistema nervoso e talvez a menos compreendida. Tradicionalmente, as disfunções mentais foram agrupadas em duas grandes categorias: neurose e psicose. Na **neurose**, há um desajuste para certos aspectos da vida que interfere no funcionamento normal, mas o contato com a realidade é mantido. Um medo irracional (*fobia*) é um exemplo de neurose. As neuroses freqüentemente causam intensa ansiedade ou angústia anormal que provoca aumento da estimulação simpática. **Psicose**, uma patologia mental mais séria, é simbolizada pela desintegração da personalidade e perda de contato com a realidade. As formas mais comuns de psicoses incluem *esquizofrenia* na qual uma pessoa se retira para um mundo de fantasias; *paranóia*, na qual uma pessoa sistematiza ilusões, freqüentemente de natureza persecutória; e *psicose maníaco-depressiva*, na qual uma pessoa muda amplamente de comportamento de intensa alegria para profundo desespero.

Epilepsia

A epilepsia é uma disfunção relativamente comum com forte base hereditária, mas também pode ser causada por lesões na cabeça, tumores ou doenças infecciosas da infância. É às vezes idiopática (sem causa demonstrável). Uma pessoa com epilepsia pode periodicamente sofrer um *ataque epiléptico*, que tem vários sintomas dependendo do tipo de epilepsia.

Os tipos mais comuns de epilepsia são o pequeno mal e o grande mal. O **pequeno mal** ocorre quase que exclusivamente em crianças entre 3 e 12 anos. A criança que apresenta um ataque de pequeno mal perde contato com a realidade por 5 a 30 segundos mas não perde a consciência ou apresenta convulsões. Há, contudo, um ligeiro descontrole de gestos faciais ou movimentos dos olhos, e a criança fitará, como se estivesse em devaneio. Durante um ataque de pequeno mal, o tálamo e o hipotálamo produzem um padrão de EEG extremamente lento de 3 ondas por segundo. As crianças com pequeno mal geralmente superam esta situação aos 9 ou 10 anos de idade e comumente não necessitam de nenhum medicamento.

Epilepsia psicomotora é freqüentemente confundida com doença mental por causa dos sintomas característicos de um ataque. Durante o ataque, a atividade do EEG acelera nos lobos temporais e leva uma pessoa a ficar desorientada e perder contato com a realidade. Ocasionalmente durante um ataque, áreas motoras cerebrais específicas causarão compressão involuntária dos lábios ou determinarão movimentos nos membros superiores. Se áreas motoras no cérebro não forem estimuladas, uma pessoa tendo um ataque psicomotor epiléptico pode vagar sem objetivo até o ataque passar.

---

epilepsia: G. *epi*, em cima; *lepsis*, agarrar

pequeno mal: L. *pitinnus*, criança pequena; *malus*, mal

Grande mal é uma forma mais séria de epilepsia caracterizada por ataques convulsivos periódicos que geralmente tornam a pessoa inconsciente. Os ataques epilépticos do grande mal são acompanhados por padrões de EEG rápidos de 25 a 30 ondas por segundo. Este súbito aumento de cerca de 10 ondas por segundo pode causar extensa estimulação de unidades motoras e, portanto, descontrolar a atividade urinária. Durante o ataque do grande mal, a pessoa perde a consciência, convulsiona e pode perder o controle sobre a bexiga e o intestino. Depois de alguns minutos, os músculos relaxam e a pessoa desperta mas permanece desorientada durante algum tempo.

Epilepsia quase nunca afeta a inteligência e pode ser eficientemente tratada com drogas em aproximadamente 85% dos pacientes.

Paralisia Cerebral

Paralisia cerebral, um distúrbio nervoso motor caracterizada por paresia (paralisia parcial) e falta de coordenação muscular, é causada por lesão de áreas motoras do encéfalo durante o desenvolvimento pré-natal, no nascimento ou na infância. Durante o desenvolvimento neural no interior de um embrião, radiações ou toxinas bacterianas (como da rubéola) transferidas pela placenta da mãe podem causar paralisia cerebral. Privação de oxigênio resultante de complicações no parto também pode causar paralisia cerebral em um recém-nascido. As três áreas do cérebro mais seriamente atingidas por esta doença são o córtex central, os núcleos basais e o cerebelo. O tipo de paralisia cerebral é determinado pela área particular do cérebro que é afetada.

Algum grau de retardamento mental ocorre em 60% a 70% das vítimas de paralisias cerebrais. Cegueira parcial, surdez e problemas de fala freqüentemente acompanham esta doença. Paralisia cerebral não é progressiva; quer dizer, as deteriorações não pioram com a idade da pessoa. Entretanto, também não melhoram.

Neoplasias do SNC

Neoplasias do SNC são **tumores intracranianos** que afetam as células do encéfalo ou células associadas com o encéfalo, ou são **tumores intravertebrais** (intra-espinais), que afetam células no interior ou próximas da medula espinal. **Neoplasias primárias** se desenvolvem dentro do SNC. Aproximadamente a metade destes são benignos, mas podem se tornar letais por causa da compressão que exercem em centros vitais quando crescem. Pacientes com **neoplasias secundárias**, ou **metastáticas**, no interior do encéfalo têm um prognóstico ruim porque o câncer já se estabeleceu em outros órgãos do corpo – freqüentemente o fígado, pulmão, ou mamas – e apenas secundariamente se propagou ao encéfalo. Os sintomas de um tumor do encéfalo incluem cefaléia, convulsões, paralisias, ou uma mudança de comportamento.

Neoplasias do SNC são classificadas de acordo com os tecidos nos quais ocorre o câncer. Tumores que se originam em neuróglias são chamados **gliomas** e ocorrem em cerca da metade de todas as neoplasias primárias do encéfalo. Os gliomas freqüentemente se propagam ao longo do tecido cerebral, se desenvolvem rapidamente, e usualmente causam a morte dentro de um ano após o diagnóstico. **Astrocitomas**, **oligodendrogliomas** e **ependimomas** são tipos comuns de gliomas.

Os **meningiomas** se originam das envolturas meningeanas do encéfalo e ocorrem aproximadamente em torno de 15% dos tumores intracranianos primários. Meningiomas são normalmente de evolução benigna se forem tratados precocemente.

Os tumores intervertebrais são classificados como **extramedulares** quando se desenvolvem no lado de fora da medula espinal e **intramedulares** quando se desenvolvem no interior da substância da medula espinal. Neoplasias extramedulares podem causar dor e adormecimento nas estruturas do corpo distantes do tumor quando o tumor cresce e comprime a medula espinal. Uma neoplasia intramedular causa a perda gradual das funções abaixo do nível do segmento espinal da lesão.

Os métodos de descobrir e tratar câncer dentro do SNC melhoraram bastante nos últimos anos. A descoberta precoce e o tratamento competente diminuíram a probabilidade de morte por estes cânceres e reduziram a probabilidade de seqüelas físicas.

Dislexia

Dislexia é um defeito no centro da linguagem no interior do encéfalo. Na dislexia, ocorre a inversão na ordem das letras nas sílabas, de sílabas nas palavras e de palavras nas sentenças. A sentença: "O homem viu um cachorro vermelho", por exemplo, poderia ser lida por um disléxico como "Um deus vermelho era o homem". Acredita-se que a dislexia seja o resultado da falha de um hemisfério cerebral em responder à linguagem escrita, talvez por causa de defeitos estruturais. A dislexia, em geral, pode ser superada através de intensa instrução corretiva pela leitura e escrita.

Meningite

O sistema nervoso é vulnerável a uma variedade de organismos e vírus que podem causar abcessos e infecções. Meningite é uma infecção das meninges. Pode estar confinada à medula espinal, neste caso referida como **meningite espinal**, ou pode envolver o encéfalo e meninges associadas, neste caso conhecida como **encefalite**. Quando ambos o encéfalo e a medula espinal estão envolvidos, o termo correto é *encefalomielite*. Os microorganismos que mais comumente causam a meningite são o meningococo, o estreptococo, pneumococo e o bacilo da tuberculose. As meningites a vírus são mais sérias do que as meningites bacterianas; 20% das encefalites a vírus são fatais. O organismo que causa a meningite provavelmente entra no corpo através das vias aéreas respiratórias.

Poliomielite

A poliomielite, ou paralisia infantil, é principalmente uma doença infantil causada por um vírus que destrói os corpos de células nervosas no interior do corno anterior da medula espinal, especialmente aqueles das intumescências cervical e lombossacral. Esta doença degenerativa se caracteriza por febre, cefaléia intensa, rigidez e dor na nuca e perda de certos reflexos somáticos. Paralisia muscular surge dentro de várias semanas e, eventualmente, surge a atrofia muscular. A morte resulta se o vírus invade os núcleos vasomotor e respiratório no interior do bulbo ou células dos cornos anteriores que controlam os músculos respiratórios. A poliomielite foi efetivamente controlada com imunização.

Sífilis

A sífilis é uma doença sexualmente transmissível que, se não for tratada, destrói progressivamente os órgãos do corpo. Quando a sífilis causa degeneração dos órgãos, diz-se que está no *terceiro estágio* (10 a 20 anos após a infecção primária). Os órgãos do sistema nervoso estão freqüentemente infectados, causando uma patologia chamada **neurossífilis**. A neurossífilis é classificada de acordo com o tecido envolvido, e os sintomas variam de maneira correspondente. Se a meninge estiver infectada, a situação é denominada **meningite crônica**. **Tabes dorsal** é a forma de neurossífilis em que há uma progressiva degeneração do funículo posterior da medula espinal e raízes posteriores dos nervos espinais, o controle motor perde-se gradualmente e o paciente posteriormente fica acamado impossibilitado até mesmo de se alimentar.

Envelhecimento do Sistema Nervoso

Com respeito ao sistema nervoso, pouco é conhecido sobre a extensão das mudanças relacionadas ao envelhecimento normal. Tem sido estimado que talvez cem mil neurônios morrem a cada dia durante nossa vida adulta. Contudo, estudos empíricos mostram que tais previsões são infundadas. Acredita-se que relativamente algumas células nervosas se perdem durante o processo de envelhecimento normal. Neurônios são extremamente sensíveis, contudo. Eles são suscetíveis a várias drogas ou a interrupções de suprimento vascular causadas por golpes ou outras doenças cardiovasculares.

Há evidências de que o envelhecimento altera os neurotransmissores. Depressão e outras condições relacionadas com a idade, ou doenças específicas como doença de Parkinson, podem ser causadas por um desequilíbrio de neurotransmissores químicos. Mudanças em padrões do sono em pessoas idosas provavelmente também são o resultado de problemas de neurotransmissores.

A morosidade do sistema nervoso com a idade é muito evidente em testes de tempo de reação. Não está confirmado se isto é o resultado de uma redução na velocidade da transmissão dos impulsos ao longo dos neurônios ou na retransmissão de neurotransmissores nas sinapses. Embora o sistema nervoso se deteriore com a idade (por caminhos ainda não bem compreendidos), na maioria das pessoas funciona eficientemente ao longo da vida. Disfunções do encéfalo não são características comuns do envelhecimento.

Doenças Degenerativas do Sistema Nervoso

Doenças degenerativas do SNC são caracterizadas por uma progressiva deterioração simétrica de estruturas vitais do encéfalo ou medula espinal. A etiologia destas doenças são pouco conhecidas mas supõe-se que a maioria delas seja genética.

Acidente Vascular Cerebral (AVC)

Acidente vascular cerebral é a doença mais comum do sistema nervoso. É a terceira causa mais freqüente de morte nos Estados Unidos, e talvez o número um entre as causas incapacitantes. O termo **ictus** é freqüentemente usado como sinônimo de AVC, mas atualmente um ictus se refere ao súbito e dramático aparecimento de um defeito neurológico. *Trombose cerebral*, em que um trombo, ou coágulo, forma-se em uma artéria do encéfalo, é a causa mais comum de AVC. Outras causas de AVC incluem as hemorragias intracerebrais, aneurismas, aterosclerose e arteriosclerose das artérias cerebrais.

Pacientes que se recuperam do AVC freqüentemente sofrem paralisia parcial e desordens mentais, como perda da capacidade da linguagem. A disfunção depende da severidade do AVC e das regiões do encéfalo que foram atingidas. Os pacientes que sobrevivem a um AVC freqüentemente podem ser reabilitados, mas aproximadamente dois/terços morrem dentro de três anos após a lesão inicial.

Esclerose múltipla

A esclerose múltipla (EM) é uma doença neurológica relativamente comum em pessoas entre as idades de 20 e 40 anos. EM é uma doença crônica, degenerativa, remissiva e com recaídas que progressivamente destroem as camadas de mielina dos neurônios em áreas múltiplas do SNC. Inicialmente, as lesões se formam nas camadas de mielina e logo se desenvolvem endurecendo, *esclerosando* ou cicatrizando (daí o nome). A destruição da camada de mielina interrompe a condução normal dos impulsos resultando em uma perda progressiva das funções. Como a degeneração de mielina se distribui amplamente, a EM tem uma maior variedade de sintomas do que qualquer outra doença neurológica. Esta característica, freqüentemente associada com a remissão, torna a doença de difícil diagnóstico.

Acredita-se que muitos pacientes sejam neuróticos por causa da variabilidade e natureza temporária dos sintomas durante os surtos iniciais de EM. Com o desenvolvimento da doença, os sintomas podem incluir diplopia (visão dupla), manchas nos campos visuais, cegueira, tremores, adormecimentos dos membros e dificuldade de locomoção. Posteriormente o paciente fica acamado, e a morte pode ocorrer a qualquer momento 7 a 30 anos depois dos primeiros sintomas terem aparecido.

Siringomielia

A siringomielia é uma patologia relativamente incomum caracterizada pelo aparecimento de cavidades semelhantes a cistos, chamadas *siringes*, dentro da substância cinzenta da medula espinal. Estas siringes destroem a medula progressivamente de dentro para fora. Como a medula espinal deteriora, o paciente experimenta fraqueza muscular e atrofia e perda da sensibilidade, particularmente das sensações de dor e temperatura. A causa de siringomielia é desconhecida.

Doença de Tay-Sachs

Na doença de Tay-Sachs, as bainhas de mielina são destruídas pelo acúmulo excessivo de um dos lipídios componentes da mielina, resultado do defeito de uma enzima causada por hereditariedade de genes levados pelos pais em caráter recessivo. A

esclerose múltipla: L. *multiplus*, maior parte; G. *skleros*, endurecida

doença de Tay-Sachs: de Warren Tay, médico inglês, 1843-1927, e Bernard Sachs, neurologista americano, 1858-1944 doença, herdada principalmente por indivíduos judeus descendentes da Europa Oriental, aparece antes que a criança tenha um ano de idade, e causa cegueira, retardo mental e incapacidade motora, e em última instância morte em torno da idade de 3 anos. Pais potencialmente capazes de transmitir esta condição podem fazer um teste de sangue especial para a enzima defeituosa.

Doenças Envolvendo Neurotransmissores

Doença de Parkinson, ou **paralisia agitante**, é a principal causa de desestabilidade neurológica em pessoas acima de 60 anos de idade. É uma doença degenerativa progressiva de causa desconhecida. As células nervosas no interior da substância negra, uma área dos núcleos da base do encéfalo, são destruídas. Isto causa tremores musculares, rigidez muscular, defeitos na fala e outros graves problemas. Os sintomas desta doença podem ser tratados parcialmente, alterando o estado dos neurotransmissores do encéfalo. Os pacientes tomam L-dopa para aumentar a produção de dopamina no encéfalo, e podem também tomar drogas anticolinérgicas para diminuir a produção de acetilcolina.

Doença de Alzheimer, a causa mais comum de demência, começa freqüentemente em idade média e produz deterioração mental progressiva. A causa da doença de Alzheimer é desconhecida, mas evidências sugerem que esteja associada com a diminuição da capacidade do encéfalo em produzir acetilcolina. Tentativas para aumentar a produção de acetilcolina através do aumento da ingestão de moléculas precursoras (lecitina ou colina) não foram bem sucedidas. Drogas que bloqueiam a acetilcolinesterase, uma enzima que inativa a ACh, oferecem promessas mas ainda se encontram em fase experimental.

Pelo menos alguns distúrbios psiquiátricos podem ser produzidos por disfunção de neurotransmissores. Há evidência de que a esquizofrenia esteja associada com a hiperatividade dos neurônios que usam dopamina como neurotransmissor. Drogas que são eficientes no tratamento da esquizofrenia (p. ex., clorpromazina) atuam bloqueando as proteínas receptoras de dopamina. A **depressão** está associada com a atividade diminuída dos neurônios que usam monoaminas – norepinefrina e serotonina – como neurotransmissores. Drogas antidepressoras aumentam a ação destes neurotransmissores. De modo semelhante, os barbitúricos e benzodiazepínicos (p.ex., *Valium*), que diminuem a **ansiedade**, atuam aumentando a ação dos neurotransmissores GABA no SNC.

Doença de Parkinson: de James Parkinson, médico inglês, 1755-1824
Doença de Alzheimer: de Alois Alzheimer, neurologista alemão, 1864-1915

Resposta do Estudo de Caso Clínico

Os neurônios motores superiores afetados têm corpos celulares que se encontram no hemisfério cerebral direito. Fornecem fibras que descem, cruzam no bulbo para o lado esquerdo do tronco encefálico e medula espinal, continuam no lado esquerdo, e posteriormente entram em sinapse no nível apropriado com o neurônio motor inferior no corno anterior da medula espinal. Os neurônios mais inferiores fornecem fibras que se dirigem à periferia onde inervam os órgãos terminais; isto é, as células dos músculos do lado esquerdo do corpo. Como o déficit neurológico do paciente é inteiramente motor em vez de sensitivo, o tumor está localizado provavelmente no lobo frontal direito. O lobo parietal contém neurônios sensitivos. A cefaléia persistente é devida à pressão da massa tumoral nas meninges que são bastante inervadas sensitivamente.

PRÁTICA CLÍNICA 11.1

Uma menina adolescente é levada inconsciente à sala de emergência. Seu pai diz que ela foi golpeada no lado da cabeça por um taco de beisebol, ficou inconsciente por aproximadamente 30 segundos, mas despertou em seguida e parecia bem com exceção de uma grande contusão com inchaço sobre o lado direito de sua área temporal e uma leve cefaléia. Contudo, aproximadamente uma hora depois ela ficou muito sonolenta e em seguida entrou em coma, quando então foi levada ao hospital.

Você vê a área temporal contundida e inchada, confirma o estado comatoso, e observa que a pupila direita está fixa e dilatada. Você chama o neurocirurgião e solicita uma tomografia de urgência da cabeça.

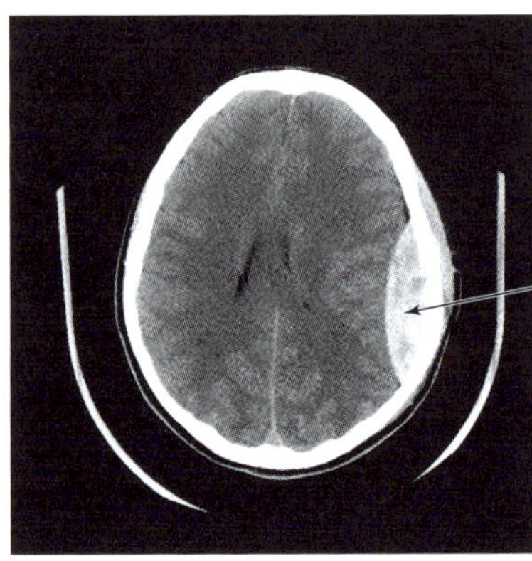

PERGUNTAS:

1. Por que o hematoma visto na tomografia apresenta bordas lisas e extremidades em ponta?
2. Por que a paciente entrou em coma depois de parecer estar bem?
3. Por que a pupila dela dilatou?

Resumo do Capítulo

Organização e Funções do Sistema Nervoso (pp. 344-345)

1. O sistema nervoso central (SNC) consiste em encéfalo e medula espinal e contém substância cinzenta e branca. Está encoberto por meninges e banhado em líquido cerebrospinal.
2. As funções do sistema nervoso incluem orientação, coordenação, assimilação e programação de comportamento instintivo.

Neurônios e Neuróglias (pp. 348-356)

1. Os neurônios são as unidades básicas estruturais e funcionais do sistema nervoso. Células especializadas chamadas neuróglias proporcionam suporte estrutural e funcional para as atividades dos neurônios.
2. Um neurônio contém dendritos, um corpo celular e um axônio.
   (a) O corpo celular contém núcleo, substâncias cromatofílicas, neurofibrilas e outras organelas.
   (b) Os dendritos respondem aos estímulos e os axônios conduzem o potencial de ação para além do corpo celular.
3. Neuróglias são de seis tipos: células de Schwann formam camadas de mielina em torno dos axônios no SNP; oligodendrócitos formam camadas de mielina em torno dos axônios no SNC; micróglias executam a função de fagocitose no SNC; astrócitos regulam a passagem de substâncias do sangue para o SNC; células ependimárias auxiliam o movimento do líquido cerebrospinal no SNC; e gliócitos ganglionares dão sustentação aos corpos celulares dos neurônios no SNP.
   (a) As neuróglias que envolvem um axônio formam uma cobertura chamada camada de mielina.
   (b) Neurônios mielínicos têm capacidade limitada de regeneração em conseqüência de um trauma.
4. Um nervo é um conjunto de dendritos e axônios no SNP.
   (a) Neurônios sensitivos (aferentes) são pseudo-unipolares.
   (b) Neurônios motores (eferentes) são multipolares.
   (c) Neurônios de associação (interneurônios) estão localizados inteiramente no interior do SNC.
   (d) Neurônios motores somáticos inervam os músculos esqueléticos; motores viscerais (autônomos) inervam os músculos lisos, cardíacos e glândulas.

Transmissão de Impulsos (pp. 357-358)

1. Irritabilidade e condutividade são propriedades dos neurônios que permitem a transmissão dos potenciais de ação.
2. Os neurotransmissores facilitam a transmissão sináptica do impulso.

Características Gerais do Encéfalo (pp. 358-362)

1. O encéfalo, composto de substância cinzenta e substância branca, é protegido por meninges e é banhado pelo líquido cerebrospinal.
2. Cerca de 750 ml de sangue passa pelo encéfalo em cada minuto.

Cérebro (pp. 363-371)

1. O cérebro, consistindo em dois hemisférios convolutos, relaciona-se com as funções mais elevadas do encéfalo, tais como a percepção dos impulsos sensoriais, instigação dos movimentos voluntários, armazenamento da memória, ordenamento dos pensamentos e capacidade de raciocínio.
2. O córtex cerebral apresenta circunvoluções com giros e sulcos.
3. Cada hemisfério cerebral contém os lobos frontal, parietal, temporal e occipital. O lobo insular encontra-se profundamente no interior do cérebro e não pode ser visto externamente.
4. As ondas cerebrais geradas pelo córtex cerebral são registradas em um eletroencefalograma e podem propiciar informações diagnósticas valiosas.
5. A substância branca do cérebro consiste em fibras de associação, comissurais e de projeção.
6. Os núcleos da base são massas especializadas de substância cinzenta localizadas no interior da substância cinzenta do cérebro.

Diencéfalo (pp. 372-373)

1. O diencéfalo é a principal região autônoma do encéfalo
2. O tálamo é uma massa ovóide de substância cinzenta que funciona como um centro retransmissor para impulsos sensitivos e respostas à dor.
3. O hipotálamo é um conjunto de núcleos especializados que regulam muitas das atividades viscerais. Também executa funções emocionais e instintivas, e tem um limitado papel regulador sobre a hipófise.
4. O epitálamo contém a glândula pineal e o plexo corióideo do teto do terceiro ventrículo.

Mesencéfalo (pp. 373-374)

1. O mesencéfalo contém os corpos quadrigêmeos, os pedúnculos cerebrais e os núcleos especializados que ajudam a controlar a postura e os movimentos.
2. Os colículos superiores dos corpos quadrigêmeos se relacionam com os reflexos visuais e os colículos inferiores se relacionam com os reflexos auditivos
3. O núcleo rubro e a substância negra se relacionam com atividades motoras.

Metencéfalo (pp. 374-376)

1. A ponte consiste em tratos de fibras que comunicam o cerebelo e o bulbo com outras estruturas do encéfalo. A ponte também contém núcleos para certos nervos cranianos e regulação da respiração.
2. O cerebelo é composto de dois hemisférios ligados pelo verme e sustentado por três pares de pedúnculos cerebelares.
   (a) O cerebelo é composto de um trato de substância branca chamado árvore da vida, envolvido por fino córtex convoluto de substância cinzenta.
   (b) O cerebelo se relaciona com a coordenação das contrações dos músculos esqueléticos.

Mielencéfalo (pp. 376-378)

1. O bulbo é composto em tratos ascendentes e descendentes da medula espinal e contém núcleos para várias funções autônomas.
2. A formação reticular funciona como um sistema reticular ativado para estimular o cérebro.

Meninges (pp. 378-381)

1. A dura-máter craniana consiste em uma camada periosteal externa e uma camada meningeana interna. A dura-máter espinal é uma camada simples envolvida pelo espaço epidural vascular.
2. A aracnóide-máter é uma meninge em forma de rede que envolve o espaço subaracnóideo, que contém líquido cerebrospinal.
3. A fina pia-máter adere em todo o contorno do SNC.

Ventrículos e Líquido Cerebrospinal (pp. 381-384)

1. Os ventrículos laterais, (primeiro e segundo), terceiro e quarto ventrículos são câmaras interligadas no interior do encéfalo que são contínuas com o canal central da medula espinal.
2. Estas cavidades são preenchidas com líquido cerebrospinal, que também circula pelo espaço subaracnóideo.
3. O líquido cerebrospinal forma-se continuamente pelos plexos corióideos a partir do plasma sangüíneo e retorna ao sangue pelas granulações aracnóideas.
4. A barreira hematoencefálica determina quais substâncias do plasma sangüíneo podem entrar no líquido extracelular do encéfalo.

Medula Espinal (pp. 384-390)

1. A medula espinal é composta de 31 segmentos, cada qual fornece um par de nervos espinais.
   (a) É caracterizada por uma intumescência cervical, uma intumescência lombossacral e dois sulcos longitudinais que a dividem parcialmente em metades direita e esquerda.
   (b) O cone medular é a porção terminal da medula espinal, e a cauda eqüina são as raízes nervosas que se irradiam inferiormente a partir daquele ponto.
2. Tratos espinais ascendentes e descendentes da medula espinal são denominados de funículos.
   (a) Os tratos descendentes são agrupados como corticospinal (piramidal) ou extrapiramidal.
   (b) Muitas das fibras de um funículo decussam (cruzam de lado) na medula espinal ou no bulbo do tronco encefálico.

Atividades de Revisão

Questões Objetivas

Emparelhe as seguintes estruturas do encéfalo com as regiões em que elas estão localizadas

1. cerebelo
2. córtex cerebral
3. bulbo
   (a) telencéfalo
   (b) diencéfalo
   (c) mesencéfalo
   (d) metencéfalo
   (e) mielencéfalo
4. As células neurogliais que formam bainhas de mielina no sistema nervoso periférico são:
   (a) oligodendrócitos
   (b) gliócitos ganglionares
   (c) células de Schwann
   (d) astrócitos
   (e) micróglias
5. Uma coleção de corpos celulares de neurônios localizados fora do SNC chama-se:
   (a) um trato (c) um núcleo
   (b) um nervo (d) um gânglio
6. Qual dos seguintes tipos de neurônios é pseudo-unipolar?
   (a) neurônios sensitivos
   (b) neurônios motores somáticos
   (c) neurônios na retina
   (d) neurônios motores autônomos
7. Despolarização de um axônio é produzido pelo movimento de
   (a) Na^+ no interior do axônio e K^+ fora do axônio
   (b) Na^+ no interior do axônio para se unir com K^-
   (c) K^+ no interior do axônio e Na^+ fora do axônio
   (d) Na^+ e K^+ no interior do axônio em direção ao terminal axônico
8. A principal conexão entre os hemisférios cerebrais é
   (a) o corpo caloso
   (b) a ponte
   (c) a aderência intertalâmica
   (d) o verme
   (e) o giro pré-central
9. A estrutura do encéfalo que está mais diretamente envolvida nas respostas autônomas da dor é
   (a) a ponte
   (b) o hipotálamo
   (c) o bulbo
   (d) o tálamo
10. Qual afirmativa relacionada aos núcleos da base é *falsa*?
    (a) Estão localizados no interior do cérebro
    (b) Regulam a taxa de metabolismo basal
    (c) Consistem no núcleo caudado, núcleo lentiforme, putame e globo pálido
    (d) Exercem indiretamente influência inibidora sobre os neurônios motores inferiores
11. Os corpos quadrigêmeos, núcleo rubro e substância negra são estruturas do
    (a) diencéfalo
    (b) metencéfalo
    (c) mesencéfalo
    (d) mielencéfalo
12. O quarto ventrículo está contido no interior do
    (a) cérebro
    (b) cerebelo
    (c) mesencéfalo
    (d) metencéfalo

Questões Dissertativas

1. Descreva a formação da crista neural e explique como derivativos do tecido da crista neural podem estar localizados em diferentes partes do corpo.
2. Desenhe e identifique um neurônio. Ao lado de cada identificação, faça uma relação das funções da estrutura identificada. Por que são os neurônios considerados as unidades básicas fundamentais do sistema nervoso?
3. O que se entende por um neurônio mielínico? Descreva como uma fibra nervosa lesada pode se regenerar.
4. Faça uma relação dos seis principais tipos de neuróglias e comente a localização, estrutura e função de cada uma.
5. O que é um potencial de ação e como é formado? Por que é chamado de resposta do tipo tudo ou nada?
6. O que é uma sinapse e qual a função de um neurotransmissor em relação a um potencial de ação?
7. Faça uma relação dos tipos de ondas cerebrais registradas em um eletroencefalograma e explique o valor diagnóstico de cada uma.
8. Relacione as funções do hipotálamo. Por que o hipotálamo é considerado a principal parte do sistema nervoso autônomo?
9. Quais estruturas estão localizadas no interior do mesencéfalo? Faça uma relação dos núcleos localizados no mesencéfalo e determine as funções de cada um.
10. Descreva a localização e a estrutura do bulbo. Faça uma relação dos núcleos contidos em seu interior. Quais são as funções do bulbo?
11. O que é o líquido cerebrospinal? Explique como é produzido e descreva sua via de circulação.
12. O que é EEG, SNA, LCS, SNP, SRA, TC, EM, RED e AVC?
13. Quais são alguns dos termos psicológicos usados para descrever doenças mentais? Defina estes termos.

14. O que é epilepsia? Como é causada e como é controlada?
15. O que meningite, poliomielite e neurossífilis têm em comum? Como estas patologias diferem?

Questões de Análise Crítica

1. No estudo do caso de um paciente, relata-se a constatação ou suspeita de anormalidades estruturais/funcionais em estruturas do corpo. Prepare o estudo de um caso breve de um paciente que sofreu um grave trauma no bulbo provocado por um golpe na parte de trás do crânio.
2. Um homem jovem apresenta progressiva fraqueza em suas pernas no período de vários dias que piora até que ele já não pode mais caminhar. Ele também perde o controle da bexiga urinária e reclama de perda da sensibilidade abaixo do umbigo. Localize o local provável da lesão neurológica.
3. Estimulação elétrica do cerebelo ou dos núcleos da base pode produzir movimentos do esqueleto. Como deve a lesão destas duas regiões do encéfalo afetar diferentemente a função dos músculos esqueléticos?
4. Se um hemisfério cerebral inteiro é destruído, uma pessoa pode ainda sobreviver. Contudo, a lesão do bulbo, uma massa muito menor de tecido, possa ser fatal. Explique esta diferença.
5. Um ataque ocorre quando uma atividade elétrica anormal subjuga a função normal do encéfalo. Um ataque focal originado em um tecido específico irritado, como uma massa tumoral, causa a contração espástica de um músculo isolado ou anormalidades sensitivas. Imediatamente antes de um ataque focal, o paciente freqüentemente percebe uma sensação passageira, chamada aura, que sugere a origem da ruptura elétrica. Usando seu conhecimento sobre as funções dos lobos cerebrais, prediga a origem de um ataque que foi precedido pela percepção de um mau cheiro. Um foco de luz. Uma dor na mão. Uma canção familiar.
6. Explique como uma meningite contraída através das meninges sobre o teto do nariz pode ser descoberta por uma punção espinal executada na região lombar.

12

Sistema Nervoso Periférico

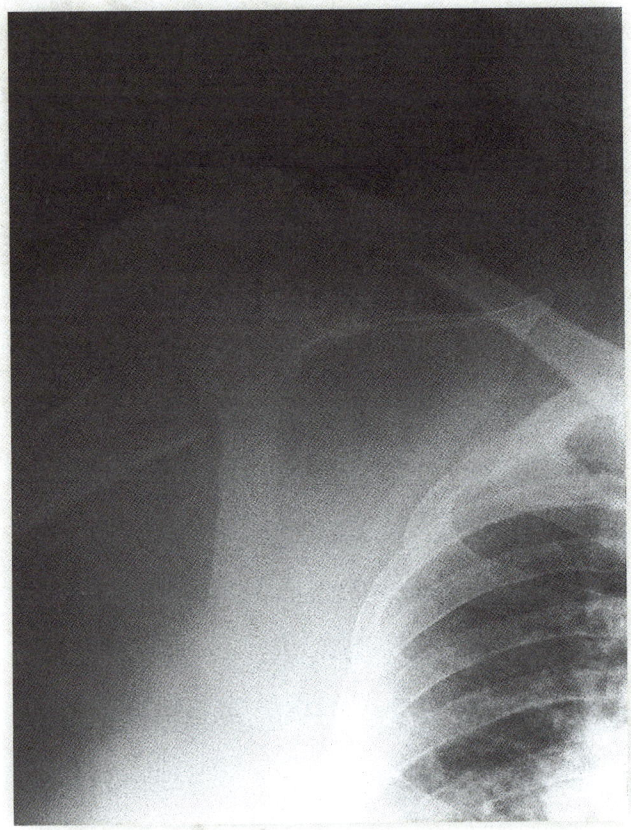

FIGURA: Trauma em uma determinada região do corpo pode causar efeitos profundos em outros lugares. Isto confirma a importância de saber a anatomia regional (veja capítulo 10) e conhecer os trajetos vasculares e as vias de inervação.

Estudo de Caso Clínico

Em conseqüência de um acidente de automóvel, um jovem de 23 anos de idade foi conduzido à sala de emergência para tratamento de uma fratura do úmero direito. Embora a pele não estivesse rompida, havia uma evidente deformidade causada por uma fratura angulada no meio do corpo do úmero. Enquanto examinava o braço ferido do paciente, o ortopedista notou que ele estava impossibilitado de estender as articulações do punho e da mão.

Qual estrutura poderia estar lesada na região braquial que poderia incapacitá-lo de estender a mão? Faça uma relação dos músculos que estariam afetados e descreva os movimentos que poderiam estar diminuídos. Você pensa que poderia haver outras deficiências neurológicas? Explique.

Sugestão: Como o sistema nervoso funciona coordenando os movimentos do corpo, o trauma de um nervo pode se manifestar em estruturas afastadas do local da lesão. Cuidadosamente leia a seção que analisa o plexo braquial.

INTRODUÇÃO AO SISTEMA NERVOSO PERIFÉRICO

O sistema nervoso periférico consiste em todo o tecido nervoso situado fora do sistema nervoso central, incluindo receptores sensitivos, nervos e seus gânglios associados e plexos nervosos. Proporciona uma via de comunicação por impulsos que são conduzidos entre o SNC e o resto do corpo.

Objetivo 1 Definir *sistema nervoso periférico* e distinguir nervos sensitivos de nervos mistos.

O **sistema nervoso periférico (SNP)** é aquela porção do sistema nervoso situada fora do sistema nervoso central. O SNP conduz impulsos para o encéfalo e a medula espinal e do encéfalo e da medula espinal. Receptores sensoriais no interior de órgãos sensoriais, nervos, gânglios e plexos são todos partes do SNP, que serve virtualmente a todas as partes o corpo (fig. 12.1). Os receptores sensoriais são analisados no capítulo 15.

Os nervos do SNP são classificados como nervos cranianos ou nervos espinais dependendo do local onde se originam, do encéfalo ou da medula espinal. Um corte transversal de um nervo espinal está exposto na figura 12.2. Os termos *nervo sensitivo*,

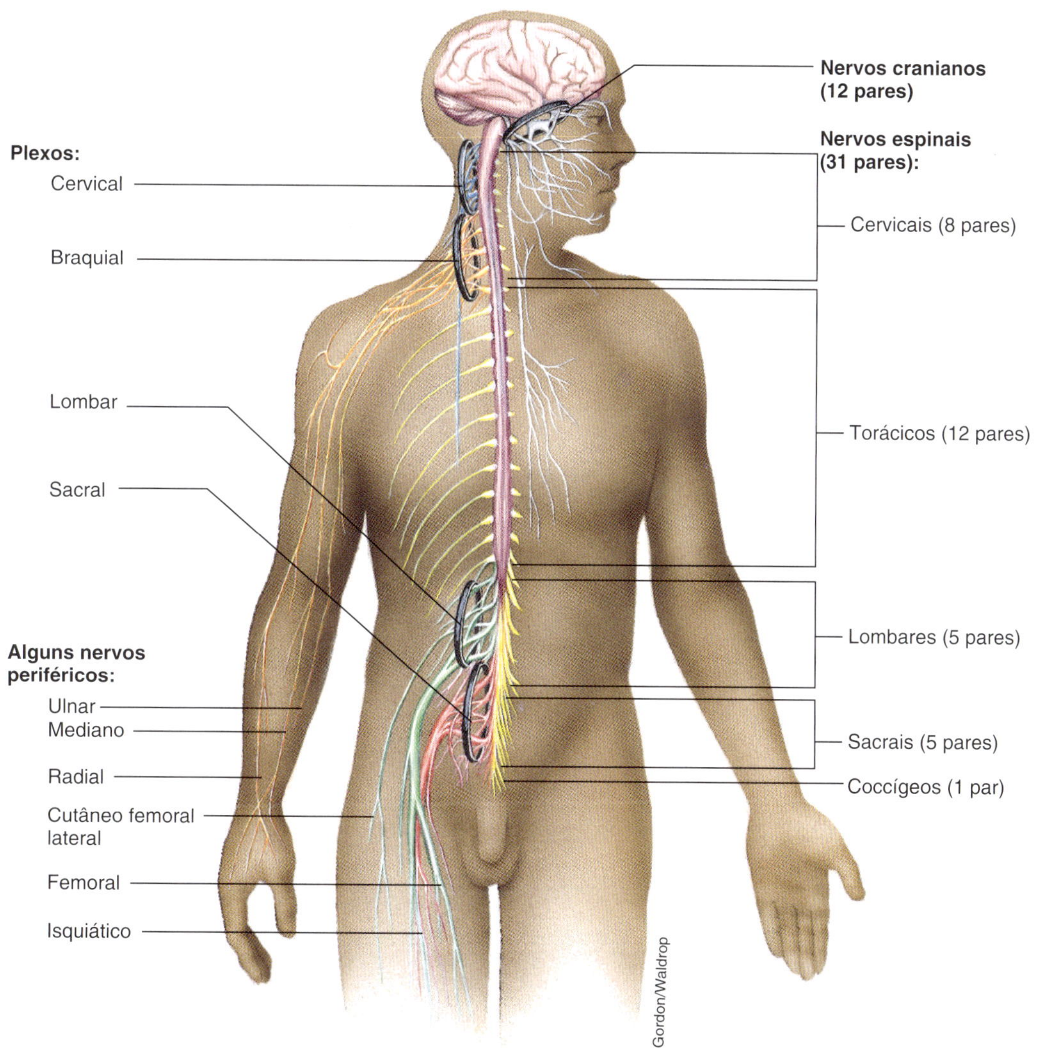

FIGURA 12.1 O sistema nervoso periférico inclui os nervos cranianos e os nervos espinais, e os nervos que se originam deles. Plexos e gânglios (não expostos) são também parte do sistema nervoso periférico.

CAPÍTULO 12

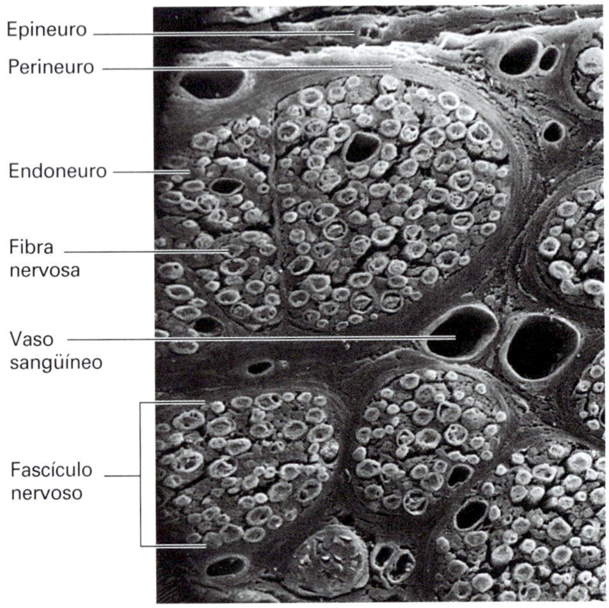

FIGURA 12.2 Micrografia eletrônica de um nervo espinal em corte transversal (cerca de 1.000×).
(De: R. G. Kessel e R. H. Kardon, Tissues and Organs: A Text-Atlas of Scanning Electron Microscopy, *© 1979 W.H. Freeman and Company.)*

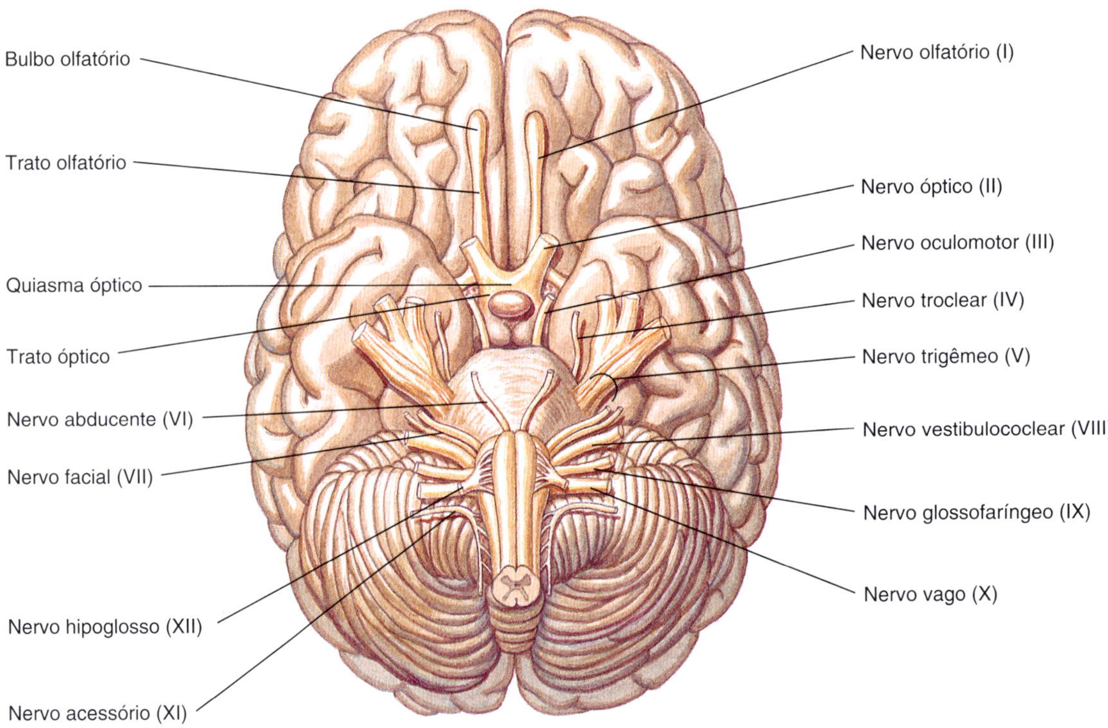

FIGURA 12.3 Nervos cranianos. Com exceção dos nervos olfatórios, cada nervo craniano é composto de um feixe de fibras nervosas. Os nervos olfatórios são minúsculos filamentos difusos de fibras nervosas que se ligam ao bulbo olfatório (veja fig. 12.4).

nervo motor e *nervo misto* se relacionam com a direção na qual o impulso está sendo conduzido. **Nervos sensitivos** consistem em neurônios sensitivos (aferentes) que conduzem impulsos para o SNC. **Nervos motores** consistem principalmente em neurônios motores (eferentes) que conduzem impulsos que se distanciam do SNC. (Tecnicamente falando, não há nervos que são apenas motores; todos os nervos motores contêm algumas fibras proprioceptivas (veja fig. 15.3) que conduzem informações sensitivas ao SNC.) **Nervos mistos** são compostos de ambos os neurônios sensitivos e motores em números aproximadamente iguais, e eles conduzem impulsos em direção ao SNC e procedentes do SNC.

Avaliação de Conhecimentos

1. A língua responde pelo sentido do gosto, é sensível à dor e realiza movimentos para controlar o alimento. Faça um esboço rápido do encéfalo e da língua para descrever a relação entre o SNC e o SNP. Use linhas e setas para indicar as inervações sensorial (gosto), sensitiva (dor) e motora (movimentos) da língua. Defina nervo misto. Que tipo de estimulação sensorial origina-se na língua? Que tipo de resposta é causada pela estimulação motora da língua?
2. Faça uma relação das estruturas do sistema nervoso que são consideradas partes do SNP.

NERVOS CRANIANOS

Doze pares de nervos cranianos emergem da superfície inferior do encéfalo e atravessam os forames do crânio para inervar as estruturas na cabeça, no pescoço e nos órgãos viscerais do tronco.

Objetivo 2 Fazer uma relação dos 12 pares de nervos cranianos e descrever a localização e função de cada um deles.

Objetivo 3 Descrever os métodos clínicos para determinar as disfunções dos nervos cranianos.

Estrutura e Função dos Nervos Cranianos

Dos 12 pares de nervos cranianos, 2 pares se originam do prosencéfalo e 10 pares se originam do mesencéfalo e rombencéfalo (fig. 12.3). Os nervos cranianos são designados por numerais romanos e por nomes. Os numerais romanos se referem à ordem em que os nervos estão posicionados da parte anterior para a posterior. Os nomes indicam as estruturas inervadas ou a função principal dos nervos. Um resumo de nervos cranianos é apresentado na tabela 12.1

Embora a maioria dos nervos cranianos seja mista, alguns estão associados com sentidos especiais e consistem em nervos sensoriais apenas. Os corpos celulares dos neurônios sensoriais estão localizados em gânglios fora do encéfalo.

Gerações de estudantes de anatomia usaram dispositivos mnemônicos para ajudá-los a se lembrar da ordem na qual os nervos cranianos emergem do encéfalo. Procure fazer o mesmo, se for de seu interesse.

I Nervo Olfatório

De fato, numerosos nervos olfatórios retransmitem impulsos sensoriais do cheiro das túnicas mucosas da cavidade nasal (fig. 12.4). Os nervos olfatórios são compostos de neurônios bipolares que funcionam como *quimiorreceptores* e respondem a partículas químicas voláteis aspiradas na cavidade nasal. Os dendritos e os corpos celulares dos neurônios estão posicionados no interior da mucosa olfatória, principalmente a que cobre a concha nasal superior e o septo nasal adjacente. Os axônios destes neurônios atravessam a lâmina cribriforme do osso etmóide até o **bulbo olfatório** onde são feitas as sinapses, e os impulsos sensoriais passam através do trato olfatório até a **área olfatória** primária no córtex cerebral.

II Nervo Óptico

O nervo óptico, outro nervo sensorial, conduz impulsos dos *fotorreceptores* (bastonetes e cones) da retina do olho. Cada nervo óptico está composto de um número estimado de 125 milhões de fibras nervosas que convergem na parte de trás do bulbo do olho e entram na cavidade craniana pelo canal óptico. Os dois nervos ópticos se unem no soalho do diencéfalo para formar o **quiasma óptico** (fig. 12.5). As fibras nervosas que se originam da metade medial de cada retina cruzam no quiasma óptico para o lado oposto do encéfalo, enquanto as fibras que surgem da metade lateral permanecem no mesmo lado do encéfalo. As fibras do nervo óptico passam posteriormente do quiasma óptico ao tálamo pelos **tratos ópticos**. No tálamo, a maioria das fibras termina dentro de certos núcleos talâmicos. Alguns axônios de células ganglionares que alcançam os núcleos talâmicos têm colaterais que conduzem impulsos aos colículos superiores. Sinapses no interior dos núcleos talâmicos, contudo, permitem que os impulsos passem através de neurônios para o **córtex visual** no interior dos lobos occipitais. Outras sinapses permitem que os impulsos alcancem os núcleos dos nervos oculomotor, troclear e abducente, que regulam os músculos intrínsecos (internos) e extrínsecos (da órbita e do bulbo do olho). A via da visão no bulbo do olho funciona reflexivamente para produzir respostas motoras a fim de clarear os estímulos. Se um nervo óptico é lesado, o bulbo do olho servido por aquele nervo fica cego.

III Oculomotor

Os impulsos nervosos através do nervo oculomotor produzem certos movimentos intrínsecos e extrínsecos do bulbo do olho. O oculomotor é principalmente um nervo motor que se origina *dos núcleos* no interior do mesencéfalo. Divide-se em ramos superior e inferior quando atravessa a fissura orbital superior da órbita (fig. 12.6). O ramo superior inerva o músculo **reto superior** que move o bulbo do olho superiormente, e o músculo *levan-*

olfatório: L. *olfacere*, cheirar
óptico: L. *optica*, ver
chiasma: G. *chiasma*, em forma de x

TABELA 12.1 Resumo dos Nervos Cranianos

Número e Nome	Forame de Passagem	Composição	Localização do Corpo Celular	Função
I Olfatório	Lâmina cribriforme do osso parietal	Sensorial	Células bipolares na mucosa nasal	Olfato
II Óptico	Canal óptico	Sensorial	Células ganglionares da retina	Visão
III Oculomotor	Fissura orbital superior	Somático motor	Núcleo do oculomotor	Impulso motor para levantador da pálpebra superior e músculos extrínsecos do bulbo do olho, exceto oblíquo superior e o reto lateral
		Motor: parassimpático		Inervação dos músculos que regulam a quantidade de luz que entra no olho e focaliza a lente.
		Sensitivo: proprioceptivo		Propriocepção dos músculos inervados com fibras motoras
IV Troclear	Fissura orbital superior	Motor somático	Núcleo troclear	Impulsos motores para o músculo oblíquo superior do bulbo do olho
		Sensitivo: proprioceptivo		Propriocepção do músculo oblíquo superior do bulbo do olho
V Trigêmeo				
N. oftálmico	Fissura orbital superior	Sensitivo	Gânglio trigeminal	Impulsos sensitivos da córnea, pele do nariz, fronte e couro cabeludo
N. maxilar	Forame redondo	Sensitivo	Gânglio trigeminal	Impulsos sensitivos da mucosa nasal, dentes superiores e bochechas, palato, lábio superior e pele da bochecha
N. mandibular	Forame oval	Sensitivo	Gânglio trigeminal	Impulsos sensitivos da região temporal, língua, dentes inferiores e gengivas, pele da bochecha e mandíbula
		Sensitivo: proprioceptivo		Propriocepção dos músculos da mastigação
		Somático motor	Núcleo motor do trigêmeo	Impulsos motores aos músculos da mastigação e músculos tensores do tímpano
VI Abducente	Fissura orbital superior	Somático motor	Núcleo do abducente	Impulsos motores para o músculo reto lateral do bulbo do olho
		Sensitivo: proprioceptivo		Propriocepção do músculo reto lateral do bulbo do olho
VII Facial	Forame estilomastóideo	Somático motor	Núcleo motor do facial	Impulsos motores para os músculos da expressão facial e músculo que distende o estribo
		Motor: parassimpático	Núcleo salivatório superior	Secreção de lágrimas pelas glândulas lacrimais e salivação pelas glândulas sublingual e submandibular

tador da pálpebra superior, que eleva a pálpebra superior. O ramo inferior inerva os músculos **reto medial**, **reto inferior** e **oblíquo inferior** que movimentam o bulbo do olho, medial, inferior e superior e lateralmente, respectivamente. Além disso, fibras do ramo inferior do nervo oculomotor entram no bulbo do olho para propiciar inervação autônoma parassimpática aos músculos lisos intrínsecos da íris para contração pupilar e aos músculos no interior do corpo ciliar para acomodação da lente.

Algumas fibras sensitivas do nervo oculomotor originam-se de proprioceptores do interior dos músculos intrínsecos do bulbo do olho. Essas fibras conduzem impulsos que se referem à posição e atividade dos músculos que eles servem. Uma pessoa cujo nervo oculomotor é lesado pode ter uma pálpebra superior pendente ou pupila dilatada, ou ficar impossibilitado de mover o bulbo do olho nas direções permitidas pelos quatro músculos extrínsecos inervados por este nervo.

IV Troclear

O nervo troclear é um nervo misto muito pequeno que emerge de um núcleo no interior do mesencéfalo e passa pelo crânio através da fissura orbital superior da órbita. O nervo troclear inerva o músculo oblíquo superior do bulbo do olho com fibras motoras e fibras sensitivas (fig. 12.6). Impulsos motores para o músculo **oblíquo superior** causam a rotação do bulbo do olho para baixo e afasta-o da linha mediana. Impulsos sensitivos originam-se nos proprioceptores do músculo oblíquo superior e fornecem informações sobre sua posição e atividade. Lesão do nervo troclear prejudica o movimento na direção permitida pelo músculo oblíquo superior do olho.

troclear: G. *trochos*, uma roda

Número e Nome	Forame de Passagem	Composição	Localização do Corpo Celular	Função
VII Facial, *continuação*		Sensorial	Gânglio geniculado	Impulsos sensoriais do gosto nos dois terços anteriores da língua; sensibilidade nasal e palatal
		Sensitivo: proprioceptivo		Propriocepção dos músculos da expressão facial
VIII Vestibulococlear	Meato acústico interno	Sensorial	Gânglio vestibular	Impulsos sensoriais associados com equilíbrio
			Gânglio espiral	Impulsos sensoriais associados com audição
IX Glossofaríngeo	Forame jugular	Somático motor	Núcleo ambíguo	Impulsos motores para os músculos da faringe usados na mastigação
		Sensitivo: proprioceptivo	Gânglio petroso	Propriocepção dos músculos da faringe
		Sensorial	Gânglio petroso	Impulsos sensoriais para o gosto no terço posterior da língua, faringe, cavidade da orelha média, seio carótico
		Parassimpático	Núcleo salivatório inferior	Salivação da glândula parótida
X Vago	Forame jugular	Somático motor	Núcleo ambíguo	Contração dos músculos da faringe (deglutição) e laringe (fonação)
		Sensitivo: proprioceptivo		Propriocepção dos músculos viscerais
		Sensorial	Gânglio nodoso	Impulsos sensoriais para o gosto atrás da língua; sensibilidade da orelha; sensibilidade das vísceras em geral
		Motor: parassimpático	Núcleo motor dorsal	Impulsos motores para os músculos viscerais
XI Acessório	Forame jugular	Somático motor	Núcleo ambíguo	Movimentos da laringe; palato mole
			Núcleo acessório	Impulsos motores para o trapézio e esternocleidomastóideo para os movimentos da cabeça, pescoço e ombros
		Sensitivo: proprioceptivo		Propriocepção dos músculos que movimentam a cabeça, o pescoço e o ombro
XII Hipoglosso	Canal do nervo hipoglosso	Somático motor	Núcleo do hipoglosso	Impulsos motores para os músculos da língua e músculos infra-hióideos
		Sensitivo: proprioceptivo		Propriocepção para os músculos da língua

CAPÍTULO 12

V Trigêmeo

O grande nervo trigêmeo é um nervo misto com funções motoras que se originam dos núcleos no interior da ponte e funções sensitivas que terminam nos núcleos do interior do mesencéfalo, ponte e bulbo. Duas raízes do nervo trigêmeo estão aparentes quando emergem do lado ântero-lateral da ponte (veja fig. 12.3). A **raiz sensitiva** maior amplia-se imediatamente em uma dilatação chamada **gânglio trigeminal** (semilunar), localizado em uma depressão óssea na face interna da parte petrosa do osso temporal. Três grandes nervos surgem do gânglio trigeminal (fig. 12.7): o **nervo oftálmico** entra na órbita pela fissura orbital superior, o **nervo maxilar** passa pelo forame redondo e o **nervo mandibular** atravessa o forame oval. A **raiz motora** menor consiste em fibras motoras do nervo trigêmeo que acompanham o nervo mandibular através do forame oval e inervam os músculos da mastigação e certos músculos do soalho da boca. Impulsos através da porção motora do nervo mandibular do gânglio trigeminal estimulam a contração dos músculos da mastigação, inclusive os **pterigóideos medial** e **lateral, masseter, temporal, milo-hióideo** e o ventre anterior do músculo **digástrico**.

Embora o trigêmeo seja um nervo misto, suas funções sensitivas são muito mais extensas do que suas funções motoras. Os três nervos sensitivos do gânglio trigeminal respondem pelas sensibilidades: tato, temperatura e dor da face. Mais especifica-

trigêmeo: L. *trigeminus*, três nascimentos juntos

oftálmico: L. *opthalmia*, região do olho

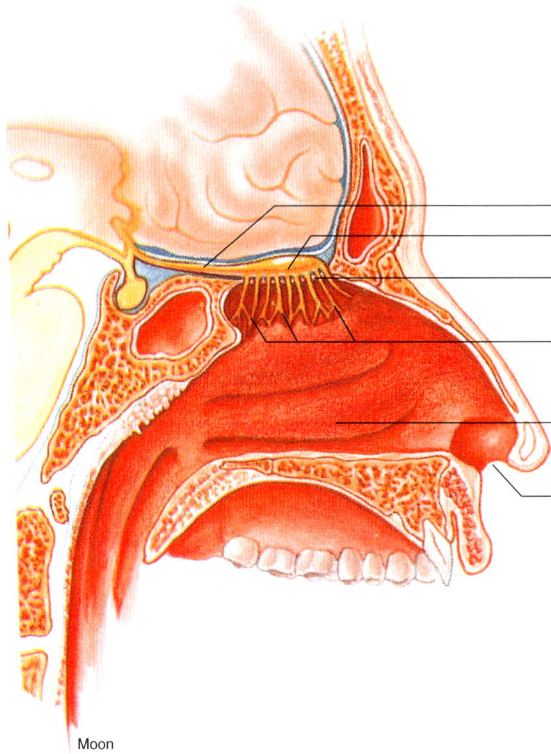

FIGURA 12.4 O nervo olfatório e a via do olfato.

mente, o nervo oftálmico consiste em fibras sensitivas da metade anterior do couro cabeludo, pele da fronte, pálpebra superior, superfície do bulbo do olho, glândula lacrimal, lateral do nariz e mucosa superior da cavidade nasal. O nervo maxilar está composto de fibras sensitivas da pálpebra inferior, mucosa lateral e inferior da cavidade nasal, palato e porções da faringe, dentes e gengivas da maxila, lábio superior e pele da bochecha. Fibras sensitivas do nervo mandibular transmitem impulsos dos dentes e gengivas da mandíbula, dois terços anteriores da língua (não gosto), mucosa da boca, orelha e parte inferior da face. Trauma do nervo trigêmeo resulta em falta de sensibilidade de estruturas específicas da face. Lesão do nervo mandibular prejudica a mastigação.

O nervo trigêmeo é o principal nervo relacionado com a prática odontológica. Antes dos dentes serem obturados ou extraídos, injeta-se anestésico perto do nervo apropriado para bloquear a sensibilidade. O *bloqueio do maxilar*, ou *segunda divisão*, executa-se injetando anestésico perto do gânglio pterigopalatino (veja fig. 12.7), que anestesia os dentes da maxila. O *bloqueio do nervo mandibular*, ou *terceira divisão*, anestesia os dentes inferiores. Isto é feito injetando anestésico perto do nervo alveolar inferior cujos ramos saem do nervo mandibular quando ele entra na mandíbula através do forame da mandíbula.

VI Abducente

O pequeno nervo abducente origina-se de um núcleo dentro da ponte e emerge pela porção inferior da ponte e margem anterior do bulbo. É um nervo misto que atravessa a fissura orbital superior da órbita para inervar o músculo **reto lateral** do olho (veja fig. 12.6). Impulsos através de fibras motoras do nervo abducente causam a contração do músculo reto lateral do olho e o bulbo do olho se move afastando-se da linha mediana, lateralmente. Impulsos sensitivos pelo nervo abducente originam-se em proprioceptores no músculo reto lateral e são conduzidos à ponte onde a contração do músculo é transmitida. Se o nervo abducente for lesado, não apenas deve o paciente ficar impossibilitado de mover o olho lateralmente, mas, por causa da falta de tônus muscular para o músculo reto lateral, o bulbo do olho deve se deslocar medialmente.

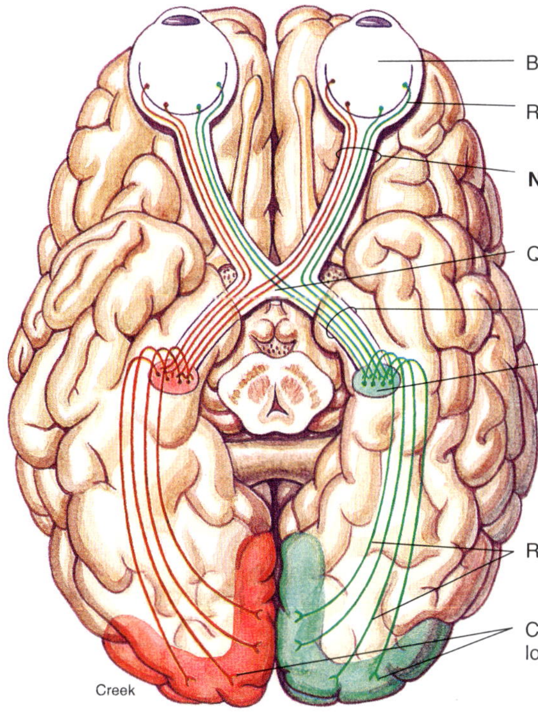

(a)

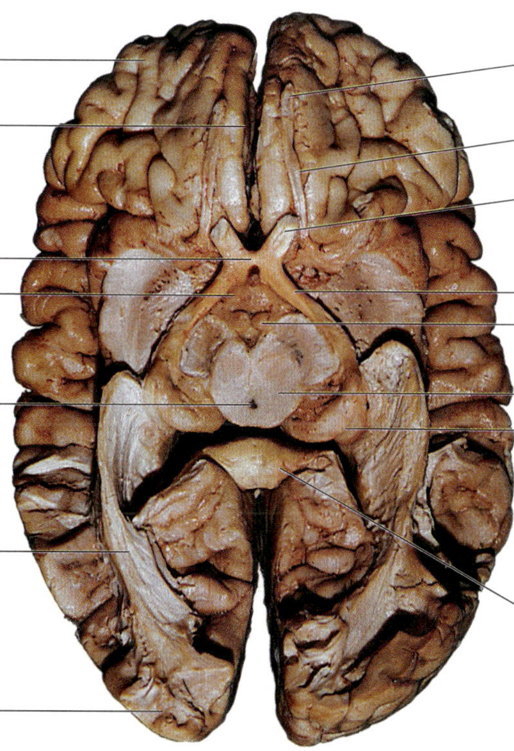

(b)

FIGURA 12.5 Nervo óptico e via da visão. (*a*) Ilustração e (*b*) encéfalo dissecado.

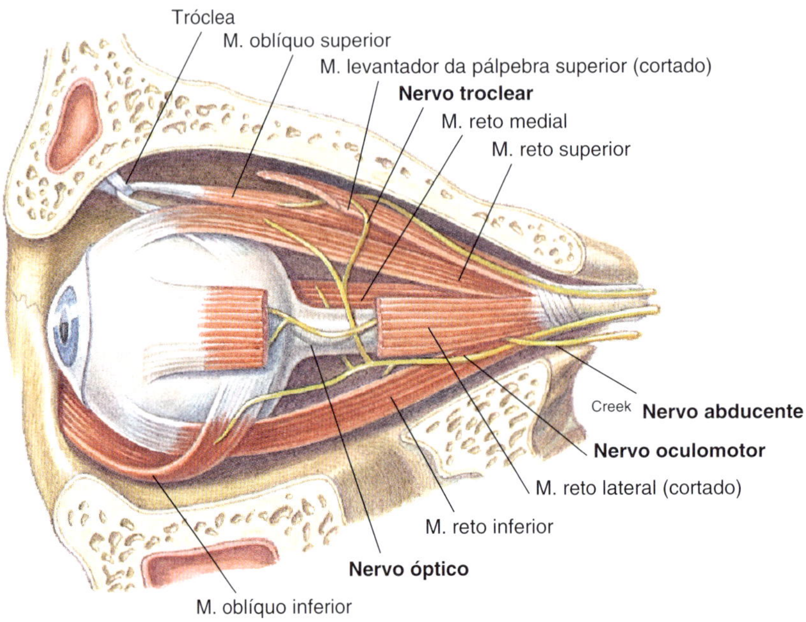

FIGURA 12.6 O nervo óptico, que fornece inervação sensorial ao olho, e os nervos oculomotor, troclear e abducente, que fornecem inervação motora aos músculos extrínsecos do bulbo do olho.

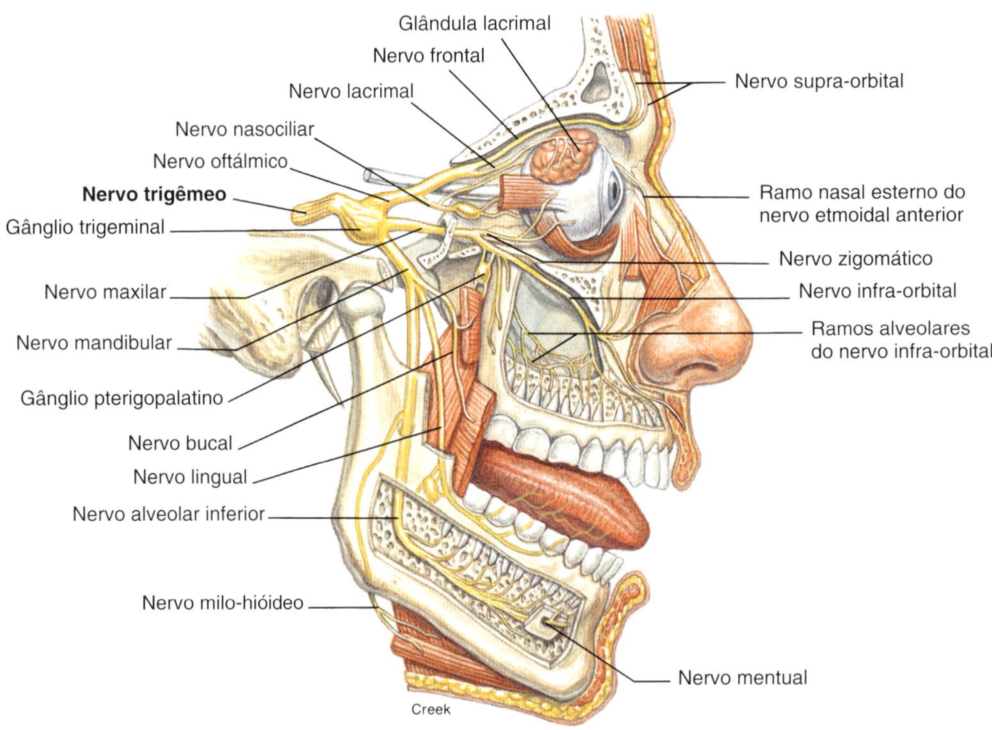

FIGURA 12.7 O nervo trigêmeo e sua distribuição.

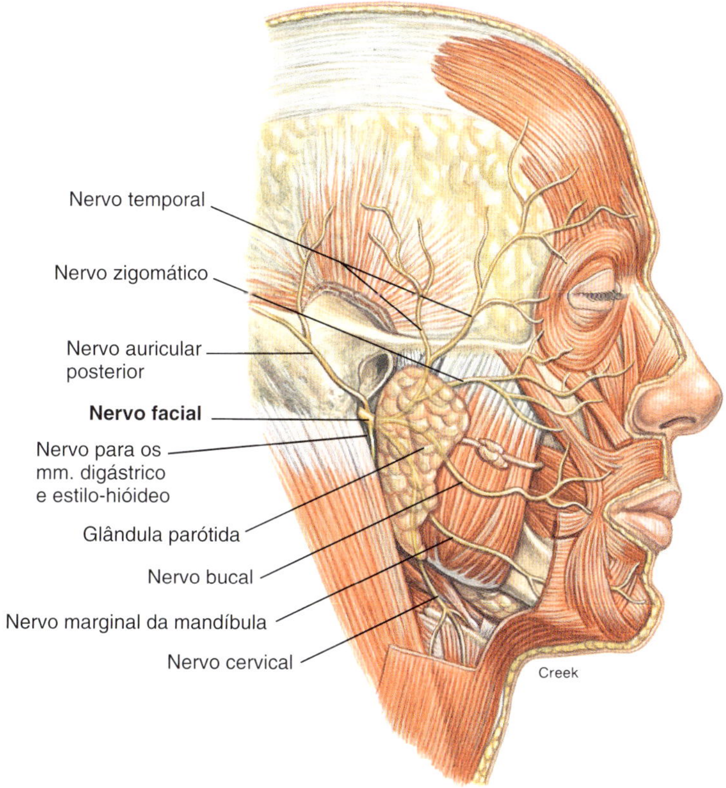

FIGURA 12.8 O nervo facial e sua distribuição para as estruturas superficiais.

VII Facial

O nervo facial origina-se de núcleos no interior da porção inferior da ponte, atravessa a parte petrosa do osso temporal (veja fig. 12.9), e emerge no lado da face perto da glândula parótida (salivar). O nervo facial é misto. Impulsos pelas fibras motoras causam a contração do ventre posterior do músculo digástrico e dos músculos da expressão facial, inclusive os músculos do couro cabeludo e platisma (fig. 12.8). As glândulas submandibular e sublingual (salivares) também recebem alguma inervação autônoma parassimpática do nervo facial, como o faz a glândula lacrimal (veja fig. 13.6)

Fibras sensoriais do nervo facial se originam de corpúsculos gustativos nos dois terços anteriores da língua. Calículos gustatórios funcionam como *quimiorreceptores* porque eles são sensíveis aos estímulos químicos específicos.

O **gânglio geniculado** é a ampliação do nervo facial imediatamente antes da entrada da porção sensorial na ponte. Sensações do gosto são conduzidas aos núcleos no interior do bulbo, passam através do tálamo, e terminam na área gustativa (gosto) no lobo parietal do córtex cerebral.

Traumatismos no nervo facial resultam em incapacidade de contrair os músculos da expressão facial no lado afetado da face e distorcem a percepção do gosto, particularmente para os sabores doces. O lado atingido da face tende a baixar gradualmente porque o tônus está perdido. A *paralisia de Bell* é uma disfunção muscular (provavelmente de origem viral) do nervo facial.

VIII Vestibulococlear

O nervo vestibulococlear, também chamado de **nervo auditivo**, **acústico**, ou **estatoacústico**, serve estruturas contidas dentro do crânio. É o único nervo craniano que não emerge do crânio por um forame. Nervo puramente sensorial, o vestibulococlear está composto de dois nervos que se originam no interior da orelha interna (fig. 12.9). O **nervo vestibular** origina-se dos **órgãos vestibulares** associados com o equilíbrio. Neurônios bipolares dos órgãos vestibulares (sáculo, utrículo e ductos semicirculares) se es-

paralisia de Bell: de Sir Charles Bell, médico escocês, 1774–1842
vestibulococlear: L. *vestibulum*, câmara, *cochlea*, concha de caracol

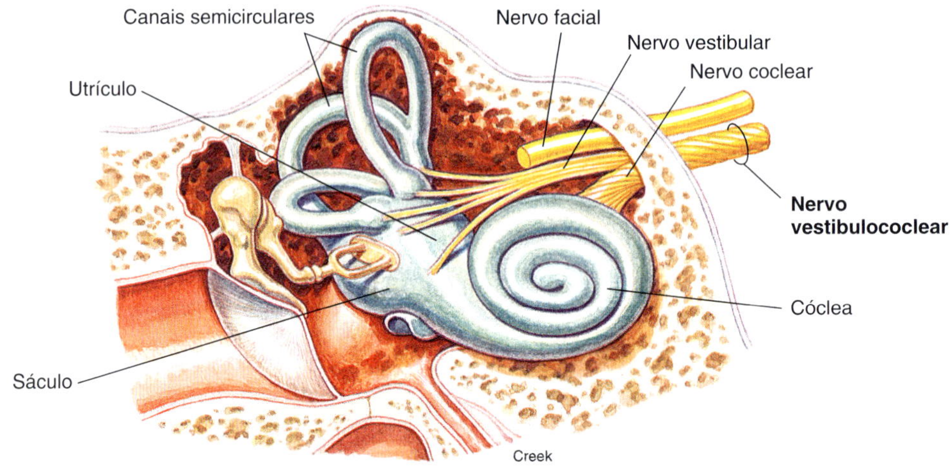

FIGURA 12.9 O nervo vestibulococlear. As estruturas da orelha interna são servidas por este nervo. Os ductos semicirculares, que se relacionam com o equilíbrio, formam o labirinto membranáceo no interior dos canais semicirculares. A cóclea contém as estruturas relacionadas com a audição.

tendem ao gânglio vestibular onde os corpos celulares estão contidos. De lá, as fibras conduzem os impulsos aos **núcleos vestibulares** no interior da ponte e do bulbo. As fibras desse ponto se estendem ao tálamo e ao cerebelo.

O **nervo coclear** origina-se do **órgão espiral** (órgão de Corti) dentro da cóclea e está associado com a audição. O nervo coclear está composto de neurônios bipolares que conduzem impulsos através do **gânglio espiral** aos **núcleos cocleares** dentro do bulbo. De lá, as fibras se estendem ao tálamo e fazem sinapse com neurônios que carregam os impulsos até as áreas auditivas do córtex cerebral.

Lesões do nervo coclear resultam em surdez de percepção, enquanto lesões do nervo vestibular causam vertigens e perda do equilíbrio.

IX Glossofaríngeo

O nervo glossofaríngeo é um nervo misto que inerva parte da língua e faringe (fig. 12.10). As fibras motoras deste nervo originam-se em um núcleo no interior do bulbo e passam através do forame jugular. As fibras motoras inervam os músculos da faringe e a glândula parótida para estimular o reflexo da deglutição e a secreção da saliva.

As fibras sensoriais do nervo glossofaríngeo originam-se da região faríngea, glândula parótida, cavidade da orelha média e calículos gustatórios do terço posterior da língua. Estes calículos

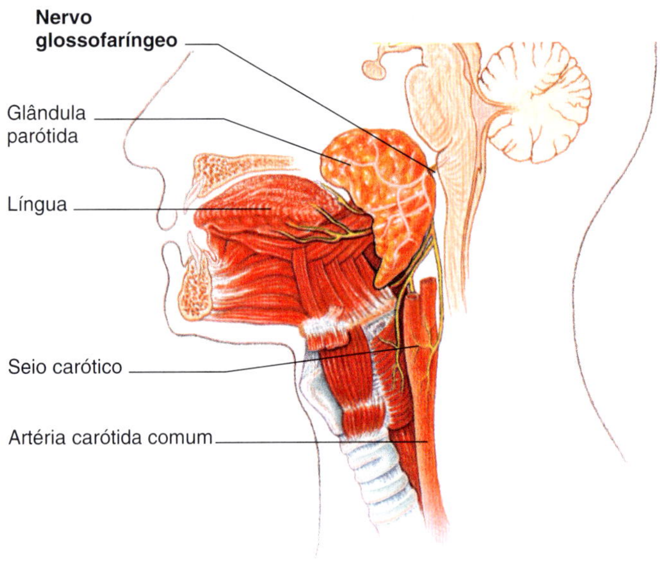

FIGURA 12.10 Nervo glossofaríngeo.

gustatórios, como aqueles inervados pelo nervo facial, são *quimiorreceptores*. Algumas fibras sensoriais também se originam de receptores sensoriais no interior do seio carótico do pescoço e ajudam a regular a pressão sangüínea. Impulsos do nervo glossofaríngeo passam através do bulbo e entram no tálamo onde fazem sinapse com fibras que conduzem os impulsos até a área gustativa do córtex cerebral.

---

orgão de Corti: de Alfonso Corti, anatomista italiano, 1822–1888
glossofaríngeo: L. *glossa*, língua; G. *pharynx*, garganta

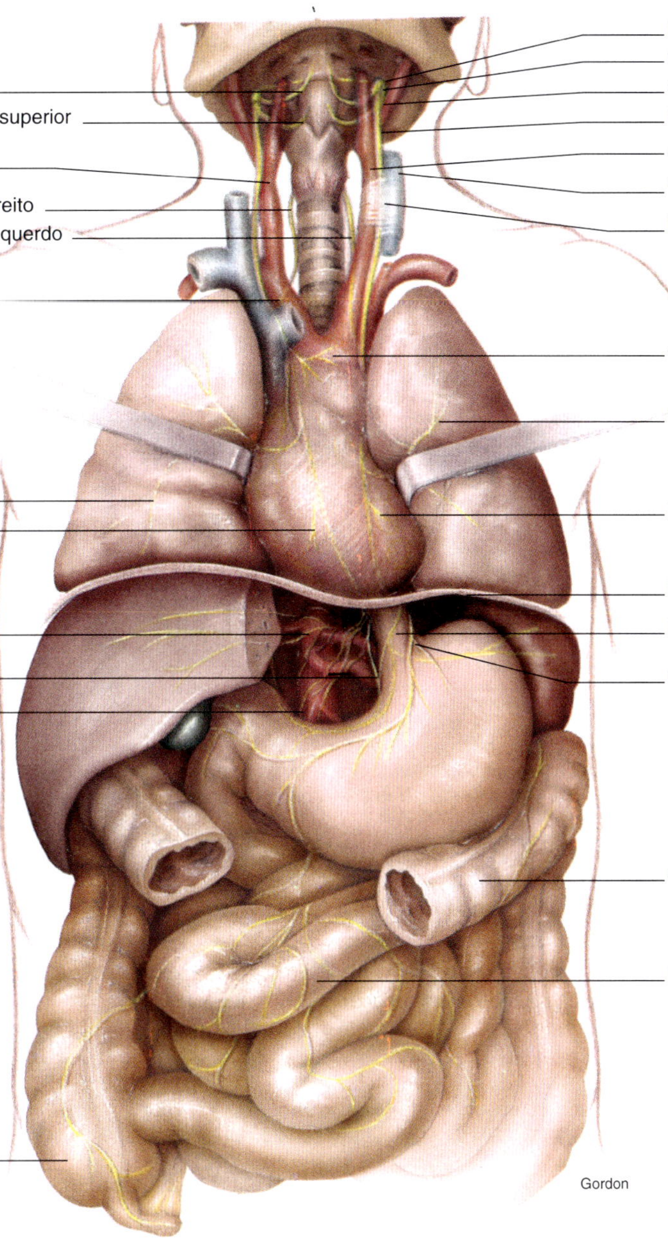

FIGURA 12.11 Distribuição dos nervos vagos.

Lesão do nervo glossofaríngeo resulta em perda da percepção do gosto amargo e azedo de corpúsculos gustatórios na porção posterior da língua. Se a porção motora deste nervo for lesada, a deglutição fica prejudicada.

X Vago

O nervo vago tem fibras motoras e sensitivas que inervam os órgãos viscerais das cavidades torácica e abdominal (fig. 12.11). A porção motora origina-se do **núcleo ambíguo** e **núcleo posterior** do nervo vago no interior do bulbo e passa através do forame jugular. O vago é o mais longo dos nervos cranianos, e através de vários ramos inerva os músculos da faringe, laringe, trato respiratório, pulmões, coração, esôfago e aqueles das vísceras abdominais, com exceção da porção inferior do intestino grosso. Um ramo motor do nervo vago, o **nervo laríngeo recorrente**, inerva a laringe capacitando-a para a fala.

Fibras sensitivas do nervo vago conduzem impulsos, essencialmente dos mesmos órgãos servidos por fibras motoras. Impulsos através de fibras sensitivas retransmitem sensibilidades específicas, como dor de fome, distensão, desconforto intestinal ou movimentos da laringe. Fibras sensitivas também se origi-

vago: L. *vagus*, errante

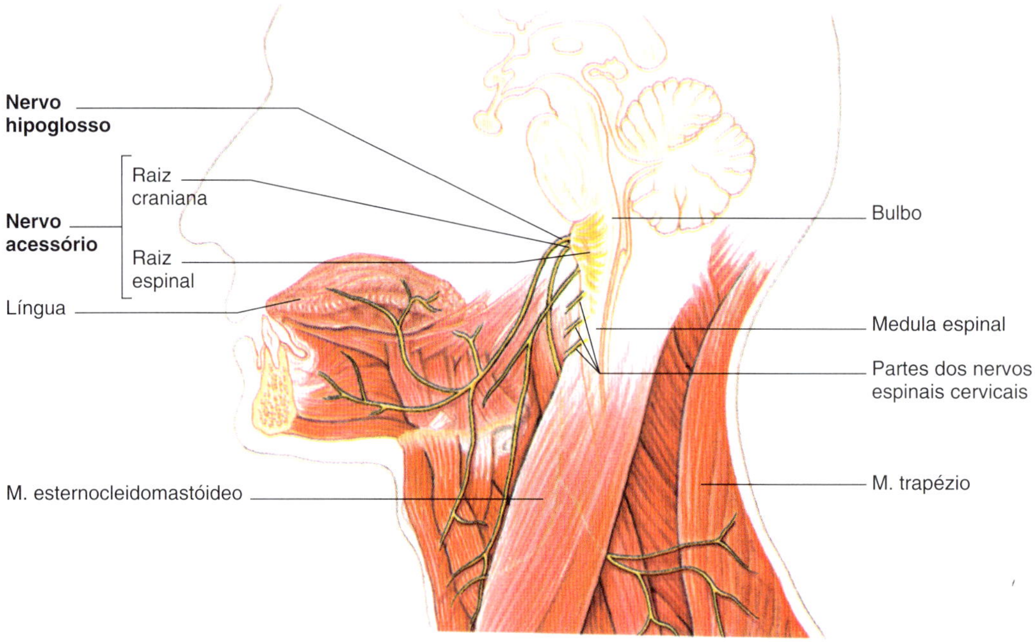

FIGURA 12.12 Os nervos acessório e hipoglosso.

nam de proprioceptores nos músculos inervados pelas fibras motoras deste nervo.

Se ambos os nervos vagos forem lesados gravemente, resulta em morte rapidamente porque as funções autônomas vitais param de funcionar. O dano de um nervo causa alteração vocal, dificuldade para deglutir ou outros distúrbios viscerais.

XI Acessório

O nervo acessório é principalmente um nervo motor, mas contém algumas fibras sensitivas proprioceptivas no interior dos músculos que ele inerva. O nervo acessório é o único que se origina do encéfalo e da medula espinal (fig. 12.12). A **raiz craniana** forma-se de núcleos do interior do bulbo (ambíguo e acessório), atravessa o forame jugular com o nervo vago, e inerva os músculos esqueléticos do palato mole, faringe e laringe que se contraem reflexivamente durante a deglutição. A **raiz espinal** surge dos primeiros cinco segmentos da porção cervical da medula espinal, passa cranialmente pelo forame magno para se unir com a raiz craniana e em seguida atravessa o forame jugular. A raiz espinal do nervo acessório inerva os músculos esternocleidomastóideo e trapézio que movem a cabeça, o pescoço e os ombros. Lesão de um nervo acessório torna difícil mover a cabeça ou encolher os ombros.

XII Hipoglosso

O nervo hipoglosso é um nervo misto. As fibras motoras se originam do núcleo do hipoglosso no interior do bulbo e passam através do canal do nervo hipoglosso do crânio para inervar os músculos extrínsecos e intrínsecos da língua (fig. 12.12). Os impulsos motores ao longo destas fibras respondem pela contração coordenada dos músculos da língua que são necessários para atividades como o controle dos alimentos, a deglutição e a fala.

A porção sensitiva do nervo hipoglosso origina-se de proprioceptores no interior dos mesmos músculos da língua e conduz impulsos ao bulbo, relativos à posição e função dos músculos.

Se um nervo hipoglosso for lesado, uma pessoa terá dificuldade em falar, deglutir e protrair a língua.

Avaliação Neurológica dos Nervos Cranianos

Lesões na cabeça e choques violentos abalando o encéfalo são ocorrências comuns em acidentes de automóvel. Os nervos cranianos parecem estar bem protegidos no lado inferior do encéfalo. Mas o encéfalo, imerso em líquido cerebrospinal, é como um tronco encharcado de água; um golpe no topo da cabeça pode causar um rebote sério do encéfalo no soalho do crânio. Exames neurológicos rotineiros envolvem testes para verificar deficiências orgânicas dos nervos cranianos.

Métodos clínicos mais comumente usados para determinar disfunções dos nervos cranianos estão apresentados na tabela 12.2.

Avaliação de Conhecimentos

3. Quais nervos cranianos consistem apenas em fibras sensoriais?
4. Quais nervos cranianos passam através da fissura orbital superior? E através do forame jugular?

hipoglosso: G. *hypo*, embaixo; L. *glossa*, língua

TABELA 12.2 Métodos de Determinação de Disfunções de Nervos Cranianos

Nervo	Técnica de Exame	Comentários
Olfatório	Solicita-se ao paciente diferenciar odores (tabaco, café, sabonete, etc.) com olhos fechados.	As passagens nasais devem estar abertas e testadas separadamente, pela oclusão do lado oposto.
Óptico	Examina-se a retina com oftalmoscópio; testa-se acuidade visual com tabelas.	A acuidade visual necessita ser determinada com lentes se o paciente as usa.
Oculomotor	O paciente deve acompanhar os movimentos do dedo do examinador com os olhos – especialmente os movimentos que causam o cruzamento dos olhos; alterações pupilares observadas com foco de luz em cada olho separadamente.	O examinador deve observar a mudança da constrição coordenada das pupilas. A luz em um olho deveria causar uma mudança semelhante no outro olho, mas em menor grau.
Troclear	O paciente acompanha o movimento do dedo do examinador com os olhos – especialmente nos movimentos para baixo e para o lado.	
Trigêmeo	Porção motora: Palpar os músculos temporal e masseter quando o paciente apertar os dentes; solicitar ao paciente que abra a boca contra resistência aplicada pelo examinador.	Os músculos de ambos os lados da mandíbula mostram igual força de contração.
	Porção sensitiva: Receptores táteis e dolorosos podem ser testados tocando ligeiramente toda a face do paciente com algodão e em seguida com alfinetes.	O olhos do paciente devem estar fechados e as áreas de inervação dos três ramos nervosos do trigêmeo devem ser testadas.
Abducente	Paciente segue os movimentos do dedo do examinador – especialmente o movimento lateral.	O funcionamento motor dos nervos cranianos III, IV e VI podem ser testados simultaneamente através de movimentos seletivos do bulbo do olho.
Facial	Porção motora: Solicita-se ao paciente que levante as sobrancelhas, franza a testa, feche as pálpebras firmemente, sorria, dilate as bochechas e assobie.	O examinador deve observar a falta de tônus expressa por regiões da face com desvio descendente.
	Porção sensorial: Colocar açúcar na ponta da língua do paciente.	Não é um teste fidedigno para disfunção específica do nervo facial, por causa da tendência de estimular corpúsculos gustatórios em ambos os lados da ponta da língua.
Vestibulo-coclear	Porção vestibular: Solicita-se ao paciente que ande em linha reta. Porção coclear: Testar apertando e soltando um diapasão.	Geralmente os testes não são eficientes a menos que o paciente se queixe de vertigens ou problemas de equilíbrio.
Glossofaríngeo e vago	Motor: Observar distúrbios na deglutição, no falar e movimentos do palato mole; testar reflexo do vômito.	A inervação visceral do vago não pode ser examinada, exceto a inervação da laringe, que é também servida pelo glossofaríngeo.
Acessório	Solicitar ao paciente que encolha os ombros contra resistência executada pela mão do examinador e rodar a cabeça contra resistência.	Ambos os lados devem mostrar força uniforme.
Hipoglosso	Solicitar ao paciente que protraia a língua; testar a resistência com abaixador de língua.	A língua deve protrair externamente em linha reta; desvios para um dos lados indica disfunção do nervo ipsolateral; assimetria, atrofia, ou falta de força devem ser observadas.

5. Quais nervos cranianos estão envolvidos com o gosto, mastigação e deglutição?
6. Quais nervos cranianos relacionam-se com a estrutura, o funcionamento e os movimentos do bulbo do olho?
7. Faça uma relação dos nervos cranianos e indique como cada um pode ser testado (fibras motoras e sensitivas) para possíveis disfunções.

NERVOS ESPINAIS

Cada um dos 31 pares de nervos espinais é formado pela união de uma raiz espinal posterior e uma raiz espinal anterior que emerge da medula espinal através de um forame intervertebral para inervar um dermátomo.

Objetivo 4 Comentar como os nervos espinais estão agrupados.

Objetivo 5 Descrever a distribuição geral dos nervos espinais.

Os 31 pares de **nervos espinais** (veja fig. 12.1) são agrupados do seguinte modo: 8 cervicais; 12 torácicos, 5 lombares, 5 sacrais e 1 coccígeo. Com exceção do primeiro nervo cervical, os nervos espinais deixam a medula espinal e o canal vertebral através do forame intervertebral. O primeiro par de nervos cervicais emerge entre o osso occipital do crânio e o atlas. Os seguintes seis pares de nervos cervicais emergem acima das vértebras das quais recebem o nome, enquanto o oitavo par de nervo cervical passa entre a sétima e a primeira vértebras torácicas. Os pares restantes de nervos espinais emergem debaixo das vértebras das quais recebem o nome.

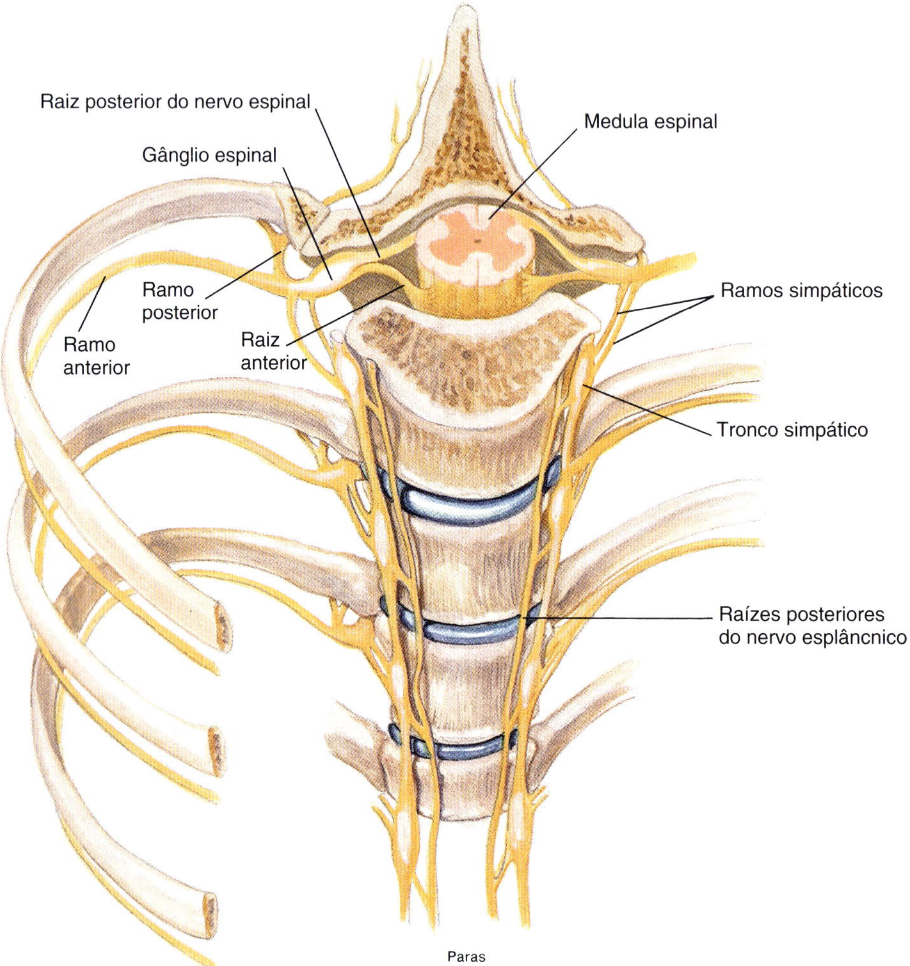

FIGURA 12.13 Secção da medula espinal e dos nervos espinais torácicos.

Um nervo espinal é um nervo misto ligado à medula espinal por uma **raiz posterior**, composta de várias fibras sensitivas, e uma **raiz anterior**, composta de fibras motoras (fig. 12.13). A raiz posterior contém uma dilatação chamada **gânglio espinal** (sensitivo), onde estão localizados os corpos celulares dos neurônios sensitivos. Os axônios de neurônios sensitivos conduzem impulsos sensitivos pela raiz posterior para a medula espinal, onde ocorrem sinapses com dendritos de outros neurônios. A raiz anterior consiste em axônios de neurônios motores que conduzem impulsos motores que se afastam do SNC. Um nervo espinal é formado com fibras das raízes posteriores e anteriores que convergem e emergem por um forame intervertebral.

A doença *herpes zoster* é uma infecção viral do gânglio espinal, causa dor, e freqüentemente é unilateral. São agrupamentos de vesículas na pele cheias de líquidos dispostas ao longo dos trajetos dos nervos sensitivos periféricos afetados. A doença se desenvolve em adultos que foram expostos primeiro ao vírus quando crianças, e em geral é autolimitante. O tratamento pode envolver doses grandes de drogas antivirais como *aciclovir (Zorivax).*

Um nervo espinal divide-se imediatamente em vários ramos depois de emergir pelo forame intervertebral. O pequeno **ramo meníngeo** reentra no canal vertebral para inervar a meninge, as vértebras e os ligamentos vertebrais. Um ramo maior, chamado **ramo posterior**, inerva os músculos, articulações e pele do dorso ao longo da coluna vertebral (fig. 12.13). Um **ramo anterior** do nervo espinal inerva os músculos e a pele do lado lateral e anterior do tronco. Combinações de ramos anteriores inervam os membros.

Os **ramos comunicantes** são dois ramos de cada nervo espinal que conectam com um **gânglio do tronco simpático** que é parte do sistema nervoso autônomo. Os ramos comunicantes são constituídos de um **ramo cinzento**, contendo fibras amielínicas, e um **ramo branco**, contendo fibras mielínicas. Esta disposição é descrita com mais detalhes no capítulo 13.

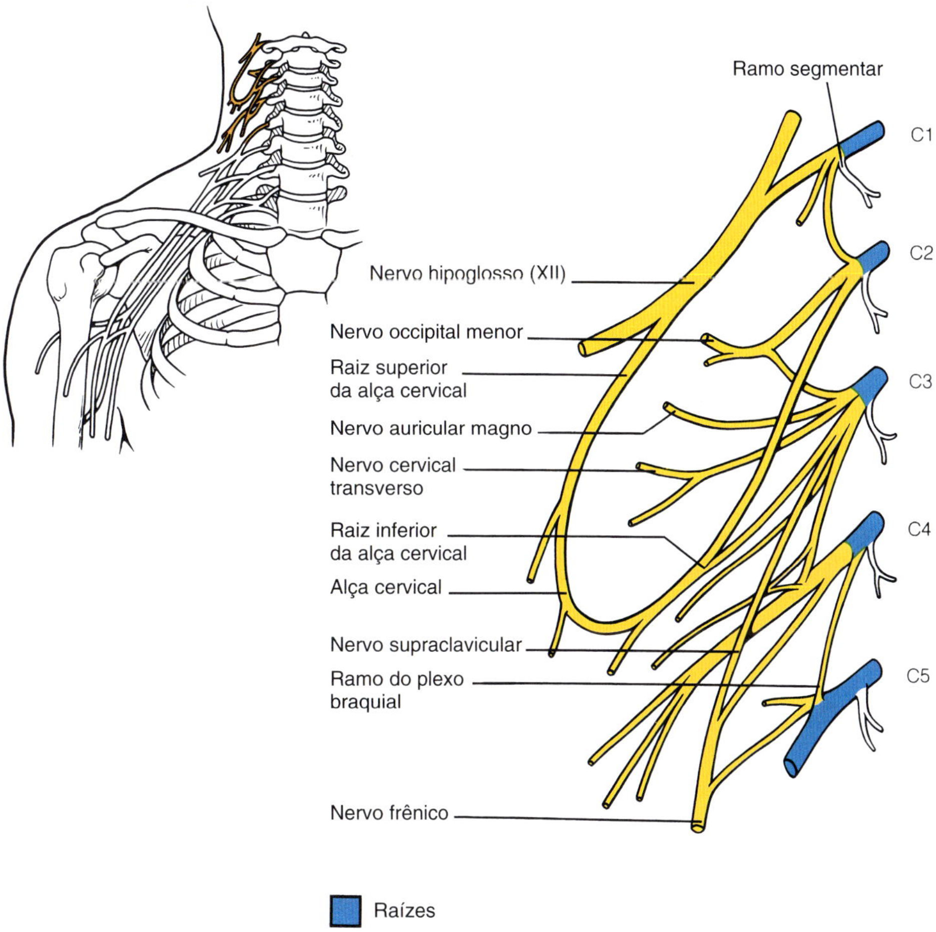

FIGURA 12.14 Plexo cervical.

Avaliação de Conhecimentos

8. Faça uma relação dos números dos nervos de cada uma das cinco regiões da coluna vertebral.
9. Quais são os quatro principais ramos de um nervo espinal, e quais estruturas cada um inerva?

PLEXOS NERVOSOS

Exceto nos nervos torácicos T2 a T12, os ramos anteriores dos nervos espinais combinam-se entre si e se separam novamente como redes de fibras nervosas para constituir os plexos nervosos. Há quatro plexos de nervos espinais: cervical, braquial, lombar e sacral. Os nervos emergem dos plexos e são denominados de acordo com as estruturas que eles inervam ou o trajeto que eles seguem.

Objetivo 6 Fazer uma relação da composição dos nervos espinais de cada um dos plexos originários da medula espinal.

Objetivo 7 Fazer uma relação dos principais nervos que emergem dos plexos e descrever suas inervações em geral.

Plexo Cervical

O **plexo cervical** está posicionado profundamente nos lados do pescoço, lateralmente às quatro primeiras vértebras cervicais (veja fig. 12.1). É formado pelos ramos anteriores dos quatro primeiros nervos cervicais (C1-C4) e uma porção de C5 (fig. 12.14). Ramos do plexo cervical inervam a pele e os músculos do pescoço e parte da cabeça e ombros. Algumas fibras do plexo cervical também se combinam com os nervos cranianos acessório e hipoglosso para suprir inervação dupla de alguns músculos específicos do pescoço e da faringe (veja fig. 12.16). Fibras do terceiro,

TABELA 12.3 Ramos do Plexo Cervical

Nervo	Componente Espinal	Inervação
Ramos Cutâneos Superficiais		
Occipital menor	C2, C3	Pele do couro cabeludo acima e atrás da orelha
Auricular magno	C2, C3	Pele na frente, acima e abaixo da orelha
Cervical transverso	C2, C3	Pele da região cervical anterior
Supraclavicular	C3, C4	Pele da parte superior do tórax e ombro
Ramos Motores Profundos		
Alça cervical		
Raiz superior	C1, C2	Músculos genio-hióideo e tireo-hióideo
Raiz inferior	C3, C4	Músculos omo-hióideo, esterno-hióideo e esternotireóideo
Frênico	C3-C5	Diafragma
Ramos segmentares	C1-C5	Músculos profundos do pescoço (levantador da escápula, trapézio, escalenos e esternocleidomastóideo)

quarto e quinto nervos cervicais se unem para formar o **nervo frênico**, que inerva o diafragma. Impulsos motores através do par de nervos frênicos causam a contração do diafragma, movimentando ar para o interior dos pulmões.

Os nervos do plexo cervical estão resumidos na tabela 12.3.

Plexo Braquial

O **plexo braquial** está posicionado ao lado das últimas quatro vértebras cervicais e primeira vértebra torácica. É formado pelos ramos anteriores de C5 até T1, com eventual contribuição de C4 e T2. De sua emergência, o plexo braquial se estende para baixo e lateralmente, passa sobre a primeira costela, atrás da clavícula, e entra na axila. Cada plexo braquial inerva todo o membro superior de um lado, como também alguns músculos do ombro e do pescoço.

Estruturalmente, o plexo braquial divide-se em *raízes, troncos, divisões* e *fascículos* (figs. 12.15 e 12.16). As raízes do plexo braquial são simples continuação dos ramos anteriores dos nervos cervicais. Os ramos anteriores de C5 e C6 juntam-se para formar o **tronco superior**, o ramo anterior de C7 forma o **tronco médio**, e os ramos ventrais de C8 e T1 juntam-se para formar o **tronco inferior**. Cada um dos três troncos imediatamente divide-se em **divisões anteriores** e **posteriores**. As divisões convergem para formar os fascículos. O **fascículo posterior** é formado pela convergência das divisões posteriores dos troncos superior, médio e inferior; conseqüentemente, contém fibras de C5 a C8. O **fascículo medial** é a continuação da divisão anterior do tronco inferior e contém principalmente fibras de C8 a T1. O **fascículo lateral** é formado pela convergência da divisão anterior dos troncos superior e médio e consiste em fibras de C5 a C7.

Em resumo, o plexo braquial é composto de fibras nervosas dos ramos anteriores dos nervos espinais de C5 a T1 e algumas fibras de C4 e T2. As raízes são continuações dos ramos anteriores. As raízes convergem para formar os troncos, e os ramos dos troncos as divisões. As divisões por sua vez formam os fascículos, e deles originam-se os nervos do membro superior.

O plexo braquial pode sofrer traumatismos, especialmente se a clavícula, as costelas superiores ou as vértebras cervicais inferiores forem fraturadas seriamente. Ocasionalmente, o plexo braquial de um recém-nascido é gravemente distendido durante um parto difícil quando o feto é puxado através do canal do parto. Em tais casos, o membro superior do lado lesado fica paralisado e posteriormente os músculos cujos nervos foram atingidos se atrofiam de acordo com a extensão da lesão.

Todo o membro superior pode ser anestesiado em um processo chamado *bloqueio braquial* ou *anestesia braquial*. O local para injeção do anestésico está localizado a meio caminho entre a base do pescoço e o ombro, posterior à clavícula. Neste momento, o anestésico pode ser injetado perto do plexo braquial.

Os cinco maiores nervos – axilar, radial, musculocutâneo, ulnar e mediano – originam-se dos três fascículos do plexo braquial para suprir a inervação cutânea e motora do membro superior (tabela 12.4). O **nervo axilar** origina-se do fascículo posterior, proporciona inervação sensitiva para a pele do ombro e articulação do ombro, e inervação motora aos músculos deltóide e redondo menor (fig. 12.17). O **nervo radial** origina-se do fascículo posterior e se estende ao longo da superfície posterior da região braquial até o lado radial do antebraço. Fornece inervação sensitiva à pele da superfície póstero-lateral do membro superior, incluindo a superfície dorsal da mão (fig. 12.18), e inervação motora de todos os músculos extensores da articulação do cotovelo, o músculo braquiorradial que flexiona a articulação do cotovelo, e o músculo supinador que supina o antebraço e a mão.

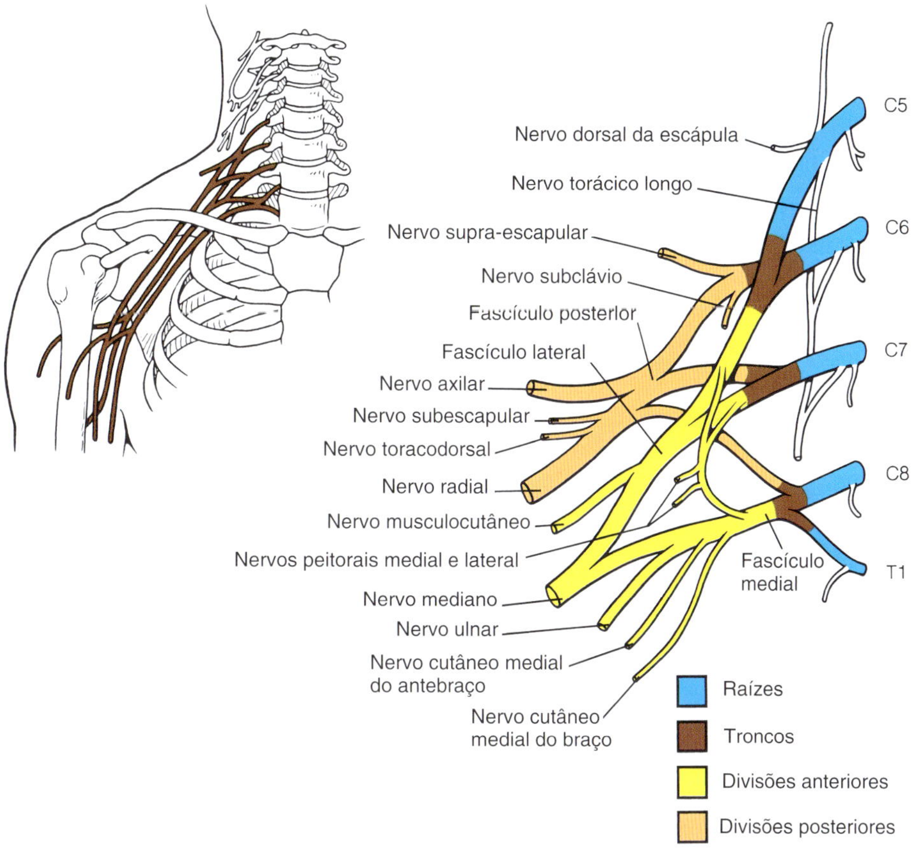

FIGURA 12.15 Plexo braquial.

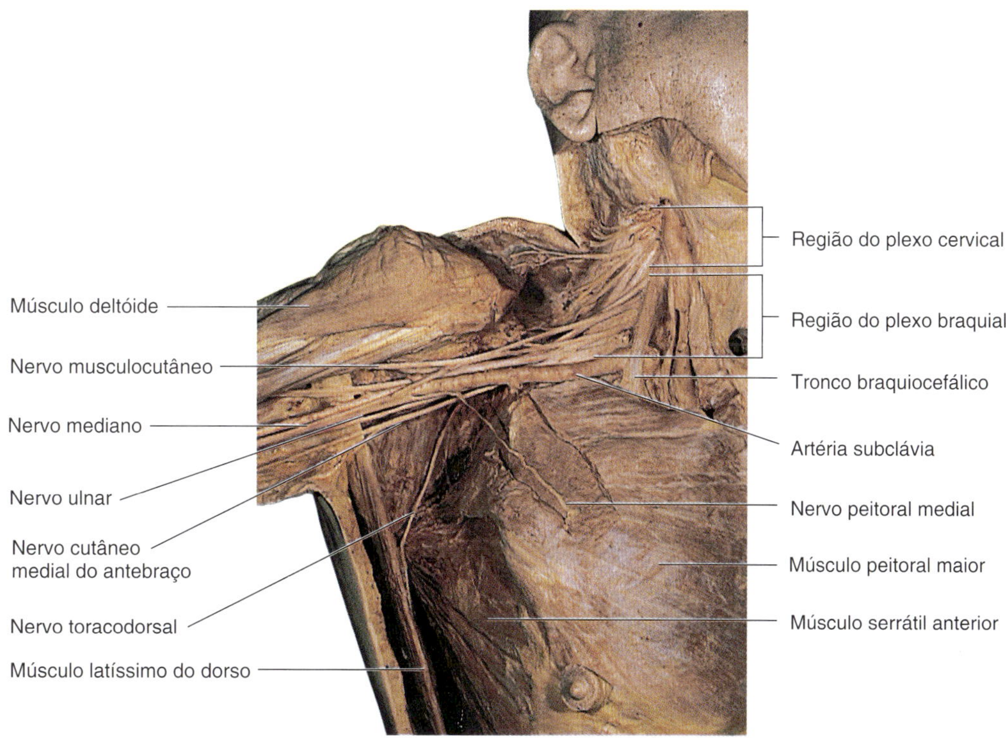

FIGURA 12.16 Vista anterior dos plexos cervical e braquial de um cadáver humano dissecado.

TABELA 12.4 Ramos Selecionados do Plexo Braquial

Nervo	Fascículo e Componente Espinal	Inervação
Axilar	Fascículo posterior (C5, C6)	Pele do ombro; articulação do ombro, músculos deltóide e redondo menor
Radial	Fascículo posterior (C5-C8,T1)	Pele da superfície póstero-lateral do braço, antebraço e mão; músculos posteriores do braço e antebraço (tríceps braquial, supinador, ancôneo, braquiorradial, extensor radial curto do carpo, extensor radial longo do carpo, extensor ulnar do carpo)
Musculocutâneo	Fascículo lateral (C5-C7)	Pele da superfície lateral do antebraço; músculos anteriores do braço (coracobraquial, bíceps braquial, braquial)
Ulnar	Fascículo medial (C8-T1)	Pele do terço medial da mão, músculos flexores antebraquiais anteriores (flexor ulnar do carpo, flexor dos dedos), palma medial e músculos flexores intrínsecos da mão (profundos, terceiro e quarto lumbricais)
Mediano	Fascículo medial (C6-C8, T1)	Pele dos dois terços laterais da mão; músculos flexores antebraquiais anteriores, laterais da palma e primeiro e segundo lumbricais

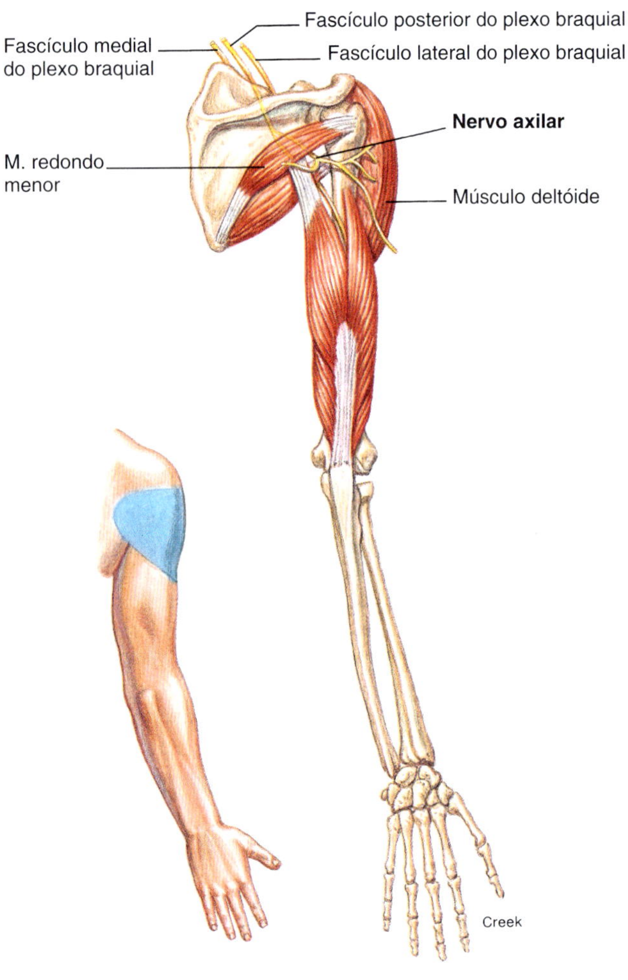

FIGURA 12.17 Distribuição muscular e cutânea do nervo axilar.

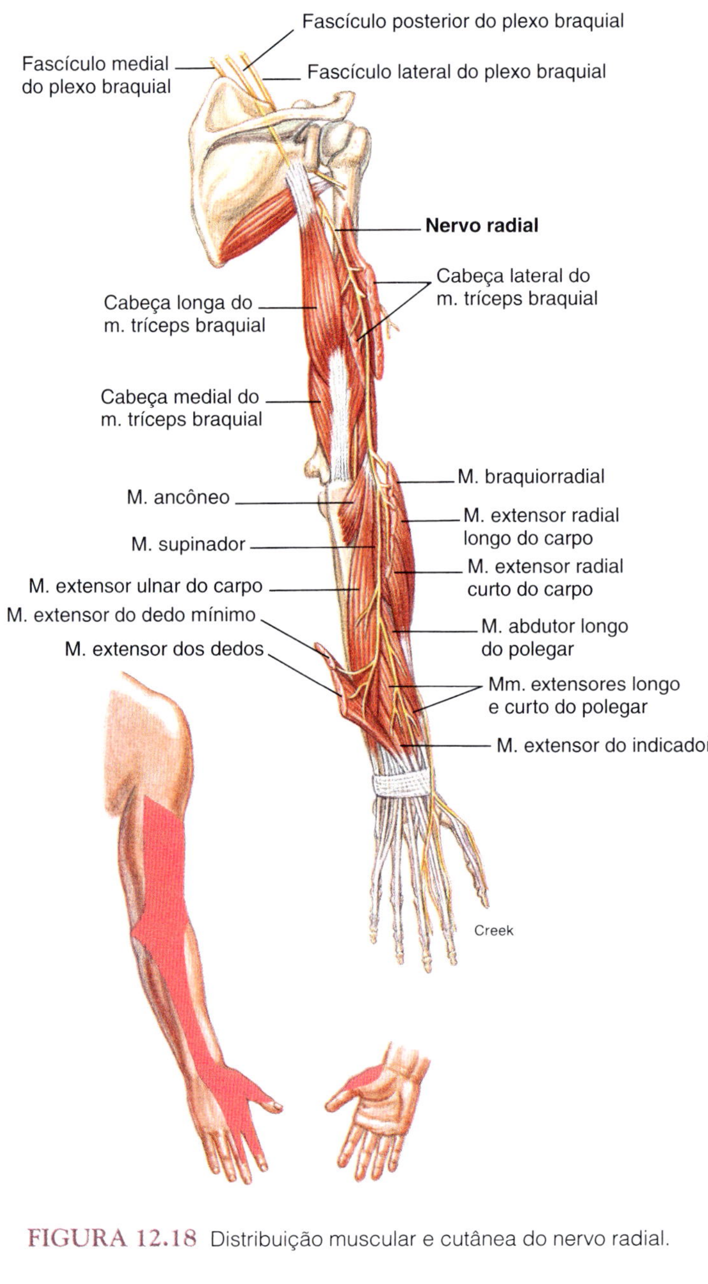

FIGURA 12.18 Distribuição muscular e cutânea do nervo radial.

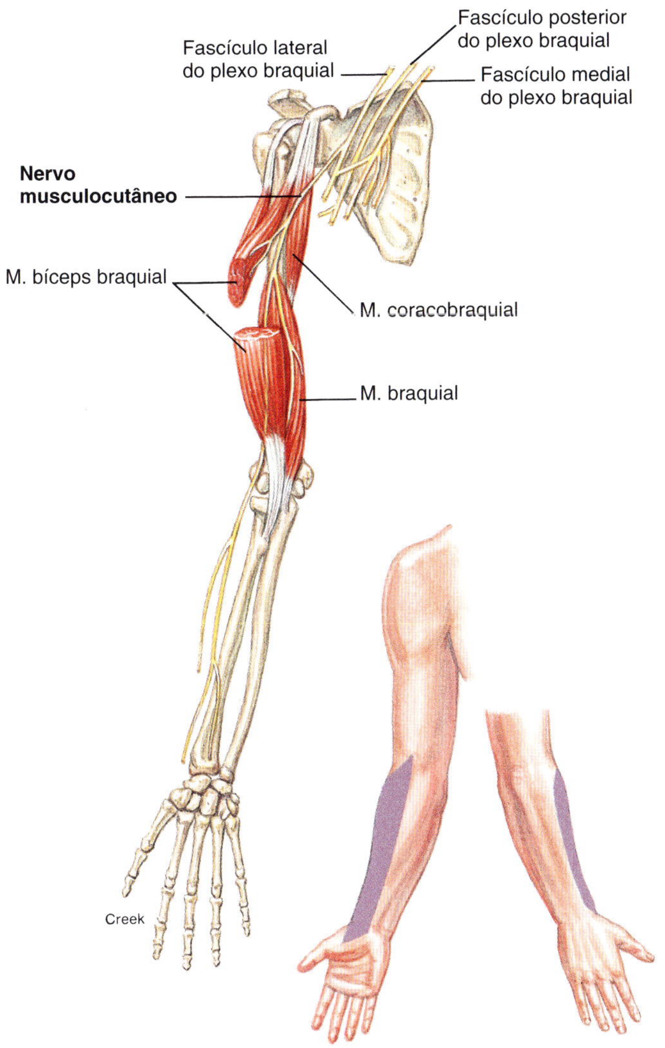

FIGURA 12.19 Distribuição muscular e cutânea do nervo musculocutâneo.

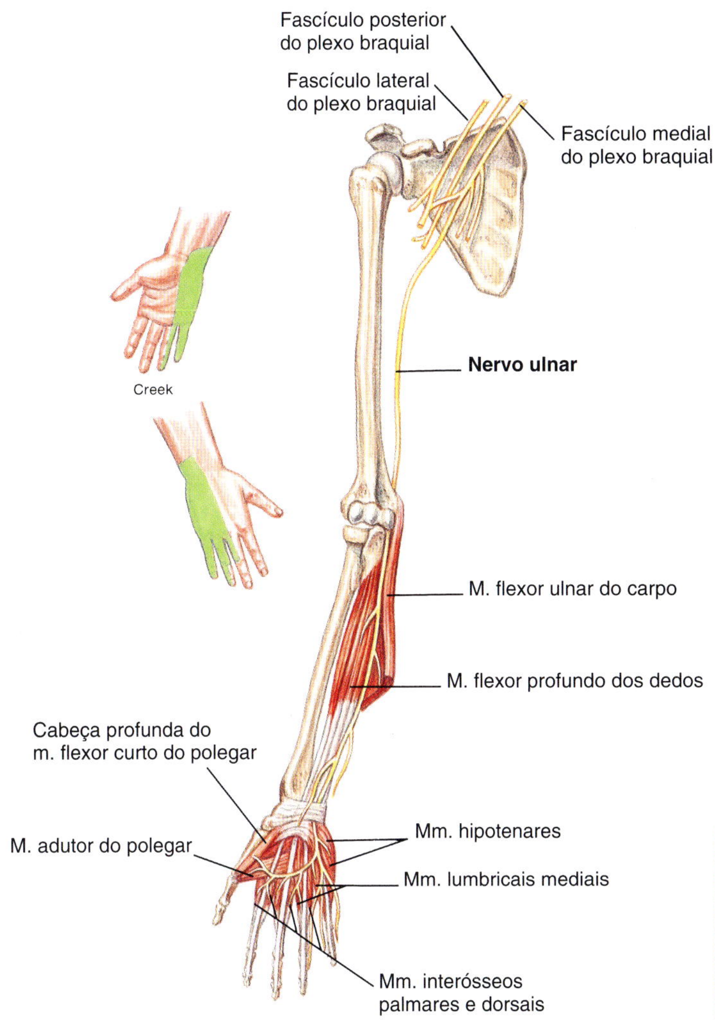

FIGURA 12.20 Distribuição muscular e cutânea do nervo ulnar.

O nervo radial é vulnerável em diversos tipos de traumas. Um deles é a chamada *paralisia sobre muletas* quando uma pessoa apóia impropriamente o peso do corpo, por um período longo de tempo sobre uma muleta empunhada firmemente na axila. Compressão do nervo radial entre o topo da muleta e o úmero pode resultar em lesão do nervo radial. Igualmente, luxação do ombro freqüentemente traumatiza o nervo radial. Crianças, particularmente, correm risco quando os adultos puxam seus braços ao conduzi-las. Uma fratura do corpo do úmero pode lesar o nervo radial que passa paralelo ao osso neste ponto. O principal sintoma da lesão do nervo radial é "a mão caída" na qual os músculos extensores dos dedos e do punho não funcionam. Como resultado, as articulações dos dedos, punho e cotovelo estão em estado constante de flexão.

O **nervo musculocutâneo** origina-se do fascículo lateral e propicia inervação sensitiva à pele da superfície póstero-lateral do braço e inervação motora dos músculos anteriores do braço (fig. 12.19). O **nervo ulnar** origina-se do fascículo medial (lado ulnar) e proporciona inervação sensitiva à pele no terço medial da mão (fig. 12.20). Recebem inervação motora do nervo ulnar dois músculos do antebraço e os músculos intrínsecos da mão (exceto alguns músculos do polegar).

O nervo ulnar pode ser palpado no sulco do nervo ulnar entre o epicôndilo medial do úmero e o olécrano da ulna (veja fig. 7.5) Essa área é comumente conhecida como "osso engraçado" ou "osso louco." Lesão do nervo ulnar pode ocorrer quando o lado medial do cotovelo choca-se contra um objeto duro. A percepção imediata deste trauma é uma dor em formigamento que se estende para baixo no lado ulnar do antebraço, da mão e dois dedos mediais. Embora comum, a lesão do nervo ulnar em geral não é grave.

O **nervo mediano** origina-se do fascículo medial. Fornece inervação sensitiva à pele da porção radial da palma da mão (fig. 12.21) e inervação motora a todos os músculos flexores do antebraço, menos um, e para a maioria dos músculos do polegar na mão (músculos tenares).

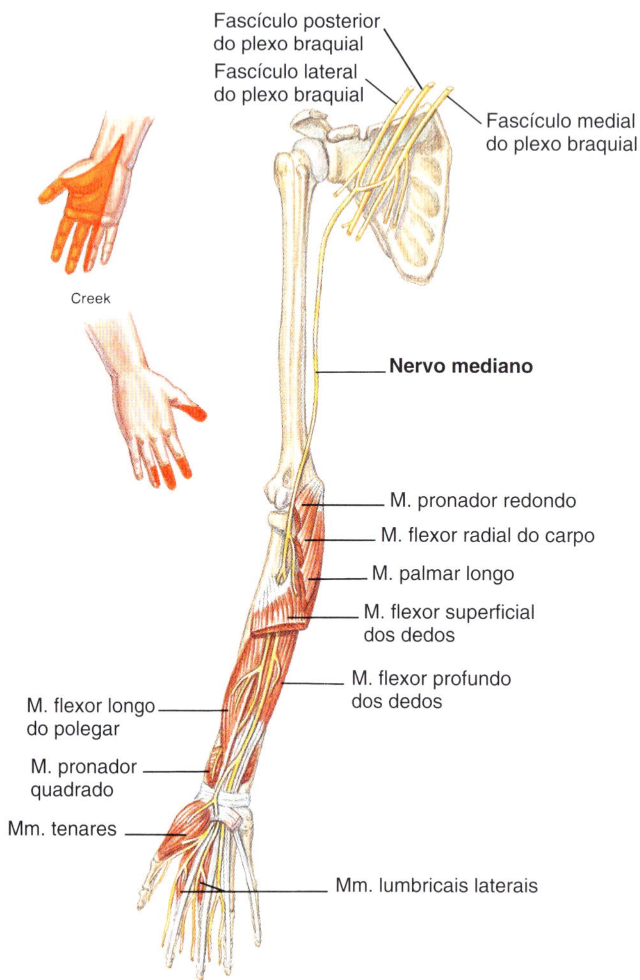

FIGURA 12.21 Distribuição muscular e cutânea do nervo mediano.

TABELA 12.5 Ramos do Plexo Lombar

Nervo	Componentes Espinais	Inervação
Ilio-hipogástrico	T12, L1	Pele do abdome inferior e nádegas; músculos da parede ântero-lateral do abdome (oblíquo externo do abdome, oblíquo interno do abdome, transverso do abdome)
Ilioinguinal	L1	Pele da parte súpero-medial da coxa, escroto e raiz do pênis no homem, e lábios maiores do pudendo na mulher; músculos da parede ântero-lateral do abdome juntamente com o nervo ilio-hipogástrico
Genitofemoral	L1, L2	Pele do meio da superfície anterior da coxa, escroto no homem, lábios maiores do pudendo na mulher, músculo cremaster no homem.
Cutâneo femoral lateral	L2, L3	Pele das superfícies anterior, lateral e posterior da coxa
Femoral	L2-L4	Pele das superfícies anterior e medial da coxa e medial da perna e do pé; músculos anteriores da coxa (ilíaco, psoas maior, pectíneo, reto femoral, sartório) e músculos extensores da perna (reto femoral, vasto lateral, vasto medial, vasto intermédio)
Obturatório	L2-L4	Pele da superfície medial da coxa; músculos adutores do membro inferior (obturador externo, pectíneo, adutor longo, adutor curto, adutor magno, grácil)
Safeno	L2-L4	Pele da superfície medial do membro inferior

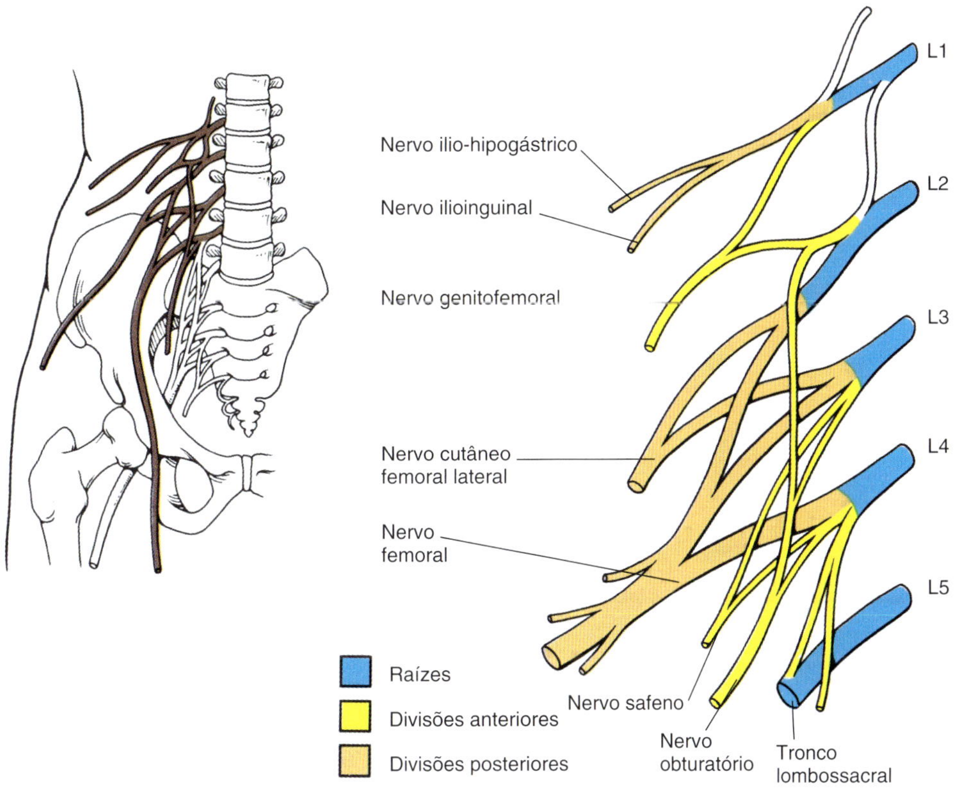

FIGURA 12.22 Plexo lombar.

Plexo Lombar

O **plexo lombar** está posicionado ao lado das primeiras quatro vértebras lombares, formado pelos ramos anteriores dos nervos espinais L1 a L4 e algumas fibras de T12 (fig. 12.22). Os nervos que se originam do plexo lombar inervam as estruturas do abdome inferior e porções anterior e medial do membro inferior. O plexo lombar não é tão complexo como o plexo braquial, tendo apenas raízes e divisões em lugar de raízes, troncos, divisões e fascículos como o plexo braquial.

Estruturalmente, a **divisão posterior** do plexo lombar passa obliqua e lateralmente, profundamente ao músculo psoas maior, enquanto a **divisão anterior** é superficial ao músculo quadrado do lombo. Os nervos que se originam do plexo lombar estão resumidos na tabela 12.5. Por causa de sua extensa inervação, o nervo femoral e o nervo obturatório estão representados nas figuras 12.23 e 12.24, respectivamente.

O **nervo femoral** origina-se da divisão posterior do plexo lombar e fornece inervação cutânea às porções anterior e lateral da coxa e medial da perna e pé (fig. 12.23). A inervação motora do nervo femoral destina-se aos músculos anteriores da coxa, incluindo os músculos iliopsoas, sartório e o quadríceps femoral.

O **nervo obturatório** origina-se da divisão anterior do plexo lombar,e proporciona inervação cutânea à região medial da coxa e inervação motora aos músculos adutores da coxa.

Plexo Sacral

O **plexo sacral** encontra-se imediatamente inferior ao plexo lombar. É formado pelos ramos anteriores dos nervos espinais L4, L5 e S1 a S4 (figs. 12.25 e 12.26). Os nervos que se originam do plexo sacral inervam a parte inferior do dorso, a pelve, o períneo, a face posterior da coxa e a perna, e regiões dorsal e plantar do pé (tabela 12.6). Como o plexo lombar, o plexo sacral consiste em **raízes** e **divisões anteriores** e **posteriores**, das quais se originam os nervos. Como alguns dos nervos do plexo sacral também contêm fibras dos nervos do **plexo lombar**, estes dois plexos são, em geral, descritos em comum como **plexo lombossacral**.

O **nervo isquiático**, o maior nervo do plexo sacral, também o maior nervo do corpo humano, sai da pelve através da incisura isquiática maior do osso do quadril e se estende para baixo na região posterior da coxa. É na verdade composto de dois nervos – o tibial e o fibular comum envoltos em uma bainha de tecido conjuntivo.

sacral: L. *sacris*, sacro

isquiático: L. *sciaticus*, articulação do quadril

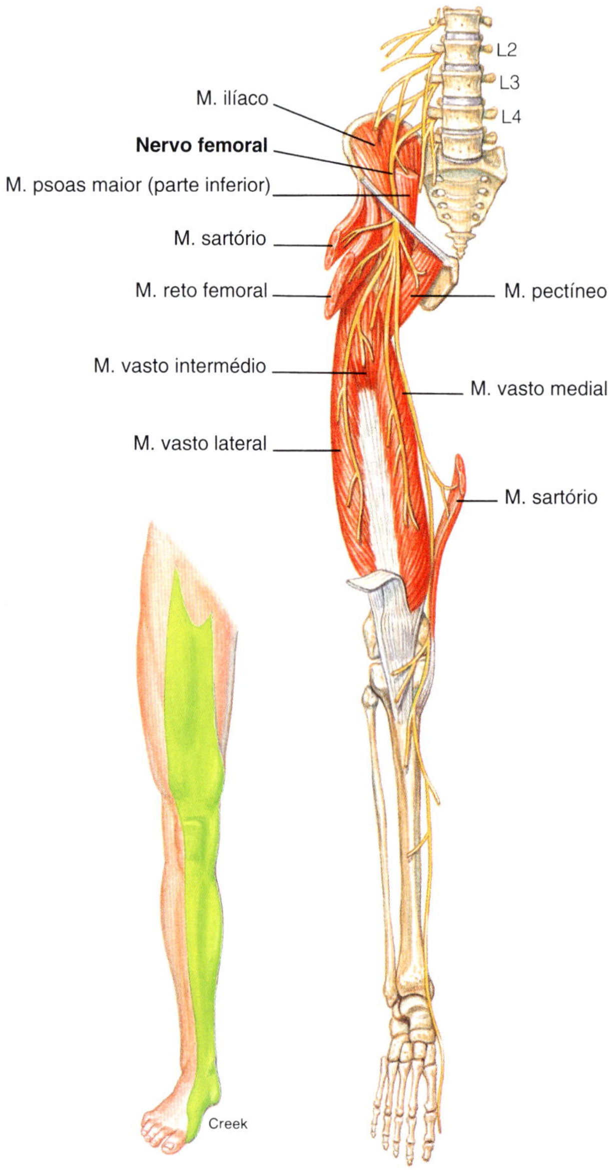

FIGURA 12.23 Distribuição muscular e cutânea do nervo femoral.

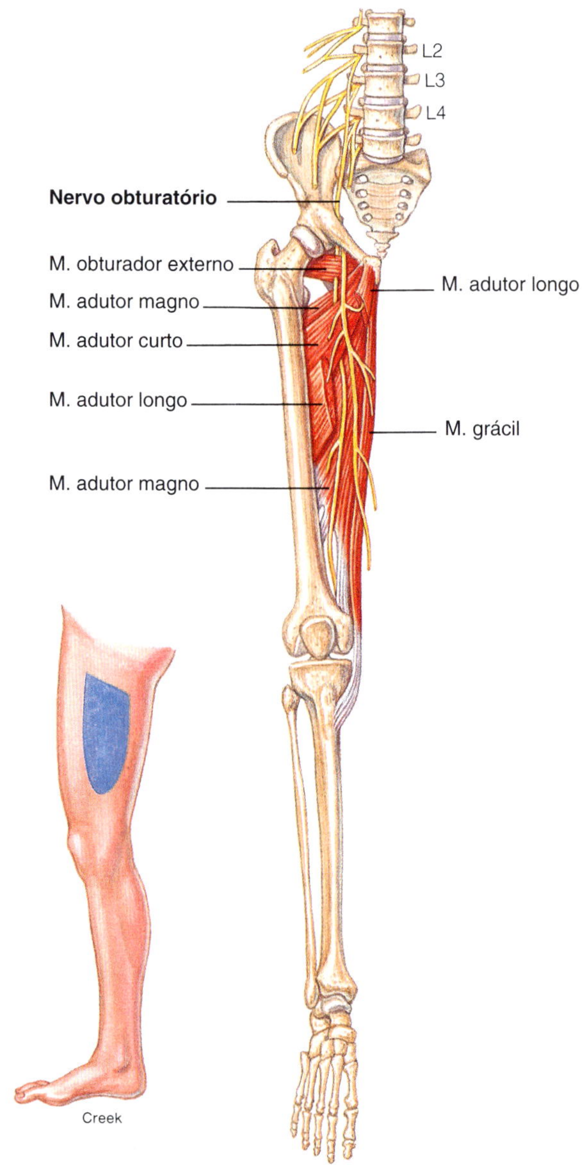

FIGURA 12.24 Distribuição muscular e cutânea do nervo obturatório.

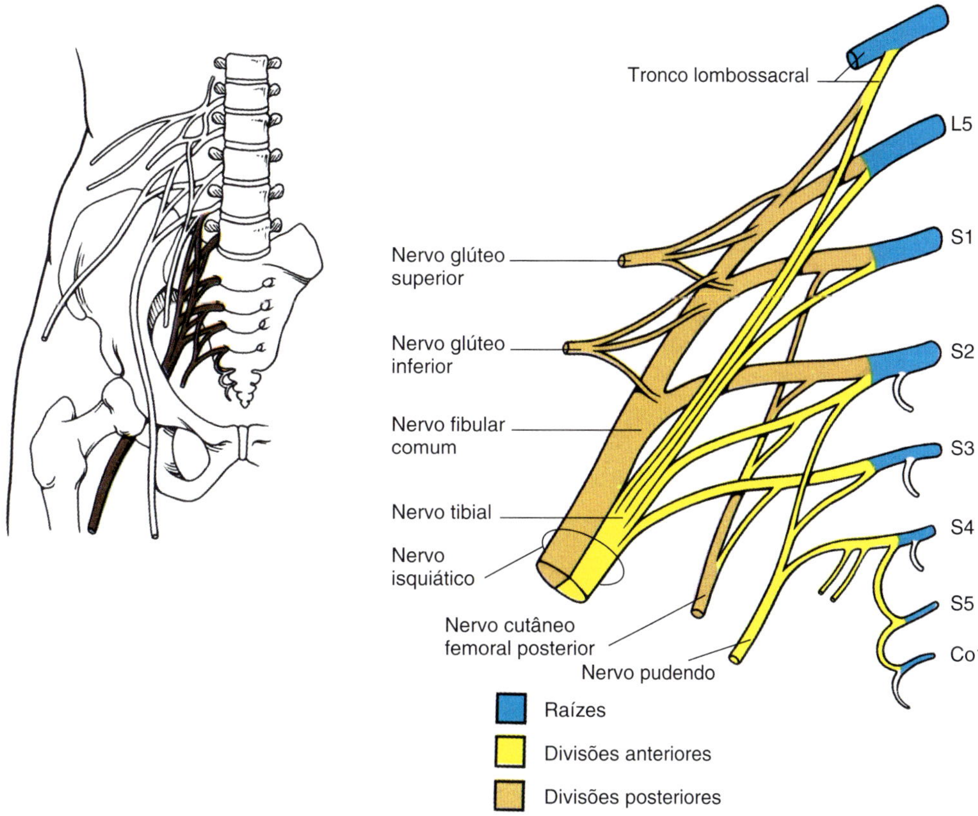

FIGURA 12.25 Plexo sacral.

O **nervo tibial** origina-se da divisão anterior do plexo sacral, estende-se através das regiões femorais e crurais posteriores e se ramifica no pé para formar os **nervos plantares medial** e **lateral** (fig. 12.27). A inervação cutânea do nervo tibial corresponde à superfície posterior da perna e superfície plantar do pé. A inervação motora do nervo tibial destina-se à maioria dos músculos posteriores da coxa e da perna e muitos dos músculos intrínsecos do pé.

O **nervo fibular comum** origina-se da divisão posterior do plexo sacral, estende-se através da região femoral posterior, e se ramifica na porção superior da perna nos **nervos fibulares profundo** e **superficial** (fig. 12.28). A inervação cutânea do nervo fibular comum e seus ramos corresponde às superfícies anterior e lateral da perna e dorso do pé. Recebem a inervação motora os músculos anteriores e laterais da perna e do pé.

O nervo isquiático, na nádega, encontra-se profundamente ao músculo glúteo máximo, a meia distância entre o trocanter maior e o túber isquiático. Por causa de sua posição, o nervo isquiático é de grande importância clínica. Uma luxação posterior da articulação do quadril geralmente lesa o nervo isquiático. Uma *hérnia de disco* (fig. 12.29) ou pressão do útero durante a gravidez pode danificar a raiz do nervo, resultando em uma situação chamada *ciática,* que é caracterizada por uma dor aguda na região glútea que se estende para baixo na região femoral posterior. Uma injeção inadequadamente aplicada na nádega pode atingir o próprio nervo isquiático. Até mesmo uma compressão temporária do nervo isquiático como uma pessoa sentada em uma superfície dura por um período de tempo longo pode resultar na percepção de formigamento ao longo do membro quando a pessoa se levanta. Diz-se que o membro está "adormecido".

Avaliação de Conhecimentos

10. Definir plexo nervoso. Quais são os quatro plexos nervosos e quais os nervos espinais que contribuem para cada um deles?
11. Quais os nervos espinais que não estão envolvidos em um plexo?
12. Faça a distinção entre um ramo posterior e um ramo anterior. Quais estão envolvidos na formação de plexos?
13. Construa uma tabela relatando os plexos de origem e as regiões de inervação em geral, dos seguintes nervos: (a) pudendo, (b) frênico, (c) femoral, (d) ulnar, (e) mediano, (f) isquiático, (g) safeno, (h) axilar, (i) radial, (j) alça cervical, (k) tibial e (l) fibular comum.

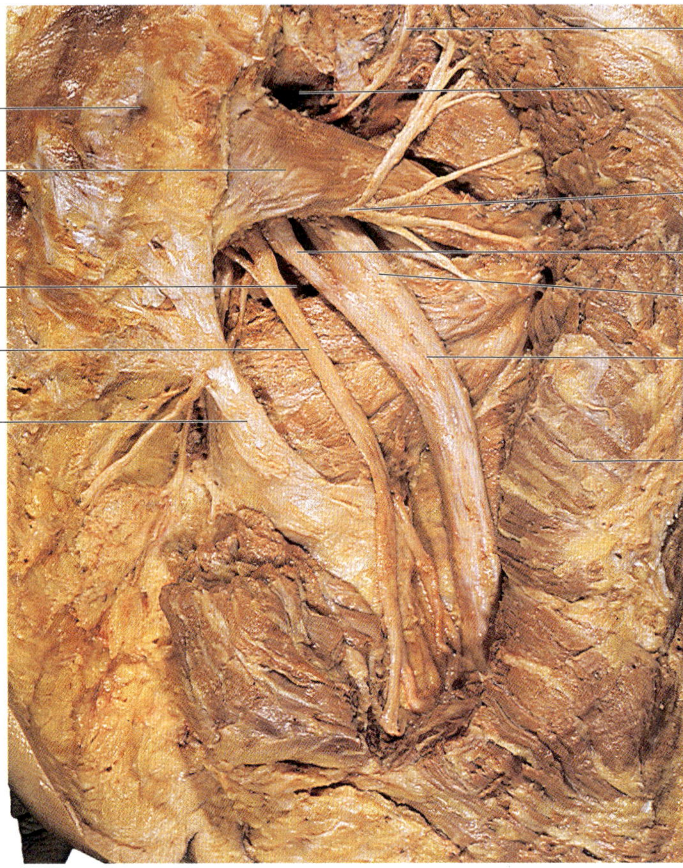

FIGURA 12.26 Vista posterior do plexo lombossacral de um cadáver humano dissecado.

TABELA 12.6 Ramos do Plexo Sacral

Nervo	Componentes Espinais	Inervação
Glúteo superior	L4, L5, S1	Músculos abdutores da coxa (glúteo mínimo, glúteo médio, tensor da fáscia lata)
Glúteo inferior	L5-S2	Músculo extensor da articulação do quadril (glúteo máximo)
Nervo para o piriforme	S1,S2	Abdutor e rotador da coxa (piriforme)
Nervo para o quadrado femoral	L4, L5, S1	Rotadores da coxa (gêmeo inferior, quadrado femoral)
Nervo para o obturador interno	L5-S2	Rotadores da coxa (gêmeo superior, obturador interno)
Cutâneos perfurantes	S2, S3	Pele da superfície ínfero-medial da nádega
Cutâneo femoral posterior	S1-S3	Pele da superfície ínfero-lateral da nádega, região anal, superfície súpero-posterior da coxa, superfície súpero-posterior da perna, escroto no homem e lábios maiores do pudendo na mulher
Isquiático	L4-S3	Composto de dois nervos (tibial e fibular comum); separa-se em duas porções na fossa poplítea; ramos do isquiático na região femoral posterior da coxa para os músculos do "jarrete" femorais posteriores (bíceps femoral, semitendíneo, semimembranáceo) e músculo adutor magno
Tibial (sural, plantares medial e lateral)	L4-S3	Pele da superfície posterior da perna e planta do pé; a inervação muscular inclui gastrocnêmios, sóleo, flexor longo dos dedos, flexor longo do hálux, tibial posterior, poplíteo e músculos intrínsecos do pé
Fibular comum (fibular superficial e profundo)	L4-S2	Pele da superfície anterior da perna e dorso do pé; inervação dos músculos fibular terceiro, fibular curto, fibular longo, tibial anterior, extensor longo do hálux, extensor longo dos dedos, extensor curto dos dedos
Pudendo	S2-S4	Pele do pênis e escroto no homem e pele do clitóris, lábios maiores do pudendo, lábios menores do pudendo e parte inferior da vagina na mulher; músculos do períneo

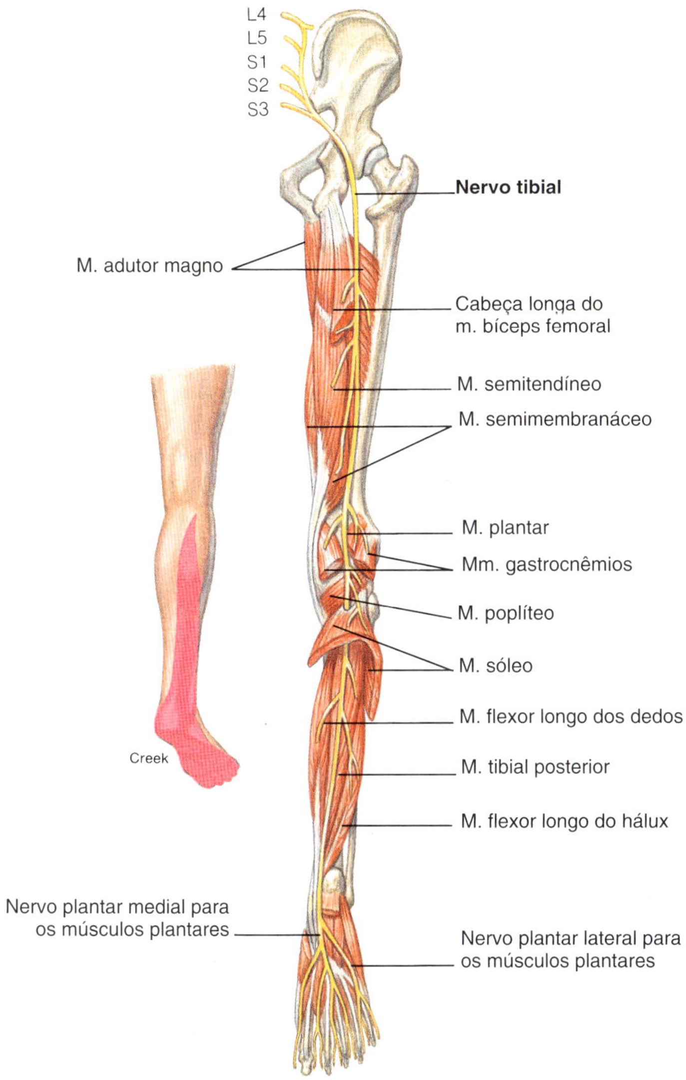

FIGURA 12.27 Distribuição muscular e cutânea do nervo tibial.

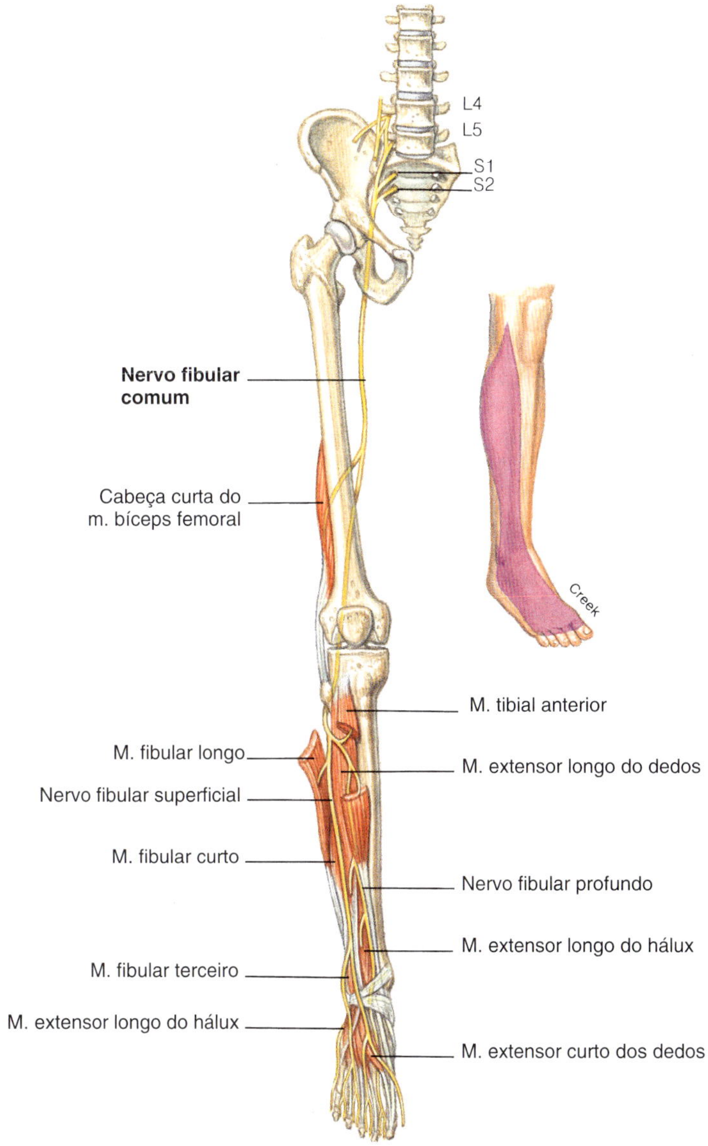

FIGURA 12.28 Distribuição muscular e cutânea do nervo fibular comum.

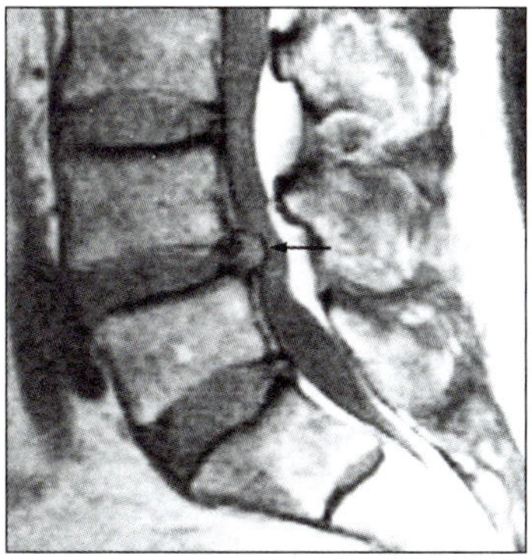

FIGURA 12.29 IRM de uma hérnia de disco (seta) na região lombar.

Exposição do Desenvolvimento

O Sistema Nervoso Periférico

EXPLICAÇÃO

O desenvolvimento do sistema nervoso periférico forma o padrão de dermátomos no corpo (exibição I). Um **dermátomo** é uma área de pele inervada por todos os neurônios cutâneos de um único nervo espinal ou V nervo craniano. A maior parte do couro cabeludo e da face é inervada por neurônios sensitivos do nervo trigêmeo (quinto craniano). Com a exceção do primeiro nervo cervical (C1), todos os nervos espinais estão associados com dermátomos específicos. Dermátomos são seqüenciais no pescoço e nas regiões do tronco. Nos membros, contudo, a inervação de dermátomos adjacentes se sobrepõem. A aparente disposição desigual dos dermátomos nos membros é em razão da desigualdade de crescimento dos brotos dos membros. Realmente os membros são segmentados, e os dermátomos se sobrepõem apenas ligeiramente.

dermátomo: G. *derma*, pele; *tomia*, um corte

O padrão de inervação do dermátomo é de importância clínica quando um médico quer anestesiar uma determinada porção do corpo. Como os dermátomos adjacentes se sobrepõem nos membros, devem ser bloqueados pelo menos três nervos espinais para produzir anestesia completa nessas regiões. Dermátomos que funcionam anormalmente fornecem indicativos sobre lesões na medula espinal ou em nervos espinais específicos. Se um dermátomo for estimulado mas nenhuma sensibilidade for sentida, o médico pode deduzir que a lesão envolve a inervação daquele dermátomo.

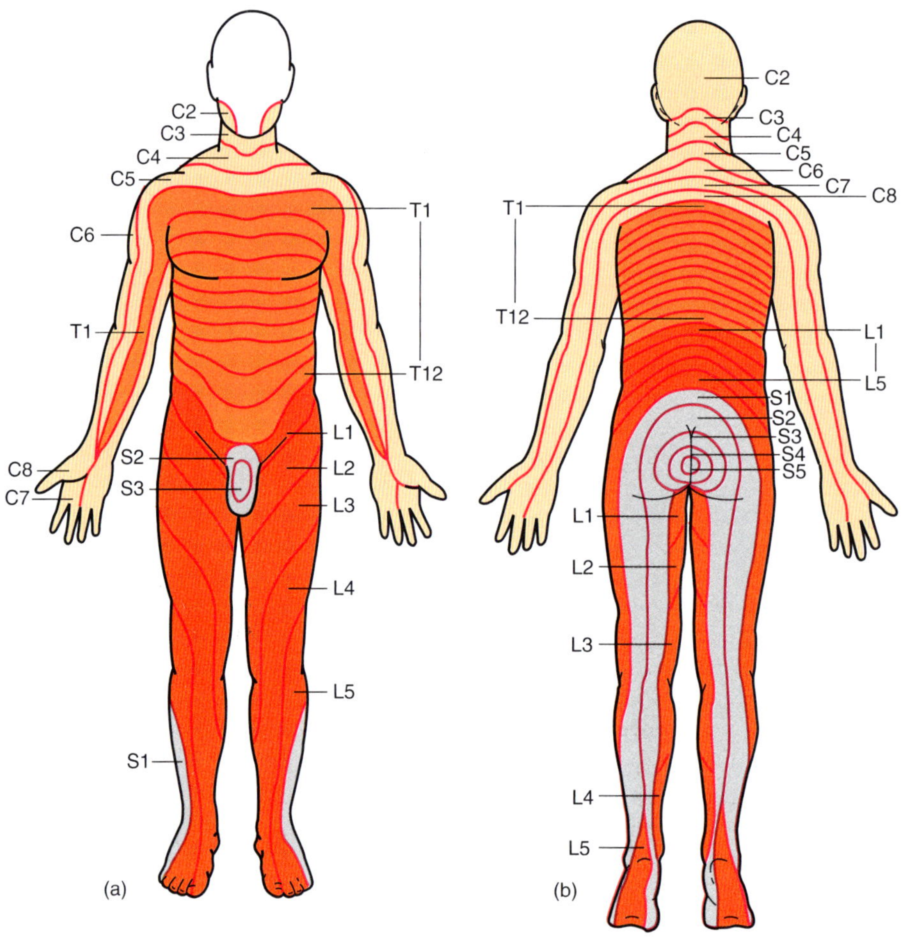

EXIBIÇÃO I O padrão de dermátomos do corpo e a distribuição periférica dos nervos espinais. (*a*) Vista anterior e (*b*) vista posterior.

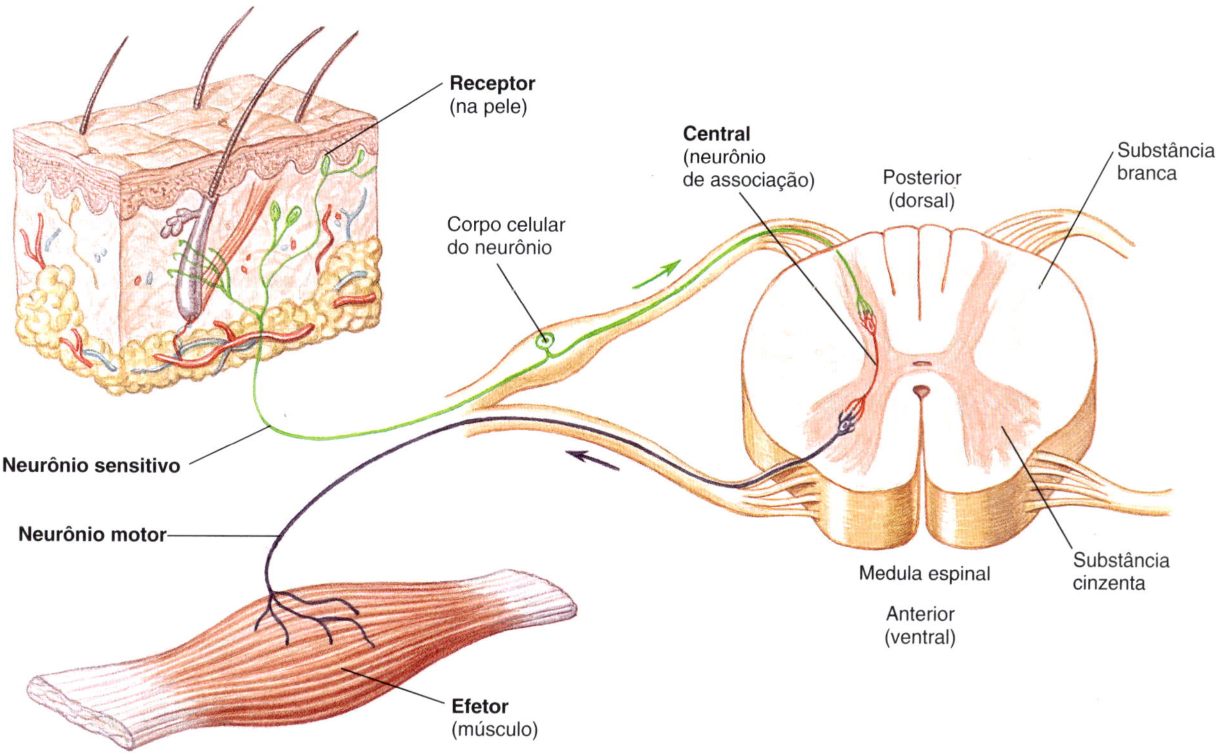

FIGURA 12.30 Um arco reflexo. (Os componentes de um arco reflexo estão marcados em tipo negrito.)

ARCO REFLEXO E REFLEXOS

A via que conduz um arco reflexo consiste em um receptor, um neurônio sensitivo, um neurônio motor, a inervação pelo SNP, e um ou mais neurônios de associação no SNC. O arco reflexo proporciona o mecanismo para uma rápida e automática resposta a um estímulo potencialmente perigoso.

Objetivo 8 Definir *arco reflexo* e fazer uma relação de seus cinco componentes.

Objetivo 9 Distinguir entre os vários tipos de reflexos.

Vias nervosas específicas fornecem rotas pelas quais os impulsos seguem através do sistema nervoso. Freqüentemente, uma via nervosa começa com a condução do impulso ao SNC através de receptores e neurônios sensitivos do SNP. Uma vez dentro do SNC, os impulsos podem seguir imediatamente da parte posterior para as porções motoras do SNP para ativar músculos esqueléticos específicos, glândulas, ou músculos lisos. Os impulsos podem também ser enviados simultaneamente para outras partes do SNC através de tratos ascendentes dentro da medula espinal.

Componentes do Arco Reflexo

O tipo mais simples de via nervosa é um **arco reflexo** (fig. 12.30). Um arco reflexo implica em uma resposta automática, inconsciente, protetora diante de uma situação que visa preservar a homeostasia do corpo. Os impulsos são conduzidos por uma via pequena do neurônio sensitivo para o neurônio motor, e apenas dois ou três neurônios estão envolvidos. Os cinco componentes de um arco reflexo são o receptor, o neurônio sensitivo, o neurônio central, o neurônio motor e o efetor. O **receptor** inclui o dendrito de um neurônio sensitivo e o lugar onde o impulso nervoso é iniciado. O **neurônio sensitivo** retransmite o impulso através da raiz posterior para o SNC. O **neurônio central** está localizado dentro do SNC e normalmente envolve um ou mais neurônios de associação (interneurônios). É aqui que o arco é feito e outros impulsos são enviados através de sinapses para outras partes do corpo. O **neurônio motor** conduz o impulso nervoso para um **órgão efetor** (geralmente um músculo esquelético). A resposta do efetor é chamada de *ação reflexa* ou, simplesmente, *reflexo*.

Tipos de Reflexos

Reflexos Viscerais

Reflexos que causam a contração de um músculo liso ou cardíaco ou a secreção de glândulas são reflexos viscerais (reflexos autônomos). **Reflexos viscerais** ajudam a controlar os muitos processos involuntários do corpo como freqüência cardíaca, freqüência respiratória, fluxo sangüíneo e digestão. Deglutição, espirro, tosse e vômito também podem ser reflexos, embora envolvam a ação involuntária de músculos esqueléticos.

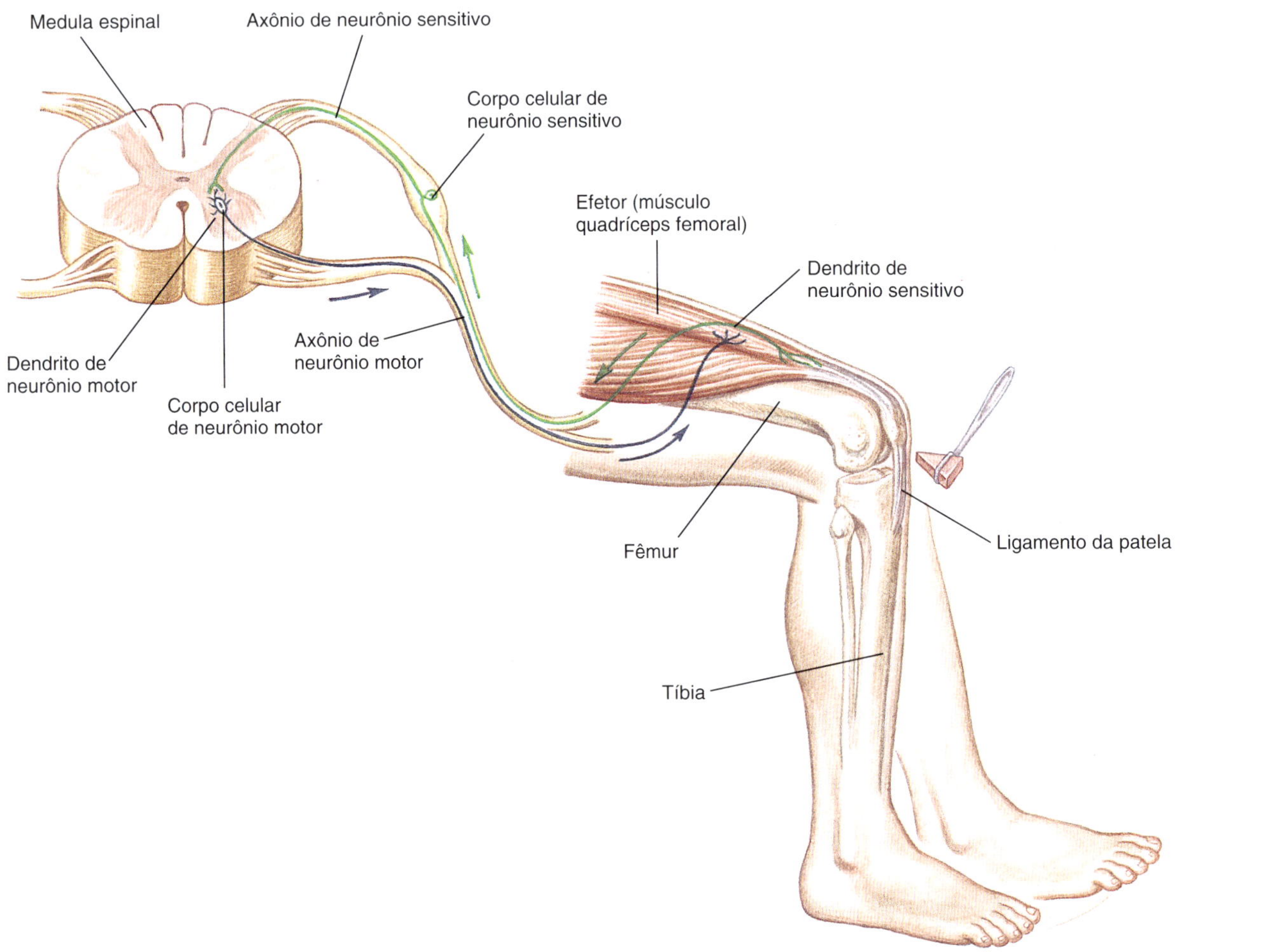

FIGURA 12.31 O reflexo patelar (abalo do joelho) é um reflexo ipsolateral. O receptor e os órgãos efetores estão no mesmo lado da medula espinal. O reflexo patelar também é um reflexo monossináptico porque envolve só dois neurônios e uma sinapse.

Reflexos Somáticos

Reflexos somáticos são aqueles que resultam na contração dos músculos esqueléticos. Os três principais tipos de reflexos somáticos são denominados de acordo com a resposta que produzem.

O **reflexo extensor** envolve apenas dois neurônios e uma sinapse na via; é portanto chamado *arco reflexo monossináptico*. Ligeira distensão dos receptores do fuso neuromuscular (descrito no capítulo 15) dentro de um músculo inicia um impulso ao longo de um neurônio sensitivo até a medula espinal. Uma sinapse com um neurônio motor ocorre na coluna cinzenta anterior, e ativa uma unidade motora provocando a contração de fibras musculares específicas. Como os receptores e os órgãos efetores do reflexo de extensão envolvem estruturas do mesmo lado da medula espinal, o arco reflexo é um *arco reflexo ipsolateral*. O reflexo patelar é um reflexo ipsolateral (fig. 12.31), como o são todos os arcos reflexos monossinápticos.

Um **reflexo flexor**, ou **reflexo de retração**, envolve um arco **reflexo polissináptico** (fig. 12.32). Reflexos flexores envolvem neurônios de associação. Um reflexo flexor é iniciado com um tipo de estímulo que pode ser uma dor motivada por um objeto quente ou afiado. Quando um órgão receptor é estimulado, neurônios sensitivos transmitem o impulso para a medula espinal onde neurônios de associação são ativados. Aqui, os impulsos são dirigidos por neurônios motores aos músculos flexores, que se contraem em resposta. Simultaneamente, músculos antagonistas são inibidos (relaxados) de forma que o membro traumatizado possa ser rapidamente retirado da fonte de estimulação prejudicial.

Podem ser ativados vários reflexos adicionais enquanto um reflexo flexor está sendo realizado. Em um *arco reflexo intersegmentar*, unidades motoras de vários segmentos da medula espinal estão ativadas por impulsos vindos do órgão receptor. Em um arco reflexo intersegmentar, são estimulados mais que um órgão efetor. Freqüentemente, impulsos sensitivos de um órgão receptor cruzam através da medula espinal para ativar órgãos efetores do membro oposto *(contralateral)*. Este tipo de reflexo é chamado de **reflexo muscular extensor cruzado** (fig. 12.33) e é importante para manter o equilíbrio do corpo enquanto um reflexo flexor está em desenvolvimento. Por exemplo, retirar uma perna, depois de pisar em um vidro quebrado, requer extensão da outra perna a

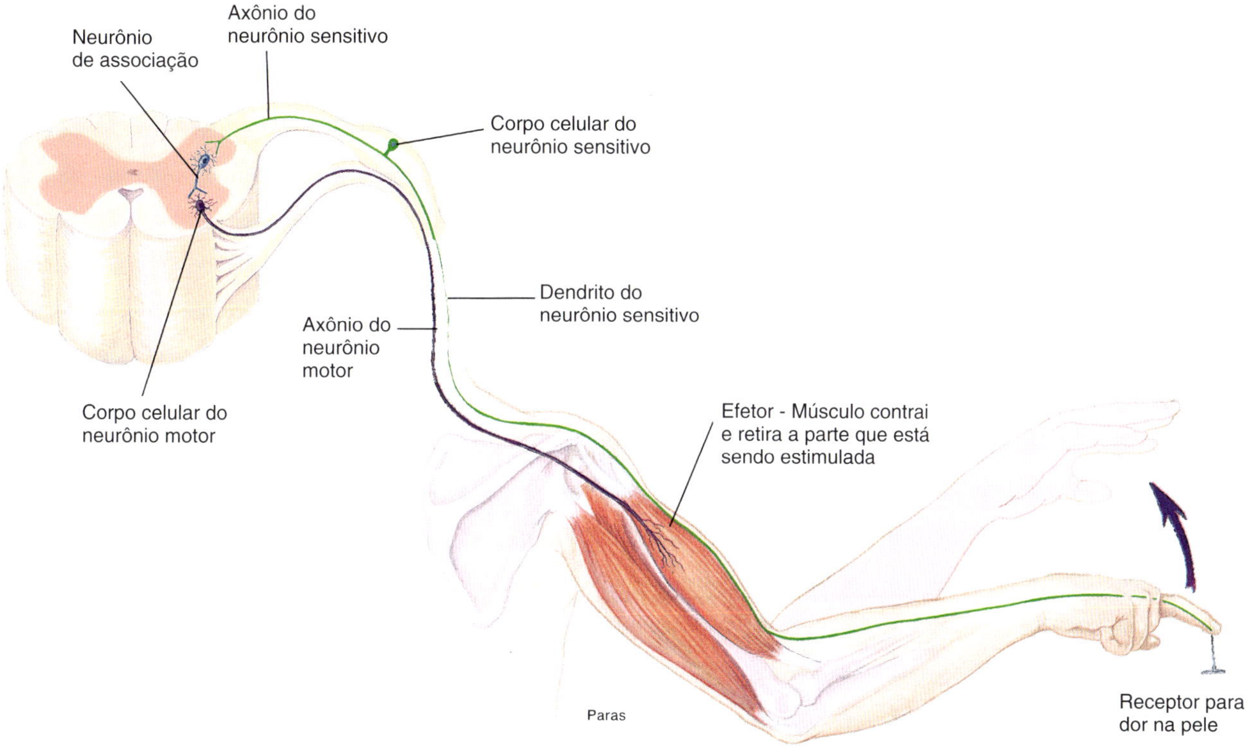

FIGURA 12.32 O reflexo da flexão, ou retração, é um reflexo polissináptico e envolve neurônio de associação além dos neurônios sensitivo e motor.

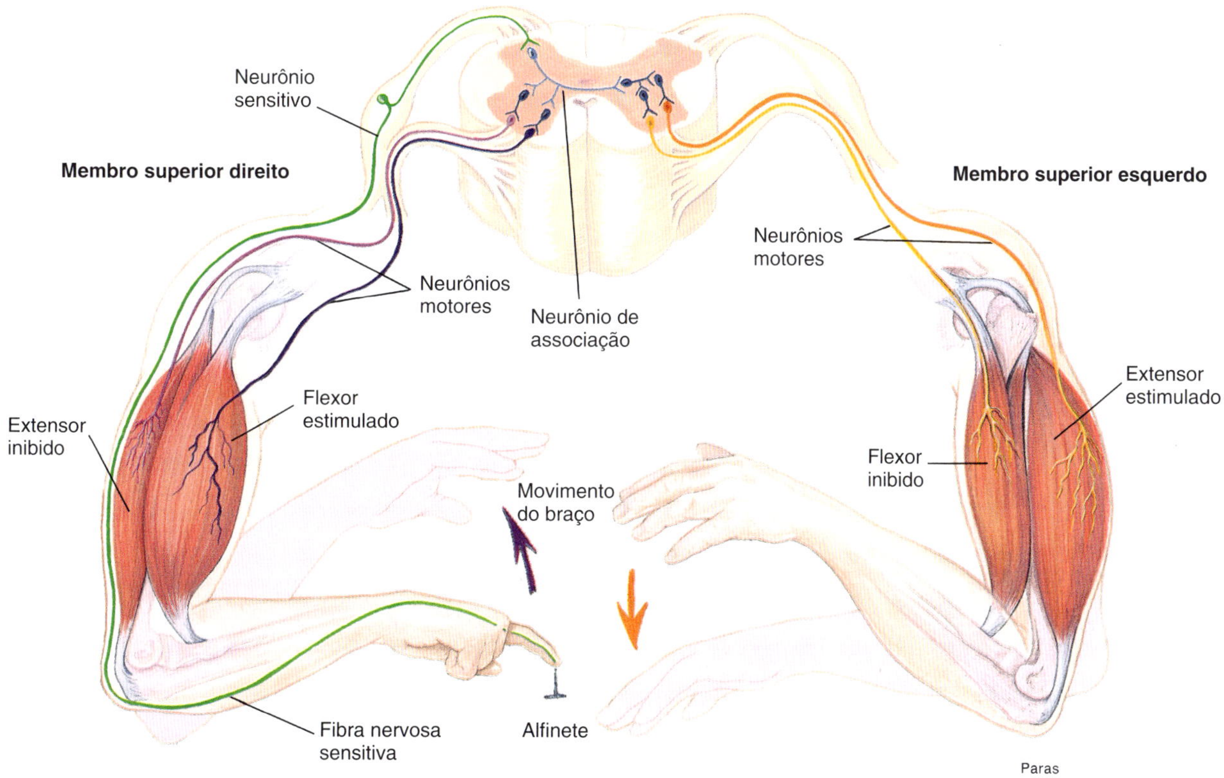

FIGURA 12.33 Um reflexo extensor cruzado causa uma inibição recíproca nos músculos do membro oposto. Este tipo de reflexo de inibição é importante na manutenção do equilíbrio.

TABELA 12.7 Seleção de Reflexos de Importância Clínica

Reflexo	Segmento Espinal	Local do Receptor do Estímulo	Ação do Efetor
Bicipital	C5, C6	Tendão do músculo bíceps braquial, próximo à sua inserção na tuberosidade do rádio	Contração do músculo bíceps braquial para flexionar o cotovelo
Tricipital	C7, C8	Tendão do músculo tríceps braquial, próximo à sua inserção no olécrano	Contração do músculo tríceps braquial para estender o cotovelo
Supinador ou braquiorradial	C5, C6	Fixação radial dos músculos braquiorradial e supinador	Supina o antebraço e a mão
Patelar (abalo do joelho)	L2-L4	Ligamento da patela, logo abaixo da patela	Contrai o músculo quadríceps femoral para estender o joelho
Aquiliano	S1, S2	Tendão do calcâneo, próximo à sua fixação no calcâneo	Flexão plantar
Plantar	L4, L5, S1, S2	Face lateral da planta do pé, do calcanhar à saliência do pé	Flexão plantar do pé e flexão dos dedos
Babinski*	L4, L5, S1, S2	Face lateral da planta do pé, do calcanhar à à saliência do pé	Estende o hálux e abre em leque os demais
Abdominais	T8 -T10 acima do umbigo e T10 -T12 abaixo do umbigo	Lados do abdome, acima e abaixo do nível do umbigo	Contrai os músculos abdominais e desvia o umbigo na direção do estímulo
Cremastérico	L1, L2	Parte súpero-medial da coxa em homens	Contrai o músculo cremaster e eleva o testículo no mesmo lado do estímulo

*Se o reflexo de Babinski ocorrer, em lugar do reflexo plantar, quando a planta do pé for estimulada, pode ser uma indicação de lesão do trato corticospinal na medula espinal. Contudo, se o reflexo de Babinski estiver presente em uma criança até 12 meses de idade deve-se à imaturidade do seu trato corticospinal.

reflexo de Babinski: de Joseph F. Babinski, neurologista francês, 1857-1932

fim de se manter em pé. A inibição reflexa de certos músculos para contrair, chamada inibição recíproca, também ajuda a manter o equilíbrio enquanto reflexos flexores ou extensores cruzados estão em desenvolvimento. Certos reflexos são importantes para funções fisiológicas enquanto outros são importantes para evitar lesões. Alguns dos reflexos mais comuns estão descritos na tabela 12.7 e ilustrados na figura 12.34.

Parte de um exame físico rotineiro de uma pessoa envolve os testes dos reflexos. Vários reflexos são pesquisados para avaliar certas condições neurológicas, incluindo o funcionamento das sinapses. Se alguma porção do sistema nervoso foi lesada, os testes de certos reflexos podem indicar a localização e a extensão do dano. Um anestesista também pode testar os reflexos para averiguar o efeito de um anestésico.

Avaliação de Conhecimentos

14. Quais são os reflexos importantes na manutenção da homeostasia do corpo?
15. Faça uma relação dos cinco componentes do arco reflexo.
16. Defina os seguintes termos: *reflexo visceral*, *reflexo somático*, *reflexo extensor*, *reflexo flexor*, *reflexo extensor cruzado*, *reflexo ipsolateral* e *reflexo contralateral*.

Resposta do Estudo de Caso Clínico

O nervo radial encontra-se no sulco do nervo radial do úmero ao longo de seu trajeto pela região braquial quando se dirige para o antebraço e mão. Nesta posição, o nervo radial é suscetível a lesões no caso de uma fratura no meio do corpo do úmero. Os músculos inervados pelo nervo radial incluem aqueles que estendem o punho, e que fazem a adução do punho (extensor ulnar do carpo); a abdução do punho (extensor radial curto e longo do carpo); a supinação (supinador) e a extensão dos dedos (extensores dos dedos). Um enfraquecimento na flexão do cotovelo também pode indicar comprometimento do músculo braquiorradial. Contudo, o músculo tríceps braquial não seria afetado, porque seus ramos motores se originam mais proximalmente. O nervo radial é um nervo misto e conduz fibras motoras e sensitivas; portanto, um déficit sensitivo deve estar presente. Sensibilidade diminuída deve ser pesquisada na porção póstero-lateral da mão (veja fig. 12.18).

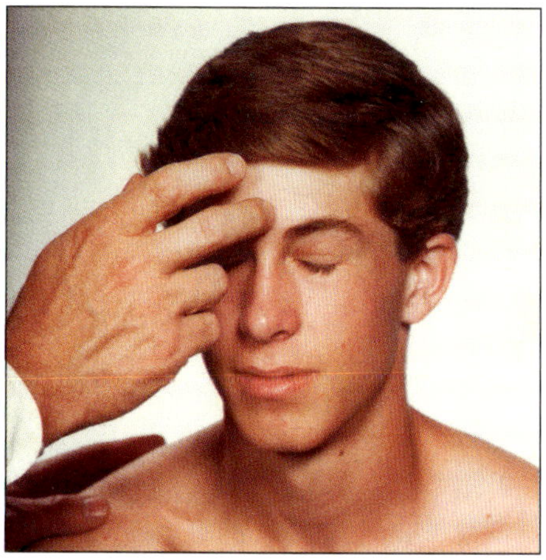

(a) Reflexo glabelar

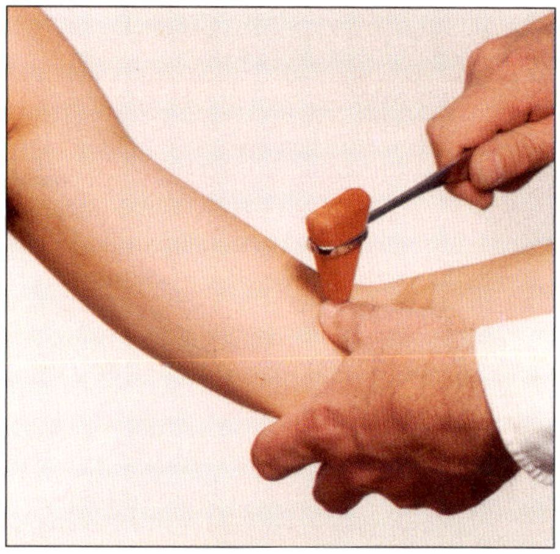

(b) Reflexo bicipital

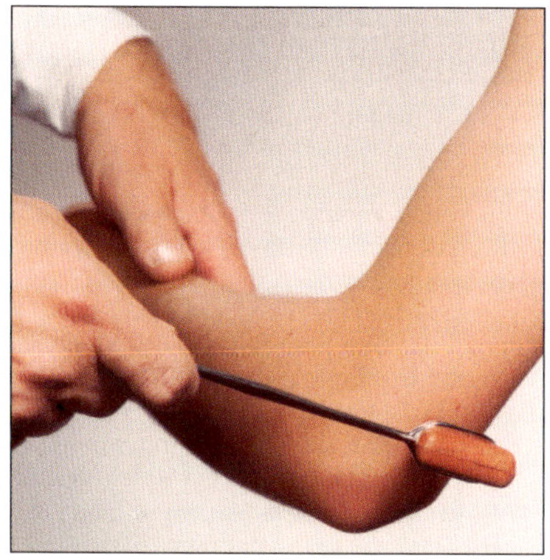

(c) Reflexo tricipital

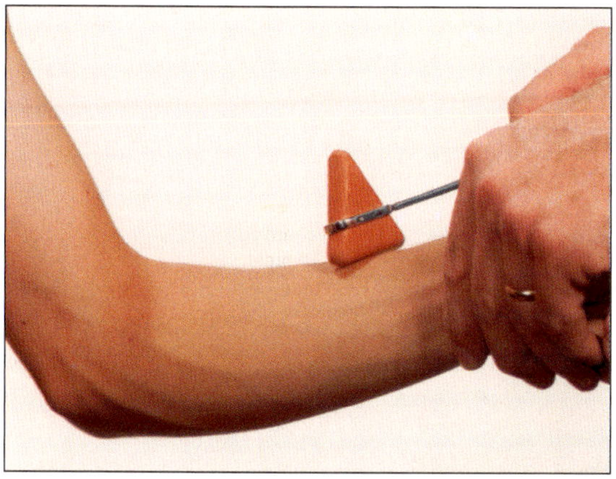

(d) Reflexo do supinador (braquiorradial)

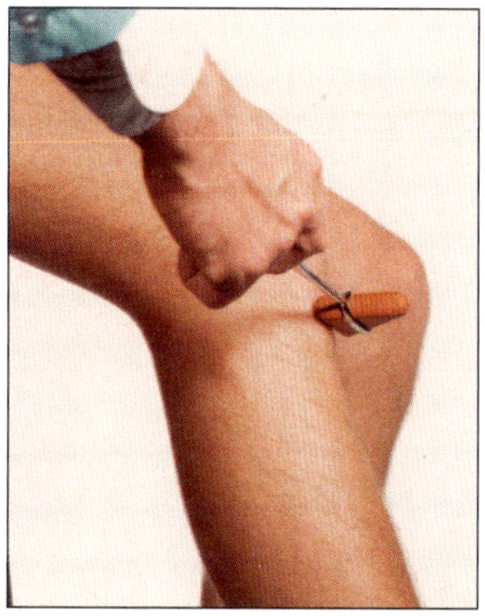

(e) Reflexo patelar (abalo do joelho)

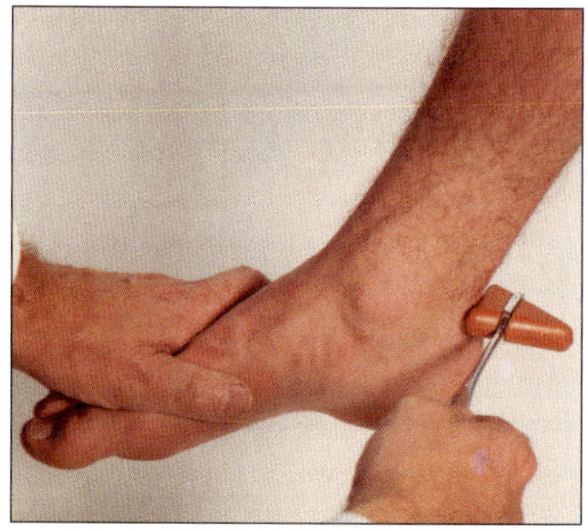

(f) Reflexo aquiliano

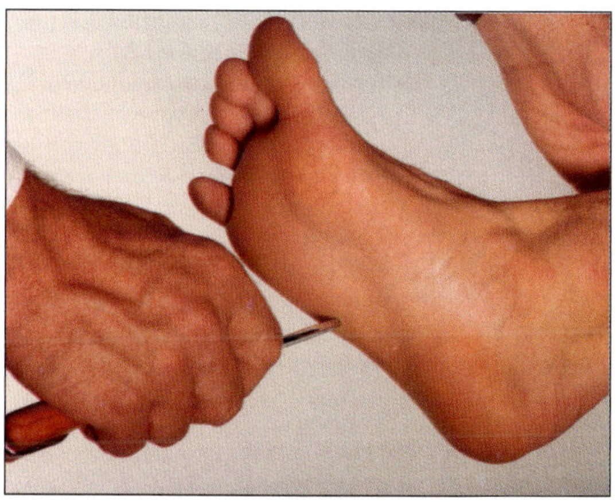

(g) Reflexo de Babinski

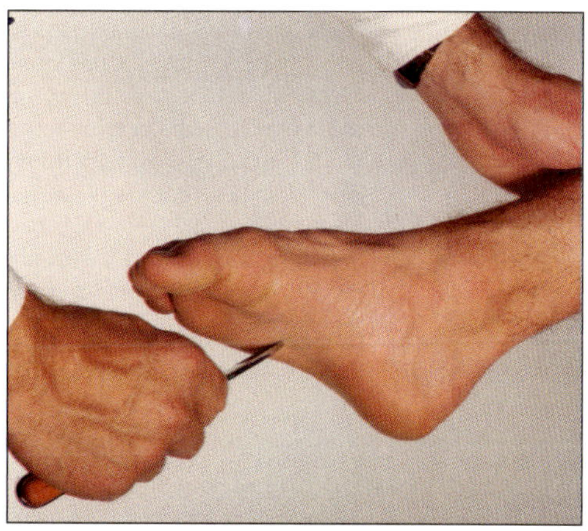

(h) Reflexo plantar

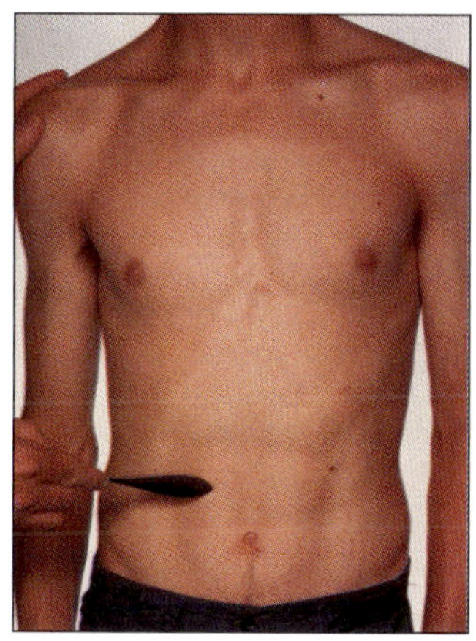

(i) Reflexo abdominal

FIGURA 12.34 Alguns reflexos de importância clínica.

PRÁTICA CLÍNICA 12.1

Uma senhora de 39 anos de idade está sentindo dor na perna esquerda e na parte inferior do dorso. Ela diz que a dor no dorso começou subitamente há duas semanas atrás ao erguer um objeto pesado. A dor do dorso é acompanhada de uma dor ardente que se propaga da nádega esquerda para baixo ao longo da parte posterior da coxa esquerda e panturrilha. Espirrando ou tossindo a dor se propaga da mesma maneira. Ela não apresentou nenhuma alteração no funcionamento da bexiga urinária ou no controle intestinal. Em seu local de trabalho prefere ficar em pé porque ao sentar-se a dor piora.

No exame físico você observa apenas discreta dor à palpação na parte inferior do dorso, mas os músculos paravertebrais estão muito tensos no lado esquerdo. Você então coloca a paciente deitada sobre o dorso e nessa posição pode reproduzir a dor erguendo a perna afetada. Ela apresenta reflexos patelar e do tornozelo normais, mas a pele está ligeiramente entorpecida na superfície anterior da tíbia (canela) e na face superior do pé. O músculo extensor longo do hálux esquerdo está enfraquecido. Você decide solicitar uma ressonância magnética da coluna lombar embora, provavelmente, você já saiba o que está causando o problema.

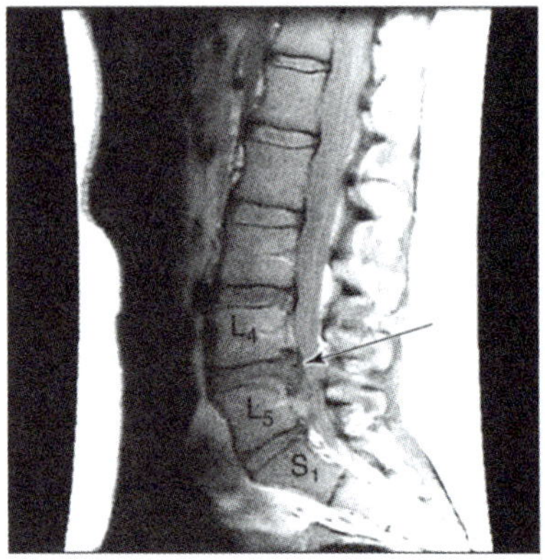

PERGUNTAS:

1. O que ocorre em seu dorso que está causando os sintomas na perna?
2. Como os problemas da perna estão condizentes com os achados vistos na ressonância magnética?
3. Qual o significado do funcionamento normal da bexiga urinária e do controle intestinal?

Resumo do Capítulo

Introdução ao Sistema Nervoso Periférico (pp. 401-403)

1. O sistema nervoso periférico consiste em receptores sensitivos e nervos que conduzem impulsos para o SNC e impulsos do SNC. Gânglios e plexos nervosos também fazem parte do SNP.
2. Os nervos cranianos se originam no encéfalo e os nervos espinais se originam na medula espinal.
3. Nervos sensitivos (aferentes) conduzem impulsos em direção ao SNC, enquanto nervos motores (eferentes) conduzem impulsos que se afastam do SNC. Nervos mistos são constituídos por fibras sensitivas e motoras.

Nervos Cranianos (pp. 403-413)

1. Doze pares de nervos cranianos emergem da face inferior do encéfalo e, com exceção do nervo vestibulococlear, passam através de forames do crânio para inervar estruturas na cabeça, pescoço e órgãos viscerais do tronco.
2. Os nomes dos nervos cranianos indicam suas funções principais, ou distribuições gerais de suas fibras.
3. Os nervos olfatório, óptico e vestibulococlear são apenas nervos sensoriais; trigêmeo, glossofaríngeo e vago são mistos, e os outros são principalmente motores, com poucas fibras proprioceptivas.
4. Algumas fibras nervosas cranianas são somáticas; outras são viscerais.
5. Testes para disfunções de nervos cranianos são clinicamente importantes no exame neurológico.

Nervos Espinais (pp. 413-415)

1. Cada um dos 31 pares de nervos espinais é formado pela união de uma raiz espinal anterior e uma raiz espinal posterior que emergem da medula espinal através de um forame intervertebral para inervar dermátomos do corpo.
2. Os nervos espinais estão agrupados de acordo com os níveis da coluna vertebral de onde se originam, e são numerados em seqüência.
3. Cada nervo espinal é um nervo misto consistindo em uma raiz posterior de fibras sensitivas e uma raiz anterior de fibras motoras.
4. Logo depois do forame intervertebral, cada nervo espinal se divide em vários ramos.

Plexos Nervosos (pp. 415-425)

1. Exceto os nervos torácicos T2 a T12, os ramos anteriores dos nervos espinais combinam-se entre si para em seguida se separarem novamente formando redes de nervos chamados plexos.
   (a) Há quatro plexos de nervos espinais: cervical, braquial, lombar e sacral.
   (b) Os nervos que emergem dos plexos são nomeados de acordo com as estruturas que inervam ou o trajeto geral que seguem.
2. O plexo cervical é formado pelos ramos anteriores de C1 a C4 e uma parte de C5.
3. O plexo braquial é formado pelos ramos anteriores de C5 a T1 e ocasionalmente por algumas fibras de C4 e T2.
   (a) O plexo braquial está dividido em raízes, troncos, divisões e fascículos.
   (b) Axilar, radial, musculocutâneo, ulnar e mediano são os cinco maiores nervos que se formam do plexo braquial.
4. O plexo lombar é formado pelos ramos anteriores de L1 a L4 e por algumas fibras de T12.
   (a) O plexo lombar é dividido em raízes e divisões.
   (b) O femoral e o obturatório são dois nervos importantes originários do plexo lombar.
5. O plexo sacral é formado pelos ramos anteriores de L4, L5, e S1 a S4.
   (a) O plexo sacral divide-se em raízes e divisões.
   (b) O nervo isquiático, composto dos nervos fibular comum e tibial, origina-se do plexo sacral.
   (c) O plexo lombar e o plexo sacral são coletivamente conhecidos como plexo lombossacral.

Arco Reflexo e Reflexos (pp. 427-431)

1. A via que conduz um arco reflexo consiste em um receptor, um neurônio sensitivo, um neurônio motor, a inervação pelo SNP, e um centro contendo um ou mais neurônios de associação no SNC. O arco reflexo realiza uma rápida e automática resposta a um estímulo potencialmente perigoso.
2. Um arco reflexo é a via nervosa mais simples.
3. Reflexos viscerais causam contrações da musculatura lisa ou cardíaca ou secreções nas glândulas.
4. Reflexos somáticos causam contrações dos músculos esqueléticos.
   (a) O reflexo extensor é um arco reflexo monossináptico.
   (b) o reflexo flexor é um arco reflexo polissináptico.

Atividades de Revisão

Questões Objetivas

1. Qual das seguintes afirmativas é *falsa* no que se refere ao sistema nervoso periférico?
   (a) Consiste em nervos cranianos e espinais apenas.
   (b) Contém componentes do sistema nervoso autônomo.
   (c) Receptores sensitivos, nervos, gânglios e plexos são todos partes do SNP.
2. Uma incapacidade para cruzar os olhos deve indicar um provável problema com que nervo craniano?
   (a) nervo óptico
   (b) nervo oculomotor
   (c) nervo abducente
   (d) nervo facial
3. Qual nervo craniano inerva o músculo que eleva a pálpebra superior?
   (a) nervo troclear
   (b) nervo oculomotor
   (c) nervo abducente
   (d) nervo facial
4. Incapacidade para caminhar em linha reta pode indicar dano em qual nervo craniano?
   (a) nervo trigêmeo
   (b) nervo glossofaríngeo
   (c) nervo vestibulococlear
   (e) nervo vago
5. Qual nervo craniano passa através do forame estilomastóideo?
   (a) nervo facial
   (b) nervo glossofaríngeo
   (c) nervo vago
   (d) nervo hipoglosso
6. Qual dos seguintes nervos cranianos *não* contém fibras parassimpáticas?
   (a) nervo oculomotor
   (b) nervo acessório
   (c) nervo vago
   (d) nervo facial
7. Qual dos seguintes não é um plexo nervoso espinal?
   (a) plexo cervical
   (b) plexo braquial
   (c) plexo torácico
   (d) plexo lombar
   (e) plexo sacral
8. Raízes, troncos, divisões e fascículos são características de
   (a) plexo sacral
   (b) plexo torácico
   (c) plexo lombar
   (d) plexo braquial
9. Qual das seguintes associações nervo-plexo é *incorreta*?
   (a) mediano/sacral
   (b) frênico/cervical
   (c) axilar/braquial
   (d) femoral/lombar
10. Estendendo a articulação do joelho quando o ligamento da patela for golpeado é um exemplo de
   (a) reflexo visceral
   (b) reflexo flexor
   (c) reflexo ipsolateral
   (d) reflexo extensor cruzado

Questões Dissertativas

1. Explique a relação estrutural e funcional entre o sistema nervoso central, o sistema nervoso autônomo e o sistema nervoso periférico.
2. Faça uma relação dos nervos cranianos e descreva a(s) principal(ais) função(ões) de cada um. Como cada nervo craniano é testado para avaliar suas disfunções?
3. Descreva a estrutura de um nervo espinal.
4. Faça uma relação das raízes de cada plexo espinal. Descreva onde cada plexo está localizado e determine os nervos que se originam dele.
5. O que é um arco reflexo? Explique como os reflexos são importantes na manutenção da homeostasia do corpo.
6. Faça a distinção entre reflexos monossináptico, polissináptico, ipsolateral, extensor e flexor.

Questões de Análise Crítica

1. Uma pessoa com tetraplegia causada por lesão da medula espinal no nível de C5 pode falar, digerir alimentos, respirar e ter seus batimentos cardíacos regulares, mas não pode mover os músculos do ombro para baixo. Explique por quê.
2. O doutor bate em seu ligamento da patela com um martelo de reflexo e não obtém o movimento desejado. O que está acontecendo com você? Se é bom que sua perna salte um pouco, seria melhor que sua perna saltasse bastante?
3. Um motorista de caminhão com 63 anos de idade marcou uma consulta com o médico da companhia por causa de dor e adormecimento em sua perna esquerda. Seguindo uma rotina do exame físico, o médico solicitou um exame de ressonância magnética da região lombar do paciente, que indicou uma hérnia de disco na região lombar. Explique como tal condição pode se desenvolver e se poderia responder pelos sintomas do homem. Discuta o possível tratamento desta patologia. (Você pode ter que consultar livros de ensino médico na biblioteca da faculdade para achar a resposta.)
4. Depois de se recuperar de um golpe que o levou a nocaute durante uma luta do campeonato mundial de peso pena, o médico de ringue diagnosticou que o pugilista tinha lesado os nervos oculomotor e facial, quando o seu osso zigomático direito fora quebrado pelo duro gancho de esquerda. Quais os sintomas que o pugilista poderia ter demonstrado e que levaram o médico a esta conclusão?

13

Sistema Nervoso Autônomo

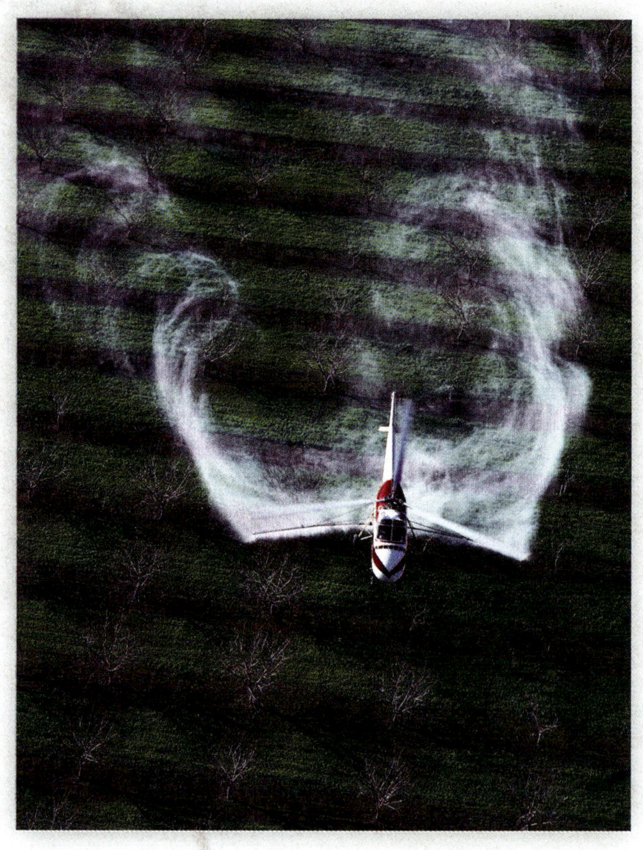

FIGURA: Como muitos pesticidas são neurotóxicos e podem ser absorvidos prontamente pela pele e pelas túnicas mucosas, deve-se ter sempre a devida precaução quando usamos esses venenos.

Estudo de Caso Clínico

Um avião pulverizador de colheitas voando a baixa altitude borrifica um trabalhador do campo. Dentro de uma hora, ele desenvolve visão turva, salivação excessiva e nariz escorrendo. Com o passar dos minutos, começa a apresentar náuseas, vômitos, cãibras abdominais e tosse com muito muco. Um observador paramédico faz o diagnóstico de envenenamento por organofosfato e prontamente inicia a terapia.

Você pode avaliar os sintomas que este homem sofreu descrevendo a resposta normal dos órgãos individualmente aos estímulos parassimpáticos? Hexametônio é uma droga bloqueadora parassimpática profundamente potente. Que efeito teria essa droga nos olhos, glândulas salivares e nariz?

INTRODUÇÃO AO SISTEMA NERVOSO AUTÔNOMO

A ação de efetores (tecido muscular e epitélio glandular) é controlada por uma grande quantidade de impulsos de neurônios motores. Músculos esqueléticos, que são efetores voluntários, são regulados através de impulsos motores somáticos. Os efetores involuntários (tecido muscular liso, tecido muscular cardíaco e epitélio glandular) são regulados através de impulsos motores autônomos pelo sistema nervoso autônomo.

Objetivo 1 Definir os termos *neurônio pré-ganglionar* e *neurônio pós-ganglionar* e explicar como diferem as vias eferentes somática e autônoma.

Objetivo 2 Explicar como a inervação autônoma de efetores involuntários difere da inervação do músculo esquelético.

Objetivo 3 Comparar tecido muscular liso de unidade simples e tecido muscular liso de unidade múltipla em termos de estruturas e regulação através de impulsos nervosos autônomos.

Organização do Sistema Nervoso Autônomo

A porção autônoma do sistema nervoso se preocupa em manter a homeostasia do corpo aumentando ou diminuindo as atividades de vários órgãos em resposta a mudanças de condições fisiológicas. Embora o **sistema nervoso autônomo (SNA)** participe de porções do sistema nervoso central e de porções do sistema nervoso periférico, funciona independentemente e sem o controle consciente da pessoa.

Nervos autônomos motores inervam órgãos cujas funções não estão comumente sob o controle voluntário. Os efetores que respondem à regulação autônoma incluem **tecido muscular cardíaco** (no coração), **tecido muscular liso** (nas vísceras) e **epitélio glandular**. Estes efetores são parte dos órgãos viscerais, de vasos sangüíneos e de estruturas especializadas no interior de outros órgãos. Os efeitos involuntários da inervação autônoma contrastam com o controle voluntário dos músculos esqueléticos através da inervação somática motora.

A distinção tradicional entre os sistemas nervosos somático e autônomo baseia-se no fato que o primeiro está sob controle consciente enquanto o segundo não está. Recentemente, porém, foi descoberto que nós temos a habilidade notável para influenciar conscientemente a atividade autônoma usando técnicas como o *biofeedback* e a meditação. Esta "descoberta" surgiu através de relatos antigos dos indianos praticantes de ioga que têm explorado esta habilidade por gerações.

Ao contrário do sistema motor somático, no qual os impulsos são conduzidos ao longo de um único axônio da medula espinal para a junção neuromuscular, a via motora autônoma envolve dois neurônios na transmissão de impulsos motores (tabela 13.1). O primeiro destes neurônios motores tem seu corpo celular na substância cinzenta do encéfalo ou da medula espinal. Em lugar de inervar diretamente o órgão efetor, o axônio deste neurônio faz sinapse com um segundo neurônio dentro de um *gânglio autônomo*. (Um gânglio é um agrupamento de corpos celulares fora do SNC.) O primeiro neurônio é chamado de **pré-ganglionar**, ou **neurônio** pré-sináptico. O segundo neurônio desta via, chamado **neurônio pós-ganglionar**, ou neurônio pós-sináptico, tem um axônio que se estende do gânglio autônomo e faz sinapse com as células de um órgão efetor (fig. 13.1).

víscera: L. *viscera*, órgãos do corpo
autônomo: G. *auto*, próprio; *nomos*, regulamento, regra
gânglio: G. *ganglion*, inchaço

TABELA 13.1 **Comparação entre Inervações Somática Motora e Autônoma Motora**

Característica	Inervação Somática Motora	Inervação Autônoma Motora
Órgãos efetores (objetivos)	Tecido muscular esquelético	Tecido muscular cardíaco, tecido muscular liso e epitélio glandular
Presença de gânglios	Ausentes	Corpos celulares dos neurônios autônomos pós-ganglionares localizados em gânglios paravertebrais, pré-vertebrais e gânglios terminais
Número de neurônios do SNC até o órgão efetor	Um	Dois
Estrutura da junção neuromuscular	Placas motoras terminais em terminais axônicos	Membrana pós-sináptica não especializada; todas as áreas das fibras musculares lisas contêm receptores protéicos para neurotransmissão
Efeito do potencial de ação nas fibras musculares	Apenas estimulação	Estimulação e inibição
Tipos de fibras nervosas	Condução rápida, espessas (9-13 μm) e mielímicas	Condução lenta; fibras pré-ganglionares ligeiramente mielínicas, mas finas (3 μm); fibras pós-ganglionares amielínicas e bem finas (cerca de 1,0 μm)
Efeito da desnervação (interrupção do potencial de ação temporária ou permanente)	Paralisia flácida e atrofia	Efeito mínimo no tônus muscular e função; tecidos alvos mostram desnervação hipersensível

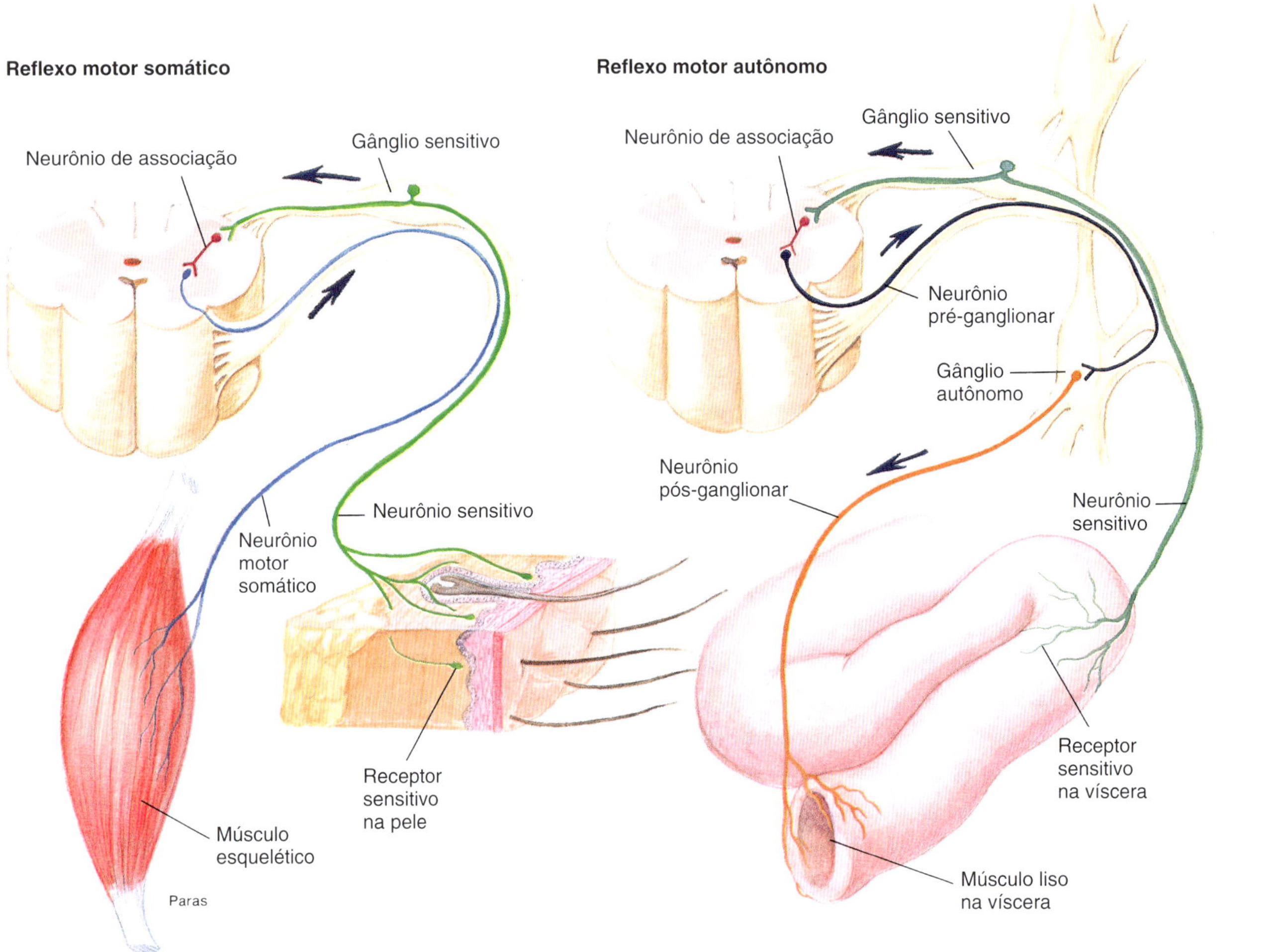

FIGURA 13.1 Comparação entre o reflexo motor somático e o reflexo motor autônomo.

Neurônios pré-ganglionares autônomos originam-se no mesencéfalo e rombencéfalo e em partes da medula espinal desde o tórax superior até a quarta sacral, com exceção da área entre L3 e S1. Gânglios autônomos estão localizados na cabeça, pescoço e abdome. Cadeias de gânglios autônomos encontram-se paralelas à medula espinal ao longo de cada lado. A origem dos neurônios pré-ganglionares e a localização dos gânglios autônomos ajudam a diferenciar as **divisões simpática** e **parassimpática** do sistema autônomo, discutidas em seções posteriores deste capítulo.

Órgãos Efetores Viscerais

Diferentemente dos músculos esqueléticos, que entram em um estado de paralisia flácida quando seus nervos motores são cortados, os efetores involuntários são um pouco independentes de suas inervações. Músculos lisos mantêm um tônus de repouso (tensão) na ausência de estimulação nervosa. A lesão de um nervo autônomo, de fato, torna o músculo alvo mais sensível do que o normal para agentes estimulantes.

Além do seu tônus muscular intrínseco (embutido), o músculo cardíaco e muitos músculos lisos se contraem ritmicamente, até mesmo na ausência de estimulação nervosa, em resposta aos potenciais de ação iniciados pelos próprios músculos. Nervos autônomos também mantêm um tônus de repouso no sentido de manter uma linha de base que possa ser aumentada ou diminuída. Mudanças na atividade neural tônica produzem mudanças nas atividades intrínsecas do órgão efetor. Uma diminuição da excitação do coração, por exemplo, reduzirá a velocidade de sua freqüência de batimentos.

Músculo Cardíaco

Como as fibras dos músculos esqueléticos, as fibras do músculo cardíaco são estriadas. As longas fibras dos músculos esqueléticos, contudo, são estrutural e funcionalmente separadas umas das outras, enquanto as fibras cardíacas são pequenas, claras e interligadas através de **discos intercalares**.

Potenciais de ação que se originam em qualquer ponto na massa de fibras cardíacas chamada de **miocárdio** podem se propagar a todas as células da massa que estão unidas através de discos intercalares. Como todas as células no miocárdio estão fisiologicamente unidas, o miocárdio se comporta como uma única unidade funcional, ou um *sincício funcional*. Diferentemente dos

TABELA 13.2 **Comparação entre Unidades Simples e Unidades Múltiplas de Músculos Lisos**

Característica	Unidade Simples de Músculo Liso	Unidade Múltipla de Músculo Liso
Localização	Trato gastrointestinal (causa peristaltismo); útero (contração uterina); ureteres (causa peristaltismo); arteríolas (causa vasoconstrição)	Músculo eretor do pêlo (causa verticalização do pêlo no interior do folículo piloso); músculo ciliar (controla a forma da lente); músculos pupilares ou da íris (controle do diâmetro da pupila); ducto deferente (causa o movimento do esperma); grandes artérias (causam a pressão sangüínea diastólica)
Origem da atividade elétrica	Atividade espontânea das fibras miogênicas	Atividade não espontânea; potencial de ação neurogênico
Tipo de estímulo	Potencial de ação	Despolarização gradativa
Resposta ao estiramento	Por contração; não dependente de potencial de ação	Sem resposta inerente
Presença de junções comunicantes	Numerosas junções comunicantes ligam todas as fibras eletricamente	Poucas (se houver) junções comunicantes
Tipo de contração muscular	Lenta e continuada	Lenta e continuada

músculos esqueléticos que podem produzir contrações graduais com forças que dependem do número de unidades motoras ativadas, a *contração* do coração é do tipo *tudo ou nada*.

Além disso, enquanto as fibras musculares esqueléticas necessitam de estímulos por potenciais de ação através de neurônios motores somáticos antes que possam se contrair, as fibras musculares cardíacas estão aptas a produzirem potenciais de ação automaticamente. Assim, fibras musculares cardíacas são miogênicas, o que significa que elas se contraem intrinsecamente independente de estímulos de potenciais de ação. O potencial de ação cardíaco comumente origina-se em um grupo especializado de células chamado *marcapasso* (veja fig. 16.11). Contudo, a freqüência desta despolarização espontânea e, portanto, a frequência dos batimentos cardíacos são reguladas através do sistema nervoso autônomo.

Músculos Lisos

O tecido muscular liso (visceral) está disposto em camadas circulares contornando as paredes de vasos sangüíneos, nos bronquíolos (pequenas passagens de ar nos pulmões) e nos músculos esfinctéricos do trato gastrointestinal. Contudo, ambas as camadas de músculos circulares e longitudinais são encontradas no trato gastrointestinal, ureteres (que transportam urina), ductos deferentes (que transportam esperma) e tubas uterinas (que transportam o ovo). As contrações alternadas das camadas musculares lisas circular e longitudinal produzem as **ondas peristálticas,** que impulsionam os conteúdos desses tubos em uma determinada direção.

Fibras musculares lisas não contêm sarcômeros (que respondem pelas estrias dos músculos esqueléticos e cardíacos). As fibras musculares lisas, contudo, contêm uma grande porção de actinas e algumas miosinas, que produzem uma relação de miofilamentos finos para espessos em cerca de 16:1 (nos músculos estriados a relação é de 2:1).

A extensão longa dos miofilamentos de miosina e o fato que eles não estão dispostos em sarcômeros ajudam os músculos lisos a funcionarem otimamente. Músculos lisos devem estar aptos a exercer tensão até mesmo quando estirados grandemente – na bexiga urinária, por exemplo, as células musculares lisas podem ser estiradas até duas vezes e meia a sua extensão de repouso. Os músculos esqueléticos, ao contrário, perdem sua capacidade de contrair quando os sarcômeros são estirados no ponto em que actinas e miosinas já não se sobrepõem.

Músculos de Unidades Simples e de Unidades Múltiplas

Os músculos lisos são freqüentemente agrupados em duas categorias funcionais: **unidade simples** e **unidade múltipla**. Os músculos de unidade simples têm numerosas junções comunicantes entre células adjacentes que as mantêm juntas eletricamente; assim, elas se comportam como uma única unidade. Músculos de unidades múltiplas têm poucas, se tiverem, junções comunicantes; assim, as células individualmente podem ser estimuladas separadamente por potenciais de ações autônomos através de neurônios motores. Isso é similar ao controle dos músculos esqueléticos, nos quais as numerosas unidades motoras são ativadas.

Músculos lisos de unidade simples explicam a atividade do *marcapasso*, em que certas células estimulam outras na massa, como também explicam a atividade elétrica intrínseca, ou *miogênica*, e a contração em resposta ao estiramento. Por exemplo, o estiramento induzido por um aumento no conteúdo do lume de uma artéria pequena ou uma seção do trato gastrointestinal pode estimular a contração miogênica. Tal contração não requer estimulação através de nervos autônomos. Contrariamente, a contração dos músculos lisos de unidades múltiplas requer estimulações nervosas. Músculos lisos de unidade simples e de unidades múltiplas são comparados na tabela 13.2.

Inervação Autônoma dos Músculos Lisos

O controle neural dos músculos esqueléticos e o controle neural dos músculos lisos diferem bastante. Uma fibra muscular esquelética tem apenas uma junção com a fibra nervosa somática, e os receptores para os neurotransmissores estão localizados na junção neuromuscular na membrana da fibra muscular esquelética. Em contraste, toda a superfície das fibras musculares lisas contém neurotransmissores receptores protéicos. Moléculas neu-

miogênico: G. *mys*, músculo; genesis, origem

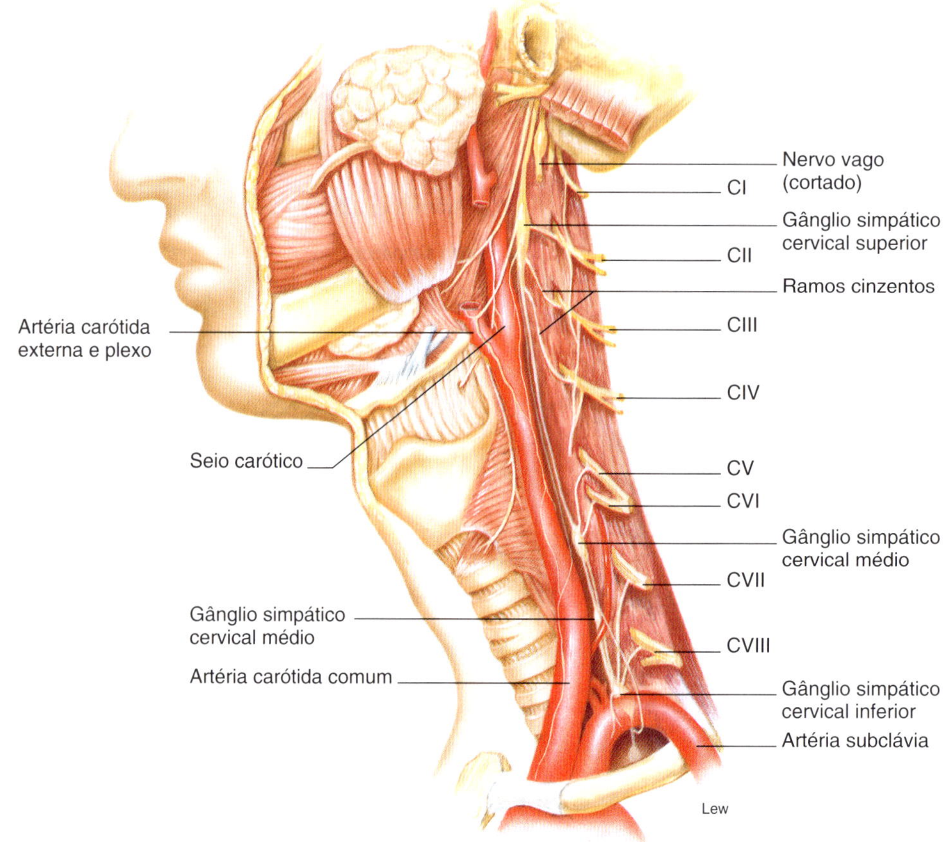

FIGURA 13.4 Gânglios simpáticos cervicais.

pré-ganglionares formam os **nervos esplâncnicos** (fig. 13.3). Neurônios pré-ganglionares nos nervos esplâncnicos entram em sinapse em gânglios periféricos que incluem os gânglios **celíaco**, **mesentérico superior** e **mesentérico inferior** (figs. 13.5 e 13.6).

O *nervo esplâncnico maior* origina-se dos neurônios simpáticos pré-ganglionares T4-T9 e faz sinapse no gânglio celíaco. Estes neurônios contribuem para o *plexo celíaco (solar)*. Neurônios pós-ganglionares do gânglio celíaco inervam o estômago, baço, pâncreas, fígado, intestino delgado e os rins. O *nervo esplâncnico menor* termina no gânglio mesentérico superior. Neurônios pós-ganglionares daqui inervam o intestino delgado e o colo. O *nervo esplâncnico lombar* faz sinapses no gânglio mesentérico inferior, e os neurônios pós-ganglionares inervam o colo distal e o reto, a bexiga urinária e os órgãos genitais.

Glândulas Supra-renais

As glândulas supra-renais, pares, estão localizadas em cima de cada rim (fig. 13.5). Cada supra-renal está composta de duas partes: um **córtex supra-renal** externo e uma **medula supra-renal** interna.

adrenal: L. *ad*, em direção a; *renes*, rim
córtex: L. *cortex*, cortiça
medula: L. *medulla*, medula, polpa

Estas duas partes são de fato duas glândulas funcionalmente diferentes com origens embrionárias diferentes, hormônios diferentes, e mecanismos de regulação diferentes (veja capítulo 14). O córtex supra-renal secreta hormônios esteróides; a medula supra-renal secreta o hormônio **epinefrina** (adrenalina) e, em menor grau, a **norepinefrina** quando é estimulada pelo sistema simpático.

A medula supra-renal é um gânglio simpático modificado cujas células são derivadas de neurônios pós-ganglionares simpáticos. As células da medula supra-renal são inervadas através de neurônios pré-ganglionares simpáticos que se originam no nível torácico da medula espinal; eles secretam epinefrina no sangue em resposta à estimulação simpática. Os efeitos da epinefrina são complementares àqueles do neurotransmissor norepinefrina que é liberado nas terminações dos nervos pós-ganglionares simpáticos.

Divisão Parassimpática (Craniossacral)

A **divisão parassimpática** é também conhecida como *divisão craniossacral* do sistema autônomo, isso porque seus neurônios pré-ganglionares se originam no encéfalo (especificamente, no mesencéfalo, ponte e bulbo do tronco encefálico) e no segundo, terceiro e quarto segmentos sacrais da medula espinal. Esses neurônios pré-ganglionares parassimpáticos fazem sinapse nos gân-

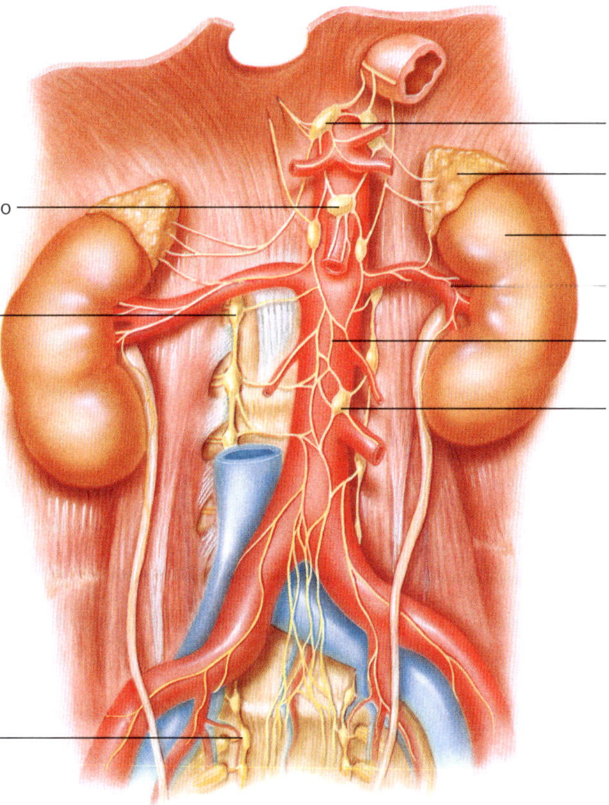

FIGURA 13.5 Plexo simpático periférico e gânglios do abdome.

glios que estão localizados próximos (ou no interior) dos órgãos inervados. Estes gânglios parassimpáticos, que são chamados **gânglios terminais**, fornecem os neurônios pós-ganglionares que fazem sinapse com as células efetoras.

As tabelas 13.3 e 13.4 mostram as estruturas comparáveis das divisões simpática e parassimpática. Pode-se notar que, diferentemente dos neurônios simpáticos, a maioria dos neurônios parassimpáticos não segue no interior dos nervos espinais. Efetores cutâneos (vasos sangüíneos, glândulas salivares, músculos eretores dos pêlos) e vasos sangüíneos nos músculos esqueléticos recebem inervação simpática mas não parassimpática

Quatro dos doze pares de nervos cranianos contêm neurônios pré-ganglionares parassimpáticos. São os nervos oculomotor (III), facial (VII), glossofaríngeo (IX) e vago (X). Neurônios parassimpáticos nos três primeiros destes nervos cranianos fazem sinapse em gânglios localizados na cabeça; os neurônios do nervo vago fazem sinapse em gânglios terminais localizados em muitas partes do corpo

O nervo oculomotor contém neurônios somáticos motores e neurônios parassimpáticos que se originam no núcleo do oculomotor no mesencéfalo. Estes neurônios parassimpáticos fazem sinapse no **gânglio ciliar**, cujos neurônios pós-ganglionares inervam os músculos ciliares e o músculo esfíncter da pupila do olho. Neurônios pré-ganglionares que se originam na ponte seguem no nervo facial até o **gânglio pterigopalatino**, que envia neurônios pós-ganglionares para a mucosa nasal, a faringe, o palato e as glândulas lacrimais. Um outro grupo de neurônios no nervo facial termina no **gânglio submandibular**, que envia neurônios pós-ganglionares para as glândulas submandibular e sublingual. Neurônios pré-ganglionares do nervo glossofaríngeo fazem sinapse no **gânglio ótico**, que envia neurônios pós-ganglionares para inervar a glândula parótida.

Núcleos no bulbo contribuem com neurônios pré-ganglionares para o longo nervo vago, que proporciona a mais extensa inervação parassimpática do corpo (veja fig. 12.11). Quando os pares de nervos vagos passam através do tórax, contribuem para o *plexo cardíaco* e para os *plexos pulmonares* no interior do mediastino. Ramos dos plexos pulmonares acompanham os vasos sangüíneos e os brônquios em direção aos pulmões. Abaixo dos plexos pulmonares, ramos dos nervos vagos fundem-se para formar o *plexo esofágico*.

Na extremidade inferior do esôfago, os neurônios vagais reúnem-se para formar os **troncos vagais anterior** e **posterior**, cada qual composto de neurônios de ambos os nervos vagos. Os troncos vagais entram na cavidade abdominal através do hiato esofágico (abertura) no diafragma. Neurônios dos troncos vagais inervam o estômago em ambos os lados anterior e posterior. Ramos dos nervos vagos no interior da cavidade abdominal também contribuem para o *plexo celíaco* e para os *plexos da aorta abdominal*.

---

vago: L. *vagus*, errante

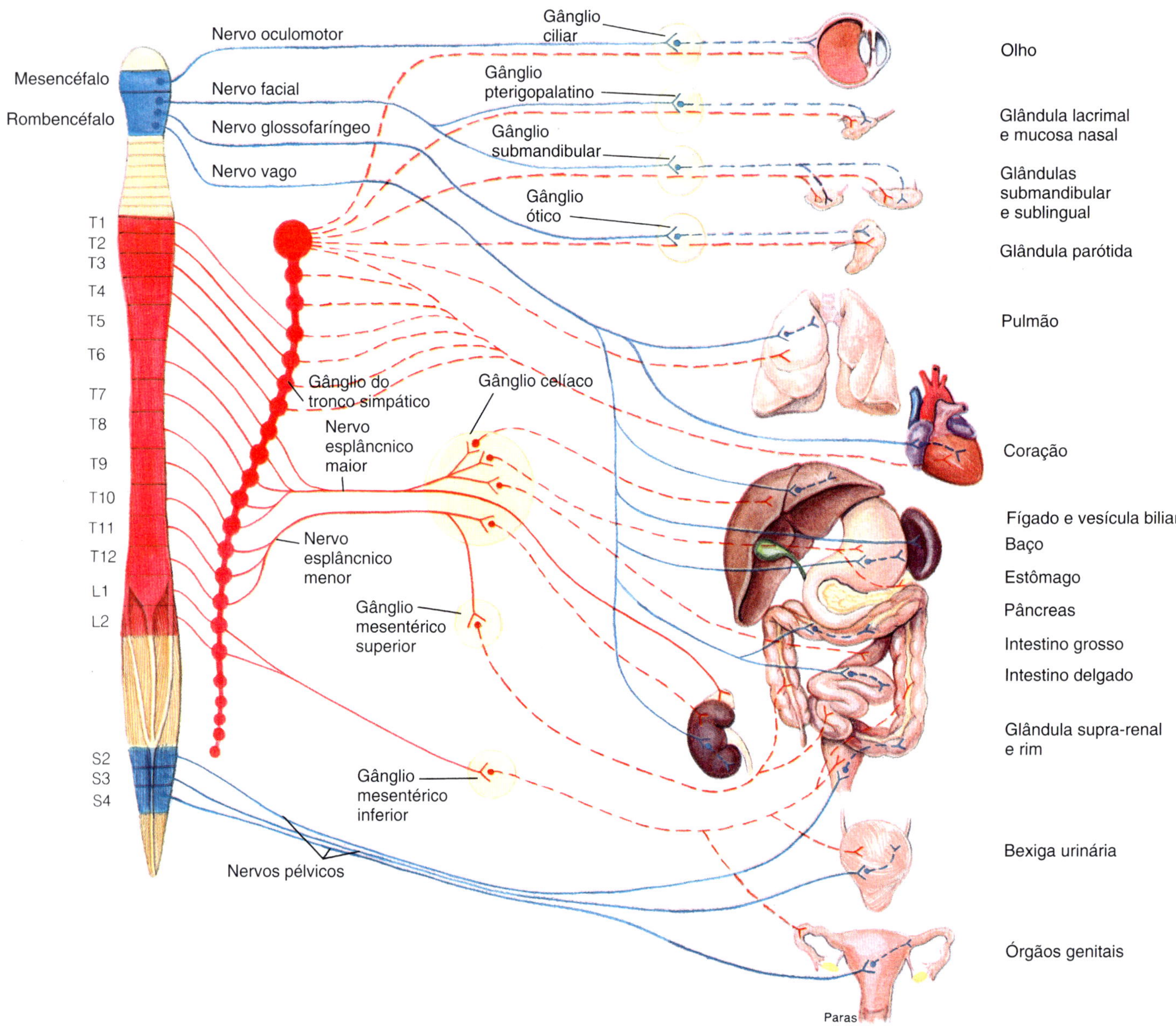

FIGURA 13.6 Sistema nervoso autônomo. A divisão simpática está representada em vermelho; o parassimpático, em azul. Linhas sólidas indicam neurônios pré-ganglionares e linhas descontínuas indicam neurônios pós-ganglionares.

TABELA 13.3 Divisão Simpática (Toracolombar) do Sistema Nervoso Autônomo

Estruturas do Corpo Inervadas	Origem Espinal dos Neurônios Pré-ganglionares	Origem dos Neurônios Pós-ganglionares
Olho	C8,T1	Gânglios cervicais
Cabeça e pescoço	T1-T4	Gânglios cervicais
Coração e pulmões	T1-T5	Gânglios torácicos superiores
Membro superior	T2-T9	Gânglios cervical inferior e torácico superior
Vísceras abdominais superiores	T4-T9	Gânglios celíaco e mesentérico superior
Glândula supra-renal	T10-T11	Medula supra-renal
Sistemas urinário e genital	T12-L2	Gânglios celíaco e mesentérico inferior
Membro inferior	T9-L2	Gânglios lombares e sacrais superiores

TABELA 13.4 Divisão Parassimpática (Craniossacral) do Sistema Nervoso Autônomo

Nervo	Origem dos Neurônios Pré-ganglionares	Local dos Gânglios Terminais	Órgãos Efetores
Oculomotor	Mesencéfalo	Gânglio ciliar	Olho (músculos lisos na íris e no corpo ciliar)
Facial	Ponte	Gânglios pterigopalatino e submandibular	Glândulas lacrimal, mucosa e salivares na cabeça
Glossofaríngeo	Bulbo	Gânglio ótico	Glândula parótida
Vago	Bulbo	Gânglios terminais no órgão ou próximo dele	Coração, pulmões, trato gastrointestinal, fígado e pâncreas
Nervos espinais sacrais	S2-S4 (medula espinal)	Gânglios terminais próximos aos órgãos	Metade inferior do intestino grosso, bexiga urinária e órgãos genitais

Os neurônios pré-ganglionares do vago fazem sinapse com os neurônios pós-ganglionares que estão realmente localizados no *interior* dos órgãos inervados. Estes neurônios pré-ganglionares são portanto muito longos, e proporcionam inervação parassimpática ao coração, pulmões, esôfago, estômago, pâncreas, fígado, intestino delgado e metade superior do intestino grosso. Neurônios parassimpáticos pós-ganglionares originam-se dos gânglios terminais no interior desses órgãos e inervam o tecido muscular liso e o epitélio glandular destes mesmos órgãos.

Neurônios pré-ganglionares dos níveis sacrais da medula espinal propiciam inervação parassimpática para a metade inferior do intestino grosso, para o reto e para os sistemas urinário e genital. Esses neurônios, como aqueles do vago, fazem sinapse com gânglios terminais localizados no interior dos órgãos efetores. Nervos parassimpáticos dos órgãos viscerais consistem em neurônios pré-ganglionares, enquanto os nervos simpáticos para esses órgãos contêm neurônios pós-ganglionares.

Uma vista completa das divisões simpática e parassimpática do SNA está representada na figura 13.6, e comparadas e resumidas na tabela 13.5.

✓ Avaliação de Conhecimentos

4. Compare as origens dos neurônios pré-ganglionares simpático e parassimpático e as localizações dos gânglios simpáticos e parassimpáticos.
5. Usando uma linha simples, desenhe a via simpática da medula espinal ao coração. Marque os neurônios pré-ganglionar e pós-ganglionar e o gânglio.
6. Use um diagrama simples para mostrar a inervação parassimpática do coração. Marque os neurônios pré-ganglionar e pós-ganglionar, o nervo envolvido e o gânglio terminal.
7. Descreva a distribuição do nervo vago e comente o significado funcional de sua distribuição.
8. Defina os termos *ramos brancos* e *ramos cinzentos* e explique porque os vasos sangüíneos na pele e nos músculos esqueléticos recebem inervação simpática mas não parassimpática.
9. Descreva a estrutura da glândula supra-renal e explique suas relações com a divisão simpática do SNA.

TABELA 13.5 Comparação das Características Estruturais das Divisões Simpática e Parassimpática do Sistema Nervoso Autônomo

Característica	Simpática	Parassimpática
Localização dos corpos celulares dos neurônios pré-ganglionares	Porção toracolombar da medula espinal	Mesencéfalo, rombencéfalo e porção sacral da medula espinal
Localização do gânglio	Tronco de gânglios paravertebrais e gânglios pré-vertebrais	Gânglios terminais nos ou próximos dos órgãos efetores
Distribuição dos neurônios pós-ganglionares	Em todo o corpo	Principalmente limitado à cabeça e às vísceras
Divergência de impulsos de neurônios pré para pós-ganglionares	Grande divergência (1 neurônio pré-ganglionar pode ativar 20 pós-ganglionares)	Pequena divergência (1 neurônio pré-ganglionar apenas ativa poucos pós-ganglionares)
Descarga em massa do sistema como um todo	Comumente	Não comumente

FUNÇÕES DO SISTEMA NERVOSO AUTÔNOMO

As ações do sistema nervoso autônomo, juntamente com os efeitos dos hormônios, ajudam a manter um estado de constância dinâmica no meio interno. A divisão simpática prepara o corpo para a ação através de efeitos adrenérgicos; a divisão parassimpática conserva a energia do corpo através de efeitos colinérgicos. Assim, a homeostasia depende, em grande parte, dos efeitos complementares e freqüentemente antagônicos da inervação simpática e parassimpática.

Objetivo 8 Fazer uma relação de neurotransmissores dos neurônios pré-ganglionares e pós-ganglionares das divisões simpática e parassimpática.

Objetivo 9 Descrever os efeitos da liberação de acetilcolina por neurônios pós-ganglionares parassimpáticos.

Objetivo 10 Explicar o antagonismo, a complementação e os efeitos cooperativos da inervação simpática e parassimpática.

As divisões simpática e parassimpática do SNA (fig. 13.6) atuam nos órgãos viscerais de diferentes modos. A ativação em massa da divisão simpática prepara o corpo para intensa atividade física em emergências; a freqüência cardíaca aumenta, a glicose no sangue sobe, e o sangue se desloca para os músculos esqueléticos (afastando-se dos órgãos viscerais e da pele). Este e outros efeitos estão relacionados na tabela 13.6. O tema da divisão simpática habilmente está resumido na frase **lutar ou fugir**.

Os efeitos da estimulação dos nervos parassimpáticos são muitas vezes contrários aos efeitos da estimulação simpática. A divisão parassimpática, contudo, não é ativada comumente como um todo. A estimulação separada de nervos parassimpáticos pode resultar em diminuição dos batimentos cardíacos, dilatação dos vasos sangüíneos viscerais e aumento da atividade do trato gastrointestinal (tabela 13.6). As diferentes respostas dos órgãos viscerais à ativação dos nervos simpáticos e parassimpáticos devem-se ao fato de que os neurônios pós-ganglionares destas duas divisões liberam neurotransmissores diferentes.

Neurotransmissores do Sistema Nervoso Autônomo

Os neurotransmissores liberados pela maioria dos neurônios pós-ganglionares simpáticos são a **norepinefrina** (noradrenalina). As transmissões nessas sinapses são ditas **adrenérgicas**. Há algumas exceções a esta regra: alguns neurônios simpáticos que inervam vasos sangüíneos nos músculos esqueléticos, como também neurônios simpáticos das glândulas salivares, liberam acetilcolina (são colinérgicas).

Acetilcolina (ACh) é o neurotransmissor de todos os neurônios pré-ganglionares (ambos simpáticos e parassimpáticos). Acetilcolina é também o transmissor liberado por todos os neurônios parassimpáticos pós-ganglionares em suas sinapses com células efetoras (fig. 13.7). Transmissão em gânglios autônomos e em sinapses de neurônios pós-ganglionares diz-se ser **colinérgica**. Em outras palavras, *fibra colinérgica* é um neurônio que secreta ACh nos terminais axônicos.

Respostas à Estimulação Adrenérgica

Estimulação adrenérgica – por epinefrina no sangue e por liberação de norepinefrina pelas terminações de nervos simpáticos – tem efeitos estimulantes e inibitórios. O coração, os músculos dilatadores da íris e os músculos lisos de muitos vasos sangüíneos são estimulados a se contrair. Os músculos lisos dos bronquíolos e alguns vasos sangüíneos, contudo, são inibidos de se contrair; adrenérgicos químicos, portanto, provocam a dilatação dessas estruturas.

colinérgicas: G. *chole*, bile; *ergon*, atuação

TABELA 13.6 Efeitos da Estimulação dos Nervos Autônomos sobre os Vários Órgãos Efetores

Efetor	Efeito Simpático no Órgão	Efeito Parassimpático
Olho		
Íris (músculo dilatador da pupila)	Dilatação da pupila	—
Íris (músculo esfíncter da pupila)	—	Constrição da pupila
Músculo ciliar	Relaxamento (para visão à distância)	Contração (para visão próxima)
Glândulas		
Lacrimal	—	Estimulação da secreção
Sudorífera	Estimulação da secreção	—
Salivar	Diminui a secreção; saliva torna-se espessa	Aumenta a secreção; a saliva torna-se fina
Estômago	—	Estimulação da secreção
Intestino	—	Estimulação da secreção
Medula supra-renal	Estimulação da secreção hormonal	—
Coração		
Freqüência	Aumentada	Diminuída
Estimulação	Freqüência aumentada	Freqüência diminuída
Força	Aumentada	—
Vasos Sangüíneos	Principalmente constrição; afeta todos os órgãos	Dilatação em alguns órgãos (p.ex., pênis)
Pulmões		
Bronquíolos	Dilatação	Constrição
Glândulas mucosas	Inibição da secreção	Estimulação da secreção
Trato Gastrointestinal		
Motilidade	Inibição de movimentos	Estimulação de movimentos
Esfíncteres	Estimula o fechamento	Inibe o fechamento
Fígado	Estimulação da hidrólise do glicogênio	—
Células adiposas	Estimulação da hidrólise da gordura	—
Pâncreas	Inibição de secreção exócrina	Estimulação de secreção exócrina
Baço	Estimulação da contração	—
Bexiga urinária	Auxilia o tônus muscular	Estimulação da contração
Músculos eretores dos pêlos	Estimulação de ereção dos pêlos, causando aspereza na pele	—
Útero	Na gravidez, contração; sem gravidez, relaxamento	—
Pênis	Ejaculação	Ereção (devido à vasodilatação)

Respostas à Estimulação Colinérgica

Neurônios somáticos motores, neurônios pós-ganglionares parassimpáticos, e todos os neurônios autônomos pré-ganglionares são colinérgicos – usam a acetilcolina como neurotransmissor. Os efeitos colinérgicos dos neurônios motores somáticos e dos neurônios autônomos pré-ganglionares sempre são estimuladores. Os efeitos colinérgicos dos neurônios pós-ganglionares parassimpáticos são comumente estimuladores, com algumas exceções; os neurônios parassimpáticos inervam o coração, por exemplo, causando diminuição da freqüência cardíaca.

A droga *muscarina*, um derivado venenoso de certos cogumelos, imita os efeitos colinérgicos dos nervos parassimpáticos no coração, nos músculos lisos e nas glândulas pela estimulação de receptores da acetilcolina localizados nestes órgãos. Esta droga, contudo, não afeta os receptores colinérgicos dos músculos esqueléticos ou aqueles dos gânglios autônomos. Os receptores de acetilcolina dos órgãos viscerais são, portanto, mencionados como sendo *muscarínicos*.

Os efeitos muscarínicos da ACh são especificamente inibidos pela droga *atropina*, derivada da planta mortal meimendro (*Atropa belladonna*). Realmente, extratos desta planta eram usados por mulheres durante a Idade Média para dilatar as pupilas (a atropina inibe a estimulação parassimpática da íris), pois pensavam que assim se tornavam mais belas (em italiano, *bella* = bonita, *donna* = mulher). A atropina é clinicamente usada hoje para dilatar pupilas durante os exames dos olhos, reduzir secreções do trato respiratório antes da anestesia geral e inibir contrações espasmódicas do trato gastrointestinal inferior.

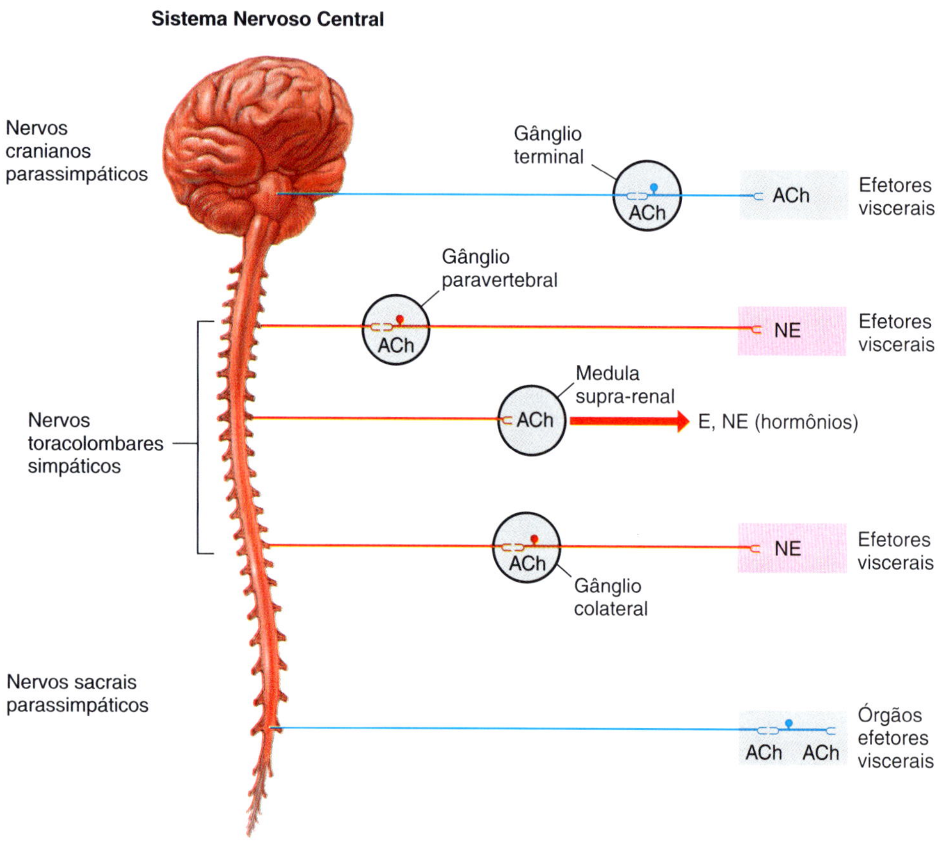

FIGURA 13.7 Neurotransmissores do sistema autônomo motor (ACh = acetilcolina, NE = norepinefrina, E = epinefrina). Estes nervos que liberam ACh são chamados colinérgicos; aqueles que liberam NE são chamados adrenérgicos. A medula supra-renal secreta ambas epinefrina (85%) e norepinefrina (15%) como hormônios sangüíneos.

Órgãos com Dupla Inervação

Muitos órgãos recebem dupla inervação – são inervados por ambos os neurônios simpático e parassimpático. Quando isto ocorre, os efeitos destas duas divisões podem ser antagônicos, complementares, ou cooperativos.

Efeitos Antagônicos

Os efeitos das inervações simpática e parassimpática no nó sinoatrial (SA) (marcapasso) do coração (veja fig. 16.11) é o melhor exemplo de antagonismo destes dois sistemas. Neste caso, neurônios simpáticos e parassimpáticos inervam o nó sinoatrial. A estimulação adrenérgica dos neurônios simpáticos aumenta a freqüência cardíaca, enquanto a estimulação colinérgica dos neurônios parassimpáticos inibe o nó sinoatrial, que diminui a freqüência cardíaca. Antagonismo também é visto no trato gastrointestinal, onde os nervos simpáticos inibem e os nervos parassimpáticos estimulam os movimentos e as secreções intestinais.

Os efeitos da estimulação simpática e parassimpática no diâmetro da pupila do olho são análogos à inervação recíproca dos músculos esqueléticos flexores e extensores por neurônios motores somáticos, isto porque a íris contém camadas de músculos antagônicos. A contração dos músculos dilatadores da pupila, que são estimulados por impulsos através de terminações nervosas simpáticas, causa a dilatação; a contração dos músculos esfíncteres da pupila, que são inervados por terminações parassimpáticas, causa constrição da pupila (fig. 13.8).

Efeitos Complementares

Os efeitos da estimulação simpática e parassimpática nas secreções das glândulas salivares são complementares. A secreção de saliva aquosa é estimulada por impulsos através de nervos parassimpáticos que também estimulam a secreção de outras glândulas exócrinas no trato gastrointestinal. Impulsos através de nervos simpáticos estimulam a constrição dos vasos sangüíneos ao longo do trato gastrointestinal. A diminuição resultante do fluxo sangüíneo para as glândulas salivares causa a produção de uma saliva mais espessa, mais viscosa.

Efeitos Cooperativos

Os efeitos da estimulação simpática e parassimpática nos sistemas urinário e genital são cooperativos. Ereção do pênis, por exemplo, é devida à vasodilatação resultante do potencial de ação através dos nervos parassimpáticos; a ejaculação é devida ao

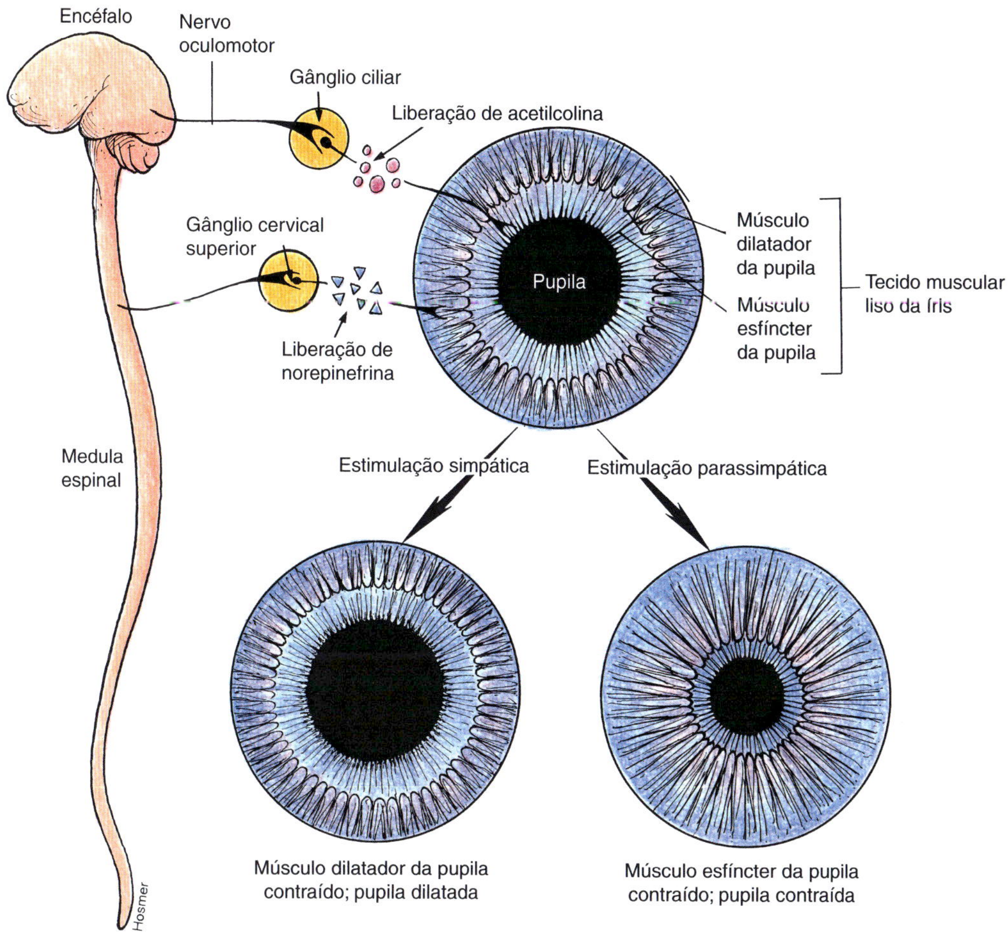

FIGURA 13.8 Reciprocidade de inervação simpática e parassimpática do tecido muscular liso da íris do olho. A estimulação dos nervos simpáticos causa a contração do músculo dilatador, que dilata (aumenta) o tamanho da pupila. A estimulação dos nervos parassimpáticos causa a contração do músculo esfíncter, que contrai (diminui) o tamanho da pupila.

potencial de ação através dos nervos simpáticos. Embora a contração da bexiga urinária seja miogênica (independente de estimulação nervosa), é promovida em parte pelos potenciais de ação através de nervos parassimpáticos. A necessidade e o reflexo da micção também são intensificados pelos potenciais de ação através de nervos simpáticos, que aumentam o tônus dos músculos da bexiga urinária. Estados emocionais que são acompanhados por elevada atividade nervosa simpática podem resultar em reflexo de micção na bexiga urinária para volumes de urina que comumente são muito baixos para ativar este reflexo.

Órgãos sem Dupla Inervação

Embora a maioria dos órgãos seja inervada por ambos os nervos simpático e parassimpático, alguns – incluindo a medula supra-renal, os músculos eretores dos pêlos, as glândulas sudoríferas e a maioria dos vasos sangüíneos – recebem apenas inervação simpática. Nestes casos, a regulação é alcançada pelo aumento ou pela diminuição no tônus (disparo) dos neurônios simpáticos. A constrição dos vasos sangüíneos, por exemplo, é produzida por atividade simpática aumentada que estimula os receptores adrenérgicos, e a vasodilatação resulta da atividade diminuída dos nervos simpáticos.

A atividade simpática é necessária para respostas termorreguladoras próprias para aquecer. Em um quarto quente, por exemplo, a atividade simpática diminui produzindo dilatação dos vasos sangüíneos na superfície da pele aumentando o fluxo de sangue cutâneo e proporcionando melhor irradiação de calor. Durante os exercícios, por outro lado, há um aumento da atividade simpática que causa constrição dos vasos sangüíneos na pele dos membros e estimulação das glândulas sudoríferas no tronco.

As glândulas sudoríferas écrinas do tronco secretam um líquido aquoso em resposta à estimulação simpática. A evaporação deste suor diluído ajuda a esfriar o corpo. As glândulas sudoríferas écrinas também secretam uma substância química chamada **bradicinina** em resposta à estimulação simpática. Bradicinina estimula a dilatação dos vasos sangüíneos superficiais próximos das glândulas sudoríferas, ajudando a difundir calor. Na conclusão dos exercícios, a atividade simpática é reduzida e o fluxo sangüíneo para os membros é aumentado. Observe que todas as respostas dos termorreguladores são alcançadas sem o envolvimento direto da divisão parassimpática.

TABELA 13.7 Alguns Reflexos Vagais Envolvendo Receptores Periféricos e Núcleos no Bulbo

Órgãos	Receptores	Efeitos Reflexos
Pulmões	Receptores de distensão	Após a inalação inibidora; aumenta a freqüência cardíaca e vasodilatação
	Receptores tipo J	Estimulados pela congestão pulmonar – produz dispnéia (sensação de falta de ar) e provoca queda de reflexo da freqüência cardíaca e pressão sangüínea
Aorta	Quimiorreceptores	Estimulado pela subida do CO_2 e queda do O_2 – produz aumento da freqüência respiratória, aumento da freqüência cardíaca e vasoconstrição
Aorta (cont.)	Barorreceptores	Estimulado pelo aumento da pressão sangüínea – produz um reflexo que diminui a freqüência cardíaca
Coração	Receptores de distensão atriais	A secreção do hormônio antidiurético aumenta o volume de urina excretada
	Receptores de distensão nos ventrículos	Produz um reflexo que diminui a freqüência cardíaca e a vasodilatação
Trato GI	Receptores de distensão	Sensação de saciedade, desconforto e dor

Avaliação de Conhecimentos

10. Defina os termos *adrenérgicos* e *colinérgicos* e use esses termos para descrever os neurotransmissores de diferentes neurônios autônomos.
11. Descreva os efeitos da droga *atropina* e explique estes efeitos em termos de ações da divisão parassimpática.
12. Explique como as divisões simpática e parassimpática podem ter efeitos antagônicos, cooperativos e complementares. Forneça um exemplo de cada um desses efeitos.

CAPÍTULO 13

CONTROLE DO SISTEMA NERVOSO AUTÔNOMO PELOS CENTROS SUPERIORES DO ENCÉFALO

Funções viscerais são grandemente reguladas por reflexos autônomos. Na maioria dos reflexos autônomos, impulsos sensitivos são dirigidos aos centros encefálicos, que por sua vez regulam a atividade de vias descendentes aos neurônios autônomos pré-ganglionares. Os centros nervosos que controlam diretamente a atividade dos nervos autônomos são influenciados por áreas encefálicas mais elevadas, como também por impulsos sensitivos.

Objetivo 11 Descrever a área do encéfalo que mais diretamente controla a atividade dos nervos autônomos. Descrever também as áreas encefálicas mais elevadas que influenciam as atividades autônomas.

Objetivo 12 Explicar como a atividade do sistema nervoso autônomo e a atividade do sistema endócrino podem ser coordenadas.

Objetivo 13 Explicar como as funções autônomas podem ser afetadas por emoções.

Bulbo

O **bulbo** do tronco encefálico é a estrutura que mais diretamente controla as atividades do SNA. Quase todas as respostas autônomas podem ser deduzidas por estimulação experimental do bulbo que contém centros para controle dos sistemas circulatório, respiratório, urinário, genital e digestório. Muitos dos impulsos sensitivos destes centros seguem através de neurônios sensitivos do nervo vago. Os reflexos que assim resultam estão listados na tabela 13.7.

Hipotálamo

O **hipotálamo** (figs. 13.9 e 11.24), localizado logo acima da glândula hipófise, é o centro de controle global e de integração do SNA. Por meio de fibras motoras para o tronco encefálico e da hipófise posterior, e também por meio de hormônios que regulam a hipófise anterior, o hipotálamo serve como maestro somático autônomo e coordenador endócrino durante as várias situações comportamentais.

A estimulação experimental de áreas diferentes do hipotálamo pode evocar respostas características de agressão, comportamento sexual, fome ou saciedade. A estimulação crônica do hipotálamo lateral, por exemplo, pode fazer um animal comer e ficar obeso, enquanto a estimulação do hipotálamo medial inibe a fome. Outras áreas contêm osmorreceptores que estimulam a sede e a secreção de hormônio antidiurético (ADH) pela hipófise posterior.

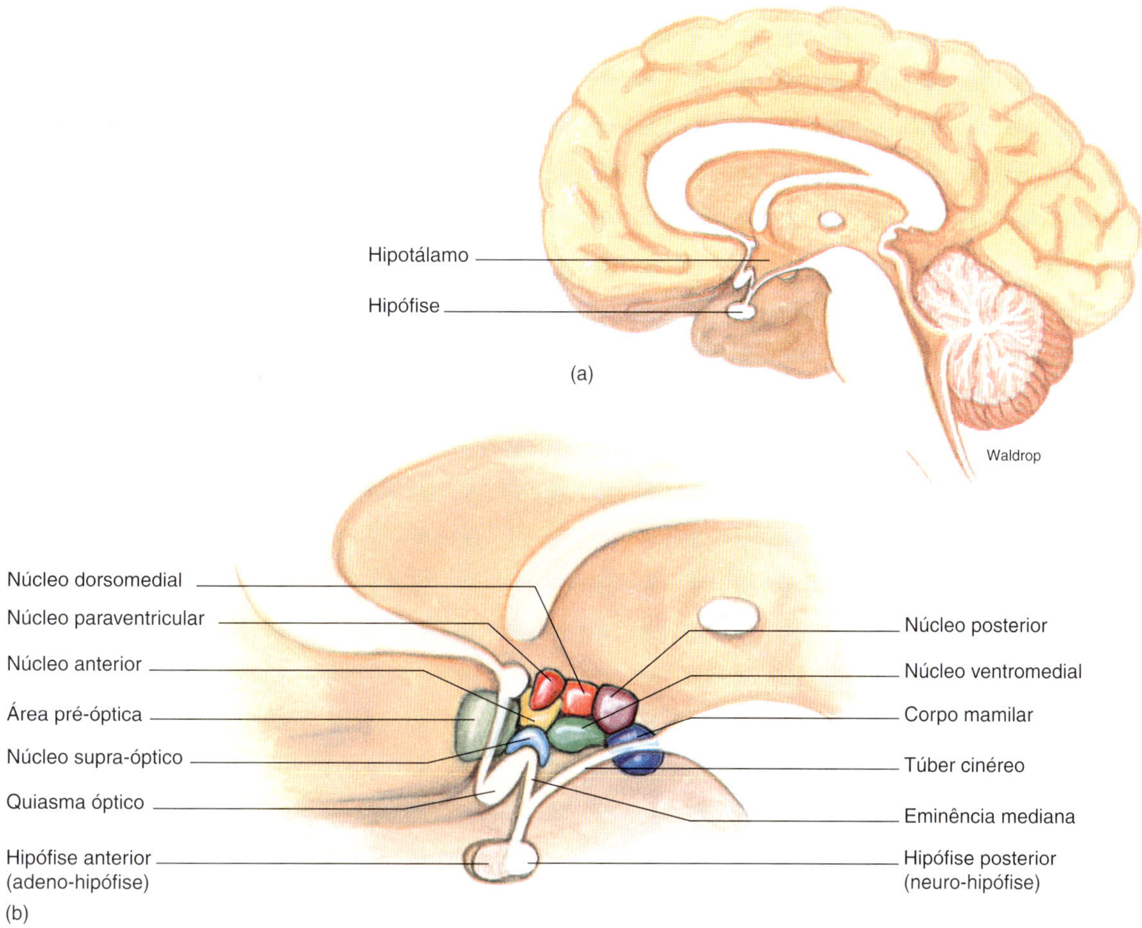

FIGURA 13.9 (*a*) Posição do hipotálamo relativa à glândula hipófise no interior do diencéfalo do encéfalo. (*b*) Hipotálamo em maior aumento mostrando em desenho os núcleos hipotalâmicos e as partes anterior e posterior da hipófise.

O hipotálamo é também onde se localiza o termostato do corpo. O esfriamento experimental do hipotálamo anterior pré-óptico causa calafrios (uma resposta somática) e a termogênese não causa calafrios (uma resposta simpática). Aquecimento experimental desta área hipotalâmica resulta em hiperventilação (estimulada por nervos somáticos motores), vasodilatação, salivação e secreção de glândulas sudoríferas (estimulada através de nervos autônomos).

A coordenação de reflexos simpáticos e parassimpáticos pelo bulbo está assim integrada com o controle de respostas somáticas e endócrinas pelo hipotálamo. As atividades do hipotálamo são influenciadas, por sua vez, por centros encefálicos mais elevados.

Sistema Límbico, Cerebelo e Cérebro

O **sistema límbico** é um conjunto de tratos de fibras e de núcleos que formam um anel (limbo) em torno do tronco encefálico. Inclui o giro do cíngulo do córtex cerebral, o hipotálamo, o fórnice (um trato de fibras), o hipocampo e o corpo amigdalóide (fig. 13.10). Estas estruturas, derivadas inicialmente no curso da evolução dos vertebrados, eram chamadas de *rinencéfalo* ou encéfalo do olfato, por causa de sua importância nos procedimentos centrais de informações olfatórias.

Nos primatas, estas estruturas são centros do sistema nervoso autônomo envolvidos em bases emocionais como raiva, medo, sexo e fome, e em uma pequena parte da memória. Circuitos complexos entre o hipotálamo e outras partes do sistema límbico (ilustrados na fig. 13.10) contribuem com respostas viscerais para emoções incluindo ruborização, palidez e desmaio.

Observações experimentais e clínicas demonstraram que correlações autônomas como enjôo do movimento – náusea, sudorese e alterações cardiovasculares – são eliminadas cortando as áreas motoras do cerebelo. Isto confirma que impulsos do cerebelo para o bulbo influenciam as atividades do SNA. Além disso, os lobos frontal e temporal do córtex cerebral influenciam as áreas mais inferiores do encéfalo como parte de seu envolvimento em emoção e personalidade.

límbico: L. *limbus*, orla, borda

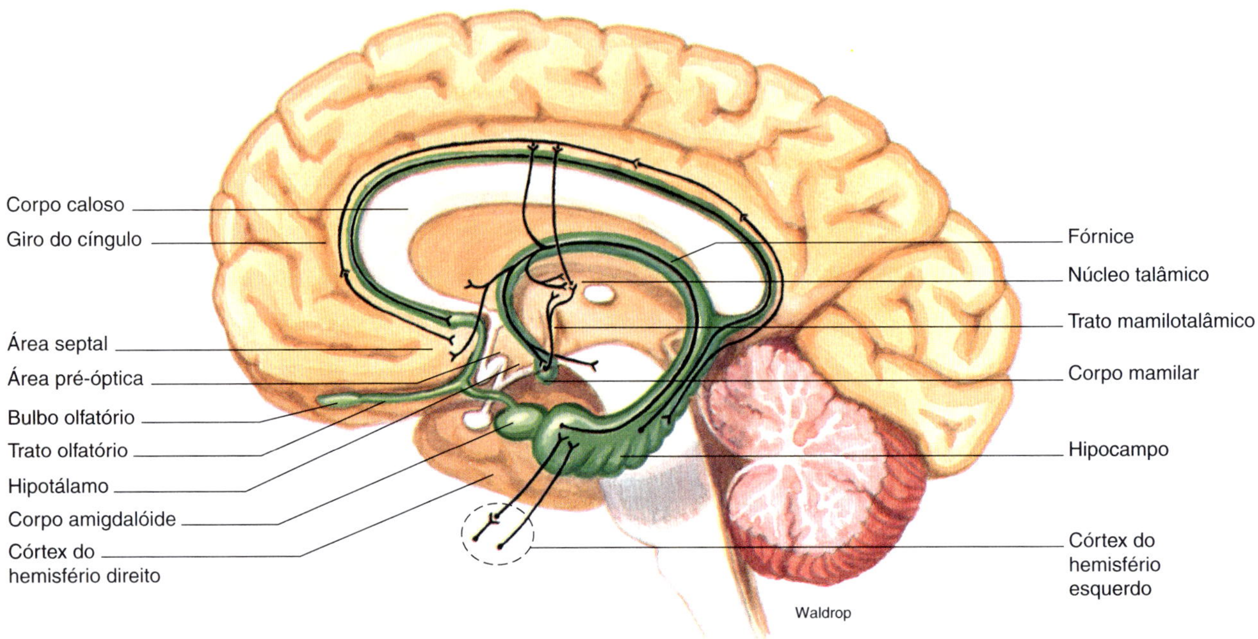

FIGURA 13.10 O sistema límbico e as vias que interligam as estruturas do sistema límbico (observe que o lobo temporal esquerdo do córtex cerebral foi removido).

Um dos exemplos mais dramáticos do papel das áreas mais elevadas do encéfalo em personalidade e emoção é o famoso acidente de alavanca de 1848. Um rapaz de 25 anos de idade, Phineas P. Gage, capataz de via férrea, estava socando pólvora em um buraco de uma pedra com uma barra de metal, quando a pólvora explodiu de repente. A barra – de 18 cm de comprimento e 3,3 cm largura – atravessou o seu olho esquerdo e o encéfalo saindo pela parte de trás do seu crânio.

Depois de alguns minutos de convulsões, Gage se levantou, montou um cavalo quarto de milha e foi à cidade, caminhou e subiu uma escadaria para consultar o doutor. Ele se recuperou bem, sem notável perda sensitiva ou motora. Porém, seus amigos notaram mudanças notáveis em sua personalidade. Antes do acidente Gage era um homem responsável, capaz e financeiramente prudente. Posteriormente, tornou-se socialmente menos inibido, insinuante, por exemplo, em irreverências grosseiras (como nunca se comportara antes). Ele também parecia ficar agitado em ocasiões banais e casuais. Posteriormente, Gage incendiou o seu local de trabalho, e os seus velhos amigos comentaram que há muito ele não era mais "o mesmo Gage".

Avaliação de Conhecimentos

13. Descrever o papel do bulbo na regulação do SNA.
14. Descrever o papel do hipotálamo na regulação do sistema nevoso autônomo e do sistema endócrino.
15. Quais os mecanismos envolvidos quando uma pessoa fica ruborizada? Quais as estruturas que estão envolvidas nesta resposta?

CONSIDERAÇÕES CLÍNICAS

Disreflexia Autônoma

Disreflexia autônoma, uma patologia séria que produz elevações rápidas na pressão sangüínea que podem levar ao derrame (acidente vascular cerebral), ocorre em 85% das pessoas com tetraplegia e outras com lesões na medula espinal acima do nível da sexta torácica. Lesões na medula espinal produzem inicialmente os sintomas de choque espinal, caracterizados pela perda de ambos os reflexos dos músculos esqueléticos e autônomos. Depois de um período de tempo, ambos os tipos de reflexos retornam em estado exagerado; os músculos esqueléticos podem ficar espásticos por causa da ausência de influências altamente inibidoras, e os órgãos viscerais experimentam desnervação hipersensitiva. Pacientes neste estado têm dificuldade de esvaziar a bexiga urinária e devem ser freqüentemente sondados.

Estímulos nocivos, como hiperdistensão da bexiga urinária, podem resultar em ativação de reflexo dos nervos simpáticos abaixo da lesão da medula espinal. Isto produz pele fria e vasoconstrição nas regiões servidas pela medula espinal abaixo do nível da lesão. A elevação da pressão sangüínea, que é o resultado desta vasoconstrição, ativa os receptores de pressão que transmitem impulsos ao longo de neurônios sensitivos para o bulbo. Em resposta a estes impulsos sensitivos, o bulbo direciona um reflexo que reduz os batimentos cardíacos e vasodilatação. Como os impulsos descendentes são bloqueados pela lesão espinal, contudo, a pele acima da lesão está aquecida e úmida (por causa da vasodilatação e secreção de glândulas sudoríferas), enquanto está fria abaixo do nível da lesão espinal.

Resposta do Estudo de Caso Clínico

A síndrome de intoxicação por organofosfato consiste em sintomas perigosamente intensos de atividade por ação parassimpática. A morte pode ser a conseqüência de sufocação se a vítima estiver impossibilitada de limpar as secreções de suas vias aéreas. A terapia inclui antagonistas de receptores parassimpáticos atropina e pralidoxima que reativam a enzima colinesterase.

PRÁTICA CLÍNICA 13.1

Um veterano da segunda guerra mundial com 70 anos de idade veio ao seu consultório reclamando de dor no braço esquerdo nos últimos 10 dias, e comentou que o antebraço e a mão estavam um pouco enfraquecidos. Ele não se recorda de ter sofrido qualquer traumatismo, mas que seus sintomas estavam se agravando. A respeito de sua saúde em geral você fica sabendo que ele perdeu 7 quilos no último ano, que ele fumou durante a maior parte de sua vida, e que tinha uma tosse persistente há muito tempo.

Durante o exame físico você confirma a fraqueza muscular em seu braço e também observa que ele apresenta pálpebra esquerda abaixada e pupila esquerda contraída. Ele diz que sua pálpebra começou a descer recentemente.

Ele fica surpreso quando você solicita uma tomografia de tórax para confirmar o problema que está causando dor em seu braço.

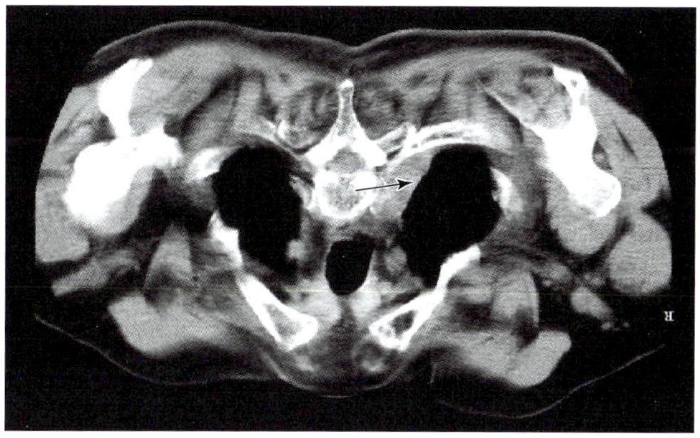

PERGUNTAS:

1. Dada a história deste homem, qual é a causa mais provável da densidade pulmonar indicada com uma seta na tomografia ao lado?
2. Como pode uma lesão no pulmão causar sintomas no braço?
3. Como você explica a queda palpebral e a pupila contraída? (Considere as atividades do sistema nervoso autônomo destas estruturas.)

Resumo do Capítulo

Introdução ao Sistema Nervoso Autônomo (pp. 435-438)

1. O sistema nervoso autônomo (SNA) é uma divisão funcional do sistema nervoso; é composto de porções do sistema nervoso central (SNC) e porções do sistema nervoso periférico (SNP).
2. Neurônios autônomos pré-ganglionares se originam no encéfalo ou na medula espinal; neurônios pós-ganglionares se originam em gânglios fora do SNC.
3. Músculo liso, músculo cardíaco e glândulas recebem inervação autônoma.
   (a) os efetores involuntários são um pouco independentes de suas inervações e tornam-se hipersensíveis quando suas inervações são removidas.
   (b) Células miocárdicas estão interligadas por sinapses elétricas, ou junções comunicantes para formar um sincício funcional com independente atividade pelo nó sinoatrial.
   (c) Músculos lisos de unidade simples são caracterizados por junções comunicantes e atividade do nó SA; músculos lisos de unidades múltiplas têm poucas, se tiver, junções comunicantes, e assim suas células individualmente precisam ser estimuladas separadamente através de neurônios.

Estrutura do Sistema Nervoso Autônomo (pp. 438-443)

1. Neurônios pré-ganglionares da divisão simpática (toracolombar) originam-se na medula espinal (T1-L2).
   (a) Muitos desses neurônios fazem sinapse com neurônios pós-ganglionares, cujos corpos celulares estão localizados em um tronco de gânglios simpáticos ao lado da medula espinal.
   (b) Alguns neurônios pré-ganglionares fazem sinapse em gânglios periféricos; incluídos entre esses estão os gânglios celíaco, mesentérico superior e mesentérico inferior.

CAPÍTULO 13

(c) Alguns neurônios pré-ganglionares inervam a medula supra-renal, que secreta epinefrina (e alguns norepinefrina) no sangue em resposta a esta estimulação.
2. Neurônios pré-ganglionares parassimpáticos originam-se no encéfalo e no nível sacral da medula espinal.
   (a) Neurônios pré-ganglionares parassimpáticos participam dos nervos oculomotor, facial, glossofaríngeo e vago.
   (b) Neurônios pré-ganglionares do nervo vago são mais longos e fazem sinapse em gânglios terminais localizados próximos ou no interior do órgão inervado; neurônios pós-ganglionares curtos inervam então as células efetoras.
   (c) O nervo vago proporciona inervação parassimpática ao coração, pulmões, esôfago, estômago, fígado, intestino delgado e metade superior do intestino grosso.
   (d) O parassimpático dos níveis sacrais da medula espinal inerva os gânglios terminais da metade inferior do intestino grosso, o reto e os sistemas urinário e genital.

Funções do Sistema Nervoso Autônomo (pp. 444-448)

1. Os efeitos das atividades simpáticas e parassimpáticas, juntamente com aqueles dos hormônios, ajudam a manter a homeostasia. A divisão simpática ativa o corpo ("lutar ou fugir") através de efeitos adrenérgicos; a divisão parassimpática conserva e restaura a energia do corpo através de efeitos colinérgicos.
2. Todos os neurônios pré-ganglionares autônomos são colinérgicos (usam acetilcolina como neurotransmissor).
   (a) Todos os neurônios pós-ganglionares parassimpáticos são colinérgicos.
   (b) A maioria dos neurônios pós-ganglionares simpáticos é adrenérgica (usam norepinefrina nas suas sinapses).
   (c) Neurônios simpáticos que inervam glândulas sudoríferas e aquelas que inervam vasos sangüíneos dos músculos esqueléticos são colinérgicos.
3. Os efeitos adrenérgicos incluem estimulação do coração, vasoconstrição, nas vísceras e na pele, broncodilatação e glicogenólise no fígado.
4. Os efeitos colinérgicos dos nervos parassimpáticos são promovidos por drogas muscarínicas e inibidas por atropina.
5. Nos órgãos com dupla inervação, os efeitos das divisões simpáticas e parassimpáticas podem ser antagônicos, complementares ou cooperativos.
   (a) Os efeitos são antagônicos no coração e nas pupilas.
   (b) Os efeitos são complementares na regulação da secreção das glândulas salivares; eles são cooperativos na regulação dos sistemas urinário e genital.
6. Nos órgãos sem dupla inervação (como a maioria dos vasos sangüíneos), a regulação é conseguida por aumentos ou diminuições nas atividades dos nervos simpáticos.

Controle do Sistema Nervoso Autônomo pelos Centros Superiores do Encéfalo (pp. 448-450)

1. Impulsos sensitivos viscerais para o encéfalo podem resultar em atividades de vias descendentes aos neurônios pré-ganglionares autônomos. Os centros no encéfalo que controlam as atividades autônomas são influenciados através de áreas encefálicas superiores, como também por impulsos sensitivos.
2. O bulbo do tronco encefálico é a estrutura que mais diretamente controla a atividade do SNA.
   (a) O bulbo é por sua vez influenciado por impulsos sensitivos e por impulsos hipotalâmicos.
   (b) O hipotálamo dirige respostas somáticas, autônomas e endócrinas durante as várias situações comportamentais.
3. A atividade do hipotálamo é influenciada por impulsos vindos do sistema límbico, cerebelo e cérebro; estas interligações proporcionam um componente autônomo para alterações na posição do corpo, emoções e várias expressões da personalidade.

Atividades de Revisão

Questões Objetivas

1. Qual das seguintes afirmativas sobre o gânglio mesentérico superior é *verdadeira*?
   (a) É um gânglio parassimpático.
   (b) É um gânglio paravertebral simpático.
   (c) Está localizado na cabeça.
   (d) Contém neurônios pós-ganglionares simpáticos.
2. Os gânglios pterigopalatino, ciliar, submandibular e ótico são
   (a) gânglios simpáticos colaterais.
   (b) gânglios simpáticos cervicais.
   (c) gânglios parassimpáticos que recebem neurônios do nervo vago.
   (d) gânglios parassimpáticos que recebem neurônios do terceiro, sétimo e nono nervos cranianos.
3. Gânglios parassimpáticos estão localizados
   (a) em um tronco paralelo à medula espinal.
   (b) nas raízes posteriores dos nervos espinais.
   (c) próximos ou no interior dos órgãos inervados.
   (d) no encéfalo.
4. O neurotransmissor de neurônios simpáticos pré-ganglionares é
   (a) norepinefrina
   (b) epinefrina
   (c) acetilcolina
   (d) dopamina
5. Os neurônios pré-ganglionares da divisão simpática do sistema nervoso autônomo originam-se em
   (a) mesencéfalo e bulbo
   (b) nervos de toda a medula espinal
   (c) da primeira vértebra cervical (C1) à primeira lombar (L1)
   (d) da primeira vértebra torácica (T1) à segunda lombar (L2)
6. Quais dos seguintes neurônios liberam norepinefrina?
   (a) neurônios pré-ganglionares parassimpáticos
   (b) neurônios pós-ganglionares parassimpáticos
   (c) neurônios pós-ganglionares simpáticos no coração
   (d) neurônios pós-ganglionares parassimpáticos em glândulas sudoríferas
   (e) todas

7. As ações dos neurônios simpáticos e parassimpáticos são cooperativos no
   (a) coração
   (b) sistema genital
   (c) sistema digestório
   (d) olhos
8. Qual das seguintes afirmativas não é resultado de estimulação de nervo parassimpático?
   (a) aumenta o movimento do trato gastrointestinal
   (b) aumenta a secreção mucosa
   (c) contrai a pupila
   (d) contrai os vasos sangüíneos viscerais
9. Atropina bloqueia os efeitos dos nervos parassimpáticos. Deve portanto resultar em
   (a) dilatação das pupilas
   (b) diminuição na secreção de muco
   (c) diminuição nos movimentos do trato gastrointestinal
   (d) aumento na freqüência cardíaca
   (e) todas
10. A área do encéfalo que está mais diretamente envolvida no controle de reflexos do sistema autônomo é
   (a) hipotálamo
   (b) córtex cerebral
   (c) bulbo
   (d) cerebelo

Questões Dissertativas

1. Compare as divisões simpática e parassimpática em termos de localização dos gânglios e distribuição dos nervos.
2. Explique as relações estruturais e funcionais entre a divisão simpática do SNA e a glândula supra-renal.
3. Compare os efeitos das estimulações adrenérgicas e colinérgicas nos sistemas cardiovascular e digestório.
4. Explique como os efetores que recebem apenas inervação simpática são regulados pelo SNA.
5. Explique por que uma pessoa pode suar mais profusamente logo depois do exercício do que durante o exercício.

Questões de Análise Crítica

1. Choque é uma situação clínica que ocorre quando os tecidos do corpo não recebem suficiente oxigênio transportado pelo sangue. É caracterizado por baixo fluxo sangüíneo ao encéfalo levando a níveis diminuídos de consciência. Por que um paciente com uma lesão de medula espinal cervical estaria em risco de entrar em choque?
2. Imagine você mesmo no bloco de partida para correr os 100 metros rasos na Olimpíada. O tiro de partida está a ponto de ser dado na maior corrida de sua vida. O que o seu sistema nervoso autônomo faz neste momento? Como seus órgãos estão reagindo?
3. Suponha que você esteja erguendo o punho de um homem que desfaleceu para sentir sua pulsação. Como fazer para sentir sua pele? Como você caracterizaria a sua pulsação? Que papel específico teria o sistema nervoso autônomo na produção desses efeitos?
4. Por que deve ser prescrita atropina para uma pessoa que esteja com gastrite? Por que a pessoa sente a boca seca depois de tomar este remédio?
5. A maioria dos agentes usados na guerra química afeta o sistema nervoso autônomo. Por exemplo, o gás nervoso estimula a atividade da divisão parassimpática do SNA em tal extensão que causa morte rápida. Com base em seu conhecimento do sistema nervoso autônomo, você pode predizer o tipo de sintomas que uma vítima de gás nervoso poderia sofrer?
6. Dê evidências para o argumento de que sistema nervoso autônomo é um nome um tanto inadequado.

14

Sistema Endócrino

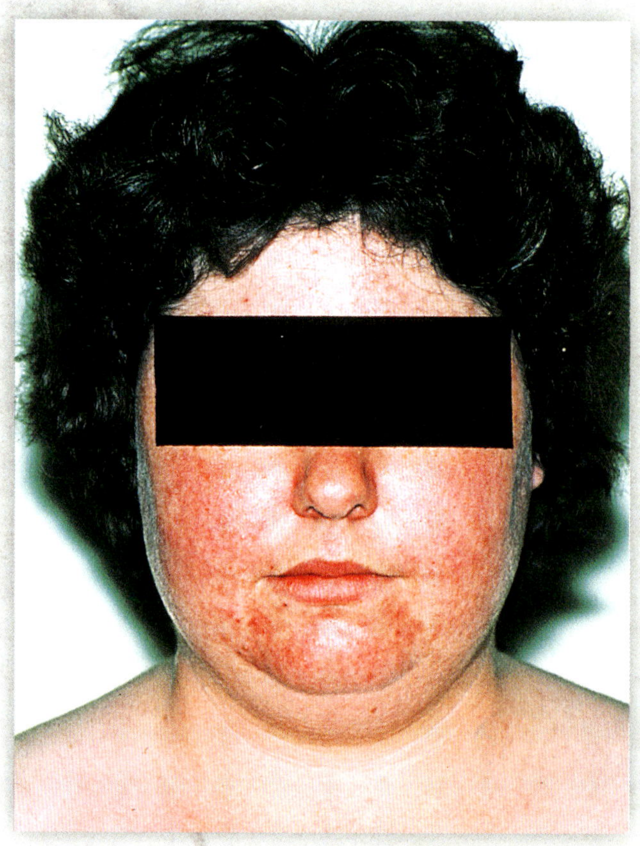

FIGURA: Disfunções de glândulas endócrinas freqüentemente se manifestam por mudanças no metabolismo do corpo e alterações nas características da superfície.

Estudo de Caso Clínico

Uma senhora de 38 anos de idade consultou o médico da família porque estava sofrendo cansaço constante e fraqueza, especialmente nas pernas. Ao cumprimentá-la, o doutor notou que, embora estivesse ligeiramente obesa, sua face apresentava-se incomumente arredondada. Durante a consulta, ela diz que em uma recente reunião com colegas da escola secundária, ninguém a reconhecera porque sua face havia mudado muito. Diz também estar sofrendo uma dor de cabeça constante. O exame físico demonstrou, além dos achados da face, uma distribuição incomum de gordura que incluía uma corcunda na parte superior das costas e acentuada obesidade no tronco. Outros achados incluíram hipertensão e cegueira nos campos visuais laterais de ambos os olhos (hemianopsia bitemporal). Os exames de laboratório mostraram aumento elevado da glicose no sangue e outras evidências de níveis altos de glicocorticóides.

Pode ser feita uma correlação entre os achados da visão da paciente e o resto do seu quadro clínico? Explique. Em qual órgão endócrino reside o processo primário da doença? Pode o mesmo órgão produzir os hormônios que diretamente causam os sinais e sintomas que a paciente apresenta? Explique. Você suspeita que um tumor em outro lugar do sistema endócrino possa produzir achados semelhantes?

Sugestão: Estude a figura 14.8 e observe a posição das glândulas endócrinas com respeito ao nervo óptico e quiasma óptico. Também, revise as ações dos hormônios na tabela 14.4.

INTRODUÇÃO AO SISTEMA ENDÓCRINO

Hormônios são substâncias químicas reguladoras secretadas pelas glândulas endócrinas e lançadas no sangue, que os transporta para as células-alvo onde devem atuar. Um mecanismo de retroalimentação (*feedback*) nas células-alvo controla a secreção (produção) dos hormônios.

Objetivo 1 Distinguir glândulas endócrinas de exócrinas.

Objetivo 2 Comparar e contrastar os sistemas nervoso e endócrino e como eles regulam as funções do corpo e mantêm a homeostasia.

Objetivo 3 Definir *glândula mista* e identificar as glândulas endócrinas que são mistas.

Objetivo 4 Descrever a ação de um hormônio em sua célula-alvo e explicar como a retroalimentação negativa (*feedback* negativo) regula a secreção hormonal.

Objetivo 5 Diferenciar os três tipos principais de hormônios.

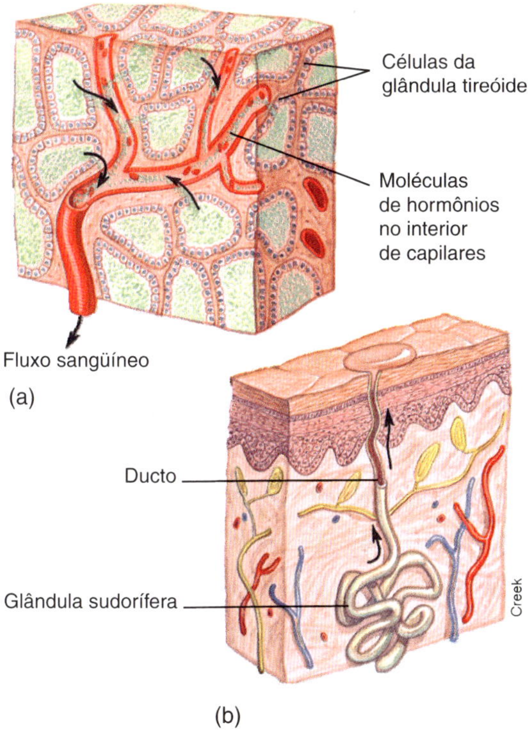

FIGURA 14.1 Uma comparação de (*a*) uma glândula endócrina e (*b*) uma glândula exócrina. Uma glândula endócrina, como a glândula tireóide mostrada aqui, é uma glândula sem ducto que libera os hormônios na corrente sangüínea ou no líquido intersticial circundante. Ao contrário, as glândulas exócrinas, como as glândulas sudoríferas da pele, secretam seus produtos diretamente na superfície do corpo ou em ductos que os conduzem à superfície da pele.

Baseando-nos na estrutura e na função, as numerosas glândulas do corpo podem ser classificadas em dois tipos: *exócrinas* ou *endócrinas*. Glândulas exócrinas, como as glândulas sudoríferas, salivares e mucosas, produzem secreções que são transportadas por ductos aos seus respectivos destinos. Cada uma das glândulas exócrinas funciona no interior de um determinado sistema do corpo. As glândulas endócrinas constituem um sistema próprio, o sistema endócrino. Ao contrário das glândulas exócrinas, as glândulas endócrinas não possuem ductos; elas secretam substâncias químicas específicas chamadas *hormônios* lançados diretamente no sangue ou no líquido intersticial circundante (fig. 14.1). Em seguida, o sangue transporta estes hormônios para locais específicos chamados *células-alvo* onde eles executam funções determinadas.

O sistema endócrino funciona intimamente com o sistema nervoso na regulação e integração dos processos do corpo e na manutenção da homeostasia. O sistema nervoso regula as atividades do corpo através de ações de impulsos eletroquímicos que são transmitidos por meio de neurônios, resultando em rápidas, mas geralmente curtas, respostas. Ao contrário, as glândulas do sistema endócrino secretam reguladores químicos que seguem através da corrente sangüínea ou do líquido intersticial para os locais a eles determinados; suas ações são relativamente lentas, mas os seus efeitos são prolongados. As respostas neurológicas são medidas em milissegundos, mas a ação hormonal exige segundos ou dias para concluir uma resposta. Alguns hormônios podem ter um efeito que dura minutos; para outros, o efeito pode durar semanas ou meses.

Os sistemas nervoso e endócrino estão intimamente coordenados no controle autônomo das funções do corpo. Três glândulas endócrinas estão localizadas no interior da cavidade craniana onde certas estruturas do encéfalo estimulam ou inibem rotineiramente a liberação de hormônios. Igualmente, certos hormônios podem estimular ou podem inibir as atividades do sistema nervoso. As funções dos dois controladores do corpo estão comparadas na tabela 14.1

exócrina: G. *exo*, do lado de fora; *krinein*, separar

endócrina: G. *endon*, do lado de dentro; *krinein*, separar

hormônio: G. *hormon*, fixar, em movimento

TABELA 14.1 Comparação entre os Sistemas Endócrino e Nervoso

Sistema Endócrino	Sistema Nervoso
Secreta hormônios para as células-alvo através do sangue ou líquido intersticial circundante	Transmite impulsos neuroquímicos através de fibras nervosas
Causa mudanças nas atividades metabólicas em células específicas	Causa contração nos músculos e secreção nas glândulas
Ação relativamente lenta (segundos ou até mesmo dias)	Ação muito rápida (milissegundos)
Efeitos relativamente prolongados	Efeitos relativamente breves

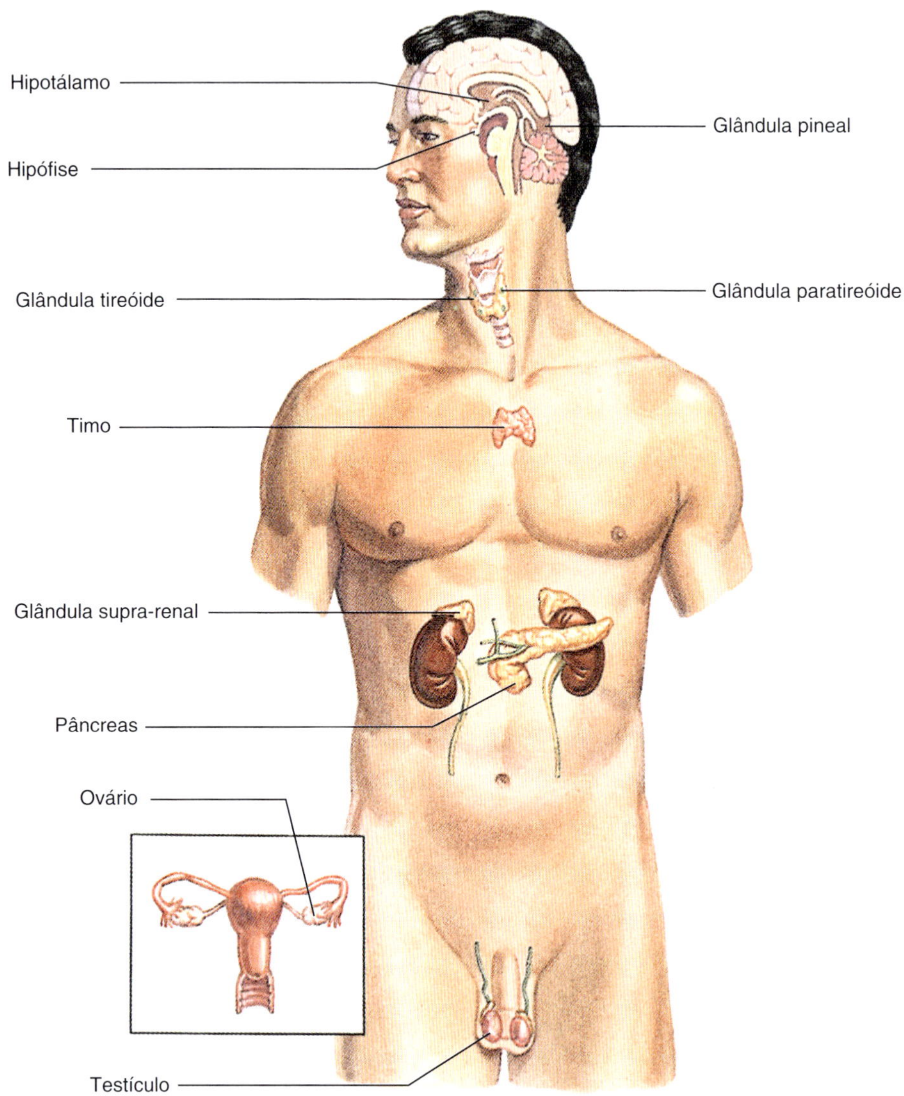

FIGURA 14.2 Localização das principais glândulas do corpo.

Glândulas do Sistema Endócrino

As glândulas endócrinas estão distribuídas ao longo do corpo (fig. 14.2). A **hipófise**, o **hipotálamo** e a **glândula pineal** estão associados com o encéfalo no interior da cavidade craniana. A **glândula tireóide** e as **glândulas paratireóides** estão situadas no pescoço. As **glândulas supra-renais** e o **pâncreas** estão localizados no interior da região abdominal. As **gônadas** *(ovários)* da mulher estão situadas no interior da cavidade pélvica, enquanto as *gônadas (testículos)* do homem estão no escroto. O pâncreas e as gônadas são freqüentemente classificados como *glândulas mistas* porque eles têm tanto funções exócrinas como endócrinas.

O sistema endócrino é único pelo fato de suas glândulas estarem amplamente dispersas através do corpo, sem continuidade anatômica. Ao contrário dos órgãos de outros sistemas do corpo, que estão ligados fisicamente de alguma forma.

Além das glândulas há pouco mencionadas, algumas outras podem ser consideradas partes do sistema endócrino porque elas têm funções endócrinas. Estas incluem o *timo*, localizado na região inferior e mediana do pescoço, o *estômago*, os *rins*, as *células da mucosa do duodeno* e a *placenta*, associada com o feto. As principais glândulas endócrinas do corpo, seus hormônios e os efeitos desses hormônios estão relacionados na tabela 14.2.

Hormônios e suas Ações

Hormônios são substâncias orgânicas específicas que agem como mensageiros químicos do sistema endócrino. Os três tipos básicos de hormônios (proteínas, esteróides e aminas) são derivados de aminoácidos ou do colesterol (fig. 14.3).

As proteínas são compostas de aminoácidos ligados em cadeias de peptídeos (fig. 14.3*a*). A maioria dos hormônios do

TABELA 14.2 Principais Glândulas Endócrinas

Glândula Endócrina	Hormônios Principais	Principais Órgãos Alvos	Principais Efeitos
Córtex supra-renal	Glicocorticóide Aldosterona	Fígado e músculos Rins	Influência dos glicocorticóides no metabolismo da glicose; aldosterona promove a retenção de Na^+, excreção de K^+
Medula supra-renal	Epinefrina	Coração, bronquíolos e vasos sangüíneos	Causa estimulação adrenérgica
Hipotálamo	Libera e inibe hormônios	Hipófise anterior	Regula a secreção dos hormônios da hipófise anterior
Intestino delgado	Secretina e colecistoquinina	Estômago, fígado e pâncreas	Inibe a motilidade gástrica e estimula a secreção de bile e suco pancreático
Ilhotas pancreáticas	Insulina Glucagon	Muitos órgãos Fígado e tecido adiposo	Insulina promove a captação celular de glicose e formação de glicogênio e gordura; glucagon estimula a hidrólise de glicogênio e gordura
Ovários	Estradiol 17β e progesterona	Sistema genital feminino e glândulas mamárias	Mantém a estrutura do sistema genital e promove os caracteres sexuais secundários
Glândulas paratireóides	Hormônio da paratireóide	Osso, intestino e rins	Aumenta a concentração de Ca^{++} no sangue
Glândula pineal	Melatonina	Hipotálamo e hipófise anterior	Afeta a secreção de hormônios gonadotróficos
Hipófise anterior	Hormônios tróficos	Glândulas endócrinas e outros órgãos	Estimula o crescimento e o desenvolvimento dos órgãos alvos; estimula a secreção de outros hormônios
Hipófise posterior	Hormônio antidiurético Ocitocina	Rins e vasos sangüíneos Útero e glândulas mamárias	Hormônio antidiurético promove retenção de água e vasoconstrição; ocitocina estimula contração do útero e unidades secretoras mamárias
Estômago	Gastrina	Estômago	Estimula a secreção ácida
Testículo	Testosterona	Próstata, glândula seminal e outros órgãos	Estimula o desenvolvimento dos caracteres sexuais secundários
Timo	Timosina	Linfonodos	Estimula a produção de glóbulos brancos
Glândula tireóide	Tiroxina (T_4), triiodotironina (T_3) e calcitonina	Sangue e maioria dos órgãos	Tiroxina e triiodotironina promovem o crescimento e o desenvolvimento e estimulam a taxa basal das células respiratórias (taxa metabólica basal – TMB); calcitonina regula os níveis de Ca^{++} no sangue por inibição da descalcificação óssea
Rins	Eritropoetina	Medula óssea	Estimula produção de glóbulos vermelhos

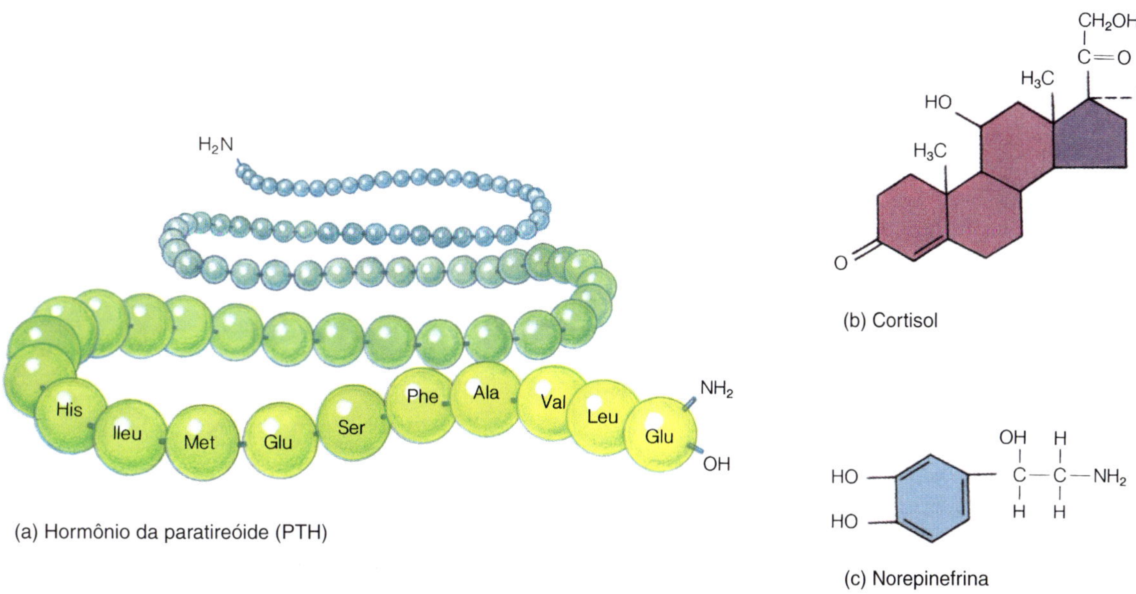

FIGURA 14.3 Estruturas químicas exemplificando três tipos básicos de hormônios: (*a*) uma proteína (cada círculo representa um aminoácido), (*b*) um esteróide e (*c*) uma amina.

TABELA 14.3 Classes de Hormônios

Tipo de Hormônio	Composição/Estrutura	Exemplos	Método de Administração
Proteína	Aminoácidos ligados por cadeias de peptídeos	Hormônios hipofisários, hormônios pancreáticos, hormônios da paratireóide e calcitonina da glândula tireóide	Intravenosamente, intramuscularmente ou subcutaneamente
Esteróide	Lipídio com um núcleo de colesterol	Hormônios sexuais e hormônios da glândula supra-renal	Oralmente, intravenosamente ou intramuscularmente
Amina	Aminoácidos que não se ligam a peptídeos; moléculas contêm o grupo $-NH_2$	Tiroxina da glândula tireóide, adrenalina da glândula supra-renal e melatonina da glândula pineal	Oralmente, subcutaneamente, intravenosamente ou como inalante

corpo são proteínas, incluindo calcitonina da glândula tireóide e hormônios secretados pelas glândulas hipófise, pâncreas e paratireóide. Hormônios protéicos não podem ser administrados oralmente, porque as ligações de peptídios se separariam durante a reação hidrólica da digestão; assim, necessitam ser injetados intravenosamente, intramuscularmente, ou subcutaneamente.

Um *esteróide* é um lipídio sintetizado a partir do colesterol. Esteróides existem como complexos anéis de átomos de carbono e hidrogênio (fig. 14.3*b*). Os tipos de átomos fixados aos anéis determinam os tipos específicos de esteróides. Há mais de 20 hormônios esteróides no corpo, incluindo alguns como *cortisol, cortisona, estrógeno, progesterona* e *testosterona*. Os hormônios sexuais produzidos pelas gônadas e os hormônios produzidos pelo córtex supra-renal são todos esteróides. Os esteróides podem ser tomados oral ou intravenosamente para regular as atividades do corpo se disfunções glandulares impedirem a produção natural de quantidades normais.

Aminas são produzidas a partir de aminoácidos mas não contêm ligações peptídeas. Moléculas de aminas contêm átomos de carbono, hidrogênio e nitrogênio e sempre têm grupos de aminas ($-NH_2$) associados (fig. 14.3*c*). Tiroxinas produzidas na glândula tireóide, epinefrina (adrenalina) e norepinefrina produzidas na glândula supra-renal, e melatonina produzida na glândula pineal são exemplos de aminas.

Tiroxina é comumente administrada oralmente, enquanto a epinefrina é administrada intravenosamente para produzir respostas rápidas. A epinefrina também pode ser administrada como um inalante quando for necessário dilatar as vias aéreas condutoras do ar para o interior dos pulmões.

Um resumo dos tipos básicos de hormônios está apresentado na tabela 14.3.

A ação usual dos hormônios é acelerar ou diminuir o metabolismo nas células-alvo. Hormônios são extremamente específicos quanto às células sobre as quais eles atuam e as mudanças celulares que eles promovem. A capacidade de um hormônio de atuar sobre uma célula em particular depende da presença de moléculas receptoras na célula ou locais de receptores específicos na membrana celular.

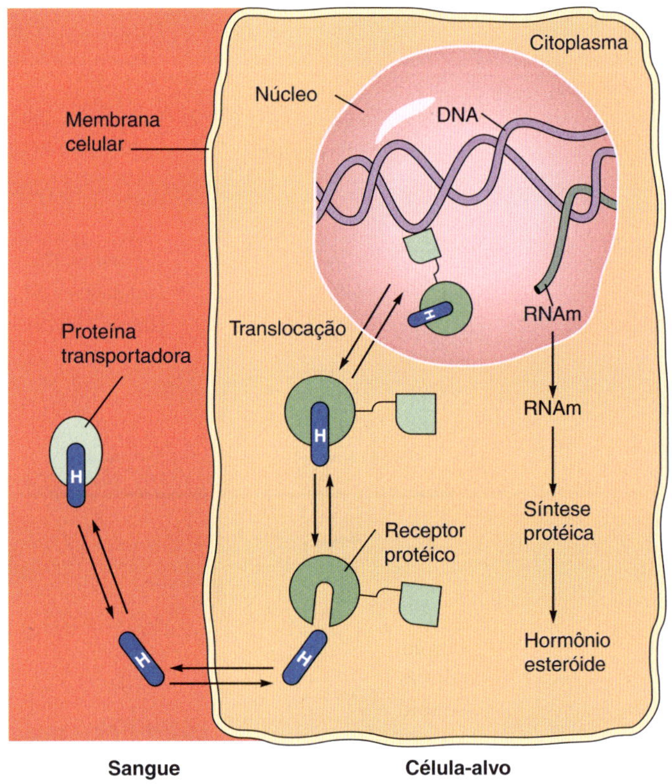

FIGURA 14.4 Mecanismo de ação de um hormônio esteróide (H) na célula-alvo. Um hormônio esteróide passa através da membrana celular e se liga com um receptor protéico no citoplasma. O complexo esteróide-protéico em seguida entra no núcleo da célula e ativa a síntese do RNA mensageiro (RNAm). O RNA mensageiro em seguida se dispersa no citoplasma onde ativa a síntese de proteínas por meio de ribossomos.

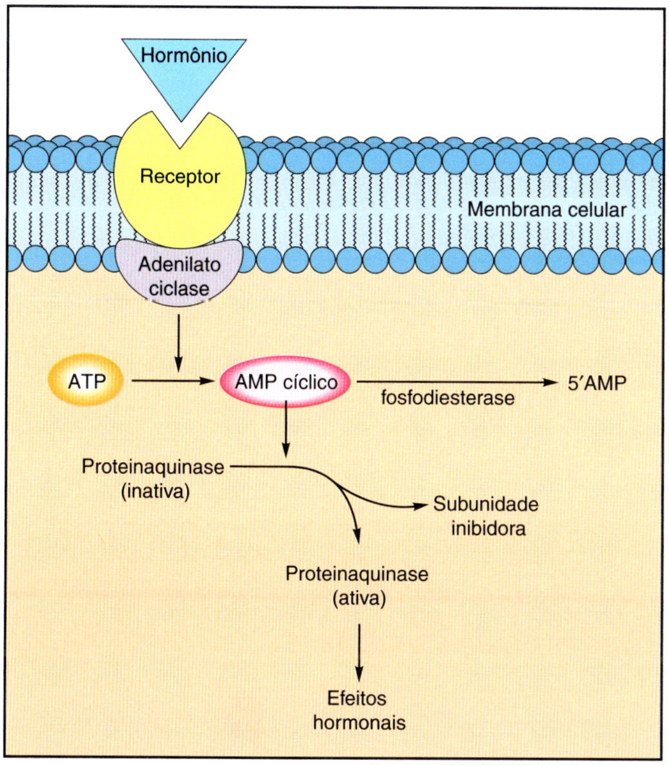

FIGURA 14.5 Relação entre um hormônio protéico, as células-alvo e o AMP cíclico. Hormônios chegam nas células-alvo através de líquidos do corpo e se fixam em locais de receptores específicos da membrana celular, o que faz com que moléculas de adenilato ciclase se dispersem no citoplasma e promovam a mudança de ATP em AMP cíclico. AMP cíclico por sua vez causa mudanças nos processos celulares.

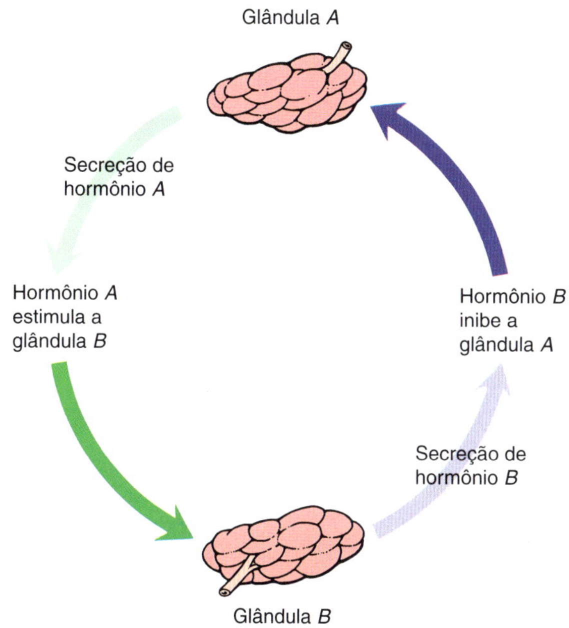

FIGURA 14.6 Em um sistema de retroalimentação negativa (*feedback* negativo), a glândula *A* secreta hormônio *A* (primeiro passo) que estimula a glândula *B* a liberar seu hormônio; o hormônio da glândula *B* (segundo passo) inibe a secreção do hormônio *A* pela glândula *A*.

Hormônios esteróides são solúveis em lípides e podem passar imediatamente através da membrana celular. Uma vez dentro de uma célula, o esteróide combina-se com uma proteína para formar um complexo proteína-esteróide (fig. 14.4). Esse complexo é necessário para a síntese de tipos específicos de mensageiro de moléculas de RNA.

Hormônios de proteína e de aminas são insolúveis em lípides e portanto necessitam se prender em locais de receptores específicos na membrana celular. Estes hormônios não entram na célula, mas suas fixações aumentam a atividade de uma enzima na membrana da célula chamada *adenilato ciclase*. Na presença de adenilato ciclase, moléculas de ATP na célula são convertidas em *AMP cíclico* (monofosfato de adenosina) na célula, que por sua vez se dispersa por toda a célula causando mudanças nos processos celulares (fig. 14.5). Estas mudanças podem incluir aumento na síntese de proteínas, alterando a permeabilidade da membrana, ou ativando certas enzimas celulares.

Controle de Secreção de Hormônio

A relação entre a quantidade de secreção de um determinado hormônio e a proporção de uso pelas células-alvo é intimamente equilibrada. A estabilidade de níveis de hormônios é mantida por um sistema de retroalimentação negativo e impulsos neurais autônomos.

Retroalimentação negativa (*feedback* negativo) (fig. 14.6) é um mecanismo homeostático que mantém o estado atual de suprimento e demanda entre os níveis normais de hormônios e as necessidades das células-alvo. Uma glândula endócrina deve continuar secretando hormônios que chegam às células-alvo até que mensagens de volta destas células informem que quantidades suficientes destes hormônios já estão presentes. Essas mensagens geralmente circulam na forma de hormônios secretados pelas células-alvo. Essa retroalimentação química informa a glândula endócrina para que iniba a secreção (fig. 14.6). A glândula endócrina principal retomará as secreções quando os níveis sangüíneos de inibição química ficarem baixos novamente.

Impulsos neurais através do sistema nervoso autônomo fazem com que certas glândulas endócrinas, como a medula supra-renal, secretem hormônios. Um tipo especializado de impulso neural envolve o hipotálamo e a hipófise (fig. 14.7). Neste sistema, secreções químicas de células neurossecretoras do hipotálamo chamadas fatores liberadores influenciam células-alvo específicas da hipófise. A estimulação da hipófise pelo fator liberador causa a secreção de hormônios específicos. O hipotá-

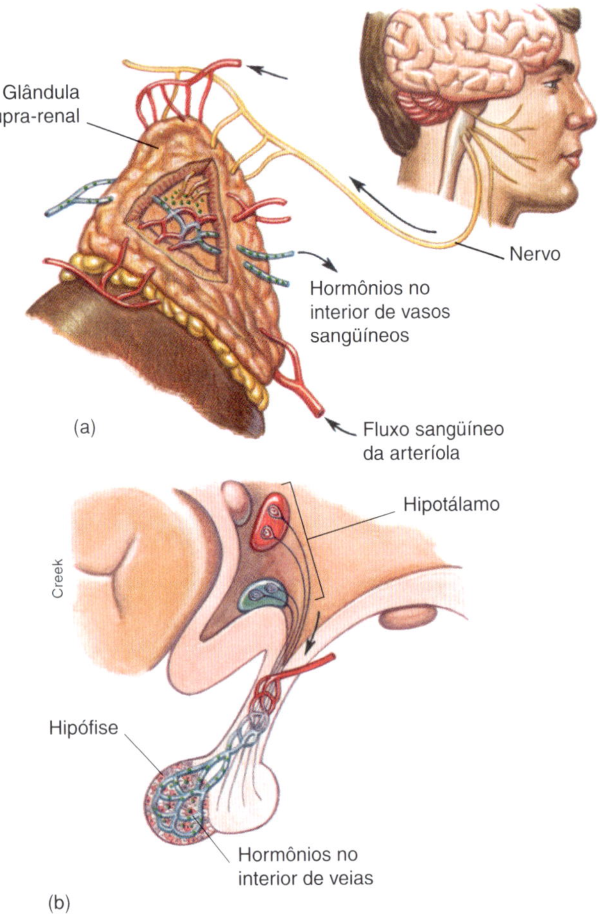

FIGURA 14.7 Controle neural de secreção endócrina. *(a)* A medula supra-renal secreta hormônios em resposta aos estímulos autônomos. *(b)* O hipotálamo tem uma função neurossecretora na estimulação de células-alvo na hipófise para liberar hormônios.

lamo continua a secretar a liberação de fator liberador até que um determinado nível de hormônio esteja presente nos líquidos do corpo e seja identificado pelo hipotálamo através de um mecanismo de retroalimentação negativo.

Avaliação de Conhecimentos

1. Quais são alguns dos modos pelos quais glândulas endócrinas e exócrinas diferem estruturalmente?
2. Como os sistemas nervoso e endócrino estão funcionalmente relacionados?
3. Faça uma relação dos órgãos do corpo que, funcionalmente, são exclusivamente endócrinos. Faça também uma relação dos órgãos que desempenham outras funções no corpo, além de secretar hormônios.
4. Utilizando diagramas descreva o mecanismo de ação dos hormônios esteróides e o mecanismo de ação dos hormônios protéicos no interior das células.
5. Faça uma relação dos três tipos de hormônios, dê exemplos de cada um, e descreva suas composições químicas.

HIPÓFISE

A neuro-hipófise libera hormônios que são produzidos no hipotálamo, enquanto a adeno-hipófise secreta seus próprios hormônios em resposta à regulação pelos hormônios hipotalâmicos. A secreção da hipófise é assim controlada pelo hipotálamo como também por influências de retroalimentação negativa das células-alvo das glândulas.

Objetivo 6 Fazer uma relação dos hormônios secretados pela adeno-hipófise e pela neuro-hipófise.

Objetivo 7 Descrever, de modo geral, as ações dos hormônios da adeno-hipófise.

Objetivo 8 Explicar como a secreção dos hormônios pela hipófise anterior e posterior é controlada pelo hipotálamo.

Objetivo 9 Explicar como a secreção dos hormônios da hipófise anterior é regulada por retroalimentação negativa.

Descrição da Hipófise

A **hipófise**, localizada na face inferior do encéfalo na região do diencéfalo, está fixa ao encéfalo por uma estrutura chamada *infundíbulo* (fig. 14.8). A hipófise é arredondada, em forma de ervilha, medindo cerca de 1,3 cm de diâmetro, e é envolvida pela dura-máter e sustentada pela sela turca do osso esfenóide. O círculo arterial do cérebro contorna a hipófise que é altamente vascularizada fornecendo-lhe um rico suprimento sangüíneo (veja figs. 16.23 e 16.24).

A hipófise é estruturalmente e funcionalmente dividida em lobo anterior, ou **adeno-hipófise**, e lobo posterior chamado de **neuro-hipófise.** A adeno-hipófise consiste em duas partes no adulto: (1) a **parte distal** (*anterior*) é a porção bulbar, e (2) a **parte tuberal** é o prolongamento fino em contato com o infundíbulo (fig. 14.8). A **parte intermédia**, uma tira de tecido entre os lobos anterior e posterior, existe no feto. Durante o desenvolvimento fetal, suas células se misturam com as do lobo anterior, e em adultos elas já não constituem uma estrutura separada. A histologia da adeno-hipófise é mostrada na figura 14.9.

A neuro-hipófise, parte neural da hipófise, consiste no lobo nervoso bulbar (posterior) que está em contato com a adeno-hipófise, e o **infundíbulo**, em forma de funil, um pedúnculo de tecido que conecta a hipófise com a base do hipotálamo. Fibras nervosas se estendem através do infundíbulo juntamente com minúsculas células semelhantes a neuróglias chamadas **pituícitos.**

adeno-hipófise: G. *adeno*, glândula; *hypo*, embaixo; *physis*, crescimento, formação
infundíbulo: L. *infundibulum*, funil

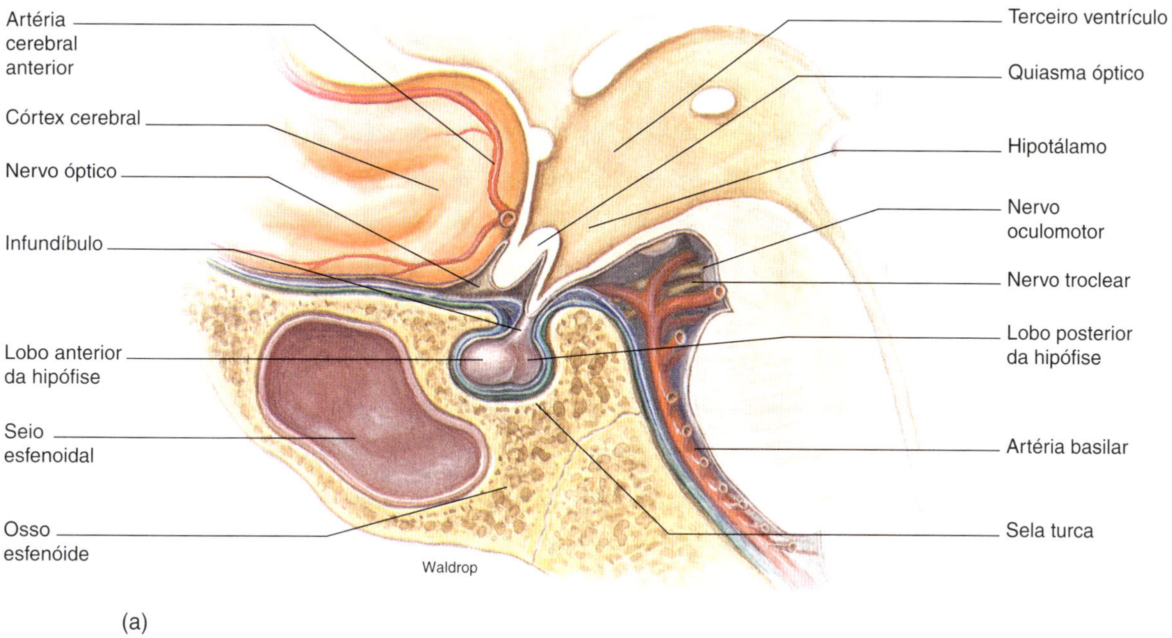

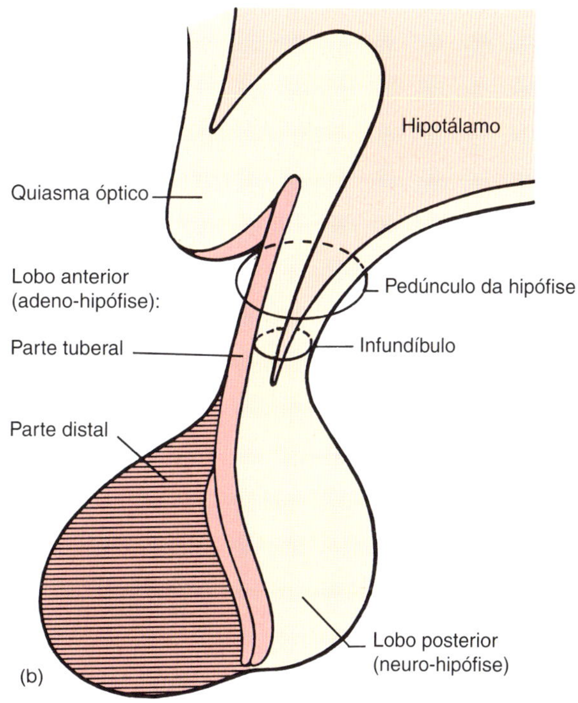

FIGURA 14.8 A hipófise. (*a*) Fixada pelo infundíbulo ao hipotálamo, a hipófise encontra-se na sela turca do osso esfenóide. (*b*) Diagrama da hipófise mostrando suas várias porções.

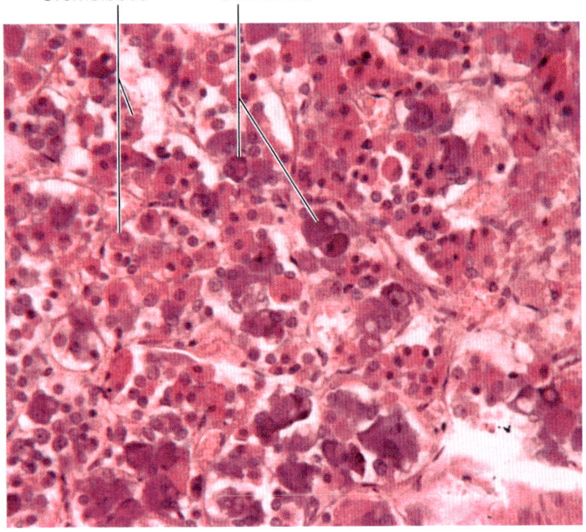

FIGURA 14.9 Histologia da parte distal da hipófise anterior (adeno-hipófise).

A hipófise é uma estrutura do encéfalo, talvez a mais sujeita a neoplasias. Um tumor da hipófise, em geral, é diagnosticado facilmente quando começa a crescer e interferir na atividade hormonal. Se o tumor cresce para cima, pode exercer suficiente pressão no quiasma óptico e causar *hemianopsia bitemporal*, que é cegueira no campo temporal da visão de ambos os olhos. A remoção cirúrgica de uma neoplasia da hipófise *(hipofisectomia)* pode ser realizada transcranialmente através do lobo frontal ou pela cavidade nasal e seio esfenoidal.

Hormônios Hipofisários

A hipófise libera nove importantes hormônios. Os primeiros sete da lista são secretados pela hipófise anterior. O sétimo é secretado por certas células que são remanescentes da parte intermediária. Os últimos dois são produzidos no hipotálamo, transportados através de axônios no infundíbulo da hipófise posterior, e liberados da hipófise posterior para o sangue.

Os hormônios secretados pela parte distal são chamados **hormônios tróficos**. O termo *trófico* significa "alimento", e é usado porque quantidades altas dos hormônios hipofisários anteriores causam a hipertrofia das células-alvo das glândulas, enquanto baixos níveis causam a atrofia das células-alvo das glândulas.

1. **Hormônio do crescimento (HC)**, ou *somatotrófico*, regula a taxa de crescimento de todos os corpos celulares e promove a atividade mitótica. A secreção do HC é regulada pelo hormônio de crescimento liberador (HC-HL) e hormônio do crescimento inibidor (HC-HI), ou *somatostatina*, do hipotálamo. O mecanismo preciso de ação do HC não é conhecido, mas parece promover o movimento de aminoácidos através de membranas celulares e a utilização destas substâncias em síntese de proteína. A hipossecreção patológica de HC durante a adolescência limita o crescimento do corpo, causando um tipo de *nanismo*. A hipersecreção de HC durante a adolescência pode resultar em *gigantismo*. Em ambas as situações, as proporções do corpo são grandemente distorcidas (veja fig. 14.26*a*,*b*). Hipersecreção de HC em um adulto, depois que as epífises (ver capítulo 6) se fundiram, causa *acromegalia*. Nesta situação, os tecidos moles proliferam rapidamente e certas partes do corpo como as mãos, os pés, o nariz, a mandíbula e a língua tornam-se grandemente deformadas (veja fig. 14.26c).
2. **Hormônio tireotrófico (TSH)**. O hormônio tireotrófico, freqüentemente chamado de tireotropina, regula a atividade hormonal da glândula tireóide. A secreção do TSH, contudo, é parcialmente regulada pelo hipotálamo através da secreção do *hormônio liberador de tireotropina* (TRH). Fatores externos podem influenciar a liberação do hormônio tireotrófico também. Exposição ao frio, certas doenças e tensão emocional podem disparar um aumento na liberação do hormônio tireotrófico.
3. **Hormônio adrenocorticotrófico (ACTH)**. ACTH promove o funcionamento normal do córtex da glândula supra-renal. Também atua em todo corpo celular ajudando na decomposição das moléculas de gordura. A liberação de ACTH é controlada pelo *hormônio liberador de corticotropina* (CRH) produzido no hipotálamo. Como o TSH, a tensão influencia a liberação de ACTH.
4. **Hormônio folículo estimulante (FSH)**. Nos homens, o FSH estimula os testículos a produzirem esperma. Nas mulheres, o FSH regula mensalmente o desenvolvimento de um folículo e o óvulo, e também estimula a secreção do hormônio sexual feminino estrógeno.
5. **Hormônio luteinizante (LH)**. LH atua com o FSH, e juntos são conhecidos como *gonadotrofinas*, cujas células-alvo estão localizadas no interior das gônadas ou órgãos genitais. Nas mulheres, o LH atua com o FSH na condução da ovulação, e também estimula a formação do corpo amarelo e a produção de outro hormônio sexual feminino, a *progesterona* (veja capítulo 21).
   Nos homens, o hormônio luteinizante é chamado *hormônio estimulante das células intersticiais* e estimula as células intersticiais do testículo a desenvolver e secretar o hormônio sexual masculino chamado testosterona (veja capítulo 20). O mecanismo que controla a produção e a liberação dos hormônios gonadotróficos não está bem esclarecido. Sabe-se, contudo, que o hipotálamo libera um hormônio chamado *hormônio liberador gonadotrófico* (GnRH) que regula a secreção de ambos LH e FSH.
6. **Prolatina**. A prolatina é secretada em homens e mulheres, mas funciona principalmente nas mulheres após o parto. A prolatina ajuda outros hormônios a iniciar e manter a pro-

dução de leite pelas glândulas mamárias. O hipotálamo desempenha uma importante função na liberação deste hormônio através da produção de *hormônio inibidor da prolatina (PIH)*, agora conhecido como dopamina. Quando o PIH é secretado, a secreção de prolatina é inibida; quando PIH não é secretado, a prolatina é liberada.

7. **Hormônio estimulante do melanócito (MSH).** A exata ação do MSH em humanos é desconhecida, mas pode causar escurecimento da pele estimulando a dispersão de grânulos de melanina no interior de melanócitos. A secreção de MSH é estimulada pelo *hormônio liberador de corticotropina* e inibida pela *dopamina*, ambos provenientes do hipotálamo.
8. **Ocitocina.** A ocitocina é produzida por células especializadas do hipotálamo, e em seguida passa através dos axônios no infundíbulo para o lobo nervoso, onde é depositada e liberada em resposta aos impulsos nervosos do hipotálamo. A ocitocina influencia a atividade fisiológica do sistema genital na mulher. É liberada próximo ao fim da gestação e provoca as contrações uterinas durante o trabalho de parto. Também estimula a contração dos alvéolos e ductos da glândula mamária, produzindo o reflexo da eliminação do leite durante a lactação (veja capítulo 21). Nos homens a elevação da ocitocina por ocasião da ejaculação tem sido avaliada, mas o significado fisiológico deste hormônio nos homens ainda não está demonstrado.

Injeção de ocitocina pode ser dada a uma mulher para induzir o trabalho de parto, se a gravidez estiver se prolongando ou se a membrana fetal tiver sido rompida e houver perigo de infecção. A administração de ocitocina após o parto provoca a regressão no tamanho do útero e comprime os vasos sangüíneos, minimizando, portanto o perigo da hemorragia.

9. **Hormônio antidiurético (ADH).** ADH é semelhante à ocitocina quanto ao local de produção e liberação. Como a ocitocina, é um polipeptídeo. A principal função do ADH é inibir a formação de urina nos rins, ou mais especificamente, reduzir a quantidade de água excretada pelos rins. Este hormônio é também chamado de *vasopressina* porque provoca a vasoconstrição em altas concentrações.

Diabetes insipidus resulta de uma diminuição acentuada na produção de ADH causada por trauma ou doença do hipotálamo ou neuro-hipófise. Os sintomas desta doença são poliúria (eliminação excessiva de urina diluída), líquidos concentrados no corpo com desidratação e um particular aumento da sensação de sede.

Ocitocina e hormônio antidiurético são liberados pela hipófise posterior (parte nervosa da neuro-hipófise). Estes dois hormônios, contudo, são realmente produzidos em corpos celulares de neurônios dos **núcleos supra-óptico** e **paraventricular** do hipotálamo. Estes núcleos no interior do hipotálamo são portanto glândulas endócrinas; os hormônios que elas produzem são transportados por axônios no trato **hipotálamo-hipofisário** (fig. 14.10) para a hipófise posterior, onde ficam armazenados e mais tarde liberados. A hipófise posterior é portanto mais um órgão de depósito do que uma verdadeira glândula.

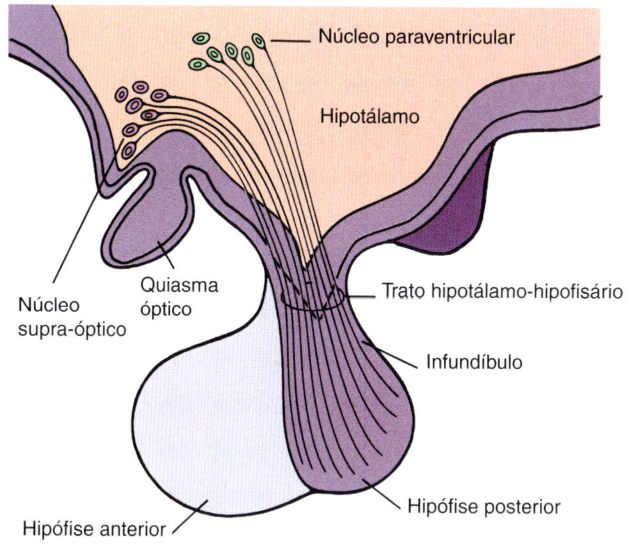

FIGURA 14.10 A neuro-hipófise armazena e secreta ocitocina e hormônio antidiurético produzidos nos corpos celulares de neurônios no interior dos núcleos supra-óptico e paraventricular do hipotálamo. Estes hormônios são transportados para a hipófise posterior por fibras nervosas do trato hipotálamo-hipofisário.

A secreção de ocitocina e ADH pela hipófise posterior é controlada por **reflexos neuroendócrinos**. Nas mães que amamentam, por exemplo, o estímulo de sugar atua por impulsos nervosos sensitivos ao hipotálamo para estimular o reflexo de secreção de ocitocina. A secreção de ADH é estimulada através de neurônios osmorreceptores do hipotálamo em resposta a uma elevação da pressão osmótica no sangue; sua secreção é inibida através de impulsos sensitivos de receptores por distensão no átrio esquerdo do coração em resposta a uma subida no volume sangüíneo.

A hipófise anterior já foi chamada de "glândula mestra" porque secreta hormônios que regulam algumas outras glândulas endócrinas (veja tabela 14.4 e fig. 14.11). Adrenocorticotrófico (ACTH), tireotrófico (TSH) e os hormônios gonadotróficos (FSH e LH) estimulam o córtex supra-renal, a tireóide e as gônadas, respectivamente, a secretar os seus hormônios. Os hormônios da hipófise anterior também têm um efeito trófico nas células-alvo das glândulas em que o bom funcionamento destas glândulas depende de estimulação adequada através de hormônios da hipófise anterior. A hipófise anterior, contudo, não é realmente uma glândula mestra, porque as secreções de seus hormônios, por sua vez, são controladas por hormônios secretados pelo hipotálamo.

TABELA 14.4 Hormônios Liberados pela Hipófise

Hormônio	Ação	Regulação de Secreção
Adeno-hipófise		
Hormônio do crescimento (HC) ou somatotrófico	Regula a atividade mitótica e o crescimento das células do corpo, promovendo o movimento dos aminoácidos através das membranas celulares	Estimulado pelo hormônio do crescimento liberador (HC-HL) pelo hipotálamo; inibido pelo hormônio do crescimento inibidor (HC-HI) (somatostatina) pelo hipotálamo
Hormônio tireotrófico (TSH) ou tireotropina	Regula a atividade hormonal da glândula tireóide	Estimulado pelo hormônio liberador de tireotropina (TRH) pelo hipotálamo; inibido pelos hormônios da tireóide
Hormônio adrenocorticotrófico (ACTH)	Promove a liberação de glicocorticóides e mineralocorticóides da córtex supra-renal; auxilia a quebra de gorduras	Estimulado pelo hormônio liberador de corticotropina (CRH) pelo hipotálamo; inibido pelos glicocorticóides da córtex supra-renal
Hormônio folículo estimulante (FSH)	Em homens, estimula a produção de espermatozóides; em mulheres, regula o desenvolvimento do folículo no ovário e estimula a secreção de estrógenos	Estimulado pelo hormônio liberador gonadotrófico (GnRH) pelo hipotálamo; inibido pelos esteróides sexuais das gônadas
Hormônio luteinizante (LH) ou ICSH nos homens	Promove a secreção de hormônios sexuais; nas mulheres desempenha um papel na liberação do óvulo e estimula a formação do corpo amarelo e produção de progesterona; nos homens estimula a secreção de testosterona.	Estimulado pelo hormônio liberador gonadotrófico (GnRH) pelo hipotálamo
Prolatina	Promove a secreção de leite pelas glândulas mamárias (lactação)	Inibida pelo hormônio inibidor da prolatina (PIH) pelo hipotálamo
Hormônio estimulante do melanócito (MSH)	Pode causar escurecimento das glândulas da pele (lactação)	Estimulado pelo hormônio liberador de corticotropina (CRH) pelo hipotálamo; inibido pela dopamina, e também pelo hipotálamo
Neuro-hipófise		
Ocitocina	Estimula as contrações dos músculos na parede do útero, causa contração dos músculos da glândula mamária	Hipotálamo, em resposta à distensão das paredes uterinas e estimulação da mama
Hormônio antidiurético (ADH)	Reduz a perda de água pelos rins; eleva a pressão arterial	Hipotálamo, em resposta às mudanças na concentração da água no sangue

Hormônios liberadores e inibidores do hipotálamo seguem através do sistema **porta hipotálamo-hipofisário** para controlar as secreções de hormônios da hipófise anterior. Neurônios no hipotálamo secretam hormônios na região da **eminência mediana**, onde entram em uma rede de capilares primários (fig. 14.12). A drenagem venosa através do infundíbulo da hipófise transporta os hormônios do hipotálamo para uma rede de capilares secundários no interior da hipófise anterior. É considerado *sistema porta* porque há dois conjuntos de capilares em série (fig. 14.12). (Isso é análogo ao sistema porta hepático que conduz sangue venoso do pâncreas, baço e trato gastrointestinal para o fígado, como descrito no capítulo 16.)

Avaliação de Conhecimentos

6. Faça uma relação dos hormônios secretados pela hipófise anterior e explique como o hipotálamo controla a secreção de cada hormônio.
7. Quais hormônios secretados pela hipófise anterior não afetam outras glândulas endócrinas?
8. Faça uma relação dos hormônios liberados pela hipófise posterior. Estabeleça a origem destes hormônios e o mecanismo pelos quais suas secreções são reguladas.
9. Quais hormônios secretados pela hipófise relacionam-se apenas com as mulheres?

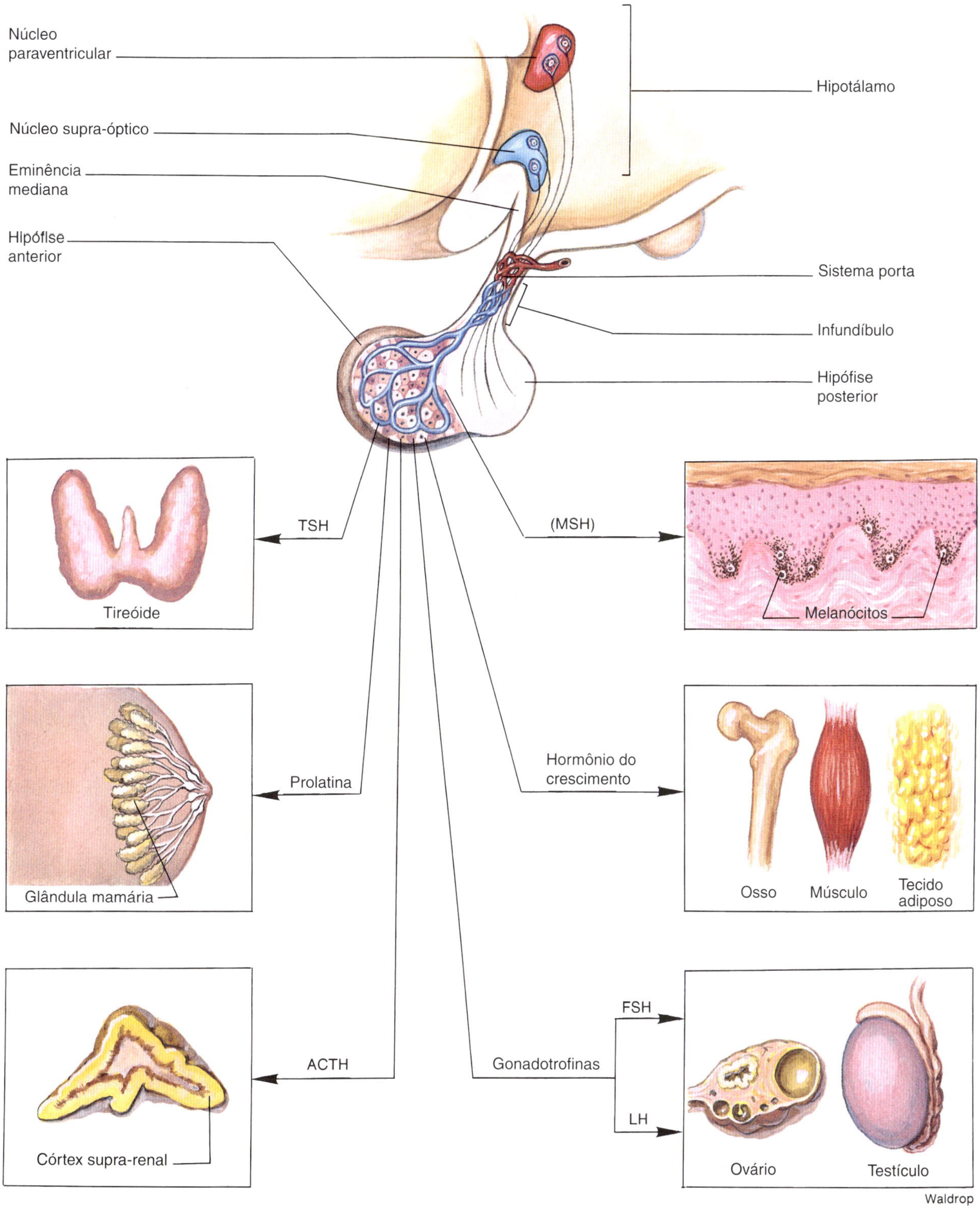

FIGURA 14.11 Os hormônios secretados pela hipófise anterior e os órgãos alvos para esses hormônios.

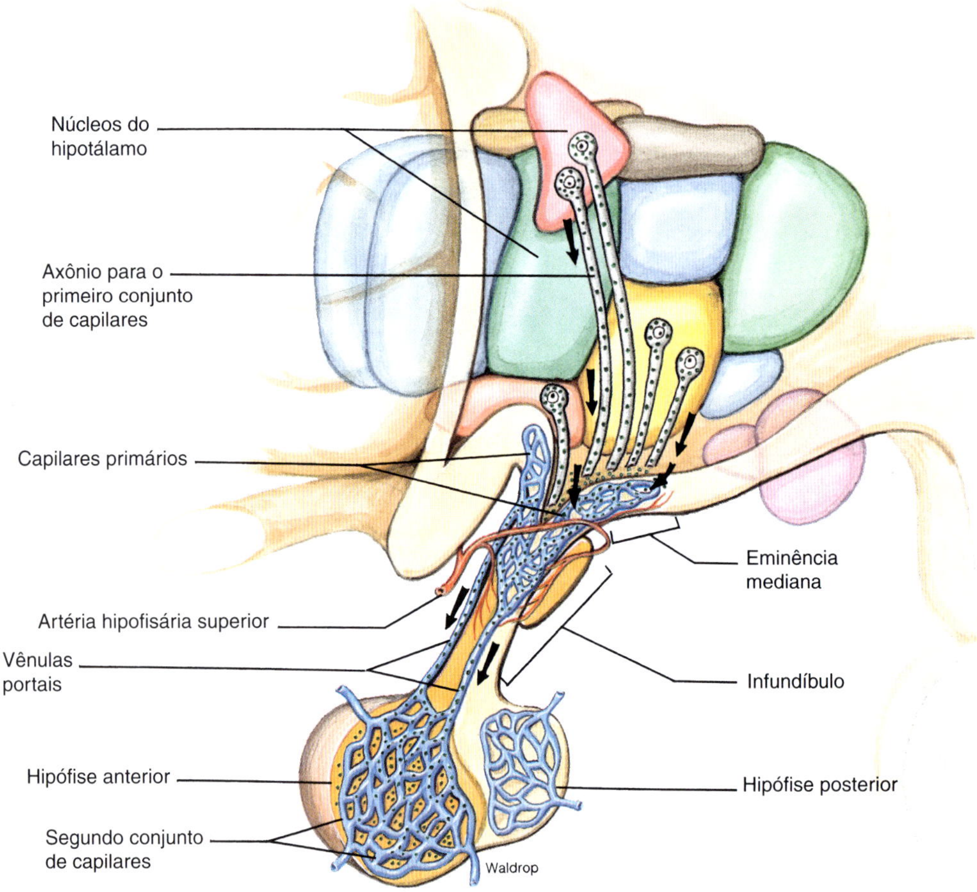

FIGURA 14.12 Sistema porta hipotálamo-hipofisário. Os hormônios hipotalâmicos (mostrados com pontos) entram neste sistema no primeiro conjunto de capilares da eminência mediana e são transportados através das veias portas do infundíbulo para um segundo conjunto de capilares da hipófise anterior.

GLÂNDULAS TIREÓIDE E PARATIREÓIDE

A glândula tireóide secreta tiroxina e triiodotironina, que funcionam na regulação do metabolismo energético. Estes hormônios são especialmente importantes para o próprio crescimento e desenvolvimento. A tireóide também secreta calcitonina, que antagoniza a ação do hormônio da paratireóide na regulação do equilíbrio cálcio e fósforo.

Objetivo 10 Descrever a localização e estrutura da glândula tireóide e fazer uma relação das ações dos hormônios da tireóide.

Objetivo 11 Descrever a localização e a estrutura das glândulas paratireóides e fazer uma relação das ações do hormônio da paratireóide.

Descrição da Glândula Tireóide

A **glândula tireóide** está localizada no pescoço, logo abaixo da laringe (Fig. 14.13). Seus dois lobos, cada um com 5 cm de altura, estão posicionados em ambos os lados da traquéia e comunicam-se anteriormente por uma ponte de tecido chamada **istmo**. A tireóide é a maior das glândulas endócrinas, pesando entre 20 e 25 g, e recebe um suprimento sangüíneo abundante (80 a 120 ml/min) através de um par de artérias tireóideas superiores ramos da artéria carótida externa e de um par de artérias tireóideas inferiores ramos das artérias subclávias. O retorno venoso é feito através de pares de veias tireóideas su-

tireóide: G. *thyreos*, dupla proteção

istmo: L. *isthmus*, porção estreita

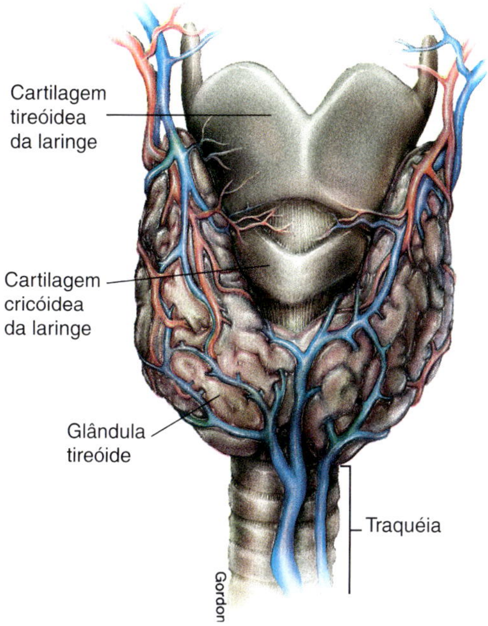

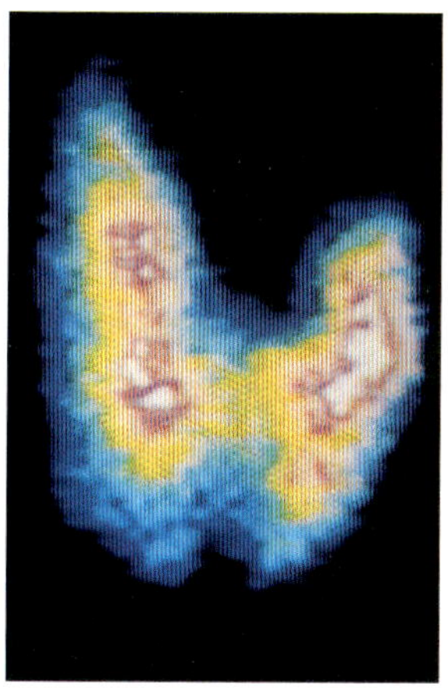

FIGURA 14.13 Glândula tireóide. (*a*) Sua relação com a laringe e com a traquéia e (*b*) varredura normal de glândula tireóide 24 horas depois de ingerir iodo radioativo.

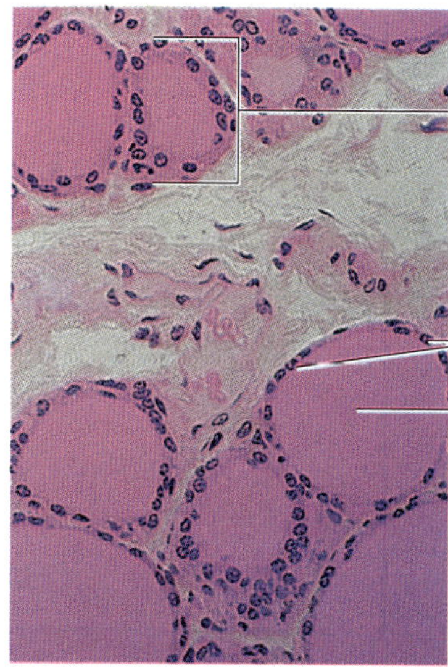

FIGURA 14.14 A histologia da glândula tireóide mostra numerosos folículos tireoidianos. Cada folículo consiste em células foliculares envolvendo um líquido conhecido como colóide.

TABELA 14.5 Hormônios da Glândula Tireóide

Hormônio	Ação	Fonte de Regulação
Tiroxina (T_4)	Aumenta a relação de síntese de proteína e a relação de energia liberada dos carboidratos; regula a relação de crescimento; estimula a maturação do sistema nervoso	Hipotálamo e liberação de TSH pela adeno-hipófise da hipófise
Triiodotironina (T_3)	As mesmas de cima, porém mais potente do que T_4	As mesmas de cima
Calcitonina (tireocalcitonina)	Abaixa o cálcio do sangue inibindo a liberação de Ca^{++} pelo tecido ósseo	Níveis da Ca^{++} no sangue

periores e médias que drenam para a veia jugular interna e através de veias tireóideas inferiores que desembocam nas veias braquiocefálicas.

Em nível microscópico, a glândula tireóide consiste em numerosos sacos ocos esféricos chamados **folículos tireoidianos** (fig. 14.14), que estão forrados com epitélio simples cúbico composto de **células foliculares**. As células foliculares sintetizam os dois principais hormônios da tireóide (veja tabela 14.5). O interior dos folículos contém **colóide**, um líquido rico em proteínas. Entre os folículos existem células epiteliais chamadas **células parafoliculares** que produzem um hormônio chamado *calcitonina*, ou *tireocalcitonina*.

A tireóide é inervada por neurônios pós-ganglionares dos gânglios simpáticos cervicais superior e médio e neurônios pré-ganglionares dos gânglios derivados do segundo ao sétimo segmentos torácicos da medula espinal.

colóide: G. *kolla*, cola

CAPÍTULO 14

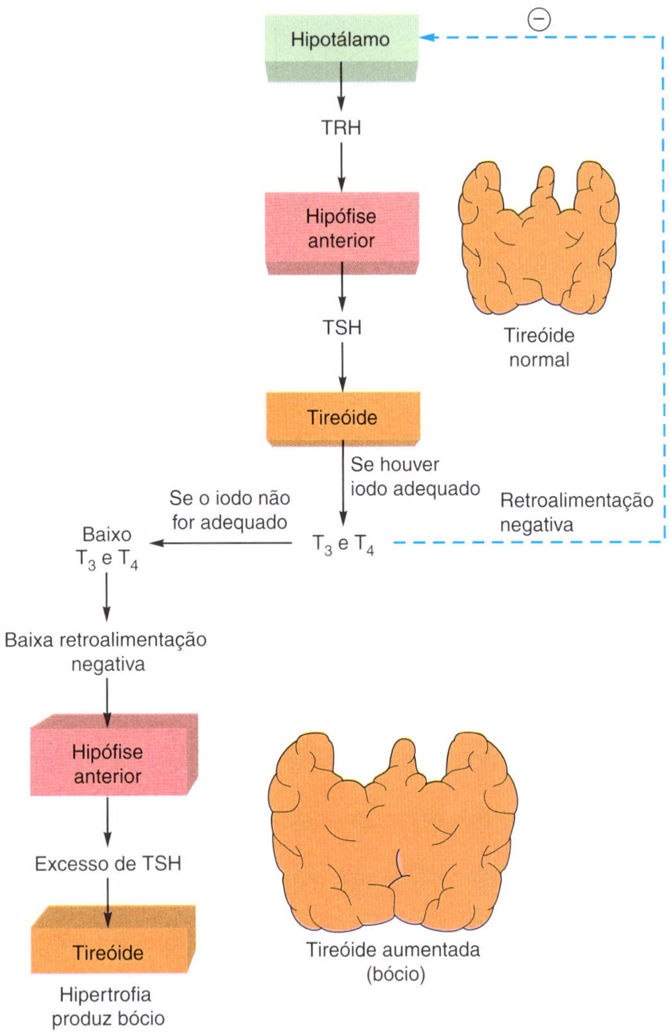

FIGURA 14.15 Mecanismo da formação do bócio. A falta adequada de iodo na dieta interfere na retroalimentação negativa, controle da secreção de TSH, resultando em aumento anormal da glândula tireóide.

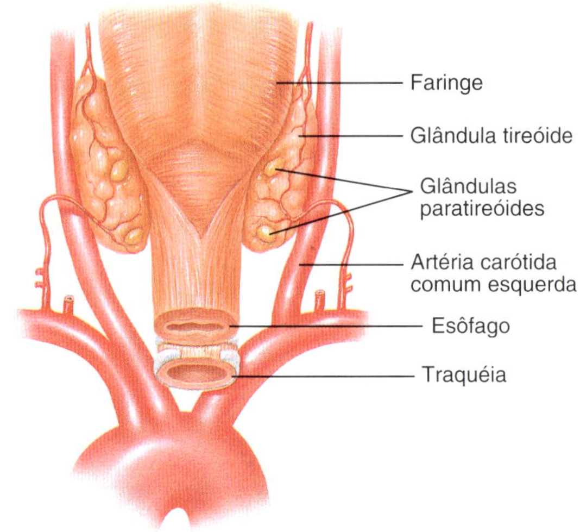

FIGURA 14.16 Vista posterior das glândulas tireóide e paratireóide.

Funções da Glândula Tireóide

A glândula tireóide produz dois hormônios principais, *tiroxina* (T_4) e *triiodotironina* (T_3), e secundariamente a *calcitonina (tireocalcitonina)*. A liberação de tiroxina e triiodotironina é controlada pelo hipotálamo e pelo TSH secretado pela adenohipófise da hipófise. Tiroxina e triiodotironina estão armazenadas nos folículos tireoidianos e liberadas quando necessário para controlar o metabolismo do corpo. Mais especificamente, elas atuam aumentando a taxa de síntese de proteína e taxa de liberação de energia pelos carboidratos, e também regulam o crescimento nos jovens e estão associadas com a maturidade sexual e início da maturação do sistema nervoso.

Iodo é o componente mais comum da tiroxina e triiodotironina, e uma ingestão continuada de iodo é essencial para a função normal da tireóide. Frutos do mar contêm quantidades adequadas de iodo, e o sal comercial geralmente tem iodo como elemento aditivado. O iodo absorvido é transportado pelo sangue até a glândula tireóide, onde um mecanismo de transporte ativo chamado de bomba de iodo passa o iodo para as células do folículo. Ali eles combinam-se com aminoácidos na síntese dos hormônios tireoidianos.

A maioria das tiroxinas do sangue está fixa em proteínas transportadoras. Apenas uma porcentagem muito pequena de tiroxina que está livre no plasma do sangue pode entrar nas células-alvo. Nas células-alvo, ela é convertida em triiodotironina e fixada em proteínas nucleares receptoras. Através da ativação dos genes, os hormônios da tireóide estimulam a síntese de proteína, promovem maturação do sistema nervoso e aumentam a taxa de utilização de energia pelo corpo.

O hormônio tireotrófico (TSH) da hipófise anterior estimula a tireóide a secretar tiroxina e exerce um efeito trófico sobre a glândula tireóide. Este efeito trófico mostra-se dramaticamente nas pessoas que desenvolveram bócio por *deficiência de iodo (endêmico)*. Na ausência de iodo dietético suficiente, a tireóide não pode produzir quantidades suficientes de T_4 e T_3. A falta resultante de retroalimentação negativa causa secreção de níveis anormalmente altos de TSH, que por sua vez estimula o crescimento anormal da tireóide (bócio). Estes eventos estão resumidos na figura 14.15.

Calcitonina é um hormônio polipeptídeo produzido pelas células parafoliculares. Atua em conjunto com o hormônio da paratireóide (analisado na seção seguinte) para regular os níveis do cálcio no sangue através do rim. A calcitonina inibe a liberação de Ca^{++} do tecido ósseo e estimula a excreção do cálcio pelos rins. Ambas as ações resultam na diminuição dos níveis de cálcio no sangue.

Glândulas Paratireóides

As pequenas e achatadas **glândulas paratireóides** estão incluídas na superfície posterior dos lobos laterais da glândula ti-

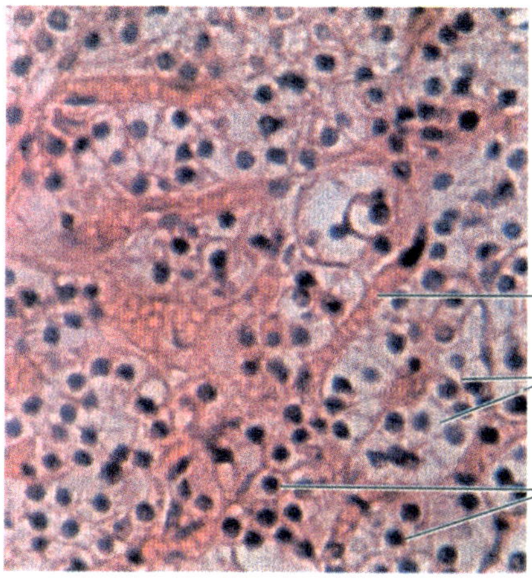

FIGURA 14.17 Histologia da glândula paratireóide.

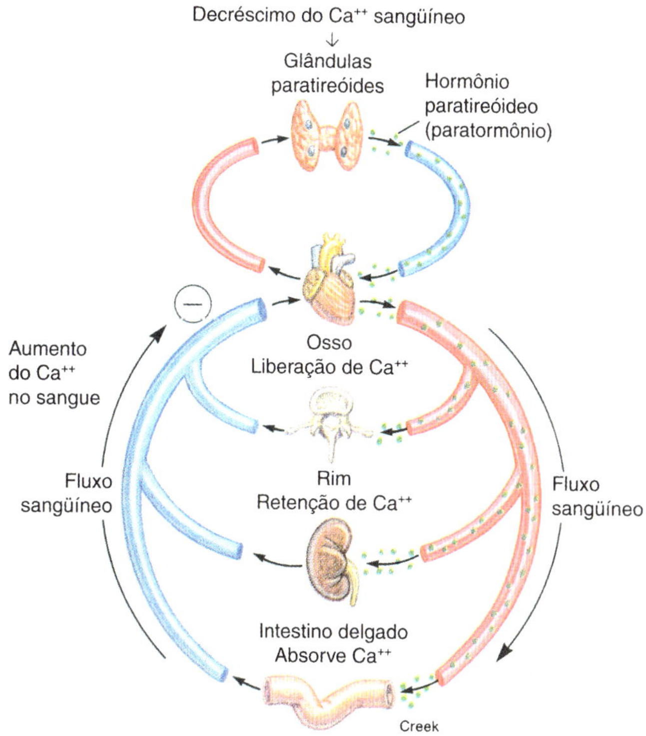

FIGURA 14.18 Ações do hormônio paratireóideo (paratormônio – PTH). Um aumento no nível do hormônio da paratireóide provoca liberação de cálcio nos ossos, os rins conservam o cálcio que seria perdido através da urina, e o intestino delgado absorve cálcio. Retroalimentação negativa do aumento do nível do cálcio no sangue inibe a secreção deste hormônio.

reóide (fig. 14.16). Normalmente há quatro glândulas paratireóides: um *par superior* e um *par inferior*. Cada glândula paratireóide é uma estrutura pequena, amarela tendendo para o marrom, de 3 a 8 mm de altura, 2 a 5 mm de largura e 1,5 mm de profundidade.

No nível microscópico, as glândulas paratireóides estão compostas de dois tipos de células epiteliais (fig. 14.17). As células que sintetizam o hormônio da paratireóide são chamadas **células principais** e estão dispersas entre as **células oxífilas**. Células oxífilas dão sustentação às células principais e produzem, acredita-se, reservas de hormônio da paratireóide.

O suprimento sangüíneo e a drenagem das glândulas paratireóides são semelhantes aos da glândula tireóide. A inervação da paratireóide, contudo, é diferente. As paratireóides recebem neurônios dos ramos faríngeos dos nervos vagos além dos neurônios do gânglio simpático superior.

As glândulas paratireóides secretam um hormônio chamado *paratireóideo* (paratormônio – PTH). Este hormônio promove o aumento do cálcio sangüíneo, atuando nos ossos, rins e intestino delgado (fig. 14.18); assim, opõe-se aos efeitos da calcitonina liberada pela glândula tireóide.

Avaliação de Conhecimentos

10. Descreva a localização e a estrutura da glândula tireóide e faça uma relação dos efeitos de seus hormônios.
11. Quais são algumas conseqüências metabólicas possíveis de uma glândula tireóide hiperativa?
12. Por que um suprimento contínuo de iodo é importante para o metabolismo do corpo?
13. Descreva a localização e a estrutura da glândula paratireóide e identifique os órgãos alvos do hormônio da paratireóide.

PÂNCREAS

As ilhotas pancreáticas no pâncreas secretam dois hormônios, insulina e glucagon, que estão especialmente envolvidos na regulação dos níveis do açúcar no sangue.

Objetivo 12 **Descrever a estrutura da porção endócrina do pâncreas e a origem da insulina e do glucagon.**

Objetivo 13 **Descrever as ações da insulina e do glucagon.**

Descrição do Pâncreas

O **pâncreas** executa as funções de uma glândula endócrina e uma glândula exócrina simultaneamente. A estrutura macroscópica desta glândula e sua função exócrina na digestão serão descritas no capítulo 18. A porção endócrina do pâncreas consiste em agrupamentos de células dispersas chamadas **ilhotas pancreáticas** (ilhotas de Langerhans). Estas estruturas endócrinas são mais comuns no corpo e na cauda do pâncreas (fig. 14.19) e consistem principalmente em dois tipos de células secretoras chamadas **células alfa** e **células beta** (fig. 14.20).

pâncreas: G. *pan*, todo; *kreas*, carne

ilhotas de Langerhans: de Paulo Langerhans, anatomista alemão, 1847-1888

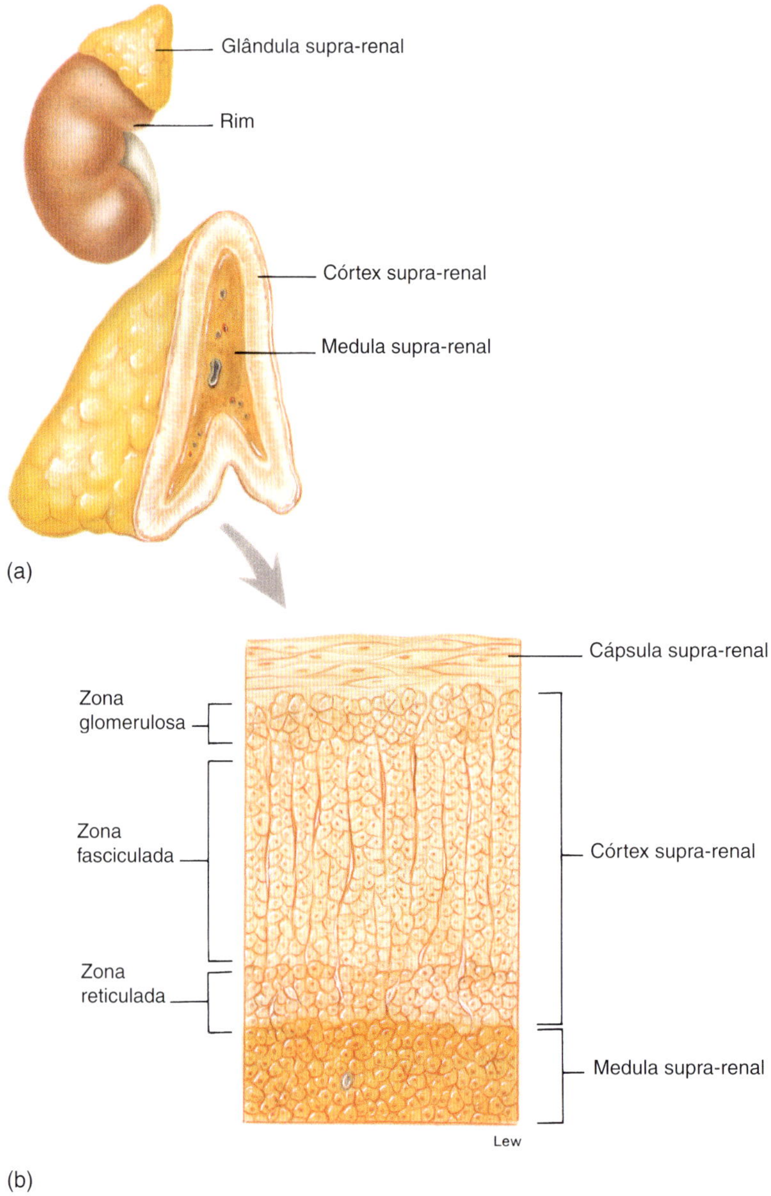

FIGURA 14.21 Estrutura da glândula supra-renal. (*a*) Estrutura macroscópica e (*b*) estrutura histológica mostrando as três zonas do córtex supra-renal.

Cortisol e compostos antiinflamatórios correlacionados são comumente usados para o tratamento de pacientes que sofrem de artrite e alergias de vários tipos. São também utilizados, freqüentemente, para tratar articulações traumatizadas e suprimir rejeições imunes de tecidos transplantados. Infelizmente, o cortisol inibe a regeneração dos tecidos conjuntivos e, portanto, deve ser usado com cautela e apenas quando necessário.

Gonadocorticóides são hormônios sexuais secretados pela zona reticulada do córtex supra-renal. A maioria destes hormônios são andrógenos supra-renais, mas pequenas quantidades de estrógenos e progesterona supra-renais são produzidas também. Supõe-se que estes hormônios suplementam os hormônios sexuais produzidos pelas gônadas. Também há evidências de que concentrações de andrógenos em homens e mulheres desempenham algum papel na determinação do impulso sexual.

Um resumo dos hormônios secretados pelo córtex supra-renal é apresentado na tabela 14.7.

As células cromafins da medula da supra-renal produzem dois hormônios intimamente relacionados: *epinefrina* e *norepinefrina*. Ambos os hormônios são classificados como aminas – mais especificamente, como catecolaminas – porque eles contêm gru-

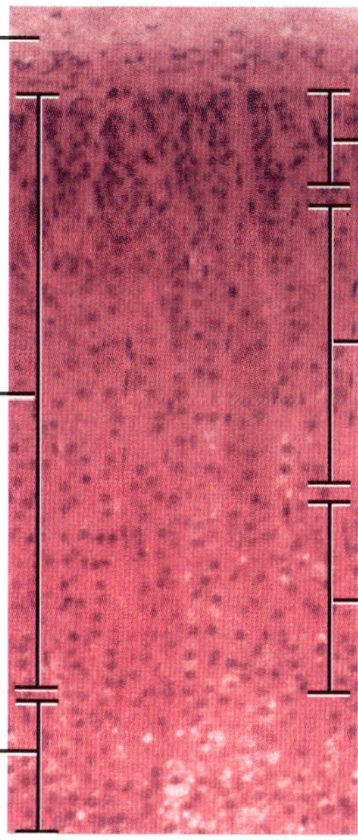

FIGURA 14.22 Histologia da glândula supra-renal.

TABELA 14.7 Hormônios do Córtex Supra-renal

Hormônio	Ação	Fonte Reguladora
Mineralocorticóides	Regula a concentração de eletrólitos extra celulares, especialmente sódio e potássio	Concentração de eletrólitos no sangue
Glicocorticóides	Influenciam o metabolismo dos carboidratos, proteínas e gorduras; promove vaso-constrição; atuam como antiinflamatórios	ACTH da adeno-hipófise da hipófise em resposta ao estresse (tensão)
Gonadocorticóides	Suplementa os hormônios sexuais das gônadas	

TABELA 14.8 Comparação dos Hormônios da Medula da Supra-renal

Epinefrina	Norepinefrina
Aumenta a pressão sangüínea por causa do aumento do débito cardíaco e da vasoconstrição periférica	Aumenta a pressão sangüínea por causa da vasoconstrição generalizada
Acelera a freqüência respiratória e dilata as vias aéreas	Efeito similar, porém em menor grau
Aumenta a eficiência da contração muscular	Efeito similar, porém em menor grau
Aumenta a taxa de glicogênio transformada em glicose de forma que o nível de glicose no sangue sobe	Efeito similar, porém em menor grau
Aumenta a taxa de ácido graxo liberado do tecido adiposo, de forma que o nível de ácidos graxos no sangue aumente	Efeito similar, porém em menor grau
Aumenta a liberação de ACTH e TSH pela adeno-hipófise da hipófise	Sem efeito

pos de aminas (veja fig. 14.3). Os efeitos destes hormônios são semelhantes aos causados pela estimulação da divisão simpática do SNA, exceto que os efeitos hormonais são cerca de 10 vezes mais duradouros. Os hormônios da medula supra-renal aumentam o débito cardíaco e a freqüência cardíaca, dilatam os vasos coronários, melhoram a atividade mental, aumentam a freqüência respiratória e elevam a taxa do metabolismo. Os efeitos da epinefrina e norepinefrina são comparados na tabela 14.8

A medula da supra-renal é inervada por neurônios simpáticos. Os impulsos se iniciam no hipotálamo via medula espinal em resposta às tensões (estresses). A tensão portanto ativa a medula supra-renal, como também o córtex supra-renal. A ativação da medula supra-renal prepara o corpo para grandes performances físicas – é a resposta *lutar ou fugir* (fig. 14.23).

Estimulação excessiva da medula supra-renal pode resultar em depleção das reservas energéticas do corpo, e níveis altos de secreção de corticosteróides pelo córtex supra-renal podem prejudicar o sistema imunológico significativamente. É razoável esperar, portanto, que tensões prolongadas possam resultar em aumento da suscetibilidade para infecções. Realmente, muitos estudos mostram que tensão prolongada resulta em uma incidência aumentada de câncer e outras doenças.

Avaliação de Conhecimentos

17. Descreva a localização e a apresentação da glândula supra-renal. Faça um diagrama e identifique as camadas da glândula supra-renal que podem ser vistas em um corte sagital como, por exemplo, em uma lâmina histológica.
18. Faça uma relação dos hormônios da medula supra-renal e descreva seus efeitos.
19. Faça uma relação das categorias de corticosteróides e identifique as zonas do córtex supra-renal que secretam esses hormônios.

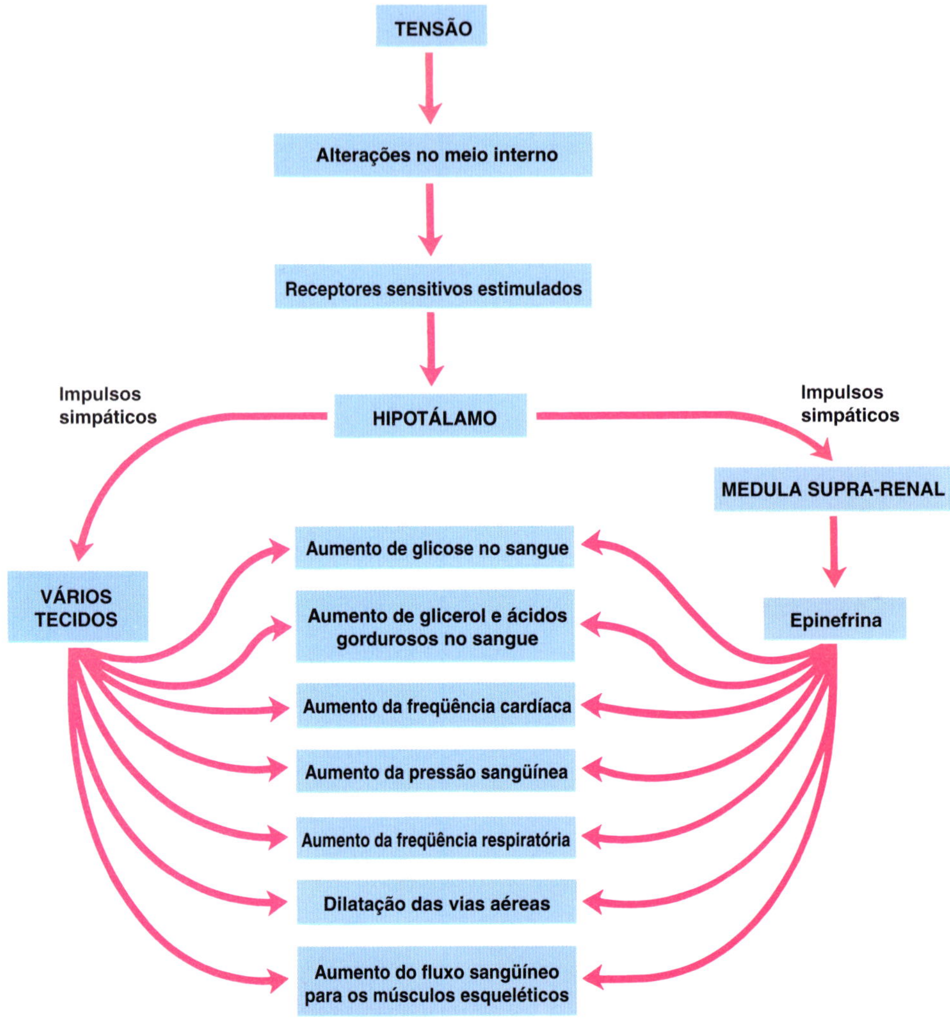

FIGURA 14.23 Tensão (estresse) é uma alteração fisiológica no corpo que o prepara para lutar ou fugir. Essas alterações são conduzidas por impulsos nervosos do hipotálamo que influenciam diretamente os tecidos do corpo e por impulsos da medula supra-renal que secundariamente influenciam os mesmos tecidos do corpo através da liberação de epinefrina.

GÔNADAS E OUTRAS GLÂNDULAS ENDÓCRINAS

As gônadas produzem hormônios sexuais que controlam o desenvolvimento e as funções dos sistemas genitais masculino e feminino. Além disso, muitos outros órgãos secretam hormônios que ajudam a regular a digestão, o metabolismo, o crescimento e a imunidade.

Objetivo 16 Analisar as funções endócrinas das gônadas.

Objetivo 17 Descrever a estrutura e a localização das glândulas pineal, timo e suas funções endócrinas.

Gônadas

As **gônadas** são os principais órgãos sexuais masculino e feminino. As gônadas masculinas são chamadas testículos e as gônadas femininas são chamadas **ovários**. As gônadas são glândulas mistas pelo fato de produzirem hormônios sexuais e células sexuais, ou **gametas** (veja capítulos 20 e 21).

Testículos

As **células intersticiais** do testículo produzem e secretam o hormônio sexual masculino, *testosterona*. A testosterona controla o desenvolvimento e a função dos órgãos sexuais secundários masculinos – o pênis, as glândulas acessórias e os ductos – promovendo também os caracteres sexuais secundários do homem (veja capítulo 20) e alguma participação no impulso sexual.

Ovários

A função endócrina dos ovários consiste na produção de hormônios sexuais femininos, *estrógeno* e *progesterona*. Estrógenos são produzidos nos **folículos ovarianos** e no **corpo amarelo** dos ovários. Eles também são produzidos na placenta, no córtex da

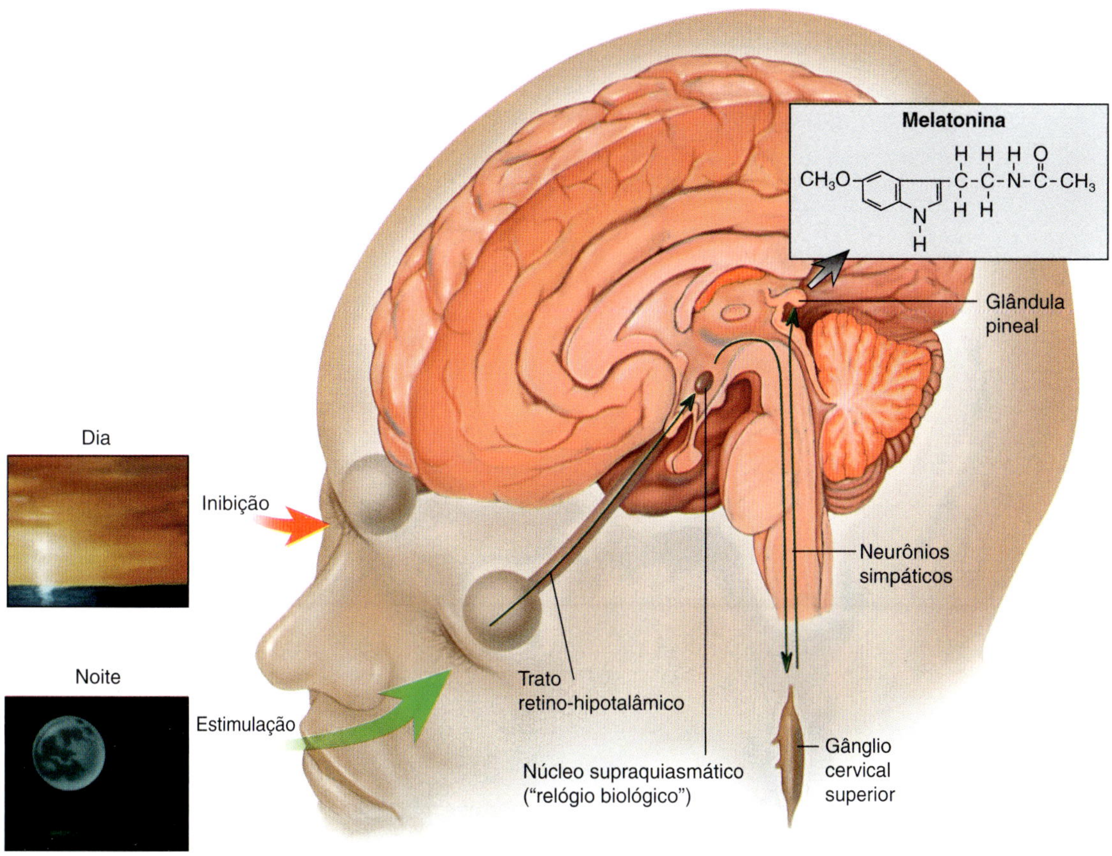

FIGURA 14.24 Secreção de melatonina. A secreção de melatonina pela glândula pineal é estimulada por axônios simpáticos que se originam no gânglio cervical superior. A atividade destes neurônios é regulada pela atividade cíclica do núcleo supraquiasmático do hipotálamo, que descreve um ritmo circadiano que é conduzido em ciclos de claro/escuro pelos neurônios na retina.

supra-renal e até mesmo no testículo masculino. Estrógenos são responsáveis por: (1) desenvolvimento e função dos órgãos sexuais secundários, (2) alterações menstruais do útero, (3) desenvolvimento dos caracteres sexuais secundários femininos (veja capítulo 21) e (4) regulação do impulso sexual.

A progesterona é produzida pelo corpo amarelo e está principalmente associada com a gravidez, preparando o útero para a implantação e prevenção do aborto fetal.

A maioria dos povos do mundo pratica controle da natalidade ou contracepção de uma ou de outra forma. É uma longa história, datando de antes dos egípcios antigos que usavam várias substâncias para inibir a sobrevivência e a motilidade do esperma. Na época da bioquímica hormonal, técnicas de controle da natalidade foram se tornando cada vez mais sofisticadas. A mulher, em lugar do homem, foi se tornando o objetivo de técnicas de controle da natalidade hormonais pela seguinte razão: (1) a ovulação é cíclica; (2) a estrutura genética de cada óvulo é estabelecida desde o nascimento da mulher, enquanto a produção do esperma é um processo contínuo e, assim, mais vulnerável a danos genéticos; (3) o sistema genital feminino tem locais mais propícios para interferências hormonais do que no sistema genital masculino; e (4) a mulher é normalmente mais consciensiosa sobre controle da natalidade, na prática, porque ela investe muito mais na gravidez do que o homem.

Glândula Pineal

A **glândula pineal**, pequena e cônica (veja fig. 14.2), está localizada no teto do terceiro ventrículo, próxima aos corpos quadrigêmeos, onde está encapsulada pelas meninges que recobrem o encéfalo. Em uma criança, a glândula pineal pesa cerca de 0,2 g e tem 5 a 8 mm de altura e 9 mm de largura. Começa a regredir em tamanho em torno dos 7 anos e, no adulto, aparece como um espesso filamento de tecido fibroso. Histologicamente, a glândula pineal consiste em tecido parenquimatoso especializado e neuróglias. Embora falte conexão nervosa direta com o resto do encéfalo, a glândula pineal é altamente inervada pela divisão simpática do SNA através do gânglio cervical superior.

A função da glândula pineal em alguns vertebrados é bem conhecida mas não é bem compreendida nos humanos. A secreção de seu hormônio principal, a *melatonina*, segue um ritmo circadiano (diariamente) dependente de mudanças diárias e sazonais em função da luz. Supõe-se que a melatonina interfira junto ao hipotálamo estimulando a secreção de certos fatores de liberação

pineal: L. *pinea*, pinha

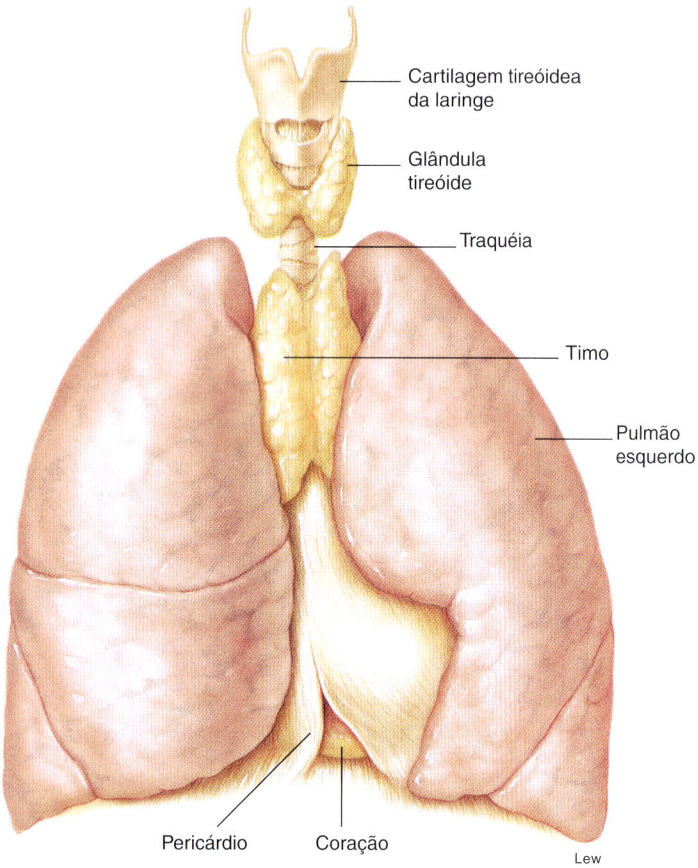

FIGURA 14.25 O timo é um órgão bilobado localizado profundamente ao esterno no mediastino do tórax.

(fig. 14.24.). Estes fatores por sua vez estimulam a secreção de gonadotrofinas e de ACTH pela adeno-hipófise da hipófise. Secreção excessiva de melatonina em humanos está associada com o retardo no início da puberdade; contudo, o papel da melatonina na maturação sexual ainda é altamente controverso.

Timo

O **timo** é um órgão bilobado posicionado no mediastino superior, em frente da aorta e atrás do manúbrio do esterno (fig. 14.25). Embora o tamanho do timo varie consideravelmente de pessoa para pessoa, é relativamente maior no recém-nascido e na criança regredindo em tamanho após a puberdade. Além de diminuir em tamanho, o timo de adultos está infiltrado com filamentos de tecido conjuntivo fibroso e gorduroso.

A principal função do timo está associada com o sistema linfático (veja capítulo 16) na manutenção imunológica do corpo através da maturação e descarga de um grupo especializado de linfócitos chamados *células T (células timo-dependentes)*. O timo também secreta um hormônio chamado *timosina* que, acredita-se, estimula as células T após elas deixarem o timo.

timo: G. *thymos*, excrescência verrucosa

TABELA 14.9 Efeitos dos Hormônios Gastrointestinais

Órgão Endócrino	Hormônio	Efeitos
Estômago	Gastrina	Estimula as células parietais a secretar HCl Estimula as células principais a secretar pepsinogênio Mantém a estrutura da mucosa gástrica
Intestino delgado	Secretina	Estimula a secreção de água e bicarbonato no suco pancreático Potencializa a ação da colecistoquinina no pâncreas
Intestino delgado	Colecistoquinina	Estimula a contração da vesícula biliar Estimula a secreção das enzimas do suco pancreático Potencializa a ação da secretina no pâncreas Mantém a estrutura do pâncreas exócrino
Intestino delgado	Peptídeo inibidor gástrico	Inibe o esvaziamento gástrico Inibe a secreção gástrica ácida Estimula a secreção de insulina pelas ilhotas pancreáticas

Exposição do Desenvolvimento

O Sistema Endócrino

EXPLICAÇÃO

O sistema endócrino é o único sistema anatômico do corpo cujos órgãos não estão estruturalmente conectados. Como estes órgãos são isolados uns dos outros e estão distribuídos pelo corpo, cada órgão endócrino tem um desenvolvimento separado e independente. Todas as três camadas embrionárias (endoderma, mesoderma e ectoderma) contribuem para o desenvolvimento do sistema endócrino.

As secções seguintes descrevem, por sua vez, o desenvolvimento das glândulas hipófise, tireóide, pâncreas e supra-renal. O desenvolvimento dos testículos e ovários serão analisados nos capítulos 20 e 21, respectivamente.

Hipófise

Embora a **hipófise** seja um órgão único, é de fato composta de dois tipos distintos de tecidos que possuem origens embrionárias diferentes. Estes dois tipos de tecidos liberam hormônios diferentes e estão sob diferentes sistemas de controle. A porção anterior da hipófise, chamada **adeno-hipófise**, desenvolve-se a partir do ectoderma que reveste a cavidade oral primitiva. A porção posterior, chamada **neuro-hipófise**, desenvolve-se do neuroectoderma do encéfalo em desenvolvimento (exibição I).

A adeno-hipófise começa a se desenvolver durante a quarta semana como um divertículo, um prolongamento em forma de bolsa chamado **bolsa hipofisial** (de Rathke). Origina-se do teto da cavidade oral primitiva e cresce em direção ao encéfalo. Ao mesmo tempo, um outro divertículo chamado **infundíbulo** forma-se a partir do diencéfalo na face inferior do encéfalo. Quando os dois divertículos entram em contato, a bolsa hipofisial perde sua conexão com a cavidade oral e assim se forma o tecido primordial da adeno-hipófise. A adeno-hipófise completamente desenvolvida inclui a **parte distal** e a **parte tuberal**. Células da **parte intermédia** se entrosam com aquelas

bolsa de Rathke: Martin H. Rathke, anatomista alemão, 1793-1860

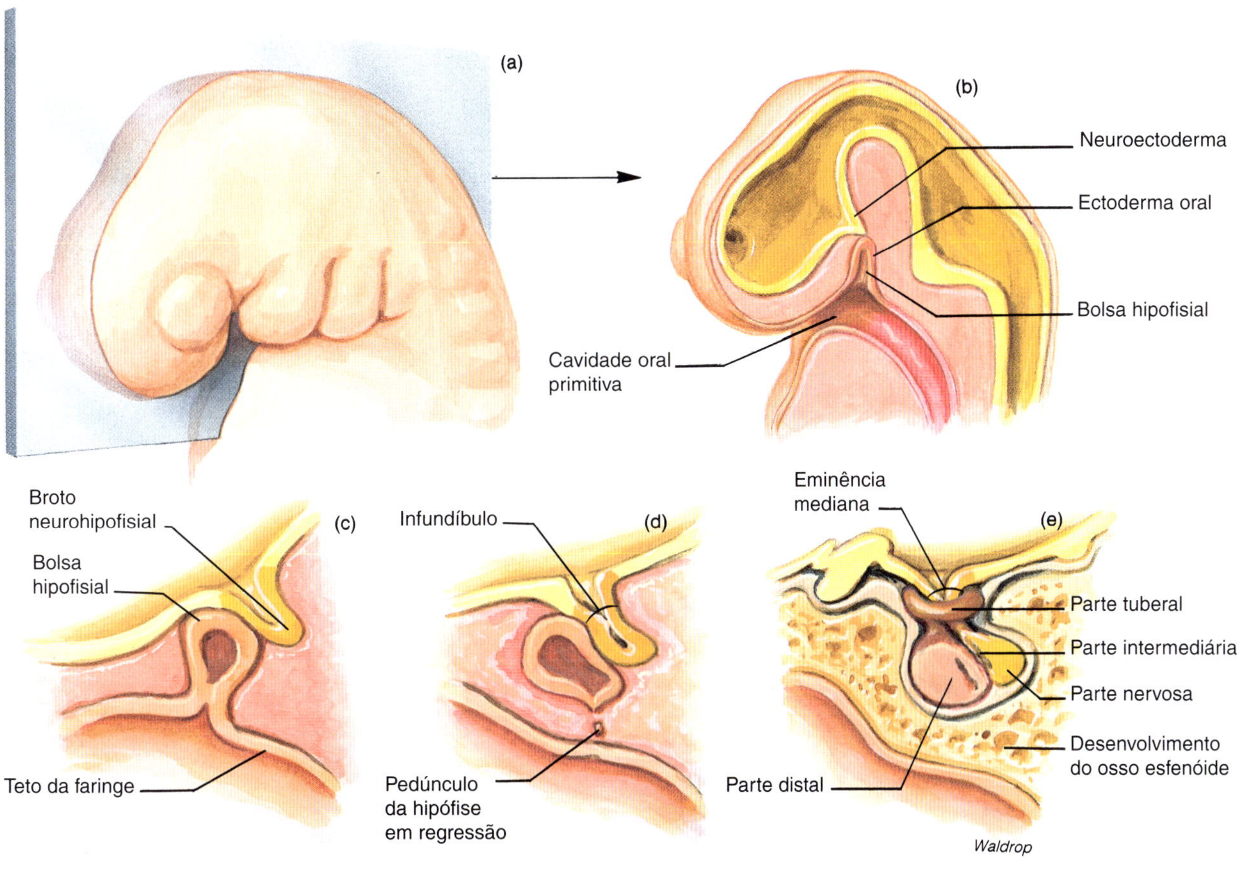

EXIBIÇÃO I Desenvolvimento da hipófise. (*a*) Extremidade da cabeça de um embrião de 4 semanas mostrando a posição de um corte sagital mediano visto na seqüência do desenvolvimento (*b-e*). A glândula hipófise origina-se de uma porção específica do neuroectoderma, chamado broto neurohipofisial, que evagina para baixo durante a quarta e quinta semanas respectivamente em (*b*) e (*c*), e de uma porção específica do ectoderma oral, chamada bolsa hipofisial (de Rathke), que evagina para cima a partir de uma porção específica da cavidade oral primitiva. Em 8 semanas (*d*), a bolsa hipofisial já não está conectada ao teto da faringe da cavidade oral. Durante a fase fetal (*e*), o desenvolvimento da glândula hipófise está completado.

(continua)

da parte distal, de forma que a parte intermédia já não constitui uma estrutura separada no adulto.

A neuro-hipófise se desenvolve quando o infundíbulo se estende internamente do diencéfalo para entrar em contato com a desenvolvida adeno-hipófise. A neuro-hipófise completamente formada consiste no infundíbulo e no **lobo nervoso**. Fibras nervosas especializadas que conectam o hipotálamo com o lobo nervoso se desenvolvem no interior do infundíbulo.

Observe que a neuro-hipófise é essencialmente uma extensão do encéfalo; realmente, a hipófise inteira, como o encéfalo, é envolvida por meninges. A adeno-hipófise, ao contrário, não deriva de tecido nervoso (o mesmo tecido embrionário que deve formar o epitélio do teto da boca). Estas diferenças embriológicas têm importantes conseqüências em relação às funções das duas partes da hipófise.

Glândula Tireóide

A **glândula tireóide** deriva do endoderma e começa seu desenvolvimento durante a quarta semana com um espessamento no soalho da faringe primitiva. O espessamento em breve evagina-se (bolsa externa) para baixo como **divertículo da tireóide** (exibição II). Um estreito **ducto tireoglosso** conecta o tecido descendente da tireóide primordial com a faringe. Quando o descenso continua, a língua começa a se desenvolver, e a abertura no ducto tireoglosso, chamado **forame cego**, passa através da base da língua. Pela sétima semana, a glândula tireóide ocupa uma posição imediatamente inferior à laringe, contornando a frente e os lados da traquéia. Ao mesmo tempo, o ducto tireoglosso desaparece e o forame cego regride em tamanho para uma pequena escavação vestigial que persiste durante a vida.

Pâncreas

O **pâncreas** começa a se desenvolver durante a quinta semana, quando brotos pancreáticos dorsal e ventral do endoderma originam-se da porção caudal do intestino anterior. Este tecido pancreático primordial continua a crescer independentemente até que o broto ventral é levado dorsalmente e se funde com o broto dorsal quando o duodeno roda para a direita. A fusão das duas porções do pâncreas ocorre durante a sétima semana.

O pâncreas se desenvolve e mantém conexões com o intestino delgado (via ducto pancreático). O produto exócrino do pâncreas, contido no *suco pancreático*, é canalizado pelo ducto pancreático para o intestino delgado. A parte endócrina do pâncreas – as **ilhotas pancreáticas** – contudo, secreta seus produtos (insulina e glucagon) para o sangue. A origem precisa das células endócrinas do pâncreas permanece incerta. Acredita-se que alguma parte das células endócrinas se desenvolva como brotos dos dúctulos pancreáticos e que outras se originem das células neuroectodermais que migram para o pâncreas para formar células endócrinas e a inervação autônoma do pâncreas.

Glândulas Supra-renais

As **glândulas supra-renais** começam a se desenvolver durante a quinta semana a partir de duas diferentes camadas germinativas. Cada glândula supra-renal tem uma parte externa, ou **córtex supra-renal**, que se desenvolve do mesoderma, e uma parte interna, ou **medula supra-renal**, que se desenvolve do neuroectoderma. A crista mesodermal que forma o córtex supra-renal está na mesma região em que as gônadas se desenvolvem.

As células neuroectodermais que formam a medula da supra-renal são derivadas da crista neural do tubo neural. A medula supra-renal em desenvolvimento é gradualmente encapsulada pelo córtex supra-renal, um processo que continua no estágio fetal. A formação da glândula supra-renal não está completamente concluída até o fim do terceiro ano de idade.

Observe que a glândula supra-renal, como a hipófise, tem duas origens; parte é neural e parte não é. Como a hipófise, o córtex supra-renal e a medula supra-renal são de fato dois tecidos endócrinos diferentes. Embora localizados no mesmo órgão, secretam hormônios diferentes e são regulados por diferentes sistemas de controle.

forame cego: L. *foramen*, abertura; *caecum*, cego

Estômago e Intestino Delgado

Certas células dos revestimentos mucosos do estômago e do intestino delgado secretam hormônios que promovem atividades digestivas (veja capítulo 18). Os efeitos destes hormônios, resumidos na tabela 14.9, coordenam as atividades de regiões diferentes do trato gastrointestinal e as secreções do suco pancreático e da bile juntamente com a regulação pelo sistema nervoso autônomo.

Placenta

A **placenta** é o órgão responsável pelas trocas de nutrição e excreção entre o feto e a mãe (veja capítulo 22). A placenta também é uma glândula endócrina; secreta grandes quantidades de estrógenos e progesterona, como também vários polipeptídios

placenta: L. *placenta*, bolo plano

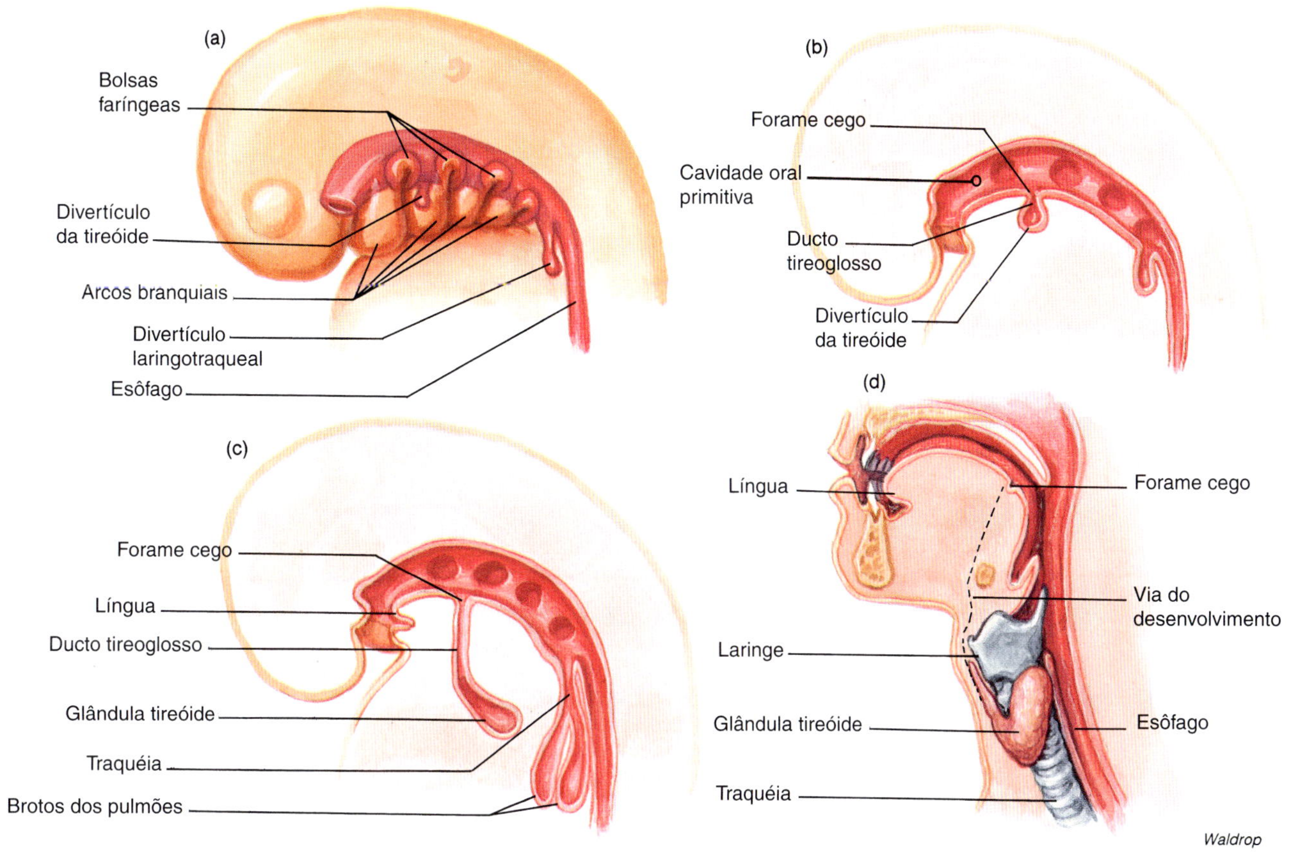

EXIBIÇÃO II Desenvolvimento embrionário da glândula tireóide. (*a*) Em 4 semanas, o divertículo da tireóide começa a se formar no soalho da faringe no nível do segundo arco branquial. (*b, c*) O divertículo da tireóide se estende para baixo durante a quinta ou sexta semanas. (*d*) Uma secção sagital através da cabeça e do pescoço de um adulto mostra a via do desenvolvimento e a posição final da glândula tireóide.

e hormônios protéicos que são similares a alguns hormônios secretados pela hipófise anterior. Os últimos hormônios incluem *gonadotrofinas coriônicas humanas* (*h*CG), que são similares ao LH, e *somatomamotrofinas*, que são similares em ação ao hormônio do crescimento e prolatina. A identificação de hCG na urina é uma indicação de gravidez e é a base dos testes para gravidez.

Avaliação de Conhecimentos

20. Onde a testosterona é produzida? Quais são as suas funções?
21. Quais são as funções dos estrógenos e da progesterona? Onde são eles produzidos?
22. Descreva a localização da glândula pineal e a ação da melatonina.
23. Descreva a localização e a função do timo.

CONSIDERAÇÕES CLÍNICAS

Endocrinologia é a ciência que se relaciona com a estrutura e as funções das glândulas do sistema endócrino e as conseqüências das disfunções glandulares. As disfunções endócrinas mais freqüentes resultam de um aumento incomum (hipersecreção) ou uma diminuição incomum (hipossecreção) de hormônios. A hipersecreção de uma glândula endócrina é geralmente causada por hiperplasia (aumento em tamanho) de uma glândula, enquanto a hipossecreção de hormônios é a conseqüência de uma lesão ou atrofia da glândula.

O diagnóstico e o tratamento dos problemas endócrinos podem ser difíceis por causa de três efeitos complexos fisiológicos dos hormônios. (1) Hormônios são extremamente específicos, e seus tecidos alvos são sensíveis a minúsculas mudanças nos níveis hormonais. (2) As respostas dos hormônios, em geral, representam um tipo de reação em cadeia; isto é, os hormônios secretados por uma glândula causam a secreção de hormônios por outra glândula. Assim sendo, os sintomas clínicos obscurecem as fontes do problema. (3) Problemas endócrinos freqüentemente se manifestam como problemas metabólicos porque a principal ação dos hormônios é regular o metabolismo.

Os métodos diagnósticos mais comuns serão comentados nesta seção, juntamente com as disfunções endócrinas mais importantes que afetam as principais glândulas endócrinas.

Diagnóstico de Distúrbios Endócrinos

Certos distúrbios endócrinos comprometem a aparência física e o comportamento do paciente; portanto, a observação é muito importante no diagnóstico. A história clínica do paciente também é importante para avaliar o progresso e a fase do desenvolvimento de uma doença endócrina.

A confirmação de distúrbios endócrinos requer testes de laboratório, particularmente de amostras de sangue e de urina. Estas amostras são importantes porque os hormônios são distribuídos através do sangue, e a urina é produzida pelos resíduos metabólicos filtrados do sangue. Um **radioimunoteste (RIA)** é um teste de laboratório para determinar a concentração de hormônios no sangue e na urina. Outros testes de sangue incluem o **iodo protéico (PBI)** para determinar o nível de iodo no sangue e conseqüentemente problemas com a tireóide; medida de colesterol no sangue para problemas da tireóide; medida da relação sódio/potássio para descobrir a doença de Addison; e testes de açúcares no sangue incluindo o teste de tolerância à glicose em um paciente em jejum para examinar *diabetes mellitus*.

A *análise da urina* pode ser importante no diagnóstico de desordens endócrinas graves. Um nível alto de glicose em um paciente em jejum indica *diabetes mellitus*. Um paciente com *diabetes insipidus* produzirá um volume grande (5-10 L por dia) de urina diluída de baixo peso específico. Certas doenças das glândulas supra-renais também podem ser descobertas examinando alterações em amostras de urina coletadas em períodos de mais de 24 horas. **Taxa metabólica basal (BMR)** e **varredura da tireóide** (fig. 14.13*b*) são testes para distúrbios da tireóide. Um exame de campo visual pode ser importante para descobrir um tumor de hipófise. Radiografias e eletrocardiogramas também podem ser úteis para o diagnóstico de doenças endócrinas.

Distúrbios da Hipófise

A hipófise é uma glândula notável. Realiza simultaneamente várias funções, e para que suas funções venham a ser prejudicadas severamente será preciso que mais de 90% da glândula esteja destruída.

Pan-hipopituitarismo

Uma redução na atividade da hipófise é chamada **hipopituitarismo**, que pode ser o resultado de hemorragia intracraniana, um coágulo de sangue, tratamento prolongado com esteróides ou um tumor. A deterioração total da hipófise chama-se **pan-hipopituitarismo**, e provoca uma perda progressiva e geral de sua atividade hormonal. Por exemplo, as gônadas deixam de funcionar e a pessoa sofre de amenorréia (falta de menstruação) ou aspermia (não há produção de espermatozóides) e perda de pêlos púbicos e axilares. A tireóide e as supra-renais deixam também de funcionar posteriormente. Pessoas com esta doença e aquelas que tiveram a hipófise removida cirurgicamente – um procedimento chamado **hipofisectomia** – recebem tiroxina, cortisona, hormônio do crescimento e hormônios gonadais ao longo da vida para manter a função do corpo normal.

Secreção Anormal de Hormônio do Crescimento

A secreção inadequada de hormônio do crescimento durante a infância causa **nanismo hipofisário** (fig. 14.26a). A hipossecreção de hormônio do crescimento em um adulto produz uma condição rara chamada **caquexia hipofisária** (doença de Simmonds). Um dos sintomas desta doença é envelhecimento prematuro causado por atrofia dos tecidos. Ao contrário, a hipersecreção do hormônio do crescimento durante a infância causa o **gigantismo** (fig. 14.26*b*), um aumento anormal na extensão dos ossos longos. Secreção excessiva de hormônio do crescimento em um adulto não causa mais crescimento em ossos longos porque as lâminas epifisiais já estão ossificadas. A hipersecreção do hormônio do crescimento em um adulto causa **acromegalia** (fig. 14.26*c*), na qual a aparência da pessoa se transforma gradualmente em conseqüência do espessamento dos ossos e crescimento dos tecidos moles, particularmente na face, nas mãos e nos pés.

---

doença de Simmonds: de Morris Simmonds, médico alemão, 1855-1925

acromegalia: G. *akron*, extremidade; *megas*, aumento

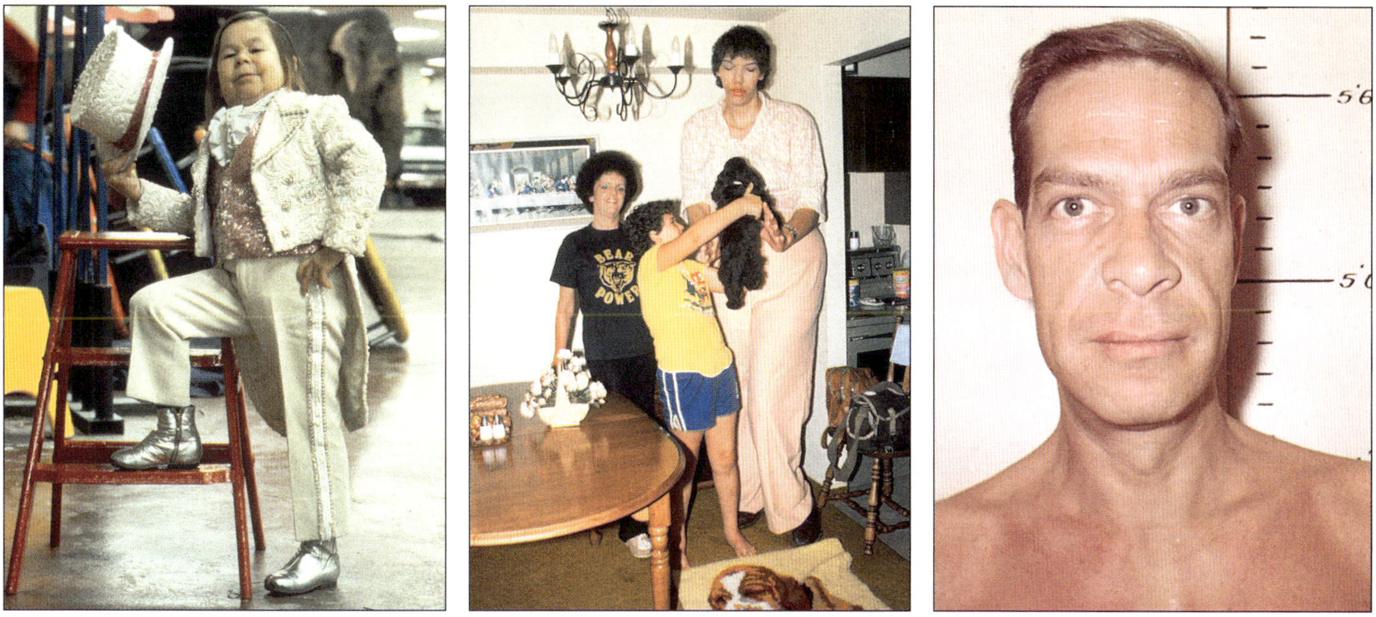

(a) (b) (c)

FIGURA 14.26 Tanto a hipossecreção como a hipersecreção do hormônio do crescimento resultam em características físicas anormais. (*a*) Nanismo hipofisário é causado por secreção inadequada de hormônio do crescimento durante a infância; (*b*) gigantismo é causado por excessiva secreção de hormônio do crescimento durante a infância; e (*c*) acromegalia é causada por excesso de secreção de hormônio do crescimento durante a idade adulta.

Secreção Inadequada de ADH

A disfunção da neuro-hipófise resulta na deficiência de secreção do ADH, causando uma doença chamada *diabetes insipidus*. Os sintomas desta doença incluem poliúria (urina excessiva), polidipsia (consumo de grandes quantidades de água) e severo desequilíbrio iônico. *Diabetes insipidus* é tratada com injeções de ADH.

Distúrbios das Glândulas Tireóide e Paratireóide

Hipotireoidismo

A forma infantil de hipotireoidismo é conhecida como **cretinismo.** Uma criança afetada geralmente parece normal ao nascimento por causa da tiroxina recebida da mãe através da placenta. Os sintomas clínicos do cretinismo são crescimento raquítico, características faciais espessadas, desenvolvimento anormal dos ossos, retardamento mental, baixa temperatura do corpo e letargia geral. Se o cretinismo for diagnosticado precocemente, pode ser tratado eficientemente com a administração de tiroxina.

diabetes: G. *diabetes*, atravessar um sifão

Mixedema

O hipotireoidismo no adulto provoca o mixedema. Esta doença afeta os líquidos do corpo causando edema e aumento no volume de sangue, conseqüentemente pressão sangüínea alta. Uma pessoa com mixedema tem uma baixa taxa metabólica, letargia, sensibilidade para resfriados e uma tendência para ganhar peso. Esta afecção é tratada com tiroxina ou triiodotironina, ambos tomados oralmente.

Bócio Endêmico

Bócio é um crescimento anormal da glândula tireóide. Quando este resulta de dieta insuficiente de iodo, a afecção é chamada bócio endêmico (fig. 14.27). Neste caso, o crescimento da tireóide é devido à secreção excessiva de TSH que resulta de baixos níveis de secreção de tiroxina. O bócio endêmico está portanto associado com o hipotireoidismo.

Doença de Graves

A doença de Graves, também chamada de **bócio tóxico,** envolve o crescimento da tireóide associado com hipersecreção

mixedema: G. *myxa*, muco; *roidema*, inchaço

doença de Graves: de Robert James Graves, médico irlandês, 1796-1853

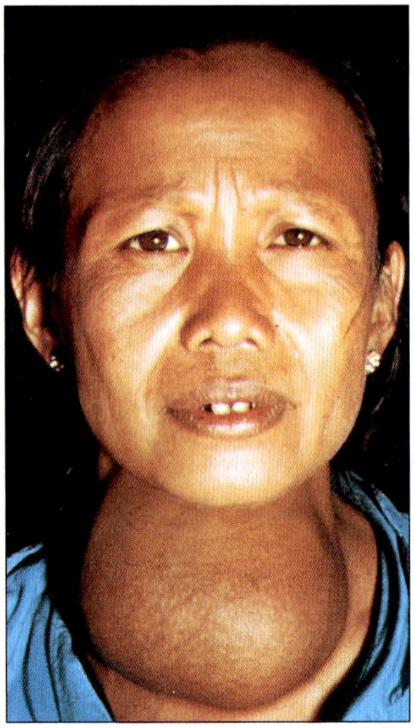

FIGURA 14.27 Um bócio endêmico causado por insuficiência de iodo na alimentação.

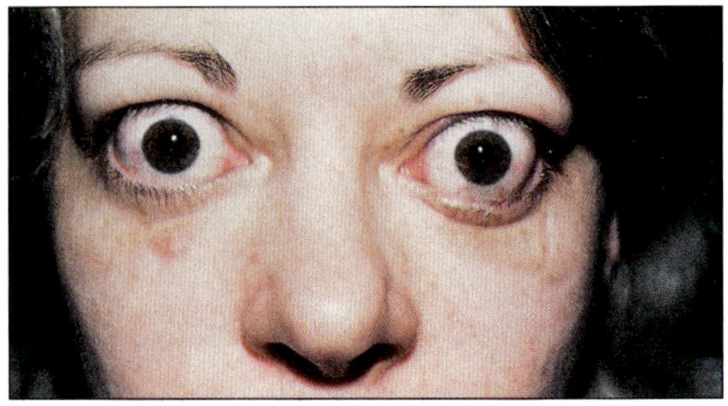

FIGURA 14.28 Hipertireoidismo é caracterizado por um aumento da taxa metabólica, perda de peso, enfraquecimento muscular e nervosismo. Pode ocorrer também a protrusão dos bulbos dos olhos (exoftalmia).

de tiroxina. Este hipertireoidismo é produzido por anticorpos que agem como TSH e estimulam a tireóide; é uma doença autoimune. Em conseqüência dos altos níveis de secreção de tiroxina, a taxa metabólica e a freqüência cardíaca aumentam, há perda de peso, e o sistema nervoso autônomo induz excessiva sudorese. Em aproximadamente metade dos casos, também se desenvolve a **exoftalmia** ou protrusão dos olhos (fig. 14.28) por causa do edema dos corpos adiposos das órbitas e inchaço dos músculos extrínsecos.

Distúrbios das Glândulas Paratireóides

A remoção cirúrgica das glândulas paratireóides ocorre, às vezes, não intencionalmente quando a tireóide é removida por causa de um tumor ou pela presença da doença de Graves. A queda resultante do hormônio da paratireóide (PTH) causa uma diminuição no nível do cálcio do plasma que pode levar à tetania muscular grave. O hiperparatireoidismo normalmente é causado por um tumor que secreta quantias excessivas de PTH, o que estimula a desmineralização dos ossos que torna os ossos frágeis e aumenta os níveis de cálcio e fosfato no sangue. Como resultado destas mudanças, os ossos ficam sujeitos a deformidades e fraturas, e cálculos compostos de fosfato de cálcio provavelmente se formam no trato urinário.

exoftalmia: G. *ex*, fora; *opthalmos*, bulbo do olho

Distúrbios das Ilhotas Pancreáticas

Diabetes Mellitus

Diabetes mellitus é caracterizada por hiperglicemia em jejum e pela presença de glicose na urina. Há duas formas desta doença. **Tipo I**, ou **diabetes mellitus insulina dependente**, causada por destruição das células beta e pela falta resultante de secreção de insulina. **Tipo II**, ou **diabetes mellitus não insulina dependente** (que é a forma mais comum), é causada por diminuição da sensibilidade dos tecidos aos efeitos da insulina, de forma que quantias crescentes de insulina são necessárias para produzir um efeito normal. *Diabetes* tipo II é freqüentemente controlável por dieta e exercício. Ambos os tipos de *diabetes mellitus* também estão associados com níveis anormalmente altos de secreção de glucagon.

O tratamento da *diabetes mellitus* avançada requer administração de quantidades necessárias de insulina para manter o metabolismo de carboidratos equilibrado. Se quantias excessivas de insulina forem aplicadas, a pessoa experimentará nervosismo extremo e tremores, talvez seguidos por convulsão e perda de consciência. Esta situação, comumente chamada de *choque por insulina*, pode ser tratada administrando glicose intravenosamente.

Hipoglicemia Reativa

Pessoas que têm predisposição genética para *diabetes* tipo II freqüentemente desenvolvem inicialmente hipoglicemia reativa. Nessa condição, o aumento da taxa de glicose no sangue que segue a ingestão de carboidratos estimula uma secreção excessiva de insulina que por sua vez causa a queda do nível de glicose no sangue abaixo do normal. Isto pode resultar em fraqueza, mudanças na personalidade e desorientação mental.

Distúrbios das Glândulas Supra-renais

Tumores da Medula Supra-renal

Tumores de células cromafins da medula supra-renal são conhecidos por **feocromocitomas**. Esses tumores causam hipersecreção de epinefrina e norepinefrina cujos efeitos são similares àqueles de contínua estimulação do sistema nervoso simpático. Os sintomas são hipertensão, elevação do metabolismo, hiperglicemia e açúcar na urina, nervosismo, problemas digestórios e sudorese. Sob essas condições não demora muito tempo para o corpo entrar em fadiga e tornar o paciente suscetível a outras doenças.

Doença de Addison

Esta doença é causada por uma inadequada secreção de ambos os hormônios glicocorticóides e mineralocorticóides, que resulta em hipoglicemia, desequilíbrio sódio/potássio, desidratação, hipotensão, rápido emagrecimento e enfraquecimento generalizado. Uma pessoa com esta doença, se não for tratada com corticosteróides, morrerá dentro de alguns dias por causa do grave desequilíbrio e desidratação. Um outro sintoma desta doença é o escurecimento da pele, causado pela alta secreção de ACTH e possível MSH (porque MSH é derivado da molécula de mesma origem do ACTH), que resulta da falta de inibição de retroalimentação negativa da hipófise por corticosteróides.

Síndrome de Cushing

A hipersecreção de corticosteróides resulta na síndrome de Cushing, doença geralmente causada por um tumor no córtex da supra-renal ou por hipersecreção de ACTH pela adeno-hipófise. A síndrome de Cushing é caracterizada por alterações no metabolismo dos carboidratos e das proteínas, hiperglicemia, hipertensão e fraqueza muscular. Problemas metabólicos dão ao corpo uma aparência inchada e podem causar alterações estruturais caracterizadas como "corcunda" e "face de lua". Também são vistos efeitos semelhantes em pessoas com doenças inflamatórias crônicas que recebem tratamento prolongado com corticosteróides, ministrados para reduzir inflamações e inibir respostas imunes.

feocromocitoma: G. *phaios*, escuro; *chroma*, cor; *oma*, tumor

doença de Addison: de Thomas Addison, médico inglês, 1793-1860

síndrome de Cushing: de Harvey Cushing, médico americano, 1869-1939

Síndrome Adrenogenital

Geralmente associada com a síndrome de Cushing, esta afecção é causada por hipersecreção de hormônios sexuais pela supra-renal, particularmente os andrógenos. Síndrome adrenogenital em crianças causa puberdade precoce e aumento dos genitais, especialmente do pênis nos homens e do clitóris nas mulheres. Aumento nos pêlos do corpo e voz mais grave são outras características. Esta doença em uma mulher adulta pode causar crescimento da barba.

Como ocorre com outras disfunções endócrinas, problemas da supra-renal ou são tratados por cirurgia (se há um tumor que causa hipersecreção) ou pela administração dos níveis necessários de hormônios apropriados (no caso de disfunção com hipossecreção).

Resposta do Estudo de Caso Clínico

Os achados visuais provavelmente resultam de um tumor hipofisário (adenoma) que em seu crescimento está corroendo e empurrando para cima sobre o quiasma óptico. O quiasma óptico contém tratos dos nervos que emanam das porções mediais de cada retina e recebem luz dos campos visuais laterais (temporais). O tumor hipofisário está secretando e aumentado ou desregulando quantidades de ACTH (hormônio adrenocorticotrófico), que por sua vez está causando hiperprodução de hormônios supra-renais. Esses incluem glicocorticóides, mineralocorticóides e vários andrógenos que no conjunto estão produzindo a grande quantidade de achados que a paciente apresenta.

Esta afecção específica, hipersecreção de hormônios supra-renais secundários a uma produção de ACTH por um adenoma hipofisário, é conhecida como *doença de Cushing*, comumente tratada por excisão transesfenoidal do tumor. Quando as condições não são adequadas para cirurgia, podem ser usadas radiações ou drogas. Níveis elevados de hormônios supra-renais podem resultar de tumores endócrinos diferentes daqueles da hipófise. Um exemplo seria um tumor supra-renal, canceroso ou benigno, que estaria produzindo hormônios supra-renais. Os efeitos físicos desta doença e tudo o que envolve níveis altos de hormônios supra-renais são conhecidos coletivamente como *síndrome de Cushing*, que não deve ser confundida com a *doença de Cushing*. Este termo é especificamente reservado para o supra-renalismo causado por um adenoma da hipófise.

PRÁTICA CLÍNICA 14.1

Um senhor de 43 anos de idade apresenta-se para um exame clínico de emergência após um acidente de automóvel. Está visivelmente abatido, e sua avaliação inicial é de afastar lesões graves com risco de vida. Na avaliação posterior você observa a face com características grosseiras e espessas, inclusive com uma mandíbula proeminente, mãos e pés muito grandes, e uma voz rouca. No exame dos nervos cranianos, você está seguro que ele tem uma perda definida de visão periférica lateral em ambos os olhos, o que o leva a perguntar sobre os detalhes do acidente de veículo a motor. O paciente diz não ter visto o outro carro. Você então pede para ver a sua carta de motorista, e a fotografia que ali consta foi tirada 9 anos atrás, e mostra características faciais completamente normais. Com informações adicionais você fica sabendo que ele passou a calçar sapatos maiores e que o aro dos anéis tem aumentado nos últimos anos.

Você diz a ele que suspeita que o acidente não o feriu, mas gostaria de solicitar a opinião de um optometrista para uma prova de campo visual, e que talvez ele precise ser avaliado por um neurocirurgião.

PERGUNTAS

1. Qual o teste de laboratório que mais interessa a você?
2. Qual o exame radiológico que você necessita antes de enviar o paciente para o neurocirurgião?
3. Baseado na imagem de RM adjacente, como você pode explicar a perda de visão?

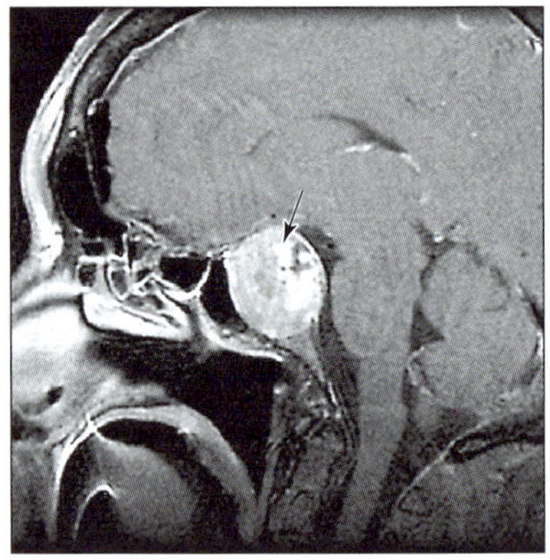

Resumo do Capítulo

Introdução ao Sistema Endócrino (pp. 455-460)

1. Hormônios são moléculas reguladoras liberadas no sangue pelas glândulas endócrinas. A ação de um hormônio nas células-alvo depende de sua concentração e de receptores específicos em locais das membranas celulares.
2. Os hormônios são classificados quimicamente como esteróides, proteínas e aminas.
3. Retroalimentação negativa ocorre quando uma informação relativa a um desequilíbrio na concentração do hormônio retro age em um órgão que atua para corrigir o desequilíbrio.

Hipófise (pp. 460-465)

1. A hipófise é dividida em anterior, adeno-hipófise, e posterior, neuro-hipófise.
   (a) Nos adultos a adeno-hipófise consiste em uma parte glandular distal e uma fina extensão proximal chamada parte tuberal. A parte intermédia está presente no feto mas não constitui uma estrutura separada no adulto.
   (b) A neuro-hipófise consiste no lobo nervoso e no infundíbulo.
2. A hipófise anterior produz e secreta hormônio do crescimento, hormônio adrenocorticotrófico, hormônio folículo-estimulante, hormônio luteinizante, prolatina e hormônio estimulante do melanócito.
3. A hipófise posterior libera ocitocina e hormônio antidiurético.
4. Secreções da hipófise anterior são controladas pelos hormônios hipotalâmicos e reguladas por uma retroalimentação de hormônios pelas células-alvo. A liberação de hormônios pela hipófise posterior é controlada pelo trato nervoso hipotálamo-hipofisário.

Glândulas Tireóide e Paratireóide (pp. 466-469)

1. A glândula tireóide bilobada está localizada no pescoço, logo abaixo da laringe. Quatro pequenas glândulas paratireóides estão imbricadas em sua face posterior.
2. Folículos da tireóide secretam tiroxina e triiodotironina, que aumentam os índices de síntese protéica e de energia liberada pelos carboidratos. Eles também regulam os índices de crescimento e de maturação do sistema nervoso.
3. Células parafoliculares da tireóide secretam o hormônio calcitonina, que baixa o cálcio do sangue inibindo a liberação do cálcio do tecido ósseo e estimulando a excreção de cálcio pelos rins.
4. Hormônio da paratireóide causa um aumento do cálcio do sangue e uma diminuição dos níveis de fosfato no sangue, e atua no intestino grosso, rins e ossos.

Pâncreas (pp. 469-471)

1. O pâncreas é uma glândula mista endócrina e exócrina, localizada na cavidade abdominal.
2. As ilhotas pancreáticas contêm células beta que secretam insulina e células alfa que secretam glucagon.
   (a) Insulina abaixa a glicose no sangue e estimula a produção de glicogênio, gordura e proteína.
   (b) Glucagon aumenta a glicose no sangue, estimulando a decomposição do glicogênio do fígado.

Glândulas Supra-renais (pp. 471-474)

1. Cada glândula supra-renal consiste num córtex supra-renal e uma medula supra-renal e está posicionada junto do pólo superior de cada rim.
2. Hormônios do córtex supra-renal incluem mineralocorticóides, que regulam a reabsorção do sódio e a excreção do potássio; glicocorticóides, que influenciam o metabolismo, promovendo vasoconstrição e resistência ao estresse; e gonadocorticóides, que suplementam os hormônios gonadais.
3. Epinefrina e norepinefrina, secretadas pela medula supra-renal, produzem efeitos similares aos da divisão simpática do SNA.

Gônadas e Outras Glândulas Endócrinas (pp. 474-479)

1. Testículos são as gônadas masculinas que produzem o hormônio sexual masculino, a testosterona, no interior das células intersticiais.
2. Ovários são as gônadas femininas que produzem estrógeno no interior dos folículos ovarianos e corpo amarelo.
3. A glândula pineal, localizada no teto do terceiro ventrículo do encéfalo, secreta melatonina, que parece ter um efeito sobre o hipotálamo na liberação de gonadotrofinas.
4. O timo está posicionado atrás do esterno no interior do mediastino, e produz as células T que são importantes na manutenção da imunidade do corpo.
5. Certas células gastrointestinais secretam hormônios que ajudam a digestão.
6. A placenta materna secreta hormônios que mantêm a gravidez.

Atividades de Revisão

Questões Objetivas

Relacione a glândula com sua origem embrionária

1. adeno-hipófise	(a) endoderma da faringe
2. neuro-hipófise	(b) divertículo do encéfalo
3. medula supra-renal	(c) endoderma da parte anterior do intestino
4. pâncreas	(d) crista neural ectodérmica
5. glândula tireóide	(e) bolsa hipofisial

6. A sela turca que sustenta a hipófise está localizada em que osso?
   (a) etmóide
   (b) frontal
   (c) esfenóide
   (d) occipital
7. O principal hormônio responsável por regular a taxa metabólica basal e por promover a maturação do encéfalo é:
   (a) cortisol
   (b) ACTH
   (c) TSH
   (d) tiroxina
8. Qual das seguintes afirmações sobre a medula supra-renal é *verdadeira*?
   (a) Desenvolve-se a partir do mesoderma.
   (b) Secreta alguns andrógenos.
   (c) Sua secreção prepara o corpo para a resposta lutar ou fugir.
   (d) A zona fasciculada é estimulada pelo ACTH.
   (e) Todas as acima são verdadeiras.
9. Qual das seguintes afirmativas sobre o hormônio insulina é *verdadeira*?
   (a) É secretado pelas células alfa nas ilhotas pancreáticas.
   (b) É secretado em resposta a uma subida da glicose no sangue.
   (c) Estimula a produção de glicogênio e gordura.
   (d) a e b estão corretas.
   (e) b e c estão corretas.

Relacione o hormônio com o principal agente que estimula sua secreção.

10. epinefrina	(a) TSH
11. tiroxina	(b) ACTH
12. corticosteróide	(c) hormônio do crescimento
13. ACTH	(d) impulso nervoso simpático
	(e) CRF

14. Hormônios esteróides são secretados por:
    (a) córtex supra-renal
    (b) gônadas
    (c) tireóide
    (d) alternativas a e b
    (e) alternativas b e c
15. A secreção de qual dos seguintes hormônios deveria aumentar em uma pessoa com bócio endêmico?
    (a) TSH (c) triiodotironina
    (b) tiroxina (d) todas acima

Questões Dissertativas

1. Explique como os sistemas nervoso e endócrino diferem na manutenção da homeostasia do corpo.
2. Faça uma relação das glândulas do sistema endócrino e descreva suas localizações de modo geral.
3. Dê exemplos de esteróides, proteínas e aminas e descreva os vários modos pelos quais eles são administrados.
4. Defina retroalimentação negativa (*feedback* negativo). Por que é este um mecanismo fidedigno de controle de secreção hormonal?
5. Quais glândulas endócrinas, ou porções de glândulas endócrinas, se desenvolvem através do processo de invaginação da camada germinativa? Quais se desenvolvem como evaginações ou brotamento de tecido de camada germinativa?
6. Por que a hipófise freqüentemente é considerada como duas glândulas separadas?
7. Faça uma relação dos hormônios secretados pela adeno-hipófise e descreva as funções gerais de cada um.
8. Descreva a localização e a estrutura macroscópica da neuro-hipófise. Quais hormônios são liberados por esta porção da hipófise e como as suas liberações são reguladas?
9. Faça uma relação dos hormônios secretados pela glândula tireóide e comente as funções gerais de cada um.
10. Descreva a localização das glândulas paratireóides. Quais as células especializadas que constituem estas glândulas e que hormônio elas secretam?
11. Descreva a localização e a estrutura das ilhotas pancreáticas, faça uma relação dos hormônios que elas produzem, e comente de modo geral as funções de cada um.
12. Faça a distinção entre córtex supra-renal e medula supra-renal quanto a estrutura, função e importância para o corpo.
13. Defina células cromafins, células intersticiais, células alfa e beta, células oxífilas, células foliculares e pituícitos.
14. Explique as causas de cada uma das seguintes doenças endócrinas: gigantismo, acromegalia, caquexia hipofisária e nanismo hipofisário.
15. Faça a distinção entre cretinismo, mixedema e doença de Graves.

Questões de Análise Crítica

1. A hipófise anterior tem sido freqüentemente caracterizada como a "glândula mestra". Em que sentido pode esta citação estar correta? Em que sentido ela é enganosa?
2. Uma senhora com 38 anos de idade apresentava uma descarga láctea pelas papilas de suas mamas que ocorria periodicamente nos últimos 6 meses. Ela não estava grávida e seu filho menor tinha 7 anos. O seu médico disse tratar-se de galactorréia – o termo médico para uma descarga branca ou esverdeada de uma ou de ambas as mamas – e marcou um teste de sangue para determinar possível disfunção hormonal que poderia estar ligada a um crescimento

benigno da hipófise. Como pode um tumor da hipófise resultar nos sintomas desta mulher?

3. Brenda, sua companheira, tem permanecido em casa um tempo enorme ultimamente. Ela não tem tido energia para sair nem para passeios, está engordando, queixa-se sempre de frio, e toda vez que acompanha os exercícios pelo vídeo reclama de fraqueza. Quando finalmente resolve ir ao médico, este encontra pulsação lenta e pressão baixa. Testes adicionais indicam deficiência de hormônio da tireóide – uma doença chamada hipotireoidismo, doença endócrina muito comum e que ocorre mais freqüentemente em mulheres, cerca de 8 vezes mais do que em homens. Por que os sintomas de Brenda seriam típicos desta doença? Que tipo de tratamento prescreverá o doutor?
4. Você decide que é tempo do time de basquetebol de sua faculdade ser um dos quatro finalistas, e acha que o companheiro Bubba tem o espírito competitivo necessário para ser um excelente jogador – mas tem apenas 1,81 m de altura. Para enfrentar esse problema, você começa a colocar hormônio do crescimento no suco de laranja que Bubba toma pela manhã, pensando ser uma estratégia inteligente.

   Depois de algum tempo, contudo, você começa a perceber que Bubba não está crescendo. Em lugar disso, a mandíbula e a fronte parecem desproporcionalmente grandes, e suas mãos e pés estão inchados. Para complicar ainda mais, ele desenvolveu um odor horrível no corpo.

   Explique por que administrar hormônio de crescimento a um adulto não altera a sua altura. Explique as alterações físicas que podem ocorrer quando um adulto recebe hormônio de crescimento.
5. Suponha uma pessoa com uma glândula tireóide normal que viesse a tomar pílulas de tireóide. Ele ou ela perderiam peso? Por quê? Quais as mudanças endócrinas que seriam produzidas por essas pílulas? Se, depois de alguns meses, ela deixasse de tomar as pílulas, o que aconteceria com o seu peso? Explique.

Órgãos dos Sentidos

15

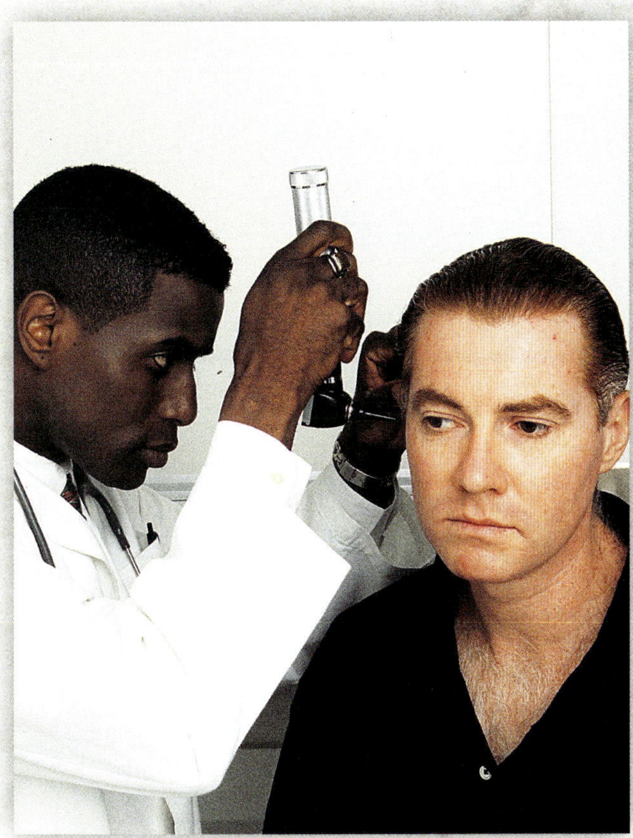

Estudo de Caso Clínico

Um homem com 50 anos de idade queixa-se a seus familiares que está perdendo progressivamente a audição em sua orelha direita. Com o intuito de afastar anormalidades visíveis ou formação de cera, o médico realizou um exame otoscópico, que não revelou nenhuma anormalidade, e em seguida acionou um diapasão e o colocou sobre a pele que recobre o processo mastóide do osso temporal direito do paciente, que imediatamente exclamou: "Eu posso ouvir realmente bem, até mesmo na orelha em que ouço mal!" Após um momento o paciente observou que o som tinha quase desaparecido, porque o doutor tinha afastado o instrumento do local anterior e acionado novamente a 2 cm da mesma orelha. Nesta posição, o paciente deixou de ouvir qualquer coisa. O doutor explicou que, embora alguém com audição normal deva ouvir a vibração do diapasão quando mantido sobre o processo mastóide, a pessoa deve ouvi-lo melhor quando for colocado próximo do meato acústico externo.

Quais componentes do mecanismo da audição do paciente foram contornados quando o cabo do diapasão foi colocado diretamente sobre seu processo mastóide? Descreva o tipo de problema de audição que este paciente tem. É um problema de condução ou um problema de percepção?

Sugestão: Os órgãos da audição da orelha interna podem receber e efetivamente processar ondas sonoras diretamente a partir do osso no qual eles estão situados. Liste, em seqüência, as estruturas contornadas por ondas sonoras recebidas através do processo mastóide. Leia cuidadosamente as seções sobre estrutura da orelha, ondas sonoras e vias nervosas da audição. Revise também a seção de Considerações Clínicas sobre distúrbios funcionais da audição.

FIGURA: A perda da audição pode ser congênita (quando ocorre antes do nascimento) ou adquirida (quando ocorre após o nascimento), e há vários fatores que podem causá-la. A perda da audição em razão do envelhecimento (relacionada com a idade) atinge todas as pessoas idosas em vários graus de intensidade.

AVALIAÇÃO DE PERCEPÇÃO SENSORIAL

Os órgãos dos sentidos são extensões altamente especializadas do sistema nervoso e contêm neurônios sensoriais adaptados para responder a estímulos específicos e conduzir impulsos nervosos ao encéfalo.

Objetivo 1 **Estabelecer as condições necessárias para perceber uma sensibilidade.**

Objetivo 2 **Analisar a seletividade dos receptores sensoriais para estímulos específicos.**

Os órgãos dos sentidos são realmente extensões do sistema nervoso que respondem às mudanças dos meios interno e externo e transmitem potenciais de ação (impulsos nervosos) ao encéfalo. É através dos órgãos dos sentidos que nós temos consciência do meio ambiente, e por esta razão eles foram descritos como "as janelas do cérebro". Um estímulo necessita primeiro ser recebido para que a sensibilidade possa ser interpretada no encéfalo e a seguir serem feitos os ajustes necessários no corpo. Nós dependemos dos nossos órgãos dos sentidos não apenas para satisfazer nossas vontades, mas também para assegurar nossa própria sobrevivência. Por exemplo, eles nos permitem ouvir sons de advertência, ver os perigos, evitar substâncias tóxicas e sentir dor, fome e sede.

Sensibilidade é a consciência de uma situação corpórea ou condição que ocorre sempre que um impulso sensorial é transmitido ao encéfalo. A interpretação de uma sensibilidade é chamada de *percepção*. Percepções são as criações de nosso encéfalo; em outras palavras, nós vemos, ouvimos, sentimos o gosto e o cheiro com nosso encéfalo. A fim de perceber uma sensibilidade, são necessárias as seguintes condições:

- Deve existir um *estímulo* suficiente para iniciar uma resposta no sistema nervoso.
- Um *receptor* deve converter o estímulo em impulso nervoso. Um receptor é uma terminação dendrítica periférica especializada de uma fibra nervosa sensorial ou uma célula receptora especializada associada a ela.
- A *condução do impulso nervoso* deve ocorrer do receptor para o encéfalo ao longo de uma via nervosa.
- A *interpretação do impulso* na forma de uma percepção deve ocorrer no interior de uma parte específica do encéfalo.

Apenas aqueles impulsos que alcançam o córtex cerebral do encéfalo são interpretados conscientemente. Se os impulsos terminam na medula espinal ou no tronco encefálico, eles podem iniciar uma resposta motora reflexa, mas não uma resposta consciente. Impulsos que alcançam o córtex cerebral seguem por fibras nervosas que compõem os tratos sensitivos, ou ascendentes. Agrupamentos de corpos celulares de neurônios, chamados núcleos, são locais de sinapses ao longo dos tratos sensitivos no interior do SNC. Os núcleos através dos quais passam impulsos sensoriais antes de alcançar o córtex cerebral estão localizados na medula espinal, bulbo, ponte e tálamo.

Através da utilização de instrumentos científicos, sabe-se que os órgãos dos sentidos atuam como filtros de energia que permitem percepção de apenas uma estreita amplitude de energia. A visão, por exemplo, é limitada para determinados raios do espectro visível. Outros raios do mesmo tipo de energia que a luz visível, como raios X, ondas de rádio, raios ultravioleta e infravermelho, não podem estimular normalmente os receptores sensoriais dos olhos. Embora filtradas e distorcidas pelas limitações das funções sensoriais, nossas percepções nos permitem interagir eficientemente com o meio ambiente e são de evidente importância para a sobrevivência.

Avaliação de Conhecimentos

1. Faça a distinção entre estímulos, sensibilidade e percepção.
2. Liste as quatro condições necessárias para a percepção e identifique qual das quatro sempre deve envolver consciência para que ocorra a percepção.
3. Use exemplos para explicar a afirmação de que cada um dos órgãos dos sentidos atua como um filtro.

CLASSIFICAÇÃO DOS SENTIDOS

Os sentidos são classificados em gerais ou especiais de acordo com o grau de complexidade dos receptores e das vias nervosas. Também são classificados em somáticos ou viscerais de acordo com a localização dos receptores.

Objetivo 3 **Comparar e diferenciar sentidos somáticos, viscerais e especiais.**

Objetivo 4 **Descrever os três tipos básicos de receptores e dar exemplos de cada um.**

Estruturalmente, os receptores sensoriais podem ser dendritos de neurônios sensitivos, que ou estão livres (como aqueles da pele que correspondem à dor e à temperatura) ou encapsulados no interior de estruturas não neurais (como os corpúsculos lamelares ou receptores para pressão na pele) (veja tabela 15.1). Outros receptores formam-se de células epiteliais que fazem sinapse com dendritos sensoriais. Estes incluem calículos gustatórios na língua, fotorreceptores nos olhos, e células pêlos na orelha interna.

Embora comumente falemos em cinco sentidos, na realidade possuímos muitos mais. Os sentidos do corpo podem ser classificados em gerais ou especiais de acordo com o grau de complexidade dos seus receptores e de suas vias nervosas. **Sentidos gerais** estão dispersos pelo corpo e são estruturalmente simples. Como exemplos temos o tato, a pressão, as variações de temperatura e a dor. Os **sentidos especiais** estão localizados em órgãos receptores complexos e constituem extensas vias (tratos) no encéfalo. Os sentidos especiais são gosto, olfato, visão, audição e equilíbrio.

Os sentidos também podem ser classificados em somáticos ou viscerais de acordo com a localização dos receptores. **Sentidos somáticos** são aqueles nos quais os receptores estão localizados

TABELA 15.1 Receptores Cutâneos

Tipo	Localização	Função
Corpúsculos do tato (corpúsculos de Meissner) (mecanorreceptores)	Papilas da derme; numerosos em partes sem pêlos do corpo (pálpebras, pontas dos dedos, lábios, papilas mamárias, genitais externos)	Detectar movimentos suaves na superfície da pele
Terminações nervosas livres (receptores táteis; termorreceptores; receptores para dor)	Camadas mais inferiores da epiderme	Detectar tato e pressão, mudanças na temperatura e lesões dos tecidos
Plexos da raiz dos pêlos (receptores táteis)	Em torno dos folículos pilosos	Detectar movimentos dos pêlos
Corpúsculos lamelares (de Pacini) (mecanorreceptores)	Hipoderme; membranas sinoviais; perimísio; certos órgãos viscerais	Detectar pressão profunda e vibrações de alta freqüência
Corpúsculos de Ruffini (mecanorreceptores)	Camadas mais profundas da derme	Detectar pressão profunda e estiramentos
Corpúsculos de Krause (mecanorreceptores)	Derme; lábios; boca; conjuntiva do olho	Detectar pressão suave e vibrações de baixa freqüência

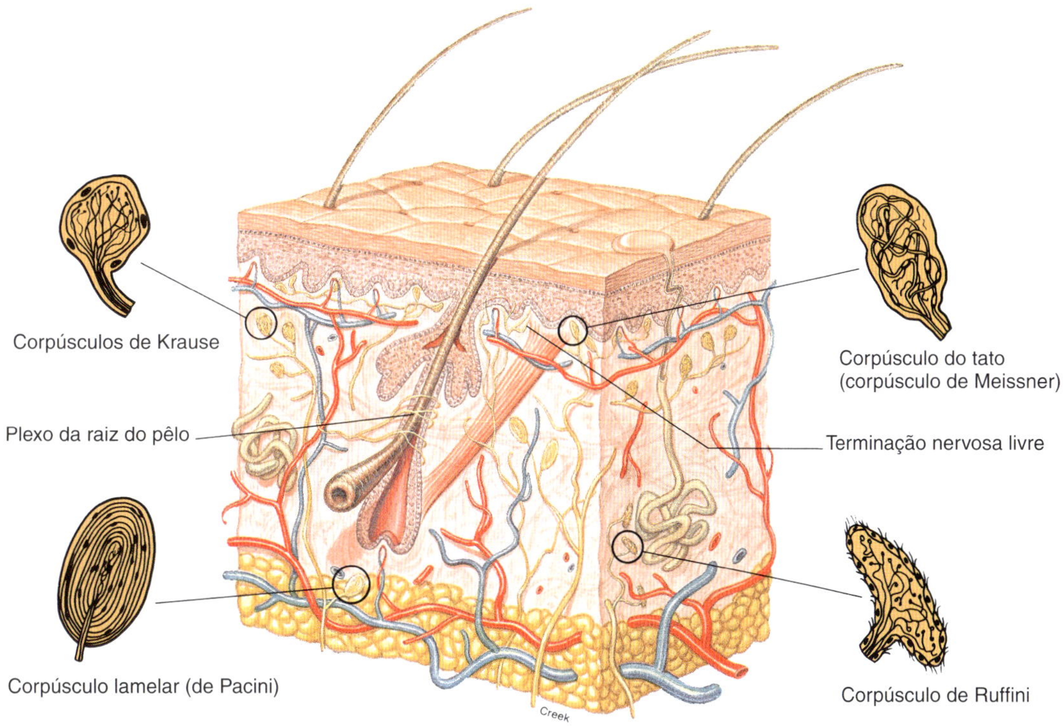

nas paredes do corpo. Estes incluem os receptores cutâneos (pele) e aqueles no interior dos músculos, tendões e articulações. **Sentidos viscerais** são aqueles em que os receptores estão localizados no interior de órgãos viscerais. Ambos os esquemas de classificação podem ser usados na descrição de alguns sentidos; por exemplo, audição (um sentido somático especial) ou dor do trato gastrointestinal (um sentido visceral geral).

Os sentidos também são classificados de acordo com a localização dos receptores e os tipos de estímulos aos quais respondem. Há três tipos básicos de receptores: *exteroceptores*, *visceroceptores (interoceptores)* e *proprioceptores*.

somático: G. *somatikos*, corpo

visceral: L. víscera, órgãos do corpo

Exteroceptores

Os exteroceptores estão localizados próximo à superfície do corpo, onde respondem aos estímulos do meio externo. Incluem os seguintes:

- células bastonetes e cones da retina do olho – fotorreceptores;
- células pêlos no órgão espiral (órgão de Corti) no interior da orelha interna – mecanorreceptores;
- receptores olfatórios no epitélio nasal da cavidade nasal – quimiorreceptores;
- receptores do gosto na língua – quimiorreceptores;

- receptores da pele no interior da derme – *receptores táteis* para o tato, *mecanorreceptores* para pressão, *termorreceptores* para temperatura e *nociceptores* para dor.

Receptores para dor são estimulados por substâncias químicas liberadas por células de tecidos lesados, portanto, são um tipo de quimiorreceptor. Embora haja receptores específicos para dor, quase todos os tipos de receptores transmitem impulsos que são percebidos como dor se eles forem estimulados excessivamente. Por exemplo, sons extremamente altos podem ser percebidos como dor. Os receptores para dor estão localizados ao longo do corpo, mas só aqueles localizados no interior da pele são classificados como exteroceptores.

Visceroceptores

Como o nome indica, visceroceptores são células nervosas sensitivas que produzem a sensibilidade proveniente das vísceras, como uma dor interna, fome, sede, fadiga ou náuseas. Visceroceptores especializados localizados no interior do sistema circulatório são sensíveis às alterações na pressão sangüínea; são chamados *barorreceptores*. O sistema circulatório também contém *quimiorreceptores* que monitoram os gases respiratórios.

Proprioceptores

Proprioceptores são células nervosas sensitivas que retransmitem informações sobre a posição do corpo, o equilíbrio e o movimento. Estão localizados na orelha interna, nas articulações e entre tendões e músculos.

Proprioceptores são especialmente abundantes em músculos posturais como o trapézio, que mantém a posição vertical de sua cabeça sobre a vértebra atlas. Quando sua cabeça tende para diante, como ocorre quando você está adormecendo durante uma conferência enfadonha, os proprioceptores dos músculos estirados são ativados, enviam impulsos imediatamente ao cerebelo onde unidades motoras envolvendo os músculos trapézios são ativadas. Este mecanismo de retroalimentação homeostática empurra subitamente sua cabeça para trás antes que você a bata na carteira, e também o desperta de forma que você fique consciente da posição relativa de seu corpo no ambiente.

Os receptores podem também ser classificados com base na adaptação sensorial (acomodação). Alguns receptores respondem bruscamente quando um estímulo é aplicado inicialmente, mas em seguida diminuem rapidamente a amplitude do disparo – adapta-se ao estímulo – enquanto o estímulo for mantido. Receptores com este padrão de resposta são chamados **receptores fásicos**. Receptores que produzem uma freqüência relativamente constante de disparos enquanto o estímulo for mantido são conhecidos como **receptores tônicos**.

Receptores fásicos nos alertam para mudanças nos estímulos sensoriais e são em parte responsáveis por deixarmos de prestar atenção a estímulos constantes, capacidade chamada de *adaptação sensorial*. Odor e tato, por exemplo, adaptam-se rapidamente; no início do banho, sentimos a água mais quente. Sensações de dor, ao contrário, adaptam-se menos ou não se adaptam.

nociceptor: L. *nocco*, lesar; *ceptus*, receber

proprioceptor: L. *proprius*, próprio; *ceptus* receber

Avaliação de Conhecimentos

4. Utilizando exemplos, explique por que os receptores sensitivos podem ser classificados de acordo com a complexidade, localização, estrutura e o tipo de estímulo ao qual eles respondem.
5. Faça a distinção entre receptores fásicos e tônicos.

SENSIBILIDADE SOMÁTICA

A sensibilidade somática se origina em receptores cutâneos e proprioceptores. A percepção da sensibilidade somática é determinada pela densidade de receptores no campo estimulado e pela intensidade da sensibilidade.

Objetivo 5 Descrever a estrutura, função e localização dos vários receptores táteis e de pressão.

Objetivo 6 Explicar a finalidade da dor e descrever os receptores que respondem pela dor e as vias nervosas para a sensibilidade da dor.

Objetivo 7 Explicar o que se entende por dor referida e dor fantasma e dar exemplos de cada uma.

A **sensibilidade somática**, ou **sensibilidade somestésica**, origina-se nos receptores cutâneos ou proprioceptores. A sensibilidade cutânea inclui tato, coceira, pressão, frio, calor e dor. Os proprioceptores localizados na orelha interna, nas articulações, nos tendões e nos músculos retransmitem informações sobre a posição do corpo, o equilíbrio e o movimento.

Receptores do Tato e de Pressão

Receptores táteis e receptores de pressão são sensíveis às forças mecânicas que deformam ou deslocam o tecido no qual eles estão localizados. **Receptores táteis** respondem aos toques finos, ou leves, e estão localizados principalmente na derme e hipoderme da pele. **Receptores de pressão** respondem à pressão, vibração e estiramento, e se encontram comumente na hipoderme da pele e nos tendões e ligamentos de articulações. Os receptores táteis e de pressão estão resumidos na tabela 15.1.

Corpúsculos do Tato

Um corpúsculo do tato *(corpúsculo de Meissner)* é um receptor oval composto de um conjunto de terminações dendríticas de duas ou três fibras nervosas incluídas em bainhas de tecido conjuntivo. Estes corpúsculos são numerosos nas porções do corpo desprovidas de pêlos, como pálpebras, lábios, extremidade da língua, pontas dos dedos, palmas das mãos, plantas dos pés, papilas mamárias e genitais externos. Corpúsculos do tato encontram-se no interior da camada papilar da derme onde são especialmente sensíveis aos movimentos

corpúsculos: L. *corpusculum*, diminutivo de *corpus*, corpo.

corpúsculo de Meissner: de George Meissner, histologista alemão, 1829-1905 de objetos que apenas entram em contato com a pele (veja capítulo 5). Sensibilidade de tato fino ou leve é percebida quando estes receptores são estimulados. Eles também funcionam quando uma pessoa toca um objeto para determinar sua textura.

As pontas dos dedos altamente sensíveis são usadas para leituras em braille. Símbolos em braille consistem em pontos que são elevados 1 mm da superfície da página e separados um do outro 2,5 mm. Os leitores experientes de braille podem identificar palavras com a mesma velocidade que uma pessoa perspicaz pode ler em voz alta – uma freqüência de cerca de 100 palavras por minuto.

Terminações Nervosas Livres

Terminações nervosas livres são os receptores táteis menos modificados e mais superficiais. Esses receptores se estendem nas camadas mais inferiores da epiderme onde terminam como botões entre as células epiteliais. Terminações nervosas livres respondem principalmente a dor e variações de temperatura (abordadas brevemente), mas elas também detectam tato e pressão, por exemplo, ao se vestir. Algumas terminações nervosas livres são particularmente sensíveis a cócegas e coceiras.

Plexos da Raiz dos Pêlos

Plexos da raiz dos pêlos são um tipo especializado de terminações nervosas livres, e ficam encaracolados ao redor dos folículos dos pêlos onde respondem aos movimentos dos pêlos.

Corpúsculos Lamelares

Corpúsculos lamelares (de *Pacini*) são receptores grandes, em forma de cebola, compostos de terminações dendríticas de várias fibras nervosas sensitivas envolvidas por camadas de tecido conjuntivo. Eles são encontrados comumente no interior de membranas sinoviais de articulações sinoviais, no perimísio de tecido muscular esquelético, e em certos órgãos viscerais. Corpúsculos lamelares também são abundantes na pele das palmas e dos dedos da mão, nas plantas dos pés, nos genitais externos e nas mamas, respondem a pressões mais fortes, geralmente aquelas que são constantemente aplicadas, e também podem detectar vibrações profundas em tecidos e órgãos.

Corpúsculos de Ruffini

Os corpúsculos de Ruffini são terminações nervosas encapsuladas encontradas nas camadas profundas da derme e no tecido subcutâneo, onde se sensibilizam às pressões contínuas profundas e estiramentos. Eles também estão presentes em cápsulas articulares e funcionam na detecção de movimentos articulares.

Corpúsculos de Krause

Os corpúsculos de Krause são considerados uma variação dos corpúsculos de Meissner. Eles são muito abundantes nas túnicas mucosas e, portanto, às vezes são chamados *corpúsculos mucocutâneos*.

Historicamente, tanto os corpúsculos de Ruffini como os corpúsculos de Krause foram considerados termorreceptores – os primeiros seriam os receptores do calor e os últimos, receptores para o frio. Entretanto, realmente são mecanorreceptores. Os corpúsculos de Krause respondem às pressões leves e vibrações de baixa freqüência.

Qualquer mãe pode atestar o efeito calmante que tem segurar e bater levemente nas costas de um bebê que está chorando. Sabe-se que o tato da massagem pode aliviar a dor e melhorar a concentração, e evidências mostram que tatear e acariciar o recém-nascido, de fato, melhora o seu desenvolvimento. Crianças massageadas ganham peso quase 50% mais rápido que as crianças não massageadas, e também são mais ativas, alertas e receptivas. Até mesmo crianças prematuras crescem e se desenvolvem mais rapidamente se forem regularmente carregadas e tateadas.

Experiências com ratos mostraram que o lamber e as carícias da mãe estimulam a secreção de hormônio de crescimento nos seus filhotes. A quantidade de hormônio do crescimento está significativamente reduzida em filhotes isolados que não são lambidos ou não são cuidados. Filhotes isolados que são acariciados periodicamente com um pincel, contudo, têm secreção normal de hormônio de crescimento.

Receptores para Calor, Frio e Dor

Os principais receptores para o calor e frio (termorreceptores) e para dor (nociceptores) são terminações nervosas livres. Vários milhões delas estão distribuídos ao longo da pele e tecidos internos. As terminações nervosas livres responsáveis pelas sensações de frio estão próximas à superfície da pele e são 10 a 15 vezes mais abundantes em qualquer área determinada da pele que aquelas responsáveis pelas sensações de calor.

Os receptores da dor respondem às lesões dos tecidos e são ativados por todos os tipos de estímulos. Eles estão esparsos na maioria dos órgãos viscerais e ausentes inteiramente no interior do tecido nervoso encefálico. Embora as terminações nervosas livres dos nervos sejam especializadas para responder às lesões dos tecidos, todos os receptores cutâneos retransmitirão impulsos que são interpretados como dor se forem estimulados excessivamente.

O valor protetor dos receptores da dor é óbvio. Ao contrário de outros receptores cutâneos, as terminações nervosas livres exibem pouca acomodação, assim são retransmitidos impulsos continuamente ao SNC contanto que o estímulo irritante continue presente. Receptores da dor são particularmente sensíveis à excitação química. Espasmos musculares, fadiga muscular ou um inadequado fornecimento de sangue a um órgão também podem causar dor.

Impulsos para dor são conduzidos para a medula espinal por neurônios sensitivos. As sensibilidades para a dor são conduzidas em seguida ao tálamo pelo *trato espinotalâmico lateral* da medula espinal, e daqui para a área somatestésica do córtex cerebral. Embora uma consciência de dor ocorra no tálamo, o tipo e a intensidade da dor é interpretada em áreas especializadas do córtex cerebral.

A sensibilidade de dor pode ser classificada clinicamente como **dor somática** ou **dor visceral**. A estimulação dos receptores cutâneos da dor resultam na percepção da dor somática superficial. Dor somática profunda procede da estimulação de receptores dos músculos esqueléticos, articulações e tendões.

A estimulação dos receptores no interior das vísceras causa a percepção da dor visceral. Através de vias nervosas precisas, o

braille: de Louis Braille, professor francês para cegos, 1809 -1852

corpúsculos de Pacini: de Filippo Pacini, anatomista italiano, 1812 -1883

corpúsculos de Ruffini: de Angelo Ruffini, anatomista italiano, 1864-1929

corpúsculos de Krause: de Wilhelm J. F. Krause, anatomista alemão, 1833-1910

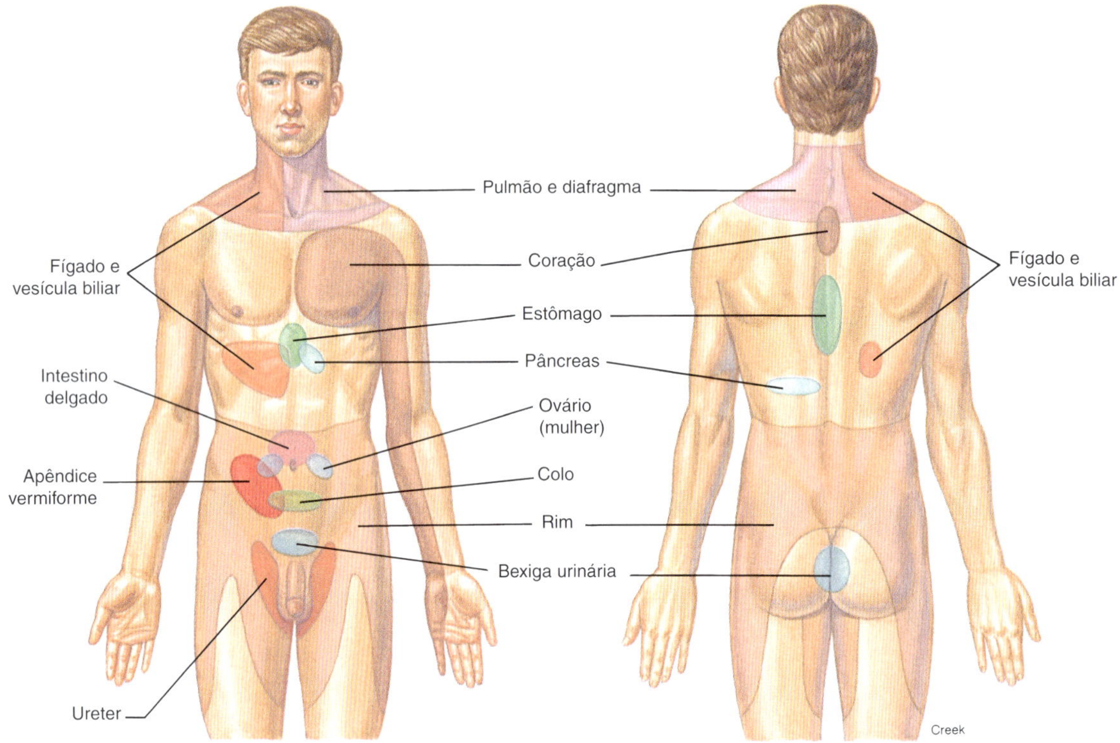

FIGURA 15.1 Os locais de dores referidas são percebidos na pele mas na realidade originam-se em determinados órgãos viscerais.

encéfalo está apto a identificar a área estimulada e projetar a sensação da dor para aquela área correspondente. A sensação de dor de certos órgãos viscerais, contudo, pode não ser percebida como originária desses órgãos mas de outras localizações somáticas. Este fenômeno é conhecido como **dor referida** (fig. 15.1). A sensação de dor referida é relativamente constante de uma pessoa para outra e é clinicamente importante no diagnóstico de disfunção de um órgão. A dor de um ataque cardíaco, por exemplo, pode ser sentida subcutaneamente sobre o coração e no lado medial do braço esquerdo. Úlceras do estômago podem causar dores que são sentidas na região central superior do tronco (epigastro). Dores de problemas do fígado ou da vesícula biliar podem ser percebidas como dores viscerais localizadas ou como dor referida que aparece nas regiões do lado do pescoço e ombro direitos.

A dor referida não está totalmente esclarecida mas parece estar relacionada ao desenvolvimento de tratos no interior da medula espinal. Supõe-se que sejam algumas vias nervosas comuns que são usadas por impulsos sensitivos que procedem de áreas cutâneas e de órgãos viscerais (fig. 15.2). Conseqüentemente, impulsos ao longo dessas vias podem ser interpretados incorretamente como originando-se na pele em lugar do interior de um órgão visceral.

A percepção da dor é importante para a sobrevivência porque alerta o corpo para uma lesão, infecção ou disfunção de órgãos. A *dor aguda* é súbita, geralmente de curta duração, e comumente pode ser suportável e atribuída a uma causa conhecida. A *dor crônica*, contudo, é de duração longa e tende a debilitar a pessoa se interferir efetivamente na capacidade funcional. Certas doenças, como a artrite, caracterizam-se por dores crônicas. Nestes pacientes, o alívio da dor é a grande preocupação. O tratamento da dor crônica requer freqüentemente o uso de moderadas drogas que combatam a dor (analgésicos) ou intensas drogas narcóticas. Tratamento em pacientes gravemente atormentados com dores crônicas pode incluir a secção de nervos sensitivos ou implante de eletrodos estimuladores em áreas apropriadas dos tratos nervosos.

Dor fantasma é freqüentemente percebida por uma pessoa que sofreu uma amputação e continua sentindo dor na parte do corpo que foi amputada, como se ainda estivesse lá. Depois da amputação, os neurônios sensitivos cortados cicatrizam e funcionam na porção restante do membro. Embora não seja conhecido como os impulsos que são interpretados como dor são periodicamente enviados através destes neurônios, as sensibilidades evocadas no encéfalo são projetadas na região da amputação e resultam em dor fantasma.

Proprioceptores

Os **proprioceptores** monitoram nossos próprios movimentos respondendo às mudanças em estiramento e tensão, e transmitindo potenciais de ação ao cerebelo. As informações dos proprioceptores são em seguida usadas para ajustar a força e o tempo das contrações dos músculos para produzir movimentos coordenados. Alguns dos impulsos sensitivos dos proprioceptores alcançam o nível de consciência como **sensibilidade cinestésica**, através da qual as posições das partes do corpo são percebidas. Com a sensibilidade cinestésica, a posição e os movimentos dos membros podem ser determinados dispensando a sensibilidade visual, como quando estamos nos vestindo ou andando na escuridão. A sensibilidade cinestésica, juntamente com a audição,

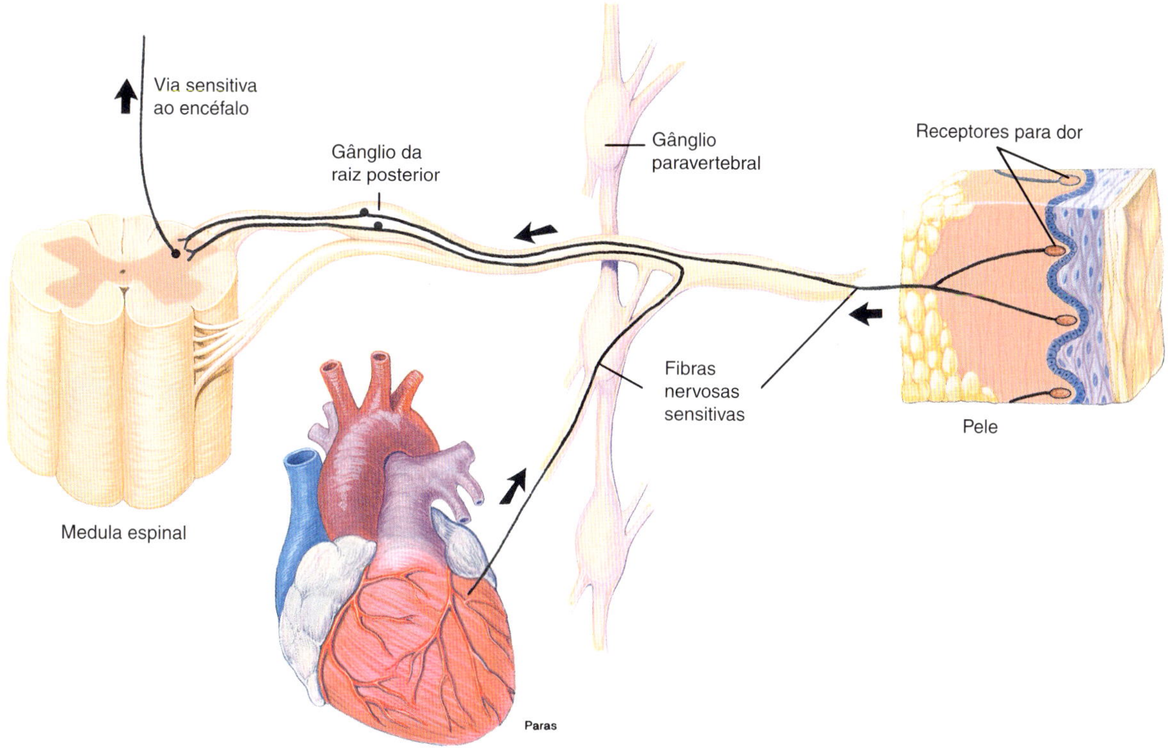

FIGURA 15.2 Explicação da dor referida. A dor originária do miocárdio do coração pode ser sentida como vindo da pele do braço esquerdo por causa dos impulsos destes dois órgãos serem conduzidos através de vias nervosas comuns até o encéfalo.

tornam-se bastante desenvolvidas em uma pessoa cega.

Transmissão de alta velocidade é uma característica vital da sensibilidade cinestésica porque a rápida retroalimentação (*feedback*) das várias partes do corpo ser essencial para a coordenação dos movimentos rápidos e delicados.

Os proprioceptores estão localizados nas articulações sinoviais, nos músculos esqueléticos, entre tendões e músculos, e na orelha interna. Eles são de quatro tipos: receptores articulares cinestésicos, fusos neuromusculares, receptores neurotendíneos e células sensitivas pêlos.

- **Receptores articulares cinestésicos** estão localizados nas cápsulas das articulações sinoviais onde são estimulados por mudanças na posição do corpo quando as articulações são movimentadas.
- **Fusos neuromusculares** estão localizados nos músculos esqueléticos, particularmente nos músculos dos membros. Eles consistem em terminações de neurônios sensitivos que estão espiralados em torno de fibras musculares individuais especializadas (fig. 15.3). Os fusos neuromusculares são estimulados pelo aumento na tensão do músculo causado pelo alongamento ou estiramento das fibras individuais, e assim fornecem informações sobre a extensão e a velocidade de contração do músculo.
- **Receptores neurotendíneos** (*órgão tendíneo de Golgi*) estão localizados onde um músculo se prende a um tendão (fig. 15.3). Eles são estimulados pela tensão produzida no tendão quando o músculo a que está fixado é estirado ou contraído.
- **Células sensitivas pêlos** da orelha interna estão localizadas em dúctulos, estruturas cheias de líquido chamadas de labirinto membranáceo. Suas funções no equilíbrio serão analisadas posteriormente ainda neste capítulo, juntamente com os mecanismos do equilíbrio.

Vias Nervosas da Sensibilidade Somática

As vias que conduzem a sensibilidade somática estão demonstradas na figura 15.4. Sensibilidades proprioceptiva, do tato e da pressão são conduzidas por fibras nervosas mielínicas que sobem pela coluna posterior da medula espinal do mesmo lado. Estas fibras não fazem sinapse até atingir o bulbo do tronco encefálico; por isso as fibras que conduzem as sensibilidades do pé são incrivelmente longas. Após fazer sinapse no bulbo com neurônios sensitivos de segunda ordem, a informação deste último neurônio cruza para o lado oposto e sobe por um trato de fibras chamado **lemnisco medial** até o tálamo, onde se encontram os neurônios sensitivos de terceira ordem que recebem o impulso e o projetam no **giro pós-central** do córtex cerebral.

As sensibilidades de variações térmicas e de dor são conduzidas ao interior da medula espinal por neurônios sensitivos finos e amielínicos. No interior da medula espinal fazem sinapse com neurônios de associação de segunda ordem que cruzam para o outro lado e sobem até o encéfalo pelo **trato espinotalâmico lateral**. Fibras que conduzem o tato e pressão sobem pelo **trato espi-**

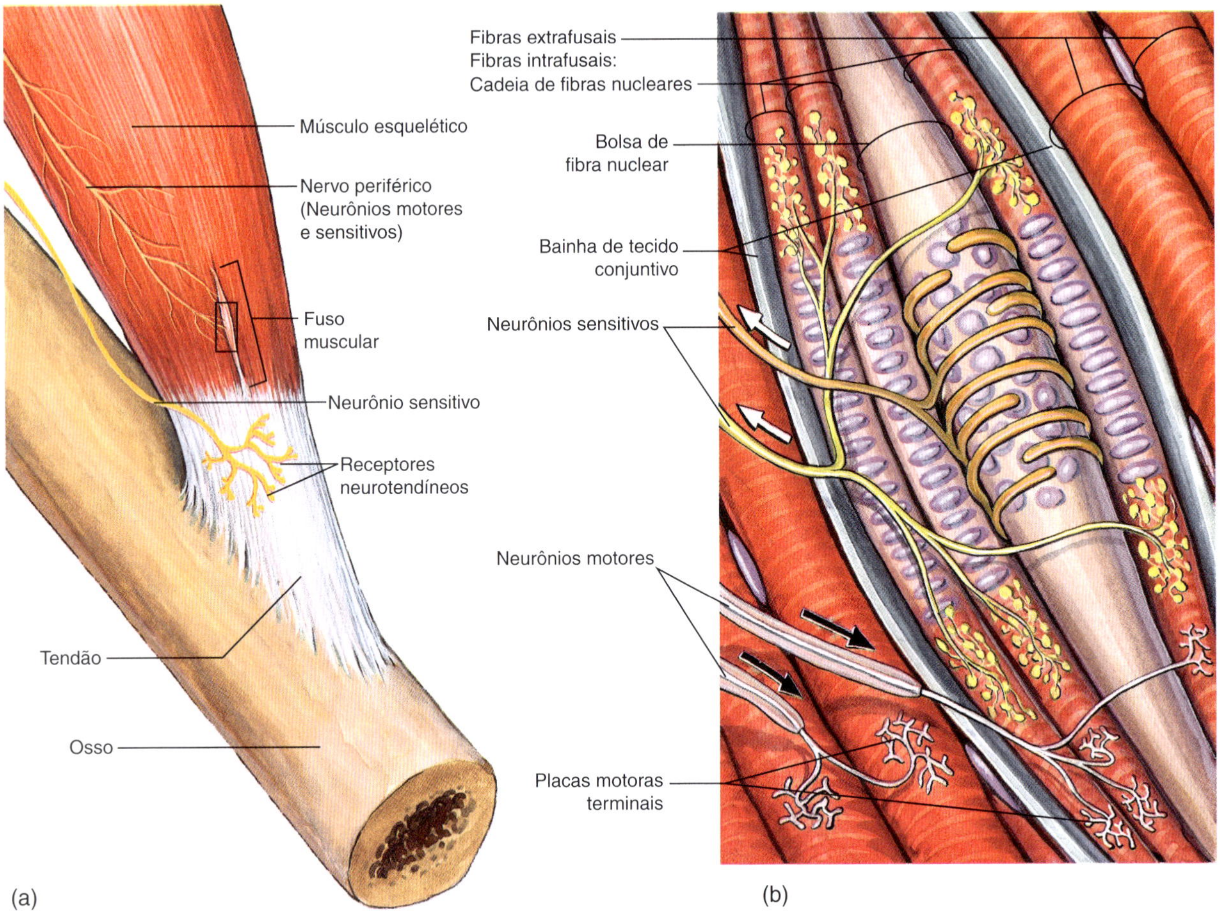

FIGURA 15.3 Proprioceptores estão localizados no interior dos músculos esqueléticos, tendões e membranas articulares. (*a*) Localização de fusos musculares e receptores neurotendíneos. (*b*) Ampliação da estrutura e inervação de fusos musculares.

notalâmico anterior. As fibras de ambos os tratos espinotalâmicos fazem sinapse no tálamo com neurônios de terceira ordem, que por sua vez projetam-se no giro pós-central. Observe que, em todos os casos, as informações somáticas são conduzidas até o giro pós-central pelos neurônios de terceira ordem. Também, por causa da decussação (cruzamento), as informações somáticas de cada lado do corpo são projetadas no giro pós-central do hemisfério cerebral contralateral.

Todas as informações somáticas de uma mesma área do corpo projetam-se na mesma área do giro pós-central. É portanto possível mapear áreas do giro pós-central que recebem informações sensitivas de diferentes partes do corpo (veja fig. 11.22). Contudo, tal mapa é grandemente disforme, porque mostra áreas maiores do córtex cerebral dedicadas às sensibilidades da face e das mãos do que as de outras áreas do corpo. A grande desproporção de áreas do desenho da imagem do homúnculo sensitivo no giro reflete o fato que há maior densidade de receptores sensitivos na face e nas mãos do que em outras partes do corpo.

homúnculo: L. *homunculus*, diminutivo de homem

Avaliação de Conhecimentos

6. Faça uma relação dos diferentes tipos de receptores cutâneos e determine onde eles estão localizados. Qual parte do encéfalo interpreta as sensibilidades do tato?
7. Comente a importância da dor. Faça uma relação de receptores que respondem pela dor e as estruturas do encéfalo que são particularmente importantes na percepção da sensibilidade da dor.
8. Utilizando exemplos, faça a distinção entre dor referida e dor fantasma. Comente por que é importante para um médico conhecer os locais de dores referidas.
9. Utilizando um fluxograma, descreva as vias nervosas desde os receptores para dor cutânea e pressão até giro pós-central. Indique onde ocorre cruzamento.

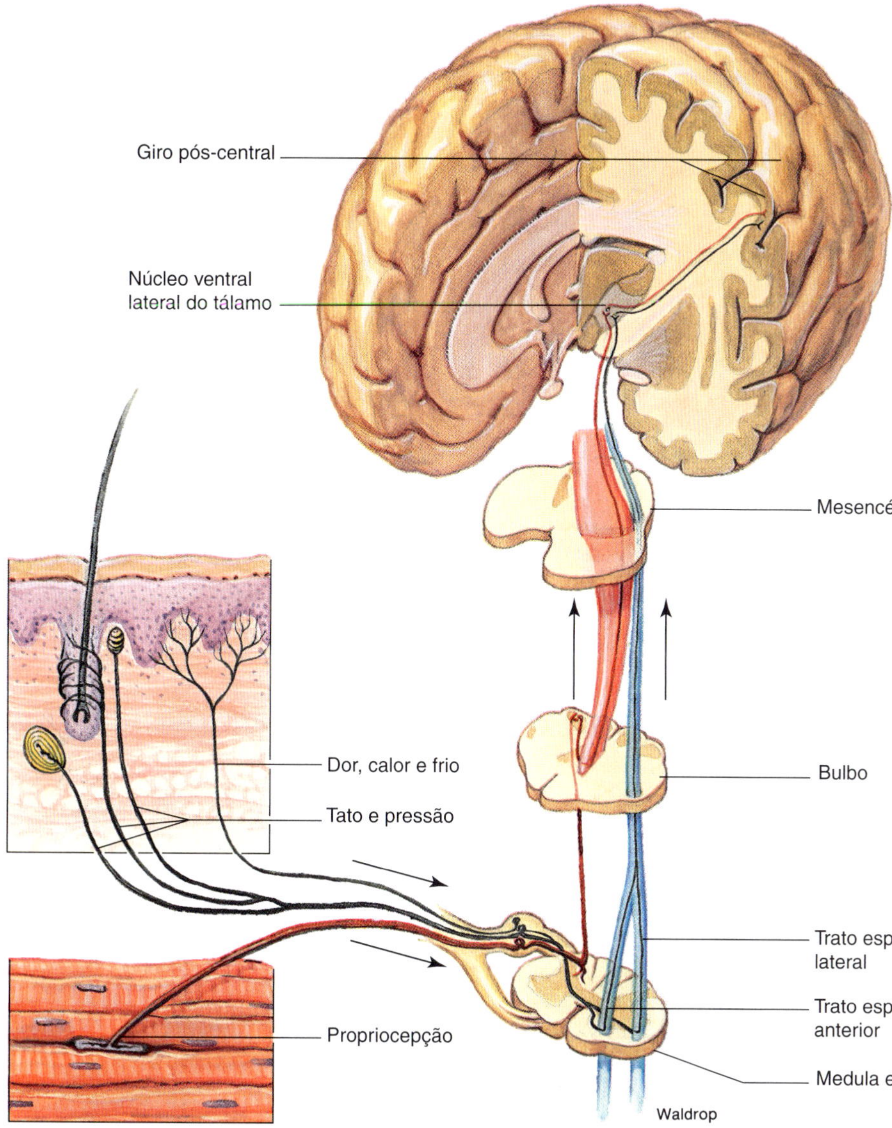

FIGURA 15.4 Vias que conduzem desde os receptores cutâneos e proprioceptores até o giro pós-central no córtex cerebral. (Setas indicam a direção que o potencial de ação segue.)

ÓRGÃO OLFATÓRIO

Os receptores olfatórios são terminações dendríticas do nervo olfatório (I) sensíveis a estímulos químicos que transmitem o sentido do olfato diretamente à porção olfatória do córtex cerebral.

Objetivo 8 Descrever a via sensorial do olfato.

A recepção olfatória nos humanos não é altamente desenvolvida quando comparada com aquela de certos vertebrados. Uma vez que nós não contamos com o cheiro para nos comunicar ou para procurar alimento, provavelmente o sentido do olfato é a menos importante de nossas sensibilidades. É mais importante detectar a presença de um cheiro do que a sua intensidade. A acomodação ocorre de modo relativamente rápido com este órgão do sentido. O olfato funciona intimamente com o gosto, já que os receptores de ambos são quimiorreceptores que necessitam de substâncias dissolvidas para desencadear os estímulos.

As células receptoras do olfato estão localizadas na mucosa nasal no interior do teto da cavidade nasal em ambos os lados do septo nasal (fig. 15.5). Células olfatórias são umedecidas pelas células caliciformes glandulares circunvizinhas. Os corpos celulares das células bipolares olfatórias se colocam entre as células colunares de sustentação. A extremidade livre de cada célula olfatória contém várias terminações dendríticas chamadas **pêlos olfatórios** que constituem a porção sensitiva da célula receptora. Esta terminação dendrítica amielínica se sensibiliza com moléculas transportadas pelo ar que entram na cavidade nasal.

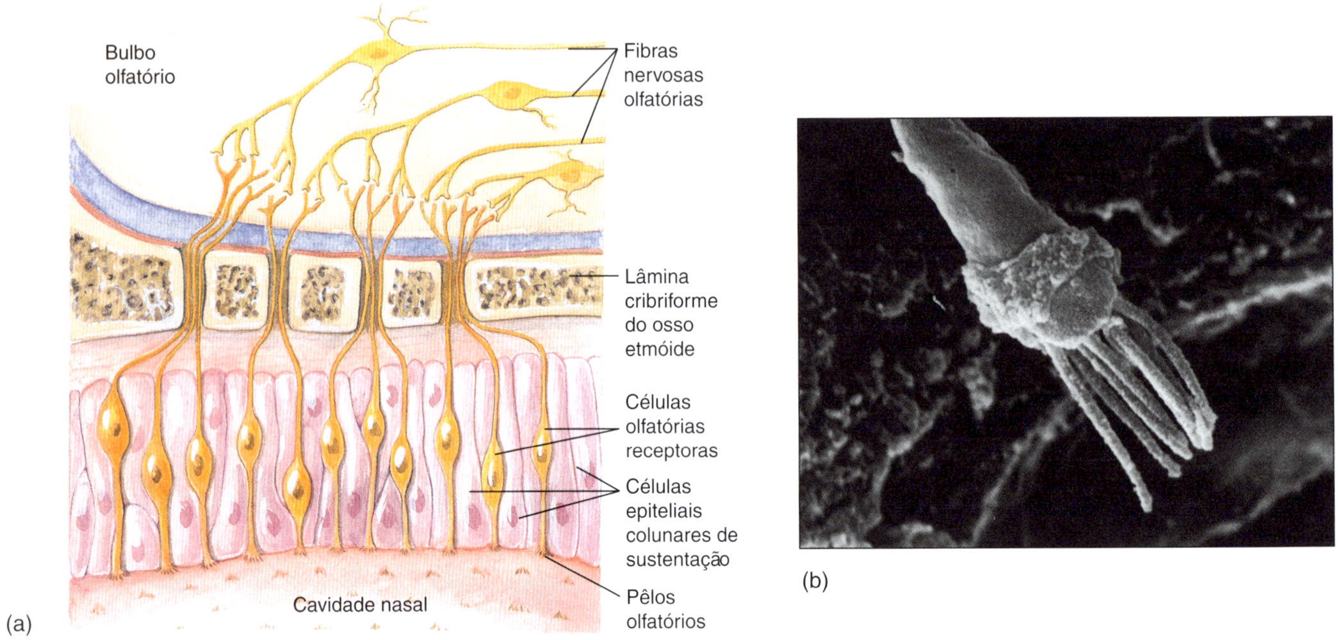

FIGURA 15.5 Olfato. (*a*) Área olfatória receptora no interior do teto da cavidade nasal. (*b*) Micrografia eletrônica dos pêlos olfatórios projetando-se de uma célula receptora olfatória.

A via sensorial para o olfato consiste em vários segmentos neurais. Os axônios amielínicos das células olfatórias unem-se para formar os **nervos olfatórios**, que atravessam os forames da lâmina cribiforme e terminam em massas pares de substâncias cinzenta e branca chamadas **bulbos olfatórios**. Os bulbos olfatórios situam-se em ambos os lados da crista etmoidal do osso etmóide, embaixo dos lobos frontais do cérebro. No interior do bulbo olfatório, neurônios dos nervos olfatórios fazem sinapse com dendritos dos neurônios que formam o **trato olfatório**. Impulsos sensoriais são conduzidos ao longo do trato olfatório do córtex cerebral, onde são interpretados como odor e causam a percepção do cheiro.

Diferente do gosto, que é dividido em apenas quatro modalidades, milhares de odores diferentes podem ser distinguidos pelas pessoas que são treinadas nesta capacidade (como na indústria de perfumes). As bases moleculares do olfato ainda não estão compreendidas, mas sabe-se que uma única molécula de odor é suficiente para estimular um receptor olfatório.

Aproximadamente apenas 2% do ar inalado entra em contato com os receptores olfatórios, os quais estão posicionados na mucosa nasal acima do fluxo principal da corrente de ar. A sensibilidade olfatória pode ser aumentada cheirando mais intensamente, puxando o ar para que entre em contato com os receptores.

Certas substâncias químicas ativam os nervos trigêmeos (V) como também os nervos olfatórios (I) e provocam reações. Por exemplo, a pimenta pode causar espirro; a cebola causa irritação nos olhos; o cheiro de sais (sais de amônio) inicia reflexos respiratórios e é usado para reavivar pessoas inconscientes. Contudo, por causa da natureza cáustica dos sais cheirados e a lesão irreparável que podem causar aos pêlos olfatórios amielínicos, são raramente usados como tratamento inicial de uma pessoa inconsciente.

Avaliação de Conhecimentos

10. O que são pêlos olfatórios? Onde estão localizados?
11. Descreva a via de um estímulo olfatório desde os pêlos olfatórios até o córtex cerebral, onde ocorre a interpretação.

ÓRGÃO GUSTATÓRIO

Os receptores do gosto são células epiteliais especializadas, agrupadas em calículos gustatórios, sensíveis a estímulos químicos que transmitem o sentido do gosto através dos nervos glossofaríngeo (IX) ou facial (VII) para a área do gosto no lobo parietal do córtex cerebral para interpretação.

Objetivo 9 Fazer uma relação dos três tipos principais de papilas e explicar como funcionam na percepção do gosto.

Objetivo 10 Identificar os nervos cranianos e as vias sensoriais gustatórias.

Os *receptores gustatórios* estão localizados nos **calículos gustatórios**. Calículos gustatórios são órgãos sensoriais especializados, mais numerosos na superfície da língua, mas também presentes no palato mole e nas paredes da parte bucal da faringe. Os cilíndricos calículos gustatórios são constituídos por numerosas **células gustatórias** que estão encapsuladas por **células de sustentação** (fig.15.6). Cada célula gustatória contém uma terminação dendrí-

gustatório: L. *gustare*, do gosto.

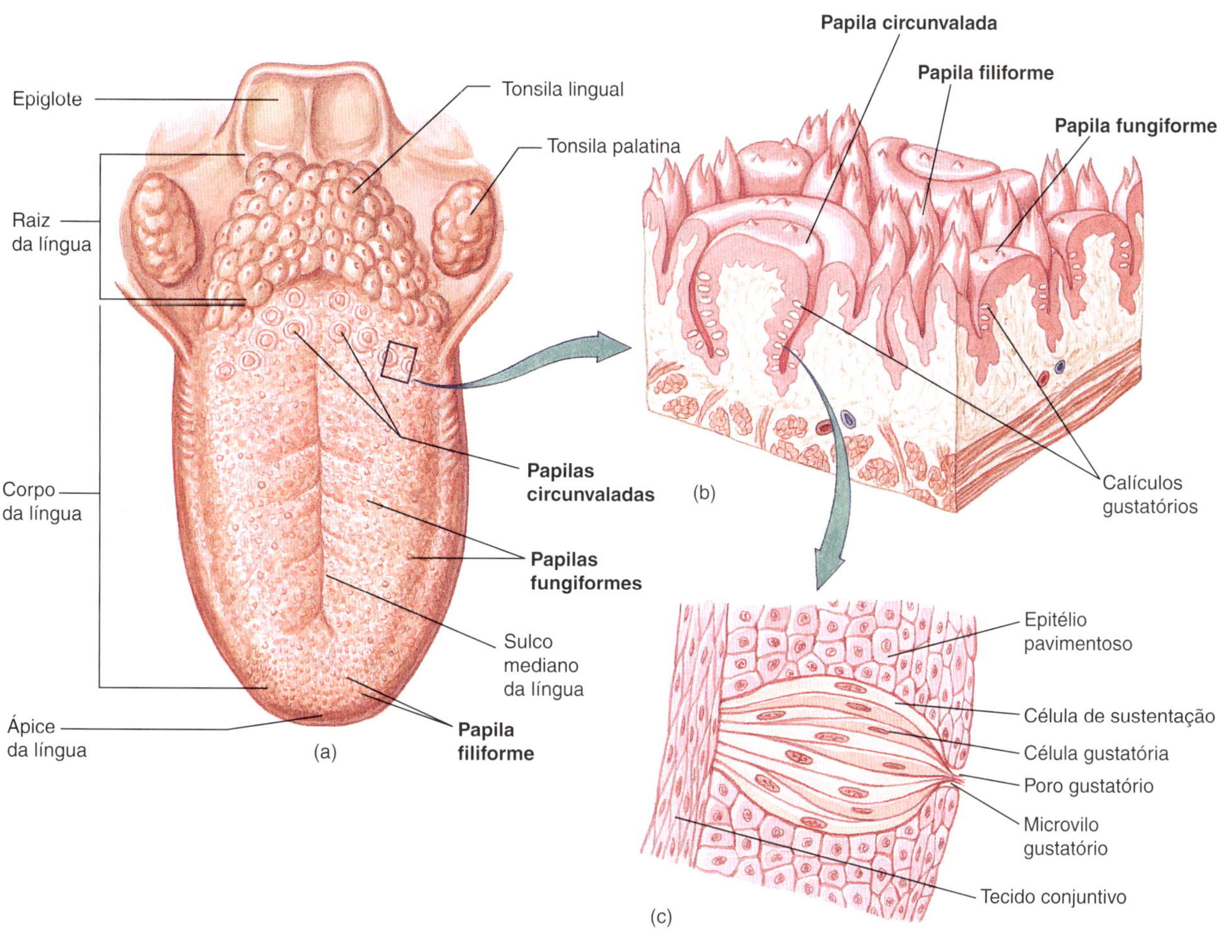

FIGURA 15.6 Papilas da língua e calículos gustatórios associados. (*a*) Superfície da língua. (*b*) Numerosos calículos gustatórios estão posicionados no interior das papilas circunvaladas e fungiformes. (*c*) Cada célula gustatória e seus microvilos gustatórios associados são encapsulados por células de sustentação.

tica chamada **microvilo gustatório,** que projeta-se na superfície através de uma abertura no calículo gustatório chamada **poro gustatório**. Os microvilos gustatórios são porções sensitivas das células receptoras. A saliva proporciona o meio úmido necessário para que o estímulo químico ative os microvilos gustatórios.

Calículos gustatórios são elevados pelo tecido conjuntivo envolvente e epitélio para formar a papila (fig. 15.6). Três tipos principais de papilas podem ser identificados:

- **Papila circunvalada**. As papilas circunvaladas são as maiores, porém as menos numerosas, e estão dispostas na forma de V invertido na parte posterior da língua.
- **Papilas fungiformes**. As papilas fungiformes parecem botões e estão presentes no ápice e nos lados da língua.
- **Papilas filiformes**. As papilas filiformes são pequenas, espessas, em forma de fios, e estão localizadas sobre os dois terços anteriores da língua.

Calículos gustatórios são encontrados somente nas papilas circunvaladas e fungiformes. As papilas filiformes, embora sejam as mais numerosas das papilas da língua humana, não estão envolvidas na percepção do gosto. Suas camadas de células externas são continuamente convertidas em projeções semelhantes a escamas, que dão à superfície da língua, a sensação um tanto abrasiva.

Há apenas quatro gostos básicos, que são sentidos intensamente em determinadas partes da língua (fig. 15.7). Estes são *doces* (ápice da língua), *azedo* (lados da língua), *amargo* (parte posterior da língua) e salgado (maior parte da língua, mais concentrado nos lados). Uma combinação destas modalidades de gostos permite uma discriminação de gostos impressionante. Degustadores de vinho, por exemplo, podem reconhecer, constantemente, diferenças sutis em centenas de variedades de vinho.

Gosto azedo é produzido por íons de hidrogênio (H^+); todos os ácidos têm, portanto, gosto azedo. A maioria das moléculas orgânicas, particularmente açúcares, tem gosto doce em graus variáveis. Apenas o sal puro (NaCl) tem gosto salgado puro. Outros sais, como KCl (comumente usado em lugar do NaCl em pacientes hipertensos), tem gosto salgado mas com implicações amargas. Gosto amargo é característica da quinina, aparentemente sem relação com outras moléculas.

papila: L. *papilla*, papila

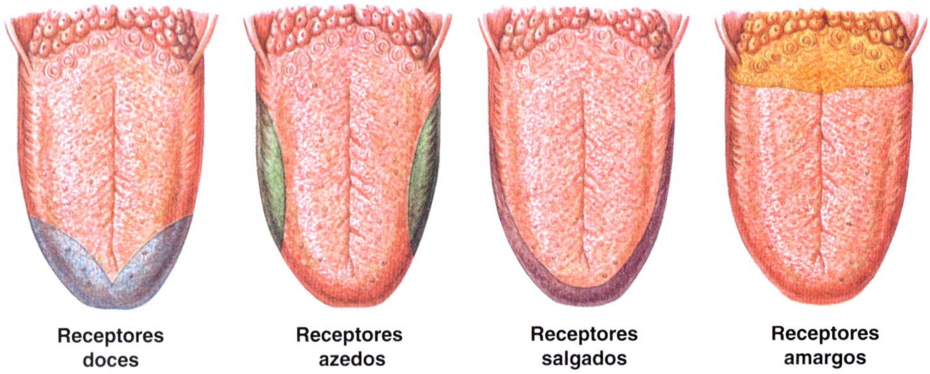

FIGURA 15.7 Modelos de receptores do gosto distribuídos na superfície da língua. Este diagrama indica as regiões da língua que são maximamente sensitivas aos diferentes gostos.

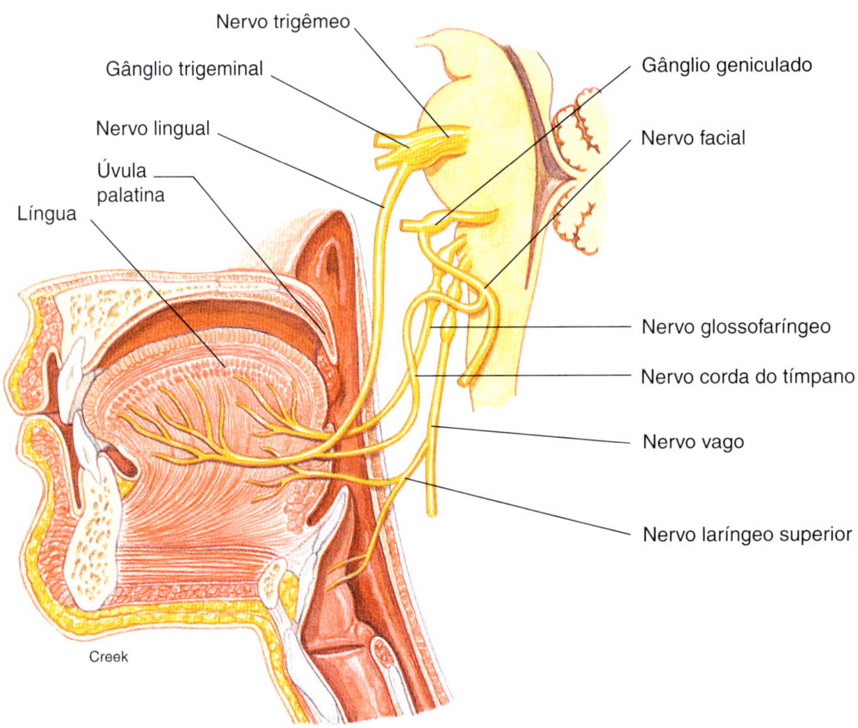

FIGURA 15.8 A via gustatória que conduz sensações do gosto ao encéfalo envolve os pares de nervos facial (sétimo craniano) e glossofaríngeo (nono craniano). O nervo corda do tímpano é o ramo sensorial do nervo facial que inerva a língua. Ramos do par de nervos vagos (décimo craniano) e nervos trigêmeos (quinto craniano) também suprem alguma inervação sensorial. O nervo hipoglosso (décimo segundo, não exposto) proporciona a inervação motora para a língua. O nervo lingual transmite informações sensitivas gerais da língua (calor, frio, pressão e dor).

A via sensorial que retransmite sensações do gosto ao cérebro envolve principalmente dois pares de nervos cranianos (fig. 15.8). Os calículos gustatórios no terço posterior da língua têm uma via sensorial através dos *nervos glossofaríngeos*, enquanto os dois terços anteriores da língua são servidos pelo *ramo corda do tímpano dos nervos faciais*. A via sensorial do gosto passa por esses nervos e é conduzida através do bulbo e tálamo até o lobo parietal do córtex cerebral onde ocorre a interpretação.

Como o gosto e o odor são quimiorreceptores, eles se complementam. Nós confundimos, freqüentemente, o cheiro de uma substância com seu gosto; e se temos um resfriado ou apertamos o nosso nariz enquanto comemos, a comida parece perder seu sabor.

Avaliação de Conhecimentos

12. Faça a distinção entre papilas, calículos gustatórios e microvilos gustatórios. Comente a função de cada um deles em relação ao gosto.
13. Descreva os três tipos principais de papilas.
14. Quais nervos cranianos têm inervação sensorial associada com o gosto? Quais são as vias sensoriais até o encéfalo onde ocorre a percepção do gosto?

ÓRGÃO DA VISÃO

Células dos tipos bastonete e cone são os fotorreceptores no interior do bulbo do olho que são sensíveis à energia luminosa. Eles são estimulados a transmitir impulsos nervosos através do nervo óptico e trato óptico para o córtex visual dos lobos occipitais onde ocorre a interpretação da visão. A formação dos componentes sensoriais do olho se completa na 20ª semana, e as estruturas acessórias na 32ª semana.

Objetivo 11 Descrever as estruturas acessórias do olho e a estrutura do bulbo do olho.

Objetivo 12 Fazer um esboço do trajeto dos raios luminosos através do olho e explicar como são focalizados objetos distantes e próximos

Objetivo 13 Descrever a via nervosa do impulso visual e comentar o processo nervoso da informação visual.

Os olhos são os órgãos que refratam e focalizam raios luminosos que incidem sobre os sensíveis fotorreceptores da parte de trás de cada olho. Os impulsos nervosos a partir dos fotorreceptores estimulados são conduzidos através da via da visão no interior do encéfalo até os lobos occipitais do cérebro onde a imagem da visão é percebida. As células fotorreceptoras especializadas podem responder ao número incrível de 1 bilhão de estímulos diferentes por segundo. Além disso, estas células são sensíveis para aproximadamente 10 milhões de graduações de intensidade luminosa e 7 milhões de cores diferentes.

Os olhos estão situados no crânio, em posição anterior e separados um do outro a uma distância o suficiente para conseguir *visão binocular (estereoscópica)* quando focalizam um objeto.

TABELA 15.2 Estruturas do Olho e Estruturas Análogas de uma Câmara

Estruturas do Olho e Principais Funções	Estruturas da Câmara e Principais Funções
Pálpebras: proteção	Capa da lente: proteção
Túnica conjuntiva: proteção	Filtro da lente: proteção
Córnea e lente: focalizam os raios luminosos que entram	Sistema de lentes: focaliza os raios luminosos que entram
Íris e pupila: regulam a quantidade de raios luminosos que entram	Sistema de abertura variável: regula a quantidade de raios luminosos que entram
Esclera: contém e protege as estruturas internas do olho	Arcabouço da câmara: contém e protege as estruturas internas da câmara
Epitélio pigmentar: mantém o ambiente constantemente escuro dentro da cavidade posterior do bulbo do olho	Interior preto da câmara: mantém o ambiente escuro dentro da parte posterior da câmara
Retina: contém cones e bastonetes fotossensíveis que respondem aos raios luminosos	Filme: material coberto em um lado com emulsão fotossensível que registra uma imagem de raios luminosos

Essa perspectiva tridimensional permite a uma pessoa a avaliação de profundidade. Freqüentemente comparados a uma câmara (tabela 15.2) os olhos são responsáveis por aproximadamente 80% de todo o conhecimento que é assimilado.

Os olhos de outros vertebrados são basicamente semelhantes aos nossos. Contudo, certas espécies apresentam modificações de adaptação. Por exemplo, considere a vista extremamente aguçada de um falcão que plana alto no céu a procura de alimento, ou a vista de uma coruja que só se alimenta à noite. Observe como a localização dos olhos na cabeça corresponde ao comportamento. Espécies predatórias, como felinos, têm olhos que são dirigidos para diante e permitem percepção de profundidade. Espécies vítimas (caçadas), como o cervo, têm os olhos posicionados alto e lateralmente em suas cabeças para permitir visão panorâmica e descobrir os movimentos ameaçadores distantes, mesmo quando pastando.

Estruturas Oculares Acessórias

Estruturas oculares acessórias protegem o bulbo do olho ou capacitam os movimentos do bulbo do olho. As estruturas protetoras incluem a órbita óssea, sobrancelha, músculos da face, pálpebras, cílios, túnica conjuntiva e aparelho lacrimal, que produz lágrimas. Movimentos do bulbo do olho dependem das ações dos músculos extrínsecos do bulbo do olho que se originam na órbita e inserem-se na camada externa do bulbo do olho.

Órbita

Cada bulbo do olho está posicionado em uma escavação óssea do crânio chamada órbita (veja fig. 6.21 e tabela 6.5). Sete ossos do crânio (frontal, lacrimal, etmóide, zigomático, maxila, esfenóide e palatino) formam as paredes da órbita que dão apoio e proteção ao bulbo do olho.

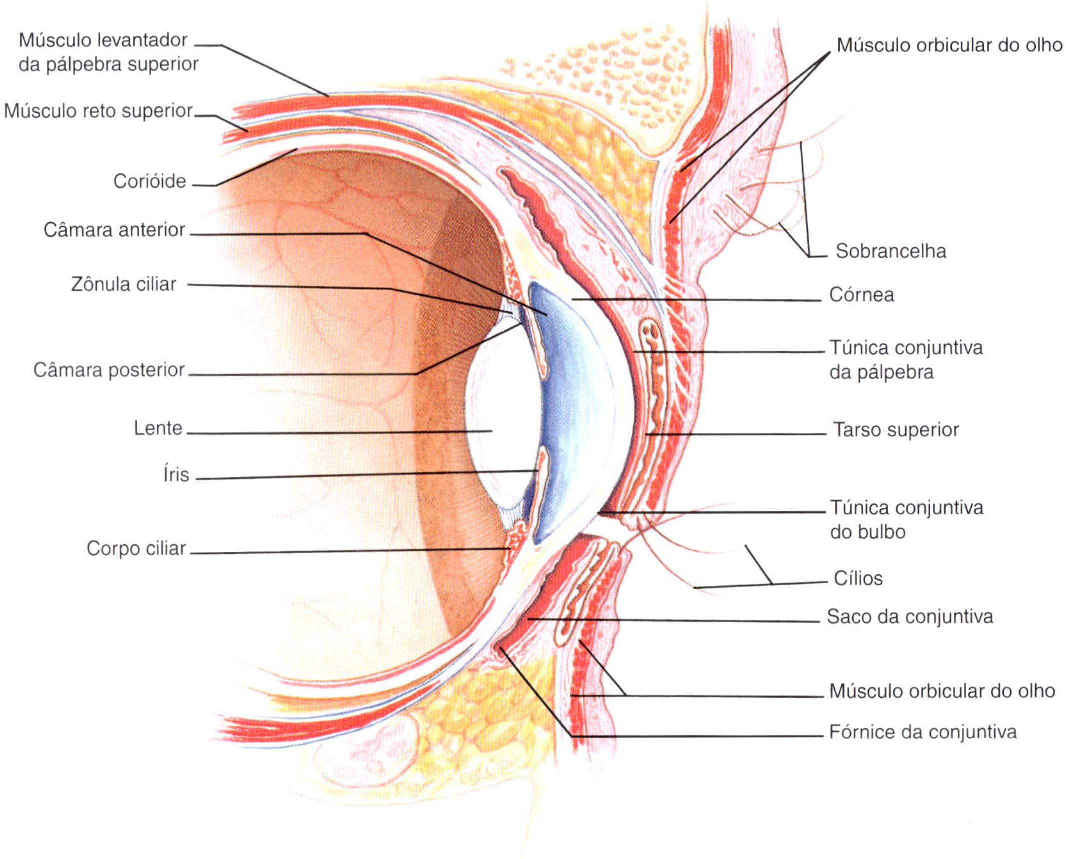

FIGURA 15.9 Bulbo do olho e estruturas associadas em secção sagital.

Sobrancelhas

Sobrancelhas consistem em pequenos pêlos, espessos e posicionados transversalmente sobre ambos os olhos ao longo das cristas orbitais superiores (figs. 15.9 e 15.10). Sobrancelhas oferecem um anteparo aos olhos contra o sol e evitam que a perspiração ou partículas em queda entrem nos olhos. Debaixo da pele de cada sobrancelha está a porção orbital do músculo orbicular do olho e uma porção do músculo corrugador do supercílio (veja fig. 9.13). Contrações de qualquer um destes músculos movimenta a sobrancelha, reflexamente, para proteger o olho.

Pálpebras e Cílios

Pálpebras se desenvolvem como pregas reforçadas de pele com músculo esquelético no interior que as tornam móveis. Além do músculo orbicular do olho preso à pele que circunda a frente do olho, o músculo levantador da pálpebra superior fixa-se ao longo da pálpebra superior e lhe proporciona maior mobilidade do que a pálpebra inferior. A contração do músculo orbicular do olho fecha as pálpebras sobre o olho, e a contração do músculo levantador da pálpebra superior eleva a pálpebra superior para expor o olho.

As pálpebras protegem o bulbo do olho contra ressecamento piscando reflexamente a cada 7 segundos e movimentando o líquido através da superfície anterior do bulbo do olho. O reflexo de piscar quando um objeto se aproxima do bulbo do olho é obviamente de grande valor protetor. Para evitar uma imagem borrada, as pálpebras geralmente piscam quando o bulbo do olho move-se para uma nova posição de fixação.

A **fissura palpebral** (fig. 15.10) é o espaço entre as pálpebras superior e inferior. A forma da fissura palpebral é elíptica quando os olhos estão abertos. As **comissuras** (cantos) do olho são os ângulos medial e lateral onde as pálpebras convergem. A **comissura medial**, que é mais larga que a **comissura lateral**, é caracterizada por uma elevação pequena, avermelhada, carnosa chamada **carúncula lacrimal** (fig. 15.11). A carúncula lacrimal contém glândulas sebáceas e glândulas sudoríferas; produz uma secreção esbranquiçada, comumente chamada de "poeira do sono" que às vezes se acumula durante o sono.

Em pessoas de descendência asiática, uma dobra de pele da pálpebra superior, chamada *prega epicântica*, pode, comumente,

pálpebra: L. *palpebra*, relativo a palpar

comissura: L. *commissura*, uma união

carúncula: L. *caruncula*, diminutivo de carne

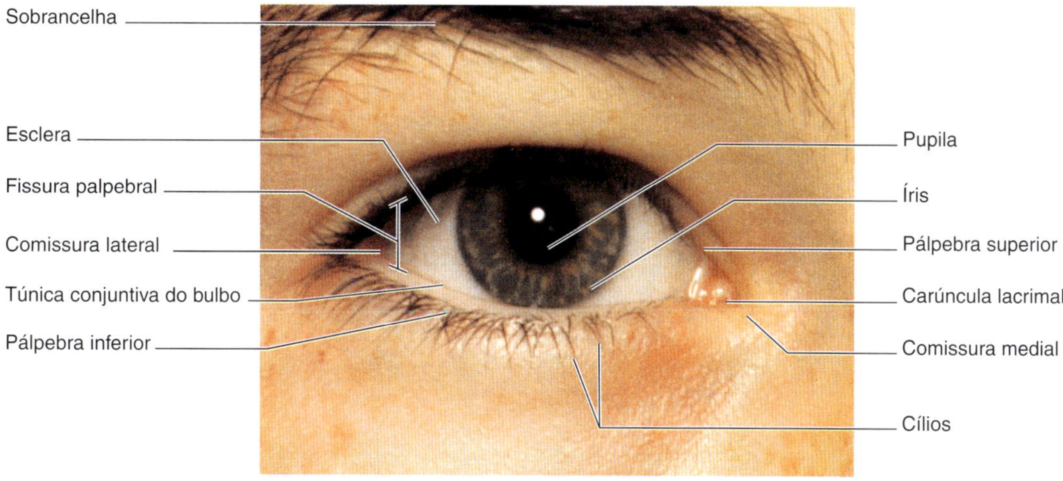

FIGURA 15.10 Anatomia de superfície do olho.

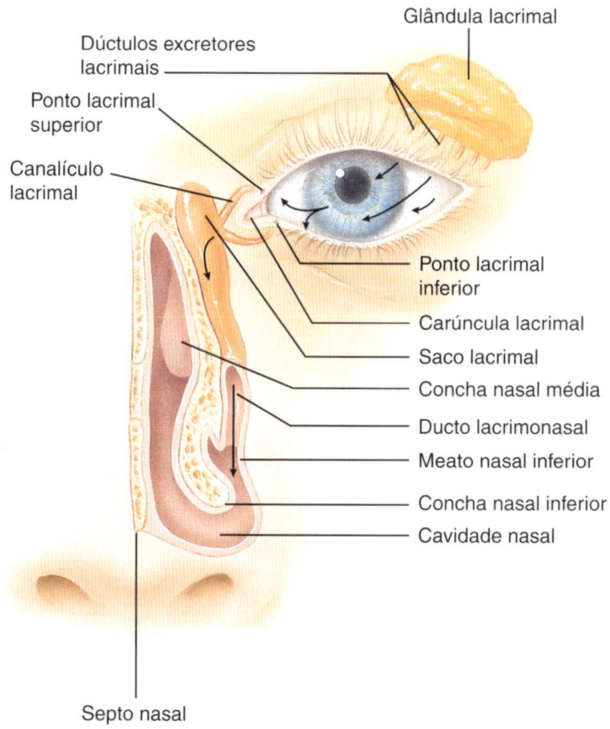

FIGURA 15.11 O aparelho lacrimal consiste na glândula lacrimal, que produz líquido lacrimal (lágrimas), e em uma série de ductos através dos quais o líquido lacrimal drena no interior da cavidade nasal. O líquido lacrimal umedece e limpa a conjuntiva que reveste a superfície interna das pálpebras e cobre a superfície anterior exposta do bulbo do olho.

cobrir parte da comissura medial. Uma prega epicântica pode também estar presente em algumas crianças com síndrome de Down.

Cada pálpebra sustenta uma fila de **cílios** que protege o olho de partículas transportadas pelo ar. A haste de cada cílio é envolvida por um plexo da raiz do pêlo que torna o pêlo suficientemente sensível para causar um fechamento reflexo das pálpebras. Os cílios da pálpebra superior são longos e voltados para cima, enquanto que aqueles da pálpebra inferior são pequenos e voltados para baixo.

Além das camadas de pele, tecido conjuntivo subjacente e fibras do músculo orbicular do olho, cada pálpebra contém um tarso, glândulas tarsais e túnica conjuntiva. Os **tarsos**, compostos de tecido conjuntivo denso regular, são importantes para a manutenção da forma das pálpebras (fig. 15.9). Glândulas sebáceas especializadas chamadas **glândulas tarsais** estão embutidas nos tarsos ao longo das superfícies internas expostas das pálpebras. Os ductos das glândulas tarsais se abrem sobre as margens das pálpebras, e as suas secreções oleosas ajudam a impedir que as pálpebras adiram uma à outra. Glândulas sudoríferas modificadas chamadas **glândulas ciliares** também estão localizadas dentro das pálpebras junto com glândulas sebáceas adicionais nas bases dos folículos pilosos dos cílios. Uma infecção destas glândulas sebáceas é conhecida como terçol.

Túnica Conjuntiva

Túnica conjuntiva, uma membrana epitelial mucossecretora que reveste a superfície interna de cada pálpebra e a superfície anterior exposta do bulbo do olho (veja fig. 15.9), consiste num epitélio estratificado pavimentoso que varia de espessura em diferentes regiões. A túnica **conjuntiva palpebral** é espessa e adere ao tarso das pálpebras. Onde a túnica conjuntiva se reflete sobre a superfície anterior do bulbo do olho, ela é conhecida como túnica **conjuntiva do bulbo**. Esta porção é transparente e especialmente fina cobrindo a córnea. Como a túnica conjuntiva é contínua das pálpebras para a superfície anterior do bulbo do olho, um espaço chamado saco da conjuntiva está presente quando as pálpebras estão fechadas. O **saco da conjuntiva** protege o bulbo do olho impedindo que corpos estranhos passem além do saco. A túnica conjuntiva sara rapidamente quando arranhada.

tarso: G. *tarsos*, cesta plana

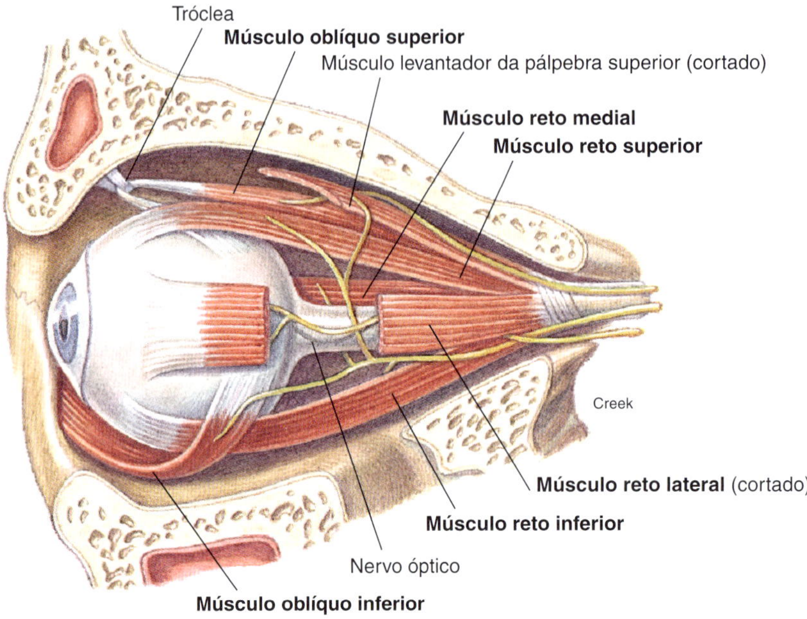

FIGURA 15.12 Músculos extrínsecos do bulbo do olho direito. (Os músculos extrínsecos do bulbo do olho estão indicados com tipos em negrito.)

Aparelho Lacrimal

O aparelho lacrimal consiste na glândula lacrimal, que secreta o *líquido lacrimal* (lágrimas), e uma série de ductos que escoam o líquido lacrimal para a cavidade nasal (fig. 15.11). A **glândula lacrimal**, que é do tamanho e da forma de amêndoa, está localizada na porção súpero-lateral da órbita. É uma glândula composta tubuloacinosa que secreta líquido lacrimal através de vários dúctulos lacrimais para o saco da conjuntiva da pálpebra superior. Em cada movimento das pálpebras (piscar), o líquido lacrimal é espalhado sobre a superfície do olho – muito semelhante a um limpador de pára-brisa espalhando o líquido. O líquido lacrimal drena em duas aberturas pequenas, chamadas **pontos lacrimais**, em ambos os lados da carúncula lacrimal. A partir daí, o líquido lacrimal drena através dos **canalículos lacrimais superior** e **inferior** para o **saco lacrimal** e continua pelo **ducto lacrimonasal** ao meato nasal inferior da cavidade nasal (fig. 15.11).

O líquido lacrimal é uma secreção de mucosa lubrificante que contém uma substância bactericida chamada *lisozima*. A lisozima reduz a probabilidade de infecções. Normalmente, cerca de 1 mililitro de líquido lacrimal é produzido cada dia pela glândula lacrimal de cada olho. Se substâncias irritantes, como partículas de areia, ou substâncias químicas como cebola entram em contato com a túnica conjuntiva, as glândulas lacrimais secretam volumes maiores. O líquido lacrimal extra protege o olho diluindo, lavando e eliminando a substância irritante.

Humanos são os únicos animais conhecidos que choram em resposta a uma tensão (estresse) emocional. Quando choram, o volume de secreções lacrimais é tão grande que as lágrimas podem escorrer sobre as margens das pálpebras e encher a cavidade nasal com o líquido. O choro é um meio de resposta efetiva de comunicar as emoções das pessoas e resulta da estimulação das glândulas lacrimais por neurônios motores parassimpáticos dos nervos faciais.

Músculos Extrínsecos do Bulbo do Olho

Os movimentos do bulbo do olho são controlados por seis músculos chamados **músculos extrínsecos do bulbo do olho** (figs. 15.12 e 15.13). Cada músculo extrínseco do bulbo do olho origina-se no osso da órbita e se fixa por uma inserção tendinosa na resistente túnica externa do bulbo do olho. Quatro **músculos retos** manobram o bulbo do olho nas direções indicadas pelos seus nomes (**superior**, **inferior**, **lateral** e **medial**) e dois **músculos oblíquos** (**superior** e **inferior**) rodam o bulbo do olho em torno de seu eixo (veja também fig. 9.17). Um dos músculos extrínsecos do bulbo do olho, o oblíquo superior, passa através de uma polia de alça cartilagínea chamada **tróclea** antes de se fixar ao bulbo do olho. Embora a estimulação de cada músculo cause um movimento preciso do bulbo do olho, a maioria dos movimentos, geralmente, envolve contrações combinadas de dois ou mais músculos.

As unidades motoras dos músculos extrínsecos do bulbo do olho são as menores do corpo. Isto significa que um único neurônio motor serve cerca de dez fibras musculares, resultando em movimentos precisos. Os olhos movimentam-se sincronicamente mediante contrações de músculos sinergistas enquanto os músculos antagonistas se relaxam.

Os músculos extrínsecos do bulbo do olho são inervados por três nervos cranianos (tabela 15.3). A inervação de outros músculos esqueléticos e lisos que servem os olhos também está indicada na tabela 15.3.

tróclea: G. *trochos*, roda

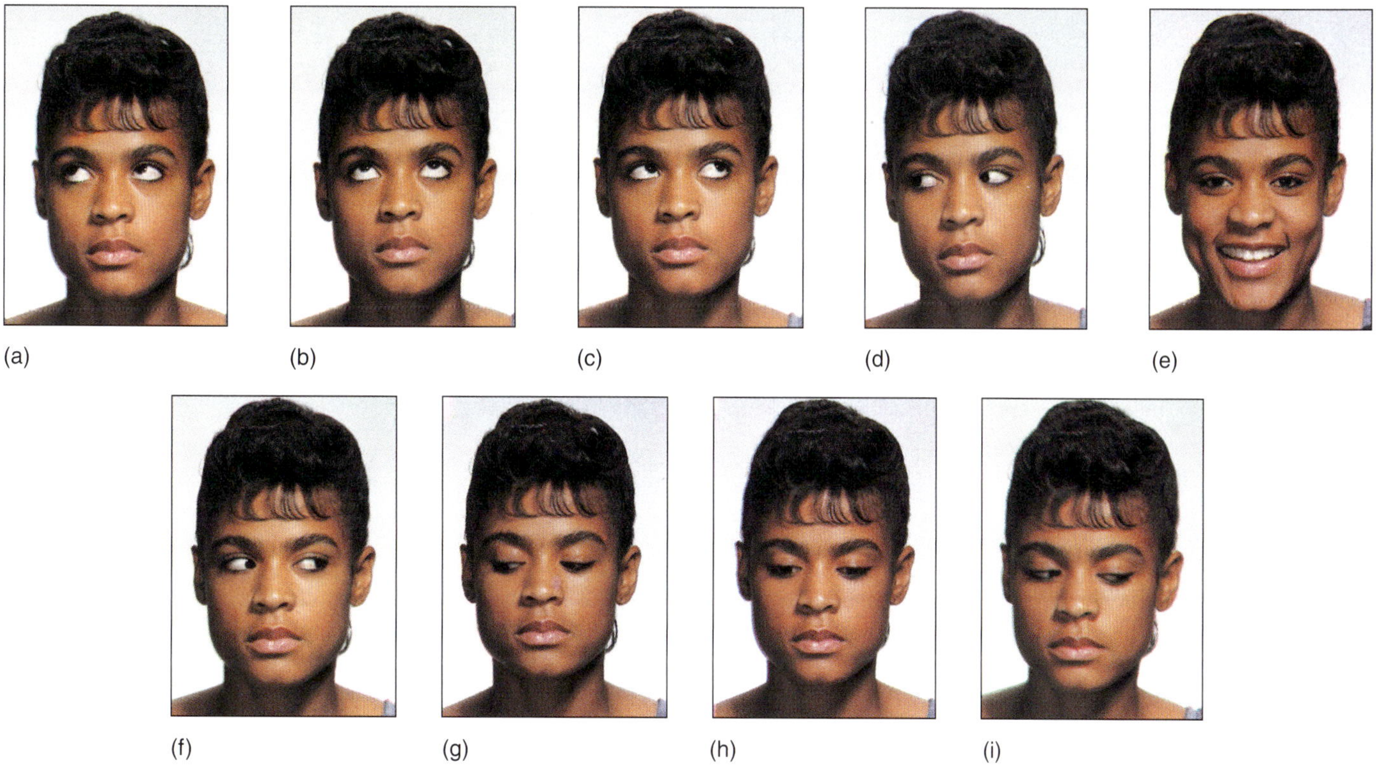

FIGURA 15.13 Posições dos olhos quando os músculos extrínsecos do bulbo do olho estão contraídos. (*a*) Olho direito, músculo oblíquo inferior; olho esquerdo, músculos retos superior e medial. (*b*) Ambos os olhos, músculos reto superior e oblíquo inferior. (*c*) Olho direito, músculos retos superior e medial; olho esquerdo, músculo oblíquo inferior. (*d*) Olho direito, músculo reto lateral; olho esquerdo, músculo reto medial. (*e*) Posição primária com os olhos fixos em um ponto de fixação distante. (*f*) Olho direito, músculo reto medial; olho esquerdo, músculo reto lateral.(*g*) Olho direito, músculo oblíquo superior; olho esquerdo, músculos retos inferior e medial. (*h*) Ambos os olhos, músculos reto inferior e oblíquo superior. (*i*) Olho direito, músculos retos inferior e medial; olho esquerdo, músculo oblíquo superior.

TABELA 15.3 Músculos do Olho

Músculo	Inervação	Ação
Músculos Extrínsecos do Bulbo do Olho (músculos esqueléticos)		
Reto superior	Nervo oculomotor (III)	Roda o olho para cima e para a linha mediana
Reto inferior	Nervo oculomotor (III)	Roda o olho para baixo e para a linha mediana
Reto medial	Nervo oculomotor (III)	Roda o olho para a linha mediana
Reto lateral	Nervo abducente (VI)	Roda o olho afastando-o da linha mediana
Oblíquo superior	Nervo troclear (IV)	Roda o olho para baixo afastando-o da linha mediana
Oblíquo inferior	Nervo oculomotor (III)	Roda o olho para cima afastando-o da linha mediana
Músculos Intrínsecos do Bulbo do Olho (músculos lisos)		
Músculo ciliar	Nervo oculomotor (III) fibras parassimpáticas	Relaxa a zônula ciliar
Músculo esfíncter da pupila	Nervo oculomotor (III) fibras parassimpáticas	Contrai a pupila
Músculo dilatador da pupila	Fibras simpáticas	Dilata a pupila

Um exame físico pode incluir um teste de movimento dos olhos. Quando os olhos do paciente seguem o movimento do dedo do médico, este pode avaliar o enfraquecimento em determinados músculos ou disfunções de nervos cranianos específicos. Os pacientes com *visão dupla (diplopia)*, quando movimentam os seus olhos, podem estar sofrendo de fraqueza muscular. Olhando lateralmente testa-se o nervo abducente; olhando inferiormente e lateralmente testa-se o nervo troclear; e cruzando os olhos testam-se os nervos oculomotor de ambos os olhos.

Estruturas do Bulbo do Olho

O bulbo do olho de um adulto é essencialmente esférico, com aproximadamente 25 mm de diâmetro. Cerca de quatro quintos do bulbo do olho encontra-se no interior da órbita do crânio. O bulbo do olho consiste em três camadas básicas: a *túnica fibrosa*, a *túnica vascular* e a *túnica interna* (fig. 15.14).

Túnica Fibrosa

A túnica fibrosa, a camada mais externa do bulbo do olho, é dividida em duas regiões: cinco sextos posteriores constituem a opaca *esclera* e o sexto anterior, a *córnea* transparente (fig. 15.15)

A **esclera** resistente é o branco do olho, e está composta por fibras elásticas e colágenas firmemente ligadas que dão forma ao bulbo do olho e protegem suas estruturas internas. Também propicia um local para fixação dos músculos extrínsecos do bulbo do olho. A esclera é avascular mas contém receptores sensitivos para dor. O grande **nervo óptico** sai pela parte de trás da esclera na parte posterior do bulbo do olho.

A **córnea** transparente é convexa, de maneira que refrata (desviando num padrão de convergência) os raios luminosos que entram. A transparência da córnea é devida ao tecido conjuntivo denso avascular firmemente unido. As relativamente poucas células presentes na córnea estão dispostas em padrões regulares incomuns. A margem da circunferência da córnea é contínua estruturalmente com a esclera. A superfície externa da córnea está coberta com uma fina camada epitelial estratificada pavimentosa não queratinizada chamada **epitélio anterior da córnea**, que é de fato uma continuação da túnica conjuntiva da esclera (veja fig. 15.9).

Uma córnea defeituosa pode ser substituída por uma córnea de doador em um procedimento cirúrgico chamado *transplante de córnea (ceratoplastia)*. Uma córnea defeituosa não transmite ou não refrata luz efetivamente por causa de sua forma, cicatrizes ou doença. Durante um transplante de córnea, a córnea defeituosa é cortada e substituída por uma córnea transplantada que é suturada no lugar. Esse é considerado o tipo mais bem sucedido de homotransplante (entre indivíduos da mesma espécie).

Túnica Vascular

A túnica vascular, ou **úvea** do bulbo do olho, consiste na *corióide*, no *corpo ciliar* e na *íris* (fig. 15.15).

A *corióide* é uma camada fina, altamente vascularizada que reveste a maior parte da superfície interna da esclera. A corióide

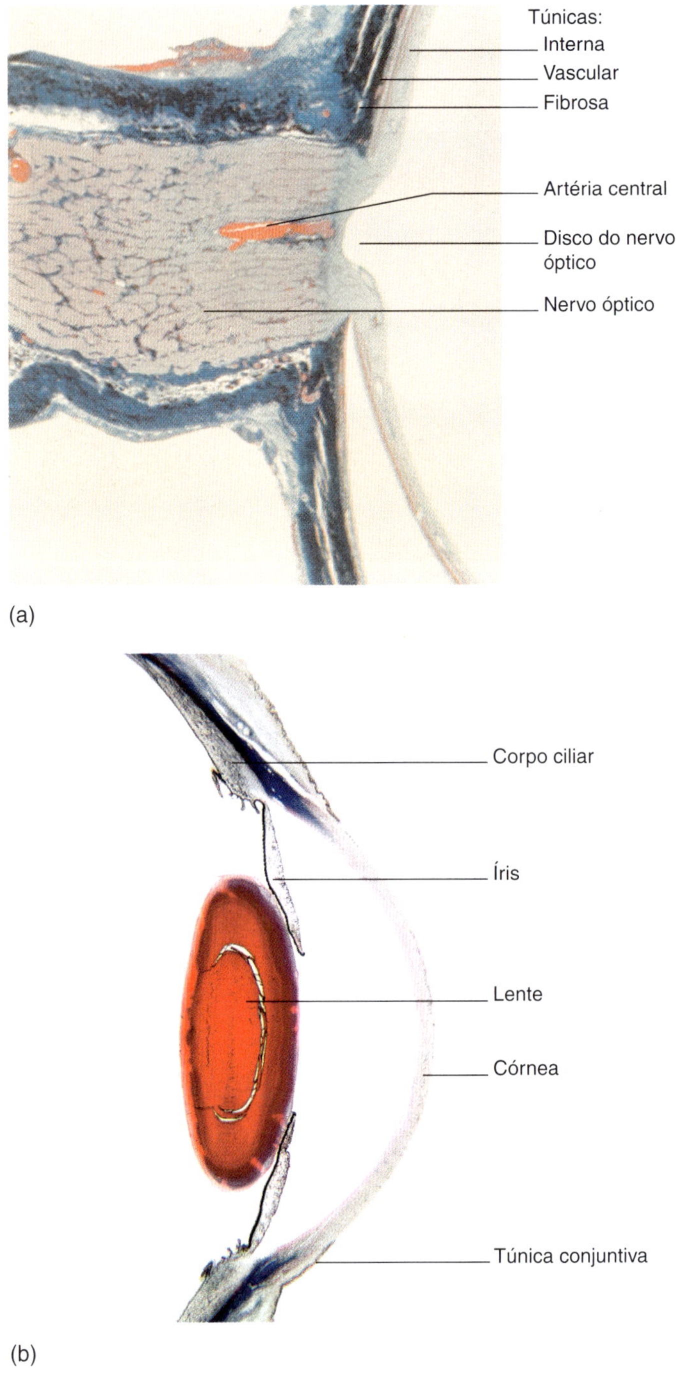

FIGURA 15.14 Fotomicrografias do bulbo do olho. (*a*) Porção posterior expondo a túnica do olho, o disco do nervo óptico e o nervo óptico (7×) e (*b*) porção anterior mostrando a córnea, corpo ciliar, íris e lente (7×).

esclera: G. *skleros*, duro
óptico: L. *optica*, visão
córnea: L. *cornu*, corno
úvea: L. *uva*, uva
corióide: G. *chorion*, membrana

CAPÍTULO 15

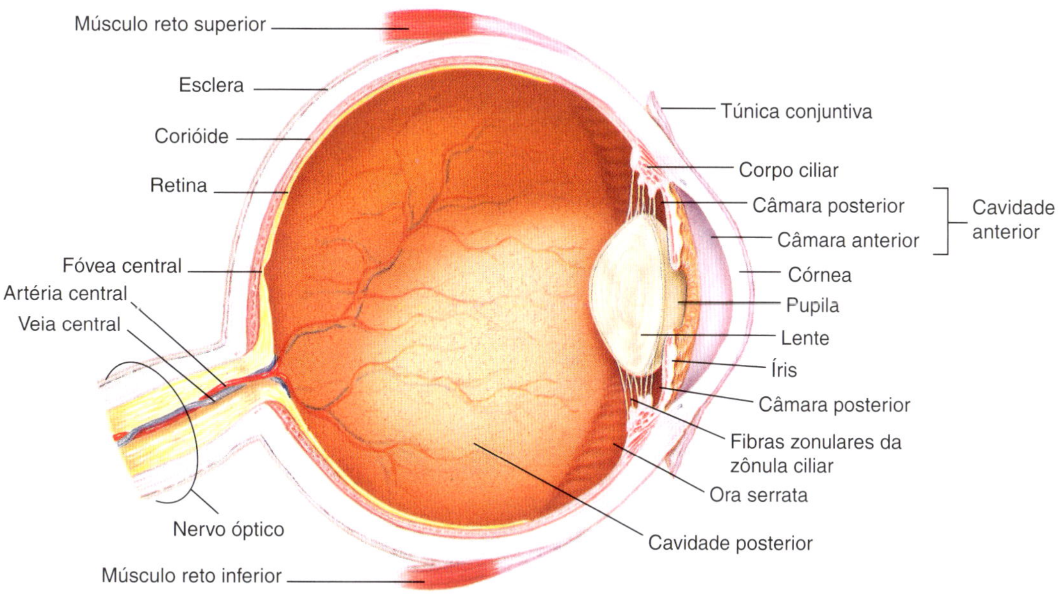

FIGURA 15.15 Secção sagital do bulbo do olho.

contém numerosos pigmentos produtores de melanócitos, que dão a ela uma cor castanha que evita que os raios luminosos sejam refletidos para fora do bulbo do olho. Há uma abertura na corióide na parte posterior do bulbo do olho onde o nervo óptico está localizado.

O **corpo ciliar** é a porção anterior espessa da túnica vascular que forma um anel muscular interno dirigido para a frente do bulbo do olho (fig. 15.16). Feixes de fibras musculares lisas chamadas coletivamente de **músculos ciliares** são encontrados no interior do corpo ciliar. Numerosas extensões do corpo ciliar chamados **processos ciliares** prendem-se às **fibras zonulares**, que por sua vez se fixam à **cápsula da lente**. No conjunto, as fibras zonulares constituem a **zônula ciliar**. A **lente** transparente consiste em camadas comprimidas de fibras de proteínas dispostas como as camadas de uma cebola. Uma **cápsula da lente** fina e clara inclui a lente e fornece a fixação para a zônula ciliar (veja figs. 15.16 e 15.24).

A forma da lente determina o grau em que os raios luminosos que passam através dela devem ser refratados. Tensão constante da zônula ciliar, quando os músculos ciliares estão relaxados, aplaina um pouco a lente (fig. 15.17). A contração dos músculos ciliares relaxa a zônula ciliar e torna a lente mais esférica. A tensão constante no interior da cápsula da lente torna a superfície da lente mais convexa quando a zônula ciliar não está tensa. Uma lente aplainada permite ver um objeto distante, enquanto que uma lente arredondada permite ver um objeto próximo.

A **íris** é a porção anterior da túnica vascular e é contínua com a corióide. A íris é vista do exterior como a porção colorida do bulbo do olho (figs. 15.15 e 15.16), e consiste em fibras de músculo liso dispostas em padrões circular e radial. Contrações autônomas das fibras musculares lisas regulam o diâmetro da **pupila** (tabela 15.4 e fig. 15.18), que é uma abertura no centro da íris. A contração da pupila pelo músculo esfíncter da pupila, estimulada por raios luminosos, contrai a pupila e diminui a quantidade de luz que entra no bulbo do olho (veja fig. 13.8). Contração do músculo dilatador da pupila em resposta ao escurecimento aumenta a pupila e permite que mais luz entre.

A quantidade de pigmento escuro, melanina, na íris é o que determina sua cor. Em recém-nascidos, a melanina está concentrada nas pregas da íris, de maneira que todos os recém-nascidos têm olhos azuis. Depois de alguns meses, a melanina se desloca para a superfície da íris e dá à criança a sua cor de olho permanente, variando do azul acinzentado ao marrom escuro.

O arranjo das fibras musculares lisas da íris apresenta um padrão único para cada pessoa que é mil vezes mais específico que os torvelinhos de uma impressão digital.

Túnica Interna (Retina)

A **retina** recobre a corióide como a camada mais interna do olho (fig. 15.15), consiste em uma camada **pigmentada externa**, em contato com a corióide, e em uma **camada nervosa** interna, ou **porção visual** (veja fig. 15.15). A espessa camada nervosa da retina termina em uma margem denteada perto do corpo ciliar chamada **ora serrata**. A fina camada pigmentada estende-se anteriormente sobre a parte posterior do corpo ciliar e da íris.

zônula: L. *zona*, cinto
íris: G. *irid*, arco-íris

ora serrata: L. *ora*, margem; *serra*, serra

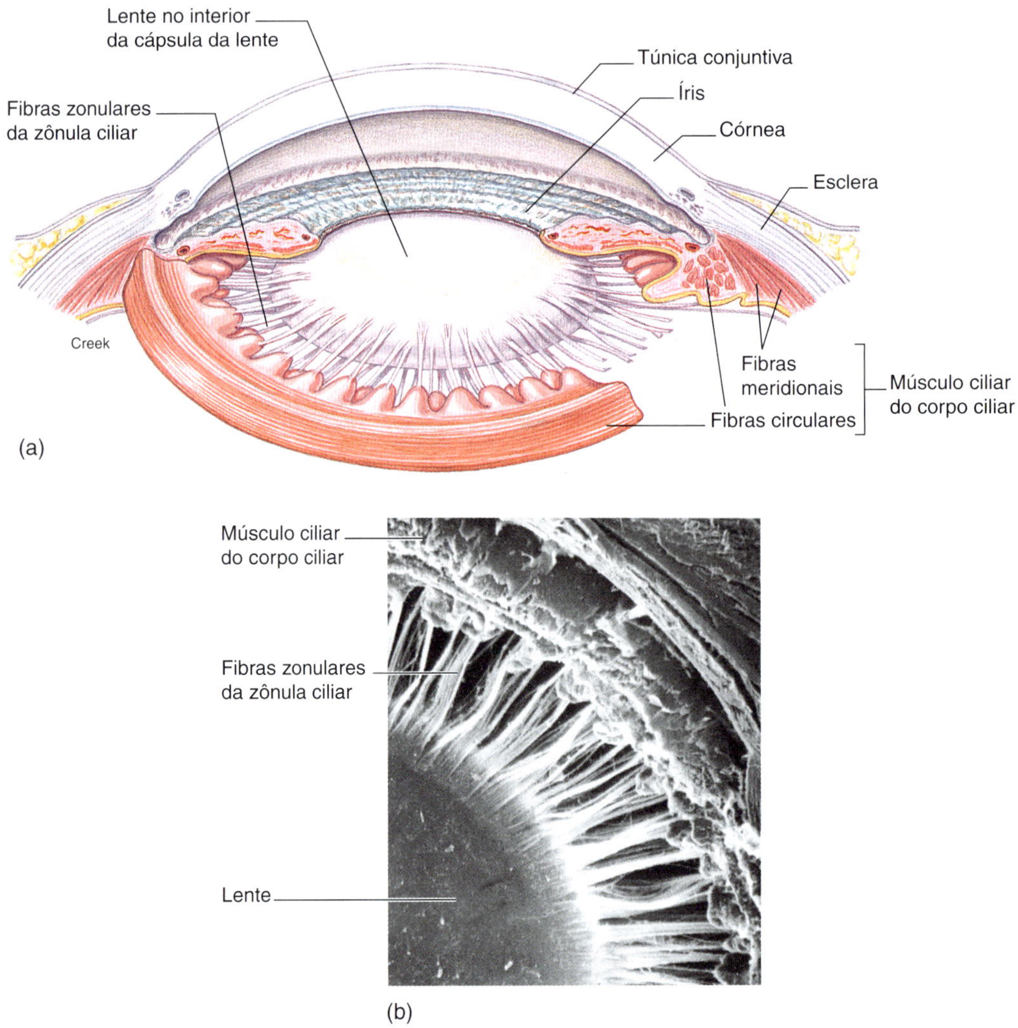

FIGURA 15.16 Estrutura da porção anterior do bulbo do olho. (*a*) Relação entre a lente, as fibras zonulares e os músculos ciliares do olho e (*b*) micrografia eletrônica da vista anterior mostrando a mesma relação.

A camada pigmentada e a camada nervosa da retina não estão fixas entre si, exceto onde elas contornam o nervo óptico e na ora serrata. Por causa desta conexão solta, as duas camadas podem ser separadas quando a retina for descolada. Tal separação pode ser corrigida fundindo as camadas com laser.

A camada nervosa da retina está composta de três camadas principais de neurônios. Relacionando-os na ordem na qual eles conduzem os impulsos, eles são *células bastonetes* e *cones*, *neurônios bipolares* e *neurônios ganglionares* (fig. 15.19). Em termos da passagem da luz, contudo, a ordem é invertida. A luz tem que atravessar primeiro a camada de células ganglionares e em seguida a camada de células bipolares antes de alcançar e estimular as células em bastonete e cones.

Células em bastonetes e **cones** são fotorreceptores. Células em bastonetes são mais de cem milhões por olho e mais finas e compridas que as células em cones (fig. 15.20). As células bastonetes estão posicionadas nas partes periféricas da retina onde são sensíveis à luz escura para a visão tipo preto e branco, e também respondem a formas e movimentos mas propiciam acuidade visual pobre. As células em cone, cujo número aproximado é cerca de 7 milhões por olho, proporcionam visão de cores à luz do dia e maior acuidade visual. Os fotorreceptores fazem sinapse com **neurônios bipolares**, que por sua vez fazem sinapse com os **neurônios ganglionares**. Os axônios dos neurônios ganglionares deixam o olho como nervo óptico.

Células em cone se concentram em uma depressão perto do centro da retina chamada **fóvea central**, que é a área de visão mais nítida (figs. 15.15 e 15.21). Contornando a fóvea central está a **mácula lútea** amarelada que também tem uma abundância de células em cone (fig. 15.21).

---

fóvea: L. *fovea*, pequena depressão
mácula lútea: L. *macula*, mancha; *luteus*, amarelada

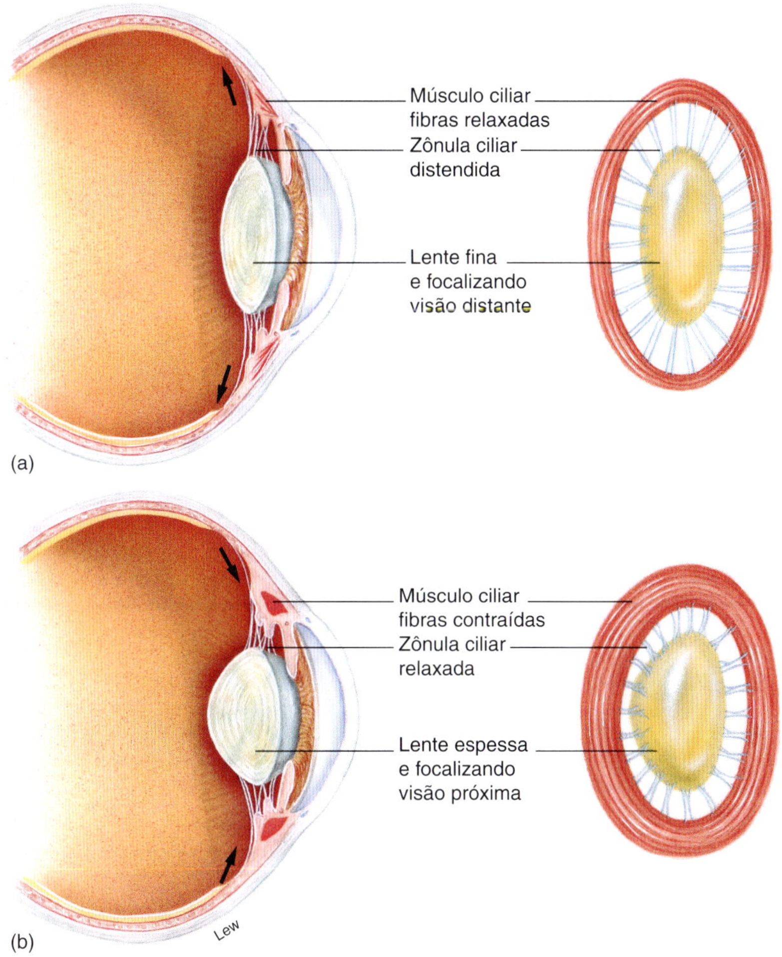

FIGURA 15.17 Mudanças na forma da lente para conduzir os raios luminosos para focos nítidos na retina. (*a*) A lente está aplainada para visão distante quando as fibras do músculo ciliar estão relaxadas e a zônula ciliar está distendida. (*b*) A lente está mais esférica para visão próxima quando as fibras do músculo ciliar estão contraídas e a zônula ciliar está relaxada.

Não há nenhum fotorreceptor na área onde o nervo óptico está ligado ao bulbo do olho. Esta área é uma *parte cega* e é chamada de **disco do nervo óptico** (figs. 15.21 e 15.22). Uma pessoa geralmente desconhece a parte cega porque (1) os olhos se movimentam continuamente, (2) um objeto é visto de ângulos diferentes em cada olho, e (3) a imagem de um objeto que cai na parte cega de uma retina cairá em área de receptores da outra retina. A parte cega pode ser demonstrada facilmente como descrito na figura 15.23

Vascularização do Bulbo do Olho

A corióide e a retina são ricamente supridas com sangue. Duas **artérias ciliares** penetram na esclera pela face posterior do bulbo do olho e seguem pela corióide até o corpo ciliar e a base da íris. Embora as artérias ciliares entrem no bulbo do olho independentemente, elas se anastomosam extensivamente ao longo da corióide.

A **artéria central** (artéria central da retina), ramo da artéria oftálmica, entra no bulbo do olho em contato com o nervo óptico. Quando a artéria central passa através do disco do nervo óptico, divide-se em ramos superior e inferior, cada um deles em seguida dividindo-se em ramos temporais e nasais para servir as camadas internas da retina (veja fig. 15.15). A **veia central** drena o sangue do bulbo do olho através do disco do nervo óptico. Os ramos da artéria central podem ser observados no interior do bulbo do olho por um oftalmoscópio (fig. 15.21).

Um exame interno do bulbo do olho com um oftalmoscópio é freqüentemente parte de um exame físico rotineiro. Arteríolas podem ser vistas no interior do bulbo do olho e, se estiverem anormais (por exemplo, contraídas, dilatadas ou hemorrágicas), podem ser sintomáticas de certas doenças ou disfunções do corpo. Doenças como arteriosclerose, diabetes, catarata ou glaucoma podem ser descobertas examinando o bulbo do olho internamente.

TABELA 15.4 Sumário de Estruturas do Bulbo do Olho

Túnica e Estruturas	Localização	Composição	Função
Túnica Fibrosa	Camada externa do bulbo do olho	Tecido conjuntivo avascular	Dar forma ao bulbo do olho
Esclera	Camada externa posterior; branco do olho	Fibras elásticas e de colágeno firmemente ligadas	Suporte e proteção ao bulbo do olho
Córnea	Face anterior do bulbo do olho	Tecido conjuntivo denso – transparente e convexo	Transmite e refrata a luz
Túnica Vascular (Úvea)	Camada média do bulbo do olho	Tecido altamente vascular e pigmentado	Irrigação sangüínea; evita a reflexão
Corióide	Camada média na parte posterior do bulbo do olho	Camada vascular	Irrigação sangüínea do bulbo do olho
Corpo ciliar	Porção anterior da túnica vascular	Fibras musculares lisas e epitélio glandular	Suporta a lente através da zônula ciliar e determina sua espessura; secreta humor aquoso
Íris	Porção anterior da túnica vascular; contínua com o corpo ciliar	Fibras musculares lisas e células pigmentares	Regula o diâmetro da pupila, e conseqüentemente a quantidade de luz que entra na cavidade posterior
Túnica Interna	Camada interna do bulbo do olho	Fotorreceptores firmemente agrupados, neurônios, vasos sangüíneos e tecido conjuntivo	Propicia local e suporte para células bastonetes e cones
Retina	Principal porção da túnica interna em contato com o humor vítreo	Neurônios fotorreceptores (células bastonetes e cones), neurônios bipolares, neurônios ganglionares	Fotorrecepção; transmite impulsos
Lente (não é parte de nenhuma túnica)	Entre as câmaras anterior e posterior no interior da cápsula da lente; sustentada pela zônula ciliar do corpo ciliar	Fibras protéicas firmemente dispostas; transparente	Refrata a luz e focaliza sobre a fóvea central

Cavidades e Câmaras do Bulbo do Olho

O interior do bulbo do olho está dividido pela lente e sua cápsula associada em uma **cavidade anterior** e uma **cavidade posterior** (veja fig. 15.15). A cavidade anterior é subdividida pela íris em uma **câmara anterior** e uma **câmara posterior** (veja fig. 15.15). A câmara anterior está localizada entre a córnea e a íris. A câmara posterior está localizada entre a íris e a zônula ciliar e a lente. As câmaras anterior e posterior comunicam-se através da pupila e estão cheias de um líquido aquoso chamado **humor aquoso**. A constante produção de humor aquoso mantém uma pressão intra-ocular de cerca de 12 mmHg no interior das câmaras anterior e posterior. Humor aquoso também fornece nutrientes e oxigênio para a lente e córnea avasculares. Estima-se que 5,5 ml de humor aquoso são secretados por dia pelo epitélio vascular do corpo ciliar (fig. 15.24). De seu local de secreção no interior da câmara posterior, o humor aquoso atravessa a pupila para a câmara anterior, e daí, escoa do bulbo do olho pelo **seio venoso da esclera** (canal de Schlemm) para a circulação sangüínea. O seio venoso da esclera está localizado na junção da córnea com a íris.

A grande cavidade posterior está cheia de uma geléia transparente, **humor vítreo**. O humor vítreo contribui para a pressão intra-ocular que mantém a forma do bulbo do olho e mantém a retina contra a corióide. Contrastando com o humor aquoso, o humor vítreo não é produzido continuamente; é formado pré-natalmente. Humor vítreo adicional forma-se quando os olhos de uma pessoa ficam maiores pelo crescimento normal do corpo.

As estruturas do interior do bulbo do olho estão resumidas na tabela 15.4.

Feridas perfurantes do bulbo do olho são especialmente perigosas e freqüentemente causam cegueira. Equipamentos protetores como óculos de aviadores, proteções e lentes inquebráveis devem ser usados em ocupações perigosas e certos jogos esportivos. Se o olho for perfurado, o principal procedimento a ser lembrado é deixar o objeto no lugar se ainda estiver espetado no bulbo do olho. A remoção pode fazer com que os líquidos escoem para fora do bulbo do olho, causando queda da pressão intra-ocular, um descolamento de retina e possivelmente cegueira.

canal de Schlemm: de Friedrich S. Schlemm, anatomista alemão, 1795–1858

vítreo: L. *vitreus*, vítreo

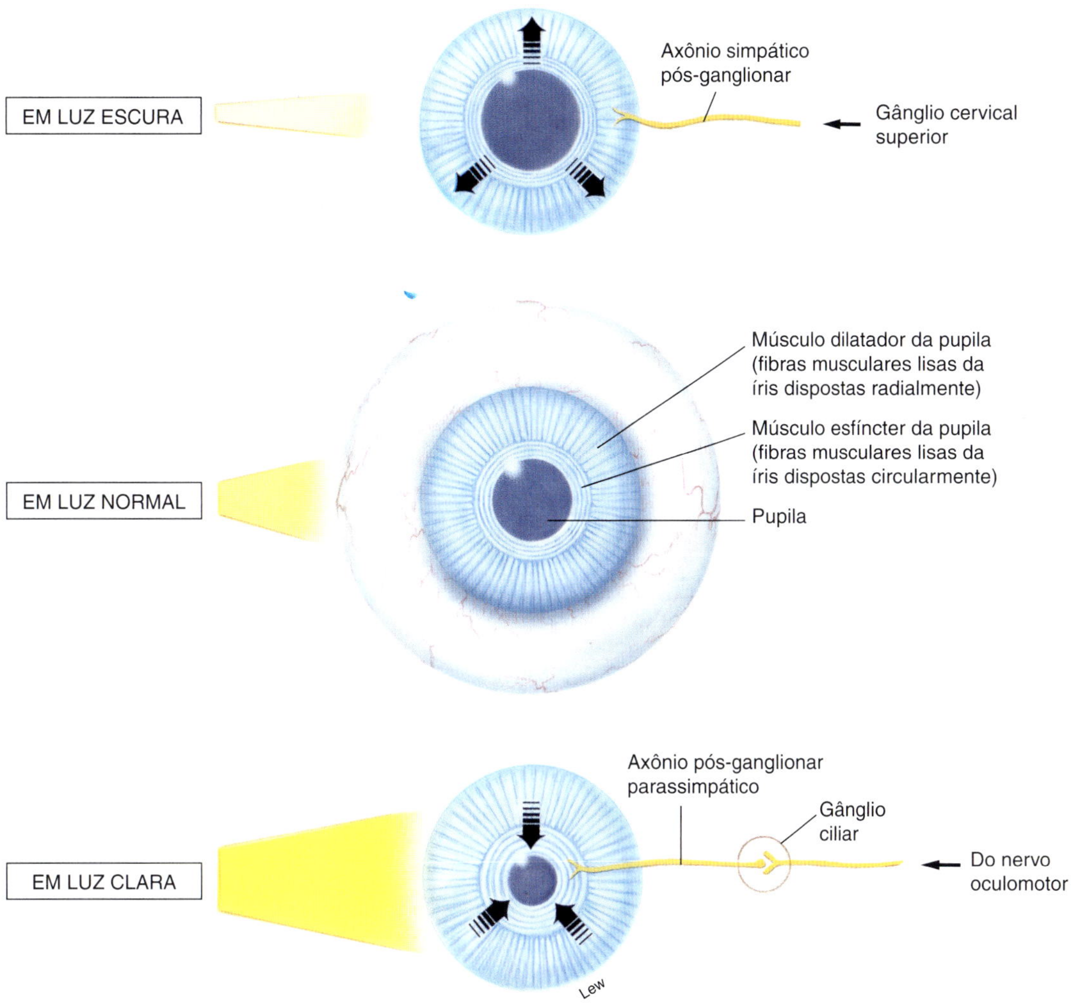

FIGURA 15.18 Dilatação e constrição da pupila. Em luz escura, as fibras musculares lisas dispostas radialmente são estimuladas a se contrair por estimulação simpática, dilatando a pupila. Em luz clara, as fibras musculares lisas dispostas circularmente são estimuladas a se contrair por estimulação parassimpática, causando constrição da pupila.

Função do Bulbo do Olho

A focalização de raios luminosos e a estimulação de fotorreceptores da retina requerem cinco processos básicos:

1. *transmissão de raios luminosos* através de meios transparentes do bulbo do olho;
2. *refração de raios luminosos* através de meios de densidades diferentes;
3. *acomodação da lente* para enfocar os raios luminosos;
4. *constrição da pupila* pela íris para regular a quantidade de luz que entra na cavidade posterior; e
5. *convergência dos bulbos dos olhos*, de forma que a acuidade visual seja mantida.

Pode resultar em deficiência visual se um ou mais destes processos não funcionarem corretamente (veja Considerações Clínicas).

Transmissão de Raios Luminosos

Os raios luminosos entram no bulbo do olho passando através de quatro meios transparentes antes que eles estimulem os fotorreceptores. Em seqüência, os meios pelos quais os raios luminosos passam são a córnea, o humor aquoso, a lente e o humor vítreo. A córnea e a lente são meios sólidos compostos de fibras protéicas avasculares firmemente agrupadas. Uma continuação membranosa transparente fina da túnica conjuntiva cobre a superfície externa da córnea. O humor aquoso é um líquido de baixa viscosidade, enquanto o humor vítreo é de consistência gelatinosa.

Refração dos Raios Luminosos

Refração é o desvio de raios luminosos. A refração ocorre quando os raios luminosos passam em ângulos oblíquos de um meio de uma densidade óptica para um meio de uma densidade

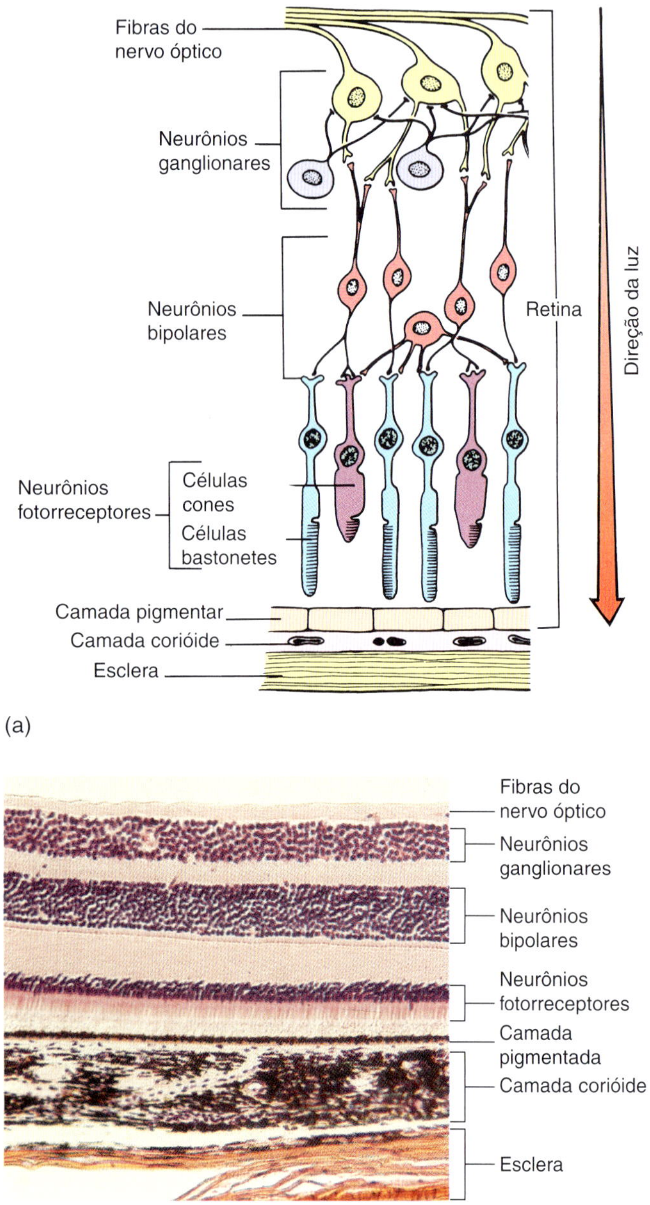

FIGURA 15.19 As camadas da retina. A retina é invertida, de forma que a luz tem de atravessar várias camadas de células nervosas antes de alcançar os fotorreceptores (células bastonetes e células cones). (*a*) Diagrama esquemático e (*b*) micrografia de luz.

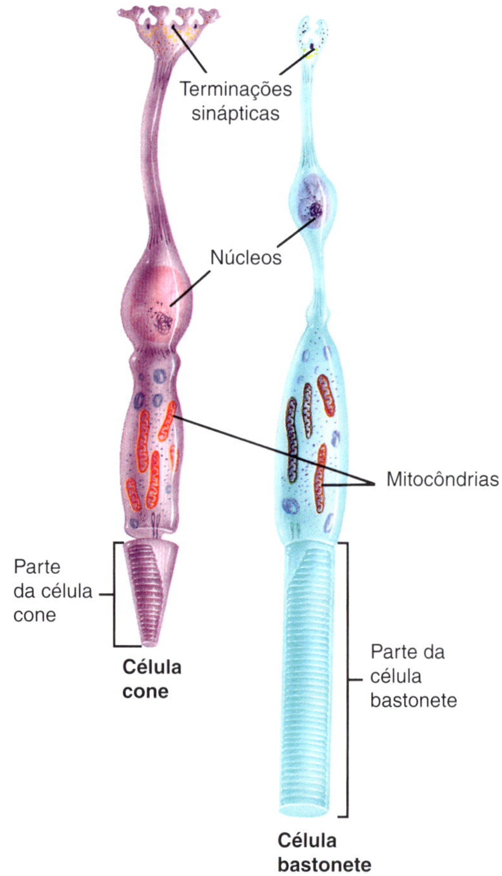

FIGURA 15.20 Células fotorreceptoras da retina.

óptica diferente. A córnea convexa é o principal meio refratário; os humores aquosos e vítreos produzem refração mínima. A lente é particularmente importante para refinar e alterar a refração. Dos meios de refração apenas, a lente pode ser alterada na forma para conseguir a refração necessária.

A refração dos raios luminosos é tão extensa que a imagem visual é formada de cima para baixo na retina (fig. 15.25). Os impulsos nervosos da imagem nesta posição são retransmitidos ao córtex visual do lobo occipital onde a imagem invertida é interpretada com o lado correto para cima.

Acomodação da Lente

Acomodação da lente é o ajuste automático da curvatura da lente por contração dos músculos ciliares para levar os raios luminosos para o foco nítido da retina. A lente do bulbo do olho é biconvexa. Quando um objeto é visto a uma distância inferior a 6 metros, a lente tem que fazer um ajuste, ou acomodação, para enfocar nitidamente na retina. A contração das fibras musculares lisas do corpo ciliar causa o relaxamento da zônula ciliar e a lente fica mais espessa (veja fig. 15.17). Uma lente mais espessa e mais convexa causa maior refração da luz necessária para ver objetos próximos.

Constrição da Pupila

Constrição da pupila ocorre através de estímulo parassimpático que causa a contração dos músculos esfíncteres da pupila da íris (veja fig. 15.18). A constrição da pupila é importante por duas razões. Primeiro, reduz a quantidade de luz que entra na cavidade posterior. Uma constrição reflexiva da pupila protege a retina dos raios luminosos súbitos ou intensos. Segundo, mais

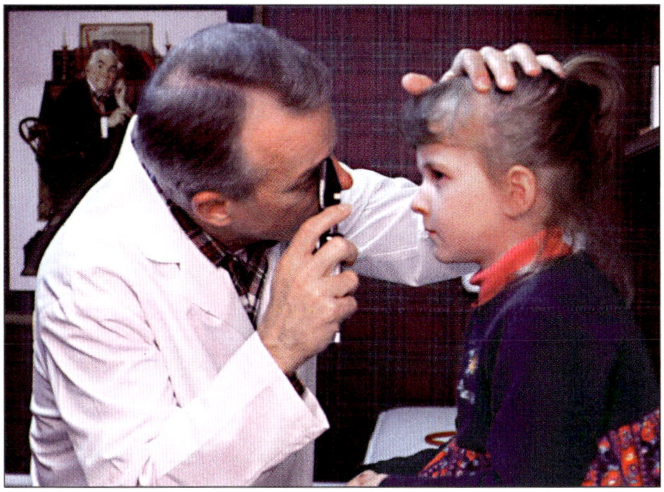
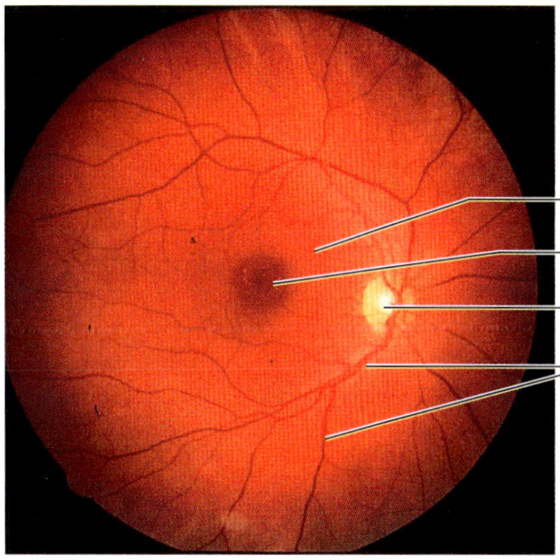

(a) (b)

FIGURA 15.21 (*a*) Médico examinando a anatomia interna do bulbo do olho. (*b*) Aparência da retina quando vista com um oftalmoscópio. As fibras do nervo óptico deixam o bulbo do olho através do disco do nervo óptico para formar o nervo óptico. (Observe os vasos sangüíneos que podem ser vistos entrando no bulbo do olho através do disco do nervo óptico.)

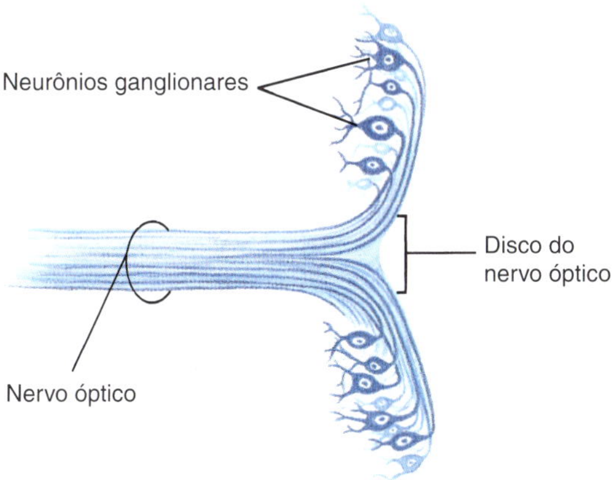

FIGURA 15.22 O disco do nervo óptico é uma área pequena da retina onde as fibras dos neurônios ganglionares emergem para formar o nervo óptico. O disco do nervo óptico é freqüentemente chamado de ponto cego porque é destituído de células em bastonete e cones.

FIGURA 15.23 Ponto cego. Segure o desenho cerca de 50 centímetros de sua face com seu olho esquerdo fechado e seu olho direito focalizado no círculo. Lentamente movimente o desenho mais próximo de sua face, e a um certo ponto a cruz desaparecerá. Isto acontece porque a imagem da cruz está focalizada no disco do nervo óptico onde os fotorreceptores estão ausentes.

Ambliopia, comumente chamada "olho preguiçoso", é uma conseqüência do enfraquecimento dos músculos extrínsecos do bulbo do olho, e causa o desvio de um olho, de forma que não existe uma convergência simultânea de ambos os bulbos dos olhos. Nesta situação, duas imagens são recebidas pela porção óptica do córtex cerebral – uma das quais é suprimida para evitar *diplopia (visão dupla)*, ou imagens de luminosidades diferentes. Uma pessoa que tem ambliopia sofrerá de visão turva e perda parcial da visão. A ambliopia freqüentemente é examinada em crianças; se não for tratada antes da idade de 6 anos, pouco poderá ser feito para fortalecer o músculo atingido.

importante, a redução do diâmetro da pupila impede que raios luminosos entrem na cavidade posterior pela periferia da lente. Os raios luminosos refratados pela periferia não seriam conduzidos ao foco na retina e causariam visão turva. Constrição autônoma da pupila e acomodação da lente ocorrem simultaneamente.

Convergência dos Bulbos dos Olhos

A convergência se refere à rotação medial dos bulbos dos olhos quando se fixam em um objeto próximo. De fato, a focalização de um objeto próximo do ápice do nariz provoca estrabismo na pessoa. Os bulbos dos olhos devem convergir quando estiverem vendo objetos próximos porque só assim os raios luminosos podem focalizar as mesmas partes em ambas as retinas.

Espectro Visual

Os olhos transformam a energia do *espectro eletromagnético* (fig. 15.26) em impulsos nervosos. Apenas uma limitada parte deste espectro pode estimular os fotorreceptores. Energia eletromagnética de comprimentos de onda entre 400 e 700 nanômetros (nm) constitui a *luz visível*. Luz com comprimentos de onda mais longos, que estão nas regiões infravermelhas do espectro, não tem energia suficiente para estimular fotorreceptores mas é percebida como calor. Luz ultravioleta, que tem comprimentos de onda menores e mais energia que a luz visível, é filtrada pela cor amarela da lente do olho. Certos insetos, como abelhas, e as pessoas que têm suas lentes removidas e não substituídas por próteses, podem ver luz na freqüência ultravioleta.

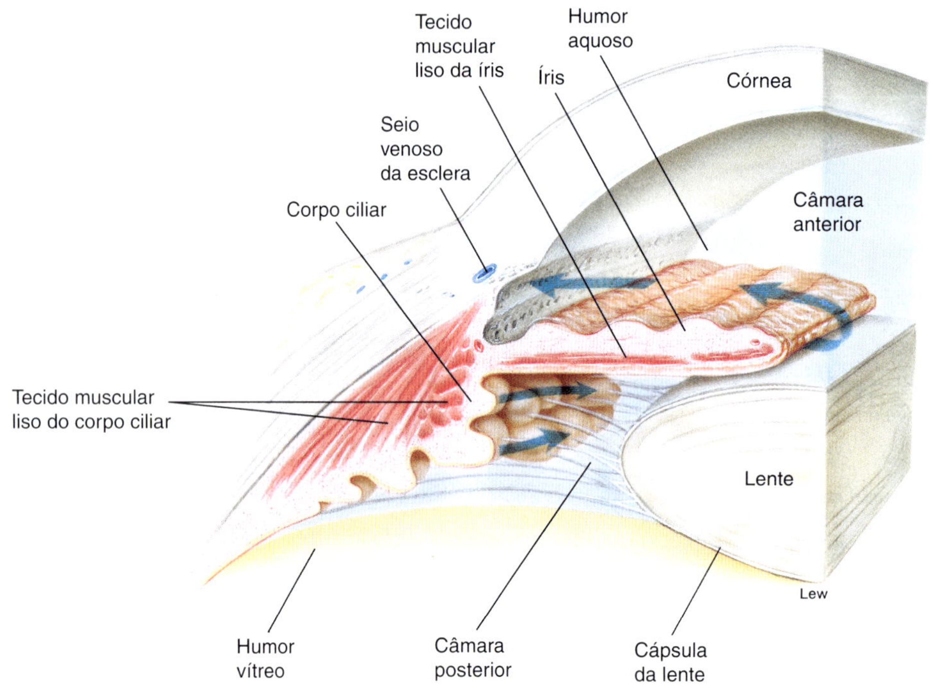

FIGURA 15.24 O humor aquoso mantém a pressão intra-ocular no interior das câmaras anterior e posterior da cavidade anterior do bulbo do olho. É secretado na câmara posterior, flui através da pupila para a câmara anterior e drena do bulbo do olho através do seio venoso da esclera.

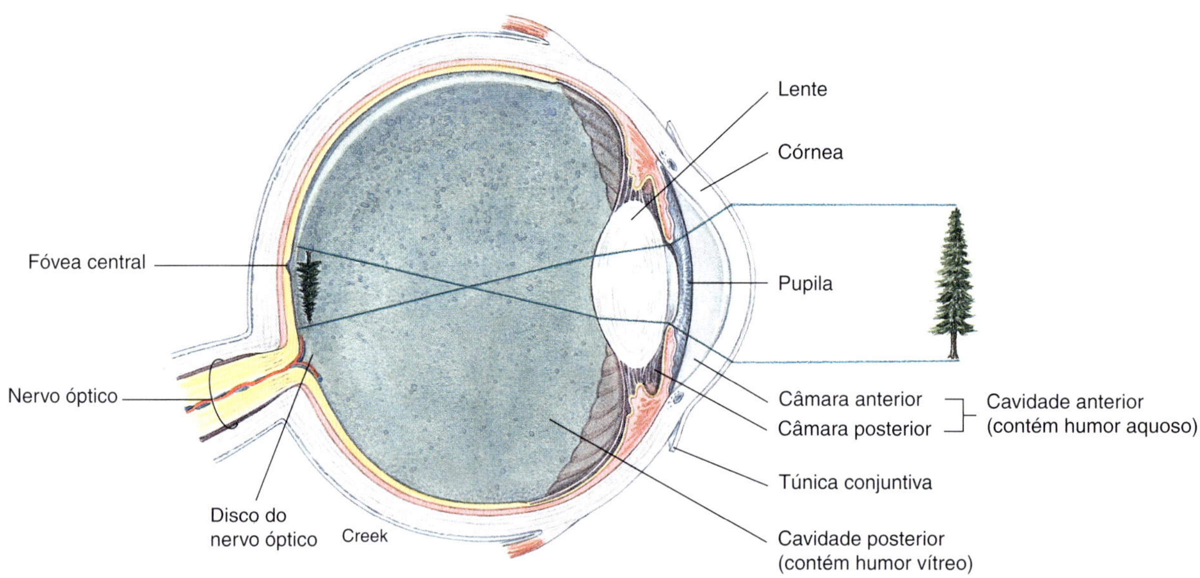

FIGURA 15.25 A refração dos raios luminosos no interior do bulbo do olho causa a inversão da imagem de um objeto na retina.

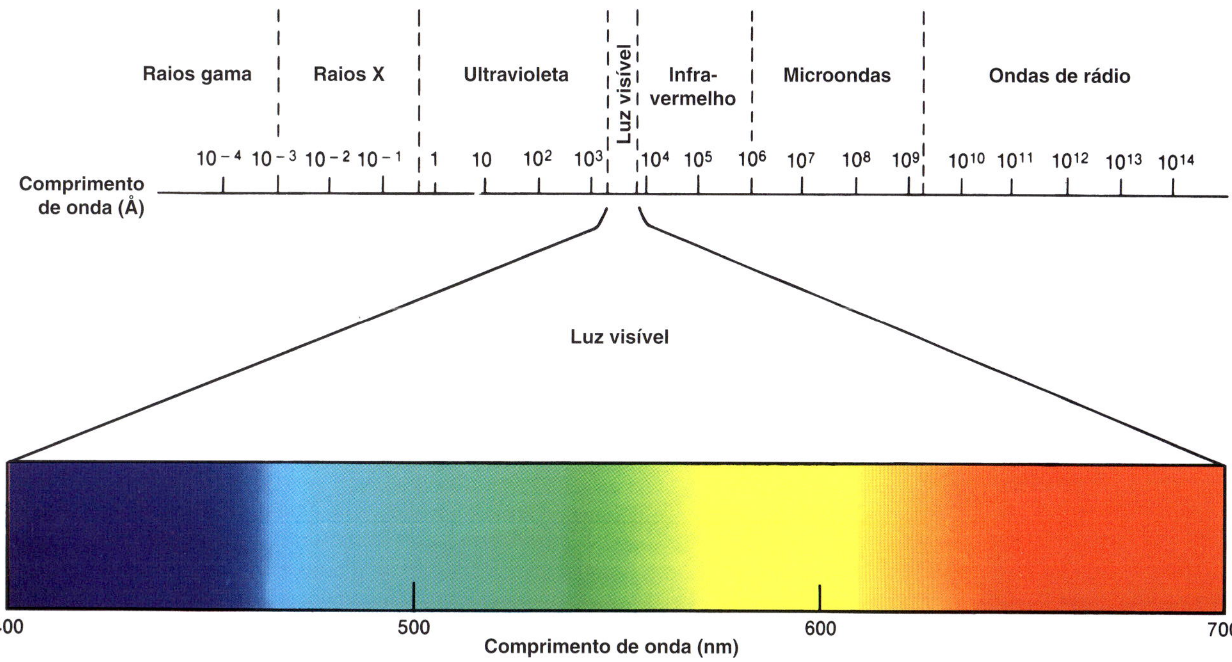

FIGURA 15.26 O espectro eletromagnético (acima) está exposto em unidades Ångström (1 Å = 10^{-10} metros). O espectro visível (parte inferior) constitui apenas uma pequena parte deste espectro e está exposto em unidades nanômetros (1 nm = 10^{-9} metros).

Três tipos distintos e especializados de células cone dentro da retina permitem visão de cores (fig. 15.26). Pigmentos fotossensíveis diferentes permitem que cada tipo absorva raios luminosos principalmente nas porções azul, verde ou vermelha do espectro de cores. Células cone azuis são estimuladas por comprimento de onda entre 400 e 550 nm; células cone verdes são estimuladas por comprimento de onda entre 450 e 550 nm; e células cone vermelhas são estimuladas por comprimentos de onda entre 500 e 700 nm. *Cegueira de cor* é a incapacidade para distinguir cores, particularmente vermelho e verde. Cegueira para as cores verde e vermelha é uma característica recessiva ligada ao sexo que acontece em torno de 8% dos homens dos Estados Unidos e 0,5% das mulheres. Cegueira para cores na maioria dessas pessoas é uma impropriedade, contudo, porque em quase todos os casos há uma deficiência no número de células cone específicas, e não uma falta total delas. Conseqüentemente, há alguma capacidade para distinguir cores.

Um motorista com cegueira para as cores verde e vermelha – o tipo mais comum – pode distinguir os sinais dos semáforos sem dificuldade porque tem sido acrescentado amarelo à luz vermelha e azul foi acrescentado ao verde.

Vias Nervosas para Visão, Movimento dos Olhos e Processamento das Informações Visuais

Os neurônios fotorreceptores, células bastonete e cone são as unidades funcionais da visão porque são sensíveis aos raios luminosos e produzem impulsos nervosos. Impulsos nervosos das células bastonete e cone passam através dos neurônios bipolares e neurônios ganglionares (veja fig. 15.19). O nervo óptico consiste nos axônios de neurônios ganglionares agregados que emergem pela face posterior do bulbo do olho. Os dois nervos ópticos (um de cada bulbo do olho) convergem no **quiasma óptico** (fig. 15.27). Neste momento, todas as fibras que se originam da metade medial (nasal) de cada retina cruzam para o lado oposto, mas aquelas fibras do nervo óptico que se originam da metade lateral (temporal) da retina não cruzam. O **trato óptico** é uma continuação das fibras do nervo óptico a partir do quiasma óptico, e é composto de fibras que se originam das retinas de ambos os bulbos dos olhos.

Quando os tratos ópticos entram no encéfalo, algumas fibras do trato terminam no **colículo superior**. Estas fibras e as vias motoras ativadas constituem o **sistema tectal** que é responsável pela coordenação dos olhos.

Aproximadamente 70% a 80% das fibras do trato óptico passam ao **corpo geniculado lateral** do tálamo (fig. 15.27). Aqui as fibras fazem sinapse com neurônios cujos axônios constituem uma via chamada **radiação óptica**. A radiação óptica transmite impulsos para a área do córtex estriado do lobo occipital do cérebro. Este arranjo de fibras visuais, conhecido como **sistema geniculoestriado**, é responsável pela percepção do campo visual.

As fibras nervosas que cruzam no quiasma óptico originam-se das porções mediais das retinas de ambos os olhos. Os fotorreceptores destas fibras são estimulados por luz que entra no bulbo do olho pela periferia. Se o quiasma óptico for cortado longitudinalmente, a visão periférica estará perdida e a pessoa ficará apenas com a "visão em túnel". Se um trato óptico for cortado, ambos os olhos devem ficar parcialmente cegos, o campo lateral de visão será perdido por um olho, e o campo medial de visão, perdido pelo outro.

Colículo Superior e Movimentos dos Olhos

Vias nervosas provenientes do colículo superior que se dirigem aos neurônios motores da medula espinal servem como intermediárias nas respostas visuais de surpresa, como por exemplo, diante de um visitante inesperado. Outras fibras nervosas do colí-

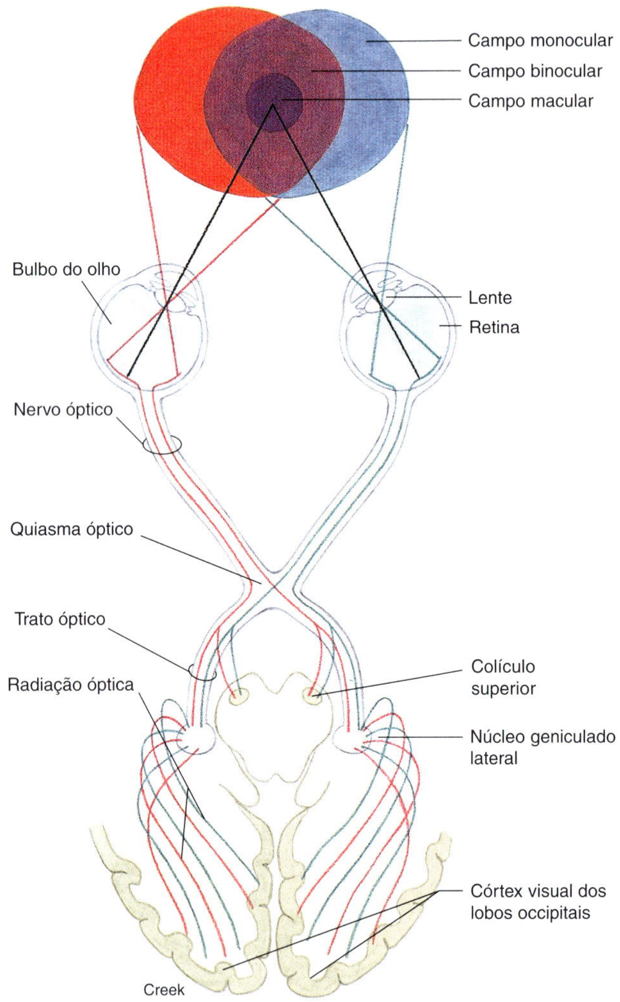

FIGURA 15.27 Campos visuais dos olhos e vias nervosas da visão. Uma superposição dos campos visuais de cada olho proporciona visão binocular – a capacidade de perceber em profundidade.

culo superior estimulam os **músculos extrínsecos do bulbo do olho** (veja tabela 15.3), que são os músculos esqueléticos que movimentam os olhos.

Dois tipos de movimentos dos olhos são coordenados pelo colículo superior. *Movimentos de perseguição uniforme* localizam objetos em movimento e mantêm a imagem enfocada na fóvea central. *Movimentos sacádicos do olho* são movimentos rápidos (durando 20-50 msec) e abruptos que ocorrem enquanto os olhos parecem estar imóveis. Acredita-se que estes movimentos sacádicos são importantes na manutenção da acuidade visual.

O sistema tectal também está envolvido no controle dos *músculos intrínsecos do olho* – os músculos lisos da íris e do corpo ciliar. Iluminando-se um olho estimula-se o *reflexo pupilar* em que ambas as pupilas se contraem. Isto é causado pela ativação de neurônios parassimpáticos através de fibras do colículo superior. Neurônios pós-ganglionares do gânglio ciliar atrás dos olhos, por sua vez, também estimulam as fibras constritoras na íris. A contração do corpo ciliar durante a acomodação também envolve a estimulação do colículo superior.

Processamento de Informações Visuais

Para a informação visual atingir seus objetivos, deve estar associada com experiências anteriores e integrada com informações de outros órgãos dos sentidos. Alguns destes processamentos mais altos ocorrem no lobo temporal inferior do córtex cerebral. Remoções experimentais destas áreas de macacos prejudicam a capacidade que eles têm para lembrar tarefas visuais que previamente tinham aprendido e dificultam a habilidade que eles possuem para associar imagens visuais com o significado dos objetos vistos. Macacos com os seus lobos temporais inferiores removidos, por exemplo, enfrentam uma serpente sem medo. Os sintomas produzidos pela perda dos lobos temporais inferiores são conhecidos como *síndrome de Klüver-Bucy*.

Em uma tentativa para reduzir os sintomas da epilepsia severa, os cirurgiões cortaram o corpo caloso em alguns pacientes. Este trato de fibras, como previamente descrito, transmite impulsos entre os hemisférios cerebrais direito e esquerdo. O hemisfério cerebral direito de pacientes com o *encéfalo dividido* deve, portanto, receber apenas informações sensoriais da metade esquerda do meio exterior. O hemisfério esquerdo, semelhantemente cortado de sua comunicação com o hemisfério direito, só receberia informações sensoriais da metade direita do meio exterior. Em algumas situações, estes pacientes se comportariam como se tivessem duas mentes separadas.

Experiências com pacientes com o encéfalo dividido revelaram que os dois hemisférios têm habilidades separadas. Isto é verdade, embora cada hemisfério receba comumente impulsos de ambas as metades do meio exterior através do corpo caloso. Se a imagem sensorial de um objeto, como uma chave, for apenas exposta ao hemisfério esquerdo (mostrando-o apenas para o campo visual direito), o objeto pode ser identificado. Se o objeto for apresentado ao córtex cerebral direito, a pessoa sabe de que objeto se trata mas não consegue dar o seu nome. Experiências como estas sugerem que (em pessoas destras) o hemisfério esquerdo é necessário para a linguagem e o hemisfério direito é responsável pelo padrão de reconhecimento.

Avaliação de Conhecimentos

15. Faça uma relação das estruturas acessórias do olho que causam o movimento do olho ou o protegem no interior da órbita.
16. Desenhe a estrutura do olho e identifique o que segue: esclera, córnea, corióide, retina, fóvea central, íris, pupila, lente e corpo ciliar. Quais são as principais células ou tecidos em cada uma das três camadas do olho?
17. Indique o trajeto do raio luminoso através das duas cavidades do olho e explique o mecanismo de refração da luz. Descreva como o olho é focalizado para visão a distância e visão próxima de objetos.
18. Faça uma relação das diferentes camadas da retina e descreva o trajeto do raio luminoso e a atividade nervosa através dessas camadas. Continue indicando a via do impulso visual até o córtex cerebral, e faça uma relação da seqüência das estruturas atravessadas.

síndrome de Klüver-Bucy: de Heinrich Klüver, neurologista alemão, 1897-1979 e Paul C. Bucy, neurologista americano, 1904-?

Exposição do Desenvolvimento

O Olho

EXPLICAÇÃO

O desenvolvimento do olho é um processo complexo que envolve a interação precisa do neuroectoderma, ectoderma de superfície e mesoderma, e começa precocemente na quarta semana, quando o neuroectoderma forma um divertículo lateral em cada lado do prosencéfalo. Quando os divertículos aumentam em tamanho, a porção distal dilata para se tornar a **vesícula óptica** e a porção proximal se contrai para se tornar o **pedúnculo óptico** (exibição I). Com a vesícula óptica formada, a superfície suprajacente do ectoderma se espessa e se invagina. A porção espessa é o **placóide da lente** e a invaginada é a **fóvea da lente**.

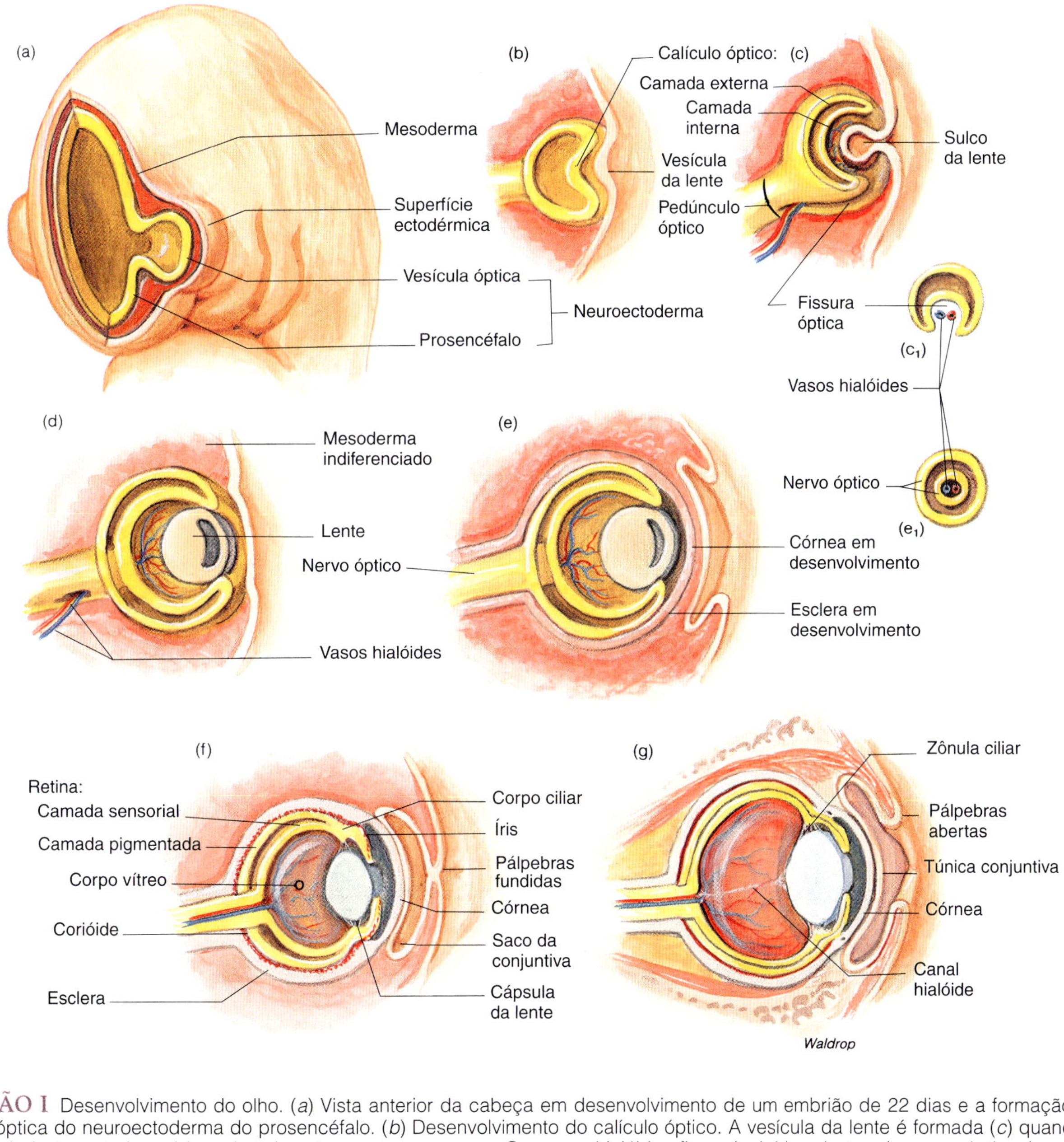

EXIBIÇÃO I Desenvolvimento do olho. (*a*) Vista anterior da cabeça em desenvolvimento de um embrião de 22 dias e a formação da vesícula óptica do neuroectoderma do prosencéfalo. (*b*) Desenvolvimento do calículo óptico. A vesícula da lente é formada (*c*) quando o placóide da lente ectodermal invagina durante a quarta semana. Os vasos hialóides ficam incluídos dentro do nervo óptico (c_1 e e_1) quando há fusão da fissura óptica. (*d*) A forma básica do bulbo do olho e a posição de suas estruturas internas são estabelecidas durante a quinta semana. O desenvolvimento sucessivo do olho está mostrado na 6ª semana (*e*) e na 20ª semana (*f*), respectivamente. (*g*) O olho do recém-nascido.

(continua)

(conclusão)

Durante a quinta semana, o placóide da lente está deprimido e posteriormente se separa da superfície do ectoderma causando a formação da **vesícula da lente**. Simultaneamente, a vesícula óptica invagina-se e se diferencia em duas camadas, **o calículo óptico**. Ao longo da superfície inferior do calículo óptico, um sulco chamado **fissura óptica** permite a passagem da **artéria hialóide** e **veia hialóide** que vascularizam o bulbo do olho em desenvolvimento. As paredes da fissura óptica posteriormente se fecham, de forma que os vasos hialóides ficam no interior do tecido do pedúnculo óptico. Eles se tornam os **vasos centrais da retina** do olho definitivo. O pedúnculo óptico se torna o **nervo óptico**, composto de axônios sensoriais da retina.

No início da sétima semana, o calículo óptico se diferencia em duas folhas de tecido epitelial que se tornam as camadas sensorial e pigmentada da **retina**. Ambas as camadas também revestem a camada vascular inteira, inclusive o **corpo ciliar**, a **íris** e a **corióide**. Uma proliferação de células na vesícula da lente conduz a formação da lente. A **cápsula da lente** forma-se a partir do mesoderma que envolve a lente, assim como o **humor vítreo**. O mesoderma que envolve o canalículo óptico se diferencia em duas camadas distintas do bulbo do olho em desenvolvimento. A camada interna do mesoderma torna-se a **corióide** vascular, e a camada externa se torna posteriormente a resistente **esclera** e anteriormente a transparente **córnea**. Uma vez formada a córnea, uma superfície de ectoderma forma a fina cobertura da túnica da **conjuntiva** revestindo a superfície anterior do bulbo do olho. O epitélio das **pálpebras**, as **glândulas lacrimais** e o **ducto lacrimal** se desenvolvem a partir da superfície do ectoderma, enquanto que os **músculos extrínsecos do bulbo do olho** e todo o tecido conjuntivo associado com o olho se desenvolvem do mesoderma. Estas estruturas acessórias do olho se desenvolvem gradualmente durante o período embrionário e continuam o desenvolvimento até o quinto mês do período fetal.

hialóide: G. *hyalos*, vidro, *eiodos*, forma

ÓRGÃOS DA AUDIÇÃO E DO EQUILÍBRIO

Estruturas das orelhas externa, média e interna estão envolvidas no órgão da audição. A orelha interna também contém estruturas que proporcionam o equilíbrio. O desenvolvimento da orelha começa durante a quarta semana e se completa na 32ª semana.

Objetivo 14 Fazer uma relação das estruturas da orelha que se relacionam com a audição e descrever suas localizações e funções.

Objetivo 15 Esboçar o trajeto das ondas sonoras quando elas seguem através das orelhas e explicar como são transmitidas e convertidas em impulsos nervosos.

Objetivo 16 Explicar o mecanismo pelo qual o equilíbrio é mantido.

A orelha é o órgão da audição e do equilíbrio. Contém receptores que convertem ondas sonoras em impulsos nervosos e receptores sensíveis ao movimento da cabeça. Impulsos de ambos os tipos de receptores são transmitidos através do nervo vestibulococlear (VIII) ao encéfalo para interpretação. A orelha consiste em três regiões principais: *orelha externa*, *orelha média* e *orelha interna* (fig. 15.28)

Orelha Externa

A **orelha externa** consiste na orelha e no meato acústico externo. O meato acústico externo é um tubo carnoso que está encaixado em um tubo ósseo. A **orelha** é o apêndice carnoso visível fixado nos lados da cabeça. Consiste em um arcabouço cartilagíneo de tecido conjuntivo elástico coberto com pele. A margem da orelha é a **hélice**, e a porção inferior carnosa é o **lóbulo da orelha** (fig. 15.29). O lóbulo da orelha é a única parte da orelha que não é sustentada por cartilagem. A orelha tem uma fixação ligamentosa ao crânio e músculos pobremente desenvolvidos que se inserem nela anteriormente, superiormente e posteriormente. A irrigação sangüínea da orelha procede das artérias auricular posterior, occipital e temporal superficial que são ramos da artéria carótida externa. A estrutura da orelha direciona as ondas sonoras para o interior do meato acústico externo.

O **meato acústico externo** é um tubo ligeiramente em forma de S, com cerca de 2,5 cm de extensão, que se estende ligeiramente para cima a partir da orelha até a membrana timpânica (fig. 15.28). A pele que reveste o meato contém pêlos finos e glândulas sebáceas próximas à entrada. Profundamente no interior do meato, a pele contém glândulas especializadas que secretam cera chamadas **glândulas ceruminosas**. O *cerume* secretado por essas glândulas mantém a membrana timpânica flexível e impermeável. O cerume e os pêlos também ajudam a prevenir que pequenos corpos estranhos atinjam a membrana timpânica. O cerume amargo provavelmente funciona como um repelente para insetos.

A **membrana timpânica** é uma fina parede epitelial de camada dupla, com aproximadamente 1 cm de diâmetro, entre o meato acústico externo e a orelha média, composta de uma camada côncava externa de epitélio estratificado pavimentoso e uma camada interna convexa de epitélio colunar. Entre as camadas epiteliais encontra-se uma camada de tecido conjuntivo. A membrana timpânica é extremamente sensível à dor e é inervada pelo nervo auriculotemporal (ramo do nervo mandibular do nervo trigêmeo) e pelo nervo auricular (um ramo do nervo vago). Pequenos ramos sensitivos do nervo facial (VII) e o nervo glossofaríngeo (IX) também inervam a membrana timpânica.

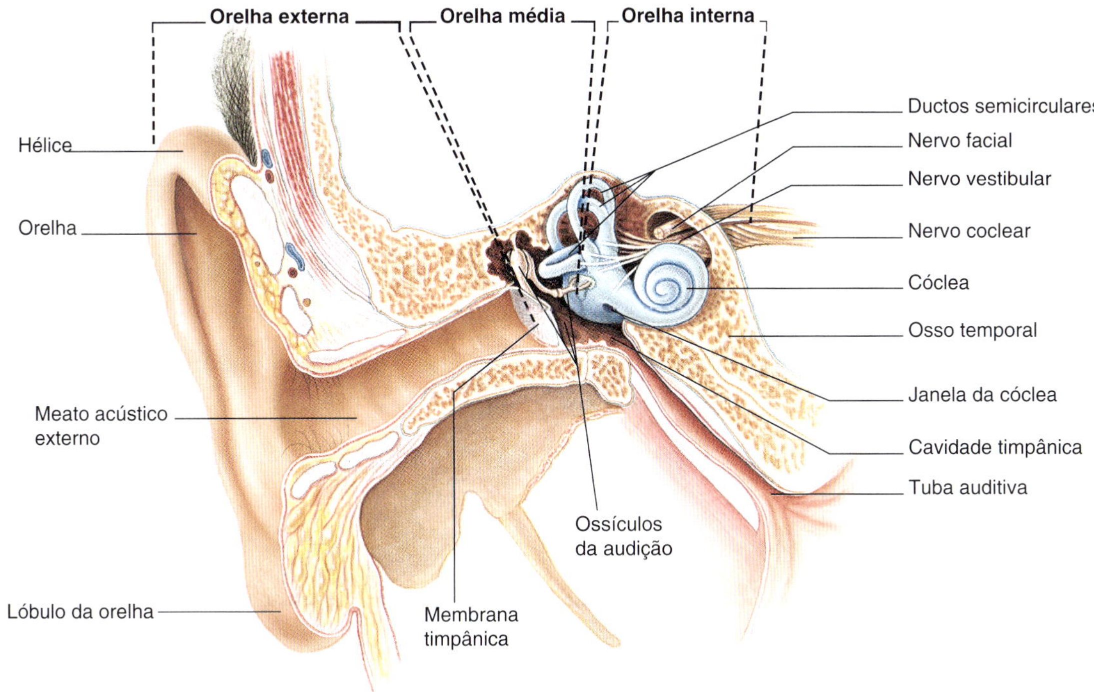

FIGURA 15.28 A orelha. (Observe as orelhas externa, média e interna indicadas por linhas descontínuas.)

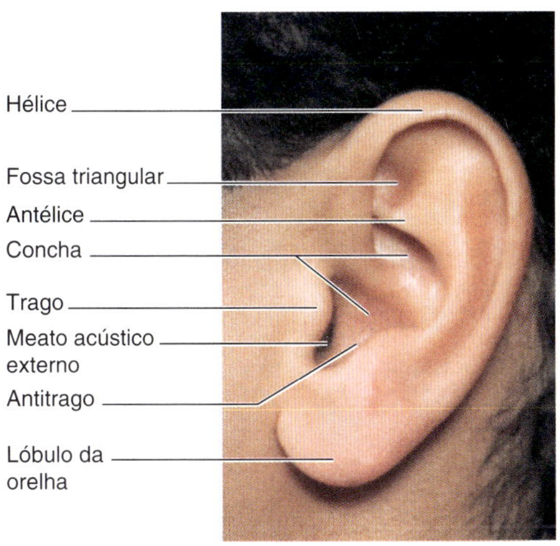

FIGURA 15.29 Anatomia de superfície da orelha externa.

Examinar a membrana timpânica com um otoscópio durante um exame físico fornece informações clínicas sobre a condição da orelha média (fig. 15.30). A cor da membrana, sua curvatura, a presença de lesões e a posição do martelo na orelha média são características de particular importância. Se a membrana timpânica estiver rompida, geralmente regenerará, cicatrizando dentro de alguns dias.

Orelha Média

A **orelha média**, achatada lateralmente, é uma câmara cheia de ar chamada **cavidade timpânica** situada na parte petrosa do osso temporal (veja figs. 15.28 e 15.31). A membrana timpânica separa a orelha média do meato acústico externo da orelha externa. Uma parede óssea que contém a **janela do vestíbulo** (*janela oval*) e a janela da cóclea (janela redonda) separa a orelha média da orelha interna

Há duas aberturas na cavidade timpânica. O **recesso epitimpânico** na parede posterior conecta a cavidade timpânica com as **células mastóideas**, cheias de ar, no interior do processo mastóide do osso temporal. A **tuba auditiva** conecta a cavidade timpânica, anteriormente, com a parte nasal da faringe e iguala a pressão do ar em ambos os lados da membrana timpânica.

Três **ossículos da audição** se estendem, através da cavidade timpânica, da membrana timpânica até a janela do vestíbulo (fig. 15.31). Estes minúsculos ossos (os menores do corpo), do mais externo para o mais interno, são o **martelo**, a **bigorna** e o **estribo**. Os ossículos da audição estão fixos à parede da cavidade timpânica por ligamentos. Vibrações da membrana timpânica causam movimentos nos ossículos da audição que movimentam e transmitem ondas sonoras através da cavidade timpânica até a janela do vestíbulo. A vibração da janela do vestíbulo desloca um líquido na orelha interna e estimula os receptores da audição.

otoscópio: G. *otikos*, orelha; *skopein*, examinar

tuba auditiva: de Bartolommeo E. Eustachio, anatomista italiano, 1520–1574

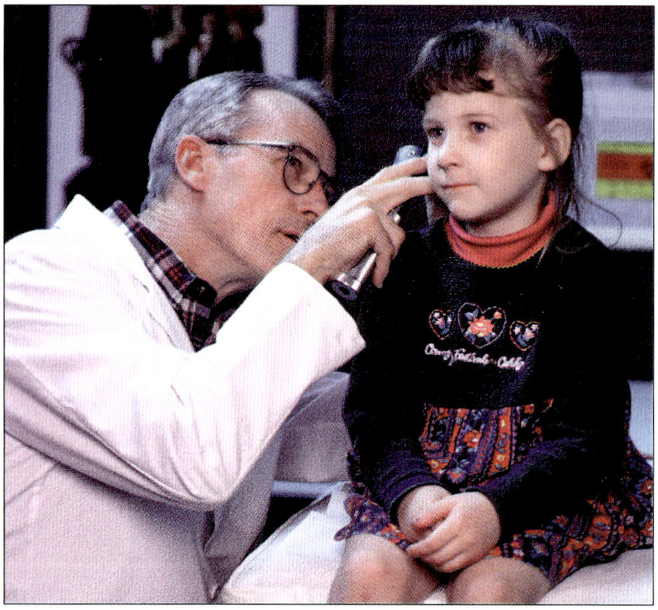

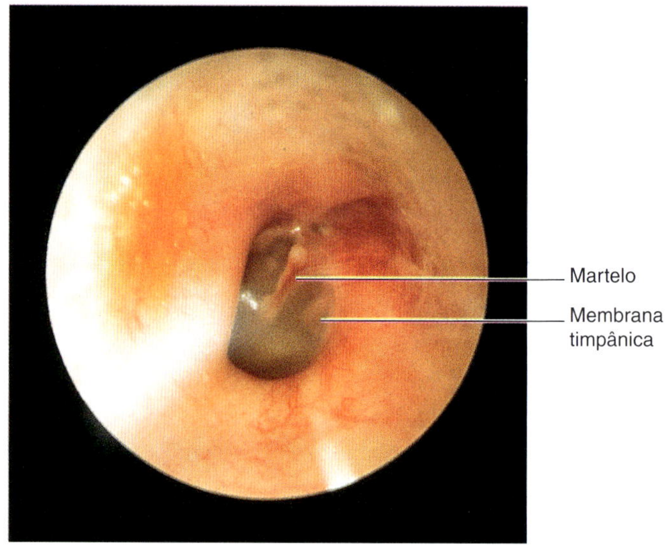

(a) (b)

FIGURA 15.30 (*a*) Médico examinando a anatomia da orelha externa. (*b*) Aparência da membrana timpânica vista com um otoscópio.

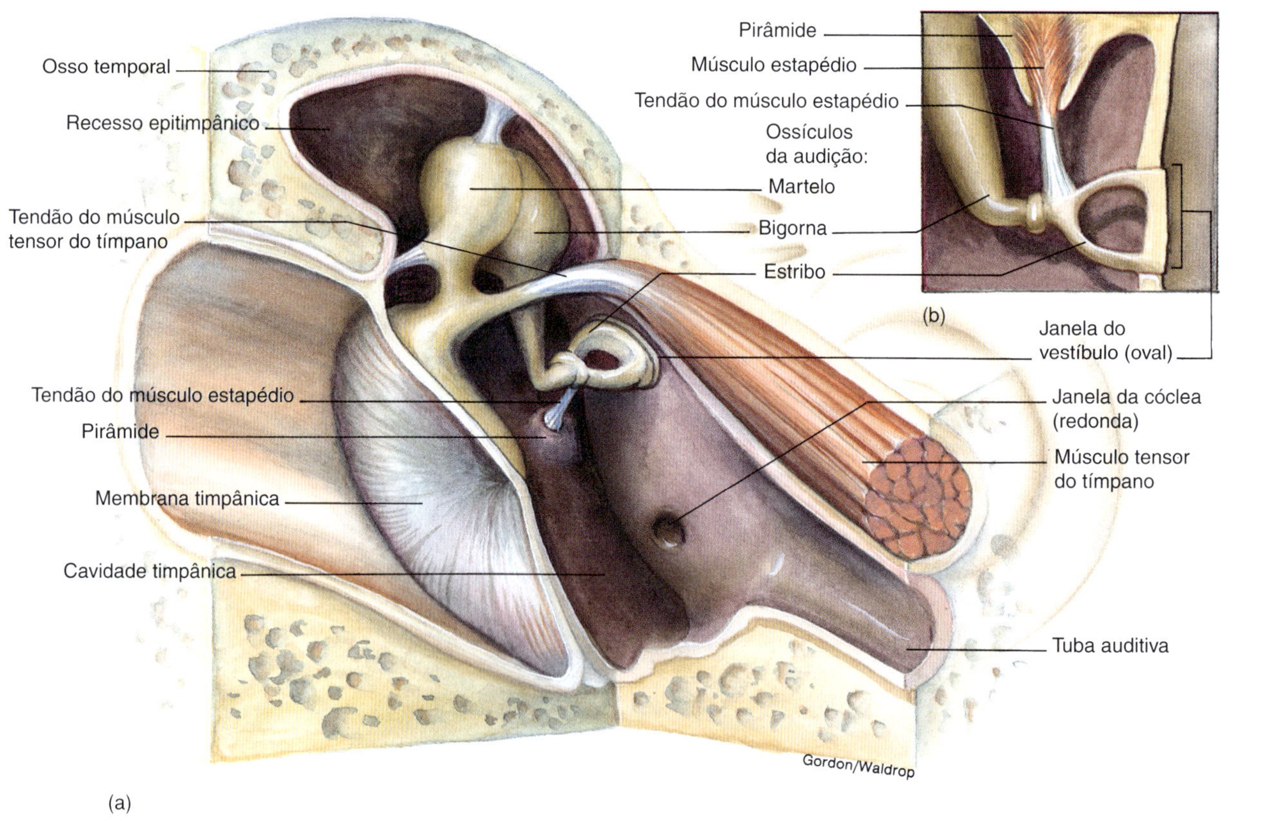

FIGURA 15.31 (*a*) Ossículos da audição e estruturas associadas no interior da cavidade timpânica. (*b*) Vista rodada do estribo posicionado contra a janela do vestíbulo.

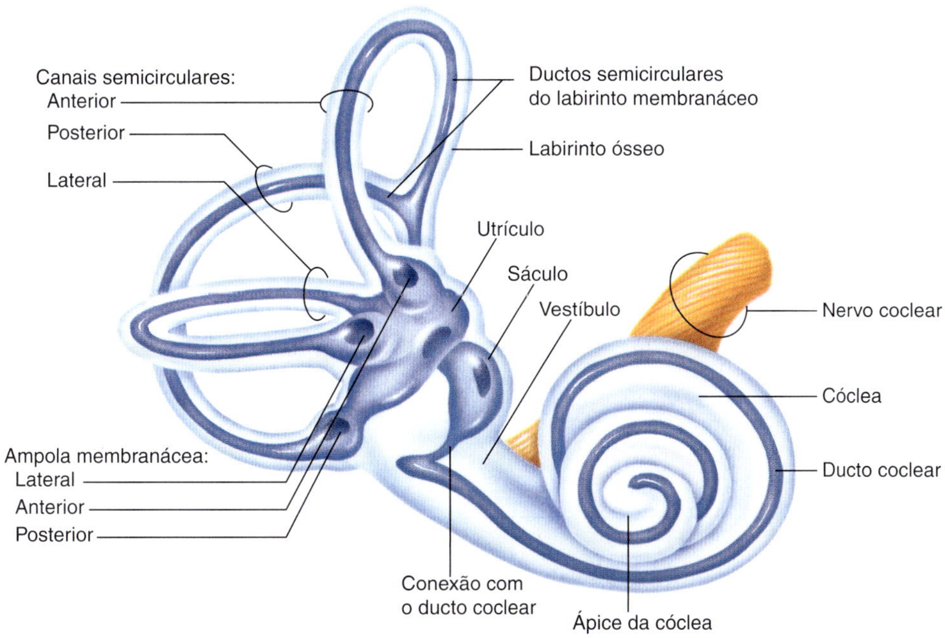

FIGURA 15.32 Labirintos da orelha interna. O labirinto membranáceo (cor escura) está contido no interior do labirinto ósseo. As principais estruturas da orelha interna são a cóclea para a audição e os órgãos vestibulares (canais semicirculares, utrículo e sáculo) para o equilíbrio.

Quando os ossículos da audição transmitem vibrações da membrana timpânica, atuam como um sistema de alavancas para ampliar as ondas sonoras. Além disso, as ondas sonoras são intensificadas quando são transmitidas de uma superfície relativamente grande como a membrana timpânica para uma área de superfície menor como é a janela do vestíbulo. O efeito combinado aumenta a amplificação do som aproximadamente 20 vezes.

Dois músculos esqueléticos pequenos, o músculo **tensor do tímpano** e o músculo **estapédio** (fig. 15.31), fixam o martelo e o estribo, respectivamente, e contraem reflexamente para proteger a orelha interna contra ruídos elevados. Quando contraído, o músculo tensor do tímpano puxa o martelo internamente, e o músculo do estapédio puxa o estribo externamente. Esta ação combinada reduz a força de vibração dos ossículos da audição.

As túnicas mucosas que revestem a cavidade timpânica, as células mastóideas e a tuba auditiva são contínuas com as que revestem a parte nasal da faringe. Por isso, infecções no nariz ou na garganta podem se propagar para a cavidade timpânica e causar infecção da orelha média, como também podem contaminar às células mastóideas e causar mastoidite. Assoar o nariz com força expande a infecção ainda mais.

Uma equiparação das pressões atmosféricas em ambos os lados da membrana timpânica é importante para a audição. Quando a pressão atmosférica está reduzida, como acontece quando viajamos para grandes altitudes, a membrana timpânica incha externamente em resposta à grande pressão do ar dentro da cavidade timpânica. O inchaço é doloroso e pode prejudicar a audição pela redução da flexibilidade. A tuba auditiva, que está colapsada na maior parte do tempo em adultos, abre durante a deglutição ou bocejo e permite que a pressão do ar nos dois lados da membrana timpânica se iguale.

Orelha Interna

A estrutura inteira da **orelha interna** constitui o **labirinto**. O labirinto consiste em uma concha externa de osso denso chamado **labirinto ósseo** que envolve e protege o **labirinto membranáceo** (fig. 15.32). O espaço entre o labirinto ósseo e o labirinto membranáceo está cheio com um líquido chamado *perilinfa* que é secretado pelas células que revestem os canais ósseos. Dentro das câmaras tubulares do labirinto membranáceo encontra-se ainda outro líquido chamado *endolinfa*. Estes dois líquidos fornecem um meio líquido condutor para as vibrações envolvidas na audição e na manutenção do equilíbrio.

O labirinto ósseo é estruturalmente e funcionalmente dividido em três áreas: *vestíbulo*, *canais semicirculares* e *cóclea*. Os órgãos funcionais para audição e equilíbrio estão localizados nessas áreas.

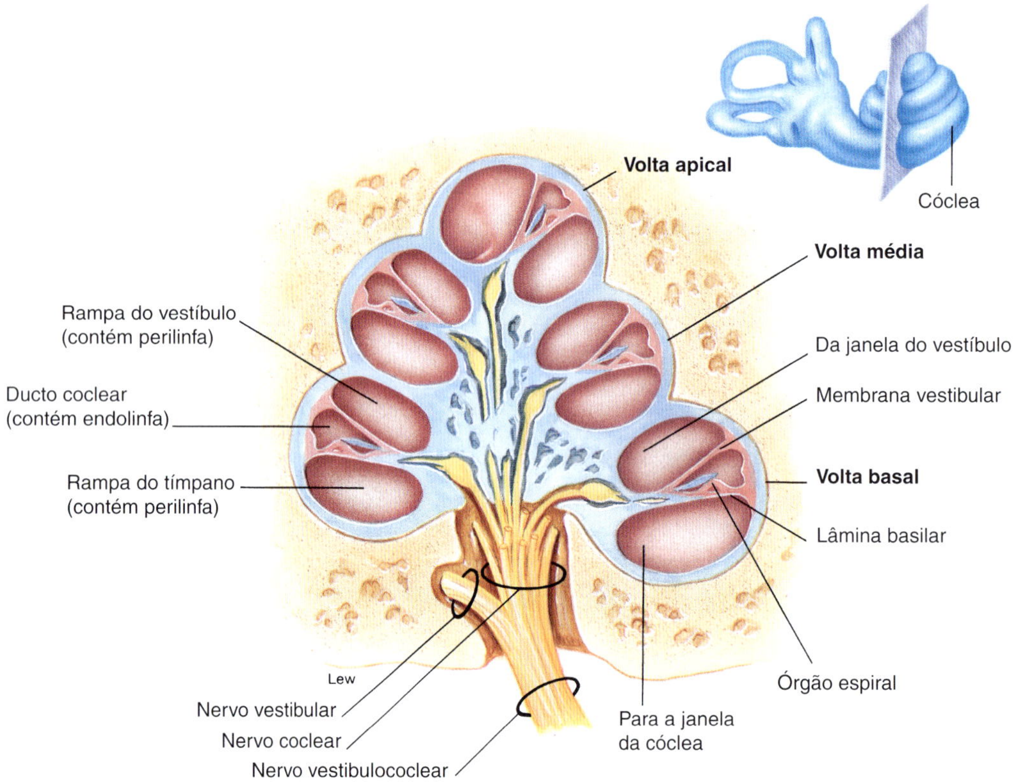

FIGURA 15.33 Secção coronal da cóclea mostrando suas três voltas (indicadas em negrito) e seus três componentes – a rampa do vestíbulo, o ducto coclear e a rampa do tímpano.

Vestíbulo

O vestíbulo é a porção central do labirinto ósseo. Contém a **janela do vestíbulo** (oval), na qual o estribo se encaixa, e a **janela da cóclea** (redonda) na extremidade oposta (fig. 15.32).

O labirinto membranáceo no interior do vestíbulo consiste em dois sacos interligados chamados **utrículo** e **sáculo**. O utrículo é maior do que o sáculo e se encontra na porção póstero-superior do vestíbulo. Ambos, o utrículo e o sáculo, contêm receptores que são sensíveis à gravidade e a movimentos lineares (aceleração) da cabeça.

Canais Semicirculares

Posterior ao vestíbulo há três canais ósseos semicirculares, posicionados quase em ângulos retos uns em relação aos outros. Os delgados **ductos semicirculares** formam o labirinto membranáceo no interior dos canais semicirculares (fig. 15.32). Cada um dos três ductos semicirculares tem uma **ampola membranácea** nas extremidades e se conectam com a parte superior e posterior do utrículo. Receptores no interior dos ductos semicirculares são sensíveis às acelerações e desacelerações angulares da cabeça, como nos movimentos rotacionais.

Cóclea

A cóclea em forma de caracol contorna duas voltas e meia em torno de um miolo central de osso (fig. 15.33). Há três câmaras na cóclea (fig. 15.34). A câmara superior, a **rampa do vestíbulo**, começa na janela do vestíbulo e se estende até o ápice (extremidade) da cóclea. A câmara inferior, a **rampa do tímpano**, começa no ápice e termina na janela da cóclea. Ambas as rampas, do vestíbulo e do tímpano, estão cheias de perilinfa. Elas são completamente separadas, exceto no estreito ápice da cóclea, chamado **helicotrema**, onde elas são contínuas (veja fig. 15.36). Entre a rampa do vestíbulo e a rampa do tímpano está o **ducto coclear**, a câmara média triangular da cóclea. O teto do ducto coclear chama-se **membrana vestibular**, e o soalho é chamado de **lâmina basilar**. O ducto coclear, que é preenchido com endolinfa, termina na helicotrema.

---

cóclea: L. *cochlea*, concha de caracol

helicotrema: G. *helix*, espiral; *crema*, buraco

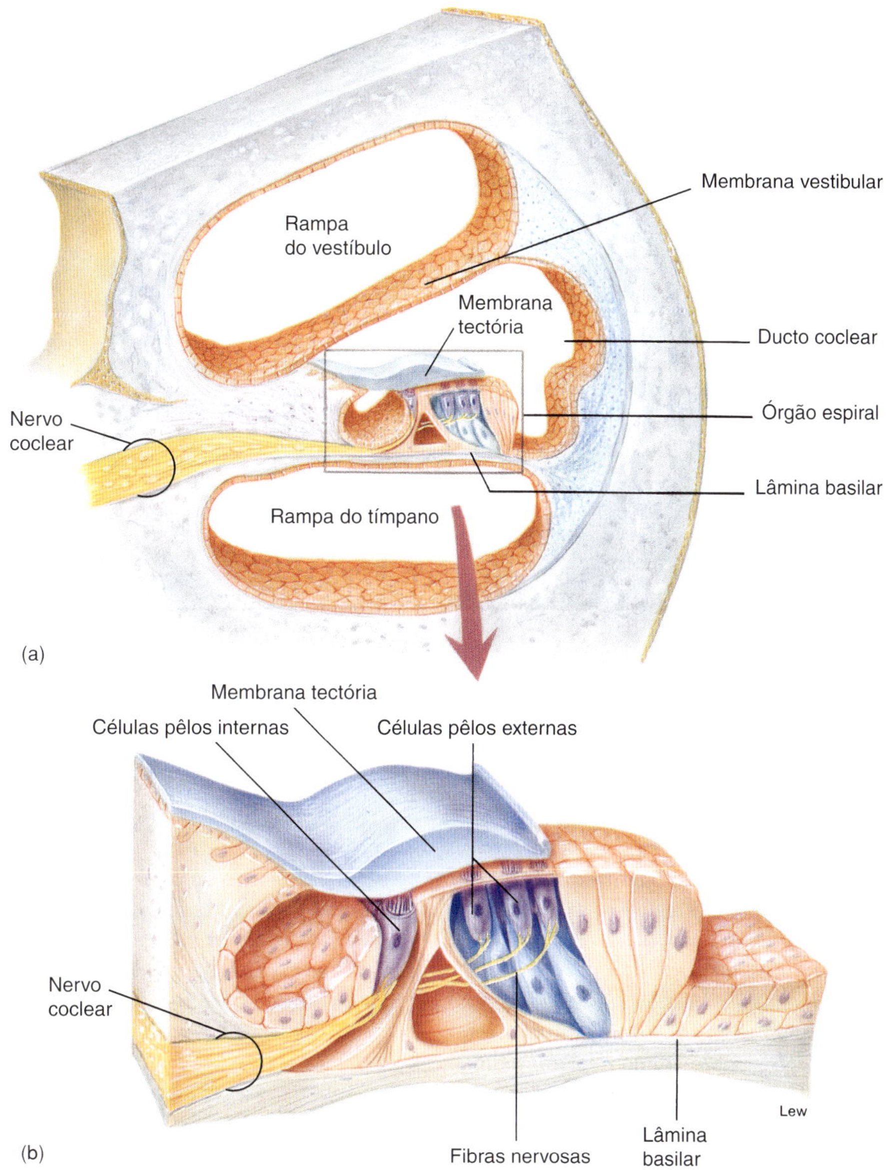

FIGURA 15.34 Uma secção da cóclea mostrando (*a*) o órgão espiral com o ducto coclear e (*b*) o órgão espiral em grande detalhe.

No interior do ducto coclear encontra-se uma estrutura especializada chamada **órgão espiral** (órgão de Corti). Os receptores sonoros que transformam vibrações mecânicas em impulsos nervosos estão localizados ao longo da lâmina basilar desta estrutura, tornando-a a unidade funcional da audição. O epitélio do órgão espiral consiste em células de sustentação e células pêlos (figs. 15.34 e 15.35). As bases das células pêlos estão apoiadas na lâmina basilar, e as suas extremidades estão embutidas na **membrana tectória** que forma uma cobertura **gelatinosa** em cima delas.

órgão de Corti: de Alfonso Corti, anatomista italiano, 1822-1888.

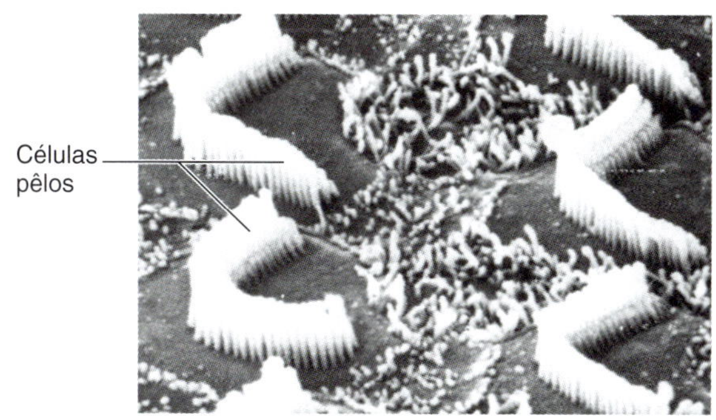

FIGURA 15.35 Micrografia eletrônica de células pêlos do órgão espiral.

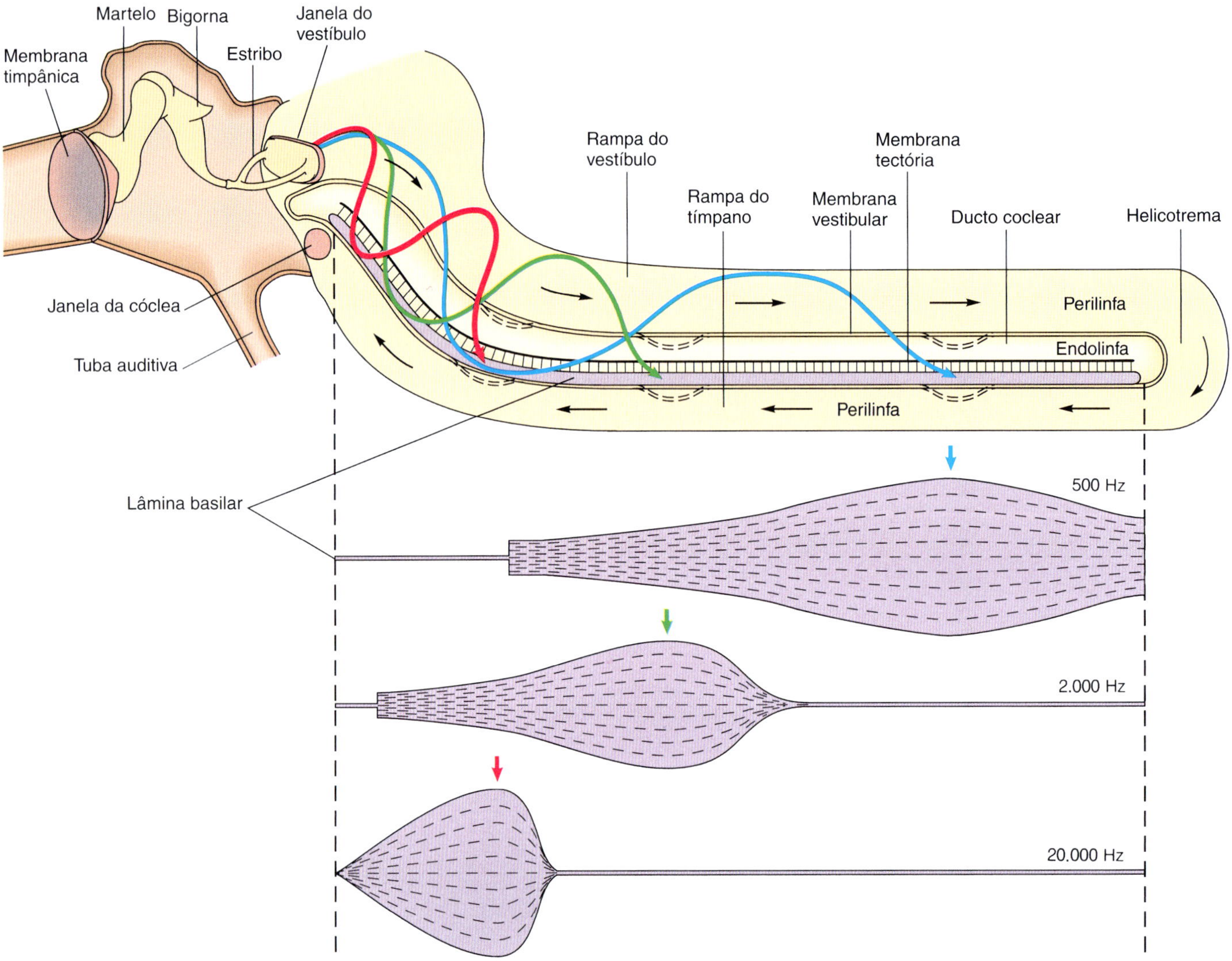

FIGURA 15.36 Uma ilustração da cóclea esticada para mostrar o mecanismo de geração da onda sonora em seus locais específicos ao longo da lâmina basilar. A rampa do vestíbulo e a rampa do tímpano, que contêm perilinfa, são contínuas no helicotrema. O ducto coclear, que contém endolinfa, separa a rampa do vestíbulo da rampa do tímpano. Sons de baixa freqüência (seta azul) causam ondas de pressão da perilinfa que passam através do helicotrema e deslocam a lâmina basilar próximo ao seu ápice. Sons de média freqüência (seta verde) causam ondas de pressão que deslocam a lâmina basilar próximo ao seu centro. Sons de alta freqüência (seta vermelha) causam ondas de pressão que deslocam a lâmina basilar próximo de sua base. (A freqüência de ondas sonoras é medida em hertz [H_z].)

Ondas Sonoras e Vias Nervosas da Audição

Ondas Sonoras

As ondas sonoras seguem em todas as direções a partir de suas fontes, como as ondulações em uma lagoa depois que atiramos uma pedra. Estas ondas de energia são caracterizadas por sua freqüência e por sua intensidade. A *freqüência*, ou número de ondas que passam por um determinado ponto em um determinado tempo, é medida em hertz (H_z). A *altura* de um som está diretamente relacionada à sua freqüência – quanto mais alta a freqüência de um som, mais alta será sua altura. Por exemplo, tocar o C alto em um piano produz uma freqüência alta de som que tem uma altura alta.

A *intensidade* de um som está diretamente relacionada à amplitude das ondas sonoras. A intensidade do som é medida em unidades conhecidas como *decibéis* (dB). Um som que é pouco audível no limiar da audição – tem uma intensidade de zero decibéis. Cada 10 decibéis indica um aumento décuplo na intensidade do som: um som é 10 vezes mais alto que o limiar em 10 dB, 100 vezes mais alto em 20 dB, um milhão de vezes mais alto em 60 dB, e 10 bilhões de vezes mais alto em 100 dB. A orelha humana sadia pode detectar diferenças muito pequenas em intensidades de som – de 0,1 a 0,5 dB.

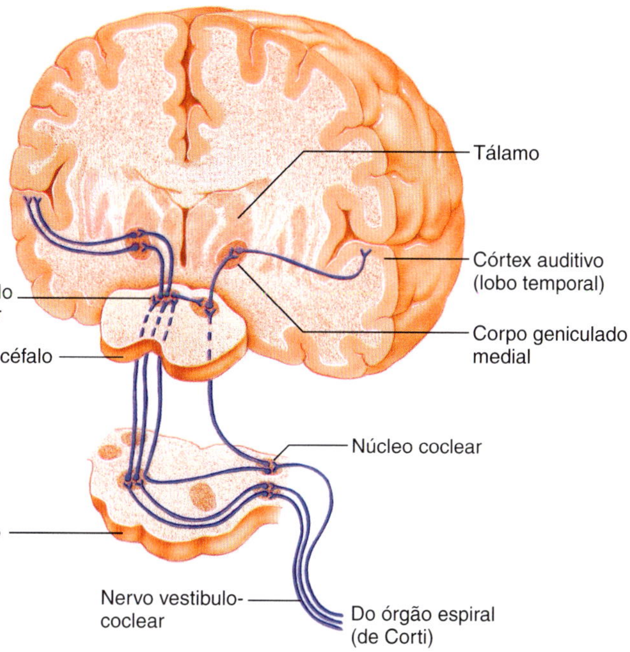

FIGURA 15.37 Vias nervosas da audição.

Um ronco pode ser tão alto quanto 70 dB, quando comparado com 105 dB de uma ceifadeira. Exposição freqüente ou prolongada aos sons com intensidades acima de 90 dB (incluindo música moderna amplificada) pode resultar em perda de audição.

Ondas sonoras afuniladas através do meato acústico externo produzem vibrações extremamente pequenas da membrana timpânica. Movimentos do tímpano durante as conversas comuns (com uma intensidade comum de 60 dB) estima-se que sejam iguais ao diâmetro de uma molécula de hidrogênio.

As ondas sonoras atravessando o meio sólido dos ossículos da audição são ampliadas cerca de 20 vezes quando chegam à base do estribo, que está instalada no interior da janela do vestíbulo. Quando a janela do vestíbulo é deslocada, ondas de pressão passam através do meio líquido da rampa do vestíbulo (fig. 15.36) e passam em torno do helicotrema para a rampa do tímpano. Movimentos da perilinfa dentro da rampa do tímpano, por sua vez, deslocam a janela da cóclea na cavidade timpânica.

Quando a freqüência do som (altura do som) é suficientemente baixa, há tempo suficiente para que as ondas de pressão de perilinfa no interior da rampa do vestíbulo contornem a helicotrema para a rampa do tímpano. Quando as freqüências dos sons aumentam, contudo, estas ondas de pressão não têm tempo suficiente para seguir todo o trajeto até o ápice da cóclea. Em lugar disso, elas são transmitidas através da membrana vestibular, que separa a rampa do vestíbulo do ducto coclear, e através da lâmina basilar, que separa o ducto coclear da rampa do tímpano para a perilinfa da rampa do tímpano. A distância que estas ondas de pressão seguem, portanto, diminui quando a freqüência do som aumenta.

Sons de baixa altura (com freqüências abaixo de cerca 50 Hz) causam movimentos em toda a extensão da lâmina basilar - da base ao ápice. Freqüências sonoras mais altas resultam em deslocamento máximo da lâmina basilar muito próximo à sua base, como demonstrado na figura 15.36.

Deslocamentos da lâmina basilar e das células pêlos por movimentos da perilinfa inclinam os microvilos das células pêlos que estão embutidos na membrana tectória. Esta estimulação excita as células sensoriais, que causam a liberação de um neurotransmissor desconhecido que excita as terminações sensoriais do nervo coclear.

Vias Nervosas da Audição

Neurônios sensoriais cocleares no *nervo vestibulococlear* (VIII) fazem sinapse com neurônios no bulbo que se projetam ao colículo inferior do mesencéfalo (fig. 15.37). Neurônios desta área por sua vez projetam-se no tálamo que envia axônios para o córtex da audição do lobo temporal onde as sensações audíveis (impulsos nervosos) são percebidas como sons.

Mecânica do Equilíbrio

A manutenção do equilíbrio é um processo complexo que depende de impulsos contínuos de neurônios sensoriais nos órgãos vestibulares de ambas as orelhas internas. Embora os órgãos vestibulares sejam a fonte principal de informação sensorial para o equilíbrio, os fotorreceptores dos olhos, receptores táteis da

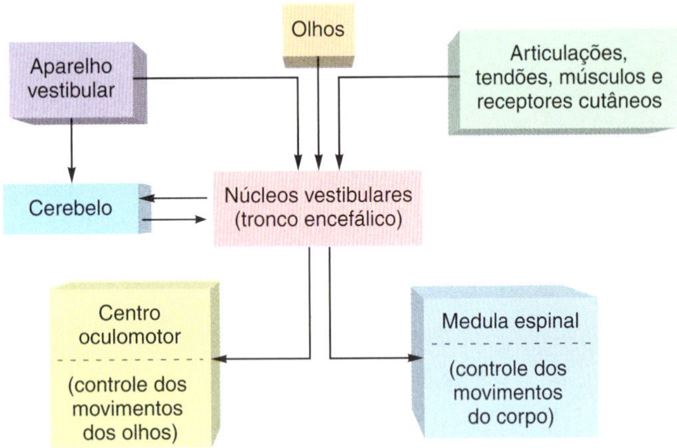

FIGURA 15.38 Procedimento nervoso envolvido na manutenção do equilíbrio.

pele, e proprioceptores de tendões, músculos e articulações também fornecem impulsos sensoriais que são necessários para manter o equilíbrio (fig. 15.38).

Os órgãos vestibulares fornecem ao SNC dois tipos de informações pelos seus receptores. Um tipo é fornecido através de receptores no interior do sáculo e do utrículo, que são sensíveis à força da gravidade e à aceleração e desaceleração linear da cabeça, como ocorre quando estamos em um automóvel. O outro tipo é fornecido através de receptores no interior dos ductos semicirculares que são sensíveis aos movimentos rotacionais, como ocorre quando viramos a cabeça, nos movimentos rotatórios, ou nas quedas.

Células pêlos receptoras dos órgãos vestibulares contêm 20 a 50 microvilos e um cílio, chamado **cinecílio** (fig. 15.39). Quando as células pêlos são deslocadas na direção do cinecílio, a membrana celular é deprimida e se despolariza. Quando as células pêlos são deslocadas na direção oposta, a membrana se torna hiperpolarizada.

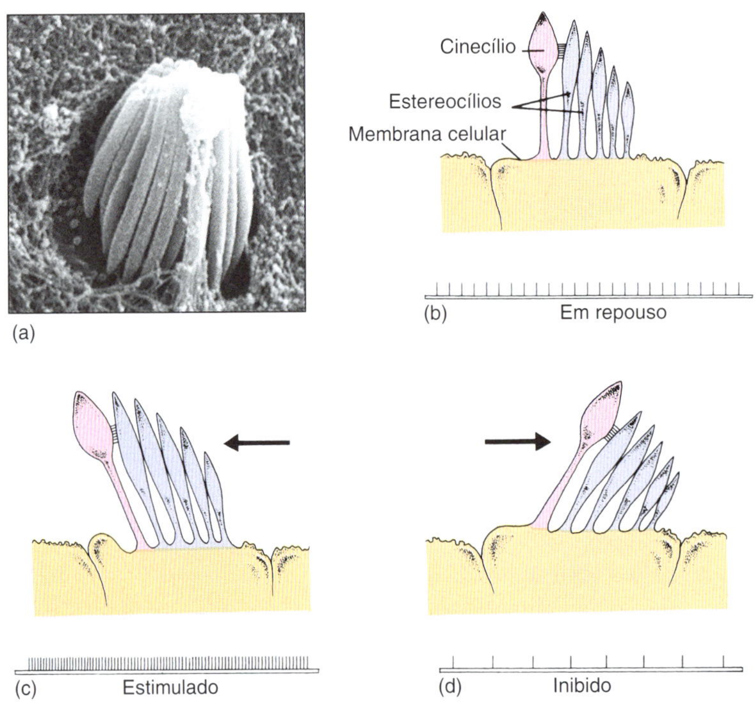

FIGURA 15.39 Células pêlos sensoriais de um órgão vestibular. (*a*) Fotomicrografia eletrônica de um cinecílio. (*b*) Pêlos sensoriais (microvilos) e um cinecílio. (*c*) Quando as células pêlos estão curvadas na direção do cinecílio, a membrana celular está deprimida (veja seta) e a inervação do neurônio sensorial da célula pêlo é estimulada. (*d*) Quando os pêlos estão curvados em direção oposta, o neurônio sensorial é inibido.

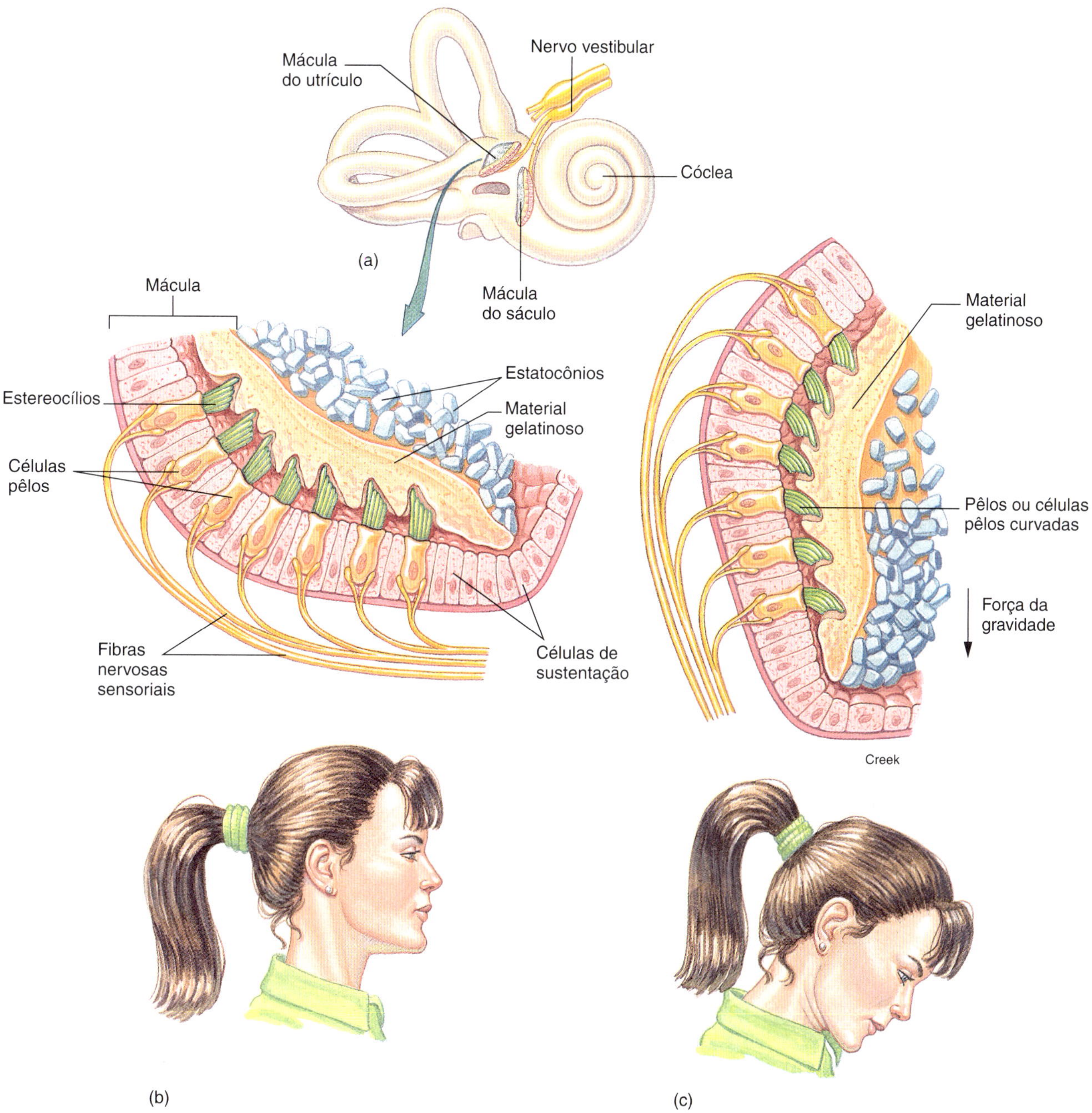

FIGURA 15.40 (*a*) Máculas da orelha interna. (*b*) Quando a cabeça está voltada para cima, o peso dos estatocônios aplica pressão diretamente nas extensões citoplasmáticas das células pêlos. (*c*) Quando a cabeça está inclinada para frente, as extensões das células pêlos curvam-se em resposta à força da gravidade e provocam a estimulação das células pêlos.

Sáculo e Utrículo

As células pêlos receptoras do sáculo e utrículo estão localizadas em uma pequena e espessa área das paredes desses órgãos chamada **mácula** (fig. 15.40). Expansões citoplasmáticas de células pêlo projetam-se na massa gelatinosa chamada **membrana dos estatocônios** (otolítica), que sustenta cristais microscópicos de carbonato de cálcio chamados **estatocônios** (otolitos). Os estatocônios aumentam o peso da membrana dos estatocônios, que resulta em elevada inércia (resistência às mudanças em movimento).

Quando uma pessoa está em pé, os pêlos dos utrículos projetam-se verticalmente na membrana dos estatocônios, enquanto aqueles dos sáculos projetam-se horizontalmente. Durante a aceleração para a frente, a membrana dos estatocônios fica atrás das células pêlos, de tal forma que as células pêlos do utrículo ficam inclinadas para trás. Isto é semelhante à impulsão do corpo para

mácula: L. *macula*, mancha

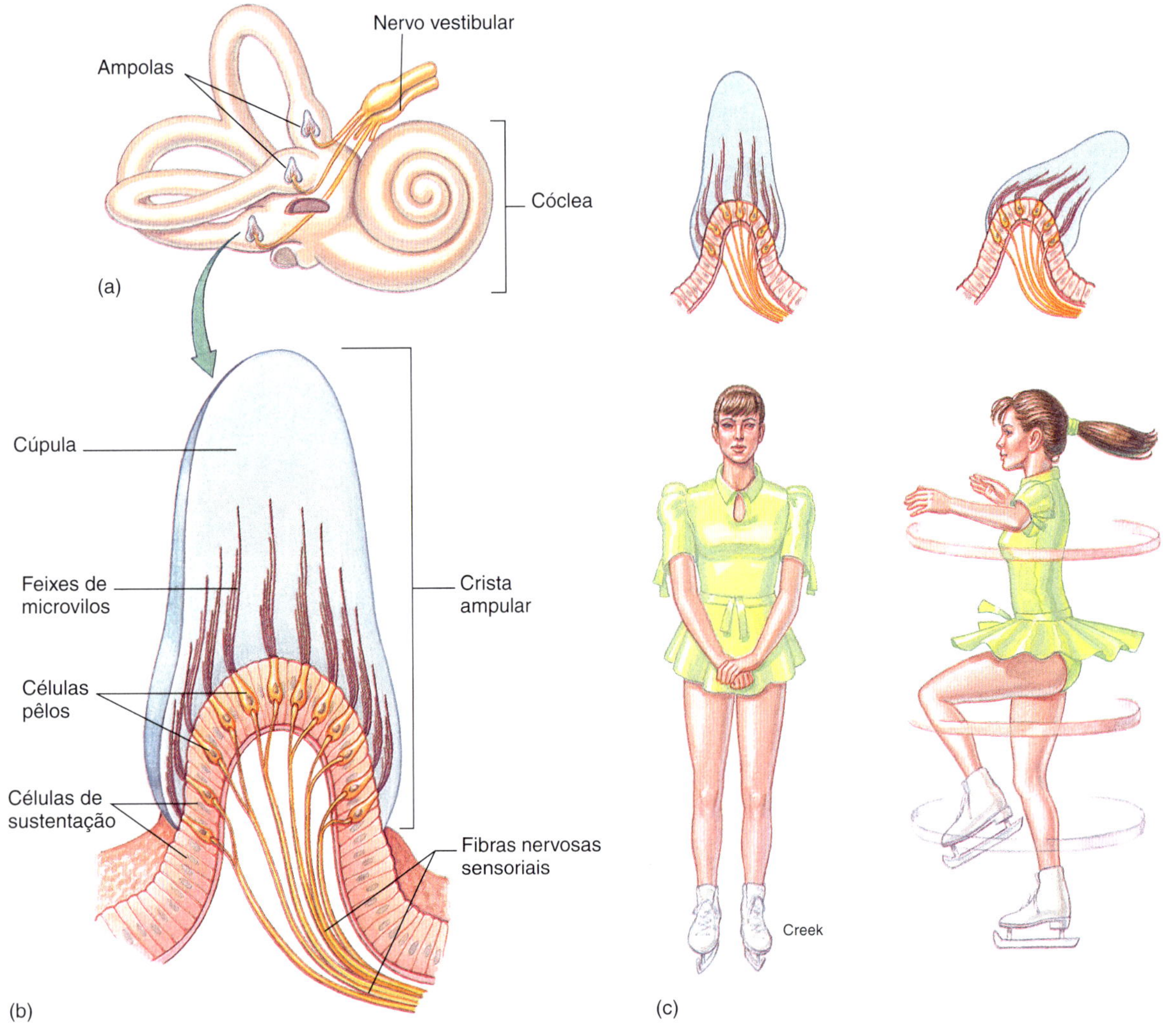

FIGURA 15.41 (*a*) Ampola no interior da orelha interna. (*b*) Crista ampular no interior de uma ampola. (*c*) Movimento da endolinfa durante a rotação causa o deslocamento da cúpula e assim estimula as células pêlos.

trás quando um automóvel acelera rapidamente para diante. A inércia da membrana dos estatocônios semelhantemente faz com que as células pêlos do sáculo sejam empurradas para cima quando uma pessoa salta de um lugar elevado. Assim, por causa da orientação dos prolongamentos de suas células pêlos, o utrículo é mais sensível às acelerações horizontais, e o sáculo é mais sensível às acelerações verticais. A mudança do padrão do potencial de ação nas fibras nervosas sensoriais que resultam da estimulação das células pêlos nos permite manter nosso equilíbrio em relação à gravidade durante a aceleração linear.

Impulsos sensoriais dos órgãos vestibulares são conduzidos ao encéfalo por via do nervo vestibular, um componente do nervo vestibulococlear.

Canais Semicirculares

Os receptores dos canais semicirculares estão contidos no interior da ampola na base de cada ducto semicircular. Uma área elevada da ampola chamada **crista ampular** contém numerosas células pêlos e células de sustentação (fig. 15.41). Como no sáculo e no utrículo, as células pêlos têm prolongamentos citoplasmáticos que se projetam na massa gelatinosa em forma de abóbada chamada **cúpula**. Quando as células pêlos do interior da cúpula estão inclinadas por deslocamentos rápidos do líquido dentro dos ductos semicirculares, como no ato de rodopiar, impulsos sensoriais seguem para o encéfalo através do nervo vestibular.

Vias Nervosas

A estimulação das células pêlos no aparelho vestibular ativa os neurônios sensoriais do nervo vestibular. Estas fibras transmitem impulsos pelo nervo vestibulococlear ao cerebelo e para os núcleos vestibulares do bulbo. Os núcleos vestibulares, por sua

cúpula: L. *cupula*, em forma de taça

vez, enviam fibras ao centro oculomotor do tronco encefálico e à medula espinal. Os neurônios do centro oculomotor controlam os movimentos dos olhos, e os neurônios da medula espinal estimulam movimentos da cabeça, pescoço e membros. Os movimentos dos olhos e do corpo produzidos por estas vias servem para manter o equilíbrio e acompanhar o campo visual durante a rotação.

A vertigem e a náusea que algumas pessoas experimentam quando giram rapidamente é explicada pela atividade que ocorre dentro dos órgãos vestibulares. Quando uma pessoa começa a girar, a inércia da endolinfa no interior dos ductos semicirculares induz a cúpula a voltar-se para a direção oposta. Quando os giros continuam, contudo, a endolinfa e a cúpula devem posteriormente movimentar-se na mesma direção e na mesma velocidade. Se o movimento parar de repente, a grande inércia da endolinfa leva-a a continuar se movendo na direção do giro e a inclinar a cúpula naquela direção.

Inclinar a cúpula depois que o movimento parou afeta o controle muscular dos olhos e do corpo. Os olhos lentamente são levados na direção do giro inicial, e então são rapidamente deslocados para trás para a posição da linha mediana, produzindo movimentos involuntários chamados *nistagmo vestibular pós-rotatório.* As pessoas que experimentam este efeito podem sentir que estão girando, ou que é a sala que está girando. A perda do equilíbrio resultante chama-se vertigem. Se a vertigem for suficientemente severa, ou se a pessoa for particularmente suscetível, o sistema nervoso autônomo pode ser envolvido. Isto pode produzir vertigem, palidez, sudorese e náusea.

Avaliação de Conhecimentos

19. Faça uma relação de estruturas da orelha externa, orelha média e orelha interna, e explique a função de cada uma delas desde que esteja relacionada com a audição.
20. Use um fluxograma para descrever como as ondas sonoras no ar do interior do meato acústico externo são transformadas em movimentos da lâmina basilar.
21. Explique como os movimentos da lâmina basilar podem codificar diferentes freqüências de som (alturas).
22. Explique como os órgãos vestibulares mantêm o equilíbrio.

CONSIDERAÇÕES CLÍNICAS

Numerosos distúrbios e doenças afligem os órgãos dos sentidos. Algumas destas ocorrem durante o sensível período de desenvolvimento pré-natal; outras, algumas das quais são evitáveis, podem ocorrer em qualquer tempo da vida. Ainda outras deteriorações sensoriais são o resultado de mudanças associadas com o processo de envelhecimento natural. A perda de um órgão do sentido freqüentemente envolve um ajuste traumático. Contudo, infelizmente quando uma função sensorial é prejudicada ou perdida, os outros órgãos dos sentidos parecem ficar mais ativos para minorar a extensão da perda. Uma pessoa cega, por exemplo, compensa um pouco a perda da visão desenvolvendo uma habilidade de audição notável.

Especialidades médicas inteiras são dedicadas aos órgãos sensoriais específicos. Está além do âmbito deste texto tentar uma discussão compreensiva das numerosas doenças e disfunções orgânicas destes órgãos. Contudo alguns comentários gerais serão feitos sobre o diagnóstico de disfunções sensoriais e de problemas do desenvolvimento que podem afetar os olhos e as orelhas. Além disso, as doenças e disfunções mais comuns dos olhos e das orelhas serão comentadas.

Diagnóstico de Doenças do Olho e da Orelha

Olho

Há duas especialidades profissionais distintas que cuidam da estrutura e da função do olho. *Optometria* é a profissão paramédica que avalia a visão e trata de problemas visuais. Um *optometrista* prescreve lentes corretivas ou treinamento visual mas não é um médico e não trata das doenças dos olhos. *Oftalmologia* é a especialidade médica que faz o diagnóstico e trata das doenças dos olhos.

Embora o bulbo do olho seja um órgão extremamente complexo, é bastante acessível ao exame. Os seguintes dispositivos são empregados com freqüência : (1) uma *droga cicloplégica*, que é instilada nos olhos para dilatar as pupilas e desativar temporariamente os músculos ciliares; (2) um *quadro de Snellen*, que é usado para determinar a acuidade visual de uma pessoa que está a 6 metros do quadro (uma leitura de 20/20 é considerada normal para o teste); (3) um *oftalmoscópio*, que contém uma luz, espelhos e lentes para iluminar e ampliar o interior do bulbo do olho de tal forma que as estruturas internas possam ser examinadas; e (4) um *tonômetro*, que é usado para medir a pressão ocular, importante no diagnóstico do glaucoma.

Orelha

A *otorrinolaringologia* é a especialidade da medicina que lida com o diagnóstico e o tratamento de doenças ou disfunções da orelha, nariz e garganta. *Audiologia* é o estudo da audição, particularmente do exame da orelha e de seu funcionamento.

Há três instrumentos comuns ou técnicas usados para examinar as orelhas e para determinar a função da audição: (1) *otoscópio* é um instrumento usado para examinar a membrana timpânica da orelha (anormalidades desta membrana são indicativas para o diagnóstico de problemas específicos, inclusive infecções da orelha média); (2) *testes com diapasão* são úteis para determinar a acuidade auditiva e especialmente para discriminar os vários tipos de perda auditiva; e (3) *audiometria* é um exame funcional para sensibilidade auditiva e discriminação da fala.

Problemas de Desenvolvimento dos Olhos e das Orelhas

Embora haja muitas anormalidades congênitas dos olhos e das orelhas, a maioria delas é rara. Para estes órgãos, o período sensível de desenvolvimento está entre 24 e 45 dias após a concepção. Realmente, 85% dos recém-nascidos sofrem anomalias se forem infectados durante este intervalo. A maioria das disfunções congênitas dos olhos e das orelhas é causada por fatores genéticos ou infecções intra-uterinas como com o *vírus da rubéola*.

quadro de Snellen: de Herman Snellen, oftalmologista holandês, 1834-1908

A Orelha

EXPLICAÇÃO

A orelha começa a se desenvolver ao mesmo tempo que o olho, e seu início ocorre durante a quarta semana. Todas as três camadas germinativas embrionárias – ectoderma, mesoderma e endoderma – estão envolvidas na formação da orelha. Ambos os tipos de ectoderma (neuroectoderma e ectoderma de superfície) desempenham uma função.

A orelha de um adulto é estruturalmente e funcionalmente dividida em **orelha externa**, **orelha média** e **orelha interna**, cada qual possuindo uma origem embrionária separada. A orelha in-

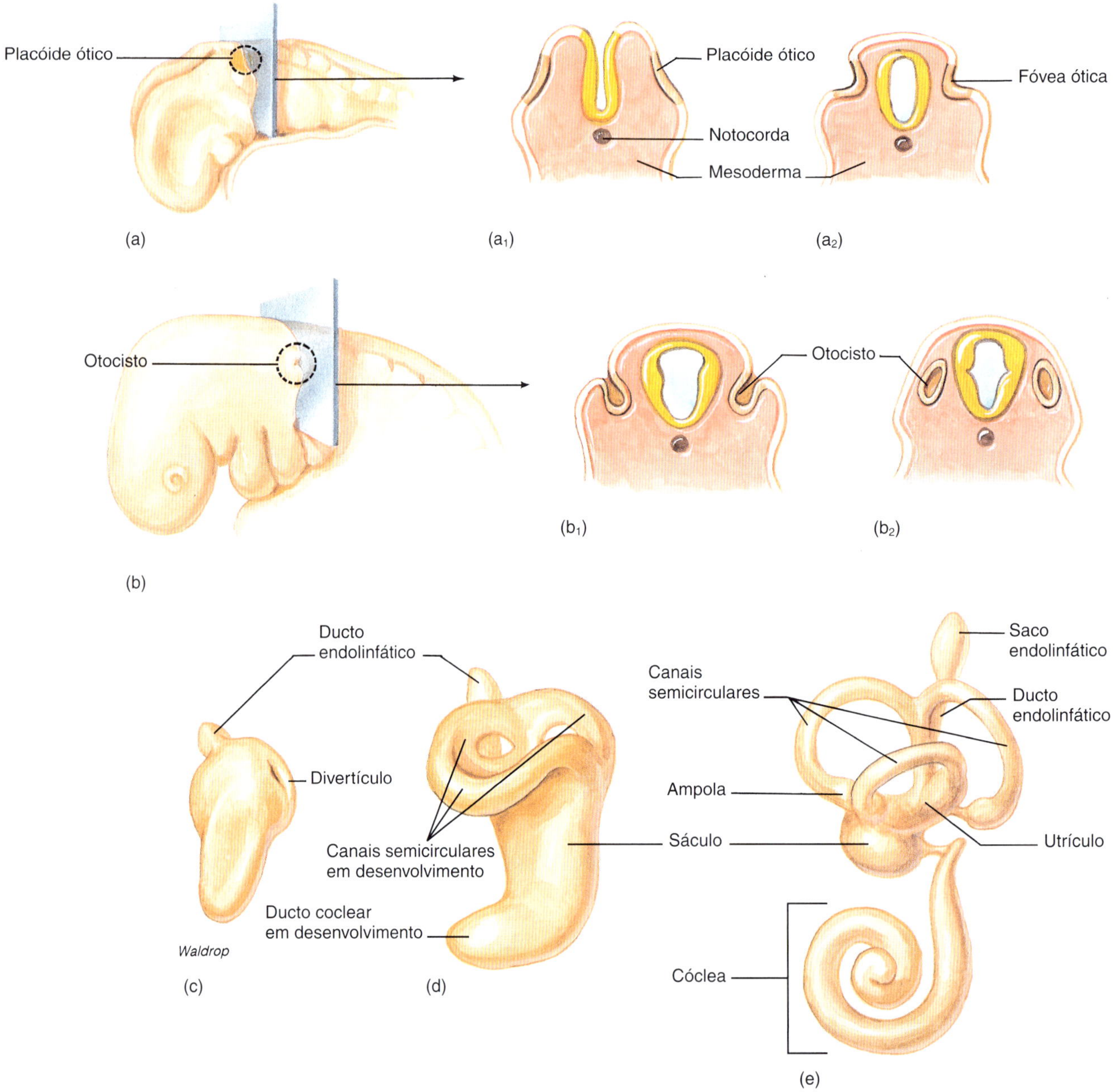

EXIBIÇÃO II Desenvolvimento da orelha interna. (*a*) Vista lateral de um embrião com 22 dias mostrando a posição de um corte transversal através do placóide ótico. (a_1) O placóide ótico do ectoderma de superfície começa a se invaginar no 22º dia. (a_2) No 24º dia, formou-se uma diferenciada fóvea ótica e o ectoderma neural está posicionado para dar lugar ao encéfalo. (*b*) Vista lateral de um embrião de 28 dias mostrando a posição de um corte transversal pelo otocisto. (b_1) Pelo 28º dia, a fóvea ótica se tornou um otocisto diferenciado. (b_2) O otocisto está em posição no embrião aos 30 dias onde forma as estruturas da orelha interna. (c-e) Vistas laterais do otocisto diferenciando na cóclea e nos canais semicirculares da quinta à oitava semanas.

terna não se desenvolve de tecido embrionário profundo como se poderia esperar, mas começa a se formar precocemente na quarta semana quando uma lâmina de ectoderma de superfície chamada **placóide ótico** aparece lateralmente na parte posterior do encéfalo em desenvolvimento (Ex. 15.2). O placóide ótico logo se invagina e forma a **fóvea ótica**. No fim da quarta semana, as margens externas da fóvea ótica invaginadas se fundem para formar um **otocisto**. O otocisto logo se separa do ectoderma de superfície. O otocisto mais adiante diferencia-se para formar uma **porção utricular** dorsal e uma **porção sacular** ventral. Três divertículos se separam e se estendem para fora da porção utricular e desenvolvem os **canais semicirculares** que irão funcionar no equilíbrio. Um divertículo tubular chamado **ducto coclear** se estende de modo encaracolado a partir da porção sacular e forma a porção membranácea da cóclea da orelha (exibição II). O **órgão espiral**, que é a porção funcional da cóclea, diferencia-se a partir de células ao longo da parede do ducto coclear (Ex. 15.3). Os nervos sensoriais que inervam a orelha interna derivam do neuroectoderma do encéfalo em desenvolvimento.

O otocisto diferenciado está envolvido por tecido mesodermal que logo forma uma **cápsula ótica** cartilagínea (exibição III). Quando o otocisto e a cápsula ótica circunvizinha crescem, vacúolos contendo o líquido **perilinfa** formam-se no interior da cápsula ótica. Os vacúolos aumentam logo e coalescem para formar o **espaço perilinfático**, que se divide em **rampa do tímpano** e **rampa do vestíbulo**. Posteriormente, a cápsula ótica cartilagínea ossifica para formar o **labirinto** ósseo da orelha interna. A câmara da orelha média é chamada de **cavidade timpânica** e deriva da primeira bolsa faríngea (exibição IV). Os **ossículos da audição**, que ampliam as ondas sonoras que chegam, derivam da primeira e da segunda cartilagens do arco faríngeo. Quando a cavidade timpânica aumenta, envolve e inclui os ossículos em desenvolvimento (exibição IV). A conexão da cavidade timpânica com a faringe se alonga gradualmente para formar a tuba auditiva que permanece permeável ao longo da vida e é importante na manutenção do equilíbrio da pressão atmosférica entre a faringe e a cavidade timpânica.

A orelha externa inclui a **orelha** carnosa fixada nos lados da cabeça e o tubular **meato acústico externo** que se estende no osso temporal do crânio. O meato acústico externo é formado pelo ectoderma de superfície que cobre a extremidade dorsal do primeiro sulco branquial (Ex. 15.4). Uma sólida lâmina epitelial chamada **tampão meatal** logo se desenvolve na parte inferior do sulco branquial em forma de funil. O tampão meatal é envolvido na formação da parede interna do meato acústico externo e contribui para a **membrana timpânica**. A membrana timpânica tem uma dupla origem, do ectoderma de superfície e do endoderma que reveste a primeira bolsa faríngea (exibição IV).

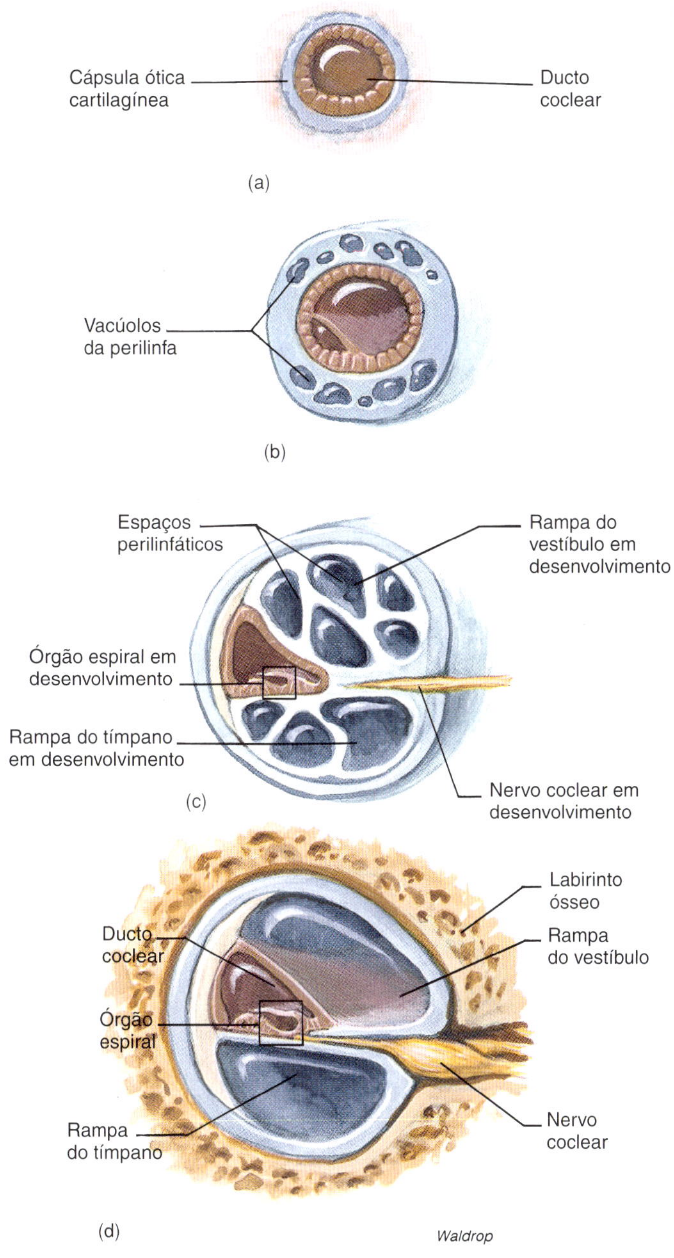

EXIBIÇÃO III A formação da cóclea e do órgão espiral a partir da cápsula ótica. (a-d). Sucessivos estágios do desenvolvimento do espaço perilinfático e do órgão espiral da oitava à vigésima semanas.

(continua)

(conclusão)

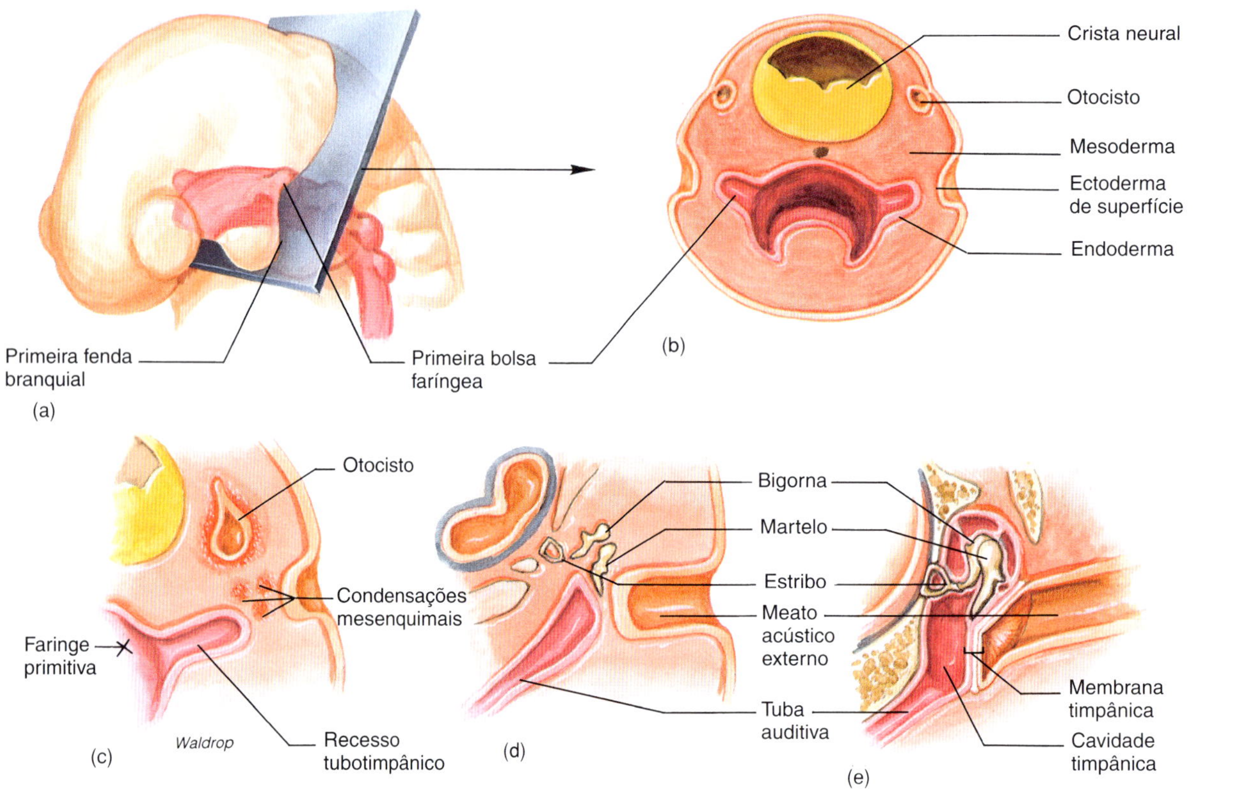

EXIBIÇÃO IV Desenvolvimento das regiões das orelhas externa e média e dos ossículos da audição (martelo, bigorna e estribo). (*a*) Vista lateral de um embrião na 4ª semana mostrando a posição do corte descrito no desenvolvimento seqüencial (b-e) (*b*) O embrião na 4ª semana mostrando a invaginação do ectoderma e a evaginação do endoderma no nível da primeira bolsa faríngea. (*c*) Durante a quinta semana, condensações mesenquimais estão presentes, das quais os ossículos da audição devem derivar. (*d*) Invaginação e evaginação avançam na 6ª semana posicionam corretamente as estruturas das regiões das orelhas externa e média. (*e*) Ao final da oitava semana, estão formados os ossículos da audição, a membrana timpânica, a tuba auditiva e o meato acústico externo.

Se uma mulher grávida contrai rubéola (sarampo alemão), há 90% de probabilidade de que o embrião ou o feto também a contraia. Em um embrião atingido por rubéola, a possibilidade de ser abortado, natimorto ou apresentar deformidades congênitas é 30% maior do que em um embrião não atingido. A rubéola interfere no processo de mitose, e assim causa órgãos com deformidades de desenvolvimento. Um embrião com rubéola pode apresentar várias deformidades físicas, incluindo *catarata* e *glaucoma*, que são deformidades comuns do olho.

Olho

A maioria das **cataratas congênitas** é hereditária, mas também podem ser causadas por infecção por rubéola materna no período da quarta à sexta semanas críticas para o desenvolvimento do olho. Nesta condição, a lente freqüentemente apresenta-se branca-acinzentada.

Ciclopia é uma malformação rara na qual os olhos estão fundidos parcialmente em um olho mediano incluído em uma única órbita. Outras malformações graves, que são incompatíveis com a vida, estão geralmente associadas a esta malformação.

Orelha

Surdez congênita geralmente é causada por um gene autossômico recessivo mas também pode ser causada por uma infecção de rubéola materna. Afecções funcionais geralmente são defeitos nos ossículos da audição ou desenvolvimento inadequado das estruturas neurossensoriais da orelha interna.

Embora a forma da orelha varie bastante, suas **anormalidades** não são incomuns, especialmente em crianças com síndromes cromossômicas que causam deficiência mental. Ademais, o meato acústico externo freqüentemente não se desenvolve nestas crianças, causando uma afecção chamada atresia do meato acústico externo.

Distúrbios Funcionais do Olho

Algumas pessoas têm visão perfeita. Ligeiras variações na forma do bulbo do olho ou na curvatura da córnea ou da lente provocam um ponto focal imperfeito dos raios luminosos na retina. A maioria das variações é leve, e o erro de refração passa despercebido. Desvios graves que não são corrigidos podem causar visão turva, cansaço, enxaquecas crônicas e depressão.

As principais ocorrências clínicas associadas com defeitos nas estruturas de refração ou na forma geral do bulbo do olho são miopia, hipermetropia, presbiopia e astigmatismo. A **miopia** é um alongamento do bulbo do olho. Como consequência, os raios luminosos focalizam um ponto no humor vítreo à frente da retina (fig. 15.42). Apenas os raios luminosos de objetos próximos podem ser focalizados claramente na retina; objetos distantes aparecem turvos, por isso o termo comum miopia. **Hipermetropia** é uma condição em que o bulbo do olho é muito curto, o que faz com que os raios luminosos sejam conduzidos a um ponto focal atrás da retina. Embora a acomodação visual ajude uma pessoa hipermétrope, geralmente não ajuda o suficiente para que a pessoa veja claramente os objetos muito próximos ou distantes. **Presbiopia** é uma condição na qual a lente tende a perder sua elasticidade e capacidade para acomodação. É relativamente comum em pessoas com mais de 50 anos de idade. A fim de ler impressos em uma página, uma pessoa com presbiopia tem que segurar a página a uma distância maior dos olhos do que a distância na leitura normal. **Astigmatismo** é uma condição na qual uma curvatura irregular da córnea ou lente do olho distorce a refração dos raios luminosos. Se uma pessoa com astigmatismo vê um círculo, a imagem não aparece claramente em todos os seus 360°; a parte do círculo que aparece turva pode ser usada para evidenciar o astigmatismo.

Geralmente são prescritas várias lentes de vidro ou plástico para pessoas com deficiências visuais descritas acima. A miopia pode ser corrigida com uma lente bicôncava; hipermetropia com uma lente biconvexa; e presbiopia com óculos bifocal, ou uma combinação de duas lentes ajustadas para visão próxima e distante. A correção para o astigmatismo requer uma cuidadosa avaliação das irregularidades e uma prescrição de uma lente corretiva especial.

Como alternativa para uma lente côncava, um procedimento cirúrgico chamado **ceratotomia radial** é usado, algumas vezes, para tratar miopia moderada. Nessa técnica, são feitos 8 a 16 cortes microscópicos na córnea, indo do centro até a margem, como os raios de uma roda. A pressão ocular dentro do bulbo do olho incha a córnea debilitada e achata seu centro, mudando a distância focal do bulbo do olho. Em uma cirurgia relativamente nova a laser chamada **ceratectomia fotorrefrativa**, a córnea é aplainada vaporizando lascas microscópicas de sua superfície.

miopia: G. *myein*, fechar; *ops*, olho

hipermetropia: G. *hyper*, excessivo; *metro*, medida; *ops*, olho

presbiopia: G. *presbys*, idoso; *ops*, olho

astigmatismo: G. *a*, sem; *stigma*, ponto

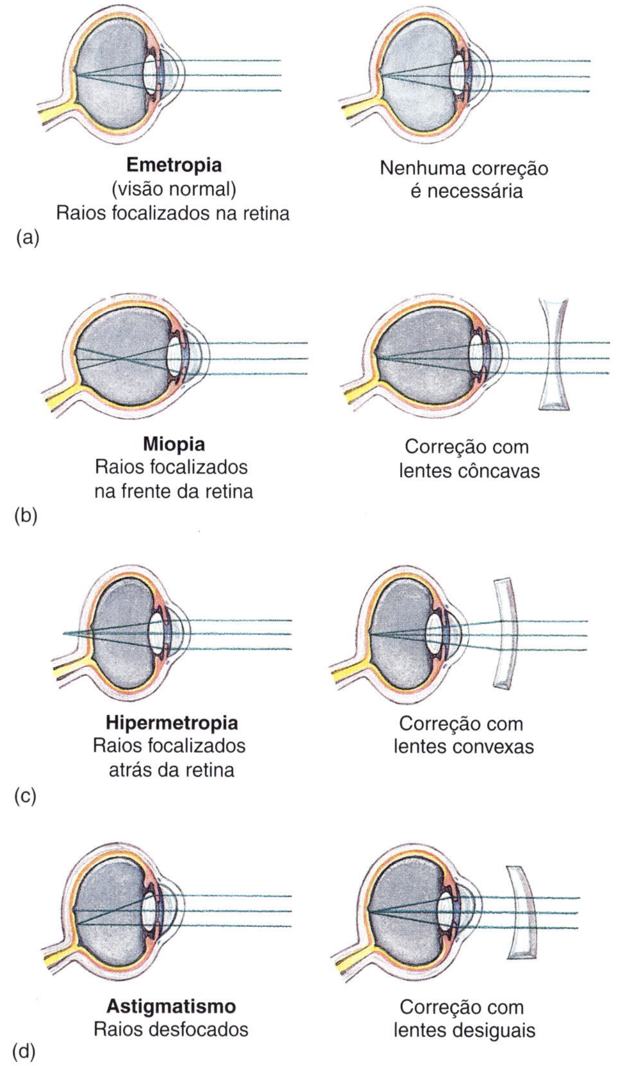

FIGURA 15.42 Em um olho normal (*a*), os raios luminosos paralelos são conduzidos a um foco na retina através da refração na córnea e na lente. Se o olho for muito longo, como na miopia (*b*), o foco está na frente da retina. Isso pode ser corrigido por uma lente côncava. Se o olho for muito curto, como na hipermetropia (*c*), o foco está atrás da retina. Isto é corrigido por uma lente convexa. Em astigmatismo (*d*) a refração dos raios luminosos é desigual por causa de uma forma anormal da córnea ou da lente.

Cataratas

Catarata é uma turvação da lente que provoca obscurecimento gradual de visão e a perda eventual de visão. Catarata não é um crescimento no interior ou sobre o olho, mas uma mudança química na proteína da lente. É causada por lesões, venenos, infecções ou degenerações da idade. Recentes evidências indicam que até mesmo excessiva luz UV pode causar catarata.

Cataratas são as principais causas de cegueira. Contudo, uma catarata pode ser removida cirurgicamente, e a visão restabelecida pela implantação de uma minúscula lente intra-ocular presa à íris

catarata: G. *katarrhegnynai*, destruir

ou introduzida na cápsula da lente que ficou vazia. Lentes de contato especiais ou lentes espessas para óculos são outras opções.

Lesões da Retina

Descolamento da retina é uma separação da camada nervosa ou visual da retina do epitélio pigmentar subjacente. Geralmente começa como uma minúscula ruptura na retina que gradualmente se estende com o líquido vítreo se acumulando entre as camadas. O descolamento de retina pode ser o resultado de hemorragias, um tumor, degeneração ou trauma por um golpe violento no olho. Uma retina descolada pode ser corrigida usando raios laser, criossonda ou calor intenso para destruir o tecido abaixo da ruptura e rejuntar as camadas.

Raios luminosos solares ou reflexos da neve podem lesar a retina. Recursos protetores incluem os cílios que dispersam os raios solares e a íris pigmentada que absorve a luz solar e contrai reflexamente em presença de raios luminosos para diminuir o diâmetro das pupilas. Além disso, o piscar diante dos raios solares diminui a quantidade de luz que entra nos olhos.

Historicamente, certos povos tratavam os problemas com os raios solares de vários modos. Por exemplo, esquimós esculpiam máscaras de madeira para os olhos com fendas estreitas para olhar através delas, e os tibetanos teciam viseiras de sol com a fina crina de cavalo. Lentes tingidas eram acessíveis nos Estados Unidos em princípios do século XIX, mas somente no fim da Primeira Guerra Mundial que os óculos de sol foram desenvolvidos pela Força Aérea dos Estados Unidos como um modo para ajudar os pilotos a lidar com os raios solares nas altitudes. As lentes *raybands* e lentes polarizadas multicores de hoje proporcionam proteção aos olhos exibindo estilo.

Degeneração da Mácula

Outra afecção da retina, a degeneração da mácula, é comum após os 70 anos, mas sua causa não é inteiramente conhecida. Ocorre quando o suprimento sangüíneo da área macular da retina é reduzido, freqüentemente em conseqüência de hemorragias, ou quando outro líquido deposita-se nesta área e reduz a nitidez da visão central. Pessoas com degeneração macular mantêm visão periférica, mas têm dificuldades para focalizar um objeto colocado diretamente à sua frente. Um simples teste caseiro chamado *grade de Amsler* pode ser usado para descobrir esta disfunção em seus estágios iniciais.

Estrabismo

Estrabismo é uma condição na qual ambos os olhos não focalizam o mesmo eixo de visão, o que impede a visão estereoscópica, e resulta em várias afecções visuais. O estrabismo é comumente causado por um enfraquecimento dos músculos extrínsecos do bulbo do olho.

O estrabismo é avaliado quando o paciente tenta olhar diretamente para frente. Se o olho atingido volta-se na direção do nariz, é chamado estrabismo convergente (**esotropia**). Se o olho virar lateralmente, é chamado estrabismo divergente (**exotropia**). O desuso do olho atingido causa uma deterioração visual chamada **ambliopia**. A visão do olho normal associada com a do olho estrábico resulta em diplopia, ou visão dupla. Uma pessoa normal, saudável, que abusa de bebidas alcoólicas pode apresentar diplopia.

grade de Amsler: de Marc Amsler, oftalmologista suíço, 1891-1968

ambliopia: G. *amblys*, obscura; *ops*, visão

Infecções e Doenças dos Olhos

Infecções

Infecções e inflamações podem ocorrer em quaisquer das estruturas acessórias do olho ou em estruturas no interior ou no próprio bulbo do olho. As causas de infecções geralmente são microorganismos, irritações mecânicas ou sensibilidade a determinadas substâncias.

Conjuntivite (inflamação da túnica conjuntiva) pode resultar da sensibilidade à luz, alergia, ou uma infecção causada por vírus ou bactérias.

Ceratite (inflamação da córnea) pode se desenvolver secundariamente a uma conjuntivite ou ser causada por doenças como tuberculose, sífilis, caxumba ou sarampo. A ceratite é dolorosa e pode causar cegueira se não for tratada.

Um **calázio** é um tumor ou cisto na pálpebra que é o resultado de infecção das glândulas tarsais e subseqüente bloqueio dos ductos dessas glândulas.

Um **terçol** é uma infecção moderada relativamente comum do folículo de um cílio ou da glândula sebácea do folículo. Um terçol pode se propagar facilmente de um cílio a outro se não for tratado. Falta de higiene e o uso excessivo de cosméticos podem contribuir para seu desenvolvimento.

Doenças

Tracoma é uma doença bacteriana altamente contagiosa da túnica conjuntiva e córnea. Embora rara nos Estados Unidos, estima-se que mais de 500 milhões de pessoas sofram desta doença. Tracoma responde bem ao tratamento com sulfonamidas e alguns antibióticos, mas se não for tratada se propagará progressivamente até cobrir a córnea. Nesta fase, a visão está perdida e o olho sofre mudanças degenerativas.

Glaucoma, a segunda causa principal de cegueira, é particularmente comum em países subdesenvolvidos. Embora possa atingir os indivíduos de qualquer idade, 95% dos casos envolvem as pessoas acima de 40 anos de idade. Glaucoma é caracterizado por um aumento anormal na pressão intra-ocular do bulbo do olho. O humor aquoso não escoa pelo seio venoso da esclera tão rapidamente quanto é produzido. O acúmulo do líquido causa a compressão dos vasos sangüíneos do bulbo do olho e compressão do nervo óptico. Células da retina morrem e o nervo óptico pode se atrofiar, provocando cegueira.

Infecções, Doenças e Distúrbios Funcionais da Orelha

Distúrbios da orelha são comuns e podem afetar ambas as funções: audição e equilíbrio. A orelha está sujeita a numerosas infecções e doenças – algumas das quais podem ser prevenidas.

glaucoma: G. *glaukos*, cinza

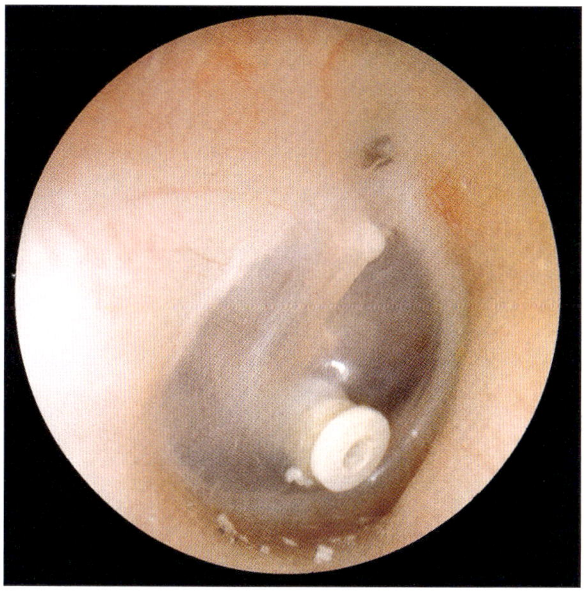

FIGURA 15.43 Um tubo de ventilação implantado na membrana timpânica em seguida a uma miringotomia.

Infecções e Doenças

Otite externa é um termo geral para infecções da orelha externa. As causas de otites externas variam de dermatites a infecções por fungos ou bactérias.

Otite média aguda purulenta são infecções da orelha média. Os agentes patogênicos que comumente causam esta doença entram, freqüentemente, pela tuba auditiva em conseqüência de um resfriado ou de uma amigdalite. Crianças freqüentemente têm infecções de orelha média por causa de suscetibilidade para infecções e tubas auditivas pequenas e retas. Como uma infecção de orelha média progride para uma fase inflamatória, a tuba auditiva fecha e a drenagem é bloqueada. Uma intensa dor de ouvido é um sintoma comum de uma infecção de orelha média. A pressão da inflamação pode romper a membrana timpânica posteriormente para permitir a drenagem.

Infecções recidivantes de orelha média, particularmente em crianças, geralmente requerem uma incisão da membrana timpânica conhecida como **miringotomia** e a implantação de um tubo minúsculo dentro da membrana timpânica (fig. 15.43). O tubo que posteriormente é retirado da orelha permite a cura da infecção e ajuda a evitar outras infecções mantendo a tuba auditiva aberta.

Perfuração da membrana timpânica pode ocorrer como resultado de infecções ou traumas. A membrana pode ser rompida, por exemplo, por um súbito e intenso ruído. Perfuração espontânea da membrana geralmente sara rapidamente, mas pode se formar tecido cicatricial e diminuir a sensibilidade para sons e vibrações.

Otosclerose é uma deterioração progressiva do osso normal no labirinto ósseo e sua substituição por osso esponjoso vascular. Isto freqüentemente causa perda de audição quando os ossículos da audição ficam imobilizados. A raspagem cirúrgica do osso em crescimento e a substituição do estribo por prótese geralmente restabelecem a audição.

Doença de Ménière acomete a orelha interna e pode causar perda da audição como também perturbação do equilíbrio. As causas da doença de Ménière não são conhecidas completamente, mas estão relacionadas com disfunções do sistema nervoso autônomo que causam vasoconstrição no interior da orelha interna. A doença é caracterizada por períodos de vertigem reincidentes (vertigem e uma sensação de rotação), zumbido (soando na orelha) e surdez progressiva na orelha afetada. A doença de Ménière é crônica e afeta ambos os sexos igualmente. É mais comum em pessoas idosas.

Disfunções da Audição

Perda da audição resulta de doenças, traumas ou problemas do desenvolvimento envolvendo qualquer parte do aparelho da audição, nervo coclear e via da audição, ou áreas de percepção auditivas no interior do encéfalo. O comprometimento da audição varia desde ligeira deficiência, que pode ou não piorar, até a surdez total. Alguns tipos de deficiência auditiva, incluindo surdez, podem ser corrigidos, em parte, através de tratamento clínico ou cirúrgico.

Dois tipos de surdez estão baseados nas estruturas envolvidas. **Surdez de condução** é causada pela interferência nas ondas sonoras através da orelha externa ou média. Problemas de condução incluem cerume impactado (cera), membrana timpânica rompida, infecção da orelha média grave ou aderências (crescimentos de tecidos) de um ou mais ossículos da audição (*otosclerose*). O tratamento médico geralmente melhora a perda de audição por surdez de condução.

Surdez de percepção (neurossensorial) é o resultado de alterações que afetam a orelha interna, o nervo coclear ou a via nervosa, ou centros auditivos no interior do encéfalo. O comprometimento por percepção varia de gravidade desde a incapacidade para ouvir certas freqüências até a surdez total. Surdez por percepção pode ser causada por doenças, traumas ou problemas genéticos ou do desenvolvimento. Pessoas idosas freqüentemente apresentam surdez de percepção moderada. A capacidade para perceber sons de alta freqüência é geralmente perdida, inicialmente. Tratamento clínico pode ajudar alguns pacientes com surdez de percepção. Este tipo de surdez é permanente, porque envolve destruição de estruturas sensoriais que não podem ser regeneradas.

Resposta do Estudo de Caso Clínico

Quando o cabo vibrátil de um diapasão foi colocado no processo mastóide, o osso temporal transmitiu ondas sonoras diretamente à orelha interna. Isto contorna os componentes condutores da orelha média que são (começando com os primeiros a receber ondas sonoras) a membrana timpânica, o martelo, a bigorna e o estribo. Como o paciente pode ouvir bem quando as ondas sonoras foram transmitidas através do osso temporal, pode-se assumir que os órgãos da orelha interna, como também as vias nervosas, estavam funcionando. Concluiu-se que o problema estava nos componentes condutores. Este é freqüentemente o resultado de otosclerose (uma proliferação esponjosa do osso) ou outras condições que afetam os ossículos da audição e/ou a membrana timpânica, muitas das quais são tratáveis cirurgicamente.

---

doença de Ménière: de Prosper Ménière, médico francês, 1799-1862

vertigem: L. *vertigo*, vertigem

zumbido: L. *tinnitus*, formigamento

PRÁTICA CLÍNICA 15.1

Um senhor de 40 anos de idade apresenta-se na sala de emergências depois de ser agredido na face com um taco de beisebol. O paciente reclama de visão dupla e dor na face. Ao exame físico, você observa que o olho direito está fixo em olhar descendente, mas os movimentos do olho esquerdo estão normais. A região da bochecha direita do paciente também está muito dolorida. Você solicita uma tomografia computadorizada para determinar a extensão das lesões em sua face. Uma imagem frontal através das órbitas e seios está exposta.

PERGUNTAS

1. Qual osso está fraturado?
2. Qual seio está envolvido nesta lesão?
3. Como esta fratura poderia afetar os movimentos do olho?

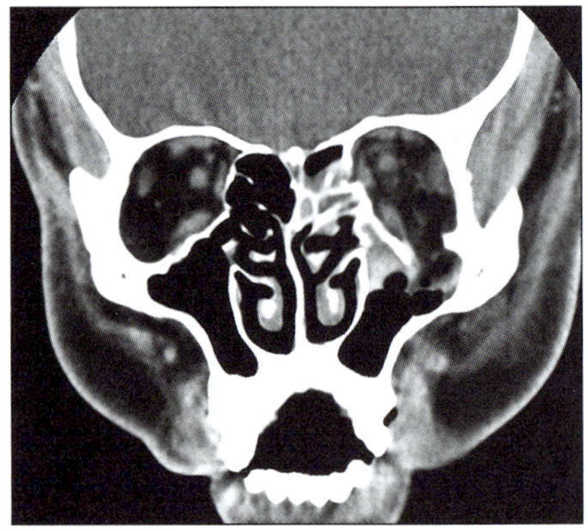

Resumo do Capítulo

Avaliação de Percepção Sensorial (p. 488)

1. Órgãos sensoriais são extensões especializadas do sistema nervoso que respondem a estímulos específicos e conduzem impulsos nervosos.
2. O estímulo de um receptor que conduz um impulso ao encéfalo é necessário para a percepção.
3. Órgãos sensoriais atuam como filtros de energia que permitem percepção de apenas uma estreita amplitude de energia.

Classificação dos Sentidos (pp. 488-490)

1. Os órgãos dos sentidos são classificados de acordo com a estrutura ou o local dos receptores, ou pela base dos estímulos aos quais os receptores respondem.
2. As células receptoras para os órgãos sensoriais gerais estão distribuídas ao longo do corpo e são de estrutura simples. As células receptoras para órgãos dos sentidos especiais estão localizadas em receptores complexos e têm vias nervosas extensas.
3. Os órgãos dos sentidos somáticos originam-se em receptores cutâneos e proprioceptores; os órgãos dos sentidos viscerais originam-se em receptores localizados dentro dos órgãos viscerais.
4. Receptores fásicos respondem rapidamente a um estímulo mas em seguida se adaptam e diminuem suas freqüências de disparos. Receptores tônicos produzem uma freqüência constante de disparos.

Sensibilidade Somática (pp. 490-494)

1. Corpúsculos do tato, terminações nervosas livres e plexos da raiz do pêlo são receptores tácteis, que respondem aos toques leves.
2. Corpúsculos lamelares são receptores para pressões localizados profundamente na derme ou hipoderme. Também estão associados com articulações sinoviais.
3. Os corpúsculos de Ruffini e de Krause são ambos mecanorreceptores; eles respondem às pressões profunda e leve, respectivamente.
4. Terminações nervosas livres respondem ao tato leve e são os principais receptores para a dor. Elas também servem como termorreceptores, respondendo às variações de temperaturas.
5. Receptores cinestésicos articulares, fusos neuromusculares e receptores neurotendíneos são proprioceptores sensíveis às alterações de distensão e de tensão.

Órgão Olfatório (pp. 495-496)

1. Receptores olfatórios do nervo olfatório respondem a estímulos químicos e transmitem a sensação do olfato (cheiro) ao córtex cerebral.
2. As funções do olfato e do gosto apresentam semelhanças já que os receptores de ambos são quimiorreceptores, necessitando de substâncias dissolvidas para o estímulo.

Órgão Gustatório (pp. 496-499)

1. Os receptores do gosto nos calículos gustatórios são quimiorreceptores e transmitem a sensação do gosto para o córtex cerebral.
2. Calículos gustatórios são encontrados nas papilas cincunvaladas e fungiformes da língua. As papilas filiformes não estão envolvidas na percepção do gosto; elas dão a sensação abrasiva à língua.
3. Os tipos de sensibilidade do gosto são doce, salgado, azedo e amargo.

Órgão da Visão (pp. 499-514)

1. Estruturas protetoras do olho incluem sobrancelhas, pálpebras, cílios, túnica conjuntiva e glândula lacrimal.
2. Seis músculos extrínsecos do bulbo do olho controlam os movimentos do bulbo do olho.
3. O bulbo do olho consiste na túnica fibrosa que é dividida em esclera e córnea; a túnica vascular que consiste na corióide, corpo ciliar, e na íris; e a túnica interna, ou retina. A retina tem uma camada pigmentada externa e uma camada nervosa interna. A lente transparente não faz parte de qualquer túnica.
4. Células bastonete e cone, que são os fotorreceptores da camada nervosa da retina, respondem a estímulos escuros e estímulos luminosos, respectivamente. As células cones se concentram na fóvea central, a área de visão mais apurada.

5. Células bastonetes e cones contêm pigmentos específicos que proporcionam sensibilidade para diferentes raios luminosos.
6. O processo visual inclui transmissão e refração de raios luminosos, acomodação da lente, constrição da pupila e convergência dos olhos.
   (a) A refração ocorre quando raios luminosos atravessam a córnea, o humor aquoso, a lente e o humor vítreo.
   (b) Uma focalização nítida é realizada quando a curvatura da lente é modificada pela contração autônoma dos músculos lisos no interior do corpo ciliar.
7. Vias nervosas da retina ao colículo superior ajudam a regular os movimentos do olho e do corpo. Muitas fibras da retina se projetam no corpo geniculado lateral, e daí para o córtex estriado.
8. Os componentes sensoriais dos olhos se formam em 20 semanas; as estruturas acessórias em 32 semanas.

Órgãos da Audição e do Equilíbrio (pp. 516-527)

1. A orelha externa consiste na orelha e no meato acústico externo.
2. A orelha média (cavidade timpânica), delimitada pela membrana timpânica e pelas janelas do vestíbulo e da cóclea, contém os ossículos da audição (martelo, bigorna e estribo) e os músculos dos ossículos da audição (m. tensor do tímpano e m. estapédio).
3. A cavidade da orelha média conecta-se com a faringe através da tuba auditiva.
4. A orelha interna contém o órgão espiral para audição. Contém também os canais semicirculares, sáculo e utrículo (localizado no vestíbulo) para manutenção do equilíbrio.
5. O desenvolvimento da orelha começa durante a quarta semana e se completa pela trigésima-segunda semana.

Atividades de Revisão

Questões Objetivas

1. Quais das seguintes condições são necessárias para que a percepção de uma sensibilidade aconteça?
   (a) presença de estímulo
   (b) condução do impulso nervoso
   (c) ativação de um receptor
   (d) todas acima
2. Os receptores cutâneos sensibilizados para detectar pressão profunda são:
   (a) uma raiz de plexo pêlo
   (b) um corpúsculo lamelar
   (c) um corpúsculo de Krause
   (d) uma terminação nervosa livre
3. Os proprioceptores que estão localizados no interior do tecido conjuntivo da cápsula das articulações sinoviais são
   (a) fusos neuromusculares
   (b) órgãos tendíneos de Golgi
   (c) receptores neurotendíneos
   (d) receptores cinestésicos articulares
4. A sensação de dor visceral sentida como se originando em outro local é conhecida como
   (a) dor relativa (c) dor referida
   (b) dor fantasma (d) dor parietal
5. Quando uma pessoa com visão normal vê um objeto de uma distância de pelo menos 6 metros,
   (a) os músculos ciliares estão relaxados.
   (b) a zônula ciliar está tensa.
   (c) a lente é plana, e tem menos forma convexa.
   (d) todas acima se aplicam.
6. Qual das seguintes alternativas é um tecido ocular avascular?
   (a) a esclera (c) o corpo ciliar
   (b) a corióide (d) a íris
7. Mais raios luminosos podem entrar no bulbo do olho em resposta a contração de
   (a) músculos ciliares
   (b) músculos dilatadores da pupila
   (c) músculos esfíncteres da pupila
   (d) músculos orbiculares do olho
8. A estimulação de células pêlo nos ductos semicirculares resulta do movimento de
   (a) endolinfa
   (b) perilinfa
   (c) membrana dos estatocônios
9. A orelha média está separada da orelha interna por
   (a) janela da cóclea
   (b) membrana timpânica
   (c) janela do vestíbulo
   (d) ambos a e c
10. Óculos com lentes côncavas ajudam a corrigir
   (a) presbiopia (c) hipermetropia
   (b) miopia (d) astigmatismo.

Questões Dissertativas

1. Quais os quatro eventos necessários para a percepção de uma sensibilidade? Explique a afirmação de que percepção é o passo além da sensibilidade na tomada de informações do meio ambiente.
2. Faça uma relação dos órgãos dos sentidos do corpo e diferencie as sensibilidades especiais das somáticas. Em que estas duas classes de sensibilidades são semelhantes?
3. Faça uma relação das funções dos proprioceptores e diferencie os vários tipos. Qual o papel dos proprioceptores na sensibilidade cinestésica?
4. Compare e diferencie os sentidos do olfato e do gosto. Identifique os nervos cranianos que servem a estes órgãos dos sentidos e descreva a via sensorial de cada um.
5. Descreva as estruturas acessórias do olho e faça uma relação de suas funções.
6. Desenhe a estrutura do bulbo do olho e identifique a esclera, a córnea, a corióide, a mácula lútea, o corpo ciliar, a zônula ciliar, a lente, a íris, a pupila, a retina, o disco do nervo óptico e a fóvea central.
7. Faça um esboço e explique o processo de focalização dos raios luminosos sobre a fóvea central.
8. Desenhe a orelha e identifique as estruturas da orelha externa, média e orelha interna.
9. Descreva o trajeto de uma onda sonora através das estruturas da orelha e explique o mecanismo da audição.
10. Explique o mecanismo pelo qual o equilíbrio é mantido e o papel desempenhado pelos dois tipos de informações dos receptores.
11. Faça um esboço dos principais eventos no desenvolvimento do olho e da orelha. Quando as deformidades congênitas podem ocorrer?

12. Faça uma relação de algumas técnicas para examinar o olho e a orelha. Dê exemplos de malformações congênitas do olho e da orelha.

Questões de Análise Crítica

1. Explique o fenômeno chamado adaptação sensorial. Quais as vantagens que confere? Você pode pensar em qualquer desvantagem?
2. Você sabe que sua lente de contato está em algum lugar de seu olho, mas não pode encontrá-la. Ela está causando grande desconforto, e você está desesperado para tirá-la. Também está preocupado por ela poder estar deslocada na órbita. Considerando a anatomia do olho, você tem motivos para preocupação? Por que sim ou por que não?
3. Como você responderia o alto índice de sucesso nos transplantes de córneas quando comparados com outros tipos de transplantes de tecidos de uma pessoa para outra?
4. Adultos míopes podem achar que quando mais velhos podem ler sem óculos. Explique.
5. Pessoas com surdez de condução freqüentemente falam calmamente. Ao contrário, as pessoas com surdez de percepção tendem a falar em tons que são mais altos que o normal. Explique a diferença em termos anatômicos.
6. Descreva o procedimento chamado miringotomia. Por que geralmente é bem sucedido no tratamento de crianças que sofrem de infecções recorrentes de orelha média? Seguindo este procedimento, uma criança ainda sofreria o desconforto da mudança da pressão do ar na orelha produzida por uma descida rápida de altitude? (Para ajudar a responder estas perguntas, considere a vantagem do fluxo do conteúdo perfurando dois buracos em uma lata de óleo – um em frente ao outro – em vez de perfurar um único buraco.)

Sistema Circulatório

16

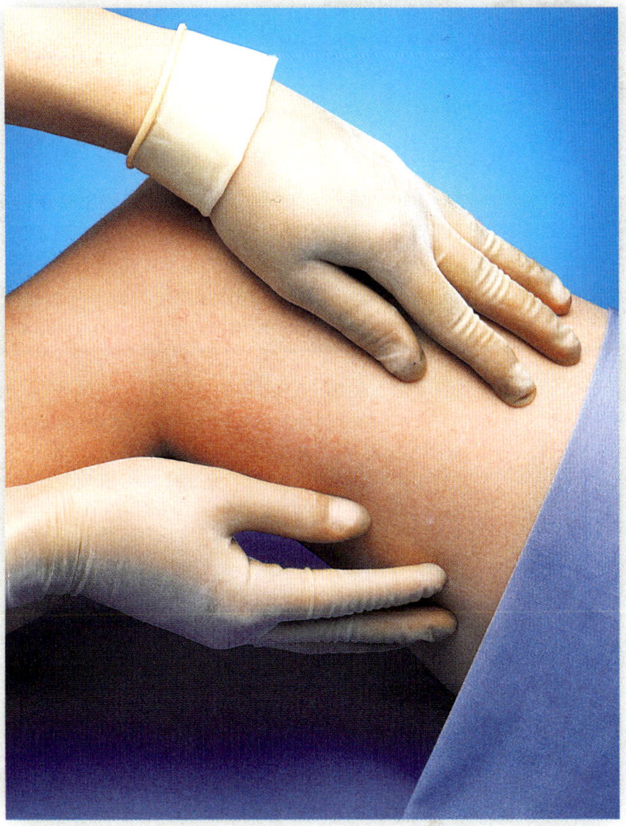

Estudo de Caso Clínico

Uma mulher com 65 anos de idade, que tinha recebido alta hospitalar em conseqüência de um infarto do miocárdio (ataque do coração), voltou algumas semanas depois à sala de emergências queixando-se de uma dor de início súbito no seu membro inferior direito. O médico assistente observou que a perna da paciente estava pálida e fria do joelho para baixo. Além disso, ele não conseguia sentir as pulsações das artérias poplítea e dorsal do pé. Contudo, palpava-se uma boa pulsação femoral na região inguinal. Ao ser questionada, a paciente declarou que fora enviada para casa com medicação para "afinar o sangue" porque os testes tinham revelado que o infarto havia provocado a formação de um coágulo de sangue no interior do seu coração. Os doutores estavam preocupados com o possível fato de "uma parte desse coágulo ter se destacado e ido para outras partes do corpo".

Explique como o ataque cardíaco da paciente poderia justificar a atual queixa em sua perna. Em qual lado do seu coração (direito ou esquerdo) o coágulo do sangue previamente diagnosticado poderia se encontrar? Explique anatomicamente onde está localizada a causa de seu novo problema e descreva como pode ter chegado até lá.

FIGURA: Observação e palpação são recursos diagnósticos importantes utilizados para avaliar problemas vasculares. O bloqueio do fluxo sangüíneo pode ter conseqüências sérias a jusante do ponto de obstrução.

FUNÇÕES E PRINCIPAIS COMPONENTES DO SISTEMA CIRCULATÓRIO

Um sistema circulatório eficiente é necessário para manter a vida de um organismo complexo multicelular.

Objetivo 1 Descrever as funções do sistema circulatório.

Objetivo 2 Descrever os principais componentes do sistema circulatório.

Um organismo unicelular pode suprir sua própria manutenção e continuidade executando larga variedade de funções necessárias à vida. Ao contrário, o complexo corpo humano está constituído de trilhões de células especializadas que demonstram uma divisão de trabalho. Células de um organismo multicelular dependem uma da outra para os mesmos fundamentos de sua existência. A maioria das células do corpo está firmemente implantada em tecidos e são incapazes de obter alimento e oxigênio em seus próprios locais, ou até mesmo livrar-se dos seus próprios resíduos. Portanto, torna-se necessário um sistema altamente especializado e eficiente de transporte de materiais no interior do corpo.

O sangue contido no interior dos vasos atua nesta função de transporte. Um número estimado de 96.540 km de vasos ao longo do corpo de um adulto assegura que continuamente chegue o alimento a cada uma dos trilhões de células vivas. Contudo, o sangue também pode transportar doenças causadas por vírus, bactérias, e as suas toxinas. Como proteção, o sistema circulatório tem mecanismos de defesa – os glóbulos brancos e o sistema linfático. Com o propósito de executar suas várias funções, o sistema circulatório trabalha conjuntamente com os sistemas respiratório, urinário, digestório, endócrino e tegumentar mantendo a homeostasia (fig. 16.1).

Funções do Sistema Circulatório

As muitas funções do sistema circulatório podem ser agrupadas em duas grandes áreas: transporte e proteção.

1. **Transporte**. Todas as substâncias envolvidas no metabolismo celular são transportadas pelo sistema circulatório. Estas substâncias podem ser classificadas como segue:
   a. *Respiratória*. Células sangüíneas vermelhas chamadas **eritrócitos** transportam oxigênio para as células dos tecidos. Nos pulmões, o oxigênio do ar inalado fixa-se às moléculas de hemoglobina no interior dos eritrócitos e

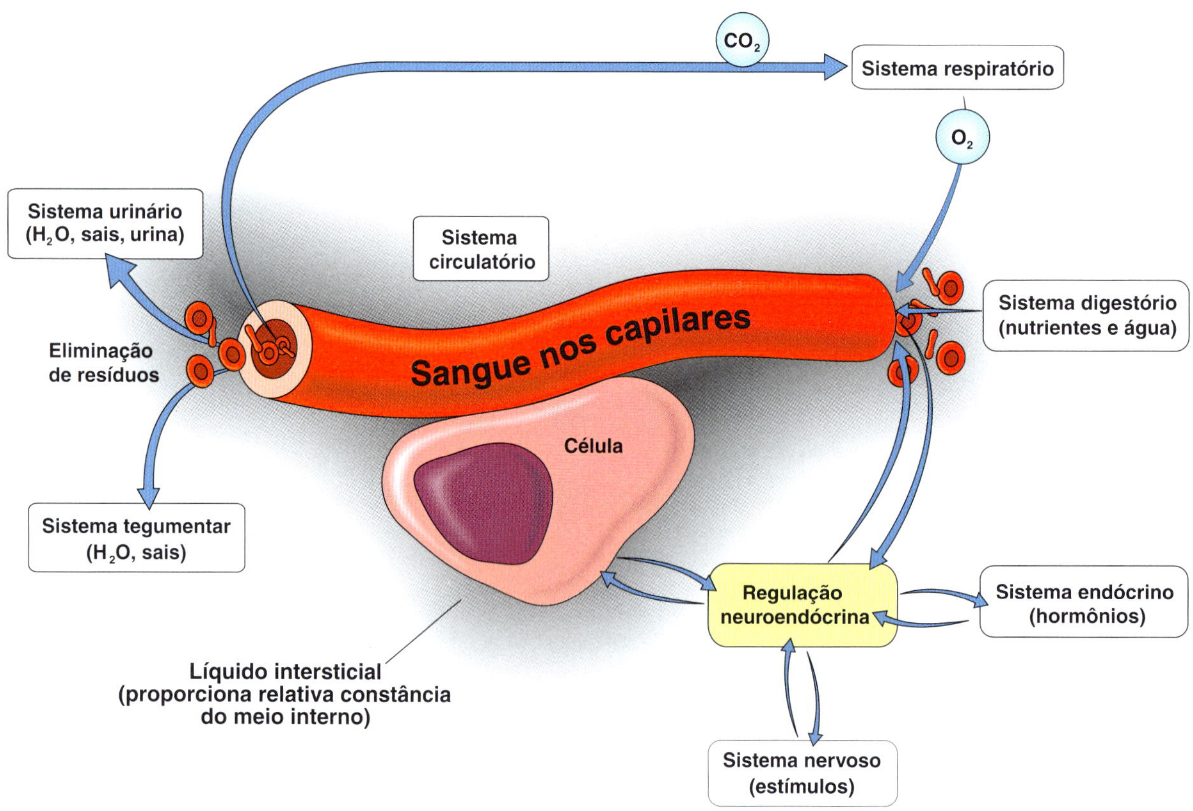

FIGURA 16.1 Relação do sistema circulatório com outros sistemas do corpo na manutenção da homeostasia.

é transportado até às células para respiração aeróbica. O gás carbônico produzido pela respiração celular é levado pelo sangue aos pulmões para eliminação através do ar exalado (fig. 16.2).

b. *Nutritiva*. O sistema digestório é responsável pelo desdobramento mecânico e químico do alimento em formas que possam ser absorvidas através da parede intestinal pelos vasos sangüíneos e linfáticos. O sangue em seguida leva estes produtos absorvidos da digestão através do fígado para as células do corpo.

c. *Excretora*. Resíduos metabólicos, água e íons em excesso, como também outras moléculas do plasma (a porção líquida do sangue), são filtrados pelos vasos capilares dos rins para os túbulos renais e excretados na urina.

d. *Reguladora*. O sangue leva hormônios e outras moléculas reguladoras do local de origem para os tecidos distantes onde devem atuar.

2. **Proteção**. O sistema circulatório protege contra lesões e micróbios estranhos ou toxinas introduzidas no organismo. O mecanismo de coagulação protege contra perda de sangue quando os vasos são lesados, e glóbulos brancos chamados **leucócitos** tornam o corpo imune a muitas doenças causadas por agentes infecciosos. Leucócitos também podem proteger o corpo por meio de fagocitose (veja fig. 3.12).

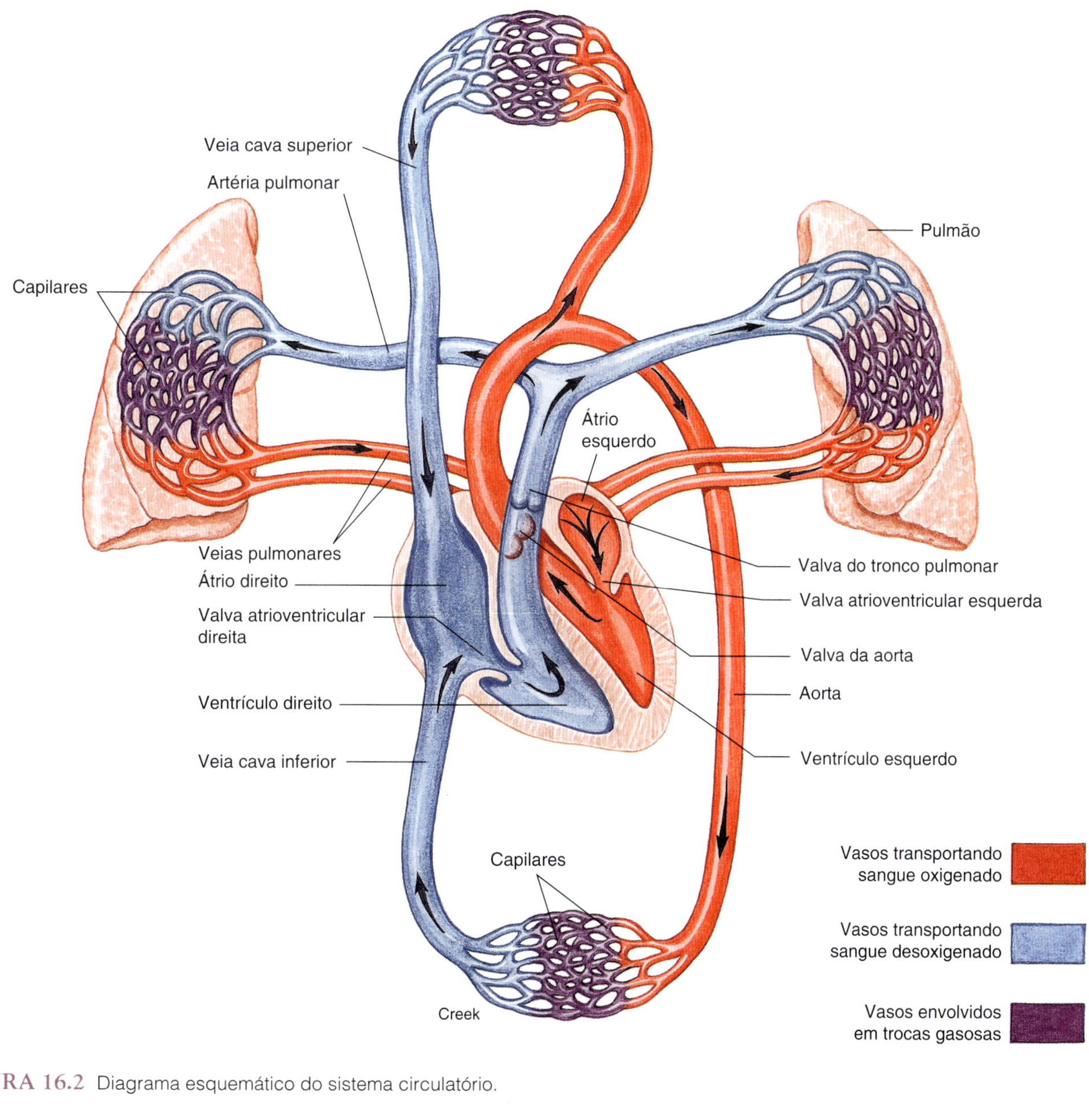

FIGURA 16.2 Diagrama esquemático do sistema circulatório.

Principais Componentes do Sistema Circulatório

O sistema circulatório é freqüentemente dividido em **sistema cardiovascular**, que consiste no coração, nos vasos sangüíneos e no sangue, e **sistema linfático**, que consiste em vasos linfáticos, tecidos linfáticos no interior do baço, timo, tonsilas e linfonodos.

O **coração** é uma bomba hidráulica dupla com quatro câmaras. Sua ação bombeadora cria a pressão necessária para empurrar o sangue dos vasos para os pulmões e para as células do corpo. Em repouso, o coração de um adulto bombeia aproximadamente 5 litros de sangue por minuto. Leva-se apenas aproximadamente um minuto para que o sangue circule da extremidade mais distante e retorne ao coração.

Vasos sangüíneos formam uma rede tubular que permite ao sangue fluir do coração para todas as células vivas do corpo e em seguida retornar ao coração. *Artérias* levam o sangue que se afasta do coração, enquanto as veias retornam o sangue ao coração. Artérias e veias são contínuas entre si através de pequenos vasos sangüíneos.

Artérias se ramificam extensamente para formar uma rede de vasos progressivamente menores. Estes que são microscópicos são chamados *arteríolas*. Reciprocamente, veias de tamanho microscópico chamadas *vênulas* passam o sangue para vasos progressivamente maiores que se lançam nas grandes veias. O sangue passa do sistema arterial ao sistema venoso através de *capilares*, que são os vasos sangüíneos mais finos e mais numerosos. Todas as trocas de líquidos, nutrientes e resíduos entre o sangue e as células dos tecidos ocorrem através das paredes de capilares; assim, eles são considerados as unidades funcionais básicas do sistema circulatório.

Líquidos derivados do plasma atravessam as paredes dos capilares em direção aos tecidos circunvizinhos onde são chamados de *líquidos intersticiais* ou *líquidos teciduais*. Alguns destes líquidos retornam diretamente aos capilares e outros entram nos **vasos linfáticos** localizados nos tecidos conjuntivos em torno dos vasos sangüíneos. O líquido dos vasos linfáticos é chamado *linfa*. Este líquido retorna ao sangue venoso em determinados locais. **Linfonodos**, posicionados no caminho, limpam a linfa antes de seu retorno ao sangue venoso.

Animais endotérmicos (sangue quente), incluindo os humanos, necessitam de um sistema circulatório eficiente para transportar sangue rico em oxigênio rapidamente para todas as partes do corpo. Dos vertebrados, apenas os pássaros e os mamíferos com suas temperaturas corpóreas constantemente quentes são considerados endotérmicos, e apenas pássaros, mamíferos e alguns répteis (crocodilos e jacarés) possuem coração com quatro câmaras.

Avaliação de Conhecimentos

1. Dê os nomes dos componentes do sistema circulatório que funcionam no transporte de oxigênio, no transporte de nutrientes do sistema digestório e na proteção.
2. Defina os termos *artérias*, *veias* e *capilares*, e descreva a função de cada um desses vasos.
3. Defina os termos *líquido intersticial* e *linfa*. Como esses líquidos se relacionam com o plasma do sangue?

SANGUE

O sangue, um tecido conjuntivo altamente especializado, consiste em elementos figurados – eritrócitos, leucócitos e plaquetas (trombócitos) – que estão em suspensão e são conduzidos pelo plasma sangüíneo. Os constituintes do sangue funcionam nos mecanismos de transporte, imunológicos e de coagulação do sangue.

Objetivo 3 Fazer uma relação dos diferentes tipos de elementos figurados do sangue; descrever as suas aparências e explicar suas funções.

Objetivo 4 Descrever a origem dos eritrócitos, leucócitos e plaquetas.

Objetivo 5 Fazer uma relação dos diferentes tipos de substâncias encontradas no plasma sangüíneo.

Objetivo 6 Descrever a origem e a função das diferentes categorias de proteínas do plasma sangüíneo.

O volume total de sangue no adulto de estatura média é aproximadamente 5 litros, constituindo aproximadamente 8% do peso total do corpo. Sangue que sai do coração é chamado de *sangue arterial*. O sangue arterial, com exceção daquele que vai para os pulmões, é de cor vermelha rutilante por causa da alta concentração de oxiemoglobina (a combinação de oxigênio e hemoglobina) nos eritrócitos. *Sangue venoso* é o sangue que retorna ao coração. Com exceção do sangue venoso dos pulmões, contém menos oxigênio e é, portanto, um sangue vermelho mais escuro que o sangue arterial rico em oxigênio. O sangue tem uma viscosidade que varia entre 4,5 e 5,5, o que significa que é mais espesso que a água que tem uma viscosidade de 1,0. O sangue tem um Ph de 7,35 a 7,45 e uma temperatura no interior do tórax do corpo de cerca de 38 °C (100,4 °F). Quando você doa sangue, uma "unidade" (meio litro) é drenada, o que representa um décimo de seu volume de sangue total aproximadamente.

O sangue é composto de uma parte celular, chamada de **elementos figurados**, e uma parte líquida, chamada **plasma sangüíneo**. Quando uma amostra de sangue é centrifugada, os elementos figurados mais pesados ficam depositados no fundo do tubo, deixando o plasma sangüíneo em cima (fig. 16.3). Os elementos figurados constituem 45% do volume total de sangue, uma porcentagem conhecida como *hematócrito*. O plasma corresponde aos 55% restantes. O hematócrito corresponde aproximadamente à porcentagem de células sangüíneas vermelhas por determinado volume de sangue e é um indicador importante da capacidade de transporte de oxigênio pelo sangue.

Elementos Figurados do Sangue

Os elementos figurados do sangue incluem os **eritrócitos** (células sangüíneas vermelhas), **leucócitos** (células sangüíneas brancas) e **plaquetas** (trombócitos). Os eritrócitos são, sem dú-

plasma: G. *plasma*, formar ou moldar
hematócrito: G. *haima*, sangue; *krino*, separar
eritrócito: G. *erythros*, vermelho; *kytos*, cavidade (célula)
leucócito: G. *leukos*, branco; *kytos*, cavidade (célula)

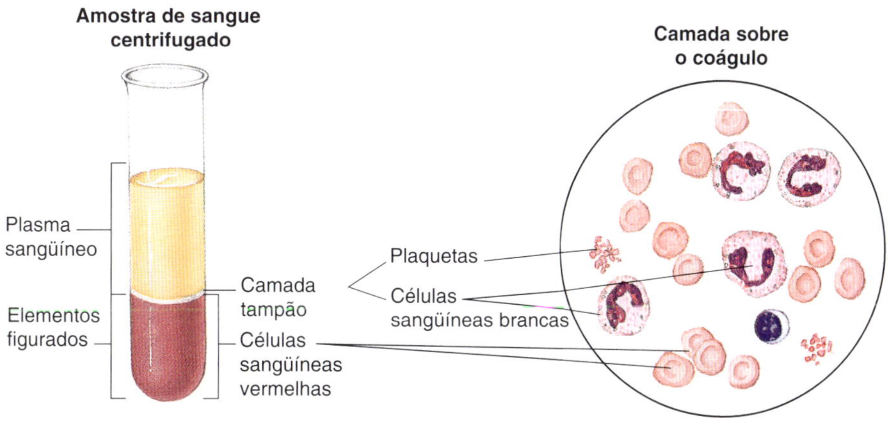

FIGURA 16.3 Os elementos figurados (células sangüíneas) ficam depositados no fundo do tubo de teste quando todo o sangue é centrifugado, deixando o plasma sangüíneo líquido na parte de cima do tubo. Células sangüíneas vermelhas são as células sangüíneas mais abundantes – células sangüíneas brancas e plaquetas formam apenas uma fina camada colorida cobrindo a interface das células sangüíneas vermelhas depositadas e o plasma sangüíneo.

vida, os mais numerosos dos três tipos. Um milímetro cúbico de sangue contém de 5,1 milhões a 5,8 milhões de eritrócitos nos homens e 4,3 milhões a 5,2 de milhões de eritrócitos nas mulheres. Em contraste, o mesmo volume contém apenas 5.000 a 10.000 leucócitos e 250.000 a 450.000 plaquetas.

Eritrócitos

Eritrócitos são discos bicôncavos achatados, com um centro deprimido com aproximadamente 7,5 μm de diâmetro e 2,5 μm de espessura. Suas formas específicas estão relacionadas com suas funções de transportar oxigênio; proporcionam uma área de superfície aumentada pela qual o gás pode se difundir (fig. 16.4). Nos eritrócitos maduros faltam núcleos e mitocôndrias (eles obtêm energia por respiração anaeróbica). Eles têm um ciclo de vida de apenas aproximadamente 120 dias, após o qual são destruídos através de células fagocíticas no fígado e no baço.

Moléculas de oxigênio ligadas a *moléculas de hemoglobina* no interior dos eritrócitos dão ao sangue a sua cor vermelha. Uma molécula de hemoglobina consiste em quatro cadeias de proteínas chamadas *globinas*, cada uma das quais está ligada a um *heme*, uma molécula pigmentada vermelha. Cada heme contém um átomo de ferro que pode combinar com uma molécula de oxigênio. Assim, a molécula de hemoglobina quando completa pode transportar até quatro moléculas de oxigênio. Considerando que cada eritrócito contém aproximadamente 280 milhões de moléculas de hemoglobina, um único eritrócito pode transportar acima de um bilhão de moléculas de oxigênio. É no interior dos pulmões que as moléculas de oxigênio contidas no ar inalado se ligam às moléculas de hemoglobina e são transportadas por eritrócitos aos trilhões de células do corpo.

A *anemia* se refere a qualquer situação na qual ocorre uma baixa anormal na concentração de hemoglobina e/ou no número de eritrócitos. O tipo mais comum é a *anemia ferropriva*, que é decorrente da ingestão ou absorção deficiente de ferro ou perda excessiva de ferro. Ferro é um componente essencial da molécula de hemoglobina. Na *anemia perniciosa*, a produção de células sangüíneas vermelhas é insuficiente por causa da falta de uma substância necessária para a absorção da vitamina B_{12} através das células intestinais. *Anemia aplástica* é a anemia em razão da destruição da medula óssea vermelha que pode ser causada por substâncias químicas (inclusive benzeno e arsênico) ou por radiação.

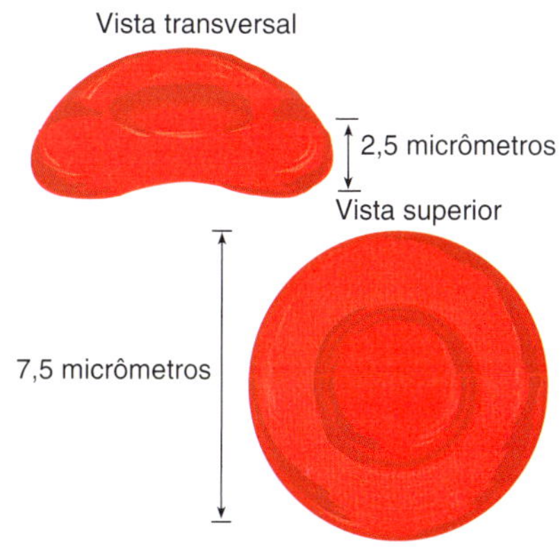

(a)

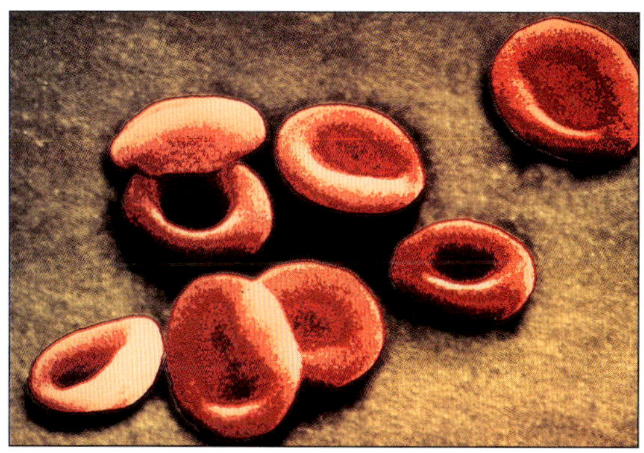

(b)

FIGURA 16.4 Eritrócitos. (*a*) Diagrama e (*b*) micrografia eletrônica.

---

hemoglobina: G. *haima*, sangue; *globus*, globo.

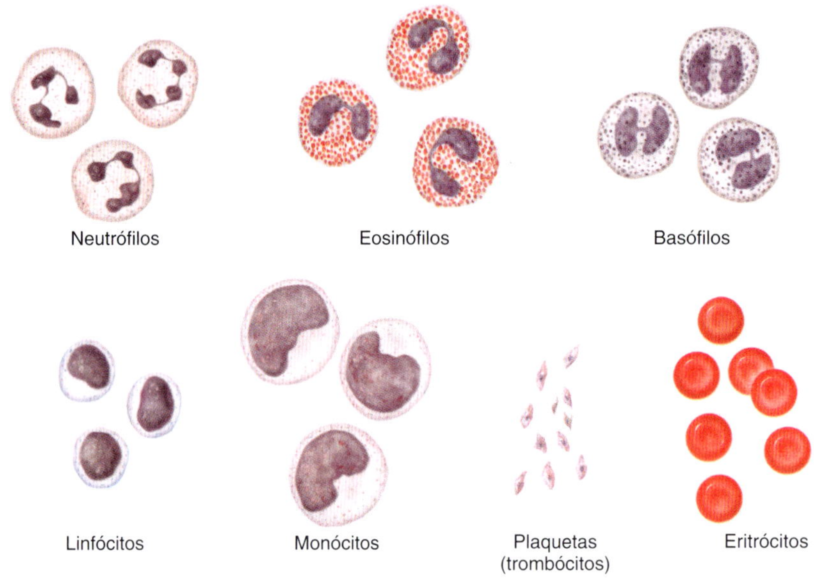

FIGURA 16.5 Tipos de elementos figurados no sangue.

Leucócitos

Os leucócitos são maiores que os eritrócitos e possuem também outras diferenças. Os leucócitos contêm núcleos e mitocôndrias e podem deslocar-se assumindo a forma amebóide (os eritrócitos não podem se mover independentemente). Por causa desta capacidade amebóide, os leucócitos podem atravessar, pressionando os poros das paredes dos capilares, e se deslocar para um local em que há uma infecção extravascular, enquanto que os eritrócitos normalmente permanecem limitados ao interior dos vasos sangüíneos. O movimento dos leucócitos através das paredes capilares chama-se *diapedese*.

Os leucócitos são quase invisíveis ao microscópio a menos que estejam corados; portanto, são classificados de acordo com a aparência que apresentam quando corados. Aqueles leucócitos que apresentam grânulos em seu citoplasma são chamados de **leucócitos granulócitos**. Aqueles com grânulos tão pequenos que não podem ser vistos facilmente ao microscópio de luz são chamados **leucócitos agranulócitos** (ou não granulócitos). Os leucócitos granulócitos também podem ser identificados pela forma característica de seus núcleos que, em alguns casos, são dissociados em lóbulos ligados por finos filamentos. Os leucócitos granulócitos são portanto conhecidos como **leucócitos polimorfonucleares (PMN)**.

A coloração usada para identificar os leucócitos normalmente é uma mistura cor-de-rosa para o vermelho chamada *eosina* e uma coloração azul para o roxo (hematoxilina) chamada "coloração básica". Os leucócitos granulócitos com grânulos cor-de-rosa são portanto chamados **eosinófilos** (fig. 16.5), e aqueles com grânulos corados em azul são chamados **basófilos**. Aqueles com grânulos que têm pouca afinidade por qualquer coloração são os **neutrófilos**. Neutrófilos são o tipo mais abundante de leucócitos, constituindo 54%-62% dos leucócitos no sangue.

Os leucócitos do tipo agranulócitos incluem os **monócitos** e **linfócitos**. Os monócitos são as maiores células encontradas no sangue, e os seus núcleos grandes podem variar consideravelmente na forma. Linfócitos têm núcleos grandes envolvidos por uma camada relativamente fina de citoplasma.

diapedese: G. *dia*, através de; *pedester*, que está em pé

Plaquetas

As plaquetas, os menores entre os elementos figurados, são na verdade fragmentos de células grandes chamadas **megacariócitos** encontrados na medula óssea vermelha. (Este é o motivo do uso do termo elementos figurados em lugar de células sangüíneas para descrever os eritrócitos, leucócitos e plaquetas.) Aos fragmentos que entram na circulação, como plaquetas, faltam os núcleos, mas da mesma forma que os leucócitos, são capazes de movimentos amebóides. O número de plaquetas contadas por milímetro cúbico de sangue é de 250.000 a 450.000. As plaquetas sobrevivem aproximadamente de 5 a 9 dias e em seguida são destruídas pelo baço e pelo fígado.

As plaquetas desempenham um papel importante na coagulação do sangue. Elas constituem a parte principal do coágulo, e os fosfolipídeos de suas membranas celulares ativam os fatores de coagulação do plasma sangüíneo que resultam em filamentos entrelaçados de fibrina, que reforçam o tampão de plaquetas. As plaquetas que se ligam e se juntam no coágulo de sangue também liberam uma substância química chamada *serotonina*, que estimula a contração do vaso sangüíneo, reduzindo o fluxo de sangue para a área ferida.

A aparência dos elementos figurados do sangue é mostrada nas figuras 16.5 e 16.6, e suas características estão resumidas na tabela 16.1.

A contagem de células sangüíneas é uma fonte importante de informações sobre a avaliação do estado de saúde de uma pessoa. Um aumento anormal nos eritrócitos, por exemplo, denomina-se *policitemia* e é indicativo de várias deficiências orgânicas. Como já foi mencionado, uma contagem anormalmente baixa de células sangüíneas vermelhas constitui a *anemia*. Um número elevado de leucócitos, chamado *leucocitose*, está associado freqüentemente com infecção localizada. Um número grande de leucócitos imaturos em uma amostra de sangue é diagnóstico de uma doença, a *leucemia*.

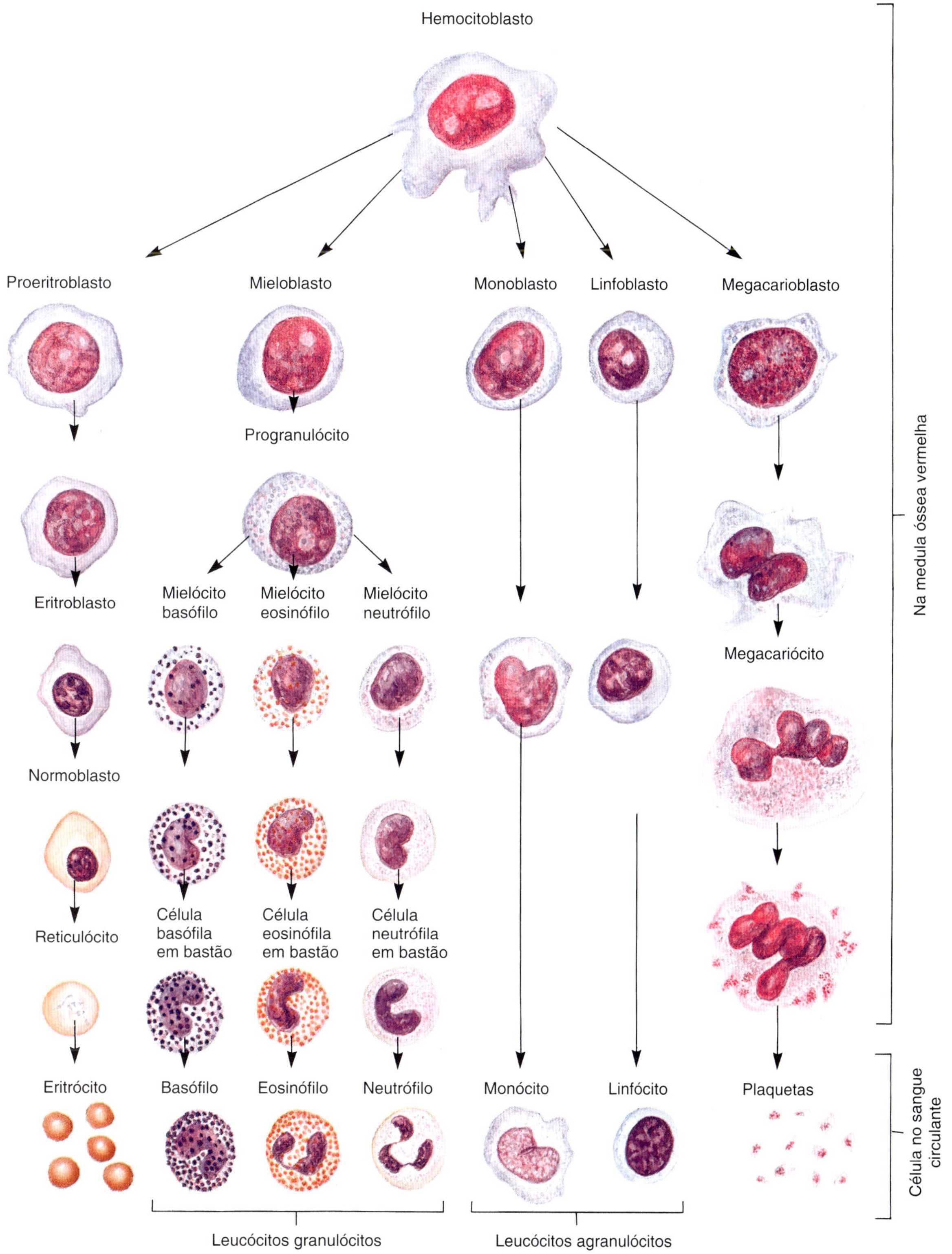

FIGURA 16.6 Processo da hemocitopoese. Elementos figurados começam como hemocitoblastos (células tronco) e diferenciam-se em vários tipos de células sangüíneas, dependendo das necessidades do corpo.

TABELA 16.1 Elementos Figurados do Sangue

Componente	Descrição	Número Presente	Função
Eritrócito (célula sangüínea vermelha)	Disco bicôncavo sem núcleo; contém hemoglobina; sobrevive 100 a 120 dias células sangüíneas vermelhas	4.000.000 a 6.000.000/mm³	Transporte de oxigênio e dióxido de carbono
Leucócito (células sangüíneas brancas)		5.000 a 10.000/mm³	Auxilia na defesa contra infecções por microorganismos
Granulócitos	Cerca de duas vezes o tamanho de células sangüíneas vermelhas; grânulos citoplasmáticos grandes; sobrevive 12 horas a 3 dias		
1. Neutrófilo	Núcleo com 2 a 5 lobos; grânulos citoplasmáticos com coloração ligeiramente rosa	54% a 62% de células brancas presentes	Fagocíticas
2. Eosinófilo	Núcleo bilobado; grânulos citoplasmáticos corados vermelhos em coloração por eosina	1% a 3% de células brancas presentes	Auxilia a desintoxicar substâncias estranhas; secreta enzimas que atuam nos coágulos
3. Basófilo	Núcleo lobado; grânulos citoplasmáticos corados em azul em coloração hematoxilina	Menos que 1% de células brancas presentes	Libera anticoagulante heparina
Agranulócitos	Grânulos citoplasmáticos não visíveis; sobrevive 100 a 300 dias (às vezes mais tempo)		
1. Monócitos	2 a 3 vezes maior que as células sangüíneas vermelhas; forma do núcleo varia de redondo para lobado	3% a 9% de células brancas presentes	Fagocíticas
2. Linfócitos	Apenas ligeiramente maiores que as células sangüíneas vermelhas; o núcleo quase enche a célula	25% a 33% de células brancas presentes	Fornece resposta imune específica (incluindo anticorpos)
Plaquetas (trombócitos)	Fragmentos citoplasmáticos; sobrevive 5 a 9 dias	250.000 a 450.000/mm³	Participa da coagulação; libera serotonina, que causa vasoconstrição

Hemocitopoese

As células sangüíneas são constantemente formadas por um processo chamado *hemocitopoese* (fig. 16.6). O termo *eritropoese* se refere à formação de eritrócitos; *leucopoese* se refere à formação de leucócitos. Estes processos acontecem em duas classes de tecidos. **Tecido mielóide** é a medula óssea vermelha do úmero, fêmur, costelas, esterno, ossos do quadril e porções do crânio que produzem eritrócitos, leucócitos granulócitos e plaquetas.

O **tecido linfóide** – incluindo linfonodos, tonsilas, baço e timo – produz leucócitos agranulócitos (monócitos e linfócitos). Durante o desenvolvimento embrionário e fetal, os centros hemocitopoéticos estão localizados no saco vitelino, fígado e baço. Após o nascimento, o fígado e o baço tornam-se os locais de destruição de células sangüíneas.

Eritropoese é um processo extremamente ativo. Estima-se que cerca de 2,5 milhões de eritrócitos são produzidos por segundo a fim de repor o número que é destruído continuamente pelo fígado e pelo baço. (Lembrar que a vida média de um eritrócito é de aproximadamente 120 dias.) Durante a destruição dos eritrócitos, o ferro é recuperado e retorna à medula óssea vermelha para ser novamente usado na formação de eritrócitos. Leucócitos agranulócitos permanecem funcionantes durante 100 a 300 dias sob as condições normais do corpo. Leucócitos granulócitos, ao contrário, têm uma vida extremamente pequena de 12 horas a 3 dias.

A hemocitopoese começa do mesmo modo nos tecidos mielóide e linfóide (fig. 16.6). Células indiferenciadas semelhantes às mesenquimais se desenvolvem em células tronco chamadas **hemocitoblastos**. Estas células tronco estão aptas a se dividir rapidamente. Algumas das células filha se tornam novas células tronco (conseqüentemente, a população das células tronco nunca se esgota), enquanto outras células filha tornam-se especializadas ao longo de cursos diferentes de formação de células sangüíneas. Hemocitoblastos, por exemplo, podem se desenvolver em **proeritroblastos**, que formam eritrócitos; **mieloblastos**, que formam leucócitos granulócitos (neutrófilos, eosinófilos e basófilos); **linfoblastos**, que formam os linfócitos; **monoblastos**, que formam monócitos; ou **megacarioblastos**, que formam as plaquetas.

Atualmente, células tronco estão sendo recolhidas de órgãos fetais (a placenta e o cordão umbilical) com a intenção de promover suas diferenciações em um conjunto de células adultas, formando órgãos específicos como o encéfalo e o pâncreas. Espera-se que a diferenciação de células tronco possa substituir células doentes em órgãos vitais. Outra pesquisa está se dedicando em utilizar células tronco da própria medula óssea vermelha da pessoa, sendo assim mais eticamente aceitável e menos provável de serem rejeitadas como células estranhas.

O principal objetivo de um transplante de medula óssea consiste em providenciar para o receptor uma hemocitopoese com hemocitoblastos competentes. Se a medula óssea retorna à mesma pessoa, o procedimento é chamado de *autotransplante*. Se o doador e o receptor forem pessoas diferentes, é denominado *transplante alogênico*.

hemocitopoese: G. *haima*, sangue; *poiesis*, produção
eritropoese: G. *erythros*, vermelho; *poiesis*, produção
leucopoese: G. *leukos*, branco; *poiesis*, produção
megacarioblasto: G. *megas*, grande; *karyon*, noz; *blastos*, germinar

TABELA 16.2 Proteínas do Plasma

Proteína	Porcentagem do Total	Origem	Função
Albumina	60%	Fígado	Dá viscosidade ao sangue e ajuda a manter a pressão osmótica do sangue
Globulina	36%		
Alfa globulinas		Fígado	Transporta lípides e vitaminas lipossolúveis
Beta globulinas		Fígado	Transporta lípides e vitaminas lipossolúveis
Gama globulinas		Tecido linfático	Constitui anticorpos imunológicos
Fibrinogênio	4%	Fígado	Coopera com as plaquetas na formação dos coágulos

Plasma

Plasma é a porção líquida, ou *matriz*, do sangue. Pode ser melhor visualizado quando os elementos figurados são removidos. O plasma constitui aproximadamente 55% de um determinado volume de sangue. É um líquido cor de palha, com cerca de 90% de água. O plasma remanescente consiste em proteínas, sais inorgânicos, carboidratos, lipídeos, aminoácidos, vitaminas e hormônios. As funções do plasma incluem o transporte de nutrientes, gases e vitaminas; a regulação dos eletrólitos e o equilíbrio líquido; e manutenção do pH do sangue entre 7,35 e 7,45.

Proteínas do plasma constituem 7% a 9% do plasma sangüíneo. Estas proteínas permanecem no interior do sangue e do líquido intersticial e ajudam a manter a homeostasia do corpo. Os três tipos de proteínas do plasma são albuminas, globulinas e fibrinogênio. **Albuminas** constituem cerca de 60% das proteínas plasmáticas e são as menores dos três tipos. Elas são produzidas pelo fígado e proporcionam ao sangue a viscosidade necessária para manter e regular a pressão sangüínea. As **globulinas** participam com cerca de 36% das proteínas plasmáticas. Os três tipos de globulinas são **globulinas alfa**, **globulinas beta** e **globulinas gama**. As globulinas alfa e beta são sintetizadas no fígado e funcionam transportando lipídeos e vitaminas lipossolúveis. As globulinas gama são produzidas através de tecidos linfáticos e são anticorpos imunológicos. O terceiro tipo de proteína do plasma, o **fibrinogênio**, é responsável por aproximadamente 4% do conteúdo de proteínas. Fibrinogênios são moléculas grandes que são sintetizadas no fígado e, junto com as plaquetas, representam um papel importante na coagulação do sangue. Quando o fibrinogênio é removido do plasma, o líquido restante é chamado de *soro*.

As proteínas plasmáticas do sangue estão resumidas na tabela 16.2.

albumina: L. *albumen*, branco
globulina: L. *globulus*, pequeno globo
fibrinogênio: L. *fibra*, fibroso

Avaliação de Conhecimentos

4. Descreva a eritropoese em termos de onde ocorre, taxa e os passos específicos envolvidos. Um eritrócito maduro se assemelha a quê?
5. Descreva os diferentes tipos de leucócitos e explique onde e como estes tipos diferentes são produzidos.
6. Explique como são produzidas as plaquetas. Como elas diferem dos outros elementos figurados do sangue?
7. Faça uma relação das classes diferentes de proteínas plasmáticas e descreva suas origens e funções.
8. Explique como os leucócitos chegam ao local de uma infecção.

CORAÇÃO

A estrutura do coração permite que ele sirva como um sistema de bomba transportadora que mantém o sangue circulando continuamente através dos vasos sangüíneos do corpo.

Objetivo 7 Descrever a localização do coração em relação a outros órgãos da cavidade torácica e suas membranas serosas associadas.

Objetivo 8 Descrever a estrutura e as funções das três camadas da parede do coração.

Objetivo 9 Descrever as câmaras e as valvas do coração e identificar os sulcos de suas faces.

Objetivo 10 Fazer um fluxograma do sangue através do coração e distinguir a circulação pulmonar da sistêmica.

Objetivo 11 Descrever a localização dos componentes do complexo estimulante do coração e esquematizar o trajeto da condução do impulso.

Localização e Descrição Geral

O coração é um músculo oco com quatro câmaras e aproximadamente o tamanho de um punho fechado. Pesa em média 255 gramas nas mulheres adultas e 310 gramas em homens adultos. Estima-se que o coração contrai 42 milhões de vezes por ano e bombeia 700.000 galões* de sangue.

O coração está localizado na cavidade torácica entre os dois pulmões, no mediastino (fig. 16.7). Aproximadamente dois terços do coração estão localizados no lado esquerdo da linha mediana, com seu ápice, ou ponta em forma de cone, para baixo, repousando sobre o diafragma. A *base* do coração é a extremidade superior larga onde se fixam os grandes vasos.

O **pericárdio parietal** é um saco seroso de tecido conjuntivo denso fibroso que envolve e protege o coração (fig. 16.7). Ele separa

pericárdio: G. *peri*, ao redor; *kardia*, coração
* medida de volume; 3,8 L nos EUA e 4,5 L na Inglaterra.

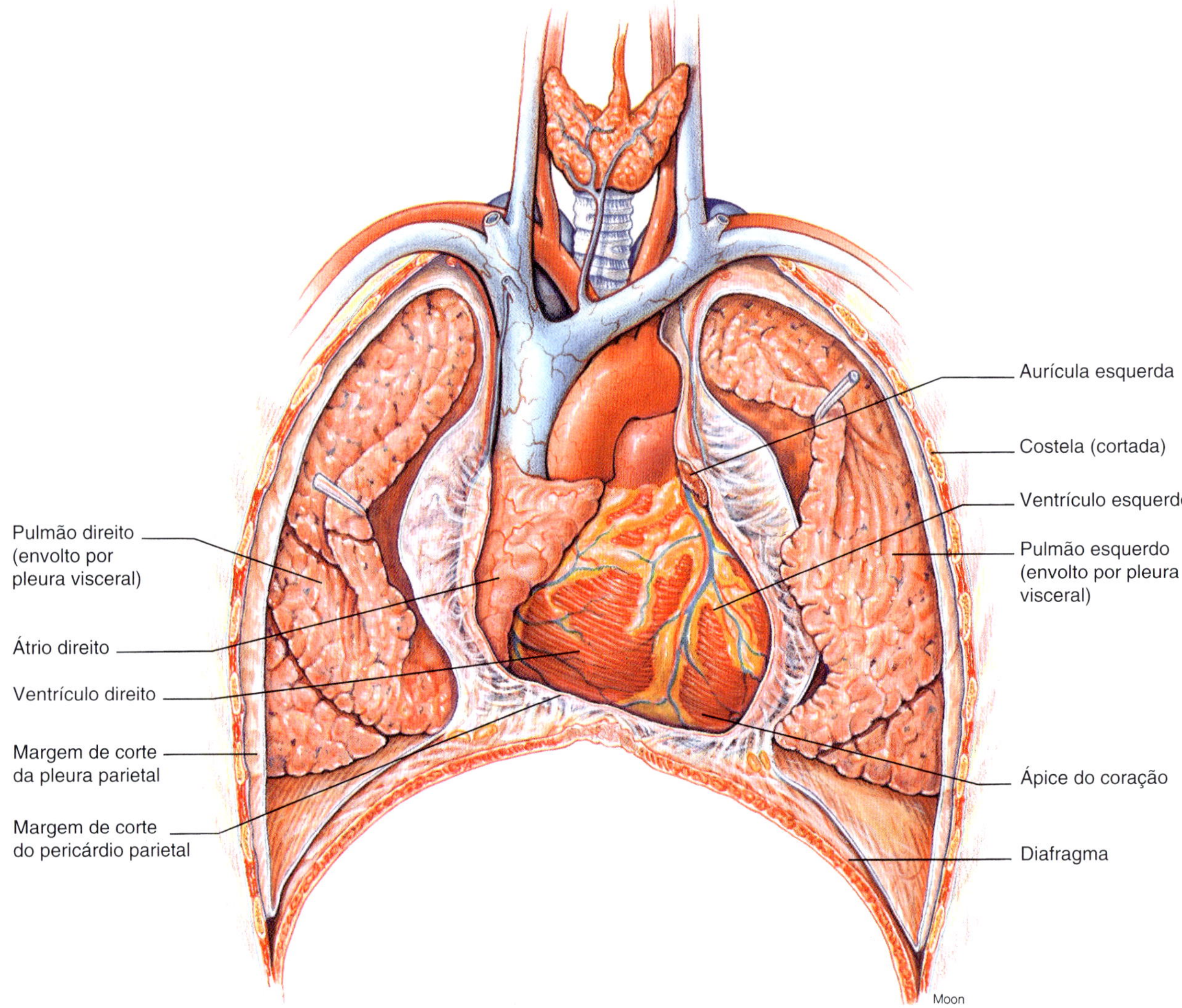

FIGURA 16.7 Posição do coração e membranas serosas associadas no interior da cavidade torácica.

o coração dos outros órgãos torácicos e forma a parede da cavidade do pericárdio (tabela 16.3), que contém o *líquido pericárdico*, aquoso e lubrificante. O pericárdio parietal é na verdade constituído por um *pericárdio externo fibroso* e um *pericárdio interno seroso* (lâmina parietal do pericárdio seroso). É o pericárdio seroso que produz o líquido pericárdico lubrificante que permite ao coração bater envolvido em um tipo de líquido que o protege contra o atrito.

Pericardite é uma inflamação da lâmina parietal resultando em uma secreção aumentada do líquido na cavidade do pericárdio. Como a porção dura e fibrosa do pericárdio fibroso é inelástica, um aumento na quantidade de líquido, e portanto da pressão, prejudica o movimento do sangue para dentro e para fora das câmaras do coração. Parte do líquido pericárdico pode ser retirada para análise injetando uma agulha à esquerda do processo xifóide perfurando o pericárdio parietal.

Paredes do Coração

As paredes do coração são constituídas por três camadas distintas (tabela 16.3). A camada externa é o **epicárdio**, também chamada lâmina visceral do pericárdio seroso. O espaço entre esta camada e a lâmina parietal do pericárdio parietal é a cavidade do pericárdio, já descrita. A camada média espessa da parede do coração é chamada de **miocárdio**, está constituída de tecido muscular cardíaco (veja capítulo 4) e disposta de tal modo que a contração dos feixes musculares resulta na compressão ou torção das câmaras cardíacas. A espessura do miocárdio varia conforme a força necessária para ejetar o sangue de determinada câmara. Assim, a porção mais espessa do miocárdio envolve o ventrículo esquerdo enquanto as paredes dos átrios são relativamente finas. A camada in-

TABELA 16.3 Camadas da Parede do Coração

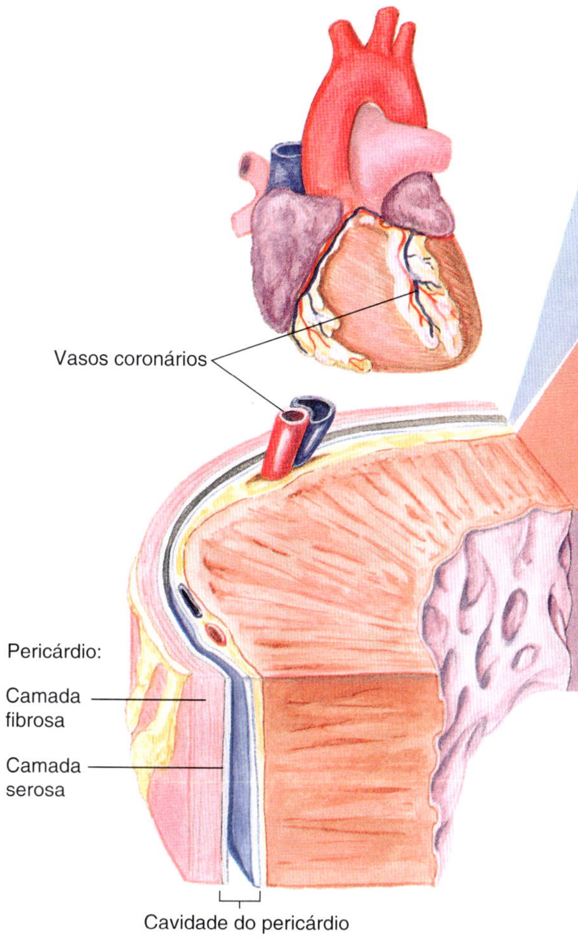

Camada	Características	Função
Epicárdio (lâmina visceral do pericárdio seroso)	Membrana serosa incluindo capilares sangüíneos, capilares linfáticos e fibras nervosas	Atua como camada externa lubrificante
Miocárdio	Tecido muscular cardíaco separado por tecido conjuntivo e incluindo capilares sangüíneos, capilares linfáticos e fibras nervosas	Proporciona contrações musculares que ejetam o sangue das câmaras cardíacas
Endocárdio	Tecido endotelial e uma camada subendotelial espessa de fibras elásticas e colágenas	Atua como revestimento interno protetor das câmaras e das valvas

terna da parede, chamada **endocárdio**, é contínua com o endotélio dos vasos sangüíneos. O endocárdio também recobre as válvulas do coração. A inflamação do endocárdio é chamada de *endocardite*.

Câmaras e Valvas

O interior do coração é dividido em quatro câmaras: duas superiores, **átrios** direito e esquerdo e duas inferiores, **ventrículos** direito e esquerdo. Os átrios se contraem e se esvaziam simultaneamente para o interior dos ventrículos (fig. 16.8), que também se contraem conjuntamente. As paredes dos átrios são reforçadas pelos **músculos pectíneos** em forma de treliça A contração destes músculos cardíacos modificados lança o sangue dos átrios para os ventrículos. Cada átrio tem um apêndice expandido em forma de orelha chamado **aurícula**. Os átrios estão separados um do outro por um fino **septo interatrial**, muscular; os ventrículos estão separados um do outro pelo espesso **septo interventricular** muscular. As **valvas atrioventriculares** (*valvas AV*) encontram-se entre os átrios e os ventrículos, e as **válvulas semilunares** estão localizadas nas bases dos dois grandes vasos que saem do coração. As valvas do coração (veja tabela 16.4) mantêm o fluxo de sangue em uma só direção.

Depressões sulcadas na superfície do coração indicam as separações entre as câmaras e também contêm os **vasos cardíacos** que suprem de sangue as paredes musculares do coração. O sulco mais evidente é o sulco coronário que contorna o coração e marca a divisão entre os átrios e ventrículos. A separação entre os ventrículos direito e esquerdo é visível por dois (anterior e posterior) *sulcos interventriculares*.

átrio: L. *atrium*, câmara
ventrículo: L. *ventriculus*, diminutivo de ventre
aurícula: L. *auricula*, pequena orelha

TABELA 16.4 Valvas do Coração

Valva	Localização	Comentários
Valva atrioventricular direita	Entre o átrio direito e o ventrículo direito	Constituída por três cúspides que evitam o refluxo do sangue do ventrículo direito para o átrio direito durante a contração ventricular
Valva do tronco pulmonar	Entre o ventrículo direito e o tronco pulmonar	Constituída por três válvulas semilunares que evitam o refluxo do sangue do tronco pulmonar para o ventrículo direito durante o relaxamento ventricular
Valva atrioventricular esquerda (mitral)	Entre o átrio esquerdo e o ventrículo esquerdo	Constituída por duas cúspides que evitam o refluxo do sangue do ventrículo esquerdo para o átrio esquerdo durante a contração ventricular
Valva da aorta	Entre o ventrículo esquerdo e a parte ascendente da aorta	Constituída por três válvulas semilunares que evitam o refluxo do sangue da parte ascendente da aorta para o ventrículo esquerdo durante o relaxamento ventricular

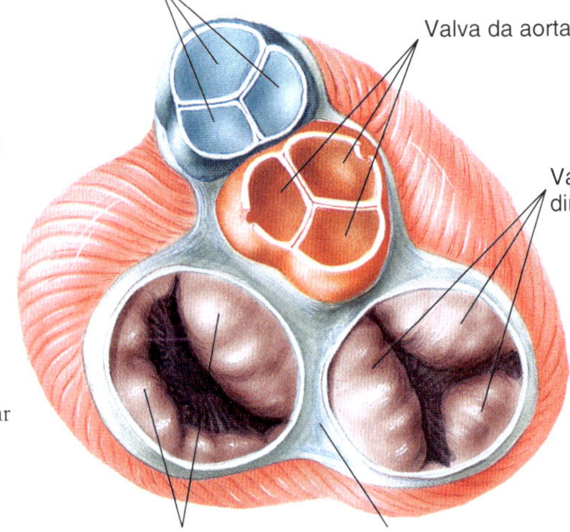

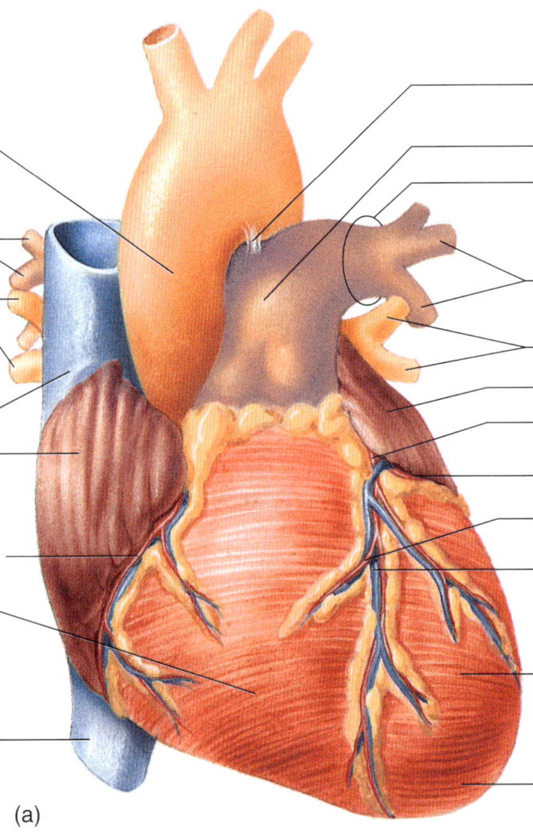

FIGURA 16.8 Estrutura do coração. (*a*) Vista anterior, (*b*) vista posterior e (*c*) vista interna.

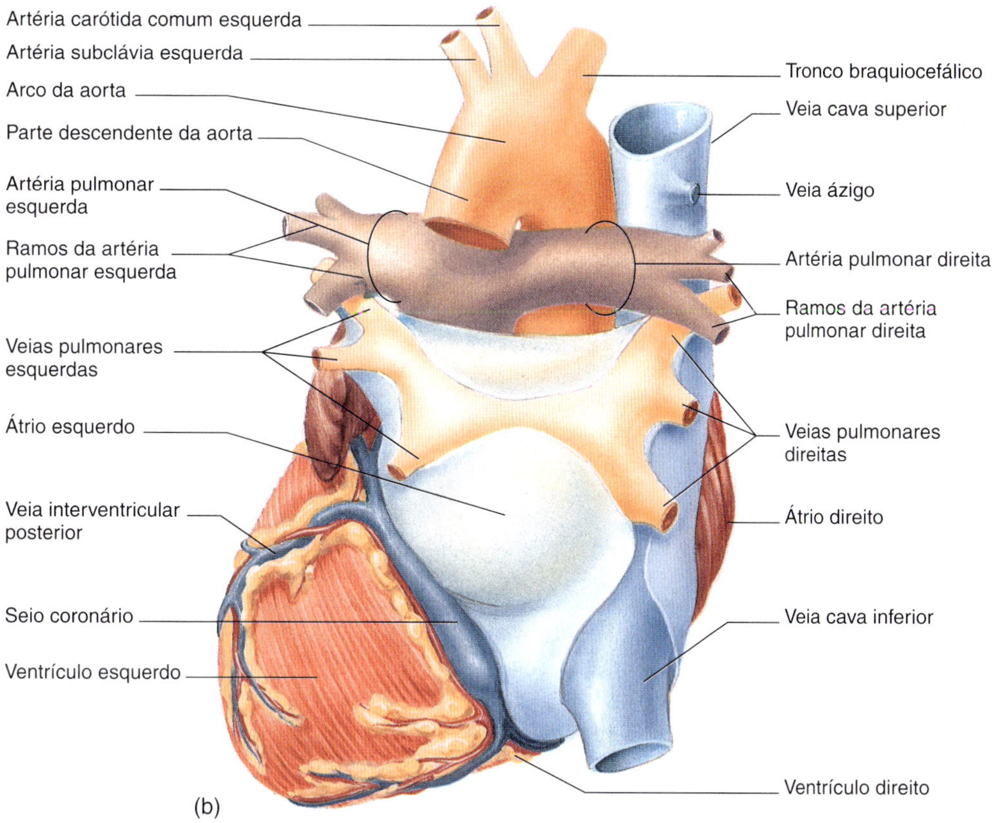

(b)

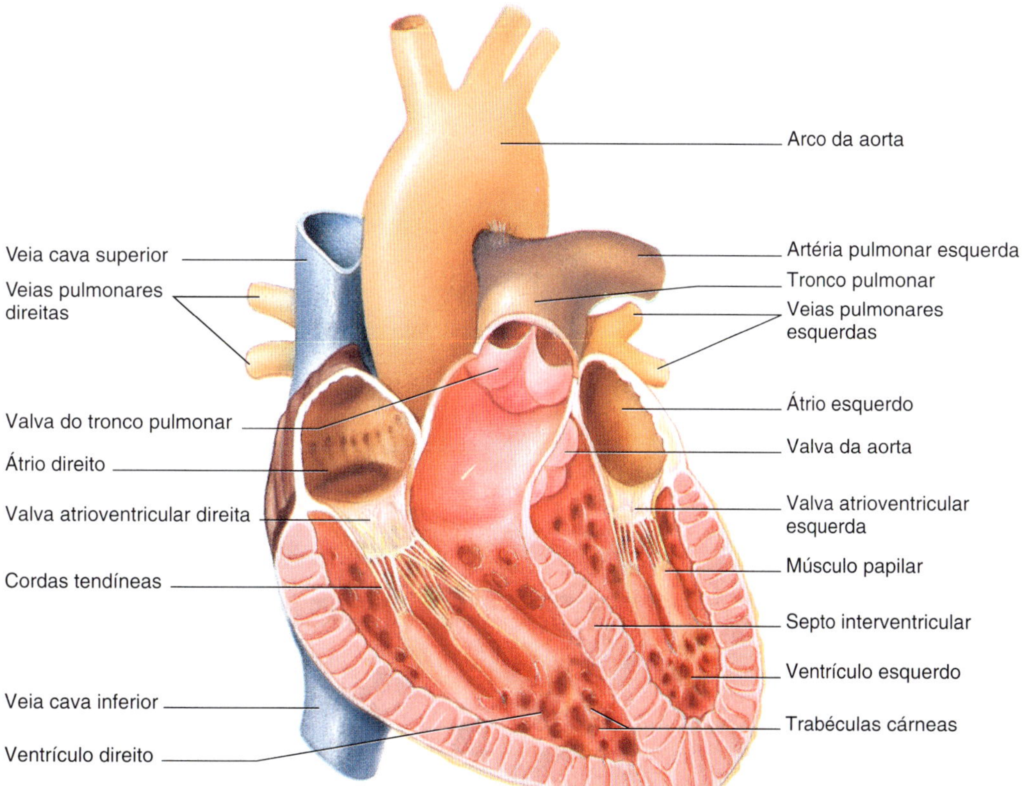

(c)

FIGURA 16.8 *Continuação.*

O comentário que se segue mostra a sucessão na qual o sangue flui através dos átrios, ventrículos e valvas. É importante lembrar que o lado direito do coração (átrio direito e ventrículo direito) recebe sangue desoxigenado (sangue com baixo teor em oxigênio) e o bombeia para os pulmões. O lado esquerdo do coração (átrio esquerdo e ventrículo esquerdo) recebe sangue oxigenado (sangue rico em oxigênio) dos pulmões e o bombeia para o resto do corpo.

Átrio Direito

O átrio direito recebe sangue venoso sistêmico da **veia cava superior**, que drena a parte superior do corpo e da **veia cava inferior**, que drena a parte inferior (fig. 16.8). O *seio coronário* que conduz o sangue venoso do miocárdio do próprio coração é uma abertura a mais no átrio direito.

Ventrículo Direito

O sangue do átrio direito passa através da **valva atrioventricular (AV) direita** (também chamada *tricúspide*) para encher o ventrículo direito. A valva AV direita se caracteriza por possuir três válvulas ou *cúspides*. Cada cúspide é mantida em posição por resistentes filamentos tendinosos chamados **cordas tendíneas**. As cordas tendíneas estão presas às paredes ventriculares através de **músculos papilares** em forma de cones. Estas estruturas evitam a eversão das valvas, como um guarda-chuva durante uma ventania, quando os ventrículos se contraem e a pressão intraventricular aumenta.

A contração ventricular leva a valva AV direita a se fechar e o sangue deixa o ventrículo direito através do **tronco pulmonar** para entrar nos capilares dos pulmões através das **artérias pulmonares direita** e **esquerda**. A **valva do tronco pulmonar**, formada por três válvulas semilunares, encontra-se na base do tronco pulmonar, onde ela impede o refluxo do sangue ejetado pelo ventrículo direito.

Átrio Esquerdo

Após a troca de gases ter ocorrido no interior dos capilares dos pulmões, o sangue oxigenado é transportado para o átrio esquerdo através de duas **veias pulmonares** direitas e duas veias pulmonares esquerdas.

Ventrículo Esquerdo

O ventrículo esquerdo recebe o sangue do átrio esquerdo. Estas duas câmaras estão separadas pela **valva atrioventricular (AV) esquerda** (também chamada *valva bicúspide* ou *valva mitral*). Quando o ventrículo esquerdo está relaxado, a valva está aberta, permitindo o fluxo do átrio para o ventrículo; quando o ventrículo esquerdo se contrai, a valva se fecha. O fechamento da valva durante a contração ventricular impede o refluxo do sangue para o átrio.

As paredes do ventrículo esquerdo são mais espessas do que as do ventrículo direito porque o ventrículo esquerdo suporta uma carga maior de trabalho e bombeia sangue para o corpo inteiro. O endocárdio de ambos os ventrículos se caracteriza por revestir saliências distintas chamadas **trabéculas cárneas** (fig. 16.8c). O sangue oxigenado deixa o ventrículo esquerdo através da **parte ascendente da aorta**. A **valva da aorta** (formada por três *válvulas semilunares*), localizada na base da parte ascendente da aorta, fecha em conseqüência da pressão do sangue quando o ventrículo esquerdo relaxa e, assim, impede o refluxo do sangue para o interior do ventrículo relaxado.

As valvas estão mostradas na figura 16.9, e suas ações estão resumidas na tabela 16.4.

O *cateterismo cardíaco* é um procedimento usado no diagnóstico de certas afecções cardíacas. Um tubo, ou cateter, é inserido na veia da perna ou do braço e enfiado através do lume do vaso até sua entrada no coração. A localização do cateter pode ser monitorada por meio de um fluoroscópio. Quando o cateter alcança o local desejado dentro do coração, libera-se uma substância radiopaca. O paciente pode então ser radiografado, amostras de sangue são retiradas para análise e as pressões sangüíneas são monitoradas.

Circulações Sangüíneas

As circulações sangüíneas estão representadas na figura 16.2. As principais divisões da circulação sangüínea são as *circulações pulmonar* e *sistêmica*.

A **circulação pulmonar** inclui os vasos sangüíneos que transportam o sangue para os pulmões para as trocas de gases e em seguida levam o sangue de volta ao coração. Consiste no ventrículo direito que ejeta o sangue, no tronco pulmonar com sua valva do tronco pulmonar, nas artérias pulmonares que transportam o sangue desoxigenado aos pulmões, nos capilares pulmonares no interior de cada pulmão, nas veias pulmonares que transportam o sangue oxigenado de volta ao coração, e no átrio esquerdo que recebe o sangue das veias pulmonares.

A **circulação sistêmica** envolve todos os vasos do corpo que não tomam parte da circulação pulmonar. Ela inclui o átrio esquerdo, o ventrículo esquerdo, a aorta com sua valva da aorta, todos os ramos da aorta, todos os outros capilares que não estejam envolvidos com as trocas de gases nos pulmões, e todas as veias com exceção das pulmonares. O átrio direito recebe todo o sangue venoso de retorno carente de oxigênio das veias sistêmicas.

Circulação Coronária

As paredes do coração têm seu próprio suprimento de vasos sangüíneos sistêmicos para satisfazer suas necessidades vitais. O miocárdio é suprido com sangue das **artérias coronárias direita** e **esquerda** (fig. 16.10). Estes dois vasos originam-se da parte ascendente da aorta, no nível das válvulas semilunares da valva da aorta. As artérias coronárias circundam o coração no interior do sulco coronário, a reentrância entre os átrios e os ventrículos. Dois ramos originam-se das artérias coronárias direita e esquerda para se distribuir pelas paredes dos átrios e dos ventrículos. A ar-

veia cava: L. *vena*, veia; *cava*, vazio

cordas tendíneas: L. *chorda*, corda; *tendere*, estender

bicúspide: L. *bi*, dois; *cuspis*, ponta de lança

mitral: L. *mitra*, semelhante à mitra de bispo

trabéculas cárneas: L. *trabecula*, pequenos feixes; *carneus*, carne

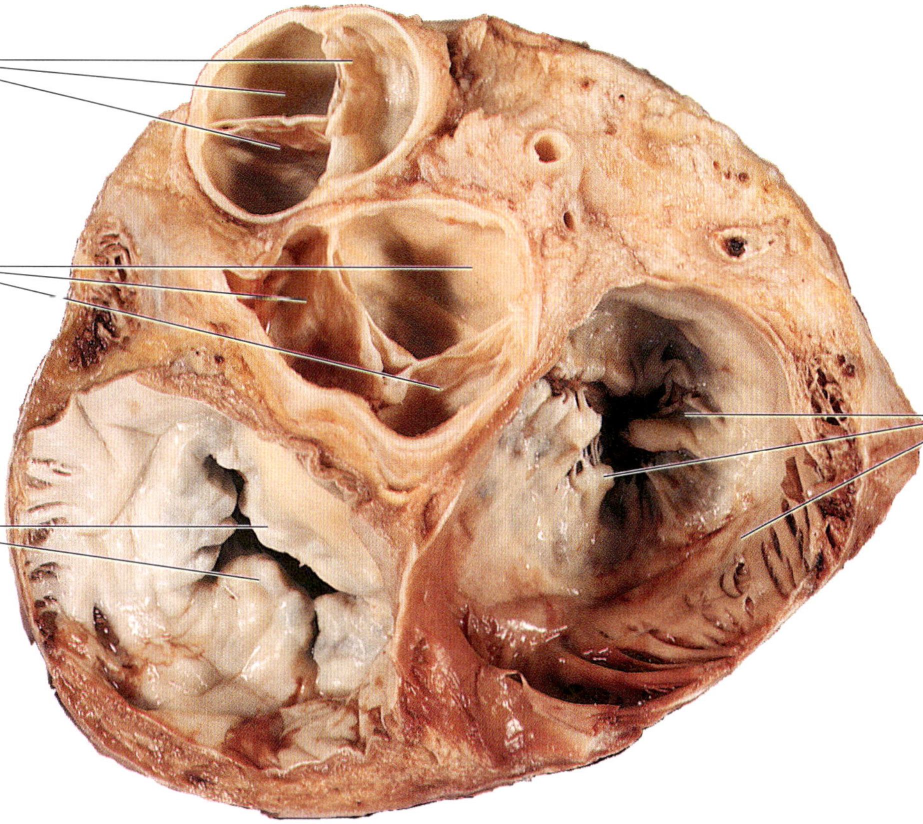

FIGURA 16.9 Vista superior das valvas do coração vistas com os átrios removidos.

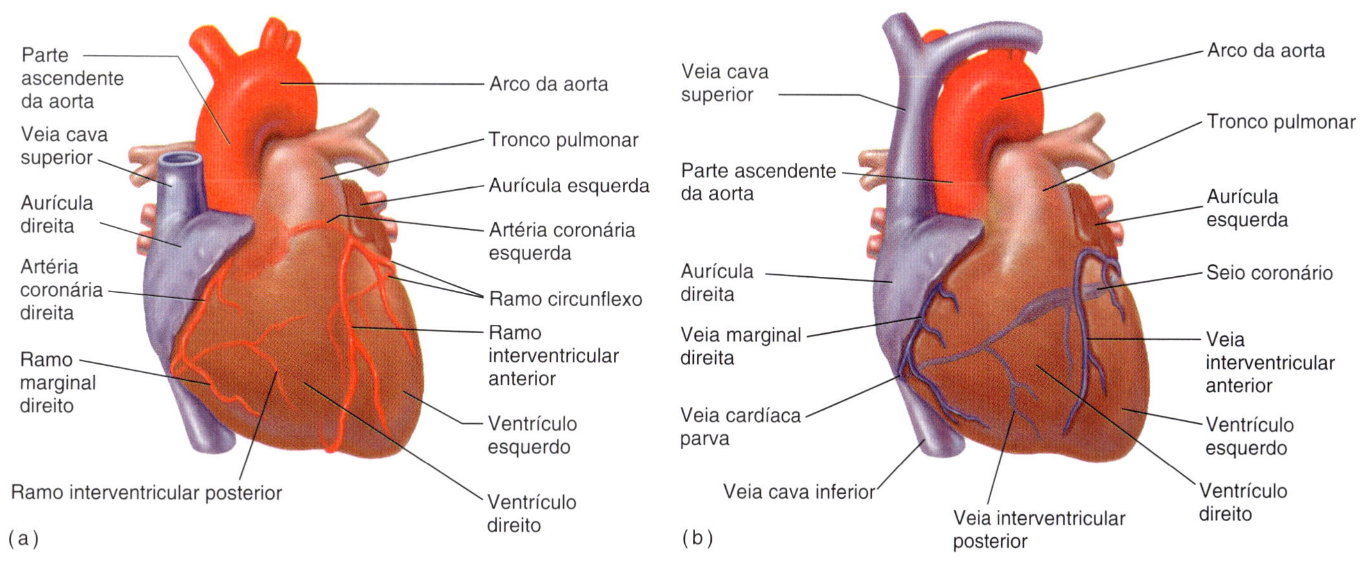

FIGURA 16.10 Circulação coronária. (*a*) Vista anterior da irrigação arterial do coração e (*b*) vista anterior da drenagem venosa.

CAPÍTULO 16

téria coronária esquerda fornece o **ramo interventricular anterior**, que se situa no sulco interventricular anterior para irrigar ambos os ventrículos, e o **ramo circunflexo**, que supre com sangue oxigenado as paredes do átrio esquerdo e ventrículo esquerdo. A artéria coronária direita dá o **ramo marginal direito**, que irriga as paredes do átrio direito e ventrículo direito, e o **ramo interventricular posterior**, que se situa ao longo do sulco interventricular posterior para atender os dois ventrículos. Os troncos principais das artérias coronárias direita e esquerda se anastomosam (se unem) na superfície posterior do coração.

Dos capilares no miocárdio, o sangue entra nas **veias cardíacas**. O trajeto destes vasos é paralelo ao das artérias coronárias. As veias cardíacas, contudo, têm paredes mais finas e são mais superficiais do que as artérias. As duas principais veias cardíacas são a **veia interventricular anterior**, que recolhe o sangue da parte anterior do coração e a **veia interventricular posterior**, que drena a parte posterior do coração. Estas veias cardíacas convergem para formar o seio coronário na superfície posterior do coração (figs. 16.8 e 16.10). O sangue venoso coronário em seguida entra no átrio direito através de um óstio.

Ataques do coração são a causa principal de mortes nos Estados Unidos. O tipo mais comum de ataque do coração envolve uma obstrução de uma artéria coronária que reduz o fornecimento de oxigênio para o miocárdio. Várias estratégias são recomendadas para minimizar o risco de ataque do coração: (1) reduzir o excesso de peso; (2) evitar hipertensão, através de dieta adequada, redução das tensões (estresses) ou até medicamentos, se for necessário; (3) evitar gorduras saturadas excessivas que podem elevar os níveis de colesterol no plasma; (4) evitar o fumo e (5) praticar exercícios regularmente.

Complexo Estimulante do Coração

O músculo cardíaco tem uma ritmicidade intrínseca que permite originar os estímulos dos batimentos cardíacos e conduzi-los através do coração sem necessidade de estimulação extrínseca. Filamentos especializados de interconexão do tecido muscular cardíaco que coordenam a contração cardíaca constituem o **complexo estimulante do coração**. O complexo estimulante do coração controla o **ciclo cardíaco**, que se refere aos eventos que envolvem o enchimento e o esvaziamento das câmaras cardíacas. O complexo estimulante do coração consiste em tecidos especializados que geram e conduzem impulsos elétricos através do coração. Os componentes do complexo estimulante do coração são o **nó sinoatrial** (nó SA), **nó atrioventricular** (nó AV), **fascículo atrioventricular** (feixe de His) e **ramos subendocárdicos** (fibras de Purkinje). Nenhuma destas estruturas são macroscópicas, mas suas localizações podem ser observadas (fig. 16.11*a*). O nó SA, ou marcapasso, está localizado na parede posterior do átrio direito onde a veia cava superior se fixa ao coração. O nó SA inicia o ciclo cardíaco produzindo um impulso elétrico que se propaga para ambos os átrios levando-os a se contraírem simultaneamente e forçando a passagem do sangue para os ventrículos. A freqüência de despolarização básica do nó SA é de 70 a 80 vezes por minuto. O impulso passa então ao nó AV, localizado na porção inferior do septo interatrial. Daqui, o impulso continua pelo fascículo atrioventricular, localizado no topo do septo interventricular. O fascículo atrioventricular divide-se em ramos direito e esquerdo do fascículo que são contínuos com os ramos subendocárdicos no interior das paredes ventriculares. A estimulação destas fibras causa a contração simultânea dos ventrículos.

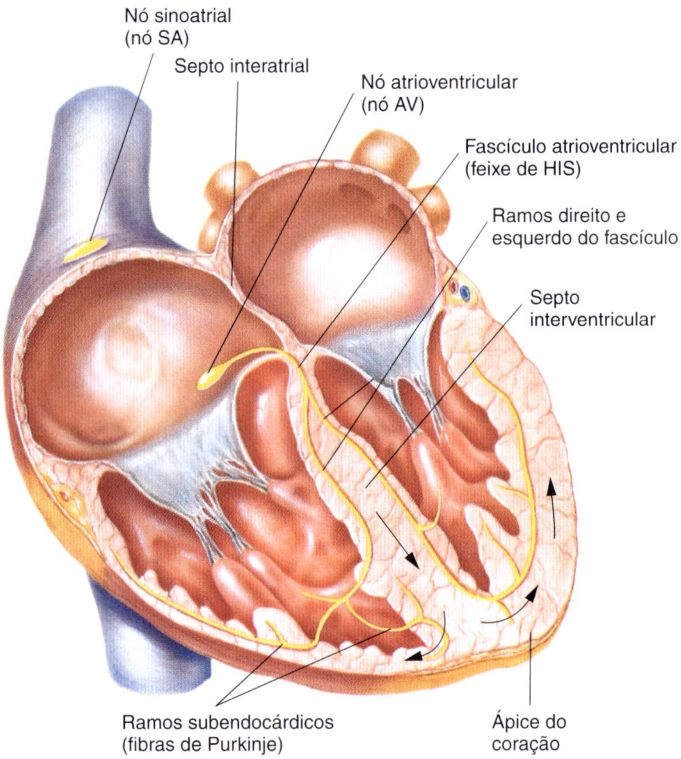

(a)

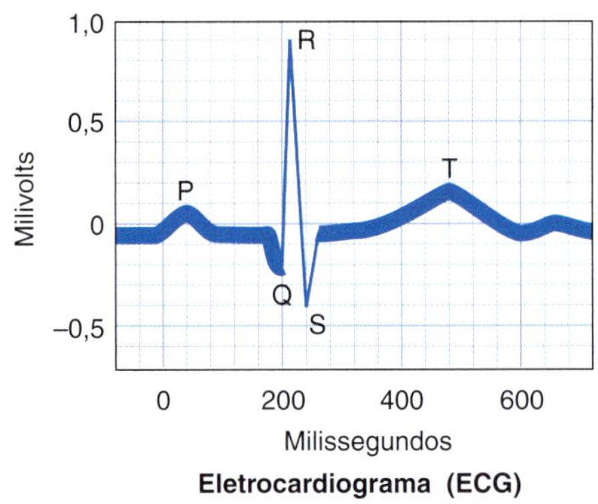

(b)

FIGURA 16.11 (*a*) Complexo estimulante do coração e (*b*) eletrocardiograma (ECG).

A contração dos ventrículos chama-se **sístole**. A sístole, juntamente com a tensão das fibras elásticas e a contração dos músculos lisos nas paredes das artérias sistêmicas, contribuem

circunflexo: L. *circum*, em torno; *flectere*, contornar

feixe de His: de Wilhelm His Jr., médico suíço, 1863-1934

fibras de Purkinje: de Johannes E. von Purkinje, anatomista boêmio, 1757-1869

sístole: G. *systole*, contração

CAPÍTULO 16

para a pressão sistólica no interior das artérias. O relaxamento ventricular chama-se **diástole**. Durante a diástole, a pressão diastólica no interior das artérias pode ser registrada.

Variações no funcionamento no interior de órgãos vitais podem ser consideradas como normais em um adulto saudável. O número de batimentos cardíacos pode variar de 20 a 30 batimentos por minuto nas 24 horas, mas o coração mantém uma média de cerca de 70 batimentos por minuto no decorrer de um dia. A pressão sangüínea registrada pela manhã de 120 por 80 pode subir a 140 por 100 à tarde. A temperatura do corpo normal de 37°C flutuará entre 36,1°C e 37,2°C em um período de 24 horas.

Embora o coração tenha um padrão de contração inato, também é inervado pelo sistema nervoso autônomo a fim de responder às alterações fisiológicas necessárias do corpo (fig. 16.12). Os nós SA e AV possuem ambas as inervações simpáticas e parassimpáticas. A estimulação simpática acelera a freqüência cardíaca e dilata as artérias coronárias, permitindo ao coração atender o aumento de suas próprias demandas metabólicas como também aquelas do resto do corpo. A estimulação parassimpática possui efeito oposto. A inervação simpática é feita através de fibras dos gânglios cervicais e torácicos superiores e a inervação parassimpática é feita através de ramos dos nervos vagos. Ramos do vago direito inervam o nó SA, e ramos do vago esquerdo inervam o nó AV.

O *débito cardíaco* é o volume de sangue lançado pelo coração na circulação sistêmica por minuto. É determinado multiplicando-se a freqüência de pulsações, ou freqüência cardíaca, pelo volume sistólico. O volume sistólico é a quantidade de sangue bombeada pelo coração na circulação sistêmica em cada contração ventricular e que corresponde aproximadamente a 70 ml de sangue. Um débito cardíaco normal em repouso varia entre 4,2 e 5,6 litros por minuto. Os exercícios aumentam a freqüência cardíaca, como ocorre também com os hormônios epinefrina e tiroxina. Atropina, cafeína e cânfora são drogas que têm um efeito estimulante. A pressão sangüínea e a temperatura do corpo também têm um efeito profundo na freqüência cardíaca.

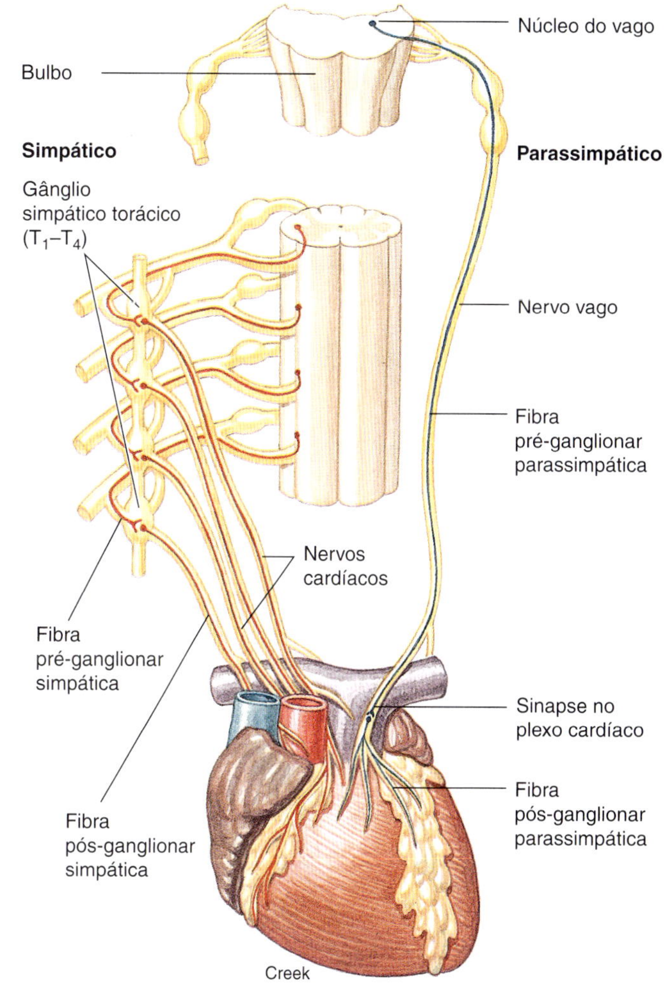

FIGURA 16.12 Inervação e mecanismos de retroalimentação do coração.

Eletrocardiograma

Os impulsos elétricos que passam através do complexo estimulante do coração durante o ciclo cardíaco podem ser registrados por um *eletrocardiograma* (ECG ou EKG). As alterações elétricas resultam da despolarização e repolarização das fibras musculares cardíacas e podem ser detectadas na superfície da pele usando um aparelho chamado *eletrocardiógrafo*.

A principal representação de um ECG está mostrado na figura 16.11*b*. As ondas de deflexão, designadas por P, QRS e T são produzidas quando ocorrem determinados eventos do ciclo cardíaco. Qualquer doença do coração que cause distúrbio na atividade elétrica produzirá mudanças características em uma ou mais destas ondas, assim sendo, o entendimento dos padrões de deflexão das ondas normais é clinicamente importante.

Onda P

A despolarização das fibras atriais do nó SA produz a onda P. A contração dos átrios segue a onda P por uma fração de segundo. Os ventrículos do coração estão em diástole durante a expressão da onda P. Uma alteração ou onda P anormal pode indicar uma deficiência no nó SA.

Intervalo P-R

O intervalo P-R é o período de tempo desde o início da onda P até o início do complexo QRS no ECG. Este intervalo indica a duração de tempo necessária para a despolarização do SA alcançar os ventrículos. Um intervalo P-R prolongado sugere um problema de condução no ou abaixo do nó AV.

Complexo QRS

O complexo QRS começa como uma pequena deflexão descendente (Q), continua como uma onda aguçada ascendente (R), e termina como uma deflexão descendente (S). O complexo QRS

diástole G. *diastole*, alongado, expansão

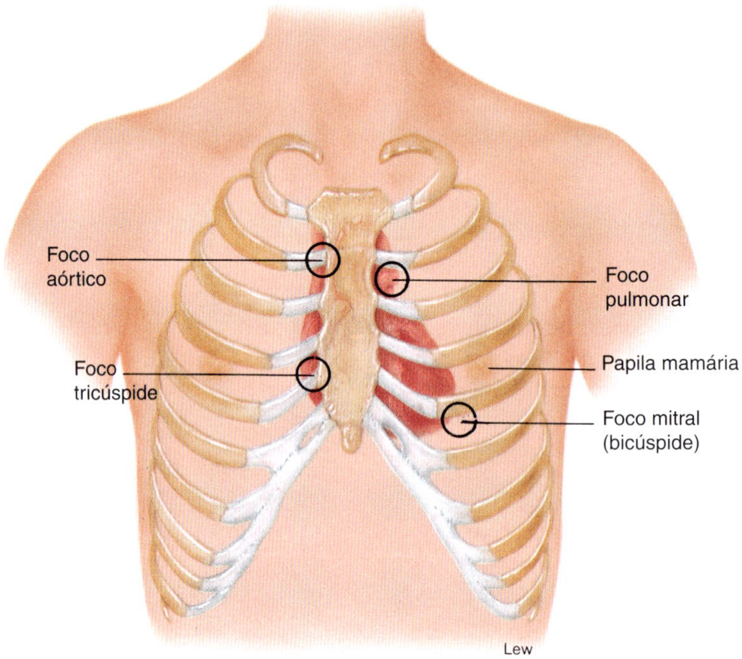

FIGURA 16.13 Os focos de ausculta das valvas são posições padronizadas para colocação do estetoscópio para escutar os sons do coração.

indica a despolarização dos ventrículos. Durante este intervalo, os ventrículos estão em sístole e o sangue está sendo ejetado do coração. Também é durante este intervalo que os átrios se repolarizam, mas este evento é ocultado pela despolarização maior que ocorre nos ventrículos. Um complexo QRS anormal geralmente indica problemas cardíacos nos ventrículos. Um R aumentado em ponta, por exemplo, geralmente indica ventrículo aumentado.

Segmento S-T

O espaço de tempo conhecido como segmento S-T representa o período entre a conclusão da despolarização ventricular e o início da repolarização. O segmento S-T está deprimido quando o coração recebe oxigênio insuficiente; no infarto agudo do miocárdio, está elevado.

Onda T

A onda T é produzida pela repolarização ventricular. Um coração arteriosclerótico deve produzir alterações na onda T, como também várias outras doenças do coração.

Sons Cardíacos

Os fechamentos das valvas AV e semilunares produzem sons que podem ser ouvidos na superfície do tórax com um estetoscópio. Estes sons são verbalizados freqüentemente como "lab-dab". O "lab", ou **primeiro som**, é produzido pela oclusão das válvulas das valvas atrioventriculares. O "dab", ou **segundo som**, é produzido pelo fechamento das válvulas das valvas da aorta e do tronco pulmonar. Assim sendo, o primeiro som é ouvido quando os ventrículos se contraem na sístole, e o segundo som é ouvido quando os ventrículos se relaxam no começo da diástole.

Os sons cardíacos são de importância clínica porque eles proporcionam informações sobre as condições das valvas do coração e podem indicar problemas no coração. Sons anormais são denominados *sopros cardíacos* e são causados por vazamentos ou estreitamentos valvulares e pela subseqüente turbulência do sangue quando passa pelo coração. Em geral, três condições básicas causam sopros: (1) *insuficiência valvar*, na qual as cúspides das valvas não se fecham adequadamente; (2) *estenose*, na qual as paredes que circundam a valva estão endurecidas ou constringidas; e (3) um *sopro funcional*, que é freqüente em crianças e é causado por turbulência do sangue que se movimenta através do coração durante exercícios pesados. Sopros funcionais não são patológicos e são considerados normais.

As valvas do coração estão posicionadas direta e profundamente ao esterno, que tende a obstruir e dissipar os sons das valvas. Por isso, o médico que escuta os sons cardíacos colocará o estetoscópio em locais determinados como **focos de ausculta valvar**. Esses focos são denominados de acordo com a valva que pode ser melhor ouvida (fig. 16.13). O *foco aórtico* encontra-se imediatamente à direita do esterno, no segundo espaço intercostal. O **foco pulmonar** está à esquerda do esterno, quase na mesma direção do foco aórtico. Os **focos tricúspide** e **bicúspide** (mitral) estão ambos próximos ao quinto espaço intercostal, com o foco bicúspide (mitral) colocado mais lateralmente. Pontos de reparo de superfície são extremamente importantes na identificação dos focos de ausculta. Por exemplo, em homens e mulheres pré-púberes o foco bicúspide está localizado logo abaixo da papila mamária esquerda no quinto espaço intercostal.

estenose: G. *stenosis*, estreitamento

Avaliação de Conhecimentos

9. Faça a distinção entre a cavidade do pericárdio e a cavidade torácica. Descreva as membranas serosas do coração.
10. Faça uma relação das três camadas da parede do coração e descreva as estruturas associadas com cada camada.
11. Faça uma relação das valvas que ajudam o fluxo sangüíneo através do coração e descreva suas localizações e funções.
12. Descreva o fluxo do impulso elétrico através do complexo estimulante do coração.

VASOS SANGÜÍNEOS

A estrutura das artérias e veias permite transportar o sangue do coração para os capilares e dos capilares de volta ao coração. A estrutura dos capilares permite as trocas de plasma sangüíneo e moléculas dissolvidas entre o sangue e os tecidos circunjacentes.

Objetivo 12 Descrever a estrutura e a função das artérias, capilares e veias.

Objetivo 13 Explicar por que os capilares são considerados as unidades funcionais do sistema circulatório.

Vasos sangüíneos formam uma rede tubular fechada que permite ao sangue fluir do coração para todas as células vivas do corpo e em seguida retornar ao coração. O sangue ao deixar o coração passa por vasos de diâmetros progressivamente menores chamados **artérias**, **arteríolas** e **capilares**. Os capilares são vasos microscópicos interpostos entre o fluxo arterial e o fluxo venoso. O sangue retorna ao coração a partir dos vasos capilares passando por vasos de diâmetros progressivamente maiores chamados **vênulas** e **veias**. Em certos locais, como em torno dos colos do úmero e do fêmur, as artérias convergem entre si formando as *anastomoses*. Esta disposição dos vasos assegura um suprimento contínuo de sangue para essas estruturas.

As paredes das artérias e das veias são constituídas de três camadas, ou túnicas, como demonstrado na figura 16.14.

- A **túnica externa**, ou *adventícia*, a camada mais externa, está composta de tecido conjuntivo frouxo.
- A **túnica média**, a camada média, está composta de músculo liso. A túnica média das artérias tem quantidades variáveis de fibras elásticas.
- A **túnica interna**, a camada interna, está composta de epitélio simples pavimentoso e fibras elásticas compostas de *elastina*.

A camada de epitélio simples pavimentoso é chamada de **endotélio** e reveste a parede interna de todos os vasos sangüíneos. Capilares consistem apenas em endotélio, apoiado em uma lâmina basal.

Embora artérias e veias possuam a mesma estrutura básica, há algumas diferenças importantes entre os dois tipos de vasos. Artérias transportam sangue em direção divergente ao coração; as veias transportam sangue em direção convergente ao coração. Artérias possuem mais músculos em proporção aos seus diâmetros do que as veias comparativamente aos seus tamanhos. As artérias também aparecem mais redondas que as veias em cortes transversais. As veias, comumente, estão parcialmente achatadas porque não estão totalmente cheias de sangue. Elas podem distender quando recebem mais sangue e, assim, funcionam como reservatórios ou vasos de capacitância. Além disso, muitas veias têm válvulas que estão ausentes nas artérias.

túnica: L. *tunica*, cobertura ou camada

Artérias

Na túnica média das artérias de grande calibre, há numerosas camadas de fibras elásticas entre as células musculares lisas. Assim, as artérias de grande calibre se expandem quando a pressão do sangue aumenta como resultado da contração ventricular (sístole); elas recuam, como uma faixa de borracha estirada, quando a pressão sangüínea diminui durante o relaxamento ventricular (diástole). Este recuo elástico ajuda a manter o fluxo sangüíneo mais homogêneo, menos pulsátil através das artérias menores e arteríolas.

Artérias pequenas e arteríolas são menos elásticas que as artérias maiores e têm uma espessa camada muscular lisa em proporção aos seus diâmetros. Diferentemente das *artérias elásticas* maiores, portanto, as *artérias musculares* menores mantêm um diâmetro relativamente constante quando a pressão sangüínea aumenta e diminui durante a atividade de bombeamento do coração. Como as pequenas artérias musculares e as arteríolas têm lume estreito, elas oferecem maior resistência ao fluxo sangüíneo através do sistema arterial.

Artérias musculares pequenas que são ramos com 100 μm ou menos de diâmetro formam as arteríolas menores (20-30 μm de diâmetro). Em alguns tecidos, o sangue das arteríolas entra nas vênulas diretamente por **canais alternativos** (metarteríolas) que formam desvios vasculares (fig. 16.15). Na maioria dos casos, contudo, o sangue das arteríolas passa pelos capilares. Capilares são os vasos sangüíneos mais estreitos (7-10 μm de diâmetro), e atuam como as unidades funcionais do sistema circulatório. É através de suas paredes que se realizam as trocas de gases (O_2 e CO_2), nutrientes e resíduos entre o sangue e os tecidos.

Capilares

Os ramos do sistema arterial se estendem para distribuir sangue para mais de 40 bilhões de capilares no corpo. Tão extensas são estas ramificações que dificilmente alguma célula no corpo fique a uma distância maior que a fração de um milímetro de qualquer capilar; além disso, os minúsculos capilares formam uma área de superfície total correspondente a 1.600 km^2 para as trocas entre o sangue e o líquido intersticial (tecido).

Apesar do grande número, em determinado momento os capilares contêm apenas cerca de 250 ml de sangue de um volume total de sangue de cerca de 5.000 ml (a maior parte do sangue está

lume: L. *lumen*, abertura

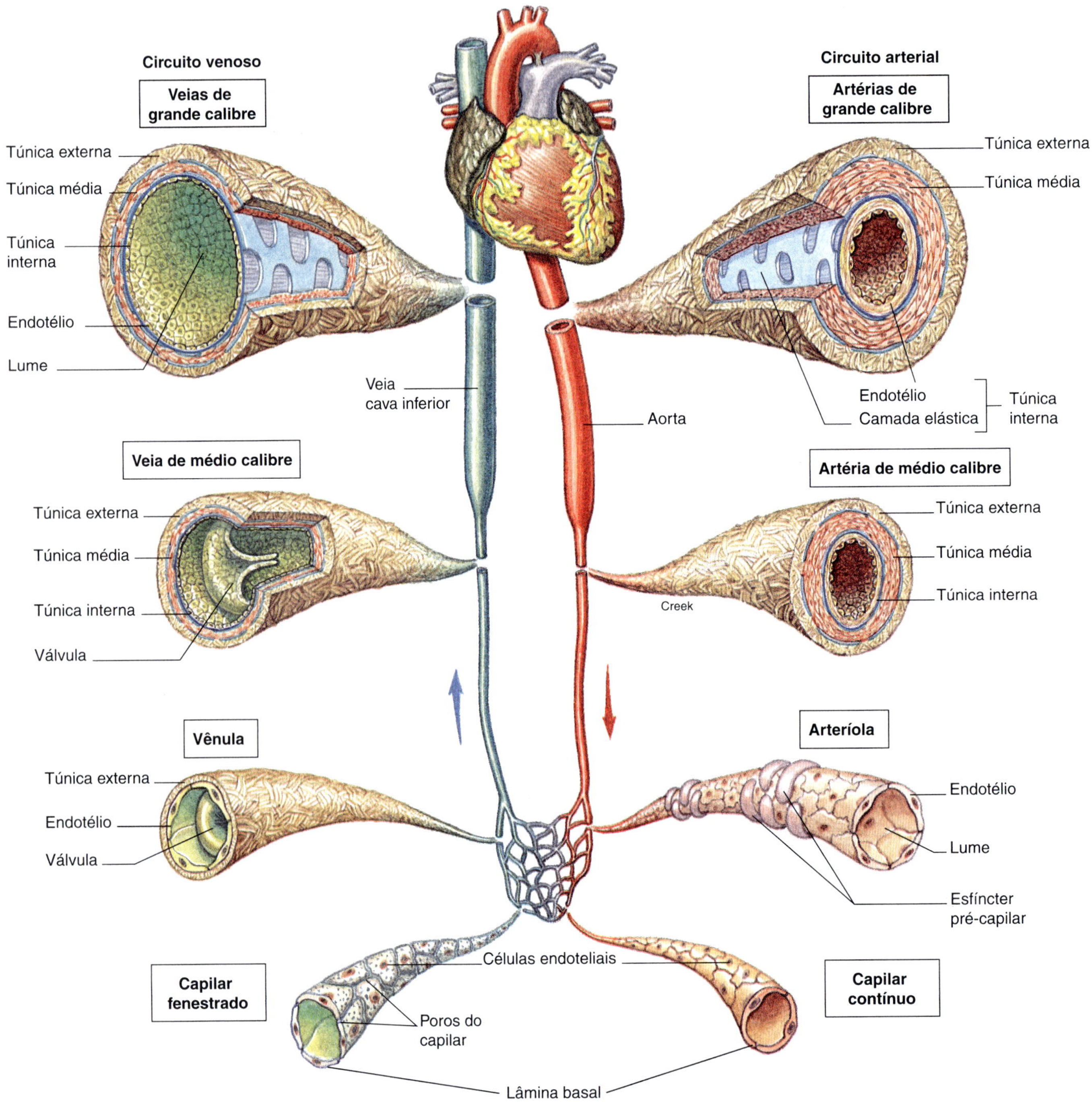

FIGURA 16.14 Espessuras relativas e composição das túnicas comparando artérias e veias.

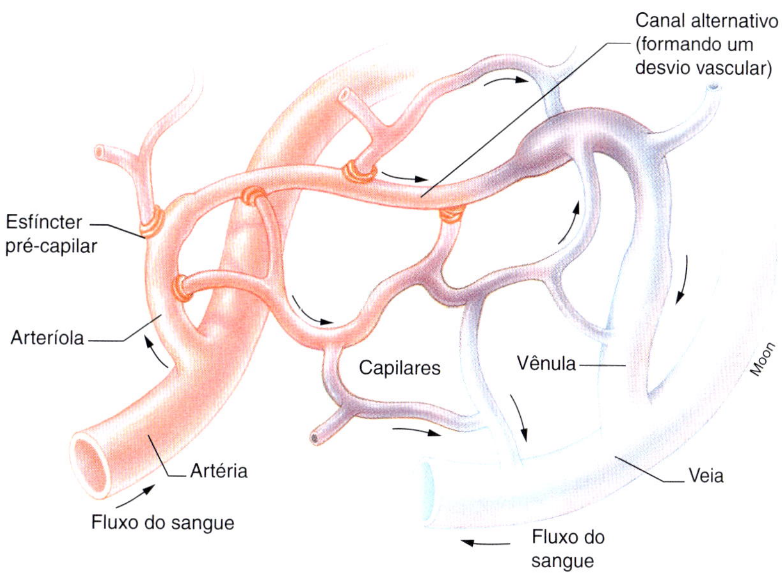

FIGURA 16.15 Microcirculação no nível capilar. Canais alternativos formam desvios vasculares, proporcionando caminhos de menor resistência entre arteríolas e vênulas. Músculos esfinctéricos pré-capilares regulam o fluxo do sangue através dos capilares.

contida no interior das veias). A quantidade de sangue que flui através de um leito capilar em particular é determinada em parte pela ação dos **músculos esfinctéricos pré-capilares** (fig. 16.15). Estes músculos permitem que apenas 5% a 10% dos leitos capilares dos músculos esqueléticos, por exemplo, permaneçam abertos em repouso. O fluxo de sangue para um órgão é regulado pela ação destes esfíncteres pré-capilares e pelo grau de resistência ao fluxo sangüíneo oferecido pelas artérias pequenas e arteríolas do órgão.

Ao contrário dos vasos dos sistemas arterial e venoso, as paredes dos capilares são constituídas apenas por uma camada celular – um epitélio simples pavimentoso, ou endotélio. A ausência de músculo liso e túnicas de tecido conjuntivo permite a troca de materiais entre o sangue e o líquido intersticial.

Tipos de Capilares

Há vários tipos diferentes de capilares, distinguíveis através de significantes diferenças na estrutura. Em termos de seus revestimentos endoteliais, esses tipos de capilares incluem os que são *contínuos*, os que são *descontínuos* e os que são *fenestrados* (fig. 16.16).

Capilares contínuos são aqueles nos quais as células endoteliais adjacentes são mantidas firmemente juntas. Estes são encontrados em músculos, pulmões, tecido adiposo e no sistema nervoso central. O fato que no SNC faltam aos capilares contínuos os canais intercelulares contribui para a barreira hematoencefálica. Capilares contínuos em outros órgãos têm canais intercelulares estreitos (cerca de 40-45Å de largura) que permite a passagem de outras moléculas diferentes de proteínas entre o sangue dos capilares e o líquido intersticial.

O exame das células endoteliais com um microscópio eletrônico tem revelado a presença de vesículas pinocitóticas, que sugerem que o transporte intracelular de materiais pode ocorrer através das paredes dos capilares. Esse tipo de transporte parece

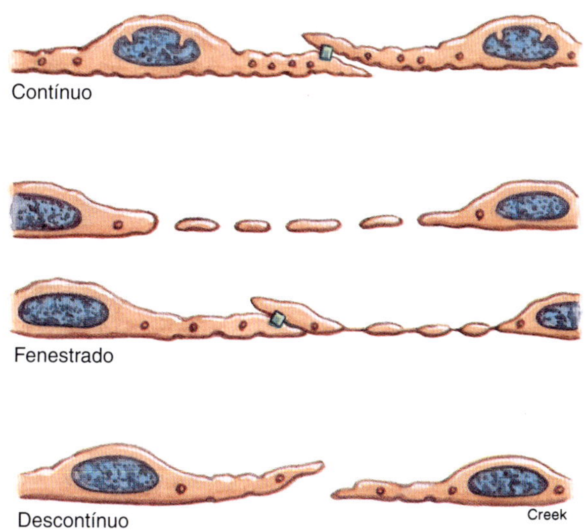

FIGURA 16.16 Diagramas de capilares contínuos, fenestrados e descontínuos como aparecem ao microscópio eletrônico. Esta classificação é baseada na continuidade do endotélio. (Círculos escuros no citoplasma indicam vesículas pinocitóticas.)

ser o único mecanismo acessível de troca capilar dentro do sistema nervoso central e pode ocorrer, em parte, pela natureza seletiva da barreira hematoencefálica (veja fig. 11.8).

Capilares fenestrados ocorrem nos rins, glândulas endócrinas e intestinos. Estes capilares são caracterizados por poros intercelulares largos (800-1000Å) que são cobertos por uma camada de mucoproteína, que pode servir como um diafragma. **Capilares descontínuos** são encontrados na medula óssea, no fígado e no baço. O espaço entre células endoteliais é tão grande que estes capilares parecem pequenas cavidades (sinusóides) no órgão.

CAPÍTULO 16

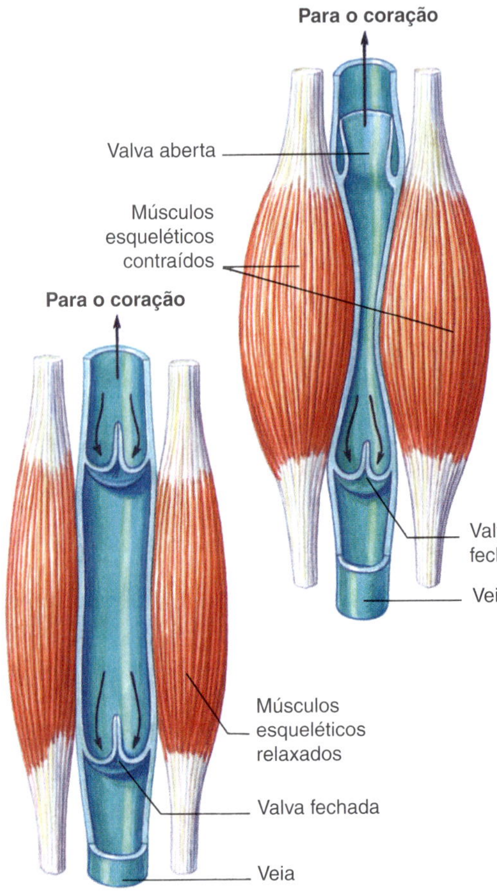

FIGURA 16.17 Ação das valvas venosas em uma só direção. A contração dos músculos esqueléticos ajuda a bombear o sangue para o coração, mas o refluxo do sangue é impedido através do fechamento das valvas venosas.

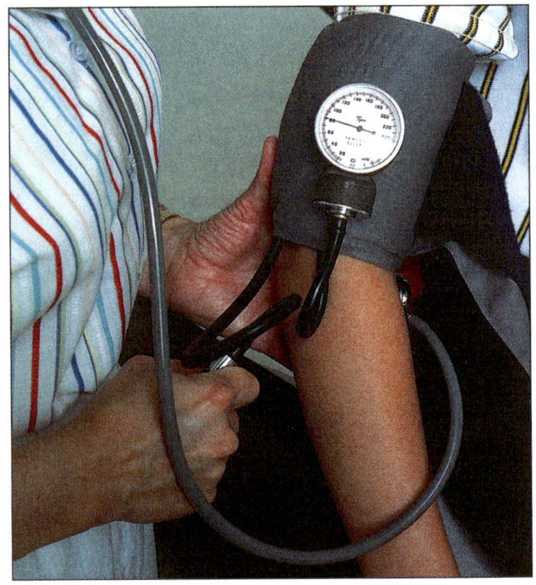

FIGURA 16.18 Uso de um manguito de pressão e um esfigmomanômetro para medir a pressão sanguínea.

Veias

Veias são vasos que conduzem o sangue dos capilares de retorno ao coração. O sangue passa de vasos microscópicos chamados **vênulas** para vasos progressivamente maiores até desembocar nas grandes veias. Em média, a pressão nas veias é de apenas 2 mm de Hg, comparada com a média muito mais alta da pressão arterial de cerca de 100 mm de Hg. Estas pressões representam a pressão hidrostática que o sangue exerce sobre as paredes dos vasos.

A baixa pressão venosa é insuficiente para fazer o sangue retornar ao coração, particularmente dos membros inferiores. Contudo, as veias passam entre grupos de músculos esqueléticos, que proporcionam uma massagem quando se contraem (fig. 16.17). Quando as veias são comprimidas pela contração dos músculos esqueléticos, o fluxo do sangue se direciona para o coração assegurado pela presença das válvulas venosas.

O efeito de massagem dos músculos esqueléticos no fluxo do sangue venoso é freqüentemente descrito como *bomba muscular esquelética*. A freqüência do retorno venoso para o coração é dependente, em grande parte, da ação das bombas musculares esqueléticas. Quando estas bombas são menos ativas – por exemplo, quando uma pessoa fica parada ou está acamada – o sangue acumula nas veias dilatando-as. Quando uma pessoa é mais ativa, o sangue retorna ao coração a uma freqüência mais rápida e permanece menos tempo no sistema venoso.

O acúmulo de sangue nas veias das pernas por um período longo de tempo, como pode ocorrer com as pessoas cujas ocupações requerem que permaneçam paradas todo o dia, pode causar a distensão das veias nos pontos onde as válvulas venosas não se tornam mais eficientes. Isto pode produzir veias varicosas. Durante a caminhada, os movimentos do pé ativam a bomba dos músculos da planta do pé. Este efeito pode ser produzido em pessoas acamadas estendendo e flexionando as articulações do tornozelo.

Pressão Sangüínea

A **pressão sangüínea** é a força exercida pelo sangue contra as paredes internas dos vasos através dos quais flui. Desempenha seu papel principal nas artérias e arteríolas onde, sem dúvida, a pressão é mais alta. Nos capilares e vênulas, a pressão sangüínea é consideravelmente baixa, e assim o movimento do sangue é mais lento. Nas veias, a pressão sangüínea desempenha apenas um papel secundário, porque a ação das válvulas e o bombeamento dos músculos esqueléticos supre a maior parte das forças necessárias para mover o sangue para o coração. Junto com a medida da freqüência de pulsação, freqüência respiratória e temperatura do corpo, a pressão sangüínea comumente é considerada um sinal vital.

A medida da pressão sangüínea arterial pode ser efetuada com um dispositivo chamado *esfigmomanômetro*. Esse instrumento tem um manguito insuflador que é usado para comprimir uma artéria no ponto de pressão (veja fig. 16.33). Comumente, o manguito é colocado em torno do braço e um estetoscópio é aplicado sobre a artéria braquial que é comprimida contra o úmero.

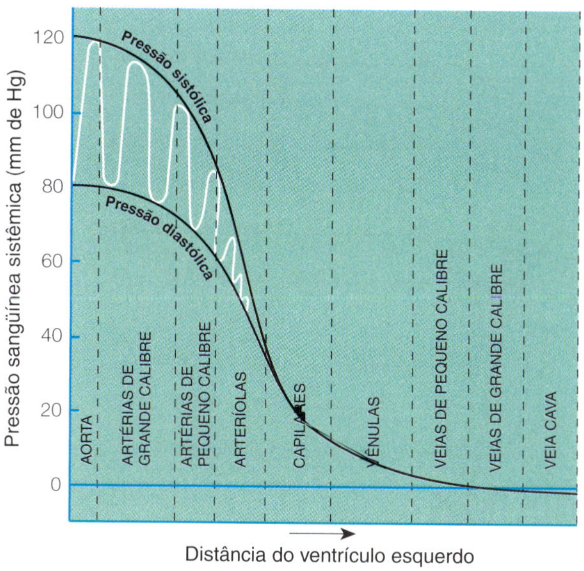

FIGURA 16.19 Pressão sangüínea registrada em vários níveis vasculares.

Quando o sangue pulsa através da artéria braquial comprimida, a pressão produzida é indicada pelo esfigmomanômetro.

A pressão sangüínea normal de um adulto é aproximadamente 120/80. Esta expressão significa que 120 mm de Hg é a **pressão sistólica** e 80 mm de Hg é a **pressão diastólica**. A pressão sistólica forma-se quando o sangue é ejetado pelo coração durante a sístole. Quando os ventrículos relaxam durante a diástole, a pressão arterial diminui, e registra-se então a pressão diastólica. Em sua maior parte, a pressão diastólica resulta da contração da musculatura lisa no interior da túnica média das paredes arteriais. A diferença entre as pressões sistólica e diastólica é chamada de **pressão de pulsação** e é geralmente em torno de 40 mmHg.

Vários fatores influenciam a pressão sangüínea arterial. A pressão sangüínea diminui quando a distância do coração aumenta (fig. 16.19). Um aumento do débito cardíaco (volume sistólico × freqüência cardíaca) aumenta a pressão sangüínea. Volume sangüíneo e viscosidade do sangue influenciam a pressão sangüínea, como também várias drogas. Mudanças nos diâmetros dos lumes vasculares por vasoconstrição ou vasodilatação por ação do sistema nervoso autônomo têm uma ação direta na pressão sangüínea. Pressões sangüíneas também são influenciadas grandemente pela saúde geral do sistema cardiovascular. Pressão sangüínea elevada é chamada *hipertensão* e é potencialmente perigosa por causa da sobrecarga de tensão sobre o coração.

Um dos efeitos prejudiciais da nicotina inalada por fumantes de cigarro é a vasoconstrição das arteríolas. A nicotina também estimula a medula da supra-renal a secretar epinefrina que é um estimulante cardíaco e assim aumenta o débito cardíaco. Ambos elevam a pressão sangüínea e aumentam a tensão sobre o coração.

Avaliação de Conhecimentos

13. Descreva o padrão de estrutura básica das artérias e das veias. Descreva as diferenças entre artérias e veias quanto à estrutura e como estas diferenças contribuem para a função de resistência das artérias e a função de capacitância das veias.
14. Descreva o significado funcional do músculo esquelético como bomba e explique a ação das valvas venosas.
15. Comente as funções dos capilares e descreva as diferenças estruturais entre capilares de diferentes órgãos.
16. Descreva os eventos cardiovasculares que determinam as pressões sangüíneas sistólica e diastólica.

PRINCIPAIS ARTÉRIAS DO CORPO HUMANO

A aorta ascende do ventrículo esquerdo para uma posição logo acima do coração onde forma um arco para a esquerda e em seguida desce ao longo do tórax e abdome. Ramos da aorta levam sangue oxigenado para todas as células do corpo.

Objetivo 14 Fazer uma relação dos ramos arteriais da parte ascendente da aorta e do arco da aorta, na forma de um fluxograma.

Objetivo 15 Descrever o suprimento arterial do encéfalo.

Objetivo 16 Descrever o trajeto das artérias que suprem o membro superior.

Objetivo 17 Descrever as artérias principais do tórax, do abdome e do membro inferior.

A contração do ventrículo esquerdo lança sangue oxigenado nas artérias da circulação sistêmica. As principais artérias do corpo estão mostradas na figura 16.20. Elas serão descritas por região e serão identificadas na ordem das maiores para as menores, ou conforme o fluxo do sangue através do sistema. A artéria sistêmica principal é a **aorta**, da qual todas as principais artérias sistêmicas se originam.

Arco da Aorta

O vaso sistêmico que ascende do ventrículo esquerdo do coração chama-se **porção ascendente da aorta**. As **artérias coronárias direita** e **esquerda**, que irrigam o miocárdio do coração, são os únicos ramos que surgem desta porção ascendente da aorta. A aorta forma um arco para a esquerda e posteriormente sobre as artérias pulmonares como **arco da aorta** (fig. 16.21). Três vasos se originam do arco da aorta: o **tronco braquiocefálico**, a **artéria carótida comum esquerda** e a **artéria subclávia esquerda**.

O tronco braquiocefálico é o primeiro ramo do arco da aorta e, como seu nome sugere, supre de sangue as estruturas do

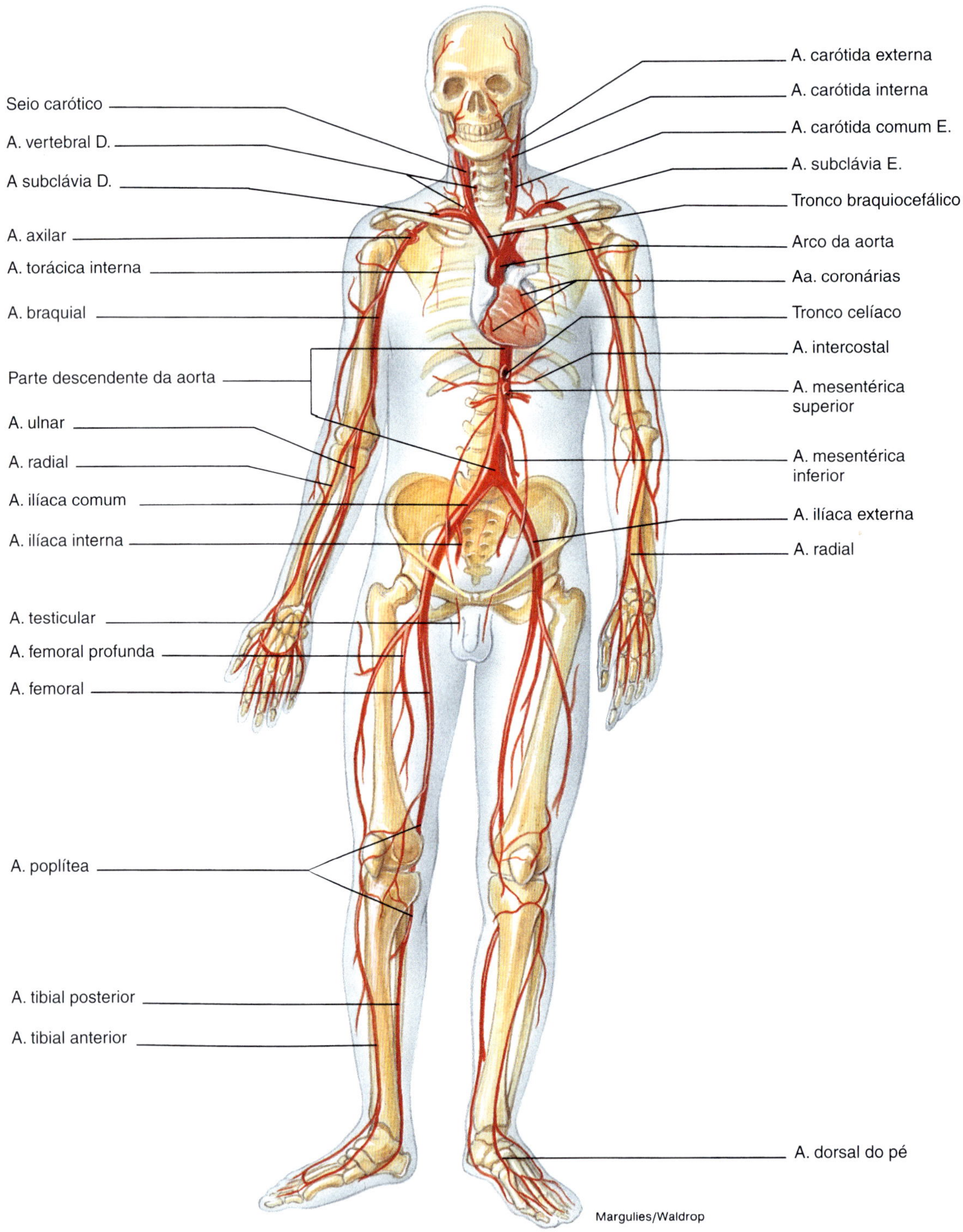

FIGURA 16.20 Principais artérias do corpo (a. = artéria; aa. = artérias).

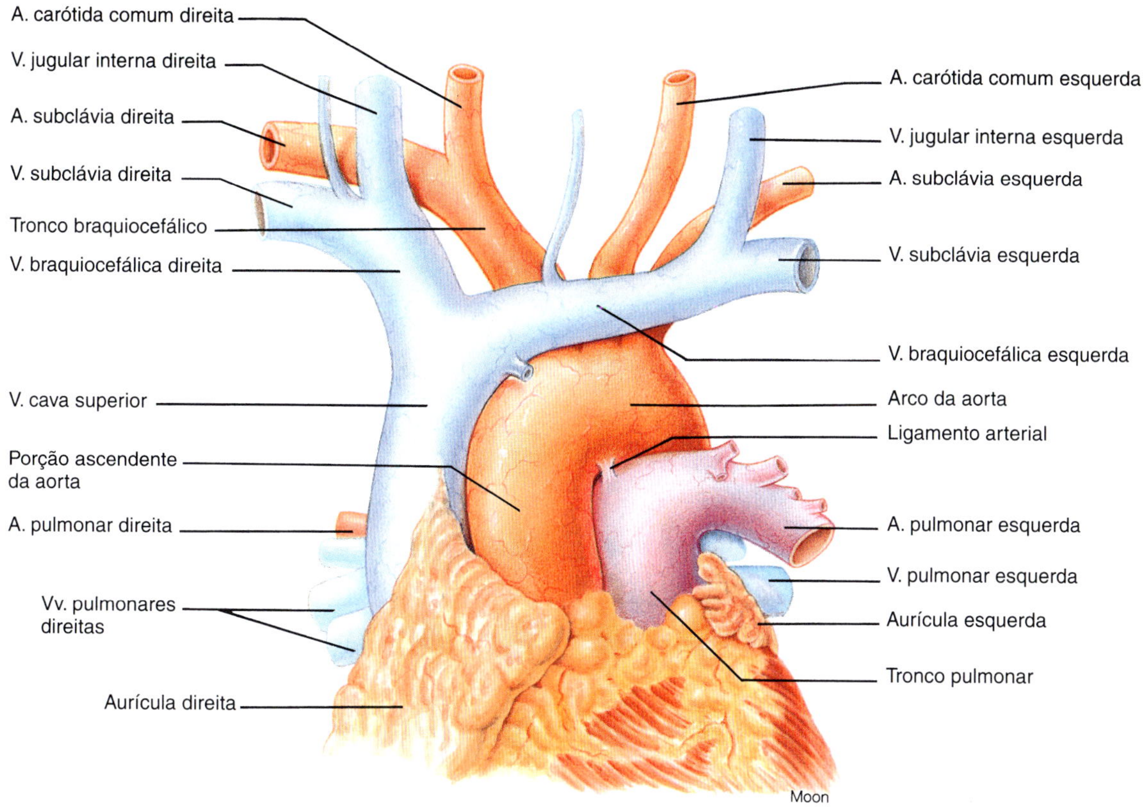

FIGURA 16.21 Relação estrutural entre as artérias e veias maiores para e do coração (v. = veia; vv. = veias).

ombro, do membro superior e da cabeça do lado direito do corpo. É um vaso curto, que ascende através do mediastino até um ponto próximo da junção do esterno com a clavícula direita. Neste local, divide-se em **artéria carótida comum direita**, que se coloca no lado direito do pescoço e da cabeça, e **artéria subclávia direita**, que leva sangue ao ombro e membro superior direitos.

Os outros dois ramos do arco da aorta são a carótida comum esquerda e a artéria subclávia esquerda. A artéria carótida comum esquerda transporta sangue para os lados esquerdos do pescoço e da cabeça, e a artéria subclávia esquerda supre o ombro e o membro superior esquerdos.

Artérias do Pescoço e da Cabeça

As artérias carótidas comuns sobem pelo pescoço lateralmente à traquéia (fig. 16.22). Cada artéria carótida comum se ramifica nas **artérias carótidas internas** e **externas** ligeiramente abaixo dos ângulos da mandíbula. Apertando com suavidade nesta área, pode-se sentir uma pulsação (veja fig. 16.33). Na base da artéria carótida interna encontra-se uma ligeira dilatação chamada **seio carótico.** O seio carótico contém *barorreceptores* que monitoram a pressão sangüínea (veja fig. 16.12). Contornando o seio carótico encontra-se o **glomo carótico**, pequeno órgão neurovascular que contém quimiorreceptores sensíveis às mudanças químicas no sangue.

Suprimento Sangüíneo do Encéfalo

O encéfalo é suprido com sangue arterial que chega através de quatro vasos, que unem-se na superfície inferior do encéfalo na área que circunda a glândula hipófise (fig. 16.22). Os quatro vasos são o par de *artérias carótidas internas* e o par de *artérias vertebrais*. A importância de quatro vasos separados convergirem em um local é que se um deles for obstruído, as três rotas alternativas ainda podem suprir o encéfalo adequadamente de sangue.

As **artérias vertebrais** originam-se das artérias subclávias na base do pescoço (fig. 16.22), sobem pelos forames transversários das vértebras cervicais e entram no crânio pelo forame magno. No interior do crânio, as duas artérias vertebrais se unem para formar a **artéria basilar** no nível da ponte. A artéria basilar ascende ao longo da face inferior do tronco encefálico e termina formando duas **artérias cerebrais posteriores** que irrigam a porção posterior do encéfalo (figs. 16.23 e 16.24). As **artérias comunicantes posteriores** são ramos que se originam das artérias cerebrais posteriores e participam da formação do **círculo arterial do cérebro** (*círculo de Willis*) contornando a glândula hipófise.

Cada **artéria carótida interna** origina-se da artéria carótida comum e sobe pelo pescoço até alcançar a base do crânio onde entra no canal carótico do osso temporal. Vários ramos originam-se

círculo de Willis: de Thomas Willis, médico inglês, 1621-1675.

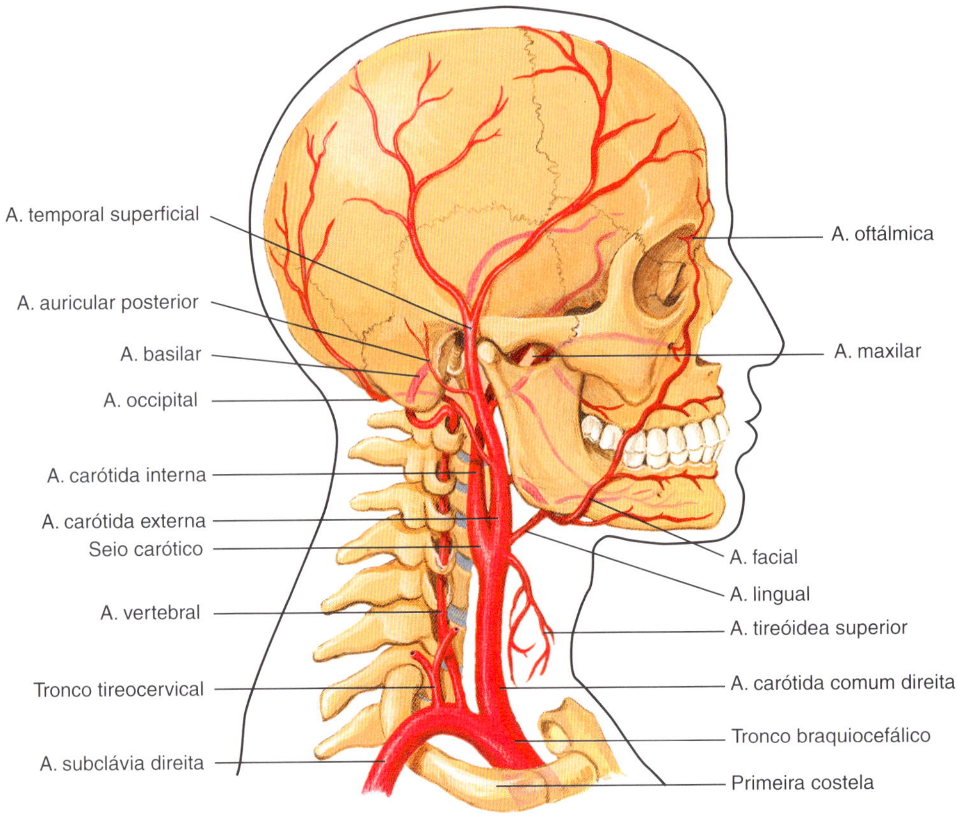

(a)

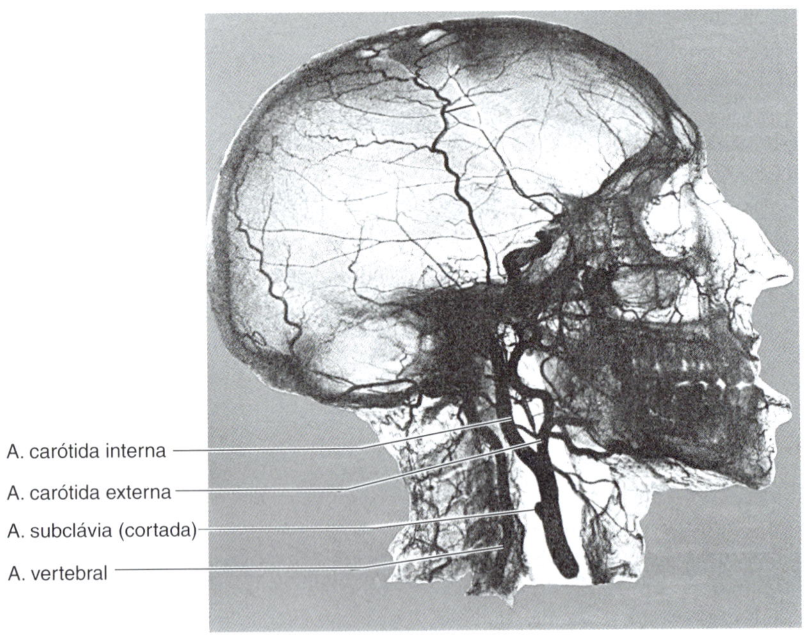

(b)

FIGURA 16.22 Artérias do pescoço e da cabeça. (*a*) Principais ramos das artérias carótida comum e subclávia direitas. (*b*) Radiografia da cabeça após uma injeção de contraste radiopaco das artérias.

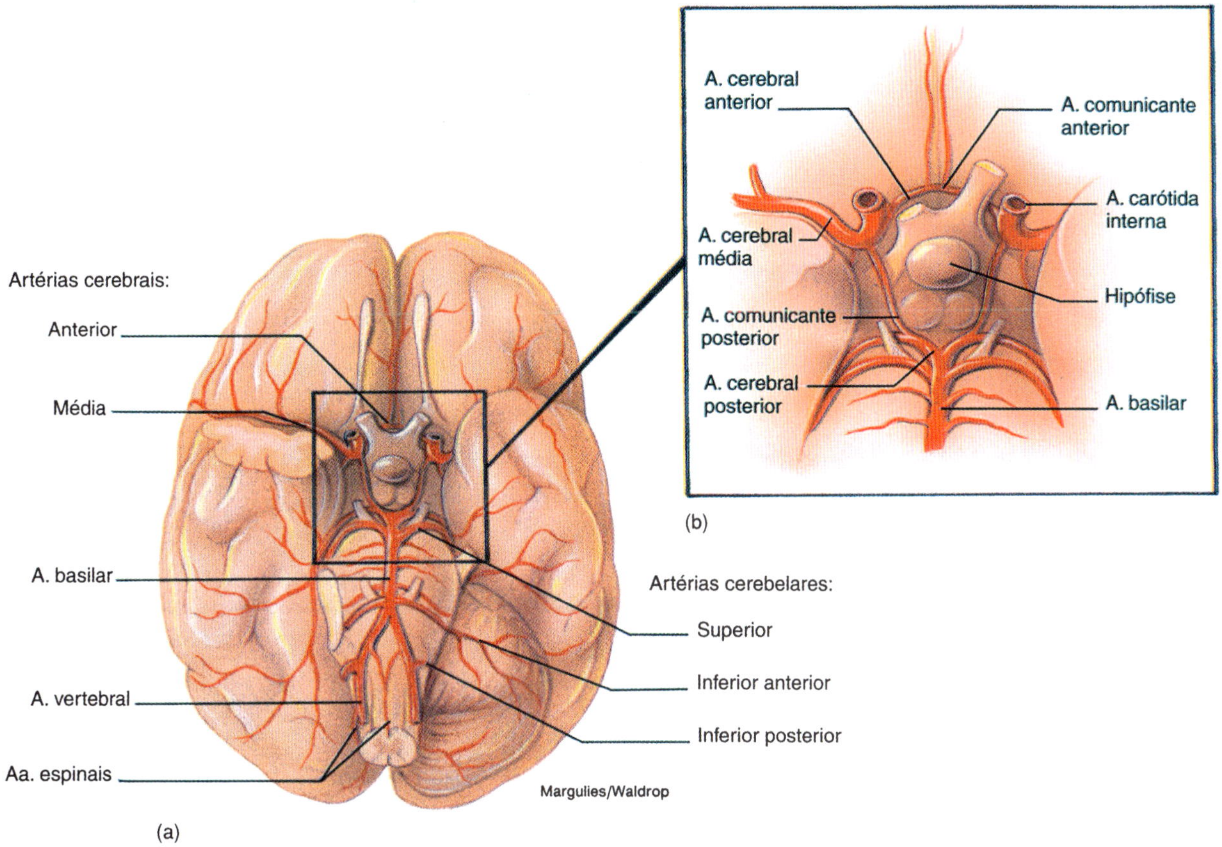

FIGURA 16.23 Artérias que irrigam o encéfalo. (*a*) Vista inferior do encéfalo e (*b*) vista em destaque da região da hipófise. O círculo arterial do cérebro (círculo de Willis) consiste nas artérias que contornam a hipófise.

da artéria carótida interna quando se encontra na superfície inferior do encéfalo. Três dos mais importantes são a **artéria oftálmica** (veja fig. 16.22a), que supre o olho e as estruturas associadas, e as **artérias cerebrais anteriores** e **médias**, que irrigam o encéfalo. As artérias carótidas internas estão ligadas à artéria cerebral posterior pelo círculo arterial do cérebro.

Os capilares do interior da hipófise recebem sangue arterial e venoso. O sangue venoso chega das vênulas imediatamente superior à hipófise que drenam os capilares no hipotálamo do encéfalo. Esta disposição de dois leitos capilares em série – por meio da qual o segundo leito capilar recebe sangue venoso do primeiro – é chamada *sistema porta*. O sangue venoso que passa do hipotálamo para a hipófise contém os hormônios do hipotálamo que ajudam a regular a secreção dos hormônios da hipófise.

Artéria Carótida Externa

A artéria carótida externa emite vários ramos quando sobe lateralmente no pescoço e na cabeça (veja fig. 16.22*a*). Os nomes destes ramos são determinados pelas áreas ou estruturas que eles servem. Os vasos principais que se originam da artéria carótida externa são os seguintes:

- **Artéria tireóidea superior**, que irriga os músculos hióideos, a laringe e as pregas vocais, e a glândula tireóide;
- **Artéria faríngea ascendente** (não mostrada), que irriga a área faríngea e vários linfonodos;
- **Artéria lingual**, que supre extensa vascularização para a língua e glândula sublingual;
- **Artéria facial**, que passa por uma incisura na margem inferior da mandíbula para servir a área faríngea, palato, mento, lábios e região nasal – um ponto importante no controle das hemorragias da face;
- **Artéria occipital**, que supre a parte posterior do couro cabeludo, as meninges sobre o encéfalo, o processo mastóide e certos músculos do pescoço; e
- **Artéria auricular posterior**, que irriga a orelha e o couro cabeludo acima da orelha.

CAPÍTULO 16

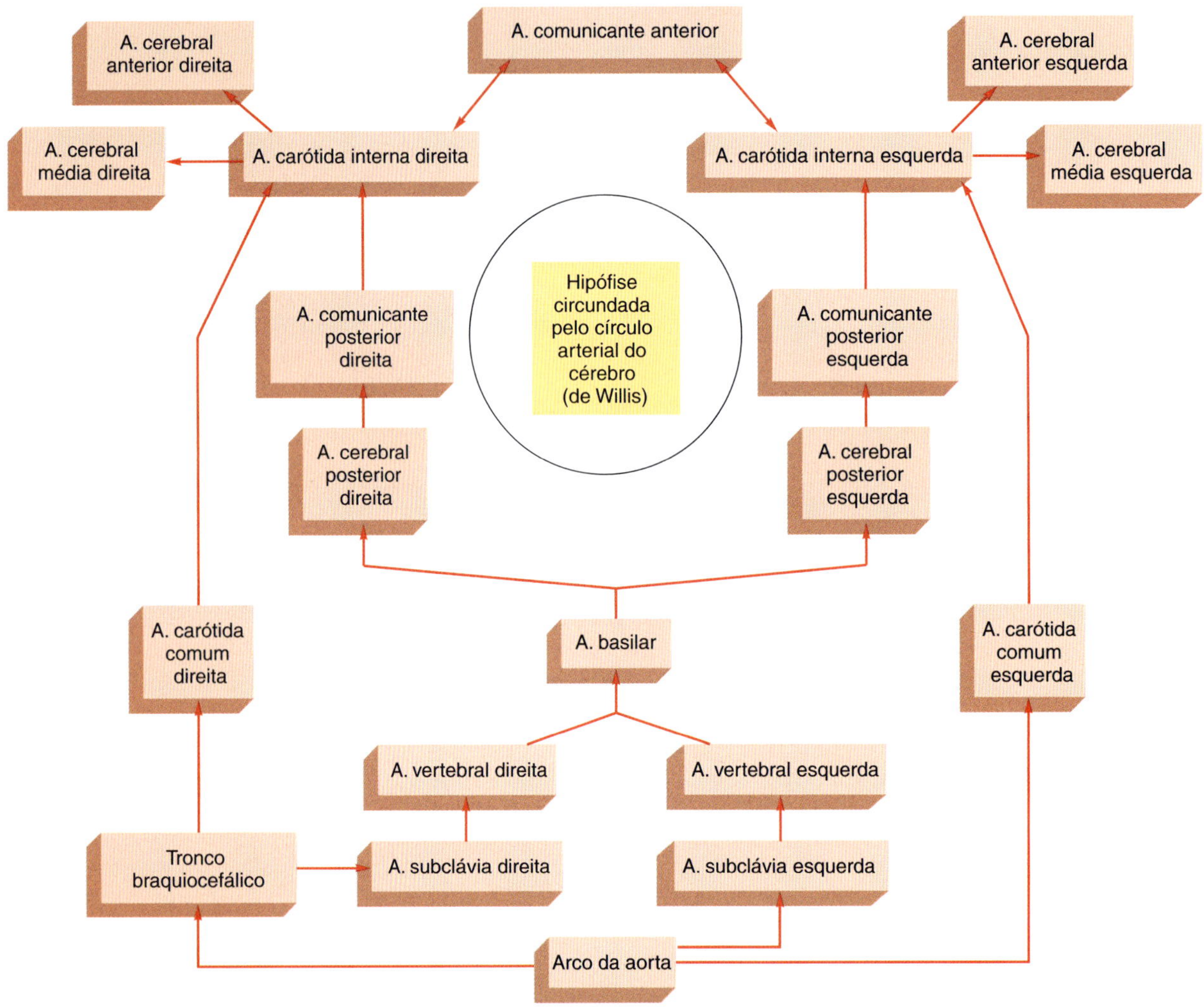

FIGURA 16.24 Fluxograma do sangue arterial para o encéfalo. (Observe o anel de vasos que circundam a hipófise para formar o círculo arterial do cérebro.)

A artéria carótida externa termina no nível próximo ao processo condilar dividindo-se nas **artérias maxilar** e **temporal superficial**. A artéria maxilar fornece ramos para os dentes e as gengivas, músculos da mastigação, cavidade nasal, pálpebras e meninges. A artéria temporal superficial supre a glândula parótida e as estruturas superficiais laterais da cabeça. Pulsações da artéria temporal superficial podem ser palpadas facilmente colocando as pontas dos dedos imediatamente na frente da orelha no nível do olho (veja fig. 16.33). Esse vaso é freqüentemente usado pelos anestesistas para avaliar a pulsação de um paciente durante a cirurgia.

Enxaquecas, comumente, são causadas por pressão vascular nas meninges que possuem sensibilidade e que recobrem o encéfalo. Os dois vasos principais que irrigam as meninges são os ramos meníngeos das artérias occipital e maxilar. A vasodilatação destes vasos cria pressão excessiva nos receptores sensitivos no interior das meninges, resultando em enxaqueca.

Artérias do Ombro e do Membro Superior

Como já foi mencionado antes, a **artéria subclávia direita** origina-se do tronco braquiocefálico; e a **artéria subclávia esquerda** origina-se diretamente do arco da aorta (veja fig. 16.21). Cada artéria subclávia passa lateralmente e profundamente à clavícula, levando sangue para o membro superior (fig. 16.25). A pulsação da artéria subclávia pode ser sentida pressionando firmemente sobre a pele logo acima da porção medial da clavícula (veja fig. 16.33). De cada artéria subclávia origina-se uma **artéria vertebral**, que leva sangue para o encéfalo (já descrito); um pequeno **tronco tireocervical**, que irriga a glândula tireóide, a traquéia e a laringe; e uma **artéria torácica interna**, que desce pela parede torácica para suprir a parede torácica, o timo e o pe-

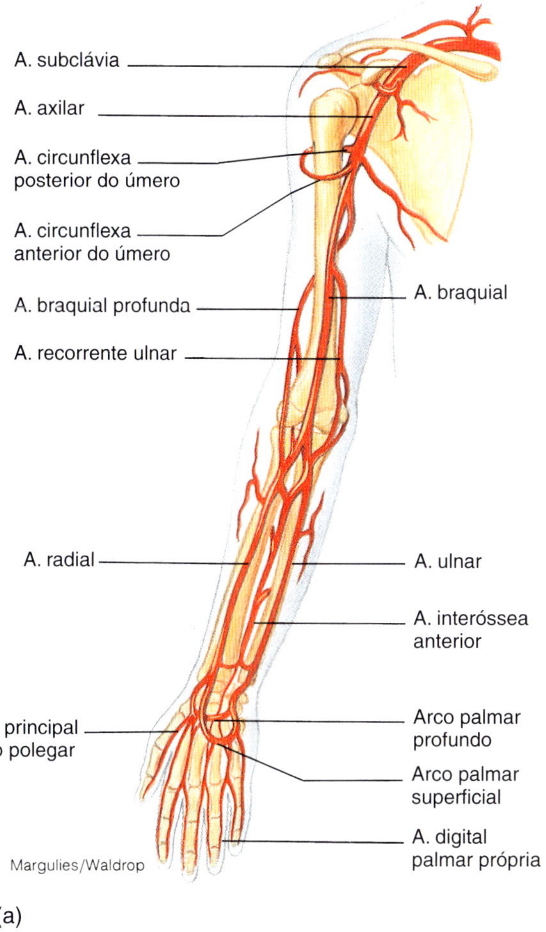

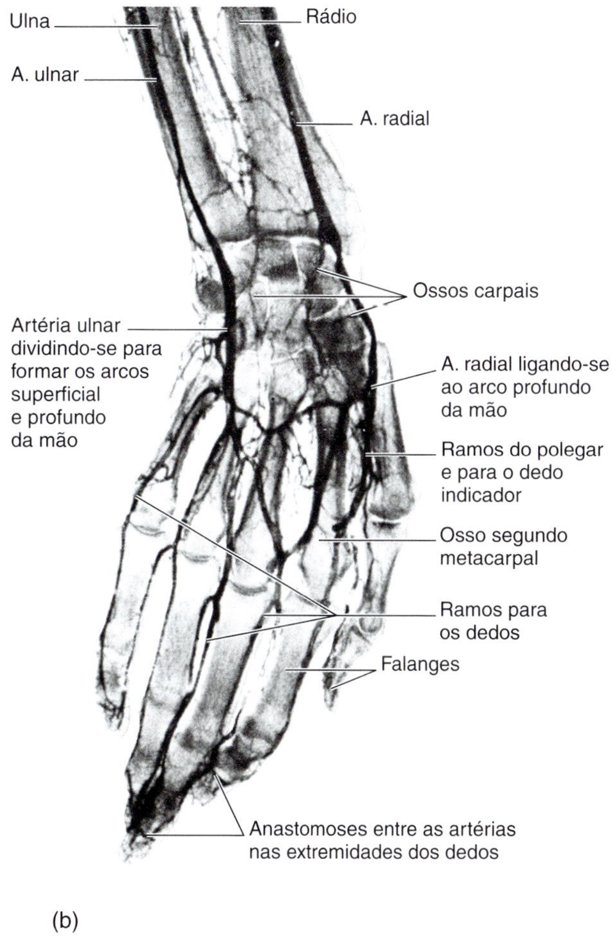

FIGURA 16.25 Artérias do membro superior direito. (*a*) Vista anterior das principais artérias, e (*b*) uma radiografia do antebraço e da mão após injeção de contraste radiopaco das artérias.

ricárdio. O **tronco costocervical** ramifica-se para atender os músculos intercostais superiores, os músculos posteriores do pescoço e a medula espinal e suas meninges. Um ramo da artéria torácica interna irriga os músculos e tecidos (glândulas mamárias) da parede torácica anterior.

A **artéria axilar** é a continuação da artéria subclávia quando ela passa na região axilar (figs. 16.25 e 16.26). A artéria axilar é a parte da artéria principal do membro superior entre a margem lateral da primeira costela e a margem inferior do músculo redondo maior. Vários pequenos ramos originam-se da artéria axilar e irrigam os tecidos da parte superior do tórax e da região do ombro.

A **artéria braquial** é a continuação da artéria axilar na região braquial. A artéria braquial coloca-se no lado medial do úmero, onde está o ponto principal de pressão e o local mais comum para determinar a pressão sangüínea. Uma **artéria braquial profunda** origina-se da artéria braquial e curva-se posteriormente próximo ao nervo radial para suprir o músculo tríceps braquial. Dois ramos mais da artéria braquial, a **artéria circunflexa posterior do úmero** e a **artéria circunflexa anterior do úmero**, formam um anel contínuo de vasos em torno da porção proximal do úmero.

Próximo à fossa cubital, a artéria braquial divide-se em **artérias radial** e **ulnar**, que irrigam o antebraço e uma porção da mão e dos dedos. A artéria radial apresenta trajeto descendente e lateral, ou do lado radial do braço, onde envia numerosos pequenos ramos aos músculos do antebraço. A **artéria interóssea anterior** se estende profundamente no interior do antebraço entre as artérias radial e ulnar. A **artéria recorrente radial** serve a região do cotovelo e é o primeiro e maior ramo da artéria radial. A artéria radial é importante como local de registro da pulsação próximo ao punho.

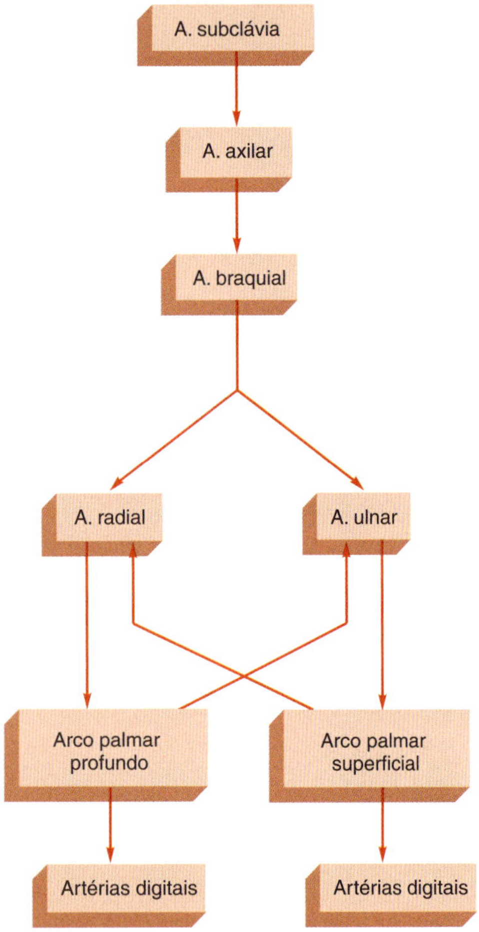

FIGURA 16.26 Trajeto do fluxo sangüíneo arterial da artéria subclávia para as artérias digitais dos dedos.

A artéria ulnar apresenta trajeto descendente medial, ou do lado ulnar do antebraço, e fornece vários pequenos ramos para os músculos desse lado. Ela, também, tem um ramo inicial grande, a **artéria recorrente ulnar**, que se origina da parte proximal perto do cotovelo. No punho, as artérias ulnar e radial se anastomosam para formar os **arcos palmares superficial** e **profundo**. As **artérias metacarpais** da mão (não mostradas) originam-se do arco palmar profundo, e as **artérias digitais** dos dedos se originam do arco palmar superficial.

Ramos da Parte Torácica da Aorta

A **parte torácica da aorta** é a continuação do arco da aorta quando ela desce através da cavidade torácica até o diafragma. Este vaso grande fornece ramos aos órgãos e músculos da região torácica. Estes ramos incluem os **ramos pericárdicos** que vão ao pericárdio do coração; os **ramos bronquiais** para a circulação sistêmica dos pulmões; os **ramos esofágicos** para o esôfago ao passar pelo mediastino; as **artérias segmentares intercostais posteriores**, que suprem os músculos intercostais e as estruturas da parede do tórax (fig. 16.27); e as **artérias frênicas superiores**, que irrigam o diafragma. Esses vasos estão resumidos de acordo com suas localizações e funções na tabela 16.5.

Ramos da Parte Abdominal da Aorta

A **parte abdominal da aorta** é o segmento da aorta entre o diafragma e o nível da quarta vértebra lombar, onde ela se divide em **artérias ilíacas comuns direita** e **esquerda**. As pequenas **artérias frênicas inferiores** que servem o diafragma são os primeiros vasos a se originarem da parte abdominal da aorta. O próximo vaso é o curto e calibroso **tronco celíaco**, um vaso ímpar que se divide imediatamente em três artérias: a **esplênica**, que se dirige ao baço; a **gástrica esquerda**, para o estômago; e a **hepática comum**, que se dirige ao fígado (figs. 16.28 e 16.29).

A **artéria mesentérica superior** é outro vaso ímpar. Origina-se, anteriormente, da parte abdominal da aorta, logo abaixo do tronco celíaco. A artéria mesentérica superior irriga o intestino delgado (exceto uma parte do duodeno), o ceco, o apêndice vermiforme, o colo ascendente e dois terços proximais do colo transverso.

Os próximos vasos maiores que se originam da parte abdominal da aorta são o par de **artérias renais** que conduzem sangue para os rins. Pequenas **artérias supra-renais** médias, localizadas logo acima das artérias renais, destinam-se às glândulas supra-renais. As **artérias testiculares** no homem e as **ováricas** na mulher são pequenos vasos pares que se originam da parte abdominal da aorta logo abaixo das artérias renais. Esses vasos irrigam as gônadas.

A **artéria mesentérica inferior** é o último ramo principal da aorta. É um vaso anterior, ímpar, que se origina imediatamente antes da bifurcação para constituir as artérias ilíacas. A mesentérica inferior supre o terço distal do colo transverso, o colo descendente, o colo sigmóide e o reto.

Várias **artérias lombares** ramificam-se posteriormente da parte abdominal da aorta ao longo de sua extensão e suprem os músculos e a medula espinal na região lombar. Além disso, um ramo ímpar, a **artéria sacral mediana** (fig. 16.30) origina-se da porção posterior terminal da parte abdominal da aorta para irrigar o sacro e o cóccix.

Artérias da Pelve e dos Membros Inferiores

A parte abdominal da aorta termina na parede posterior da pelve quando se bifurca nas artérias ilíacas comuns direita e esquerda. Estes vasos descem aproximadamente 5 cm em seus lados respectivos e terminam dividindo-se em *artérias ilíacas interna* e *externa*.

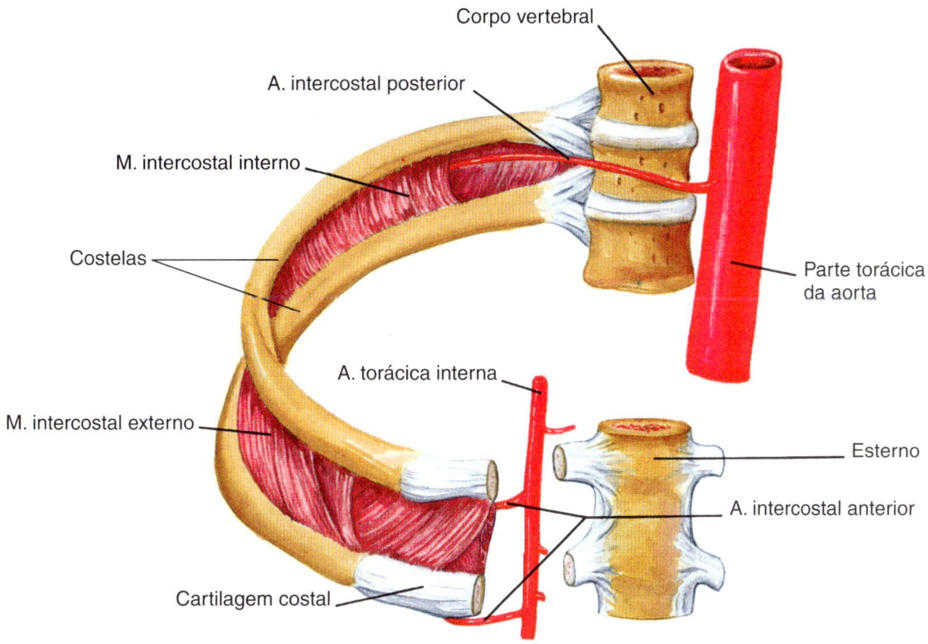

FIGURA 16.27 Artérias que irrigam a parede torácica.

TABELA 16.5 Segmentos e Ramos da Aorta

Segmento da Aorta	Ramo Arterial	Região em Geral ou Órgão Servido
Parte ascendente da aorta	Aa. coronárias direita e esquerda	Coração
Arco da aorta	Tronco braquiocefálico	
	A. carótida comum direita	Lado direito da cabeça e do pescoço
	A. subclávia direita	Ombro e membro superior direitos
	A. carótida comum esquerda	Lado esquerdo da cabeça e do pescoço
	A. subclávia esquerda	Ombro e membro superior esquerdos
Parte torácica da aorta	Ramos pericárdicos	Pericárdio do coração
	Aa. intercostais posteriores	Músculos intercostais e torácicos e pleuras.
	Ramos bronquiais	Brônquios dos pulmões
	Aa. frênicas superiores	Face superior do diafragma
	Ramos esofágicos	Esôfago
Parte abdominal da aorta	Aa. frênicas inferiores	Face inferior do diafragma
	Tronco celíaco	
	A. hepática comum	Fígado, parte do pâncreas e do duodeno
	A. gástrica esquerda	Estômago e esôfago
	A. esplênica	Baço, pâncreas e estômago
	A. mesentérica superior	Intestino delgado, pâncreas, ceco, apêndice vermiforme, colo ascendente e colo transverso
	Aa. supra-renais médias	Glândulas supra-renais
	Aa. lombares	Músculos e medula espinal da região lombar
	Aa. renais	Rins
	Aa. gonadais	
	Aa. testiculares	Testículo
	Aa. ováricas	Ovários
	A. mesentérica inferior	Colo transverso, colo descendente, colo sigmóide e reto
	Aa. ilíacas comuns	
	Aa. ilíacas externas	Membros inferiores
	Aa. ilíacas internas	Órgãos genitais e músculos glúteos

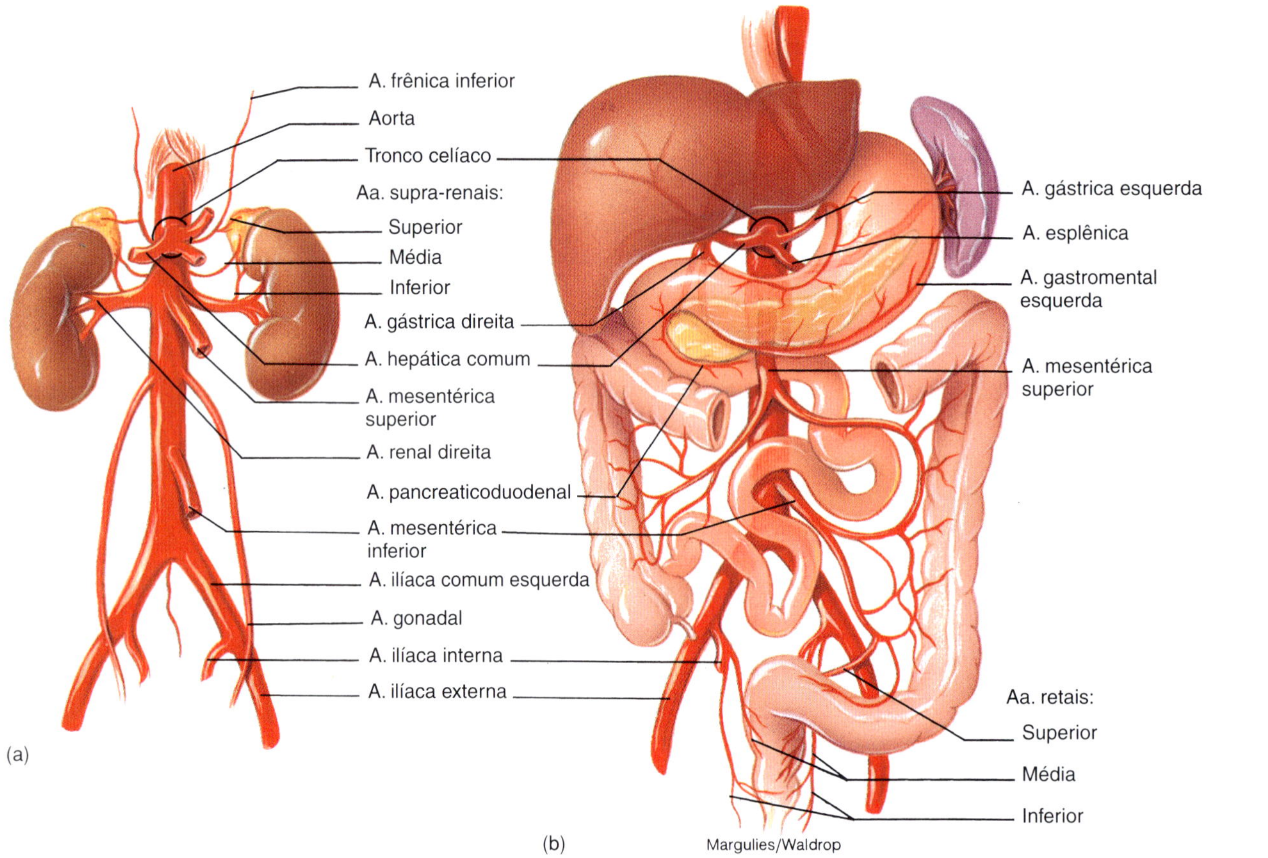

FIGURA 16.28 Vista anterior da parte abdominal da aorta e seus principais ramos. Em (*a*) as vísceras abdominais foram removidas; em (*b*) elas estão mantidas.

A *artéria ilíaca interna* tem numerosos ramos para suprir com sangue arterial os músculos glúteos e os órgãos da região pélvica (fig. 16.30). A parede da pelve é irrigada pelas **artérias iliolombar** e **sacral lateral**. Os órgãos viscerais internos da pelve são servidos pelas **artérias retal média**, e **vesicais superior**, **média** e **inferior** para a bexiga urinária. Além disso, as **artérias uterina** e **vaginal**, ramos das artérias ilíacas internas, servem os órgãos genitais da mulher. Os músculos da região glútea são nutridos pelas **artérias glúteas superior** e **inferior**. Alguns músculos superiores e mediais da coxa são supridos com sangue pela **artéria obturatória**. A **artéria pudenda interna** da artéria ilíaca interna fornece ramos para os músculos do períneo e genitais externos. Durante a excitação sexual ela fornece o sangue para a ereção vascular do pênis no homem e do clitóris na mulher.

A artéria ilíaca externa passa por fora da cavidade pélvica, profundamente ao ligamento inguinal (fig. 16.31) para se tornar a **artéria femoral**. Contudo, dois ramos originam-se da artéria ilíaca externa antes que ela passe sob o ligamento inguinal. Um é a **artéria epigástrica inferior**, ramo da artéria ilíaca externa que se dirige superiormente para suprir a pele e os músculos da parede abdominal. O outro é a **artéria circunflexa ilíaca profunda**, um pequeno ramo que se estende lateralmente para suprir os músculos inseridos na fossa ilíaca.

A artéria femoral passa através de uma área chamada **trígono femoral** na parte superior e medial da coxa (figs. 16.31 e 16.32). Neste ponto, está próxima da superfície e sua pulsação pode ser palpada. Vários vasos se originam da artéria femoral para a região da coxa. O maior destes, a **artéria femoral profunda**, passa posteriormente para irrigar os músculos da região posterior da coxa. As **artérias circunflexa femoral lateral** e **circunflexa femoral medial** circundam a extremidade proximal do fêmur e servem os músculos da região. A artéria femoral torna-se **poplítea** quando passa para a face posterior do joelho.

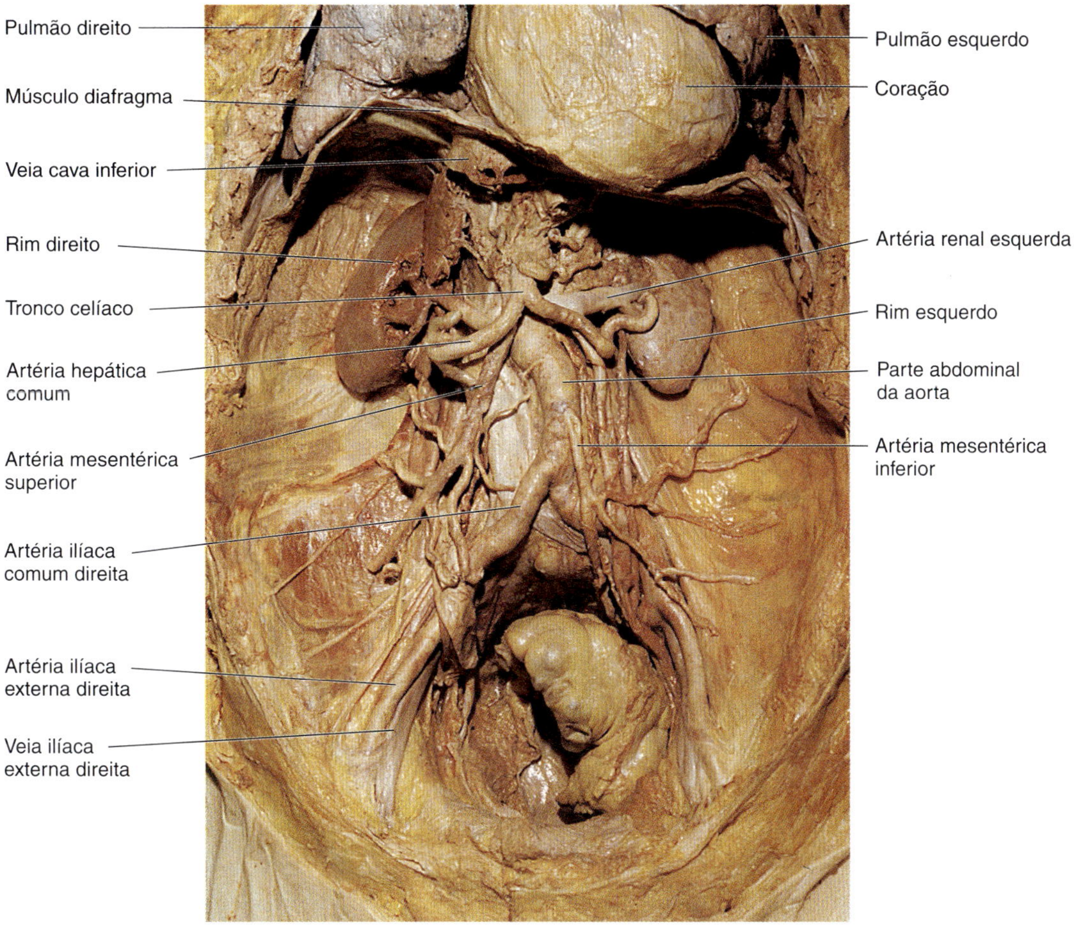

FIGURA 16.29 Vista anterior das principais artérias da cavidade abdominal de um cadáver dissecado.

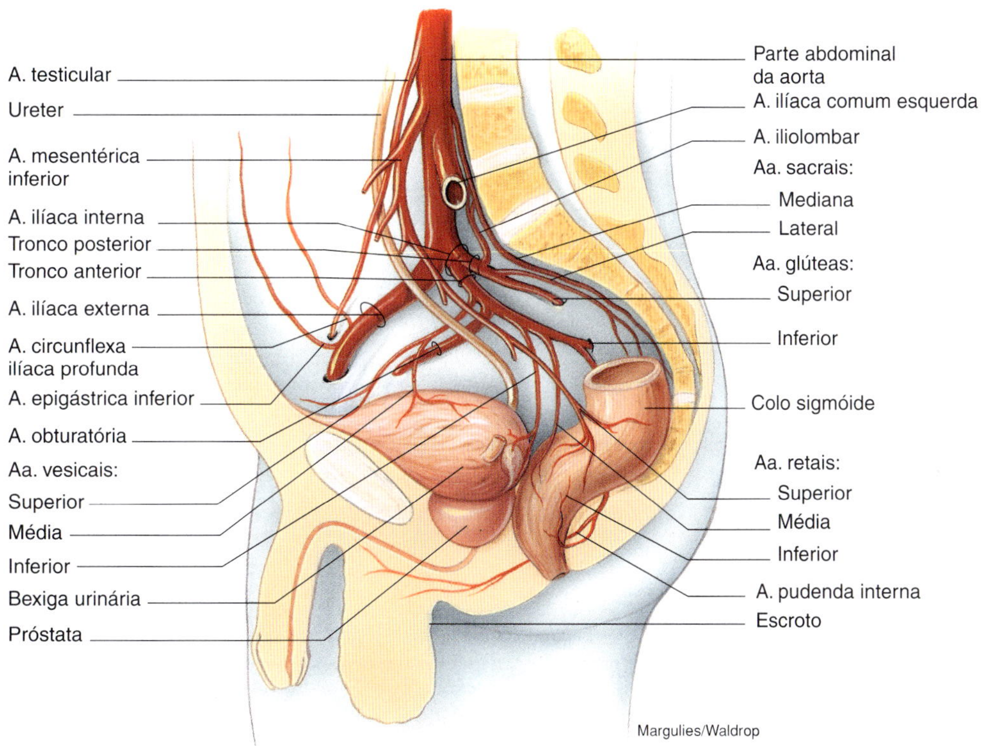

FIGURA 16.30 Artérias da região pélvica.

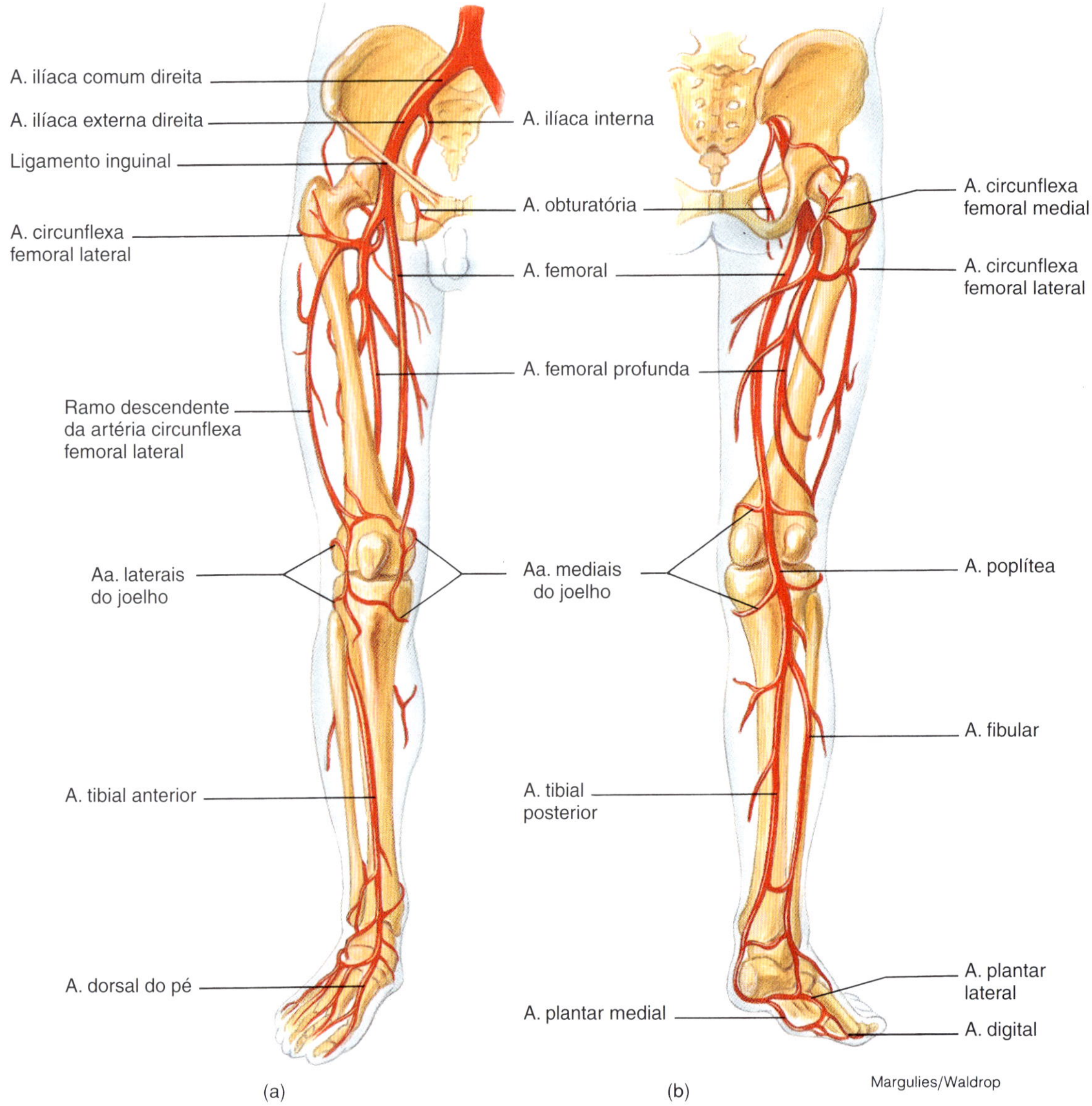

FIGURA 16.31 Artérias do membro inferior direito. (*a*) Vista anterior e (*b*) vista posterior.

Hemorragia pode ser um problema sério em muitos acidentes. Para evitar que uma vítima sangre até a morte, é importante saber onde aplicar pressão para reduzir o fluxo sangüíneo (fig. 16.33). O ponto de pressão para os membros é a artéria braquial no lado medial do braço e a artéria femoral na virilha. A pressão firmemente aplicada nessas regiões diminui grandemente o fluxo de sangue para áreas traumatizadas situadas abaixo. Um torniquete pode ter que ser aplicado se o sangramento for muito grave com risco de vida.

A artéria poplítea envia pequenos ramos para a articulação do joelho, e em seguida divide-se nas **artérias tibial anterior** e **tibial posterior** (fig. 16.31). Esses vasos se dirigem às faces anterior e posterior da perna, respectivamente, fornecendo sangue para os músculos dessas regiões e para o pé.

No tornozelo, a artéria tibial anterior torna-se a **artéria dorsal do pé** que serve o tornozelo e o dorso (parte superior) do pé e em seguida contribui para a formação do **arco dorsal** do pé. Clinicamente, a palpação da artéria dorsal do pé pode fornecer informações sobre a circulação em geral porque sua pulsação é tomada na parte mais distal do corpo.

A artéria tibial posterior emite a longa **artéria fibular**, que irriga os músculos fibulares da perna. No tornozelo, a artéria ti-

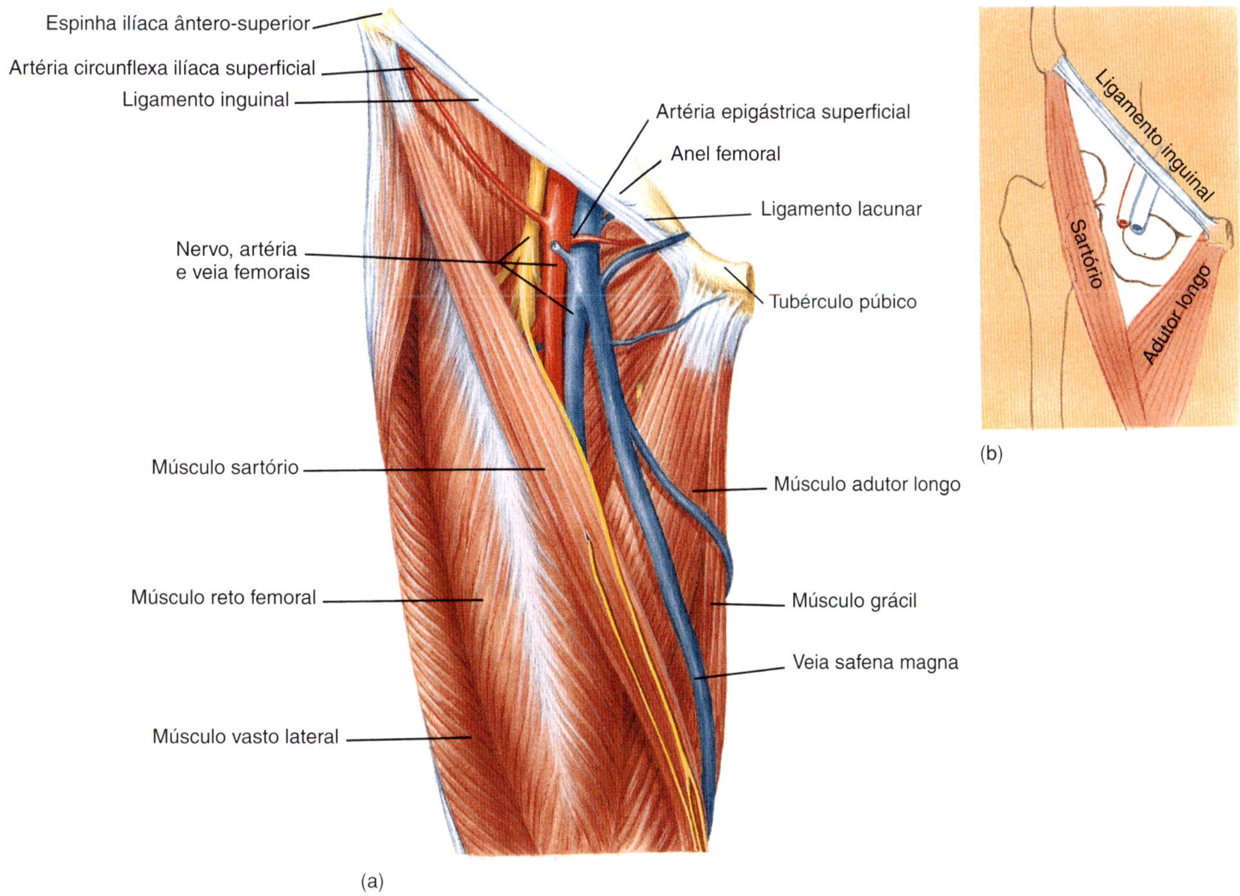

FIGURA 16.32 Trígono femoral. As estruturas no interior do trígono femoral estão expostas em (*a*); os limites do trígono estão mostrados em (*b*).

bial posterior se bifurca em **artérias plantares lateral** e **medial** que suprem a planta do pé. A artéria plantar lateral se anastomosa com a artéria dorsal do pé para formar o arco plantar, semelhante à disposição arterial da mão. As **artérias digitais** originam-se do arco plantar para irrigar os dedos do pé.

Avaliação de Conhecimentos

17. Descreva o suprimento sangüíneo do encéfalo. Onde está localizado o círculo arterial do cérebro e como é formado?
18. Descreva a importância clínica das artérias braquial e radial.
19. Descreva o trajeto arterial desde a artéria subclávia até as artérias digitais.
20. Faça uma relação das artérias que irrigam a parede abdominal inferior, os genitais externos, os músculos da região femoral posterior, a articulação do joelho e o dorso do pé.

PRINCIPAIS VEIAS DO CORPO HUMANO

Depois que o sangue sistêmico atravessa os tecidos, este sangue pobre em oxigênio retorna através das veias de diâmetros progressivamente maiores até o átrio direito do coração.

Objetivo 18 Descrever a drenagem venosa da cabeça, do pescoço e do membro superior.

Objetivo 19 Descrever a drenagem venosa do tórax, do membro inferior e da região abdominal.

Objetivo 20 Descrever os vasos envolvidos no sistema porta hepático.

Na porção venosa da circulação sistêmica, o sangue flui dos vasos menores para os maiores, de forma que uma veia recebe tributárias menores em vez de emitir ramos, como uma artéria o faz.

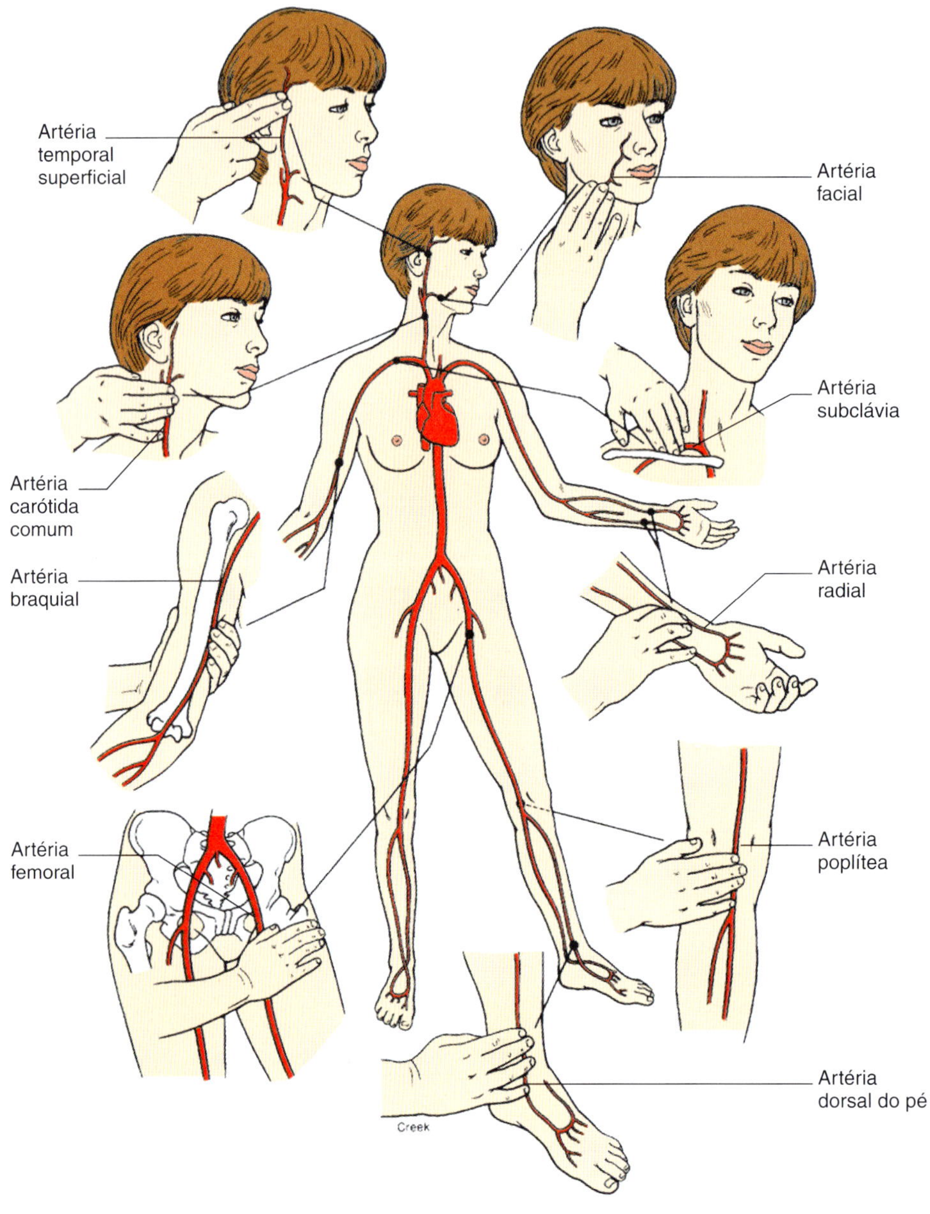

FIGURA 16.33 Pontos importantes para medir a pressão arterial e locais em que as pulsações podem ser palpadas.

As veias de todas as partes do corpo (exceto pulmões) convergem para duas veias maiores que desembocam no átrio direito: a **veia cava superior** e a **veia cava inferior** (fig. 16.34). As veias são mais numerosas do que as artérias e podem ser superficiais e profundas. As veias superficiais geralmente podem ser vistas debaixo da pele e podem ser clinicamente importantes para retirar amostras de sangue e para aplicações de injeções. As veias profundas estão próximas das artérias principais e comumente recebem denominações semelhantes. Como acontece com as artérias, as veias são denominadas de acordo com a região na qual elas se encontram ou o órgão que elas drenam. (Observe que, quando uma veia drena um órgão, o sangue drenado afasta-se desse órgão.)

Veias que Drenam a Cabeça e o Pescoço

O sangue do couro cabeludo, partes da face e regiões superficiais do pescoço é drenado pelas **veias jugulares externas** (fig. 16.35). Estes vasos descem pelas laterais do pescoço, superficialmente ao músculo esternocleidomastóideo e profundamente ao músculo platisma, e se abrem nas **veias subclávias direita** e **esquerda**, localizadas logo atrás das clavículas.

jugular: L. *jugulum*, garganta ou pescoço

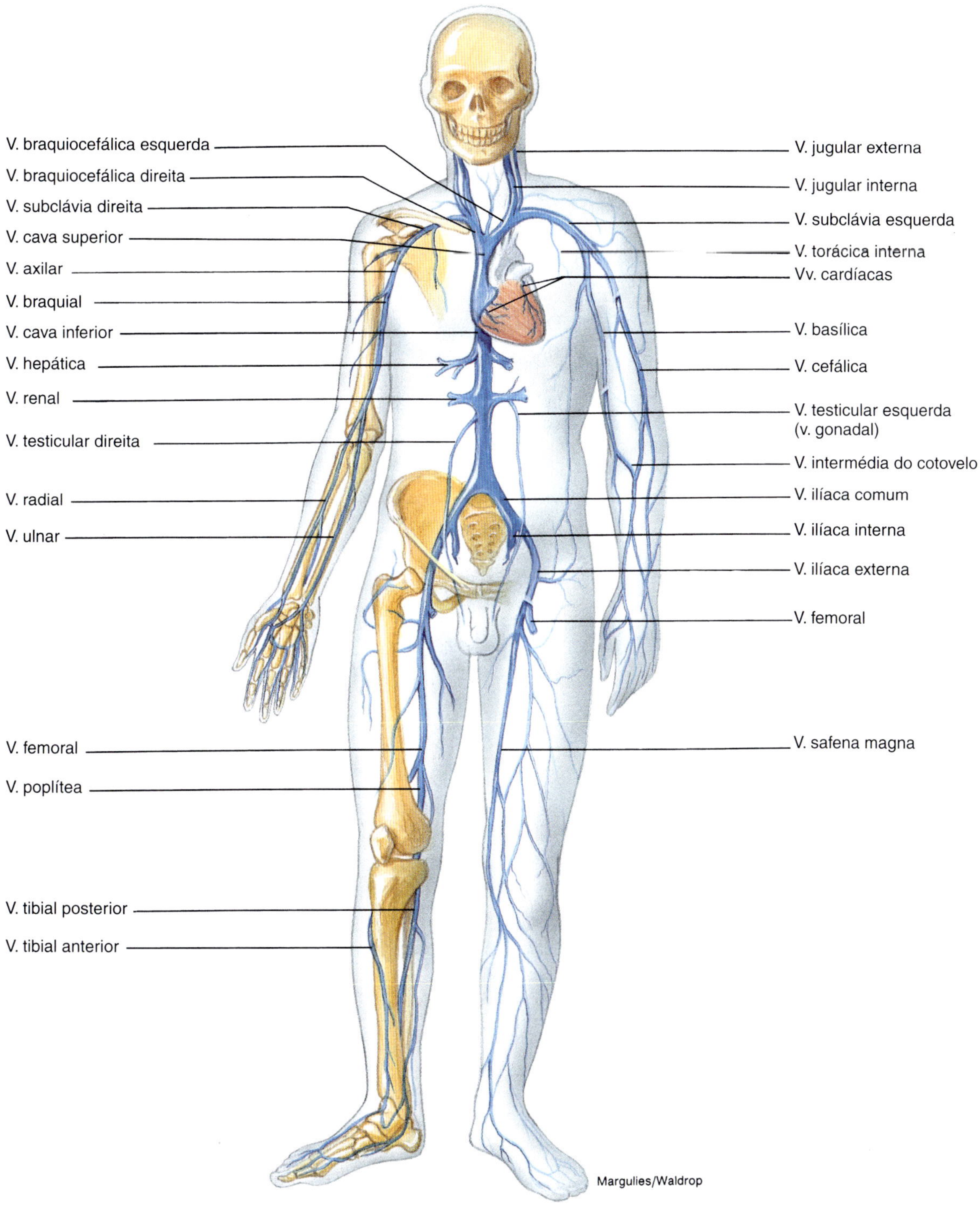

FIGURA 16.34 Principais veias do corpo. Veias superficiais estão representadas nos membros esquerdos e veias profundas nos membros direitos.

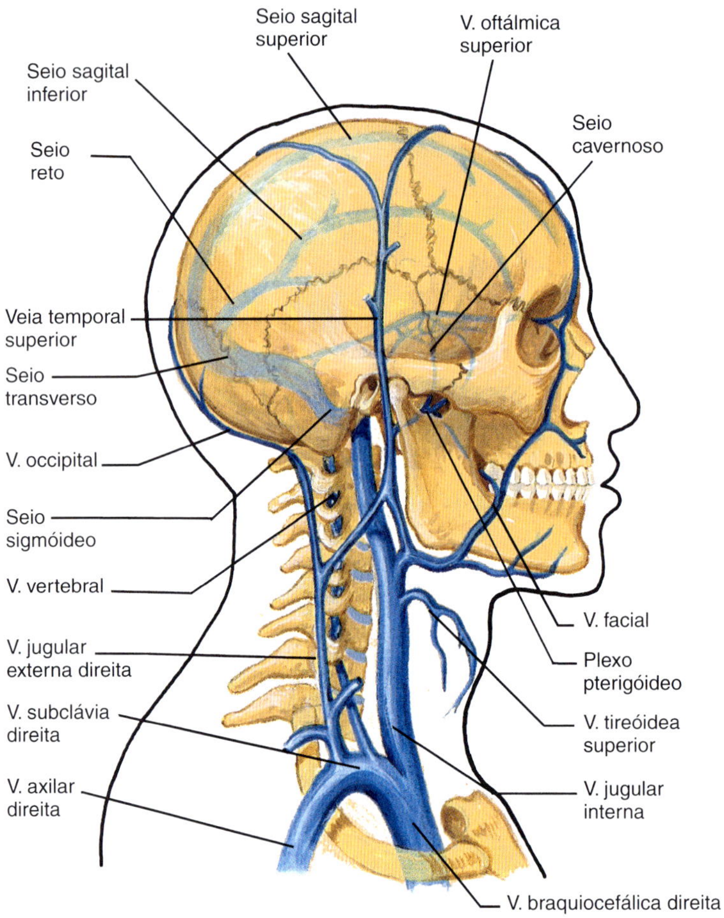

FIGURA 16.35 Veias que drenam a cabeça e o pescoço. (Observe os seios venosos da dura-máter que drenam o sangue do encéfalo para a veia jugular interna.)

O par de **veias jugulares internas** drena o sangue do encéfalo, das meninges e das regiões profundas da face e do pescoço. As veias jugulares internas são maiores e mais profundas do que as veias jugulares externas. Elas se originam a partir de numerosos seios da **dura-máter** (fig. 16.35), uma série de canais pares e ímpares posicionados entre as duas camadas da dura-máter. Os seios da dura-máter por sua vez, recebem o sangue das **veias cerebrais**, **cerebelares**, **oftálmicas** e **meníngeas**.

A veia jugular interna desce pelo pescoço adjacente à artéria carótida comum e ao nervo vago. Todas estas três estruturas estão envolvidas pela protetora *bainha carótica* e estão posicionadas atrás do músculo esternocleidomastóideo. A convergência da veia jugular interna com a veia subclávia forma a grande **veia braquiocefálica** de cada lado. As duas veias braquiocefálicas em seguida unem-se para formar a veia cava superior, que desemboca no átrio direito do coração (veja fig. 16.34).

A veia jugular externa é o vaso visto nos lados do pescoço quando uma pessoa está zangada ou usando um colarinho apertado. Você pode voluntariamente distender esta veia executando a *manobra de Valsalva*. Para tanto, respire profundamente, segure enquanto você contrai fortemente seus músculos abdominais como em uma expiração forçada. Este procedimento é executado automaticamente quando se ergue um objeto pesado ou quando se defeca. O aumento da pressão torácica que resulta comprime a veia cava inferior e interfere no retorno do sangue para o átrio direito. Assim, a manobra de Valsalva pode ser perigosa se executada por um indivíduo com doença cardiovascular.

Veias do Membro Superior

O membro superior apresenta drenagem superficial e profunda (fig. 16.36 e fig. 16.37). As veias superficiais são altamente

manobra de Valsalva: de Antonio Valsalva, anatomista italiano, 1666-1723

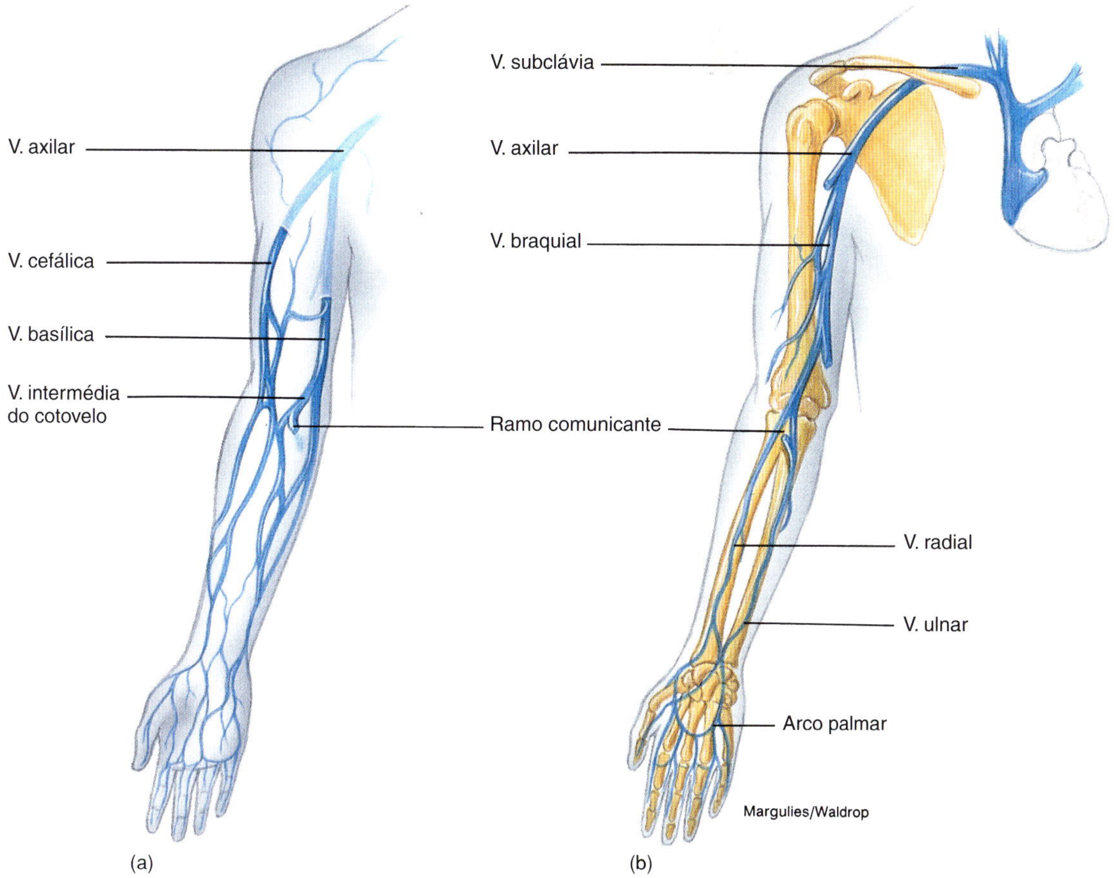

FIGURA 16.36 Vista anterior das veias que drenam o membro superior direito. (*a*) Veias superficiais e (*b*) veias profundas.

variáveis e formam uma extensa rede sob a pele. As veias profundas acompanham as artérias da mesma região e recebem nomes semelhantes. As veias profundas do membro superior serão descritas inicialmente.

As **veias radiais** no lado lateral do antebraço e as **veias ulnares** no lado medial drenam o sangue dos **arcos profundo** e **superficial** da mão. As veias radial e ulnar unem-se na fossa cubital para formar a **veia braquial**, que continua subindo pelo lado medial do braço.

Os principais vasos superficiais do membro superior são a **veia basílica** e a **veia cefálica**. A veia basílica passa pelo lado ulnar do antebraço e medial do braço. Próximo à cabeça do úmero, a veia basílica une-se com a veia braquial para formar a **veia axilar**.

A veia cefálica drena a porção superficial da mão e do antebraço do lado radial, e em seguida continua para cima no lado lateral do braço. Na região do ombro, a veia cefálica atravessa a fáscia e junta-se à veia axilar. A veia axilar passa em seguida pela primeira costela para se tornar a veia subclávia, que se une com a veia jugular interna para formar a veia braquiocefálica de cada lado.

Superficialmente, na fossa cubital do cotovelo, a **veia intermédia do cotovelo** une a veia cefálica do lado lateral com a veia basílica do lado medial. A veia intermédia do cotovelo é um local freqüente para punção venosa para retirar amostras de sangue ou introduzir líquidos ao sangue.

Veias do Tórax

A veia cava superior, formada pela união das duas veias braquiocefálicas, drena o sangue venoso da cabeça, do pescoço e do membro superior diretamente no átrio direito do coração. Nesses grandes vasos faltam as valvas que são características da maioria das outras veias do corpo.

Além de receber o sangue das veias braquiocefálicas, a veia cava superior recolhe o sangue do sistema ázigo das veias que se originam na parede torácica posterior (figs. 16.38 e 16.39). A **veia ázigo** estende-se superiormente ao longo da parede abdomi-

ázigo: G. *a*, sem; *zygon*, par

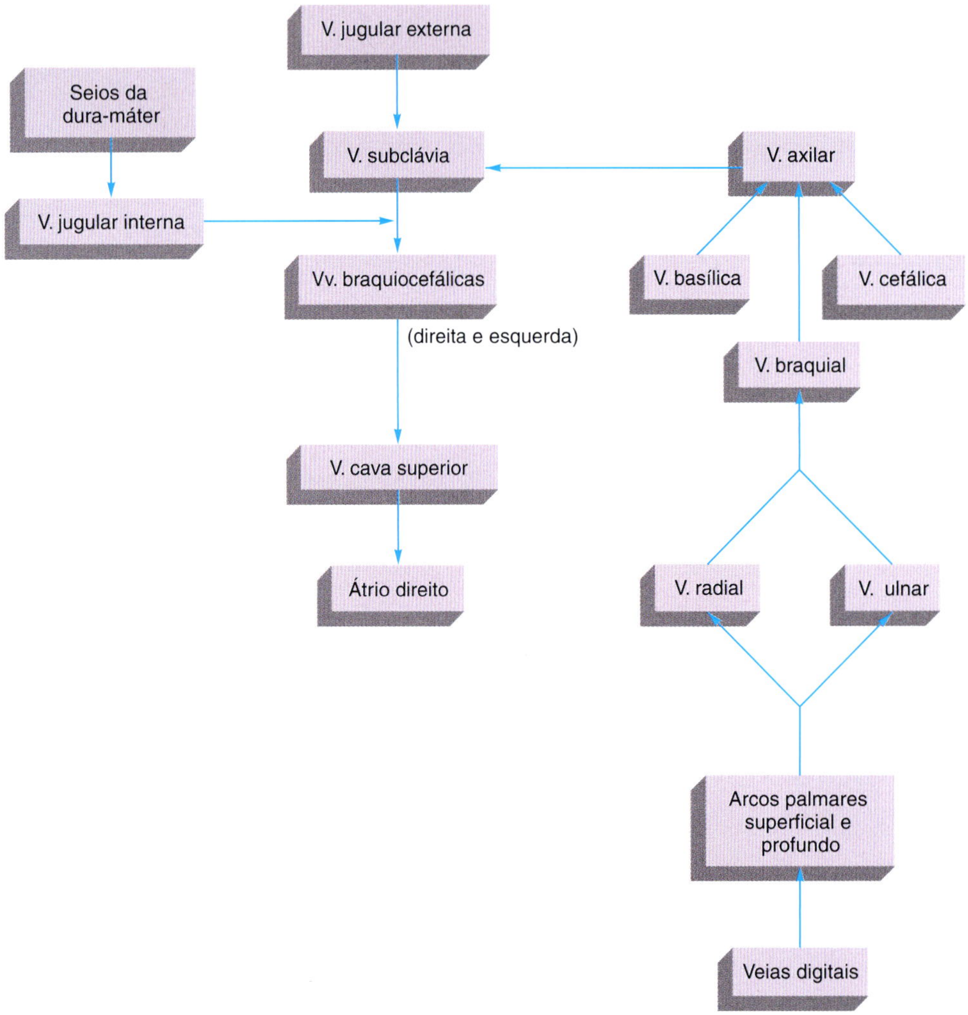

FIGURA 16.37 Retorno venoso do sangue da cabeça e do membro superior ao coração.

nal posterior e parede torácica no lado direito da coluna vertebral. Ela sobe pelo mediastino para desembocar na veia cava no nível da quarta vértebra torácica. Tributárias da ázigo incluem as **veias lombares ascendentes** (não representadas), que drenam as regiões lombar e sacral; **veias intercostais posteriores**, que drenam os músculos intercostais; a **veia hemiázigo acessória** e a **veia hemiázigo**, que constituem as maiores tributárias à esquerda da coluna vertebral.

Veias do Membro Inferior

Os membros inferiores, como os membros superiores, possuem ambos os agrupamentos de veias profundas e superficiais (fig. 16.40). As veias profundas acompanham as artérias correspondentes e possuem mais valvas do que as veias superficiais. As veias profundas serão descritas inicialmente.

As **veias tibiais posteriores** e **anteriores** originam-se no pé e seguem para cima atrás e na frente da tíbia até a região posterior do joelho, onde elas se unem para formar a **veia poplítea**. A veia poplítea recebe o sangue da região do joelho. Logo acima do joelho, esse vaso torna-se a **veia femoral**. A veia femoral por sua vez sobe pela coxa e recebe o sangue da **veia femoral profunda** próximo à virilha. Logo acima deste ponto, a veia femoral recebe o sangue da **veia safena magna** e em seguida torna-se a **veia ilíaca externa** ao passar sob o ligamento inguinal. A veia ilíaca externa curva-se para cima no nível da articulação sacroilíaca, onde se une com a **veia ilíaca interna** das regiões pélvica e genital para formar a **veia ilíaca comum**. No nível da quinta vértebra lombar, as veias ilíacas comuns direita e esquerda se unem para formar a grande veia cava inferior (fig. 16.40).

safena: L. *saphena*, escondida

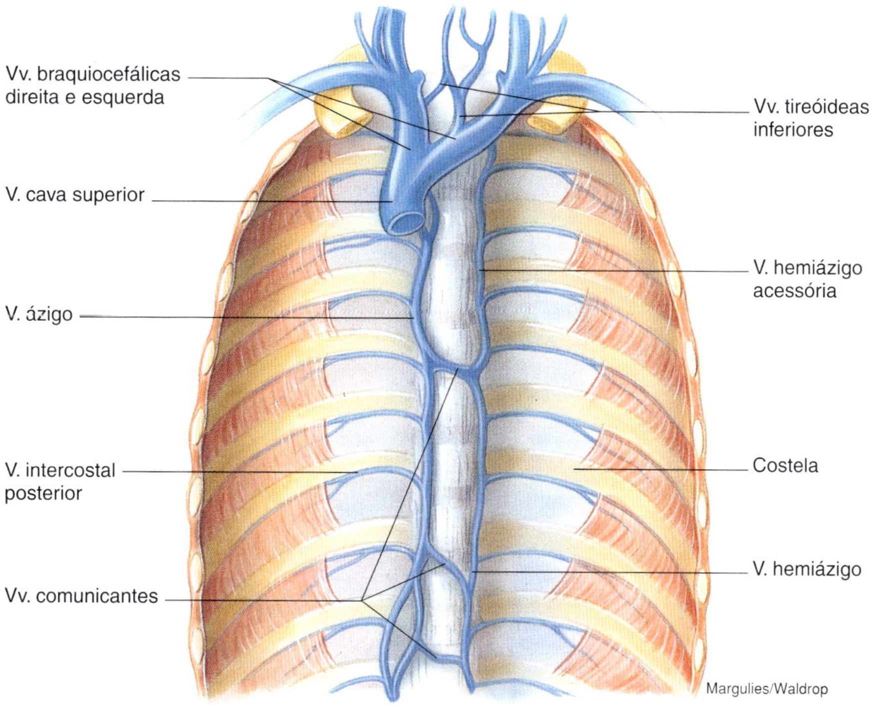

FIGURA 16.38 Veias da região torácica. (Os pulmões e o coração foram removidos.)

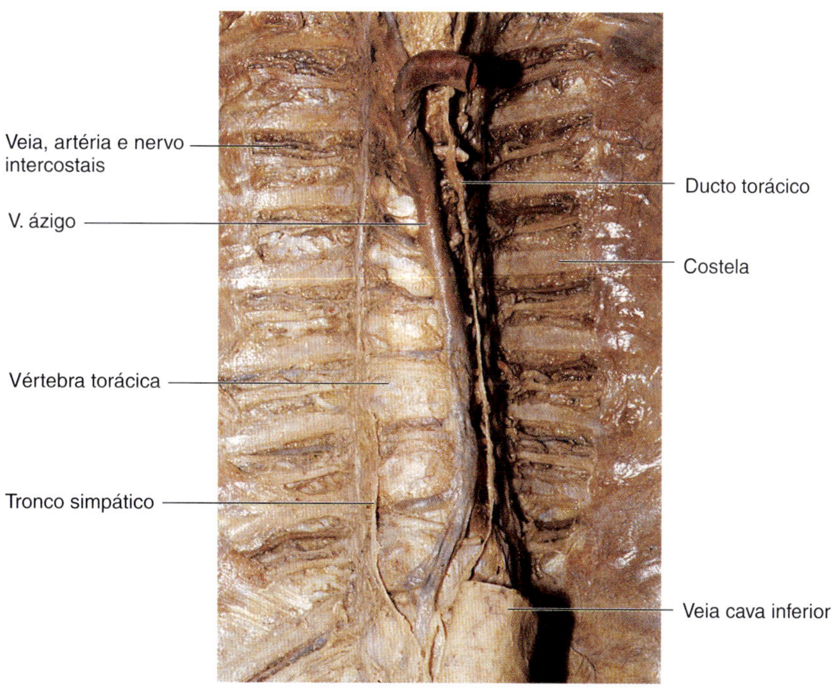

FIGURA 16.39 Vista anterior das veias torácicas profundas de um cadáver dissecado.

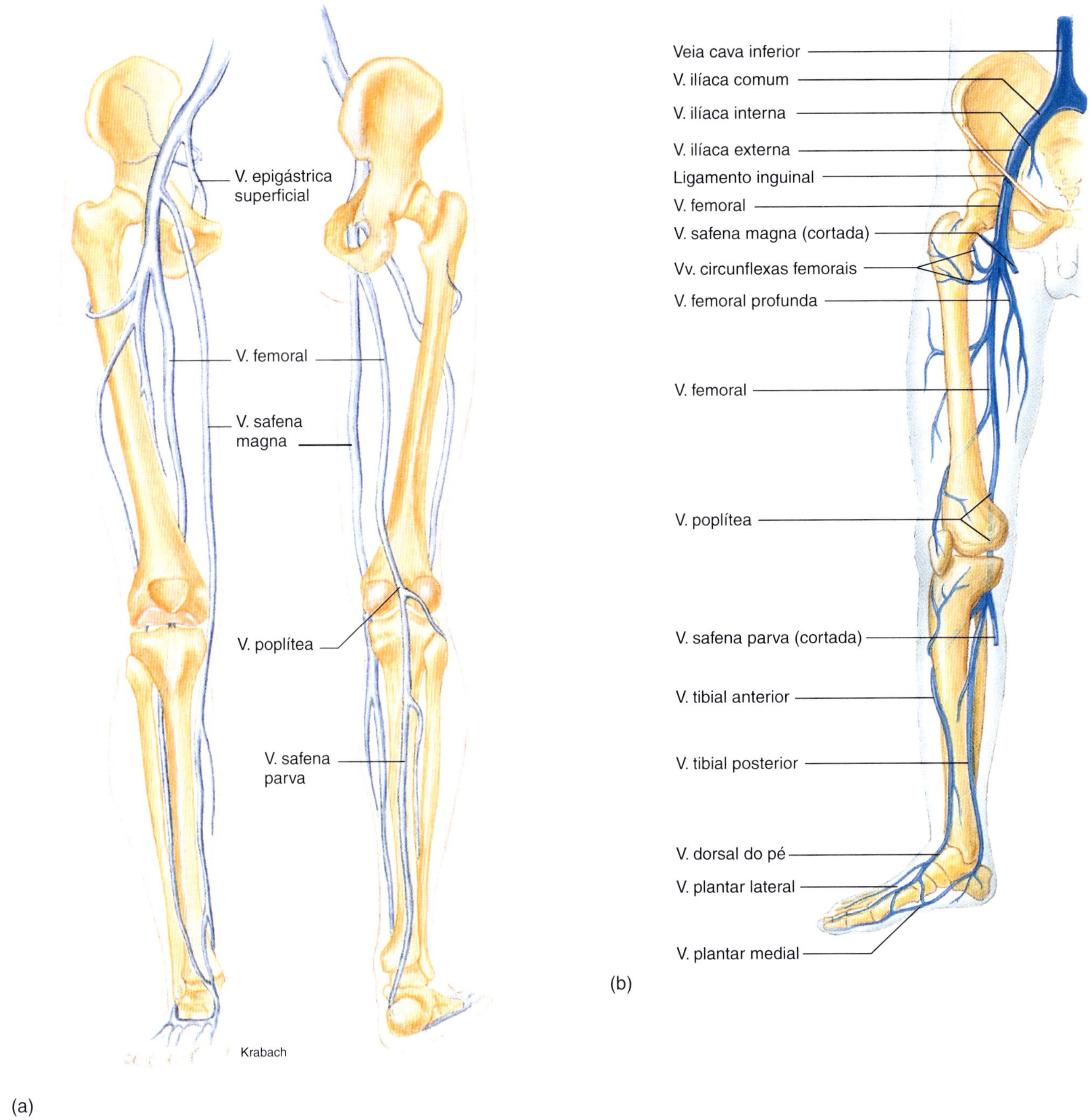

FIGURA 16.40 Veias do membro inferior. (*a*) Veias superficiais, faces medial e posterior; (*b*) veias profundas, vista medial.

As veias superficiais do membro inferior são as **veias safenas parva** e **magna**. A veia safena parva origina-se do lado lateral do pé e sobe profundamente à pele ao longo da face posterior da perna. Desemboca na veia poplítea na região posterior do joelho. A veia safena magna, o mais longo vaso do corpo, origina-se no lado medial do pé e sobe ao longo das superfícies mediais da perna e da coxa antes de desembocar na veia femoral. A veia safena magna é freqüentemente cortada e usada como ponte nas cirurgias dos vasos coronários. Se uma veia superficial for removida, o retorno do sangue do membro é feito através das veias profundas.

Veias da Região Abdominal

A **veia cava inferior**, paralela à parte abdominal da aorta, fica à sua direita e sobe pela cavidade abdominal para atravessar o diafragma e entrar no átrio direito (veja fig. 16.34). Em diâmetro é o maior vaso do corpo, e é formada pela união das duas veias ilíacas comuns que drenam a parte inferior. Quando a veia cava inferior ascende ao longo da cavidade abdominal, recebe tributárias das veias que correspondem em nome e posição às artérias previamente descritas.

Quatro pares de **veias lombares** (não mostradas) drenam a parede abdominal posterior, a coluna vertebral e a medula espinal. As **veias renais** drenam o sangue dos rins e ureteres na veia cava inferior. A **veia testicular direita** nos homens (ou **veia ovárica direita** nas mulheres) drena as gônadas correspondentes, e a **veia supra-renal direita** drena a glândula supra-renal direita. Esses vasos se abrem na veia cava inferior. A **veia testicular esquerda** (ou **veia ovárica esquerda**) e a **veia supra-renal esquerda**, ao contrário, desembocam na veia renal esquerda. As **veias frênicas inferiores** recebem o sangue do lado inferior do diafragma e desembocam na veia cava inferior. As **veias hepáticas direita** e **esquerda** originam-se dos capilares sinusóides do fígado e se abrem na veia cava inferior imediatamente abaixo do diafragma.

Observe que a veia cava inferior não recebe sangue diretamente do trato gastrointestinal, do pâncreas ou do baço. Em vez disso, o fluxo venoso desses órgãos passa primeiramente através dos capilares no fígado.

Sistema Porta Hepático

Um *sistema porta* é um tipo de circulação em que os vasos que drenam um grupo de capilares liberam sangue em um segundo grupo de capilares, que por sua vez são drenados por um sistema comum de veias sistêmicas que conduzem o sangue para a veia cava e átrio direito do coração. Temos assim dois leitos capilares em série. O **sistema porta hepático** é constituído de veias que drenam o sangue dos capilares dos intestinos, do pâncreas, do baço, do estômago e da vesícula biliar para os capilares do fígado (chamados *sinusóides*). As **veias hepáticas direita** e **esquerda**, que drenam o sangue venoso do fígado, abrem-se na veia cava inferior (fig. 16.41). Como conseqüência do sistema porta hepático, o produto absorvido da digestão necessita primeiro passar pelo fígado antes de entrar na circulação geral.

A **veia porta hepática** é o grande vaso que recebe o sangue dos órgãos digestórios. É formada pela união da **veia mesentérica superior**, que drena sangue rico em nutrientes do intestino delgado, com a **veia esplênica**, que drena o baço. A veia esplênica é dilatada por causa da convergência das seguintes tributárias: (1) **veia mesentérica inferior** do intestino grosso, (2) **veia pancreática do pâncreas** e (3) **veia gastromental esquerda** do estômago. A **veia gastromental direita** drena diretamente na veia mesentérica superior.

Três veias adicionais abrem-se na veia porta. As **veias gástricas direita** e **esquerda** drenam a curvatura menor do estômago e a **veia cística** drena o sangue da vesícula biliar.

Uma das funções do fígado é desintoxicar o organismo de substâncias prejudiciais, como álcool, que é absorvido no sangue do intestino delgado. Contudo, excessivas quantidades de álcool não podem ser processadas durante uma única passagem pelo fígado e, assim, a pessoa se intoxica. Posteriormente, o fígado fica apto a processar o álcool quando o sangue circulante é exposto repetidamente aos sinusóides através da artéria hepática. Alcoólatras podem posteriormente sofrer de *cirrose* do fígado quando o tecido normal do fígado for destruído.

Em resumo, é importante observar que os sinusóides do fígado recebem sangue de duas fontes. A artéria hepática supre o fígado com sangue rico em oxigênio, enquanto a veia porta transporta sangue rico em nutrientes do intestino delgado para processamento. Essas duas fontes de sangue se misturam nos sinusóides do fígado. As células do fígado expostas a esse sangue obtêm nutrição e estão exclusivamente qualificadas (por causa de suas posições anatômicas e capacidade enzimática) para modificar a natureza química do sangue venoso que entra na circulação geral a partir do trato gastrointestinal.

Avaliação de Conhecimentos

21. Usando um fluxograma, indique a drenagem venosa da cabeça e do pescoço para a veia cava superior. Mostre a veia que pode inchar no lado do pescoço quando uma pessoa executa a manobra de Valsalva e a veia que é comumente usada como local para punção venosa.
22. Descreva as origens, posições e drenagem das veias safenas parva e magna.
23. Descreva o sistema porta hepático e comente a importância funcional deste sistema.

gastromental: G. *gastros*, estômago; L. *omental*, rendada

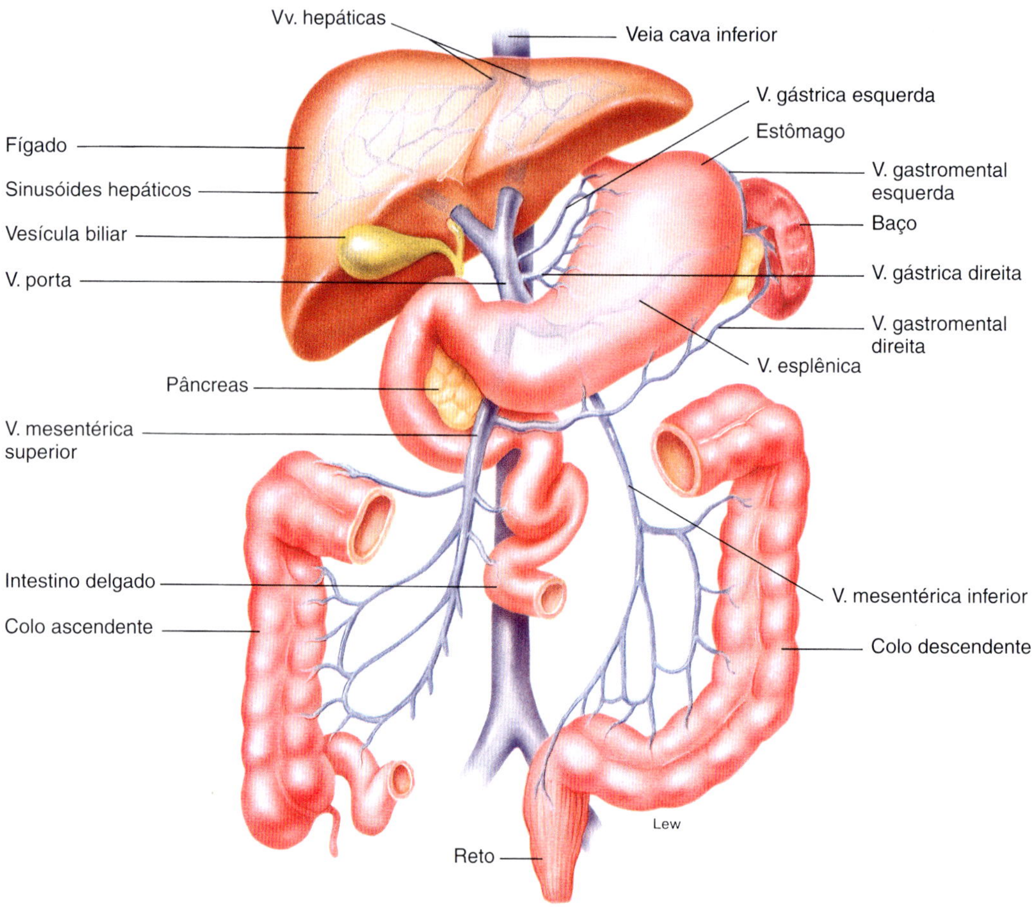

FIGURA 16.41 Sistema porta hepático.

CIRCULAÇÃO FETAL

Todas as necessidades respiratórias, excretoras e nutricionais do feto provêem por difusão através da placenta em lugar do pulmão, rim e trato gastrointestinal fetais. A circulação fetal está adaptada para essas situações.

Objetivo 21 Descrever a circulação fetal em direção da placenta e a partir da placenta.

Objetivo 22 Descrever a estrutura e a função do forame oval, do ducto venoso e do ducto arterial.

A circulação do sangue em um feto é, por necessidade, diferente da circulação do sangue em um recém-nascido (fig. 16.42). A respiração, a obtenção de nutrientes e a eliminação de resíduos metabólicos ocorrem pelo sangue materno em vez de pelos órgãos do feto. A troca capilar entre a circulação materna e a fetal ocorre no interior da **placenta** (veja fig. 22.12). Essa estrutura notável que inclui leitos capilares maternos e fetais é dispensada por ocasião do parto e secundina.

O **cordão umbilical** é a conexão entre a placenta e o umbigo fetal. Inclui uma **veia umbilical** e duas **artérias umbilicais** envolvidas por uma substância gelatinosa. Sangue oxigenado e rico em nutrientes flui pela veia umbilical para a face inferior do fígado. Nesse momento, a veia umbilical divide-se em dois ramos. Um ramo funde-se com a veia porta e o outro ramo, chamado **ducto venoso**, junta-se à veia cava inferior. Assim, o sangue oxigenado mistura-se com sangue venoso que retorna dos membros inferiores do feto antes de entrar no coração. A veia umbilical é o único vaso do feto que leva sangue completamente oxigenado.

A veia cava inferior desemboca no átrio direito do coração fetal. A maior parte do sangue passa do átrio direito para o átrio esquerdo através do **forame oval**, uma abertura entre os dois átrios. Aqui, ele se mistura com uma pequena quantidade de sangue que retorna da circulação pulmonar. O sangue passa então para o ventrículo esquerdo de onde é bombeado para a aorta e daí para o corpo do feto. Um pouco do sangue que entra no átrio direito passa para o ventrículo direito e sai do coração pelo tronco pulmonar. Como os pulmões do feto não são funcionantes, só uma porção pequena de sangue continua pela circulação pulmonar (a resistência para o fluxo do sangue é muito alta nos pul-

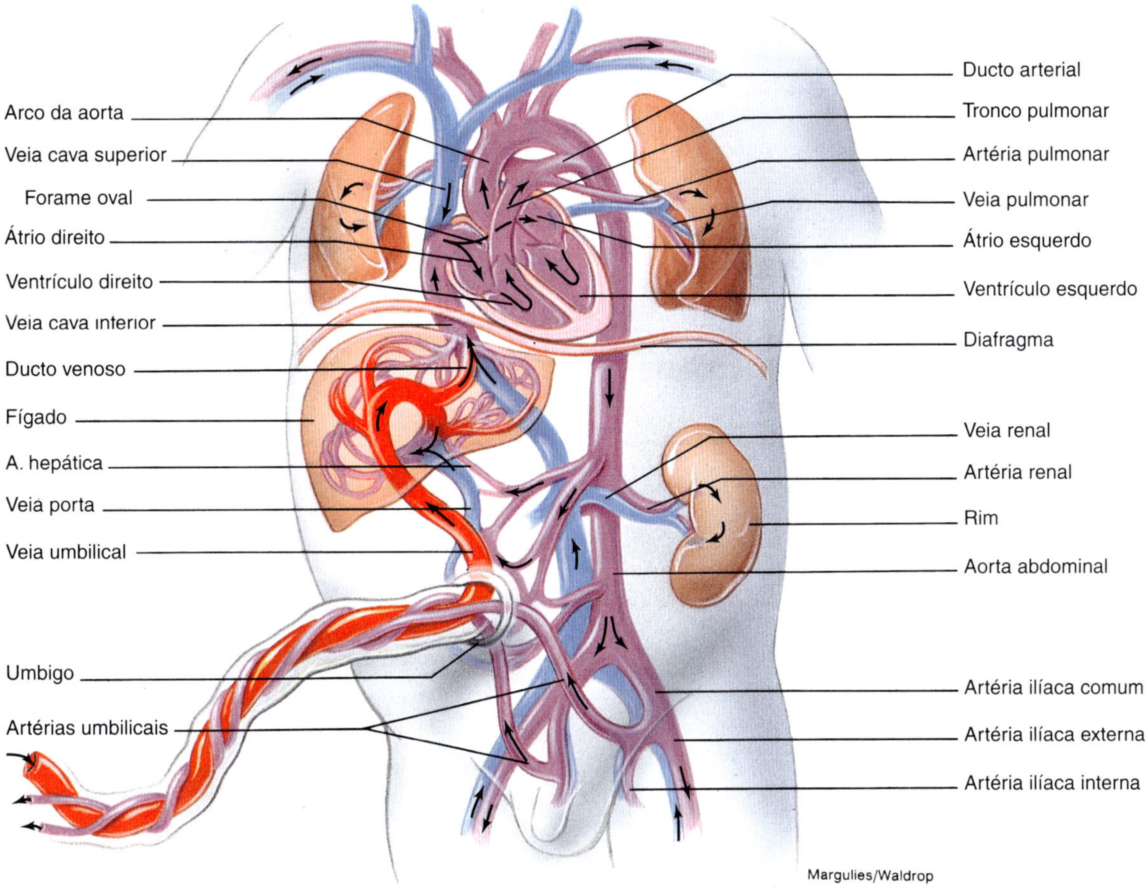

FIGURA 16.42 Circulação fetal. (As setas indicam a direção do fluxo sangüíneo.)

mões fetais colapsados). A maior parte do sangue do tronco pulmonar passa pelo **ducto arterial** em direção ao arco da aorta onde se mistura com sangue que veio do ventrículo esquerdo. O sangue retorna à placenta pelas duas artérias umbilicais que se originam das artérias ilíacas internas.

Observe que, no feto, o sangue rico em oxigênio é transportado pela veia cava inferior para o coração, e pelo forame oval e ducto arterial para a circulação sistêmica.

Mudanças importantes ocorrem no sistema cardiovascular por ocasião do nascimento. O forame oval, o ducto arterial, o ducto venoso e os vasos umbilicais já não são mais necessários. O forame oval fecha abruptamente com a primeira respiração de ar porque com a pressão reduzida no lado direito do coração forma-se uma válvula que cobre a abertura. Essa redução na pressão ocorre porque a resistência vascular para fluxo do sangue na circulação pulmonar cai abaixo daquela da circulação sistêmica quando os pulmões se enchem de ar. A pressão na veia cava inferior e no átrio direito diminuem em conseqüência da suspensão da circulação placentária.

A constrição do ducto arterial ocorre gradualmente em um período de cerca de 6 semanas depois do nascimento quando as fibras musculares lisas vasculares se contraem em resposta à alta concentração de oxigênio no sangue pós-natal. A estrutura restante do ducto arterial gradualmente atrofia e deixa de funcionar como um vaso sangüíneo. As transformações do sistema cardiovascular fetal estão resumidas na tabela 16.6.

Avaliação de Conhecimentos

24. Represente o trajeto do sangue do coração fetal até a placenta e retornando ao coração fetal.
25. Represente o trajeto do sangue oxigenado através da circulação fetal.
26. Descreva o forame oval e o ducto arterial e explique por que o sangue flui através dessas estruturas na circulação fetal.

TABELA 16.6 Estruturas Cardiovasculares do Feto e Alterações no Neonato

Estrutura	Localização	Função	Transformação no Neonato
Veia umbilical	Liga a placenta ao fígado; forma a maior parte do cordão umbilical	Transporta sangue rico em oxigênio e nutrientes da placenta para o feto	Forma o ligamento redondo do fígado
Ducto venoso	Desvio venoso no interior do fígado que liga a veia umbilical e a veia cava inferior	Transporta sangue oxigenado diretamente para a veia cava inferior	Forma o ligamento venoso, um cordão fibroso no fígado
Forame oval	Abertura entre os átrios direito e esquerdo	Atua como um desvio da circulação pulmonar	Fecha no nascimento e torna-se a fossa oval, uma depressão no septo interatrial
Ducto arterial	Liga o tronco pulmonar ao arco da aorta	Atua como um desvio da circulação pulmonar	Fecha abruptamente após o nascimento, atrofia e torna-se o ligamento arterial
Artérias umbilicais	Originam-se das artérias ilíacas internas e formam uma parte do cordão umbilical	Transportam sangue do feto para a placenta	Atrofiam para se tornarem os ligamentos umbilicais mediais

SISTEMA LINFÁTICO

O sistema linfático consiste em vasos linfáticos de vários tecidos e órgãos linfáticos; ajuda a manter o equilíbrio líquido nos tecidos e absorve gorduras do trato gastrointestinal. Também participa do sistema de defesa do corpo contra doenças.

Objetivo 23 Descrever o padrão do fluxo da linfa desde os capilares linfáticos até o sistema venoso.

Objetivo 24 Descrever a localização geral das estruturas histológicas e as funções dos linfonodos.

Objetivo 25 Descrever a localização e as funções dos outros órgãos linfáticos do corpo.

O sistema linfático está intimamente relacionado com o sistema circulatório, estrutural e funcionalmente (fig. 16.43). Uma rede de vasos linfáticos drena o excesso de líquido intersticial (aproximadamente 15% que não retorna diretamente pelos capilares) e devolve-o à corrente sangüínea pelo fluxo em um só sentido que se movimenta lentamente em direção das veias subclávias. Além disso, o sistema linfático funciona na absorção de gordura e na defesa do corpo contra microorganismos e outras substâncias estranhas.

Em resumo, o sistema linfático tem três funções principais.

- Transporta o excesso de líquido intersticial, que se formou inicialmente como filtrado do sangue.
- Serve como rota através da qual gorduras absorvidas e algumas vitaminas são transportadas do intestino delgado para o sangue.
- Suas células (chamadas linfócitos), localizadas nos tecidos linfáticos, ajudam a proporcionar as defesas imunológicas contra doenças causadas por agentes.

Linfa e Vasos Linfáticos

A rede linfática de vasos começa com os **capilares linfáticos**. Os capilares linfáticos são tubos de extremidade fechada que formam uma vasta rede nos espaços intercelulares no interior da maioria dos tecidos. No interior das vilosidades do intestino delgado, por exemplo, os capilares linfáticos chamados *lácteos* transportam os produtos gordurosos absorvidos para fora do trato gastrointestinal. Como as paredes dos capilares linfáticos são constituídas por células endoteliais com junções comunicantes, o líquido intersticial, as proteínas, os microorganismos e as gorduras absorvidas (no intestino delgado) podem entrar facilmente. Tendo o líquido entrado nos capilares linfáticos, passa a se chamar **linfa**. A drenagem linfática adequada é necessária para evitar o acúmulo de líquido intersticial, uma situação conhecida por *edema*.

Da fusão dos capilares linfáticos, a linfa é carregada para vasos linfáticos maiores chamados **ductos linfáticos**. As paredes dos ductos linfáticos são muito semelhantes àquelas das veias. Eles têm as mesmas três túnicas e também contêm válvulas para evitar o refluxo (fig. 16.44). A pressão que mantém o movimento da linfa procede da massagem produzida pela contração dos músculos esqueléticos e movimentos intestinais, e das contrações peristálticas de alguns vasos linfáticos. As válvulas mantêm a movimentação da linfa em uma só direção.

Posteriormente, os ductos linfáticos que se interligaram desembocam em um dos dois principais vasos: o **ducto torácico** e o **ducto linfático direito** (fig. 16.45). O ducto torácico maior drena a linfa dos membros inferiores, do abdome, da região esquerda do tórax, do membro superior esquerdo, e do lado esquerdo da cabeça e do pescoço. O tronco principal desse vaso sobe ao longo da coluna vertebral e drena na veia subclávia esquerda. Na região abdominal, há uma dilatação do ducto torácico em forma de saco chamada **cisterna do quilo**, que recolhe a linfa dos membros inferiores e da região intestinal. O pequeno ducto linfático direito drena os vasos linfáticos do membro superior direito, da região torácica direita e do lado direito da cabeça e do pescoço. O ducto linfático direito se abre na veia subclávia direita próximo à veia jugular interna.

lácteos: L. *lacteus*, leite
Linfa: L. *lympha*, água limpa
edema: G. *edema*, inchaço
cisterna do quilo: L. *cisterna*, caixa; G. *chylos*, suco

CAPÍTULO 16

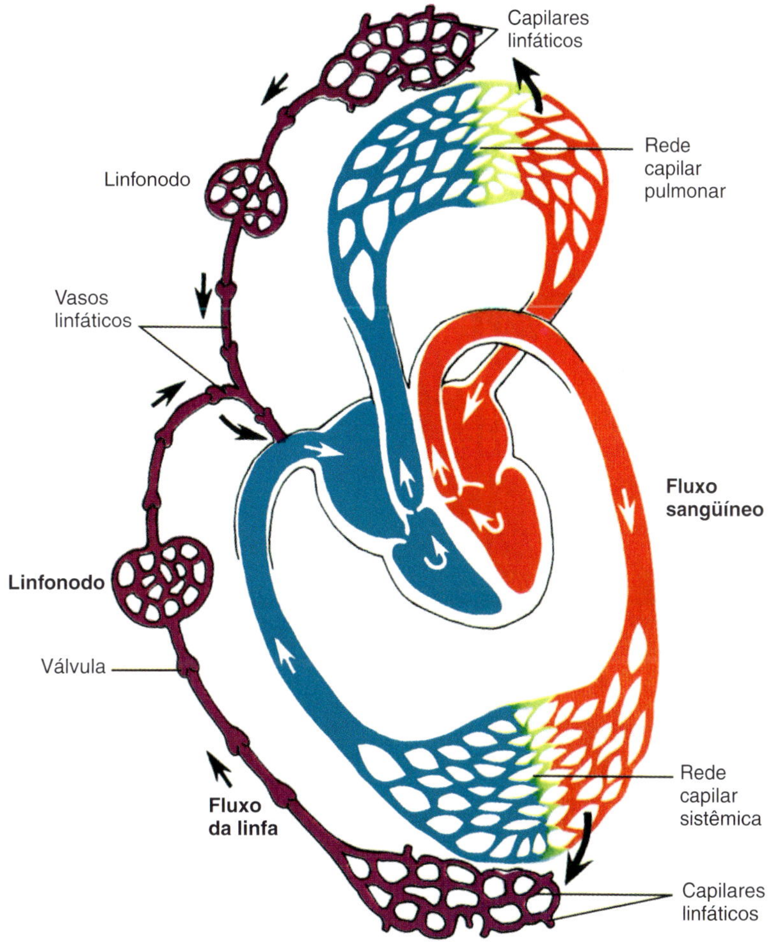

FIGURA 16.43 Relação esquemática entre os sistemas circulatório e linfático. O líquido (tecido) intersticial é um extrato do plasma sangüíneo formado nas redes capilares pulmonar e sistêmica. Linfa é o líquido intersticial que entra nos capilares linfáticos para ser transportado por vasos linfáticos à corrente sangüínea venosa.

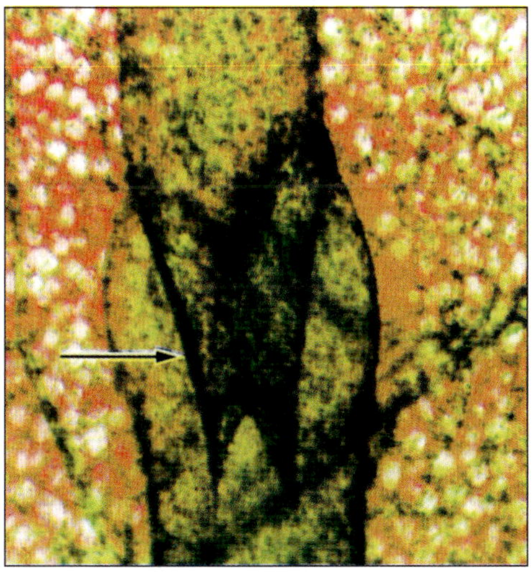

FIGURA 16.44 Uma fotomicrografia de uma válvula (seta) no interior de um vaso linfático.

Linfonodos

A linfa é filtrada pelo tecido reticular (veja fig. 4.18) de centenas de linfonodos que se agrupam ao longo dos vasos linfáticos (fig. 16.46). O tecido reticular contém células fagocíticas que ajudam a purificar o líquido. Linfonodos são pequenos corpos em forma de feijão incluídos no interior de *cápsulas* de tecido conjuntivo fibroso. Fitas de tecidos conjuntivos especializados chamadas *trabéculas* dividem o linfonodo em septos. *Vasos linfáticos aferentes* levam a linfa para o linfonodo, onde ela circula pelos *seios*, uma série de canais irregulares. A linfa deixa o linfonodo pelos *vasos linfáticos eferentes* que emergem pelo *hilo* – uma depressão no lado côncavo do linfonodo. **Nódulos linfáticos** no interior de linfonodos são locais de produção de linfócitos e são, portanto, importantes no desenvolvimento de uma resposta imune.

Linfonodos geralmente se apresentam em agrupamentos em regiões específicas do corpo (veja fig. 16.45). Alguns dos agrupamentos principais de linfonodos são o **poplíteo** (não mostrado), os **linfonodos inguinais** do membro inferior, os **linfonodos lom-**

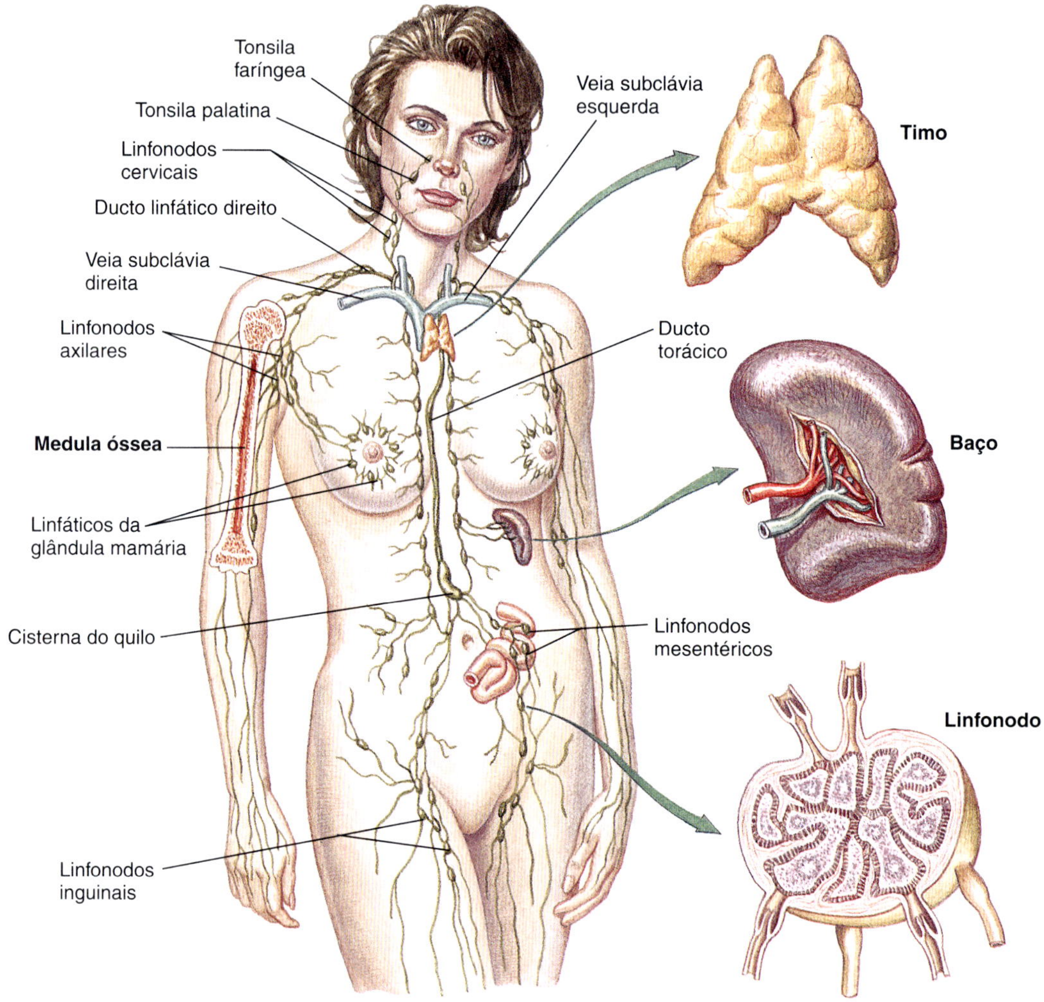

FIGURA 16.45 Sistema linfático mostrando os principais linfonodos e outros órgãos linfáticos. A linfa do membro superior direito, do lado direito da cabeça e do pescoço, e a região torácica direita drenam através do ducto linfático direito na veia subclávia direita. A linfa do resto do corpo drena através do ducto torácico na veia subclávia esquerda.

bares da região pélvica, os **linfonodos cubitais** e **axilares** do membro superior, os **linfonodos torácicos** do tórax, e os **linfonodos cervicais** do pescoço. A submucosa do intestino delgado contém numerosos linfócitos dispersos, nódulos linfáticos e grandes agrupamentos de tecido linfático chamados **placas mesentéricas** (de Peyer).

Células cancerosas migratórias (metástases) são especialmente perigosas se elas entram no sistema linfático, o qual pode dispersá-las amplamente. Entrando nos linfonodos, as células cancerosas podem se multiplicar e estabelecer tumores secundários em órgãos que estão ao longo da drenagem linfática do local do tumor primitivo.

placas de Peyer: de Johann K. Peyer, anatomista suíço, 1653-1712

Outros Órgãos Linfáticos

Além dos linfonodos já descritos, as tonsilas, o baço e o timo constituem órgãos linfáticos. As **tonsilas** formam um anel protetor de tecido linfático em torno das aberturas entre as cavidades nasal e oral e a faringe (veja fig. 17.3).

As tonsilas, das quais há três pares, combatem a infecção da orelha, do nariz e das regiões da garganta. Por causa das infecções persistentes que algumas crianças padecem, as tonsilas podem se tornar tão invasivas com as infecções que elas próprias se tornam fonte de infecções que se propagam para outras partes do corpo. Uma *tonsilectomia*, então, pode ser necessária. Essa operação não é tão comum como foi no passado por causa da disponibilidade de antibióticos poderosos e porque o valor funcional das tonsilas passou a ser mais valorizado.

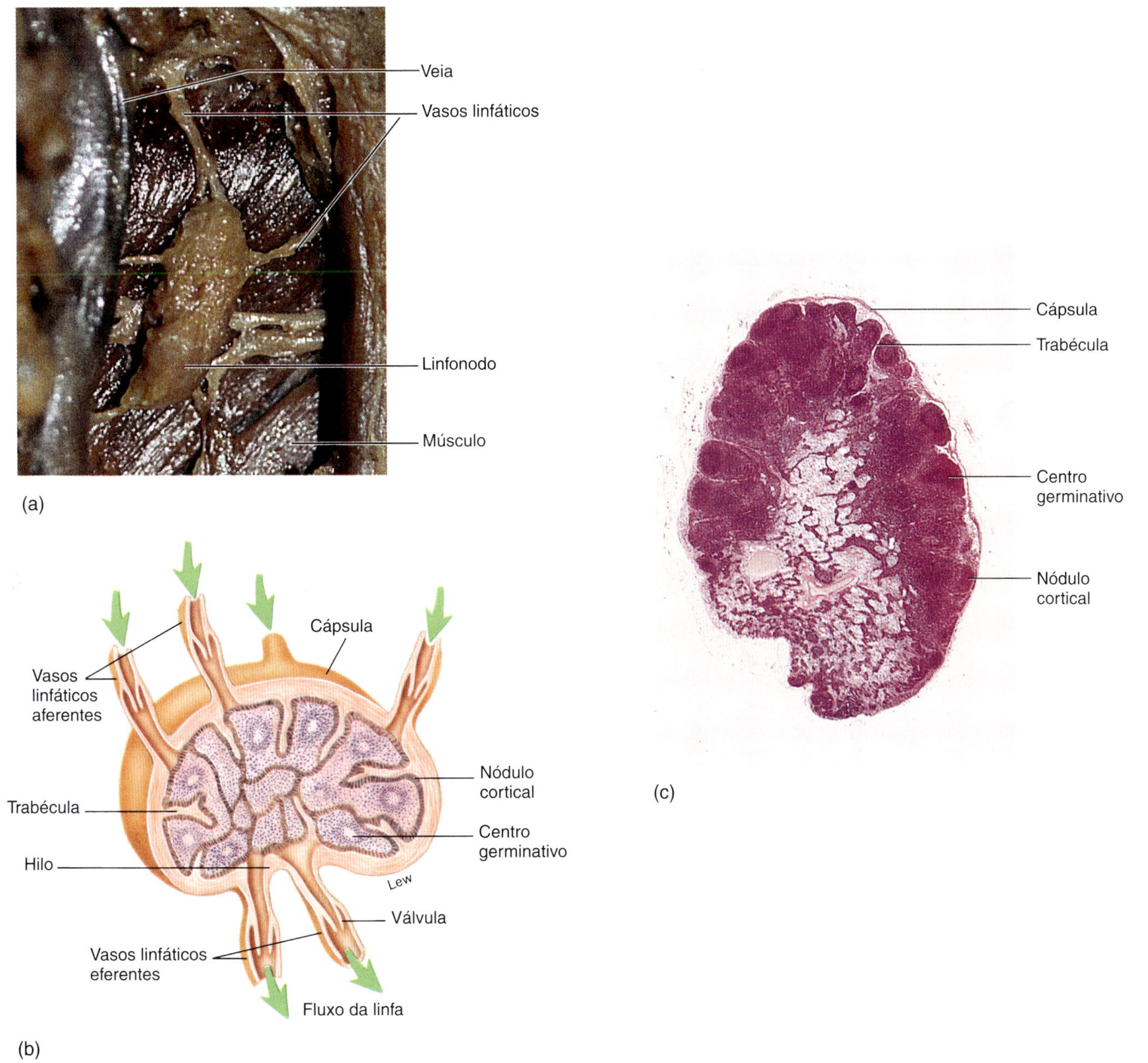

FIGURA 16.46 Estrutura de um linfonodo. (*a*) Fotografia de um linfonodo posicionado próximo a um vaso sangüíneo, (*b*) diagrama de um linfonodo seccionado e vasos associados; (*c*) fotomicrografia de um linfonodo.

O **baço** (fig. 16.47) está localizado no lado esquerdo da cavidade abdominal, à esquerda do estômago ao qual está suspenso. O baço não é um órgão vital no adulto, mas ajuda outros órgãos na produção de linfócitos, filtração do sangue, e destruição de eritrócitos. Na criança, o baço é importante local de produção de eritrócitos. No adulto, contém *polpa vermelha*, que serve para destruir eritrócitos velhos, e *polpa branca*, que contém centros germinativos para a produção de linfócitos.

De todos os órgãos abdominais, o baço é um dos que mais fácil e freqüentemente é lesado. Como é altamente vascularizado, às vezes ocorrem hemorragias volumosas quando o baço é rompido. Para evitar a morte por perda sangüínea, executa-se a *esplenectomia* (remoção do baço). Sem cirurgia imediata para um baço rompido, a taxa de mortalidade é de 90%.

baço: L. *opacus*, opaco

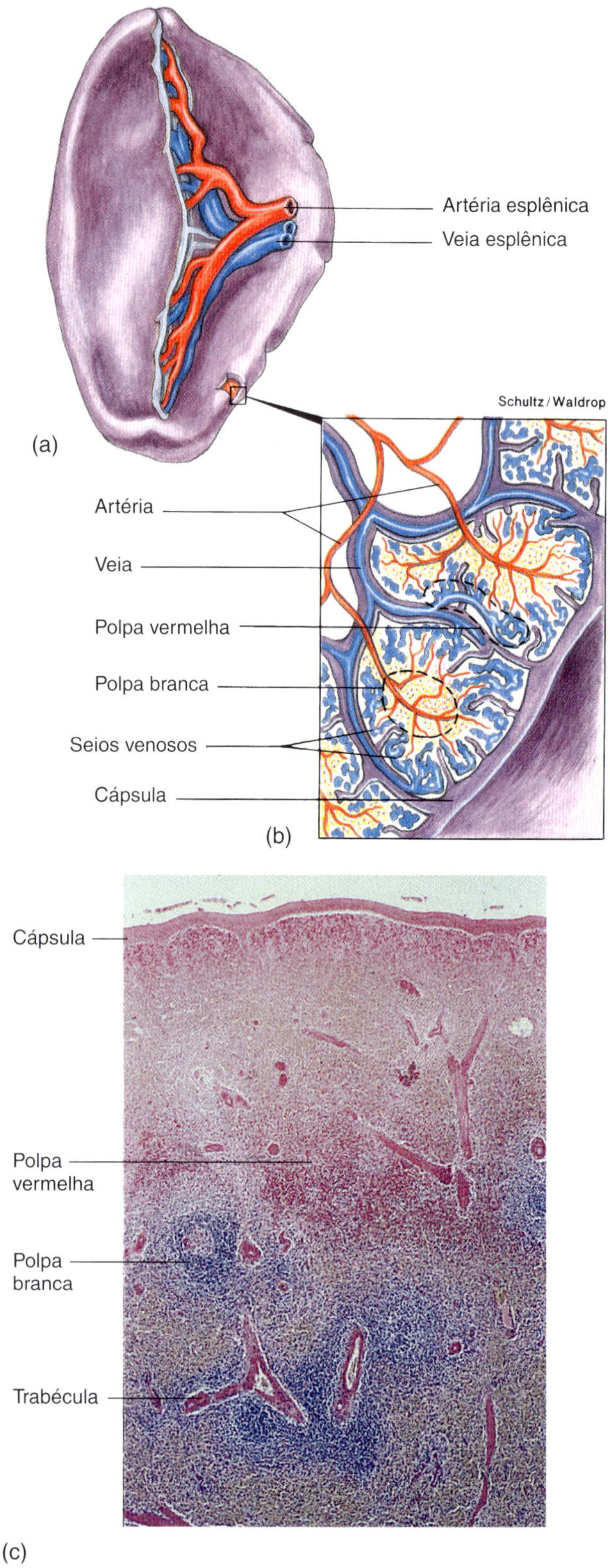

FIGURA 16.47 Estrutura do baço. (*a*) Vista medial, (*b*) diagrama da polpa; (*c*) fotomicrografia (10×).

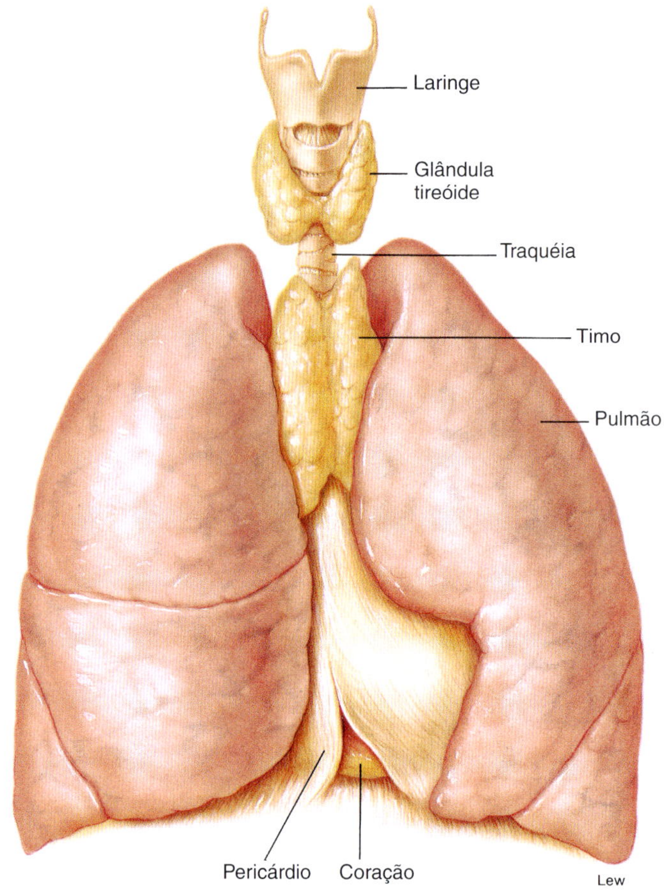

FIGURA 16.48 O timo está localizado no mediastino, medialmente aos pulmões.

O **timo** está localizado no tórax anterior, profundamente ao manúbrio do esterno (fig. 16.48). Como ele regride em tamanho durante a puberdade, é muito maior no feto e na criança do que no adulto. O timo desempenha um papel importante no sistema imunológico. Os órgãos linfáticos estão resumidos na tabela 16.7.

Avaliação de Conhecimentos

27. Descreva a relação entre linfa e sangue em termos de suas origens, composição e destinação.
28. Cite os dois maiores vasos linfáticos do corpo e descreva suas relações com o sistema vascular.
29. Descreva as estruturas, a localização e a função dos linfonodos e identifique os outros órgãos linfáticos.

timo: G. *thymos*, tomilho (comparado com a flor desta planta por Galeno)

TABELA 16.7 Órgãos Linfáticos

Órgão	Local	Função
Linfonodos	Em agrupamentos ou cadeias ao longo do trajeto de grandes vasos linfáticos	Locais de produção de linfócitos; aloja linfócitos T e linfócitos B que são responsáveis por imunidade; fagócitos filtram partículas estranhas e resíduos celulares da linfa
Tonsilas	Em um anel na junção da cavidade oral e faringe	Protege contra a invasão de substâncias estranhas que são ingeridas ou inaladas
Baço	Porção esquerda superior da cavidade abdominal, abaixo do diafragma e apoiada ao estômago	Atua como reservatório de sangue; fagocita e filtra partículas estranhas, restos celulares e eritrócitos velhos do sangue; produção de linfócitos
Timo	Interior do mediastino, atrás do manúbrio do esterno	Importante local imunológico em uma criança; produção de linfócitos; modifica linfócitos indiferenciados em linfócitos T

CONSIDERAÇÕES CLÍNICAS

Tem sido dito que da mesma forma como se comporta o sistema circulatório, comporta-se o resto do corpo. O sistema circulatório é a linha vital para os outros órgãos do corpo. Se os órgãos vitais são privados do essencial para vida, eles irão falhar em suas funções, resultando em última instância na morte do corpo. Alguns gerontologistas acreditam que o primeiro sistema do corpo a mostrar sinais de envelhecimento é o sistema circulatório, e que isto acelera o processo de envelhecimento dos outros sistemas.

O sistema circulatório é clinicamente muito importante por causa das freqüentes deficiências e doenças que o afligem e o efeito de sua disfunção na manutenção da homeostasia. De acordo com os objetivos deste texto, não seria prático apresentar uma discussão sobre os numerosos aspectos clínicos do sistema cardiovascular. Contudo, alguns comentários gerais serão feitos na avaliação cardiovascular, nas disfunções dos sistemas cardiovascular e linfático, e na prevenção e no tratamento de problemas do coração. Além disso, serão comentados os primeiros atendimentos no tratamento das vítimas de hemorragias e choques.

Avaliação Cardiovascular

A avaliação cardiovascular é um aspecto extremamente importante de um exame físico. Várias técnicas são habitualmente usadas para obter informações. A ausculta dos sons cardíacos com o **estetoscópio** não é apenas importante para identificar os sopros, mas pode ajudar o médico a avaliar o funcionamento cardíaco ou a evolução de um paciente com um problema cardiovascular.

Um **eletrocardiograma (ECG)** fornece um "quadro" da atividade elétrica do coração. O uso diagnóstico mais importante do ECG de repouso consiste na identificação de ritmos cardíacos anormais. Lesão do músculo cardíaco, como no infarto do miocárdio, eleva ou deprime o segmento S-T às vezes invertendo e encurtando a onda T.

Várias técnicas diagnósticas, incluindo **radiografias**, **tomografias computadorizadas** e **ultra-som**, são empregadas para determinar o tamanho e a posição do coração, a condição do pericárdio, e até mesmo a estrutura interna e condição dos vasos, das câmaras e valvas. O acúmulo de líquidos pode ser facilmente detectado usando essas técnicas. **Cateterismo** do coração em conjunto com a análise fluoroscópica permite a observação dos vasos, câmaras e valvas do coração. Além disso, a pressão sangüínea interna pode ser registrada e amostras de sangue retiradas. A **arteriografia** seletiva permite ao médico estudar a parede de um determinado vaso. Um **angiocardiograma** é uma radiografia das câmaras cardíacas e de seus vasos através de uma injeção intravenosa de substância radiopaca.

A pressão sangüínea arterial pode ser medida usando um **esfigmomanômetro** (veja fig. 16.18). A pressão sangüínea é indicativa da saúde geral do sistema cardiovascular. **Hipertensão** é pressão alta continuada e pode resultar em lesão mecânica do sistema cardiovascular. A hipertensão pode ser causada pela resistência nos vasos de ação fisiológica (vasoconstrição) ou através de várias doenças vasculares (arteriosclerose). Certas características do próprio sangue podem causar hipertensão.

Arritmia Cardíaca

Arritmias, ou ritmos cardíacos anormais, podem ser detectados e registrados pelo padrão anormal de ECG que elas produzem. Como o batimento do coração ocorre simultaneamente com um complexo QRS normal (veja fig. 16.11*b*), e como o papel do ECG se movimenta em velocidade conhecida e registra o tempo, a freqüência cardíaca (batimentos por minuto) pode ser obtida facilmente pelo registro do ECG. Uma freqüência cardíaca mais lenta do que 60 batimentos por minuto indica **bradicardia**; uma freqüência mais rápida do que 100 batimentos por minuto é descrita como **taquicardia**.

estetoscópio: G. *stethos*, peito; *skopos*, olhar com atenção
esfigmomanômetro: G. *sphygmos*, pulsação; *manos*, intervalos; L. *metrum*, medir
bradicardia: G. *bradys*, devagar; *kardia*, coração
taquicardia: G. *tachys*, rápido; *kardia*, coração

Exposição do Desenvolvimento

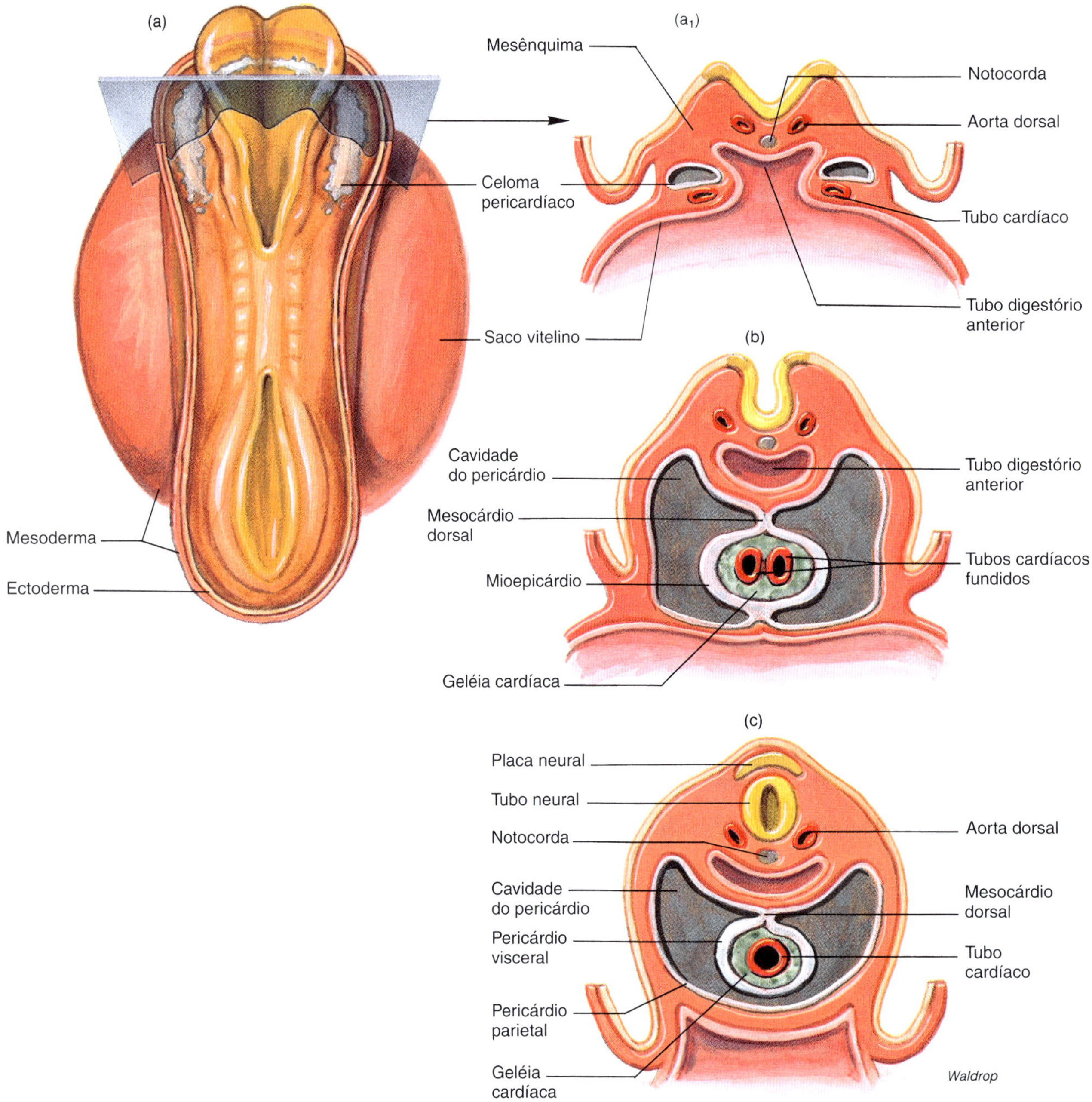

EXIBIÇÃO I Desenvolvimento inicial do coração a partir do mesoderma embrionário. (*a*) Vista dorsal de um embrião no 20º dia mostrando a posição de um corte transversal descrito em (*a$_1$*), (*b*) e (*c*). (*a$_1$*) No 20º dia, os tubos cardíacos estão formados a partir dos cordões cardíacos. (*b*) No 21º dia, a migração medial dos tubos cardíacos os reúne dentro da cavidade do pericárdio formada. (*c*) Um único tubo cardíaco é completado no 22º dia e está suspenso na cavidade do pericárdio pelo mesocárdio dorsal.

O Sistema Circulatório

EXPLICAÇÃO

O sistema cardiovascular é um dos primeiros sistemas a se formar no embrião, entrega nutrientes às células mitoticamente ativas e retira os produtos residuais através de sua associação com os vasos sangüíneos maternos na placenta. O sangue é formado e começa a circular através dos vasos pela ação bombeadora do coração aproximadamente 25 dias depois da concepção.

Ao longo da gravidez, o feto depende do sistema circulatório da mãe para a troca de nutrientes, gases e resíduos. Para realizar essas tarefas, o sistema circulatório fetal desenvolve algumas estruturas específicas. Os comentários a seguir focalizam o desenvolvimento do coração fetal e dos principais vasos associados. A circulação do sangue pelo sistema cardiovascular fetal já foi discutida sob o título "Circulação Fetal".

DESENVOLVIMENTO DO CORAÇÃO

O desenvolvimento do coração a partir de dois segmentos separados do mesoderma requer apenas 6 a 7 dias. O coração em desenvolvimento aparece inicialmente no 18º ou 19º dia na área **cardiogênica** da camada do mesoderma (exibição I). Uma pequena massa par de células especializadas chamada **corda do coração** forma-se aqui. Logo depois, um centro oco se desenvolve em cada cordão do coração, e cada estrutura é então chamada de **tubo cardíaco**. Os tubos cardíacos começam a migrar um em direção ao outro e no 21º dia se fundem para formar um único tubo cardíaco mediano. Durante este tempo, o tubo cardíaco sofre dilatações e constrições, de forma que quando a fusão é completada durante a quarta semana, podem ser identificadas cinco regiões distintas do coração. Estas são: **tronco arterial**, **bulbo do coração**, **ventrículo**, **átrio** e **seio venoso** (exibição II).

Depois da fusão dos tubos cardíacos e da formação nítida de dilatações, o coração começa a bombear sangue. A divisão das câmaras do coração começa durante a metade da quarta semana e se completa ao final da quinta semana. Durante este tempo crucial, muitos problemas congênitos podem se desenvolver.

As mudanças principais ocorrem em cada uma das cinco primitivas dilatações do coração em desenvolvimento durante o período embrionário de uma semana e meia começando no meio da quarta semana. O tronco arterial se diferencia para formar uma separação entre a aorta e o tronco pulmonar. O bulbo do coração se incorpora na formação das paredes dos ventrículos. O seio venoso forma o **seio coronário** e uma porção da parede do átrio direito. O ventrículo se divide em câmaras direita e esquerda pelo crescimento do **septo interventricular**. O átrio é parcialmente dividido em câmaras direita e esquerda pelo **septo segundo**. Uma abertura entre os dois átrios chamada **forame oval** persiste ao longo do desenvolvimento fetal. Essa abertura é coberta por uma válvula flexível que permite a passagem do sangue do lado direito para o lado esquerdo do coração.

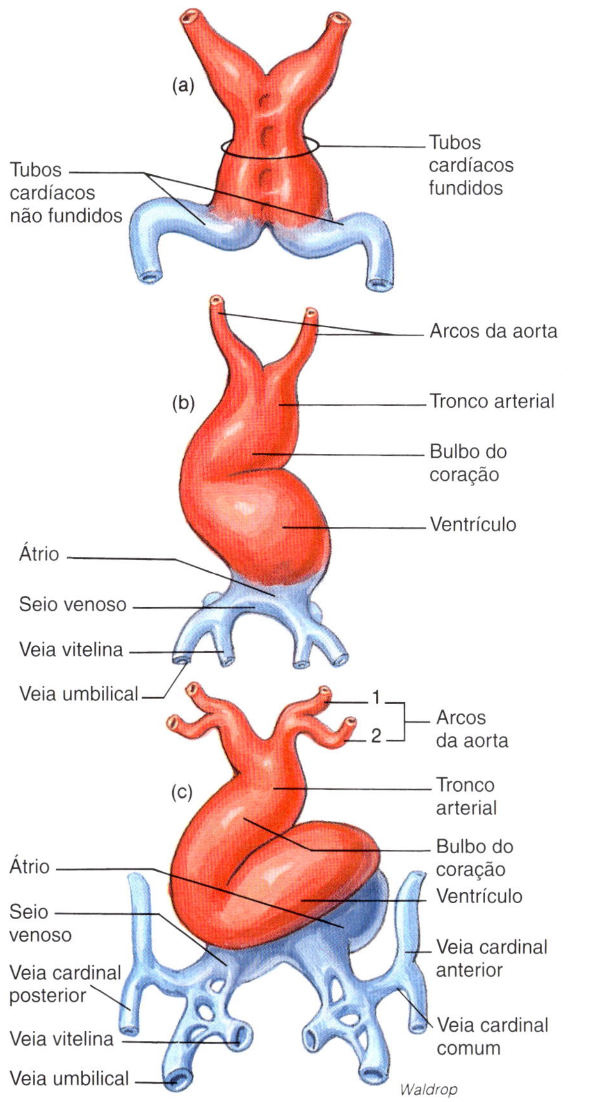

EXIBIÇÃO II Formação das câmaras do coração. (*a*) Os tubos cardíacos fundem-se durante o 21º e 22º dias. (*b*) As câmaras desenvolvidas são formadas durante o 23º dia. (*c*) Crescimento diferencial causa dobramento entre as câmaras durante o 24º dia, e são formados vasos para transportar sangue para e do coração. O coração embrionário geralmente inicia contrações rítmicas e bombeamento de sangue no 25º dia.

cardiogênica: G. *kardia*, coração; *genesis*, origem

TABELA 16.8 Mudanças Estruturais no Desenvolvimento do Coração

Dilatações Cardíacas Primitivas	Conseqüências do Desenvolvimento
Tronco arterial	Diferencia-se para formar o septo aorticopulmonar, cuja divisão forma a aorta ascendente e o tronco pulmonar
Bulbo do coração	Incorpora-se às paredes dos ventrículos
Seio venoso	Diferencia-se para formar o seio coronário e uma porção da parede do átrio direito.
Ventrículo	Dividido em câmaras direita e esquerda pelo desenvolvimento de um septo interventricular.
Átrio	Parcialmente dividido em câmaras direita e esquerda pelo septo segundo. A abertura na separação, chamada forame oval, persiste durante todo o desenvolvimento pré-natal.

TABELA 16.9 Derivativos dos Arcos da Aorta

Arcos da Aorta	Derivativos
Primeiro par	Sem derivados
Segundo par	Sem derivados
Terceiro par	A parte proximal forma as artérias carótidas comuns. A parte distal forma as artérias carótidas externas.
Quarto par	O arco direito forma a base da artéria subclávia direita.
Quinto par	O arco esquerdo forma a porção do arco da aorta.
Sexto par	Arco direito: a porção proximal persiste como parte proximal da artéria pulmonar direita; a porção distal degenera.
Sem derivados	Arco esquerdo: a porção proximal forma a parte proximal da artéria pulmonar esquerda; a parte distal persiste como ducto arterial.

O desenvolvimento do coração está resumido na tabela 16.8.

Defeitos congênitos do septo cardíaco constituem uma forma relativamente comum de malformação congênita. Aproximadamente 0,7% dos nascidos vivos e 2,7% dos natimortos apresentam anormalidades cardíacas. Defeitos no septo ventricular são os mais comuns dos defeitos cardíacos. Uma criança com um defeito congênito pode sofrer de falta de oxigenação do sangue, o que se denomina de "doença azul".

DESENVOLVIMENTO DAS ARTÉRIAS PRINCIPAIS

A formação das artérias principais ocorre simultaneamente com o desenvolvimento do coração. A mais complexa e fascinante formação vascular é o desenvolvimento dos **arcos da aorta** associado com as bolsas faríngeas e os arcos branquiais na região do pescoço (exibição III). Esses arcos da aorta se originam do tronco arterial. Embora seis pares de arcos da aorta se desenvolvam, eles não estão todos presentes ao mesmo tempo, e nenhum deles persiste inteiramente durante o desenvolvimento fetal.

A transformação dos seis arcos da aorta na disposição arterial básica do adulto ocorre entre a sexta e oitava semanas do desenvolvimento embrionário. O primeiro e o segundo pares de arcos da aorta desaparecem antes da formação do sexto. O terceiro par de arcos da aorta forma as artérias carótidas comuns e as artérias carótidas externas. O quarto arco da aorta forma a base da artéria subclávia direita, e o quarto arco à esquerda contribui para formar parte do arco da aorta. O primeiro, segundo e quinto pares de arcos da aorta não possuem nenhum derivado e logo se atrofiam. O sexto arco da aorta direito forma a porção proximal da artéria pulmonar direita. O sexto arco esquerdo forma a porção proximal da artéria pulmonar esquerda, e a porção distal desse arco persiste como um desvio embrionário entre o tronco pulmonar e a aorta chamado **ducto arterial**.

Os derivados do arco da aorta estão resumidos na tabela 16.9.

Embora os vasos embrionários que se desenvolvem do tronco arterial sejam chamados de arcos da aorta, eles não devem ser confundidos com o arco da aorta do adulto, que é a principal artéria sistêmica que deixa o coração. Apenas o quarto arco participa da formação do arco da aorta do adulto.

A constatação da persistência do arco da aorta nos adultos de diferentes classes de vertebrados representa interesse nas relações evolutivas. Peixes têm seis arcos da aorta persistentes na região das brânquias. Répteis têm apenas um par, um ramo à esquerda e um à direita. Todos os pássaros têm um único arco da aorta à direita e todos os mamíferos têm um único arco da aorta à esquerda.

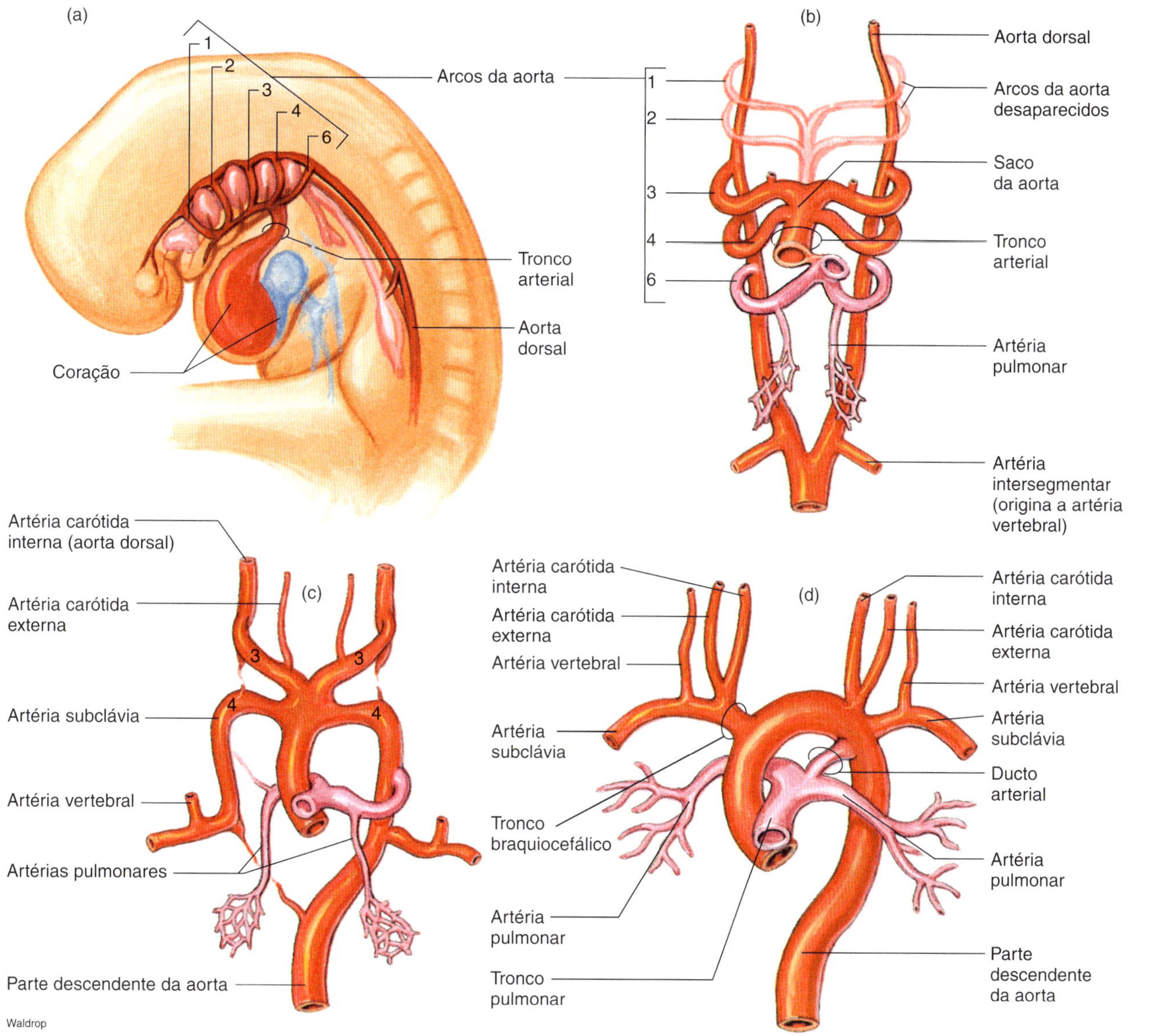

EXIBIÇÃO III Formação do arco da aorta e artérias principais da região torácica. (*a*) Vista lateral esquemática das bolsas faríngeas e dos arcos da aorta no interior da região do pescoço de um embrião de 28 dias. (Observe que por este tempo o arco 5 não está mais presente.) (*b*) Arco da aorta na 6ª semana. (Observe que neste momento os arcos 1 e 2 já desapareceram.) (*c*) Arco da aorta na 7ª semana. (*d*) Configuração arterial na 8ª semana.

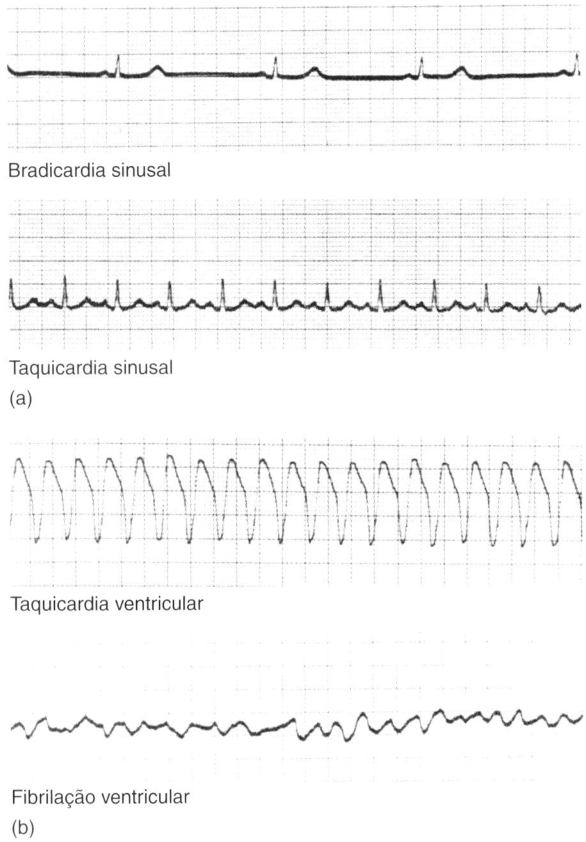

FIGURA 16.49 Em (*a*) o batimento cardíaco é ritmado pelo marcapasso normal – o nó SA (conseqüentemente o nome do ritmo é sinusal). Este pode estar anormalmente lento (bradicardia – 46 batimentos por minuto neste exemplo) ou rápido (taquicardia – 136 batimentos por minuto neste exemplo). Compare o padrão de taquicardia em (*a*) com a taquicardia em (*b*). Taquicardia ventricular é produzida por um marcapasso ectópico nos ventrículos. Essa situação perigosa pode conduzir rapidamente a fibrilação ventricular, também mostrada em (*b*).

Bradicardia e taquicardia podem ocorrer normalmente (fig. 16.49a). Atletas treinados em provas de resistência, por exemplo, comumente possuem uma freqüência cardíaca mais lenta que a população em geral. Esta *bradicardia do atleta* ocorre em conseqüência dos níveis mais altos de inibição parassimpática do nó SA e é uma adaptação benéfica. A ativação da divisão simpática do SNA durante o exercício ou nas emergências pode causar uma taquicardia normal.

Uma bradicardia anormal pode ser causada por um bloqueio cardíaco, várias drogas, choque ou aumento da pressão intracraniana. Uma taquicardia anormal ocorrerá se a freqüência cardíaca aumentar quando a pessoa estiver em repouso. Isso pode resultar de estimulação anormalmente rápida dos átrios devido a drogas ou ao desenvolvimento de marcapassos ectópicos anormalmente rápidos, localizados fora do nó SA que assume a função do marcapasso. Essa taquicardia atrial anormal difere assim da taquicardia normal sinusal (nó SA). A *taquicardia ventricular* resulta quando marcapassos ectópicos anormalmente rápidos nos ventrículos causam batimentos rápidos e independentes dos átrios (fig. 16.49*b*). Isto é muito perigoso porque pode degenerar rapidamente para uma disfunção letal conhecida como *fibrilação ventricular*.

Fibrilação Ventricular

Fibrilação é causada por uma reciclagem contínua de ondas elétricas através do miocárdio. Como o miocárdio entra em um período refratário simultaneamente em todas as regiões, essa reciclagem normalmente é evitada. Contudo, se algumas células saem de seus períodos refratários antes das outras, ondas elétricas podem ser continuamente regeneradas e conduzidas. A reciclagem de ondas elétricas muda continuamente de trajeto produzindo contrações incoordenadas e uma ação bombeadora insuficiente. Esses efeitos podem ser o resultado de lesões do miocárdio.

A fibrilação, às vezes, pode ser suspensa por um forte choque elétrico aplicado ao tórax – um procedimento chamado **desfibrilação elétrica**. O choque elétrico despolariza todas as células do miocárdio ao mesmo tempo, fazendo com que entrem em um estado refratário. A condução de impulsos randômicos e circulares cessam, e o nó SA pode começar a estimular as contrações em um ritmo normal. Embora isso não corrija o problema inicial que causou os padrões elétricos anormais, pode manter uma pessoa viva o tempo suficiente para se tomar outras medidas corretivas.

Distúrbios Sangüíneos

Como o sangue é o componente funcional do sistema circulatório, e porque o sistema circulatório trabalha em íntima associação com outros sistemas do corpo, a análise do sangue é talvez a parte mais informativa de um exame físico. Pulsações arteriais periféricas, geralmente obtidas na artéria radial, informam sobre o fluxo de sangue. O enchimento dos capilares empalidecidos é um indicativo de circulação arterial periférica que geralmente é testada no leito das unhas. Isso é feito pressionando-se firmemente a unha do polegar contra a unha do dedo do pé do paciente ou unha do dedo da mão e em seguida suspendendo a pressão rapidamente. Se a cor rosada voltar depressa na área esbranquiçada, a circulação é considerada normal. Falta de coloração periférica indica insuficiência vascular.

Certas anormalidades cardiovascular e do sangue são expressas por meio da pele. **Cianose** é caracterizada por uma coloração azulada da pele que resulta da baixa concentração de oxigênio. **Anemia** é caracterizada por uma palidez da pele por causa de uma deficiência de eritrócitos ou hemoglobina. **Icterícia** é uma situação na qual a pele fica amarelada por causa do pigmento biliar (bilirrubina) no sangue. **Edema** é um acúmulo excessivo de líquido intersticial (tecido), causando o inchaço de uma parte do corpo. **Eritema** normalmente é um vermelhidão da pele causado por uma infecção, inflamação, reação tóxica, queimadura de sol ou lesão. Nenhuma dessas situações constitui doenças por si mesmas, mas cada uma delas é sintomática de problemas que podem envolver o sistema cardiovascular.

A análise do sangue é uma parte essencial de qualquer exame físico. É usada a contagem de células sangüíneas para determinar a porcentagem de elementos figurados no sangue. Um excesso de células vermelhas chamado **policitemia** (mais que 6

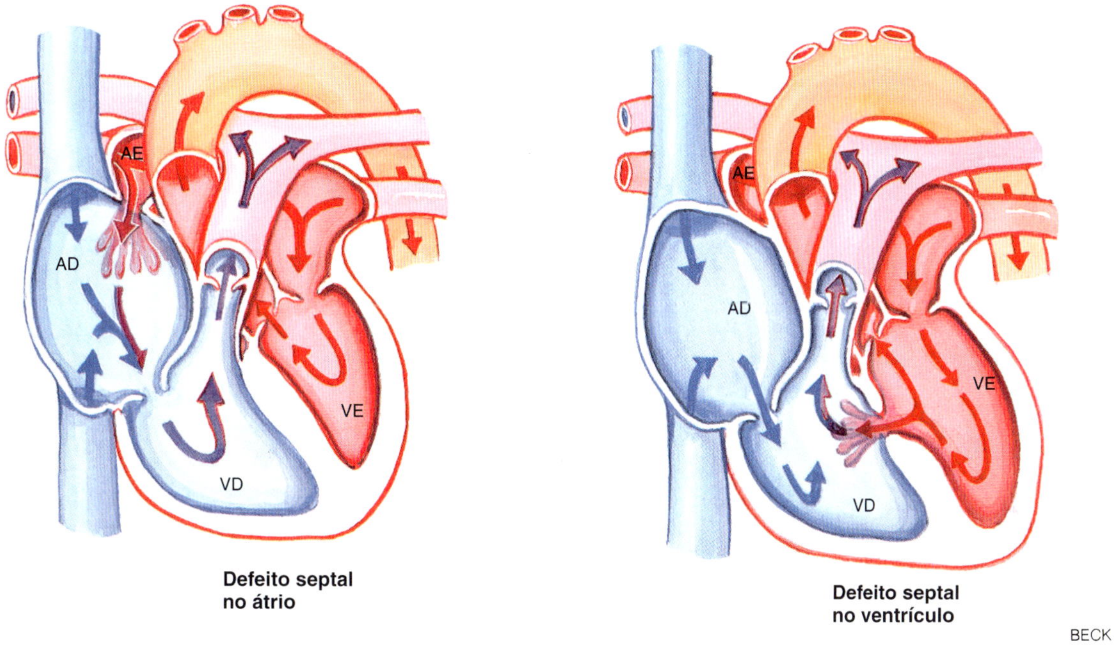

FIGURA 16.50 Padrões anormais de fluxo sangüíneo quando ocorrem defeitos septais.

milhões/mm³) pode indicar certas doenças ósseas. Produção excessiva de leucócitos, chamada **leucocitose**, é geralmente diagnóstico de infecções ou de doenças internas. **Leucopenia** é a diminuição do número de leucócitos. A doença **leucemia** causa a reprodução ilimitada de leucócitos imaturos que deprime a formação de eritrócitos e plaquetas e causa anemia e uma tendência a hemorragias. O tempo de coagulação, a taxa de sedimentação do sangue, o tempo de protrombina e as várias análises do soro são outros exames de sangue que fornecem informações específicas sobre função ou disfunção do corpo.

Várias doenças do sangue são distinguíveis pelas suas freqüências de ocorrência. **Anemia falciforme** é uma doença autossômica recessiva que ocorre quase que exclusivamente em negros. Embora cerca de 10% de negros americanos tenham a característica célula falciforme, felizmente menos de 1% adquirem a doença anemia falciforme. A forma torcida das células doentes reduz sua capacidade para transportar oxigênio, resultando em uma destruição anormalmente alta de eritrócitos. Com a diminuição de eritrócitos, o paciente fica anêmico. **Mononucleose** é uma doença infecciosa transmitida por um vírus na saliva e é, portanto, comumente chamada de "doença do beijo". A mononucleose é caracterizada por linfócitos atípicos. Afeta os adolescentes, principalmente, e causa febre, dor de garganta, gânglios linfáticos aumentados e fadiga.

Doenças do Coração

As doenças do coração podem ser classificadas em congênitas ou adquiridas. **Problemas congênitos do coração** resultam de anormalidades no desenvolvimento embrionário e podem ser atribuídos a hereditariedade, problemas nutricionais (dieta pobre) da mãe grávida ou infecções a vírus. Doenças congênitas do coração ocorrem aproximadamente em 3 de cada 100 nascimentos e 50% aproximadamente acabam morrendo na fase inicial da infância. Muitos defeitos congênitos do coração podem ser corrigidos cirurgicamente, contudo, e outros não são de natureza tão séria.

Sopros cardíacos podem ser congênitos ou adquiridos. Geralmente eles não possuem significado clínico; quase 10% de todas as pessoas têm sopro no coração, variando do leve para o grave. Um **defeito septal** é o tipo mais comum de problema congênito do coração (fig. 16.50). Um **defeito septal atrial**, ou **forame oval permeável**, é uma falha do forame oval fetal em fechar por ocasião do nascimento. Um **defeito septal ventricular** é causado por um desenvolvimento anormal do septo interventricular. Essa condição pode interferir no fechamento das válvulas atrioventriculares e pode se manifestar com cianose e sopros cardíacos anormais. A **estenose pulmonar** é um estreitamento na abertura do tronco pulmonar do ventrículo direito, pode complicar com embolia pulmonar e comumente pode ser reconhecida através de congestão pulmonar extrema.

A **tetralogia de Fallot** é uma combinação de quatro defeitos em um recém-nascido que imediatamente causa cianose. As quatro características dessa afecção são: (1) defeito no septo interventricular, (2) dextroposição da aorta, (3) estenose pulmonar e (4) hipertrofia ventricular direita (fig. 16.51). A estenose pulmonar obstrui o fluxo do sangue para os pulmões e causa hipertrofia do ventrículo direito. Na dextroposição da aorta, a porção ascendente origina-se no meio entre os ventrículos direito e esquerdo. A cirurgia do coração é necessária para corrigir a tetralogia de Fallot, e a taxa de mortalidade global é aproximadamente de 5%.

tetralogia de Fallot: de Étienne-Louis A. Fallot, médico francês, 1850-1911

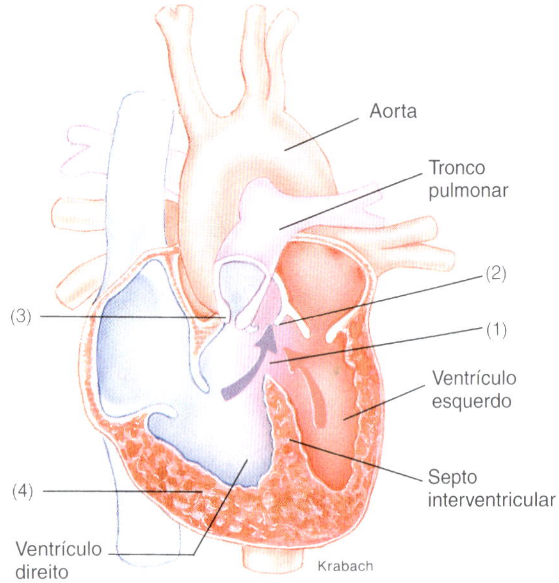

FIGURA 16.51 Tetralogia de Fallot. Os quatro defeitos dessa anomalia são: (1) defeito no septo interventricular, (2) dextroposição da aorta, (3) estenose pulmonar e (4) hipertrofia ventricular direita (aumento). (As setas indicam o possível fluxo anormal do sangue com esta afecção.)

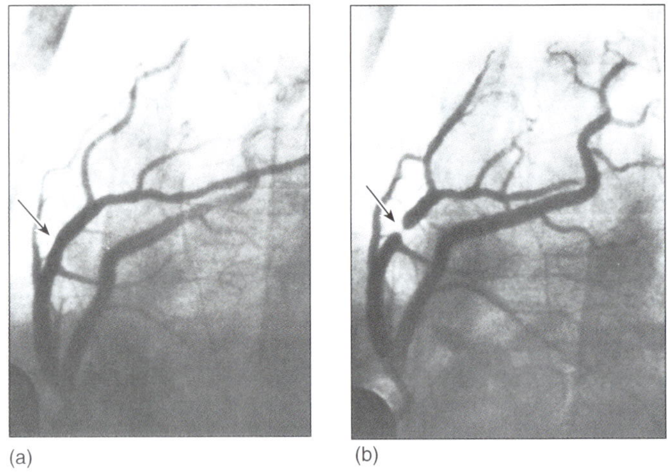

FIGURA 16.52 Arteriografia da artéria coronária esquerda em um paciente (*a*) quando o ECG foi normal e (*b*) quando o ECG mostrou evidências de isquemia do miocárdio. Observe que um espasmo da artéria coronária (veja seta em [*b*]) aparece próximo à isquemia.

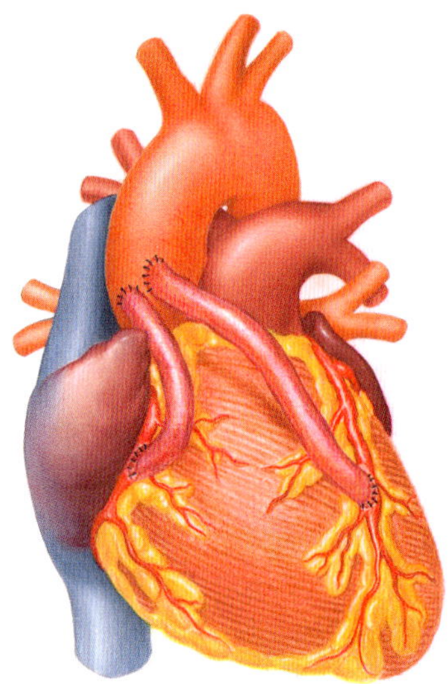

FIGURA 16.53 Uma cirurgia de dupla ponte na artéria coronária. Alguns vasos podem ser usados no autotransplante, incluindo a artéria torácica interna e a veia safena magna.

Doenças adquiridas do coração podem se desenvolver de repente ou gradualmente. Os ataques do coração estão incluídos nessa categoria e são a causa principal de morte nos Estados Unidos. Estima-se que um em cada cinco indivíduos com idade acima de 60 anos sucumbirá a um ataque do coração. A causa imediata de um ataque do coração geralmente é uma das seguintes: fornecimento inadequado de sangue nas artérias coronárias, disfunção anatômica ou distúrbios de condução.

Outros tipos de doenças adquiridas do coração atingem as camadas do coração. **Endocardite bacteriana** é uma doença do revestimento interno do coração, especialmente das cúspides das valvas, causada por organismos infecciosos que entram pela circulação sangüínea. **Doenças do miocárdio** são inflamações do músculo cardíaco seguidas de aumento do coração e de insuficiência cardíaca congestiva. **Pericardite** causa uma inflamação do pericárdio – a membrana que reveste o coração. Sua característica é o atrito pericárdico, um som áspero transitório ouvido durante a ausculta.

Diz-se que um tecido está **isquêmico** quando recebe um suprimento insuficiente de oxigênio por causa de um fluxo sangüíneo inadequado. A causa mais comum de isquemia do miocárdio é a aterosclerose das artérias coronárias. O fluxo sangüíneo adequado é relativo – depende das necessidades metabólicas do tecido por oxigênio. Uma obstrução em uma artéria coronária, por exemplo, pode permitir fluxo sangüíneo suficiente em repouso mas pode produzir isquemia quando o coração é sobrecarregado por exercícios ou fatores emocionais (fig. 16.52). Em pacientes com essa condição, a angioplastia ou cirurgia de pontes na artéria coronária pode ser realizada (fig. 16.53).

A isquemia do miocárdio está associada com o aumento de concentrações de ácido láctico no sangue produzido por respiração anaeróbica do tecido isquêmico. Essa situação causa freqüentemente dor precordial, que também pode ser referida no ombro e braço esquerdos, assim como em outras áreas. Essa dor referida é chamada **angina pectoris**. Pessoas com angina freqüentemente tomam nitroglicerina ou drogas correlacionadas que ajudam a aliviar a isquemia e a dor. Essas drogas são eficientes porque estimulam a vasodilatação que melhora a circulação coronária e diminui o trabalho que o coração tem de executar para ejetar sangue nas artérias.

As células do miocárdio estão adaptadas para respirar aerobicamente e não podem respirar anaerobicamente por mais de alguns minutos. Se a isquemia e a respiração anaeróbia continuam

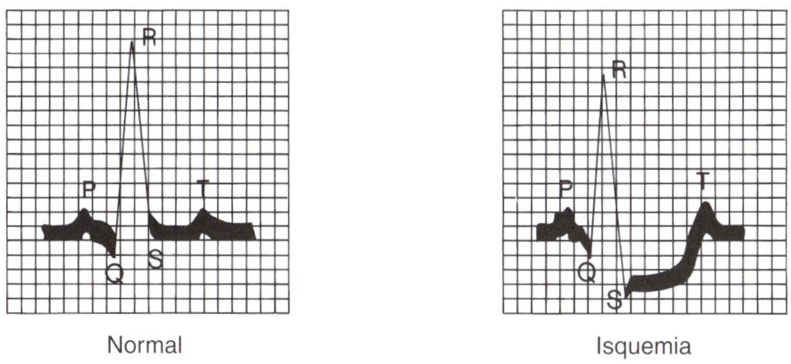

FIGURA 16.54 Depressão do segmento S-T do eletrocardiograma como resultado de uma isquemia.

por mais alguns minutos, pode ocorrer a necrose (morte da célula) nas áreas mais privadas de oxigênio. Um dano súbito, irreversível desse tipo é chamado de **infarto do miocárdio**.

Isquemia do miocárdio pode ser diagnosticada por meio de alterações características no ECG (fig. 16.54). O diagnóstico de infarto do miocárdio é auxiliado pelo exame de sangue da concentração de várias enzimas que são liberadas pelas células lesadas.

Distúrbios Vasculares

Hipertensão, ou pressão alta, é o tipo mais comum de distúrbio vascular. Na hipertensão, em repouso a pressão sangüínea sistólica excede 140 mm de Hg e a diastólica excede 90 mm de Hg. Calcula-se que 22 milhões de adultos americanos sofrem de hipertensão. Aproximadamente 15% dos casos resultam de outros problemas do corpo, como doenças renais, hipersecreção supra-renal ou arteriosclerose, e são diagnosticados como hipertensão secundária. A hipertensão primária é mais comum e não pode ser atribuída a qualquer disfunção do corpo em particular. Se a hipertensão não for controlada através de dieta, exercícios ou drogas que reduzam a pressão sangüínea, ela pode danificar vários órgãos vitais do corpo, como o coração ou os rins.

Arteriosclerose, ou endurecimento das artérias, é uma afecção vascular degenerativa generalizada que resulta em perda da elasticidade e espessamento das artérias. **Aterosclerose** é um tipo de arteriosclerose na qual o material da placa, chamado **ateroma**, forma-se na túnica íntima, estreitando o lume das artérias e dificultando o fluxo normal de sangue (fig. 16.55). Além disso, um ateroma forma freqüentemente uma superfície rugosa que pode dar início à formação de um coágulo de sangue chamado **trombo**. Um **embolismo**, ou **êmbolo**, é um trombo destacado que passa pela circulação sangüínea e se aloja em um local obstruindo um vaso sangüíneo. Uma embolia alojada em uma artéria coronária é chamada *embolia coronária*; em um vaso do pulmão é uma *embolia pulmonar*; e no encéfalo é *embolia cerebral* que pode causar um **acidente vascular**.

arteriosclerose: G. *arterio*, artéria; *skleros*, duro
ateroma: G. *athere*, mingau; *oma*, tumor
trombo: G. *thrombos*, coágulo
embolismo: G. *embolos*, tampão

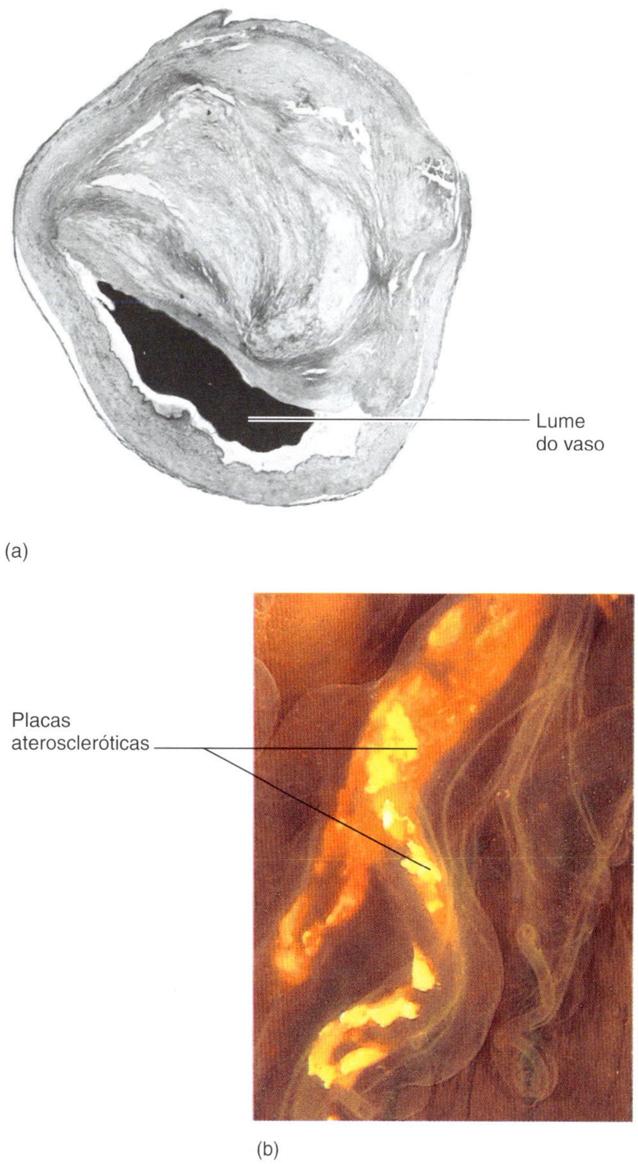

FIGURA 16.55 Aterosclerose. (*a*) O lume da artéria coronária está quase completamente bloqueado por um ateroma. (*b*) Vista ampliada do ramo interventricular anterior da artéria coronária esquerda contendo placas ateroscleróticas calcificadas. O coração é de uma senhora de 85 anos.

As causas da aterosclerose ainda não estão bem esclarecidas, mas a doença parece estar associada com dieta inadequada, fumo, hipertensão, obesidade, falta de exercícios e hereditariedade.

Aneurismas, coartações e veias varicosas são tipos de deformações vasculares. Um **aneurisma** é uma expansão ou dilatação do coração, da aorta ou de qualquer outra artéria (fig. 16.56). Aneurismas são causados por enfraquecimento das túnicas e podem romper ou levar à embolia. Uma **coartação** é uma constrição de um segmento do vaso, geralmente da aorta, e é freqüentemente causado por um estreitamento de remanescentes do ducto arterial em torno do vaso. **Veias varicosas** são veias debilitadas

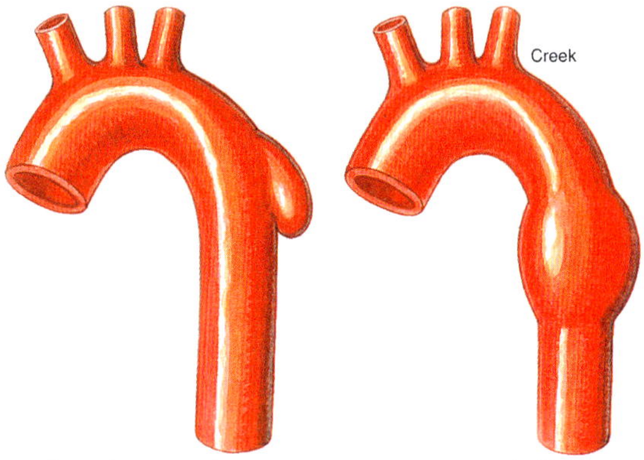

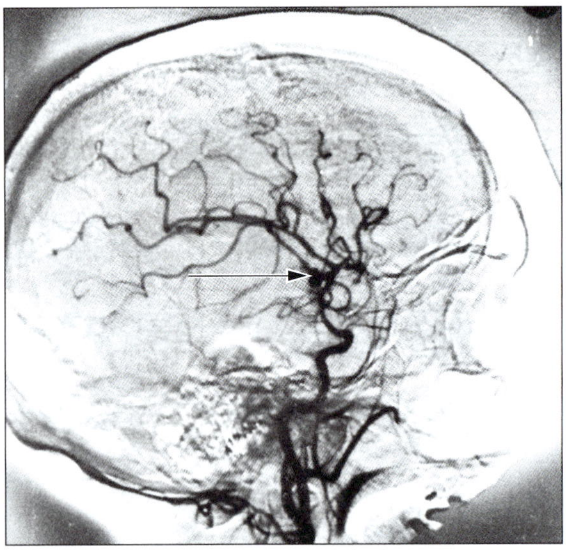

FIGURA 16.56 Um aneurisma é uma evaginação da parede vascular. (*a*) Diagrama de dois tipos de aneurismas da aorta e (*b*) angiografia de um aneurisma sacular (veja seta) da artéria cerebral média.

que são esticadas e distendidas. Elas são muito comuns nas pernas porque a força da gravidade tende a enfraquecer as válvulas e sobrecarregar as veias. Veias varicosas também podem ocorrer no reto, neste caso chamadas **hemorróidas**. *Flebo-extração* é a remoção cirúrgica de veias superficiais enfraquecidas. Flebite é a inflamação de uma veia e pode se desenvolver como resultado de um trauma ou em conseqüência de uma cirurgia. Contudo, freqüentemente aparece sem nenhuma razão aparente. Flebite interfere na circulação venosa normal.

Distúrbios do Sistema Linfático

Infecções do corpo geralmente são acompanhadas por um inchaço e dor à palpação dos linfonodos próximos da infecção. Uma inflamação de linfonodos é chamada de **linfadenite**. Em linfadenites prolongadas, comumente forma-se um **abscesso** no tecido do linfonodo. Um abscesso é uma bolsa localizada cheia de pus formada por destruição do tecido. Se uma infecção não for contida através dos linfonodos locais, pode resultar em **linfangite**. Nessa condição, podem ser vistas estrias vermelhas na pele que se estendem proximalmente a partir da área infetada. A linfangite é potencialmente perigosa porque uma infecção não controlada pode causar **septicemia** (sangue contaminado).

O termo **linfoma** é usado para descrever tumores malignos primários no interior de tecidos linfáticos. Os linfomas geralmente são classificados como **linfomas da doença de Hodgkin** ou **linfomas não da doença de Hodgkin**. A doença de Hodgkin se manifesta com linfonodos inchados no pescoço e em seguida avança para envolver o baço, o fígado e a medula óssea. O prognóstico para a doença de Hodgkin é bom se for descoberta em seu início. Os linfomas não da doença de Hodgkin incluem uma série de cânceres linfáticos específicos e mais graves.

O sistema linfático é também, com freqüência, contaminado por carcinomas metastáticos. Células fragmentadas do tumor original podem entrar nos ductos linfáticos junto com a linfa e chegar aos linfonodos onde eles podem causar tumores cancerosos secundários. Câncer de mama é um exemplo típico disso. O tratamento cirúrgico envolve a remoção dos linfonodos contaminados, a jusante junto com alguns linfonodos ainda não contaminados para assegurar que o câncer foi eliminado.

Traumas no Sistema Circulatório

Hemorragia e choque são dois aspectos clínicos que envolvem diretamente o sistema circulatório. O conhecimento de como tratar uma vítima que passa por estas situações é de importância suprema na administração dos primeiros atendimentos. Técnicas para controlar a hemorragia e administrar os primeiros socorros às vítimas que estão em choque são apresentadas nas próximas duas seções. Também revise os importantes pontos de tomada de pressão arterial apresentados na figura 16.33.

Controle de Hemorragia

Como as hemorragias sérias constituem risco de vida, o principal durante o primeiro atendimento consiste em parar a perda de sangue. Em seguida, recomendam-se os passos no tratamento de uma vítima de hemorragia.

1. Para reduzir a chance que a vítima desfaleça, coloque a pessoa sobre uma manta (se acessível) e ligeiramente eleve suas pernas. Se possível, eleve o local da hemorragia acima do nível do tronco. Para minimizar a chance de choque, cubra a vítima com uma manta.
2. Para não causar mais trauma, cuidadosamente remova qualquer sujeira ou corpos estranhos da ferida. *Não remova nenhum objeto encravado*. Isso deve ser feito no hospital através de pessoal treinado.

---

septicemia: G. *seprikas*, séptico; *haima*, sangue

doença de Hodgkin: de Thomas Hodgkin, médico inglês, 1798-1866

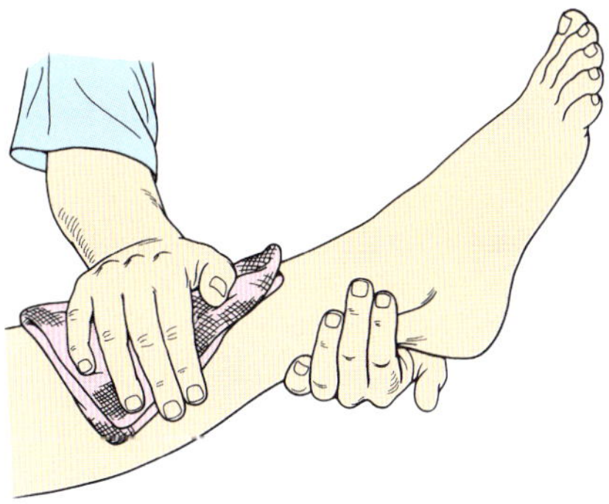

(a)

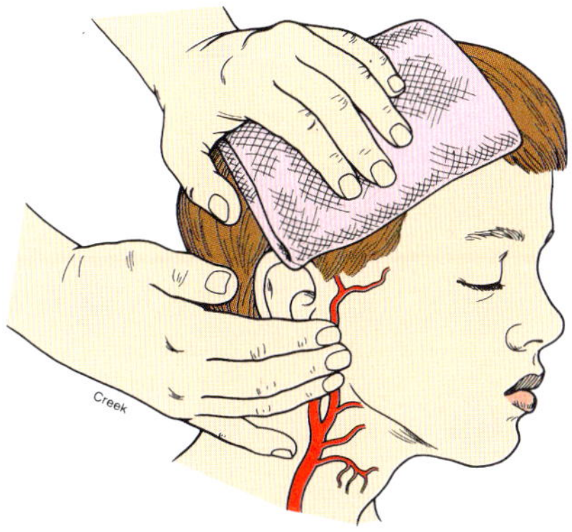

(b)

FIGURA 16.57 Controle da hemorragia. (*a*) Pressão direta e (*b*) pressão direta e compressão em um ponto da artéria.

3. Aplique pressão direta sobre a ferida com uma bandagem estéril, um pano limpo ou uma peça de roupa (fig. 16.57).
4. Mantenha a pressão diretamente até que hemorragia cesse. Cubra a ferida com bandagem limpa ou pano levemente atado no lugar.
5. Se a hemorragia não pára e continua vazando pela bandagem, *não remova a bandagem*. Coloque mais material absorvente sobre o local e continue aplicando pressão diretamente.
6. Se a pressão direta não pára a hemorragia, o ponto de pressão do local de ferida pode precisar ser comprimido. No caso de uma ferida grave na mão, por exemplo, comprima a artéria braquial contra o úmero. Isso deve ser feito enquanto a pressão continua sendo aplicada à própria ferida.
7. Uma vez cessada a hemorragia, deixe a bandagem no lugar e imobilize a parte do corpo ferida. Conduza a vítima imediatamente para o hospital ou centro de tratamento médico.

Diagnóstico e Tratamento das Vítimas de Choque

Choque é a condição médica que ocorre quando os tecidos do corpo não recebem suficiente sangue oxigenado, e está freqüentemente associado com lesões por esmagamento, exposição ao calor excessivo, ataques cardíacos, e envenenamentos, queimaduras graves e outras situações com risco de vida. Os sintomas de pacientes em choque incluem os seguintes:

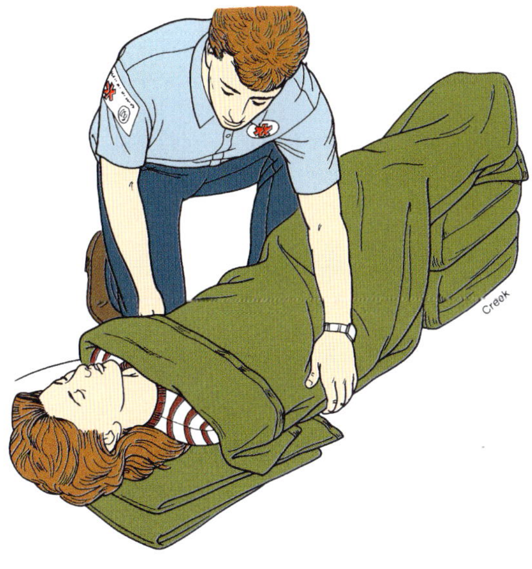

FIGURA 16.58 Tratamento de uma vítima de choque.

- **Pele**. A pele fica pálida ou acinzentada, fria e viscosa.
- **Pulsação**. Os batimentos cardíacos estão fracos e rápidos. Pressão sangüínea é baixa, freqüentemente abaixo de valores mensuráveis.
- **Respiração**. A freqüência respiratória está aumentada, superficial e irregular.
- **Olhos**. Os olhos estão fixos e sem brilho, possivelmente com pupilas dilatadas.
- **Estado geral**. A vítima pode estar consciente ou inconsciente. Se estiver consciente, é provável que ela esteja lânguida, fraca e confusa. Freqüentemente, a vítima está ansiosa e excitada.

A maioria das vítimas de trauma deve apresentar algum grau de choque, especialmente se houve considerável perda de sangue. O tratamento imediato do choque é essencial e inclui os seguinte passos.

1. Consiga que a vítima fique deitada (fig. 16.58). Coloque a pessoa em decúbito dorsal com os pés elevados. Esta posição mantém o fluxo de sangue para o cérebro e pode aliviar a fraqueza e a confusão mental. Reduza os movimentos ao mínimo. Se a vítima sofreu uma lesão na qual a elevação das pernas causa dor, deixe a pessoa apenas em decúbito ventral ou dorsal.
2. Mantenha a vítima aquecida e confortável. Se a temperatura estiver fria, coloque uma manta embaixo e em cima da pessoa. Se a temperatura estiver quente, posicione a pessoa na sombra em cima de uma manta. Solte colarinhos apertados, cintos ou outra roupa restritiva. *Não ofereça para a pessoa nada para beber*, mesmo se ela reclamar de sede.

3. Tome precauções com sangramentos internos ou vômitos. Se a vítima tem sangue proveniente da boca, ou se há indicação que a vítima pode vomitar, posicione a pessoa de lado para prevenir sufocação ou aspiração do sangue do vômito.
4. Trate adequadamente as lesões. Se a vítima estiver sangrando, trate adequadamente (veja pontos de pressão arterial [fig. 16.33] e controle a hemorragia [fig. 16.57]). Imobilize fraturas e luxações. Sempre esteja alerta à possibilidade de lesões da medula espinal e tome as precauções necessárias.
5. Aja de modo que os cuidados hospitalares sejam providenciados o mais rápido possível.

Resposta do Estudo de Caso Clínico

Trombo mural (um coágulo de sangue aderido à superfície interna de uma das câmaras do coração) é uma complicação bastante comum do infarto do miocárdio. Uma vez que se formou um trombo dentro do coração, um fragmento pode se romper e circular ao longo do corpo. Essa é a provável causa dos sintomas na perna direita de nossa paciente. Porque o êmbolo circulou e se alojou na circulação sistêmica (e não na circulação pulmonar), o trombo mural provavelmente estava localizado no lado esquerdo do coração. O êmbolo circulou até um ponto da artéria femoral e aí se alojou e obstruiu o fluxo sangüíneo para a artéria poplítea e seus ramos. A rota de circulação foi o seguinte: lado esquerdo do coração → parte ascendente da aorta → parte torácica da aorta → parte abdominal da aorta → artéria ilíaca comum direita → artéria ilíaca externa → artéria femoral.

O tratamento padrão para este problema é cirurgia de emergência para extrair o coágulo da perna, e continuar ou instituir terapia anticoagulante (afinar o sangue).

PRÁTICA CLÍNICA 16.1

Um homem de 75 anos de idade com uma longa história de hipertensão apresenta-se à sala de emergências queixando-se de dor em facada no tórax que se irradiava para o dorso. Ao exame físico, os pulmões do paciente estavam limpos, e os sons cardíacos também eram normais com freqüência e ritmo regulares. O eletrocardiograma também era normal. Por causa dos seus sintomas, você suspeita de aorta dissecante e solicita uma tomografia. (TP = tronco pulmonar, AA = parte ascendente da aorta, AD = parte descendente da aorta.)

PERGUNTAS

1. O que é a linha escura observada dentro da aorta cheia de contraste?
2. Quais partes da aorta estão envolvidas?
3. Você também observa que o paciente tem uma diferença na pressão sangüínea entre os braços esquerdo e direito, com o braço esquerdo tendo uma pressão significativamente mais baixa. Qual poderia ser a causa?

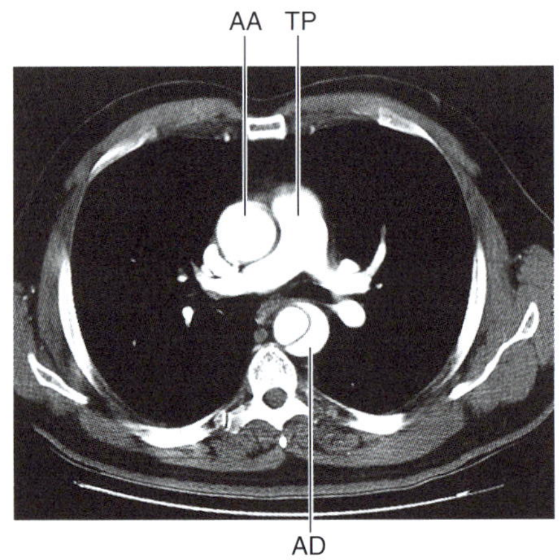

PRÁTICA CLÍNICA 16.2

Uma mulher com 65 anos de idade previamente saudável queixa-se de fraqueza muscular. Sua pressão sangüínea está bastante elevada hoje, e olhando a sua ficha você observa que as pressões sangüíneas apresentavam tendência para cima nas suas duas visitas anteriores. O exame físico revela um ruído abdominal repetitivo ouvido com o estetoscópio que correspondia às batidas do seu coração. O exame de sangue revela potássio muito baixo no soro. Você suspeita que a fraqueza é devida ao potássio baixo, assim você começa uma complementação com potássio, providência esta que se mostra eficiente corrigindo sua fraqueza muscular. A respeito da pressão alta você de início pede uma angiografia das artérias abdominais.

PERGUNTAS

1. Explique o ruído abdominal.
2. Como pode a estenose da artéria renal (estreitamento) visto na angiografia adjacente causar a pressão alta?
3. Comente o impacto que esta condição pode ter sobre a artéria renal oposta e o rim.

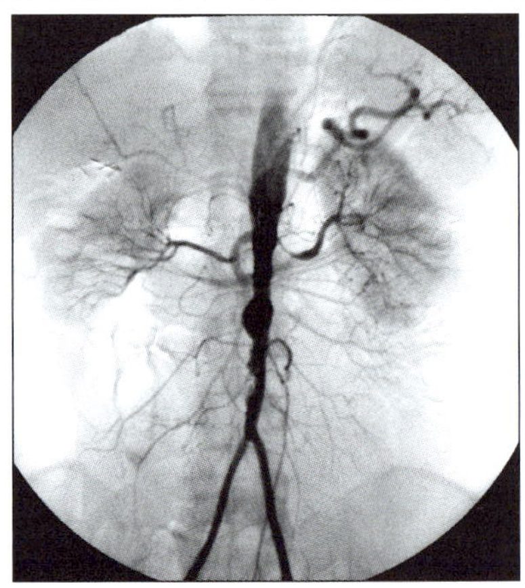

Resumo do Capítulo

Funções e Principais Componentes do Sistema Circulatório (pp. 538-540)

1. O sistema circulatório transporta oxigênio e moléculas nutritivas para as células dos tecidos e dióxido de carbono e outros resíduos para fora das células dos tecidos; também conduz hormônios e outras moléculas reguladoras para os seus órgãos alvos.
2. Leucócitos e seus produtos ajudam a proteger o corpo das infecções, e as plaquetas funcionam na coagulação do sangue.
3. Os componentes do sistema circulatório são o coração, os vasos sangüíneos e o sangue, que constituem o sistema cardiovascular, e os vasos, tecidos e órgãos linfáticos do sistema linfático.

Sangue (pp. 540-545)

1. Sangue, um tecido conjuntivo altamente especializado, consiste nos elementos figurados (eritrócitos, leucócitos e plaquetas) suspensos em um líquido aquoso chamado plasma.
2. Eritrócitos são células em forma de disco em que falta núcleo mas contém hemoglobina. Há aproximadamente de 4 a 6 milhões de eritrócitos por milímetro cúbico de sangue, e funcionam por cerca de 120 dias.
3. Leucócitos têm núcleos e são classificados em granulócitos (eosinófilos, basófilos e neutrófilos) ou agranulócitos (monócitos e linfócitos). Leucócitos defendem o organismo contra infecções por microrganismos.
4. Plaquetas, ou trombócitos, são fragmentos citoplasmáticos que participam da formação de coágulos para evitar a perda de sangue.
5. Eritrócitos são formados através de um processo chamado eritropoese; leucócitos são formados através da leucopoese.
6. Centros hemocitopoéticos pré-natais são o saco vitelino, fígado e baço. No adulto, medula óssea vermelha e tecidos linfáticos realizam essa função.

Coração (pp. 545-555)

1. O coração está envolvido no interior do saco pericárdico. As paredes do coração consistem no epicárdio, miocárdio e endocárdio.
   (a) O átrio direito recebe sangue das veias cavas superior e inferior, e o ventrículo direito bombeia o sangue através do tronco pulmonar para as artérias pulmonares.
   (b) O átrio esquerdo recebe sangue das veias pulmonares, e o ventrículo esquerdo bombeia o sangue para o interior da parte ascendente da aorta.
   (c) o coração contém as valvas atrioventriculares direita e esquerda (valvas tricúspide e bicúspide, respectivamente); uma valva (semilunar) do tronco pulmonar; e uma valva (semilunar) da aorta.
2. As duas principais circulações são a pulmonar e a sistêmica; além disso, o sistema coronário atende o coração.
   (a) A circulação pulmonar inclui os vasos que conduzem o sangue do ventrículo direito através dos pulmões, e destes para o átrio esquerdo.
   (b) a circulação sistêmica inclui todas as outras artérias, capilares e veias do corpo. Esses vasos conduzem o sangue do ventrículo esquerdo para o corpo e fazem o retorno do sangue para o átrio direito.
   (c) O miocárdio do coração é irrigado pelas artérias coronárias direita e esquerda que são ramos da parte ascendente da aorta. O seio coronário recolhe e lança o sangue no átrio direito.
3. As contrações dos átrios e dos ventrículos são conduzidas pelo potencial de ação que se origina no nó sinoatrial (SA).
   (a) Estas ondas elétricas se propagam pelos átrios e em seguida passam para o nó atrioventricular (AV).
   (b) Daqui, os impulsos são conduzidos pelo fascículo atrioventricular e pelas fibras musculares condutoras para as paredes ventriculares.
4. Durante a contração dos ventrículos, a pressão intraventricular aumenta e causa o fechamento das valvas atrioventriculares; durante o relaxamento, as valvas do tronco pulmonar e da aorta se fecham porque a pressão é maior nas artérias do que nos ventrículos.
5. O fechamento das valvas atrioventriculares causa o primeiro som (lab); o fechamento das valvas do tronco pulmonar e da aorta causa o segundo som (dab). Os sopros cardíacos são comumente causados por valvas anormais ou por defeitos septais.
6. O registro do padrão de estimulação elétrica é chamado eletrocardiograma (ECG ou EKG).

Vasos Sangüíneos (pp. 555-559)

1. Artérias e veias têm túnica externa, túnica média e túnica interna.
   (a) As artérias possuem camadas musculares mais espessas em proporção aos seus diâmetros do que as veias porque as artérias necessitam suportar pressões sangüíneas mais altas. Artérias transportam sangue em sentido divergente em relação ao coração.
   (b) As veias possuem válvulas venosas que direcionam o sangue para o coração quando as veias são comprimidas pelas bombas dos músculos esqueléticos.
2. Capilares são constituídos apenas por células endoteliais. Eles são as unidades básicas funcionais do sistema circulatório.

Principais Artérias do Corpo Humano (pp. 559-571)

1. Três artérias se originam do arco da aorta: o tronco braquiocefálico, a artéria carótida comum esquerda e a artéria subclávia esquerda. O tronco braquiocefálico divide-se em artéria carótida comum direita e artéria subclávia direita.
2. A cabeça e o pescoço recebem suprimento arterial de ramos das artérias carótidas interna e externa e das artérias vertebrais.
   (a) O encéfalo recebe sangue do par de artérias carótidas internas e do par de artérias vertebrais, que formam o círculo arterial do cérebro em torno da hipófise.
   (b) A artéria carótida externa fornece numerosos ramos que suprem a cabeça e o pescoço.
3. O membro superior é irrigado pela artéria subclávia e seus ramos.
   (a) A artéria subclávia passa a se chamar inicialmente artéria axilar e em seguida artéria braquial quando entra no braço.
   (b) A artéria braquial bifurca-se para formar as artérias radial e ulnar que irrigam o antebraço e a mão.
4. A porção abdominal da aorta emite os seguintes ramos: frênico inferior, tronco celíaco, mesentérico superior, supra-renal média, renal, testicular ou ovárica, e mesentérica inferior.
5. As artérias ilíacas comuns dividem-se em artérias ilíacas interna e externa, que enviam ramos para a pelve e para o membro inferior.

Principais Veias do Corpo Humano (pp. 571- 580)

1. O sangue da cabeça e do pescoço é drenado pelas veias jugulares externa e interna; o sangue do encéfalo é drenado pelas veias jugulares internas.
2. O membro superior é drenado por veias superficiais e profundas.
3. No tórax, a veia cava superior é formada pela união de duas veias braquiocefálicas e recebe também sangue das veias do sistema ázigo.
4. O membro inferior é drenado por veias superficiais e profundas. No nível da quinta vértebra lombar, as veias ilíacas comuns direita e esquerda se unem para formar a veia cava inferior.
5. O sangue dos capilares no trato gastrointestinal é drenado via veia porta para o fígado.
   (a) Este sangue venoso em seguida passa através dos sinusóides hepáticos e é drenado do fígado pelas veias hepáticas direita e esquerda.
   (b) O padrão de circulação caracterizado por dois leitos capilares em série é chamado de sistema porta.

Circulação Fetal (pp. 580-582)

1. Adaptações estruturais no sistema cardiovascular fetal refletem o fato que o oxigênio e os nutrientes são provenientes da placenta em vez do pulmão e trato gastrointestinal fetais.
2. Sangue oxigenado é conduzido apenas pela veia umbilical que drena a placenta. Esse sangue é levado pelo ducto venoso para a veia cava inferior do feto.
3. O sangue parcialmente oxigenado é desviado do átrio direito para o átrio esquerdo por meio do forame oval e do tronco pulmonar para a aorta via ducto arterial.

Sistema Linfático (pp. 582-587)

1. O sistema linfático devolve ao sistema venoso o excesso de líquido intersticial e ajuda a proteger o corpo de doenças; também transporta gorduras do intestino delgado para a corrente sangüínea.
2. Capilares linfáticos drenam o líquido intersticial, que é formado a partir do plasma sangüíneo; quando esse líquido entra nos capilares linfáticos é chamado de linfa.
3. A linfa retorna ao sistema venoso por meio de dois ductos linfáticos maiores – o ducto torácico e o ducto linfático direito.
4. A linfa filtra-se nos linfonodos, que contém fagócitos e nódulos linfáticos que produzem linfócitos.
5. Órgãos linfáticos incluem linfonodos, tonsilas, baço e timo.

Atividades de Revisão

Questões Objetivas

1. Qual dos seguintes *não* é elemento figurado do sangue?
   (a) um leucócito (c) um fibrinogênio
   (b) um eosinófilo (d) uma plaqueta
2. Um número elevado de glóbulos brancos denomina-se
   (a) leucocitose (c) leucopoese
   (b) policitemia (d) leucemia
3. Qual(is) dos seguintes vasos transporta(m) sangue pobre em oxigênio?
   (a) aorta
   (b) artérias pulmonares
   (c) artérias renais
   (d) artérias coronárias
4. O sangue da circulação coronária entra diretamente
   (a) na veia cava inferior
   (b) na veia cava superior
   (c) no átrio direito
   (d) no átrio esquerdo
5. O primeiro som cardíaco (lab) é produzido pelo fechamento da
   (a) valva da aorta
   (b) valva do tronco pulmonar
   (c) valva atrioventricular direita
   (d) valva atrioventricular esquerda
   (e) a e b
   (f) c e d
6. O complexo QRS de um ECG é produzido por
   (a) despolarização do átrio
   (b) repolarização do átrio
   (c) despolarização dos ventrículos
   (d) repolarização dos ventrículos
7. Qual entre as artérias seguintes *não* se origina no arco da aorta?
   (a) tronco braquiocefálico
   (b) artéria coronária esquerda
   (c) artéria carótida comum esquerda
   (d) artéria subclávia esquerda
8. Qual entre as artérias seguintes *não* irriga o encéfalo?
   (a) artéria carótida externa
   (b) artéria carótida interna
   (c) artéria vertebral
   (d) artéria basilar
9. As artérias maxilar e temporal superficial originam-se da
   (a) artéria carótida externa
   (b) artéria carótida interna
   (c) artéria vertebral
   (d) artéria facial
10. Qual(is) dos órgãos seguintes é(são) servido(s) pela veia porta?
   (a) fígado
   (b) hipófise
   (c) a e b
   (d) nem a nem b
11. O coração deriva do mesoderma e está completo na forma embrionária na
   (a) terceira semana
   (b) quinta semana
   (c) décima semana
   (d) décima-sétima semana
12 Qual entres os vasos fetais seguintes conduz sangue mais oxigenado?
   (a) ducto arterial
   (b) ducto venoso
   (c) veia umbilical
   (d) aorta

Questões Dissertativas

1. Quais as funções do sistema circulatório? Identifique os sistemas do corpo que trabalham intimamente com o sistema circulatório na manutenção da homeostasia.
2. Explique como o desenvolvimento dos arcos da aorta contribuem para a formação dos principais vasos associados com a aorta.
3. Faça a distinção entre granulócitos e agranulócitos. Quais as funções dos leucócitos? Em que diferem dos eritrócitos e das plaquetas?
4. Descreva como o coração ocupa um compartimento no interior da cavidade torácica. Qual a função do pericárdio?
5. Descreva o ciclo cardíaco. Por que o nó sinoatrial é chamado marcapasso do coração?
6. Desenhe e identifique um eletrocardiograma normal. Qual o significado da deflexão das ondas de um ECG?

7. Compare a estrutura e função das artérias, capilares e veias. Por que os capilares são considerados unidades funcionais do sistema circulatório?
8. Qual é a diferença entre pressão sangüínea e pulsação sangüínea? Quais ocorrências cardíacas determinam a pressão sangüínea sistólica? Qual a explicação para a pressão sangüínea diastólica?
9. Dê os nomes dos vasos das regiões do tórax e do ombro que não são simétricos (não há semelhança com o lado oposto do corpo).
10. Descreva o trajeto até o cérebro seguido pela glicose injetada na veia intermédia do cotovelo do membro superior. Faça uma relação, em seqüência, de todos os vasos sangüíneos e das câmaras do coração através dos quais ela passa.
11. Qual o significado do sistema porta hepático? Qual o significado de dizermos que o fígado possui dois suprimentos sangüíneos?
12. Faça uma relação das funções do sistema linfático e descreva as relações entre o sistema linfático e o sistema circulatório.
13. Descreva resumidamente o desenvolvimento do coração.
14. Quais são as cinco estruturas da circulação fetal que param de funcionar por ocasião do nascimento?
15. Faça a distinção entre doenças do coração congênitas e adquiridas e descreva alguns tipos de cada uma delas.

Questões de Análise Crítica

1. Quais os sintomas que apresentaria um paciente com baixa contagem de células sangüíneas vermelhas, com uma baixa contagem de células sangüíneas brancas e com um baixo número de plaquetas?
2. Examine a figura 16.8c e avalie as estruturas que poderiam ser prejudicadas no caso de lesão do septo interventricular ou da parede ventricular.
3. As paredes dos ventrículos são mais espessas que aquelas dos átrios, e a parede do ventrículo esquerdo é a mais espessa de todas. Como essas diferenças estruturais se relacionam com as diferenças funcionais?
4. Um atleta em exercício de resistência terá caracteristicamente uma freqüência cardíaca mais baixa em repouso e um volume maior de débito que uma pessoa que está fora de forma. Explique por que essas adaptações são benéficas.
5. Alguns aviões de passageiros estão equipados, agora, com desfibrilador para uso em emergências como equipamento salva-vidas. Por que é fundamental que na fibrilação ventricular o paciente receba atendimento rapidamente? A fibrilação atrial é menos urgente? Explique.
6. Um homem hospitalizado com 45 anos de idade desenvolveu um trombo (coágulo de sangue) na parte inferior de sua coxa em conseqüência de um grave trauma em seu joelho. O médico do paciente explicou que, embora o coágulo estivesse próximo à veia safena magna, a principal preocupação era a ocorrência de uma embolia pulmonar. Explique as razões da preocupação do médico e faça uma relação da seqüência dos vasos pelos quais o coágulo teria que passar para causar um problema no coração.
7. No filho recém-nascido de sua irmã foi diagnosticado um forame oval permeável. O que significa isso e por que a criança está cianótica?

17

Sistema Respiratório

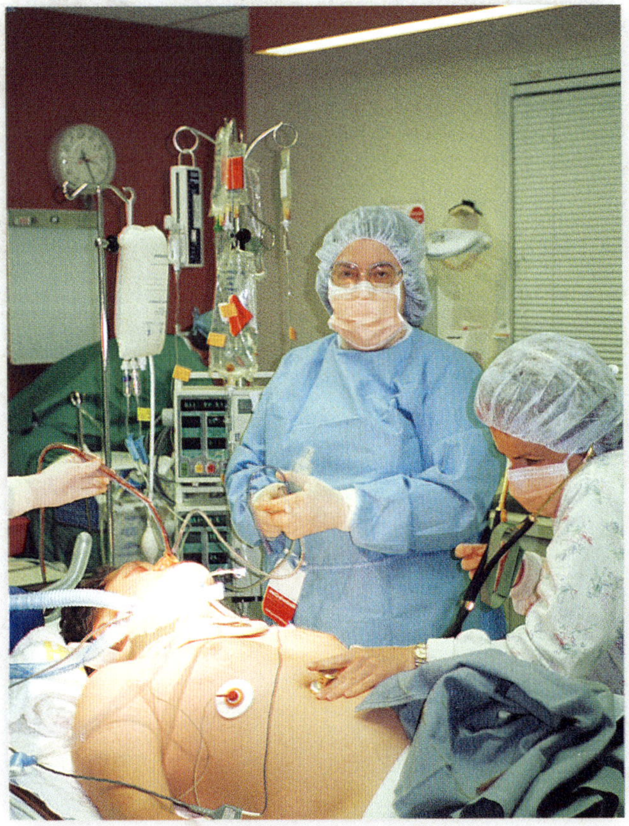

FIGURA: As vísceras torácicas e suas membranas serosas associadas apresentam interesse anatômico, funcional e clínico. Traumas localizados, com freqüência, causam problemas extensos e previsíveis em outro lugares.

Estudo de Caso Clínico

Um trabalhador de doca com 37 anos de idade foi conduzido à sala de emergência depois de ter sido agredido sobre a clavícula esquerda com um picador de gelo. A queixa principal do paciente era dor no lado esquerdo do tórax. A avaliação inicial revelou um pequeno ferimento perfurante acima da clavícula esquerda, imediatamente lateral ao músculo esternocleidomastóideo. Os sinais vitais eram normais com exceção de uma freqüência respiratória moderadamente alta. A radiografia do tórax mostrou que o pulmão esquerdo estava envolvido por sangue e ar, uma situação conhecida como hemopneumotórax, e colapsado em metade de seu tamanho normal.

Explique como o ar entrou na cavidade torácica (sabendo-se que não entrou pela ferida perfurante). Qual é o termo para o espaço onde o ar e o sangue estão localizados? Que membranas definem este espaço?

INTRODUÇÃO AO SISTEMA RESPIRATÓRIO

O sistema respiratório pode ser dividido estruturalmente em partes superiores e inferiores, e funcionalmente em uma porção condutora e uma porção respiratória. As principais funções do sistema respiratório são trocas gasosas, produção do som e auxiliar na compressão abdominal.

Objetivo 1 Descrever as funções associadas com o termo *respiração*.

Objetivo 2 Identificar os órgãos do sistema respiratório e descrever suas localizações.

Objetivo 3 Fazer uma relação das funções do sistema respiratório.

O termo respiração se refere a três funções separadas porém relacionadas: (1) **ventilação** (respiração); (2) **troca de gases**, que ocorre entre o ar e o sangue nos pulmões e entre o sangue e outros tecidos do corpo; e (3) **utilização do oxigênio** pelos tecidos nas reações de liberação de energia na respiração celular. Ventilação e troca de gases (oxigênio e gás carbônico) entre o ar e o sangue é chamado coletivamente de *respiração externa*. As trocas de gases entre o sangue e os outros tecidos são coletivamente conhecidas como *respiração interna*.

Um adulto em repouso respira em média 15 vezes por minuto e ventila aproximadamente 6 litros de ar durante esse período. Isso equivale a mais de 8.000 litros em um período de 24 horas. Exercícios extenuantes aumentam a demanda de oxigênio e aumentam a freqüência respiratória para vinte vezes, de forma que aproximadamente são respirados 100 litros de ar a cada minuto. Se a respiração pára, uma pessoa perderá a consciência depois de 4 ou 5 minutos. Podem ocorrer danos encefálicos depois de 7 a 8 minutos, e a pessoa morrerá depois de 10 minutos. O conhecimento da estrutura e da função do sistema respiratório é portanto de grande importância sob o ponto de vista clínico.

Necessidades Físicas do Sistema Respiratório

O sistema respiratório inclui aqueles órgãos e estruturas que funcionam conjuntamente para colocar os gases em contato com o sangue do sistema circulatório. Para se tornar eficiente, o sistema respiratório deve cumprir certas exigências físicas.

- A superfície para troca de gases deve estar localizada profundamente no interior do corpo de forma que o ar que entra esteja suficientemente aquecido, umedecido e limpo de partículas transportadas pelo ar antes de entrar em contato com ela.
- A membrana deve ter paredes finas e seletivamente permeáveis de forma que a difusão possa ocorrer facilmente.
- A membrana deve ser mantida úmida de forma que oxigênio e gás carbônico possam ser dissolvidos em água para facilitar a difusão.
- O sistema tem de ter uma rede capilar extensa.
- O sistema tem de incluir um mecanismo de ventilação efetivo para se encher de ar constantemente.
- O sistema tem de funcionar automaticamente através de efetiva monitoração e mecanismos de retroalimentação. Contudo, também deve poder funcionar voluntariamente para aumentar ou diminuir a freqüência respiratória quando desejado.

O sistema respiratório adequadamente atendido em todas essas exigências assegura que todos o trilhões de células do corpo estarão aptas a desenvolver os processos metabólicos necessários para manter vida.

respiração: L. *re*, atrás; *spirare*, respirar

Funções do Sistema Respiratório

Das quatro funções básicas do sistema respiratório, nem todas estão associadas com a respiração, como segue:

- Fornece oxigênio para a circulação sangüínea e remove o gás carbônico.
- Possibilita a produção de som ou vocalização quando o ar expirado passa através das pregas vocais.
- Auxilia na compressão abdominal durante a micção, a defecação e o parto. Os músculos abdominais tornam-se mais eficientes durante a respiração profunda quando o ar é mantido nos pulmões com a glote fechada e fixando o diafragma. Essa mesma técnica é usada quando erguemos um objeto pesado no qual o diafragma ajuda indiretamente os músculos do dorso.
- Torna possível movimentos aéreos protetores e reflexos, como na tosse e no espirro, para manter limpa a passagem do ar.

Estrutura Básica do Sistema Respiratório

As principais vias aéreas e estruturas do sistema respiratório são *cavidade nasal*, *faringe*, *laringe* e *traquéia*, *brônquios*, *bronquíolos* e *alvéolos pulmonares* no interior dos *pulmões* (fig. 17.1).

As estruturas do **sistema respiratório superior** incluem o nariz, a faringe e as estruturas associadas; o **sistema respiratório inferior** inclui a laringe, a traquéia, a árvore bronquial, os alvéolos pulmonares e os pulmões.

Em termos de sua função geral, o sistema respiratório é dividido freqüentemente em uma parte condutora e uma parte respiratória. A **parte condutora** inclui todas as cavidades e estruturas que transportam gases para e dos alvéolos pulmonares. A **parte respiratória** consiste nos alvéolos pulmonares que são as unidades funcionais do sistema respiratório onde ocorrem as trocas gasosas entre o ar e o sangue.

Inicialmente os cientistas gregos e romanos deram grande ênfase ao material invisível que era respirado. Eles não sabiam nada sobre oxigênio ou o papel do sangue no transporte dessa substância vital para células. No que diz respeito a esse assunto, eles não sabiam nada sobre estruturas microscópicas como células porque o microscópio não tinha ainda sido inventado. Contudo, eles sabiam que a respiração era essencial para a vida. No início os gregos se referiam ao ar como um espírito divino intangível, chamado *pneuma*. Em latim, o termo para respiração, *spiritus*, significava força vital.

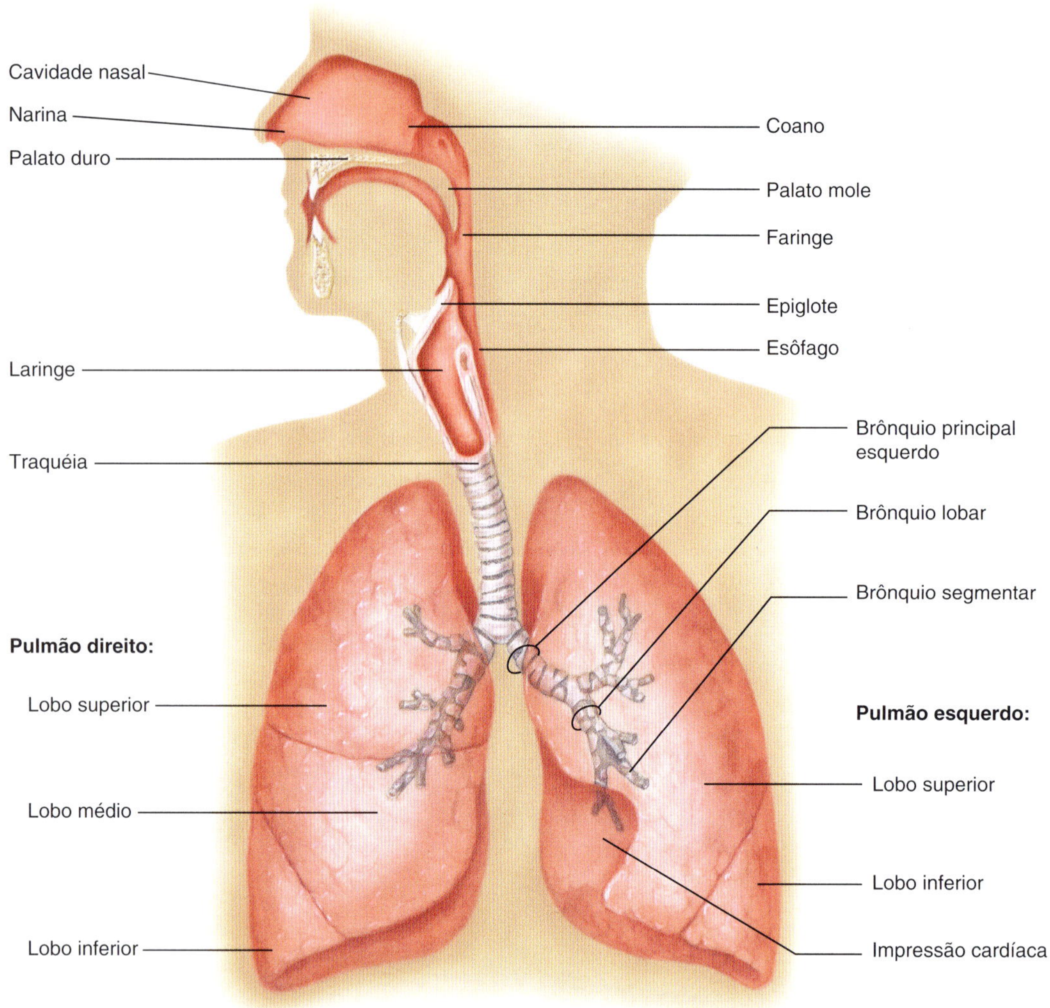

FIGURA 17.1 Anatomia básica do sistema respiratório.

Avaliação de Conhecimentos

1. Defina os termos *respiração externa e respiração interna.*
2. Quais são as exigências físicas do sistema respiratório? Quais são suas funções básicas?
3. Faça uma relação ordenada das vias aéreas principais e estruturas através das quais o ar inspirado passa desde as narinas até os alvéolos pulmonares dos pulmões.

VIAS AÉREAS CONDUTORAS

O ar é conduzido pelas cavidades oral e nasais para a faringe, e em seguida através da laringe para a traquéia e árvore bronquial. Essas estruturas conduzem o ar aquecido e umedecido para a parte respiratória no interior dos pulmões.

Objetivo 4 Fazer uma relação dos tipos de tecido epitelial que caracterizam cada região do trato respiratório e comentar sobre o significado dos atributos especiais de cada tipo.

Objetivo 5 Identificar os limites da cavidade nasal e discutir a relação dos seios paranasais para sistema respiratório restante.

Objetivo 6 Descrever as três regiões da faringe e identificar as estruturas localizadas em cada uma.

Objetivo 7 Comentar o papel da região da laringe na digestão e na respiração.

Objetivo 8 Identificar as características anatômicas da laringe associadas com a produção de som e respiração.

As vias aéreas servem para transportar ar para as estruturas respiratórias dos pulmões. As vias aéreas estão revestidas com vá-

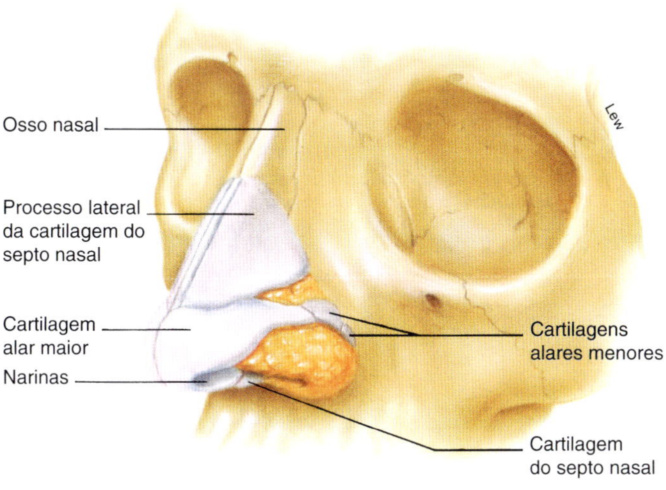

FIGURA 17.2 Arcabouço de suporte do nariz.

rios tipos de epitélios que limpam, aquecem e umedecem o ar. A maioria das vias aéreas se mantém permanentemente aberta por músculos ou por um arcabouço ósseo ou cartilagíneo.

Nariz

O **nariz** inclui uma porção externa que se projeta na face e uma **cavidade nasal** interna para a passagem de ar. A porção externa do nariz é coberta com pele e é sustentada por um par de **ossos nasais** que formam o dorso e cartilagens flexíveis que formam as partes distais (fig. 17.2). A **cartilagem do septo nasal** forma a porção anterior do **septo nasal**, e o par de **processos laterais** e as **cartilagens alares** formam o arcabouço em torno das **narinas**.

O **vômer** e a lâmina perpendicular do **osso etmóide** (veja fig. 6.17), junto com a cartilagem do septo, constituem o arcabouço de sustentação do septo nasal que divide a cavidade nasal em duas metades uma em cada lado. O **vestíbulo do nariz** é a porção anterior expandida da cavidade nasal (fig. 17.3). Cada metade da cavidade

nariz: L. *nasus*, nariz

narina: L. *nares*, narinas

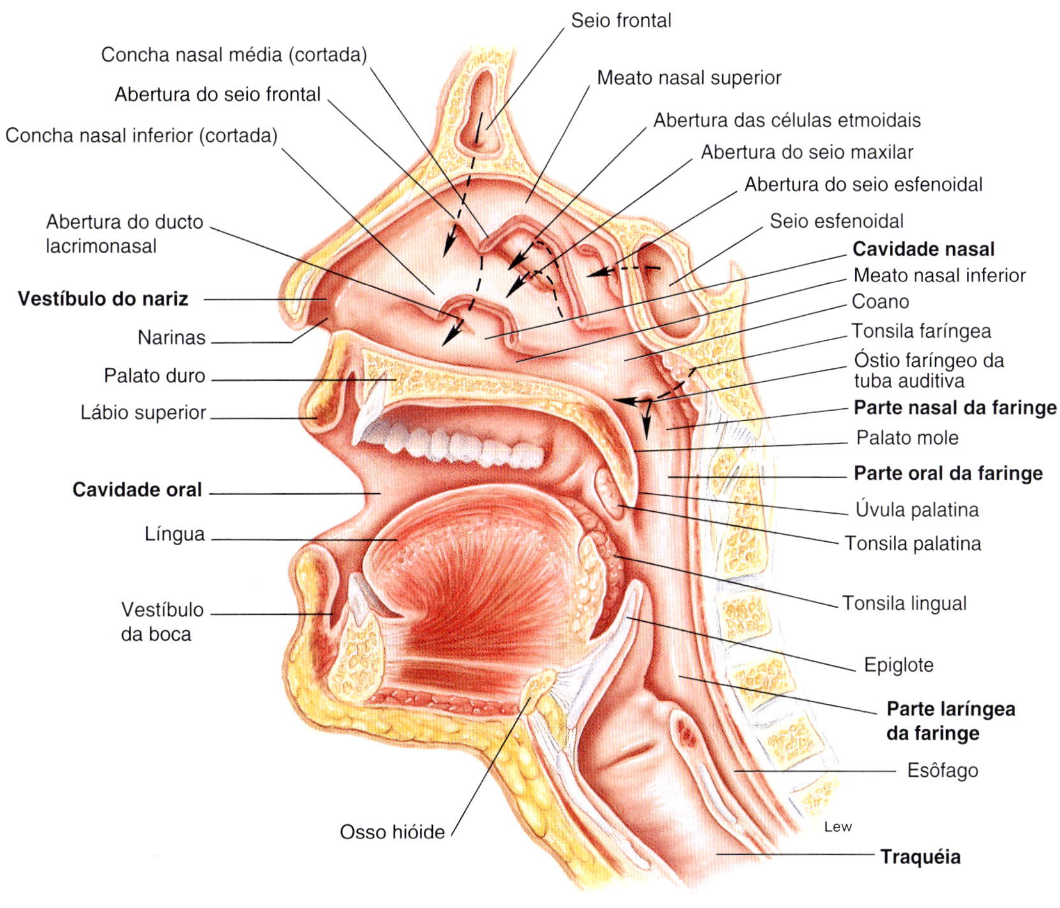

FIGURA 17.3 Corte sagital da cabeça mostrando o trato respiratório superior. Há várias aberturas na cavidade nasal, incluindo as aberturas dos vários seios paranasais, aquela do ducto lacrimonasal, que drena a partir dos olhos, e aquela das tubas auditivas, que drenam das cavidades timpânicas. (As vias de drenagem estão indicadas com setas.)

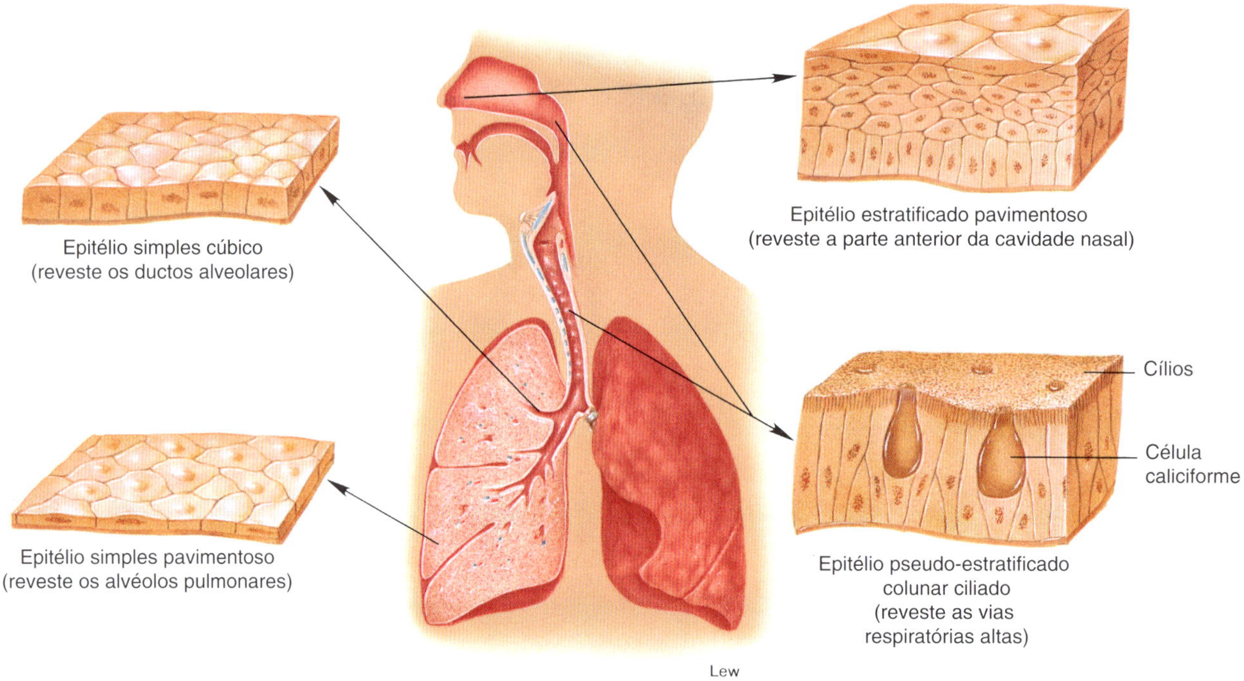

FIGURA 17.4 Vários tipos de tecido epitelial encontrados ao longo do sistema respiratório.

nasal abre-se anteriormente através das **narinas**, e comunica-se posteriormente com a parte **nasal da faringe** através do **coano**. O teto da cavidade nasal é formado anteriormente pelo osso frontal e por um par de ossos nasais, medialmente pela lâmina cribriforme do osso etmóide, e posteriormente pelo osso esfenóide (veja figs. 6.17 e 6.20). Os ossos palatino e maxila formam o soalho da cavidade. Nas paredes laterais da cavidade nasal encontram-se três saliências ósseas, as **conchas nasais superior**, **média** e **inferior**, ou **turbinados** (veja fig. 6.26). As partes das vias aéreas entre as conchas chamam-se **meatos nasais** (fig. 17.3). As aberturas anteriores da cavidade nasal estão revestidas com epitélio estratificado pavimentoso, enquanto que as conchas estão revestidas com epitélio pseudo-estratificado colunar ciliado (figs. 17.4 e 17.5). Células caliciformes muco-secretoras estão presentes em grande abundância ao longo de ambas as regiões.

As três funções da cavidade nasal e seus conteúdos são as seguintes:

- O epitélio nasal que reveste a concha nasal serve para aquecer, umedecer e limpar o ar inspirado. O epitélio nasal é altamente vascularizado e cobre uma extensa área de superfície. Isso é importante para aquecer o ar mas infelizmente também torna os humanos suscetíveis a sangramentos no nariz porque a mucosa nasal pode ressecar e rachar. Os pêlos nasais chamados **vibrissas**, que se estendem freqüentemente a partir das narinas, filtram macropartículas que em caso contrário poderiam ser inaladas. Poeira, pólen, fumo e outras partículas finas são apanhadas ao longo da túnica mucosa úmida que reveste a cavidade nasal.
- O epitélio olfatório na porção medial superior da cavidade nasal relaciona-se com o órgão sensorial do cheiro.
- A cavidade nasal interfere na voz funcionando como uma câmara de ressonância.

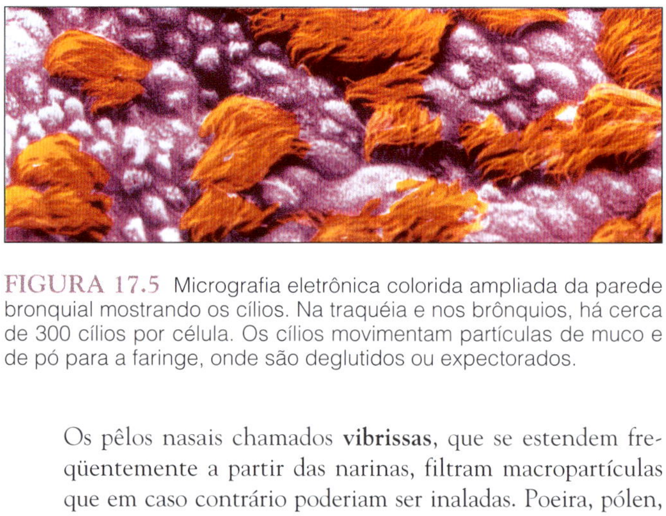

FIGURA 17.5 Micrografia eletrônica colorida ampliada da parede bronquial mostrando os cílios. Na traquéia e nos brônquios, há cerca de 300 cílios por célula. Os cílios movimentam partículas de muco e de pó para a faringe, onde são deglutidos ou expectorados.

coano: G. *choane*, funil
concha: L. *choncha*, concha de mexilhão
vibrissas: L. *vibrare*, vibrar

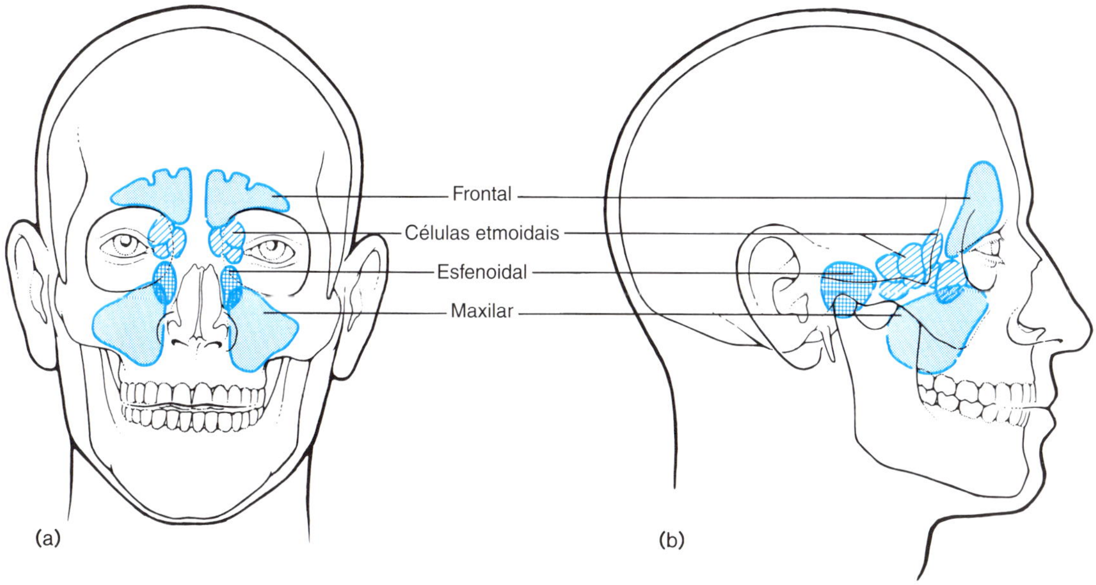

FIGURA 17.6 Seios paranasais.

Há várias aberturas de drenagem na cavidade nasal (veja fig. 17.3). Os ductos paranasais (comentados abaixo) drenam o muco dos seios paranasais e os ductos lacrimonasais drenam as lágrimas dos olhos (veja fig. 15.11). Uma secreção excessiva de lágrimas faz com que elas escoem para dentro da cavidade nasal. A tuba auditiva da cavidade timpânica entra nas vias aéreas superiores, posteriormente à cavidade nasal na parte nasal da faringe. Com todas essas conexões adicionais, não é nenhuma surpresa que infecções possam se propagar tão facilmente de uma câmara para outra ao longo de toda a área facial. Para evitar causar dano ou propagar infecções para outras áreas, a pessoa deve ter cuidado para não soprar com o nariz com muita força.

Seios Paranasais

Pares de espaços aéreos em certos ossos do crânio são chamados de **seios paranasais**. Esses seios são denominados de acordo com os ossos nos quais eles se encontram; assim, temos os **seios maxilar**, **frontal**, **esfenoidal** e **células etmoidais** (fig. 17.6). Cada seio comunica-se, via ductos de drenagem, com o interior da cavidade nasal de seu próprio lado (veja figs. 6.17, 6.20 e 17.3). Os seios paranasais podem ajudar a aquecer e umedecer o ar inspirado. Esses seios são responsáveis por um pouco de ressonância do som, mas mais importante, eles funcionam na diminuição do peso do crânio enquanto fornecem resistência estrutural.

Você pode observar seus próprios seios paranasais. Coloque-se diante de um espelho em um quarto escuro e ilumine sua face com uma lanterna pequena. Os seios frontais serão iluminados dirigindo a luz debaixo da sobrancelha. Os seios maxilares são iluminados colocando a luz na cavidade oral e fechando sua boca ao redor da lanterna.

seio: L. *sinus*, dobra ou curva

Faringe

A **faringe** é um órgão em forma de funil, aproximadamente com 13 cm de comprimento, que conecta as cavidades nasais e oral com a laringe do sistema respiratório e o esôfago do sistema digestório. As paredes de sustentação da faringe são constituídas de músculos esqueléticos, e o lume é revestido com uma túnica mucosa. No interior da faringe estão alguns pares de órgãos linfáticos chamados **tonsilas**. Comumente conhecida como "garganta" ou "goela", a faringe tem as funções respiratória e digestória. Também funciona como câmara de ressonância para certos sons da fala. A faringe é dividida com base na localização e função em três regiões (veja fig. 17.3).

- A parte **nasal da faringe** serve apenas como passagem para o ar, porque está localizada acima do ponto de entrada dos alimentos no corpo (a boca). É a parte superior da faringe, posicionada diretamente atrás da cavidade nasal e acima do palato mole. Uma **úvula** palatina pende da porção inferior mediana do palato mole. O par de **tubas auditivas** conectam a parte nasal da faringe com as cavidades timpânicas. A **tonsila faríngea**, ou **adenóide**, está situada na parede posterior da cavidade nasal.

Durante o ato de deglutir, o palato mole e a úvula palatina são elevados bloqueando a cavidade nasal e impedindo que o alimento entre nela. Ocasionalmente, uma pessoa pode, subitamente, exalar ar (quando ri) enquanto deglute

faringe: L. *pharynx*, garganta
tonsila: L. *toles*, papo ou inchaço
úvula: L. *uvula*, uva pequena
adenóide: G. *adenoeides*, semelhante à glândula

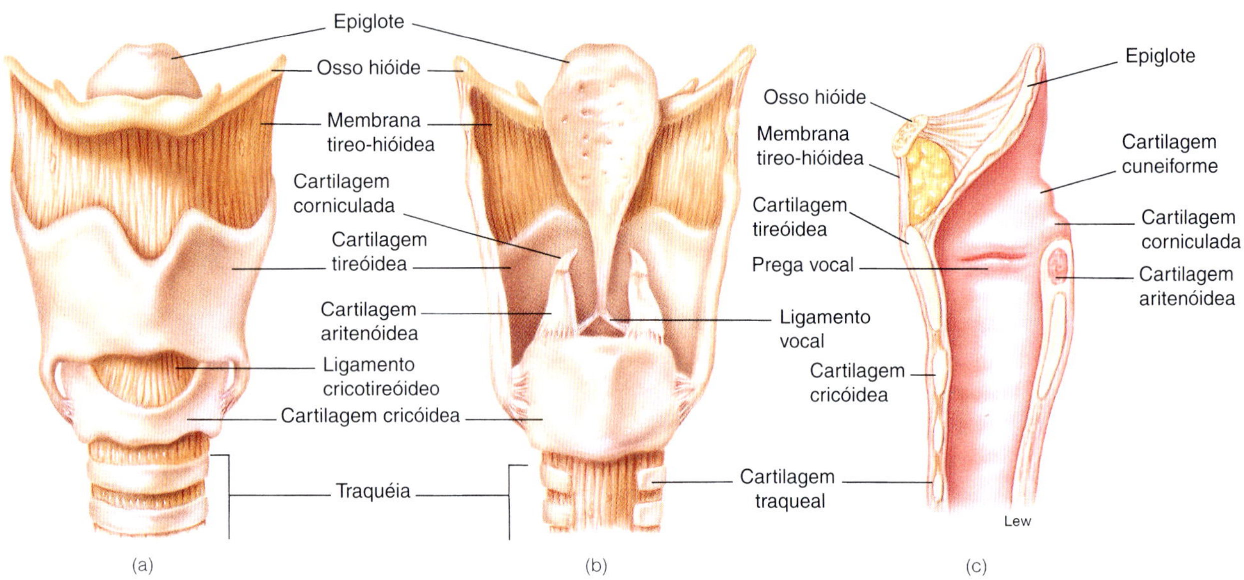

FIGURA 17.7 Estrutura da laringe. (*a*) Vista anterior, (*b*) vista posterior, (*c*) vista sagital.

líquido. Se isso efetivamente ocorrer antes que a úvula bloqueie a parte nasal da faringe, o líquido deve entrar na cavidade nasal.

- A parte **oral da faringe** é a porção média da faringe entre o palato mole e o nível que passa pelo osso hióide. Alimentos e líquidos deglutidos e ar inalado passam por ela. A base da língua forma a parede anterior da parte oral da faringe. Um par de **tonsilas palatinas** estão localizadas na parede pósterolateral, e as **tonsilas linguais** se encontram na base da língua.
- A parte **laríngea da faringe** é a porção inferior da faringe. Estende-se inferiormente do nível do osso hióide à laringe e se abre no esôfago e na laringe. É na parte inferior da parte laríngea da faringe que os sistemas respiratório e digestório se separam. Alimentos e líquidos deglutidos são conduzidos ao esôfago, enquanto o ar inalado é dirigido anteriormente na laringe.

Durante o exame físico de rotina, o médico comumente abaixa a língua do paciente e examina a condição das tonsilas palatinas. As tonsilas são órgãos linfáticos e tendem a inchar e inflamar depois de infecções persistentes. Se depois de períodos infecciosos as tonsilas tornarem-se tão grandes que obstruem a respiração, elas deverão ser cirurgicamente removidas. A remoção das tonsilas palatinas chama-se *tonsilectomia*, enquanto a remoção das tonsilas faríngeas é chamada de *adenoidectomia*.

Laringe

A **laringe**, ou "caixa" de voz, é uma continuação da divisão condutora que conecta a parte laríngea da faringe com a traquéia. Está posicionada na linha mediana anterior do pescoço no nível da quarta à sexta vértebra cervical. A laringe tem duas funções. Sua função principal é impedir que o alimento ou os líquidos entrem na traquéia e nos pulmões durante a deglutição e permitir a passagem do ar durante a respiração. Um papel secundário é a produção de sons.

Laringite é a inflamação do epitélio da mucosa da laringe e pregas vocais que causa rouquidão da voz de uma pessoa ou uma incapacidade para falar além de um sussurro. Laringite pode ser o resultado do uso da voz em demasia, inalação de uma substância química irritante, ou uma infecção bacteriana ou viral. Casos moderados são temporários e raramente causam preocupação.

A laringe tem a forma de uma caixa triangular (fig. 17.7), e é composta por um arcabouço envolvendo nove cartilagens: três são estruturas grandes e ímpares, e seis são menores e pares. A maior das cartilagens ímpares é a anterior **cartilagem tireóidea**. A **proeminência laríngea** da cartilagem tireóidea é chamada comumente de "pomo de Adão". É uma crista vertical anterior ao longo da laringe que pode ser palpada na linha mediana do pescoço. A cartilagem tireóidea é tipicamente maior e mais proeminente em homens que em mulheres por causa do efeito de hormônios sexuais masculinos no desenvolvimento da laringe durante a puberdade.

A **epiglote**, em forma de colher, tem um arcabouço de cartilagem hialina chamada **cartilagem epiglótica**. A epiglote está localizada atrás da raiz da língua onde ajuda a fechar a **glote**, ou a abrir a laringe, durante a deglutição.

A laringe inteira se eleva durante a deglutição para fechar a glote contra a epiglote. Esse movimento pode ser observado colocando os dedos sobre a laringe e deglutindo em seguida. Se a glote não está fechada como deveria ocorrer durante a deglutição, o alimento pode entrar dentro da glote. Nesse caso, a *manobra do impulso abdominal* (Heimlich) pode ser usada para evitar a sufocação. (Veja "Considerações Clínicas" de como executar essa manobra.)

laringe: G. *larynx*, traquéia superior

tireóide: G. *thyreos*, semelhante a um escudo

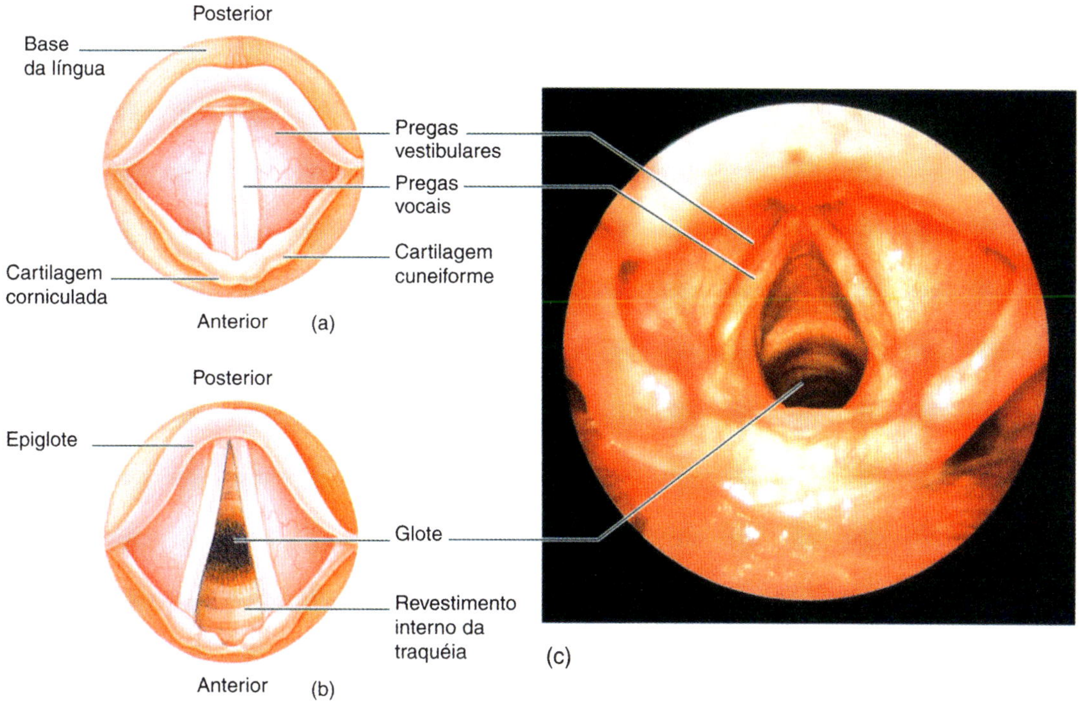

FIGURA 17.8 Vista superior das pregas vocais (cordas vocais). Em (*a*) pregas vocais tensas; em (*b*) elas estão relaxadas e a glote está aberta. (*c*) Fotografia através de um laringoscópio mostrando a glote, as pregas vestibulares e as pregas vocais.

A extremidade inferior da laringe é formada por uma cartilagem em forma de anel, a **cartilagem cricóidea**. Essa terceira cartilagem ímpar liga-se à cartilagem tireóidea em cima e à traquéia embaixo. O par de **cartilagens aritenóideas**, localizadas sobre a cricóidea e atrás da tireóidea, são as fixações posteriores das *pregas vocais*. As outras cartilagens pares, as **cartilagens cuneiforme** e **corniculada**, são cartilagens pequenas acessórias que estão próximas e associadas com as cartilagens aritenóideas (fig. 17.8).

Dois pares de fortes feixes de tecido conjuntivo estão estendidos ao longo da abertura superior da laringe da cartilagem tireóidea anteriormente aos pares de cartilagens aritenóideas posteriormente. São as **pregas vocais** (*cordas vocais verdadeiras*) e as **pregas vestibulares** (*falsas cordas vocais*) (fig. 17.8). As pregas vestibulares dão suporte às pregas vocais e produzem muco pelo seu revestimento epitelial, que mantém as pregas vestibulares úmidas. As pregas vestibulares não são usadas na produção de sons, mas as pregas vocais vibram para produzir sons. Epitélio estratificado pavimentoso reveste as pregas vocais, enquanto que o resto da laringe está revestido com epitélio pseudo-estratificado colunar ciliado. Essa é uma modificação anatômica importante considerando a tremenda ação vibratória das pregas vocais na produção de sons.

cricóidea: G. *krikos*, anel; *eidos*, forma

aritenóidea: G. *arytaina*, concha ou em forma de xícara

cuneiforme: L. *cuneus*, em forma de cunha

corniculada: L. *corniculum*, diminutivo de corno

Os **músculos laríngeos** são extremamente importantes no fechamento da glote durante a deglutição e na fala. Há dois grupos de músculos laríngeos: **músculos extrínsecos**, responsáveis pela elevação da laringe durante a deglutição, e **músculos intrínsecos** que, quando contraídos, alteram o comprimento, a extensão, a posição e a tensão das pregas vocais. Várias alturas de sons são produzidas quando o ar passa pelas pregas vocais em posições variáveis. Se as pregas vocais estão tensas, a vibração é mais rápida e causa um som mais alto. Menos tensão nas pregas vocais produz sons mais baixos. Homens adultos geralmente têm pregas vocais mais espessas e longas que as mulheres; portanto, as pregas vocais dos homens vibram mais lentamente e produzem sons de altura mais baixa. O ruído do som vocal é determinado pela força do ar ao passar pelas pregas vocais e pela quantidade de vibrações. As pregas vocais não vibram quando uma pessoa sussurra.

Os sons originam-se na laringe, mas outras estruturas são necessárias para converter o som em fala reconhecível. Por exemplo, sons vocálicos são produzidos por constrição das paredes da faringe. A faringe, os seios paranasais e as cavidades oral e nasal agem como câmaras de ressonância. A pronúncia final das palavras é realizada por movimentos da língua e dos lábios.

Traquéia

A traquéia é um órgão tubular, semi-rígido, com aproximadamente 12 cm de comprimento e 2,5 cm de diâmetro, ligando a la-

traquéia: L. *trachia*, vaso rugoso com ar

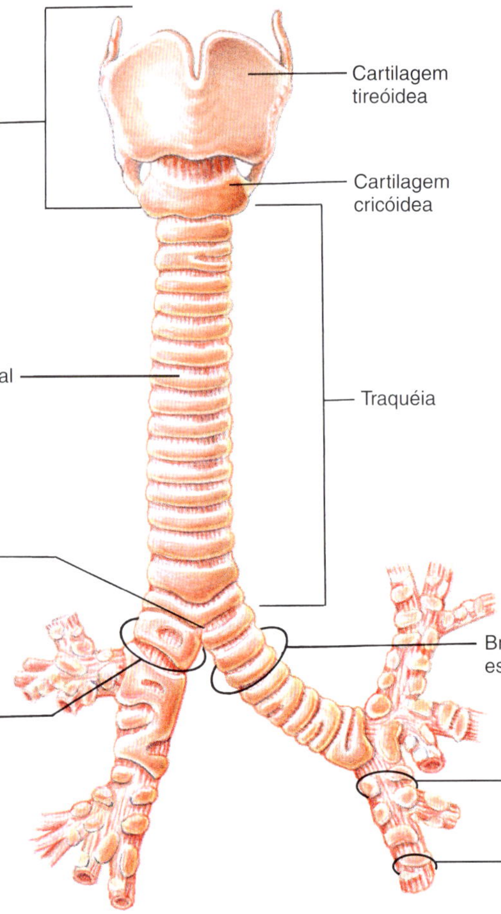

FIGURA 17.9 Vista anterior da laringe, da traquéia e dos brônquios.

ringe ao brônquio principal (primário) (fig. 17.9). Está posicionada por diante do esôfago quando se estende na cavidade torácica. Uma série de 16 a 20 cartilagens hialinas em forma de C forma as paredes de suporte da traquéia (fig. 17.10). Essas cartilagens traqueais asseguram que a via aérea sempre permanecerá aberta. A parte aberta de cada uma dessas cartilagens está de frente ao esôfago e permite ao esôfago ligeira expansão em direção à traquéia durante a deglutição. A mucosa (superfície que reveste o lume) consiste em tecido epitelial pseudo-estratificado colunar ciliado que contém numerosas **células caliciformes** muco-secretantes (veja figs. 17.4 e 17.5), e proporciona a mesma proteção contra pó e outras partículas como a membrana que reveste a cavidade nasal e a laringe. Mediana aos pulmões, a traquéia divide-se para formar os brônquios principais direito e esquerdo. Essa junção é reforçada pela **carina**, uma lâmina de cartilagem em forma de quilha (veja fig. 17.9).

Se a traquéia for obstruída por inflamação, secreção excessiva, trauma ou aspiração de um corpo estranho, pode ser necessário fazer uma cirurgia de emergência que abra esse tubo de forma que a ventilação possa ocorrer. Uma *traqueostomia* é o procedimento cirúrgico que abre a traquéia; uma *traqueostomia* envolve a introdução de um tubo na traquéia para permitir a respiração e manter a via aérea aberta (fig. 17.11). Uma traqueostomia só deve ser executada por médico competente pelo grande risco de cortar um nervo laríngeo recorrente ou a artéria carótida comum.

Árvore Bronquial

A **árvore bronquial** é assim denominada porque está composta de uma série de tubos respiratórios que se ramificam progressivamente em tubos mais estreitos que se estendem no interior dos pulmões (fig. 17.12). A traquéia se bifurca em **brônquios principais direito** e **esquerdo** (primários) no nível do ângulo do esterno atrás do manúbrio. Cada brônquio principal possui anéis de cartilagem hialina no interior de suas paredes envolvendo o lume para mantê-lo aberto quando se estende pelo pulmão. Por causa da posição mais vertical do brônquio principal direito, corpos estranhos entram nele mais provavelmente do que no brônquio principal esquerdo.

O brônquio principal divide-se mais profundamente nos pulmões para formar os **brônquios lobares** (secundário) e **brôn-**

carina: L. *carina*, quilha

brônquio: L. *bronchus*, traquéia

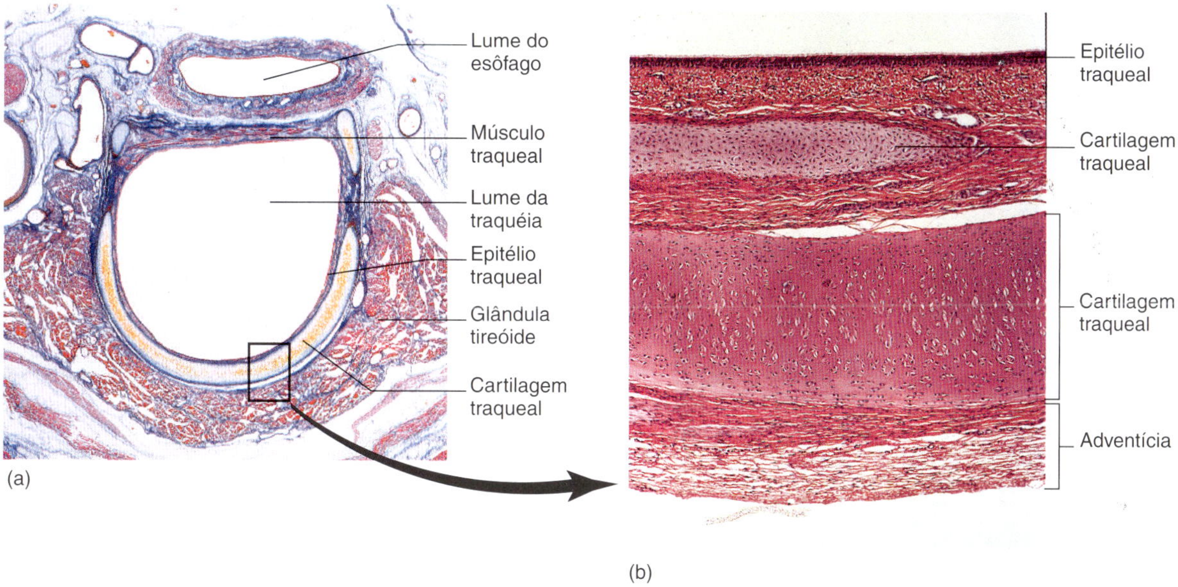

FIGURA 17.10 Histologia da traquéia. (*a*) Fotomicrografia mostrando a relação da traquéia com o esôfago (3×) e (*b*) fotomicrografia da cartilagem traqueal (63×).

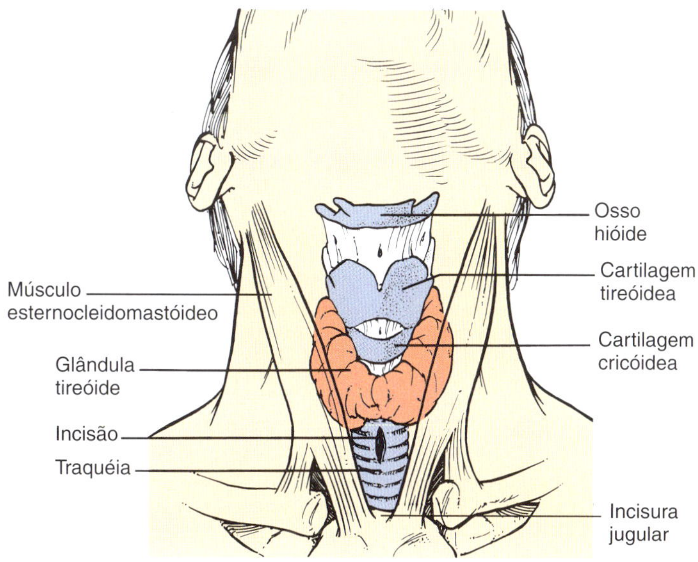

FIGURA 17.11 Local da traqueostomia.

quios segmentares (terciários) (veja figs. 17.1 e 17.9). A árvore bronquial continua se ramificando em túbulos cada vez menores chamados **bronquíolos**. Há pequenas cartilagens nos bronquíolos. O músculo liso espesso que envolve os seus lumes pode constringir ou pode dilatar essas vias aéreas. Bronquíolos proporcionam maior resistência para o fluxo do ar nas vias aéreas condutoras – uma função análoga àquela das arteríolas no sistema circulatório. Um epitélio simples cúbico reveste os bronquíolos em lugar de um epitélio pseudo-estratificado colunar que reveste os brônquios (veja fig. 17.4). Numerosos **bronquíolos terminais** conectam com **bronquíolos respiratórios** que se dirigem aos **ductos alveolares** e em seguida aos **sacos alveolares** (veja fig. 17.14). A porção condutora do sistema respiratório termina nos bronquíolos terminais, e a porção respiratória começa nos bronquíolos respiratórios.

A *asma* é uma afecção infecciosa ou alérgica que envolve os brônquios. Durante um ataque de asma, há um espasmo dos músculos lisos nos bronquíolos respiratórios. Por causa da ausência de cartilagem nesse nível, a passagem do ar é constringida.

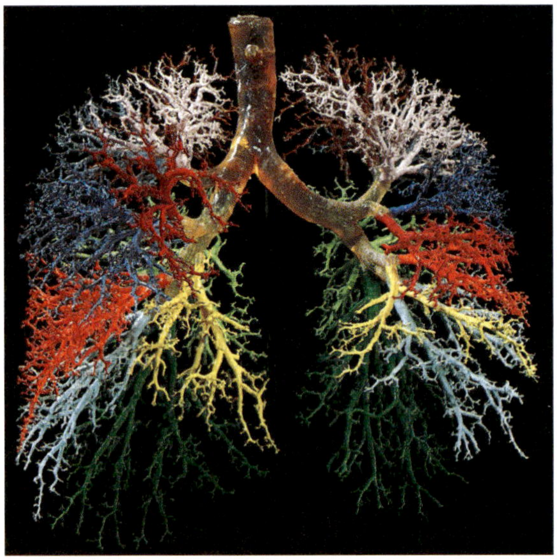

FIGURA 17.12 Fotografia de um molde plástico de vias aéreas condutoras da traquéia aos bronquíolos terminais.

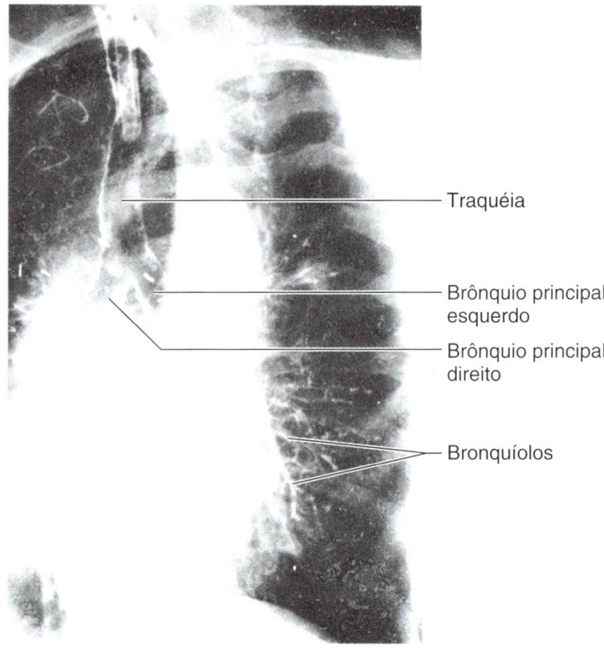

FIGURA 17.13 Broncografia em ântero-posterior.

Um exame radiográfico dos brônquios que usa uma substância radiopaca para contrastá-los é chamado *broncografia*. Essa técnica permite ao médico visualizar a árvore bronquial em um broncograma (fig. 17.13).

Avaliação de Conhecimentos

4. Faça uma relação pela ordem dos tipos de epitélios pelos quais o ar inspirado deve passar no trajeto da cavidade nasal aos sacos alveolares dos pulmões. Qual a função de cada um desses epitélios?
5. Quais as funções da cavidade nasal?
6. Identifique as estruturas que compõem o septo nasal.
7. Descreva a localização da parte nasal da faringe e faça uma relação das estruturas contidas no interior desse órgão.
8. Faça uma relação das cartilagens pares e ímpares da laringe e descreva as funções da laringe.
9. Descreva a estrutura das vias aéreas que conduzem o ar da traquéia aos bronquíolos terminais.

CAPÍTULO 17

ALVÉOLOS PULMONARES, PULMÕES E PLEURAS

Alvéolos pulmonares são as unidades funcionais dos pulmões onde ocorrem as trocas gasosas. Os pulmões direito e esquerdo estão separadamente contidos em membranas pleurais.

Objetivo 9 Descrever as estruturas e funções dos alvéolos pulmonares.

Objetivo 10 Descrever a anatomia de superfície dos pulmões em relação ao tórax.

Objetivo 11 Comentar o arranjo estrutural das membranas serosas e explicar as funções dessas membranas.

Alvéolos Pulmonares

Os ductos alveolares se abrem nos **alvéolos pulmonares** invaginando-se ao longo de suas extensões. Sacos alveolares são agrupamentos de alvéolos pulmonares (fig. 17.14). Os ductos alveolares, alvéolos pulmonares e sacos alveolares compõem a *porção respiratória* dos pulmões. As trocas de gases ocorrem através das paredes dos minúsculos alvéolos pulmonares; conseqüentemente, essas minúsculas expansões (0,25-0,50 mm de diâmetro) são as unidades funcionais do sistema respiratório. O grande número dessas estruturas (aproximadamente 350 milhões por pulmão) propiciam uma área de superfície muito grande (60 a 80 metros quadrados) para a difusão dos gases. A taxa de difusão aumenta mais pelo fato que a parede de cada alvéolo pulmonar tem apenas uma camada espessa de células, de tal forma que a barreira ar-sangue total é formada apenas por uma célula alveolar pulmonar com sua membrana basal e uma célula capilar sangüínea lado a lado, ou em torno de 2 micrômetros. Essa é uma distância comum porque o tipo II de células alveolares é mais espesso do que o tipo I de células alveolares (fig. 17.15). O tipo I de células alveolares permite difusão, e o tipo II de células alveolares (células septais) secreta uma substância chamada *surfactante*, que reduz a tendência dos alvéolos pulmonares se colapsarem.

Os alvéolos pulmonares possuem forma poliédrica e geralmente estão juntos, agrupados formando cachos, como as unida-

alvéolo: L. diminutivo de *alveus*, cavidade

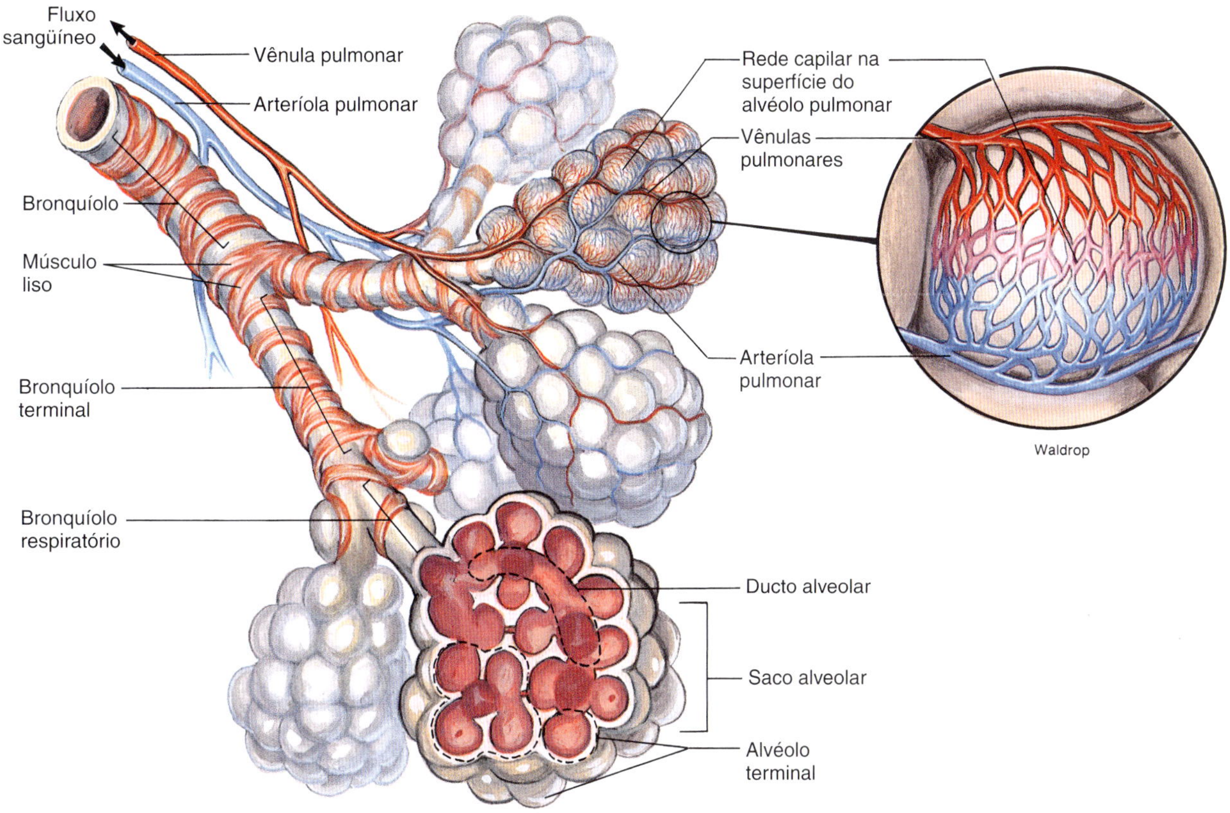

FIGURA 17.14 Divisão respiratória do sistema respiratório. Extremidades dos tubos respiratórios nos alvéolos pulmonares, cada um deles envolvido por uma extensa rede capilar pulmonar.

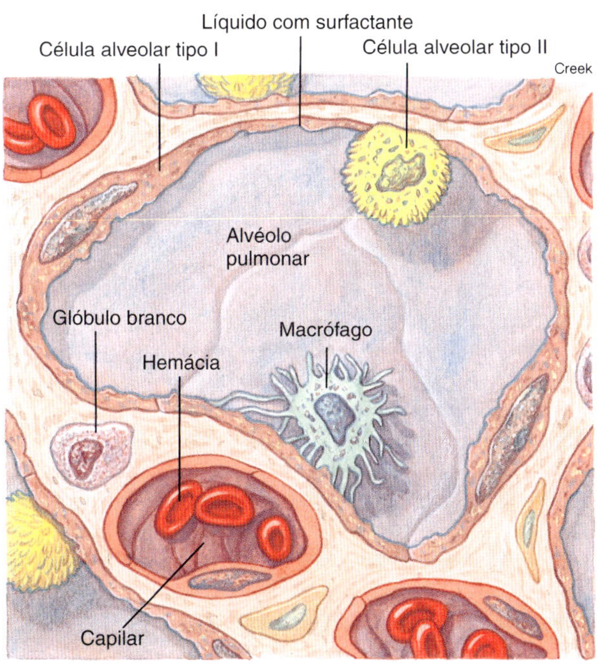

FIGURA 17.15 Relação entre o alvéolo pulmonar e o capilar pulmonar.

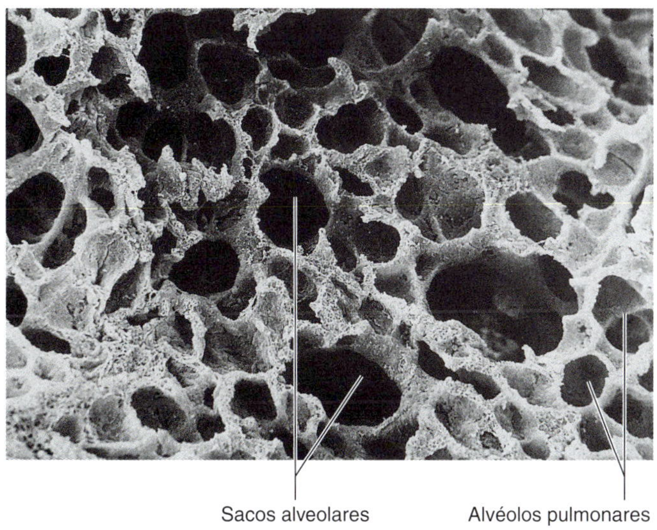

FIGURA 17.16 Micrografia eletrônica de tecido pulmonar mostrando os sacos alveolares e os alvéolos pulmonares.

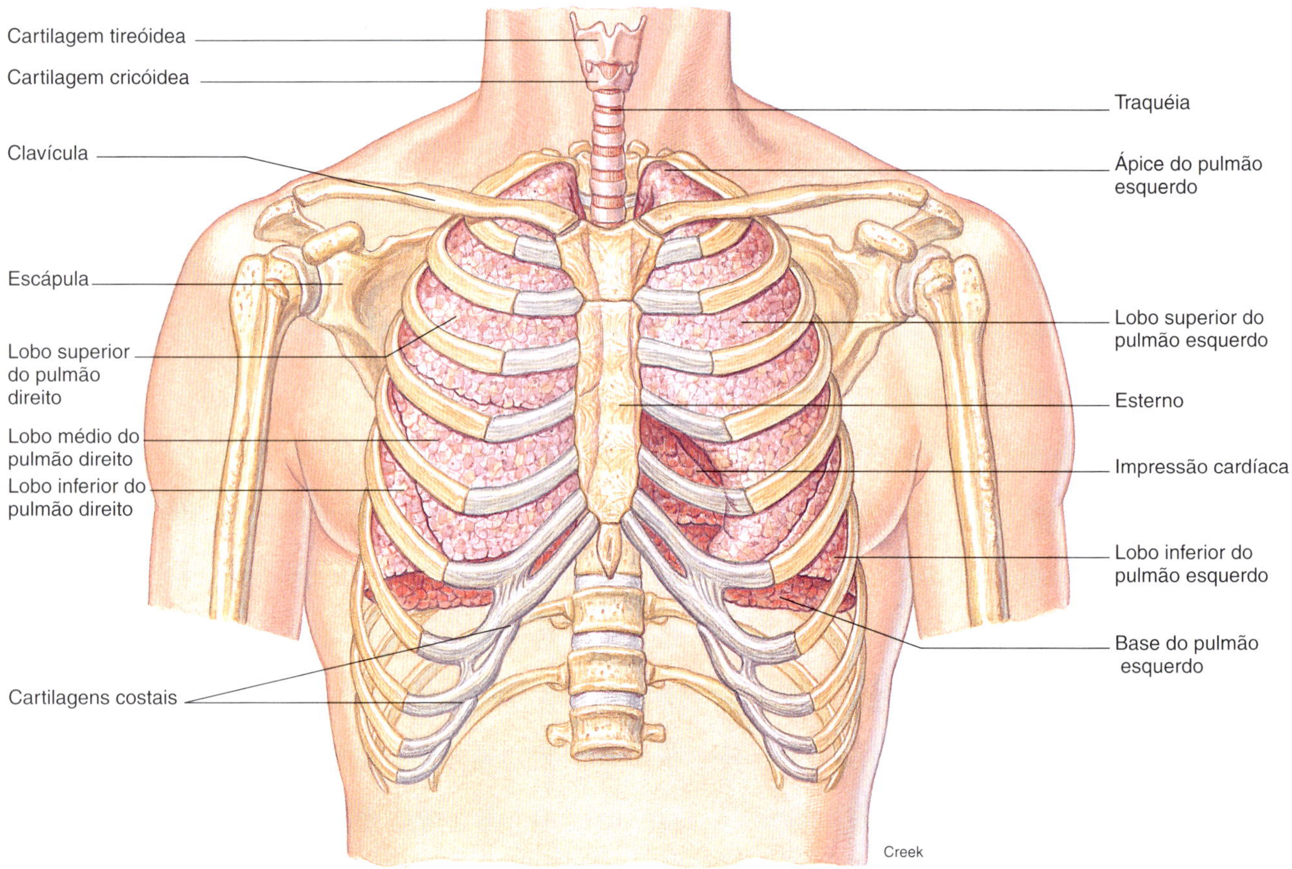

FIGURA 17.17 Posição dos pulmões no interior da caixa torácica.

des de um favo, nos sacos alveolares nas terminações dos ductos alveolares (fig. 17.16). Embora a distância entre cada ducto alveolar e seu alvéolo pulmonar terminal seja apenas em torno de 0,5 mm, essas unidades no conjunto compõem a maioria da massa dos pulmões.

Pulmões

Os **pulmões** são órgãos pares, grandes e esponjosos, situados no interior da cavidade torácica (fig. 17.17). Cada pulmão se estende do diafragma a um ponto logo acima da clavícula, e suas superfícies são limitadas pelas costelas na frente e atrás. Os pulmões estão separados um do outro pelo coração e outras estruturas do **mediastino**, que é a área entre os dois pulmões. Todas as estruturas do sistema respiratório após os brônquios principais, incluindo a árvore bronquial e os alvéolos pulmonares, estão contidas no interior dos pulmões.

Cada pulmão tem quatro faces que se adaptam ao contorno da cavidade torácica. A **face mediastinal** (medial) do pulmão é ligeiramente côncava e contém uma fenda vertical, o **hilo**, através do qual os vasos pulmonares, nervos e brônquios passam (fig. 17.18). A face inferior do pulmão, chamada a **base do pulmão**, é côncava para se ajustar sobre a cúpula convexa do diafragma. A face superior, chamada **ápice** (cúpula) **do pulmão**, estende-se acima do nível da clavícula. Finalmente, a larga e arredondada face em contato com as membranas que cobrem as costelas é chamada de **face costal do pulmão**.

Embora os pulmões direito e esquerdo sejam basicamente semelhantes, eles não são idênticos. O pulmão esquerdo é um pouco menor que o direito e tem uma **impressão cardíaca** em sua face mediastinal para acomodar o coração. O pulmão esquerdo é subdividido em **lobos superior** e **inferior** por uma única fissura. O pulmão direito é subdividido por duas fissuras em três lobos: **superior**, **médio** e **inferior** (veja figs. 17.1, 17.17 e 17.18). Cada lobo do pulmão é dividido em muitos pequenos lóbulos que por sua vez contêm os alvéolos pulmonares. As divisões lobulares do pulmão compõem os específicos **segmentos broncopulmonares**. Cada segmento broncopulmonar tem seu próprio suprimento de sangue e se vier a adoecer pode ser cirurgicamente isolado. O pulmão direito contém 10 segmentos broncopulmonares e o pulmão esquerdo contém 9 (fig. 17.19).

mediastino: L. *mediastinus*, intermediário

hilo: L. *hilum*, pequeno significado

cúpula: L. diminutivo de *cupa*, cúpula

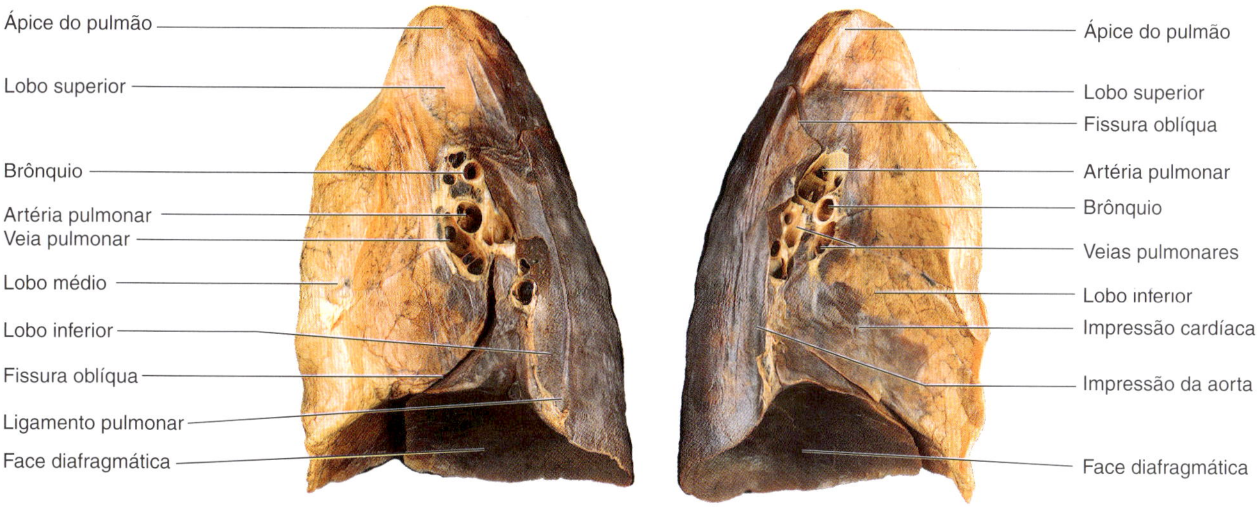

FIGURA 17.18 Pulmões de um cadáver. (*a*) Vista medial do pulmão direito e (*b*) vista medial do pulmão esquerdo.

Os pulmões de um recém-nascido são rosa mas podem tornar-se descoloridos em um adulto como resultado do fumo ou poluição do ar. O fumo não apenas descolore os pulmões, como também pode causar deterioração dos alvéolos pulmonares. *Enfisema* e *câncer de pulmão* (veja figs. 17.32 e 17.33) são doenças que estão ligadas ao fumo. Se uma pessoa se desloca para um ambiente menos poluído ou deixa de fumar, os pulmões devem ficar mais róseos e funcionar mais eficazmente, a menos que eles tenham sido lesados permanentemente por doenças.

Pleuras

As **pleuras** são membranas serosas que envolvem os pulmões e revestem a cavidade torácica (figs. 17.20 e 17.21). A **pleura visceral** adere à superfície externa do pulmão e se estende em cada uma das fissuras interlobares. A **pleura parietal** reveste as paredes torácicas e a superfície torácica do diafragma. Uma continuação da pleura parietal entre os pulmões forma os limites do mediastino. Entre a pleura visceral e a pleura parietal encontra-se a **cavidade pleural** semelhante a uma fresta, que contém um líquido lubrificante que permite às membranas deslizarem facilmente uma em relação à outra durante a respiração. Um prolongamento inferior da reflexão das camadas pleurais ao redor das raízes de cada pulmão é chamado de **ligamento pulmonar**. Os ligamentos pulmonares ajudam a dar sustentação aos pulmões.

As membranas serosas umedecidas da pleura visceral e parietal estão normalmente em contato direto uma com a outra como dois pedaços de vidros molhados e, dessa forma, os pulmões estão aderidos à parede torácica. A cavidade pleural (espaço intrapleural) entre as duas membranas umedecidas contém apenas uma fina camada de líquido secretada pelas membranas serosas. A cavidade pleural em uma pessoa com saúde é um espaço virtual em lugar de real; apenas se tornará real em situações anormais quando entra ar no espaço intrapleural. Em razão de os pulmões normalmente permanecerem em contato com a parede torácica, eles aumentam e diminuem juntamente com a cavidade torácica durante os movimentos respiratórios.

A cavidade torácica tem quatro compartimentos distintos: uma cavidade pleural envolvendo cada pulmão; a cavidade do pericárdio envolvendo o coração; e o mediastino contendo o esôfago, ducto torácico, grandes vasos, vários nervos e porções do trato respiratório. Essa *compartimentalização* tem valor protetor naquelas infecções que comumente estão limitadas a um compartimento. Também, as lesões que geralmente atingem um órgão não envolverão outro. Por exemplo, *pleurite*, uma inflamação da pleura, geralmente fica limitada a um lado; e uma lesão perfurante na cavidade torácica, como um ferimento por faca, pode atingir um pulmão causando o seu colapso mas não o outro.

Um resumo das estruturas principais do sistema respiratório é apresentado na tabela 17.1.

Avaliação de Conhecimentos

10. Descreva a estrutura da porção respiratória dos pulmões e explique como essa estrutura ajuda na troca de gases.
11. Compare as estruturas dos pulmões direito e esquerdo.
12. Descreva a localização do mediastino e faça uma relação dos órgãos que ele contém.
13. Descreva a disposição da pleura visceral, da pleura parietal e da cavidade pleural. Faça um comentário sobre o significado funcional da compartimentalização da cavidade torácica.

pleura: G. *pleura*, lado ou costela
pulmonar: G. *pleumon*, pulmão

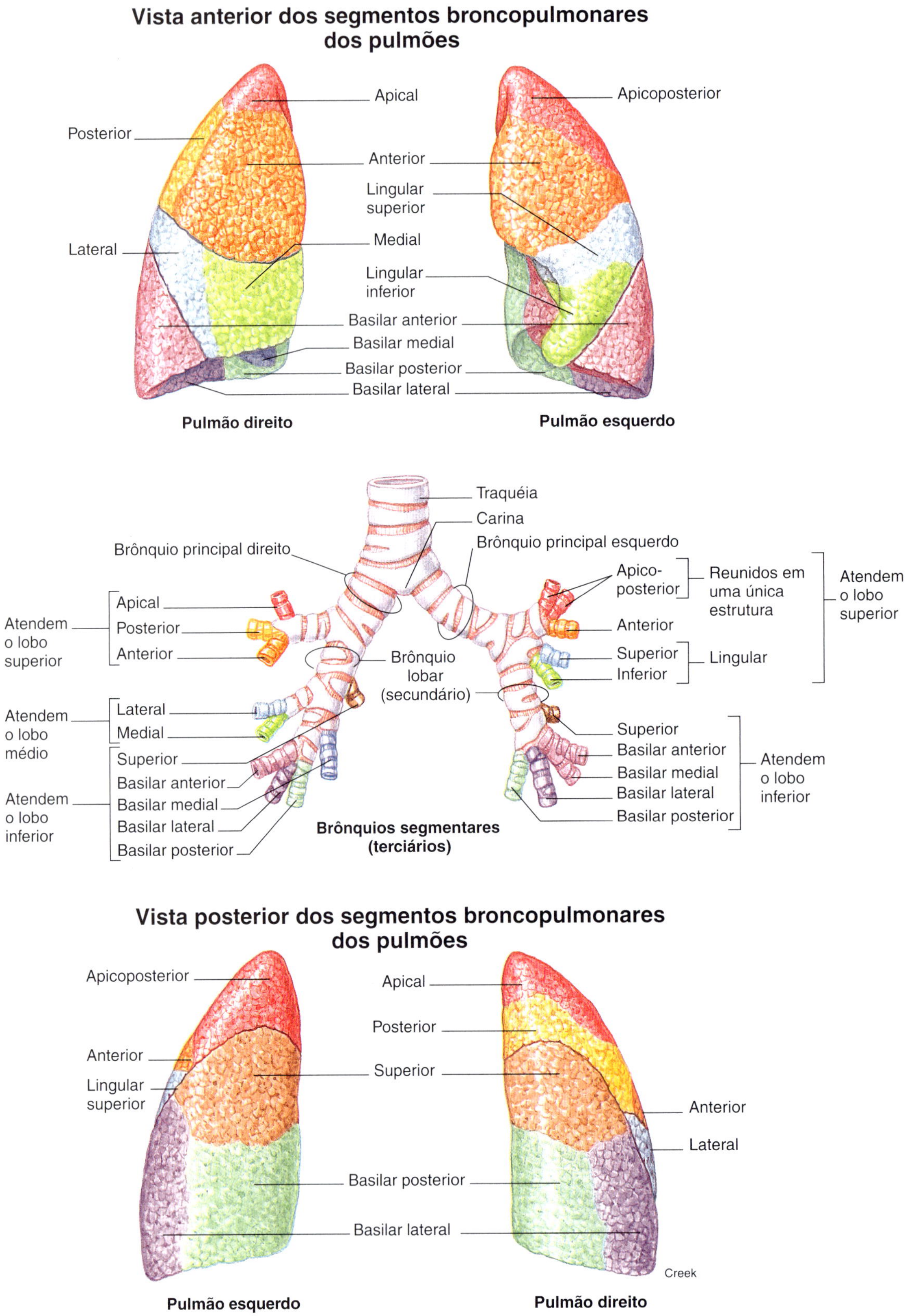

FIGURA 17.19 Lobos e segmentos broncopulmonares dos pulmões.

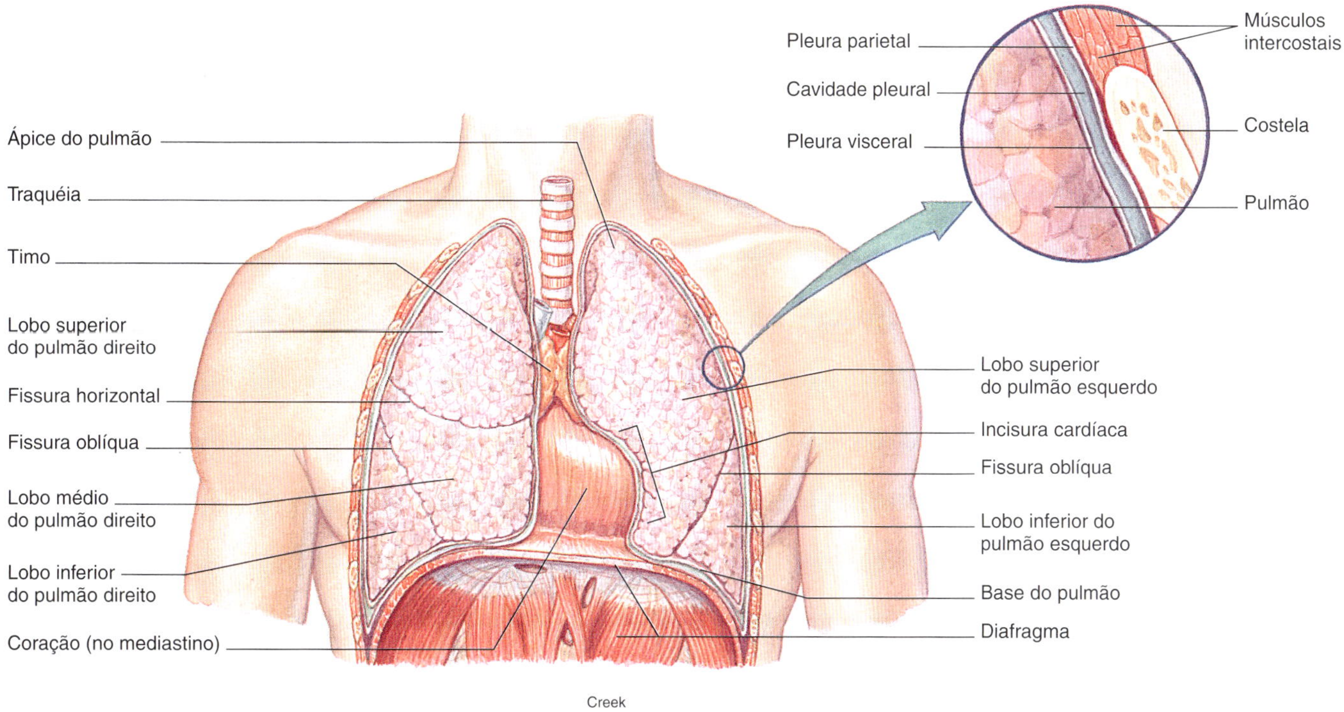

FIGURA 17.20 Posição dos pulmões e das pleuras associadas.

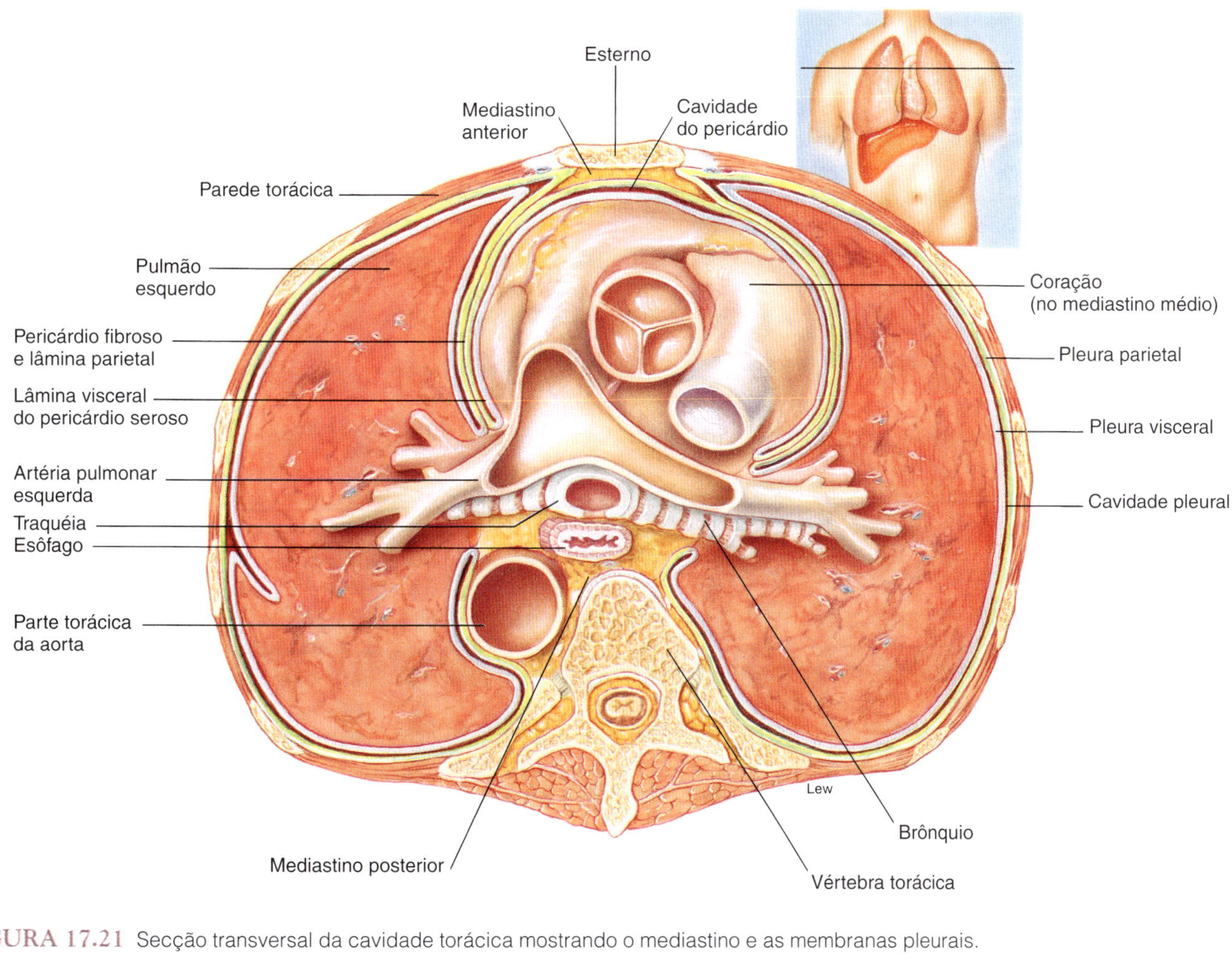

FIGURA 17.21 Secção transversal da cavidade torácica mostrando o mediastino e as membranas pleurais.

TABELA 17.1 Estruturas Principais do Sistema Respiratório

Estrutura	Descrição	Função
Nariz	Passagem principal para o ar que entra no sistema respiratório; consiste em porção externa saliente e cavidade nasal interna	Esquenta, umedece e filtra o ar inalado quando é conduzido para a faringe
Seios paranasais	Espaços aéreos nos ossos maxila, frontal, esfenóide e etmóide	Produz muco; promove ressonância do som; diminui o peso do crânio
Faringe	Órgão tubular conectando as cavidades oral e nasal com a laringe	Serve como passagem para o ar que entra na laringe e para o alimento que entra no esôfago
Laringe	Caixa da voz; passagem pequena que conecta a faringe com a traquéia	Serve como passagem para o ar; produz som; impede que corpos estranhos entrem na traquéia
Traquéia	Conexão tubular flexível entre a laringe e a árvore bronquial	Serve como passagem para o ar; epitélio pseudo-estratificado colunar ciliado limpa o ar
Árvore bronquial	Brônquios e ramificações bronquiolares no pulmão; conexão tubular entre a traquéia e os alvéolos pulmonares	Serve como passagem para o ar; limpa continuamente o ar inalado
Alvéolos pulmonares	Sacos de ar membranosos microscópicos no interior dos pulmões	Unidades funcionais de respiração; local de trocas gasosas entre os sistemas respiratório e circulatório
Pulmões	Principais órgãos do sistema respiratório; localizados na cavidade torácica e envolvidos pelas cavidades pleurais	Contém árvores bronquiais, alvéolos pulmonares e vasos pulmonares associados
Pleuras	Membranas serosas que cobrem os pulmões e revestem a cavidade torácica	Compartimentaliza, protege e lubrifica os pulmões

MECÂNICA RESPIRATÓRIA

A inspiração normal em repouso é realizada através da contração dos músculos da respiração, e a expiração em repouso resulta do relaxamento dos músculos e da retração elástica. Uma inspiração e uma expiração mais profundas podem ser forçadas pelas contrações dos músculos respiratórios acessórios. A quantidade de ar inspirada e expirada pode ser medida através dos testes de função pulmonar.

Objetivo 12 Identificar e descrever as ações dos músculos envolvidos na inspiração em repouso e na forçada.

Objetivo 13 Descrever como a expiração em repouso ocorre e identificar e descrever as ações dos músculos envolvidos na expiração forçada.

Objetivo 14 Fazer uma relação dos vários volumes e capacidades pulmonares e descrever como os testes de função pulmonar auxiliam no diagnóstico de distúrbios pulmonares.

A respiração, ou **ventilação pulmonar**, requer que o tórax seja flexível a fim de funcionar como um fole durante o ciclo de ventilação. A respiração consiste em duas fases, *inspiração* e *expiração*. Inspiração (inalando) e expiração (exalando) são realizadas aumentando e diminuindo alternadamente o volume da cavidade torácica (fig. 17.22). A inspiração se realiza quando a pressão do ar no interior dos pulmões é mais baixa que a pressão atmosférica; a expiração se realiza quando a pressão do ar no interior dos pulmões é maior que a pressão atmosférica.

Gradientes de pressão mudam quando o tamanho da cavidade torácica muda. O tórax precisa não apenas ser flexível, como também deve ser suficientemente rígido para proteger os órgãos vitais que ele contém. Além disso, deve proporcionar extensas superfícies de fixação para muitos músculos, pequenos e poderosos. Essas exigências são atendidas pela estrutura e composição da caixa torácica. A caixa torácica é flexível porque as costelas estão separadas uma da outra e porque a maioria das costelas (10 superiores dos 12 pares) estão ligadas ao esterno através de cartilagens costais elásticas. A fixação vertebral permite, igualmente, mobilidade considerável. A estrutura da caixa torácica e das cartilagens associadas fornece tensão elástica contínua de forma que um tórax expandido retornará passivamente à sua posição repousando quando relaxado.

Inspiração

O tamanho global da cavidade torácica aumenta com a inspiração (fig. 17.23). Durante inspiração de repouso, os músculos de importância são o *diafragma*, os *músculos intercostais externos* e a porção intercondral dos *músculos intercostais internos* (fig. 17.24). A contração das cúpulas do diafragma causa o seu achatamento, abaixando as suas cúpulas, o que aumenta a dimensão vertical da cavidade torácica. Uma contração simultânea dos músculos intercostais externos e da porção intercondral dos músculos intercostais internos aumenta o diâmetro do tórax.

diafragma: G. *dia*, através; *phragma*, cerca

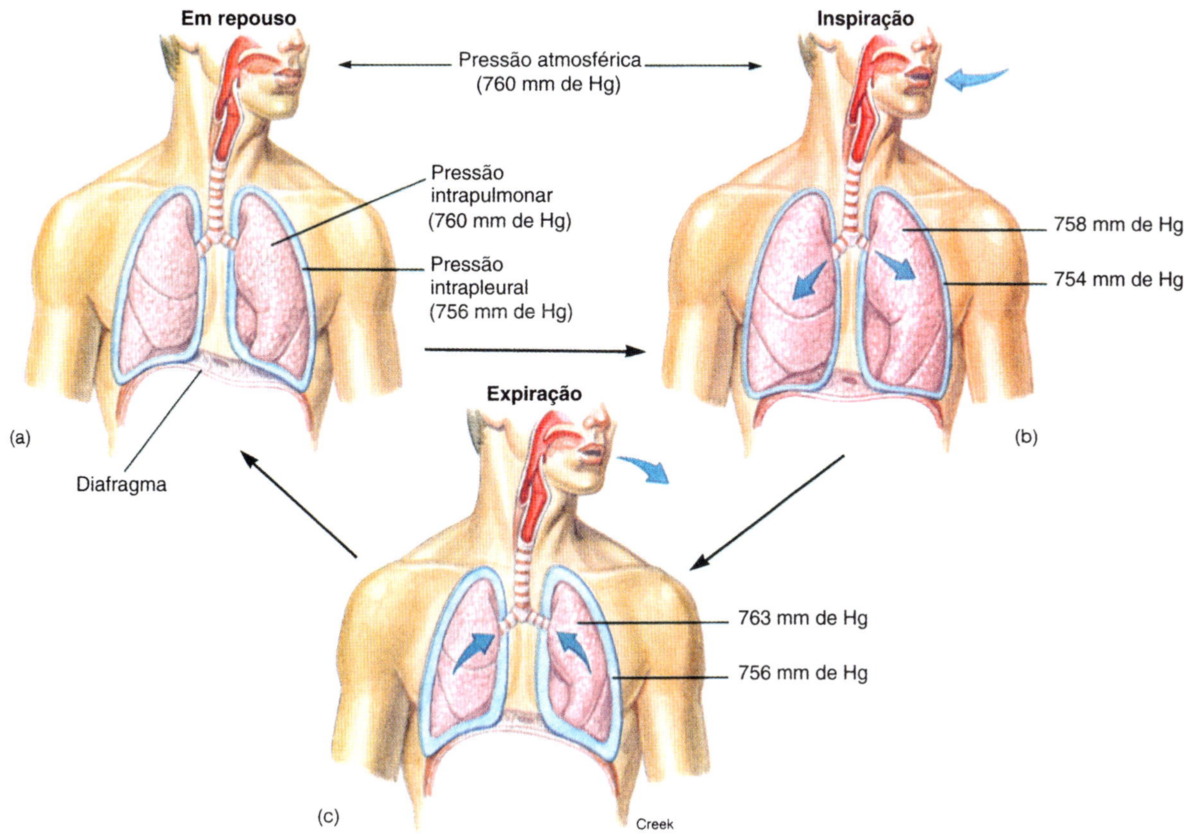

FIGURA 17.22 Mecânica da ventilação pulmonar. Em repouso (*a*), a pressão atmosférica ao nível do mar e no interior das cavidades pleurais é 760 mm de Hg. Durante a inspiração (*b*), o diafragma contrai, causando uma diminuição na pressão intrapleural e conseqüentemente inflação do pulmão. Durante a expiração (*c*), o diafragma sobe, causando um aumento na pressão intrapleural e conseqüentemente deflação dos pulmões.

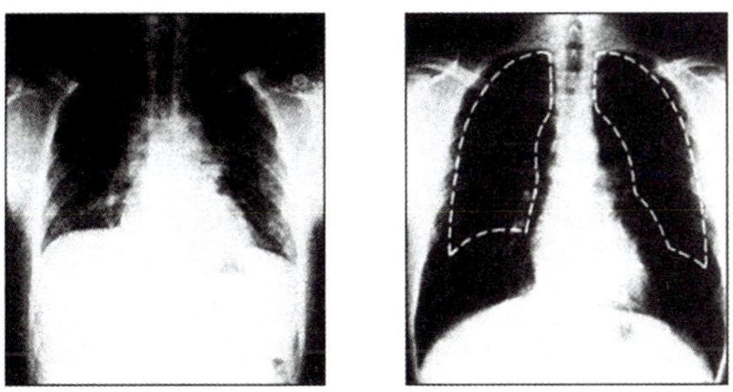

FIGURA 17.23 Uma mudança no volume pulmonar, como demonstram as radiografias, durante a expiração *(a)* e a inspiração *(b)*. O aumento do volume pulmonar durante a inspiração completa é mostrada em comparação com o volume pulmonar em completa expiração (linhas descontínuas).

Os *músculos escalenos* e *esternocleidomastóideo* são envolvidos na inspiração profunda ou respiração forçada. Quando esses músculos estão contraídos, as costelas são elevadas. Ao mesmo tempo, a parte superior da caixa torácica está estabilizada de forma que os músculos intercostais externos tornem-se mais efetivos.

A cavidade torácica expandida diminui a pressão do ar no interior das cavidades pleurais abaixo da atmosférica. É essa diferença de pressão que causa a inflação dos pulmões.

Expiração

Em sua maior parte, a expiração é um processo passivo que ocorre quando os músculos inspiratórios se relaxam e a caixa torácica retorna à sua posição original. Os pulmões se retraem durante a expiração quando as fibras elásticas no interior do tecido pulmonar encurtam e os alvéolos pulmonares se recolhem juntamente. O abaixamento da tensão superficial nos alvéolos pulmonares, que leva ao recuo, é devido a uma substância lipoprotéica chamada *surfactante*, produzida pelo tipo II de células alveolares.

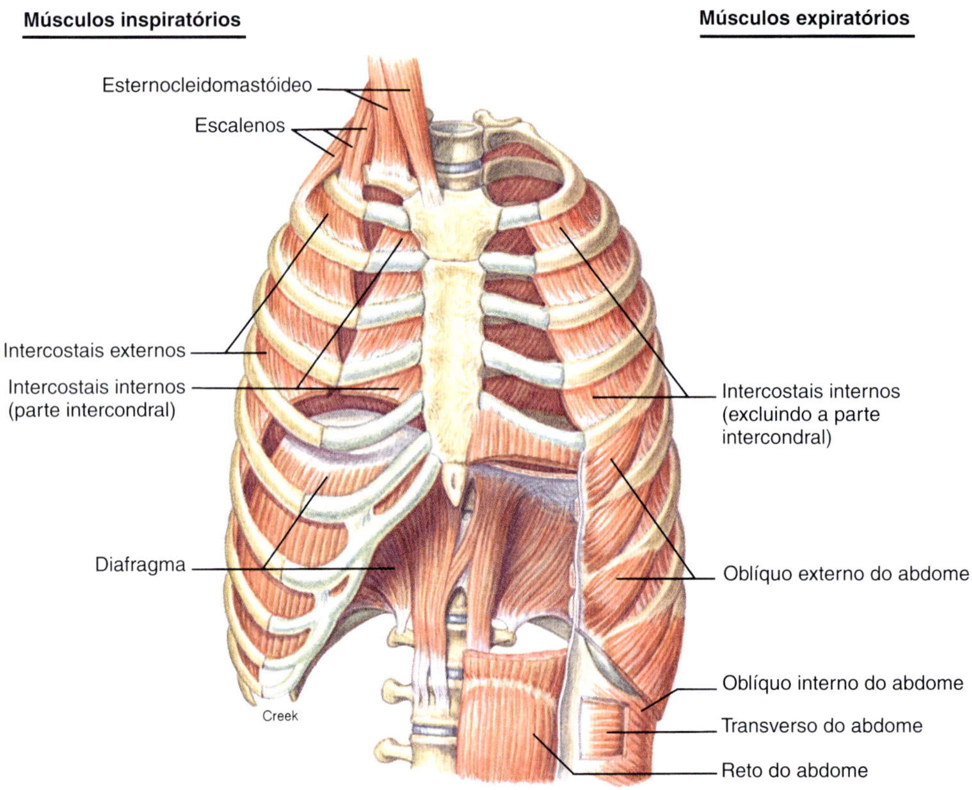

FIGURA 17.24 Músculos da respiração. Os principais músculos da inspiração estão expostos no lado direito do tronco e os músculos principais da expiração forçada estão expostos no lado esquerdo. Em sua maior parte, a expiração é passiva.

A surfactante é extremamente importante na redução da tensão superficial nos alvéolos pulmonares por estar entremeada de moléculas de água reduzindo, assim, as forças de atração das ligações de hidrogênio. Uma deficiência de surfactante em crianças prematuras pode causar *síndrome de angústia respiratória do recém-nascido (RDS)* ou, como é chamada comumente, *doença de membrana de hialina*.

Até mesmo em condições normais, a primeira respiração da vida constitui uma dificuldade porque o recém-nascido tem que superar as grandes forças de tensão superficial para inflar parcialmente seus alvéolos pulmonares colapsados. A pressão transpulmonar necessária para a primeira respiração é 15 a 20 vezes aquela que necessitamos para as respirações subseqüentes, e uma criança com *síndrome de angústia respiratória* precisa duplicar este esforço em todas respirações. Felizmente, muitos recém-nascidos com essa afecção podem ser salvos através de ventiladores mecânicos que os mantêm vivos até que seus pulmões amadureçam e produzam surfactante suficiente.

Durante a expiração forçada, como tossir ou espirrar, a contração da porção interóssea dos músculos intercostais internos diminui a caixa torácica. Os *músculos abdominais* também podem ajudar na expiração porque, quando contraídos, forçam os órgãos abdominais contra o diafragma e diminuem o volume do tórax. Assim, a pressão intrapulmonar pode subir 20 ou 30 mm de Hg acima da pressão atmosférica.

As ocorrências durante a inspiração e a expiração estão resumidas na tabela 17.2.

Volumes e Capacidades Respiratórios

O sistema respiratório é um pouco ineficiente porque o ar entra e sai pelos mesmos lugares, através do nariz ou da boca. Conseqüentemente, há uma troca incompleta de gases durante cada ciclo ventilatório, e aproximadamente cinco-sextos do ar presente nos pulmões ainda permanece quando a próxima inspiração começa.

A quantidade de ar inspirada em um determinado tempo e o grau de dificuldades na respiração são indicadores importantes da situação respiratória de uma pessoa. A quantidade de ar trocada durante a ventilação pulmonar varia de pessoa para pessoa de acordo com idade, sexo, nível de atividade, saúde geral e diferenças individuais. Volumes respiratórios são medidos com *espirômetros* (fig. 17.25). Qualquer anormalidade ventilatória pode, então, ser comparada ao que é aceito como normal. Os volumes e as capacidades respiratórios do adulto normal são apresentados na tabela 17.3 e figura 17.26.

TABELA 17.2 Ventilação Pulmonar: Ocorrências na Inspiração e na Expiração*

Estímulo Nervoso	Ocorrências
Inspiração	
Nervos frênicos	O diafragma contrai, movendo-se inferiormente, aumentando o volume do tórax. O diafragma é o principal músculo envolvido na inspiração de repouso.
Nervos intercostais	A contração dos músculos intercostais externos e a porção intercondral dos músculos intercostais internos elevam as costelas e, assim, aumentam a capacidade da cavidade torácica.
Nervos acessório, cervicais e torácicos	A inspiração forçada é auxiliada pela contração dos músculos escalenos e esternocleidomastóideo que aumentam a dimensão ântero-posterior da cavidade torácica. A ventilação pulmonar durante a inspiração forçada comumente ocorre através da boca e não pelo nariz.
	Quando as dimensões da cavidade torácica aumentam, a pressão no interior das cavidades pleurais diminui; os pulmões inflam porque a pressão atmosférica é maior que a pressão intrapleural.
Expiração	
	Os estímulos nervosos para os músculos inspiratórios cessam e os músculos relaxam.
	A caixa torácica e os pulmões recuam quando o ar é forçado a sair dos pulmões por causa do aumento da pressão.
Nervos intercostais e nervos espinais inferiores	A expiração forçada ocorre quando a porção interóssea dos músculos intercostais internos e músculos abdominais é contraída.

*Algumas ocorrências durante a inspiração e a expiração podem ocorrer simultaneamente.

Pessoas com distúrbios pulmonares freqüentemente queixam-se de dispnéia, uma sensação subjetiva de respiração curta. Contudo, a dispnéia pode ocorrer até mesmo quando a ventilação é normal, e pode não ocorrer mesmo durante o exercício, quando o volume total de movimento de ar é muito alto. Alguns dos termos usados para descrever a ventilação estão definidos na tabela 17.4.

Movimentos Não Respiratórios do Ar

Movimentos do ar através do sistema respiratório que não estão associados com ventilação pulmonar são chamados *movimentos não respiratórios do ar*. Tais movimentos acompanham demonstrações emocionais como rir, suspirar, chorar ou bocejar, ou eles podem funcionar para expelir corpos estranhos do trato respiratório, como tossir e espirrar. Movimentos não respiratórios do ar são geralmente reflexos, contudo, alguns deles podem ser iniciados voluntariamente. Esses tipos de movimentos não respiratórios do ar e os mecanismos reflexos envolvidos estão resumidos na tabela 17.5.

dispnéia: G. *dys*, ruim; *pnoe*, respiração

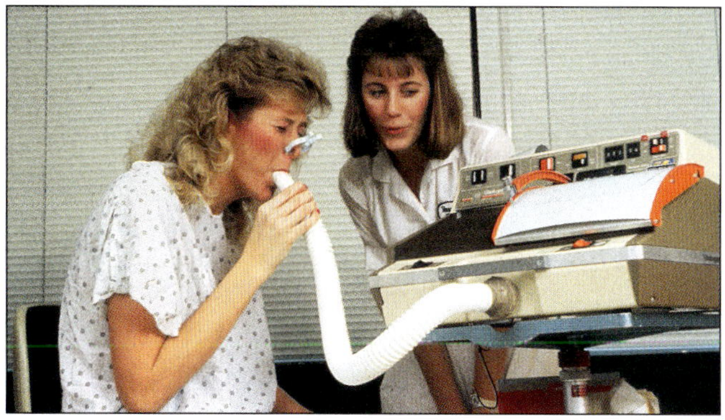

FIGURA 17.25 Um espirômetro. Com exceção do volume residual, que é medido usando técnicas especiais, este instrumento pode determinar os volumes do ar respirado.

TABELA 17.3 Volumes e Capacidades Respiratórias de Homens Adultos Saudáveis

Volume	Quantidade de Ar	Descrição
Volume corrente (Vc)	500 cc	Volume que entra ou sai dos pulmões durante respiração em repouso
Volume de reserva inspiratório (VRI)	3.000 cc	Volume que pode ser inalado durante a respiração forçada além do volume corrente
Volume de reserva expiratório (VRE)	1.000 cc	Volume que pode ser exalado durante a respiração forçada além do volume corrente
Capacidade vital (CV)	4.500 cc	Quantidade máxima de ar que pode ser exalado depois de fazer a inspiração mais profunda possível: CV = Vc + VRI + VRE
Volume residual (VR)	1.500 cc	Volume que não pode ser exalado
Capacidade pulmonar total (CPT)	6.000 cc	Volume total de ar que os pulmões podem segurar: CPT = CV + VR

CAPÍTULO 17

Avaliação de Conhecimentos

14. Descreva as ações do diafragma e dos músculos intercostais durante a inspiração em repouso.
15. Descreva como são produzidas a inspiração forçada e a expiração forçada.
16. Defina os termos *volume corrente e capacidade vital.*
17. Indique os volumes respiratórios que são usados durante um espirro, uma inspiração profunda antes de pular para dentro de uma piscina, uma ventilação máxima enquanto corre e uma respiração de repouso enquanto dorme.

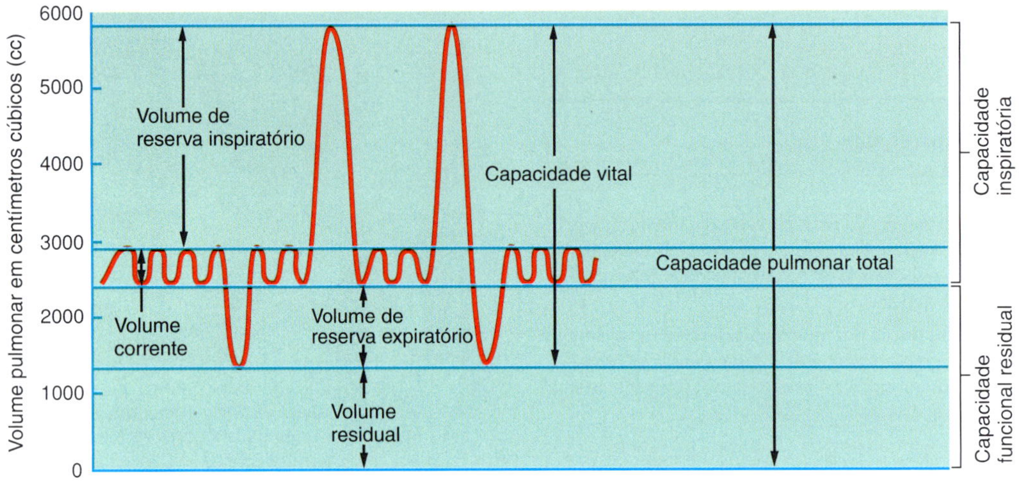

FIGURA 17.26 Volumes e capacidades respiratórios.

TABELA 17.4 Terminologia Ventilatória

Termo	Definição
Espaços aéreos	Ductos alveolares, sacos alveolares e alvéolos pulmonares
Vias aéreas	Estruturas que conduzem o ar da boca e do nariz para os bronquíolos respiratórios
Ventilação alveolar	Remoção e substituição de gases nos alvéolos pulmonares; igual ao volume corrente menos o volume do espaço morto vezes a freqüência respiratória
Espaço morto anatômico	Volume das vias aéreas condutoras até a zona onde ocorrem as trocas de gases
Apnéia	Parada respiratória
Dispnéia	Sentimento subjetivo desagradável de respiração difícil ou trabalhosa
Eupnéia	Respiração normal, confortável em repouso
Hiperventilação	Respiração anormalmente rápida e profunda; resulta em CO_2 alveolar anormalmente baixo
Hipoventilação	Respiração anormalmente lenta e rasa; resulta em CO_2 alveolar anormalmente alto
Ortopnéia	Incapacidade de respirar confortavelmente enquanto na posição deitada
Espaço morto fisiológico	Combinação de espaço morto anatômico e alvéolos pulmonares hipoventilados que não contribuem normalmente para as trocas de gases com o sangue
Pneumotórax	Presença de gás na cavidade pleural (o espaço entre as membranas pleurais visceral e parietal) que pode causar colapso pulmonar

TABELA 17.5 Movimentos Não Respiratórios do Ar

Movimento do Ar	Mecanismo	Comentários
Tosse	Inspiração profunda seguida por um fechamento da glote. A expiração forçada que resulta abre a glote, mandando um jato de ar através das vias aéreas superiores.	Reflexa ou voluntária. O estímulo pode ser de corpos abruptamente estranhos que irritam a laringe ou traquéia.
Espirro	Semelhante à tosse, exceto que o ar expirado forçadamente é dirigido principalmente através da cavidade nasal. As pálpebras se fecham reflexamente durante um espirro.	Resposta reflexa a um estímulo irritante da mucosa nasal. O espirro limpa as vias aéreas superiores.
Suspiro	Profunda e prolongada inspiração seguida por uma rápida e forçada expiração.	Reflexo ou voluntário, geralmente em resposta ao enfado ou tristeza.
Bocejo	Inspiração profunda com a boca amplamente aberta. O ar inspirado comumente é seguro por um período pequeno antes de súbita expiração.	Comumente reflexo em resposta à sonolência , cansaço ou enfado, mas a causa exata do estímulo é desconhecida.
Risada	Inspiração profunda seguida por uma rápida expiração convulsiva. Os movimentos do ar são acompanhados de expressiva manifestação dos músculos faciais.	Reflexo; pode ser voluntário para expressar emoções.
Choro	Semelhante à risada, mas a glote permanece aberta durante toda a expiração e músculos faciais diferentes estão envolvidos.	Às vezes reflexo mas sob controle voluntário.
Soluço	Contração espasmódica do diafragma enquanto a glote está fechada, produzindo uma inspiração aguda e sonora.	Reflexo; sua função não é conhecida.

REGULAÇÃO DA RESPIRAÇÃO

O ritmo da respiração é controlado através de centros no tronco encefálico. Esses centros são influenciados por funções mais elevadas do encéfalo e regulados por impulsos sensoriais que os fazem responder às alterações respiratórias necessárias ao corpo.

Objetivo 15 Descrever as funções pneumotáxica, apnêustica e ritmicidade dos centros do tronco encefálico.

Objetivo 16 Identificar os quimiorreceptores e descrever suas vias de inervação.

A ventilação pulmonar é principalmente uma ação involuntária e rítmica tão eficiente que continua funcionando até mesmo quando uma pessoa está inconsciente. A fim de que o centro nervoso de controle da respiração possa funcionar eficientemente, precisa possuir propriedades de monitoramento, estimulação e inibição de forma que o corpo possa responder adequadamente às necessidades metabólicas aumentadas ou diminuídas. Além disso, o centro deve estar conectado ao cérebro para receber os impulsos voluntários de uma pessoa que quer mudar a freqüência respiratória.

Os três **centros respiratórios** do encéfalo são as áreas da ritmicidade, apnêustica e pneumotáxica (veja fig. 11.28). A **área da ritmicidade**, localizada no bulbo, contém dois conjuntos de corpos de células nervosas que formam as **porções inspiratória** e **expiratória**. Impulsos nervosos da porção inspiratória seguem através dos nervos frênico e intercostais e estimulam o diafragma e os músculos intercostais. Impulsos da porção expiratória estimulam os músculos expiratórios. Essas duas porções agem reciprocamente; quer dizer, quando um é estimulado, o outro fica inibido. O estiramento de receptores na pleura visceral dos pulmões proporciona retroalimentação através dos nervos vagos para estimular a porção expiratória.

As **áreas apnêustica** e **pneumotáxica** estão localizadas na ponte. Essas áreas influenciam a atividade da área da ritmicidade. O centro apnêustico promove a inspiração e o centro pneumotáxico inibe a atividade dos neurônios inspiratórios.

Os centros respiratórios do tronco encefálico produzem respiração rítmica até mesmo na ausência de outros impulsos nervosos. Esse padrão respiratório intrínseco, contudo, é modificado por impulsos dos centros mais altos do encéfalo e por impulsos de receptores sensíveis à composição química do sangue. A influência dos centros mais altos do encéfalo é comprovada pelo fato que você pode hipoventilar voluntariamente (quando segura a respiração) ou hiperventilar. A incapacidade para segurar sua respiração além de um período pequeno é devido ao reflexo inspiratório em resposta aos impulsos dos quimiorreceptores.

Dois grupos de quimiorreceptores respondem às mudanças químicas do sangue. Esses são os *quimiorreceptores centrais* no bulbo e os *quimiorreceptores periféricos*. Os quimiorreceptores periféricos incluem os **glomos para-aórticos**, localizados no arco da aorta, e os **glomos caróticos**, localizados na junção das artérias carótidas interna e externa (fig. 17.27). Esses quimiorreceptores periféricos controlam a respiração indiretamente através de neurônios sensoriais do bulbo. Os glomos para-aórticos enviam informações sensoriais ao bulbo pelos nervos vagos; os glomos caróticos estimulam fibras sensoriais pelo nervo glossofaríngeo.

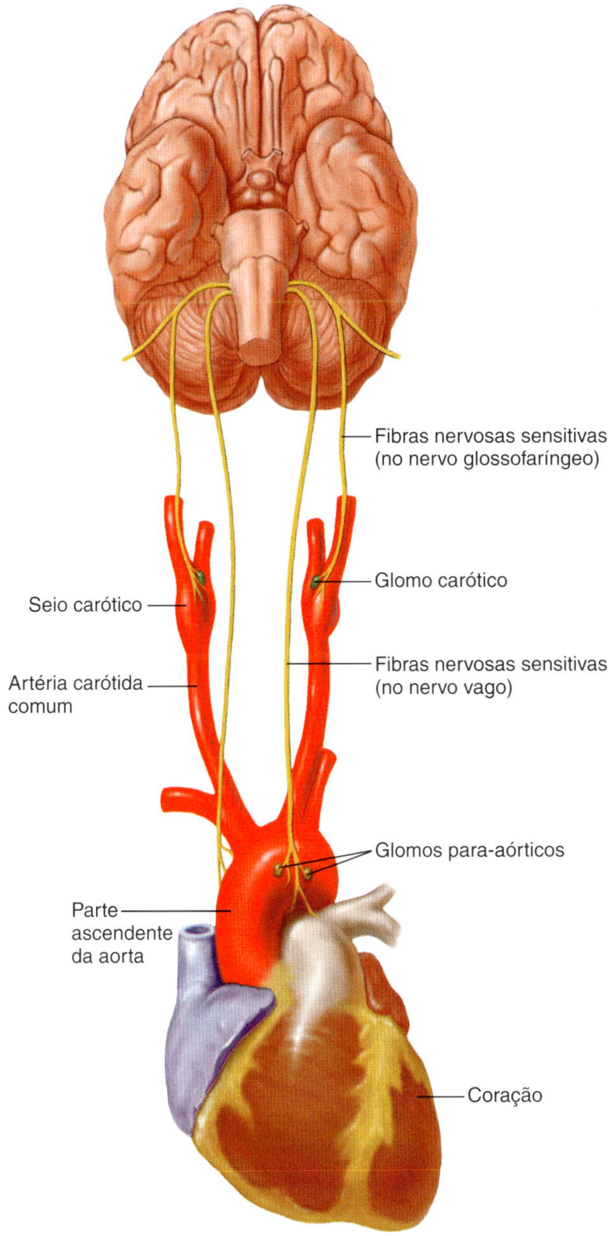

FIGURA 17.27 Os quimiorreceptores periféricos (glomos para-aórticos e carótico) regulam os centros respiratórios do tronco encefálico por meio da estimulação de nervos sensoriais.

Avaliação de Conhecimentos

18. Determine onde, no encéfalo, estão localizadas as três áreas respiratórias. Qual dessas três áreas é responsável pela respiração autônoma rítmica?
19. Descreva as localizações dos quimiorreceptores periféricos e identifique os dois pares de nervos cranianos que conduzem impulsos sensoriais desses locais para os centros respiratórios no interior do tronco encefálico.

CAPÍTULO 17

Exposição do Desenvolvimento

O Sistema Respiratório

EXPLICAÇÃO

O desenvolvimento do sistema respiratório se inicia precocemente no desenvolvimento embrionário e envolve ectoderma e o endoderma. Embora todas as estruturas do sistema respiratório se desenvolvam simultaneamente, nós consideraremos os sistemas superior e inferior separadamente por causa das camadas germinativas diferentes envolvidas.

Desenvolvimento do Sistema Respiratório Superior

Cefalização é a tendência evolutiva para a diferenciação estrutural e funcional da extremidade cefálica ou cabeça de um corpo em relação ao resto do corpo. Em humanos, a cefalização é aparentemente prematura no desenvolvimento. Um dos eventos iniciais é a formação da cavidade nasal na terceira semana e meia para a quarta semana de vida embrionária. Uma região espessa do ectoderma chamada **placóide olfatório** (nasal) aparece na parte frontal inferior da cabeça (exibição I). O placóide invagina para formar a **fossa olfatória**, que se estende posteriormente para se conectar com o **tubo digestório anterior**. O tubo digestório anterior, derivado do endoderma, desenvolve depois a faringe.

A boca, ou cavidade oral, desenvolve-se ao mesmo tempo que a cavidade nasal, e por pouco tempo há uma **membrana oronasal** fina separando as duas cavidades. Essa membrana rompe durante a sétima semana, e se forma uma única e grande **cavidade oronasal**. Logo em seguida, lâminas de tecido do mesoderma começam a crescer horizontalmente através da cavidade. Aproximadamente no mesmo momento, desenvolve-se inferiormente uma lâmina vertical a partir do teto da cavidade nasal. Essas lâminas completam suas formações pelo terceiro mês de desenvolvimento. A lâmina vertical forma o septo nasal, e a lâmina horizontal forma o palato duro.

Uma *fenda palatina* forma-se quando as lâminas horizontais falham em se encontrarem na linha mediana. Essa condição pode ser corrigida cirurgicamente (veja fig. 17.28). O problema mais imediato e sério diante de uma criança com fenda palatina é que pode estar impossibilitada de ter força de sucção suficiente para se alimentar corretamente.

Desenvolvimento do Sistema Respiratório Inferior

O sistema respiratório inferior começa como um divertículo, ou evaginação, da superfície ventral do endoderma ao longo da região faríngea inferior (exibição II). Esse divertículo que se forma durante a quarta semana de desenvolvimento é chamado de **broto laringotraqueal**. Quando o broto cresce, a parte proximal forma a traquéia e a porção distal se bifurca (divide) nos brônquios principais direito e esquerdo.

Os brotos continuam a se alongar e se dividir até que toda a rede tubular no interior do trato respiratório inferior é formada (exibição II). Quando a porção terminal forma os sacos aéreos, chamados **alvéolos pulmonares**, em torno da oitava semana de desenvolvimento, o tecido pulmonar de sustentação começa a se formar. A estrutura completa dos pulmões, contudo, não estará completamente desenvolvida até aproximadamente a vigésima-sexta semana de desenvolvimento fetal. Crianças prematuras nascidas antes desse tempo exigem, portanto, equipamento especial para respiração artificial para sobreviver.

cefalização: G. *kephale*, cabeça

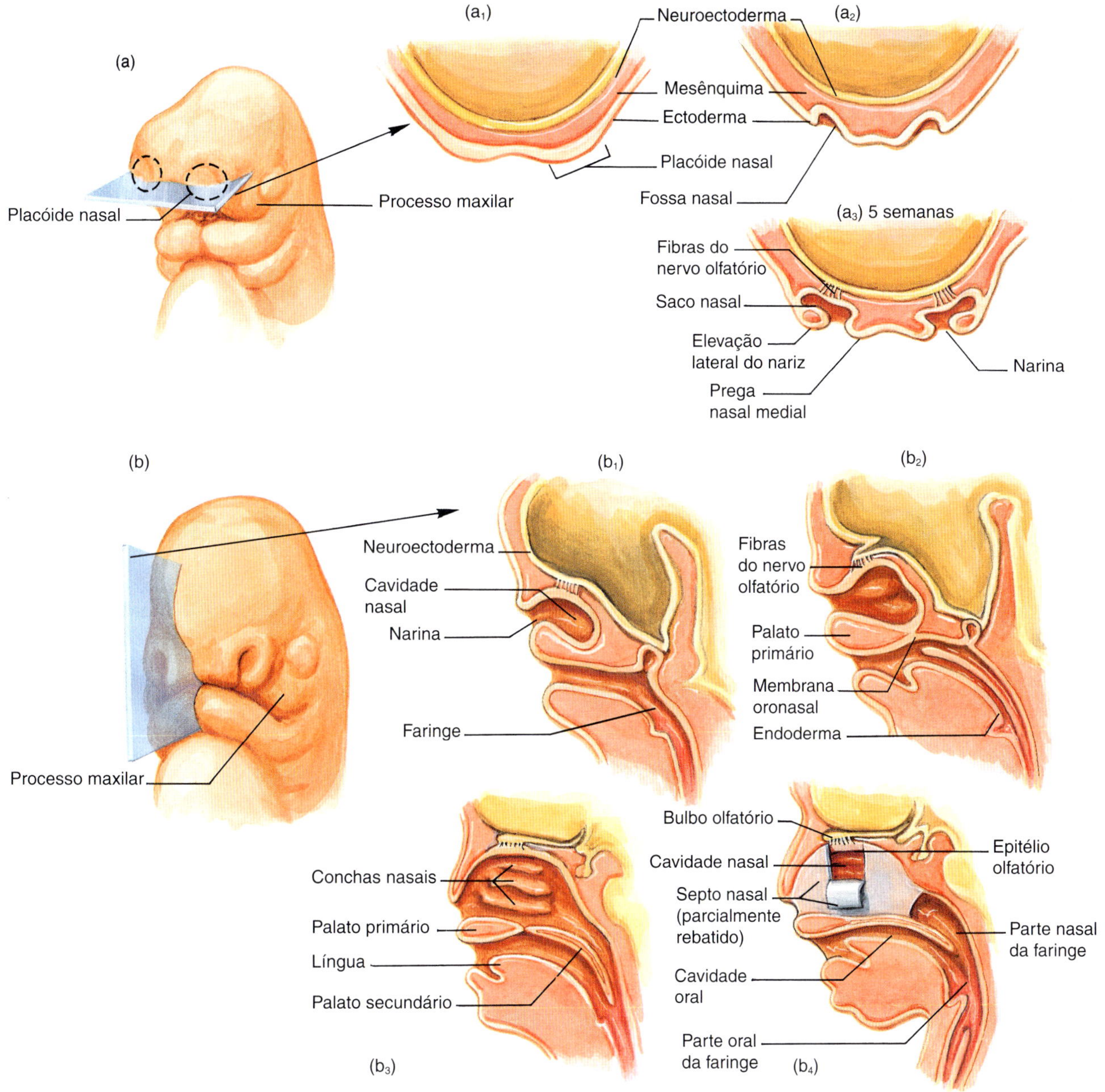

EXIBIÇÃO I Desenvolvimento do sistema respiratório superior. (*a*) Vista anterior do desenvolvimento da cabeça de um embrião na 4ª semana mostrando a posição de um corte transversal representado em (a_1), (a_2) e (a_3). (a_2) Desenvolvimento na 5ª semana e (a_3) na 5ª e 1/2 semana. (*b*) Vista anterior do desenvolvimento da cabeça de um embrião na 6ª semana mostrando a posição de um corte sagital representado em (b_1), (b_2), (b_3) e (b_4) na 14ª semana.

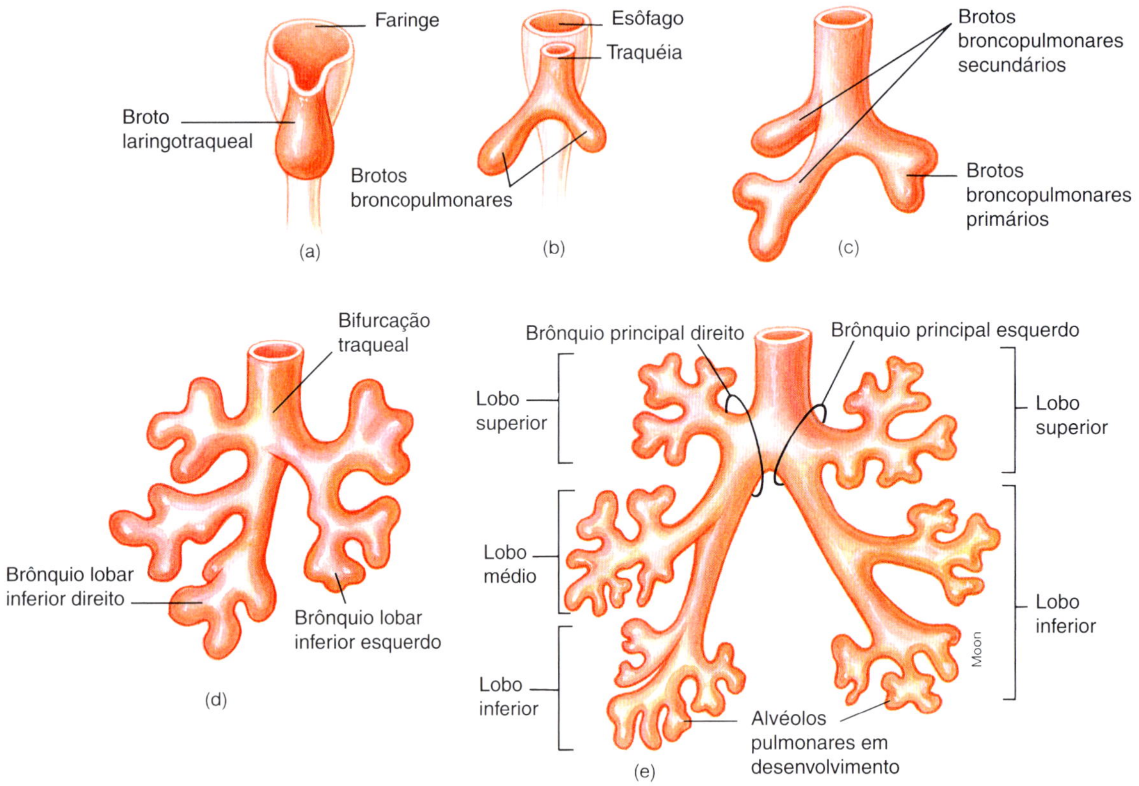

EXIBIÇÃO II Desenvolvimento do trato respiratório inferior. Desenvolvimentos em (*a*) e (*b*) ocorrem durante o primeiro mês. Aqueles em (*c*), (*d*) e (*e*) ocorrem durante o segundo mês.

CONSIDERAÇÕES CLÍNICAS

O sistema respiratório é particularmente vulnerável a doenças infecciosas simplesmente porque muitos agentes infecciosos são transportados pelo ar; humanos são altamente sociáveis; e o ambiente aquecido e úmido ao longo do trato respiratório permite que agentes patogênicos prosperem. Lesões e traumas também são problemas freqüentes. Narizes são saliências propensas a fraturas; os pulmões grandes e esponjosos são perfurados facilmente através de costelas quebradas; e porções do trato respiratório podem ser obstruídas porque elas também têm uma função digestiva.

Problemas de Desenvolvimento do Sistema Respiratório

Defeitos de nascimento, disfunções hereditárias e nascimentos prematuros comumente causam problemas no sistema respiratório de crianças. A **fenda palatina** é uma deformidade do desenvolvimento do palato duro da boca. Uma abertura persiste entre as cavidades oral e nasal que torna difícil, se não impossível, a alimentação da criança. Uma fenda palatina pode ser hereditária ou complicação de algumas doenças (p.ex., rubéola) contraída pela mãe durante a gravidez. Um **lábio leporino** é uma afecção de base genética do desenvolvimento na qual os dois lados do lábio superior não se fundem. Fendas palatinas e lábios leporinos podem ser tratados com muita eficiência com cirurgia estética (fig. 17.28).

Como já foi mencionado, a **doença de membrana hialina** é uma afecção respiratória bastante comum que responde por aproximadamente um terço das mortes neonatais. Essa condição é o resultado da produção deficiente de surfactante. **Fibrose cística** é uma disfunção genética que afeta o sistema respiratório, como também outros sistemas do corpo, e é responsável aproximadamente por uma morte na infância em cada 20 casos. O efeito dessa doença no sistema respiratório comumente é uma inflamação persistente e infecção do trato respiratório.

Alvéolos pulmonares não se desenvolvem suficientemente para manter a vida até mesmo depois da 20ª semana de gestação. Assim, a vida extra-uterina anterior a este tempo é extremamente difícil até mesmo com equipamentos artificiais de manutenção da vida.

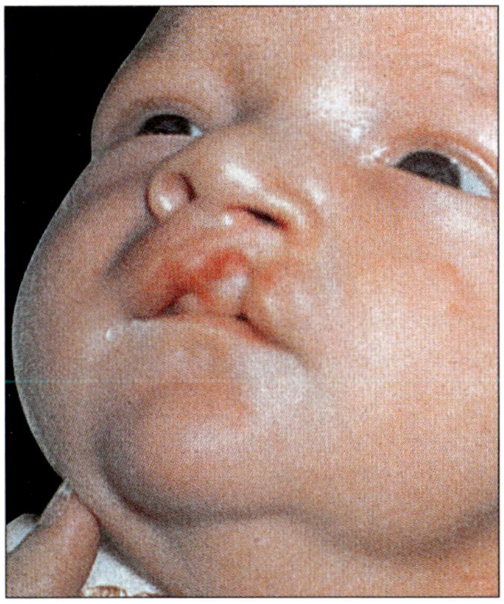

(a)

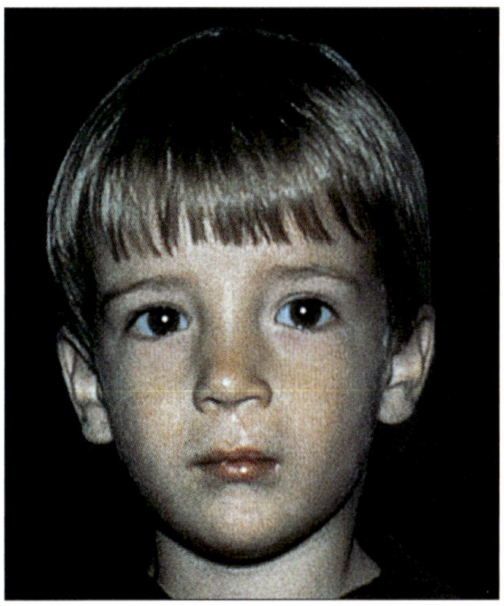

(b)

FIGURA 17.28 (*a*) Uma criança com lábio leporino unilateral e fenda palatina. (*b*) A mesma criança após a correção cirúrgica.

Trauma ou Lesão

Os humanos são especialmente suscetíveis às **epistaxes** porque o nariz proeminente pode ser traumatizado facilmente e porque a mucosa nasal tem vascularização extensa para aquecer o ar inspirado. Epistaxes também podem ser causadas por pressão alta ou doenças como leucemia.

Quando o ar entra na cavidade pleural que envolve ambos os pulmões, essa afecção é chamada de **pneumotórax** (fig. 17.29). Um pneumotórax pode ser o resultado de uma lesão externa, como uma punhalada, um ferimento à bala ou uma penetração de costela fraturada, ou pode resultar de condições internas. Um pulmão severamente doente, como no enfisema, pode criar um pneumotórax quando a parede do pulmão deteriora juntamente com a pleura visceral e permite que o ar entre na cavidade pleural.

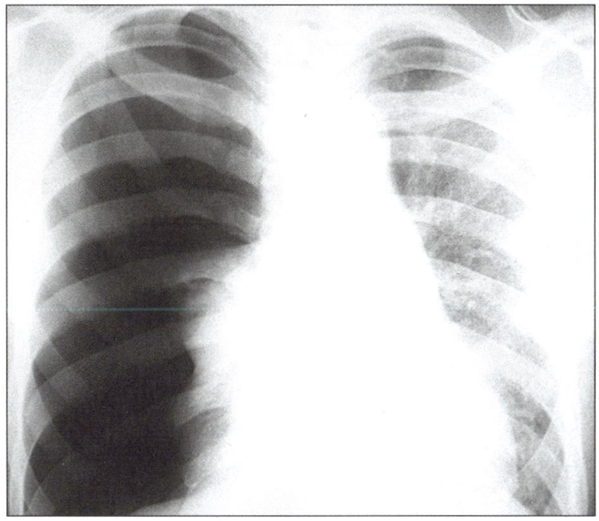

FIGURA 17.29 Pneumotórax do pulmão direito. O lado direito do tórax aparece uniformemente escuro porque está cheio de ar; os espaços entre as costelas também são maiores do que aqueles do lado esquerdo, porque as costelas estão liberadas da tensão elástica dos pulmões. O pulmão esquerdo aparece mais denso (menos escuro) por causa do desvio para a esquerda do sangue do pulmão direito.

Sufocação com um corpo estranho é um trauma sério comum no sistema respiratório. Mais de oito americanos morrem sufocados por dia com alimento alojado em suas traquéias. Um procedimento simples denominado **manobra do impulso abdominal** (Heimlich) pode salvar a vida de uma pessoa que está se sufocando (fig. 17.30). A manobra do impulso abdominal é executada como segue:

A. Se a vítima estiver em pé ou sentada:
   1. Permaneça atrás da vítima ou da cadeira da vítima e a abrace colocando seus braços ao redor da cintura da vítima.
   2. Pegue seu punho com sua outra mão e coloque o punho contra o abdome da vítima, ligeiramente acima do umbigo e abaixo da caixa torácica.
   3. Aperte seu punho contra o abdome da vítima com um rápido impulso para cima.
   4. Repita várias vezes se necessário.

B. Se a vítima estiver deitada:
   1. Posicione a vítima em decúbito dorsal.
   2. Coloque-se de frente para a vítima e ajoelhe sobre seus quadris.
   3. Com uma de suas mãos sobre o punho da outra, coloque-as sobre o abdome da vítima, ligeiramente acima do umbigo e abaixo da caixa torácica.
   4. Aperte o abdome da vítima com um impulso rápido para cima.
   5. Repita várias vezes, se necessário.

Se você estiver só e sufocando, use tudo que estiver acessível para aplicar força debaixo de seu diafragma. Aperte contra uma mesa, uma pia, ou use seu próprio punho.

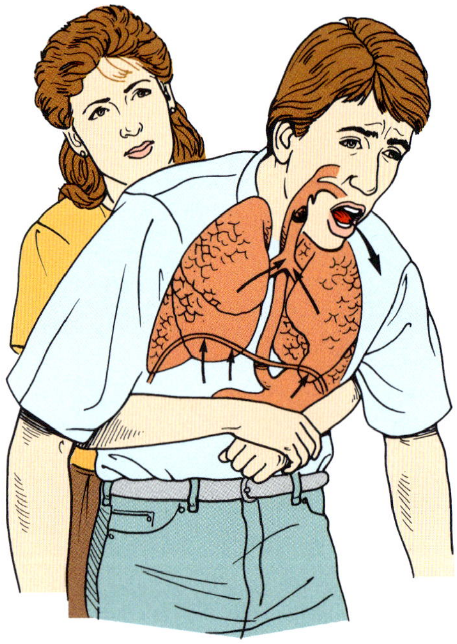

FIGURA 17.30 Manobra do impulso abdominal (Heimlich).

Pessoas salvas de afogamento e as vítimas de choque freqüentemente experimentam apnéia (parada respiratória) e morrerão logo se não forem reavivadas através de respiração artificial. O tratamento recomendado para reavivar uma pessoa que deixou de respirar está representado na figura 17.31.

Afecções Respiratórias Comuns

Tosse é o sintoma mais comum das afecções respiratórias. Problemas agudos podem ser acompanhados de dispnéia ou dificuldades para respirar. Problemas respiratórios ou circulatórios podem causar **cianose**, uma descoloração azul da pele que é o resultado de sangue com baixo conteúdo de oxigênio.

Embora o **resfriado comum** seja a doença respiratória mais difundida, ainda não há nenhuma cura para essa doença – só medicamentos que oferecem alívio sintomático. Resfriados ocorrem repetidamente porque a imunidade adquirida para um vírus não protege contra outros vírus. Viroses do frio geralmente incitam inflamação aguda na mucosa respiratória e causam secreção de muco, às vezes acompanhados de febre e/ou enxaqueca.

Quase todas as estruturas e regiões das vias aéreas podem ser infetadas e inflamadas. **Gripe** é uma doença viral que provoca uma situação inflamatória do trato respiratório superior. A gripe pode ser epidêmica, mas felizmente existem vacinas acessíveis. **Sinusite** é uma inflamação dos seios paranasais. Sinusites podem ser bastante dolorosas se os ductos de drenagem dos seios na cavidade nasal forem obstruídos. **Tonsilites** podem envolver qualquer uma ou todas as tonsilas e freqüentemente sucedem outras doenças prolongadas das regiões oral ou faríngea. As tonsilites crônicas, às vezes, requerem uma tonsilectomia. **Laringite** é inflamação da laringe que freqüentemente produz uma voz rouca e limita a capacidade para falar. **Traqueobronquites** e **bronquites** são infecções das regiões das quais derivam seus nomes. Inflamações graves nessas áreas podem levar os pequenos túbulos respiratórios ao colapso, bloqueando a passagem do ar.

Doenças dos pulmões são igualmente comuns e geralmente sérias. **Pneumonia** é uma infecção aguda e inflamação do tecido pulmonar acompanhadas por exsudato (acúmulo de líquidos). Em geral é causada por bactérias, mais comumente pela bactéria pneumococo. A pneumonia viral é causada por diversos vírus. A **tuberculose** é uma doença inflamatória dos pulmões contraída por inalação do ar, espirro ou tosse por alguém que está levando bactérias ativas da tuberculose. A tuberculose degenera o tecido pulmonar que eventualmente se ulcera. **Asma** é uma doença que afeta as pessoas que são alérgicas a certos antígenos inalados, e causa um edema bloqueando os tubos respiratórios inferiores, freqüentemente acompanhados pela formação de tampões de muco. **Pleurite** é uma inflamação da pleura e é normalmente secundária a alguma outra doença respiratória. A inspiração pode tornar-se dolorosa e líquido pode se depositar dentro da cavidade pleural. **Enfisema** é uma doença que causa o desarranjo dos alvéolos pulmonares, aumentando o tamanho dos espaços de ar e diminuindo a área de superfície (fig. 17.32). É uma causa freqüente de morte entre grandes fumantes de cigarro.

Sabe-se que o **câncer** no sistema respiratório é causado pela inalação repetida de substâncias irritantes, como fumaça de cigarro. Cânceres do lábio, da laringe e dos pulmões (fig. 17.33) são especialmente comuns em fumantes acima de 50 anos.

Disfunções do Controle Respiratório

Uma variedade de doenças pode resultar em parada respiratória durante o sono, ou *apnéia do sono*. A **síndrome da morte infantil súbita (SMIS)** é uma forma especialmente trágica de apnéia do sono que sacrifica as vidas de cerca de 10.000 bebês anualmente nos Estados Unidos. Vítimas dessa disfunção são aparentemente crianças saudáveis com 2 a 5 meses de idade que morrem durante o sono sem razão aparente – daí, o termo "morte do berço". Essas mortes parecem ser causadas por falhas nos mecanismos de controle respiratório no tronco encefálico e/ou por falhas nos glomos caróticos estimulados por oxigênio arterial reduzido.

Padrões respiratórios anormais aparecem freqüentemente antes da morte por lesão encefálica ou doença do coração. O mais

cianose: G. *kianosis*, cor azul-escuro

tuberculose: L. *tuberculum*, diminutivo de *tuber*, inchaço

asma: G. *asthma*, ofegante

enfisema: G. *emphysan*, explosão, inflar

Método Boca-a-boca

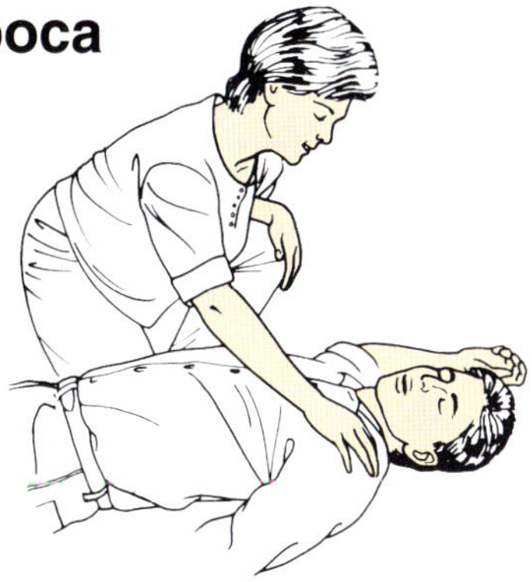

1. **Avalie a situação da vítima.** Com cuidado agite a vítima e grite: "Você está bem?" Se não houver resposta, solicite a alguém para telefonar pedindo ajuda. Esteja seguro que a vítima permaneça em decúbito dorsal.

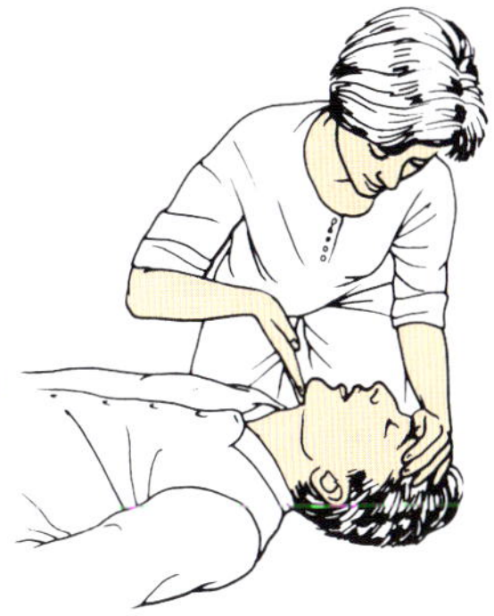

2. **Abra a via aérea.** Incline a cabeça da vítima para trás empurrando a fronte com sua mão e erguendo o mento com seus dedos sob a mandíbula. Isso abrirá a via aérea deslocando a língua para a parte de trás da garganta da vítima.

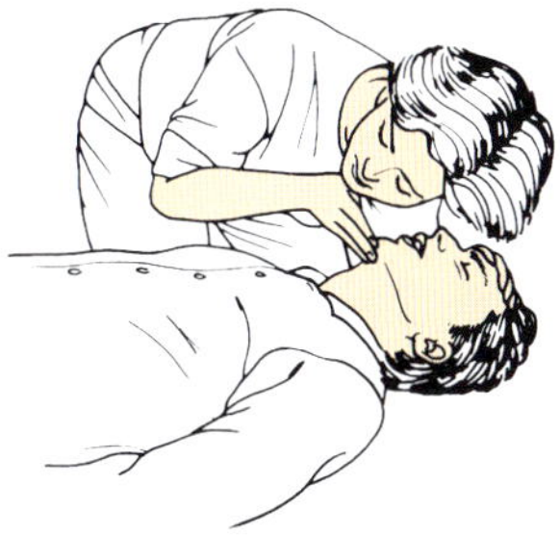

3. **Avalie a respiração.** Ponha sua orelha perto da face da vítima para escutar e sentir qualquer retorno de ar. Ao mesmo tempo, olhe para ver se há movimentos no tórax. Avalie os movimentos respiratórios por aproximadamente 5 segundos.

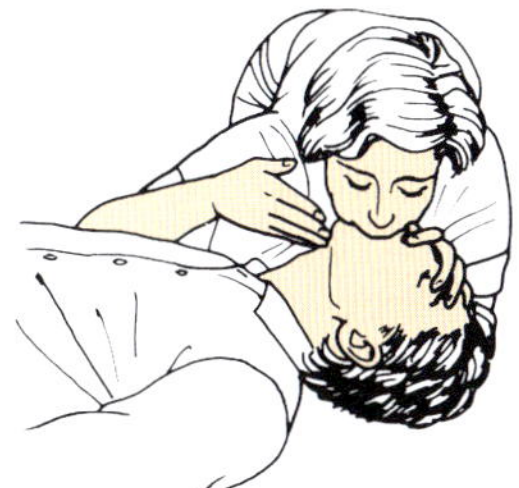

4. **Se não houver respiração, faça duas respirações completas.** Mantendo a vítima com a cabeça inclinada aperte seu nariz para fechar a passagem nasal. Faça uma respiração profunda, em seguida feche sua boca e faça duas respirações completas. (Depois da primeira respiração, levante sua cabeça ligeiramente para inalar rapidamente e em seguida faça a segunda respiração.)

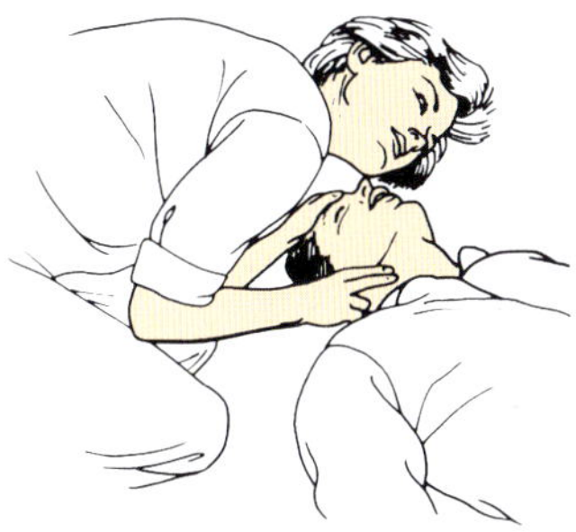

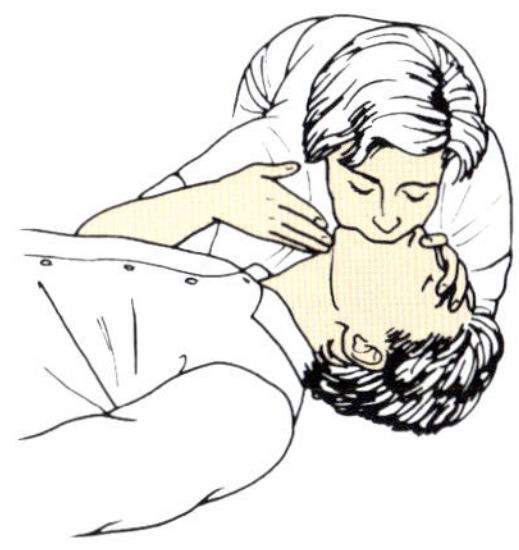

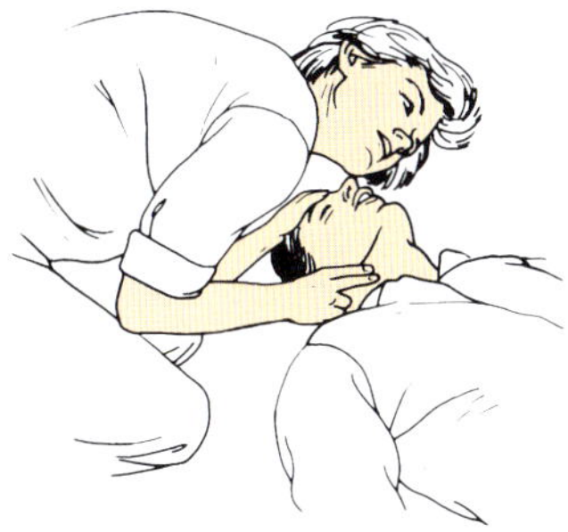

5. **Avalie a pulsação.** Mantendo a cabeça inclinada, pesquise a pulsação na carótida durante 5 a 10 segundos no lado do pescoço da vítima.

6. **Continue a respiração de salvamento.** Com a cabeça da vítima em posição inclinada e sua narinas apertadas, faça uma respiração a cada 5 segundos. Observe sinais de respiração entre as respirações. Para uma criança, sopre com cuidado a cada 3 segundos.

7. **Reavalie a pulsação.** Procure sentir uma pulsação na carótida em intervalos de 1 minuto. Se a vítima apresenta uma pulsação mas não está respirando, continue a respiração de salvamento.

Método Boca-nariz

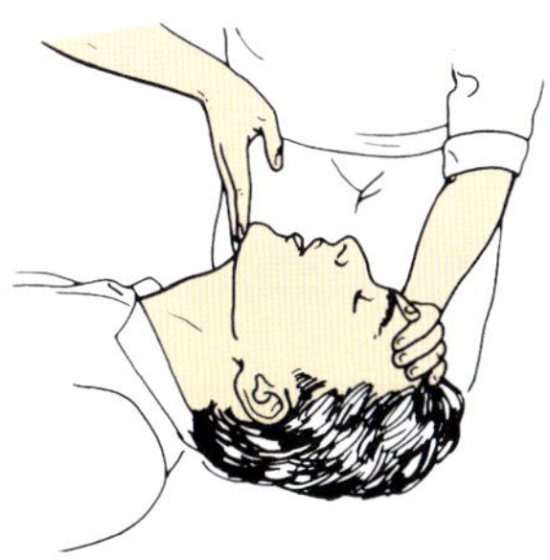

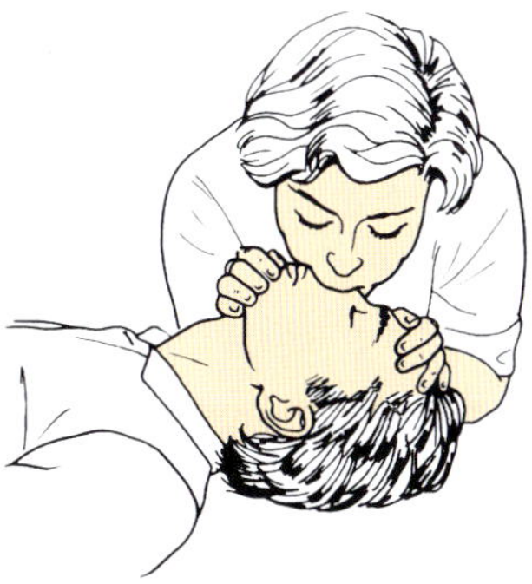

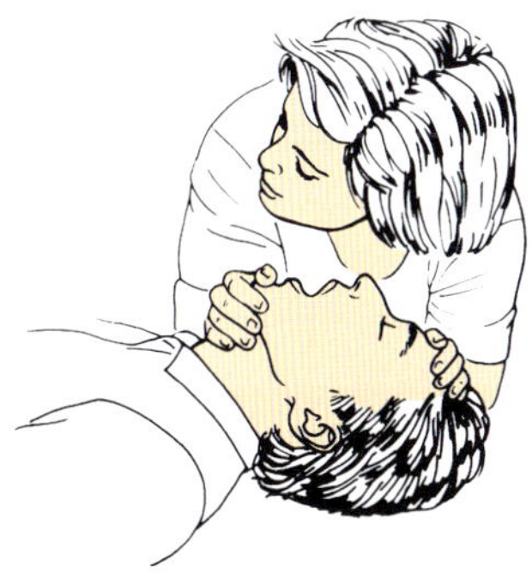

1. **Abra a via aérea.** Coloque a vítima em posição com a cabeça inclinada como descrito acima.

2. **Sopre no nariz da vítima.** Usando a mesma seqüência descrita acima, sopre no nariz da vítima enquanto mantém sua boca fechada.

3. **Sinta e observe a respiração.** Com a boca da vítima mantida aberta verifique a respiração entre as respirações forçadas.

FIGURA 17.31 Respiração artificial.

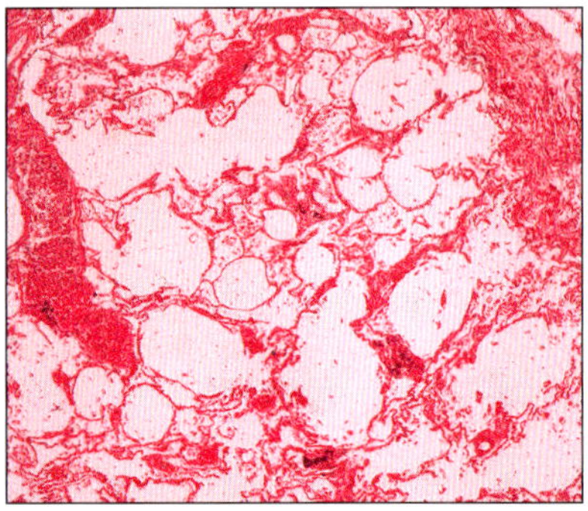

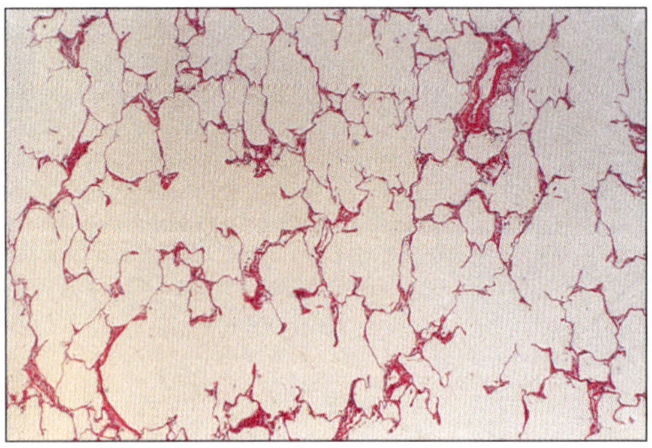

FIGURA 17.32 Fotomicrografia de tecidos *(a)* de um pulmão normal e *(b)* de um pulmão de uma pessoa com enfisema. No enfisema, o tecido pulmonar é destruído, resultando em poucos e aumentados alvéolos pulmonares.

comum desses padrões anormais é a **respiração de Cheyne-Stokes**, na qual a profundidade da respiração aumenta progressivamente para em seguida diminuir progressivamente. Esses ciclos de aumento e diminuição de volume corrente podem ser seguidos por períodos de apnéia de durações variadas. Respiração de Cheyne-Stokes pode ser causada por lesões neurológicas ou por liberação insuficiente de oxigênio para o cérebro. Isso pode resultar de doença do coração ou de um tumor no cérebro que desvia uma grande parte do suprimento sangüíneo dos centros respiratórios.

respiração de Cheyne-Stokes: de John Cheyne, médico inglês, 1777-1836; e William Stokes, médico inglês, 1804-1878.

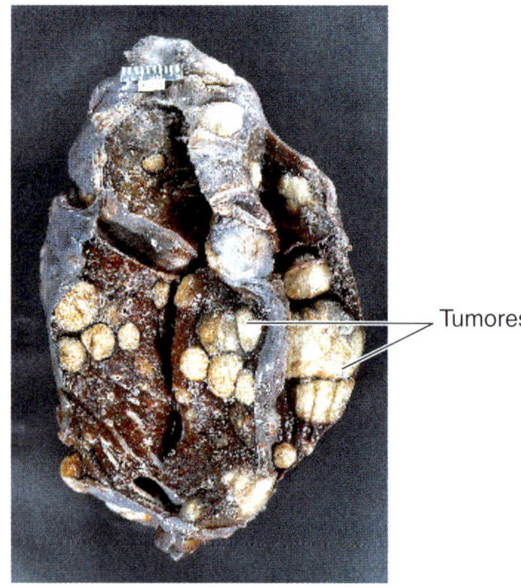

FIGURA 17.33 Um pulmão canceroso. Para pessoas que fumam regularmente um maço de cigarros por dia, o risco de desenvolver câncer é vinte vezes maior do que para uma pessoa que nunca fumou.

Resposta do Estudo de Caso Clínico

O picador de gelo atravessou a pleura parietal, a pleura visceral e em seguida entrou nas vias aéreas, pelo menos no nível alvéolo-bronquíolo terminal, mas possivelmente em vias aéreas maiores. Isso permitiu que o ar inspirado escapasse da via aérea para a cavidade pleural. O ar teria seguido o seguinte trajeto: faringe → laringe → traquéia → brônquio principal esquerdo → brônquio lobar (do lobo superior esquerdo) → brônquio segmentar (terciário) apical → bronquíolos por dilaceração no espaço pleural. Essa condição é tratada inserindo-se um tubo (tubo de toracostomia) na cavidade pleural para permitir a eliminação do ar e sangue por sucção, resultando na reexpansão do pulmão. A laceração interior comumente fecha em um ou dois dias. Persistindo a hemorragia pode haver necessidade de toracotomia (incisão da parede do tórax) para reparo.

PRÁTICA CLÍNICA 17.1

Você admitiu no hospital, dois dias atrás, um paciente com 45 anos de idade portador de AIDS com respiração curta e febre. A radiografia do seu tórax mostrou opacidade difusa ao longo de ambos os pulmões, tendo o exame de escarro revelado tratar-se de pneumonia por *Pneumocystis carinii*. O paciente estava recebendo tratamento apropriado e parecia estar melhorando. A enfermeira o chama para informar que o paciente passou a apresentar dispnéia e queixa-se de dor no lado esquerdo do tórax. Ao examinar o paciente, você solicita nova radiografia de tórax.

PERGUNTAS

1. Por que o quadro desse paciente agravou-se com a dispnéia e dor no lado esquerdo do tórax?
2. Como isso afeta o outro pulmão e o coração?
3. Qual o tratamento adequado?

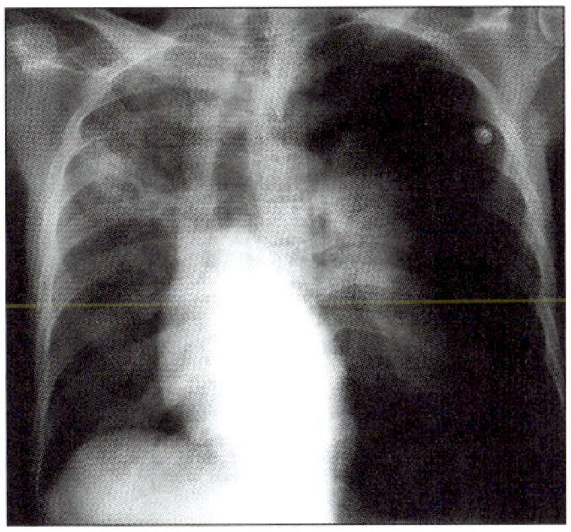

PRÁTICA CLÍNICA 17.2

Você está trabalhando no berçário de recém-nascidos do hospital quando é chamado pelo obstetra para avaliar um recém-nascido em angústia respiratória. Ao exame, você observa que o paciente não apresenta sons respiratórios no lado esquerdo do tórax e a respiração é bastante ofegante. Você solicita uma radiografia de tórax.

PERGUNTAS

1. O que você vê no hemitórax esquerdo?
2. Que anomalia congênita o paciente apresenta?
3. Uma vez reparada esta anomalia, deve a respiração do paciente normalizar?

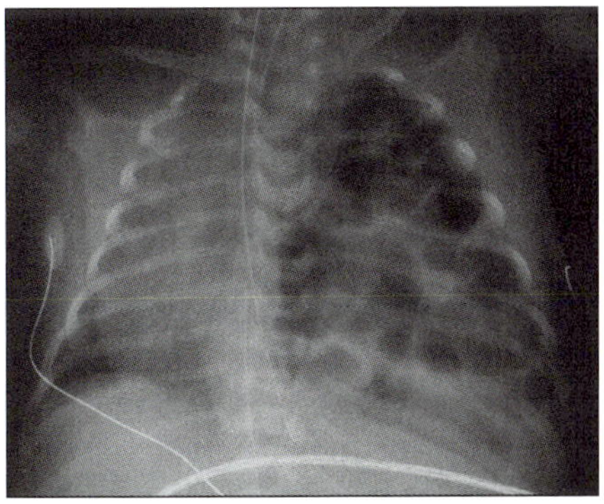

Resumo do Capítulo

Introdução ao Sistema Respiratório (pp. 603-604)

1. A respiração relaciona-se não apenas com a ventilação, mas também com a troca de gases entre a atmosfera, o sangue e as células individualmente. As reações metabólicas que liberam energia no interior das células são chamadas de respiração celular.
2. Para que o sistema respiratório funcione, as membranas respiratórias devem estar úmidas e as paredes, finas, altamente vascularizadas e diferentemente permeáveis.
3. As funções do sistema respiratório incluem trocas gasosas, produção de som, auxílio à compressão abdominal, reflexos da tosse e do espirro e resposta imune.

Vias Aéreas Condutoras (pp. 604-612)

1. O nariz é sustentado pelos ossos nasais e por cartilagens.
2. O epitélio nasal aquece, umedece e limpa o ar inspirado.
3. Epitélio olfatório está associado com o sentido do olfato, e a cavidade nasal age como uma caixa de ressonância para a voz.
4. Os seios paranasais se encontram nos ossos maxila, frontal, esfenóide e etmóide.
   (a) Esses seios tornam o crânio mais leve e estão revestidos com células caliciformes que secretam muco.
   (b) Sinusite é uma inflamação de um ou mais seios paranasais.
5. A faringe é um órgão em forma de funil. Contém uma passagem que comunica as cavidades oral e nasal com o esôfago e a laringe.
   (a) A parte nasal da faringe, que se comunica com a cavidade timpânica através das tubas auditivas, contém a tonsila faríngea, ou tecido adenóide.
   (b) A parte oral da faringe é a porção média e se estende do palato mole ao nível do osso hióide; contém as tonsilas palatinas e linguais.
   (c) A parte laríngea da faringe se estende do nível do osso hióide à laringe e ao esôfago.

CAPÍTULO 17

6. A laringe contém várias cartilagens que mantêm a passagem para a traquéia aberta durante a respiração e fecham a passagem respiratória durante a deglutição.
   (a) A epiglote é uma estrutura em forma de colher que auxilia no fechamento da abertura laríngea, ou glote, durante a deglutição.
   (b) As pregas vocais na laringe são controladas por músculos intrínsecos e atuam na produção dos sons.
7. A traquéia é um órgão tubular semi-rígido sustentada por anéis incompletos de cartilagem hialina, que vão da laringe à árvore bronquial.
8. A árvore bronquial inclui um brônquio principal que se divide em brônquios lobares, brônquios segmentares e bronquíolos; as divisões condutoras terminam com os bronquíolos respiratórios que se ligam aos alvéolos pulmonares.

Alvéolos Pulmonares, Pulmões e Pleuras (pp. 612-618)

1. Os alvéolos pulmonares são as unidades funcionais dos pulmões, onde ocorrem as trocas gasosas; são pequenos sacos aéreos, úmidos e de paredes finas.
2. Os pulmões direito e esquerdo estão separados pelo mediastino. Cada pulmão é dividido em lobos e segmentos.
   (a) O pulmão direito é subdividido através de duas fissuras em lobos superior, médio e inferior.
   (b) O pulmão esquerdo é subdividido em lobos superior e inferior por uma única fissura.
3. Os pulmões são recobertos por pleura visceral, e a cavidade torácica é revestida por uma pleura parietal.
   (a) O espaço potencial entre essas duas membranas pleurais é chamado de cavidade pleural.
   (b) As membranas pleurais compartimentalizam cada pulmão e isolam as estruturas localizadas no mediastino.

Mecânica Respiratória (pp. 618-622)

1. A inspiração não forçada é decorrente da contração do diafragma e de determinados músculos intercostais. A inspiração forçada é auxiliada pelos músculos escalenos, peitoral menor e esternocleido-mastóideo.
2. A expiração em repouso é produzida pelo relaxamento dos músculos respiratórios e pela retração elástica dos pulmões e tórax. A expiração forçada é auxiliada por determinados músculos intercostais e músculos abdominais.
3. Entre os volumes de ar trocados na ventilação estão volume corrente, volume de reserva inspiratório e volume de reserva expiratório.
4. Movimentos de ar não respiratórios estão associados com tosse, espirro, suspiro, bocejo, risada, choro e soluço.

Regulação da Respiração (p. 623)

1. A ventilação é controlada diretamente pelo centro da ritmicidade no bulbo que por sua vez é influenciado pelos centros pneumotáxico e apnêustico na ponte.
2. Essas áreas do tronco encefálico são afetadas por funções encefálicas mais elevadas e por impulsos sensoriais dos quimiorreceptores.
3. Quimiorreceptores centrais estão localizados no bulbo; quimiorreceptores periféricos estão localizados nos glomos para-aórticos e glomos caróticos.

Atividades de Revisão

Questões Objetivas

1. Qual das seguintes afirmativas é *falsa*?
   (a) O termo respiração pode ser usado em referência à ventilação ou utilização do oxigênio pelas células do corpo.
   (b) O ar inalado que entra em contato com os alvéolos pulmonares é inalterado daquele que envolve o corpo.
   (c) Como uma caixa de ressonância, a cavidade nasal é importante na produção do som.
   (d) É apenas através das paredes dos alvéolos pulmonares que ocorrem trocas gasosas.
2. Qual entre os seguintes não é um componente do septo nasal?
   (a) osso palatino
   (b) vômer
   (c) osso etmóide
   (d) cartilagem do septo nasal
3. A adenoidectomia é a retirada da
   (a) úvula
   (b) tonsila faríngea
   (c) tonsila palatina
   (d) tonsila lingual
4. Qual entre os seguintes *não* é um seio paranasal?
   (a) seio palatino
   (b) seio etmoidal
   (c) seio esfenóide
   (d) seio frontal
   (e) seio maxilar
5. Qual entre as seguintes *não* é uma característica do pulmão esquerdo?
   (a) uma impressão cardíaca
   (b) um lobo superior
   (c) uma única fissura
   (d) um lobo inferior
   (e) um lobo médio
6. O revestimento epitelial da parede da cavidade torácica é chamada
   (a) pleura parietal
   (b) peritônio pleural
   (c) pleura mediastinal
   (d) pleura visceral
   (e) pleura costal
7. Qual combinação de grupos musculares realiza a inspiração?
   (a) diafragma, complexo abdominal
   (b) intercostais internos, diafragma
   (c) intercostais externos, intercostais internos
   (d) intercostais externos, diafragma, parte intercondral dos intercostais internos
8. As pregas vocais estão fixas a
   (a) cartilagens cricóidea e tireóidea
   (b) cartilagens cuneiforme e cricóidea
   (c) cartilagens corniculada e tireóidea
   (d) cartilagens aritenóidea e tireóidea
9. A quantidade máxima do ar que pode ser expirado após o máximo de inspiração é
   (a) volume corrente
   (b) volume expiratório forçado
   (c) capacidade vital
   (d) taxa de fluxo expiratório máximo
   (e) volume residual
10. O controle rítmico da respiração é produzido pela atividade de neurônios inspiratórios e expiratórios no
   (a) bulbo
   (b) centro apnêustico do bulbo
   (c) centro pneumotáxico da ponte
   (d) córtex cerebral
   (e) hipotálamo

Questões Dissertativas

1. Por que são o aquecimento, o umedecimento e a filtração do ar tão importantes para o funcionamento saudável do sistema respiratório?
2. Explique as diferenças estruturais e funcionais entre as três regiões da faringe.
3. O que é uma árvore bronquial? Por que os alvéolos pulmonares são considerados as unidades funcionais do sistema respiratório em lugar da árvore bronquial?
4. Defina cada um dos termos seguintes relativos à estrutura do pulmão: base, hilo, ápice, face costal, fissura, lobo, segmento, ligamento pulmonar e brônquio segmentar.
5. Esquematize a localização dos pulmões na cavidade torácica em relação ao coração. Identifique as várias membranas serosas torácicas.
6. Faça uma relação dos tipos de tecidos epiteliais encontrados no interior do sistema respiratório e descreva a localização de cada um.
7. Quais os dispositivos protetores do sistema respiratório contra poluentes, a disseminação de infecções e o colapso duplo dos pulmões?
8. Quais são as funções da laringe? Faça uma relação de algumas condições clínicas que poderiam envolver esse órgão.
9. Quais são as vantagens da compartimentalização dos órgãos torácicos?
10. Explique a seqüência da ventilação pulmonar. Comente os mecanismos da inspiração e expiração. Como pressões do ar se relacionam com a ventilação?
11. Faça a distinção entre volume corrente, capacidade vital e capacidade pulmonar total.
12. O que se entende por ritmicidade na área respiratória? Como as áreas apnêustica e pneumotáxica estão relacionadas com a área da ritmicidade?

Questões de Análise Crítica

1. Identifique dois locais no sistema respiratório onde se encontram grandes áreas de superfícies de rede capilar. Qual é a função de cada uma dessas áreas e por que as redes capilares são importantes no tratamento de certas situações clínicas?
2. Qual o principal fundamento da manobra de compressão abdominal? Quando se deve usar a manobra de ressurreição boca-a-boca em lugar da manobra de compressão abdominal para reavivar uma pessoa?
3. A natureza dos sons produzidos por percussão do tórax de um paciente pode fornecer ao médico uma grande quantidade de informações sobre a condição dos órgãos dentro da cavidade torácica. Pulmões saudáveis e cheios de ar ressonam, ou produzem som cavernoso. Como você pensa que os pulmões de uma pessoa com enfisema devem soar em comparação com pulmões saudáveis? Que tipo de som seria produzido por um pulmão colapsado, ou um que estaria parcialmente cheio com líquido?
4. Por que as crianças prematuras necessitam freqüentemente de ajuda respiratória (um ventilador mecânico) para manter os seus pulmões inflados?
5. A nicotina dos cigarros estimula a formação de muco que paralisa os cílios que revestem o trato respiratório. Como essas mudanças afetam os pulmões?

18 Sistema Digestório

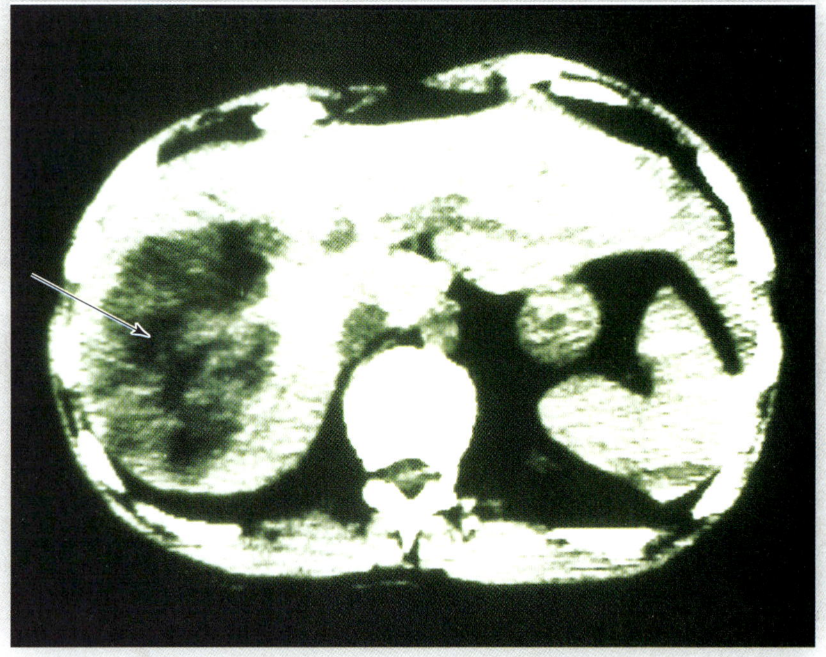

FIGURA: O fígado, posicionado no quadrante superior direito da cavidade abdominal, é o maior órgão visceral. Seu tamanho e sua consistência o tornam vulnerável aos traumas.

Estudo de Caso Clínico

Um operário da construção civil com 25 anos de idade foi admitido na sala de emergência depois de sofrer um golpe no abdome superior resultante da queda de uma viga. O exame inicial demonstrou acentuada sensibilidade dolorosa no quadrante superior direito do abdome, alteração de sinais vitais e consistentes achados ao exame compatíveis com moderado choque hemorrágico. Foi administrado soro intravenoso, causando estabilização dos sinais vitais. A radiografia de tórax não revelou nenhuma anormalidade. A punção peritoneal (veja capítulo 2, Estudo de Caso Clínico) foi igualmente negativo para a presença de sangue. Não havia nenhum sinal detectável, externamente, de hemorragia. Uma TC demonstrou um hematoma significante (depósito de sangue) situado profundamente no interior do fígado (veja seta na TC), como também uma grande quantidade de sangue no intestino delgado. A decisão tomada foi operar. A exploração inicial não revelou nenhum trauma no estômago ou no intestino delgado.

Qual é a provável origem da hemorragia? Explique anatomicamente como o sangue encontrava-se no intestino delgado, citando cada passo de seu trajeto. Dado que o sistema arterial hepático e o sistema venoso hepático são as possíveis fontes da hemorragia, existe outro sistema de vasos sangüíneos relativo ao fígado que também poderia ser a fonte da hemorragia?

Sugestão: Quando você estudar o sistema digestório, preste muita atenção na localização de cada órgão anexo ao sistema digestório e observe como cada um se conecta ao lume do trato gastrointestinal (GI).

INTRODUÇÃO AO SISTEMA DIGESTÓRIO

Os órgãos do sistema digestório são especializados em digestão e absorção de alimentos. O sistema digestório consiste em um trato gastrointestinal tubular e órgãos digestórios anexos.

Objetivo 1 Descrever as atividades do sistema digestório e distinguir digestão de absorção.

Objetivo 2 Identificar as principais estruturas e regiões do sistema digestório.

Objetivo 3 Definir os termos víscera e intestino.

Os alimentos são necessários para a manutenção da vida. Fornecem os nutrientes essenciais que o corpo não pode produzir para si próprio. Os alimentos são utilizados em nível celular, onde os nutrientes são necessários para as reações químicas que envolvem a síntese de enzimas, divisão e crescimento celular, reparos e a produção de energia térmica. A maioria dos alimentos que nós ingerimos, entretanto, não é satisfatória para a utilização celular até que seja mecânica e quimicamente reduzida a formas que possam ser absorvidas através da parede intestinal e possam ser transportadas para as células pelo sangue. Os alimentos ingeridos não estão tecnicamente no interior do nosso corpo até que sejam absorvidos; de fato, uma grande porção desses alimentos não é digerida e passa pelo corpo como material dispensável.

A principal função do sistema digestório consiste em preparar o alimento para ser utilizado pelas células. Isso envolve as seguintes atividades funcionais:

- **Ingestão**—a introdução do alimento na boca
- **Mastigação**—movimentos mastigatórios para reduzir o tamanho do alimento e misturá-lo com a saliva
- **Deglutição**—ato de engolir o alimento deslocando-o da boca para a faringe e esôfago
- **Digestão**—desdobramento mecânico e químico do material alimentar para prepará-lo para a absorção
- **Absorção**—a passagem das moléculas do alimento através da túnica mucosa do intestino delgado para o sangue ou para a linfa a fim de distribuí-lo às células
- **Peristaltismo**—contrações rítmicas intestinais semelhantes a ondas que movimentam o alimento através do trato gastrointestinal
- **Defecação**—a eliminação dos resíduos indigestos, chamados fezes, do trato gastrointestinal

Anatômica e funcionalmente, o sistema digestório pode ser dividido em um **trato gastrointestinal** tubular (trato GI), ou *trato digestório*, e **órgãos digestórios anexos**. O trato GI que se estende da boca ao ânus é um tubo contínuo com aproximadamente 9 metros de comprimento. Atravessa a cavidade torácica e entra na cavidade abdominal no nível do diafragma.

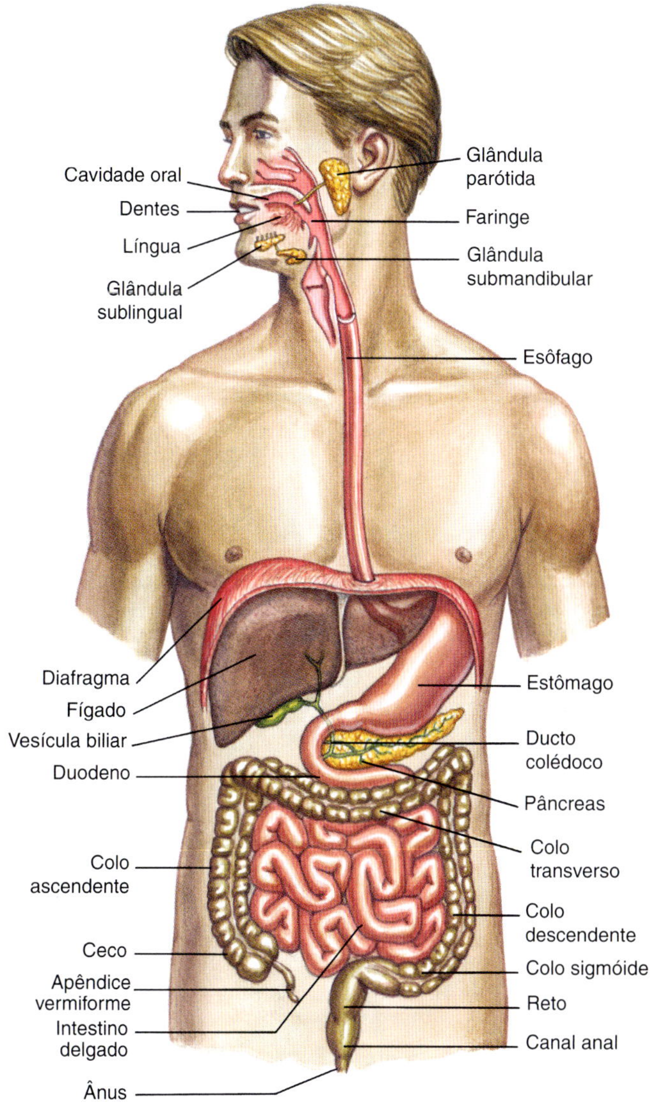

FIGURA 18.1 Sistema digestório.

Os órgãos do trato GI incluem a **cavidade oral**, a **faringe**, o **esôfago**, o **estômago**, o **intestino delgado** e o **intestino grosso** (fig. 18.1). Os órgãos digestórios anexos incluem os **dentes**, a **língua**, as **glândulas salivares**, o **fígado**, a **vesícula biliar** e o **pâncreas**. O termo **víscera** é freqüentemente usado para se referir aos órgãos abdominais da digestão, mas na verdade vísceras podem ser quaisquer órgãos (pulmões, estômago, baço, etc.) das cavidades torácica e abdominal. **Intestino** é um termo anatômico que geralmente se refere ao estômago e aos intestinos em desenvolvimento no embrião (veja Exposição do Desenvolvimento, p. 665).

ingestão: L. *ingerere*, introduzir

mastigação: G. *mastichan*, ranger os dentes

deglutição: L. *deglutire*, engolir

peristaltismo: G. *peri*, em torno; *stellein*, comprimir

defecação: L. *de*, para fora; *faecare*, limpar

TABELA 18.1 O Trato GI: Regiões e Funções Básicas

Região	Função
Cavidade oral	Ingere o alimento; recebe saliva; mói o alimento e mistura-o com a saliva (mastigação); inicia digestão dos carboidratos; forma e engole a massa amolecida do alimento mastigado chamada bolo (deglutição)
Faringe	Recebe o bolo da cavidade oral; autonomamente continua a deglutição do bolo para o esôfago
Esôfago	Transporta o bolo para o estômago através de peristaltismo; o esfíncter na parte inferior do esôfago restringe o refluxo do alimento
Estômago	Recebe o bolo do esôfago; mexe o bolo com o suco gástrico; inicia a digestão das proteínas; apresenta absorção limitada; movimenta a mistura do alimento parcialmente digerido e das secreções (quimo) para o interior do duodeno e impede o refluxo do quimo; regurgita quando necessário; gera a sensação de fome que causa o desejo de comer
Intestino delgado	Recebe o quimo do estômago e as secreções do fígado e do pâncreas; reduz o quimo, quimicamente e mecanicamente; absorve os nutrientes; transporta os resíduos por peristaltismo para o intestino grosso; impede o refluxo dos resíduos intestinais do intestino grosso
Intestino grosso	Recebe os resíduos indigestos do intestino delgado; absorve água e eletrólitos; forma, armazena e elimina as fezes quando ativado por um reflexo de defecação

Geralmente leva aproximadamente 24 a 48 horas para que o alimento seja transportado ao longo do trato GI. O alimento ingerido pela boca passa por uma linha de montagem através do trato, onde moléculas complexas são progressivamente quebradas. Cada região do trato GI tem funções específicas na preparação do alimento para sua utilização (tabela 18.1).

Embora haja abundância de alimentos nos Estados Unidos, muitas pessoas são desnutridas de modo que os padrões de alimentação se tornaram uma preocupação de saúde pública. A obesidade é o principal problema de saúde. As pessoas obesas correm maior risco de sofrer de doenças cardiovasculares, hipertensão, osteoartrite e *diabetes mellitus*. As pessoas com bons hábitos nutricionais podem resistir melhor aos traumas, possuem menor probabilidade de contrair doenças e, quando ficam doentes, geralmente, o são menos seriamente.

Avaliação de Conhecimentos

1. Quais atividades funcionais do sistema digestório desdobram os alimentos? Quais atividades funcionais movimentam o alimento através do trato GI? Onde ocorre a absorção?
2. Liste em ordem as regiões do trato GI através das quais o alimento ingerido passa desde a boca até o ânus.
3. Liste os órgãos do trato GI e os órgãos digestórios anexos.
4. Escreva uma sentença na qual o termo intestino é usado corretamente.

MEMBRANAS SEROSAS E TÚNICAS DO TRATO GASTROINTESTINAL

Protegendo e lubrificando, as membranas serosas revestem a cavidade abdominal e recobrem os órgãos viscerais. Membranas serosas especializadas sustentam o trato GI e fornecem uma estrutura através da qual passam os nervos e vasos. A parede do trato GI é composta de quatro túnicas.

Objetivo 4 Descrever a disposição das membranas serosas no interior da cavidade abdominal.

Objetivo 5 Descrever a estrutura geral das quatro túnicas que formam a parede do trato GI.

Membranas Serosas

A maioria das vísceras do sistema digestório está situada no interior da cavidade abdominopélvica. Esses órgãos são sustentados e recobertos por membranas serosas que revestem as cavidades do tronco e cobrem os órgãos no interior destas cavidades. As membranas serosas são compostas por epitélio pavimentoso simples e partes deste são reforçadas com tecido conjuntivo. As membranas serosas secretam um **líquido seroso** lubrificante que continuamente umedece os órgãos a que estão associados. A *porção parietal* da membrana serosa reveste a parede do corpo, e a *porção visceral* recobre os órgãos internos. Como descrito no capítulo anterior, as membranas serosas associadas com os pulmões são chamadas pleuras (veja fig. 17.21). As membranas serosas da cavidade abdominal são chamadas **membranas peritoneais**, ou **peritônio**.

O **peritônio parietal** reveste a parede da cavidade abdominal (fig. 18.2). Ao longo da parede posterior da cavidade abdominal, o peritônio parietal junta-se para formar uma camada peritoneal dupla chamada **mesentério**. O mesentério sustenta o trato GI, e ao mesmo tempo permite liberdade ao intestino delgado para seus movimentos peristálticos. Também fornece a estrutura para a passagem de nervos e vasos intestinais. O **mesocolo** é uma porção específica do mesentério que sustenta o intestino grosso (fig. 18.3*c*, *d*).

O revestimento peritoneal continua em torno das vísceras intestinais como **peritônio visceral**. A **cavidade peritoneal** é o espaço entre as partes parietal e visceral do peritônio. Certos órgãos abdominais se colocam posteriormente ao peritônio parietal e, portanto, são considerados retroperitoneais. Os órgãos retroperitoneais incluem a maior parte do pâncreas, os rins, as glândulas supra-renais, partes do duodeno e do colo e a parte abdominal da aorta.

peritônio: G. *peritonaion*, estendido ao redor de

mesentério: G. *mesos*, meio; *enteron*, intestino

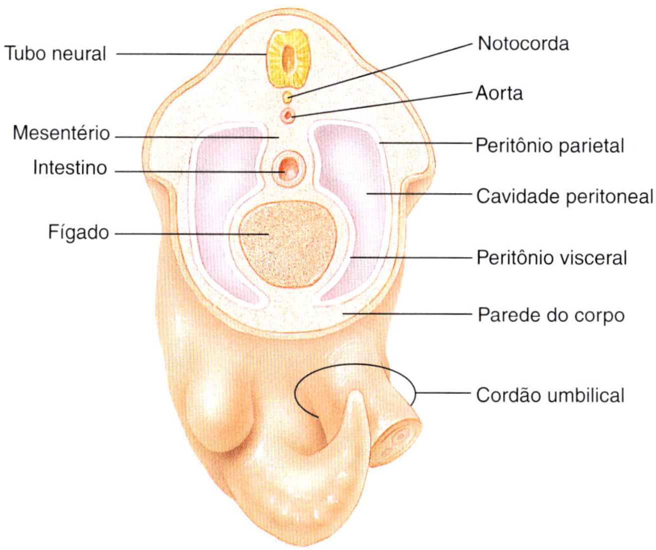

FIGURA 18.2 Diagrama do desenvolvimento das membranas serosas abdominais em uma secção transversal de um embrião

Peritonite é uma inflamação bacteriana do peritônio. Pode ser causada por traumatismos, ruptura de um órgão visceral, uma gravidez ectópica ou complicações pós-operatórias. Comumente, peritonite é extremamente dolorosa e grave. O tratamento geralmente envolve doses volumosas de antibióticos, e talvez intubação peritoneal (introdução de um tubo) para permitir a drenagem.

Expansões do peritônio parietal servem para sustentar ou ancorar numerosos órgãos no interior da cavidade peritoneal (fig. 18.3). O **ligamento falciforme**, um reforço da membrana serosa com tecido conjuntivo, prende o fígado ao diafragma e à parede abdominal anterior. O **omento maior** (fig. 18.3*a*) se estende da curvatura maior do estômago ao colo transverso, formando uma estrutura semelhante a um avental sobre a maior parte do intestino delgado. As funções do omento maior incluem armazenamento de gordura, acolchoamento dos órgãos viscerais, suporte de linfonodos e proteção contra a disseminação de infecções. Em casos de inflamações localizadas, como apendicite, o omento maior pode restringir a área inflamada em compartimentos e isolando-a do resto da cavidade peritoneal. O **omento menor** (fig. 18.3*b*) passa da curvatura menor do estômago e parte superior do duodeno para a face inferior do fígado.

A cavidade peritoneal proporciona um ambiente aquecido, úmido, normalmente asséptico para as vísceras abdominais. No homem, a cavidade peritoneal é totalmente fechada em relação ao ambiente externo do corpo. Na mulher, contudo, não está isolada do meio exterior, o que favorece as condições para uma contaminação pela entrada de microorganismos. Uma situação ginecológica bastante comum é a *doença inflamatória pélvica (DIP)* que resulta da entrada de agentes patogênicos na cavidade peritoneal pelos locais de abertura da tuba uterina.

omento: L. *omentum*, avental

Camadas do Trato Gastrointestinal

O trato GI do esôfago ao canal anal é composto de quatro camadas, ou **túnicas**. Cada túnica contém um tipo de tecido dominante que executa funções específicas no processo digestivo. As quatro túnicas do trato GI, indo de dentro para fora, são: a *mucosa*, a *submucosa*, a *muscular* e a *serosa* (fig. 18.4*a*).

Mucosa

A mucosa que reveste o lume do trato GI é uma camada de absorção e de secreção. Consiste em epitélio simples colunar apoiado na **lâmina própria** (fig. 18.4*b*), uma camada fina de tecido conjuntivo. A lâmina própria contém numerosos nódulos linfáticos, que são importantes na proteção contra doenças. Externamente à lâmina própria está a fina camada de músculo liso chamada **muscular da mucosa**, que possibilita movimentos involuntários limitados. **Células caliciformes** especializadas na mucosa ao longo da maior parte do trato GI secretam muco.

Submucosa

A submucosa relativamente espessa é uma camada altamente vascularizada de tecido conjuntivo que serve a mucosa. Moléculas absorvidas que atravessam as células epiteliais colunares da mucosa entram em vasos sangüíneos ou dúctulos linfáticos da submucosa. Além de vasos sangüíneos, a submucosa contém glândulas e plexos nervosos. O *plexo submucoso (plexo de Meissner)* (fig. 18.4*b*) propicia inervação autônoma para a muscular da mucosa.

Túnica Muscular

A túnica muscular é responsável por contrações segmentárias e movimentos peristálticos ao longo do trato GI. Essa túnica possui uma camada circular interna e uma camada longitudinal externa de músculo liso. Contrações dessas camadas movimentam o alimento ao longo do trato e fisicamente reduzem o tamanho e misturam o alimento com enzimas digestivas.

O *plexo mioentérico (plexo de Auerbach)*, localizado entre as duas camadas musculares, proporciona o principal suprimento de nervos para o trato GI. Inclui neurônios e gânglios de ambas as divisões simpática e parassimpática do SNA.

túnica: L. *tunica*, cobertura, camada

plexo de Meissner: de Georg Meissner, histologista alemão, 1829-1905

plexo de Auerbach: de Leopold Auerbach, anatomista alemão, 1828-1897

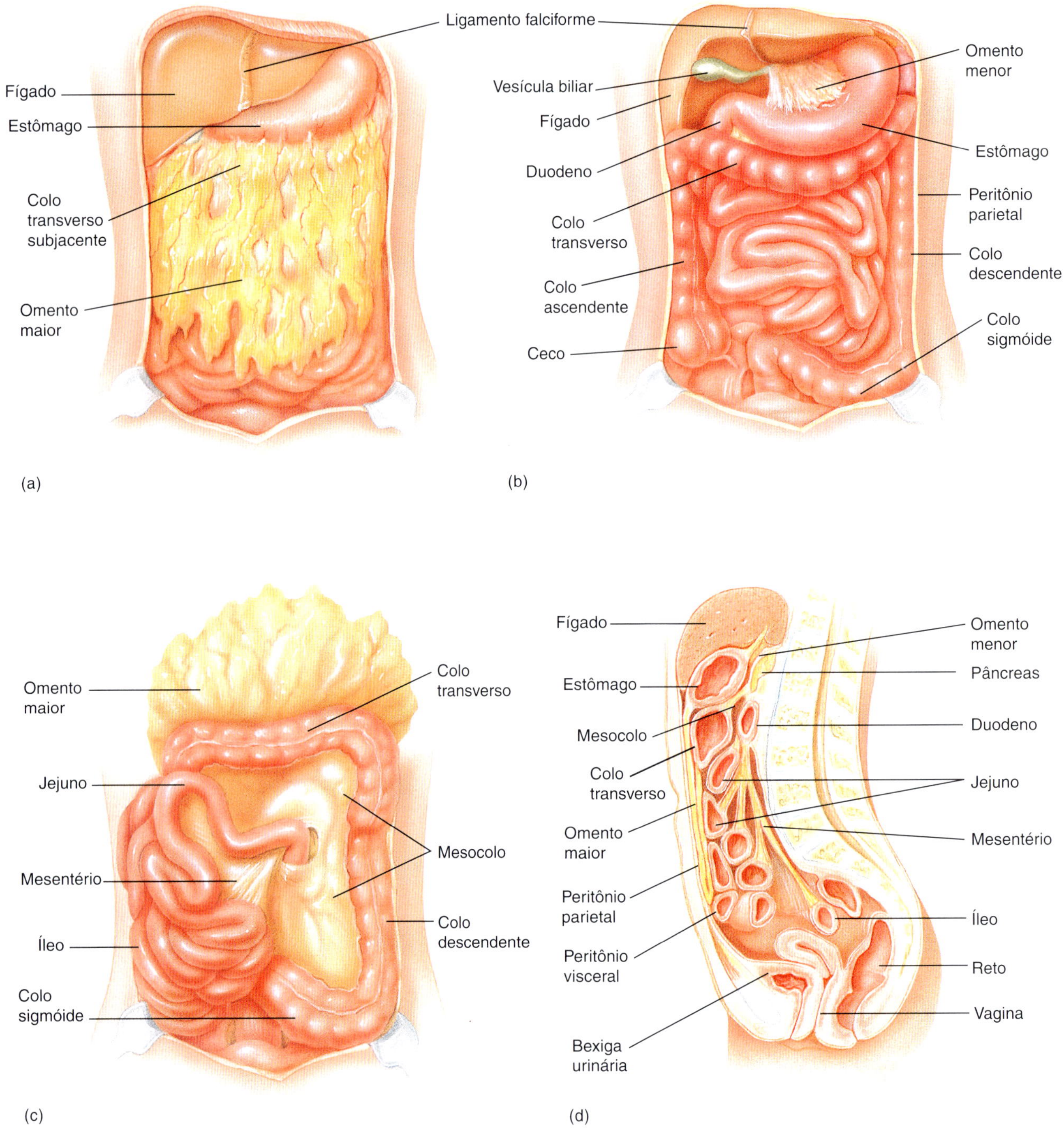

FIGURA 18.3 Disposição estrutural dos órgãos abdominais e das membranas peritoneais. (*a*) Omento maior, (*b*) omento menor com o fígado levantado, (*c*) mesentério com o omento maior levantado, e (*d*) relação das membranas peritoneais com os órgãos viscerais mostrada em vista sagital.

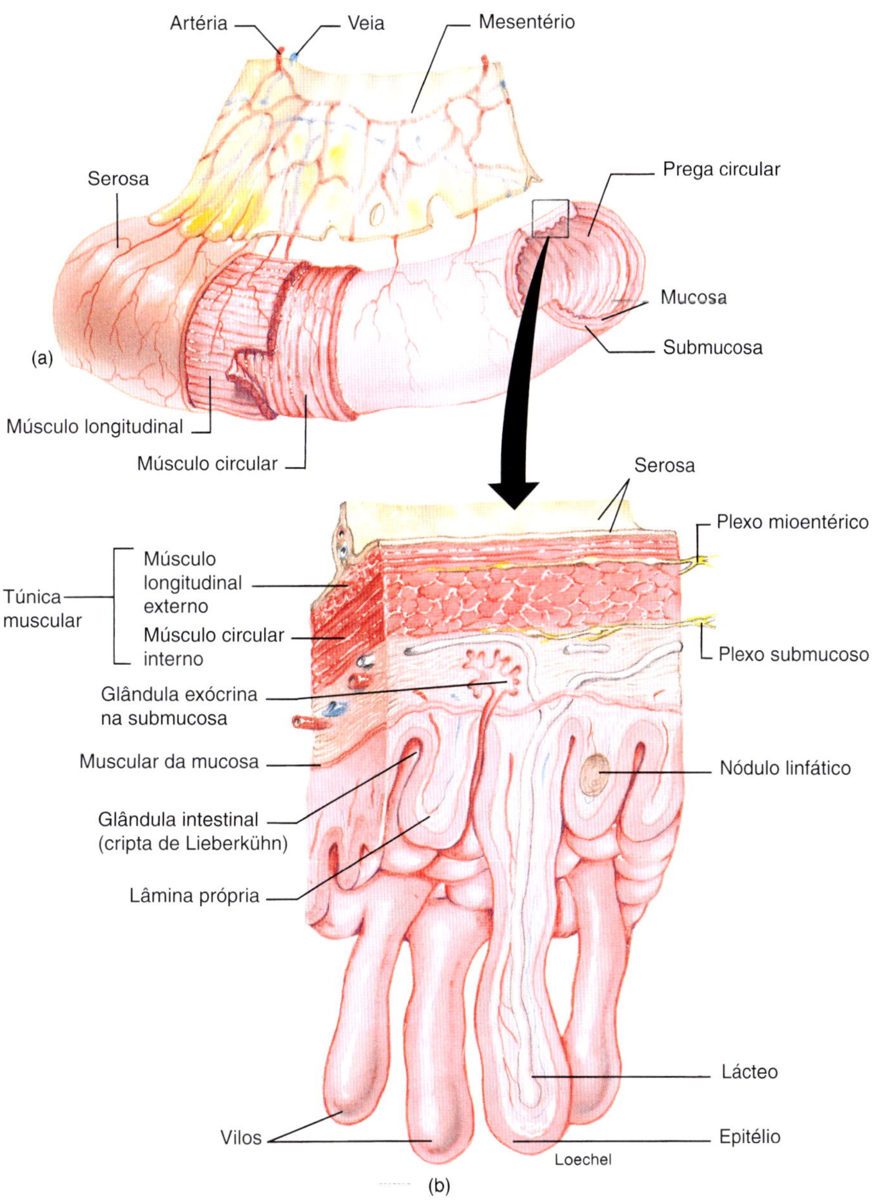

FIGURA 18.4 Túnicas (camadas) do trato GI. (*a*) Secção do intestino delgado com cada uma das quatro túnicas expostas e (*b*) secção mostrando a estrutura detalhada e a espessura relativa de cada túnica. (Observe a localização das glândulas exócrinas e a inervação do intestino delgado.)

Serosa

A túnica serosa externa completa a parede do trato GI. É uma camada envolvente e protetora que consiste em tecido conjuntivo frouxo e é coberta com uma camada de epitélio simples pavimentoso e tecido conjuntivo subjacente. O epitélio simples pavimentoso é de fato o peritônio visceral. Nos órgãos retroperitoneais falta uma serosa.

O corpo tem vários mecanismos de defesa para se proteger contra material ingerido que pode ser prejudicial se for absorvido. O ambiente ácido do estômago e o sistema linfático matam muitas bactérias prejudiciais. Um revestimento mucoso ao longo do trato GI serve como uma camada protetora. O vômito, e em certos casos, a diarréia, são reações a substâncias que irritam o trato GI. Vomitar é uma resposta reflexa a muitas substâncias químicas tóxicas; assim, embora desagradável, pode ser benéfico.

Inervação do Trato Gastrointestinal

O trato GI é inervado pelas divisões simpática e parassimpática do sistema nervoso autônomo (veja fig. 13.6). Os nervos vagos são a fonte de atividade parassimpática no esôfago, estômago, pâncreas, vesícula biliar, intestino delgado e na porção superior do intestino grosso. A porção inferior do intestino grosso recebe inervação parassimpática dos nervos espinais da região sacra. O plexo submucoso e o plexo mioentérico são os locais onde os neurônios pré-ganglionares entram em sinapse com neurônios pós-ganglionares que inervam o músculo liso do trato GI. A estimulação dos neurônios parassimpáticos aumenta o peristaltismo e as secreções do trato GI.

Fibras pós-ganglionares simpáticas passam através dos plexos submucoso e mioentérico e inervam o trato GI. Os efeitos da estimulação dos nervos simpáticos são antagônicos aos da estimulação dos nervos parassimpáticos. Impulsos simpáticos inibem o peristaltismo, reduzem as secreções e contraem os músculos esfinctéricos ao longo do trato GI.

✓ Avaliação de Conhecimentos

5. Descreva as posições das membranas peritoneais. Quais são as funções do mesentério e omento maior? Quais são os órgãos retroperitoneais?
6. Liste as quatro túnicas do trato GI e identifique os seus principais tipos de tecidos. Quais são as funções dessas quatro túnicas?
7. Compare os efeitos da inervação parassimpática e simpática do trato GI.

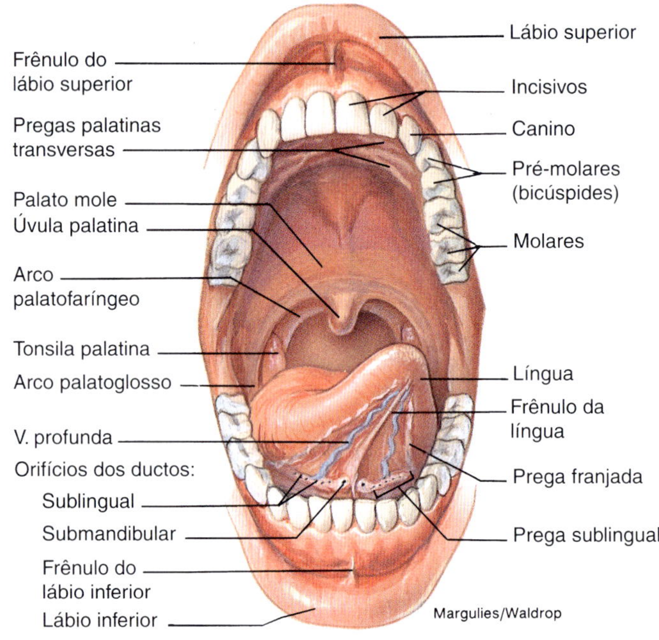

FIGURA 18.5 Estruturas superficiais da cavidade oral.

BOCA, FARINGE E ESTRUTURAS ASSOCIADAS

O alimento ingerido transforma-se em bolo pela ação mecânica dos dentes e pela atividade química da saliva. O bolo é engolido no processo de deglutição.

Objetivo 6 Descrever a anatomia da cavidade oral.

Objetivo 7 Contrastar as dentições decídua e permanente e descrever a estrutura de um dente típico.

Objetivo 8 Descrever a localização e as estruturas histológicas das glândulas salivares e listar as funções da saliva.

As funções da boca e estruturas associadas são: formar um receptáculo para o alimento, iniciar digestão por meio da mastigação, engolir alimento e articular palavras na fala. A boca também pode ajudar o sistema respiratório aspirando ar. A faringe, que é posterior à boca, serve como uma passagem comum para ambos os sistemas respiratório e digestório. A boca e a faringe estão revestidas com epitélio estratificado escamoso não queratinizado, que constantemente é umedecido pela secreção de saliva.

A **boca**, também conhecida como **cavidade oral** (fig. 18.5), é formada por *bochechas*, *lábios*, *palato duro* e *palato mole*. O vestíbulo da boca é a depressão entre as bochechas e os lábios externamente e as gengivas e os dentes internamente (fig. 18.6). A abertura da cavidade oral é chamada **rima da boca**, e a abertura entre a cavidade oral e a faringe é chamada **fauces**.

Bochechas, Lábios e Palato

As **bochechas** formam as paredes laterais da cavidade oral. Elas consistem, externamente, nas camadas da pele, na tela subcutânea, nos músculos faciais que ajudam a direcionar o alimento na cavidade oral e, internamente, nos revestimentos de epitélio estratificado pavimentoso umedecido. A porção anterior das bochechas termina nos lábios superior e inferior que contornam a rima da boca.

Os **lábios** são órgãos carnosos, altamente móveis cuja função principal nos humanos está associada com a fala. Os lábios também servem para amamentação, direcionar o alimento e manter o alimento entre os dentes superiores e inferiores. Cada lábio está fixo pela sua superfície interna com a gengiva por uma prega mediana de membrana mucosa chamada **frênulo do lábio** (fig. 18.5). Os lábios são formados pelo músculo orbicular da boca e tecido conjuntivo associado, e são cobertos com pele mole e flexível. Entre a pele externa e a membrana mucosa da cavidade oral existe uma zona de transição chamada **vermelhão**. Os lábios são vermelhos tendendo ao marrom avermelhado por causa dos vasos sangüíneos perto da superfície. Os numerosos receptores sensitivos dos lábios ajudam na determinação da temperatura e composição do alimento.

faringe: L. *pharynx*, garganta

fauces: L. *fauces*, garganta

vermelhão: O.E. vermeylion, cor vermelha

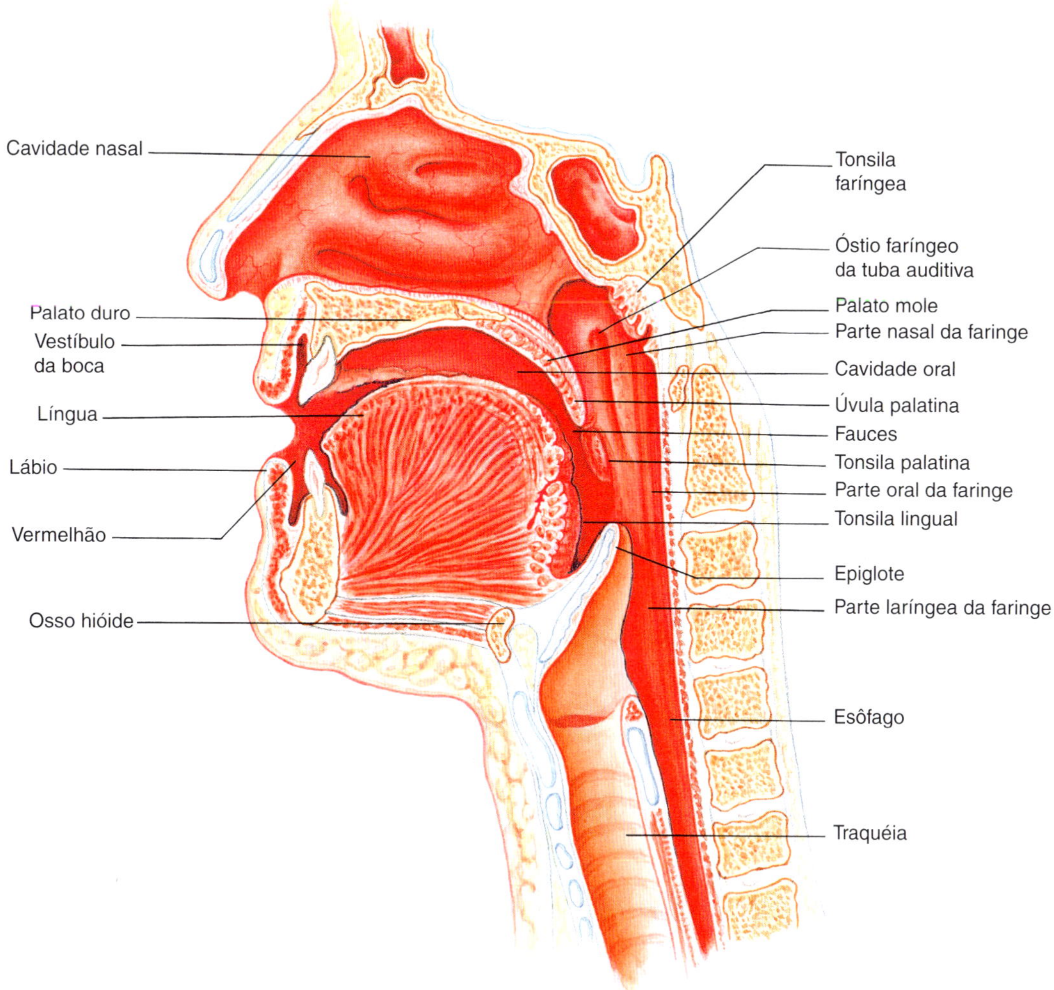

FIGURA 18.6 Secção sagital da região facial mostrando a cavidade oral, a cavidade nasal e a faringe.

Amamentar é inato ao recém-nascido. Os seus lábios são bem adaptados para esta atividade e até mesmo formam uma ampola que ajuda na amamentação. A retração da mandíbula e as narinas largas da criança também facilitam a amamentação permitindo ao bebê envolver firmemente a papila mamária inteira enquanto respira pelas narinas.

O **palato**, que forma o teto da cavidade oral, consiste no palato duro ósseo, anteriormente, e no palato mole, posteriormente (figs. 18.5 e 18.6). O **palato duro**, formado pelos processos palatinos da maxila e pelas lâminas horizontais dos ossos palatinos, é coberto com uma membrana mucosa. As **pregas palatinas transversas**, ou rugas palatais, estão localizadas ao longo da membrana mucosa do palato duro. Essas estruturas servem como cristas de fricção contra as quais a língua é colocada durante a deglutição. O **palato mole** é um arco muscular coberto com membrana mucosa e é contínuo com o palato duro, anteriormente. Suspenso na margem inferior do palato mole, em situação mediana encontra-se uma projeção cônica chamada **úvula palatina**. Durante a deglutição, o palato mole e a úvula palatina são levantados, fechando a parte nasal da faringe e impedindo que alimentos e líquidos entrem na cavidade nasal.

Duas pregas musculares se estendem inferiormente em ambos os lados da base da úvula palatina (figs. 18.5 e 18.6). A prega anterior é chamada **arco palatoglosso**, e a prega posterior é o **arco palatofaríngeo**. Entre esses dois arcos está a **tonsila palatina**.

úvula: L. *uvula*, uva pequena

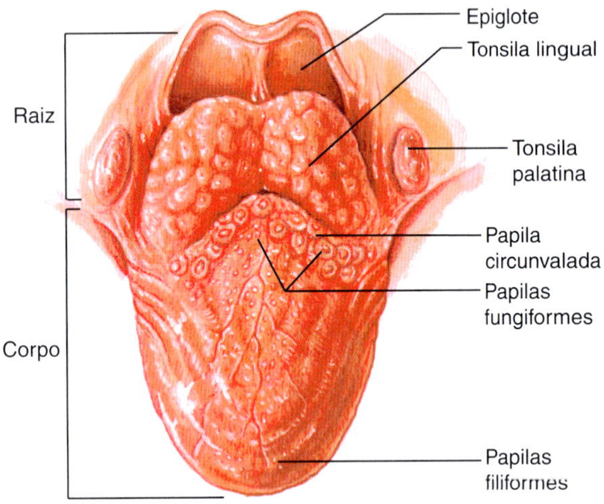

FIGURA 18.7 Superfície da língua.

Língua

Como órgão do sistema digestório, a **língua** funciona na movimentação do alimento no interior da boca durante a mastigação e ajuda na deglutição do alimento. Também é essencial para a produção da fala. A língua é uma massa de músculo esquelético coberta com membrana mucosa. Os músculos extrínsecos da língua (aqueles que se inserem na língua) movimentam a língua lateralmente e para fora. Só os dois terços anteriores da língua encontram-se na cavidade oral; o terço restante encontra-se na faringe (fig. 18.6) e está preso ao osso hióide. Massas arredondadas de **tonsilas linguais** estão localizadas na superfície superior da base da língua (fig. 18.7). A face inferior da língua está conectada ao soalho da boca, ao longo da linha mediana, pelo **frênulo da língua**, posicionado verticalmente (veja fig. 18.5).

Quando um frênulo da língua curto restringe os movimentos da língua, diz-se que a pessoa tem "língua presa". Se esse problema de desenvolvimento for acentuado, a criança pode ter dificuldades de amamentação. Crianças mais velhas com esse problema podem apresentar deficiência de fala. Esses problemas funcionais podem ser corrigidos facilmente por cirurgia.

Na superfície da língua encontram-se numerosas e pequenas elevações chamadas **papilas**. As papilas dão à superfície da língua uma rugosidade nítida que ajuda a controlar o alimento. Como foi descrito no capítulo 15, algumas delas também contêm calículos gustatórios que respondem aos estímulos químicos: doce, salgado, azedo e amargo (veja figs. 15.6 e 15.7). Três tipos de papilas estão presentes na superfície da língua: **filiforme, fungiforme** e **circunvalada** (fig. 18.7). As papilas filiformes são sensíveis ao toque, apresentam extremidades afiladas e são, sem dúvida, as mais numerosas. Nessas papilas faltam os calículos gustatórios e não estão envolvidas na percepção do gosto. As papilas fungiformes, maiores e arredondadas, estão dispersas entre o tipos filiformes. As poucas papilas circunvaladas estão dispostas em forma de V na superfície posterior da língua (veja fig. 15.6).

papila: L. *papula*, mamilo pequeno

filiforme: L. *filum*, linha; *forma*, forma

fungiforme: L. *fungus*, fungo; *forma*, forma

circunvalada: L. *vallatus*, cercado com uma muralha

Dentes

Os humanos e outros mamíferos têm dentição heterodôntica. Isso significa que eles têm vários tipos de **dentes** (fig. 18.8) que estão adaptados para direcionar o alimento em trajetos determinados. Os quatro pares (maxila e mandíbulas) de dentes mais anteriores são os **incisivos**. Os incisivos em forma de bisel são adaptados para cortar o alimento. Os dois pares de dentes **caninos** em forma cônica (*cúspide*) estão localizados nos cantos anteriores da boca; eles estão adaptados para segurar e rasgar o alimento. Incisivos e caninos se caracterizam também por possuírem uma única raiz em cada dente. Localizado atrás dos caninos estão os **pré-molares** (*bicúspides*) e os **molares**. Esses dentes possuem duas ou três raízes e superfícies um pouco arredondadas e irregulares chamadas cúspides dos dentes que esmagam e moem os alimentos. As **faces bucais** dos pré-molares e molares estão adjacentes à bochecha. As faces labiais dos incisivos e caninos estão adjacentes ao lábio. As **faces linguais** de todos os dentes estão adjacentes à língua.

O humanos são *difiodônticos*; quer dizer, normalmente dois conjuntos de dentes se desenvolvem na vida de uma pessoa. Vinte **dentes** decíduos (leite) começam a despontar aproximadamente aos 6 meses de idade (fig. 18.9 e tabelas 18.2 e 18.3), começando pelos incisivos. Aos 2 1/2 anos de idade, geralmente, todos os dentes decíduos já estão presentes. Trinta e dois **dentes permanentes** substituem os dentes decíduos em uma seqüência previsível. Esse processo começa em torno dos 6 anos de idade e continua até aproximadamente os 17 anos de idade. Os *terceiros molares* (dentes "do siso") são os últimos a nascer. Pode não haver espaço nas arcadas dentárias para acomodar os dentes do siso, contudo, nesses casos eles podem crescer lateralmente e comprimir os demais, ou emergir apenas parcialmente. Se eles nascem inteiramente, isso ocorre comumente entre as idades de 17 e 25 anos. Presumivelmente, com essa idade as pessoas tornam-se mais ajuizadas, daí o nome popular para os terceiros molares.

Uma **fórmula dental** é uma representação gráfica dos tipos, do número e da posição dos dentes na cavidade oral. Tal fórmula pode ser escrita para cada espécie de mamífero com heterodontia. A seguir estão expostas as fórmulas dos dentes decíduos e permanentes dos humanos:

Fórmula para dentição decídua:

$$\textbf{I}\ 2/2,\ \textbf{C}\ 1/1,\ \textbf{MD}\ 2/2 = 10 \times 2 = 20 \text{ dentes}$$

Fórmula para dentição permanente:

$$\textbf{I}\ 2/2,\ \textbf{C}\ 1/1,\ \textbf{P}\ 2/2,\ \textbf{M}\ 3/3 = 16 \times 2 = 32 \text{ dentes}$$

onde I = incisivo; C = canino; P = pré-molar; MD = molar decíduo; M = molar.

heterodontia: G. *heteros*, outros; *odous*, dentes

incisivo: L. *incidere*, cortar

canino: L. *canis*, cão

molar: L. *mola*, moinho de pedra

decíduo: L. *deciduus*, cair fora

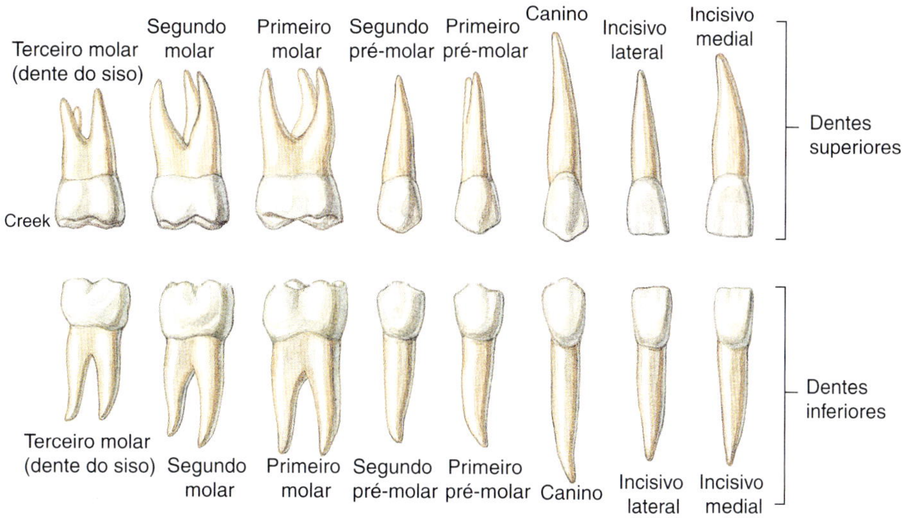

FIGURA 18.8 Faces bucal (bochecha) e labial (lábio) e raízes dos dentes permanentes do lado direito.

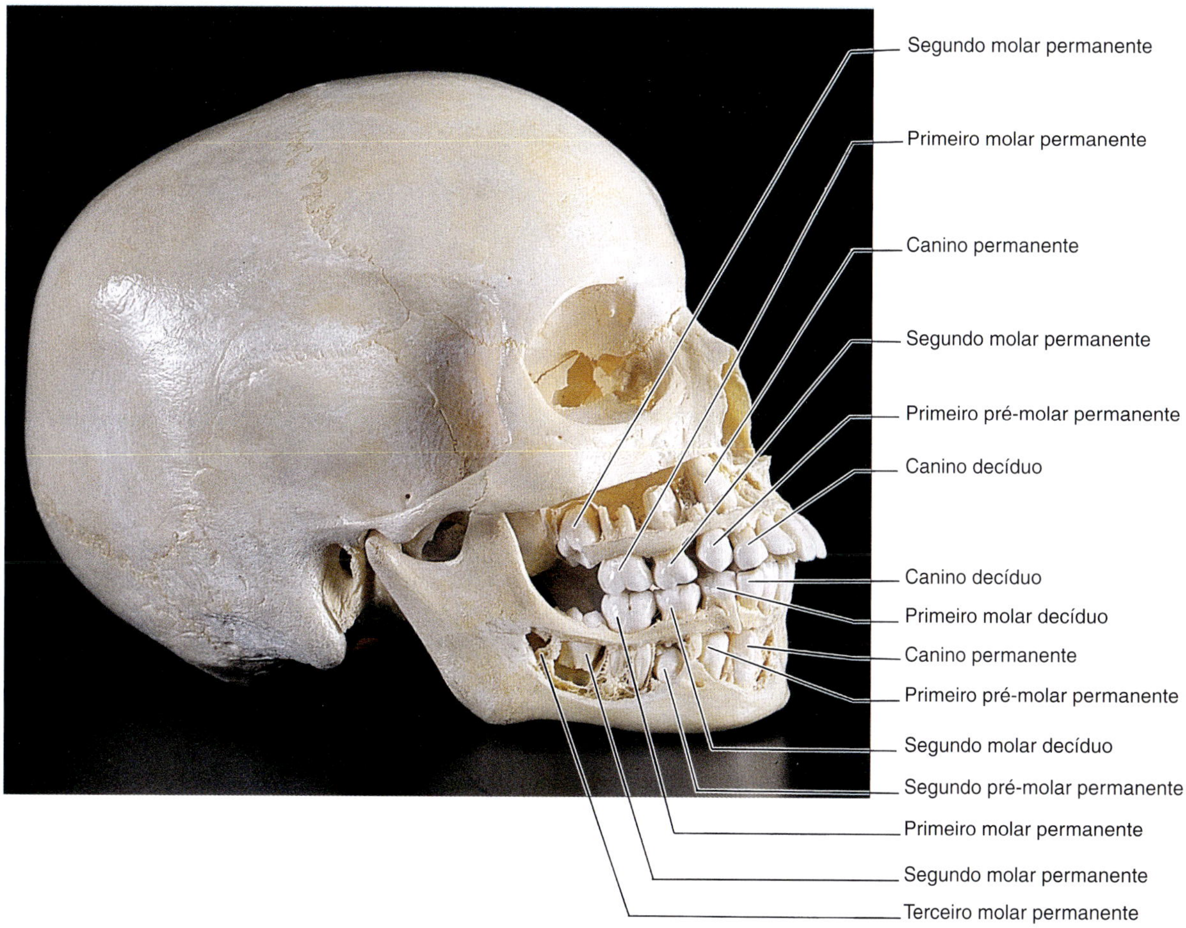

FIGURA 18.9 Crânio mostrando a erupção dos dentes em um menino de 10 anos de idade.

TABELA 18.2 Seqüência de Erupção e Perda de Dentes Decíduos

	Idade Média de Erupção		
Tipo de Dente	Inferior	Superior	Média Idade de Perda
Incisivos centrais	6-8 meses	7-9 meses	7 anos
Incisivos laterais	7-9 meses	9-11 meses	8 anos
Primeiros molares	12-14 meses	14-16 meses	10 anos
Caninos (cúspides)	16-18 meses	18-20 meses	10 anos
Segundos molares	20-22 meses	24-26 meses	11-12 anos

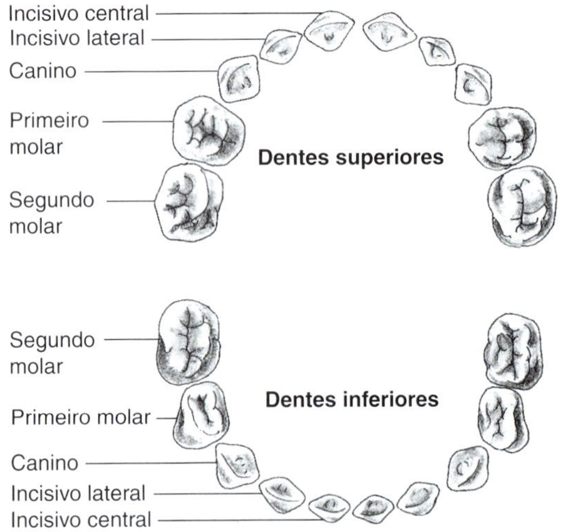

TABELA 18.3 Seqüência de Erupção de Dentes Permanentes

	Idade Média de Erupção	
Tipo de Dente	Inferior	Superior
Primeiros molares	6-7 anos	6-7 anos
Incisivos centrais	6-7 anos	7-8 anos
Incisivos laterais	7-8 anos	8-9 anos
Caninos (cúspides)	9-10 anos	11-12 anos
Primeiros pré-molares (bicúspides)	10-12 anos	10-11 anos
Segundos pré-molares (bicúspides)	11-12 anos	10-12 anos
Segundos molares	11-13 anos	12-13 anos
Terceiros molares (siso)	17-25 anos	17-25 anos

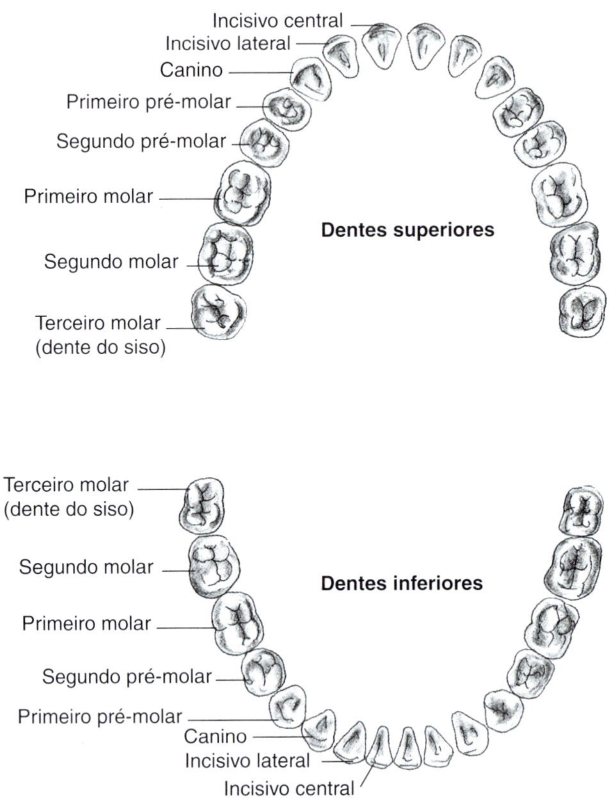

As cúspides dos dentes pré-molares e molares superiores e inferiores se ocluem para mastigar o alimento, enquanto os incisivos superiores regularmente formam uma sobremordida com os incisivos da mandíbula. Uma sobremordida dos incisivos superiores cria uma ação cortante quando esses dentes deslizam entre si. O alimento mastigado mistura-se com saliva, iniciando a digestão química e ajudando a deglutição. A massa mole e flexível do alimento que é deglutida é chamada *bolo*.

Um dente consiste em uma **coroa** exposta, que se apóia em um **colo** firmemente ancorado na mandíbula e na maxila por uma ou mais **raízes** (fig. 18.10). As raízes dos dentes se ajustam em cavidades, chamadas **alvéolos dentais**, nos processos alveolares da mandíbula e da maxila. Cada cavidade está revestida por tecido conjuntivo periosteal, especificamente chamado de **periodonto**. A raiz de um dente é coberta com material semelhante a osso chamado de **cemento**; fibras no periodonto se inserem no cemento e firmam o dente em seu alvéolo dental. A **gengiva** é a membrana mucosa que envolve os processos alveolares na cavidade oral.

A maior parte de um dente consiste em **dentina**, uma substância semelhante a osso porém mais dura. Cobrindo a dentina no lado de fora e formando a coroa do dente encontra-se uma camada dura de **esmalte**. O esmalte é composto principalmente de fosfato de cálcio e é a substância mais dura no corpo. A região

bolo: G. *bolos*, massa

gengiva: L. *gingiva*, gengiva
dentina: L. *dens*, dente

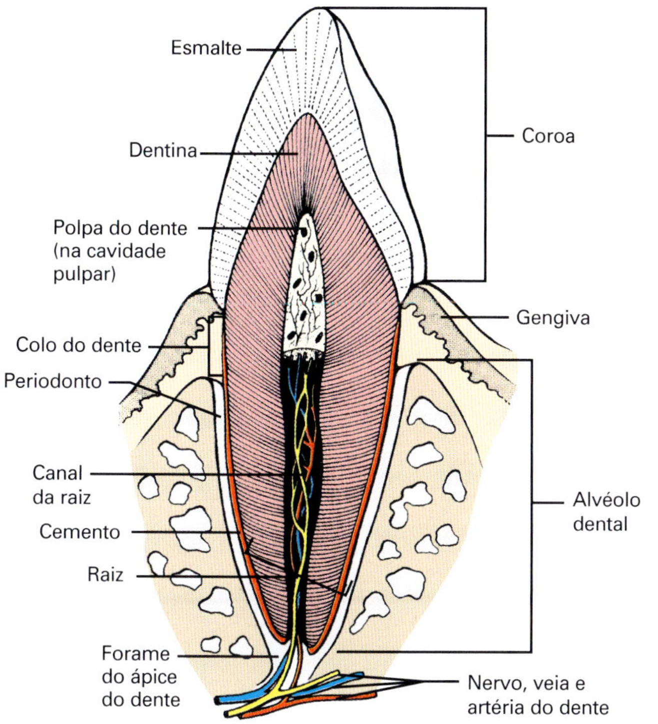

FIGURA 18.10 Estrutura de um dente mostrado em secção vertical através de um dos caninos.

central do dente contém a **cavidade pulpar**. A cavidade pulpar contém a **polpa** do dente, que é composta de tecido conjuntivo com vasos sangüíneos, vasos linfáticos e nervos. Um **canal da raiz** do dente, contínuo com a cavidade pulpar, abre-se no tecido conjuntivo que envolve a raiz através de um **forame do ápice** do dente. O dente recebe nutrição por vasos que atravessam o forame do ápice do dente. A nutrição correta é particularmente importante durante o desenvolvimento embrionário. A dieta da mãe deve ser rica em cálcio e vitamina D durante a gravidez para assegurar o desenvolvimento correto dos dentes do bebê.

Embora o esmalte seja a substância mais dura no corpo, a ação de bactérias pode resultar em *cáries dentais*, ou *decomposição dos dentes*. O refluxo do ácido do estômago também destrói o esmalte do dente e vômitos constantes, como na *bulimia nervosa*, contribui para a formação de cáries dentais. As cavidades nos dentes devem ser fechadas artificialmente porque um novo esmalte não é produzido depois que um dente emerge. A freqüência de decomposição dos dentes diminui depois dos 35 anos de idade, entretanto, problemas com as gengivas podem desenvolvê-la. *Doenças periodontais* resultam de placas ou formação de tártaro na linha gengival. Essa formação afasta a gengiva dos dentes, permitindo o desenvolvimento de infecções bacterianas.

Glândulas Salivares

As **glândulas salivares** são glândulas digestivas anexas que produzem secreção líquida chamada *saliva*. A saliva funciona como solvente, limpando os dentes e dissolvendo moléculas de alimento de forma que possam ser degustadas. A saliva também contém enzimas que digerem o amido e muco lubrificante que ajuda a deglutição. A saliva é secretada continuamente, mas comumente apenas em quantidade suficiente para manter úmidas as túnicas mucosas da cavidade oral. A quantidade de saliva secretada diariamente alcança de 1,0 a 1,5 L.

Numerosas glândulas salivares menores estão localizadas nas túnicas mucosas do palato da cavidade oral. Contudo, três pares de glândulas salivares que se encontram fora da cavidade oral produzem a maior parte da saliva que é transportada à cavidade oral por **ductos salivares**. Os três pares de glândulas salivares extrínsecas maiores são as glândulas *parótida*, *submandibular* e *sublingual* (fig. 18.11).

A **glândula parótida** é a maior das glândulas salivares. Está colocada abaixo e na frente da orelha, entre a pele e o músculo masseter. A saliva produzida pela glândula parótida drena pelo **ducto parotídeo** (de Stensen). O ducto parotídeo paralelo ao arco zigomático cruza o músculo masseter, perfura o músculo bucinador e se abre na cavidade oral no nível do segundo molar superior. A infecção da glândula parótida caracterizada pelo seu inchaço constitui a caxumba.

A **glândula submandibular** encontra-se inferiormente ao corpo da mandíbula, aproximadamente na metade do lado interno da mandíbula. Essa glândula está recoberta pelo músculo milo-hióideo mais superficialmente. A saliva produzida na glândula submandibular drena através do **ducto submandibular** (de Wharton), que se abre no soalho da boca ao lado do frênulo da língua.

A **glândula sublingual** encontra-se debaixo da túnica mucosa do soalho da boca. Cada glândula sublingual contém vários **ductos sublinguais** pequenos (ductos de Rivinus), que se abrem no soalho da boca na área situada posteriormente à carúncula do ducto submandibular.

Dois tipos de células secretoras, **células serosas** e **mucosas**, são encontradas em todas as glândulas salivares em várias proporções (fig. 18.12). As células serosas produzem um líquido aquoso que contém enzimas digestivas; as células mucosas secretam um muco espesso e pegajoso. Células epiteliais cuboidais revestem o lume dos ductos salivares.

As glândulas salivares são inervadas por ambas as divisões do sistema nervoso autônomo. Impulsos simpáticos estimulam a secreção de quantidades pequenas de saliva viscosa. A estimulação parassimpática provoca a secreção de volumes grandes de saliva aquosa. Respostas fisiológicas desse tipo acontecem sempre que uma pessoa vê, cheira, sente gosto, ou até mesmo pensa em alimento desejável. Informações resumidas sobre as glândulas salivares estão resumidas na tabela 18.4.

Faringe

A **faringe** é um órgão muscular em forma de funil que constitui uma passagem com aproximadamente 13 cm e conecta as cavidades oral e nasal com o esôfago e a laringe. A faringe tem

parótida: G. *para*, ao lado da; *otos*, orelha

ducto de Stensen: de Nicholaus Stensen, anatomista dinamarquês, 1638-1686

ducto de Wharton: de Thomas Wharton, médico inglês, 1614 -1673

ductos de Rivinus: de August Quirinus Rivinus, anatomista alemão, 1652-1723

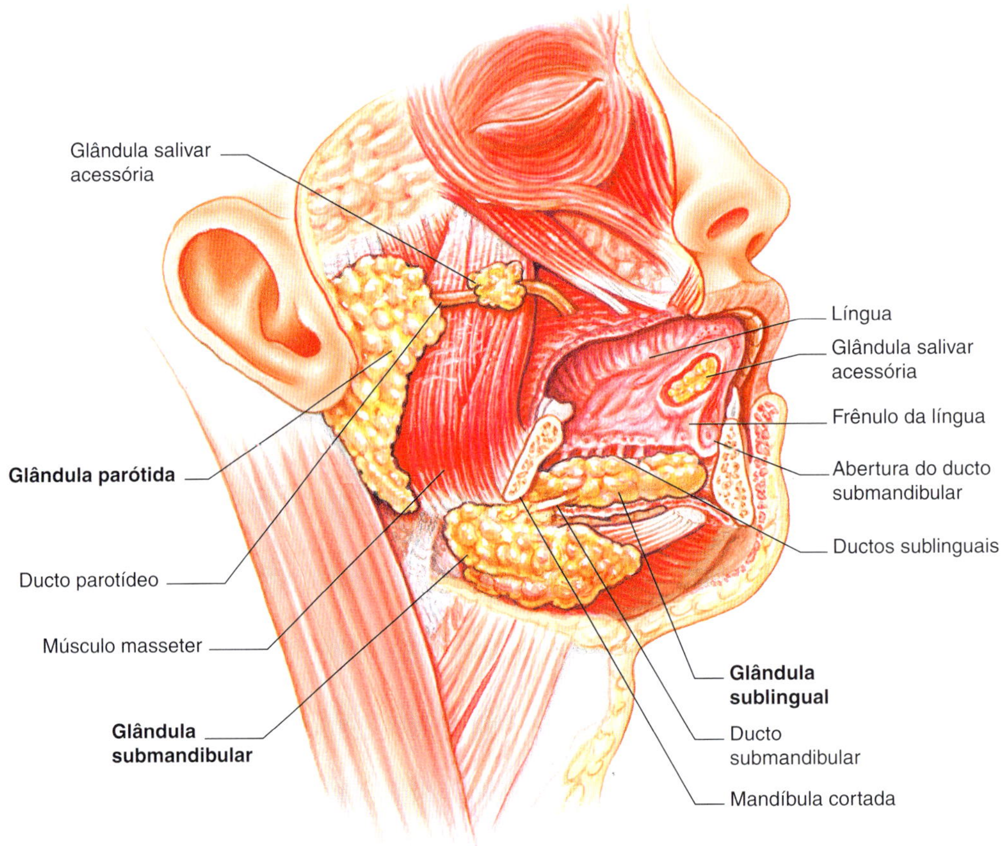

FIGURA 18.11 Glândulas salivares.

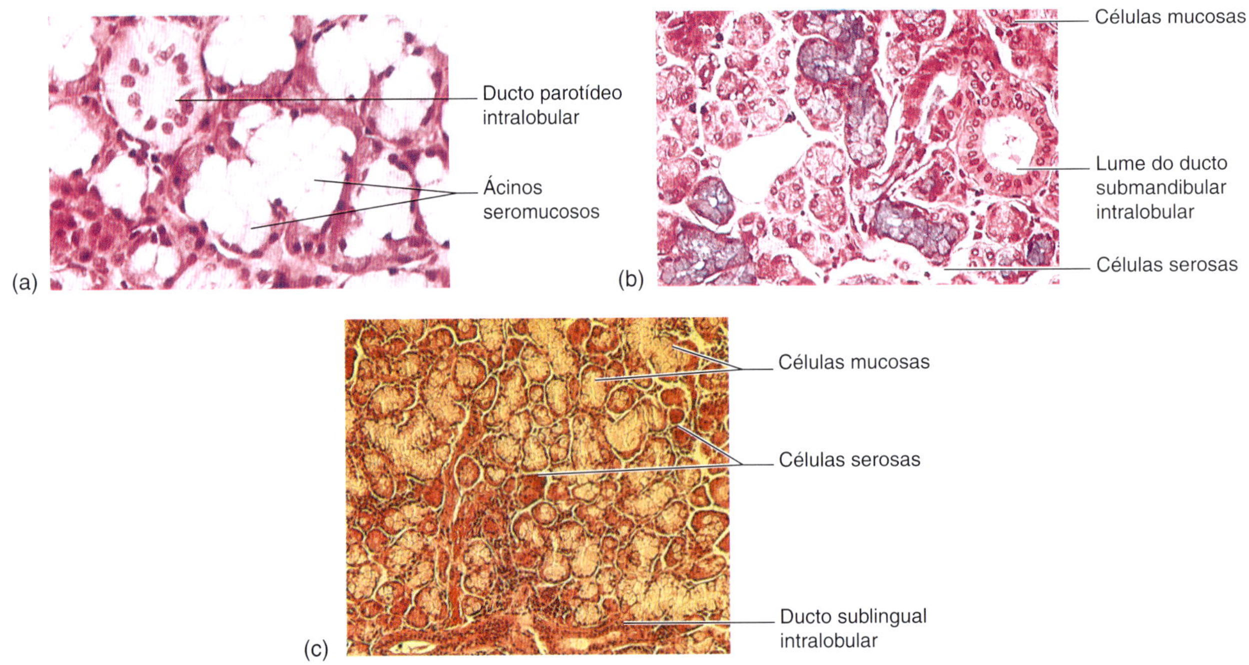

FIGURA 18.12 Histologia das glândulas salivares. (*a*) Glândula parótida, (*b*) glândula submandibular e (*c*) glândula sublingual.

TABELA 18.4 Glândulas Salivares Maiores

Glândula	Localização	Ducto	Abertura na Cavidade Oral	Tipo de Secreção
Glândula parótida	Anterior e inferior à orelha; subcutânea sobre o músculo masseter	Ducto parotídeo (de Stensen)	Lateral ao segundo molar superior	Líquido seroso aquoso, sais e enzima
Glândula submandibular	Inferior à base da língua	Ducto submandibular (de Wharton)	Carúncula lateral ao frênulo da língua	Líquido seroso aquoso com algum muco
Glândula sublingual	Anterior à glândula submandibular debaixo da língua	Vários ductos sublinguais pequenos (de Rivinus)	Ductos ao longo da base da língua	Principalmente muco espesso e pegajoso, sais e enzima (amilase salivar)

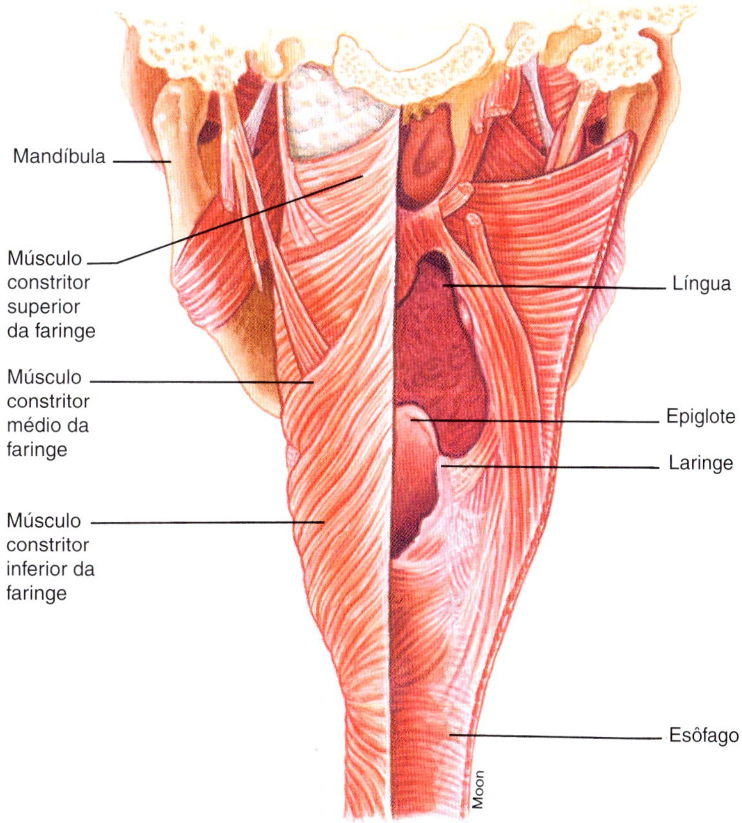

FIGURA 18.13 Vista posterior dos músculos constritores da faringe. No lado direito foram cortados para mostrar as estruturas internas da faringe.

funções digestivas e respiratórias. As paredes de suporte da faringe estão compostas de músculo esquelético e o lume é revestido com túnica mucosa contendo epitélio estratificado pavimentoso. A faringe é dividida em três regiões: *parte nasal da faringe*, posterior à cavidade nasal; *parte oral da faringe*, posterior à cavidade oral; e a *parte laríngea da faringe* no nível da laringe (veja fig. 17.3).

A *camada circular* externa dos músculos da faringe, os chamados músculos **constritores** (fig. 18.13), comprimem o lume da faringe involuntariamente durante a deglutição. O **músculo constritor superior** fixa-se a processos ósseos do crânio e da mandíbula e circunda a porção superior da faringe. O **músculo constritor médio** origina-se do osso hióide e do ligamento estilo-hióideo e circunda a porção média da faringe. O **músculo constritor inferior** origina-se das cartilagens da laringe e circunda a porção inferior da faringe. Durante a respiração, a porção inferior do músculo constritor inferior se contrai e impede o ar de entrar no esôfago.

A inervação motora e a maior parte da inervação sensorial para a faringe é através do plexo faríngeo, situado principalmente no músculo constritor médio. É formado pelos ramos faríngeos dos nervos glossofaríngeo e vago, juntamente com ramos simpáticos profundos do gânglio cervical superior.

A faringe é servida principalmente pela artéria faríngea ascendente, ramo da artéria carótida externa. A faringe também é servida por pequenos ramos das artérias tireóideas inferiores que se originam no tronco tireocervical. O retorno venoso se faz pelas veias jugulares internas.

Avaliação de Conhecimentos

8. Defina os termos *heterodontia* e *difiodontia*. Qual dos quatro tipos de dentes não é encontrado na dentição decídua?
9. Onde estão localizados o esmalte, a dentina, o cemento e a polpa do dente? Explique como um dente está ancorado em sua cavidade.
10. Descreva a localização dos ductos das glândulas parótida, submandibular e sublingual e cite o local onde eles se abrem na cavidade oral.

ESÔFAGO E ESTÔMAGO

O bolo de alimento passa do esôfago para o estômago onde é mexido e misturado com secreções gástricas. O quimo assim produzido é enviado ao duodeno, passando pelo esfíncter pilórico.

Objetivo 9 Descrever os passos da deglutição.

Objetivo 10 Descrever a localização, a estrutura macroscópica e as funções do estômago.

Objetivo 11 Descrever a estrutura histológica do esôfago e do estômago. Liste os tipos de células da mucosa gástrica, juntamente com os seus produtos de secreção.

Esôfago

O **esôfago** é a porção do trato GI que conecta a faringe com o estômago (veja figs. 18.1 e 18.15). É um órgão tubular colapsado, com aproximadamente 25 cm de comprimento, origina-se no nível da laringe e se coloca posteriormente à traquéia.

O esôfago está localizado no interior do mediastino do tórax e passa pelo diafragma logo acima de sua abertura no estômago. A abertura através do diafragma é chamada de **hiato esofágico**. O esôfago está revestido com epitélio estratificado pavimentoso não queratinizado (fig. 18.14); suas paredes contêm ambas as musculaturas esquelética e lisa dependendo da localização. O terço superior do esôfago contém músculo esquelético; o terço médio, uma combinação de músculo esquelético e liso; e a porção terminal, apenas músculo liso.

esôfago: G. *oisein*, carregar; *phagema*, comida

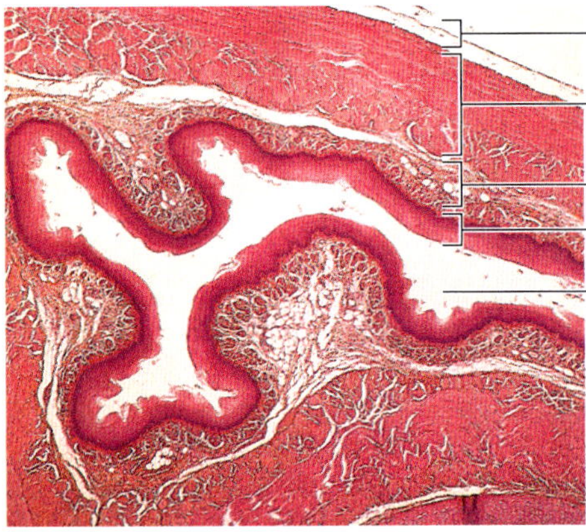

FIGURA 18.14 Histologia do esôfago em secçao transversa.

O **esfíncter inferior do esôfago** (gastroesofágico) é um ligeiro espessamento das fibras musculares circulares na junção do esôfago com o estômago. Depois que o alimento ou o líquido passam para o estômago, esse esfíncter contrai para impedir que o conteúdo do estômago regurgite para o esôfago. Há uma tendência normal para que isso ocorra porque a pressão torácica é mais baixa que a pressão abdominal em conseqüência do enchimento de ar pelos pulmões.

O esfíncter inferior do esôfago não é um músculo esfinctérico bem definido, se comparado aos de outros locais ao longo do trato GI, e permite, às vezes, que o conteúdo ácido do estômago entre no esôfago. Isso pode criar comumente uma sensação de ardência chamada *azia*. Em crianças abaixo de um ano de idade, o esfíncter esofágico inferior pode funcionar erradamente, causando regurgitação dos alimentos. Certos mamíferos, como os roedores, têm um verdadeiro esfíncter esofágico inferior e não podem regurgitar; é por isso que os grãos de veneno são eficientes para matar ratos.

Mecanismos da Deglutição

Deglutição, ou o ato de engolir, é o complexo ato mecânico e fisiológico de movimentar o alimento ou líquido da cavidade oral para o estômago. Para fins de descrição, a deglutição é dividida em três fases.

A primeira fase da deglutição é voluntária e vem depois da mastigação, se houver alimento envolvido. Durante essa fase, a boca está fechada e a respiração é interrompida temporariamente. O bolo é formado quando a língua é elevada contra as pregas palatinas transversas ou pregas rugosas do palato duro (veja fig. 18.5) por contração dos músculos milo-hióideo, estiloglosso e intrínsecos da língua.

A segunda fase da deglutição é a passagem do bolo pela faringe. Os eventos dessa fase são involuntários e ocorrem por estimulação dos receptores sensitivos localizados na abertura da parte oral da faringe. A pressão da língua contra as pregas palatinas transversas fecha a parte nasal da faringe em relação à cavidade oral, cria uma pressão, e força o bolo para o interior da parte oral da faringe. O palato mole e a úvula palatina são elevados para fechar a parte nasal da faringe quando o bolo passa. O osso hióide e

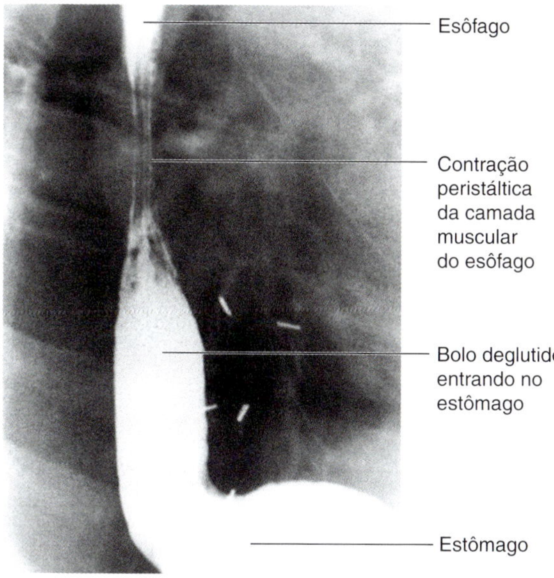

FIGURA 18.15 Radiografia ântero-posterior do esôfago mostrando contração peristáltica e movimento de um bolo no interior do estômago.

a laringe também são elevados. A elevação da laringe contra a epiglote fecha a glote de forma que seja menos provável que o alimento ou o líquido possam entrar na traquéia. A subseqüente contração dos músculos constritores da faringe deslocam o bolo da faringe para o esôfago. Essa fase é completada em apenas um segundo ou menos.

A terceira fase, a entrada e a passagem do alimento pelo esôfago, também é involuntária. O bolo é movimentado pelo esôfago por meio de ondas peristálticas (fig. 18.15). No caso de líquidos, o processo inteiro da deglutição se realiza em pouco mais do que um segundo; para um bolo típico, o tempo varia de 5 a 8 segundos.

Estômago

O **estômago** – a parte mais distensível do trato GI – está localizado no quadrante superior esquerdo do abdome, imediatamente abaixo do diafragma. Tipicamente em forma de J quando vazio, o estômago é contínuo com o esôfago superiormente e se abre na porção duodenal do intestino delgado, inferiormente (fig. 18.16). No estômago, que serve como " órgão controle" do alimento ingerido, este é misturado mecanicamente com as secreções gástricas para formar um material pastoso chamado **quimo**. Uma vez formado, o quimo é removido do estômago para o intestino delgado.

O estômago é dividido em quatro regiões: cárdia, fundo, corpo e pilórica (fig. 18.17). O **cárdia** é a região superior estreita imediatamente abaixo do esfíncter inferior do esôfago. O **fundo** é

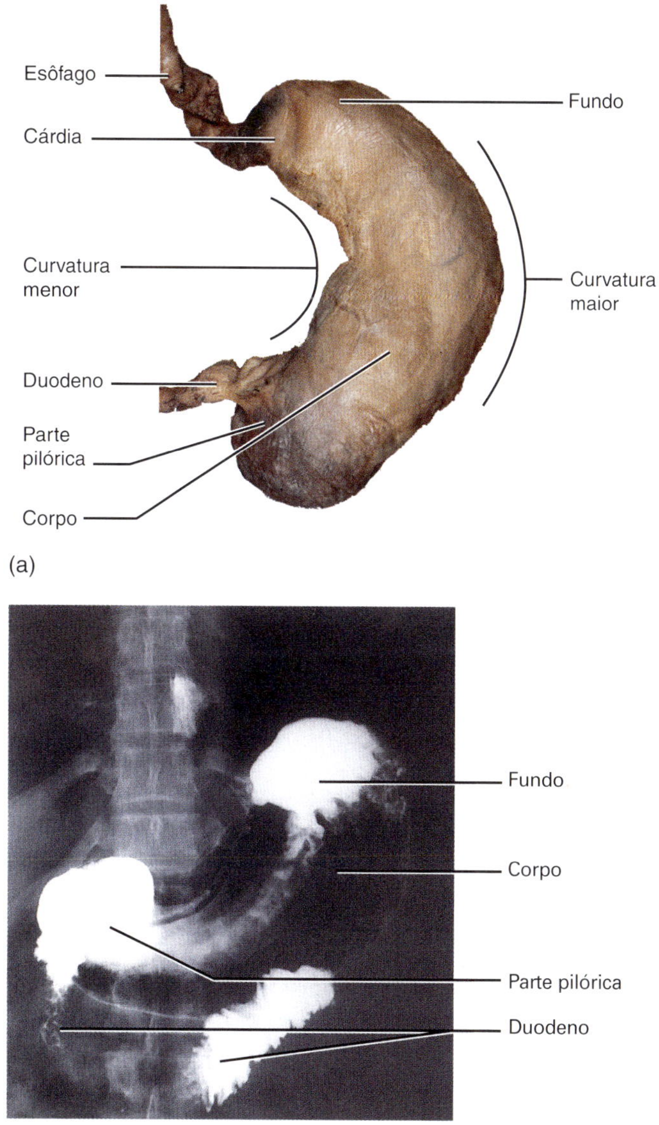

(a)

(b)

FIGURA 18.16 O estômago. (*a*) Como visto de um cadáver, o estômago é um órgão em forma da letra J. (*b*) Uma radiografia do estômago é de importância clínica para diagnosticar úlceras, constrições, ou ingestão de objetos. Um paciente engole bário radiopaco, que cobre o revestimento do estômago e duodeno. Essas estruturas e certas anormalidades podem então ser vistas na radiografia.

a porção em forma de cúpula à esquerda e em contato direto com o diafragma. O **corpo** é a porção central grande, e a **região pilórica** é a porção terminal em forma de funil. O **esfíncter pilórico** é o músculo circular modificado na extremidade da região pilórica, onde se une com o intestino delgado. *Piloro* é uma palavra grega

quimo: L. *chymus*, suco
cárdia: G. *kardia*, coração (porção superior)
fundo: L. *fundus*, parte mais baixa
pilórica: G. *pyloros*, porteiro

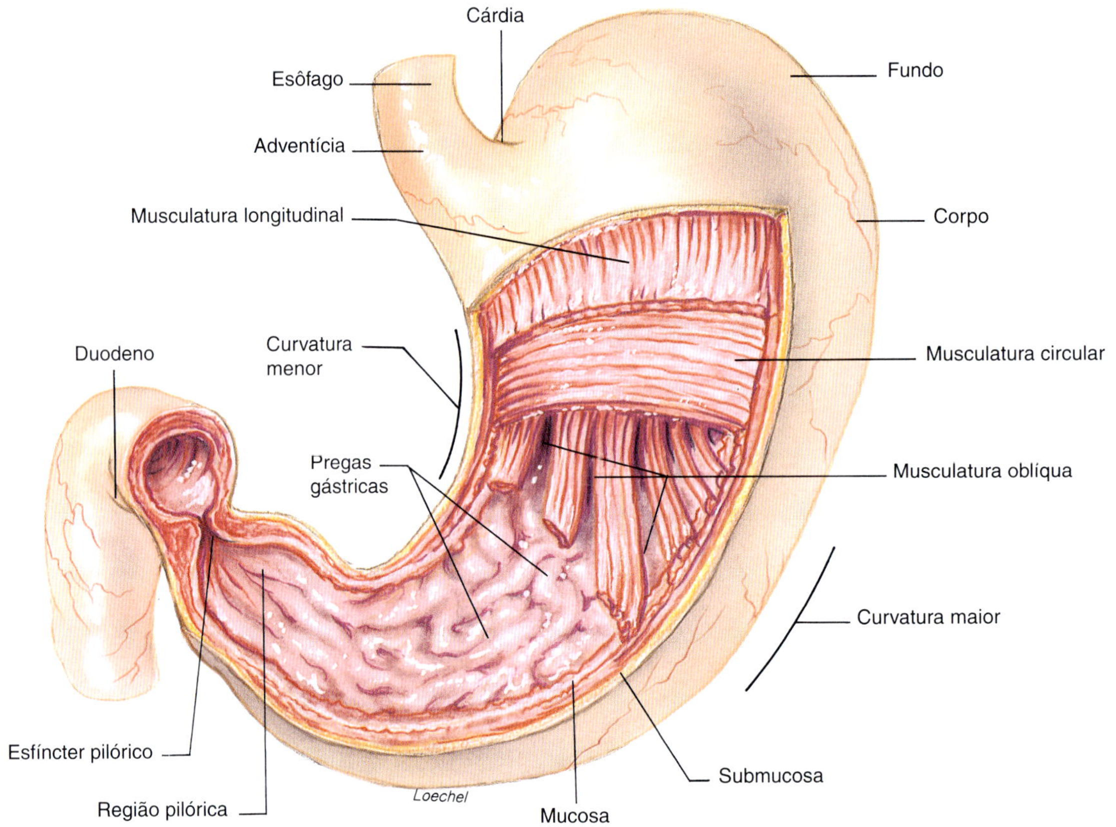

FIGURA 18.17 Principais regiões e estruturas do estômago.

que significa "porteiro", e essa junção é justamente a que regula o movimento do quimo para o interior do intestino delgado e impede o refluxo.

O estômago tem duas faces e duas margens. As faces amplamente arredondadas são denominadas de **anterior** e **posterior**. A margem côncava medial é a **curvatura menor** (fig. 18.17) e a margem convexa lateral é a **curvatura maior**. O omento menor se estende entre a curvatura menor e o fígado, e o omento maior está fixo à curvatura maior (veja fig. 18.3*d*).

A parede do estômago é constituída pelas mesmas quatro túnicas encontradas em outras regiões do trato GI, com duas modificações principais: (1) uma *camada muscular oblíqua* extra está presente na túnica muscular, e (2) a mucosa apresenta numerosas pregas longitudinais, chamadas **pregas gástricas** ou *rugas gástricas* que permitem a distensão do estômago. A mucosa é caracterizada também pela presença de microscópicas **fossetas gástricas** e **glândulas gástricas** (figs. 18.18 e 18.19).

Há cinco tipos de células nas glândulas gástricas que secretam produtos específicos.

- **Células caliciformes** secretam muco protetor.
- **Células parietais** secretam ácido clorídrico (HCl).
- **Células principais** secretam pepsinogênio, uma forma inativa da pepsina, enzima que digere as proteínas.

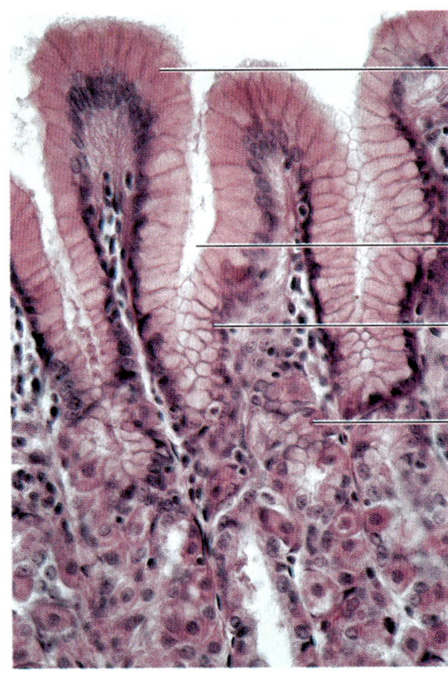

FIGURA 18.18 Histologia da mucosa do estômago.

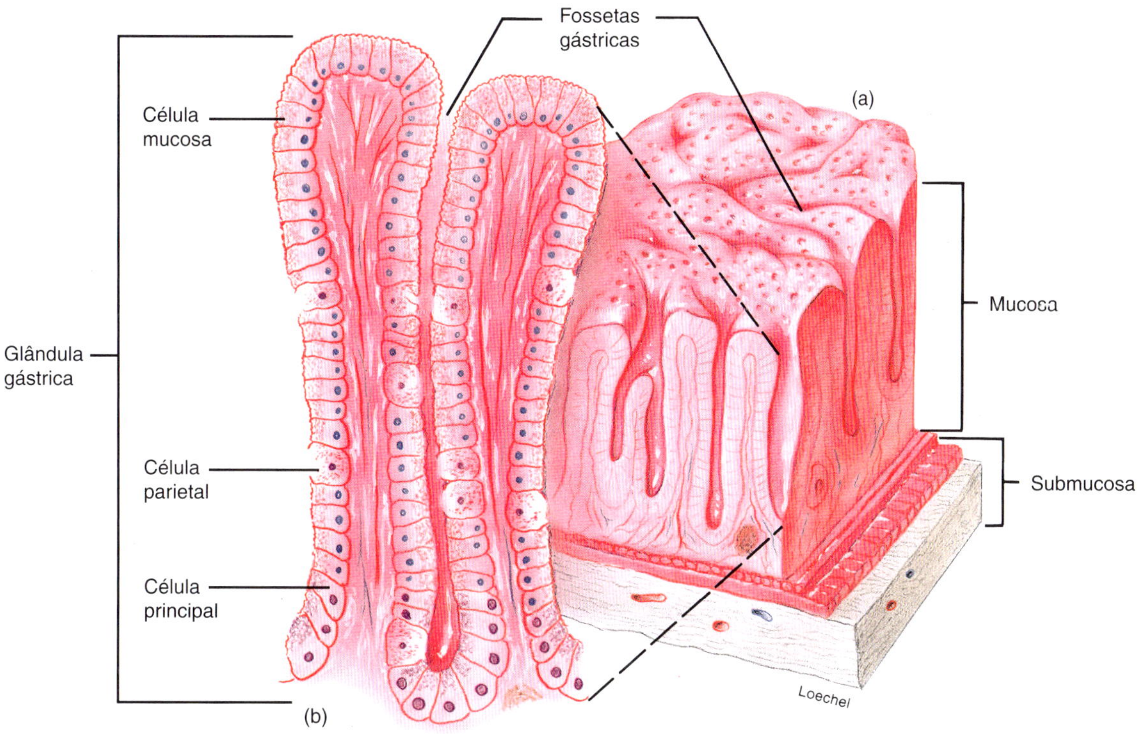

FIGURA 18.19 Fossetas e glândulas gástricas da mucosa do estômago. (*a*) Fossetas gástricas são aberturas das glândulas gástricas. (*b*) As glândulas gástricas consistem em células mucosas, células principais e células parietais, cada tipo produz uma secreção específica.

- **Células argentafins** secretam serotonina, histamina e reguladores autócrinos
- **Células endócrinas** (células G) secretam o hormônio gastrina no sangue.

Além desses produtos, a mucosa gástrica (provavelmente células parietais) secreta o *fator intrínseco*, um polipeptídeo que é necessário para a absorção de vitamina B_{12} no intestino delgado. A atividade gástrica continuada quando o estômago está vazio provoca a sensação de fome conhecida como *dor de fome*. O ato de comer enche o estômago, resultando na saciedade da fome ou em uma percepção de "plenitude".

O estômago é sensível às tensões emocionais. O muco, secretado por células mucosas do estômago, é importante para evitar que o ácido clorídrico e a enzima digestiva pepsina corroam a parede do estômago. *Úlceras pépticas* podem ser causadas por um aumento na secreção celular ou por secreções insuficientes de muco protetor. Outra característica protetora é a atividade mitótica rápida do epitélio colunar do estômago. Todo o revestimento do estômago geralmente é substituído em alguns dias. Não obstante, nos Estados Unidos aproximadamente 10% da população masculina e 4% da população feminina desenvolvem úlceras pépticas.

A regulação da atividade gástrica é autônoma. Os neurônios simpáticos originam-se no plexo celíaco e os neurônios parassimpáticos se originam nos nervos vagos. Os neurônios parassimpáticos fazem sinapse no plexo mioentérico entre as camadas musculares e no plexo submucoso na submucosa. Impulsos parassimpáticos promovem a atividade gástrica, cujas fases são apresentadas na tabela 18.5.

O vômito é a resposta reflexa de esvaziar o estômago pelo esôfago, pela faringe e pela cavidade oral. Essa ação é controlada pelo centro do vômito do bulbo. Estímulos no interior do trato GI, especialmente no duodeno, podem ativar o centro do vômito, como odores ou visões repugnantes, náuseas aos movimentos ou estresses do corpo. Várias drogas chamadas eméticas também podem estimular o reflexo do vômito. O mecanismo do vômito é o seguinte: (1) contrações fortes e contínuas do intestino delgado superior, seguidas por contração do esfíncter piló-

TABELA 18.5 Fases da Secreção Gástrica

Fase	Resposta
Fase cefálica	Ver, sentir o gosto, o cheiro ou estímulos mentais evocam resposta parassimpática por meio dos nervos vagos; 50-150 ml de suco gástrico é secretado
Fase gástrica	Alimento no estômago distende a mucosa e a decomposição química das proteínas estimula a liberação da gastrina; a gastrina estimula a produção de 600-750 ml de suco gástrico
Fase intestinal	Quimo entrando no duodeno estimula as células intestinais a liberar gastrina intestinal; a gastrina intestinal estimula a produção de pequenas quantidades adicionais de suco gástrico

argentafim: L. *argentum*, prata; *affinis*: atração (cora-se com sais de prata) rico; (2) relaxamento do esfíncter esofágico inferior e contração da região pilórica do estômago; (3) uma inspiração superficial e fechamento da glote; e (4) compressão do estômago contra o fígado por contração do diafragma e dos músculos abdominais. Essa seqüência reflexa causa uma forte expulsão do vômito. A sensação de náusea é provocada pelo estímulo no centro do vômito e pode ou não causar o vômito.

A única função do estômago que parece ser essencial para a vida é a secreção do fator intrínseco. Esse polipeptídeo é necessário para a absorção intestinal da vitamina B_{12}, que é essencial para a maturação das células sangüíneas vermelhas na medula óssea. Em seguida à remoção cirúrgica do estômago (gastrectomia), o paciente precisa receber vitamina B_{12} (junto com fator intrínseco) por via oral ou por injeções para não desenvolver anemia perniciosa.

Avaliação de Conhecimentos

11. Descreva as três fases da deglutição mencionando as estruturas envolvidas.
12. Descreva a estrutura e a função do esfíncter esofágico inferior.
13. Liste as funções do estômago. Qual é a função das pregas gástricas?
14. Descreva as modificações do estômago que auxiliam na digestão mecânica e química.

INTESTINO DELGADO

O intestino delgado constituído pelo duodeno, jejuno e íleo é o local onde a digestão é completada e os nutrientes são absorvidos. A área da superfície da parede intestinal é aumentada por pregas circulares, vilos intestinais e microvilos.

Objetivo 12 Descrever a localização e as regiões do intestino delgado e o modo como é sustentado em posição.

Objetivo 13 Listar as funções do intestino delgado e descrever as adaptações estruturais por meio das quais essas funções são realizadas.

Objetivo 14 Descrever os movimentos que ocorrem no interior do intestino delgado.

O **intestino delgado** é a porção do trato GI entre o esfíncter pilórico do estômago e a papila ileal que se abre no intestino grosso. Está posicionado nas porções central e inferior da cavidade abdominal e é sustentado, com exceção da primeira porção, pelo **mesentério** (fig. 18.20). O mesentério em forma de leque permite os movimentos do intestino delgado mas deixa pouca possibilidade para que ele torça ou enrosque. Incluído dentro do mesentério estão vasos sangüíneos, nervos e vasos linfáticos que suprem a parede intestinal.

O intestino delgado tem aproximadamente 3 m de comprimento e 2,4 cm de largura na pessoa viva, mas medirá quase duas vezes essa medida em um cadáver quando a parede muscular se relaxa. É chamado de intestino "delgado" por causa de seu diâmetro relativamente pequeno quando comparado ao do intestino grosso. O intestino delgado é o principal órgão do sistema digestório do corpo e o principal local de absorção de nutrientes. As enzimas digestivas produzidas nas glândulas salivares, glândulas gástricas e pâncreas estão resumidas na tabela 18.6.

O intestino delgado é inervado pelo plexo mesentérico superior. Os ramos do plexo contêm fibras sensitivas, fibras simpáticas pós-ganglionares e fibras parassimpáticas pré-ganglionares. O suprimento de sangue arterial para o intestino delgado é feito por meio da artéria mesentérica superior, dos ramos do tronco celíaco e da artéria mesentérica inferior. A drenagem venosa se faz por meio da veia mesentérica superior. Essa veia une-se com a veia esplênica para formar a veia porta que leva o sangue rico em nutrientes para o fígado (veja fig. 16.41).

Regiões do Intestino Delgado

Baseando-se na função e na estrutura histológica, o intestino delgado é dividido em três regiões.

1. O **duodeno** é um órgão tubular relativamente fixo, em forma da letra C, mede aproximadamente 25 cm desde o esfíncter pilórico do estômago até a **flexura duodenojejunal**. Com exceção de uma pequena porção perto do estômago, o duodeno é retroperitoneal. Sua superfície côncava volta-se para a esquerda, onde recebe a bile do fígado e da vesícula biliar pelo **ducto colédoco** e o suco pancreático pelo **ducto pancreático** do pâncreas (fig. 18.21). Esses dois ductos unem-se para formar uma entrada conjunta no duodeno chamada **ampola hepatopancreática** (ampola de Vater), que atravessa a parede duodenal e drena no interior do duodeno em uma elevação chamada **papila maior do duodeno**. É por aqui que a bile e o suco pancreático entram no intestino delgado. A papila maior do duodeno pode abrir ou fechar pela ação do músculo **esfíncter da ampola** (de Oddi). O duodeno difere histologicamente do resto do intestino delgado pela presença de **glândulas duodenais** (de Brunner) na submucosa (fig. 18.22). Essas glândulas compostas túbulo-alveolares secretam muco e são muito numerosas próximo da extremidade superior do duodeno.
2. O **jejuno**, que se estende do duodeno ao íleo, tem aproximadamente 1 m de comprimento. Tem um lume ligeiramente maior e mais pregas internas que o íleo, mas sua estrutura histológica é semelhante ao do íleo.

duodeno: L. *duodeni*, 12 polegadas
ampola de Vater: de Abraham Vater, anatomista alemão, 1684-1751
esfíncter de Oddi: de Rugger Oddi, médico italiano, 1864-1913
glândulas de Brunner: de Johann C. Brunner, anatomista suíço, 1653-1727

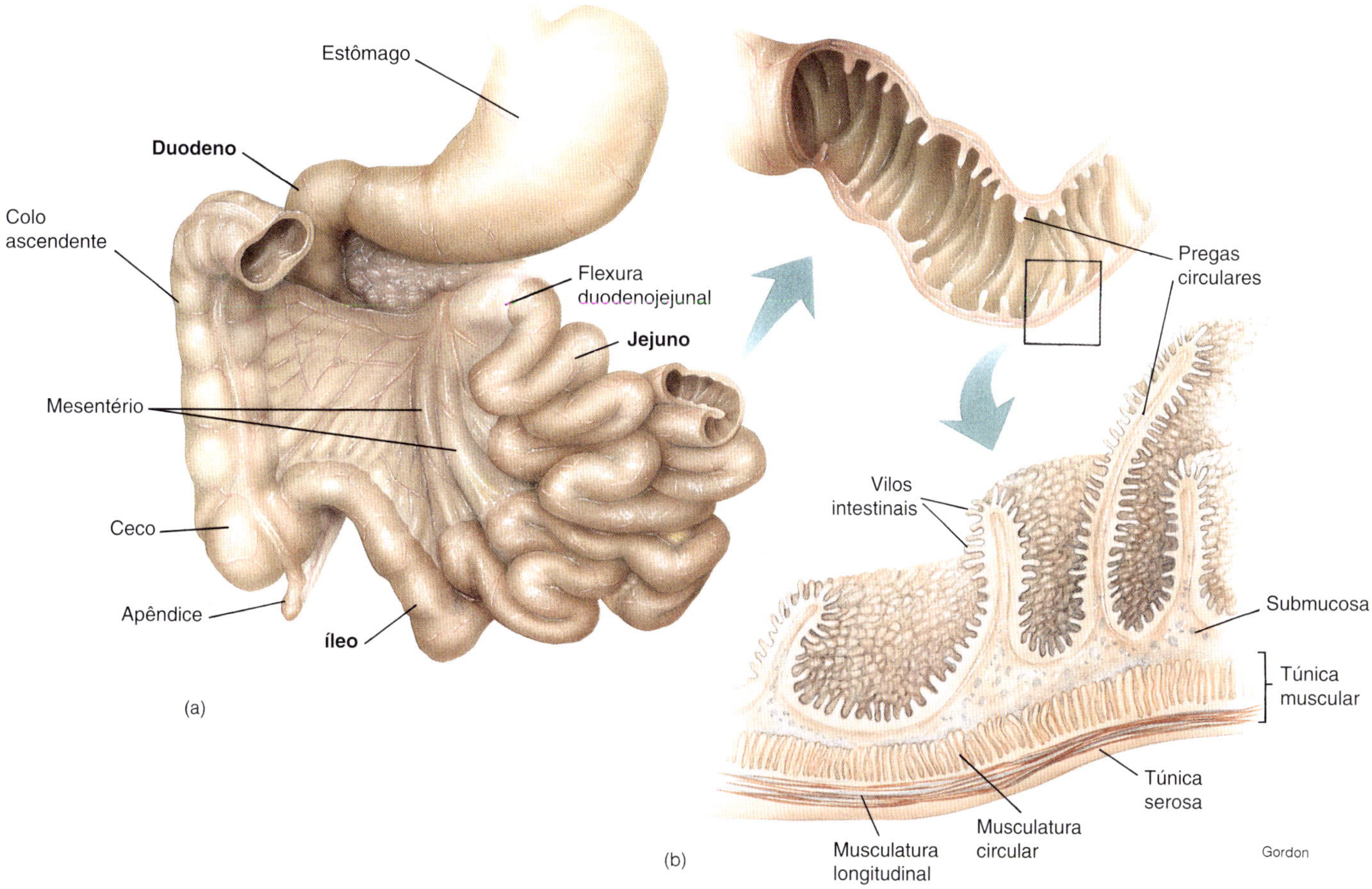

FIGURA 18.20 Intestino delgado em relação com o estômago e com uma parte do intestino grosso. (*a*) Regiões e fixações mesentéricas. (*b*) Secção da parede intestinal mostrando a mucosa e a submucosa pregueada em estruturas chamadas pregas circulares. (As regiões do intestino delgado estão identificadas em negrito.)

3. O **íleo** – não deve ser confundido com o ílio do osso do quadril – compõe os 2 m restantes do intestino delgado. A porção terminal do íleo se abre no lado medial do ceco através do **óstio ileal**. Nódulos linfáticos, chamados **placas mesentéricas** (de Peyer), são abundantes nas paredes do íleo.

Modificações Estruturais do Intestino Delgado

Os produtos de digestão são absorvidos através do revestimento epitelial da mucosa intestinal. A absorção ocorre principalmente no jejuno, embora alguma absorção também ocorra no duodeno e no íleo.

placas de Peyer: de Johann K. Peyer, anatomista suíço, 1653-1712

A absorção ocorre com rapidez em conseqüência de quatro especializações que aumentam a área da superfície intestinal.

- três metros de comprimento do intestino delgado.
- As **pregas circulares** são grandes pregas macroscópicas de mucosa (veja fig. 18.20).
- Os **vilos intestinais** são pregas macroscópicas da mucosa semelhantes a dedos que se projetam no lume do intestino delgado (fig. 18.23).
- Os **microvilos** são projeções microscópicas formadas pelas pregas de cada membrana celular epitelial. Em um microscópio de luz, os microvilos mostram-se como uma escova pouco distinta nas margens do epitélio colunar (fig. 18.24). Com freqüência, os termos **escova** e **microvilos** são usados indiferentemente na descrição do intestino delgado.

prega: L. *plicatus*, pregueada
vilo: L. *villosus*, felpudo

TABELA 18.6 Enzimas Digestivas

Enzima	Fonte	Ação Digestiva
Enzima salivar		
Amilase	Glândulas salivares	Inicia a digestão dos carboidratos convertendo amido e glicogênio em dissacarídeos
Enzima do suco gástrico		
Pepsina	Glândulas gástricas	Inicia a digestão de quase todos os tipos de proteínas
Enzimas do suco intestinal		
Peptidase	Glândulas intestinais	Converte proteínas em aminoácidos
Sacarase	Glândulas intestinais	Converte dissacarídeos em monossacarídeos
Maltase		
Lactase		
Lipase	Glândulas intestinais	Converte gorduras em ácidos graxos e glicerol
Amilase	Glândulas intestinais	Converte amido e glicogênio em dissacarídeos
Nuclease	Glândulas intestinais	Converte ácidos nucleicos em nucleotídeos
Enteroquinase	Glândulas intestinais	Ativa a tripsina
Enzimas do suco pancreático		
Amilase	Pâncreas	Converte amido e glicogênio em dissacarídeos
Lipase	Pâncreas	Converte gorduras em ácidos graxos e glicerol
Peptidases	Pâncreas	Converte proteínas ou proteínas parcialmente digeridas em aminoácidos
Tripsina		
Quimotripsina		
Carboxipeptidase		
Nuclease	Pâncreas	Converte ácidos nucleicos em nucleotídeos

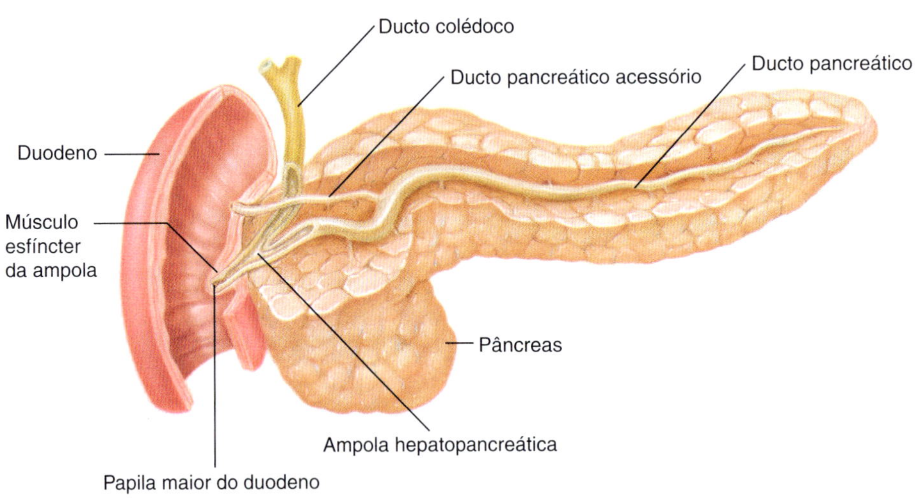

FIGURA 18.21 Secção do duodeno mostrando o local de entrada do ducto colédoco e do ducto pancreático.

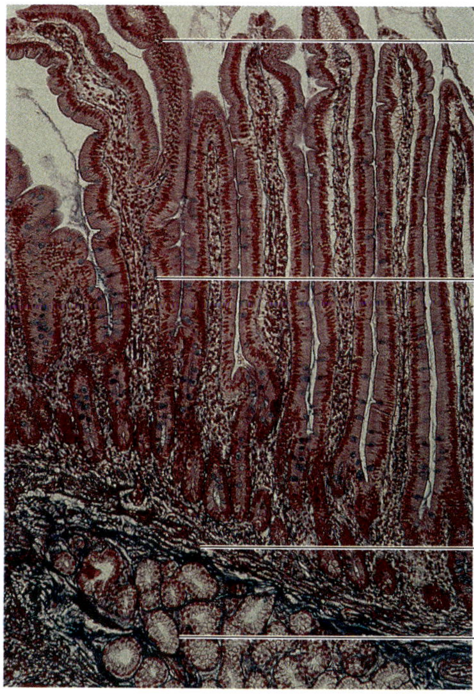

FIGURA 18.22 Histologia do duodeno.

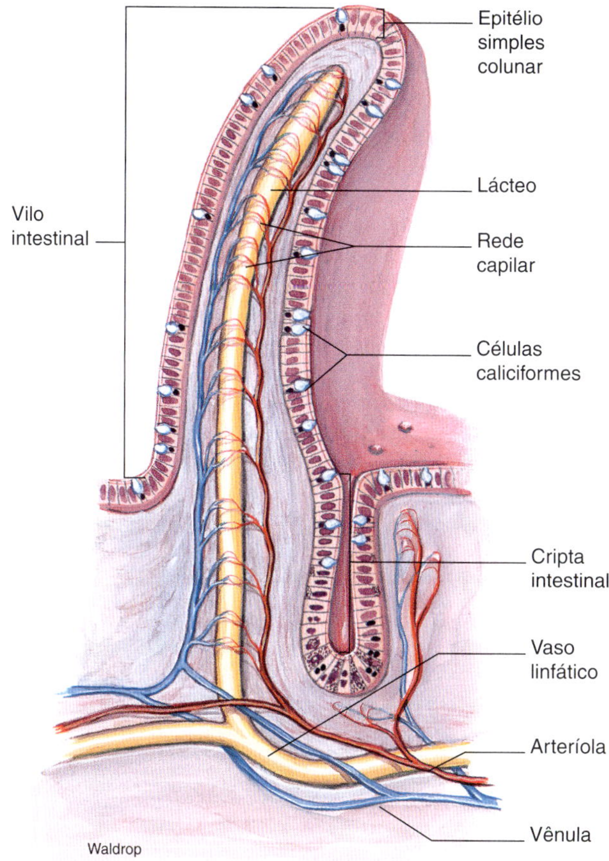

FIGURA 18.23 Estrutura de um vilo intestinal e da cripta intestinal.

Os vilos intestinais são cobertos com células epiteliais colunares entremeadas com células caliciformes secretoras de muco. A lâmina própria, que forma o tecido conjuntivo central de cada vilo intestinal, contém numerosos linfócitos, capilares sangüíneos e um vaso linfático chamado **lácteo** (fig. 18.23). Os monossacarídeos e aminoácidos absorvidos entram nos capilares sangüíneos; os ácidos graxos e colesteróis absorvidos entram nos lácteos. Os vilos intestinais são considerados unidades funcionais do sistema digestório porque a absorção por essas estruturas permite a entrada das moléculas digeridas no sangue ou na linfa.

Células epiteliais das extremidades dos vilos intestinais são continuamente desprendidas e substituídas por células que são empurradas das bases dos vilos intestinais. O epitélio na base dos vilos intestinais invaginam para baixo em vários pontos para formar bolsas estreitas que se abrem por poros no lume intestinal. Essas estruturas são chamadas de **criptas intestinais** (criptas de Lieberkühn) (veja fig. 18.23).

Atividades Mecânicas do Intestino Delgado

Contrações da musculatura longitudinal e circular do intestino delgado produzem três tipos distintos de movimentos: *segmentação rítmica*, *movimentos pendulares* e *peristaltismo*.

Segmentações rítmicas são contrações locais da camada muscular circular. Elas ocorrem em torno de 12 a 16 por minuto

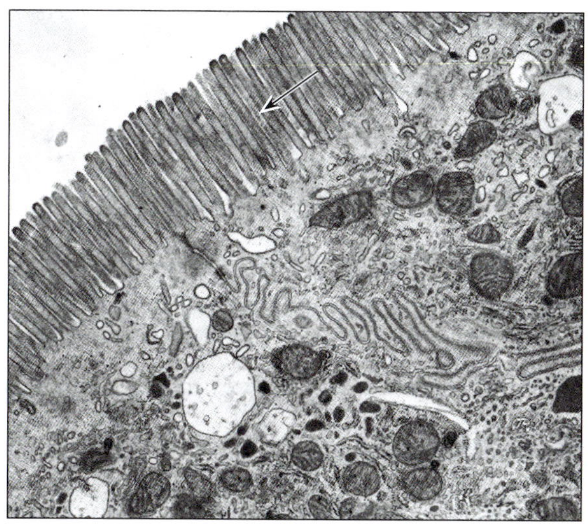

FIGURA 18.24 Micrografia eletrônica dos microvilos (setas) na superfície exposta das células epiteliais colunares do intestino delgado.

CAPÍTULO 18

lácteo: L. *lacteus*, leitoso

criptas de Lieberkühn: de Johann N. Lieberkühn, anatomista alemão, 1711-1756 nas regiões que contêm quimo. As segmentações rítmicas misturam o quimo com os sucos digestivos, levando-os em contato com a mucosa. Durante essas contrações, o forte movimento dos vilos intestinais mexem o quimo e facilitam a absorção.

Movimentos pendulares verificam-se principalmente na camada muscular longitudinal. Nesse movimento, ondas constritivas se deslocam ao longo de um segmento do intestino delgado e, então, revertem e movimentam-se em direção oposta, deslocando o quimo de um lado para outro. Movimentos pendulares também misturam o quimo mas não parece ter uma freqüência determinada.

O **peristaltismo** é responsável pelo movimento de propulsão do quimo através do intestino delgado. Essas contrações semelhantes a ondas são comumente fracas e relativamente pequenas, ocorrendo a uma freqüência de cerca de 15 a 18 por minuto. O quimo requer de 3 a 10 horas para se deslocar em toda extensão do intestino delgado. Ambas as camadas musculares estão envolvidas no peristaltismo.

Os sons do peristaltismo digestivo podem ser ouvidos facilmente por meio de um estetoscópio colocado em vários locais da parede abdominal. Esses sons podem ser ouvidos até mesmo através da roupa. Os sons, principalmente cliques e gorgolejos, verificam-se com freqüências de 5 a 30 por minuto.

Avaliação de Conhecimentos

15. Descreva o intestino delgado. Onde está localizado? Como é subdividido? Como está sustentado?
16. Quais são as principais funções do intestino delgado?
17. Liste quatro modificações estruturais do intestino delgado que aumentam sua área de superfície de absorção.
18. Descreva os movimentos do intestino delgado. Quais movimentos são produzidos pela camada circular da túnica muscular?
19. Qual região do intestino delgado é a mais longa? Qual é a menor? Quanto tempo leva uma porção de quimo para se deslocar através do intestino delgado?

INTESTINO GROSSO

O intestino grosso recebe o alimento não digerido pelo intestino delgado, absorve água e eletrólitos do quimo, e elimina as fezes do trato GI.

Objetivo 15 Identificar as regiões do intestino grosso e descrever sua estrutura macroscópica e histológica.

Objetivo 16 Descrever as funções do intestino grosso e explicar como a defecação é realizada.

O **intestino grosso** apresenta em média 1,5 m de comprimento e 6,5 cm de diâmetro. É chamado de intestino "grosso" por causa de seu diâmetro relativamente largo quando comparado ao do intestino delgado. O intestino grosso começa na extremidade do íleo no quadrante inferior direito do abdome. Daqui, dirige-se superiormente, no lado direito até um ponto logo abaixo do fígado; cruza então para a esquerda, desce para o interior da pelve e termina no ânus. Uma porção especializada do mesentério, o **mesocolo**, sustenta a porção transversa do intestino grosso ao longo da parede posterior do abdome.

O intestino grosso tem pequena ou nenhuma função digestiva, mas absorve água e eletrólito do quimo restante. Além disso, o intestino grosso atua na formação, no armazenamento e na eliminação das fezes do corpo.

Regiões e Estruturas do Intestino Grosso

O intestino grosso é estruturalmente dividido em *ceco*, *colos*, *reto* e *canal anal* (figs 18.25 e 18.26). O **ceco** é uma bolsa dilatada posicionada ligeiramente abaixo da papila ileal. A **papila ileal** é uma prega de túnica mucosa na junção dos intestinos delgado e grosso que impede o refluxo do quimo. Uma projeção em forma de dedo chamada **apêndice vermiforme** está fixa à margem ínfero-medial do ceco. Os 8 cm do apêndice vermiforme contêm tecido linfático em abundância (fig. 18.27) que pode servir como defesa contra as infecções. Embora o apêndice vermiforme não apresente nenhuma função digestiva, supõe-se que seja um remanescente vestigial de um órgão que era funcionante em humanos ancestrais.

Uma disfunção comum do intestino grosso é a inflamação do apêndice vermiforme, ou *apendicite*. Resíduos que se acumulam no apêndice vermiforme não podem ser removidos facilmente por meio do peristaltismo, porque o apêndice vermiforme tem só uma abertura. Embora os sintomas da apendicite sejam bastante variáveis, eles incluem freqüentemente uma elevação do número de glóbulos brancos, dor localizada no quadrante inferior direito e perda de apetite. Vômitos podem ou não ocorrer. A ruptura do apêndice vermiforme (um "estouro do apêndice") espalha material infectado na cavidade peritoneal causando *peritonite*.

A porção superior do ceco é contínua com o **colo**, que consiste nas porções: ascendente, transversa, descendente e sigmóide (fig. 18.25). O **colo ascendente** se estende superiormente a partir do ceco ao longo do lado direito da parede abdominal até a superfície inferior do fígado. Aqui o colo dobra para a esquerda como **flexura hepática** (flexura direita do colo) e continua através da cavidade abdominal superior como **colo transverso**. No lado esquerdo da parede abdominal, curva-se novamente em ângulo reto formando a **flexura esplênica** (flexura esquerda do colo) que marca o começo do **colo descendente**. O colo descendente se estende inferiormente, ao longo do lado esquerdo da parede abdominal, em direção à região pélvica. A seguir, o colo forma um ângulo, medialmente, da margem da pelve, formando uma curva em forma de S conhecida como **colo sigmóide**.

ceco: L. *caecum*, bolsa cega
apêndice: L. *appendix*, fixação
colo: G. *kolon*, membro de um todo
sigmóide: G. *sigmoeides*, semelhante a letra sigma, Σ

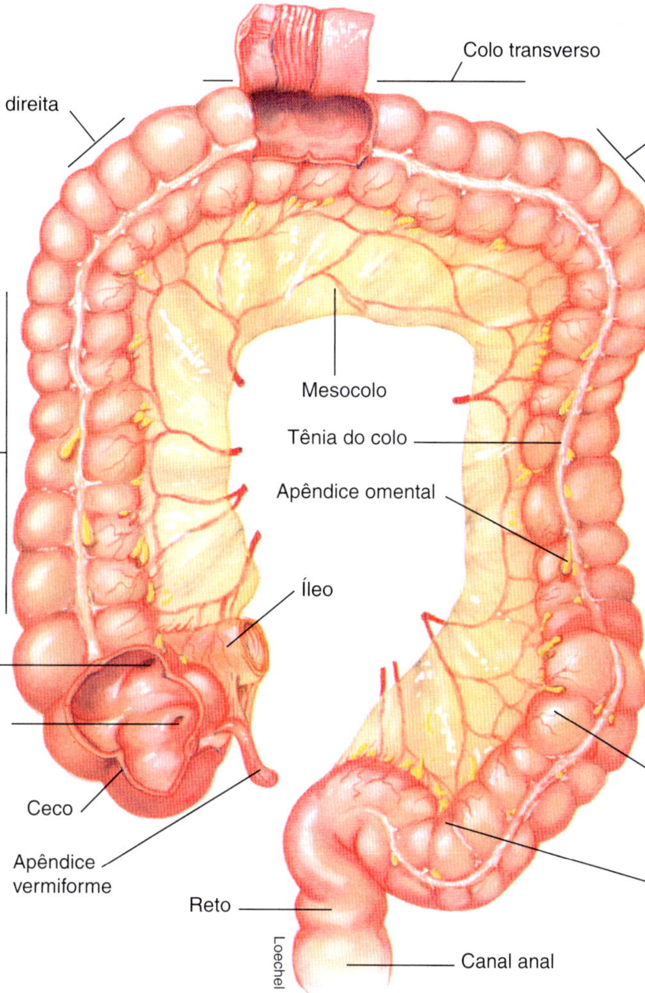

FIGURA 18.25 Intestino grosso.

Os 20 cm terminais do trato GI são o **reto**, e os últimos 2 a 3 cm do reto chamam-se **canal anal** (fig. 18.28). O reto encontra-se por diante do sacro, onde está firmemente fixo pelo peritônio. O **ânus** é o óstio externo do canal anal. Dois músculos esfinctéricos guarnecem o óstio anal: o **esfíncter interno do ânus**, que é composto de fibras musculares lisas, e o **esfíncter externo do ânus**, composto de músculo esquelético. A túnica mucosa do canal anal está disposta em pregas longitudinais altamente vasculares chamadas **colunas anais**.

Uma *hemorróida* é uma massa de veias varicosas na área anal causada, em parte, por dificuldades na defecação. Uma hemorróida de primeiro grau é a que está contida no interior do canal anal. Uma hemorróida de segundo grau prolapsa ou se estende para fora durante a defecação. Uma hemorróida de terceiro grau permanece prolapsada através do óstio anal. Compressão por faixa de borracha é um tratamento médico comum para a hemorróida prolapsada. Nessa técnica, uma faixa de borracha é amarrada ao redor da hemorróida, constringindo seu suprimento de sangue, de forma que o tecido seca e cai. No tratamento relativamente novo, de fotocoagulação infravermelho, um feixe luminoso de alta energia coagula a hemorróida.

Embora o intestino grosso consista nas mesmas túnicas do intestino delgado, há algumas diferenças estruturais. No intestino grosso faltam os vilos intestinais, mas há numerosas células caliciformes na túnica mucosa (fig. 18.29). A camada muscular longitudinal da túnica muscular forma três faixas musculares distintas chamadas **tênias do colo** que se encontram em toda extensão do intestino grosso. Uma série de saliências nas paredes do intestino grosso formam as saculações, ou **haustros**, ao longo de toda a sua extensão (veja figs. 18.25 e 18.26). Finalmente, o intestino

reto: L. *rectum*, tubo reto
ânus: L. *anus*, anel

tênia: L. *tainia*, tira
haustro: L. *haustrum* balde ou concha

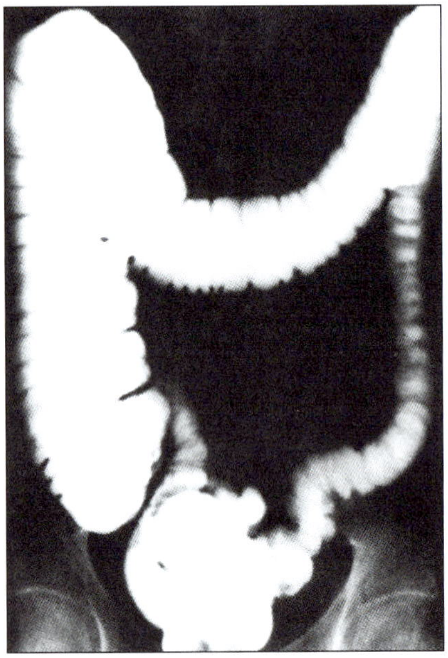

FIGURA 18.26 Radiografia ântero-posterior após enema baritado mostrando as regiões, flexuras e haustros do intestino grosso.

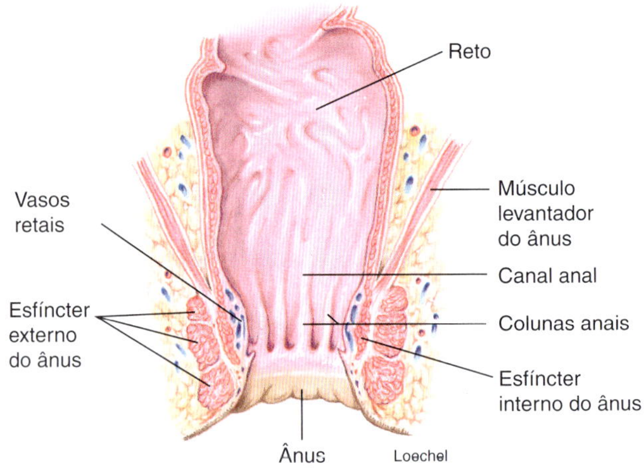

FIGURA 18.28 Canal anal.

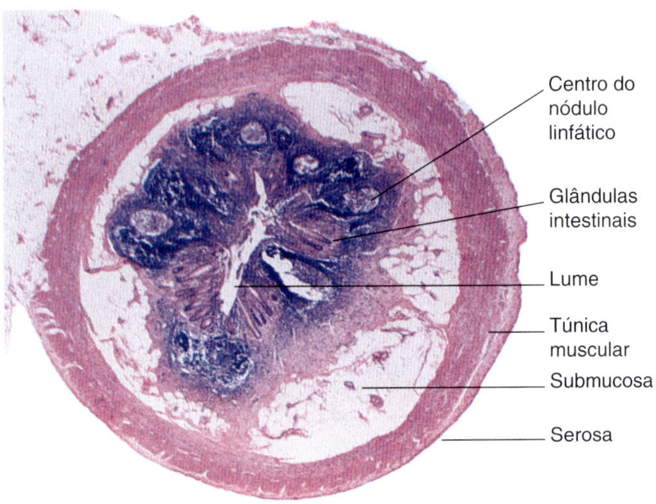

FIGURA 18.27 Histologia do apêndice vermiforme mostrada em secção transversa.

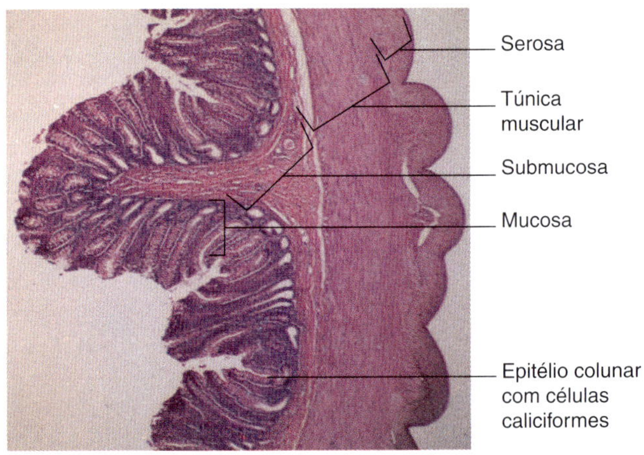

(a)

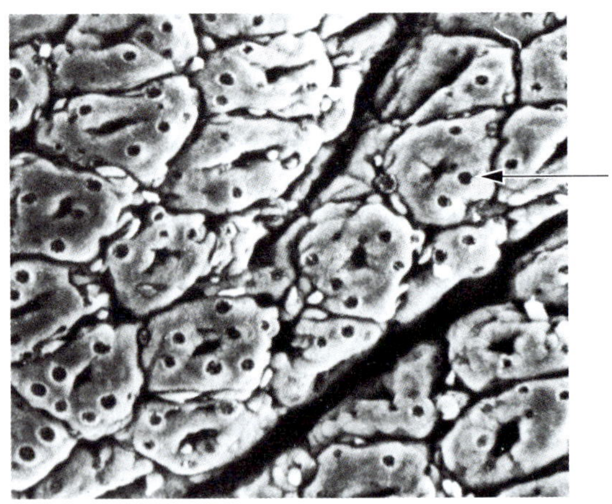

(b)

FIGURA 18.29 Histologia do reto. (*a*) Fotomicrografia das túnicas. (*b*) Fotomicrografia eletrônica de varredura da mucosa de uma secção do colo. A seta indica a abertura de uma célula caliciforme no lume intestinal.
(De R.G. Kessel e R.H. Kardon. *Tissues and Organs: A Text-Atlas of Scanning Electron Microscopy*, © 1979 W.H. Freeman and Company.)

TABELA 18.7 Atividade Mecânica no Trato GI

Região	Tipo de Motilidade	Freqüência	Estímulo	Resultado
Cavidade oral	Mastigação	Variável	Iniciado voluntariamente; prossegue reflexamente	Pulverização: misturando com saliva
Cavidade oral e faringe	Deglutição	Máximo de 20 por min	Iniciado voluntariamente; controlado reflexamente pelo centro da deglutição	Remove os alimentos da cavidade oral
Esôfago	Peristaltismo	Depende da freqüência de deglutições	Inicia com a deglutição	Movimentos através do esôfago
Estômago	Relaxamento ao receber o alimento	Freqüência de deglutições	Desconhecido	Permite o enchimento do estômago
	Contrações tônicas	15-20 por min	Plexo autônomo	Mistura e agita
	Peristaltismo	1-2 por min	Plexo autônomo	Esvaziamento do estômago
	Contrações de fome	3 por min	Baixo nível de açúcar no sangue	Alimentação
Intestino delgado	Peristaltismo	15-18 por min	Plexo autônomo	Transferência para o intestino
	Segmentação rítmica	12-16 por min	Plexo autônomo	Mistura
	Movimentos pendulares	Variável	Plexo autônomo	Mistura
Intestino grosso	Peristaltismo	3-12 por min	Plexo autônomo	Transporte
	Movimentos de massa	2-3 por dia	Distensão	Enchimento do colo sigmóide
	Remexer das saculações (haustros)	3-12 por min	Plexo autônomo	Mistura
	Defecação	Variável: 1 por dia a 3 por semana	Reflexo ativado por distensão retal	Defecação

grosso tem pequenas mas numerosas bolsas cheias de gordura chamadas **apêndices omentais** (veja fig. 18.25) que estão fixos superficialmente às tênias do colo.

A inervação simpática do intestino grosso origina-se dos plexos mesentéricos superior e inferior, como também do plexo celíaco. A inervação parassimpática procede do par de nervos esplâncnicos pélvicos e nervos vagos. Fibras sensitivas do intestino grosso respondem à pressão do intestino e sinalizam para a necessidade de defecar. O suprimento sangüíneo ao intestino grosso é feito pelos ramos das artérias mesentérica superior e mesentérica inferior. O retorno do sangue venoso é efetuado através das veias mesentéricas superior e inferior, que por sua vez drenam na veia porta que entra no fígado.

Atividades Mecânicas do Intestino Grosso

O quimo entra no intestino grosso pelo óstio ileal. Aproximadamente 15 ml de material pastoso entra no ceco em cada abertura rítmica do óstio. A ingestão de alimento intensifica o peristaltismo do íleo e aumenta a freqüência com que o óstio ileal se abre; isso é chamado de **reflexo gastroileal**. O material que entra no intestino grosso acumula-se no ceco e colo ascendente.

Três tipos de movimentos ocorrem ao longo do intestino grosso: peristaltismo, remexer das saculações (haustros) e movimentos de massa. Os **movimentos peristálticos** do colo são semelhantes aos do intestino delgado, embora sejam, geralmente, mais lentos no colo. No **remexer das saculações** (haustrais), uma saculação se enche com alimentos residuais até um ponto de distensão que estimula a musculatura a se contrair. Além de movimentar o material para a próxima saculação, essa contração remexe o material e o expõe à mucosa onde a água e os eletrólitos são absorvidos. Em conseqüência da absorção da água, o material fica sólido ou semisólido, e é agora conhecido como *fezes*. O movimento de massa é uma onda peristáltica muito forte, envolvendo a ação das tênias do colo que movimentam o material fecal em direção ao reto. Os movimentos de massa geralmente se verificam apenas duas ou três vezes por dia, geralmente durante ou logo após uma refeição. Essa resposta ao comer chama-se **reflexo gastrocólico**, pode ser observado melhor em crianças que apresentam evacuação intestinal durante ou logo após a alimentação.

Quando o material passa pelo intestino grosso, Na^+ K^+ e água são absorvidos. Estima-se que um volume médio de 850 ml de água por dia são absorvidos pela mucosa do colo. A matéria fecal que permanece passa ao reto aumentando a pressão retal e o desejo de defecar. Se a vontade de defecar não é atendida, as fezes são impedidas de entrar no canal anal pelo esfíncter externo do ânus. Nesse caso, as fezes permanecem no reto e podem até mesmo retornar ao colo sigmóide.

O **reflexo da defecação** comumente acontece quando a pressão retal sobe a um determinado nível que é em grande parte determinado pelo hábito. Nesse momento, o esfíncter interno do ânus relaxa para admitir as fezes no canal anal.

Durante o ato de defecação, os músculos retais longitudinais contraem para aumentar a pressão retal, e os músculos esfíncteres interno e externo do ânus relaxam. A excreção é auxiliada por contrações dos músculos esqueléticos abdominais e pélvicos, que elevam a pressão intra-abdominal e ajudam a empurrar as fezes do reto por meio do canal anal para fora do ânus.

As várias atividades mecânicas do trato GI estão resumidas na tabela 18.7.

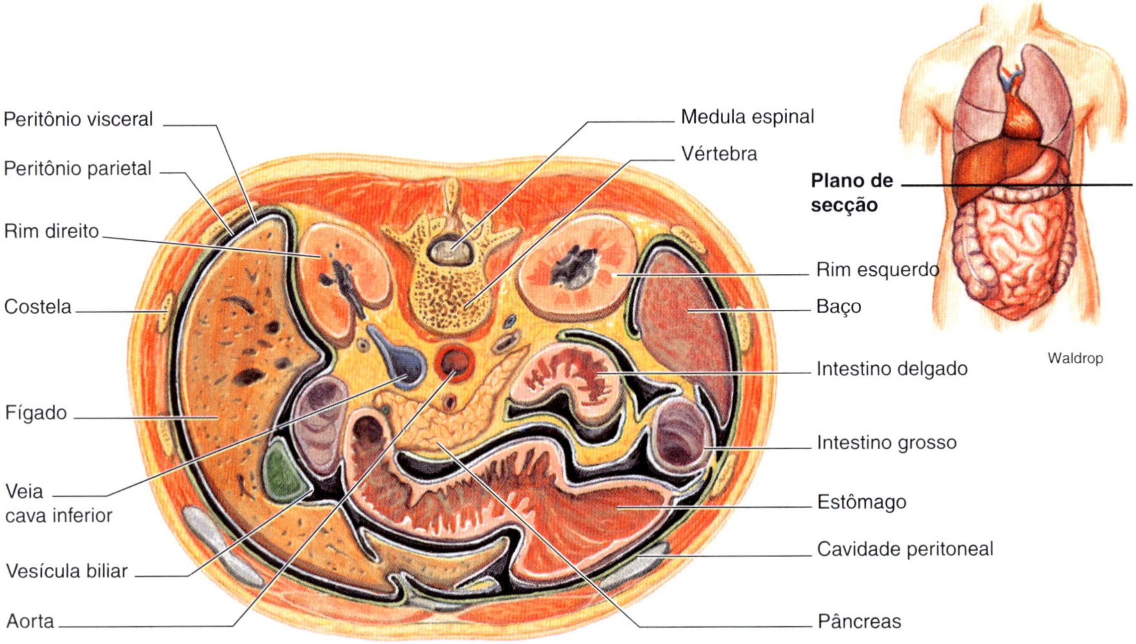

FIGURA 18.30 Secção transversa do abdome mostrando a posição relativa do fígado com os outros órgãos abdominais.

A *constipação* ocorre quando há acúmulo de matéria fecal por mais tempo do que nos períodos normais entre as defecações. A freqüência mais lenta de eliminação permite mais tempo para a absorção da água, de forma que os produtos residuais fiquem mais duros. Embora incômoda e às vezes dolorosa, essa situação geralmente não é grave. A *diarréia* ocorre quando a matéria fecal passa muito depressa pelo colo, de forma que o tempo é insuficiente para permitir a absorção da água. Diarréia excessiva pode resultar em níveis perigosos de desidratação e desequilíbrio eletrolítico, particularmente em crianças por causa do tamanho pequeno de seus corpos.

Avaliação de Conhecimentos

20. Identifique as quatro principais regiões do intestino grosso e descreva as funções do colo.
21. Descreva as saculações e as tênias do colo e explique seus papéis nos movimentos do intestino grosso.
22. Descreva a localização do reto, do canal anal e dos músculos esfinctéricos anais e explique como se realiza a defecação.

CAPÍTULO 18

FÍGADO, VESÍCULA BILIAR E PÂNCREAS

O fígado, consistindo em quatro lobos, processa nutrientes e secreta bile que é armazenada e concentrada na vesícula biliar antes de descarregar no duodeno. O pâncreas, consistindo em células endócrinas (ilhotas) e células exócrinas (ácinos), secreta hormônios importantes vertidos no sangue e enzimas digestivas essenciais no interior do duodeno.

Objetivo 17 Descrever a localização, a estrutura e as funções do fígado.

Objetivo 18 Descrever a localização da vesícula biliar e o fluxo da bile através do sistema de ductos até o interior do duodeno.

Objetivo 19 Descrever a localização, a estrutura e as funções do pâncreas.

Três órgãos digestivos anexos na cavidade abdominal ajudam na digestão química do alimento. Esses são o *fígado*, a *vesícula biliar* e o *pâncreas*. O fígado e o pâncreas funcionam como glândulas exócrinas nesse processo porque suas secreções são transportadas ao lume do trato GI por meio de ductos.

Fígado

O **fígado** é o maior órgão interno do corpo, pesando aproximadamente 1,3 kg em um adulto. Está posicionado imediatamente abaixo do diafragma nas regiões do hipocôndrio direito e epigástrica (veja fig. 2.15 e tabela 2.4) do abdome (fig. 18.30). Sua cor marrom avermelhada é devido a sua grande vascularização.

O fígado tem quatro lobos e dois ligamentos de suporte. Anteriormente, o **lobo direito** está separado do **lobo esquerdo** menor pelo **ligamento falciforme** (fig. 18.31). Inferiormente, o

falciforme: L. *falcis*, foice; *forma*, forma

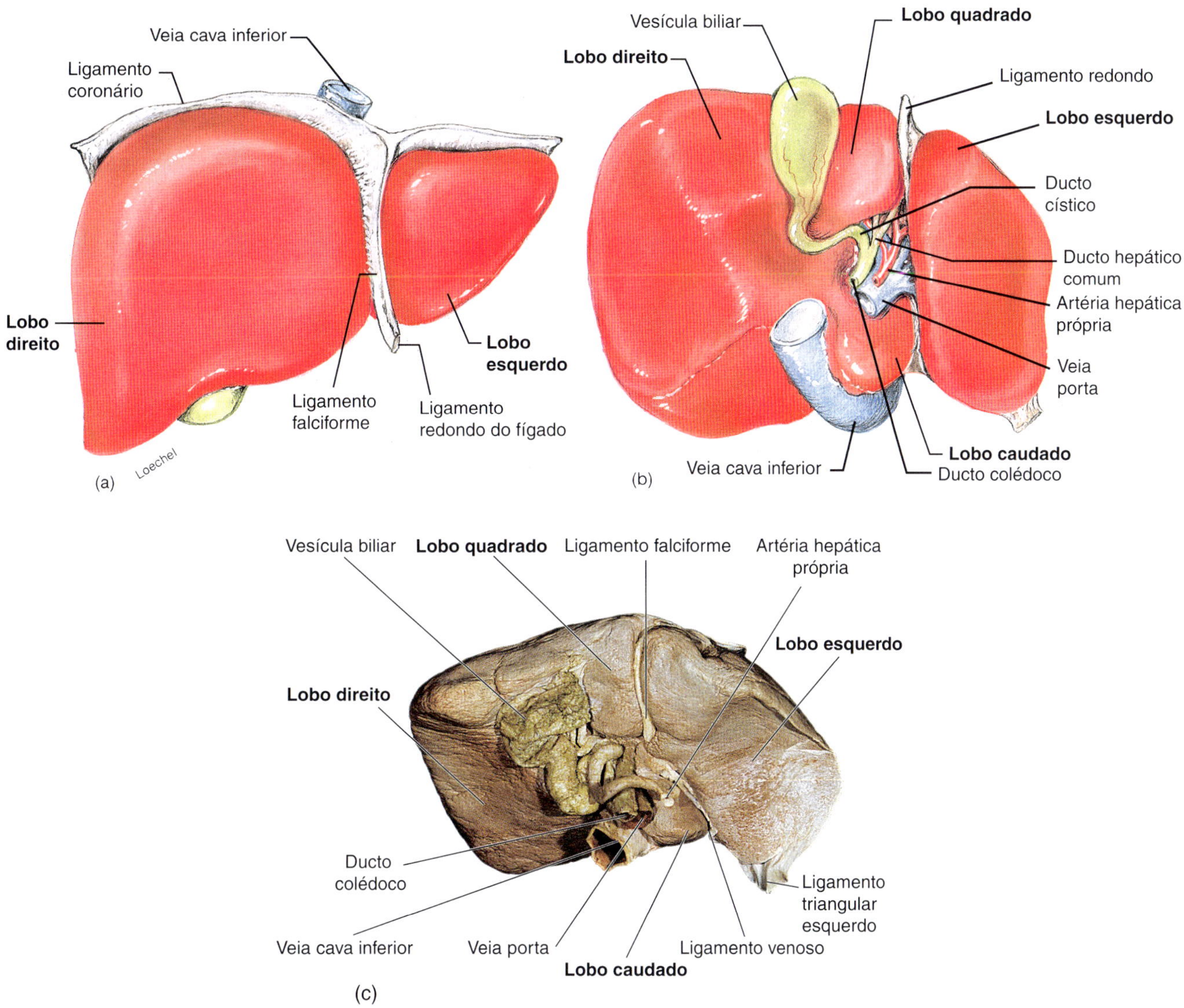

FIGURA 18.31 O fígado e a vesícula biliar. (*a*) Vista anterior, (*b*) vista inferior rodada e (*c*) fotografia da vista inferior rodada (os lobos do fígado estão identificados em negrito).

lobo caudado está posicionado próximo a veia cava inferior, e o **lobo quadrado** está adjacente a vesícula biliar. O **ligamento falciforme** fixa o fígado à parede anterior do abdome e ao diafragma. O **ligamento redondo do fígado** estende-se do ligamento falciforme ao umbigo. Esse ligamento é remanescente da veia umbilical do feto (veja tabela 16.6).

Embora o fígado seja o maior órgão interno, apresenta, de certo modo, unidades com espessuras de apenas uma ou duas células. Isso porque as células do fígado, ou **hepatócitos**, formam **lâminas hepáticas** que têm a espessura de uma ou duas células e estão separadas de outras lâminas por grandes espaços, contendo capilares chamados **sinusóides hepáticos** (fig. 18.32). Os sinusóides são revestidos pelas fagocíticas **células de Kupffer**, mas os grandes espaços existentes entre essas células tornam esses sinusóides muito mais permeáveis do que outros capilares. Essa estrutura laminar do fígado e a elevada permeabilidade dos sinusóides permitem que cada hepatócito entre em contato direto com o sangue.

As lâminas hepáticas estão dispostas de modo a formar unidades funcionais chamadas **lóbulos hepáticos** (fig. 18.33). No meio de cada lóbulo encontra-se uma **veia central**, e na periferia de cada lóbulo estão os ramos da veia porta e da artéria hepática, que se abrem nos espaços entre as lâminas hepáticas. O sangue da veia porta, contendo moléculas absorvidas no trato GI, e o sangue arterial da artéria hepática misturam-se no interior dos sinusóides e se dirigem da periferia do lóbulo para a veia central (fig. 18.33). As veias centrais dos diferentes lóbulos do fígado convergem para

hepático: G. *hepatos*, fígado

células de Kupffer: de Karl Wilhelm von Kupffer, anatomista e embriologista bávaro, 1829-1902

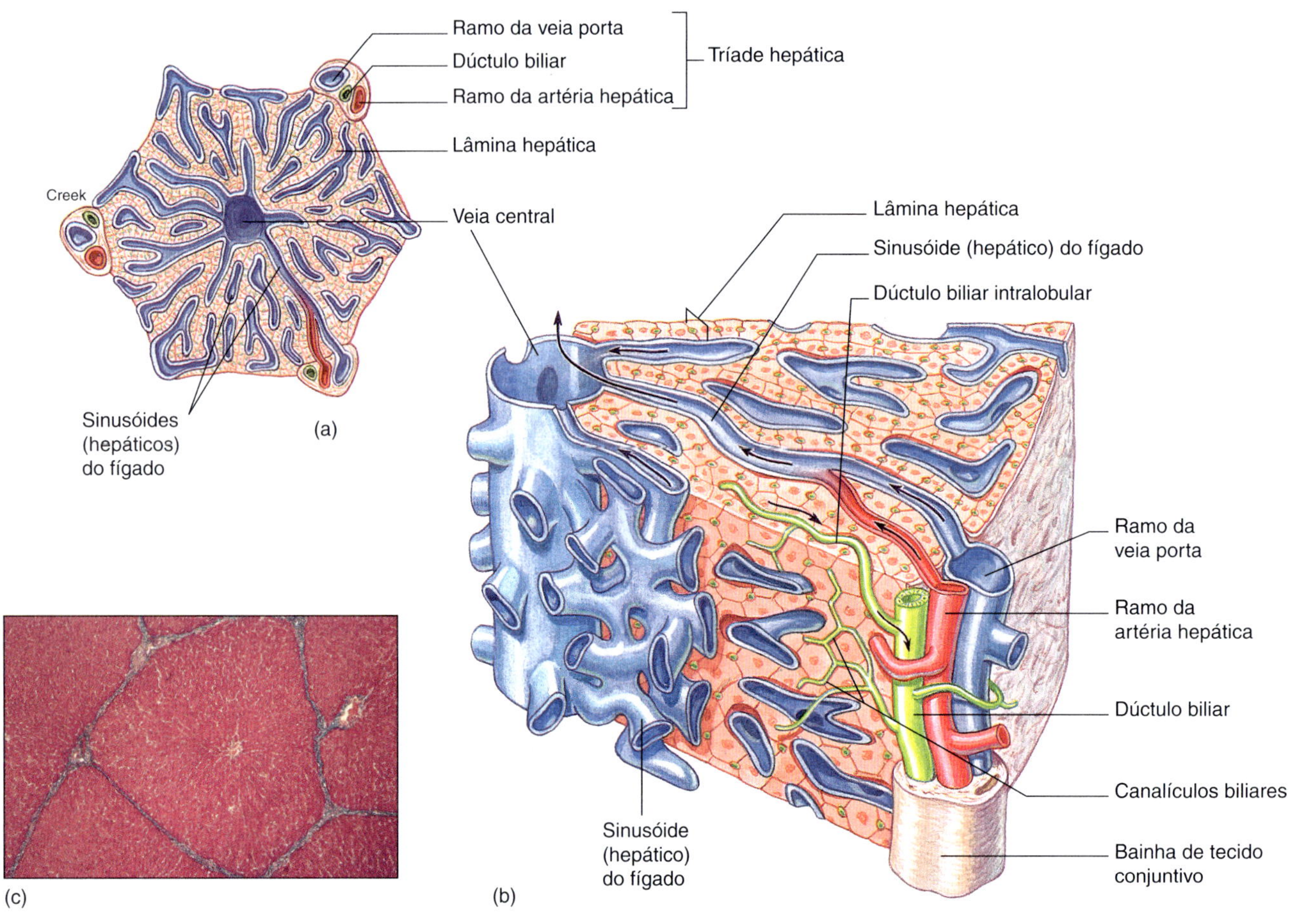

FIGURA 18.32 Lóbulo do fígado e histologia do fígado. (*a*) Secção transversa de um lóbulo do fígado e (*b*) secção longitudinal. O sangue entra em um lóbulo do fígado através de vasos na tríade hepática, passa através dos sinusóides e deixa o lóbulo através da veia central. As veias centrais convergem para formar as veias hepáticas que transportam o sangue venoso do fígado. (*c*) Fotomicrografia de um lóbulo do fígado em secção transversa.

formar a veia hepática, que leva sangue do fígado para a veia cava inferior.

Os lóbulos do fígado têm numerosas funções, incluindo síntese, armazenamento e liberação de vitaminas; síntese, armazenamento e liberação de glicogênio; síntese de proteínas do sangue; fagocitose de células sangüíneas vermelhas velhas e de certas bactérias; remoção de substâncias tóxicas; e produção de bile. A bile é armazenada na vesícula biliar e finalmente liberada no duodeno para emulsificação (redução em partículas menores) e absorção de gorduras.

A bile é produzida pelos hepatócitos e excretada em canais minúsculos chamados **canalículos biliares** localizados no *interior* de cada lâmina hepática (fig. 18.33). Esses canalículos biliares drenam na periferia de cada lóbulo por **ductos biliares**, que por sua vez drenam nos **ductos hepáticos** que transportam a bile do fígado. Como o sangue passa pelos sinusóides e a bile circula em direção oposta no interior das lâminas hepáticas, sangue e bile não se misturam nos lóbulos do fígado.

O fígado recebe inervação parassimpática dos nervos vagos e inervação simpática dos nervos toracolombares pelo gânglio celíaco.

Vesícula Biliar

A **vesícula biliar** é um órgão sacular fixo à face inferior do fígado (figs. 18.31 e 18.34). Esse órgão armazena e concentra bile. Uma valva esfinctérica no colo da vesícula biliar permite uma capacidade de armazenamento de cerca de 35 a 50 ml. A camada mucosa interna da vesícula biliar é pregueada semelhante às pregas gástricas do estômago. Quando a vesícula biliar está cheia de bile, expande-se ficando com o tamanho e a forma de uma pequena pêra. A bile é um líquido verde amarelado que contém sais biliares, bilirrubina (um produto resultante da destruição de células do sangue), colesterol e outros compostos. A contração da musculatura libera a bile da vesícula biliar.

A bile é produzida continuamente pelo fígado e drena através dos ductos hepáticos e ducto colédoco para o duodeno. Quando o intestino delgado está vazio de alimento, o esfíncter da **ampola** (veja fig. 18.21) contrai, e a bile é deslocada para o interior do ducto cístico para armazenamento na vesícula biliar.

A vesícula biliar recebe suprimento sangüíneo pela artéria cística, que é ramo da artéria hepática direita. O sangue venoso retorna através da veia cística, que é tributária da veia porta. A

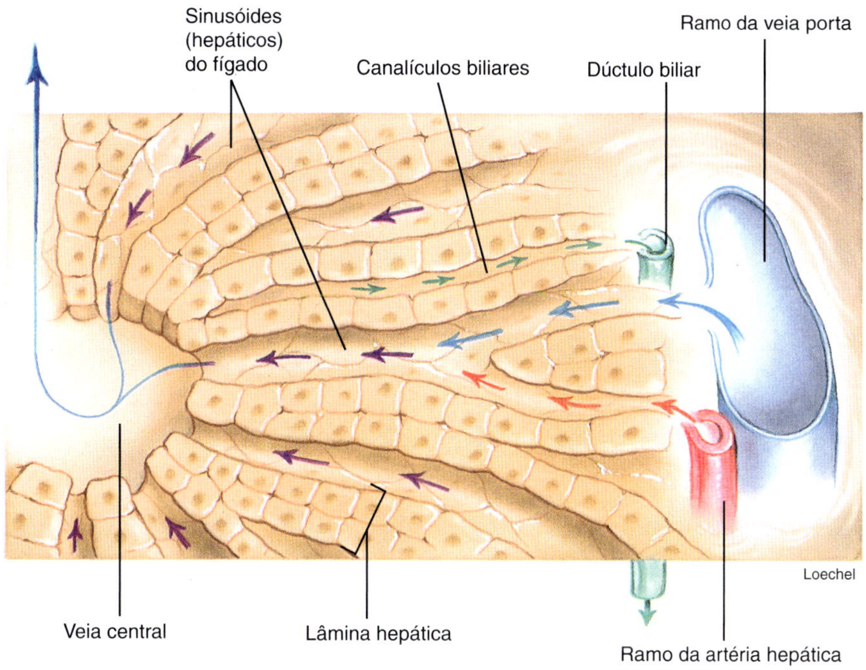

FIGURA 18.33 Fluxo de sangue e bile em um lóbulo do fígado. O sangue flui no interior dos sinusóides dos ramos da veia porta para a veia central (da periferia para o centro de um lóbulo). A bile flui no interior da lâmina hepática do centro de um lóbulo para os dúctulos biliares na periferia.

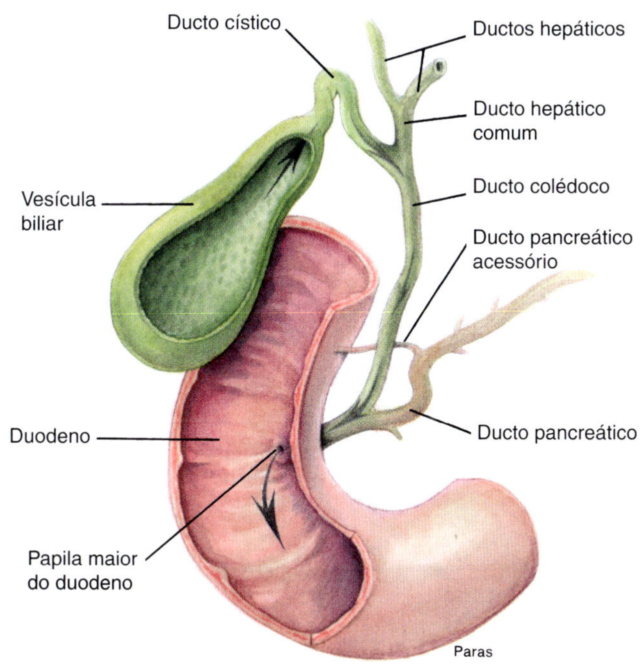

FIGURA 18.34 O ducto pancreático une-se ao ducto colédoco para liberar suas secreções através da papila maior do duodeno. A liberação da bile e do suco pancreático no interior do duodeno é controlada pelo músculo esfíncter da ampola (veja fig. 18.21).

inervação autônoma da vesícula biliar é semelhante a do fígado; ambos recebem inervação parassimpática dos nervos vagos e inervação simpática dos nervos toracolombares pelo gânglio celíaco.

Um problema clínico comum da vesícula biliar é a formação de *cálculos*. A bile é composta de vários sais, pigmentos e colesteróis que ficam concentrados quando a água é removida. Colesteróis comumente permanecem em solução, mas sob certas condições eles precipitam para formar cristais sólidos. Cristais grandes podem bloquear o ducto biliar e devem ser removidos cirurgicamente. A radiografia na figura 18.35 mostra cálculos em posição, e a fotografia mostra os cálculos retirados.

Pâncreas

O mole e lobulado **pâncreas** é conhecido como uma *glândula mista* porque tem as funções exócrina e endócrina. A função endócrina é executada por agrupamentos de células chamados **ilhotas pancreáticas** (ilhotas de Langerhans). As células da ilhota secretam os hormônios *insulina* e *glucagon* para o interior do sangue. Como glândula exócrina, o pâncreas secreta *suco pancreático* pelo ducto pancreático (fig. 18.36), que se abre no duodeno.

---
pâncreas: G. *pan*, todo; *kreas*, carne

ilhotas de Langerhans: de Paul Langerhans, anatomista alemão, 1847-1888

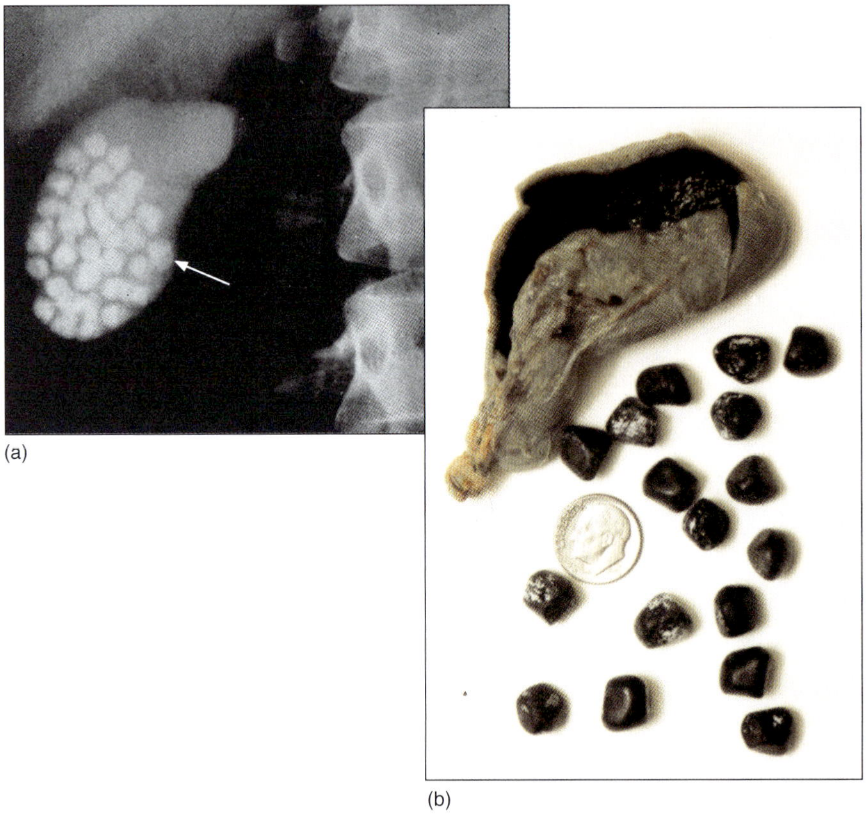

FIGURA 18.35 (*a*) Radiografia de uma vesícula biliar que contém cálculos biliares. (*b*) Depois da remoção cirúrgica da vesícula biliar (colecistectomia), ela foi aberta para expor os cálculos. (Observe seus tamanhos em relação a uma moeda).

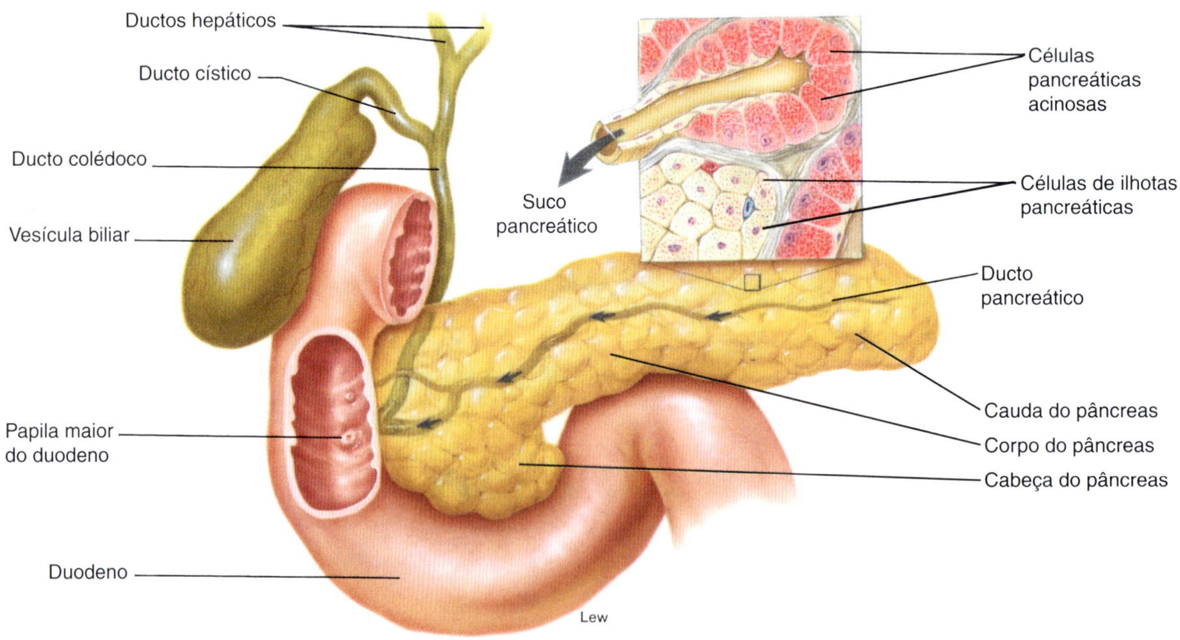

FIGURA 18.36 O pâncreas é uma glândula exócrina e endócrina. O suco pancreático – o produto exócrino – é secretado por células acinosas para o interior do ducto pancreático. As dispersas ilhotas de células, chamadas ilhotas pancreáticas (ilhotas de Langerhans), secretam os hormônios insulina e glucagon na corrente sangüínea.

O Sistema Digestório

EXPLICAÇÃO

O sistema digestório inteiro se desenvolve a partir de modificações de uma estrutura tubular comprida chamada **intestino primitivo**. Essas modificações se iniciam durante a quarta semana do desenvolvimento embrionário. O intestino primitivo é composto apenas de endoderma e para fins descritivos pode ser dividido em três regiões: *intestino anterior*, *intestino médio* e *intestino posterior* (exibição I).

Intestino Anterior

O **estomódio**, ou fossa oral, não é parte do intestino anterior mas uma invaginação do ectoderma que penetra através da fina **membrana oral** para se tornar contínua com o intestino anterior e formar parte da cavidade oral, ou boca. As estruturas da boca são, portanto, de origem ectodérmica. O esôfago, a faringe, o estômago, uma parte do duodeno, o pâncreas, o fígado e a vesícula biliar são órgãos que se desenvolvem a partir do intestino an-

estomódio: G. *stoma*, boca; *hodaios*, na direção de

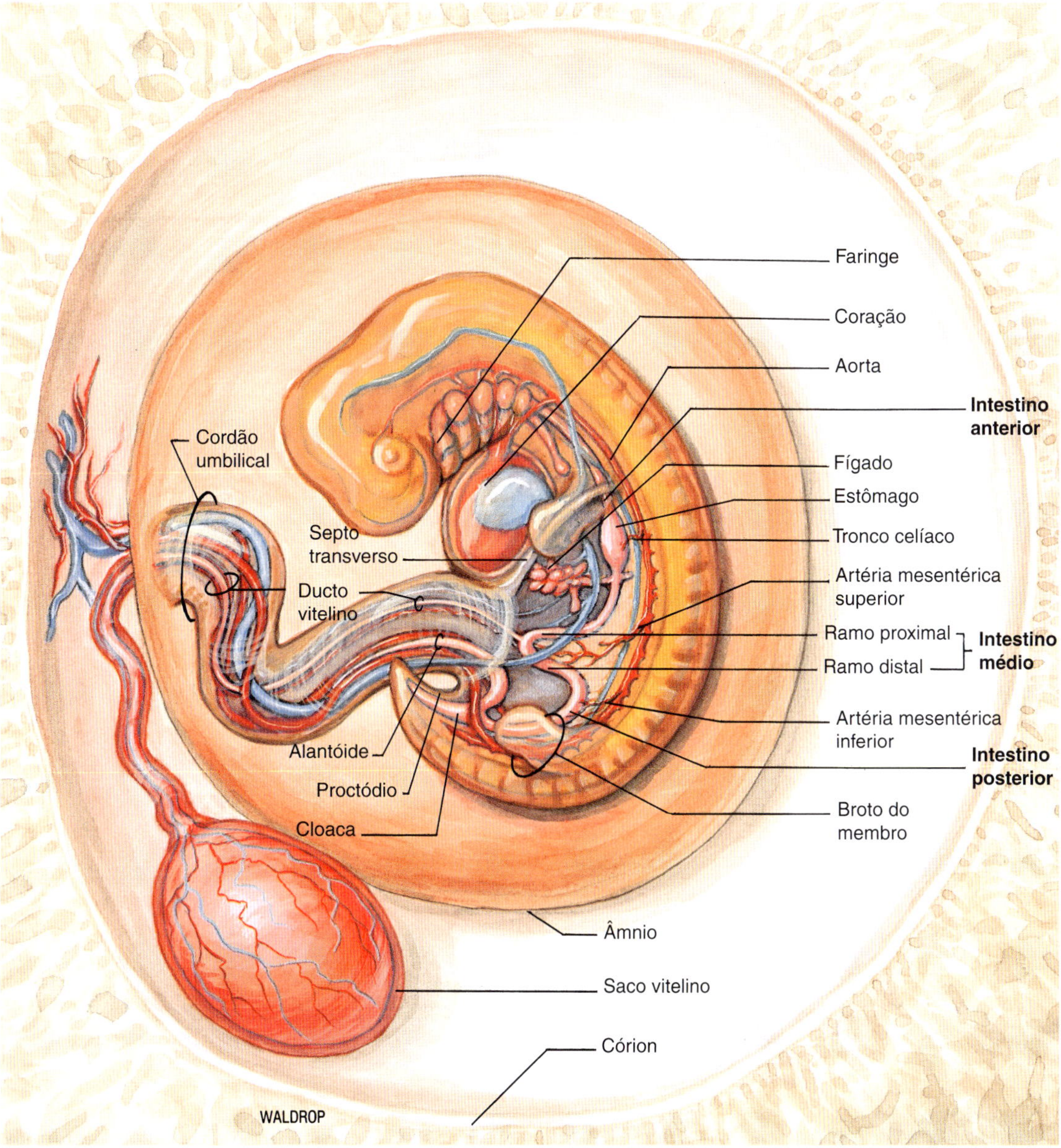

EXIBIÇÃO I Secção sagital de um embrião com 5 semanas mostrando o desenvolvimento do sistema digestório e sua associação com membranas e órgãos extra-embrionários.

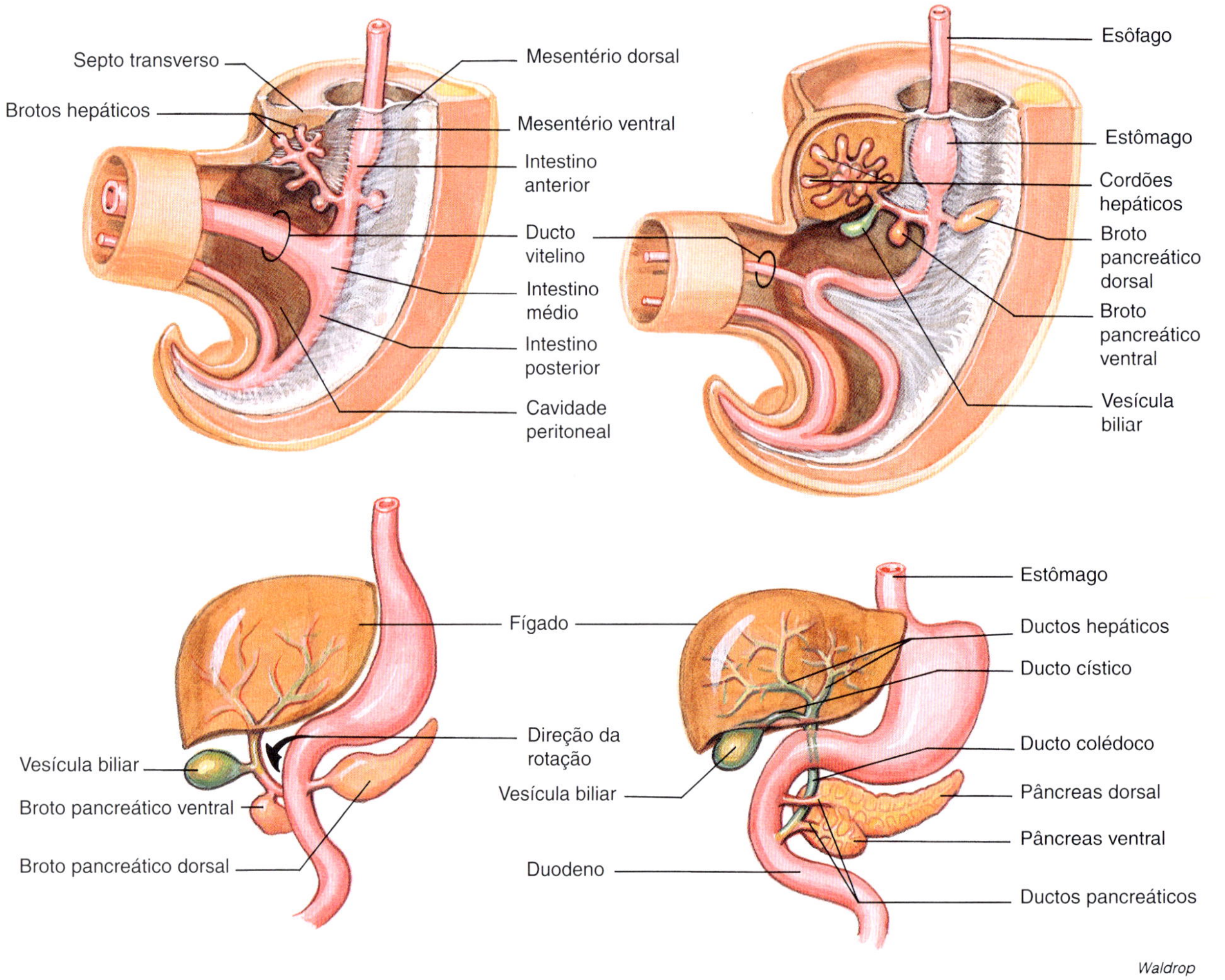

EXIBIÇÃO II Estágios seqüenciais do desenvolvimento do intestino anterior para formar o estômago, o duodeno, o fígado, a vesícula biliar e o pâncreas: (*a*) 4 semanas, (*b*) 5 semanas, (*c*) 6 semanas e (*d*) 7 semanas.

terior (exibição II). Ao longo do trato GI, apenas o revestimento epitelial interno que reveste o lume é derivado do endoderma do intestino primitivo. A porção vascular e as camadas de músculo liso derivam do mesoderma que se desenvolve do mesênquima esplâncnico circunvizinho.

O estômago aparece inicialmente como uma dilatação alongada do intestino anterior. A borda dorsal do estômago apresenta crescimento mais rápido que a borda ventral formando uma curvatura distinta. A porção caudal do intestino anterior e a porção cranial do intestino médio formam o duodeno. O fígado e o pâncreas originam-se da parede do duodeno como pequenos **brotos hepático** e **pancreático**, respectivamente. O broto hepático experimenta um grande crescimento para formar a vesícula biliar, os ductos associados e os vários lobos do fígado (exibição II). Pela sexta semana, o fígado está realizando a hematopoiese (a formação de células sangüíneas). Pela nona semana, o fígado já se desenvolveu o suficiente para representar 10% do peso total do feto.

O pâncreas se desenvolve dos brotos pancreáticos dorsal e ventral das células endodérmicas. Quando o duodeno cresce, gira para a direita e o dois brotos pancreáticos se fundem (exibição II).

Intestino Médio

Durante a quarta semana da fase embrionária (exibição I), o intestino médio é contínuo com o saco vitelino. Pela quinta semana, o intestino médio formou uma alça intestinal primária em forma de U, que se projeta no cordão umbilical (exibição III). Como o desenvolvimento continua, o ramo anterior do intestino médio forma as alças da maior parte do intestino delgado. O ramo posterior do intestino médio se expande formando as alças do intestino grosso e uma porção do intestino delgado. Um **divertículo cecal** aparece durante a quinta semana.

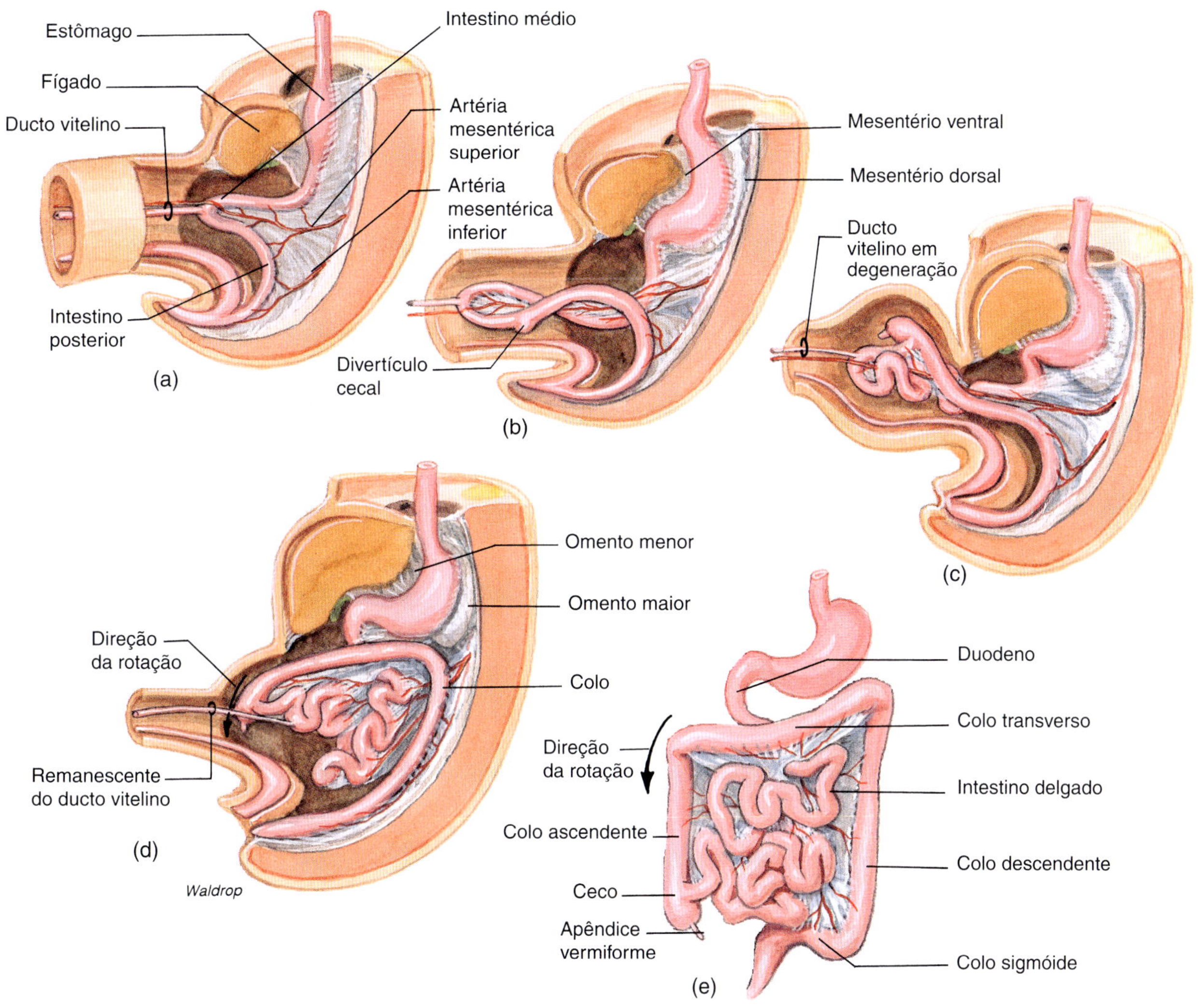

EXIBIÇÃO III Estágios seqüenciais do desenvolvimento do intestino médio para formar a porção distal do intestino delgado e a porção proximal do intestino grosso: (*a*) 5 semanas, (*b*) 6 semanas, (*c*) 7 semanas, (*d*) 10 semanas e (*e*) 18 semanas.

Durante a décima semana, os intestinos são elevados na cavidade abdominal e, em seguida, ocorre a diferenciação e rotação. O divertículo cecal continua se desenvolvendo e forma o ceco e o apêndice vermiforme. O remanescente do intestino médio forma o colo ascendente e a flexura direita do colo (exibição III).

Intestino Posterior

O intestino posterior se estende do intestino médio à **membrana cloacal** (exibição IV). O **proctódio**, ou **fossa anal**, é uma depressão na região anal formada pela invaginação do ectoderma que contribui para a membrana cloacal.

O **alantóide**, que recebe os resíduos urinários do feto, conecta-se ao intestino posterior na região chamada **cloaca**, como se vê na exibição IV. Uma faixa de células mesenquimais chamada **septo urorretal** cresce caudalmente entre a quarta e a sétima semana até a completa septação, dividindo a cloaca em **canal anal** dorsal e em **seio urogenital** ventral. Com a conclusão do septo urorretal, a membrana cloacal é dividida em uma **membrana urogenital** anterior e uma **membrana anal** posterior. No final da sétima semana, a membrana anal perfura e forma o óstio anal, que é revestido com células ectodérmicas. Em torno desse período, as rupturas da membrana urogenital propiciam o desenvolvimento dos sistemas urinário e genital.

---

proctódio: G. *proktos*, ânus; *hodaios*, em direção de

cloaca: L. *cloaca*, latrina

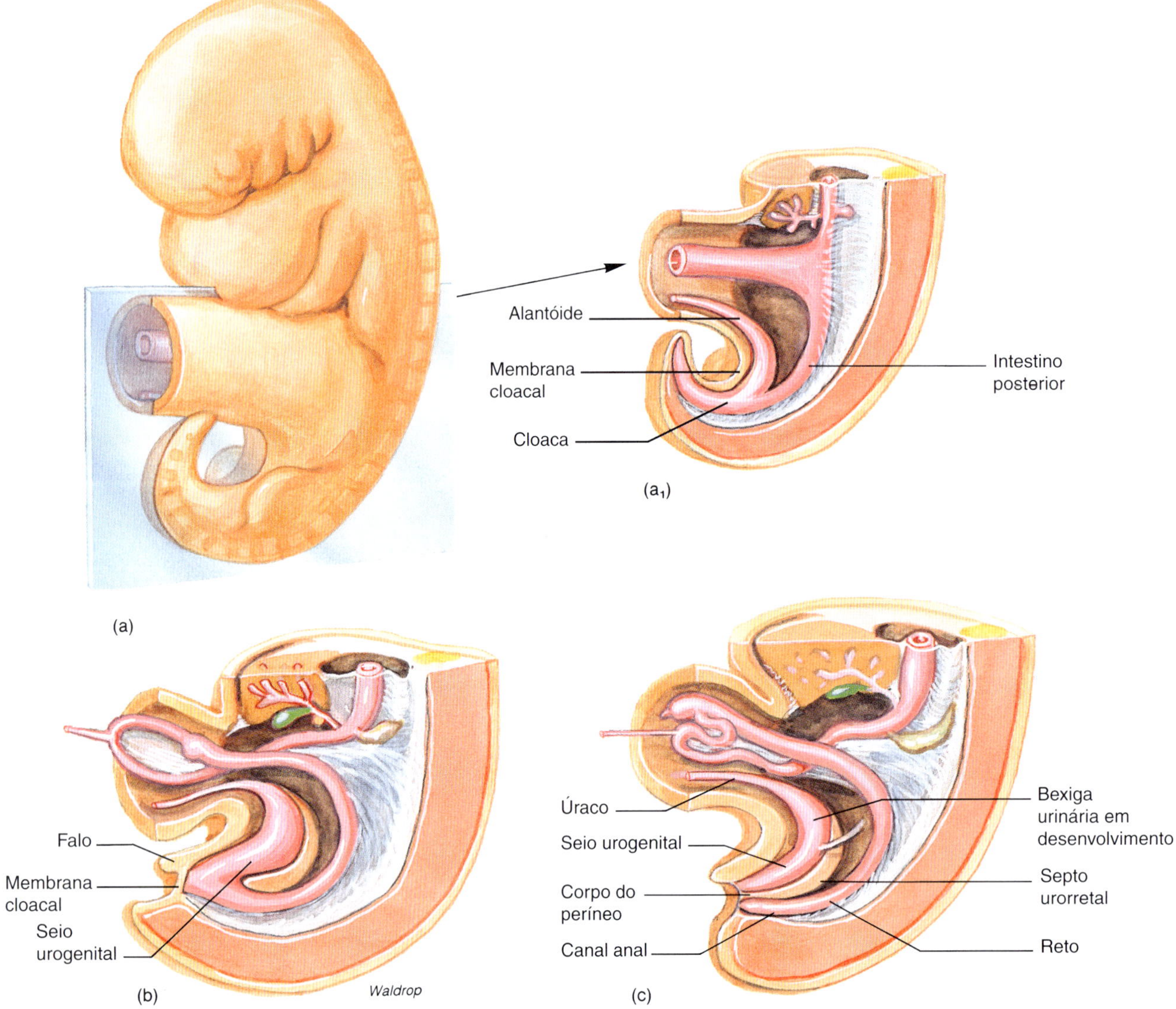

EXIBIÇÃO IV Desenvolvimento progressivo do intestino posterior mostrando a separação do sistema digestório em relação ao sistema urogenital. (*a*) Vista ântero-lateral de um embrião de quatro semanas mostrando a posição de um corte sagital representado em (a_1), (*b*) e (*c*). (a_1) Em 4 semanas, o intestino posterior, a cloaca e o alantóide estão conectados. (*b*) Em 6 semanas, as conexões entre o intestino e as estruturas extra-embrionárias estão grandemente diminuídas. (*c*) Pela sétima semana, a separação estrutural e funcional entre os sistemas digestório e urogenital é quase completa.

O pâncreas está posicionado horizontalmente ao longo da parede abdominal posterior, adjacente à curvatura maior do estômago. Mede aproximadamente 12,5 cm de comprimento e aproximadamente 2,5 cm de espessura. Tem uma **cabeça** ampliada, posicionada perto do duodeno; um **corpo** localizado centralmente; e uma **cauda** cônica, posicionada perto do baço. É inteiramente retroperitoneal com exceção de uma parte da cabeça. No interior dos lóbulos do pâncreas estão as unidades secretoras exócrinas, chamadas **ácinos pancreáticos**, e as unidades secretoras endócrinas, chamadas **células das ilhotas pancreáticas**. Cada ácino consiste em uma única camada de células de epitélio acinoso que envolve o lume no qual os constituintes do suco pancreático são secretados.

O pâncreas é inervado por ramos do plexo celíaco. A porção glandular do pâncreas recebe inervação parassimpática, enquanto os vasos sangüíneos recebem inervação simpática. O

ácino: L. *acinus*, uva

pâncreas é suprido com sangue pelos ramos pancreáticos da artéria esplênica, que se origina do tronco celíaco e pelos ramos pancreaticoduodenais, os quais procedem da artéria mesentérica superior. O retorno do sangue venoso é feito através das veias esplênica e mesentérica superior na veia porta.

O *câncer pancreático* tem o pior prognóstico entre todos os tipos de cânceres. Isso provavelmente é devido à natureza esponjosa e vascular desse órgão e às suas funções vitais exócrina e endócrina. A cirurgia do pâncreas é um problema porque o tecido mole, esponjoso, é difícil de suturar.

Avaliação de Conhecimentos

23. Descreva o fígado. Onde está localizado? Liste os lobos do fígado e os seus ligamentos de sustentação.
24. Liste as principais funções do fígado.
25. Descreva a estrutura dos lobos do fígado e siga o fluxo do sangue e da bile nos lóbulos.
26. Explique como o fígado recebe duplo suprimento sangüíneo.
27. Explique como a vesícula biliar enche com secreção biliar e como a bile e as secreções pancreáticas entram no duodeno.
28. Relate resumidamente as funções exócrina e endócrina do pâncreas. Quais são as várias unidades secretoras celulares do pâncreas?

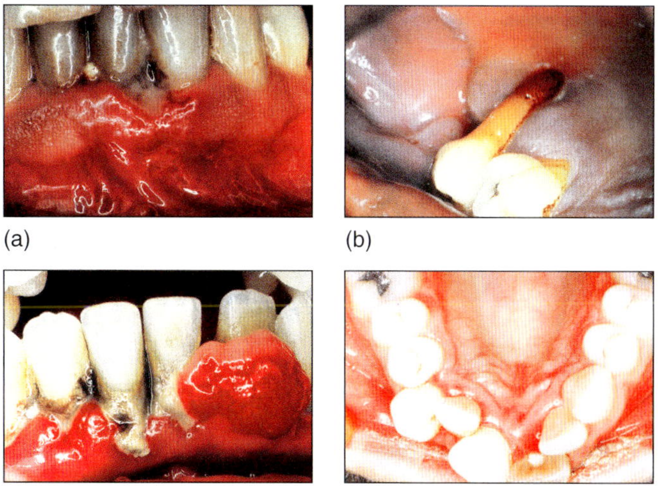

(a) (b) (c) (d)

FIGURA 18.37 Problemas clínicos dos dentes. (*a*) Angina de Vincent (boca de trincheira) e cáries dentais, (*b*) destruição severa de osso alveolar por periodontite, (*c*) granuloma piogênico e cáries dentárias e (*d*) mau posicionamento dos dentes.

CONSIDERAÇÕES CLÍNICAS

Problemas de Desenvolvimento do Sistema Digestório

A maioria dos distúrbios congênitos do sistema digestório se desenvolvem durante a quarta ou quinta semana da vida embrionária. A **fenda palatina**, descrita no capítulo 17, é uma abertura congênita entre as cavidades oral e nasal; portanto, envolve ambos os sistemas digestório e respiratório (veja fig. 17.28). A **atresia do esôfago**, ou outras falhas no desenvolvimento normal das estruturas da transição esôfago-gástrica, são outras disfunções do trato GI superior que exige correção cirúrgica. A **estenose do piloro** é uma malformação comum na qual o músculo esfíncter do piloro está hipertrofiado e reduz o tamanho do lume. Essa afecção afeta aproximadamente 1 em cada 200 recém-nascidos do sexo masculino e 1 em cada 1.000 recém-nascidos do sexo feminino. Estenoses, atresias e malrotações de várias porções do trato GI podem ocorrer durante o desenvolvimento do intestino. Problemas umbilicais envolvendo o trato GI são bastante comuns como algumas formas de *ânus imperfurado*, que ocorre aproximadamente em 1 de cada 5.000 nascimentos.

Patógenos e Toxinas

O trato GI representa um ambiente hospedeiro para um grande número de parasitas helmintos (lombrigas) e microorganismos. Muitos destes são benéficos, mas algumas bactérias e protozoários podem causar doenças. Serão aqui abordados apenas alguns exemplos de microorganismos patogênicos.

A **disenteria** é uma inflamação da mucosa intestinal, caracterizada por freqüentes fezes soltas que contêm muco, pus e sangue. A disenteria mais comum é a **disenteria amebiana**, que é causada pelo protozoário *Entamoeba histolytica*. Cistos desse microorganismo são ingeridos em alimentos contaminados, e depois que a capa protetora é removida pelo HCl no estômago, a forma vegetativa invade as paredes da mucosa do íleo e do colo.

A **intoxicação gastrointestinal** é causada pelo consumo de toxinas produzidas por bactérias patogênicas. *Salmonella* é uma bactéria que comumente infecta o alimento. **Botulismo**, o tipo mais grave de intoxicação gastrointestinal, é causado pela ingestão de alimento contaminado com a toxina produzida pela bactéria *Clostridium botulinum*. Esse organismo está largamente disperso pela natureza, e os esporos que ele produz são encontrados freqüentemente em alimentos enlatados. Por esse motivo, o alimento necessita ser aquecido a 120°C antes de ser enlatado. As toxinas produzidas pelas bactérias que se desenvolvem no alimento é que são patogênicas, em vez do próprio organismo. O veneno é uma neurotoxina que é prontamente absorvida pelo sangue a tal ponto de poder afetar o sistema nervoso.

Problemas Clínicos dos Dentes e das Glândulas Salivares

Cáries dentárias, ou deterioração do dente, é um processo gradual de descalcificação do esmalte do dente (fig. 18.37) e dentina subjacente, causado por produtos ácidos de bactérias. Essas

disenteria: G. *dys*, mau; *entera*, intestino

bactérias proliferam entre os dentes, onde partículas de alimentos se acumulam, e formam parte de uma camada fina de bactérias, proteínas e outros resíduos chamada *placa* que cobre os dentes. O desenvolvimento de cáries dentárias pode ser reduzido escovando os dentes pelo menos uma vez ao dia e passando fio dental entre os dentes, regularmente.

Pessoas com idades acima de 35 anos são particularmente suscetíveis às **doenças periodontais**, que envolvem inflamação e deterioração da gengiva, dos alvéolos dentais, das membranas periodontais e do cemento que cobre as raízes dos dentes. Alguns dos sintomas consistem na soltura dos dentes, respiração ruim, sangramento de gengivas ao escovar e algum edema. Doenças periodontais podem resultar de placas impactadas, fumo de cigarros, dentes tortos ou dieta pobre. Respondem por 80% a 90% das quedas de dentes nos adultos.

Parotidite epidêmica (caxumba) é uma doença viral das glândulas parótidas, que em fases avançadas pode envolver o pâncreas e os testículos. Em crianças, a parotidite epidêmica em geral não é grave, mas em adultos pode causar surdez e destruir o tecido pancreático ou células testiculares.

Distúrbios do Fígado

O fígado é um órgão notável que tem a capacidade de regenerar até mesmo 80% do que foi removido. As doenças mais sérias do fígado (hepatites, cirroses e hepatomas) afetam o fígado em seu todo, de forma que não possa se reparado. **Hepatites** são inflamações do fígado. Certas substâncias químicas podem causar hepatite, mas geralmente é causada por infecções a vírus. **Hepatite A** (hepatite infecciosa) é uma doença viral transmitida por alimentos e líquidos contaminados. **Hepatite B** (hepatite do soro) também é causada por um vírus, porém transmitida pelo plasma sangüíneo durante transfusões ou através de agulhas e seringas não esterilizadas adequadamente. Outros tipos de hepatites a vírus são designadas como hepatites C, D, E e G.

Na **cirrose**, o fígado é tomado por tecido fibroso. Isso faz com que o tecido hepático seja destruído e substituído por gordura. Eventualmente, todas as funções do fígado ficam comprometidas. As cirroses, freqüentemente, resultam do abuso de bebidas alcoólicas a longo prazo, mas também pode ser o resultado de desnutrição, hepatites ou outras infecções.

A **icterícia** é a coloração amarela dos tecidos produzida por concentrações elevadas de bilirrubina livre ou conjugada no sangue. Como a bilirrubina livre é derivada da hemoglobina, concentrações anormalmente altas desse pigmento podem resultar de destruição elevada e incomum de células sangüíneas vermelhas. Isso pode ocorrer, por exemplo, em conseqüência de reações ao fator Rh (eritroblastose fetal) em um recém-nascido com Rh positivo sensibilizado por Rh negativo da mãe. A icterícia também pode ocorrer em crianças saudáveis, quando o excesso de células sangüíneas vermelhas são destruídas por ocasião do nascimento. Essa condição é chamada de *icterícia fisiológica do recém-nascido* e não é indicativa de doença. Crianças prematuras também podem desenvolver icterícia devido à quantidade insuficiente de enzimas hepáticas necessárias para conjugar bilirrubina e excretá-la na bile. Em adultos, a icterícia é comumente aparente quando a excreção da bile é bloqueada por cálculos.

Hepatomas são tumores (geralmente malignos) que se originam no fígado ou o invadem secundariamente. Os que se originam no fígado (hepatomas primários) são relativamente raros, mas aqueles que formam metástases no fígado a partir de outros órgãos (hepatomas secundários) são comuns. Carcinoma do fígado geralmente é fatal.

Distúrbios do Trato GI

Úlceras pépticas são erosões das túnicas mucosas do estômago (fig. 18.38) ou do duodeno produzidas pela ação do HCl. Exposições prolongadas aos agentes que enfraquecem a mucosa que reveste o estômago, como álcool e aspirina, e secreções anormalmente altas de HCl aumentam a probabilidade de desenvolvimento de úlceras pépticas. Estresse crônico pode prejudicar os mecanismos de defesa da mucosa, aumentando a suscetibilidade da mucosa aos efeitos prejudiciais do HCl. Um achado relativamente recente é que a maioria das pessoas que apresentam úlceras pépticas é infectada com uma bactéria conhecida como *Helicobacter pylori*, que se encontra no trato GI. Tentativas clínicas demonstraram que os antibióticos que eliminam essa bactéria parecem ajudar no tratamento das úlceras pépticas. Pensa-se agora que a *H. pylori* não causa a úlcera por si mesma, mas contribui bastante para o enfraquecimento das barreiras da mucosa aos danos do ácido gástrico.

Enterite, uma inflamação da mucosa do intestino delgado, é freqüentemente referida como influenza intestinal. As causas das enterites incluem infecções bacterianas ou virais, alimentos ou líquidos irritantes (inclusive álcool) e tensão emocional. Os sintomas incluem dor abdominal, náuseas e diarréia. A *diarréia* é a evacuação de fezes líquidas e não formadas. Essa situação é sintomática de inflamação, tensão e muitas outras disfunções do corpo.

Hérnia é a protrusão de uma porção de um órgão visceral, geralmente intestino delgado, através de uma região debilitada da parede abdominal. Hérnias inguinais, femorais, umbilicais e de hiato são os tipos mais comuns. Na **hérnia hiatal**, uma porção do estômago é deslocada superiormente através do hiato esofágico do diafragma e protubera no tórax. Os perigos potenciais de uma hérnia são o estrangulamento do fornecimento de sangue seguido de gangrena, bloqueio do quimo ou ruptura que pode representar risco de vida.

cirrose: G. *kirrhos*, cor laranja

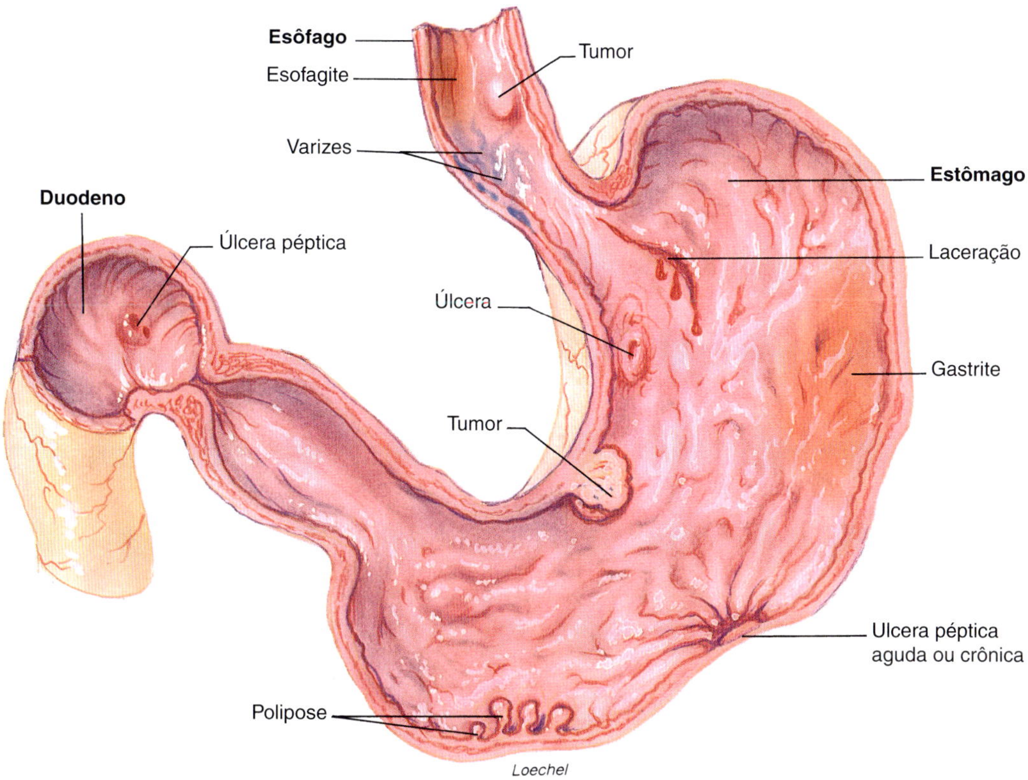

FIGURA 18.38 Locais comuns de distúrbios no trato GI superior.

Diverticulose é uma condição na qual a parede intestinal se enfraquece e aparecem pequenas bolsas (divertículos). Estudos sugerem que a repressão na eliminação de gases intestinais pode contribuir para a formação de diverticulose, especialmente no colo sigmóide. Pode se desenvolver uma **diverticulite**, ou inflamação de um divertículo, se a matéria fecal ficar impactada no interior dessas bolsas.

Peritonite é a inflamação do peritônio que reveste a cavidade abdominal e recobre as vísceras. As causas de peritonite incluem contaminação bacteriana da cavidade abdominal por feridas acidentais ou cirúrgicas na parede abdominal ou perfuração da parede intestinal (como no caso de uma úlcera ou ruptura do apêndice).

Resposta do Estudo de Caso Clínico

A origem provável da hemorragia, neste caso, é da ruptura da parte interna do fígado envolvendo quantidade significante de vasos sangüíneos de ambas as circulações arterial e venosa, como também, possivelmente, da circulação porta. Traumatismos das lâminas hepáticas (veja fig. 18.33) podem permitir a entrada do sangue nos canalículos biliares. Daqui, o sangue segue por: ductos hepáticos direito e esquerdo → ducto hepático comum → ducto colédoco → papila maior do duodeno → duodeno do intestino delgado.

Em alguns casos, esse tipo de hemorragia pode ser estancado introduzindo cateteres guiados radiograficamente no sistema arterial bloqueando os vasos sangüíneos (embolização angiográfica). Contudo, a cirurgia às vezes é necessária.

PRÁTICA CLÍNICA 18.1

Um senhor de 69 anos de idade vem ao seu consultório médico queixando-se de dor abdominal no quadrante inferior esquerdo há 2 dias. A dor é constante e profunda. Ele também apresenta diarréia moderada desde que a dor começou.

Em seu consultório o paciente não apresenta febre. Você pode ouvir os sons intestinais normais com seu estetoscópio. Os músculos abdominais do paciente estão relaxados, mas o quadrante inferior esquerdo está realmente sensível, e você sente uma saliência na palpação profunda. O exame de uma amostra de fezes é normal. Você decide enviá-lo para casa com uma dieta líquida e antibióticos por via oral. Ele logo apresenta melhoras, e em 2 semanas você solicita um enema baritado (i.e., um raio X abdominal tirado após a introdução de bário no colo).

PERGUNTAS

1. O que são as várias vesículas vistas no raio X do intestino grosso ao lado?
2. Explique a dor abdominal inicial do paciente.
3. Quais outras complicações podem acompanhar essa afecção?

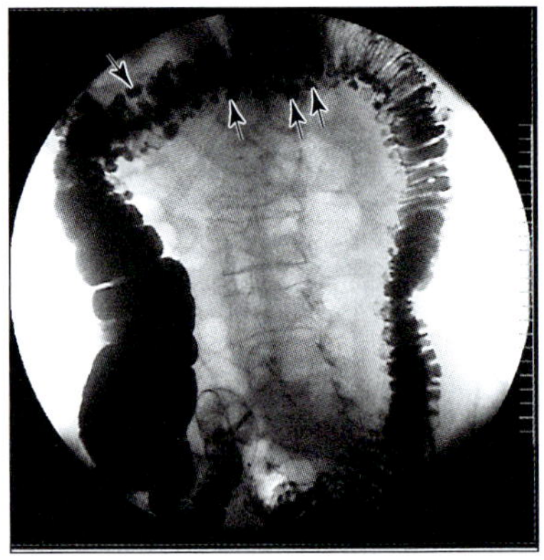

PRÁTICA CLÍNICA 18.2

Um homem de 47 anos de idade apresenta-se na sala de emergência com dor abdominal que vem piorando progressivamente e anorexia. Ele informa que a dor começou há três dias atrás e era generalizada, mas agora está localizada no quadrante inferior direito. Ele descreve a dor como uma dor aguda, em punhalada. Ele também informa ter tido febre mas não diarréia.

Ao exame físico, o paciente está febril e tem sensibilidade abdominal localizada no quadrante inferior direito, especificamente no ponto de McBurney. Ele também tem dor ao retirar a mão que palpava a região, um sinal de irritação peritoneal. Os exames de laboratório indicam aumento na contagem de glóbulos brancos. Você solicita um TC do abdome.

PERGUNTAS

1. O que é o ponto de McBurney ?
2. Após analisar a TC, qual é o seu diagnóstico? (O ceco está indicado com a letra C.)
3. O que é a opacidade branca indicada pela seta? Como contribuiu para o desenvolvimento da doença?
4. Qual é o tratamento apropriado para esse paciente?

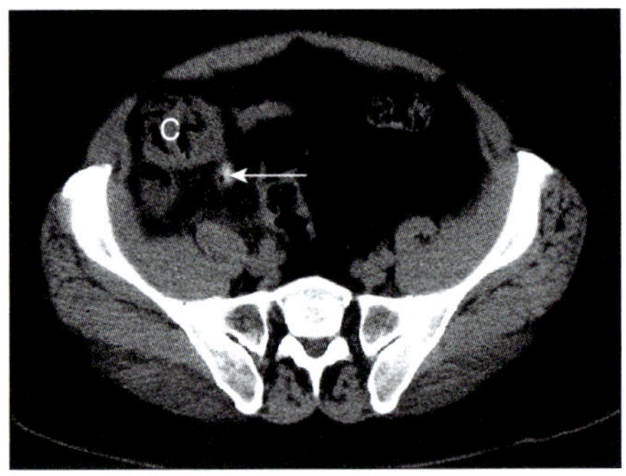

Terminologia Clínica Importante

azia Uma sensação de ardor no esôfago e estômago. Pode ser conseqüência de regurgitação do suco gástrico na porção inferior do esôfago.

boca em trincheira Uma infecção bacteriana contagiosa que causa inflamação, ulceração e inchaço doloroso do soalho da boca. É geralmente contraída por contato direto através do beijo de uma pessoa infectada. Boca em trincheira pode ser tratada com penicilina e outros medicamentos.

colite Inflamação do colo.

colostomia A formação de uma saída abdominal do trato GI levando uma alça do colo, através da parede abdominal, para sua superfície externa. Se o reto for removido por causa de câncer, a colostomia proporciona uma saída permanente para as fezes.

fibrose cística Uma doença congênita das glândulas exócrinas, principalmente do pâncreas. As secreções pancreáticas tornam-se muito espessas para escoarem com facilidade, causando a inflamação dos ductos e promovendo a formação de tecido conjuntivo que obstrui a drenagem através dos ductos.

gengivite Inflamação das gengivas. Pode resultar de higiene imprópria, dentaduras mal ajustadas, dieta inadequada, ou certas infecções.

halitose Odor respiratório desagradável. Pode ser o resultado de cáries dentárias, certas doenças, ingestão de determinados alimentos ou fumo.

hemorróidas Veias varicosas do reto e do ânus.

náusea Desconforto gástrico e sensação de mal estar com tendência para vomitar. Essa sensação é sintomática de alterações de movimentos e de outras doenças, e pode ocorrer durante a gravidez.

piorréia A descarga de pus na base dos dentes na linha da gengiva.

queilite Inflamação dos lábios.

regurgitação (vômito) A expulsão forçada do conteúdo gástrico pela boca. Náuseas e vômitos são sintomas comuns de qualquer deficiência orgânica do sistema digestório.

vagotomia A remoção cirúrgica por seção do nervo vago quando entra no estômago a fim de eliminar os impulsos do nervo que estimulam a secreção gástrica. Esse procedimento pode ser usado para tratar úlceras crônicas.

Resumo do Capítulo

Introdução ao Sistema Digestório (pp. 635-636)

1. O sistema digestório mecanicamente e quimicamente decompõe o alimento em formas mais simples que possam ser absorvidas pela parede intestinal e transportadas pelo sangue e linfa para utilização em nível celular.
2. O sistema digestório consiste em trato gastrointestinal (GI) e órgãos digestórios anexos.

Membranas Serosas e Túnicas do Trato Gastrointestinal (pp. 636-640)

1. Membranas peritoneais revestem a parede abdominal e cobrem os órgãos viscerais. O trato GI é sustentado por uma camada dupla de peritônio chamada mesentério.
   (a) O omento menor e o omento maior são pregas peritoneais que se estendem a partir do estômago.
   (b) Os órgãos retroperitoneais estão posicionados atrás do peritônio parietal.
2. As camadas (túnicas) do trato GI abdominal são, da interna para a externa, mucosa, submucosa, muscular e serosa.
   (a) A mucosa consiste em epitélio simples colunar, uma camada fina de tecido conjuntivo chamada lâmina própria, e camadas finas de musculatura lisa chamada muscular da mucosa.
   (b) A submucosa é composta de tecido conjuntivo; a túnica muscular consiste em camadas de músculo liso; e a serosa é composta de tecido conjuntivo coberto com peritônio visceral.
   (c) A submucosa contém o plexo submucoso, e a túnica muscular contém o plexo mientérico de nervos autônomos.

Boca, Faringe e Estruturas Associadas (pp. 640-648)

1. A cavidade oral é formada por bochechas, lábios, palato duro e palato mole. A língua e os dentes estão contidos na cavidade oral.
   (a) As tonsilas linguais e as papilas com calículos gustatórios estão localizados na língua.
   (b) Estruturas do palato incluem as pregas palatinas transversas, uma projeção em forma de cone chamada úvula palatina e tonsilas palatinas.
2. Os dentes incisivos e caninos têm uma raiz cada; os pré-molares e molares têm duas ou três raízes.
   (a) Os humanos são difiodônticos; têm dentições decídua e permanente.
   (b) As raízes dos dentes se articulam em cavidades chamadas alvéolos dentais que estão revestidas com uma membrana periodontal. Fibras na membrana periodontal se inserem no cemento que cobre as raízes e ancoram os dentes firmemente nas cavidades.
   (c) O esmalte forma a camada externa da coroa do dente; sob o esmalte está a dentina.
   (d) O interior de um dente contém a cavidade pulpar, que é contínua com o forame do ápice do dente com o tecido conjuntivo ao redor do dente.
3. As glândulas salivares maiores são: as glândulas parótidas, as glândulas submandibulares e as glândulas sublinguais.
4. A muscular faringe proporciona uma passagem que conecta as cavidades oral e nasal com o esôfago e a laringe.

Esôfago e Estômago (pp. 648-652)

1. A deglutição ocorre em três fases e envolve estruturas da cavidade oral, faringe e esôfago.
2. As ondas peristálticas de contração impulsionam o alimento do esfíncter inferior do esôfago para o interior do estômago.
3. O estômago consiste em cárdia, fundo, corpo e região pilórica. Apresenta as curvaturas maior e menor, e contém o esfíncter pilórico na sua junção com o duodeno.
   (a) Na mucosa do estômago salientam-se as distensíveis pregas gástricas; depressões gástricas e glândulas gástricas que também estão presentes na mucosa.
   (b) As células parietais das glândulas gástricas secretam HCl, e as células principais secretam pepsinogênio.

Intestino Delgado (pp. 652-656)

1. O intestino delgado inclui as seguintes partes: duodeno, jejuno e íleo; o ducto colédoco e o ducto pancreático se abrem no duodeno.
2. Expansões em forma de dedo de luva da mucosa, chamadas vilos intestinais, projetam-se no lume, e nas bases dos vilos intestinais a mucosa forma as glândulas intestinais.
   (a) Células epiteliais novas se formam nas criptas intestinais.
   (b) A membrana das células epiteliais intestinais são pregueadas para formar microvilos; essa margem em escova da mucosa aumenta a área de absorção.
3. Movimentos do intestino delgado incluem segmentação rítmica, movimento pendular e peristaltismo.

Intestino Grosso (pp. 656-660)

1. O intestino grosso absorve água e eletrólitos do quimo e elimina matéria fecal do corpo através do reto e canal anal.
2. O intestino grosso é dividido em ceco, colos, reto e canal anal.
   (a) O apêndice vermiforme está ligado à margem medial inferior do ceco.
   (b) O colo consiste nas partes ascendente, transversa, descendente e sigmóide.
   (c) As saculações (haustros) são saliências nas paredes do intestino grosso.
3. Os movimentos do intestino grosso incluem peristaltismo, remexer das saculações e movimentos de massa.

Fígado, Vesícula Biliar e Pâncreas (pp. 660-669)

1. O fígado é dividido em lobos direito, esquerdo, quadrado e caudado. Cada lobo contém lóbulos hepáticos, as unidades funcionais do fígado.
   (a) Lóbulos hepáticos consistem em lâminas de células hepáticas separadas por vasos capilares modificados chamados sinusóides.
   (b) O sangue flui da periferia de cada lóbulo, onde ramos da artéria hepática própria e da veia porta se abrem, através dos sinusóides e sai pela veia central.
   (c) A bile flui do interior das lâminas hepáticas para os canalículos biliares e, em seguida, para os dúctulos biliares na periferia de cada lóbulo.
2. A vesícula biliar armazena e concentra bile; libera a bile no duodeno através do ducto cístico e ducto colédoco.
3. O pâncreas é uma glândula exócrina e endócrina.
   (a) A porção endócrina consiste nas ilhotas pancreáticas que secretam os hormônios insulina e glucagon.
   (b) Os ácinos exócrinos do pâncreas produzem suco pancreático que contém várias enzimas digestivas

Atividades de Revisão

Questões Objetivas

1. Vísceras são os únicos órgãos do corpo que estão
   (a) relacionados com a digestão.
   (b) localizados na cavidade abdominal.
   (c) recobertos por membranas peritoneais.
   (d) localizados no interior das cavidades torácica e abdominal.
2. Quais dos seguintes tipos de dentes são encontrados na dentição permanente e não na decídua?
   (a) incisivos (c) pré-molares
   (b) caninos (d) molares
3. A camada dupla de peritônio que sustenta o trato GI é chamada
   (a) peritônio visceral
   (b) mesentério
   (c) omento maior
   (d) omento menor
4. Qual das seguintes camadas tissulares do intestino delgado contém lácteos?
   (a) submucosa
   (b) muscular da mucosa
   (c) lâmina própria
   (d) túnica muscular
5. Qual dos seguintes órgãos não é considerado parte do sistema digestório?
   (a) pâncreas (c) língua
   (b) baço (d) vesícula biliar
6. As numerosas pequenas elevações na superfície da língua que sustentam calículos gustatórios e ajudam a controlar os alimentos são chamadas de
   (a) cílios (c) vilos intestinais
   (b) rugas (d) papilas
7. A maior parte da digestão ocorre
   (a) na boca
   (b) no estômago
   (c) no intestino delgado
   (d) no intestino grosso
8. A estenose (constrição) do músculo esfíncter da ampola hepatopancreática (de Oddi) pode interferir no(a)
   (a) transporte da bile e suco pancreático
   (b) secreção de muco
   (c) passagem do quimo para o interior do intestino delgado
   (d) peristaltismo
9. O primeiro órgão a receber os produtos da digestão transportados pelo sangue é
   (a) fígado
   (b) pâncreas
   (c) coração
   (d) encéfalo
10. Qual das seguintes afirmativas acerca do sangue da veia porta é *verdadeira*?
    (a) contém gordura absorvida.
    (b) contém proteínas ingeridas.
    (c) mistura-se com a bile no fígado.
    (d) mistura-se com o sangue da artéria hepática própria no fígado.

Questões Dissertativas

1. Defina *digestão*. Diferencie os aspectos mecânicos dos químicos da digestão.
2. Faça a distinção entre trato gastrointestinal, víscera, órgãos digestórios anexos e intestino.
3. Cite as partes específicas ou estruturas do sistema digestório formadas pelas três camadas germinativas embrionárias.
4. Defina *membrana serosa*. Como são classificadas as membranas serosas da cavidade abdominal e quais são suas funções?
5. Descreva as estruturas das quatro túnicas da parede do trato GI.
6. Quais são as duas inervações autônomas do trato GI? Identifique os locais específicos das estimulações autônomas nas túnicas.
7. Defina os termos: *fórmula dental*, *difiodôntico*, *dentes decíduos*, *dentes permanentes* e *dentes do siso*.
8. Descreva as fases da deglutição. Quais as funções biomecânicas da língua, palato duro, palato mole, faringe e osso hióide na deglutição?
9. Como o estômago protege a si próprio dos efeitos danosos do HCl ?
10. Descreva os tipos de movimentos do intestino delgado e explique como se realizam.
11. Desenhe um vilo intestinal e explique porque os vilos intestinais são considerados as unidades funcionais do sistema digestório.
12. Quais são as partes do intestino grosso? Em que local das cavidades abdominal e pélvica cada parte está situada?
13. Descreva a localização e a estrutura macroscópica do fígado. Desenhe um diagrama de um lobo hepático, com identificações.
14. Descreva como a vesícula biliar se enche e se esvazia com líquido biliar. Qual a função da bile?
15. Cite as funções do intestino grosso. Quais são os movimentos biodinâmicos do intestino grosso que tornam possível essas funções?
16. Defina *cirrose* e explique como essa afecção é tão prejudicial ao fígado. Quais são algumas das causas da cirrose?

Questões de Análise Crítica

1. Tecnicamente, o alimento ingerido não se encontra dentro do corpo. Nem as fezes são excretadas do interior do corpo (exceto os resíduos biliares). Explique essas afirmativas. Por que essa informação seria importante para um laboratório interessado na preparação de um novo medicamento por via oral?
2. Os dentes decíduos (leite) não são importantes porque em algum momento eles devem cair. Você concorda ou discorda com essa afirmativa? Explique.
3. Qual cirurgia teria efeito mais significativo na digestão: (a) remoção do estômago (gastrectomia), (b) remoção do pâncreas (pancreectomia), ou (c) remoção da vesícula biliar (colecistectomia)? Explique suas razões.
4. Descreva as adaptações do trato GI que o torna mais eficiente, o aumento da área de superfície para absorção ou o aumento do tempo de contato entre partículas de alimento e enzimas digestivas.
5. Durante a cirurgia para determinar a causa de uma obstrução intestinal, por que o cirurgião poderia optar em remover um apêndice saudável?
6. Explique por que a ruptura do apêndice pode resultar em peritonite, enquanto a inflamação do rim (nefrite) geralmente não resulta em peritonite..

Sistema Urinário

19

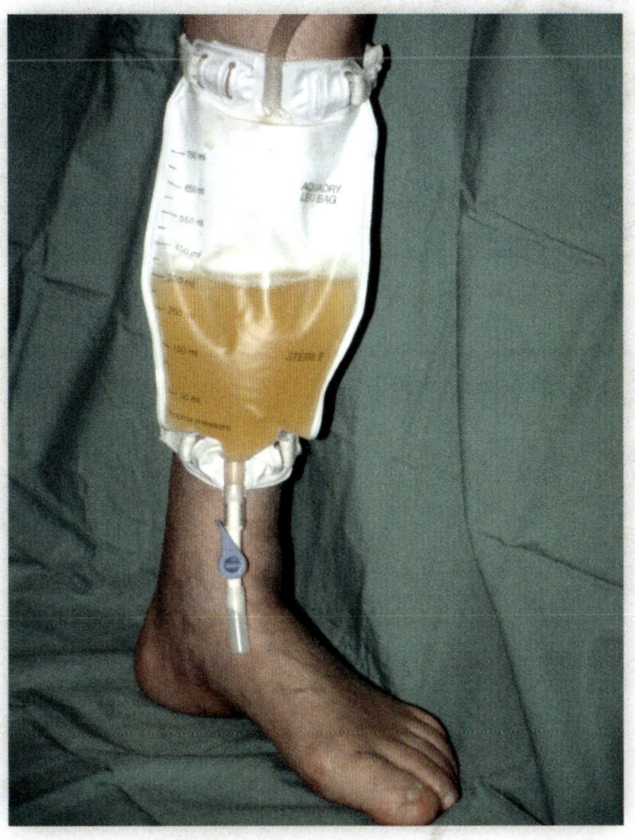

FIGURA: A colocação de uma sonda urinária é um procedimento comum para pacientes que sofrem traumatismo abdominal ou cirurgia abdominal. Um exame de laboratório (análise de urina) da urina coletada pode ajudar a revelar a extensão do traumatismo ou o progresso de um paciente em processo de cura.

Estudo de Caso Clínico

Um jovem de 17 anos esteve envolvido em uma briga com punhal na qual ele sofreu duas punhaladas na parede anterior do abdome. Foi conduzido à sala de emergência onde queixou-se de dor abdominal moderada e uma necessidade urgente de urinar. Embora nenhuma das duas feridas estivesse sangrando externamente, o exame feito pelo cirurgião revelou sinais de choque hemorrágico moderado. Uma das feridas situava-se 3 cm abaixo do arco costal direito na linha medioclavicular; e a outra estava um pouco medialmente à espinha ilíaca ântero-superior direita. O cirurgião ordenou que se tomassem imediatamente as providências para uma laparotomia exploratória de urgência. Ele observou que a bexiga urinária do paciente estava bastante cheia e repreendeu o interno por não ter colocado uma sonda urinária. Colocada a sonda, verificou-se a saída de sangue vermelho vivo.

Como você explicaria o fenômeno da hematúria (sangue na urina) nesse caso? Qual das duas feridas causadas pelas punhaladas estaria, provavelmente, associada com a hematúria? Em relação ao sangue que escoou pela sonda, investigue e explique o trajeto do fluxo. Comece por um ponto na parte abdominal da aorta e termine o trajeto com a sonda de drenagem. Assumindo que o cirurgião estaria inclinado em remover o rim a fim de controlar rapidamente a hemorragia, de quais possíveis variações anatômicas deveria ele se lembrar?

Sugestão: Estude as posições dos rins no interior da cavidade abdominal e observe a localização da membrana serosa de sustentação e proteção. Examine, cuidadosamente, o local específico de produção de urina e o trajeto da passagem da urina pelo sistema urinário.

INTRODUÇÃO AO SISTEMA URINÁRIO

O sistema urinário mantém a composição e as propriedades dos líquidos do corpo que formam o meio interno das células do corpo. O produto final do sistema urinário é a urina, que é eliminada do corpo durante a micção.

Objetivo 1 Relatar as funções do sistema urinário.

Objetivo 2 Identificar as artérias que transportam sangue ao sistema urinário para filtração.

O sistema urinário, juntamente com os sistemas respiratório, digestório e tegumentar, excretam substâncias do corpo. Por isso, esses sistemas são ocasionalmente chamados de sistemas de excreção. No processo do metabolismo celular, nutrientes absorvidos pelo sistema digestório e o oxigênio do ar inalado são utilizados para sintetizar uma variedade de substâncias que fornecem a energia necessária para a manutenção do corpo. Contudo, os processos metabólicos produzem resíduos celulares que devem ser eliminados para que a homeostasia seja mantida. Da mesma maneira que os nutrientes essenciais são conduzidos para as células através do sangue, também os resíduos celulares são removidos pelo sistema circulatório e levados aos sistemas de excreção correspondentes. O gás carbônico é eliminado pelo sistema respiratório; água em excesso, sais, resíduos nitrogenados e até mesmo o calor metabólico excessivo são removidos pelo sistema tegumentar; e vários resíduos da digestão são eliminados pelo sistema digestório.

O sistema urinário é o principal sistema responsável pelo equilíbrio hídrico e eletrolítico. Eletrólitos são compostos que se separam em íons quando dissolvidos em água. O equilíbrio eletrolítico é alcançado quando o número de eletrólitos que entram no corpo iguala o número que é eliminado. Os íons hidrogênio, por exemplo, são mantidos em concentrações precisas de forma que exista no corpo um equilíbrio ácido-básico, ou pH.

Uma segunda função importante do sistema urinário é a excreção de derivados nitrogenados tóxicos - especificamente, uréia e creatinina. Outras funções do sistema urinário incluem a eliminação de resíduos tóxicos que podem ser o resultado da ação bacteriana e a remoção de várias drogas que foram introduzidas no corpo. Todas essas funções são realizadas através da formação de *urina* pelos rins.

O sistema urinário consiste em dois *rins*, dois *ureteres*, a *bexiga urinária* e a uretra (fig. 19.1). Nos rins os túbulos estão entrelaçados com redes vasculares do sistema circulatório para tornar possível a produção de urina. Depois que a urina é formada, é conduzida pelos ureteres para armazenamento na bexiga urinária. A *micção*, ou eliminação da urina armazenada na bexiga urinária, é feita através da uretra.

O sangue a ser processado por um rim entra pela calibrosa *artéria renal*. Depois do processo de filtração (ver capítulo 3), sai pela *veia renal*. A importância da filtração do sangue é demonstrada pelo fato que em condições normais de repouso, os rins recebem 20% a 25% de todo o débito cardíaco, aproximadamente. A cada minuto, os rins processam aproximadamente 1.200 ml de sangue.

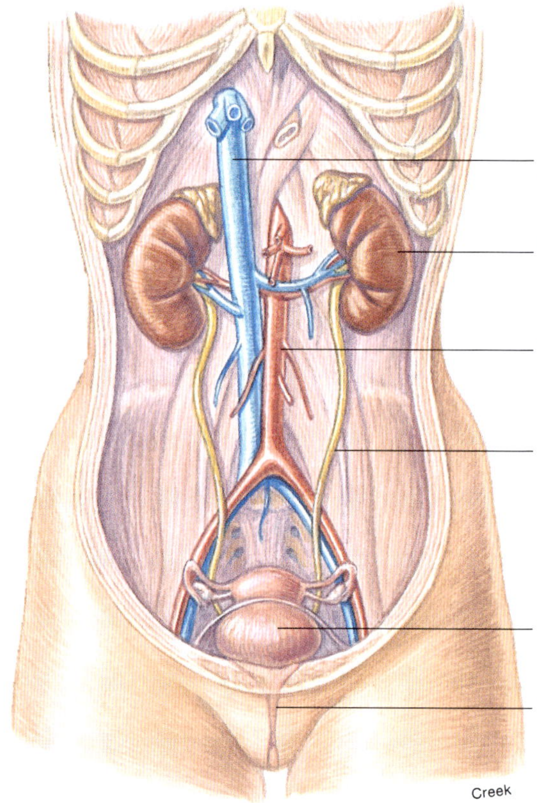

FIGURA 19.1 Os órgãos do sistema urinário são: dois rins, dois ureteres, bexiga urinária e uretra.

Avaliação de Conhecimentos

1. Utilizando seus conhecimentos sobre as funções do sistema urinário, liste as substâncias básicas que compõem a urina normal.
2. Explique o papel dos vasos renais na manutenção da homeostasia. Aproximadamente, qual a quantidade de sangue que é processada nos rins a cada minuto?

RINS

O rim consiste em um córtex renal externo e uma medula renal interna que contêm as pirâmides renais. A urina é formada como um filtrado do sangue nos néfrons e coletada pelos cálices e pelve renal antes de fluir do rim pelo ureter.

Objetivo 3 Descrever a estrutura macroscópica do rim.

Objetivo 4 Descrever a estrutura de um néfron e explicar como seus componentes estão orientados no interior do rim.

Objetivo 5 Descrever a posição da cortical e dos néfrons justamedulares a respeito da estrutura macroscópica do rim.

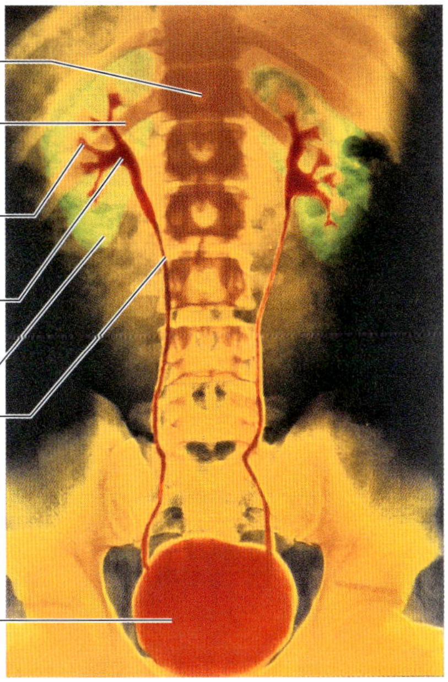

FIGURA 19.2 Radiografia colorida dos cálices e pelve renal dos rins, dos ureteres e da bexiga urinária. (Observe a posição dos rins relativa à coluna vertebral e às costelas.)

Posição e Configuração dos Rins

Os **rins** de cor marrom avermelhada estão posicionados contra a parede posterior da cavidade abdominal entre os níveis das vértebras décima segunda torácica e terceira lombar (fig. 19.2). O rim direito normalmente é 1,5 a 2,0 cm mais baixo que o esquerdo por causa da grande área ocupada pelo fígado no lado direito.

Os rins são *retroperitoneais*, o que significa que estão localizados atrás do peritônio parietal (fig. 19.3). Cada rim de adulto é um órgão em forma de feijão com aproximadamente 11,25 cm de comprimento, 5,5 a 7,7 cm de largura e 2,5 cm de espessura. A margem lateral de cada rim é convexa, enquanto a margem medial é acentuadamente côncava (figs. 19.2 e 19.3). O **hilo** renal é a depressão existente ao longo da margem medial através do qual a **artéria renal** entra e a **veia renal** e o **ureter** saem. O hilo também é o local para drenagem de vasos linfáticos e inervação do rim. O pólo superior de cada rim é coberto pela glândula suprarenal (veja figs. 14.21 e 19.4*a*).

Cada rim é envolvido por uma bolsa fibroadiposa que consiste em três camadas. A **cápsula renal** (cápsula fibrosa), a camada mais interna, forte, fibrosa e transparente está fixa à superfície do rim. A cápsula renal protege o rim de traumatismos e da disseminação de infecções. Envolvendo a cápsula renal encontra-se uma massa firme de sustentação de tecido adiposo chamada **cápsula adiposa renal** (fig. 19.3). A camada externa, a fáscia renal, está composta de tecido conjuntivo denso irregular. É uma camada protetora que ancora o rim ao peritônio e à parede abdominal.

hilo: L. *hillum*, quantidade pequena

Embora os rins estejam apoiados firmemente pela cápsula adiposa renal, fáscia renal e até mesmo pelos vasos renais, sob certas condições, essas estruturas podem ceder ante a força da gravidade e os rins podem descer um pouco de posição. Essa condição é chamada *ptose renal* e geralmente ocorre em pessoas idosas extremamente magras que têm quantidades insuficientes de gordura de sustentação na camada capsular adiposa. Também pode afetar as vítimas de *anorexia nervosa* que apresentam grande perda de peso. O perigo potencial da ptose renal é que o ureter pode torcer e bloquear o fluxo de urina do rim atingido.

Estrutura Macroscópica do Rim

Um corte coronal do rim mostra duas regiões distintas e uma cavidade maior (figs. 19.4*b* e 19.5). O **córtex renal** externo, em contato com a cápsula renal, é marrom avermelhado e de aparência granular por causa de seus numerosos vasos capilares. A **medula renal** mais profunda é também mais escura, e a presença de túbulos microscópicos e vasos sangüíneos dão a ela o aspecto listado. A medula renal está composta de 8 a 15 **pirâmides renais** cônicas. Porções do córtex renal se estendem entre as pirâmides renais para formar as **colunas renais**. Os ápices das pirâmides renais são conhecidos como *papilas renais*. Essas projeções em forma de mamilos estão direcionadas para a região interna do rim.

A cavidade do rim coleta e transporta urina do rim para o ureter. É dividida em várias porções. A papila de uma pirâmide renal projeta-se em uma depressão pequena chamada **cálice menor**. Vários cálices menores se unem para formar um **cálice maior**. Por sua vez, os cálices maiores se unem para formar a **pelve renal**, em forma de funil. A pelve renal recolhe a urina dos cálices e a transporta para o ureter.

Estrutura Microscópica do Rim

O **néfron** é a unidade funcional do rim, responsável pela formação da urina. Cada rim contém mais de um milhão de néfrons cercados por pequenos vasos sangüíneos associados. O líquido formado por filtração capilar entra no néfron e é modificado subseqüentemente através de processos de transporte. O líquido resultante que deixa o néfron é a urina.

Vasos Sangüíneos Renais

Os rins têm uma extensa rede circulatória para permitir a contínua limpeza e modificação de grandes volumes de sangue (fig. 19.6). O sangue arterial entra no rim pelo hilo através da **artéria renal** que se divide em artérias interlobares que passam entre as pirâmides renais através das colunas renais. As **artérias arqueadas** são ramos das artérias interlobares no nível entre o córtex renal e a medula renal. As pequenas **artérias interlobulares**, ramificações das artérias arqueadas, projetam-se no interior do córtex renal. As microscópicas **arteríolas glomerulares aferentes** se originam dos ramos das artérias interlobulares. As arteríolas glomerulares aferen-

ptose: G. *ptosis*, queda
arqueada: L. *arcuare*, dobrar

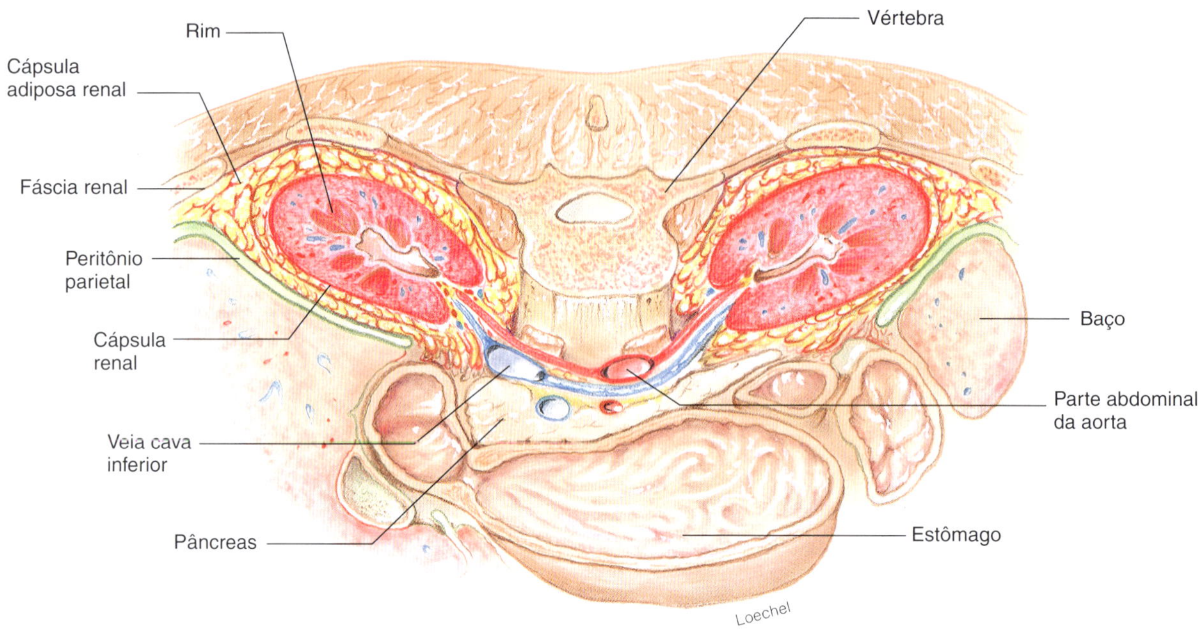

FIGURA 19.3 Posição dos rins como é vista em um corte transversal através do abdome superior. Os rins estão envolvidos em tecido adiposo sob o peritônio parietal.

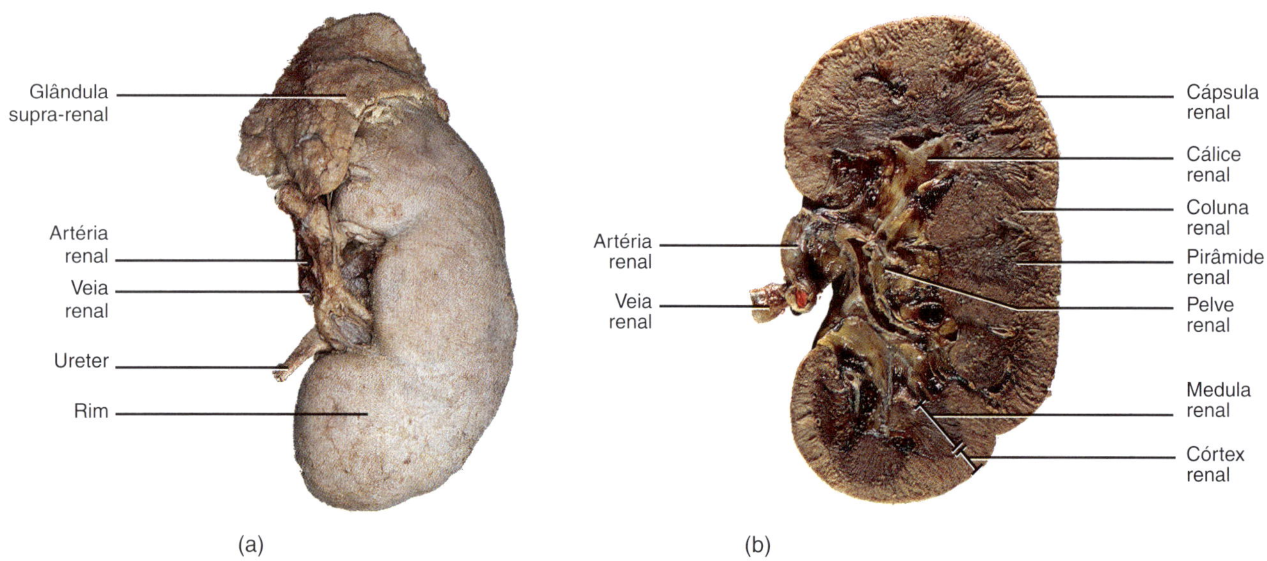

FIGURA 19.4 O rim. (*a*) Face anterior e (*b*) corte coronal

tes transportam o sangue para a rede capilar em forma de bola, o **glomérulo**, que produz um filtrado de sangue que entra nos túbulos renais. O sangue que permanece no glomérulo deixa-o através de **arteríolas glomerulares eferentes.** Essa disposição dos vasos sangüíneos é única porque o sangue normalmente circula do leito capilar para o interior de vênulas em lugar de outras arteríolas. Das arteríolas glomerulares eferentes, o sangue entra ou nos **capilares peritubulares** que envolvem os túbulos contorcidos ou nas **arteríolas retas** que envolvem os túbulos ascendentes e descendentes (fig. 19.7). A partir dessas redes capilares, o sangue é drenado para veias que acompanham o trajeto das artérias no rim. Estas são as **veias interlobulares, veias arqueadas** e **veias interlobares.** As veias interlobares descem entre as pirâmides renais, convergem umas com as outras e então deixam o rim como uma única **veia renal** que se abre na veia cava inferior.

glomérulo: L. *glomus*, diminutivo de bola

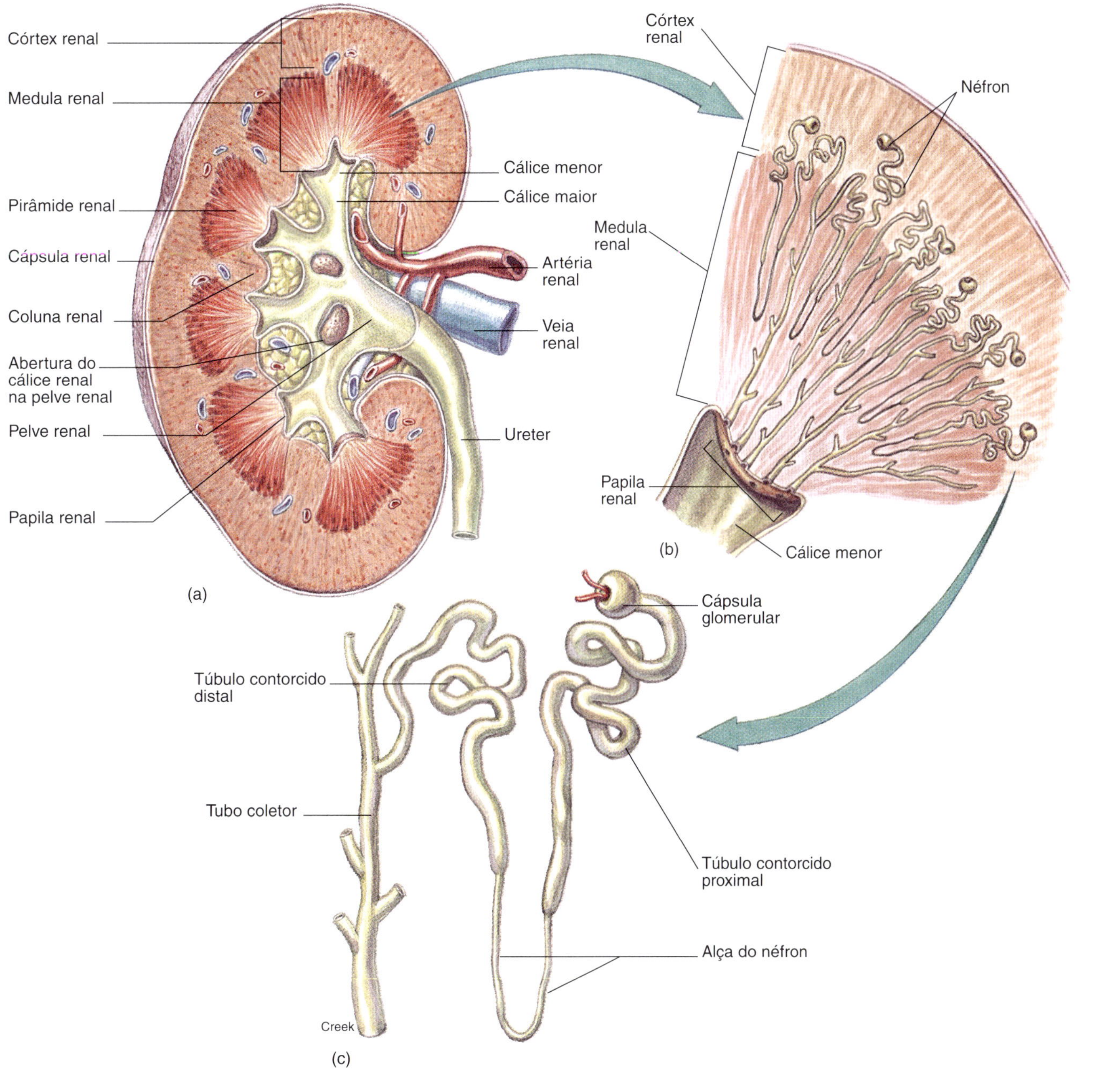

FIGURA 19.5 Estruturas internas do rim. (*a*) Um corte coronal mostra a estrutura do córtex renal, da medula renal e da pelve renal. (*b*) Ampliação diagramática da pirâmide renal para expor os túbulos renais. (*c*) Diagrama de um néfron com tubo coletor.

Resumindo, em cada glomérulo renal o nível capilar encontra-se entre arteríolas. A pressão sangüínea no glomérulo é suficientemente forte para forçar a passagem da água e de resíduos dissolvidos no sangue para a porção tubular urinária do néfron. Assim, essa rede capilar produz o filtrado. Uma rede capilar secundária dos capilares peritubulares e vasos retos envolvem várias porções tubulares do néfron. Contudo, esse leito capilar está adaptado para absorção em lugar de formação de filtrado. Ele reabsorve água e outras substâncias que não devem ser excretadas com a urina, recuperando a maioria do filtrado produzido no glomérulo.

Embora os rins, geralmente, estejam bem protegidos já que estão encapsulados retroperitonealmente, podem ser lesados por fortes golpes na região lombar. Tal dano pode produzir sangue na urina, porque os rins, altamente vascularizados, são particularmente suscetíveis a hemorragias.

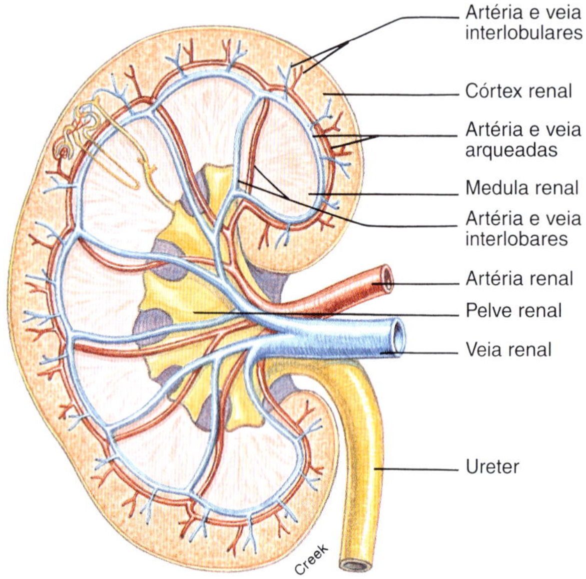

FIGURA 19.6 Principais artérias e veias de um rim.

Néfron

O néfron tubular consiste em *cápsula glomerular*, *túbulo contorcido proximal*, *ramo descendente da alça do néfron* (*alça de Henle*), *ramo ascendente da alça do néfron* e *túbulo contorcido distal* (fig. 19.7).

A **cápsula glomerular** (de Bowman) envolve o glomérulo. A cápsula glomerular e seu glomérulo associado estão localizados no córtex renal do rim e juntos constituem o **corpúsculo renal** (fig. 19.8). A cápsula glomerular contém uma camada visceral interna e uma outra camada parietal externa. O espaço entre essas duas camadas, chamado **espaço capsular**, é onde o filtrado glomerular fica coletado.

O epitélio glomerular contém poros minúsculos chamados **janelas** que permitem ao filtrado passar do sangue para o interior do espaço da cápsula glomerular (fig. 19.8). Embora as fendas sejam grandes, são ainda suficientemente pequenas para evitar a passagem de células sangüíneas, plaquetas e a maioria das proteínas do plasma no filtrado. A camada interna da cápsula glomeru-

cápsula de Bowman: de Sir William Bowman, anatomista inglês, 1816-1892

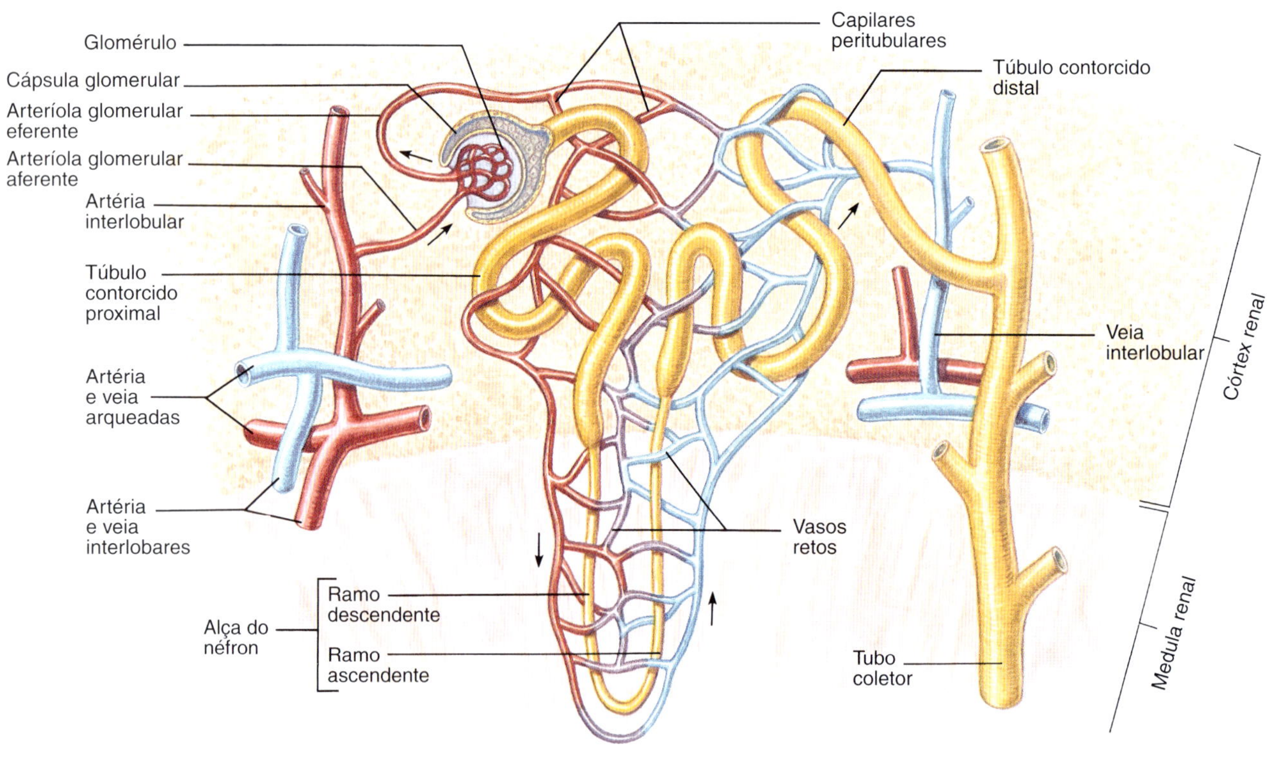

FIGURA 19.7 Ilustração simplificada do fluxo sangüíneo de um glomérulo para uma arteríola glomerular eferente, para os capilares peritubulares e para a drenagem venosa do rim.

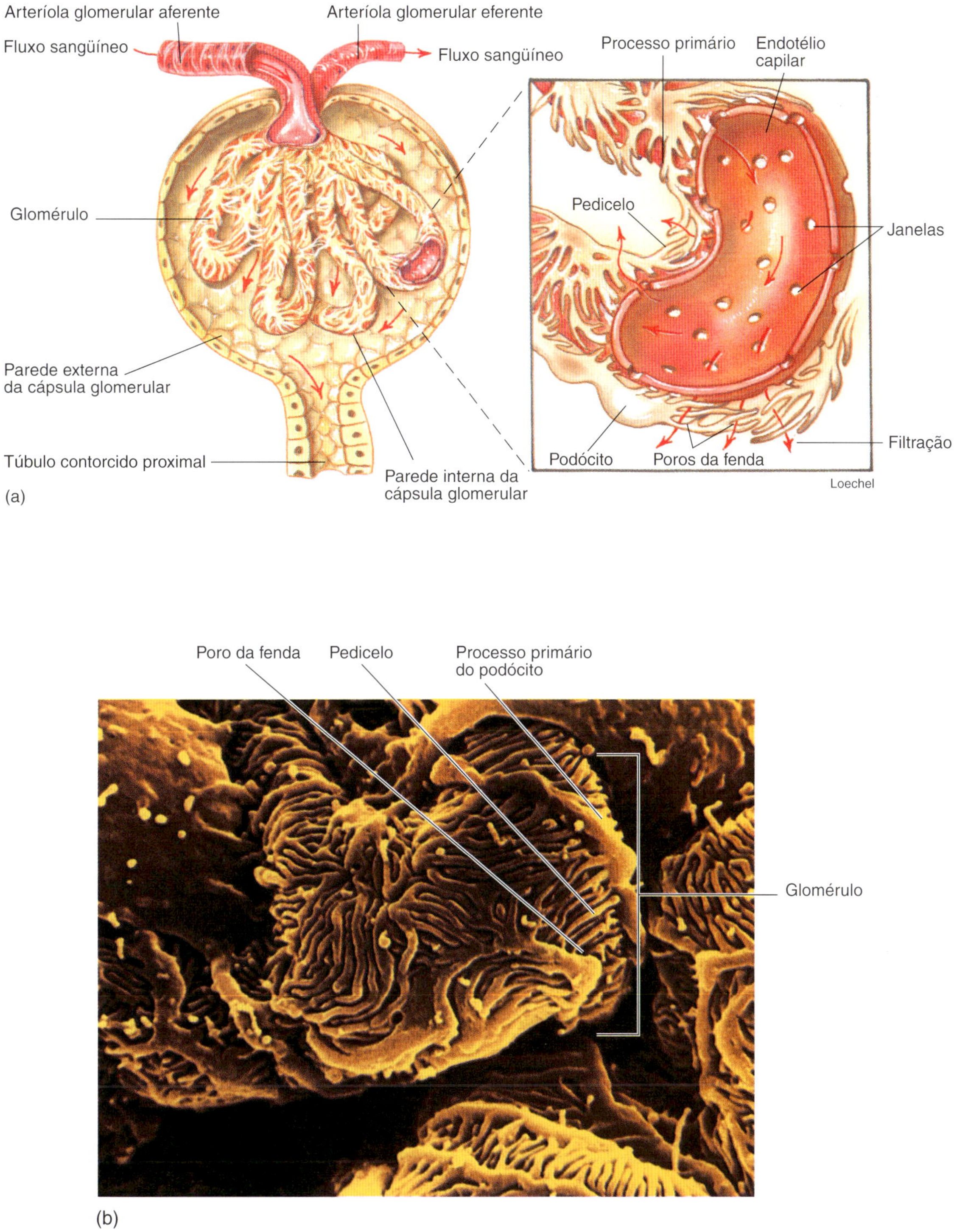

FIGURA 19.8 Estrutura de um glomérulo. (*a*) Um corpúsculo renal é constituído de um glomérulo e uma cápsula glomerular (de Bowman). Observe que o diâmetro de uma arteríola glomerular eferente que conduz sangue para fora do glomérulo é menor que aquele de uma arteríola glomerular aferente que transporta sangue para o glomérulo. Esse é um dos fatores que contribuem para a manutenção de pressão sangüínea alta no interior do glomérulo. O primeiro passo para a formação da urina é a filtração através da membrana glomerular (seta) para o interior do espaço glomerular da cápsula glomerular. (*b*) Micrografia eletrônica de varredura de um glomérulo (8.000×).

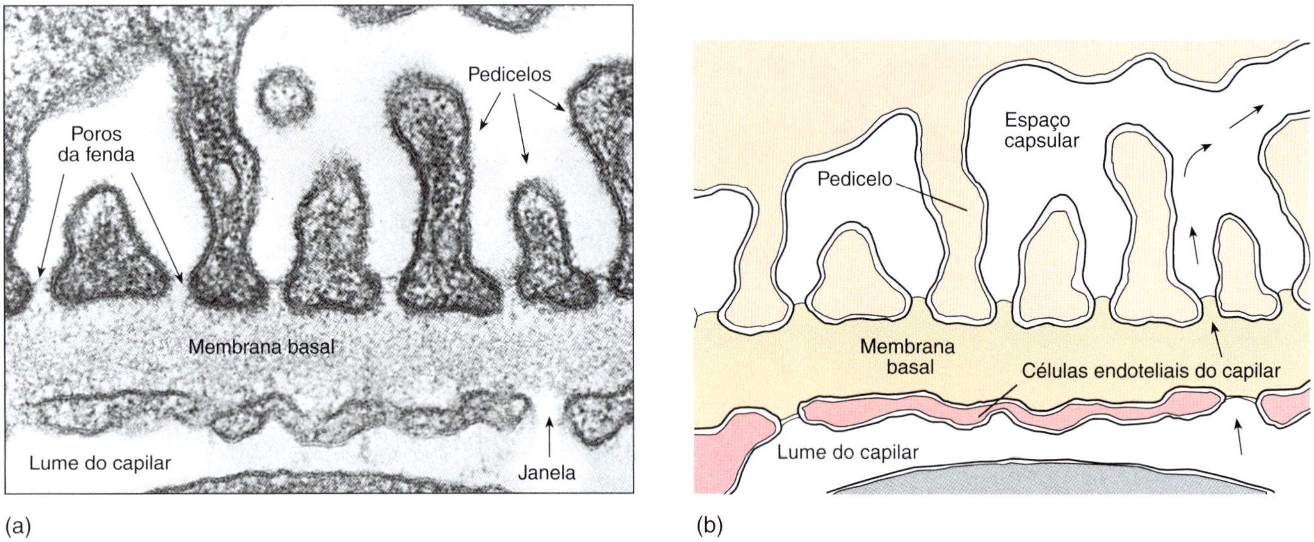

FIGURA 19.9 Filtração glomerular. (*a*) Micrografia eletrônica de transmissão de um capilar glomerular e membranas glomerulares e (*b*) diagrama que a acompanha. Substâncias no sangue são filtradas através da janela capilar. O filtrado, então, passa através da membrana basal e por poros de fenda entre os pedicelos e entra no espaço capsular. Daqui, o filtrado é transportado para o lume do túbulo contorcido proximal (veja fig. 19.8).

lar é composta de células únicas chamadas **podócitos** com numerosas expansões citoplasmáticas conhecidas como **pedicelos**. Pedicelos se interdigitam, como os dedos de mãos fechadas, quando eles contornam os capilares glomerulares (figs. 19.8 e 19.9). Os estreitos **poros de fenda** entre pedicelos adjacentes proporcionam passagens através das quais moléculas filtradas têm de passar para entrar no interior da cápsula glomerular.

O filtrado na cápsula glomerular passa para o lume do **túbulo contorcido proximal**. A parede do túbulo contorcido proximal consiste em uma única camada de epitélio simples cúbico que contém milhões de microvilos; estes servem para aumentar a área de superfície para reabsorção. No processo de reabsorção, sais, água e outras moléculas necessárias ao corpo são transportadas do lume pelas células tubulares para os capilares peritubulares circunjacentes.

O glomérulo, a cápsula glomerular e o túbulo contorcido proximal estão localizados no córtex renal. O líquido passa do túbulo contorcido proximal para a **alça do néfron** (alça de Henle). Este líquido é levado para a medula renal pelo **ramo descendente** da alça do néfron e retorna ao córtex renal pelo **ramo ascendente** da alça. No córtex renal, o túbulo torna-se contorcido novamente, e é chamado de **túbulo contorcido distal**. O túbulo contorcido distal é menor do que o túbulo contorcido proximal e tem menos microvilos. É o último segmento do néfron, que termina quando se abre em um **tubo coletor**. Passando pela **papila renal**, os tubos coletores lançam o líquido no interior dos **cálices menores**, que por sua vez o passam para o **cálice maior**. Uma vez no interior dos cálices, este líquido é conhecido como *urina*. Dos cálices maiores, a urina fica depositada na **pelve renal** antes de passar do rim para o ureter.

Os dois tipos principais de néfrons são classificados de acordo com as suas posições no rim e as extensões das alças do néfron. Néfrons que têm seus glomérulos no terço interno do córtex - chamados **néfrons justamedulares** - possuem alças mais longas do que os **néfrons corticais**, que têm os seus glomérulos nos dois terços externos do córtex renal (fig. 19.10).

Os rins têm uma inervação autônoma derivada do plexo renal do décimo, décimo primeiro e décimo segundo nervos torácicos. A estimulação simpática do plexo renal produz uma resposta vasomotora da rede vascular nos rins. Essa resposta determina a circulação do sangue regulando os diâmetros das arteríolas.

As funções do néfron estão resumidas na tabela 19.1.

A urina de um indivíduo sadio é virtualmente livre de bactérias mas facilmente torna-se contaminada depois de eliminada porque seus componentes orgânicos servem como fonte de nutrientes para os micróbios contaminantes. A contaminação da urina por ação bacteriana produz amônia.

O exame de urina é um procedimento comum em qualquer exame físico de rotina. Verifica-se o aspecto e o pH da urina, como também a presença de componentes anormais como albumina, sangue, glicose e acetona. Um exame de urina anormal é sintomático de uma variedade de doenças ou de problemas no sistema urinário.

alça de Henle: de Friedrich Gustav Jacob Henle, médico, anatomista e patologista alemão, 1809-1885

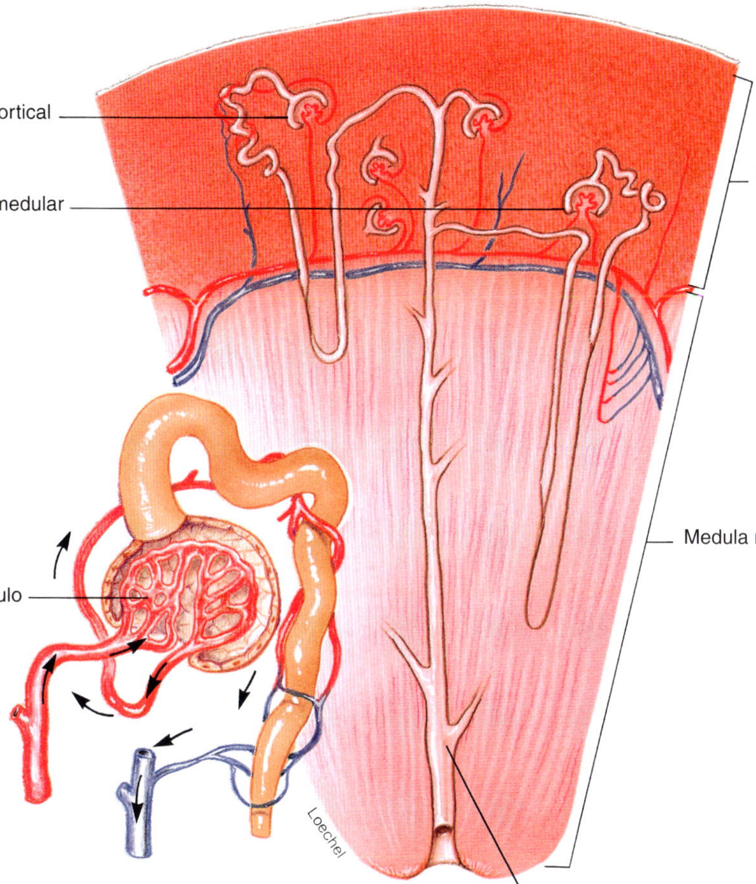

FIGURA 19.10 Néfrons corticais estão localizados quase exclusivamente no interior do córtex renal. Néfrons justamedulares estão localizados, em sua maior parte, no interior da parte externa da medula renal. (Observe o fluxo do sangue através do glomérulo indicado com setas.)

TABELA 19.1 Funções do Néfron na Formação da Urina

Estrutura	Função
Corpúsculo renal	
Glomérulo	Filtração de água e substâncias dissolvidas do plasma sangüíneo
Cápsula glomerular	Recebe o filtrado glomerular
Néfron	
Túbulo contorcido proximal	Reabsorção de água por osmose Reabsorção de glicose, aminoácidos, creatina, ácido lático, ácido cítrico, ácido úrico, ácido ascórbico, íons fosfato, íons sulfato, íons cálcio, íons potássio e íons sódio por transporte ativo Reabsorção de proteínas por pinocitose Reabsorção de íons cloro e outros íons carregados negativamente por atração eletroquímica Secreção ativa de substâncias como penicilina, histamina e íons hidrogênio
Ramo descendente da alça do néfron	Reabsorção de água por osmose
Ramo ascendente da alça do néfron	Reabsorção de íons cloro por transporte ativo e reabsorção passiva de íons sódio
Túbulo contorcido distal	Reabsorção de água por osmose Reabsorção de íons sódio por transporte ativo Secreção ativa de íons hidrogênio Secreção passiva de íons potássio por atração eletroquímica
Tubo coletor	Reabsorção passiva de água por osmose; drenagem de urina de vários néfrons

Avaliação de Conhecimentos

3. Descreva o aspecto geral do córtex renal e da medula renal.
4. Descreva o trajeto do sangue através do rim desde a artéria renal até a veia renal.
5. Descreva o trajeto do líquido tubular desde a cápsula glomerular até o ureter.
6. Faça o diagrama de um néfron e identifique o córtex renal e a medula renal. Identifique também as estruturas de cada região.

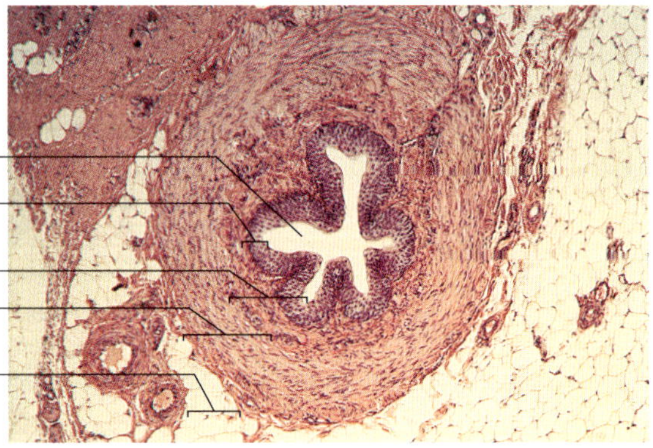

FIGURA 19.11 Uma fotomicrografia de um ureter em corte transversal. Observe o epitélio de transição revestindo o lume.

URETERES, BEXIGA URINÁRIA E URETRA

A urina é canalizada dos rins para a bexiga urinária pelos ureteres e é eliminada do corpo pela uretra. A mucosa da bexiga urinária permite distensão, e os músculos da bexiga urinária e uretra funcionam no controle da micção.

Objetivo 6 Descrever a localização, a estrutura e a função dos ureteres.

Objetivo 7 Descrever a estrutura macroscópica e histológica e a inervação da bexiga urinária.

Objetivo 8 Descrever o reflexo da micção.

Objetivo 9 Comparar e diferenciar a estrutura da uretra masculina com a da feminina.

Ureteres

Os **ureteres**, como os rins, são retroperitoneais. Esses órgãos tubulares, cada um com aproximadamente 25 cm de comprimento, começam na pelve renal e seguem inferiormente para entrar na bexiga urinária nos ângulos póstero-laterais de sua base. A porção mais larga de um ureter, próximo à sua entrada na bexiga urinária, é de aproximadamente 1,0 cm de diâmetro.

A parede do ureter consiste em três camadas, ou túnicas. A **mucosa** interna é contínua com os revestimentos dos túbulos renais e da bexiga urinária. A mucosa consiste em epitélio de transição (fig. 19.11). As células dessa camada secretam um muco que cobre as paredes do ureter com um filme protetor.

A camada média do ureter é chamada **muscular**. Consiste em camadas longitudinal interna e circular externa de fibras musculares lisas. Ademais, o terço proximal do ureter contém outra camada longitudinal externamente à camada circular. Ondas peristálticas musculares movimentam a urina através do ureter. As ondas peristálticas se iniciam pela presença de urina na pelve renal, e a freqüência é determinada pelo volume de urina. As ondas, que se verificam desde alguns segundos até alguns minutos, empurram a urina através do ureter conduzindo-a para a bexiga urinária.

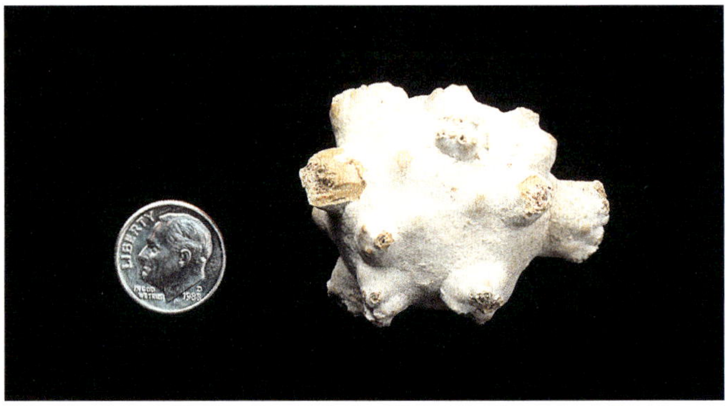

FIGURA 19.12 Uma pedra renal (pedra no rim) colocada próximo a uma moeda para comparação de tamanho. Fatores que contribuem para a formação de pedra renal podem incluir a ingestão excessiva de sais minerais, uma diminuição na ingestão de líquidos e hiperatividade das glândulas paratireóides. Uma pedra renal geralmente consiste em oxalato de cálcio, fosfato de cálcio e cristais de ácido úrico.

A camada externa do ureter é chamada de adventícia. A **adventícia** é composta de tecido conjuntivo frouxo que cobre e protege as camadas subjacentes. Além disso, expansões do tecido conjuntivo sustentam o ureter em posição.

A irrigação arterial do ureter vem de várias fontes. Ramos da artéria renal servem a porção superior. A artéria testicular (ou ovárica), também chamada artéria gonadal, supre a porção média, e a artéria vesical superior irriga a região pélvica. O retorno venoso se faz através das veias correspondentes.

Uma *pedra urinária* (cálculo) pode se desenvolver em qualquer órgão do sistema urinário. Uma pedra renal (cálculo renal) é a que se forma no rim (fig. 19.12). Uma pedra renal pode obstruir o ureter e aumentar grandemente a freqüência de ondas peristálticas na tentativa de vencer o obstáculo. Uma pedra urinária também provoca um reflexo simpático renoureteral resultando em constrição das arteríolas renais, reduzindo assim a produção de urina no rim do lado afetado.

cálculo: L. *calculus*, pequena pedra

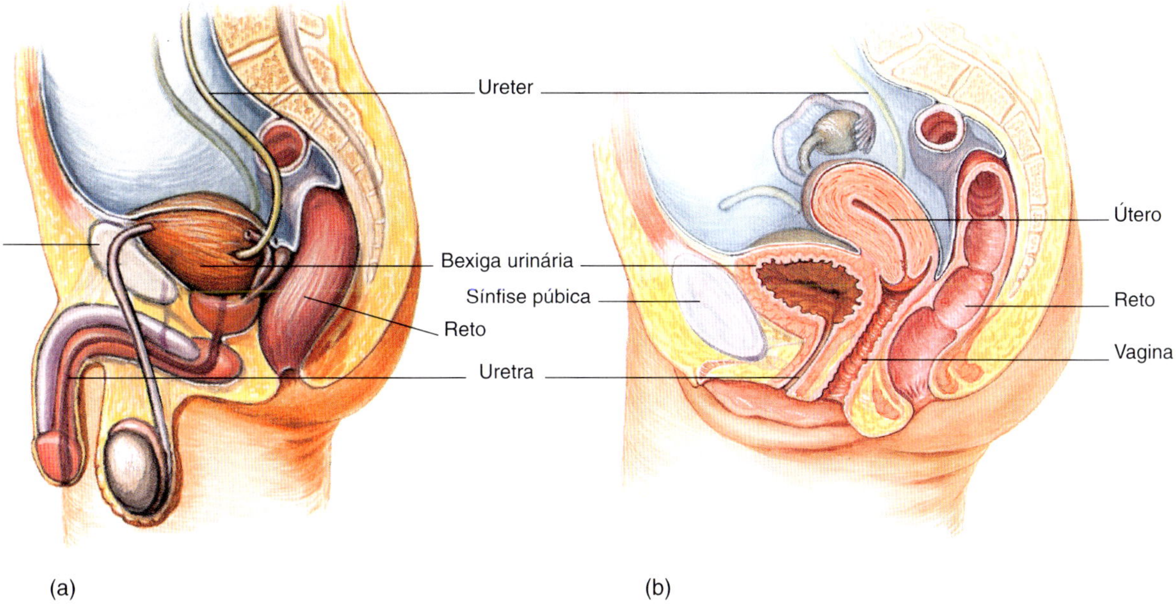

FIGURA 19.13 Corte sagital das pelves masculina e feminina. Na masculina (*a*), a bexiga urinária está localizada entre a sínfise púbica e o reto. Na feminina (*b*), a bexiga urinária está localizada entre a sínfise púbica, o útero e a porção superior da vagina. Na mulher, o volume de capacidade da bexiga urinária está diminuída durante o último trimestre da gravidez, quando o útero, bastante aumentado, exerce pressão constante sobre a bexiga urinária.

Bexiga Urinária

A **bexiga urinária** é um órgão sacular que se destina ao armazenamento de urina. Está localizada logo atrás da sínfise púbica, por diante do reto (fig. 19.13). No sexo feminino, a bexiga urinária está em contato com o útero e a vagina. No sexo masculino, a próstata está posicionada embaixo da bexiga urinária.

A forma da bexiga urinária é determinada pelo volume de urina que ela contém. Uma bexiga urinária vazia é piramidal; quando enche, se torna ovóide e faz saliência para cima, na cavidade abdominal. O **ligamento umbilical mediano**, um vestígio fibroso do úraco embrionário (veja Exposição do Desenvolvimento pp. 689-690), estende-se da margem anterior e superior da bexiga urinária em direção ao umbigo. A base da bexiga urinária recebe os ureteres, e a uretra sai no ângulo inferior, ou ápice. A região que circunda a abertura uretral é conhecida como o **colo** da bexiga urinária.

A parede da bexiga urinária consiste em quatro camadas. A **túnica mucosa** (fig. 19.14), a camada mais interna, é composta de epitélio de transição que fica mais fina quando a bexiga urinária se distende e as células são estiradas. A distensão é possível pela presença de pregas da mucosa, chamadas **rugas**, que podem ser vistas quando a bexiga urinária está vazia. Retalhos da mucosa, localizados onde os ureteres atravessam a parede da bexiga urinária, atuam como válvulas para evitar o refluxo da urina para os rins quando a bexiga urinária enche. Uma área triangular conhecida como **trígono da bexiga** forma-se na mucosa entre os dois óstios dos ureteres e o óstio interno da uretra (fig. 19.15). Na região do trígono faltam as rugas; é portanto de aparência lisa e permanece relativamente fixo em posição quando a bexiga urinária muda de forma durante a distensão e a contração.

trígono: L. *trigonum*, triângulo

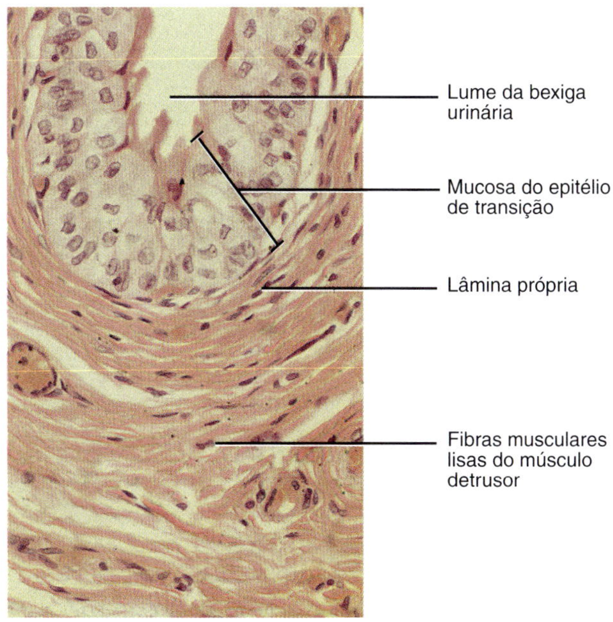

FIGURA 19.14 Histologia da bexiga urinária (50×).

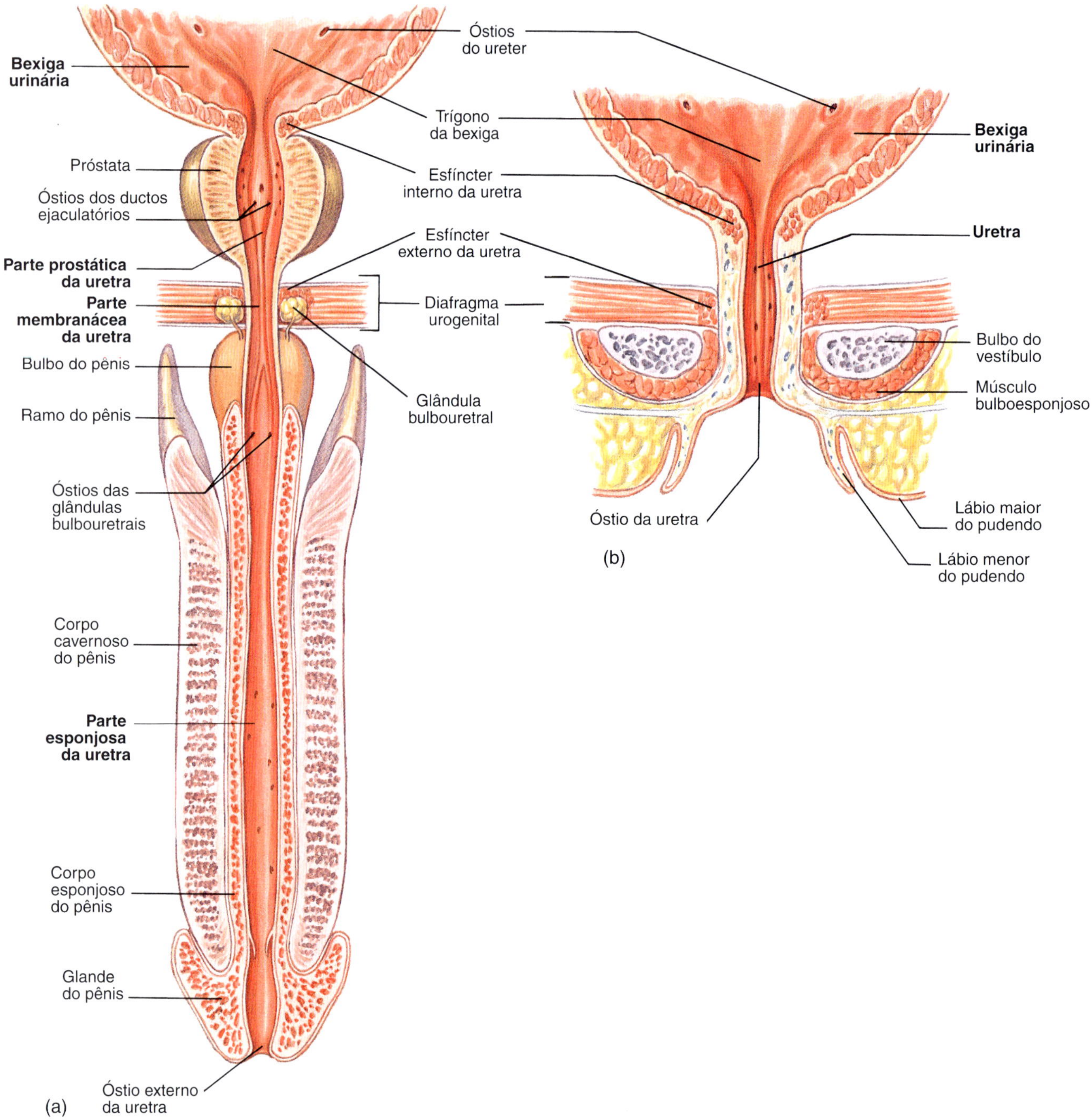

FIGURA 19.15 Um corte frontal da bexiga urinária e uretra masculina e feminina. (*a*) A uretra masculina transporta ambos urina e líquido seminal. Consiste em uma parte prostática que passa através da próstata, uma parte membranácea que passa através do diafragma urogenital, e uma parte esponjosa que passa através do pênis. (*b*) A uretra feminina é consideravelmente menor e transporta apenas urina.

A segunda camada da bexiga urinária, a **tela submucosa**, funciona como suporte da mucosa. A **túnica muscular** consiste em três camadas musculares entrelaçadas chamadas em conjunto de **músculo detrusor da bexiga**. No colo da bexiga urinária, o músculo detrusor da bexiga é modificado para formar o esfíncter (chamado esfíncter interno da uretra) superior dos dois esfíncteres musculares que envolvem a uretra. A camada mais externa da bexiga urinária é a **adventícia**. Aparece apenas na face superior da bexiga urinária e é de fato a continuação do peritônio parietal.

O suprimento arterial para a bexiga urinária vem das artérias vesicais superior e inferior que são provenientes das artérias ilíacas internas. A drenagem sangüínea da bexiga urinária entra no plexo venoso vesical e em seguida se abre nas veias ilíacas internas.

A inervação autônoma que serve a bexiga urinária deriva do plexo pélvico. A inervação simpática procede do último nervo espinal torácico e primeiro e segundo nervos espinais lombares para servir o trígono da bexiga, o óstio interno da uretra e os vasos sangüíneos da bexiga urinária. A inervação parassimpática origina-se do segundo, terceiro e quarto nervos sacrais para inervar o músculo detrusor da bexiga. Os receptores sensitivos da bexiga urinária respondem à distensão e transmitem impulsos ao sistema nervoso central pelos nervos espinais pélvicos.

A bexiga urinária se infecta facilmente, e como a uretra feminina é bem menor que a masculina, as mulheres são particularmente suscetíveis às infecções da bexiga urinária. Uma infecção da bexiga urinária chamada *cistite* pode subir facilmente da bexiga urinária para os ureteres, porque os revestimentos mucosos são contínuos. Uma infecção que envolve a pelve renal é chamada *pielite*; caso continue nos néfrons, é conhecida como *pielonefrite*. Para reduzir o risco dessas infecções, uma menina jovem deve ser ensinada a limpar a região anal em direção posterior, para se afastar do óstio externo da uretra, depois de uma evacuação intestinal.

Uretra

A tubular **uretra** (fig. 19.15) conduz a urina desde a bexiga urinária até o lado de fora do corpo. A parede da uretra tem um revestimento interno de membrana mucosa envolvida por uma camada relativamente espessa de músculo liso, cujas fibras estão orientadas longitudinalmente. **Glândulas uretrais** especializadas, situadas na parede da uretra, secretam muco protetor no canal uretral.

Dois esfíncteres musculares envolvem a uretra. O esfíncter de músculo liso involuntário, situado superiormente, é o **esfíncter interno da uretra**, que é formado a partir do músculo detrusor da bexiga urinária. O esfíncter mais inferior, composto de fibras de músculo esquelético voluntário, é chamado de **esfíncter externo da uretra** (fig. 19.15).

A uretra feminina é um órgão tubular retilíneo, com aproximadamente 4 cm de extensão, que esvazia a urina através do óstio externo da uretra no vestíbulo da vagina entre o clitóris e o óstio da vagina (veja fig. 21.15). A uretra feminina tem uma única função: transportar urina para o exterior.

A uretra masculina serve a ambos os sistemas: urinário e genital. Tem aproximadamente 20 cm de comprimento e tem a forma da letra S por causa da forma do pênis (veja fig. 19.13). Podem ser identificadas três porções na uretra masculina: a parte prostática, a parte membranácea e a parte esponjosa (fig. 19.15).

A **parte prostática da uretra** é a porção proximal, tem aproximadamente 2,5 cm de comprimento, que atravessa a próstata localizada perto do colo da bexiga urinária. Essa porção da uretra recebe a drenagem de pequenos ductos da próstata e dos dois ductos ejaculatórios do sistema genital.

A **parte membranácea da uretra** é a porção pequena (0,5 cm) que atravessa o diafragma urogenital e parte proximal do pênis. O músculo esfíncter externo da uretra está localizado nessa porção.

A **parte esponjosa da uretra** é a porção mais longa (15 cm), estendendo-se da margem externa do diafragma urogenital ao óstio externo da uretra na glande do pênis. Essa porção é envolvida por tecido erétil quando atravessa o corpo esponjoso do corpo do pênis. Os ductos das *glândulas bulbouretrais* (glândulas de Cowper) do sistema genital abrem-se na parte esponjosa da uretra, próximo do diafragma urogenital.

Micção

Micção, comumente chamada de urinação ou urinar, é o ato reflexo que expele a urina da bexiga urinária. É uma função complexa que requer um estímulo da bexiga urinária e uma combinação de impulsos nervosos involuntários e voluntários às estruturas musculares apropriadas da bexiga urinária e da uretra.

Na criança, a micção é um ato reflexo simples que ocorre quando a bexiga urinária fica suficientemente dilatada. O controle voluntário da micção geralmente está desenvolvido na criança com 2 ou 3 anos de idade. O controle voluntário requer o desenvolvimento de uma capacidade inibitória pelo córtex cerebral e maturação de várias porções da medula espinal.

O volume médio de urina produzido por um adulto é de aproximadamente 1.200 ml ao dia, mas pode variar entre 600 e 2.500 ml. A capacidade média comum da bexiga urinária é de 700 a 800 ml. Um volume de 200 a 300 ml dilatará a bexiga urinária o suficiente para estimular os receptores de distensão e ativará o reflexo da micção criando a vontade de urinar.

O centro reflexo da micção está localizado no segundo, terceiro e quarto segmentos sacrais da medula espinal. Em seguida à estimulação deste centro por impulsos provenientes de receptores de distensão na bexiga urinária, são ativados os nervos parassimpáticos que estimulam o músculo detrusor da bexiga e o esfíncter interno da uretra. A estimulação destes músculos provoca uma contração rítmica da parede da bexiga urinária e um relaxamento do músculo esfíncter interno da uretra. Nesse momento, o encéfalo sente uma sensação de urgência, mas ainda há controle voluntário sobre o músculo esfíncter externo da uretra. No

detrusor: L. *detrudere*, expulsar

glândulas de Cowper: de William Cowper, cirurgião inglês, 1666-1709

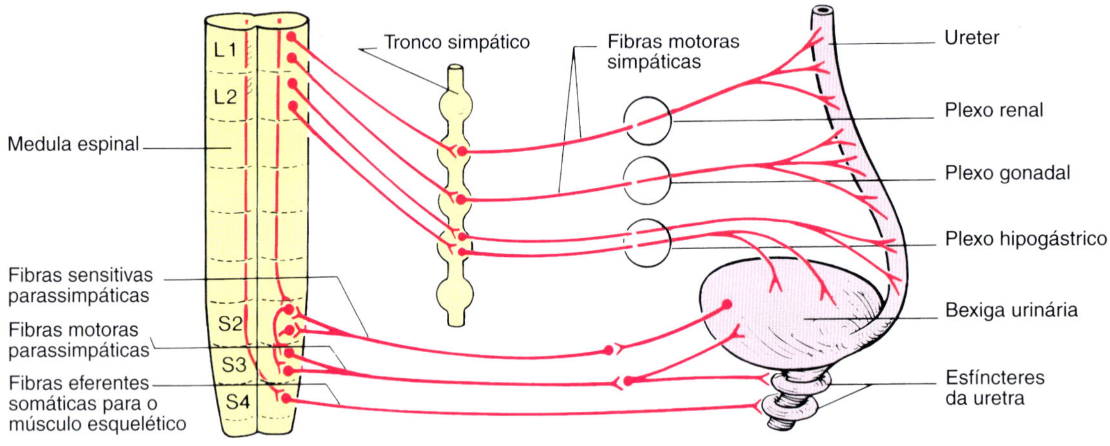

FIGURA 19.16 Inervação do ureter, da bexiga urinária e da uretra.

TABELA 19.2 Ocorrências na Micção

1. A bexiga urinária está dilatada quando se enche de urina.
2. Receptores de distensão da parede da bexiga urinária são estimulados, e impulsos são enviados ao centro da micção na medula espinal.
3. Impulsos nervosos parassimpáticos estimulam o músculo detrusor da bexiga e o músculo esfíncter interno da uretra.
4. O músculo detrusor contrai ritmicamente, e o músculo esfíncter interno da uretra relaxa.
5. A necessidade de urinar é sentida com urgência.
6. A micção é evitada por contração voluntária do esfíncter externo da uretra e por inibição do reflexo da micção por impulsos do mesencéfalo e do córtex cerebral.
7. Em seqüência à decisão de urinar, o esfíncter externo da uretra é relaxado, e o reflexo da micção é facilitado por impulsos da ponte e do hipotálamo.
8. O músculo detrusor contrai, e a urina é expelida pela uretra.
9. Neurônios do centro do reflexo da micção são inativados, o músculo detrusor da bexiga relaxa, e a bexiga urinária começa a se encher de urina.

CAPÍTULO 19

momento apropriado, a atividade consciente do encéfalo ativa as fibras nervosas motoras (S4) para o músculo esfíncter externo da uretra através do nervo pudendo (S2, S3, S4), causando o relaxamento do esfíncter e a micção.

A inervação do ureter, da bexiga urinária e da uretra está exposta na figura 19.16 e as ocorrências da micção estão resumidas na tabela 19.2.

Retenção urinária, ou incapacidade para eliminá-la, pode acontecer no pós-operatório, especialmente depois da cirurgia do reto, colo ou órgãos genitais internos. A dificuldade pode ser devido à tensão nervosa, aos efeitos de anestésicos, ou à dor e edema no local da operação. Se a urina ficar retida além de 6 a 8 horas, pode ser necessária a colocação de sonda. Nesse procedimento, uma sonda é passada pela uretra até a bexiga urinária de forma que a urina possa fluir livremente.

Avaliação de Conhecimentos

7. Descreva a localização e a estrutura dos ureteres e indique a função da camada muscular.
8. Descreva a estrutura da bexiga urinária. Quais modificações estruturais permitem a distensão do órgão?
9. Compare o sistema urinário masculino com o feminino.
10. Explique o mecanismo pelo qual a micção é controlada, referindo-se às estruturas envolvidas.

CONSIDERAÇÕES CLÍNICAS

Urologia é a especialidade médica que se relaciona com as disfunções do sistema urinário. As disfunções urinárias podem ser congênitas ou adquiridas; podem resultar de traumatismos físicos ou de situações que envolvem secundariamente os órgãos urinários.

Problemas de Desenvolvimento dos Órgãos Urinários

Anormalidades dos órgãos do sistema urinário ocorrem em cerca de 12% dos recém-nascidos. Esses desvios variam de anomalias insignificantes até aquelas que são incompatíveis com vida.

Exposição do Desenvolvimento

O Sistema Urinário

EXPLICAÇÃO

Os sistemas urinário e genital originam-se de uma elevação especializada do tecido mesodérmico chamada **crista urogenital**. Os dois sistemas compartilham estruturas comuns em parte do período do desenvolvimento, mas por ocasião do nascimento formam dois sistemas separados. Contudo, a separação no sexo masculino não é inteiramente completa, porque a uretra serve para transportar urina e sêmen. O desenvolvimento de ambos os sistemas se inicia durante o período embrionário, mas o desenvolvimento do sistema urinário começa e termina mais cedo que o do sistema genital.

Três tipos sucessivos de rins se desenvolvem no embrião humano: o *pronefro*, o *mesonefro* e o *metanefro* (exibição I). O terceiro tipo, ou rim metanéfrico, persiste como o rim permanente.

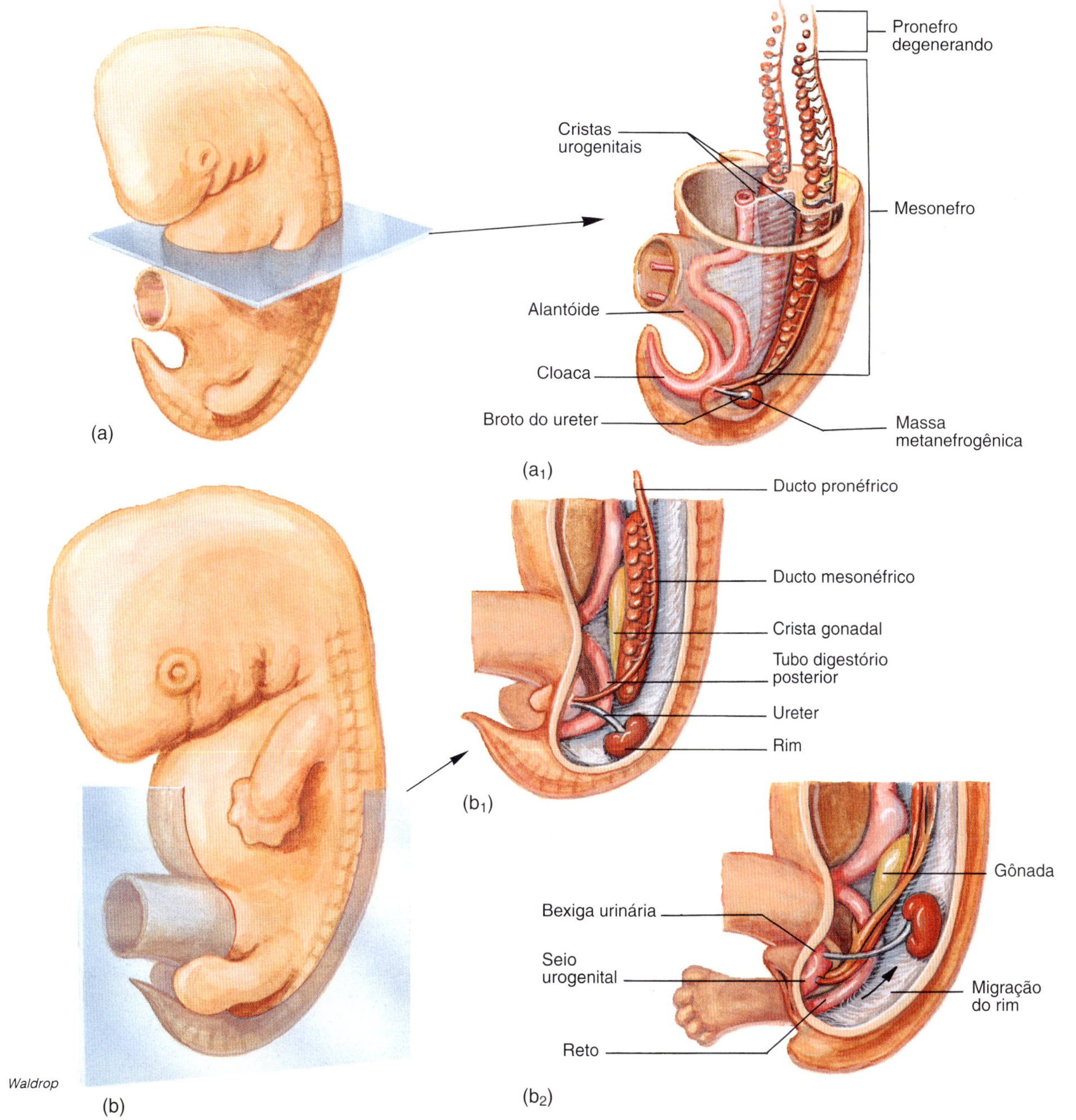

EXIBIÇÃO I Desenvolvimento embrionário do rim. (*a*) Vista ântero-lateral de um embrião com 5 semanas mostrando a posição de um corte transversal descrito em (a_1). Durante a sexta semana (*b* e b_1), o rim está se formando na região pélvica e o ducto mesonéfrico e a crista gonadal estão proeminentes. O rim começa a migrar durante a sétima semana (b_2) e a bexiga urinária e as gônadas são formadas.

O **pronefro** se desenvolve durante a quarta semana depois da concepção e persiste apenas até a sexta semana. Dos três rins durante o desenvolvimento, é o mais superior em posição na crista urogenital e está conectado à **cloaca** embrionária pelo **ducto pronéfrico**. Embora o pronefro não seja funcional e se degenera em humanos, a maior parte de seu ducto é usado pelo rim mesonéfrico (exibição I), e uma parte dele será importante na formação do metanefro.

O **mesonefro** se desenvolve ao final da quarta semana quando o pronefro se torna vestigial. O mesonefro forma-se da parte intermediária da crista urogenital e funciona ao longo do período embrionário do desenvolvimento.

Embora o **metanefro** inicie sua formação durante a quinta semana, não se torna funcionante senão imediatamente antes do começo da fase fetal de desenvolvimento, ao término da oitava semana. O par de rins metanéfricos continua formando urina ao longo do desenvolvimento fetal. A urina é expelida pelo sistema urinário para o líquido amniótico.

O metanefro se desenvolve de duas fontes mesodérmicas (exibição II). A parte glomerular do rim forma-se de uma porção caudal especializada da crista urogenital chamada **massa metanefrogênica**. A parte de drenagem tubular do rim forma-se quando um divertículo emerge da parede do ducto mesonéfrico próximo da cloaca. Esse divertículo, conhecido como **broto do ureter**, expande-se na massa metanefrogênica para formar as vias de drenagem para urina. A haste do broto do ureter forma o ureter, enquanto as porções terminais expandidas formam a pelve renal, os cálices e os tubos coletores. Uma combinação do broto do ureter e da massa metanefrogênica formam os outros canais tubulares dentro do rim.

Uma vez que os rins metanéfricos estejam formados, eles começam a migrar da pelve para a porção póstero-superior do abdome. O suprimento sangüíneo renal se desenvolve quando os rins estão posicionados na parede posterior do corpo.

O desenvolvimento dos rins ilustra o conceito que a ontogenia (desenvolvimento embrionário) recapitula a filogenia (evolução). Isso significa que o desenvolvimento dos três tipos de rim segue um padrão evolutivo. As larvas de alguns dos vertebrados mais primitivos têm rins pronéfricos funcionais. Peixes e anfíbios adultos têm rins mesonéfricos, enquanto os répteis adultos, pássaros e mamíferos têm rins metanéfricos.

A bexiga urinária se desenvolve do seio urogenital, que está conectado ao cordão umbilical embrionário pela membrana fetal chamada alantóide (exibição I). Pela décima segunda semana, os dois ureteres estão se esvaziando na bexiga urinária, a uretra está drenando e a conexão da bexiga urinária ao alantóide foi reduzida a uma estrutura chamada **úraco** para dar sustentação.

Ocasionalmente um *úraco permeável* está presente em um recém-nascido e é descoberto quando a urina passa pelo umbigo, especialmente se houver uma obstrução da uretra. Contudo, geralmente permanece não descoberto até que uma próstata aumentada em um homem idoso obstrui a uretra, e a urina força a passagem através do úraco permeável e para fora do umbigo.

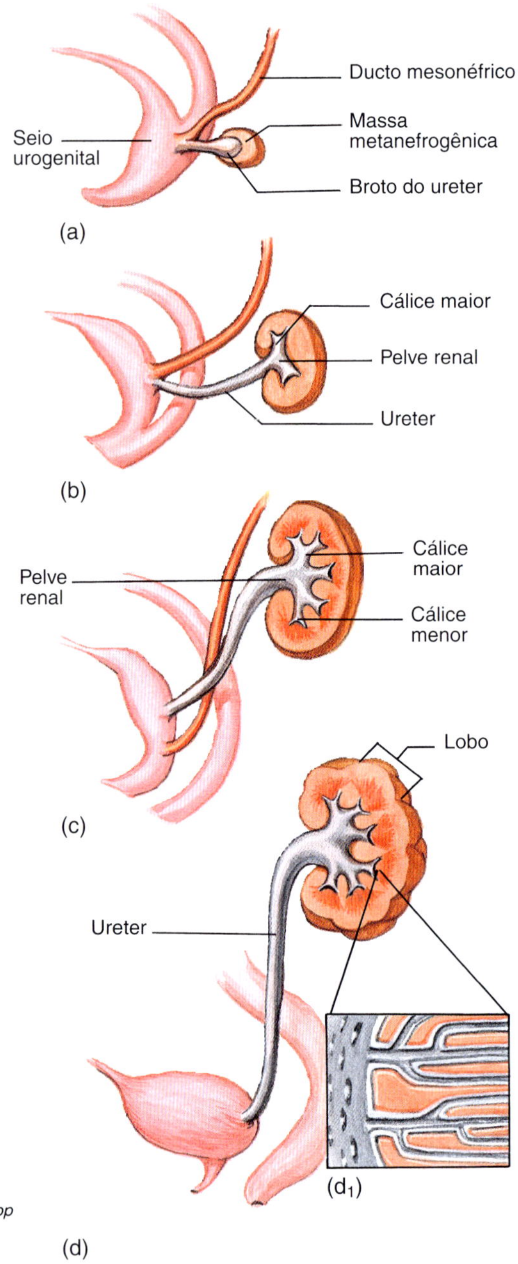

EXIBIÇÃO II Desenvolvimento do rim metanéfrico (*a*) em 4 semanas, (*b*) 5 semanas, (*c*) 7 semanas e (*d*) no nascimento. (d_1) Vista ampliada da disposição dos tubos coletores no interior da papila.

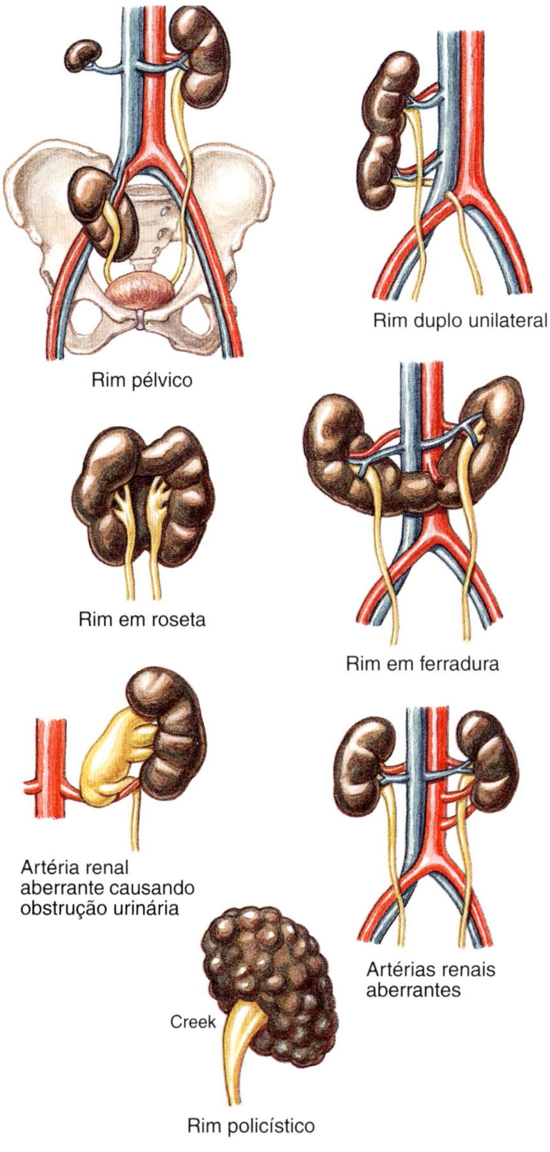

FIGURA 19.17 Anomalias congênitas envolvendo os rins.

Rins

As malformações mais comuns dos rins são mostradas na figura 19.17. Uma deformidade comum é a **agenesia renal**, a ausência unilateral de um rim em conseqüência da falha de desenvolvimento de um broto do ureter. **Ectopia renal** é a condição na qual um ou ambos os rins estão em posição anormal. Geralmente, essa condição ocorre quando um dos rins permanece na área pélvica. **Rim em ferradura** se refere a uma fusão dos rins na linha mediana. A incidência dessa afecção assintomática é aproximadamente de 1 em 600.

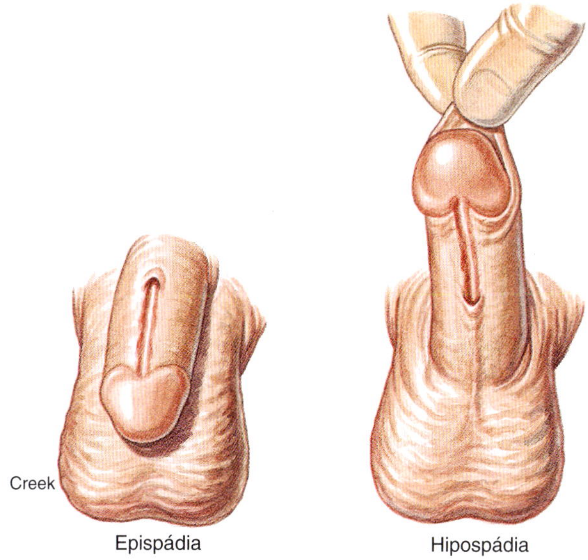

FIGURA 19.18 Epispádia e hipospádia de uretra masculina

Ureteres

Duplicação dos ureteres e pelve renal associada é uma anomalia freqüente das vias urinárias. A duplicação unilateral ocorre em 1 para cada 200 nascimentos, enquanto a duplicação bilateral ocorre 1 em 1.200 nascimentos. Ocasionalmente há duplicação parcial, que aumenta a propensão para infecções urinárias. Um ureter completamente duplicado freqüentemente se abre em locais diferentes da bexiga urinária necessitando de correção cirúrgica.

Bexiga Urinária

Protrusão da parede posterior da bexiga urinária chama-se **extrofia da bexiga urinária**, e ocorre quando a parede do períneo falha para se fechar. Associados a essa afecção, que ocorre aproximadamente em 1 em 40.000 nascimentos, estão defeitos nos músculos esfinctéricos da uretra.

Uretra

A anomalia mais comum da uretra é a **hipospádia**, uma situação na qual a uretra do homem se abre no lado inferior do pênis em vez de se abrir na extremidade da glande do pênis (fig. 19.18). Há um defeito semelhante na mulher na qual a uretra se abre na vagina. **Epispádia** é uma falha no fechamento do dorso do pênis. Hipospádia e epispádia podem ser corrigidas cirurgicamente.

Sintomas e Diagnósticos de Distúrbios Urinários

A micção normal é indolor. **Disúria**, ou micção dolorosa, é sinal de infecção das vias urinárias ou obstrução da uretra - como no caso de uma próstata aumentada de tamanho no homem. He-

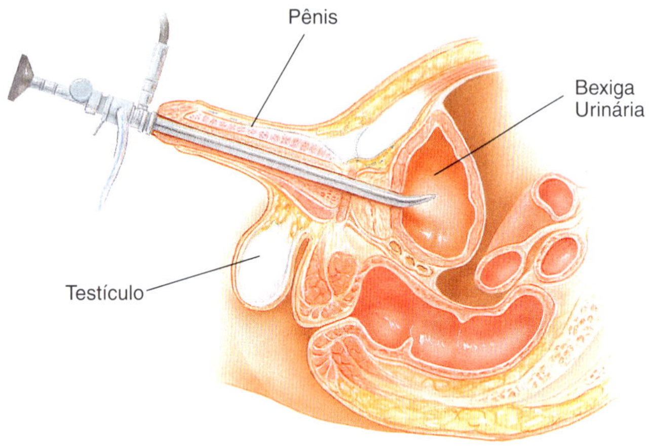

FIGURA 19.19 Exame cistoscópico de um homem.

matúria significa presença de sangue na urina e está geralmente associada com traumatismos. **Bacteriúria** indica a presença de bactérias na urina, e **piúria** é o termo usado quando há pus na urina, que pode ser conseqüente a uma infecção prolongada. **Oligúria** é uma produção escassa de urina, enquanto **poliúria** é uma produção excessiva. Pressão sangüínea baixa e insuficiência renal são duas causas de oligúria. **Uremia** é uma condição na qual substâncias que comumente são excretadas na urina acumulam no sangue. **Enurese**, ou incontinência, é a incapacidade em controlar a micção. Pode ser causada por fatores psicológicos ou por lesão estrutural.

A palpação e a inspeção dos órgãos urinários são aspectos importantes no exame físico. O rim direito é palpável em decúbito dorsal; o rim esquerdo normalmente não é. A bexiga urinária distendida é palpável ao longo da abertura superior da pelve.

O sistema urinário pode ser examinado usando técnicas radiológicas. Uma **pielografia intravenosa (PIV)** permite exame radiológico dos rins após a injeção de contraste radiopaco. Nesse procedimento, o contraste que foi injetado intravenosamente é excretado pelos rins de tal forma que a pelve renal e os contornos dos ureteres e a bexiga urinária podem ser observados em uma radiografia.

Cistoscopia é o exame do interior da bexiga urinária usando um instrumento chamado cistoscópio (fig. 19.19). Por meio dessa técnica, podem ser obtidas amostras de tecido, como também amostras de urina de cada rim antes que ocorra a mistura na bexiga urinária. Introduzido na bexiga urinária, o cistoscópio permite ver os ureteres e a pelve renal por cateterização ureteral e inspecionar possíveis obstruções.

Uma **biópsia renal** é um teste diagnóstico para avaliar certos tipos e fases de doenças do rim. A biópsia ou é executada por uma perfuração da pele (biópsia fechada) ou por uma incisão cirúrgica (biópsia aberta).

A **análise da urina** no laboratório é simples, mas importante para o exame físico. Na amostra de urina testa-se a cor, o peso específico, a composição química e a presença de bactérias, cristais e cilindros ao microscópio. *Cilindros* são acúmulos de proteínas que passaram pelos glomérulos e foram empurradas pelos túbulos, como a pasta dental no interior do tubo.

CAPÍTULO 19

Infecções dos Órgãos Urinários

Infecções do trato urinário são causas significantes de enfermidades e também constituem importante fator no desenvolvimento da insuficiência renal crônica. As mulheres são mais suscetíveis a infecções do trato urinário que os homens porque a uretra é menor nas mulheres e os óstios da uretra e do ânus estão muito próximos. A incidência de infecções aumenta diretamente com atividade sexual e envelhecimento em ambos os sexos.

Infecções do trato urinário recebem denominações de acordo com os órgãos infetados. A infecção da uretra chama-se **uretrite** e o envolvimento da bexiga urinária é a **cistite**. A cistite freqüentemente é uma infecção secundária de alguma outra parte do trato urinário. **Nefrite** é inflamação do tecido do rim. **Glomerulonefrite** é a inflamação dos glomérulos. A glomerulonefrite pode ocorrer em seguida a uma infecção do trato respiratório alto porque anticorpos produzidos contra a bactéria estreptococo podem produzir uma inflamação de auto-agressão imunológica nos glomérulos. Essa inflamação pode alterar os glomérulos permanentemente e influir significativamente no desenvolvimento da doença renal crônica e insuficiência renal.

Qualquer interferência no fluxo normal da urina, como um cálculo renal ou uma próstata aumentada no homem, causa estagnação da urina na pelve renal e pode levar à pielite. **Pielite** é uma inflamação que envolve a pelve renal e seus cálices. **Pielonefrite** é uma inflamação envolvendo a pelve renal, os cálices e os túbulos do néfron no interior de um ou de ambos os rins. Invasão bacteriana a partir do sangue ou das vias urinárias inferiores são outras causas de pielite e pielonefrite.

Traumatismos dos Órgãos Urinários e Comprometimentos Funcionais

Traumatismo

Um golpe agudo na região lombar do dorso pode causar uma contusão ou ruptura de um rim. Os sintomas de trauma do rim incluem hematúria e dor no quadrante superior do abdome e região lateral do lado ferido.

Fraturas pélvicas em conseqüência de acidentes podem resultar em perfuração da bexiga urinária e ruptura da uretra. Em uma viagem longa de automóvel, é aconselhável parar para urinar em intervalos regulares porque um cinto de segurança comprimindo a região da bexiga urinária cheia pode causar ruptura da bexiga urinária até mesmo em acidentes relativamente menores. Lesões da uretra são mais comuns em homens que em mulheres por causa da posição da uretra no pênis. Em uma lesão com as pernas abertas, por exemplo, um homem que caminha ao longo de um tronco elevado pode deslizar e comprimir a uretra e o pênis entre a superfície dura e o arco púbico, rompendo a uretra.

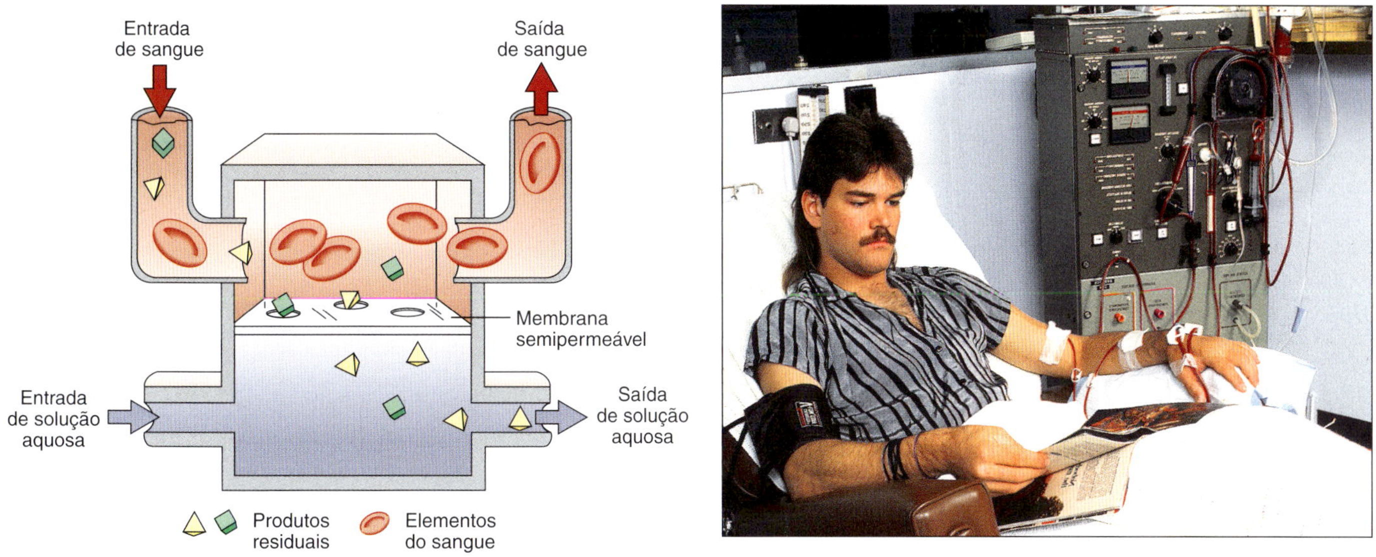

FIGURA 19.20 O processo de hemodiálise.

Obstrução

O sistema urinário pode ficar obstruído em qualquer lugar ao longo de seu trajeto. Cálculos (pedras) são as causas mais comuns, mas o bloqueio também pode vir em conseqüência de traumatismos, estreitamentos, tumores ou cistos, espasmos ou torções dos ureteres, ou anomalias congênitas. Se não for corrigida, uma obstrução causa o acúmulo de urina acima do bloqueio e gera uma pressão que pode causar dano funcional e anatômico permanente em um ou em ambos os rins. Em conseqüência da pressão que se forma no ureter, este se dilata, ou desenvolve um **hidroureter**. A dilatação da pelve renal chama-se **hidronefrose**.

Pedras urinárias (cálculos) geralmente resultam de infecções ou distúrbios metabólicos que causam a excreção de quantias grandes de substâncias orgânicas e inorgânicas (veja fig. 19.12). Quando a urina fica concentrada, essas substâncias podem cristalizar e formar grânulos nos cálices renais. Os grânulos servem então como caroços para precipitação adicional e desenvolvimento de cálculos maiores. Isso torna-se perigoso quando um cálculo cresce o suficiente para causar uma obstrução. O cálculo também causa intensa dor quando atravessa o trato urinário.

Insuficiência Renal e Hemodiálise

O débito renal de 50 a 60 cc de urina por hora é considerado normal. Se o débito diminui a menos de 30 cc por hora, pode indicar insuficiência renal – a perda da capacidade do rim em manter o equilíbrio hídrico e eletrolítico e de excretar produtos residuais. A insuficiência renal pode ser aguda ou crônica. **Insuficiência renal aguda** é a perda súbita da função do rim causada por choque e hemorragia, trombose ou outro traumatismo físico aos rins. Os rins podem manter uma perda de 90% dos seus néfrons por morte de tecido e ainda podem continuar funcionando sem dificuldade aparente. Se um paciente que sofre de insuficiência renal aguda estiver estabilizado, os néfrons têm uma capacidade excelente para regenerar.

Uma pessoa com **insuficiência renal crônica** não pode se manter vivo independentemente. Insuficiência renal crônica é o resultado final de uma doença renal na qual o tecido do rim foi destruído progressivamente. Quando o tecido renal continua a se deteriorar, as opções para manter a vida são a *hemodiálise* ou o *transplante de rim*.

A hemodiálise é um equipamento projetado para filtrar os resíduos do sangue de um paciente que tem insuficiência renal crônica. O sangue do paciente é bombeado por um tubo na artéria radial e passa por uma máquina onde é limpo para então ser devolvido ao corpo por uma veia (fig. 19.20). O processo de limpeza envolve o bombeamento do sangue, a passagem por uma membrana de celofane semipermeável que separa o sangue de uma solução isotônica contendo moléculas necessárias ao corpo (como glicose). Produtos residuais são difundidos para fora do sangue através da membrana, enquanto a glicose e outras moléculas necessárias ao corpo permanecem no sangue.

Técnicas de hemodiálise mais recentes incluem o uso da própria membrana peritoneal do paciente para filtração. O líquido da diálise é introduzido na cavidade peritoneal, e em seguida, depois de um período de tempo, é retirado após ter acumulado os resíduos. Esse procedimento, chamado *diálise peritoneal ambulatorial contínua* (DPAC), pode ser executado várias vezes ao dia pelos próprios pacientes sem hospitalização.

Incontinência Urinária

A incapacidade para reter urina voluntariamente na bexiga urinária é conhecida como *incontinência urinária*. Existem várias causas e pode ser temporária ou permanente. Tensão emocional é uma causa de incontinência temporária em adultos. Incontinência permanente pode ser o resultado de trauma neurológico, várias doenças urinárias, lesão de tecido no interior da bexiga urinária ou uretra, ou enfraquecimento dos músculos do soalho da pelve. Foram feitos avanços notáveis no tratamento da incontinência urinária permanente através da implantação de um esfíncter uretral artificial.

Resposta do Estudo de Caso Clínico

A hematúria apresentada pelo paciente provavelmente é o resultado da laceração causada pela ferida do punhal no abdome superior. A punhalada no quadrante inferior direito provavelmente não atingiu o trato urinário. O trajeto do sangue visto no cateter começou e prosseguiu da seguinte maneira: parte abdominal da aorta → artéria renal direita → pequena artéria parenquimatosa → vaso(s) rompido(s) → no tecido lacerado do sistema coletor urinário, no cálice ou na pelve renal, ou na parte proximal do ureter direito → bexiga urinária → interior do cateter. Durante a operação, o cirurgião deveria se lembrar que 2% a 4% da população só apresenta um rim. Então, se ele está inclinado a remover o rim lesado, deve primeiro confirmar a presença de um segundo rim funcionante. Se um segundo rim não estiver presente, todo esforço deve ser feito para corrigir o problema sem executar a nefrectomia, que obrigaria o paciente a se submeter a hemodiálise crônica ou transplante de rim.

PRÁTICA CLÍNICA 19.1

Um senhor de 41 anos de idade comparece ao seu consultório porque sua urina tem uma cor rosada. Ele também informa um aumento na freqüência de micção. O paciente nega febre, calafrios, dores ou mau cheiro em sua urina.

O exame físico é normal. Uma análise de urina de rotina revela uma quantidade de células sangüíneas vermelhas muito numerosa, nenhuma célula da série branca e nenhuma bactéria. Você solicita uma urografia intravenosa (UIV) (*a*) que é uma injeção de contraste intravenoso para um exame do sistema urinário e uma TC de varredura (*b*). (B = bexiga.)

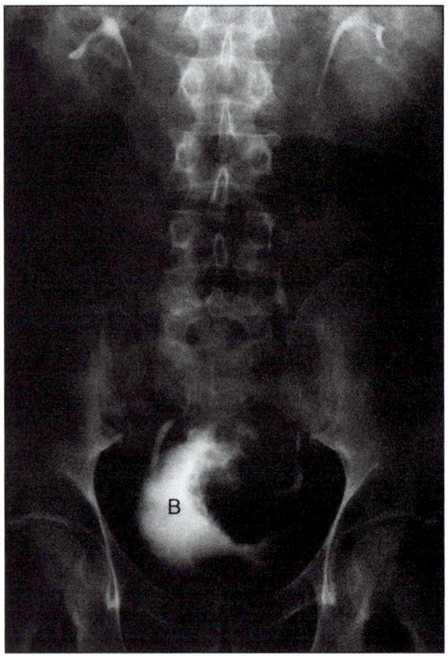

(a)

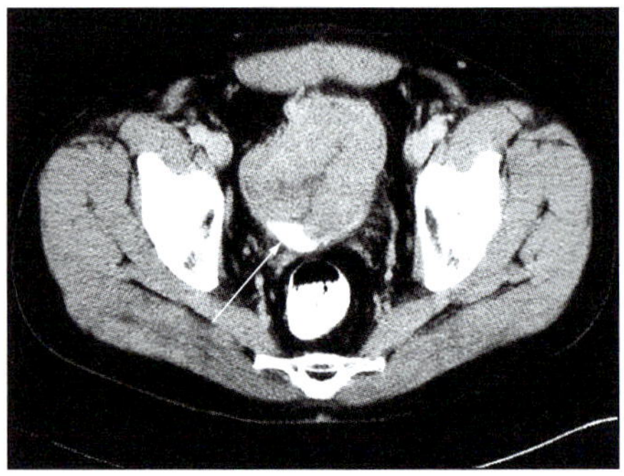
(b)

PERGUNTAS

1. O que é a massa escura grande (defeito de enchimento) visto na bexiga urinária (indicada com a letra B) na UIV? É a causa da hemorragia?
2. Na TC, o contraste branco enche o lume da bexiga urinária (indicado com uma seta). Por que o paciente aumentou a freqüência de micção?
3. Carcinoma transicional tem uma incidência de 5-10% dos tumores síncronos. Tumores síncronos são tumores do mesmo tipo de célula ocorrendo ao mesmo tempo em locais separados. Que outras estruturas devem ser avaliadas para confirmar a presença de tumores?

PRÁTICA CLÍNICA 19.2

Uma mulher de 41 anos de idade apresenta-se na sala de emergência queixando-se de dor na região lombar esquerda que às vezes se irradia para a virilha esquerda. Ela descreve a dor como intermitente e cólicas mas nega febre ou sangue na sua urina.

O exame físico mostra um abdome não sensível e nenhuma evidência de dor à palpação no ângulo costovertebral. O exame de urina de rotina mostra pequena quantidade de células sangüíneas vermelhas, nenhuma célula da série branca e nenhuma bactéria. Você solicita uma urografia intravenosa.

PERGUNTAS

1. Na imagem antes do contraste, o que é a opacidade indicada pela seta?
2. Que efeito tem esta no ureter como demonstra a imagem depois do contraste?
3. Por que a paciente está tendo dores intermitentes?

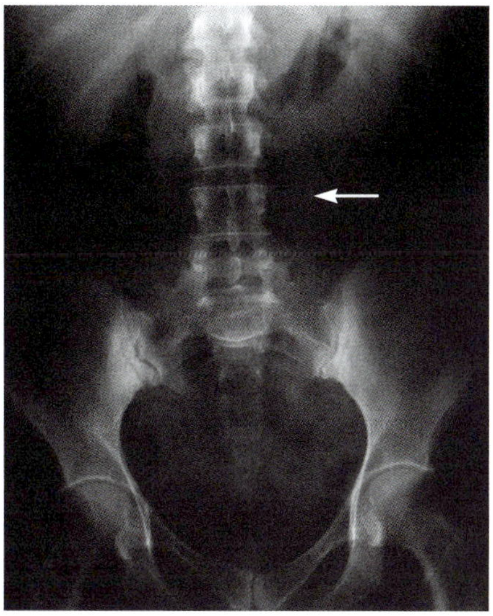
Imagem antes do contraste

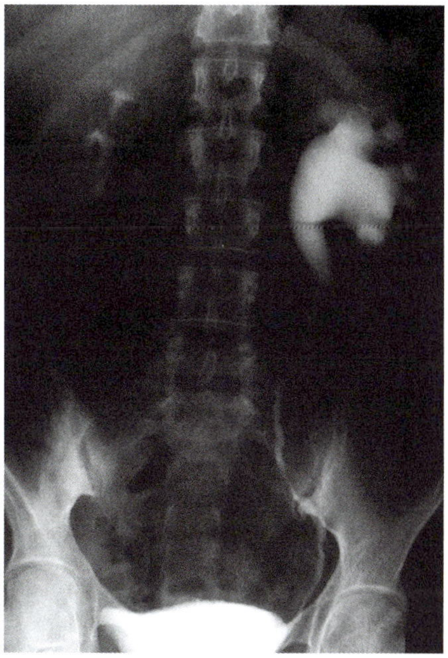
Imagem depois do contraste

Resumo do Capítulo

Introdução ao Sistema Urinário (p. 676)

1. O sistema urinário consiste em dois rins, dois ureteres, bexiga urinária e uretra.
2. O sistema urinário mantém a composição e as propriedades dos líquidos do corpo que formam o meio extracelular. O produto final do sistema urinário é a urina eliminada do corpo durante a micção.

Rins (pp. 676-684)

1. Os rins são retroperitoneais, envolvidos em uma cápsula adiposa renal.
2. Cada rim está contido por uma cápsula renal e está dividido em córtex renal externo e medula renal interna.
   (a) A medula renal é constituída de pirâmides renais separadas por colunas renais.
   (b) As papilas renais lançam a urina nos cálices menores e estes nos cálices maiores que se abrem na pelve renal. Daqui a urina flui pelo ureter.
3. Cada rim contém mais de um milhão de unidades funcionais microscópicas chamadas néfrons.
   (a) A filtração ocorre nos glomérulos que recebem sangue das arteríolas glomerulares aferentes.
   (b) O sangue do glomérulo é drenado pelas arteríolas glomerulares eferentes que liberam o sangue nos capilares peritubulares que envolvem os túbulos do néfron.
   (c) As cápsulas glomerulares e os túbulos contorcidos distais estão localizados no córtex renal.
   (d) As alças do néfron estão localizadas na medula renal.
   (e) O filtrado dos túbulos contorcidos distais drenam nos tubos coletores que se estendem pela medula renal para esvaziar a urina nos cálices.

Ureteres, Bexiga Urinária e Uretra (pp. 684-688)

1. A urina é canalizada dos rins para a bexiga urinária através dos ureteres e expelida da bexiga urinária pela uretra. O músculo detrusor da bexiga urinária e os músculos esfíncteres da uretra são usados no controle da micção.
   (a) Cada ureter contém três túnicas: mucosa, muscular e adventícia.
   (b) O lume da bexiga urinária está revestido por epitélio de transição, que é pregueado em rugas. Essas estruturas aumentam a capacidade da bexiga urinária para se expandir.
   (c) A uretra tem um esfíncter interno de musculatura lisa e um esfíncter externo de musculatura esquelética.
   (d) A uretra masculina conduz urina durante a micção e líquido seminal durante a ejaculação. A uretra feminina é bem menor que a masculina e conduz apenas urina.
   (e) A uretra masculina é constituída pelas partes prostática, membranácea e esponjosa.
2. A micção é controlada por centros reflexos situados no segundo, terceiro e quarto segmentos sacrais da medula espinal.

Atividades de Revisão

Questões Objetivas

1. Qual das seguintes afirmações sobre as pirâmides renais é *falsa*?
   (a) Estão localizadas na medula renal.
   (b) Elas contém glomérulos.
   (c) Elas contém tubos coletores.
   (d) Elas são sustentadas por colunas renais.
2. Os vasos renais e o ureter ligam-se à margem medial côncava do rim chamada:
   (a) pelve renal (c) cálice
   (b) úraco (d) hilo
3. A medula renal do rim contém
   (a) cápsulas glomerulares
   (b) glomérulos
   (c) pirâmides renais
   (d) cápsulas adiposas
4. A urina escoa dos tubos coletores diretamente para
   (a) cálices renais
   (b) ureter
   (c) pelve renal
   (d) túbulos contorcidos distais
5. Qual das seguintes afirmações, referentes ao rim, é falsa?
   (a) Eles são retroperitoneais.
   (b) Cada um deles contém de 8 a 15 pirâmides renais.
   (c) Cada um deles apresenta duas regiões distintas - córtex renal e medula renal.
   (d) Estão posicionados entre a terceira e a quinta vértebras lombares.
6. Uma pedra renal (cálculo), provavelmente, deveria causar maior estagnação de urina em qual porção do sistema urinário?
   (a) bexiga urinária
   (b) coluna renal
   (c) ureter
   (d) pelve renal
   (e) uretra
7. A distensão da bexiga urinária é possível devido à presença de:
   (a) rugas
   (b) o trígono
   (c) a adventícia
   (d) epitélio de transição
   (e) a e d.
8. O músculo detrusor está localizado em
   (a) rins
   (b) ureteres
   (c) bexiga urinária
   (d) uretra
9. O músculo esfíncter interno da uretra é inervado pelos:
   (a) neurônios simpáticos
   (b) neurônios parassimpáticos
   (c) neurônios motores somáticos
   (d) todos os anteriores
10. Qual das seguintes afirmações sobre rins metanéfricos é *verdadeira*?
   (a) Tornam-se funcionantes no fim da oitava semana.
   (b) São ativos ao longo do desenvolvimento fetal.
   (c) São o terceiro par de rins a se desenvolver.
   (d) Todas as anteriores são verdadeiras.

Questões Dissertativas

1. Descreva a localização dos rins em relação à cavidade abdominal e às membranas peritoneais.
2. Desenhe as estruturas do rim que podem ser identificadas em uma secção coronal.
3. Descreva como o rim é sustentado de encontro à parede abdominal posterior. Como este suporte está relacionado com a chamada ptose renal?
4. Descreva o trajeto de uma gota de sangue desde uma artéria interlobular através de um glomérulo e na veia interlobular. Liste em ordem todos os vasos através dos quais o sangue passa. Quais as diferenças estruturais entre uma arteríola glomerular aferente e uma arteríola glomerular eferente para assegurar a pressão alta necessária para a formação do filtrado?
5. Descreva, no homem, o trajeto da urina desde o local de filtração no corpúsculo renal até a saída do corpo. Liste em ordem todas as estruturas através das quais a urina passa.
6. O que é um néfron? Descreva os dois tipos de néfrons encontrados nos rins. Por que os néfrons são considerados as unidades funcionais do sistema urinário?
7. Descreva os mecanismos envolvidos na passagem da urina da pelve renal até a bexiga urinária.
8. Descreva a bexiga urinária considerando a posição, estrutura histológica, irrigação sangüínea e inervação.
9. Compare e diferencie as uretras masculina e feminina.
10. O que é o reflexo da micção? Comente os eventos fisiológicos e funcionais de uma resposta voluntária de micção.
11. O que é uma massa metanefrogênica? Um broto do ureter? Comente a seqüência de desenvolvimento dessas estruturas embrionárias para formar o sistema urinário. Como pode um maior conhecimento desse processo de desenvolvimento conduzir a um entendimento melhor das anomalias congênitas?
12. Descreva sucintamente as finalidades dos exames: análise de urina e cistoscopia.
13. Liste quatro malformações congênitas mais freqüentes do sistema urinário. Quais delas requerem correção cirúrgica?
14. Defina: disúria, hematúria, bacteriúria, piúria, oligúria, poliúria, uremia e enurese.

Questões de Análise Crítica

1. Por que é mais correto se referir aos rins e às estruturas associadas como sistema urinário em lugar de sistema excretor?
2. Tratamento com medicamentos a base de sulfa como Gantrisin (sulfisoxazol) e antibióticos de largo espectro como tetraciclinas ou ampicilinas geralmente melhoram muito rapidamente os sintomas de cistite. Qual é o perigo do descontinuamento no tratamento com medicamento prescrito tão logo os sintomas tenham passado?
3. A creche do bairro não aceita crianças que ainda estejam usando fraldas. Você tentou ensinar seu menino de 15 meses a usar o banheiro, mas não fez nenhum progresso. Você deveria persistir em seus esforços, ou seria melhor esperar? Explique.
4. Quais as funções que um rim verdadeiro executa e que um rim artificial (máquina de diálise) não consegue?
5. O bebê de sua amiga é esperado para o próximo mês, e ela constantemente se dirige ao banheiro para urinar. Você pode explicar por quê?
6. Explique por que um homem deve ficar particularmente preocupado se ele tem dificuldade em eliminar urina.

Sistema Genital Masculino

20

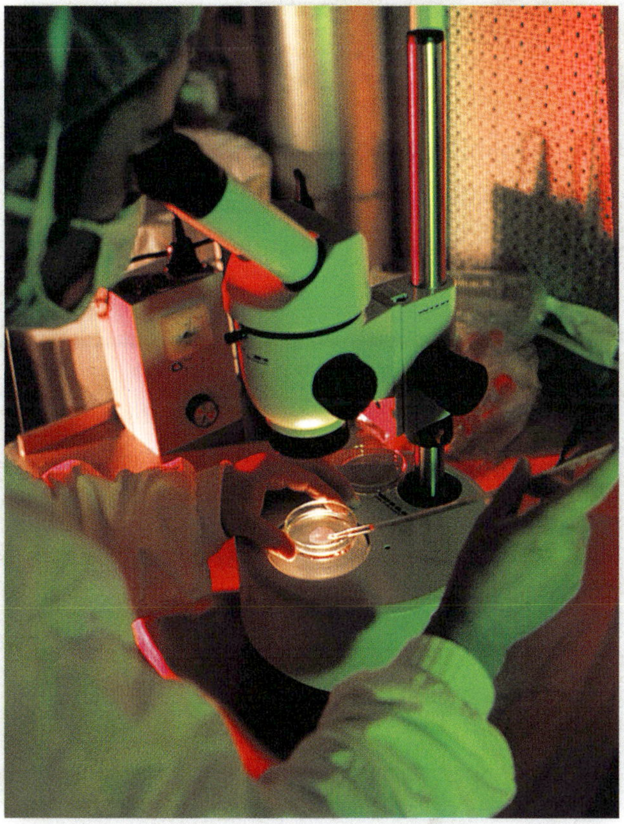

Estudo de Caso Clínico

Durante um exame físico de rotina, um senhor de 27 anos de idade mencionou ao médico da família que ele e a esposa não conseguiam conceber uma criança após tentarem durante dois anos. Ele acrescentou que a esposa tinha tomado a iniciativa de fazer uma avaliação ginecológica completa como uma tentativa para descobrir o que estava causando o problema. Os resultados dos exames dela não revelaram nenhum problema físico que pudesse estar relacionado com infertilidade. Ao apalpar os testículos do paciente, o doutor não encontrou nada fora do habitual. Contudo, quando examinou o escroto acima dos testículos, o doutor ficou perplexo. Ele informou ao seu paciente que duas estruturas tubulares, uma para cada testículo, pareciam estar ausentes, e que elas, provavelmente, estariam faltando desde o seu nascimento. No decorrer de uma consulta de retorno, o doutor falou ao paciente que o exame de seu esperma revelou azoospermia (ausência de espermatozóides viáveis).

Explique como o resultado do exame do sêmen se relaciona com os achados do exame físico do paciente. Quais são as estruturas que faltam? Parece estranho que o paciente seja capaz de ejacular? Por que sim ou por que não?

FIGURA: Especialistas em fertilidade fizeram avanços notáveis durante a última década no tratamento de casais com problemas de fertilidade. A análise do sêmen revela o número relativo de espermatozóides (contagem de espermatozóides), a vitalidade dos espermatozóides e a natureza química do componente líquido de uma amostra do ejaculado.

INTRODUÇÃO AO SISTEMA GENITAL MASCULINO

Os órgãos genitais do homem e da mulher estão adaptados para produzir e permitir a união dos gametas que contêm genes específicos. Uma combinação aleatória dos genes durante a reprodução sexual resulta na formação de indivíduos com diferenças genéticas.

Objetivo 1 Explicar por que a reprodução sexual é biologicamente vantajosa.

Objetivo 2 Listar as funções do sistema genital masculino e comparar com aquelas do feminino.

Objetivo 3 Fazer a distinção entre órgãos sexuais primários e secundários.

Diferentemente de outros sistemas do corpo, o sistema genital não é essencial para a sobrevivência do indivíduo; contudo, é necessário para a sobrevivência da espécie. É através da reprodução que novos indivíduos de uma espécie populacional são produzidos e o código genético passa de uma geração para a próxima. Isso pode ser realizado através de reprodução asexual ou sexual. Mas a reprodução sexual, na qual são combinados genes de dois indivíduos de modo aleatório em cada nova geração, oferece a vantagem de introduzir grandes variabilidades em uma população. Essa variabilidade de constituição genética ajuda a assegurar que alguns membros de uma população sobreviverão às alterações no meio ambiente ao longo da evolução dos tempos.

O sistema genital é singular em dois outros aspectos. Primeiro, pelo fato de não se tornar funcional até ser "posto a funcionar" na puberdade pela ação do conjunto de hormônios sexuais. Contrariamente, todos os outros sistemas do corpo são funcionantes por ocasião do nascimento, ou logo depois dele. Segundo, enquanto os outros órgãos dos sistemas do corpo exibem ligeiras diferenças sexuais, nenhum outro sistema apresenta níveis de diferenças como o sistema genital. A reprodução sexual requer a produção de dois tipos de **gametas**, ou células sexuais, com as espécies possuindo as formas masculina e feminina, cada qual com seu próprio sistema genital. Os sistemas genitais masculino e feminino complementam-se um ao outro no objetivo comum de garantir a descendência.

As funções do sistema genital masculino são: produzir gametas masculinos, **espermatozóides**, e transferi-los para o sistema genital feminino através do *coito* (intercurso sexual) ou *cópula*. Outra função do sistema genital masculino consiste em produzir e secretar hormônios sexuais que mantêm os órgãos sexuais masculinos e contribuem para a libido masculina (desejo sexual). A mulher não apenas produz seus próprios gametas (chamados **ovócitos** ou **óvulos**) e recebe os espermatozóides do homem, como também seus órgãos genitais são especializados em oferecer locais para a fertilização, para a implantação da massa celular embrionária em desenvolvimento (o blastocisto), para a gestação e para o parto. O sistema genital mais complexo da mulher também proporciona os meios para nutrir o recém-nascido pela secreção de leite através das glândulas mamárias. Ademais, como no homem, outra função consiste em produzir e secretar hormônios sexuais que mantêm os órgãos sexuais da mulher e contribuem para a libido da mulher.

Neste capítulo nós consideraremos a anatomia do sistema genital masculino; o sistema genital feminino será focalizado no capítulo 21.

gameta: G. *gameta*, marido ou esposa

espermatozóide: G. *sperma*, semente; *zoon*, animal

Classificação das Estruturas do Sistema Genital

As estruturas do sistema genital masculino podem ser classificadas em bases funcionais como segue:

- **Órgãos sexuais primários**. Os órgãos sexuais primários são chamados de *gônadas*; especificamente, os *testículos* no homem. As gônadas produzem os gametas, ou espermatozóides, e produzem e secretam hormônios sexuais. A secreção dos hormônios sexuais masculinos, chamados *andrógenos*, nas idades adequadas e em quantidades suficientes causam o desenvolvimento dos órgãos sexuais secundários e a manifestação dos caracteres sexuais secundários.
- **Órgãos sexuais secundários**. Os órgãos sexuais secundários são aquelas estruturas essenciais para o transporte do espermatozóide. As três categorias de órgãos sexuais secundários são: os ductos que transportam os espermatozóides, as glândulas acessórias e o órgão da cópula. Os ductos que transportam os espermatozóides incluem os *epidídimos*, os *ductos deferentes*, os *ductos ejaculatórios* e a *uretra*. As glândulas genitais acessórias masculinas são *glândulas seminais*, a *próstata* e as *glândulas bulbouretrais*. O *pênis* que contém tecido erétil é o órgão da cópula. O *escroto* é uma bolsa de pele que inclui e protege os testículos.
- **Caracteres sexuais secundários**. Os caracteres sexuais secundários não são essenciais para o processo da reprodução mas, geralmente, são considerados atrativos sexuais. No homem, incluem o físico, os pêlos do corpo e o tom da voz.

Os órgãos do sistema genital masculino estão expostos na figura 20.1 e suas funções estão resumidas na tabela 20.1.

Avaliação de Conhecimentos

1. Qual a principal importância da reprodução sexual?
2. Quais são as funções do sistema genital masculino?
3. Liste os órgãos do sistema genital masculino e indique se eles são órgãos sexuais primários ou secundários.
4. Em relação aos órgãos dos outros sistemas do corpo, comente o desenvolvimento latente (tardio) do sistema genital.

andrógeno: G. *andros*, produção masculina

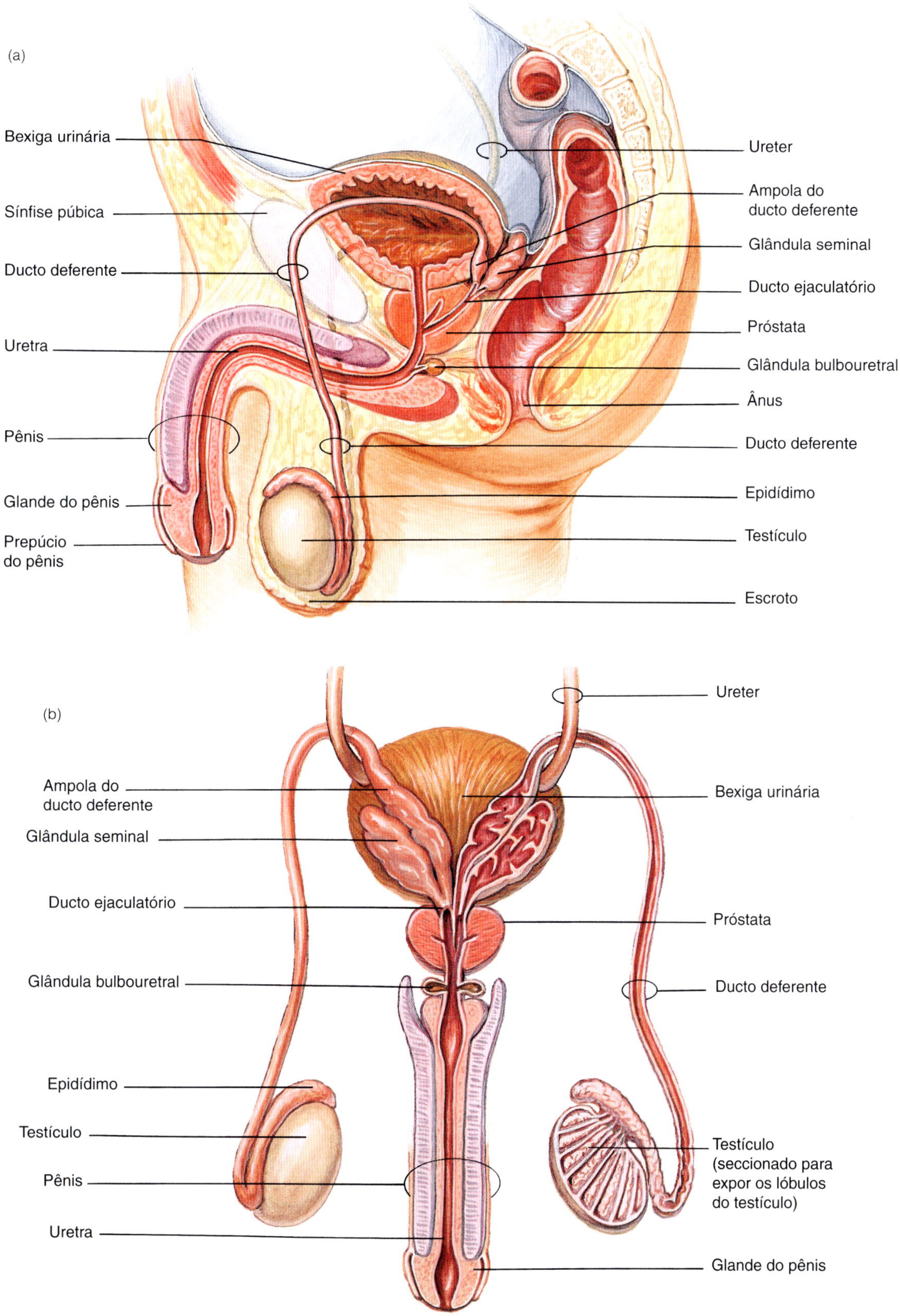

FIGURA 20.1 Órgãos do sistema genital masculino. (*a*) vista sagital e (*b*) vista posterior.

TABELA 20.1 Órgãos Genitais Masculinos

Órgão(s)	Função(s)
Testículos	
Túbulos seminíferos	Produzem espermatozóides
Células intersticiais	Secretam hormônios sexuais masculinos
Epidídimos	Locais de maturação dos espermatozóides; armazenamento e transporte de espermatozóides para os ductos deferentes
Ductos deferentes	Armazenam espermatozóides; transportam espermatozóides para os ductos ejaculatórios
Ductos ejaculatórios	Recebem espermatozóides e aditivos para formar o líquido seminal
Glândulas seminais	Secretam líquido alcalino contendo nutrientes e prostaglandinas; ajudam a neutralizar o meio ácido da vagina.
Próstata	Secreta líquido ácido que aumenta a motilidade dos espermatozóides
Glândulas bulbouretrais	Secretam líquido que lubrifica a uretra e a extremidade do pênis
Escroto	Envolve e protege os testículos; ajuda a manter constante a temperatura para a espermatogênese.
Pênis	Transporta a urina e o líquido seminal para fora do corpo; órgão da cópula

PERÍNEO E ESCROTO

O períneo é a porção específica da região pélvica que contém os genitais externos e o óstio anal. O escroto, a bolsa que sustenta o testículo, é dividida em dois compartimentos internos por um septo de tecido conjuntivo.

Objetivo 4 Descrever a localização do períneo e distinguir entre os trígonos urogenital e anal.

Objetivo 5 Comentar a estrutura e a função do escroto.

Períneo

O **períneo** é uma região em forma de losango situada entre a sínfise púbica e o cóccix (fig. 20.2). É uma região muscular na abertura inferior da pelve (veja fig. 9.24). O períneo é dividido em um *trígono urogenital*, anterior e um *trígono anal*, posterior. No períneo masculino, o pênis e o escroto estão situados na porção anterior do trígono urogenital e o ânus está localizado no interior da porção posterior do trígono anal.

Escroto

O **escroto**, semelhante a uma bolsa, está suspenso imediatamente atrás da base do pênis (veja figs. 20.1 e 20.2). As funções do escroto são: sustentar e proteger os testículos e controlar suas posições relativas na região pélvica do corpo. A frouxa e texturada pele do escroto no homem adulto é coberta com pêlos esparsos e de coloração mais escura que a maior parte da pele de outras partes do corpo. Também contém numerosas glândulas sebáceas.

O aspecto externo do escroto varia em momentos diferentes no mesmo indivíduo como resultado da contração e relaxamento dos músculos escrotais. O **dartos** é uma camada de fibras musculares lisas da tela subcutânea do escroto. O **cremaster** é um pequeno feixe de fibras musculares esqueléticas que se estende pelo *funículo espermático*, um tubo de fáscia que também inclui o ducto deferente, os vasos testiculares e nervos (fig. 20.3). O dartos e o cremaster contraem involuntariamente nas temperaturas baixas para aproximar os testículos da temperatura mais aquecida do corpo na região pélvica. O músculo cremaster é uma continuação do músculo oblíquo interno do abdome da parede abdominal do qual deriva quando os testículos descem para o escroto. Como é um músculo esquelético, também pode ser contraído voluntariamente. Quando os músculos escrotais se contraem, o escroto aparece firmemente enrugado e os testículos são puxados mais próximo do calor da parede do corpo. Altas temperaturas relaxam os músculos dartos e cremaster e os testículos ficam suspensos na parte inferior do escroto relaxado. A temperatura dos testículos se mantém aproximadamente em 35°C, ou aproximadamente 1,5°C abaixo da temperatura normal do corpo, através da contração ou relaxamento dos músculos escrotais. Essa temperatura é a ótima para a produção e armazenamento de espermatozóides.

Embora a *infertilidade masculina* não seja comum, pode resultar da exposição dos testículos a temperaturas excessivamente altas por um período de tempo extenso. Banhos quentes ou saunas freqüentes podem destruir espermatozóides em tal extensão que a quantidade de espermatozóides fica muito baixa para capacitar a fertilização.

O escroto é subdividido em dois compartimentos longitudinais pelo fibroso **septo do escroto** (fig. 20.3*b*). O objetivo desse septo do escroto é colocar cada testículo em compartimentos separados de maneira que a infecção de um lado, geralmente, não afete o outro lado. Além disso, o testículo esquerdo está geralmente suspenso mais baixo no escroto que o direito de forma que os dois não possam ser comprimidos conjuntamente. O local do septo do escroto é visível na superfície do escroto ao longo de um sulco longitudinal mediano chamada **rafe do períneo**. A rafe do períneo se estende para diante subjacente ao pênis e para trás na direção do óstio anal (fig. 20.2).

A irrigação sangüínea e a inervação do escroto são extensas. As artérias que servem o escroto são a pudenda interna, ramo da artéria ilíaca interna, a pudenda externa, ramo da artéria femoral, e a cremastérica, ramo da artéria epigástrica inferior. A drenagem venosa segue um padrão semelhante ao das artérias. Os nervos escrotais são principalmente sensitivos; incluem os nervos pudendos, os nervos ílio-inguinais e os nervos cutâneos femorais posteriores.

dartos: G. *dartos*, esfolado

cremaster: G. *cremaster*, suspender

septo: L. *septum*, separação

pudendo: L. *pudeo*, vergonha

rafe: G. *raphe*, costura

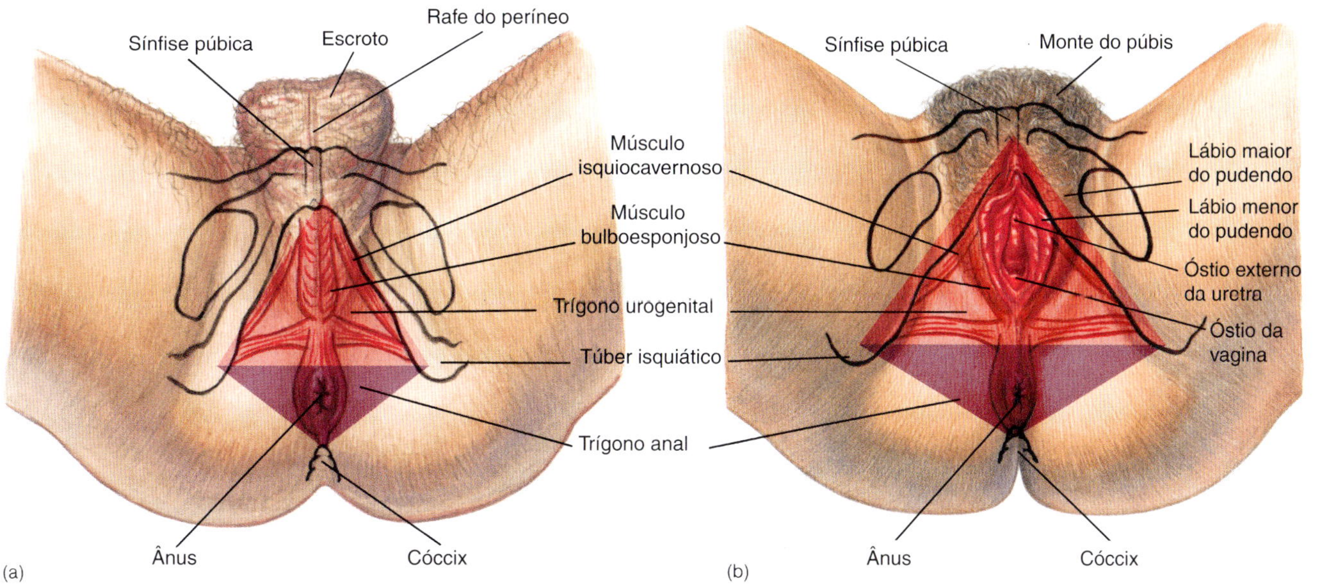

FIGURA 20.2 Vista superficial de (*a*) períneo masculino e (*b*) períneo feminino (veja capítulo 21). O períneo é a região entre a sínfise púbica e o cóccix. É dividido em trígonos urogenital e anal, indicados em vermelho e lilás, respectivamente.

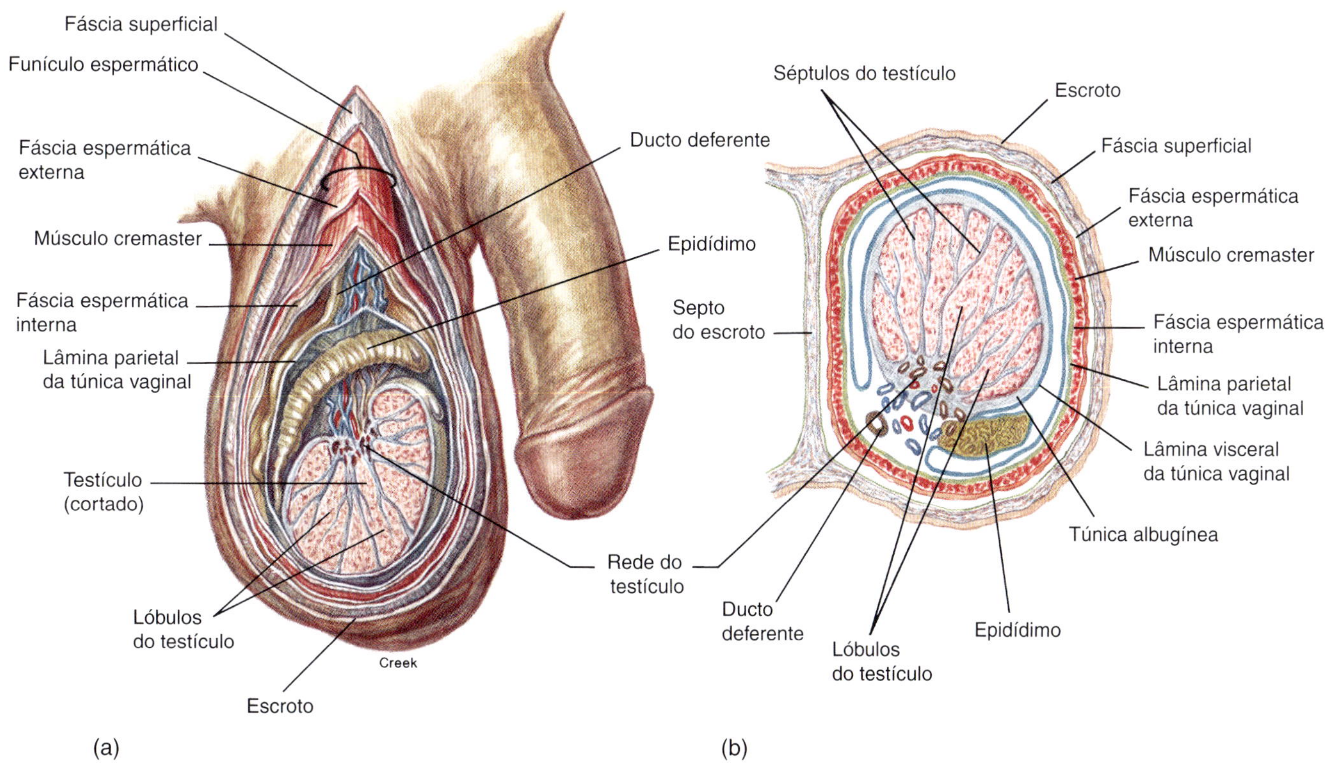

FIGURA 20.3 Características estruturais de um testículo no interior do escroto. (*a*) Vista longitudinal e (*b*) vista transversal.

CAPÍTULO 20

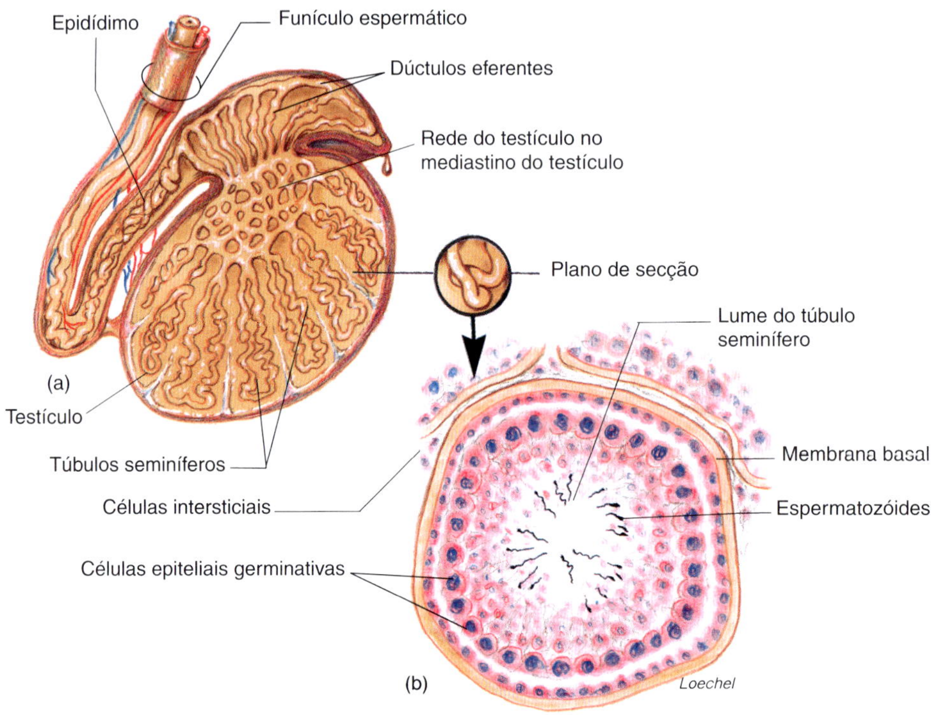

FIGURA 20.4 Diagrama dos túbulos seminíferos. (*a*) Corte sagital de um testículo e (*b*) corte transversal de um túbulo seminífero.

Avaliação de Conhecimentos

5. Descreva a localização do períneo.
6. Explique como a temperatura do testículo é mantida. Por que é importante manter uma determinada temperatura no testículo?
7. Descreva a inervação e a irrigação sangüínea do escroto.

TESTÍCULOS

Situados no interior do escroto, os testículos produzem espermatozóides e andrógenos. Os andrógenos regulam a espermatogênese e o desenvolvimento e funcionamento dos órgãos sexuais secundários.

Objetivo 6 Descrever a localização, a estrutura e as funções dos testículos.

Objetivo 7 Descrever os efeitos dos hormônios sobre o crescimento e o desenvolvimento dos órgãos genitais masculinos e explicar como os hormônios se relacionam com o desenvolvimento dos caracteres sexuais secundários masculinos.

Objetivo 8 Listar as fases da espermatogênese e fazer a distinção entre espermatogênese e espermiogênese.

Objetivo 9 Desenhar a estrutura de um espermatozóide e explicar a função de cada uma de suas partes.

Estrutura dos Testículos

Os **testículos** são órgãos pares, esbranquiçados e ovóides, com aproximadamente 4 cm de comprimento e 2,5 cm de diâmetro. Cada testículo pesa entre 10 e 14 g. Duas camadas de tecidos, ou túnicas, cobrem os testículos. A externa **túnica vaginal** é um saco seroso fino derivada do peritônio durante a descida do testículo. A **túnica albugínea** é uma membrana fibrosa e dura que encapsula diretamente cada testículo (fig. 20.3). Expansões fibrosas internas da túnica albugínea dividem o testículo em 250 a 300 **lóbulos do testículo** em forma de cunhas.

Cada lóbulo do testículo contém **túbulos seminíferos** firmemente enrolados (fig. 20.4) que podem exceder 70 cm de comprimento se forem desenrolados. Os túbulos seminíferos são as unidades funcionais do testículo porque é neles que ocorre a *espermatogênese*, a produção de espermatozóides. Espermatozóides são produzidos aos milhares por segundo – mais de 100 milhões por dia – ao longo da vida de um homem saudável, sexualmente maduro.

Podem ser observados vários estágios de meioses em uma secção de um túbulo seminífero (veja fig. 20.7*b*). O processo começa quando células germinativas especializadas, chamadas **espermatogônias**, sofrem meiose para produzir, em seqüência de maturidade, *espermatócitos primários*, *espermatócitos secundários* e *espermátides* (veja fig. 20.6). Formando as paredes dos túbulos seminíferos estão as **célu-**

túnica: L. *tunica*, túnica
vaginal: L. *vagina*, bainha
albugínea: L. *albus*, branca
espermatogônia: G. *sperma*, semente; *gone*, geração

las de sustentação (Sertoli) (também chamadas *células nutridoras* ou *sustentaculares*) que produzem e secretam nutrientes para os espermatozóides em desenvolvimento situados entre elas (veja fig. 20.7*a*). Os espermatozóides são formados, mas não estão completamente amadurecidos até que alcancem o lume de um túbulo seminífero.

Entre os túbulos seminíferos encontram-se células endócrinas especializadas chamadas **células intersticiais** (células de Leydig). A função dessas células é produzir e secretar os hormônios sexuais masculinos. Os testículos são considerados glândulas mistas exócrinas e endócrinas porque produzem espermatozóides e andrógenos.

Uma vez produzidos, os espermatozóides movem-se pelos túbulos seminíferos e entram em uma rede de túbulos chamada **rede do testículo** para maturação complementar (fig. 20.4). Cílios estão localizados em algumas das células da rede do testículo. Os espermatozóides são transportados para fora do testículo e para o interior do epidídimo através de uma série de **dúctulos eferentes** do testículo.

Ao todo, leva-se de 8 a 10 semanas para uma espermatogônia tornar-se um espermatozóide maduro. Nos ductos espermáticos, os espermatozóides podem permanecer férteis durante vários meses, em um estado de animação latente. Se eles não forem ejaculados, degeneram e são absorvidos pelo sangue.

Os testículos recebem sangue através das artérias testiculares que se originam na parte abdominal da aorta imediatamente abaixo da origem das artérias renais. As veias testiculares drenam os testículos. A veia testicular do lado direito entra diretamente na veia cava inferior, enquanto a veia testicular do lado esquerdo se abre na veia renal esquerda (veja fig. 16.34).

Os nervos testiculares inervam os testículos com neurônios motores e sensitivos que se originam do décimo segmento torácico da medula espinal. A inervação motora é feita principalmente através de neurônios simpáticos, mas existe uma limitada estimulação parassimpática também.

A causa mais comum de infertilidade masculina é uma afecção chamada *varicocele*. A varicocele ocorre quando uma ou ambas veias testiculares que drenam os testículos se dilatam, resultando em circulação deficiente aos testículos. A varicocele geralmente ocorre no lado esquerdo porque a veia testicular esquerda desemboca na veia renal. A pressão sangüínea é mais alta aqui do que na veia cava inferior na qual se abre a veia testicular direita.

Funções Endócrinas dos Testículos

A *testosterona* é sem dúvida o principal andrógeno secretado pelos testículos adultos. Os andrógenos, às vezes, são chamados de *esteróides anabolizantes* porque estimulam o desenvolvimento dos músculos e de outras estruturas (tabela 20.2). O aumento da produção de testosterona durante a puberdade também é necessário para o desenvolvimento dos órgãos sexuais acessórios, principalmente glândulas seminais e próstata. A remoção dos andrógenos através da castração resulta em atrofia desses órgãos.

células de Sertoli: de Enrico Sertoli, histologista italiano, 1842-1910
células de Leydig: de Franz von Leydig, anatomista alemão, 1821-1908
dúctulos eferentes: L. *efferre*, para fora; *ducere* levar

TABELA 20.2 Efeitos dos Andrógenos no Homem

Categoria	Efeito
Diferenciação sexual	Desenvolvimento e crescimento dos ductos mesonéfricos embrionários em epidídimos, ductos deferentes, glândulas seminais e ductos ejaculatórios.
	Desenvolvimento do seio e tubérculo urogenital em próstata
	Desenvolvimento dos órgãos genitais externos masculinos
Espermatogênese	Na puberdade: divisão meiótica e início da maturação das espermátides
	Após a puberdade: manutenção da espermatogênese
Caracteres sexuais secundários	Desenvolvimento e manutenção dos órgãos sexuais acessórios
	Desenvolvimento do pênis
	Desenvolvimento dos pêlos da face e axilares
	Desenvolvimento do corpo
Efeitos anabólicos	Síntese de proteínas e desenvolvimento muscular
	Desenvolvimento dos ossos
	Desenvolvimento de outros órgãos (incluindo a laringe)
	Eritropoese (formação de hemácias)
Efeitos sobre o encéfalo e comportamento masculino	Aumenta a massa dos núcleos sexuais; o instinto sexual e outros aspectos do comportamento masculino

Os andrógenos estimulam o desenvolvimento da laringe (resultando em tom grave de voz), a síntese de hemoglobina (os homens têm níveis de hemoglobina mais altos que as mulheres) e o crescimento ósseo. Contudo, o efeito dos andrógenos no crescimento dos ossos é autolimitante, porque os andrógenos são os responsáveis finais pela conversão da cartilagem em osso na lâmina epifisial e, assim, o fechamento das lâminas impede a continuação do crescimento dos ossos.

Espermatogênese

A **espermatogênese** é a seqüência de eventos nos túbulos seminíferos dos testículos que levam à produção de espermatozóides. As células germinativas migram do saco vitelino para os testículos durante o desenvolvimento embrionário, tornando-se células tronco ou **espermatogônias**, situadas no lado externo dos túbulos seminíferos. Espermatogonias são células diplóides ($2n$) (com 46 cromossomos) que formam gametas haplóides ($1n$) através de um processo de divisão celular de redução chamado *meiose*.

A meiose ocorre no interior dos testículos de homens que ingressaram na puberdade e envolvem duas divisões nucleares, conforme resumido na tabela 20.3. Durante a primeira parte desse processo, o DNA duplica (prófase I) e cromossomos homó-

TABELA 20.3 **Etapas da Meiose**

Etapa	Ocorrências
Primeira Divisão Meiótica	
Prófase I	Cromossomos apresentam dupla cadeia. As duas cadeias, chamadas cromátides, contêm DNAs idênticos e estão unidos por uma estrutura conhecida como centrômero. Cromossomos homólogos emparelham lado a lado.
Metáfase I	Cromossomos homólogos emparelham na linha do equador; o aparelho do fuso é completado.
Anáfase I	Cromossomos homólogos se separam; os dois membros de um par homólogo se deslocam para pólos opostos.
Telófase I	O citoplasma se divide para produzir duas células haplóides.
Segunda Divisão Meiótica	
Prófase II	Cromossomos apresentam duas cromátides cada um.
Metáfase II	Cromossomos se alinham em um campo único ao longo do equador quando a formação do fuso é completada.
Anáfase II	Os centrômeros se dividem e as cromátides se deslocam para pólos opostos.
Telófase II	O citoplasma se divide para produzir duas células haplóides de cada uma das células haplóides formadas na telófase I.

logos estão separados (durante anáfase I), produzindo duas células filhas (na telófase I). Como cada célula filha contém apenas um de cada par homólogo de cromossomos, as células formadas ao término desta *primeira divisão meiótica* contêm 23 cromossomos cada e são haplóides (fig. 20.5). Cada um dos 23 cromossomos nesta fase, contudo, consiste em duas cadeias (chamadas *cromátides*) de DNA idêntico. Durante a *segunda divisão meiótica* essas cromátides duplicadas estão separadas (na anáfase II), produzindo células filhas (a telófase II). Contudo, a meiose de uma espermatogônia diplóide produz quatro células filhas haplóides.

De fato, apenas aproximadamente 1.500 células tronco migram do saco vitelino para os testículos embrionários. A fim de produzir muitos milhões de espermatozóides ao longo da vida adulta, essas espermatogônias se duplicam através de divisão mitótica e apenas uma de duas células – agora chamadas de **espermatócitos primários** – sofre divisão meiótica (fig. 20.6). Desse modo, espermatogêneses podem ocorrer continuamente sem exaurir o número de espermatogônias.

Quando um espermatócito primário completa a primeira divisão meiótica (na telófase I), as duas células filhas haplóides, assim formadas, são chamadas de **espermatócitos secundários**. Ao término da segunda divisão meiótica, cada um dos dois espermatócitos secundários produzem duas **espermátides** haplóides. Um espermatócito primário portanto produz quatro espermátides.

A seqüência de eventos na espermatogênese se reflete na parede do túbulo seminífero. A parede epitelial do túbulo, chamada **epitélio germinal**, realmente está composta de células germinativas em diferentes fases de espermatogênese. A espermatogônia e os espermatócitos primários estão localizados no lado externo do túbulo, enquanto as espermátides e os espermatozóides maduros estão localizados no lado voltado para o lume (fig. 20.7).

Ao término da segunda divisão meiótica, as quatro espermátides produzidas pela meiose de dois espermatócitos secundários estão interconectadas – seus citoplasmas não estão completamente ligados ao término de cada divisão. O desenvolvimento dessas espermátides interconectadas em espermatozóides maduros separados (um processo chamado *espermiogênese*) requer a participação de outro tipo de célula nos túbulos - as células de sustentação (nutridoras), ou células de Sertoli.

As **células de sustentação** constituem o único tipo de célula não germinativa nos túbulos. Conectadas por junções firmes, elas formam uma camada contínua ao redor da circunferência de cada túbulo. Desse modo, as células de sustentação formam uma *barreira hemato-testicular*. As moléculas do sangue precisam atravessar o citoplasma das células de sustentação antes de entrar nas células germinativas.

No processo de *espermiogênese* (a conversão de espermátides em espermatozóides), a maior parte do citoplasma da espermátide é eliminado. Isso acontece por fagocitose pelas células de sustentação de "corpos residuais" do citoplasma da espermátide. Acredita-se que a fagocitose dos corpos residuais pode transmitir moléculas informadoras das células germinativas para as células de sustentação. As células de sustentação, em troca, podem fornecer as moléculas necessárias para as células germinativas. Sabe-se, por exemplo, que o cromossomo X das células germinativas é inativado durante a meiose. Como esse cromossomo contém os genes necessários para produzir muitas moléculas essenciais, acredita-se que essas moléculas são supridas pelas células de sustentação enquanto ocorre a meiose.

Estruturas dos Espermatozóides

Uma célula madura do esperma, ou **espermatozóide**, é uma estrutura microscópica, em forma de girino com aproximadamente 0,06 mm de comprimento (fig. 20.7c e fig. 20.8). Consiste em uma cabeça oval e um flagelo alongado. Embora na cabeça de um espermatozóide falte mitocôndrias, contém um núcleo com 23 cromossomos. A extremidade da cabeça, chamada *acrossomo*, contém enzimas que ajudam o espermatozóide a penetrar no óvulo. O

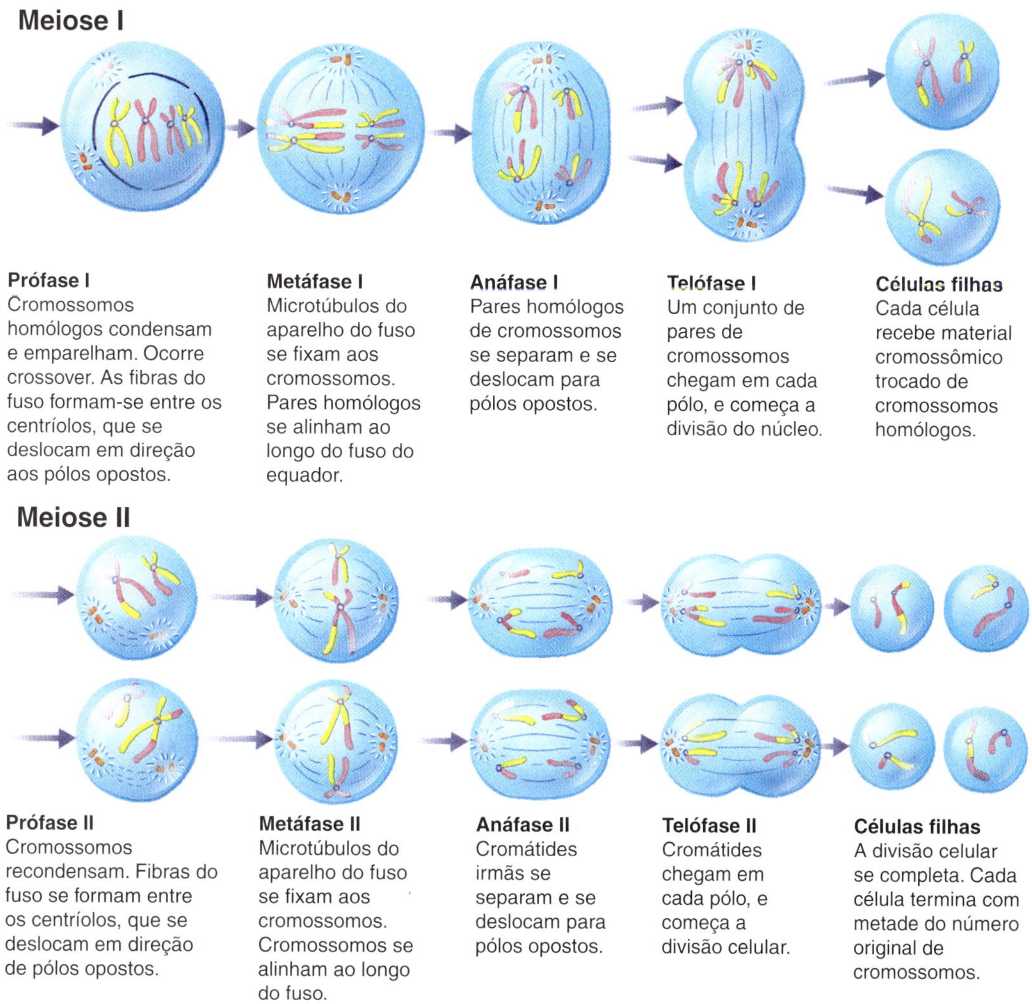

FIGURA 20.5 Meiose ou divisão por redução. Na primeira divisão meiótica, os cromossomos homólogos de uma célula mãe diplóide são separados em duas células filhas haplóides. Cada um desses cromossomos contém cadeias duplas ou cromátides. Na segunda divisão meiótica, essas cromátides são distribuídas em duas novas células filhas haplóides.

corpo do flagelo contém numerosas mitocôndrias espiraladas ao redor da parte central filamentosa. A mitocôndria supre a energia necessária para a locomoção. O flagelo impulsiona o espermatozóide com movimentos em chicotes. O deslocamento máximo, isoladamente, do espermatozóide é de aproximadamente 3 mm por hora.

Descobertas recentes indicam que os espermatozóides ejaculados podem sobreviver até 5 dias na temperatura do corpo – sobrevida mais longa do que se pensava antes. Contudo, no homem fértil, em média, até 20% dessas células do esperma são defeituosas, portanto inúteis. Não é incomum para eles terem cabeças grandes, pequenas, disformes, dois flagelos, ou um flagelo curvo. Espermatozóides como esses são impossibilitados de se movimentar adequadamente.

Avaliação de Conhecimentos

8. Descreva a localização e a estrutura dos testículos.
9. Quais são as funções dos túbulos seminíferos, das células epiteliais germinativas e das células intersticiais?
10. Comente o efeito da testosterona na produção das células do esperma e no desenvolvimento de caracteres sexuais secundários.
11. Desenhe um espermatozóide e as células de sustentação adjacentes, e explique as funções das células de sustentação nos túbulos seminíferos.

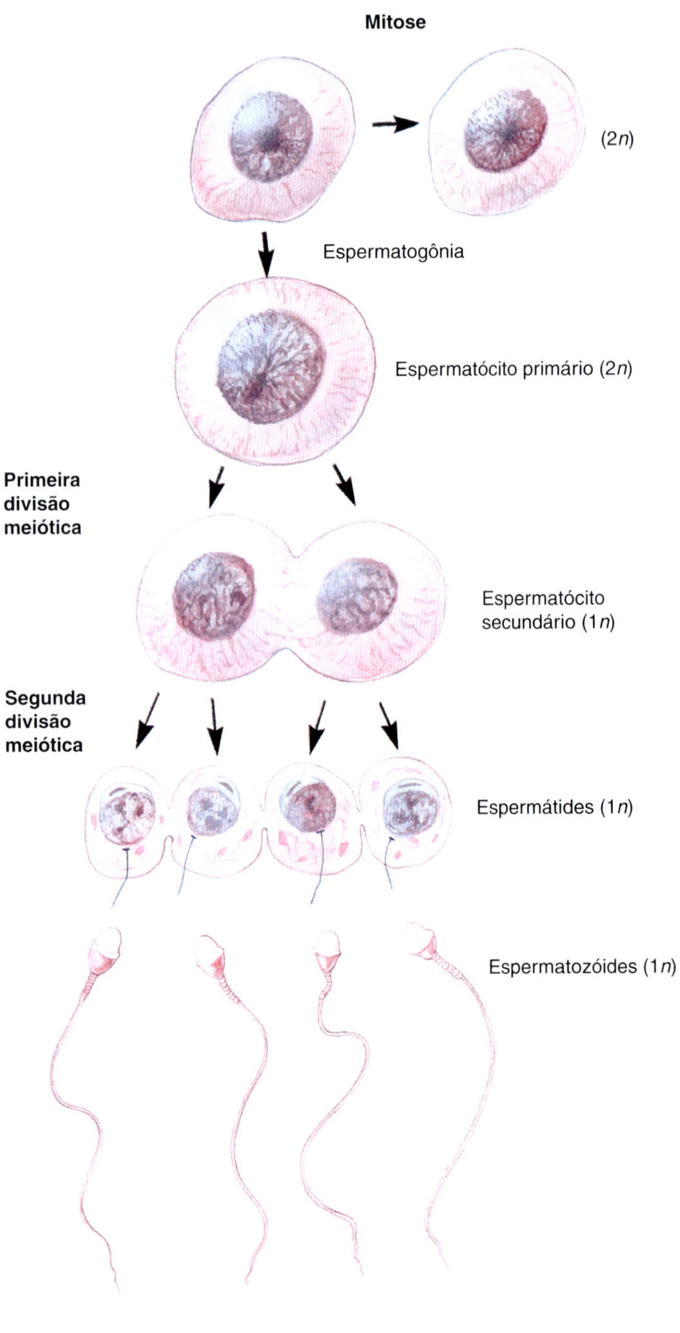

FIGURA 20.6 Processo da espermatogênese. As espermatogônias sofrem divisão mitótica para se substituir e produzir uma célula filha que sofrerá divisão meiótica. Esta célula é chamada de espermatócito primário. Completando a primeira divisão meiótica, as células filhas são chamadas de espermatócitos secundários. Cada um deles completa uma segunda divisão meiótica para formar as espermátides. Observe que as quatro espermátides produzidas pela meiose de um espermatócito primário estão interconectadas. Cada espermátide forma um espermatozóide maduro.

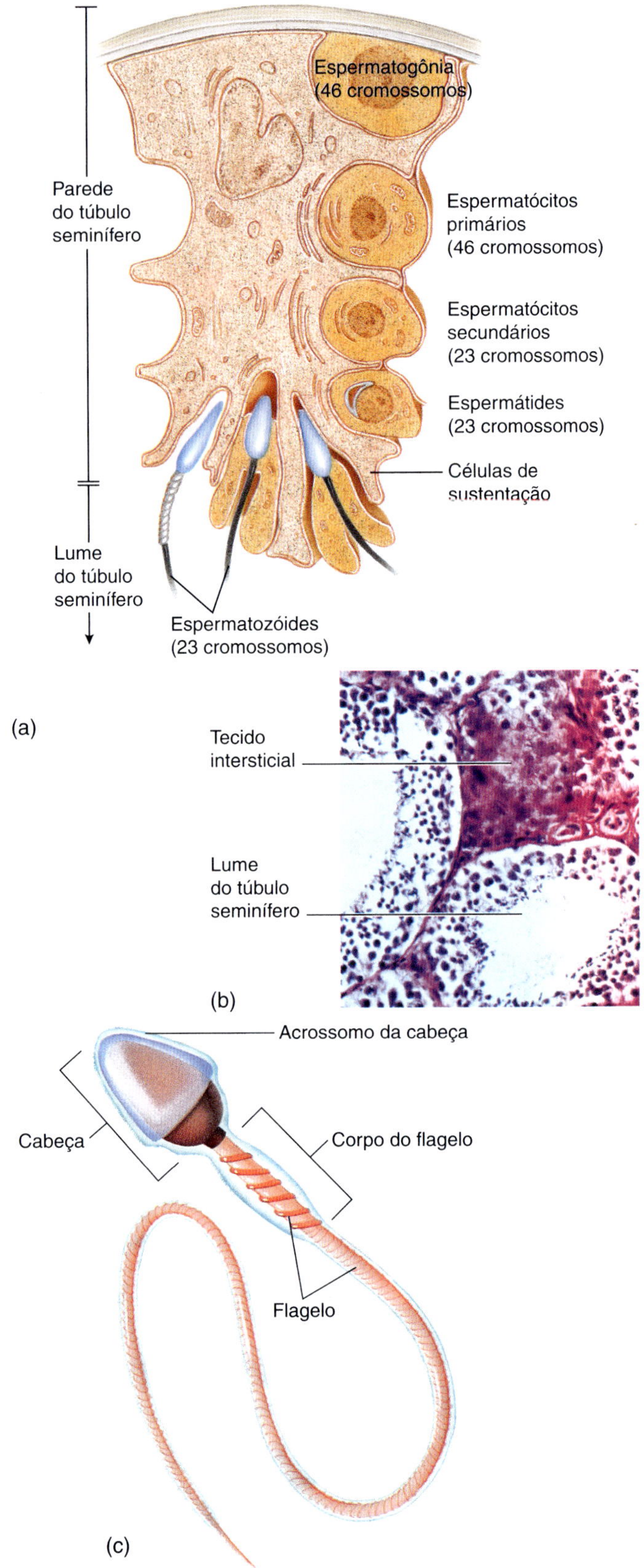

FIGURA 20.7 Os túbulos seminíferos e um espermatozóide. (*a*) Etapas da espermatogênese no interior do epitélio germinativo de um túbulo seminífero, no qual é mostrada a relação entre as células de sustentação e os espermatozóides em desenvolvimento. (*b*) Fotomicrografia de um túbulo seminífero e tecido intersticial circunvizinho, e (*c*) desenho de um espermatozóide.

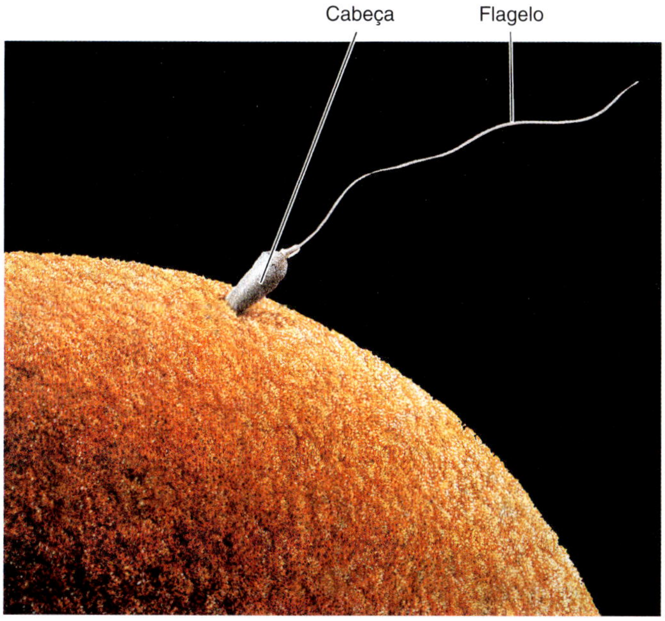

FIGURA 20.8 Micrografia eletrônica de varredura de um espermatozóide em contato com um óvulo.

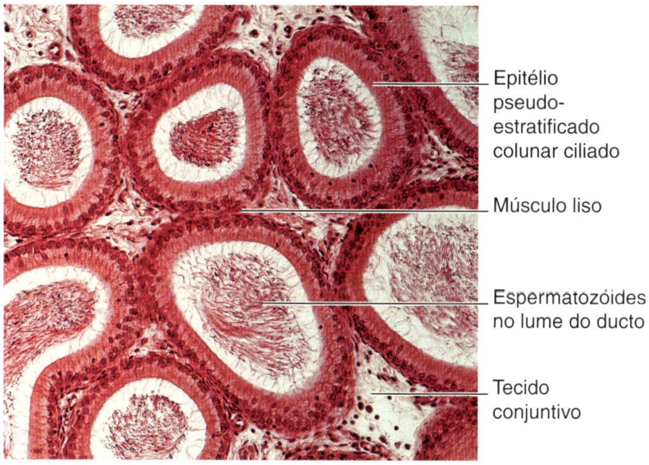

FIGURA 20.9 Histologia do epidídimo mostrando espermatozóides no lume (50×).

DUCTOS ESPERMÁTICOS, GLÂNDULAS GENITAIS ACESSÓRIAS E URETRA

Os ductos espermáticos armazenam espermatozóides e os transportam dos testículos para fora do corpo através da uretra. As glândulas genitais acessórias fornecem aditivos aos espermatozóides para formar o sêmen, que é eliminado pelo pênis em ereção durante a ejaculação.

Objetivo 10 Descrever o local e a estrutura de cada segmento do sistema de ductos masculinos.

Objetivo 11 Descrever a estrutura e o conteúdo do funículo espermático.

Objetivo 12 Descrever o local, a estrutura e as funções dos ductos ejaculatórios, das glândulas seminais, da próstata e das glândulas bulbouretrais.

Ductos Espermáticos

Os ductos espermáticos armazenam espermatozóides e os transportam dos testículos para a uretra. As glândulas genitais acessórias fornecem aditivos aos espermatozóides na formação do sêmen.

Epidídimo

O **epidídimo** é um órgão alongado fixo na margem posterior do testículo (veja figs. 20.1 e 20.3). Se fosse desenrolado, mediria 5,5 m. A porção da cauda tubular altamente encaracolada contém espermatozóides em suas fases finais de maturação (fig. 20.9). A porção superior dilatada é a *cabeça*, e a seção média cônica é o *corpo*. A cauda é contínua com a porção inicial do ducto deferente; ambos armazenam os espermatozóides que serão liberados durante a ejaculação. O tempo necessário para produzir espermatozóides maduros – desde a meiose nos túbulos seminíferos ao armazenamento no ducto deferente – é de aproximadamente 2 meses.

Ducto Deferente

O **ducto deferente** é um tubo fibromuscular com aproximadamente 45 cm de comprimento e 2,5 mm de espessura (veja fig. 20.1) que conduz espermatozóides do epidídimo para o ducto ejaculatório. Também chamado de *vas deferens*, emerge do escroto e ascende ao longo da margem posterior do testículo. Daqui, penetra no canal inguinal, entra na cavidade pélvica e passa ao lado da bexiga urinária pelo lado medial do ureter. A ampola do ducto deferente é a porção terminal que continua como ducto ejaculatório.

A estrutura histológica do ducto deferente inclui uma camada de epitélio pseudo-estratificado colunar ciliado em contato com o lume tubular e envolvido por três camadas de músculo liso firmemente aderidas (fig. 20.10). Nervos simpáticos do plexo pélvico inervam o ducto deferente. A estimulação por esses nervos causa contrações peristálticas da túnica muscular, que impulsionam os espermatozóides armazenados em direção do ducto ejaculatório.

A maior parte do ducto deferente está localizada no interior de uma estrutura conhecida como **funículo espermático** (veja figs. 20.3 e 20.14). O funículo espermático se estende do testículo ao canal inguinal e consiste em ducto deferente, artéria testicular, plexo venoso, nervos, músculo cremaster, vasos linfáti-

deferente: L. *deferens*, condutor
ampola: L. *ampulla*, vaso

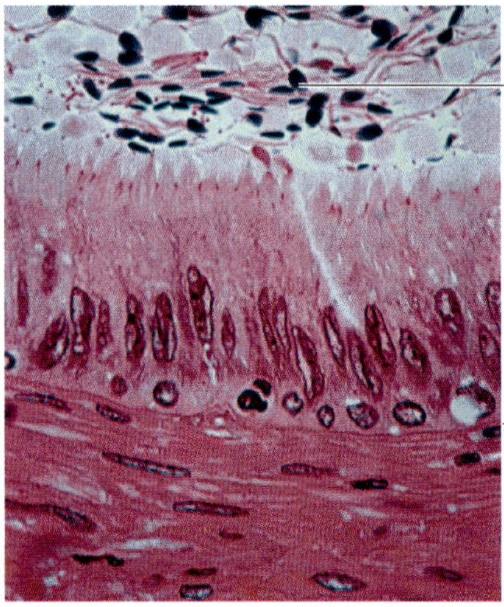

FIGURA 20.10 Histologia do ducto deferente (250×).

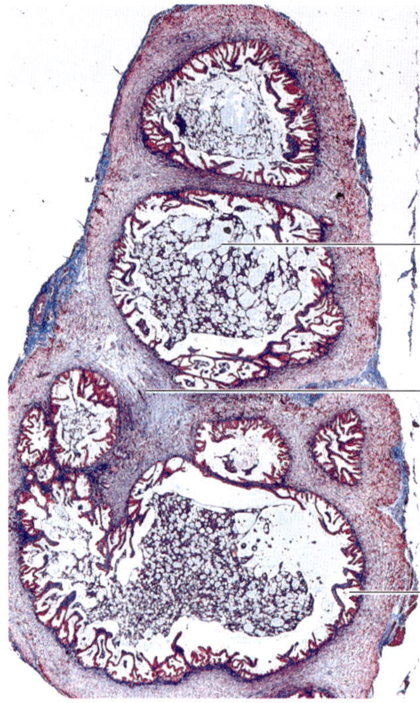

FIGURA 20.11 Histologia da glândula seminal (10×).

cos e tecido conjuntivo. A porção do funículo espermático que passa anterior ao osso púbis pode ser palpada facilmente. O **canal inguinal** é uma passagem para o funículo espermático através da parede abdominal; é potencialmente uma área fraca e um local comum para desenvolvimento de uma hérnia.

Ducto Ejaculatório

O ducto ejaculatório tem aproximadamente 2 cm de comprimento e é formado pela união da ampola do ducto deferente com o ducto da glândula seminal. O ducto ejaculatório perfura a cápsula da próstata em sua face posterior e continua através do interior dessa glândula (veja fig. 20.1). Ambos os ductos ejaculatórios recebem as secreções das glândulas seminais para então ejetar os espermatozóides com seus aditivos na uretra prostática onde se misturam com as secreções da próstata. A uretra, analisada resumidamente, serve como uma passagem para o sêmen e a urina. É o ducto terminal do sistema de ductos masculinos.

Glândulas Genitais Acessórias

As glândulas genitais acessórias do homem incluem as *glândulas seminais*, a *próstata* e as *glândulas bulbouretrais* (veja fig. 20.1). Os conteúdos das glândulas seminais e da próstata se misturam com os espermatozóides durante a ejaculação para formar o sêmen (líquido seminal). O líquido das glândulas bulbouretrais é liberado em resposta à estimulação sexual que antecede a ejaculação.

CAPÍTULO 20

Glândulas Seminais

As glândulas seminais formam um par, cada uma delas com aproximadamente 5 cm de comprimento, e são glândulas enoveladas que se colocam na base da bexiga urinária, na frente do reto. Elas secretam uma substância viscosa, ligeiramente alcalina, amarelada que contribui para a mobilidade e viabilidade dos espermatozóides. A secreção das glândulas seminais contém uma variedade de nutrientes, inclusive frutose que proporciona uma fonte de energia aos espermatozóides. Também contém ácido cítrico, proteínas de coagulação e prostaglandinas. A descarga das glândulas seminais constituem mais de 60% do volume do sêmen.

Histologicamente, a glândula seminal tem uma extensa camada mucosa encaracolada (fig. 20.11). Essa camada divide o lume em numerosos espaços intercomunicantes que estão revestidos por epitélios secretores pseudo-estratificado colunar e cúbico (referido como epitélio glandular).

O sangue é fornecido às glândulas seminais pelos ramos das artérias retais médias. As glândulas seminais são inervadas por neurônios simpáticos e parassimpáticos. O estímulo simpático provoca o esvaziamento do conteúdo das glândulas seminais nos ductos ejaculatórios dos seus respectivos lados.

Próstata

A próstata é firme, do tamanho e da forma de uma castanha. Tem aproximadamente 4 cm de largura e 3 cm de espessura, encontra-se imediatamente debaixo da bexiga urinária onde envolve a porção inicial da uretra (veja fig. 20.1). A próstata é recoberta por uma cápsula fibrosa e está dividida em lobos formados pela uretra e ductos ejaculatórios que se estendem através da glândula. Os ductos dos lobos se abrem na uretra. Extensos feixes de músculo liso situam-se ao longo da próstata para formar uma malha que sustenta o tecido glandular (fig. 20.12). A contração do músculo liso expele o conteúdo da glândula e fornece parte da força de propulsão necessária à ejaculação do sêmen. A fina secreção prostática da cor de leite ajuda a motilidade dos espermatozóides como agente de liquefação, e sua alcalinidade pro-

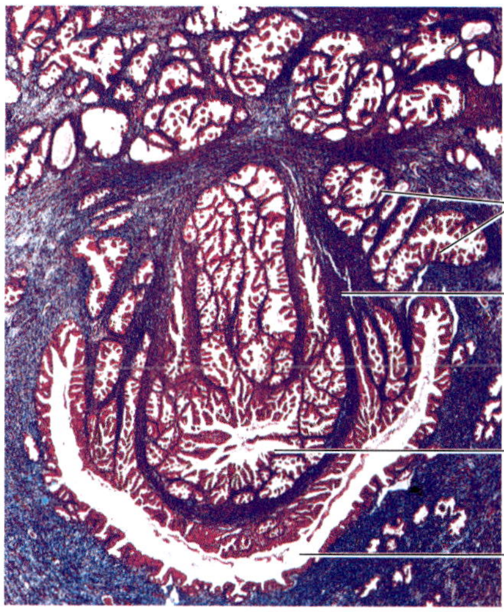

FIGURA 20.12 Histologia da uretra (50×).

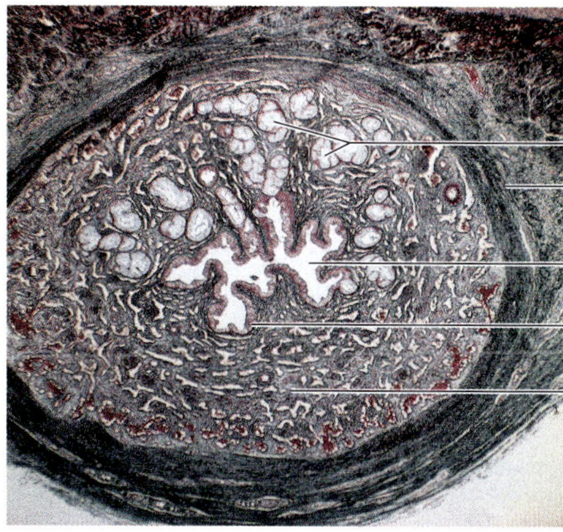

FIGURA 20.13 Histologia da uretra (10×).

tege o esperma em sua passagem pelo meio ácido da vagina da mulher. A próstata também secreta a enzima *fosfatase ácida*, que com freqüência é medida clinicamente para avaliar a função prostática. A descarga da próstata ocupa aproximadamente mais de 40% do volume do sêmen.

Ramos viscerais das artérias retais média e inferior suprem a próstata com sangue. O retorno venoso forma o plexo venoso prostático, juntamente com sangue que drena o pênis. O plexo prostático drena nas veias ilíacas internas. A próstata tem inervação simpática e parassimpática originária do plexo pélvico.

Um exame físico de rotina do homem inclui a palpação retal da próstata. O aumento ou crescimento da substância glandular da próstata, chamada *hipertrofia prostática benigna (HPB)*, é relativamente comum em homens idosos. Ela comprime a uretra provocando dificuldade na micção. Essa situação pode necessitar de cirurgia. Em uma ressecção prostática transuretral, o excesso de tecido prostático é removido por um dispositivo introduzido pela uretra.

Glândulas Bulbouretrais

As glândulas bulbouretrais (de Cowper), que formam um par do tamanho de ervilhas, estão localizadas debaixo da próstata (veja fig. 20.1). Cada glândula bulbouretral tem aproximadamente 1 cm de diâmetro e drenam na uretra através de um ducto de 2,5 cm. Durante a estimulação sexual e antes da ejaculação, as glândulas bulbouretrais são estimuladas a secretar uma substância mucóide que cobre o revestimento da uretra para neutralizar o pH da urina residual. Também lubrifica a extremidade do pênis em preparação para o coito.

Uretra

A **uretra** masculina serve como um tubo comum para os sistemas urinário e genital. Contudo, urina e sêmen não podem passar simultaneamente porque o reflexo nervoso durante a ejaculação inibe automaticamente a micção. A uretra masculina tem aproximadamente 20 cm de comprimento, em forma de S por causa da forma do pênis. Como foi descrito no capítulo 19 (veja fig. 19.15), ela é dividida em três regiões que serão revisadas resumidamente aqui.

1. A **parte prostática da uretra** é os 2,5 cm da porção inicial que atravessa a próstata. A uretra prostática recebe a drenagem dos pequenos ductos da próstata e dos dois ductos ejaculatórios.
2. A **parte membranácea da uretra** corresponde ao 0,5 cm da porção que atravessa o diafragma urogenital. O músculo esfíncter externo da uretra está localizado nessa região.
3. A **parte esponjosa da uretra** é a porção mais longa, estendendo-se da margem externa do diafragma urogenital ao óstio externo da uretra na glande do pênis. Com aproximadamente 15 cm de comprimento, essa porção é envolvida por tecido erétil quando passa através do corpo esponjoso do pênis. O par de ductos das glândulas bulbouretrais abrem-se na parte esponjosa da uretra, próximo ao diafragma urogenital.

A parede da uretra tem um revestimento interno de túnica mucosa composto de epitélio de transição (fig. 20.13) e é envolvida por uma camada relativamente espessa de tecido muscular liso chamada *túnica muscular*. **Glândulas uretrais** especializadas, incrustadas na parede da uretra, secretam muco no lume da uretra.

Avaliação de Conhecimentos

12. Liste, na ordem, as estruturas através das quais os espermatozóides passam quando seguem dos testículos até a uretra.
13. Diferencie o ducto deferente do funículo espermático.
14. Descreva a estrutura e a localização de cada uma das glândulas acessórias do sistema genital.
15. Por que a posição da próstata é de importância clínica?
16. Descreva as três partes da uretra masculina.

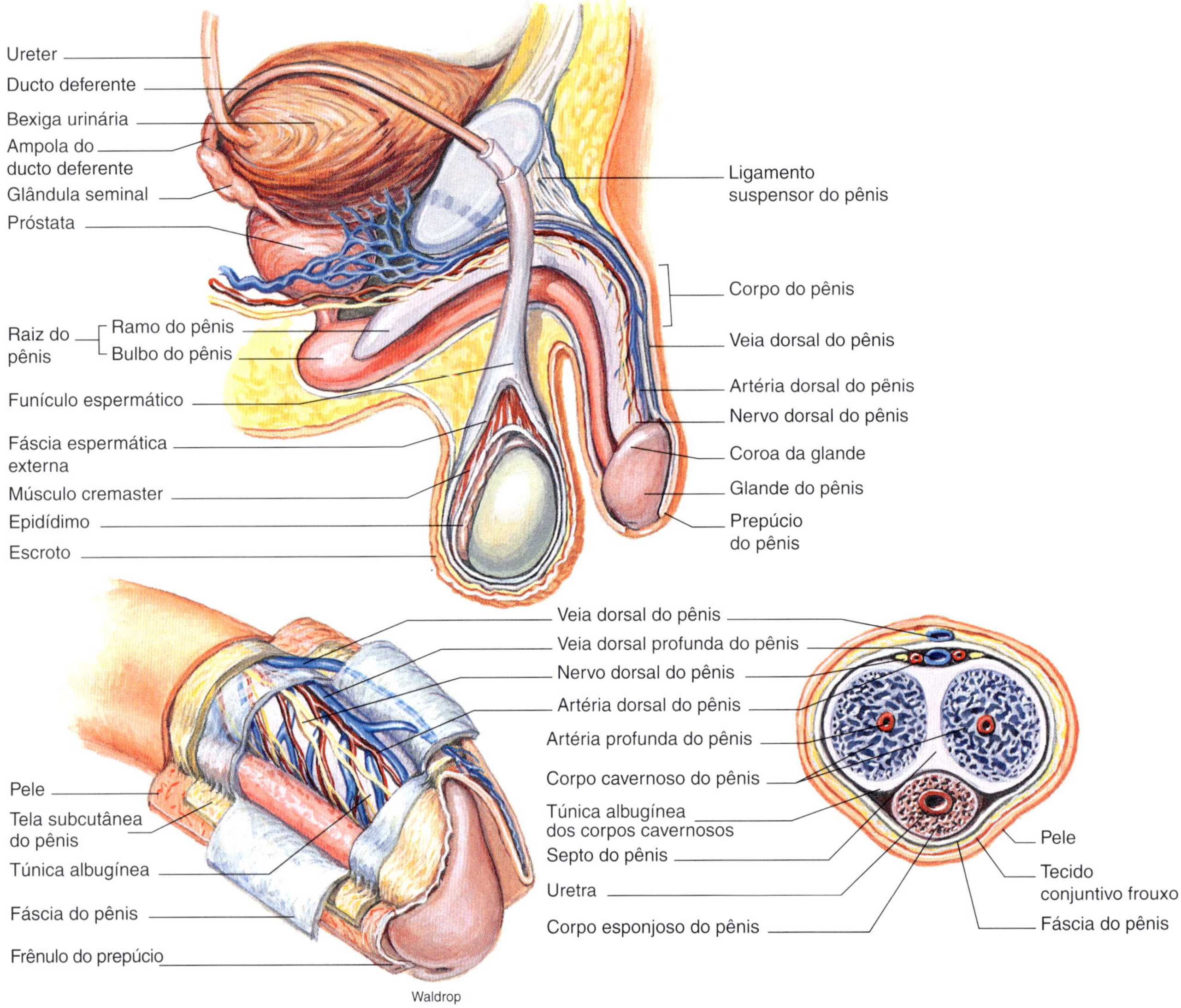

FIGURA 20.14 Estrutura do pênis mostrando a fixação, a irrigação, a inervação e a disposição do tecido erétil.

CAPÍTULO 20

PÊNIS

O pênis, contendo a uretra esponjosa, é recoberto por pele em excesso e está formado por três colunas de tecido erétil para se tornar ingurgitado com sangue para introdução na vagina durante o coito.

Objetivo 13 Descrever a estrutura e a função do pênis.

O **pênis**, quando distendido, serve como órgão da cópula do sistema genital masculino. O pênis e o escroto que estão suspensos no períneo constituem os genitais externos do homem. Sob a influência da excitação sexual, o pênis se torna ingurgitado com sangue. Esse ingurgitamento resulta do enchimento por sangue de intricados seios ou espaços no tecido erétil do pênis.

O pênis é dividido em uma *raiz* proximal, fixa ao arco púbico; um *corpo* tubular alongado; e uma parte distal em forma de cone, a *glande do pênis* (fig. 20.14). A **raiz do pênis** se expande posteriormente para formar o **bulbo do pênis** e os **ramos do pênis**. O bulbo está posicionado no trígono urogenital do períneo, onde está fixo à face inferior do diafragma urogenital e está envolvido pelo músculo bulboesponjoso (veja fig. 9.24). Os ramos, por sua vez, prendem a raiz do pênis ao ramo isquiopúbico

ramo: L. *crus*, perna, semelhante à perna

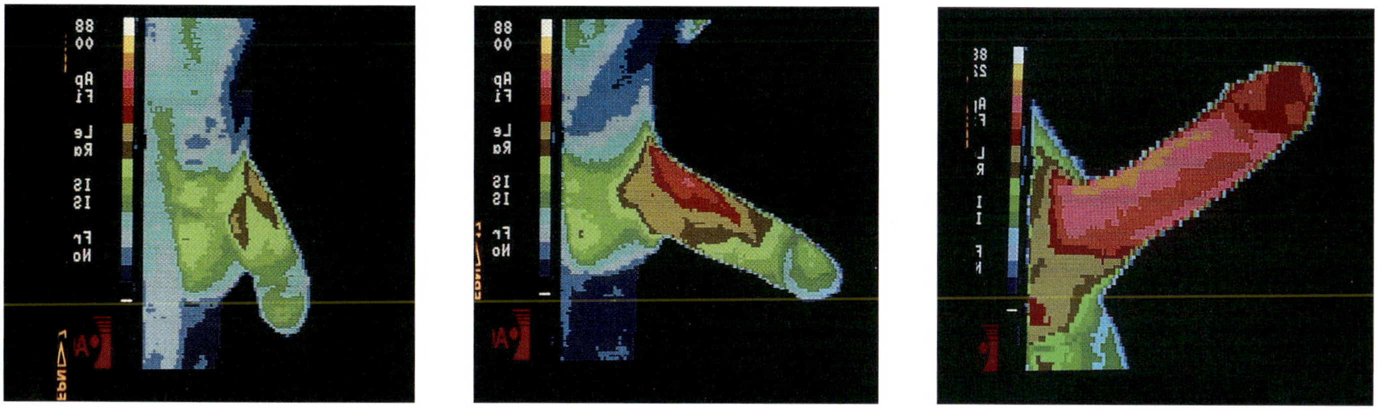

FIGURA 20.15 Termogramas do pênis mostrando radiações térmicas diferenciais durante a ereção. Vermelho, amarelo e lilás indicam as partes mais aquecidas; azul e verde indicam as mais frias.

e à membrana do períneo. Os ramos, que são superiores ao bulbo, estão envolvidos pelos músculos isquiocavernosos.

O **corpo do pênis** é composto de três colunas cilíndricas de tecido erétil, que são mantidas juntas através de tecido fibroso e recobertas por pele (fig. 20.14). O par de massas posicionado dorsalmente chamam-se **corpos cavernosos do pênis**. O tecido fibroso entre os dois corpos forma o **septo do pênis**. O **corpo esponjoso do pênis** é ventral aos outros dois e envolve a uretra esponjosa. O pênis está flácido quando o tecido semelhante a esponja não estiver cheio de sangue. No homem sexualmente excitado, torna-se firme e ereto como as colunas de tecido erétil preenchidas com sangue (fig. 20.15).

Traumatismos no pênis, testículos e escroto são comuns por causa de suas posições pendentes. Como o pênis e os testículos são extremamente sensíveis a dor, um homem responderá reflexamente para proteger a área da virilha. Lesões da uretra são mais comuns em homens do que em mulheres por causa da posição da uretra no pênis. "Lesões por compressão", nas quais a uretra e o pênis são fortemente comprimidos entre uma superfície dura e o arco púbico, podem romper a uretra.

A **glande do pênis** é a porção terminal do pênis em forma de cone, a qual é formada pela ampliação do corpo esponjoso. A abertura da uretra na extremidade da glande do pênis é chamada de **óstio externo da uretra**. A **coroa da glande** é a proeminente saliência posterior da glande do pênis. Na face inferior da glande do pênis, uma prega vertical de tecido chamada frênulo do prepúcio prende a pele que cobre o pênis na glande do pênis.

Na pele que cobre o pênis faltam pêlos e células adiposas, e é geralmente mais pigmentada que o resto da pele do corpo. A pele do corpo do pênis está frouxamente ligada e contínua sobre a glande do pênis como uma bainha retrátil protetora chamada **prepúcio do pênis**. O prepúcio do pênis é comumente removido em uma criança no terceiro ou quarto dia depois do nascimento, ou no oitavo dia como parte de um rito religioso judeu. Esse procedimento é chamado de *circuncisão*.

Uma *circuncisão* geralmente é executada com fins higiênicos porque a glande do pênis é mais fácil limpar quando exposta. Uma secreção sebácea da glande do pênis, chamada *smegma*, acumula ao longo da margem da coroa da glande se não for praticada uma boa higiene. O smegma pode nutrir bactérias que podem causar infecções e, portanto, deve ser removido através de lavagem. A limpeza da glande do pênis de um homem não circuncisado requer a retração do prepúcio. Ocasionalmente, uma criança nasce com um prepúcio que é muito apertado, não permitindo a retração. Essa situação é chamada fimose e necessita de circuncisão.

Em cada lado, o pênis é suprido com sangue através da artéria pudenda externa superficial ramo da artéria femoral e da artéria pudenda interna, ramo da artéria ilíaca interna. O retorno venoso se faz através da veia dorsal superficial do pênis, que se abre na veia safena magna na coxa, e através da veia mediana profunda, que desemboca no plexo prostático.

O pênis tem muitos receptores táteis sensitivos, especialmente na glande do pênis, tornando-o um órgão altamente sensível. Além disso, o pênis tem extensa inervação motora simpática e parassimpática.

Avaliação de conhecimentos

17. Descreva a posição do pênis em relação ao escroto e às glândulas genitais acessórias.
18. Descreva a estrutura externa do pênis e a disposição interna do tecido erétil.
19. Defina *circuncisão* e explique por que esse procedimento é executado comumente.

cavernoso: L. *cavus*, caverna
glande: L. *glans*, bolota
coroa: L. *corona*, coroa
frênulo: L. *frenulum*, diminutivo *frenum*, freio

prepúcio: L. *prae*, antes do; *putium*, pênis
fimose: G. *phimosis*, mordaça

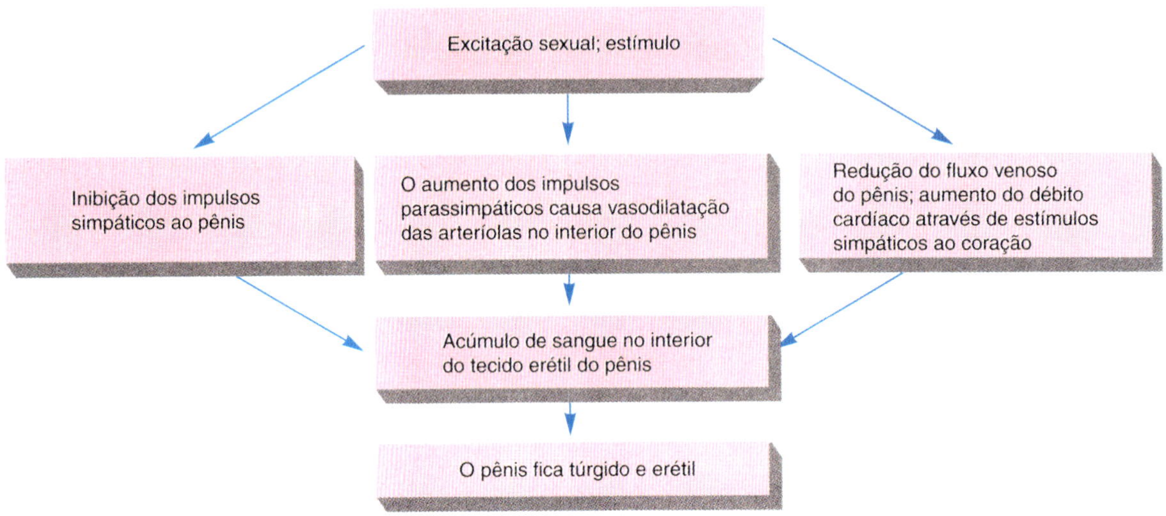

FIGURA 20.16 Mecanismo da ereção do pênis.

MECANISMOS DA EREÇÃO, EMISSÃO E EJACULAÇÃO

A ereção do pênis resulta de impulsos parassimpáticos que causam vasodilatação das artérias no interior do pênis e uma diminuição na drenagem venosa. A emissão e a ejaculação são estimuladas por impulsos simpáticos, que resultam na expulsão forçada do sêmen a partir do pênis.

Objetivo 14 Distinguir entre ereção, emissão e ejaculação.

Objetivo 15 Descrever as ocorrências que resultam na ereção do pênis.

Objetivo 16 Explicar o processo fisiológico da ejaculação.

Objetivo 17 Descrever as propriedades características do sêmen.

Ereção, emissão e ejaculação são uma série de eventos integrados através dos quais o sêmen do homem é depositado na vagina da mulher durante o coito (intercurso sexual). A *ereção* comumente se verifica quando um homem é excitado sexualmente e o tecido erétil do pênis se torna ingurgitado de sangue. *Emissão* é o movimento dos espermatozóides a partir dos epidídimos até os ductos ejaculatórios e parte prostática da uretra (veja fig. 19.15) onde se mistura com os líquidos provenientes da próstata e das glândulas seminais para formar o sêmen. A *ejaculação* é a expulsão vigorosa do sêmen (também chamado ejaculado ou líquido seminal) dos ductos ejaculatórios e uretra do pênis. Emissão e ejaculação não seguem necessariamente a ereção do pênis; elas ocorrem apenas se houver estimulação suficiente dos receptores sensitivos do pênis para produzir a resposta ejaculatória.

Ereção do Pênis

A ereção do pênis depende do volume de sangue que entra nas artérias do pênis quando comparado ao volume que sai através da drenagem venosa (fig. 20.15). Normalmente, estímulos simpáticos constantes nas arteríolas do pênis mantêm uma constrição parcial dos músculos lisos nas paredes das arteríolas, de forma que exista um fluxo de sangue ao longo do pênis. Durante a excitação sexual, contudo, impulsos parassimpáticos causam acentuada vasodilatação das arteríolas do pênis, resultando em maior entrada do que saída de sangue pela drenagem venosa. Também, durante a estimulação parassimpática há inibição dos impulsos simpáticos nas arteríolas do pênis. Ao mesmo tempo, pode haver ligeira vasoconstrição da veia dorsal do pênis e um aumento no débito cardíaco. Esses eventos combinados fazem com que o tecido esponjoso dos corpos cavernosos e esponjoso se dilatem com sangue e o pênis torne-se túrgido. Nessa condição, o pênis pode ser introduzido na vagina da mulher e funcionar como um órgão copulador para descarregar o sêmen.

A ereção é controlada por duas porções do sistema nervoso central – o hipotálamo no encéfalo e a porção sacral da medula espinal. O hipotálamo controla a consciência sexual que se origina no córtex cerebral. Impulsos nervosos do hipotálamo produzem respostas parassimpáticas da região sacral que causam vasodilatação das arteríolas no interior do pênis. Contudo, a participação da consciência não é necessária para a ereção e a estimulação do pênis pode causar uma ereção por causa de uma resposta reflexa na medula espinal. Esta ação reflexa produz uma ereção em um homem dormindo ou em uma criança - talvez proveniente do estímulo da fralda. O mecanismo de ereção do pênis está resumido na figura 20.16.

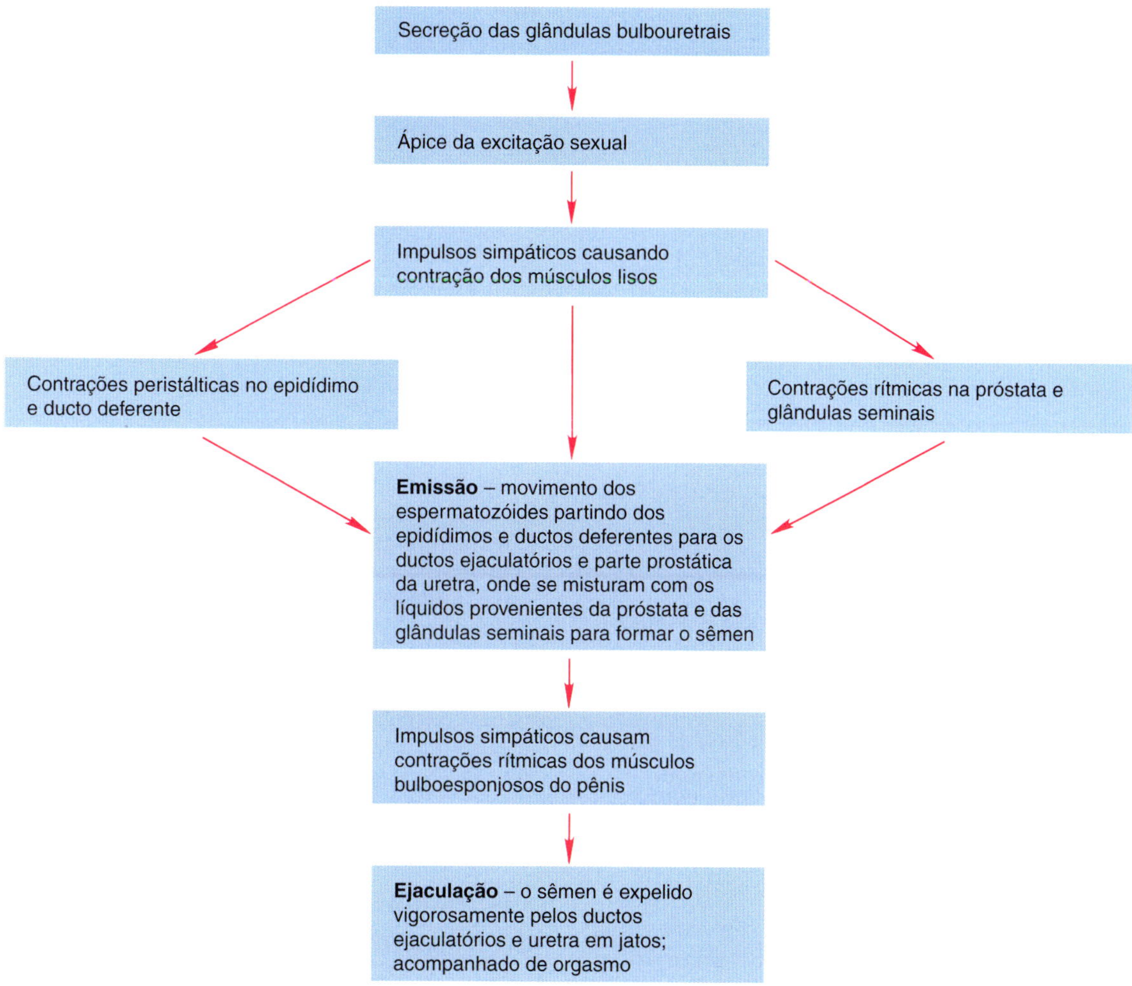

FIGURA 20.17 Mecanismo de emissão e ejaculação.

O pênis de muitos mamíferos contém um osso chamado *osso do pênis*, ou *báculo*, de forma altamente variável. O homem não possui nenhum osso e depende exclusivamente do enchimento de sangue do tecido erétil para dar rigidez ao pênis. Em média, o pênis ereto em um adulto tem 15 cm de comprimento e 4 cm de diâmetro.

Ejaculação é a expulsão de sêmen através da uretra do pênis. Em contraste com a ereção, a ejaculação é uma resposta que envolve a inervação simpática dos órgãos genitais acessórios. A ejaculação é precedida de excitação sexual continuada, ativada comumente por receptores táteis na glande do pênis e na pele do corpo. Fricções rítmicas destas estruturas durante o coito causam impulsos sensitivos transmitidos ao tálamo e córtex cerebral. A primeira resposta simpática, que acontece antes da ejaculação, é a descarga das glândulas bulbouretrais. O líquido dessas glândulas é descarregado comumente antes da penetração na vagina e serve para lubrificar a uretra e a glande do pênis.

Emissão e Ejaculação do Sêmen

Emissão

A excitação sexual continuada que segue a ereção do pênis causa a emissão (fig. 20.17). Emissão é o movimento dos espermatozóides dos epidídimos para os ductos ejaculatórios e das secreções das glândulas acessórias nos ductos ejaculatórios e na parte prostática da uretra, formando o sêmen. A emissão ocorre quando impulsos simpáticos do plexo pélvico causam uma contração rítmica do músculo liso do epidídimo, do ducto deferente, dos ductos ejaculatórios, das glândulas seminais e da próstata.

Ejaculação

A ejaculação segue imediatamente a emissão e é acompanhada de *orgasmo* – o clímax do ato sexual. A ejaculação ocorre em

TABELA 20.4 O Exame Clínico do Sêmen

Características	Valor de Referência
Volume ejaculado	1,5 - 5,0 ml
Contagem de espermatozóides	40 - 250 milhões/ml
Motilidade dos espermatozóides	
Porcentagem de formas móveis:	
Uma hora depois da ejaculação	70% ou mais
Três horas depois da ejaculação	60% ou mais
Contagem dos leucócitos	0 - 2.000/ ml
pH	7,2 - 7,8
Concentração de frutose	150 - 600 mg/100 ml

Reimpresso com permissão de Medical Economics Company de Glaser, L., "Seminal fluid and subfertility", Diagnostic Medicine, July/August 1981, p. 28.

uma série de jatos de sêmen dos ductos ejaculatórios e da uretra. Isto ocorre quando os impulsos parassimpáticos que transitam pelos nervos pudendos estimulam os músculos bulboesponjosos (veja fig. 20.2) na base do pênis levando-os a se contraírem ritmicamente. Além disso, a estimulação simpática dos músculos lisos da parede da uretra provoca sua contração, auxiliando a ejetar o sêmen.

A função sexual no homem requer, assim, a ação sinérgica (em lugar de ações antagônicas) das divisões parassimpática e simpática do SNA. Os mecanismos da emissão e da ejaculação estão resumidos na figura 20.17.

Imediatamente em seguida à ejaculação ou à cessação da excitação sexual, os impulsos simpáticos causam vasoconstrição das arteríolas no interior do pênis e reduzem o fluxo de sangue. Ao mesmo tempo, o débito cardíaco retorna ao normal, com o retorno venoso do sangue do pênis. Com o fluxo normal do sangue através do pênis, este retorna a sua condição flácida.

Adolescentes podem experimentar ereção do pênis, emissão espontânea e ejaculação de sêmen durante o sono. Estas emissões noturnas, chamadas de poluções, são ativadas por estímulos psíquicos associados com sonhos. Pensa-se que são causadas por alterações nas concentrações hormonais que acompanham o desenvolvimento do adolescente.

Sêmen

O sêmen, também chamado *líquido seminal*, é a substância descarregada durante a ejaculação (tabela 20.4). Geralmente, entre 1,5 e 5,0 ml de sêmen são ejetados durante a ejaculação. A maior parte do líquido (cerca de 60%) é produzida pelas glândulas seminais, e o restante (cerca de 40%) deve-se à participação da próstata. Os espermatozóides respondem por menos de 1% do volume. Comumente há entre 60 e 150 milhões de espermatozóides por milímetro de líquido ejaculado. Na oligospermia, o homem ejacula menos de 10 milhões de espermatozóides por milímetro e provavelmente terá problemas de fertilidade.

O sêmen humano pode ser congelado e armazenado em bancos de esperma para inseminação artificial futura. Nesse procedimento, o sêmen é diluído em 10% de glicerol, monossacarídeos e água destilada, e congelado em nitrogênio líquido. O processo de congelamento destrói espermatozóides defeituosos e anormais. Contudo, por alguma razão desconhecida, nem todo esperma humano congela satisfatoriamente.

Avaliação de Conhecimentos

20. Defina os termos *ereção*, *emissão* e *ejaculação*.
21. Explique a afirmativa que a função sexual do homem é uma ação autônoma sinérgica.
22. Utilize um fluxograma para explicar os acontecimentos fisiológicos e físicos da ereção, emissão e ejaculação.
23. Descreva os componentes de uma ejaculação normal.

CONSIDERAÇÕES CLÍNICAS

Disfunção sexual constitui uma extensa área de uma especialidade médica que inclui o desenvolvimento e os problemas psicogênicos como também condições que resultam de várias doenças. Problemas psicogênicos do sistema genital são extremamente complexos e se encontram além do âmbito deste livro. Só algumas das principais situações de desenvolvimento, disfunções e doenças que afetam a estrutura física e as funções do sistema genital masculino serão comentadas aqui.

Problemas de Desenvolvimento do Sistema Genital Masculino

Os órgãos genitais de ambos os sexos se desenvolvem de tecido embrionário similar que seguem um padrão bem consistente de formação no período fetal. Como um embrião tem o potencial para se diferenciar em homem ou mulher, falhas de desenvolvimento podem resultar em vários graus de sexo intermediário, ou **hermafroditismo**. Uma pessoa com genitais externos indiferenciados ou ambíguos é chamada de **hermafrodita**.

O verdadeiro hermafroditismo - no qual ambos os tecidos gonadais do homem e da mulher estão presentes no corpo - é uma anomalia rara. O hermafrodita verdadeiro habitualmente apresenta uma constituição de 46 XX cromossomos. O **pseudo-hermafroditismo** masculino ocorre mais freqüentemente e em geral resulta de influências hormonais durante o início do desenvolvimento fetal. Esta condição é causada por secreção inadequada de hormônios androgênicos ou pelo desenvolvimento atrasado dos órgãos genitais depois que o período de responsividade dos tecidos já passou. Esses indivíduos têm um cromossomo constituído por 46 XY e gônadas de homem, mas os genitais são intersexuais e variáveis.

hermafrodita: G. (mitologia) *Hermaphroditos*, filho de Hermes (Mercúrio)

O tratamento do hermafroditismo varia e depende da extensão da ambigüidade dos órgãos genitais. Embora as pessoas com esta afecção sejam estéreis, elas podem participar de relações sexuais normais após terapia hormonal e cirurgia plástica.

Anomalias cromossômicas resultam da separação inadequada dos cromossomos durante a meiose e geralmente se expressam por alterações dos órgãos genitais. As duas anomalias cromossômicas mais freqüentes causam a síndrome de Turner e a síndrome de Klinefelter. A **síndrome de Turner** ocorre quando apenas um cromossomo X está presente. Aproximadamente 97% dos embriões em que falta um cromossomo X morrem; os 3% remanescentes sobrevivem e parecem ser mulheres, mas suas gônadas, quando presentes, são rudimentares e não amadurecem na puberdade. Uma pessoa com **síndrome de Klinefelter** tem a constituição de um cromossomo XXY, desenvolve peitos e genitais masculinos, mas apresenta túbulos seminíferos subdesenvolvidos e geralmente é retardada mentalmente.

Um dos problemas mais comuns de desenvolvimento de anormalidades genéticas, e felizmente menos sério, é o criptorquidismo. **Criptorquidismo** quer dizer "testículo oculto" e é caracterizado pelo insucesso de um ou de ambos os testículos no descenso ao escroto. Um testículo criptorquídico comumente está localizado ao longo do trajeto do descenso mas pode estar em qualquer lugar da cavidade pélvica (fig. 20.18). Ocorre em aproximadamente 3% das crianças masculinas e deve ser tratado antes que a criança alcance a idade de 5 anos para reduzir a probabilidade de infertilidade ou de outras complicações.

Disfunções Sexuais

Disfunções do sistema genital masculino incluem impotência, infertilidade e esterilidade. **Impotência** é a incapacidade de amadurecimento sexual masculino para conseguir e manter a ereção do pênis e/ou a incapacidade para ejacular. As causas da impotência podem ser físicas, envolvendo, por exemplo, anormalidades do pênis, irregularidades vasculares, afecções neurológicas ou certas doenças. Ocasionalmente, a causa de impotência é psicológica, e o paciente requer aconselhamento qualificado por um terapeuta especializado em sexo.

Infertilidade é a incapacidade do espermatozóide fertilizar o óvulo e pode envolver o homem ou a mulher, ou ambos. A causa mais comum de infertilidade masculina é a produção insuficiente de espermatozóides viáveis. Isso pode ser devido ao alcoolismo, deficiência dietética, lesão local, varicocele, calor excessivo, desequilíbrio hormonal ou exposição excessiva a radiações. Muitas das causas de infertilidade podem ser tratadas por alimentação adequada, tratamento com hormônios gonadotróficos ou microcirur-

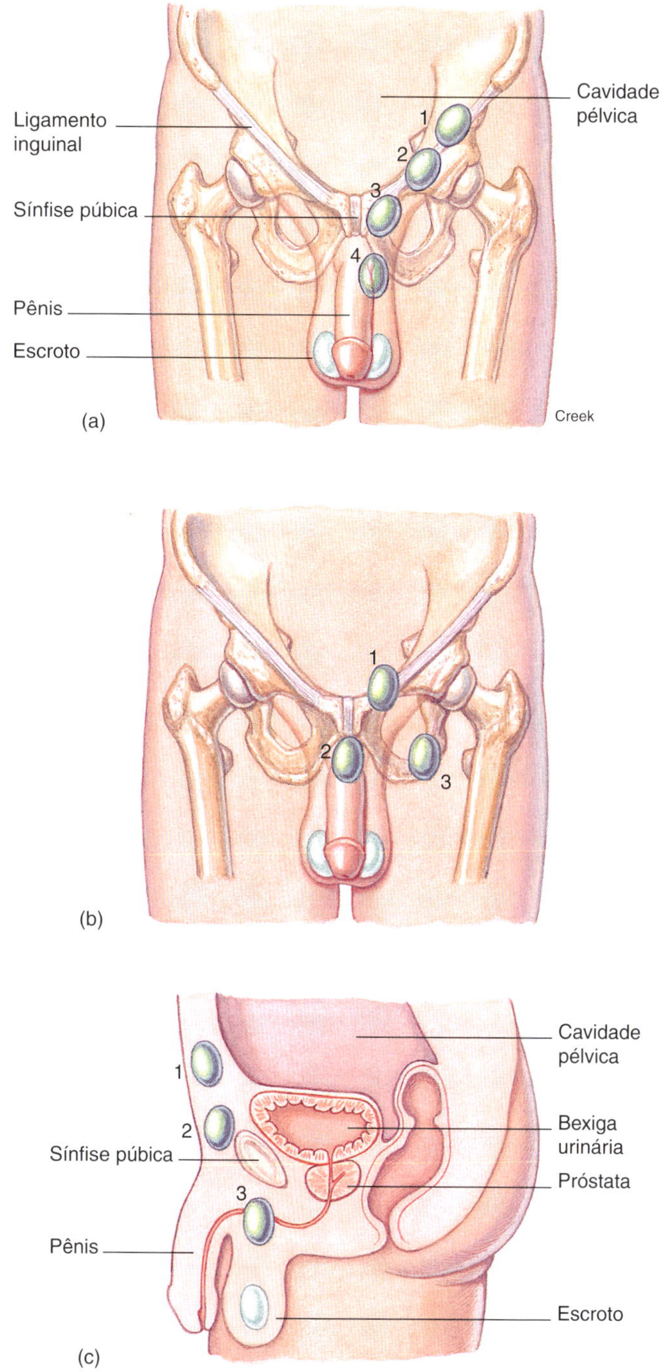

FIGURA 20.18 Criptorquidismo. (*a*) Descenso incompleto de um testículo pode envolver uma região (1) na cavidade pélvica, (2) no canal inguinal, (3) no anel inguinal superficial, ou (4) na parte superior do escroto. (*b* e *c*) Um testículo ectópico pode estar (1) na fáscia superficial da parede anterior da pelve, (2) na raiz do pênis ou (3) no períneo, na coxa ao lado dos vasos femorais.

síndrome de Turner: de Henry H. Turner, endocrinologista americano, 1892-1970

síndrome de Klinefelter: de Harry F. Klinefelter Jr., médico americano, 1912-?

criptorquidismo: G. *crypto*, oculto; *orchis*, testículo

impotência: L. *im*, não; *potens*, potente

Exposição do Desenvolvimento

O Sistema Genital

EXPLICAÇÃO

Determinação do Sexo

A identidade sexual se inicia no momento da concepção, quando o *sexo genético* do *zigoto* (ovo fertilizado) é determinado. O óvulo é fertilizado por um espermatozóide contendo um cromossomo ligado ao sexo X ou Y. Se o espermatozóide contém um cromossomo X, deverá fazer par com outro cromossomo X do óvulo e uma criança do sexo feminino irá se desenvolver. Um espermatozóide que leva um cromossomo Y resulta em uma combinação XY, e uma criança do sexo masculino irá se desenvolver.

O sexo genético determina se as gônadas serão testículos ou ovários. Se desenvolver os testículos, eles devem produzir e secretar hormônios do sexo masculino durante o período final do desenvolvimento embrionário e inicial do desenvolvimento fetal, e desenvolver os órgãos sexuais secundários masculinos.

Desenvolvimento Embrionário

Os sistemas genitais masculino e feminino seguem um padrão semelhante de desenvolvimento, com diferenças sexuais que resultam da influência dos hormônios. Um fato significante do desenvolvimento embrionário é que os órgãos sexuais dos sexos masculino e feminino são derivados dos mesmos tecidos em desenvolvimento e são considerados *estruturas homólogas*.

O primeiro sinal de desenvolvimento dos órgãos genitais, masculino ou feminino, ocorre durante a quinta semana quando a face medial de cada mesonefro (veja capítulo 19) aumenta para formar a **crista genital** (exibição 1). A crista genital continua crescendo atrás da membrana peritoneal em desenvolvimento. Pela sexta semana, massas semelhantes a cordões chamados **cordões sexuais primitivos** formam-se no interior da crista genital ampliada. O cordão sexual primitivo no sexo masculino amadurece tornando-se túbulos seminíferos. No sexo feminino, os cordões sexuais primitivos devem contribuir como tecido de nutrição dos óvulos em desenvolvimento. Cada gônada se desenvolve perto de um **tubo mesonéfrico** e de um **ducto paramesonéfrico**. No embrião masculino, cada testículo se conecta através de uma série de túbulos com o ducto mesonéfrico. Durante o desenvolvimento posterior, os túbulos conectados se tornam *túbulos seminíferos*, e o ducto mesonéfrico forma os *dúctulos eferentes*, o *epidídimo*, o *ducto deferente*, o *ducto ejaculatório* e a *glândula seminal*. O ducto paramesonéfrico no homem degenera sem contribuir com qualquer estrutura funcional do sistema genital. No embrião feminino, o ducto mesonéfrico degenera e o ducto paramesonéfrico contribui grandemente para as estruturas do sistema genital feminino. As extremidades distais do par de ductos paramesonéfricos se fundem para formar o útero e a porção profunda da *vagina*. As porções proximais não fundidas se tornam as *tubas uterinas*.

Externamente, pela sexta semana uma dilatação chamada tubérculo genital aparece anteriormente à pequena cauda embrionária (futuro cóccix). Os ductos mesonéfrico e paramesonéfrico se abrem para o exterior através do tubérculo genital. O tubérculo genital consiste em uma *glande*, um *sulco uretral*, um par de *pregas uretrais* e um par de *intumescências labioescrotais* (veja exibição II). Quando a porção da glande do tubérculo genital aumenta, é conhecida como *falo*. No início do desenvolvimento fetal (décima à décima segunda semana), a diferenciação sexual dos genitais externos torna-se aparente. No sexo masculino, o falo aumenta e se desenvolve como *glande* do pênis. As pregas uretrais se fundem em torno da uretra para formar o corpo do pênis. A uretra se abre na extremidade da glande como *óstio externo da uretra*. As intumescências labioescrotais se fundem para formar o *escroto* e para o qual os testículos descem. Na mulher, o falo dá lugar ao *clitóris*, as pregas uretrais permanecem separadas como *lábios menores* do pudendo, e as intumescências labioescrotais se tornam os *lábios maiores* do pudendo. O sulco uretral permanece como uma fenda longitudinal conhecida como *vestíbulo* da vagina.

Descenso do Testículo

O descenso do testículo do local onde se desenvolve começa entre a sexta e a décima semana. O descenso para o escroto, porém, não ocorre até aproximadamente a semana 28, quando o par de canais inguinais se forma na parede abdominal para fornecer as aberturas da cavidade pélvica até o escroto. O processo pelo qual um testículo desce não é bem conhecido, mas parece estar associado com a redução e o crescimento diferenciado do *gubernáculo*, que está ligado ao testículo e se estende através do canal inguinal até a parede do escroto (exibição III). Quando o testículo desce, passa ao lado da bexiga urinária e por diante da sínfise púbica. Leva com ele o ducto deferente, os vasos e nervos testiculares, uma porção do músculo oblíquo interno do abdome e vasos linfáticos. Todas essas estruturas permanecem fixas ao testículo e formam o que se conhece como **funículo espermático** (veja fig. 20.14). Quando o testículo ocupa sua posição no escroto, o gubernáculo não é mais que um remanescente de tecido semelhante a uma cicatriz.

Durante o exame físico de um neonatal masculino, o médico palpará o escroto para determinar se os testículos estão em posição. Se um ou ambos não estiverem no escroto, pode ser possível induzir a descida administrando certos hormônios. Se esse procedimento não surtir o efeito desejado, a cirurgia será necessária. A cirurgia geralmente é executada antes dos 5 anos de idade. O insucesso em corrigir esta situação pode resultar em esterilidade e possivelmente no desenvolvimento de um tumor no testículo.

homólogo: G. *homos*, o mesmo

gubernáculo: L. *gubernaculum*, capacete

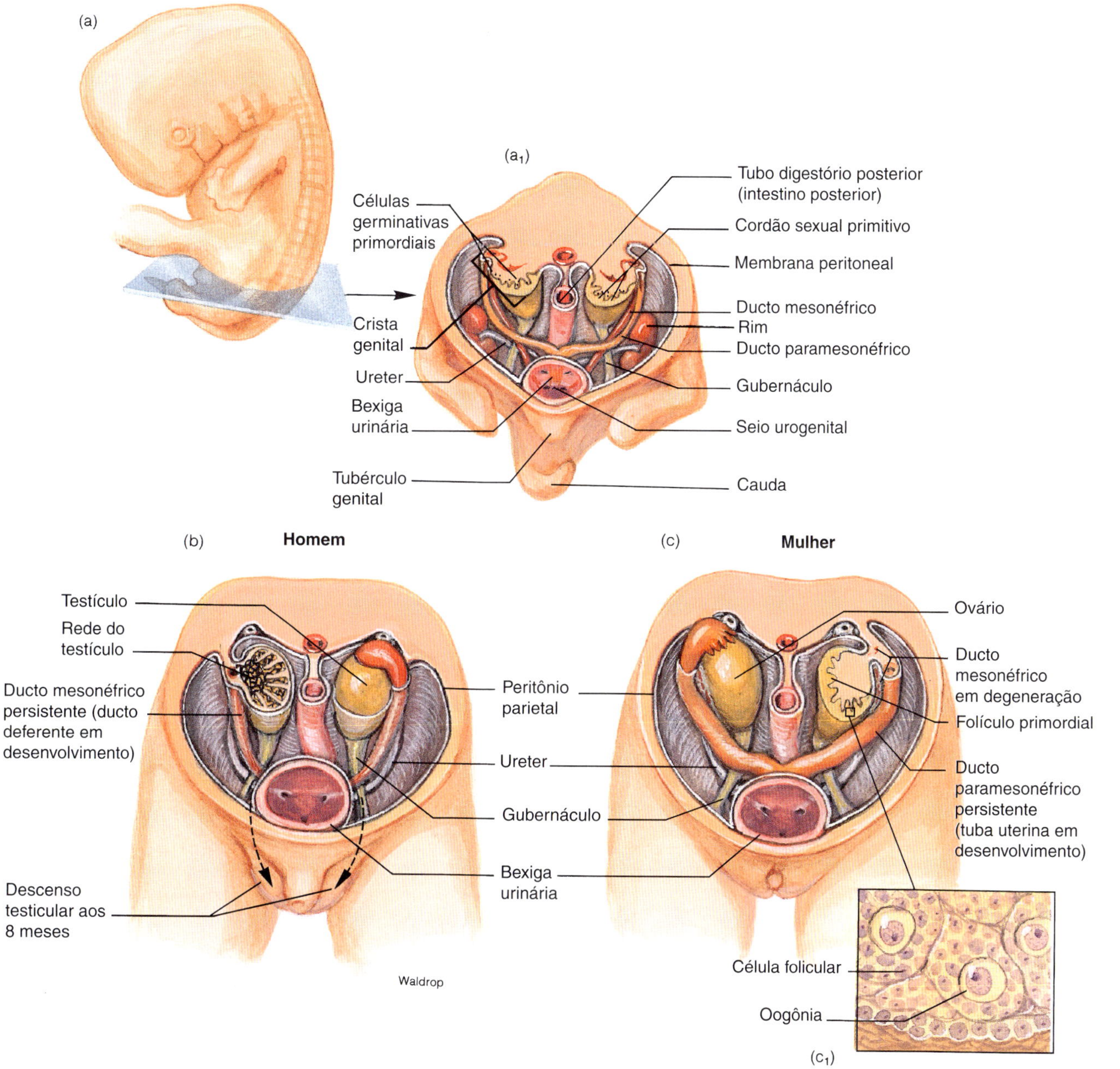

EXIBIÇÃO I A diferenciação das gônadas do homem e da mulher e ductos genitais. (*a*) Um embrião na sexta semana mostra as posições de um corte transversal descrito em (a_1), (*b*) e (*c*). (a_1) Em 6 semanas, as gônadas em desenvolvimento (cordões sexuais primitivos) ainda estão indiferenciadas. Pelos 4 meses, as gônadas se diferenciam em masculina (*b*) ou feminina (*c*). As ovogônias estão formadas no interior dos ovários (c_1) aos 6 meses.

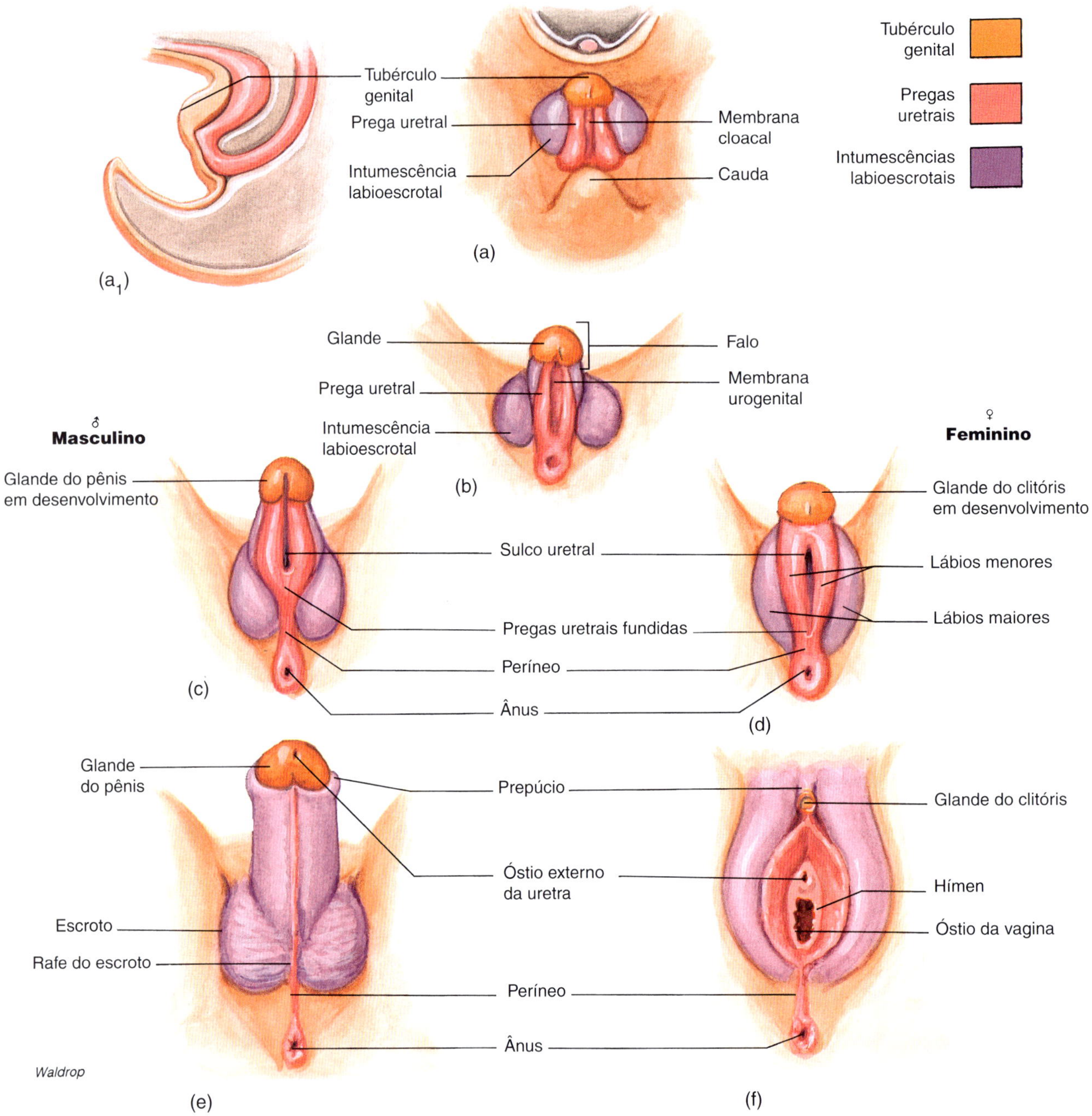

EXIBIÇÃO II (*a*) Diferenciação dos genitais externos no homem e na mulher. (a_1) Vista sagital. Na 6ª semana, a prega uretral e a intumescência labioescrotal estão diferenciadas do tubérculo genital. (*b*) Em 8 semanas, um falo distinguível está presente durante o estágio de indiferenciação. Na décima segunda semana, os genitais externos tornam-se aparentes, masculinos (*c*) ou femininos (*d*), sendo derivados de estruturas homólogas. (*e, f*) Em 16 semanas, os genitais externos estão formados. (*g, h*) Fotografias da décima semana dos genitais externos masculinos e femininos, respectivamente.

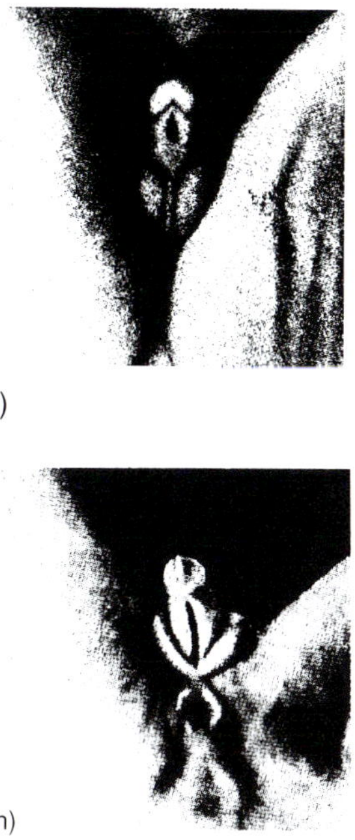
(g)
(h)

EXIBIÇÃO II *Continuação*

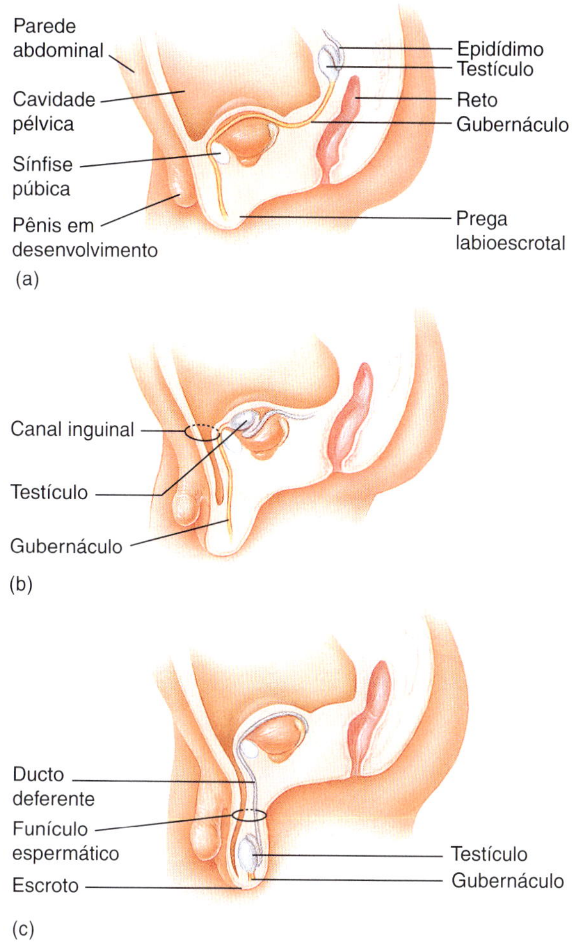

EXIBIÇÃO III Descenso do testículo. (*a*) Em 10 semanas, (*b*) em 18 semanas e (*c*) em 28 semanas. Durante o desenvolvimento, cada testículo desce pelo canal inguinal na frente da sínfise púbica e entra no escroto.

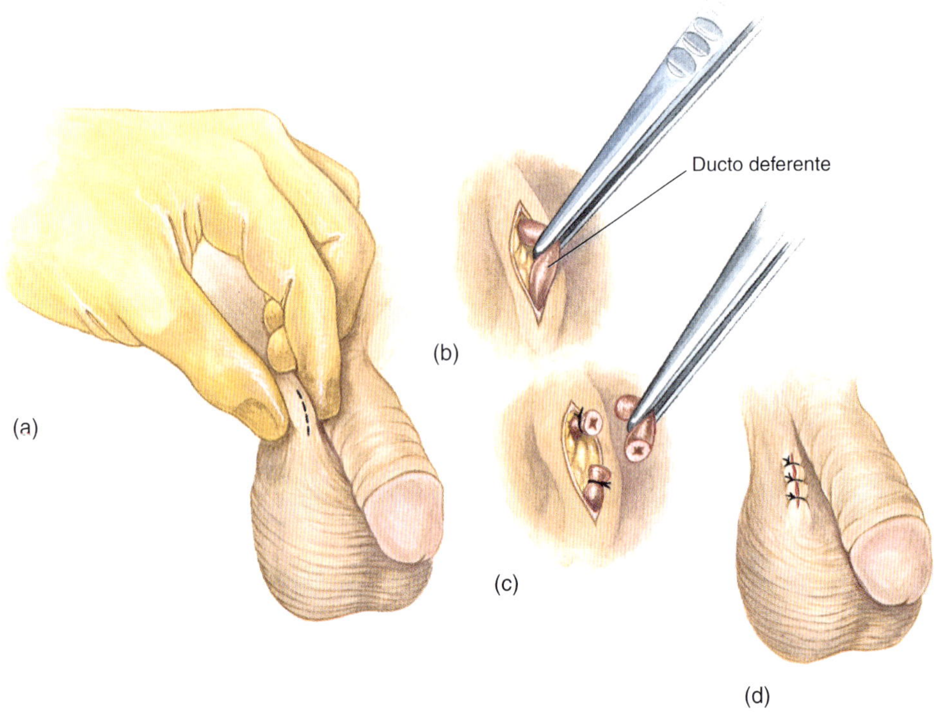

FIGURA 20.19 Ilustração simplificada de uma vasectomia, na qual um segmento do ducto deferente é ligado e cirurgicamente removido por uma incisão no escroto. O procedimento é então repetido no lado oposto.

gia. Se esses tratamentos não tiverem êxito, pode ser possível concentrar os espermatozóides obtidos por *masturbação* (em homens, auto-estimulação até o ponto da ejaculação) e usar este concentrado para inseminar a mulher artificialmente.

A **esterilidade** é semelhante a infertilidade, exceto que se trata de uma situação permanente. A esterilidade pode ser causada geneticamente, ou pode resultar de alterações degenerativas dos túbulos seminíferos (por exemplo, caxumba no homem adulto pode infetar secundariamente o testículo e provocar lesão irreversível do tecido).

A esterilização voluntária do homem no procedimento chamado **vasectomia** é uma técnica comum de controle da natalidade. Nesse procedimento, uma pequena parte de cada ducto deferente próximo ao epidídimo é removida cirurgicamente, e as extremidades secionadas do ducto são ligadas separadamente. (fig. 20.19). Uma vasectomia evita o transporte de espermatozóides mas não compromete diretamente a secreção de andrógenos, a ereção ou a ejaculação. Como os espermatozóides compõem menos de 1% do líquido ejaculado, até mesmo o volume não é, notadamente, afetado.

De acordo com o National Center for Health Statistics, há atualmente 5,3 milhões de casais infecundos sem filhos nos Estados Unidos. Em 40% dos casos, é a infertilidade da mulher que impede a concepção, em 40% é a do homem. Nos 20% restantes, ambos os esposos têm alguma anormalidade, ou a causa do problema é desconhecida. Desses casais que buscam ajuda para a infertilidade, apenas aproximadamente 20% são bem sucedidos.

Doenças do Sistema Genital

Doenças Sexualmente Transmissíveis

Doenças sexualmente transmissíveis (DST) são doenças contagiosas que afetam os sistemas genitais do homem e da mulher (tabela 20.5). São transmitidas durante o ato sexual, e suas freqüências de ocorrência nos Estados Unidos são consideradas pelas autoridades de saúde como de caráter epidêmico. Comumente chamadas de *moléstias venéreas*, as DST não foram erradicadas principalmente porque os seres humanos não podem desenvolver imunidade a elas e porque o aumento da atividade sexual aumenta a probabilidade de infecção e reinfecção. Além disso, muitos dos microorganismos causadores podem sofrer mutações de maneira que os tratamentos com as drogas disponíveis não são de efeito prolongado.

esterilidade: L. *sterilis*, estéril
vasectomia: L. *vas*, vaso; G. *ektome*, excisão
venérea: L. (mitologia) de Vênus, a deusa do amor
gonorréia: L. *gonos*, semente; *rhoia*, um fluxo

TABELA 20.5 Doenças Sexualmente Transmissíveis

Nome	Microorganismo	Situação Resultante	Tratamento
Gonorréia	*Gonococcus* (bactéria)	Adulto: esterilidade devido à destruição dos dúctulos do epidídimo e do testículo (em casos raros, septicemia); recém-nascido: cegueira	Penicilina injetável; tetraciclina via oral; gotas oculares (nitrato de prata ou penicilina) como preventivo em recém-nascidos
Sífilis	*Treponema pallidum* (bactéria)	Adulto: tumoração mole, neurosífilis cardiovascular; recém-nascido: sífilis congênita (malformações, cegueira)	Penicilina injetável; tetraciclina via oral
Cancro mole	*Hemophilus ducreyi* (bactéria)	Cancro, bubão	Tetraciclina; sulfas
Uretrite no homem	Vários microorganismos	Corrimento claro	Tetraciclina
Vaginite na mulher	*Trichomonas* (protozoário)	Corrimento branco ou amarelo	Metronidazol
	Candida albicans (fungo)	Corrimento branco, espesso em coalhos (monilíase)	Nistatina
Síndrome de imunodeficiência adquirida (AIDS)	Vírus de imunodeficiência Humano (HIV)	Os sintomas iniciais incluem fadiga extrema, perda de peso, febre, diarréia; muita tendência para pneumonias, infecções raras e câncer	Azidotimidina (AZT), dideoxinosina (ddI), dideoxitidina (ddC); novas drogas estão sendo desenvolvidas, incluindo inibidores de proteases
Clamídia	*Chlamydia trachomatis* (bactéria)	Corrimento esbranquiçado pelo pênis ou vagina; dor durante a micção.	Tetraciclina e sulfonamidas
Condiloma acuminado	Vírus	Verrugas	Podofilina; cauterização, criocirurgia, tratamento a laser
Herpes genital	Vírus de herpes simples	Ulcerações	Tratamento paliativo
Chato	Artrópodo	Coceira	Lindane

A **gonorréia** é causada pela bactéria *gonococcus* ou *Neisseria gonorrhoeae*. Homens com essa doença apresentam inflamação da uretra, acompanhada de micção dolorosa e freqüentemente com secreção purulenta. Em mulheres, a doença é comumente assintomática, e portanto muitas mulheres podem ser portadoras insuspeitas da doença. Gonorréias em estágios avançados em mulheres podem infectar o útero e as tubas uterinas. Uma mulher grávida com gonorréia não tratada pode transmitir bactérias para os olhos do recém-nascido durante sua passagem pelo canal do parto, causando possivelmente cegueira.

Sífilis é causada pela bactéria *Treponema pallidum*. A sífilis é menos freqüente do que a gonorréia, mas é uma doença mais grave. Durante o *estágio primário* da sífilis, a lesão chamada *cancro* se desenvolve no ponto onde o contato foi feito com uma úlcera semelhante a de uma pessoa infetada. O cancro persiste de 10 dias a 3 meses antes que a doença entre no *estágio secundário* que se caracteriza por lesões ou erupções cutâneas (fig. 20.20) acompanhadas de febre. Esta fase dura de 2 semanas a 6 meses, e os sintomas desaparecem espontaneamente. O *estágio terciário* da sífilis sem tratamento pode ocorrer 10 a 20 anos após a infecção primária. Este estágio é caracterizado por alterações degenerativas em vários sistemas do corpo que podem levar a cegueira, loucura e morte.

A **síndrome de imunodeficiência adquirida (AIDS)** é uma doença viral transmitida principalmente pelo contato sexual íntimo e por abuso de drogas (compartilhando agulhas de seringas contaminadas). Mais informações sobre esta doença fatal para qual não há nenhuma cura conhecida são apresentadas na tabela 20.5.

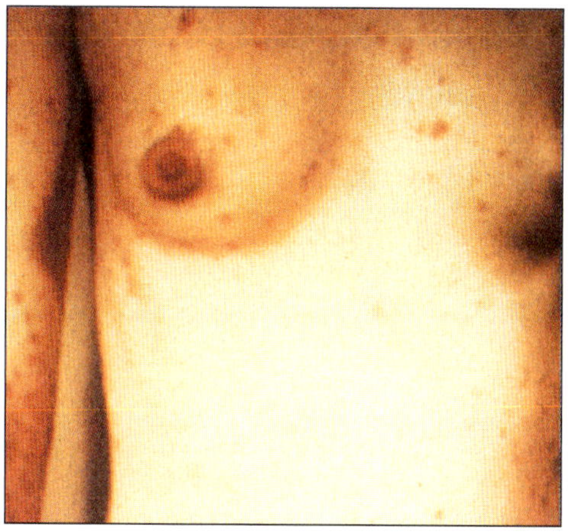

FIGURA 20.20 Sífilis em estágio secundário representado por lesões na pele.

cancro: Fr. *chancre*, indiretamente do L. *cancer*, caranguejo

Afecções da Próstata

A próstata está sujeita a várias afecções muitas das quais são mais comuns em homens idosos. Os quatro problemas prostáticos mais freqüentes são: *prostatite aguda*, *prostatite crônica*, *hipertrofia prostática benigna* e *carcinoma prostático*.

Prostatite aguda é comum em homens jovens sexualmente ativos através de infecções pela bactéria gonococcus. Os sintomas da prostatite aguda são: próstata inchada e sensível, micção dolorosa e, em condições extremas, secreção purulenta pelo pênis. É tratada com penicilina, repouso no leito e aumento na ingestão de líquidos.

Prostatite crônica é uma das afecções mais comuns em homens de meia idade e idosos. Os sintomas dessa patologia variam desde irritação e ligeira dificuldade de urinar até dor severa e bloqueio de urina, que comumente causa infecções renais secundárias. Nessa doença, acredita-se que vários tipos de microorganismos infecciosos se alojam na próstata, e são responsáveis por inflamações em outros locais do corpo, como nervos (neurite), articulações (artrites), músculos (miosites) e íris (irite).

Hipertrofia prostática benigna (HPB) é o aumento da próstata de causas desconhecidas. Essa patologia ocorre em quase um terço dos homens com idades acima de 60 anos e se caracteriza por dor e dificuldade de urinar. Se a bexiga urinária não é esvaziada completamente, podem ocorrer cistites. Pessoas com cistite podem apresentar incontinência urinária e perda contínua de urina. A hipertrofia prostática benigna pode ser tratada pela remoção cirúrgica de porções da glândula por curetagem transuretral (cortando e removendo pequenas partes) ou remoção da próstata inteira, chamada *prostatectomia*.

Carcinoma prostático, câncer da próstata, é a segunda causa mais freqüente de mortes por câncer em homens nos Estados Unidos. Também, é comum em homens acima de 60 anos com aproximadamente 25.000 mortes anualmente. As metástases desse câncer para a coluna vertebral e encéfalo geralmente é o que mata o paciente. Carcinoma prostático avançado é tratado pela remoção da próstata e freqüentemente com remoção dos testículos, ou orquiectomia. A orquiectomia elimina a secreção de testosterona, inibindo o crescimento de células do câncer da próstata.

Afecções do Testículo e Escroto

Uma infecção no testículo é chamada de **orquite**. Orquites podem se desenvolver em conseqüência de uma infecção bacteriana primária ou como uma complicação secundária de caxumba contraída após a puberdade. Se a orquite pós caxumba envolver ambos os testículos, geralmente causa esterilidade.

A **hidrocele** é o acúmulo benigno de líquido no interior da túnica vaginal que recobre o testículo, causando o inchaço do escroto. É uma afecção de pequena expressão, freqüente em crianças do sexo masculino e em adultos. A causa é desconhecida.

Resposta do Estudo de Caso Clínico

As estruturas tubulares que estão aparentemente ausentes em nosso paciente são os ductos deferentes. Essa situação, conhecida como *ausência bilateral congênita dos ductos deferentes*, impede o transporte dos espermatozóides do testículo para os ductos ejaculatórios. Isso explica a ausência de espermatozóides no líquido ejaculado do paciente. O seu líquido seminal consiste apenas nas secreções das glândulas seminais (as quais, em muitos casos, também estão ausentes ou não funcionantes nesta malformação) e da próstata. Até recentemente, a condição desse paciente teria lhe impedido, definitivamente, de se tornar pai. Contudo, a extração microcirúrgica de espermatozóides do epidídimo é agora possível, permitindo que muitos homens sem esperança possam gerar crianças.

PRÁTICA CLÍNICA 20.1

Um homem de 29 anos de idade palpou um "caroço" em seu testículo esquerdo durante o auto-exame mensal de seu testículo. Ele nunca tinha percebido esta massa antes e, assim, decidiu procurar o médico dele. Você examina o paciente e sente essa massa. É lisa, indolor e firme. O restante do testículo tem consistência normal. O epidídimo também está normal. Você decide que essa massa precisa ser melhor avaliada, assim você solicita um ultra-som escrotal. Esse exame mostra um nódulo oval hipoecóico com 1 cm no pólo superior do testículo esquerdo (veja seta). Observa-se uma pequena hidrocele, acúmulo de líquido no escroto.

PERGUNTAS

1. Por que o auto-exame do testículo é importante?
2. Esta massa tem a aparência compatível com um seminoma, o tipo mais comum de tumor maligno testicular. Tumor testicular maligno geralmente se dissemina através dos linfáticos. Se lembrarmos que a drenagem linfática é seguida de drenagem venosa, onde se deve esperar encontrar linfonodos anormais se a doença desse paciente já se propagou?
3. Por que o ultra-som é considerado o meio mais seguro para obter imagens do escroto?

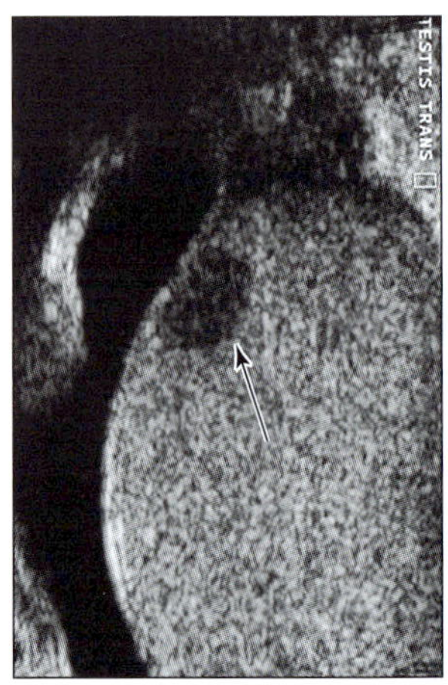

Resumo do Capítulo

Introdução ao Sistema Genital Masculino (pp. 698-699)

1. O objetivo comum dos sistemas genitais masculino e feminino é a reprodução humana.
2. As funções do sistema genital masculino são: produzir espermatozóides, secretar andrógenos e transferir espermatozóides para o sistema genital feminino.
3. As características do sistema genital masculino incluem os órgãos sexuais primários (testículo), órgãos sexuais secundários (que são essenciais para a reprodução) e caracteres sexuais secundários (atrativos sexuais, expressos depois da puberdade).

Períneo e Escroto (pp. 700-702)

1. O escroto com forma sacular, localizado na porção urogenital do períneo, sustenta e protege o testículo e mantém sua posição em relação a região pélvica do corpo.
2. Cada testículo está contido no interior de seu próprio compartimento escrotal e está separado do outro testículo pelo septo do escroto.

Testículos (pp. 702-706)

1. Os testículos são divididos em lóbulos em forma de cunha; os lóbulos são constituídos de túbulos seminíferos que produzem espermatozóides e de tecido intersticial, que produz andrógenos.
2. A espermatogênese se verifica por divisão meiótica das células que revestem os túbulos seminíferos.
   (a) ao término da primeira divisão meiótica, são produzidos dois espermatócitos secundários.
   (b) ao término da segunda divisão meiótica, são produzidas quatro espermátides haplóides.
3. A conversão de espermátides em espermatozóides é chamada de espermiogênese.
4. Um espermatozóide consiste em uma cabeça e um flagelo e amadurece no epidídimo antes da ejaculação.
   (a) O acrossomo da cabeça contém enzimas digestivas para penetrar no óvulo.
   (b) O flagelo proporciona movimentos ondulatórios de aproximadamente 3 mm por hora.

Ductos Espermáticos, Glândulas Genitais Acessórias e Uretra (pp. 707-709)

1. O epidídimo e o ducto deferente são os componentes dos ductos espermáticos.
   (a) Os epidídimos, constituídos por estruturas tubulares altamente encaracoladas e que se encontram sobre o testículo, são os locais onde os espermatozóides amadurecem e são armazenados.
   (b) Os ductos deferentes conduzem os espermatozóides dos epidídimos para os ductos ejaculatórios durante a emissão. Cada ducto deferente forma um dos componentes do funículo espermático.
2. As glândulas seminais e a próstata fornecem elementos aditivos aos espermatozóides na formação do sêmen.
   (a) As glândulas seminais estão localizadas posteriormente à base da bexiga urinária; elas secretam aproximadamente 60% da parte líquida do sêmen.
   (b) A próstata circunda a uretra logo abaixo da bexiga urinária; secreta aproximadamente 40% da parte líquida do sêmen.
   (c) Os espermatozóides constituem menos de 1% do volume de uma ejaculação.
   (d) As pequenas glândulas bulbouretrais secretam o líquido que serve como lubrificante para o pênis ereto em preparação para o coito.
3. A uretra masculina, que serve aos sistemas urinário e genital, é dividida em partes prostática, membranácea e esponjosa.

Pênis (pp. 710-712)

1. O pênis é o órgão especializado em se tornar ereto para introdução na vagina durante o coito.
2. O corpo do pênis consiste em três colunas de tecido erétil, na uretra esponjosa e nos vasos e nervos associados.
3. A raiz do pênis está fixa ao arco púbico e ao diafragma urogenital.
4. A glande do pênis é a extremidade terminal que é recoberta com o prepúcio em um homem não circuncidado.

Mecanismos da Ereção, Emissão e Ejaculação (pp. 712-714)

1. A ereção do pênis se verifica quando o tecido erétil se torna ingurgitado de sangue. Emissão é o movimento do espermatozóide dos epidídimos para os ductos ejaculatórios, e ejaculação é a vigorosa expulsão do sêmen dos ductos ejaculatórios e da uretra do pênis.
2. Estímulos parassimpáticos nas artérias do pênis causam a ingurgitação do tecido erétil com sangue quando o fluxo nas arteríolas aumenta e a drenagem venosa diminui.
3. A ejaculação resulta de reflexos simpáticos nos músculos lisos dos órgãos genitais masculinos.

Atividades de Revisão

Questões Objetivas

1. O períneo é
   (a) uma membrana que recobre o testículo.
   (b) uma fixação ligamentar do pênis na sínfise púbica.
   (c) Uma região em forma de losango entre a sínfise púbica e o cóccix.
   (d) Uma bainha fibrosa que sustenta o escroto.
2. O dartos é uma camada de fibras musculares lisas encontradas no interior
   (a) do escroto (b) do pênis
   (c) do epidídimo (d) da próstata
3. Qual afirmativa relativa às células intersticiais (células de Leydig) é *verdadeira?*
   (a) Elas nutrem os espermatozóides.
   (b) Elas produzem testosterona.
   (c) Elas produzem espermatozóides.
   (d) Elas secretam líquido alcalino.
   (e) b e d são verdadeiras.
4. O bulbo e os ramos do pênis estão localizados
   (a) na glande do pênis
   (b) na coroa da glande
   (c) no corpo do pênis
   (d) no prepúcio
   (e) na raiz do pênis
5. Qual entre os seguintes *não* é um ducto espermático?
   (a) epidídimo
   (b) funículo espermático

(c) ducto ejaculatório
(d) ducto deferente

6. Os espermatozóides são armazenados antes da emissão e da ejaculação
(a) no epidídimo
(b) nas glândulas seminais
(c) na uretra esponjosa
(d) na próstata

7. A função das glândulas uretrais consiste em:
(a) secretar muco
(b) produzir nutrientes
(c) secretar hormônios
(d) regular a produção de espermatozóides

8. Qual afirmativa relativa à ereção do pênis é *falsa*?
(a) É uma resposta parassimpática.
(b) Pode ser uma resposta voluntária e involuntária.
(c) Tem que ser seguida por emissão e ejaculação.
(d) É controlada pelo hipotálamo do encéfalo e pela porção sacral da medula espinal.

9. Um embrião com o genótipo XY desenvolve órgãos sexuais acessórios masculinos por causa de:
(a) andrógenos
(b) estrógenos
(c) ausência de andrógenos
(d) ausência de estrógenos

10. Qual dos órgãos seguintes *não* se origina do ducto mesonéfrico embrionário?
(a) epidídimo
(b) ducto deferente
(c) glândula seminal
(d) próstata

Questões Dissertativas

1. Quais são as funções do sistema genital masculino? Como essas funções se comparam com aquelas do sistema genital feminino?
2. Comente como e quando o sexo genético de um zigoto é determinado.
3. Descreva a localização e a estrutura do escroto. Explique como os músculos escrotais regulam a posição dos testículos no escroto. Por que isso é importante?
4. Descreva a estrutura interna de um testículo. Comente as funções das células de sustentação, células intersticiais, dos túbulos seminíferos, da rede do testículo e dos dúctulos eferentes.
5. Liste as estruturas que constituem o funículo espermático. Onde se encontra o canal inguinal? Por que o canal inguinal é clinicamente importante?
6. Desenhe um espermatozóide e descreva a função de cada uma de suas partes principais.
7. Descreva a posição, estrutura histológica e funções do epidídimo, ducto deferente e ducto ejaculatório.
8. Compare as glândulas seminais e próstata em termos de localização, estrutura e função.
9. Descreva a estrutura do pênis e explique os mecanismos que resultam em ereção, emissão e ejaculação.
10. Defina *sêmen*. Quanto sêmen é ejetado durante a ejaculação? Em que consiste e quais são suas propriedades?
11. Faça um comentário sobre o significado do estágio de indiferenciação do desenvolvimento com respeito às malformações do desenvolvimento dos órgãos genitais.
12. Defina *períneo*. Contraste o aspecto do períneo de um embrião durante o estágio de indiferenciação do desenvolvimento genital com aquele de um homem adulto.
13. Explique o significado de estruturas homólogas. Liste as estruturas do sistema genital masculino que se formam a partir do falo, da prega uretral, da intumescência labioescrotal e da crista gonadal.
14. Faça a distinção entre impotência, infertilidade e esterilidade.
15. Defina *hidrocele*, *orquite* e *orquiectomia*. Quais as condições em que se justifica uma orquiectomia?

Questões de Análise Crítica

1. Usando um diagrama, descreva as fases da espermatogênese. Explique por que um homem após a pubescência pode produzir bilhões de espermatozóides ao longo de sua vida sem esgotar todas as espermatogônias.
2. O sistema genital foi descrito como um sistema do corpo "não essencial" por não ser necessário para a sobrevivência do indivíduo. Contudo, o sistema genital amadurecido produz hormônios que mantêm os caracteres do adulto como também a estrutura óssea. Esses hormônios também influenciam a personalidade, a composição do sangue e o metabolismo. Comente sua opinião se o sistema genital é ou não essencial.
3. Para evitar ter mais filhos, um homem de 40 anos de idade está pensando em fazer vasectomia. Esse procedimento envolve a ligadura e a remoção cirúrgica de uma pequena secção de cada ducto deferente no interior do funículo espermático (veja fig. 20.19). A vasectomia afetará o desempenho sexual dele? O desejo sexual será alterado? Quais serão os componentes e o volume do seu ejaculado? Ele será estéril ou infértil? O que acontece com os espermatozóides que não podem ser ejaculados?
4. Se apenas um espermatozóide é necessário para fertilizar um óvulo, por que são expelidas quantidades enormes de espermatozóides durante a ejaculação?
5. Vários agentes patogênicos (causadores de doenças) são transmitidos através do ato sexual. Do ponto de vista patogênico, por que o coito proporciona os meios ideais de propagação?

Sistema Genital Feminino

21

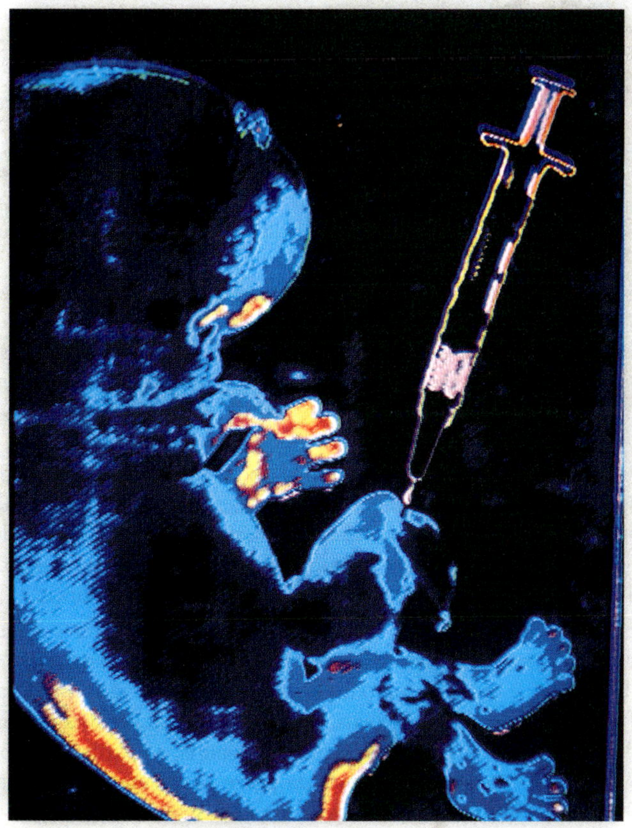

FIGURA: A utilização da fetoscopia torna possível o exame de estruturas fetais para diagnósticos de problemas congênitos, retirada de amostras de tecidos fetais para distúrbios metabólicos e adoção de condutas cirúrgicas no interior do útero.
Infelizmente, a gravidez ectópica não pode ser corrigida usando esta técnica.

Estudo de Caso Clínico

Uma mulher com 28 anos de idade foi conduzida à sala de emergência por causa de uma história de 4 dias de moderada dor no lado direito da pelve. Na manhã do quinto dia a dor aumentou de intensidade, o que a levou a procurar o médico. Ela se queixou de fraqueza, tonturas e declarou não ter menstruado nas últimas 8 semanas. O exame de urina para gravidez foi positivo. O ginecologista disse que poderia ser uma gravidez ectópica rota. Ele solicitou um exame de sangue, cujo resultado sugeria que a paciente havia sofrido uma pequena hemorragia. Uma *culdocentese* (uma punção da cavidade peritoneal através da parede posterior da vagina) foi positiva para a presença de sangue acumulado. A paciente foi preparada para a cirurgia.

O que é uma gravidez ectópica? Onde é mais provável que ocorra? Explique rapidamente a seqüência de eventos que ocorrem até a ruptura da gravidez ectópica começando pela ovulação. Diferencie os acontecimentos normais daqueles anormais. Explique como o sangue de uma gravidez ectópica rota pode ser aspirado pela vagina.

Sugestão: Estude cuidadosamente as posições do útero e das tubas uterinas em relação aos ovários no interior da cavidade peritoneal. Leia sobre gravidez ectópica nas seções clínicas deste capítulo e se reporte à figura 22.34 no capítulo 22.

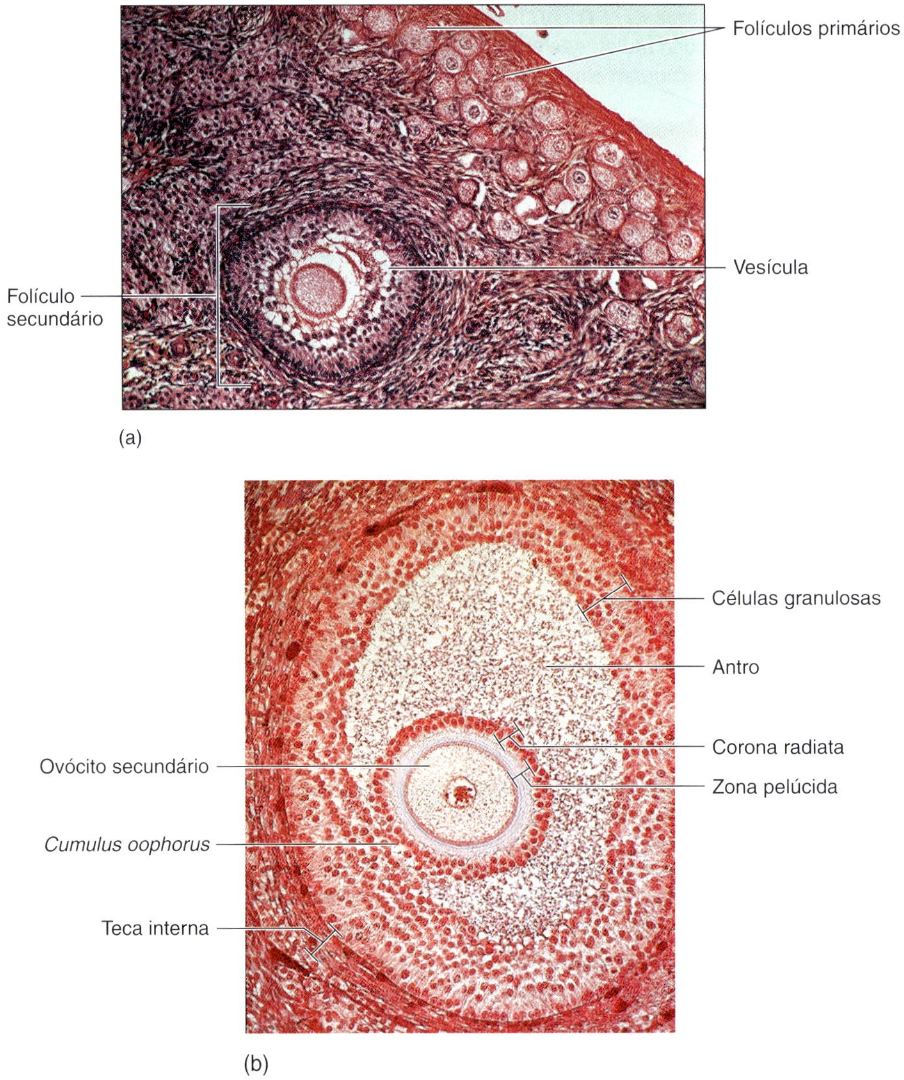

FIGURA 21.4 Fotomicrografias de (*a*) folículos primordiais e primários e (*b*) um folículo ovárico vesiculoso maduro.

res secretam quantidades crescentes de estrógenos enquanto o folículo cresce. Interessante é que as células foliculares produzem estrógenos a partir de seu precursor testosterona, que é fornecida por uma camada imediatamente externa ao folículo chamada *teca interna* (fig. 21.4*b*).

Enquanto o folículo se desenvolve, o ovócito primário completa sua primeira divisão meiótica. Contudo, não se formam duas células completas, porque apenas uma célula – o **ovócito secundário** – fica com quase todo o citoplasma. A outra célula formada nesse momento se torna um pequeno *corpúsculo polar* (fig. 21.5), que finalmente se fragmenta e desaparece. O ovócito secundário entra na segunda divisão meiótica, mas a meiose permanece parada na metáfase II e nunca se completará a menos que ocorra a fertilização.

teca interna: G. *theke*, uma caixa; L. *internus*, interna

Ovulação

Em torno do décimo ao décimo quarto dias seguintes ao primeiro dia de um período menstrual, comumente apenas um folículo amadureceu completamente para se tornar um **folículo ovárico vesiculoso** (de Graaf) (fig. 21.6). Outros folículos secundários regridem durante aquele ciclo menstrual e se tornam *atrésicos*. O folículo ovárico vesiculoso é tão grande que forma uma saliência na superfície do ovário. Sob estimulação hormonal adequada (uma súbita liberação de hormônio luteinizante pela adeno-hipófise, ativada por um nível elevado de estrógeno), esse folículo se romperá – muito semelhante ao rompimento de uma bolha – e expulsará seu ovócito secundário na cavidade peritoneal, perto da abertura da tuba uterina no processo de *ovulação* (fig. 21.7).

folículo de Graaf: de Regnier de Graaf, anatomista e médico holandês, 1641-1673
atrésico: G. *atretos*, não perfurado

CAPÍTULO 21

Sistema Genital Feminino

21

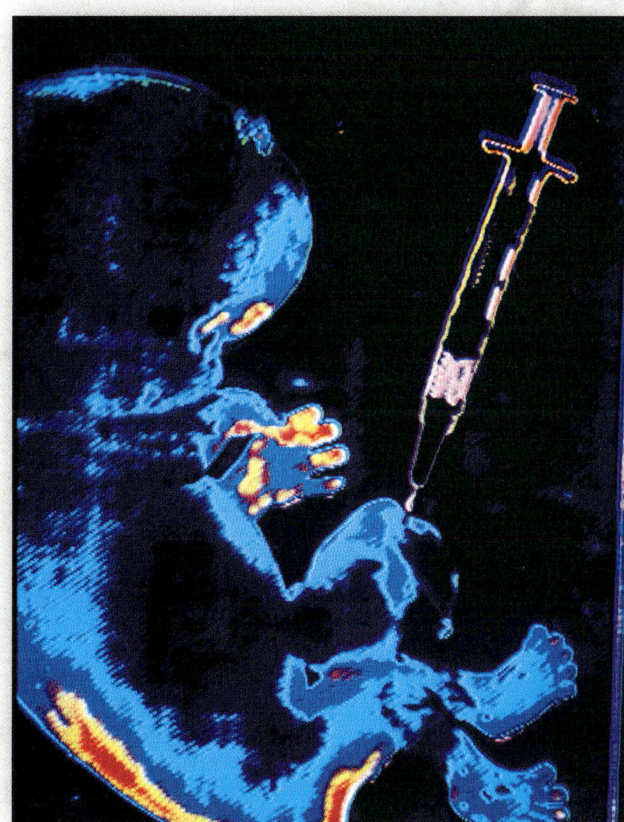

Estudo de Caso Clínico

Uma mulher com 28 anos de idade foi conduzida à sala de emergência por causa de uma história de 4 dias de moderada dor no lado direito da pelve. Na manhã do quinto dia a dor aumentou de intensidade, o que a levou a procurar o médico. Ela se queixou de fraqueza, tonturas e declarou não ter menstruado nas últimas 8 semanas. O exame de urina para gravidez foi positivo. O ginecologista disse que poderia ser uma gravidez ectópica rota. Ele solicitou um exame de sangue, cujo resultado sugeria que a paciente havia sofrido uma pequena hemorragia. Uma *culdocentese* (uma punção da cavidade peritoneal através da parede posterior da vagina) foi positiva para a presença de sangue acumulado. A paciente foi preparada para a cirurgia.

O que é uma gravidez ectópica? Onde é mais provável que ocorra? Explique rapidamente a seqüência de eventos que ocorrem até a ruptura da gravidez ectópica começando pela ovulação. Diferencie os acontecimentos normais daqueles anormais. Explique como o sangue de uma gravidez ectópica rota pode ser aspirado pela vagina.

Sugestão: Estude cuidadosamente as posições do útero e das tubas uterinas em relação aos ovários no interior da cavidade peritoneal. Leia sobre gravidez ectópica nas seções clínicas deste capítulo e se reporte à figura 22.34 no capítulo 22.

FIGURA: A utilização da fetoscopia torna possível o exame de estruturas fetais para diagnósticos de problemas congênitos, retirada de amostras de tecidos fetais para distúrbios metabólicos e adoção de condutas cirúrgicas no interior do útero.
Infelizmente, a gravidez ectópica não pode ser corrigida usando esta técnica.

INTRODUÇÃO AO SISTEMA GENITAL FEMININO

O sistema genital feminino produz óvulos, secreta hormônios sexuais, recebe o espermatozóide masculino e fornece locais para a fertilização de um óvulo e a implantação do blastocisto. Parto em seqüência à gestação, e a secreção das glândulas mamárias fornece nutrição para o recém-nascido.

Objetivo 1 Explicar as diferenças funcionais entre os sistemas genitais feminino e masculino.

Objetivo 2 Definir *ovulação*, *menstruação* e *menopausa*.

Objetivo 3 Identificar os órgãos sexuais primários e secundários na mulher, e descrever os caracteres sexuais secundários femininos.

Os sistemas genitais masculino e feminino têm algumas semelhanças básicas e algumas diferenças específicas. Os dois sistemas se assemelham em: (1) a maioria dos órgãos genitais de ambos os sexos se desenvolve a partir de tecidos embrionários semelhantes e, portanto, são *homólogos*; (2) ambos os sistemas têm gônadas que produzem gametas e hormônios sexuais; e (3) ambos os sistemas apresentam desenvolvimento latente de órgãos genitais que amadurecem e se tornam funcionantes, durante a puberdade, em conseqüência da influência dos hormônios sexuais secretados pelas gônadas.

As diferenças entre os sistemas genitais feminino e masculino estão baseadas nas funções específicas de cada um na reprodução sexual e nos eventos cíclicos que são característicos da mulher. Os órgãos genitais de um homem sexualmente maduro e saudável produzem continuamente gametas masculinos, ou espermatozóides, e os transferem para a mulher durante o *coito*. Um homem não produz espermatozóides até a puberdade (em torno dos 13 anos), mas a partir de então é capaz de produzir espermatozóides viáveis ao longo de sua vida se ele permanecer saudável. Os gametas, ou óvulos, de uma mulher estão completamente formados, mas não totalmente maduros, durante o desenvolvimento fetal dos ovários. Os óvulos geralmente são emitidos, ou *ovulados*, um de cada vez em um padrão cíclico ao longo do período reprodutor da mulher, que se estende da puberdade à menopausa. *Menstruação* é a eliminação mensal de material sanguinolento (sangue e tecido sólido) do útero ao término de cada ciclo menstrual. *Menopausa* é o período marcado pelo término da ovulação e da menstruação. O período reprodutor nas mulheres geralmente se estende desde em torno dos 12 anos de idade até em torno dos 50 anos de idade. O padrão cíclico reprodutivo de ovulação e a duração do período de fertilidade são determinados pelos hormônios.

As funções do sistema genital feminino são (1) produzir óvulos; (2) secretar hormônios sexuais; (3) receber os espermatozóides do homem durante o coito; (4) fornecer os locais para fertilização, implantação do blastocisto (veja capítulo 22), e desenvolvimento embrionário e fetal; (5) oferecer condições para o *parto*; e (6) prover nutrição do bebê através da secreção de leite pelas glândulas mamárias.

Os órgãos do sistema genital feminino, como os masculinos, são classificados em bases funcionais como segue:

- **Órgãos sexuais primários.** Os órgãos sexuais primários são chamados de *gônadas*, que na mulher são conhecidos, mais especificamente, como *ovários*. Os ovários produzem gametas (óvulos), ou ovos, e produzem e secretam hormônios sexuais esteróides. A secreção dos hormônios sexuais femininos na puberdade contribui para o desenvolvimento dos caracteres sexuais secundários e provocam as mudanças cíclicas nos órgãos sexuais secundários que são necessárias para a função de reprodução.
- **Órgãos sexuais secundários.** Os órgãos sexuais secundários (fig. 21.1 e tabela 21.1) são aquelas estruturas essenciais para o sucesso da fertilização do óvulo, da implantação do blastocisto, do desenvolvimento do embrião e feto, e do parto. Os órgãos sexuais secundários incluem a *vagina*, que recebe o pênis e o sêmen ejaculado durante o coito e através dela passa o feto no decorrer do parto; os genitais externos, que protegem o óstio da vagina (abertura); as *tubas uterinas*, através das quais são transportados os ovos ovulados para o interior do útero e onde se verifica a fertilização; e o *útero*, onde ocorrem a implantação e o desenvolvimento. As paredes musculares do útero desempenham um papel ativo no parto. As *glândulas mamárias* também são consideradas órgãos sexuais secundários porque o leite que elas secretam depois do parto fornece a nutrição para a criança.
- **Caracteres sexuais secundários.** Caracteres sexuais secundários são características que não são essenciais para o processo da reprodução, mas geralmente são considerados como atrativos sexuais. A distribuição da gordura nas mamas, abdome, monte do púbis e quadris; a distribuição dos pêlos no corpo; e a largura da pelve são exemplos de caracteres sexuais secundários. Embora as mamas contenham as glândulas mamárias, mamas grandes não são essenciais para alimentar a criança. De fato, todos os mamíferos fêmeas possuem glândulas mamárias, mas apenas as mulheres têm mamas salientes que funcionam como um atrativo sexual.

O início da puberdade em mulheres geralmente se verifica entre as idades de 12 e 14 anos (média, 12,6 anos) conforme a situação nutricional, a base genética e até mesmo a exposição sexual do indivíduo. Geralmente, as meninas atingem a puberdade 6 meses a 1 ano mais cedo que os meninos, acompanhada por um crescimento rápido (fig. 21.2). A puberdade em meninas é anunciada pelo início da menstruação, ou *menarca*. A puberdade resulta da secreção aumentada de hormônios gonadotróficos pela adeno-hipófise, que estimula os ovários a estabelecer os seus ciclos ovarianos e a secreção de esteróides sexuais.

A idade média da menarca atrasa (15 anos de idade) em meninas que são mais ativas fisicamente que a população em geral. Isso parece ser devido a uma necessidade mínima de porcentagem de gordura no corpo para que a menstruação comece, e pode representar um mecanismo favorável à seleção natural que assegure a capacidade para completar uma gravidez bem sucedida e para alimentar a criança.

---

coito: L. *coitio*, vir junto

menopausa: G. *men*, mês; *pausis*, parar

ovário: L. *ovum*, ovo

vagina: L. *vagina*, bainha

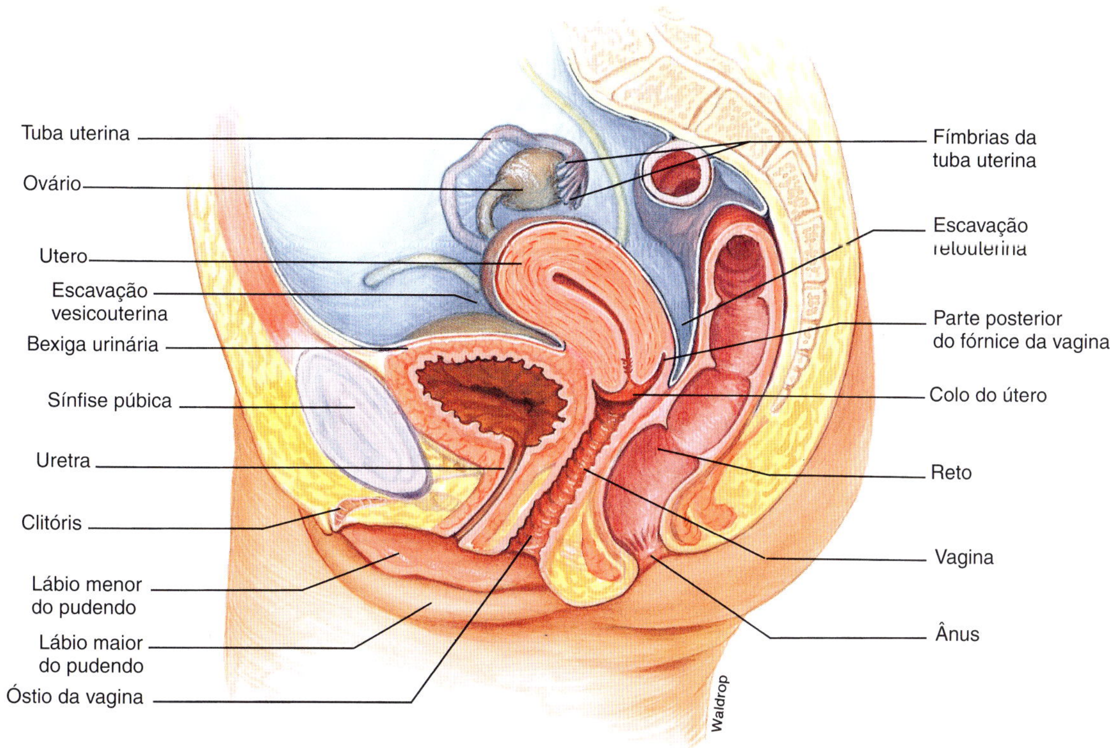

FIGURA 21.1 Órgãos do sistema genital feminino vistos em uma secção sagital.

TABELA 21.1 Órgãos do Sistema Genital Feminino

Órgão	Função/Descrição
Ovários	Produzem gametas femininos (ovócitos) e hormônios sexuais femininos
Tubas uterinas	Transportam ovócitos para o útero; local da fertilização; conduz o embrião em desenvolvimento para o útero
Útero	Local da implantação; protege e sustenta o embrião e o feto durante a gravidez, desempenha importante papel no parto
Vagina	Conduz as secreções uterinas para fora do corpo; recebe o pênis ereto e o sêmen durante o coito e a ejaculação; serve como passagem para feto durante o parto
Lábios maiores do pudendo	Formam as margens da rima do pudendo; incluem e protegem os lábios menores do pudendo
Lábios menores do pudendo	Formam as margens do vestíbulo da vagina; protegem os óstios da vagina e da uretra
Clitóris	A glande do clitóris é ricamente suprida com terminações de nervos sensitivos associados com a sensação de prazer durante a excitação sexual
Rima do pudendo	Fenda entre os lábios maiores no interior da qual encontram-se os lábios menores e o clitóris
Vestíbulo da vagina	Fenda entre os lábios menores no interior da qual encontram-se os óstios da vagina e da uretra
Glândulas vestibulares	Secretam líquido que umedece e lubrifica o vestíbulo da vagina e óstio da vagina durante a estimulação sexual e o coito
Glândulas mamárias	Produzem e secretam leite para nutrição de uma criança

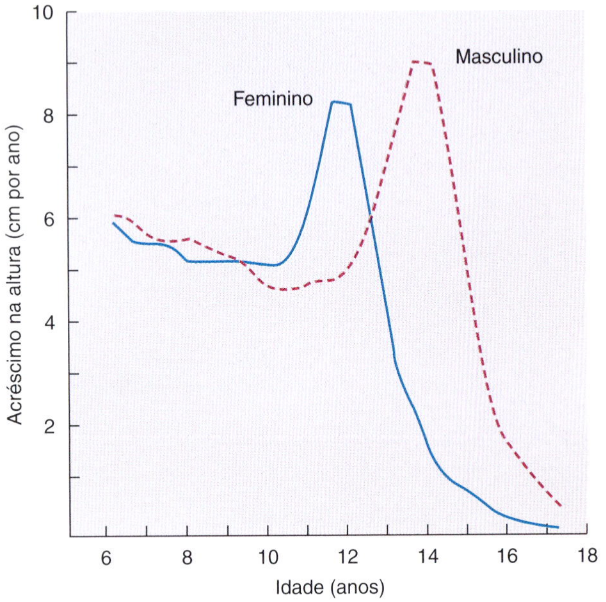

FIGURA 21.2 Comparação das médias de crescimento em altura nos sexos masculino e feminino.

Avaliação de Conhecimentos

1. Liste as funções do sistema genital feminino.
2. Explique o processo pelo qual ocorre a puberdade. Defina *menstruação* e *ovulação*. Qual é a duração habitual da vida reprodutiva de uma mulher? Defina *menstruação* e *menopausa*.
3. Faça a distinção entre os órgãos sexuais primários, os órgãos sexuais secundários e caracteres sexuais secundários.

ESTRUTURA E FUNÇÃO DOS OVÁRIOS

O ovário contém um grande número de folículos, cada um dos quais inclui um óvulo. Alguns desses folículos amadurecem durante o ciclo ovariano, e os óvulos progridem para ovócito secundário no estágio de meiose. Durante a ovulação, o folículo maior rompe-se e libera o ovócito secundário. O folículo rompido torna-se corpo lúteo que regride para se tornar um corpo albicans. Essas mudanças cíclicas no desenvolvimento do folículo são acompanhadas de mudanças nos níveis hormonais.

Objetivo 4 Descrever a posição dos ovários e dos ligamentos que sustentam os ovários e os ductos genitais.

Objetivo 5 Descrever as mudanças estruturais nos ovários que ocorrem antes e depois da ovulação.

Objetivo 6 Descrever a ovogênese e explicar por que a meiose de um ovócito primário resulta na formação de só um óvulo maduro.

Objetivo 7 Comentar as secreções hormonais dos ovários durante um ciclo ovariano.

Posição e Estrutura dos Ovários

Os **ovários** formam o par de órgãos sexuais primários da mulher que produz *gametas*, ou *óvulos*, e os hormônios sexuais, *estrógenos* e *progesterona*. Os ovários de uma mulher sexualmente madura são estruturas sólidas, ovóides com aproximadamente 3,5 cm de comprimento, 2 cm de largura e 1 cm de espessura. A cor e textura dos ovários variam de acordo com a idade e o estágio reprodutor da mulher. Os ovários de uma menina jovem são lisos e róseos. Em seguida à puberdade, os ovários tornam-se rosa acinzentados e têm uma superfície irregular por causa das cicatrizes causadas pelas ovulações. Na porção medial de cada ovário está o **hilo**, que é o ponto de entrada dos vasos e nervos ováricos. A porção lateral do ovário está posicionada próximo à extremidade aberta da tuba uterina (fig. 21.3).

O par de ovários está posicionado na parte superior da cavidade da pelve, lateralmente ao útero. Cada ovário está situado em uma depressão rasa da parede posterior do corpo, a **fossa ovária**, e mantidos em posição através de várias fixações membranosas. A principal membrana de sustentação do sistema genital feminino é o **ligamento largo do útero**. O ligamento largo do útero é o peritônio parietal que sustenta as tubas uterinas e o útero. O **mesovário** é uma extensão posterior do ligamento largo específica que se prende a um ovário. Cada ovário é ainda mantido em posição pelo **ligamento útero-ovárico**, que está ancorado ao útero, e um **ligamento suspensor do ovário,** que está preso à parede da pelve (fig. 21.3).

Cada ovário consiste em quatro camadas. O **epitélio germinativo** é a fina camada externa composta de células epiteliais cúbicas (veja fig. 21.6). Uma camada de tecido conjuntivo denso chamada **túnica albugínea** está localizada imediatamente abaixo do epitélio germinativo. A parte principal do ovário é dividida em uma camada externa, o **córtex,** e outra interna vascular, a **medular**, embora o limite entre estas camadas não seja distinto. O **estroma** – o material do ovário no qual os folículos e vasos sangüíneos estão imersos – encontra-se em ambas as camadas, cortical e medular.

Irrigação Sangüínea e Inervação

A irrigação sangüínea é feita pelas artérias ováricas que se originam nas laterais da parte abdominal da aorta, logo abaixo da origem das artérias renais. Um suprimento adicional vem dos ramos ováricos das artérias uterinas. O retorno venoso se faz através das veias ováricas. A veia ovárica direita se abre na veia cava inferior, enquanto a veia ovárica esquerda desemboca na veia renal esquerda.

estroma: G. *stroma*, cama

CAPÍTULO 21

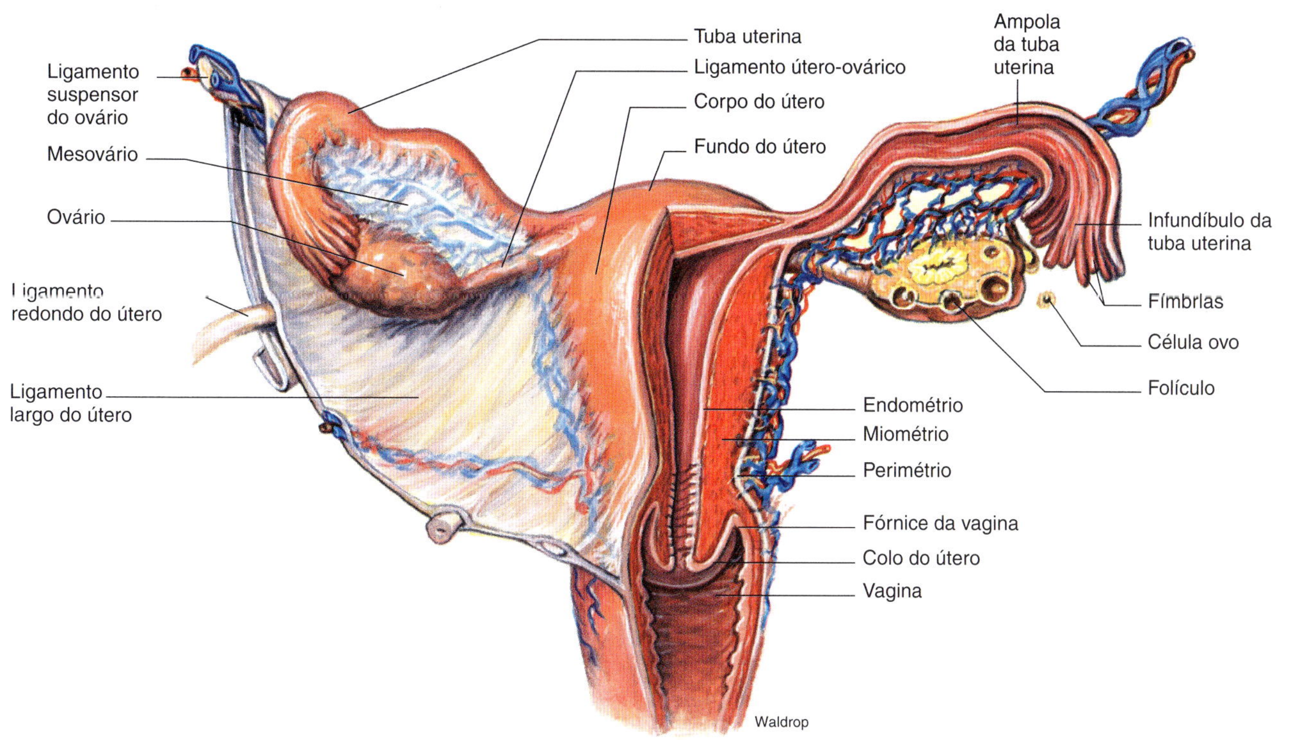

FIGURA 21.3 Vista anterior dos órgãos genitais femininos mostrando suas relações posicionais.

Os ovários possuem inervação simpática e parassimpática a partir do plexo ovárico. Contudo, a inervação dos ovários é apenas para as redes vasculares e não para a substância folicular no interior do estroma. Todos os vasos e nervos para o ovário entram através do hilo, que é sustentado pelo ligamento útero-ovárico.

Ovários normais e sadios geralmente não podem ser palpados através dos exames vaginal ou abdominal. Contudo, se os ovários estiverem inchados ou deslocados, são palpáveis pela vagina. Há muitos tipos de tumores não malignos dos ovários, a maioria dos quais causa aumento e um pouco de dor localizada. Os ovários se atrofiam durante a menopausa, e se o ovário estiver aumentado nas mulheres após a menopausa, é motivo de preocupação.

Ciclo Ovariano

As células germinativas que migram para o interior dos ovários durante o início do desenvolvimento embrionário multiplicam-se, de maneira que em torno dos 5 meses de gestação os ovários contêm aproximadamente 6 a 7 milhões de ovócitos primordiais, chamados *ovogônias*. A produção de novas ovogônias cessa neste ponto e nunca mais será retomada. No fim da gestação, as ovogônias iniciam a meiose, quando são chamadas de **ovócitos primários**. A meiose está ligada à prófase I da primeira divisão meiótica e, portanto, os ovócitos primários ainda são diplóides (têm 46 cromossomos). Embora os ovários de uma menina recém-nascida contenham aproximadamente 2 milhões de ovócitos, esse número cai para 300.000 a 400.000 quando entra na puberdade. Em média, 400 ovócitos são ovulados durante a vida reprodutiva de uma mulher.

Formação do Folículo

Os ovócitos primários que não são estimulados a completar a primeira divisão meiótica ficam contidos no interior de folículos minúsculos chamados **folículos primordiais**. Em resposta à estimulação através de hormônios gonadotróficos, alguns desses ovócitos e folículos crescem, e as células foliculares dividem-se para produzir o **epitélio folicular** que envolve o ovócito e preenche o folículo. Um folículo nessa fase do desenvolvimento é chamado de **folículo primário**.

Alguns folículos primários são estimulados a crescer ainda mais e desenvolvem uma cavidade cheia de líquido chamada *antro*. Nesse ponto, eles são chamados **folículos secundários** (fig. 21.4). O epitélio folicular dos folículos secundários forma um anel em torno da circunferência do folículo, chamada *corona radiata*, e um espessamento que sustenta o ovócito. O espessamento é chamado *cumulus oophorus*. Entre o ovócito e a corona radiata encontra-se uma fina camada semelhante a um gel de proteínas e polissacarídeos chamada *zona pelúcida*. Sob estímulo do hormônio folículo estimulante (FSH) da adeno-hipófise, as células folicula-

ovogônia: G. *oion*, ovo; *gonos*, geração

corona radiata: G. *korone*, coroa: L. *radiata*, radiada
cumulus oophorus: L. *cumulus*, monte; G. *oophoros*, suporte do ovo
zona pelúcida: L. *zone*, cintura; L. *pellis*, pele

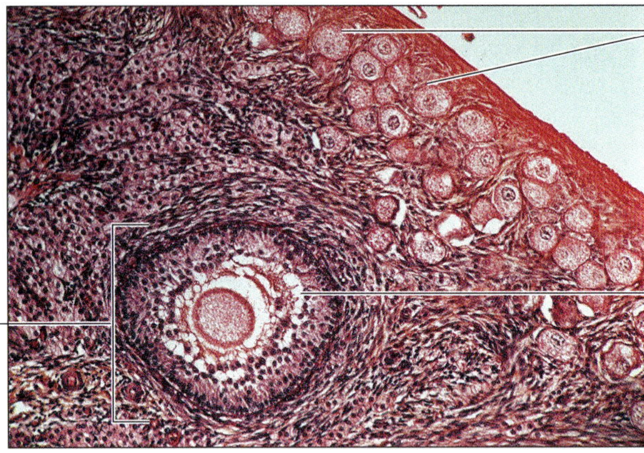

(a)

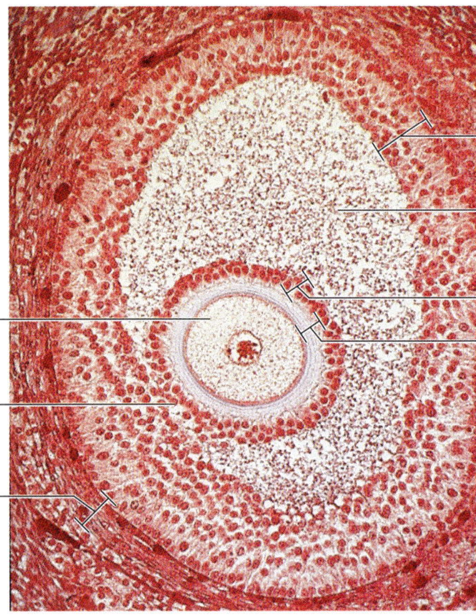

(b)

FIGURA 21.4 Fotomicrografias de (*a*) folículos primordiais e primários e (*b*) um folículo ovárico vesiculoso maduro.

res secretam quantidades crescentes de estrógenos enquanto o folículo cresce. Interessante é que as células foliculares produzem estrógenos a partir de seu precursor testosterona, que é fornecida por uma camada imediatamente externa ao folículo chamada *teca interna* (fig. 21.4*b*).

Enquanto o folículo se desenvolve, o ovócito primário completa sua primeira divisão meiótica. Contudo, não se formam duas células completas, porque apenas uma célula – o **ovócito secundário** – fica com quase todo o citoplasma. A outra célula formada nesse momento se torna um pequeno *corpúsculo polar* (fig. 21.5), que finalmente se fragmenta e desaparece. O ovócito secundário entra na segunda divisão meiótica, mas a meiose permanece parada na metáfase II e nunca se completará a menos que ocorra a fertilização.

teca interna: G. *theke*, uma caixa; L. *internus*, interna

Ovulação

Em torno do décimo ao décimo quarto dias seguintes ao primeiro dia de um período menstrual, comumente apenas um folículo amadureceu completamente para se tornar um **folículo ovárico vesiculoso** (de Graaf) (fig. 21.6). Outros folículos secundários regridem durante aquele ciclo menstrual e se tornam *atrésicos*. O folículo ovárico vesiculoso é tão grande que forma uma saliência na superfície do ovário. Sob estimulação hormonal adequada (uma súbita liberação de hormônio luteinizante pela adeno-hipófise, ativada por um nível elevado de estrógeno), esse folículo se romperá – muito semelhante ao rompimento de uma bolha – e expulsará seu ovócito secundário na cavidade peritoneal, perto da abertura da tuba uterina no processo de *ovulação* (fig. 21.7).

folículo de Graaf: de Regnier de Graaf, anatomista e médico holandês, 1641-1673
atrésico: G. *atretos*, não perfurado

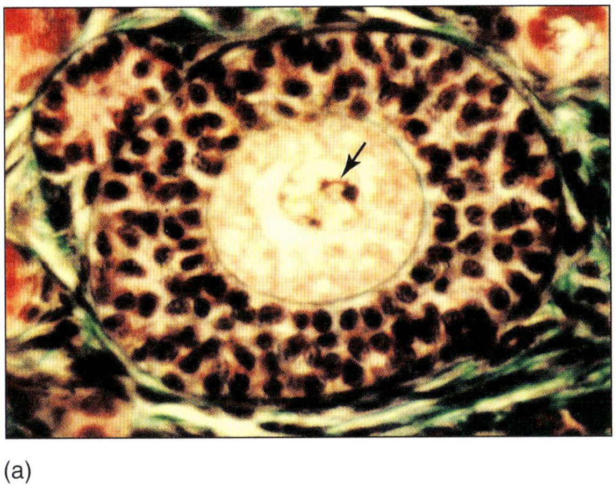

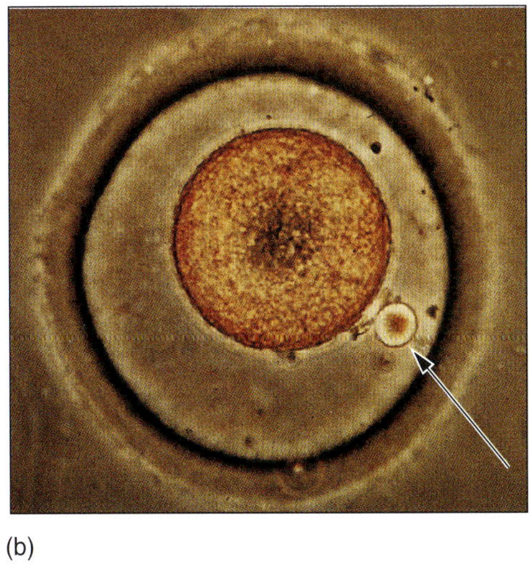

FIGURA 21.5 (*a*) Ovócito primário na metáfase I da meiose. (Observe o alinhamento dos cromossomos [seta].) (*b*) Um ovócito secundário de mamífero formado no fim da primeira divisão meiótica e o corpúsculo polar (seta).

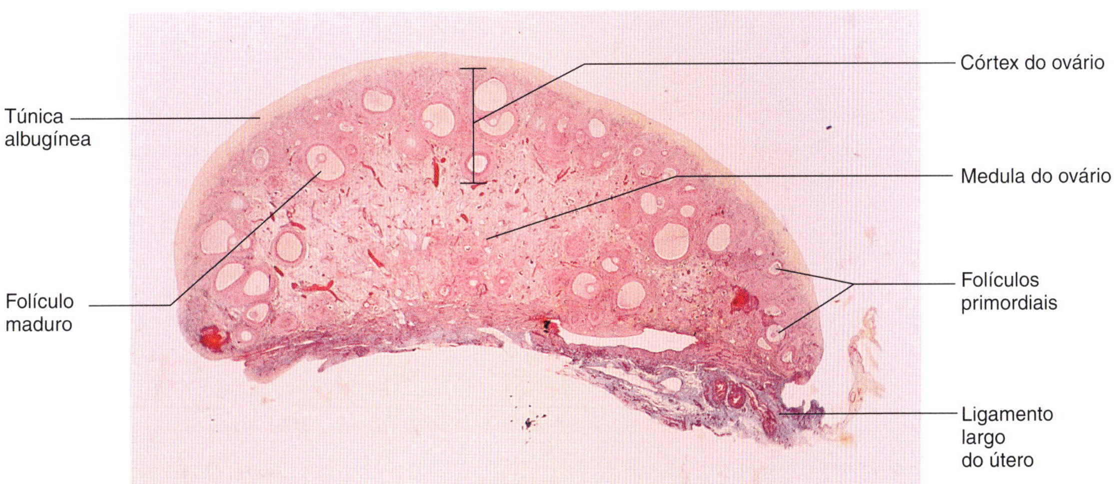

FIGURA 21.6 Histologia de um ovário maduro (12×).

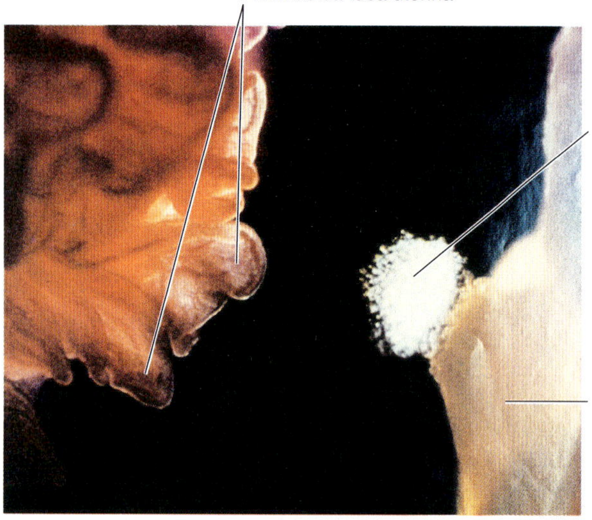

FIGURA 21.7 Liberação do ovócito secundário de um ovário humano. Um ovócito ovulado está livre na cavidade peritoneal até ser levado ao lume da tuba uterina.

A maioria das mulheres não percebe quando o folículo, com aproximadamente 2,5 cm de diâmetro, rompeu e liberou o óvulo solitário. Um número significativo de mulheres, contudo (aproximadamente 30%), queixa-se de dor aguda, semelhante a uma cólica no momento da ovulação, que pode ser confundida com apendicite aguda quando se verifica no lado direito.

O ovócito secundário liberado está envolvido pela zona pelúcida e corona radiata. Se não for fertilizado, desintegra-se em poucos dias. Se um espermatozóide atravessa a corona radiata e a zona pelúcida e entra no citoplasma do ovócito secundário, o ovócito completa a segunda divisão meiótica e se torna um ovo maduro. Nesse processo, o citoplasma, novamente, não se divide igualmente; a maior parte permanece no *zigoto* (óvulo fertilizado), deixando outro corpúsculo polar que, como o primeiro, desintegra-se (fig. 21.8).

Formação do Corpo Lúteo

Após a ovulação, mudanças continuam a ocorrer no ovário. Sob influência do hormônio luteinizante, o folículo vazio sofre mudanças estruturais e bioquímicas para se tornar **corpo lúteo**. Ao contrário dos folículos ovarianos, que secretam apenas estrógenos, o corpo lúteo secreta dois hormônios sexuais esteróides: estrógeno e progesterona. Ao final de um ciclo não fertilizado, o corpo lúteo regride e se transforma no **corpo albicans** não funcionante. Esse ciclo de mudanças no ovário está resumido na figura 21.9.

CAPÍTULO 21

Avaliação de Conhecimentos

4. Descreva a posição dos ovários em relação às tubas uterinas e descreva a posição e as funções do ligamento largo do útero e do mesovário.
5. Compare as estruturas de um folículo primordial, folículo primário, folículo secundário e folículo ovárico vesiculoso.
6. Defina *ovulação* e descreva as mudanças que acontecem no ovário em seguida à ovulação de um ciclo não fertilizado.
7. Descreva a ovogênese e explique por que só um óvulo maduro é produzido por esse processo.
8. Compare as secreções hormonais do folículo ovárico vesiculoso com as do corpo lúteo.

ÓRGÃOS SEXUAIS SECUNDÁRIOS

A tuba uterina conduz o zigoto para o útero onde, normalmente, ocorre a implantação no endométrio da parede do útero. A camada muscular da parede do útero, ou miométrio, funciona no trabalho de parto e no parto. Os espermatozóides entram no sistema genital feminino pela vagina que também serve como canal do parto.

Objetivo 8 Descrever como um óvulo é movimentado da tuba uterina até o útero.

Objetivo 9 Descrever a estrutura e a função de cada uma das três camadas da parede do útero.

Objetivo 10 Descrever a estrutura e as funções da vulva e da vagina.

Objetivo 11 Comentar as mudanças que acontecem no sistema genital feminino durante a excitação sexual e o coito.

Os órgãos sexuais secundários descritos nessa seção incluem as *tubas uterinas*, o *útero*, a *vagina* e os *genitais externos* (*vulva*). As *glândulas mamárias*, que também são consideradas órgãos sexuais secundários, serão descritas em uma seção separada.

Tubas uterinas

O par de **tubas uterinas**, também conhecidas como *tubas de Fallopius*, ou *oviductos*, transportam os ovócitos dos ovários para o útero. Cada tuba uterina tem aproximadamente 10 cm de comprimento e 0,7 cm de diâmetro e estão posicionadas entre as pregas do ligamento largo do útero (veja fig. 21.3). A parte terminal aberta e em forma de funil da tuba uterina, o **infundíbulo** (veja fig. 21.3), encontra-se próxima ao ovário mas não está fixa.

corpo lúteo: L. *corpus*, corpo; *luteum*, amarelo
albicans: L. *albicare*, branco

tubas de Fallopius: de Gabriele Fallopius, anatomista italiano, 1523-1562
oviducto: L. *ovum*, ovo; *ductus*, condutor

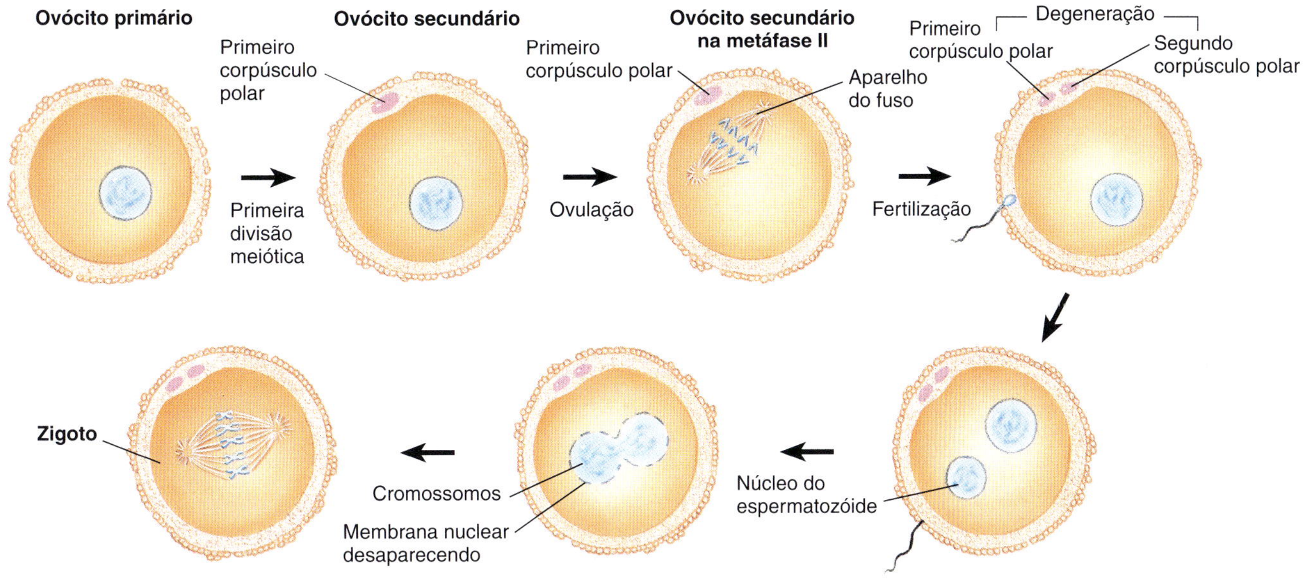

FIGURA 21.8 Diagrama esquemático do processo de ovogênese. Durante a meiose, cada ovócito primário produz um único gameta haplóide. Se o ovócito secundário for fertilizado, forma um segundo corpúsculo polar e seu núcleo se funde com o núcleo do espermatozóide para formar um zigoto.

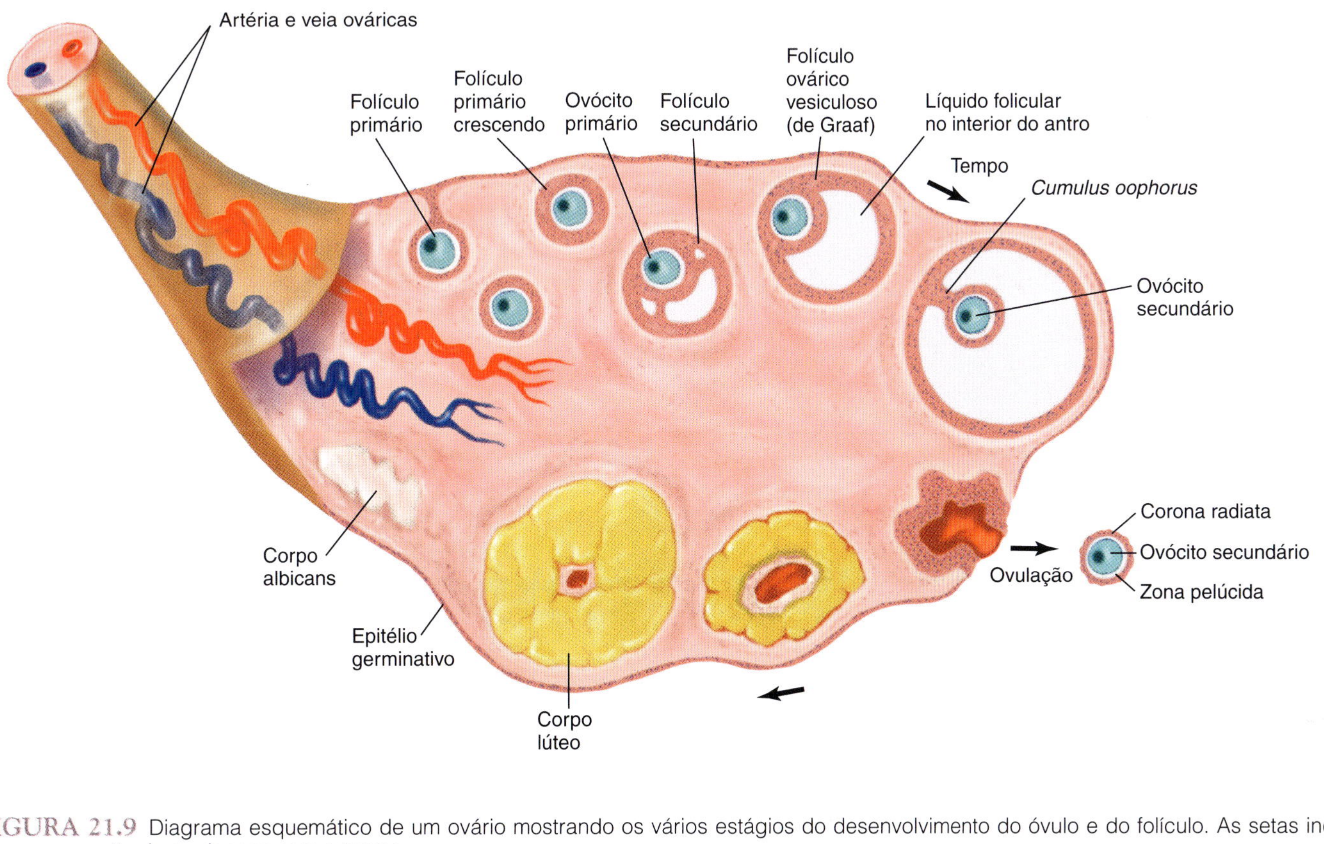

FIGURA 21.9 Diagrama esquemático de um ovário mostrando os vários estágios do desenvolvimento do óvulo e do folículo. As setas indicam a sucessão de mudanças com o tempo.

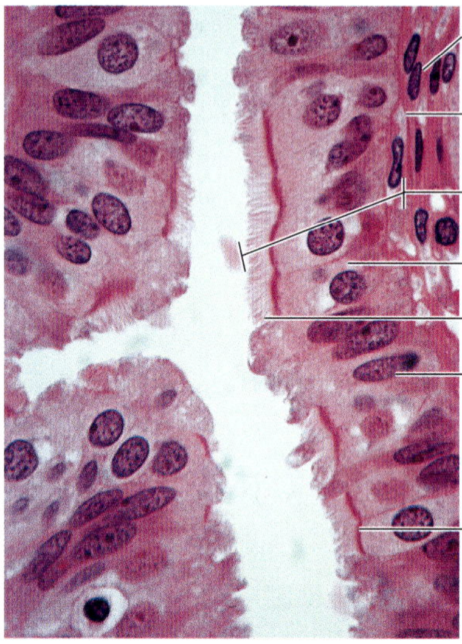

FIGURA 21.10 Histologia da tuba uterina.

Várias franjas, saliências semelhantes a dedos chamadas **fímbrias**, projetam-se das margens do infundíbulo sobre a face lateral do ovário. Movimentos ondulatórios das fímbrias captam um ovócito ovulado para o lume da tuba uterina. Do infundíbulo, a tuba uterina se estende medial e inferiormente para se abrir na cavidade do útero. A *ampola da tuba uterina* é sua porção mais longa e mais larga (veja fig. 21.3).

A parede da tuba uterina consiste em três camadas histológicas. A **túnica mucosa** interna reveste o lume e está constituída por epitélio colunar ciliado (fig. 21.10) pregueado em numerosas dobras. A **túnica muscular** é a camada média, composta de uma espessa camada circular interna de músculo liso e uma fina camada longitudinal externa de músculo liso. Contrações peristálticas da camada muscular e a atividade ciliar da mucosa movimentam o ovócito ao longo da tuba uterina. A túnica serosa externa da tuba uterina é parte do peritônio visceral.

O termo *salpinx* é usado, ocasionalmente, para designar as tubas uterinas. É de origem grega, significando "trompete ou tuba", e é a raiz de termos clínicos como *salpingite*, ou inflamação das tubas uterinas, *salpingografia* (radiografia das tubas uterinas) e salpingolise (separação de aderências da tuba uterina para reparar a infertilidade da mulher).

O ovócito leva de 4 a 5 dias para se deslocar ao longo da tuba uterina. Caso um número grande de espermatozóides viáveis for ejaculado na vagina durante o coito, e se houver um ovócito na tuba uterina, a fertilização acontecerá dentro de horas depois da descarga do sêmen. O zigoto se dirigirá em direção ao útero onde irá ocorrer a implantação. Se o embrião em desenvolvimento (chamado *blastocisto*) implanta-se na tuba uterina em lugar de fazê-lo no útero, a gravidez é denominada de *gravidez ectópica* e significa uma implantação de um blastocisto em um local diferente do útero (veja fig. 22.34).

ectópica: G. *ex*, fora; *topos*, lugar

Como o infundíbulo da tuba uterina não está fixo, torna-se uma via para que agentes patogênicos entrem na cavidade peritoneal. A mucosa da tuba uterina é contínua com a do útero e da vagina, sendo possível que agentes infecciosos entrando pela vagina provoquem infecções que podem se propagar em última instância aos revestimentos peritoneais e causar a *doença inflamatória pélvica* (*DIP*). Não há nenhuma abertura na cavidade peritoneal a não ser pelas tubas uterinas. A cavidade peritoneal do homem está totalmente fechada para contaminações externas.

A irrigação sangüínea das tubas uterinas procede das artérias ováricas e uterinas. A drenagem venosa termina nas veias uterinas que acompanham as artérias. A artéria e a veia uterinas podem ser observadas no ligamento largo do útero que dá sustentação à tuba uterina (veja fig. 21.3).

As tubas uterinas possuem ambas as inervações simpática e parassimpática do plexo hipogástrico e dos nervos esplâncnicos pélvicos. A inervação das tubas uterinas regula a atividade dos músculos lisos e dos vasos sangüíneos.

Útero

O **útero** recebe o blastocisto que se desenvolveu de um ovócito fertilizado e proporciona o local para sua implantação. O desenvolvimento pré-natal continua no interior do útero até que a gestação se complete, quando então o útero desempenha um papel ativo no parto.

Estrutura do Útero

O útero é um órgão que possui uma cavidade envolvida por espessa musculatura com a forma de uma pêra invertida. Está localizado perto do soalho da cavidade pélvica, anterior ao reto e póstero-superiormente à bexiga urinária. Embora a forma e a posição do útero se modifiquem bastante durante a gravidez (fig. 21.11), no estado não gravídico tem aproximadamente 7 cm de comprimento, 5 cm de largura (em sua região mais larga) e 2,5 cm de diâmetro. As regiões anatômicas do útero incluem a porção mais superior em forma de cúpula, por onde entram as tubas uterinas, chamada **fundo do útero**; a porção maior e mais larga, chamada **corpo do útero**; e a porção inferior mais estreita que se abre na vagina, chamada **colo do útero** (fig. 21.12). O colo do útero projeta-se posteriormente e inferiormente unindo-se à vagina quase em ângulo reto.

A **cavidade do útero** é o espaço situado no interior das regiões do útero: fundo e corpo. O estreito canal do colo do útero se estende através do colo e se abre no lume da vagina (fig. 21.12). A junção da cavidade do útero com o **canal do colo do útero** é chamada de **istmo do útero**, e a abertura do canal do colo do útero na vagina é chamada de **óstio do útero**.

fundo: L. *fundus*, fundo
colo: L. *collum*, pescoço

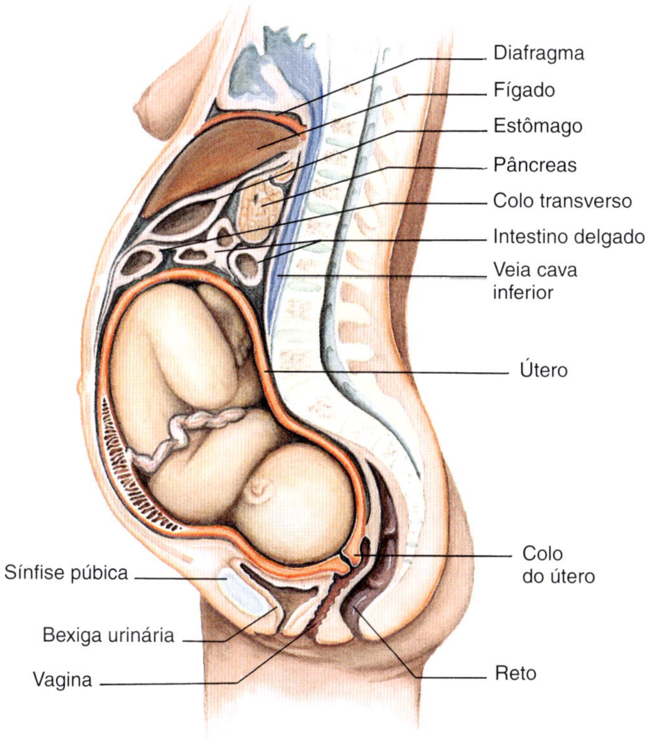

FIGURA 21.11 Tamanho e posição do útero em uma mulher grávida de termo em secção sagital

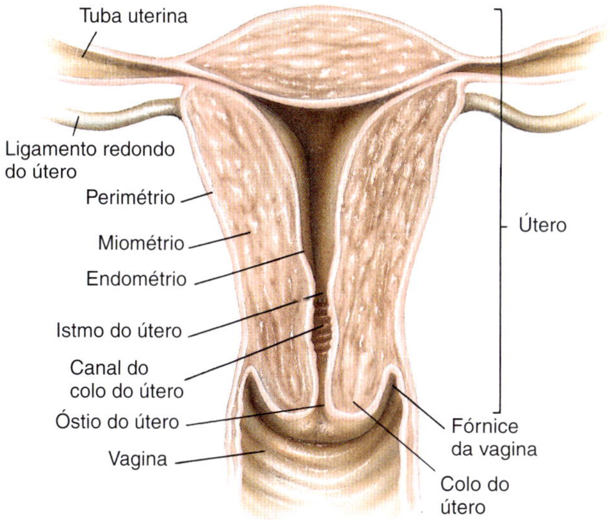

FIGURA 21.12 Camadas da parede do útero.

Sustentação do Útero

O útero é mantido em posição pelos músculos do soalho da pelve e por ligamentos que se fixam nele estendendo-se do cíngulo do membro inferior ou da parede do corpo. O diafragma da pelve, especialmente o músculo levantador do ânus (veja fig. 9.24), fornece a principal sustentação muscular à vagina e ao útero. Os ligamentos que mantêm o útero em suspensão apresentam marcante hipertrofia durante a gravidez e regridem de tamanho após o parto. Eles se atrofiam depois da menopausa, o que pode contribuir para uma situação chamada *prolapso uterino*, ou deslocamento descendente do útero.

Quatro pares de ligamentos mantêm o útero em posição dentro da cavidade da pelve. Os **ligamentos largos do útero** são pregas de peritônio que se estendem das paredes da pelve e soalho da pelve para as paredes laterais do útero (veja fig. 21.3). Os ovários e as tubas uterinas também são mantidos em posição pelos ligamentos largos. As **pregas retouterinas** (não mostradas), que também são continuações do peritônio, encurvam-se ao longo da parede lateral da pelve em ambos os lados do reto para ligar o útero ao sacro. Os **ligamentos transversos do colo** (cardinais) (não mostrados) são faixas fibrosas dentro do ligamento largo que se estendem lateralmente do colo do útero e da vagina através do soalho da pelve para se fixarem à parede da pelve. Os ligamentos transversos do colo contêm algumas fibras de músculo liso como também vasos e nervos que vão para o colo do útero e para a vagina. O quarto par de ligamentos é o **ligamento redondo do útero** (veja fig. 21.3). Os ligamentos redondos do útero são de fato prolongamentos dos ligamentos útero-ováricos, que dão suporte aos ovários. Cada ligamento redondo do útero se estende da margem lateral do útero, logo abaixo da tuba uterina, para a parede lateral da pelve. Semelhante ao trajeto do ducto deferente no homem, cada ligamento redondo do útero continua através do canal inguinal da parede abdominal para se fixar nos tecidos profundos do lábio maior do pudendo.

Embora o útero possua extensa sustentação, pode apresentar deslocamentos consideráveis. O útero inclina-se ligeiramente para trás quando a bexiga urinária está cheia, e desloca-se para frente durante a defecação. Em algumas mulheres, o útero pode estar deslocado e interferir no desenvolvimento normal da gravidez. Uma inclinação posterior do útero é chamada de *retroflexão*, enquanto uma inclinação anterior é chamada de anteflexão.

Parede do Útero

A parede do útero é composta de três camadas: o *perimétrio*, o *miométrio* e o *endométrio* (fig. 21.12). O **perimétrio**, a camada serosa externa, consiste no fino peritônio visceral. A porção lateral do perimétrio é contínua com o ligamento largo. Uma bolsa rasa chamada **escavação vesicouterina** forma-se quando o peritônio se reflete sobre a bexiga urinária (veja fig. 21.1). A **escavação retouterina** (fundo de saco de Douglas) forma-se quando o peritônio se reflete sobre o reto. A bolsa retouterina é o ponto mais baixo da cavidade da pelve e fornece um local para acesso cirúrgico na cavidade peritoneal.

---

perimétrio: G. *peri*, em torno; *metra*, útero

vesicouterina: L. *vesico*, bexiga; *uterus*, útero

fundo de saco de Douglas: de James Douglas, anatomista e médico inglês, 1675-1742

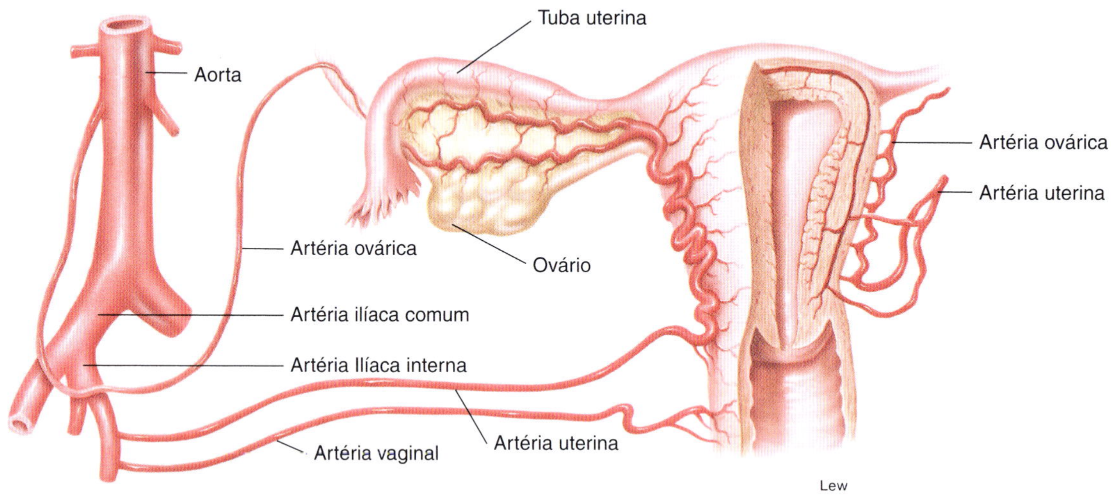

FIGURA 21.13 Artérias suprindo os órgãos genitais internos femininos.

O espesso **miométrio** é composto de três espessas camadas, pouco definidas, de músculo liso dispostas em sentido longitudinal, circular, e espiral. O miométrio é mais espesso no fundo do útero e mais fino no colo do útero. Durante o parto, os músculos desta camada são estimulados a se contrair vigorosamente.

O **endométrio**, o revestimento mucoso interno do útero, é composto de duas camadas distintas. A **camada funcional** superficial, composta de epitélio colunar e glândulas secretoras, é eliminada durante a menstruação e reconstruída sob estímulo de hormônios esteróides ovarianos. A **camada basal** mais profunda é altamente vascularizada e serve para regenerar a camada funcional depois de cada menstruação.

A amplitude de aumento do útero durante a gravidez é notável. De um órgão do tamanho de um punho no interior da pelve, cresce para ocupar toda a cavidade abdominal e se tornar aproximadamente 16 vezes mais volumoso do que era antes da concepção. Depois do parto, o útero retrai rapidamente, mas pode permanecer um pouco aumentado até a menopausa, na qual há marcante atrofia.

Vascularização e Inervação do Útero

A irrigação sangüínea do útero se faz através das artérias uterinas que se originam das artérias ilíacas internas e pelos ramos uterinos das artérias ováricas (fig. 21.13). Cada um desses pares de vasos se anastomosam na parte superior da margem lateral do útero. O retorno do sangue do útero é feito pelas veias uterinas que acompanham as artérias.

O útero possui ambas as inervações simpática e parassimpática provenientes dos plexos pélvico e hipogástrico. Ambas as inervações autônomas destinam-se às artérias do útero, enquanto o músculo liso do miométrio recebe inervação apenas simpática.

Vagina

A **vagina** é o órgão tubular, fibromuscular, que recebe o esperma da uretra do pênis ereto durante o coito. Também atua como canal do parto e passagem para o material menstruado para fora do corpo. A vagina tem aproximadamente 9 cm de comprimento e se estende do colo do útero até o vestíbulo da vagina. Está situada entre a bexiga urinária e o reto, e é contínua com o canal do colo do útero. O colo do útero fixa-se à vagina em um ângulo aproximado de 90 graus. O recesso profundo que cerca a protrusão do colo do útero na vagina é chamado de **fórnice** (veja fig. 21.3).

O fórnice é de importância clínica porque permite a palpação do colo do útero durante o exame ginecológico. Ocasionalmente, a profunda porção posterior do fórnice da vagina é utilizada como via de acesso cirúrgico para a cavidade pélvica através da vagina. Além disso, o fórnice é importante para a colocação de dois dispositivos para controle da natalidade - o capuz cervical e o diafragma (veja fig. 21.26).

A abertura da vagina para o exterior, em sua extremidade inferior, é chamada de **óstio da vagina**. Uma prega fina de membrana mucosa chamada **hímen** pode cobrir o óstio da vagina parcialmente.

A parede da vagina é formada por três camadas: a túnica mucosa interna, a túnica muscular média e a túnica fibrosa externa. A **túnica mucosa** (fig. 21.14) consiste em epitélio estratificado pavimentoso não queratinizado que forma uma série de pregas

---

miométrio: G. *mys*, músculo; *metra*, útero

endométrio: G. *endon*, dentro; *metra*, útero

menstruação: L. *menses*, plural de mensalmente

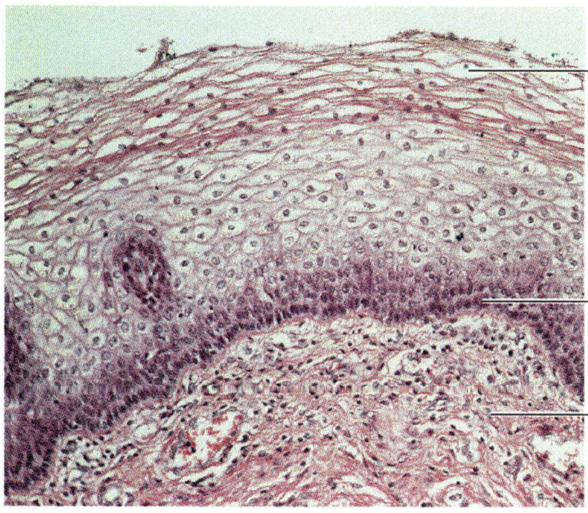

FIGURA 21.14 Histologia da vagina.

transversais chamadas rugas vaginais. As **rugas vaginais** permitem considerável distensão da vagina para a penetração do pênis ereto. Elas também funcionam como pregas de fricção para estimulação do pênis durante o coito. A túnica mucosa contém algumas glândulas; o muco ácido que está presente na vagina vem principalmente de glândulas no interior do útero. Com um pH de 4,0, o ambiente ácido da vagina representa uma barreira contra o crescimento de micróbios. Os elementos aditivos do sêmen, contudo, neutralizam a acidez da vagina temporariamente para ajudar a sobrevivência dos espermatozóides depositados no interior da vagina.

A **túnica muscular** consiste em feixes longitudinais e circulares de músculo liso entrelaçados com tecido conjuntivo distensível. A distensão dessa camada é especialmente importante durante o parto. Feixes de músculo esquelético próximo ao óstio da vagina, incluindo o músculo levantador do ânus, comprimem parcialmente esse óstio.

A **túnica fibrosa** recobre a vagina, fixando-a aos órgãos da pelve circunjacentes. Essa camada consiste em tecido conjuntivo denso regular entrelaçado com feixes de fibras elásticas.

O fornecimento de sangue para a vagina, altamente vascularizada, provém principalmente dos ramos vaginais da artéria ilíaca interna. Também irrigam a vagina ramos das artérias uterina, retal média e pudenda interna. A drenagem da vagina é feita pelas veias vaginais que acompanham o trajeto das artérias.

A vagina possui inervação simpática proveniente do plexo hipogástrico e inervação parassimpática do segundo e terceiro nervos sacrais. A inervação sensitiva se dá através do plexo pudendo e é especialmente desenvolvida próximo ao óstio da vagina.

Vulva

O conjunto dos órgãos genitais externos da mulher recebe a denominação de **vulva** (fig. 21.15). As estruturas da vulva contornam o óstio da vagina e incluem o *monte do púbis*, o *lábio maior do pudendo*, o *lábio menor do pudendo*, o *clitóris*, o *vestíbulo da vagina*, os *bulbos do vestíbulo* e as *glândulas vestibulares*.

vulva: L. *volvere*, envoltura

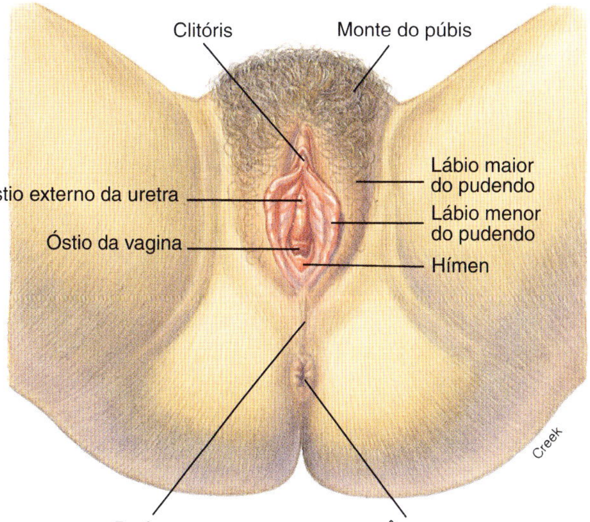

FIGURA 21.15 Órgãos genitais externos femininos.

O **monte do púbis** é o coxim subcutâneo de tecido conjuntivo adiposo que cobre a sínfise púbica. Na puberdade, o monte do púbis é coberto com grossos pêlos púbicos cujo conjunto se dispõe segundo um padrão tendendo ao triangular, geralmente com a margem superior horizontal. O monte do púbis, elevado e acolchoado, amortece a sínfise púbica e a vulva durante o coito.

Os **lábios maiores** do pudendo são duas pregas longitudinais espessadas de pele que contém tecido conjuntivo frouxo e tecido adiposo, como também algumas fibras de músculo liso. Depois da puberdade, suas faces laterais ficam cobertas de pêlos púbicos. Os lábios maiores do pudendo são contínuos, anteriormente, com o monte do púbis. Eles estão separados longitudinalmente pela **rima do pudendo** e convergem novamente, posteriormente, no **períneo**. O lábio maior do pudendo contém numerosas glândulas sebáceas e sudoríferas. Eles são homólogos ao escroto do homem e funcionam encobrindo e protegendo os outros órgãos da vulva.

A *episiotomia* é uma incisão cirúrgica no óstio da vagina que se estende até o períneo, para fins obstétricos. Uma episiotomia pode ser feita durante o parto para facilitar a saída e a adaptação da cabeça do feto quando as rupturas parecem iminentes. Depois do parto a incisão é suturada.

Medialmente ao lábio maior do pudendo estão duas pregas longitudinais menores chamadas **lábios menores do pudendo**. Os lábios menores do pudendo não possuem pêlos mas contém glândulas sebáceas. Anteriormente, os lábios menores do pudendo se unem para formar o **prepúcio do clitóris**, uma prega em forma de capuz que cobre parcialmente o clitóris. Os lábios menores do pudendo protegem os óstios da vagina e da uretra.

monte do púbis: L. *mons*, monte; *pubis*, área genital

O **clitóris** é uma pequena projeção arredondada na porção superior da rima do pudendo, na junção anterior dos lábios menores. Estruturalmente e originalmente, o clitóris corresponde ao pênis no homem; é, contudo, muito menor e sem a uretra. Embora a maior parte do clitóris esteja embutida nos tecidos da vulva, tem exposta a **glande do clitóris** de tecido erétil que é ricamente inervada com terminações sensitivas. O clitóris tem aproximadamente 2 cm de comprimento e 0,5 cm de diâmetro. A porção não exposta do clitóris é composta de duas colunas de tecido erétil chamadas **corpos cavernosos do clitóris**, que divergem posteriormente para formar os **ramos** do clitóris e se fixarem nos lados do arco púbico.

O **vestíbulo da vagina** é uma fenda longitudinal delimitada pelos lábios menores. Os óstios da uretra e da vagina estão localizados no vestíbulo da vagina. O **óstio da uretra** (veja fig. 21.15) está aproximadamente 2,5 cm atrás da glande do clitóris e imediatamente na frente do óstio da vagina. O **óstio da vagina** é lubrificado durante a excitação sexual através das secreções dos pares de **glândulas vestibulares maiores e menores** (glândulas de Bartholin) localizadas na parede bem próxima do óstio da vagina. Os ductos dessas glândulas se abrem no vestíbulo da vagina perto das margens laterais do óstio da vagina. Corpos de tecido erétil vascular, chamados **bulbos do vestíbulo**, estão localizados imediatamente sob a pele que forma as paredes laterais do vestíbulo da vagina. Os bulbos do vestíbulo estão separados um do outro pela vagina e pela uretra, e se estendem do nível do óstio da vagina ao clitóris.

A vulva é altamente vascularizada, sendo suprida com sangue arterial pelo ramo pudendo interno da artéria ilíaca interna e pelo ramo pudendo externo da artéria femoral. Encontram-se redes vasculares extensas no interior da maior parte dos órgãos da vulva. O retorno venoso se dá através dos vasos que correspondem em nome e posição às artérias.

Durante a gravidez, a vulva torna-se inchada e azulada – especialmente os lábios menores – por causa da vascularização aumentada e congestão venosa. Essa alteração da cor é um indicador importante de gravidez. Aparece em torno da oitava à décima segunda semana e fica mais aparente com a evolução da gravidez.

A vulva possui ambas inervações simpática e parassimpática, como também neurônios somáticos extensos que respondem à estimulação sensitiva. A estimulação parassimpática causa uma resposta semelhante à do homem: dilatação das arteríolas do tecido erétil genital e constrição do retorno venoso.

Mecanismo de Ereção e Orgasmo

As estruturas homólogas dos sistemas genitais masculino e feminino (veja tabela 21.3) respondem à excitação sexual de maneira semelhante. Os tecidos eréteis da mulher, como os do homem, tornam-se ingurgitados com sangue e incham durante a estimulação sexual. Durante a excitação sexual, o hipotálamo do encéfalo envia impulsos nervosos parassimpáticos através dos segmentos sacrais da medula espinal, que causam a dilatação das artérias que se dirigem ao clitóris e aos bulbos do vestíbulo. Esse aumento do fluxo sangüíneo para os tecidos eréteis torna-os inchados. Além disso, os tecidos eréteis na aréola das mamas tornam-se ingurgitados.

Simultaneamente com a ereção do clitóris e dos bulbos do vestíbulo, a vagina se expande e se alonga para acomodar o pênis ereto do homem, e impulsos parassimpáticos estimulam as glândulas vestibulares a secretar muco próximo ao óstio da vagina. A secreção das glândulas vestibulares umedece e lubrifica os tecidos do vestíbulo da vagina e, assim, facilitam a penetração do pênis ereto na vagina. O muco continua sendo secretado durante o coito de maneira que os genitais externos do homem e da mulher não são irritados, como poderia acontecer se a vagina ficasse seca.

A posição do sensível clitóris comumente permite-lhe ser estimulado durante o coito. Se a estimulação do clitóris for de intensidade e duração suficientes, uma mulher geralmente experimentará a culminância do prazer psicológico e fisiológico chamado *orgasmo*.

Associado com o orgasmo ocorre uma contração rítmica dos músculos do períneo e das paredes musculares do útero e das tubas uterinas. Pensa-se que essas ações musculares reflexas ajudam o movimento dos espermatozóides através do sistema genital da mulher em direção da extremidade superior da tuba uterina, onde um óvulo pode estar localizado.

Seguindo-se ao orgasmo ou conclusão do ato sexual, impulsos simpáticos causam uma redução do fluxo arterial para os tecidos eréteis, e os seus tamanhos diminuem até aqueles que antecederam à excitação sexual.

Avaliação de Conhecimentos

9. Descreva a estrutura e a posição das tubas uterinas e explique como um óvulo é transportado da tuba uterina ao útero.
10. Descreva a estrutura histológica da parede do útero e explique por que o endométrio é subdividido em uma camada funcional e uma camada basal.
11. Descreva as estruturas da vagina e da vulva. Que mudanças sofrem essas estruturas durante a excitação sexual e o coito?

GLÂNDULAS MAMÁRIAS

As glândulas mamárias são glândulas sudoríferas modificadas compostas de alvéolos mamários secretores e ductos. As glândulas se desenvolvem nas mamas da mulher na puberdade e funcionam na lactação.

Objetivo 12 Distinguir glândulas mamárias de mamas e descrever a estrutura das glândulas mamárias.

vestíbulo: L. *vestibule*, entrada
glândulas de Bartholin: de Casper Bartholin Jr., anatomista dinamarquês, 1655-1738

orgasmo: G. *orgasmos*, ficar excitado

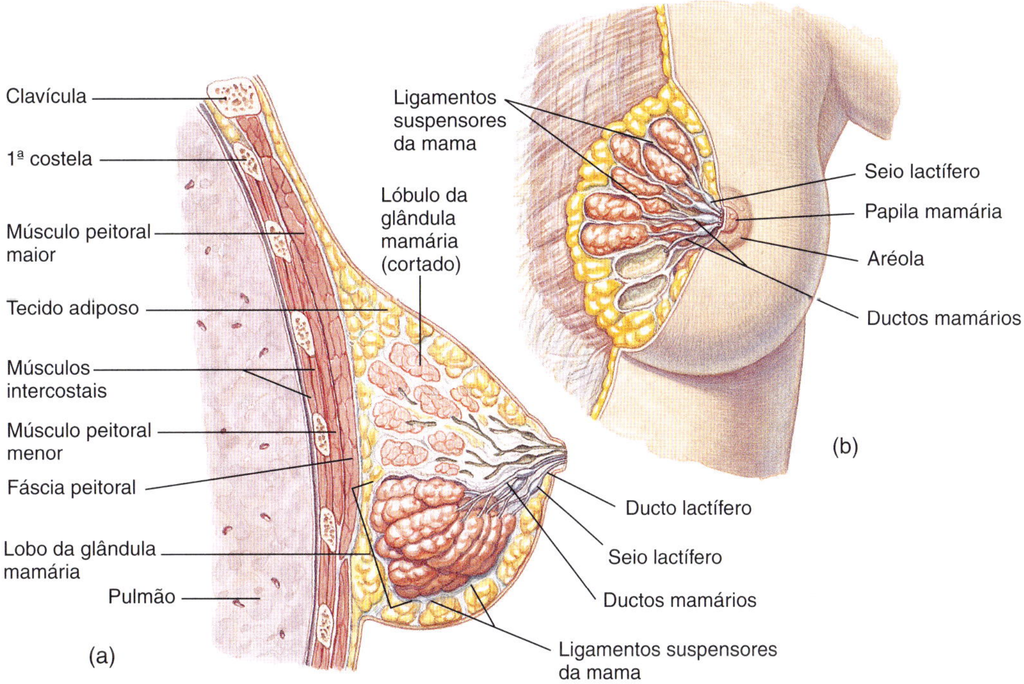

FIGURA 21.16 Estrutura da mama e das glândulas mamárias. (*a*) Secção sagital e (*b*) vista anterior parcialmente seccionada.

Em relação à estrutura, as **glândulas mamárias** são glândulas sudoríferas modificadas, localizadas nas **mamas**, e fazem parte do sistema tegumentar. Em relação à função, contudo, essas glândulas estão associadas com o sistema genital porque secretam leite para a nutrição da criança. O tamanho e a forma das mamas variam consideravelmente de pessoa para pessoa conforme as diferenças genéticas, idade, porcentagem de gordura no corpo ou gravidez. Na puberdade, os estrógenos ovarianos estimulam o crescimento das glândulas mamárias e o depósito de tecido adiposo no interior das mamas. As glândulas mamárias se hipertrofiam na gravidez e nas mulheres em período de lactação, e comumente se atrofiam um pouco depois da menopausa.

Estrutura da Mama e das Glândulas Mamárias

Cada mama está posicionada sobre as costelas da 2ª a 6ª e encobre os músculos peitoral maior e peitoral menor, e partes dos músculos serrátil anterior e oblíquo externo do abdome (veja figs. 9.22 e 21.16). O limite medial da mama pode chegar à margem lateral do esterno, e a margem lateral da mama segue a margem anterior da axila. O *processo axilar da mama* se estende para cima e lateralmente em direção à axila, onde se aproxima dos vasos axilares. Essa região da mama é clinicamente importante por causa da alta incidência de câncer da mama e da drenagem linfática do processo axilar.

Cada glândula mamária está composta de 15 a 20 **lobos**, cada um com sua própria via de drenagem para o exterior. Os lobos estão separados por quantidades variáveis de tecido adiposo. A quantidade de tecido adiposo determina o tamanho e a forma da mama, mas não tem relação com a capacidade de uma mulher para amamentar. Cada lobo é subdividido em **lóbulos** que contêm os **alvéolos mamários** glandulares (fig. 21.17). Os alvéolos mamários são as estruturas que produzem o leite de uma mulher lactante. Os **ligamentos suspensores** da mama entre os lóbulos se estendem da pele à fáscia profunda que recobre o músculo peitoral maior e dão sustentação às mamas. Agrupamentos de alvéolos mamários secretam leite no interior de uma série de ductos mamários que convergem para formar os **ductos lactíferos** (fig. 21.16). O lume de cada ducto lactífero se expande próximo à papila mamária para formar um **seio lactífero**. O leite é armazenado nos seios lactíferos antes de escoar para a extremidade da papila mamária.

A **papila mamária** é uma projeção cilíndrica da mama que contém tecido erétil. A **aréola** circular e pigmentada contorna a papila mamária. A superfície da aréola pode apresentar saliências por causa das **glândulas areolares** sebáceas próximas à superfície. As secreções dessas glândulas mantêm a flexibilidade das papilas mamárias. A cor da aréola e da papila mamária varia com a aparência da mulher. Durante a gravidez, a aréola fica mais escura na maioria das mulheres, e aumenta um pouco de tamanho, presumivelmente para se tornar mais notável para um lactente.

A irrigação sangüínea da glândula mamária é feita pelos ramos perfurantes da artéria torácica interna que entram na mama pelo segundo, terceiro e quarto espaços intercostais, bem próximo à lateral do esterno, e pelos ramos mamários laterais, mais superficiais, que são ramos da artéria torácica lateral. O retorno venoso se faz através de uma série de veias que acompanham as artérias corres-

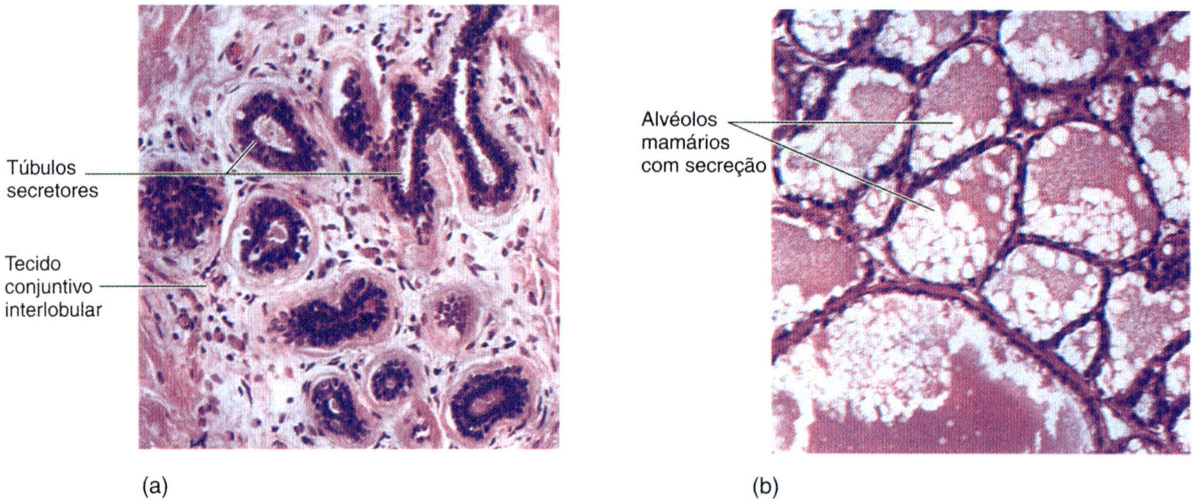

FIGURA 21.17 Histologia da glândula mamária. (*a*) Não lactante (63×) e (*b*) lactante (63×).

pondentes. Um plexo venoso superficial pode estar aparente através da pele da mama, especialmente durante a gravidez e a lactação.

A mama é inervada principalmente por neurônios somáticos sensitivos que são derivados dos ramos cutâneos anteriores e laterais do quarto, quinto e sexto nervos torácicos. Terminações nervosas sensitivas da papila mamária e da aréola são especialmente importantes para a estimulação e liberação do leite pelas glândulas mamárias para amamentar uma criança em fase de lactação (veja capítulo 14).

A drenagem linfática e a localização dos linfonodos na mama são de considerável importância clínica pela freqüência do *câncer de mama* e pela alta incidência de metástases. Aproximadamente 75% da drenagem linfática se faz através do processo axilar da mama para os linfonodos peitorais (fig. 21.18). Cerca de 20% da linfa vai em direção ao esterno drenando nos linfonodos torácicos internos. Os 5% restantes da linfa são subcutâneos e seguem a via de drenagem da pele em direção ao dorso, alcançando os linfonodos intercostais perto do colo das costelas.

Os ovários, o útero e as glândulas mamárias femininas são especialmente suscetíveis ao câncer, como o são o testículo e a próstata nos homens. A característica comum dos tecidos que compõem esses órgãos é de serem constituídos por células de metabolismo altamente ativo e que, portanto, se dividem continuamente. Além disso, essas células são sensíveis a substâncias químicas – e devem ser porque são reguladas por hormônios – e, assim, também são sensíveis aos agentes carcinógenos (agentes causadores de câncer).

Avaliação de Conhecimentos

12. Descreva a estrutura das mamas e glândulas mamárias e explique por que variações no tamanho da mama não afetam a capacidade para amamentar.
13. Liste em ordem as partes das glândulas mamárias pelas quais o leite passa durante a amamentação.

OVULAÇÃO E MENSTRUAÇÃO

Ovulação e menstruação são eventos cíclicos do período reprodutivo regulados pelos hormônios folículo estimulante (FSH) e luteinizante (LH), secretados pela adeno-hipófise e por estrógenos e progesterona, secretados por estruturas dos ovários.

Objetivo 13 Descrever as mudanças hormonais que resultam em ovulaçao e menstruação.

Objetivo 14 Descrever as mudanças estruturais que ocorrem no endométrio durante um ciclo menstrual e explicar como essas mudanças são controladas através de hormônios.

Ovulação e menstruação são funções reprodutoras de mulheres sexualmente maduras e são amplamente reguladas por hormônios da adeno-hipófise e dos ovários. Ambas se verificam a cada 28 dias, aproximadamente, haja vista que a menstruação vem depois da ovulação e é regulada pela atividade hormonal dos ovários.

Na ovulação, a parede de um folículo rompe-se liberando um ovócito secundário que passa para o interior da tuba uterina. A ovulação típica ocorre, sucessivamente, em ovários alternados. Se a fertilização se verifica, iniciam-se as divisões mitóticas e o blastocisto se implanta na parede do útero (veja capítulo 22).

Se o óvulo não for fertilizado, o ciclo menstrual comumente é iniciado 14 dias depois da ovulação. O ciclo é dividido em três fases (fig. 21.19):

1. **Fase menstrual.** A fase menstrual, ou **menstruação**, é caracterizada por uma descarga sangrenta de tecido endometrial pelo útero durante os primeiros 3 a 5 dias do ciclo. O fluxo menstrual passa da cavidade do útero para o canal do colo do útero, a seguir para a vagina e daqui para fora do corpo.

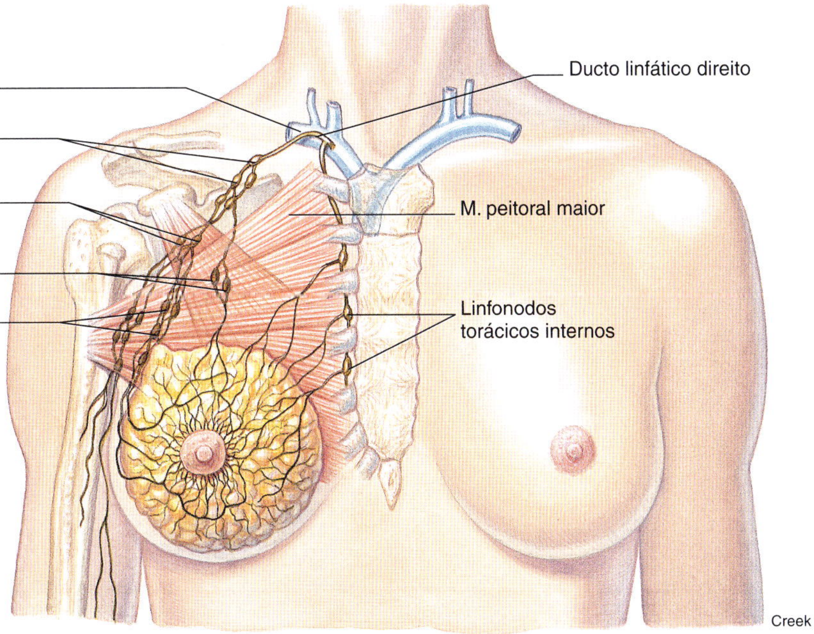

FIGURA 21.18 Drenagem linfática da glândula mamária.

2. **Fase proliferativa.** Durante a fase proliferativa, do dia 5 ao dia 14 do ciclo, o tecido endometrial se restabelece.
3. **Fase secretória.** A fase secretória vai do dia 14 ao dia 28 e é caracterizada pelo aumento das secreções glandulares e de sangue no endométrio, preparando-o para nutrir um blastocisto. Os últimos 2 ou 3 dias da fase secretória podem ser caracterizados por cólicas e pequena perda sangüínea. Esse período do ciclo, às vezes, é chamado de *fase pré-menstrual* (não mostrado na figura 21.19) e indica o desarranjo inicial do revestimento endometrial.

O centro controlador da ovulação e da menstruação é o hipotálamo. Em um ciclo regular, o hipotálamo libera o *hormônio liberador da gonadotrofina* (*GnRH*), que estimula a adeno-hipófise a liberar *hormônio folículo estimulante* (*FSH*) e *hormônio luteinizante* (*LH*) no momento apropriado. O FSH estimula a maturação de um folículo no interior de um ovário. No meio do ciclo menstrual, a adeno-hipófise libera uma grande quantidade de LH, que é chamada *onda LH*, e uma quantidade aumentada de FSH. Esta onda LH incha rapidamente o folículo maduro e se dá a ruptura. Ocorre a ovulação quando o ovócito é expelido juntamente com o líquido folicular em direção da tuba uterina.

Embora existam vários hormônios sexuais femininos diferentes, todos eles pertencem a dois grupos principais que são chamados *estrógeno* e *progesterona*. A fonte principal de estrógeno (em uma mulher não grávida) são os ovários. Estrógeno, quando associado com o ciclo menstrual, causa o espessamento da camada funcional do endométrio. Também desempenha um papel importante no desenvolvimento e na manutenção dos órgãos sexuais secundários e caracteres sexuais secundários. A progesterona também é secretada pelos ovários (em uma mulher não grávida) e ajuda os estrógenos a manter o endométrio.

Os principais eventos da ovulação e da menstruação estão delineados na tabela 21.2.

Avaliação de Conhecimentos

14. Defina *ovulação* e *menstruação*.
15. Explique o papel de GnRH na regulação das funções genitais da mulher.
16. Esquematize as espessuras relativas do endométrio durante as três fases do ciclo menstrual.
17. Resuma as mudanças hormonais que regulam a ovulação e a menstruação.

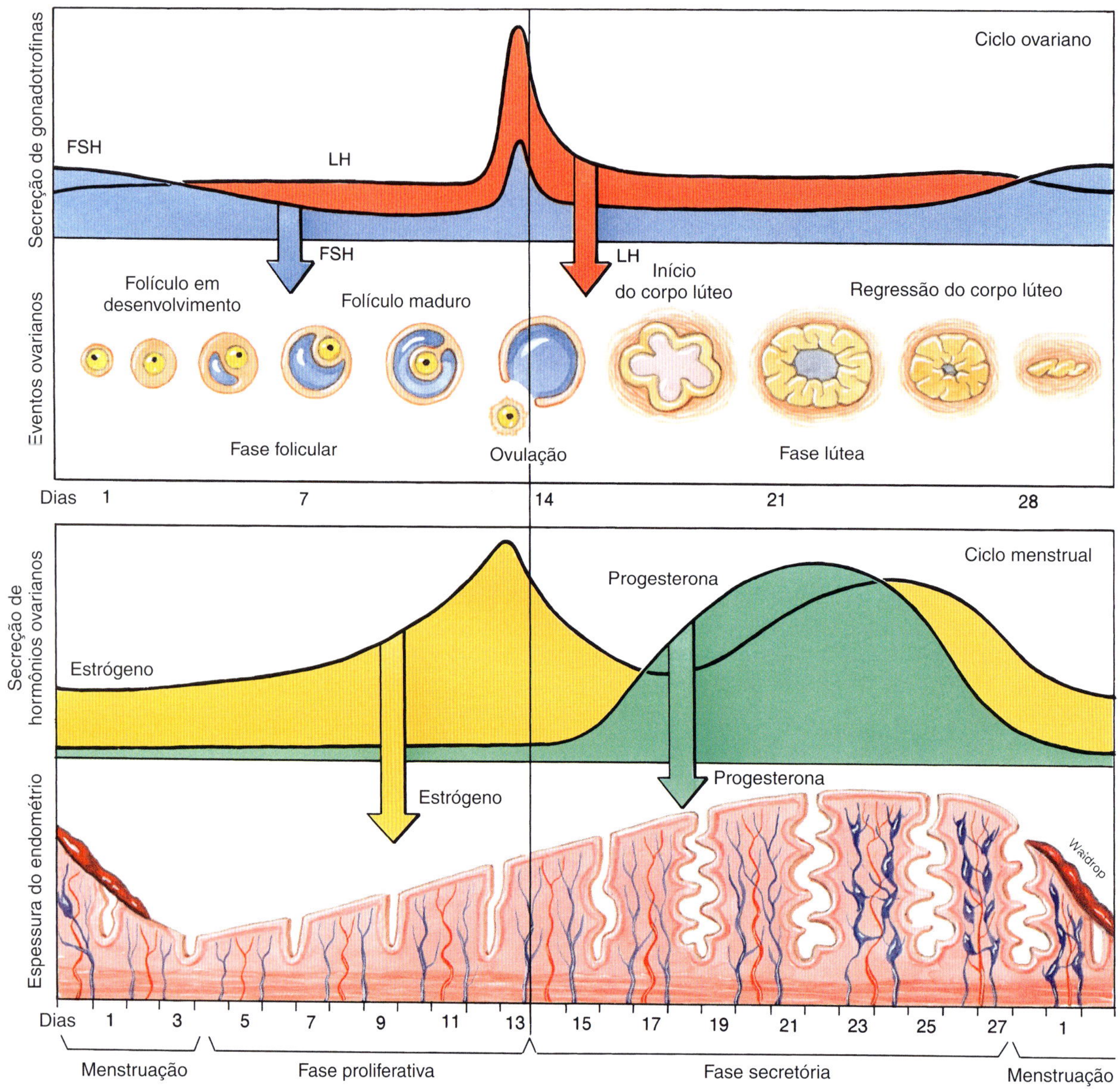

FIGURA 21.19 Ciclos da ovulação e da menstruação.

TABELA 21.2 Principais Eventos Envolvendo Ovulação e Menstruação

1. O hipotálamo libera GnRH, que estimula a adeno-hipófise.
2. A adeno-hipófise libera pequenas quantidades de FSH e LH.
3. O FSH estimula a maturação de um folículo.
4. As células foliculares produzem e secretam estrógeno.
   (a) O estrógeno mantém os caracteres sexuais secundários.
   (b) O estrógeno causa o espessamento do revestimento do útero.
5. No meio do ciclo, uma onda de liberação de LH pela adeno-hipófise provoca a ovulação.
6. Células foliculares tornam-se células do corpo lúteo que secretam estrógeno e progesterona.
   (a) O estrógeno continua estimulando o desenvolvimento do endométrio.
   (b) A progesterona estimula o endométrio a se tornar mais glandular e mais vascularizado.
   (c) O estrógeno e a progesterona inibem a secreção de FSH e LH pela adeno-hipófise.
7. Se o ovócito não for fertilizado, o corpo lúteo degenera.
8. Quando as concentrações de estrógeno e progesterona diminuem, os vasos sangüíneos da camada basal do endométrio contraem.
9. A camada funcional do endométrio se desintegra e é eliminada como fluxo menstrual.
10. A adeno-hipófise, que não está mais inibida, secreta novamente FSH e LH.
11. O ciclo se repete.

Exposição do Desenvolvimento

O Sistema Genital Feminino

EXPLICAÇÃO

Embora o sexo genético já esteja determinado desde a fertilização, ambos os sexos se desenvolvem de modo semelhante no estágio indiferente da oitava semana. As gônadas de ambos os sexos se desenvolvem a partir das **cristas genitais** medialmente aos mesonefros. Os **cordões sexuais primitivos** se formam no interior das cristas genitais durante a sexta semana. O **tubérculo genital** também se desenvolve durante a sexta semana como uma dilatação cefálica externa às membranas cloacais.

Os ovários se desenvolvem mais lentamente que os testículos. O desenvolvimento ovariano começa em torno da décima semana quando os **folículos primordiais** começam a se formar no interior da medula do ovário. Cada um dos folículos primordiais consiste em uma **ovogônia** envolvida por uma camada de **células foliculares**. A mitose da ovogônia ocorre durante o desenvolvimento fetal, de maneira que milhares de células germinativas são formadas. Diferentemente do sistema genital masculino no qual as espermatogônias são formadas por mitoses ao longo da vida, todas as ovogônias são formadas no período pré-natal e o número delas diminui continuamente depois do nascimento.

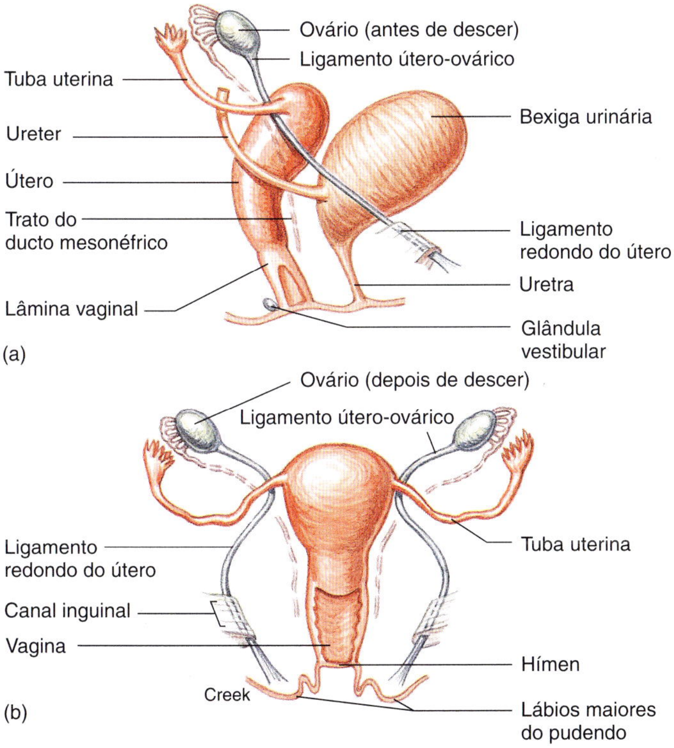

EXIBIÇÃO I Desenvolvimento do trato genital feminino. (*a*) Vista lateral e (*b*) vista anterior.

O **trato genital** inclui o útero e as tubas uterinas. Esses órgãos se desenvolvem a partir de um par de tubos embrionários chamados **ductos paramesonéfricos** (de Müller). Os ductos paramesonéfricos se formam lateralmente aos ductos mesonéfricos que dão lugar aos rins. Quando os ductos mesonéfricos regridem, os ductos paramesonéfricos se desenvolvem formando o trato genital feminino (exibição I). As porções inferiores dos ductos se fundem para formar o útero. As porções superiores permanecem sem se fundir e formam as tubas uterinas.

O revestimento epitelial que reveste a vagina se desenvolve a partir do endoderma do seio urogenital. A formação de uma membrana fina chamada **hímen** (veja página 718) separa o lume da vagina do seio uretral. O hímen comumente é perfurado durante o desenvolvimento fetal.

Os genitais externos de ambos os sexos parecem os mesmos durante o estágio indiferente da oitava semana (veja página 718). Um **falo** proeminente forma-se a partir do tubérculo genital, e um **sulco uretral** forma-se no lado ventral do falo. Um par de **pregas uretrais** circunda o sulco uretral lateralmente. No embrião masculino, essas estruturas indiferentes se tornam masculinizadas pela testosterona secretada pelo testículo. No embrião feminino, na ausência de testosterona, acontece a feminização.

No processo de feminização, o crescimento do falo é inibido, formando-se o **clitóris** relativamente pequeno. As pregas uretrais permanecem sem se fundir para formar, internamente, os **lábios menores do pudendo** e as intumescências labioescrotais permanecem sem se fundir para formar os proeminentes **lábios maiores do pudendo** (tabela 21.3). Os genitais externos da mulher estão completamente formados no final da décima segunda semana.

A estrutura do hímen é caracterizada por grande variabilidade individual. O hímen de uma menina recém-nascida pode estar ausente, ou pode estar recobrindo parcialmente (ou em alguns casos completamente) o óstio da vagina quando é chamado de *hímen imperfurado*. Um hímen imperfurado comumente não é descoberto até a primeira menstruação (menarca), quando o sangramento não pode ser expelido. Se o hímen estiver presente, pode ser rompido durante a infância no decorrer de exercícios normais. Por outro lado, um hímen pode ser tão elástico que persiste até mesmo depois do coito. Portanto, a presença de um hímen não é um sinal fidedigno de virgindade.

TABELA 21.3 Resumo de Estruturas Homólogas

Estágio Indiferente	Masculino	Feminino
Gônadas	Testículos	Ovários
Sulco uretral	Uretra membranácea	Vestíbulo da vagina
Tubérculo genital	Glande do pênis	Clitóris
Prega uretral	Uretra esponjosa	Lábios menores
Intumescência labioescrotal	Escroto	Lábios maiores
	Glândulas bulbouretrais	Glândulas vestibulares

primordial: L. *prima*, primeiro; *ordior*, começar

folículo: L. diminutivo de *follis*, bolsa

ductos de Müller: de Johannes P. Müller, médico alemão, 1801-1858

hímen: G. (mitologia) Hymen era o deus do casamento; *hymen*, pele fina ou membrana

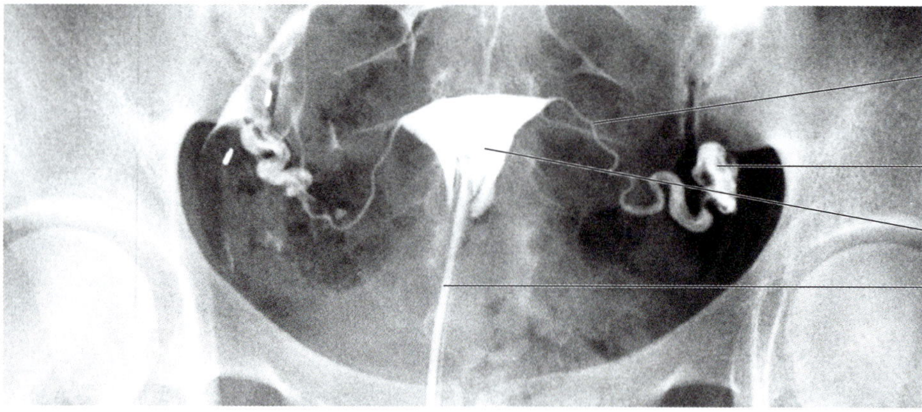

FIGURA 21.20 Radiografia contrastada da cavidade uterina e lume das tubas uterinas (histerosalpingografia).

CONSIDERAÇÕES CLÍNICAS

As mulheres são mais propensas às disfunções e doenças dos órgãos genitais do que os homens por causa das mudanças cíclicas dos eventos da reprodução, problemas associados com a gravidez, e a suscetibilidade das mamas da mulher em enfrentar infecções e neoplasias. O término da capacidade de reprodução na menopausa também pode causar complicações em conseqüência das alterações hormonais. *Ginecologia* é a especialidade da medicina que trata das disfunções e doenças do sistema genital feminino. A *obstetrícia* é a especialidade que lida com gravidez e parto. Freqüentemente um médico se especializará em obstetrícia e ginecologia.

Uma análise completa dos numerosos aspectos clínicos do sistema genital feminino vai além do âmbito desse texto; assim sendo, apenas as situações mais importantes serão apresentadas nas seções que se seguem. A cobertura inclui procedimentos diagnósticos, anormalidades do desenvolvimento, problemas envolvendo os ovários, as tubas uterinas e o útero, doenças da vagina e da vulva, e doenças das mamas e das glândulas mamárias. Além disso, serão descritos os métodos mais populares de controle da natalidade.

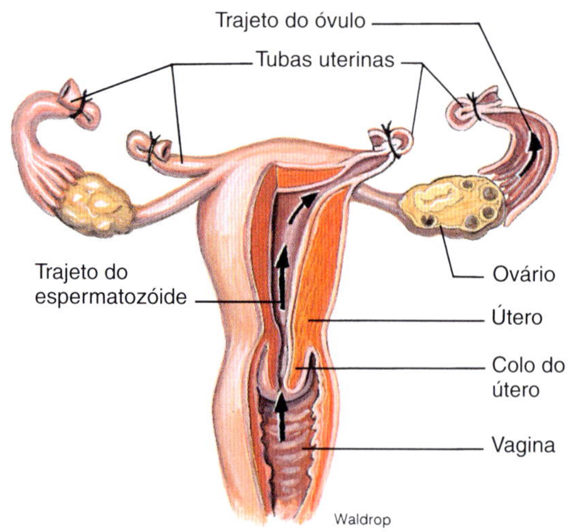

FIGURA 21.21 Uma ligadura da tuba uterina envolve a retirada de uma parte de cada tuba uterina. Na prática atual, cautérios, clipes ou anéis são usados na oclusão da tuba uterina mais freqüentemente do que a ligadura com fio de sutura.

Procedimentos Diagnósticos

Um exame ginecológico, ou pélvico, geralmente está incluído no exame físico completo de uma mulher adulta, especialmente antes do matrimônio, durante a gravidez, ou quando houver suspeitas de problemas envolvendo os órgãos genitais. No exame ginecológico, o médico inspeciona a vulva procurando irritações, lesões ou corrimentos vaginais anormais e palpa a vulva e os órgãos internos. A maioria dos órgãos internos pode ser palpada pela vagina, especialmente se eles estiverem aumentados ou sensíveis. Introduzindo um *espéculo* lubrificado no interior da vagina é possível o exame visual do colo do útero e das paredes da vagina. O espéculo vaginal é um instrumento cujas partes se abrem para permitir a inspeção visual.

Em casos especiais, pode ser necessário examinar as cavidades do útero e das tubas uterinas através da histerosalpingografia (fig. 21.20). Essa técnica envolve a introdução de uma substância radiopaca no sistema genital. A permeabilidade das tubas uterinas, gestações irregulares e vários tipos de tumores podem ser detectados usando essa técnica. Uma *laparoscopia* permite a visualização dos órgãos genitais internos. A introdução do laparoscópio pode ser feita através do umbigo, ou por uma pequena incisão na parte inferior da parede abdominal, ou pela parte posterior do fórnice da vagina, na escavação retouterina. Embora o laparoscópio seja usado principalmente para diagnóstico, pode ser usado para a realização de uma **ligadura tubária** (fig. 21.21), um método de esterilizar uma mulher amarrando as tubas uterinas.

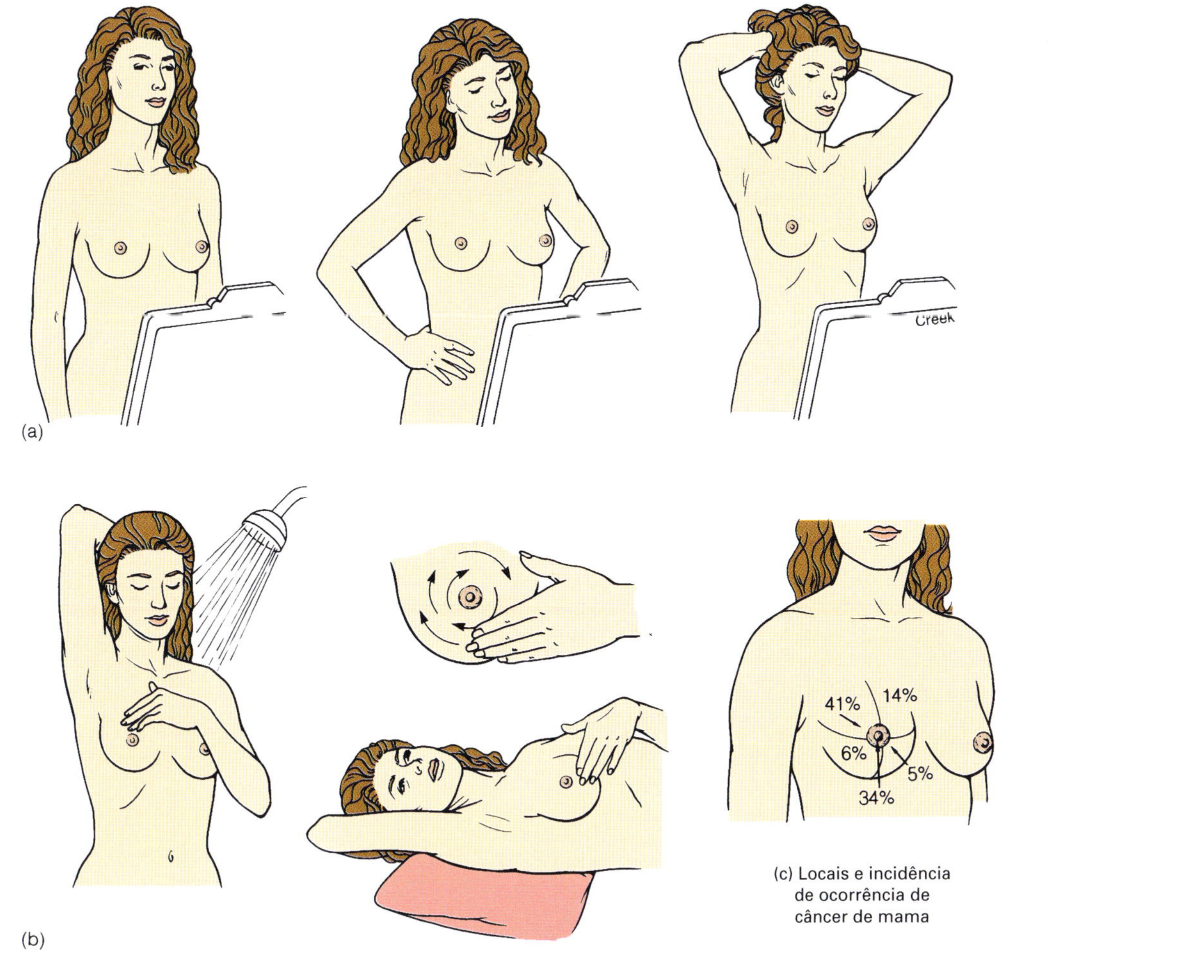

FIGURA 21.22 A técnica de realizar um auto-exame da mama envolve (*a*) inspeção visual e (*b*) palpação. Os locais e a incidência de ocorrência de câncer de mama são mostrados em (*c*).

Um procedimento diagnóstico que deveria ser executado rotineiramente por uma mulher é o *auto-exame da mama.* A importância do auto-exame não é apenas de prevenção de doenças da mama, mas também para descobrir qualquer problema antes que ele coloque a vida da mulher em perigo. Uma em cada nove mulheres desenvolverão câncer de mama durante sua vida. A descoberta precoce do câncer de mama e o acompanhamento do tratamento médico minimiza o tratamento cirúrgico necessário e melhora o prognóstico da paciente. Câncer de mama tem cura se for diagnosticado precocemente.

Uma mulher deveria examinar suas mamas mensalmente. Se ela ainda não chegou à menopausa, a época ideal para o auto-exame é na semana seguinte após o término do período menstrual porque é provável que as mamas estarão menos inchadas e sensíveis nessa ocasião. Uma mulher que já não menstrua deveria escolher qualquer dia do mês e fazer o auto-exame sempre na mesma data, mensalmente. A inspeção visual e a palpação (fig. 21.22) são igualmente importantes no auto-exame. Os passos envolvidos nesse procedimento são os seguintes:

1. **Observação na frente de um espelho.** Inspecione as mamas com os membros superiores estendidos nos lados do corpo. Em seguida, levante os braços para cima sobre a cabeça. Procure qualquer mudança no contorno de cada mama – inchaços, retrações da pele ou alterações na papila mamária. As mamas esquerda e direita não são exatamente simétricas – as mamas de algumas mulheres o são. Finalmente, aperte a papila mamária de cada mama com suavidade entre o dedo polegar e o dedo indicador para avaliar a saída de líquidos. Qualquer saída de líquidos pela papila mamária deve ser informada a um médico.
2. **Palpação durante o banho.** Examine as mamas durante o banho ou ducha porque as mãos devem deslizar mais facilmente sobre a pele molhada. Com os dedos aperte, movendo-os com suavidade sobre todas as partes de cada mama. Use a mão direita para examinar a mama esquerda, e a mão esquerda para a mama direita. Atente para qualquer caroço, nódulo duro ou espessamentos. Se as mamas forem normalmente fibrosas ou granulosas (tecido fibrocístico), as localizações desses caroços devem ser observadas e avaliadas todo mês para alterações no tamanho e na localização.
3. **Palpação na posição deitada.** Para examinar a mama direita, coloque um travesseiro ou toalha dobrada debaixo do ombro direito. Coloque a mão direita atrás da cabeça – isso distribui o tecido da mama mais uniformemente na parede

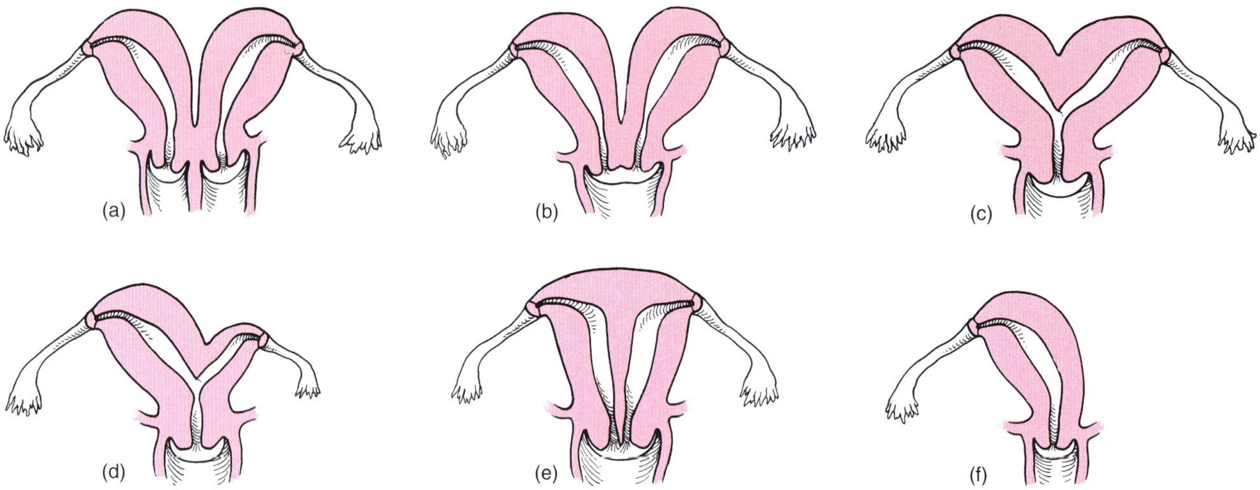

FIGURA 21.23 Malformações congênitas do útero. (*a*) Útero e vagina duplos, (*b*) útero duplo e vagina única, (*c*) útero bicornado, (*d*) útero bicornado com corno esquerdo rudimentar, (*e*) útero septado e (*f*) útero unicornado.

torácica. Com os dedos da mão esquerda, aperte com suavidade e faça pequenos movimentos circulares no sentido horário de um relógio imaginário. Comece pela parte superior externa da mama direita correspondendo às 12 horas, e então movimente para 1 hora, e assim por diante ao redor de um círculo até retornar às 12 horas. Uma crista de tecido firme na curva inferior de cada mama é normal. Então desloque uma polegada em direção da papila mamária, e continue circundando para examinar todas as partes da mama, inclusive a papila mamária. Examine também a axila cuidadosamente para procurar linfonodos aumentados. Repita o procedimento na mama esquerda.

Outro procedimento diagnóstico importante é o *exame do esfregaço Papanicolaou*. O esfregaço de Papanicolaou permite um exame microscópico de células que recobrem a extremidade do colo do útero. Amostras de células são obtidas raspando a superfície do colo do útero, suavemente, com uma espátula de madeira especialmente projetada. As mulheres devem fazer o exame de Papanicolaou periodicamente para descoberta precoce do câncer do colo do útero.

Problemas de Desenvolvimento do Sistema Genital Feminino

Muitos dos problemas de desenvolvimento do sistema genital feminino também acontecem no sistema genital masculino e foram comentados no capítulo anterior. Hermafroditismo e anormalidades dos cromossomos sexuais, por exemplo, são distúrbios do desenvolvimento que fazem com que uma pessoa desenvolva caracteres de ambos os sexos.

Esfregaço de Papanicolaou: de George N. Papanicolaou, anatomista e médico americano, 1883-1962

bicornado: L. bi, dois; cornu, corno

Outras anormalidades do desenvolvimento do sistema genital feminino podem acontecer durante a formação do útero e da vagina. Falhas na fusão normal dos ductos paramesonéfricos pode resultar em **útero duplo**, um **útero bicornado** ou um **útero unicornado**. Esses tipos de anormalidades uterinas e outras estão expostas na figura 21.23. Aproximadamente uma em cada 4.000 mulheres apresentam ausência de vagina. Isso comumente é acompanhado pela ausência também do útero.

Problemas Envolvendo os Ovários e as Tubas Uterinas

Cistos ovarianos não malignos são revestidos por epitélio cúbico e cheios de um líquido seroso albuminoso. Esse crescimento anormal pode, freqüentemente, ser palpado durante o exame ginecológico e pode necessitar de remoção cirúrgica se exceder em torno de 4 cm de diâmetro. Eles geralmente são removidos como precaução porque é impossível determinar através da palpação se a massa tumoral é maligna ou benigna.

Tumores ovarianos, que ocorrem freqüentemente em mulheres acima dos 60 anos de idade, podem crescer tornando-se volumosos. Tumores ovarianos pesando 5 kg não são incomuns, e há citações de tumores pesando até 110 kg. Alguns tumores ovarianos produzem estrógenos e assim causam feminização em mulheres idosas, inclusive com o reaparecimento de períodos menstruais. O prognóstico para mulheres com tumores ovarianos varia, dependendo do tipo de tumor, se é ou não maligno, e do estágio do câncer.

Dois problemas freqüentes envolvendo as tubas uterinas são a salpingite e a gravidez ectópica. **Salpingite** é uma inflamação de uma ou de ambas as tubas uterinas. A infecção das tubas uterinas geralmente é causada por uma doença sexualmente transmissível, embora as infecções bacterianas secundárias da vagina também possam causar salpingite. Salpingite pode causar esterilidade se as tubas uterinas forem obstruídas.

A **gravidez ectópica** resulta da implantação do blastocisto em um local que não seja o corpo ou o fundo do útero. O local mais freqüente de gravidez ectópica é na tuba uterina onde um blastocisto implantado causa o que é chamado comumente de **gravidez tubária**. O perigo da gravidez tubária é a distensão, ruptura e subseqüente hemorragia da tuba uterina onde a implantação se verificou. Uma gravidez tubária freqüentemente é tratada com a retirada da tuba uterina atingida.

Infertilidade, ou incapacidade para conceber, é um problema clínico que pode envolver os sistemas genitais do homem ou da mulher. O número de pessoas que buscam ajuda para este problema é calculado em torno de 10% a 15% dos casais com distúrbios de fertilidade. Geralmente, quando um homem é infecundo, deve-se à quantidade insuficiente de espermatozóides. A infertilidade na mulher freqüentemente é causada por uma obstrução das tubas uterinas ou ovulação anormal.

Problemas que Envolvem o Útero

Menstruações anormais estão entre as disfunções mais comuns do sistema genital feminino. Menstruações anormais podem estar relacionadas diretamente com problemas dos órgãos genitais e da hipófise ou podem ser associadas com tensão emocional e psicológica.

Amenorréia é a ausência de menstruação e pode ser classificada como normal, primária ou secundária. *Amenorréia normal* ocorre na menopausa, durante a gravidez e, em algumas mulheres, durante a lactação. *Amenorréia primária* é a falta de menstruação na idade em que a menstruação regularmente deveria ter começado. A amenorréia primária geralmente é acompanhada da falta de desenvolvimento dos caracteres sexuais secundários. Distúrbios endócrinos podem causar amenorréia primária e desenvolvimento anormal dos ovários ou do útero.

Amenorréia secundária é a suspensão da menstruação em mulheres que previamente tiveram períodos menstruais normais e que não estão grávidas e não passaram para a menopausa. Várias perturbações endócrinas e fatores psicológicos podem causar amenorréia secundária. Não é incomum, por exemplo, em mulheres jovens que estão passando por processos de grandes mudanças ou de reajustamentos em suas vidas particulares apresentarem períodos de suspensão menstrual. A amenorréia secundária também é freqüente em mulheres atletas durante períodos de intenso treinamento. Uma baixa porcentagem de gordura no corpo pode ser um fator de contribuição. Náuseas, cansaço, desnutrição ou tensão emocional também podem causar amenorréia secundária.

Dismenorréia é a menstruação dolorosa ou difícil acompanhada por cãibras menstruais severas. As causas da dismenorréia não são totalmente conhecidas mas podem incluir perturbações endócrinas (níveis inadequados de progesterona), posição defeituosa do útero, tensão emocional ou algum tipo de obstrução que impede a descarga menstrual.

Hemorragias uterinas anormais incluem a **menorragia**, ou hemorragia excessiva durante o período menstrual, e a **metrorragia**, perda de sangue entre os períodos menstruais. Outros tipos de hemorragias uterinas anormais são menstruações de duração excessiva, menstruações muito freqüentes e sangramentos pós-menopausa.

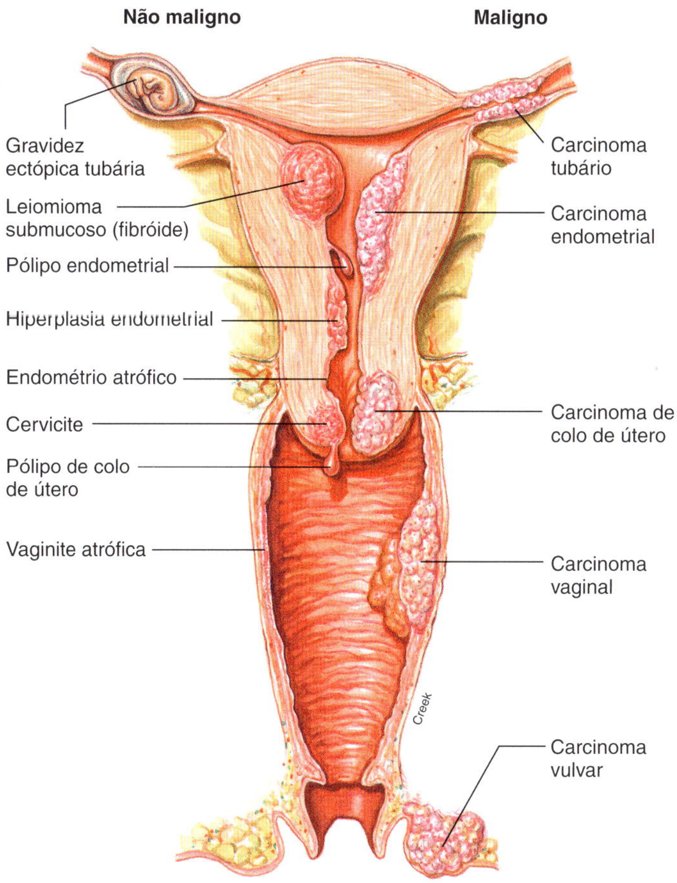

FIGURA 21.24 Locais de várias afecções e doenças do sistema genital feminino, todas as quais podem causar um derramamento anormal de sangue.

Essas anormalidades podem ser causadas por irregularidades hormonais, fatores emocionais ou várias doenças e condições físicas.

Neoplasias uterinas são problemas extremamente comuns no sistema genital feminino. Eles incluem cistos, pólipos e tumores de músculos lisos (leiomiomas), sendo maioria deles benigna. Quaisquer dessas condições podem provocar menstruações irregulares e causar infertilidade se as neoplasias forem volumosas.

Câncer do útero é a doença maligna mais comum do sistema genital feminino. O local mais comum do câncer do útero é o colo (fig. 21.24). O câncer do colo do útero, que é o segundo câncer em freqüência de ocorrência, apenas superado pelo câncer de mama, é uma doença de mulheres relativamente jovens (30 a 50 anos de idade), especialmente aquelas que tiveram intercursos sexuais freqüentes com múltiplos parceiros da adolescência para diante. Se for descoberto precocemente através de esfregaços de Papanicolaou regulares, a doença tem cura antes de formar metástases. O tratamento do câncer de colo de útero depende da fase da malignidade e a idade e o estado de saúde da mulher. No caso de mulheres para as quais a fertilidade já não é prioridade, executa-se comumente a **histerectomia** (retirada cirúrgica do útero).

neoplasia: G. *neos*, novo; *plasma*, alguma coisa formada

Endometriose é uma doença caracterizada pela presença de tecidos endometriais em outros locais diferentes do revestimento interno do útero. Locais freqüentes de células endometriais ectópicas são: ovários, camada externa do útero, parede abdominal e bexiga urinária. Embora não se saiba ao certo como células endometriais se desenvolvem fora do útero, uma possibilidade seria que o tecido endometrial a ser eliminado durante a menstruação poderia refluir do útero através das tubas uterinas. As mulheres com endometriose sangram internamente em cada período menstrual porque as células endometriais ectópicas são estimuladas juntamente com o endométrio normal através de hormônios ovarianos. Os sintomas mais comuns da endometriose são dismenorréia severa e uma sensação de plenitude pélvica e abdominal durante cada período menstrual. A endometriose pode causar infertilidade. É tratada suprimindo os tecidos endometriais com pílulas anticoncepcionais orais ou através de cirurgia. Uma ooforectomia, ou remoção dos ovários, pode ser necessária em casos mais graves.

Deslocamentos do útero são relativamente comuns em mulheres idosas. Quando os deslocamentos do útero acontecem em mulheres mais jovens, são importantes porque podem causar dismenorréia, infertilidade ou problemas no parto. **Retroversão**, ou **retroflexão**, é o deslocamento para trás; **anteversão**, ou **anteflexão**, é o deslocamento para diante. **Prolapso do útero** é um deslocamento acentuado para baixo no interior da vagina.

O **aborto** é definido como a interrupção de uma gravidez antes da vigésima oitava semana de gestação. O **aborto espontâneo** é aquele que acontece sem ajuda mecânica ou intervenção médica e pode ocorrer em torno de 10% de todas as gestações. Abortos espontâneos comumente se verificam quando há desenvolvimento anormal do feto ou doenças do sistema genital materno. Um **aborto induzido** é a extração do feto do útero por meios mecânicos ou drogas. Abortos induzidos constituem importante tema de controvérsias por causa dos questionamentos a respeito dos direitos individuais (da mãe e do feto), do conceito de vida e de aspectos morais.

Doenças da Vagina e da Vulva

Doença inflamatória pélvica (DIP) é um termo geral para as inflamações dos órgãos genitais femininos no interior da pelve. A infecção pode estar limitada a um único órgão, ou pode envolver todos os órgãos genitais internos. Os agentes patogênicos geralmente entram através da vagina durante o coito, aborto induzido, ou parto. A inflamação dos ovários chama-se **ooforite** e a inflamação da tuba uterina é a **salpingite**.

A vagina e a vulva, geralmente, são resistentes à infecções por causa da acidez das secreções vaginais. Contudo, ocasionalmente ocorrem infecções e inflamações. São chamadas **vaginites** se estiverem limitadas à vagina, ou **vulvovaginites**, se houver comprometimento da vagina e dos genitais externos. Os sintomas da vaginite são uma secreção purulenta (*leucorréia*) e *prurido*. Os dois organismos comuns que mais comumente causam vaginites são o protozoário *Trichomonas vaginalis* e o fungo *Candida albicans*.

Doenças das Mamas e das Glândulas Mamárias

As mamas e as glândulas mamárias das mulheres são altamente suscetíveis a infecções, cistos e tumores. Infecções envolvendo as glândulas mamárias ocorrem comumente após ressecamentos e rachaduras na papila mamária durante a lactação. As bactérias entram através dos ferimentos e a infecção se instala no interior dos lóbulos da glândula. No decorrer da infecção da glândula mamária, o bloqueio de um ducto, freqüentemente, provoca o ingurgitamento de um lobo com leite. Esta tumefação localizada comumente é acompanhada por vermelhidão, dor e uma elevação da temperatura. A administração de antibióticos específicos e aplicação de calor no local são os tratamentos habituais.

Cistos não malignos são as doenças mais freqüentes da mama. Essas tumefações geralmente são de dois tipos, nenhum deles constituem risco de vida. **Displasia** (doença fibrocística) é uma extensa afecção que envolve várias doenças não malignas da mama. Todas as displasias são neoplasias benignas de vários tamanhos que podem ser acompanhadas de dor antes ou durante a menstruação. A maioria das tumefações é pequena e permanece desapercebida. Displasias afetam quase 50% das mulheres com idades acima dos 30 anos, antes da menopausa.

Um **fibroadenoma** é um tumor benigno da mama que freqüentemente incide em mulheres abaixo dos 35 anos de idade. Fibroadenomas são tumefações flexíveis e insensíveis que são facilmente mobilizadas no tecido mamário. Um fibroadenoma pode ser excisado no consultório médico sob anestesia local.

Carcinoma da mama é o tumor maligno mais comum em mulheres. Uma em cada nove mulheres irão desenvolver câncer de mama e um terço destas irão morrer da doença. Câncer de mama é a principal causa de morte em mulheres entre 40 e 50 anos de idade. Os homens também são suscetíveis a contrair câncer de mama, mas é 100 vezes mais freqüente em mulheres. Câncer de mama em homens comumente é fatal.

As causas de câncer de mama não são conhecidas, mas as mulheres mais suscetíveis são aquelas com idade acima de 35 anos, que têm uma história familiar de câncer de mama, e que são nulíparas (nunca deram à luz). A descoberta precoce do câncer de mama é importante porque o prognóstico piora com a evolução da doença.

A confirmação do câncer de mama do qual se suspeita, geralmente, requer a *mamografia* (fig. 21.25). Se o mamograma sugerir câncer de mama, deve ser feita uma biópsia (exame de fragmento do tecido) para avaliação do tumor. Se ficar confirmado que o tumor é maligno, a cirurgia está indicada e sua extensão depende do tamanho do tumor e se as metástases já estão presentes. O tratamento cirúrgico para o câncer de mama geralmente é a *mastectomia* cuja extensão depende da gravidade. Uma *mastectomia simples* é a excisão inteira da mama, mas não dos linfonodos adjacentes. Uma *mastectomia radical modificada* é a retirada completa da mama e da drenagem linfática, e talvez do músculo peitoral maior. Uma *mastectomia radical* é semelhante à modificada exceto que o músculo peitoral maior é sempre removido, como também os linfonodos peitorais e o tecido conjuntivo adjacente.

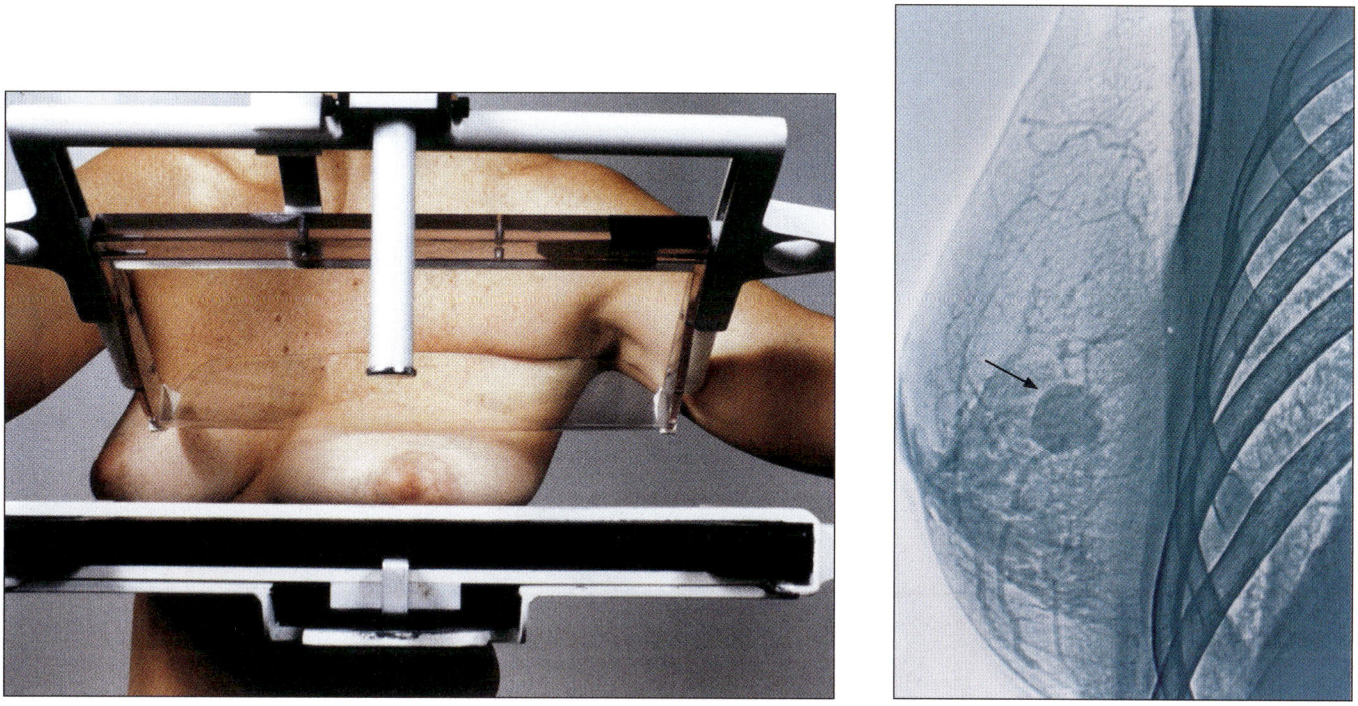

(a) (b)

FIGURA 21.25 (*a*) Na mamografia, a mama é colocada alternadamente sobre uma placa metálica e radiografada por cima e na lateral. (*b*) Mamografia de uma paciente com carcinoma de mama. (Observe a presença de uma neoplasia indicada pela seta.)

Métodos de Contracepção

O *método do ritmo (da "tabelinha")* de controle da natalidade continua sendo usado por muitas pessoas, mas a popularidade dessa técnica declinou quando métodos mais bem sucedidos de contracepção foram introduzidos (fig. 21.26). No método da "tabelinha", a partir de uma previsão do dia esperado para a ovulação da mulher, o coito é restringido para os dias seguros do ciclo que não permitam nenhuma chance de acontecer a fertilização. O dia da ovulação pode ser determinado pela elevação da temperatura basal do corpo ou por uma mudança na secreção do muco pela vagina. Essa técnica tem a freqüência de insucessos mais alta do que qualquer outro método de controle da natalidade, entre os mais utilizados, em grande parte porque os ciclos das mulheres são freqüentemente irregulares.

Os métodos mais populares de controle da natalidade incluem: *esterilização*, *contraceptivos orais*, *dispositivos intra-uterinos* (*DIUs*) e métodos de barreira – incluindo preservativos para o homem e para a mulher e diafragmas para a mulher. Todas essas técnicas são efetivas, mas variam com respeito à segurança, efeitos colaterais e grau de eficácia.

Técnicas de **esterilização** incluem *vasectomia* para o homem e *ligadura das tubas uterinas* para a mulher. Nesta última técnica (que corresponde a mais de 60% dos procedimentos de esterilização executados nos Estados Unidos), as tubas uterinas são cortadas e amarradas. Esse procedimento é análogo ao executado no ducto deferente em uma vasectomia. Evita a fertilização do óvulo ovulado.

Cerca de 10 milhões de mulheres nos Estados Unidos e 60 milhões de mulheres no mundo estão, atualmente, usando **contraceptivos esteróides orais** ("pílula"). Esses contraceptivos, comumente, consistem em um estrógeno sintético combinado com progesterona sintética na forma de pílulas que são ingeridas todos os dias durante 3 semanas, começando após o último dia de um período menstrual. Esse procedimento causa um aumento imediato no sangue dos níveis de esteróides ovarianos (da pílula), que é mantido durante o período normal de um ciclo mensal. Como resultado da *inibição de retroalimentação negativa* da secreção de gonadotrofinas, *nunca ocorre a ovulação*. O ciclo inteiro assemelha-se a uma falsa fase lútea, com níveis altos de progesterona e estrógeno e baixos níveis de gonadotrofinas.

Como as pílulas anticoncepcionais contêm hormônios esteróides ovarianos, o endométrio prolifera e se torna secretor, da mesma maneira como ocorre durante um ciclo normal. A fim de evitar o crescimento anormal do endométrio, as mulheres deixam de tomar a pílula depois de 3 semanas. Isso provoca a queda dos níveis de estrógeno e progesterona, e permite que a menstruação ocorra. A pílula anticoncepcional é um método extremamente eficiente de controle da natalidade, mas tem, potencialmente, sérios efeitos colaterais – inclusive um aumento na incidência de tromboembolismo e distúrbios cardiovasculares. Contudo, o risco de mortalidade associado com as pílulas anticoncepcionais ainda é muito mais baixo que o risco de morte por complicações da gravidez - ou de acidentes de automóveis.

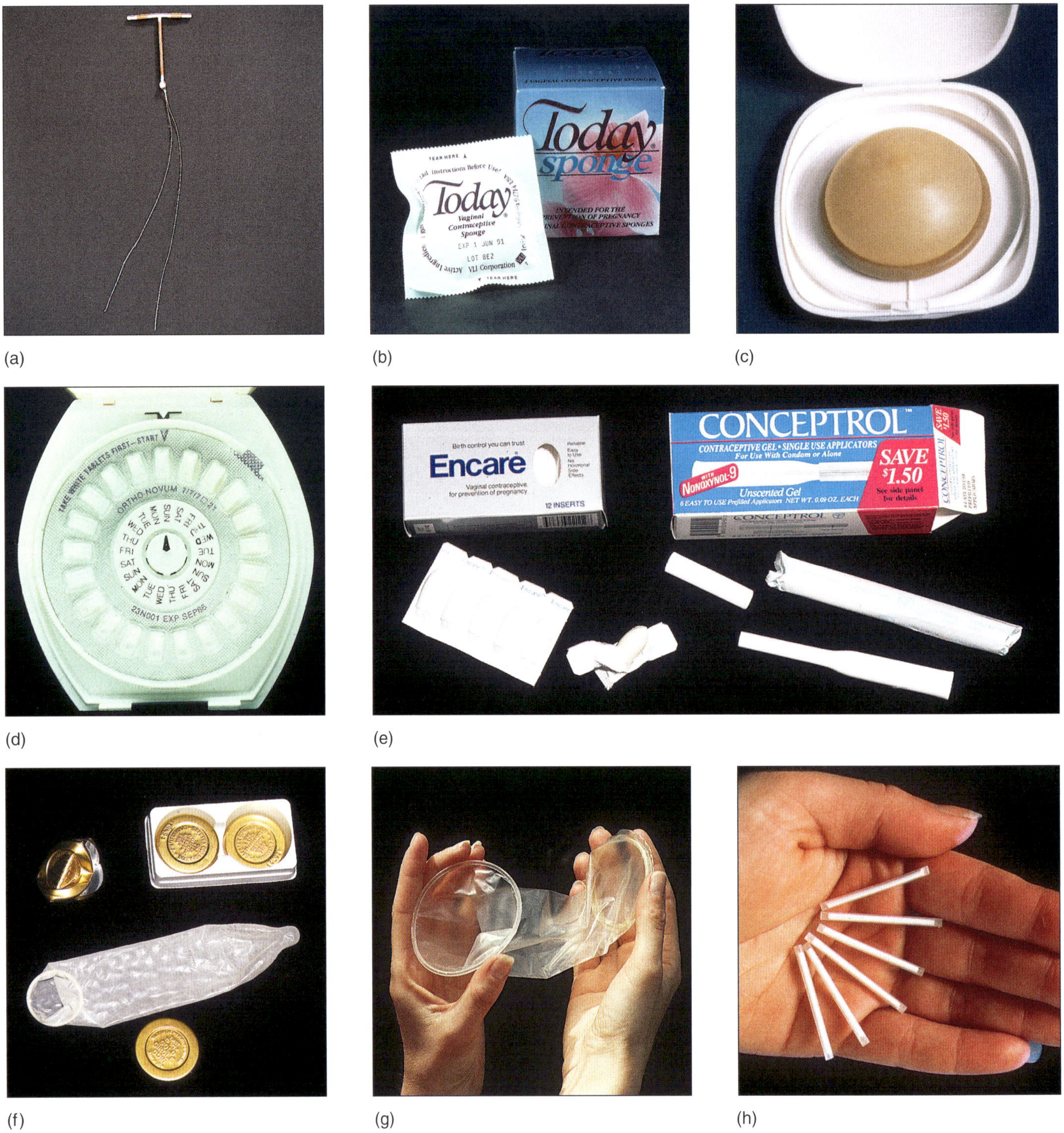

FIGURA 21.26 Vários tipos de dispositivos para controle da natalidade. (*a*) DIU, (*b*) esponja anticoncepcional, (*c*) diafragma, (*d*) pílula anticoncepcional, (*e*) espermaticidas vaginais, (*f*) preservativos, (*g*) preservativos femininos e (*h*) Norplant.

Outro modo de empregar contraceptivos hormonais no corpo de uma mulher é por meio de **implante subdérmico**. O implante consiste em palitos cheios de uma droga anticoncepcional hormonal. Eles são implantados logo abaixo da pele, comumente no membro superior, através de uma minúscula incisão. O hormônio anticoncepcional é liberado gradualmente através das paredes dos palitos e entra na corrente sangüínea, prevenindo a gravidez durante pelo menos 5 anos.

Dispositivos intra-uterinos (DIUs) não previnem a ovulação, mas em lugar disso previnem a implantação do blastocisto na parede do útero quando ocorre a fertilização. O mecanismo pelo qual seus efeitos contraceptivos são produzidos não são bem conhecidos mas parece envolver suas capacidades de provocar reações inflamatórias no útero. As complicações mais freqüentes associadas com o uso de DIUs são as perfurações uterinas. Por causa dos problemas potenciais com DIUs, o seu uso tem diminuído.

Barreiras contraceptivas – preservativos, diafragmas e capuz cervical – são apenas ligeiramente menos eficientes que os preservativos hormonais ou DIUs, mas não apresentam efeitos colaterais sérios. Barreiras contraceptivas são muito eficientes quando são usados juntamente com espermaticidas (matam os espermatozóides) espumas e géis. Muitos casais, contudo, os evitam porque eles diminuem a espontaneidade do intercurso sexual. Preservativos de látex oferecem um benefício adicional; eles proporcionam proteção contra doenças sexualmente transmissíveis, inclusive AIDS.

Estão sendo desenvolvidos vários contraceptivos químicos que devem estar acessíveis brevemente. Esses incluem os adesivos de contato ("patch") hormonais, DIUs hormonais e contraceptivos injetáveis. Pretende-se colocar o *adesivo de contato hormonal* no local da pele que fica diretamente sobre um ovário. Projetado para resistir à umidade, o adesivo de contato libera quantidades equivalentes a uma semana de estrógeno e progestina. Um *DIU hormonal* é uma estrutura em forma de T que se ajusta na cavidade uterina onde libera progestina lentamente até um período de cinco anos. *Contraceptivos injetáveis* mensais aperfeiçoados têm menos efeitos colaterais que o Depro-Provera, que tem sido utilizado desde 1992.

Resposta do Estudo de Caso Clínico

Uma gravidez ectópica é qualquer gravidez implantada fora da cavidade uterina. Isso é mais provável de acontecer na tuba uterina (veja fig. 21.24). As ocorrências que podem levar nossas pacientes a enfrentarem essa complicação são os seguintes: um ovócito é expulso do ovário durante a ovulação e é captado pela tuba uterina. Logo após sua entrada na tuba, o ovócito é fertilizado formando-se o zigoto. Até este ponto, as ocorrências não são diferentes daquelas que ocorrem em uma gravidez normal. No caso da gravidez tubária, contudo, a capacidade de transporte na tuba uterina falha, fazendo com que o concepto fique retido no interior da tuba uterina. A implantação acontece então no interior de tecidos que não são apropriados para essa finalidade. Por exemplo, a tuba uterina não se expande suficientemente para acomodar um embrião em crescimento, nem possui o epitélio e as estruturas glandulares como o endométrio do útero. Em conseqüência ocorre a hiperdistensão e a erosão da parede da tuba uterina até a ruptura e hemorragia. Como a tuba uterina se abre na cavidade peritoneal, o sangue do local da ruptura pode fluir e se depositar na escavação retouterina (fundo de saco de Douglas), que se encontra atrás da parte posterior do fórnice da vagina. O sangue depositado nesse local é aspirado facilmente por uma agulha através da parede vaginal.

PRÁTICA CLÍNICA 21.1

Uma mulher com 32 anos de idade vem se consultar com você porque ela e o marido não foram bem sucedidos nas tentativas de engravidá-la por mais de um ano. Durante a entrevista, você fica sabendo que ela tem sofrido, por vários anos, de dores vagas na pelve durante as menstruações. Ela também informa dor ocasional durante as relações sexuais no mesmo período de tempo. No exame da pelve, você encontra em ambos os lados massas anexiais sensíveis à palpação e um útero de tamanho normal. Uma ressonância magnética da pelve confirma esses achados. [útero (U), massas anexiais (A)]

PERGUNTAS

1. Essas massas anexiais são compatíveis com endometriomas, focos de tecido endometrial fora do útero e situados nos ovários. Como essas massas tumorais causariam os sintomas da paciente?
2. Como o tecido endometrial chegou aos ovários?
3. Implantes de endométrio podem ser encontrados ao longo da cavidade peritoneal por expansão direta e têm sido descritos até mesmo na cavidade pleural. Lembrando que esses implantes causam irritação e cicatrização em torno dos órgãos nos quais eles são implantados, quais sintomas teria a paciente se fossem encontrados implantes nos seguintes órgãos: (a) reto, (b) bexiga urinária, (c) estômago ou (d) diafragma?

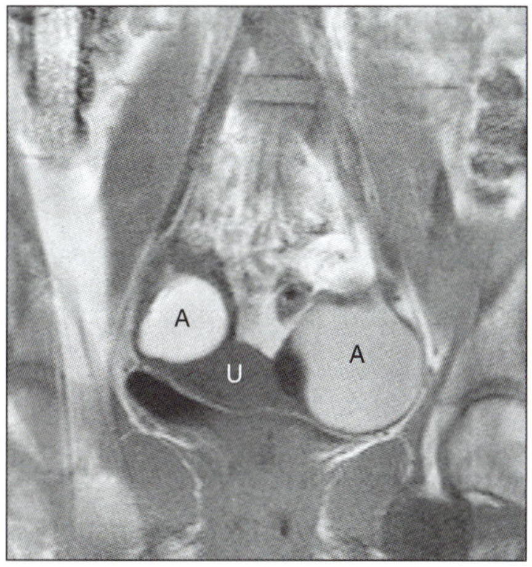

Resumo do Capítulo

Introdução ao Sistema Genital Feminino (pp. 726-728)

1. O período reprodutivo de uma mulher é o período entre a puberdade (em torno dos 12 anos de idade) e a menopausa (em torno dos 50 anos de idade). No decorrer desse espaço de tempo, ocorrem os ciclos ovulatórios e os padrões de menstruação nas mulheres não grávidas.
2. As funções do sistema genital feminino são: produzir óvulos; secretar hormônios sexuais; receber o esperma do homem; proporcionar locais para a fertilização, a implantação e o desenvolvimento do embrião e do feto; facilitar o parto; e secretar leite pelas glândulas mamárias.
3. O sistema genital feminino consiste em: (a) órgãos sexuais primários - os ovários; (b) órgãos sexuais secundários - os que são essenciais para a reprodução sexual, caracterizados por desenvolvimento latente; e (c) caracteres sexuais secundários - características que são atrativos sexuais, manifestados depois da puberdade.

Estrutura e Função dos Ovários (pp. 728-732)

1. Os ovários são mantidos em posição pelo mesovário, que é uma extensão do ligamento largo, e pelos ligamentos útero-ováricos e suspensores do ovário.
2. Os folículos ovarianos no interior do córtex ovariano sofrem mudanças cíclicas.
   (a) Ovócitos primários, parados na prófase I da meiose, estão contidos no interior de folículos primordiais.
   (b) Estimulados por hormônios gonadotróficos, alguns folículos primordiais crescem para se tornarem folículos primários.
   (c) Quando um folículo se desenvolve e o antro se enche de líquido, é chamado folículo secundário.
   (d) Geralmente só um folículo continua crescendo para se tornar um folículo ovárico vesiculoso.
   (e) O folículo ovárico vesiculoso contém um ovócito secundário, parado na metáfase II de meiose.
   (f) No processo de ovulação, rompe-se o folículo ovárico vesiculoso e libera seu ovócito secundário que se torna um zigoto depois de fertilizado.
   (g) Depois da ovulação, o folículo vazio se torna corpo lúteo.

Órgãos Sexuais Secundários (pp. 732-738)

1. A tuba uterina que conduz óvulos do ovário para o útero proporciona o local para a fertilização.
   (a) A extremidade aberta de cada tuba uterina é ampliada; sua margem apresenta as fímbrias que se estendem sobre a face lateral do ovário.
   (b) O movimento de um óvulo é ajudado por células ciliadas que revestem o lume e por contrações peristálticas na parede da tuba uterina.
2. A manutenção do útero em posição é feita pelos ligamentos largos, ligamento retouterino, ligamentos transversos do colo e ligamentos redondos. As regiões do útero são: fundo, corpo e colo. O canal do colo do útero abre-se na vagina pelo óstio do útero.
   (a) O endométrio consiste em uma camada basal e em uma camada funcional; a camada funcional superficial se desprende durante a menstruação.
   (b) O miométrio produz as contrações musculares necessárias ao trabalho de parto e parto.
3. A vagina recebe o pênis ereto durante o coito, descarrega o material menstruado para o exterior, e serve de passagem para o feto durante o parto.
   (a) A parede vaginal é composta pelas seguintes camadas: mucosa (a interna), muscular (a média) e fibrosa (a externa).
   (b) O óstio da vagina pode estar parcialmente coberto por uma fina membrana, o hímen.
4. Os órgãos genitais externos, ou vulva, incluem o monte do púbis, lábios maiores do pudendo, lábios menores do pudendo, clitóris, vestíbulo da vagina, bulbos do vestíbulo e glândulas vestibulares.
5. Impulsos pelos nervos parassimpáticos estimulam os tecidos eréteis do clitóris e dos bulbos do vestíbulo; no orgasmo, contrações musculares acontecem no períneo, no útero e nas tubas uterinas.

Glândulas Mamárias (pp. 738-740)

1. As glândulas mamárias, localizadas no interior das mamas, são glândulas sudoríferas modificadas.
   (a) Cada glândula mamária é composta de 15 a 20 lobos; os lobos são subdivididos em lóbulos que contêm os alvéolos mamários.
   (b) Durante a lactação, os alvéolos mamários secretam leite. O leite passa pelos ductos mamários, ducto lactíferos e seios lactíferos, e escoa pela papila mamária.
2. A papila mamária é uma projeção cilíndrica próxima do centro da mama, circundada pela circular e pigmentada aréola.

Ovulação e Menstruação (pp. 740-742)

1. A ovulação e a menstruação são eventos cíclicos da reprodução regulados através de hormônios secretados pelo hipotálamo, adeno-hipófise e pelos ovários.
2. O ciclo menstrual é dividido em fases menstrual, proliferativa e secretória.
3. Os principais hormônios que regulam a ovulação e a menstruação são estrógeno, progesterona, hormônio folículo estimulante (FSH) e hormônio luteinizante (LH).

Atividades de Revisão

Questões Objetivas

1. O colo é uma parte:
   (a) da vulva
   (b) da vagina
   (c) do útero
   (d) das tubas uterinas
2. A fertilização normalmente ocorre
   (a) no ovário
   (b) na tuba uterina
   (c) no útero
   (d) na vagina
3. A fase secretória do endométrio corresponde a qual das seguintes fases do ciclo ovariano?
   (a) fase folicular
   (b) ovulação

(c) fase lútea
(d) fase menstrual

4. Qual das seguintes afirmações sobre ovogênese é *verdadeira*?
   (a) A ovogônia, como a espermatogônia, forma-se continuamente durante a vida pós-natal.
   (b) Os ovócitos primários são haplóides.
   (c) A meiose se completa antes da ovulação.
   (d) Durante a ovulação, um ovócito secundário é liberado de um folículo ovárico vesiculoso.
5. A função do mesovário é
   (a) movimentar os espermatozóides na direção dos óvulos.
   (b) nutrir as paredes do ovário.
   (c) contrair a musculatura do útero.
   (d) suspensão do ovário.
6. Qual das seguintes camadas é eliminada na menstruação?
   (a) perimétrio
   (b) fibrosa
   (c) funcional
   (d) menstrual
7. As pregas transversais na túnica mucosa da vagina chamam-se
   (a) pregas perineais (c) fórnices
   (b) rugas vaginais (d) giros labiais
8. Qual das seguintes estruturas *não* é parte da vulva?
   (a) monte do púbis
   (b) clitóris
   (c) vestíbulo da vagina
   (d) vagina
   (e) lábios menores
9. Os ductos paramesonéfricos (de Müller) formam
   (a) as tubas uterinas
   (b) o útero
   (c) o pudendo
   (d) ambos a e b
   (e) ambos b e c
10. Na mulher, o homólogo do escroto masculino é/são
   (a) os lábios maiores
   (b) os lábios menores
   (c) o clitóris
   (d) o vestíbulo

Questões Dissertativas

1. Defina *puberdade*, *ovulação*, *menstruação* e *menopausa*.
2. Descreva as mudanças foliculares no interior do córtex ovariano durante os eventos que precedem e que sucedem a ovulação.
3. Defina *ovogênese*. Quando o processo é iniciado e quando é completado?
4. Descreva as estruturas macroscópica e histológica do útero e comente sobre o significado das duas camadas endometriais.
5. Identifique os órgãos sexuais secundários e explique as suas funções.
6. Resuma os eventos de um ciclo menstrual e explique as funções dos estrógenos e da progesterona.
7. Liste as funções da vagina e descreva sua estrutura.
8. Faça a distinção entre lábios maiores e lábios menores, entre rima do pudendo e vestíbulo da vagina, e entre os bulbos do vestíbulo e as glândulas vestibulares.
9. Liste os eventos que causam a ereção dos genitais externos da mulher, e explique o processo do orgasmo.
10. Descreva a estrutura e a posição das glândulas mamárias na parede torácica.
11. Liste os órgãos genitais homólogos no homem e na mulher e cite as estruturas indiferenciadas a partir das quais eles se desenvolvem.
12. Defina *ginecologia*, *obstetrícia*, *espéculo*, *laparoscopia*, *auto-exame da mama* e *esfregaço de Papanicolaou*.
13. Faça a distinção entre amenorréia normal, primária e secundária. Quais as causas de cada uma?
14. Liste os vários tipos de neoplasias do útero. Geralmente, como o câncer do útero é descoberto?
15. Faça a distinção entre displasia, fibroadenoma e carcinoma da mama.

Questões de Análise Crítica

1. Por que a regulação hormonal do sistema genital é muito mais complexa nas mulheres do que nos homens?
2. Sua filha de 14 anos de idade leva rigorosamente a sério as aulas de ginástica e a prática de exercícios físicos por pelo menos 2 horas, diariamente. Ela não teve ainda o seu primeiro período menstrual e está começando a ficar preocupada. Como você a tranqüilizaria?
3. Uma grande variedade de preparados comerciais para duchas e aerossóis cheirosos podem ser comprados em drogarias e supermercados como "produtos de higiene feminina". Por que as mulheres deveriam evitar de usá-los?
4. A esterilidade e a impotência são disfunções sexuais em homens. Contudo, apenas uma delas está associada com as mulheres. Explique.
5. As "pílulas anticoncepcionais" enganam o encéfalo simulando que a mulher está grávida. Explique o significado dessa declaração.
6. Com respeito às estruturas homólogas, explique por que os homens têm papilas mamárias. Por que as glândulas mamárias funcionam normalmente só em mulheres?
7. Se uma mulher está em terapia de reposição de estrógenos após a menopausa, por que é importante monitorar o seu revestimento uterino?

22

Anatomia do Desenvolvimento, Crescimento Pós-natal e Herança

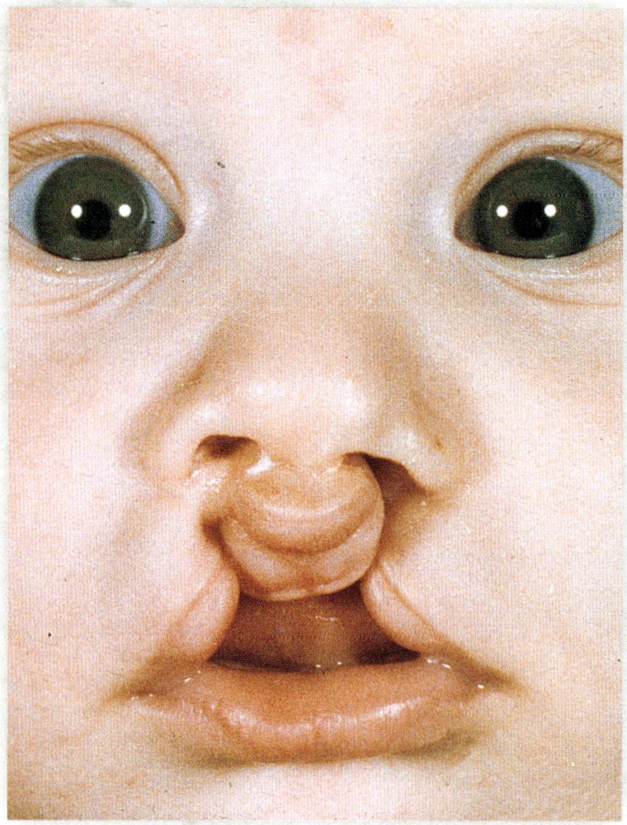

FIGURA: Lábio leporino e fenda palatina associada são afecções congênitas nas quais um ou os dois lados do lábio superior e do palato duro não se fundem. Lábios leporinos e fendas palatinas podem ser tratadas com sucesso, cirurgicamente.

Estudo de Caso Clínico

Uma mulher de 27 anos de idade deu à luz dois meninos e, aparentemente, expeliu uma única placenta. Depois de examinar as duas crianças, a pediatra informou à mãe que uma delas tinha uma fenda palatina e que a outra era normal. Ela acrescentou que a fenda palatina poderia ser de caráter hereditário e perguntou se algum membro da família havia tido o mesmo problema. A mãe respondeu que ela não conhecia nenhum outro caso. O exame posterior da placenta revelou a presença de dois âmnios e apenas um cório.

A presença de dois âmnios e um cório é sugestivo de gêmeos monozigotos ou dizigotos? Como você explica o fato que uma das crianças tem fenda palatina, enquanto a outra não?

Sugestão: Leia a seção sobre gravidez múltipla ao término do capítulo e analise cuidadosamente a figura 22.37. Pode-se tirar alguma conclusão relativamente às semelhanças genéticas entre as duas crianças? Observe que gêmeos idênticos têm sempre o mesmo sexo.

FERTILIZAÇÃO

Em seguida à fertilização de um óvulo por um espermatozóide na tuba uterina, o desenvolvimento meiótico é completado e se forma um zigoto diplóide.

Objetivo 1 Definir *fertilização, capacitação* e *morfogênese.*

Objetivo 2 Descrever as mudanças que ocorrem no espermatozóide e no óvulo antes, durante e imediatamente após a fertilização.

A fertilização se refere à penetração de um espermatozóide em um óvulo (ovo) (fig. 22.1), com a união subseqüente de seus materiais genéticos. É este evento que determina o sexo de uma pessoa (veja p. 716) e a herança biológica. Contudo a fertilização pode não se verificar, a menos que sejam atendidas certas condições. Em primeiro lugar, um óvulo deve estar presente na tuba uterina – pode estar lá durante no máximo 24 horas antes que se torne incapaz de ser fertilizado. Segundo, grande número de espermatozóides devem ser ejaculados para assegurar a fertilização. Embora um estudo recente tenha demonstrado que os espermatozóides podem permanecer viáveis durante 5 dias depois de ejaculados, isto ainda deixa uma "janela de fertilidade" de apenas 6 dias em cada mês – o dia da ovulação e os 5 dias subseqüentes.

Como descrito no capítulo 21, uma mulher geralmente ovula um óvulo por mês, totalizando aproximadamente 400 durante os seus anos de reprodução. Cada ovulação libera um óvulo que é realmente um ovócito secundário detido na metáfase da segunda divisão meiótica. Um óvulo é envolvido por uma camada fina de proteína e polissacarídeos, chamada *zona pelúcida*, e uma camada de células granulosas, chamada *corona radiata* (fig. 22.1). Estas camadas fornecem um escudo protetor ao redor do óvulo quando ele entra na tuba uterina.

Durante o coito, um homem ejacula entre 100 milhões e 500 milhões de espermatozóides na vagina da mulher. Esse número enorme é necessário por causa da elevada taxa de fatalidade – apenas cerca de 100 espermatozóides sobrevivem para encontrar o óvulo na tuba uterina. Além do mais, até 20% dos esper-

zona pelúcida: L. *zone*, envoltório; *pellis*, pele
corona radiata: G. *korone*, coroa; *radiata*, radiada

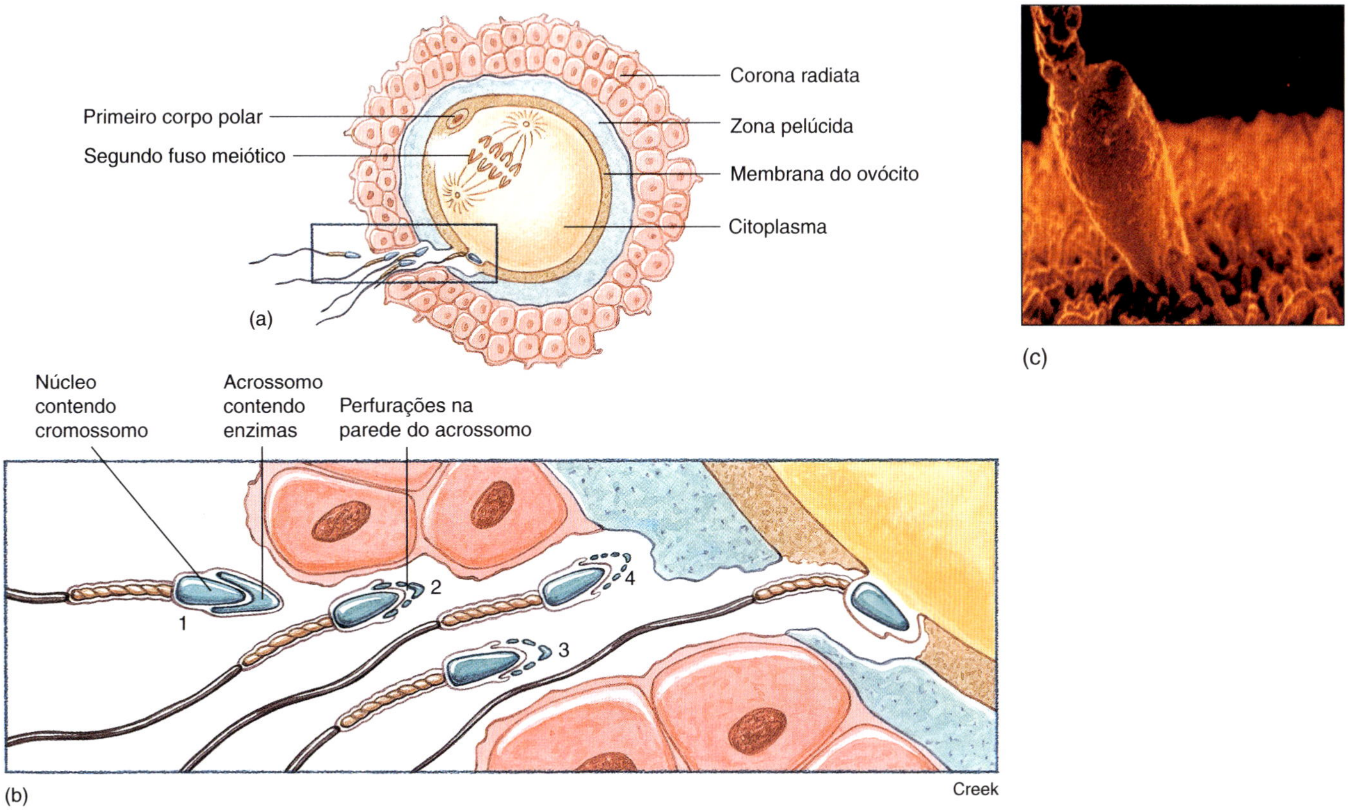

FIGURA 22.1 Processo de fertilização. (*a, b*) Quando a cabeça do espermatozóide encontra a corona radiata do ovócito (2), enzimas digestivas são liberadas pelo acrossomo (3,4), abrindo um caminho até a membrana do ovócito. Quando a membrana do espermatozóide entra em contato com a membrana do ovócito (5), as membranas tornam-se contínuas, e o núcleo e outros conteúdos do espermatozóide passam para o citoplasma do ovócito. (*c*) Micrografia eletrônica de varredura de um espermatozóide ligado à superfície de um ovócito.

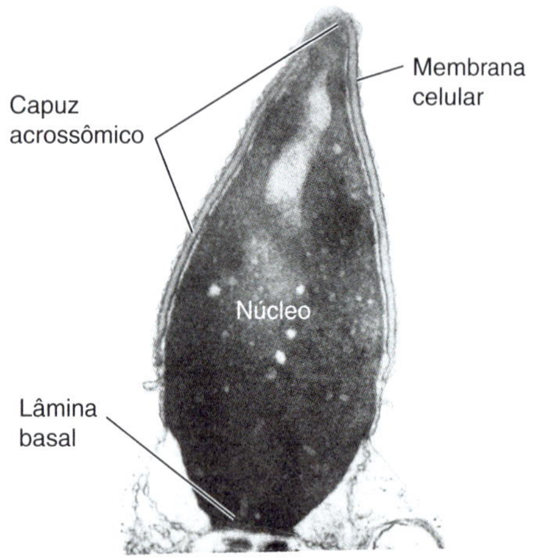

FIGURA 22.2 Micrografia eletrônica de transmissão mostrando a cabeça de um espermatozóide adulto com seu núcleo e acrossomo.

matozóides no homem em idade fértil encontram-se deformados e outros 25% perecerão assim que entrarem em contato com o meio ácido da vagina. Outros, ainda, são destruídos pelas células imunológicas da mulher que os identificam como células estranhas. Mesmo que eles consigam alcançar o óstio do útero (veja fig. 21.12), muitos espermatozóides ficam aí aderidos e nunca passam através do útero.

Se finalmente encontra um óvulo, o espermatozóide tem que penetrar nas protetoras corona radiata e zona pelúcida para ocorrer a fertilização. Para fazê-lo, a cabeça de cada espermatozóide é coberta por uma organela chamada **acrossomo** (figs. 22.1 e 22.2). O acrossomo contém uma enzima proteolítica semelhante à tripsina e *hialuronidase*, que digere o ácido hialurônico, um importante constituinte do tecido conjuntivo. Quando um espermatozóide encontra um óvulo na tuba uterina, uma *reação acrossômica* permite ao espermatozóide penetrar na corona radiata e na zona pelúcida. Um espermatozóide que chega relativamente tarde – depois que muitos outros sofreram reações acrossômicas para expor a membrana do óvulo – é mais provável que finalmente consiga penetrar no óvulo.

Experiências confirmam que espermatozóides recém-ejaculados são infecundos e devem permanecer no sistema genital da mulher durante pelo menos 7 horas antes que possam fertilizar um ovócito secundário. As suas membranas têm que ficar suficientemente frágeis para permitir a liberação das enzimas acrossômicas – um processo chamado *capacitação*. Durante a fertilização *in vitro*, a capacitação é induzida artificialmente tratando o ejaculado com uma solução de gama globulina, soro, líquido folicular, dextran, soro dialisado e extrato de glândula supra-renal para imitar as condições do sistema genital da mulher quimicamente.

Logo que o espermatozóide penetra na zona pelúcida, uma rápida alteração química nesta camada evita que outros espermatozóides se liguem a ela. Portanto, é permitido a apenas um espermatozóide fertilizar um ovócito. Com a penetração de apenas um único espermatozóide através da membrana celular, o ovócito é estimulado a completar sua segunda divisão meiótica (fig. 22.3). Como a primeira divisão meiótica, a segunda produz uma célula que contém a maior parte de citoplasma e um corpo polar. A célula contendo o citoplasma é o ovo maduro, e o segundo corpo polar, como o primeiro, fragmenta-se e se desintegra.

Na fertilização, a cabeça do espermatozóide entra no extenso citoplasma do ovo. Dentro de 12 horas, as membranas nucleares do espermatozóide e do óvulo desaparecem, e o número haplóide de cromossomos (23) no óvulo liga-se ao número haplóide de cromossomos do espermatozóide. Um ovo fertilizado, ou **zigoto**, contendo um número diplóide de cromossomos (46) é assim formado.

Dentro de horas depois da concepção, a estrutura do corpo começa a se formar a partir deste único ovo fertilizado, culminando 38 semanas depois com o nascimento de uma criança. A transformação envolvida no crescimento e na diferenciação de células e tecidos é conhecida como **morfogênese**, e é através desse processo impressionante que os órgãos e os sistemas do corpo se estabelecem em uma relação funcional. Além disso, há períodos sensíveis de morfogênese para cada órgão e sistema durante os quais fatores genéticos ou ambientais podem afetar o desenvolvimento normal.

O desenvolvimento pré-natal pode ser dividido em um *período pré-embrionário*, que é iniciado pela fertilização de um óvulo; um *período embrionário*, durante o qual os sistemas de órgãos do corpo são formados; e um *período fetal*, que culmina com o parto.

Avaliação de Conhecimentos

1. Explique por que a capacitação e a reação acrossômica do espermatozóide são necessárias para realizar a fertilização de um ovócito secundário.
2. Comente as alterações que ocorrem em um espermatozóide desde a ejaculação até a fertilização. Quais as mudanças que ocorrem em um ovócito secundário em seqüência a ovulação até a fertilização?
3. Defina *morfogênese*. Quando este processo começa? O que realiza?

acrossomo: G. *akron*, extremidade; *soma*, corpo

capacitação: L. *capacitas*, capaz de

haplóide: G. *haplous*, único; L. *ploideus*, forma múltipla

zigoto: G. *zygotos*, unidos

diplóide: G. *diplous*, duplo; L. *ploideus*, forma múltipla

morfogênese: G. *morphe*, forma; *genesis*, começo

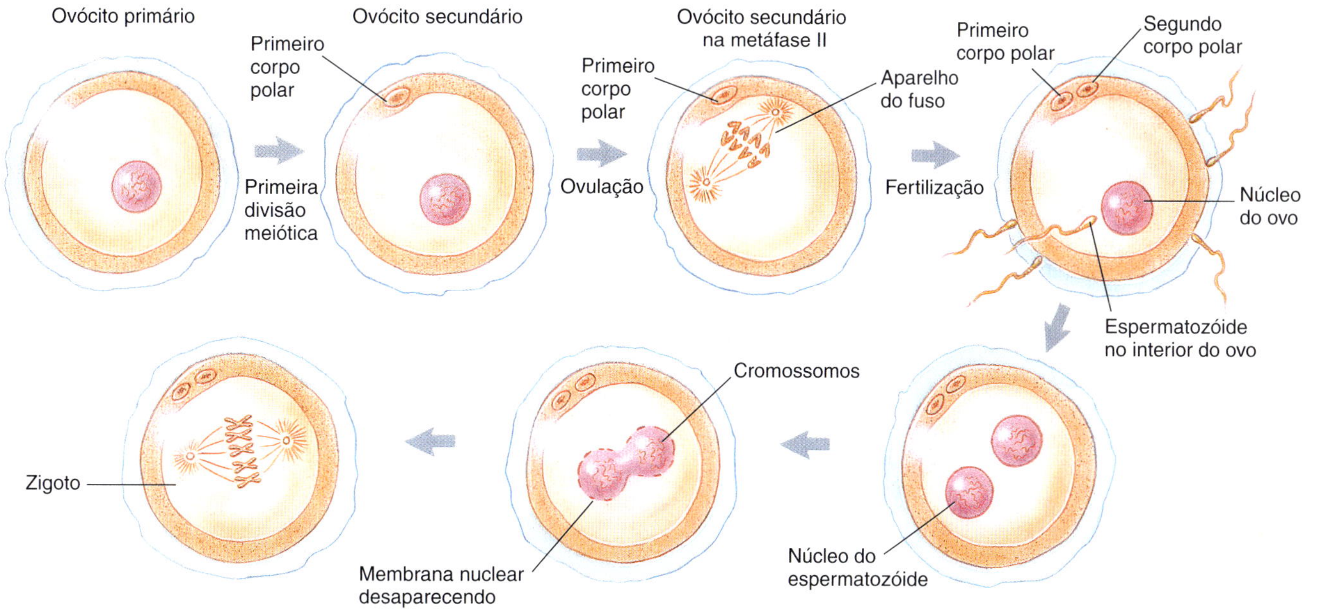

FIGURA 22.3 Um ovócito secundário, detido na metáfase II da meiose, é liberado na ovulação. Se esta célula for fertilizada, tornar-se-á um ovo maduro, completará sua segunda divisão meiótica e produzirá um segundo corpo polar. O ovo fertilizado é conhecido como zigoto.

PERÍODO PRÉ-EMBRIONÁRIO

Os eventos da segunda semana do período pré-embrionário incluem a fertilização, o transporte do zigoto através da tuba uterina, divisões mitóticas, implantação e a formação do tecido embrionário primordial.

Objetivo 3 Descrever os eventos do desenvolvimento pré-embrionário que resulta na formação do blastocisto.

Objetivo 4 Comentar o papel do trofoblasto na implantação e no desenvolvimento da placenta.

Objetivo 5 Explicar como as camadas germinativas primárias se desenvolvem e listar as estruturas produzidas por cada camada.

Objetivo 6 Definir gestação e explicar como a data do parto é determinada.

Clivagem e Formação do Blastocisto

Dentro de 30 horas seguintes à fertilização, o zigoto sofre uma divisão mitótica chamada **clivagem**. Esta primeira divisão resulta na formação de duas células filhas idênticas chamadas *blastômeros* (fig. 22.4). Clivagens adicionais acontecem quando a estrutura desce da tuba uterina e entra no útero em torno do terceiro dia. Está agora composto de uma bola com 16 ou mais células chamada **mórula**. Embora a mórula tenha sofrido várias divisões mitóticas, não é muito maior que o zigoto porque nenhum nutriente adicional necessário para o crescimento entrou nas células. A mórula flutua livremente na cavidade uterina por aproximadamente 3 dias. Durante este tempo, o centro da mórula se enche de líquido proveniente da cavidade do útero. Quando o espaço cheio de líquido se desenvolve dentro da mórula, dois grupos distintos de células se formam, e a estrutura é conhecida como um **blastocisto** (fig. 22.4). A cavidade central cheia de líquido do blastocisto é chamada de **cavidade do blastocisto**. O blastocisto é composto de uma massa celular externa, conhecida como **trofoblasto**, e um agregado interno de células, chamado de **embrioblasto** (*massa celular interna*) (veja fig. 22.6). Com o desenvolvimento posterior, o trofoblasto se diferencia em uma estrutura chamada **cório**, que depois se tornará uma porção da placenta. O embrioblasto deve se tornar o embrião. Um resumo diagramático do ciclo ovariano, da fertilização e dos eventos morfogênicos da primeira semana é apresentado na figura 22.5.

mórula: L. *morus*, amora

Implantação

O processo de **implantação** começa entre o quinto e o sétimo dia seguintes à fertilização. Este é o processo pelo qual o blastocisto se embute no endométrio da parede do útero (fig. 22.6*a*). A implantação torna-se possível pela secreção de *enzimas proteolíticas* pelo trofoblasto, que digerem uma porção do endométrio. A blástula se aprofunda na depressão, e células endometriais se deslocam para cobrir a falha na parede. Ao mesmo tempo, a parte da parede do útero debaixo do blastocisto

blastocisto: G. *blastos*, embrião; *kystis*, bexiga
trofoblasto: G. *trophe*, nutrição; *blastos*, embrião
cório: G. *chorion*, membrana
implantação: L. *im*, dentro; *planto*, plantar

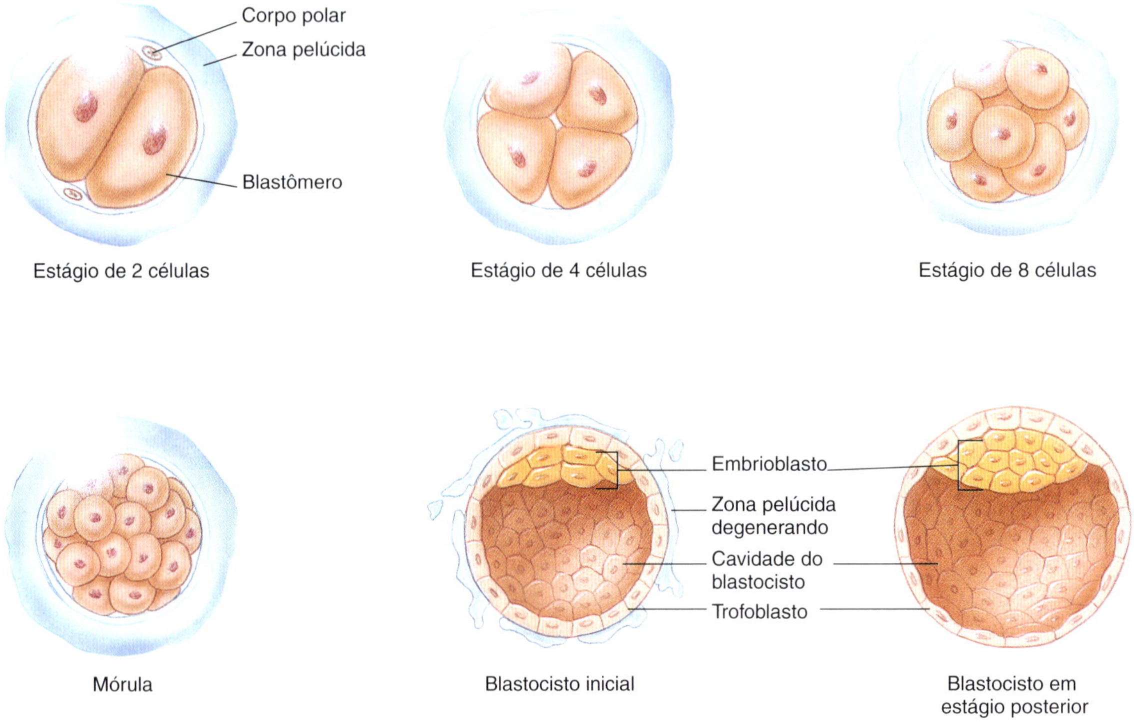

FIGURA 22.4 Ilustrações seqüenciais da primeira clivagem do zigoto com a formação do blastocisto. (Observe a deterioração da zona pelúcida no blastocisto inicial.)

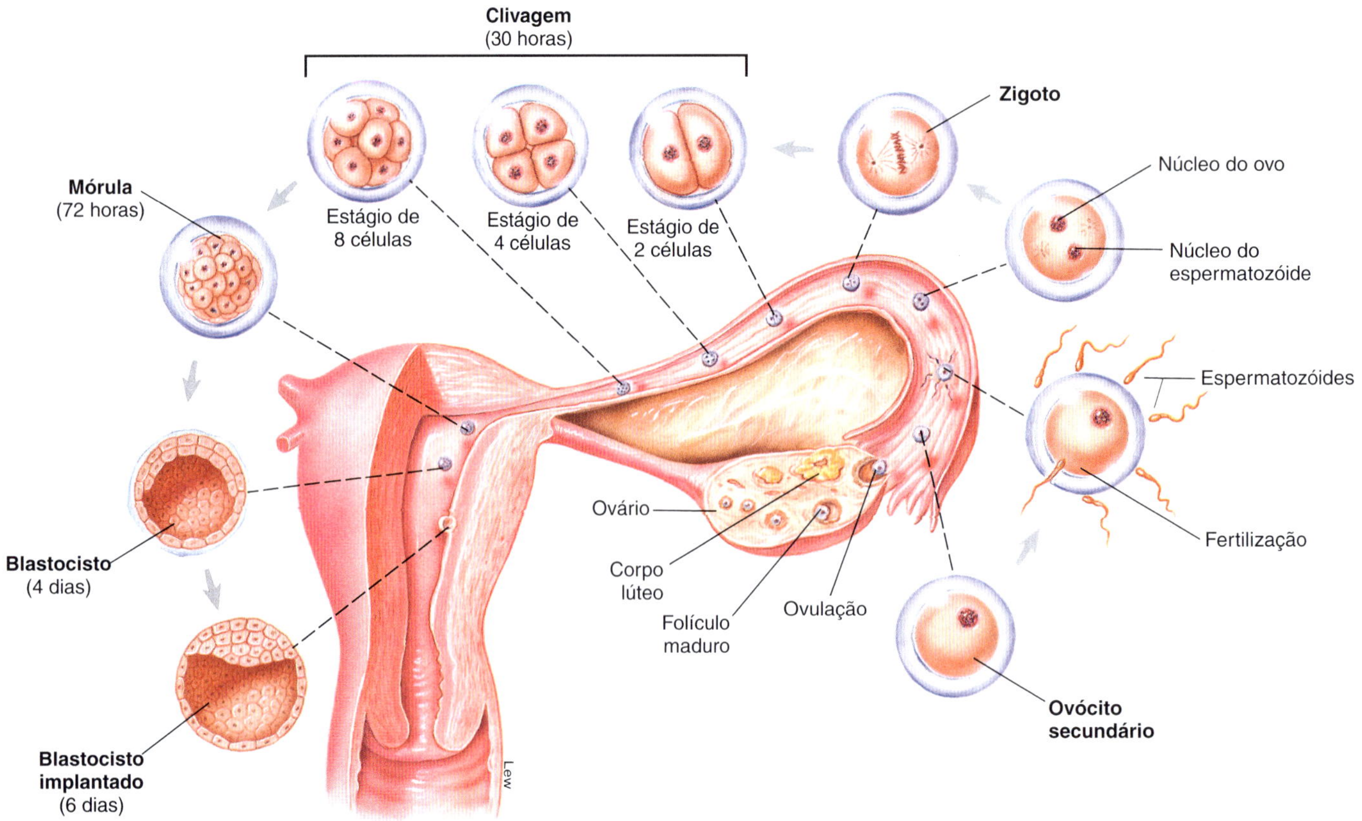

FIGURA 22.5 Diagrama do ciclo ovariano, da fertilização e dos eventos da primeira semana. A implantação do blastocisto começa entre o quinto e o sétimo dia e se completa geralmente pelo décimo dia.

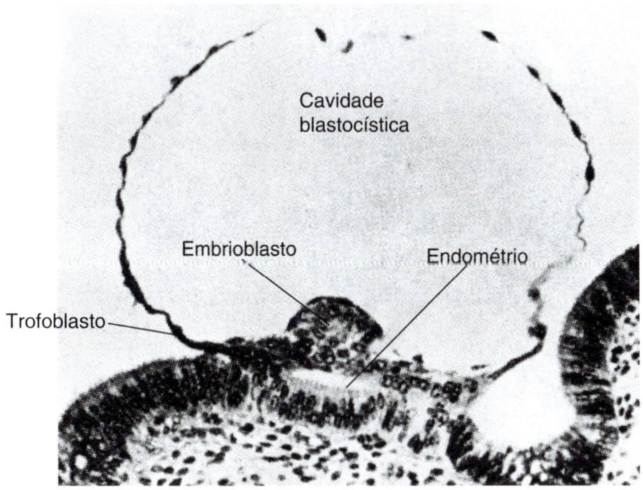

(a)

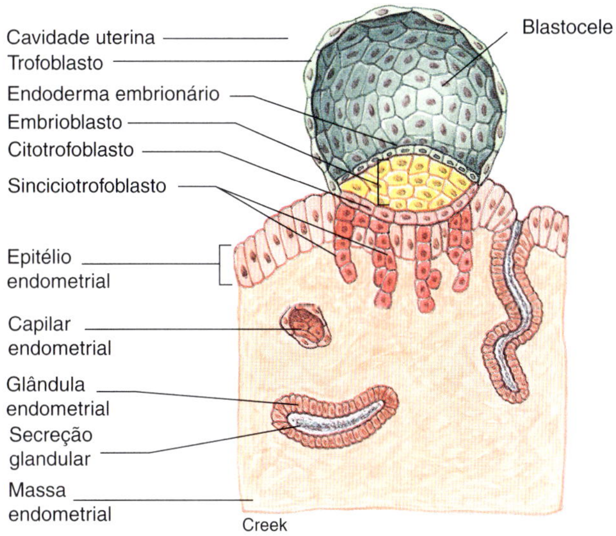

(b)

FIGURA 22.6 O blastocisto adere ao endométrio em torno do sexto dia como visto em (*a*), uma fotomicrografia. Pelo sétimo dia (*b*), o sinciciotrofoblasto especializado do trofoblasto começa a invadir o endométrio. O sinciciotrofoblasto secreta gonadotrofina coriônica (hCG) para manter a gravidez e deve participar da formação da placenta para manutenção do embrião e do feto.

implantado se espessa, e células especializadas do trofoblasto produzem projeções em forma de dedos, chamado **sinciciotrofoblasto**, na área espessada. O sinciciotrofoblasto origina-se de uma porção específica do trofoblasto chamada **citotrofoblasto** (fig. 22.6*b*), localizado próximo ao embrioblasto.

O blastocisto protege-se contra o aborto secretando um hormônio que indiretamente evita a menstruação. Até mesmo antes do sexto dia quando a implantação começa, o sinciciotrofoblasto secreta **gonadotrofina coriônica humana** (**hCG**). Esse hormônio é idêntico ao HL em seus efeitos e, portanto, está apto a manter o corpo lúteo além do tempo que, caso contrário, deveria regredir. A secreção de estrógenos e progesterona é mantida, e a menstruação normalmente é suspensa (fig. 22.7).

A secreção de gonadotrofina coriônica declina em torno da décima semana da gravidez. De fato, esse hormônio só é necessário durante as primeiras 5 a 6 semanas da gravidez porque a própria placenta se torna uma glândula ativa secretora de esteróides nessa ocasião. Da quinta para a sexta semana, o corpo lúteo da mãe começa a regredir (mesmo na presença de gonadotrofina coriônica), mas a placenta secreta quantidades de esteróides mais do que suficientes para manter o endométrio e evitar a menstruação.

Todos os *testes para diagnóstico de gravidez* baseiam-se na presença de gonadotrofina coriônica no sangue ou na urina porque este hormônio só é secretado pelo blastocisto. Como não há nenhuma outra fonte de gonadotrofina coriônica, a presença deste hormônio confirma a gravidez. Testes modernos de gravidez detectam a presença de gonadotrofina coriônica através da utilização de anticorpos contra gonadotrofina coriônica ou pela utilização de receptores celulares protéicos para gonadotrofina coriônica.

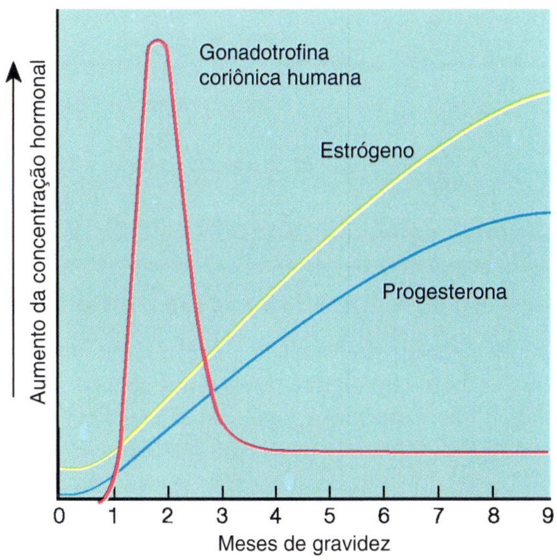

FIGURA 22.7 A gonadotrofina coriônica humana (hCG) é secretada pelo sinciciotrofoblasto durante o primeiro trimestre da gravidez. Este hormônio semelhante ao hipofisário mantém o corpo lúteo materno pelas primeiras 5,5 semanas da gravidez. A placenta assume, então, o papel de produzir estrógeno e progesterona, e o corpo lúteo degenera.

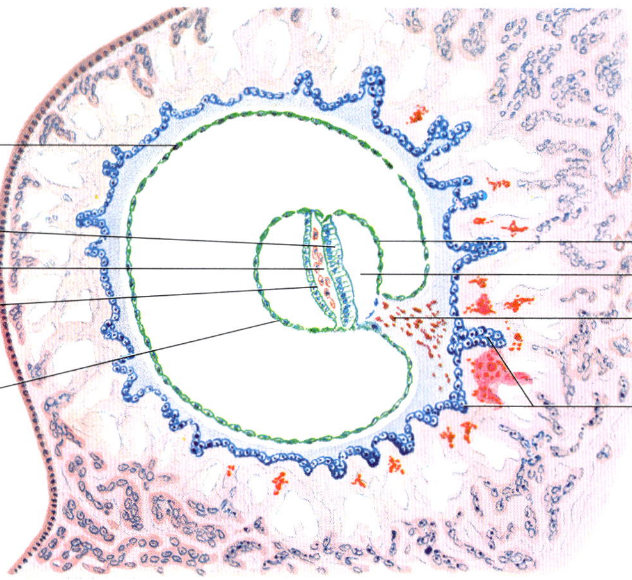

FIGURA 22.8 A conclusão da implantação ocorre quando as camadas germinativas primárias se desenvolvem no término da segunda semana.

TABELA 22.1 Resumo do Desenvolvimento Pré-embrionário

Estágios Morfogenéticos	Período de Tempo	Principais Eventos
Zigoto	24 a 30 horas após a ovulação	O ovo é fertilizado; o zigoto tem 23 pares de cromossomos (diplóide) do espermatozóide haplóide e óvulo haplóide e é geneticamente único
Clivagem	30 horas ao terceiro dia	Divisões mitóticas produzem aumento do número de células
Mórula	Terceiro ao quarto dia	Estrutura em forma de bola sólida, composta de 16 ou mais células
Blastocisto	Quinto dia ao término da segunda semana	Forma uma estrutura semelhante a uma bola com uma cavidade em seu interior, uma única camada espessa; formam-se o embrioblasto e o trofoblasto; ocorre a implantação; formam-se discos embrionários, seguidos pelas camadas germinativas embrionárias

Formação das Camadas Germinativas

Quando o blastocisto completa a implantação durante a segunda semana de desenvolvimento, o embrioblasto sofre marcante diferenciação. Um espaço semelhante a uma fenda chamada **cavidade amniótica** forma-se entre o embrioblasto e o trofoblasto (fig. 22.8). O embrioblasto achata-se e forma-se o **disco embrionário** (veja fig. 22.10), que consiste em duas camadas: o **ectoderma** superior, que está mais próximo da cavidade amniótica e o **endoderma** inferior, que margeia a cavidade blastocística. Pouco tempo depois, uma terceira camada chamada **mesoderma** forma-se entre o endoderma e o ectoderma. Essas três camadas constituem as **camadas germinativas primárias** (fig. 22.8). Uma vez formadas, ao término da segunda semana, completa-se o período pré-embrionário e começa o período embrionário.

As camadas germinativas primárias são especialmente importantes porque todas as células e tecidos do corpo são derivadas delas. As células do ectoderma formam o sistema nervoso; a camada externa da pele (epiderme), incluindo pêlos, unhas e glândulas da pele; e as porções dos órgãos sensoriais. As células do mesoderma formam o esqueleto, os músculos, o sangue, os órgãos genitais, a derme da pele e o tecido conjuntivo. Células do endoderma produzem o revestimento do trato gastrointestinal, os órgãos digestivos, o trato respiratório e os pulmões, a bexiga urinária e a uretra.

Os eventos do período pré-embrionário estão resumidos na tabela 22.1. Recorra à figura 22.9 para uma ilustração e uma listagem dos órgãos e sistemas de corpo que derivam de cada uma das camadas germinativas primárias.

O período de desenvolvimento pré-natal é chamado de *gestação.* Gestação normal para humanos é de 9 meses. Sabendo disto e do padrão de menstruação torna-se possível determinar a data do parto. Em um ciclo reprodutivo típico, uma mulher ovula 14 dias antes da próxima menstruação e é fértil durante aproximadamente 20 a 24 horas seguintes à ovulação. Acrescentando 9 meses, ou 38 semanas, ao tempo da ovulação pode-se calcular a data do parto.

ectoderma: G. *ecto*, externo; *derm*, pele

endoderma: G. *endo*, interno; *derm*, pele

mesoderma: G. *meso*, medial; *derm*, pele

gestação: L. *gestatus*, dar à luz

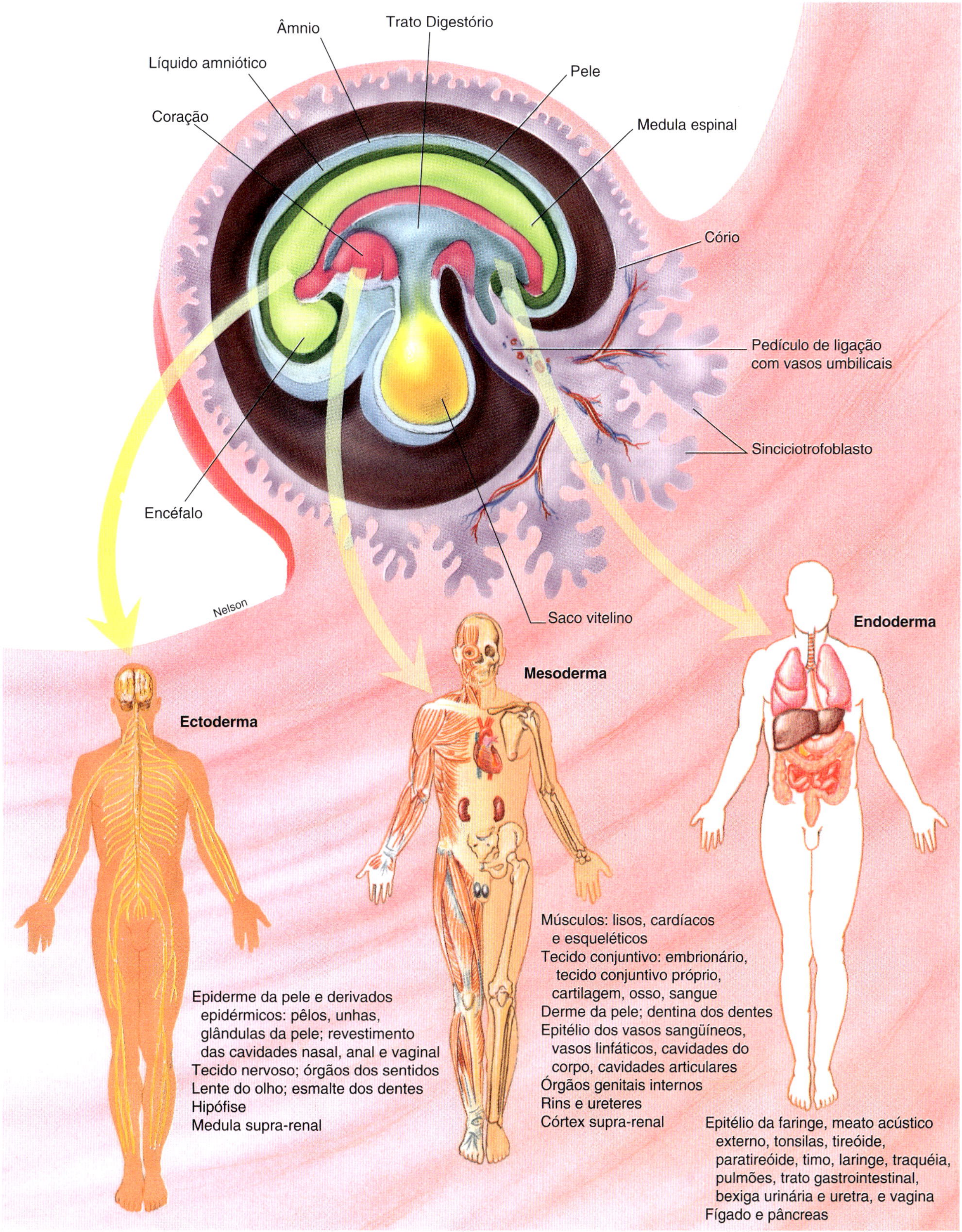

FIGURA 22.9 Os sistemas do corpo e as camadas germinativas primárias das quais eles se desenvolvem.

Avaliação de Conhecimentos

4. Liste as características estruturais do zigoto, da mórula e do blastocisto. Aproximadamente quando ocorre cada um desses estágios do período pré-embrionário de desenvolvimento?
5. Comente o processo de implantação e descreva os eventos fisiológicos que asseguram a gravidez.
6. Descreva o desenvolvimento da placenta.
7. Liste as principais estruturas que derivam de cada camada germinativa.
8. Defina *gestação*. Qual a duração média nos humanos? Como se determina a data provável do parto?

PERÍODO EMBRIONÁRIO

Os eventos da sexta semana do período embrionário incluem a diferenciação das camadas germinativas em órgãos específicos do corpo e a formação da placenta, do cordão umbilical e das membranas extra-embrionárias. Através desses eventos morfogenéticos, são atendidas as necessidades do embrião.

Objetivo 7 **Definir *embrião* e descrever os principais eventos do período embrionário de desenvolvimento.**

Objetivo 8 **Listar as necessidades embrionárias que devem ser atendidas para evitar um aborto espontâneo.**

Objetivo 9 **Descrever a estrutura e a função de cada uma das membranas extra-embrionárias.**

Objetivo 10 **Descrever o desenvolvimento e as funções da placenta e do cordão umbilical.**

Durante o período embrionário – desde o princípio da terceira semana até o fim da oitava semana – o organismo em desenvolvimento é corretamente chamado de **embrião**. É neste período que todos os tecidos do corpo e órgãos se formam, como também a placenta, o cordão umbilical e as membranas extra-embrionárias. O termo *concepto* se refere ao embrião, ou ao feto posteriormente, e a todas as estruturas extra-embrionárias – os produtos da concepção.

Embriologia é o estudo das seqüências de alterações que ocorrem em um organismo quando os vários tecidos, órgãos e sistemas se desenvolvem. Freqüentemente são estudados embriões de galinha por causa do fácil acesso e pelo rápido desenvolvimento. Também são estudados extensivamente embriões de ratos e de porco como modelos de mamíferos. Manipulação genética, indução de drogas, exposição às doenças, marcações radioativas ou coloração de tecidos em desenvolvimento, e tratamentos com raio X são algumas das experiências comumente realizadas que fornecem informações que podem ser aplicadas ao desenvolvimento humano e às malformações congênitas.

Durante o período pré-embrionário de divisão celular e diferenciação, a estrutura em desenvolvimento é auto-sustentada. Contudo, o embrião tem que absorver sua nutrição da própria mãe. Para continuação da morfogênese, devem ser atendidas certas necessidades imediatas. Essas necessidades incluem (1) formação de uma associação vascular entre o útero da mãe e o embrião de forma que nutrientes e oxigênio possam ser fornecidos e resíduos metabólicos e gás carbônico possam ser removidos; (2) estabelecimento de um ambiente protetor constante em torno do embrião conducente de seu desenvolvimento; (3) estabelecimento de uma fundação estrutural para a morfogênese embrionária ao longo de um eixo longitudinal; (4) provisão para suporte estrutural do embrião, interna e externamente; e (5) coordenação dos eventos morfogênicos através da expressão genética. Se essas necessidades não forem atendidas, geralmente, poderá ocorrer um aborto espontâneo.

A primeira e a segunda dessas necessidades são atendidas por estruturas extra-embrionárias e as últimas três são supridas intra-embriologicamente. As membranas extra-embrionárias, a placenta e o cordão umbilical devem ser considerados separadamente, antes de analisar o desenvolvimento do embrião.

Defeitos graves de desenvolvimento geralmente causam aborto espontâneo do embrião. Aproximadamente 25% de embriões abortados precocemente têm anormalidades cromossômicas. Outros abortos podem ser causados por fatores ambientais, como agentes infecciosos ou drogas teratogênicas (drogas que causam malformações). Além disso, um embrião implantado é considerado como tecido estranho pelo sistema imune da mãe, e é rejeitado e abortado a menos que respostas imunes maternas sejam controladas.

Membranas Extra-embrionárias

Ao mesmo tempo que os órgãos internos do embrião estão sendo formados, um sistema complexo de **membranas extra-embrionárias** também está se desenvolvendo (fig. 22.10). As membranas extra-embrionárias são: âmnio, saco vitelino, alantóide e cório. Essas membranas são responsáveis pela proteção, respiração, excreção e nutrição do embrião e do feto subseqüente. No parto, a placenta, o cordão umbilical e as membranas extra-embrionárias são separadas do feto e expelidas do útero após o *nascimento*.

Âmnio

O âmnio é uma membrana fina, derivada do ectoderma e mesoderma. Envolve frouxamente o embrião, formando um **saco amniótico** que está cheio com *líquido amniótico* (fig. 22.11*b*). No final do desenvolvimento fetal, o âmnio se expande para entrar em contato com o cório. O desenvolvimento do âmnio é iniciado precocemente no período embrionário, em que sua margem é ligada à margem livre do disco embrionário (veja fig. 22.10). Quando o saco amniótico aumenta durante período embrionário final (em aproximadamente 8 semanas), o âmnio gradualmente embainha o cordão umbilical em desenvolvimento com uma cobertura epitelial (fig. 22.12).

O líquido amniótico flutuante executa várias funções para o embrião e o feto subseqüente.

- Assegura o desenvolvimento estrutural e crescimento simétrico.
- Amortece e protege através da absorção dos abalos que a mãe possa receber.
- Ajuda a manter a pressão e a temperatura.
- Ajuda a eliminar os resíduos metabólicos.
- Permite liberdade de movimentos do feto, que é importante para o desenvolvimento musculoesquelético e fluxo sangüíneo.

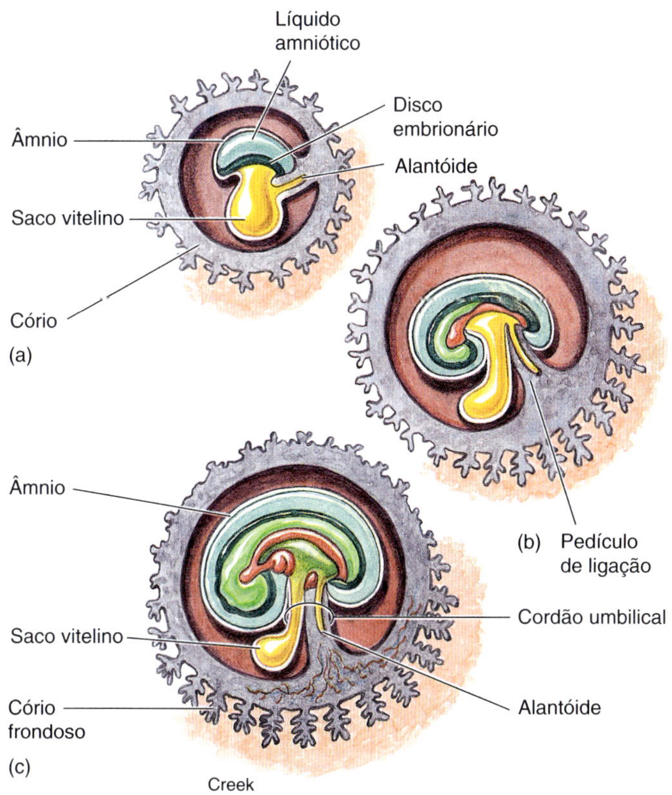

FIGURA 22.10 Formação das membranas extra-embrionárias durante uma única semana de rápido desenvolvimento embrionário. (*a*) Em 3 semanas, (*b*) em 3,5 semanas e (*c*) em 4 semanas.

O líquido amniótico é formado inicialmente como um líquido isotônico absorvido do sangue materno no endométrio que envolve o embrião em desenvolvimento. Posteriormente, o volume aumenta e a concentração é alterada pela urina excretada pelo feto no saco amniótico. O líquido amniótico também contém células que são eliminadas pelo feto, placenta e saco amniótico. Como todas essas células são derivadas do mesmo ovo fertilizado, todas têm a mesma composição genética. Muitas anormalidades genéticas podem ser descobertas aspirando uma amostra deste líquido e examinando as células obtidas, no procedimento chamados *amniocentese*.

Amniocentese (fig. 22.13) geralmente é executada entre a décima quarta e a décima quinta semana da gravidez, quando o saco amniótico contém 175-225 ml de líquido. Doenças genéticas, como *síndrome de Down*, ou *trissomia 21* (na qual há três em vez de dois cromossomos 21), podem ser detectadas através do exame de cromossomos. Doenças como *doença de Tay-Sachs*, na qual há uma enzima defeituosa envolvida na formação de bainhas de mielina, podem ser detectadas por técnicas bioquímicas dessas células fetais.

O líquido amniótico geralmente é deglutido pelo feto e absorvido no trato GI. O líquido entra no sangue fetal e os produtos residuais que contém entram no sangue materno através da placenta. Antes do parto, o âmnio é rompido naturalmente e o líquido amniótico (bolsa das águas) é liberado.

síndrome de Down: de John L. H. Down, médico inglês, 1828-1896

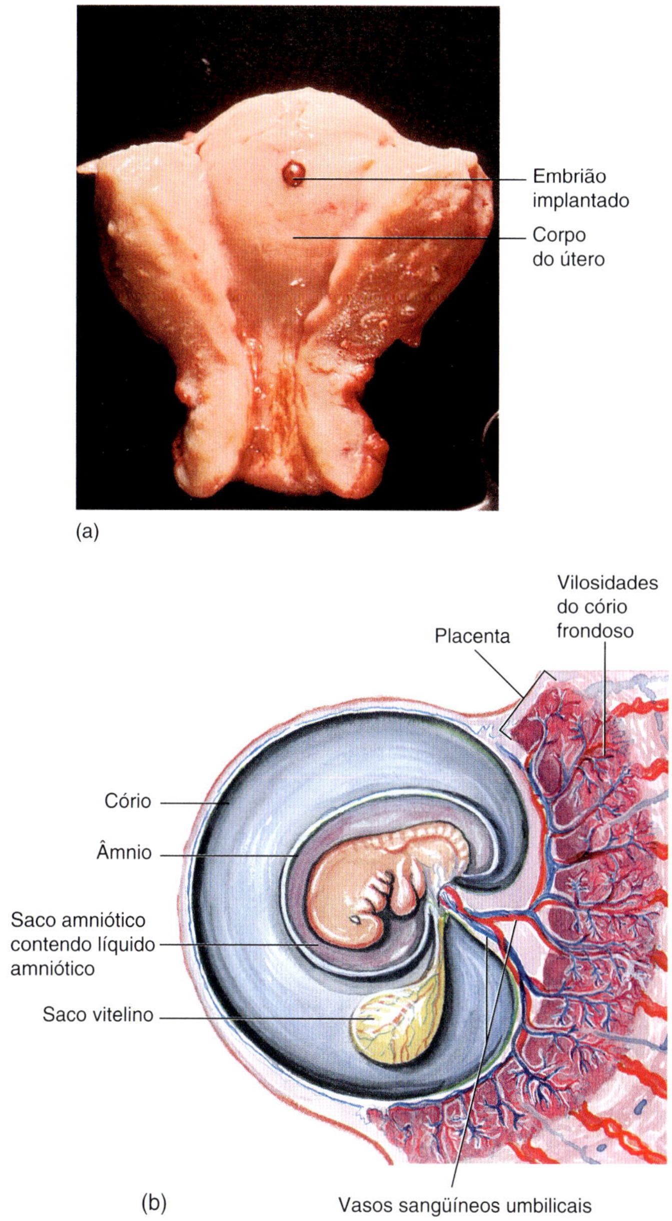

FIGURA 22.11 Embrião implantado com aproximadamente 4,5 semanas. (*a*) Interior de um útero mostrando o local de implantação. (*b*) Embrião em desenvolvimento, membranas extra-embrionárias e placenta.

Enquanto o feto cresce, a quantidade de líquido amniótico aumenta. É também continuamente absorvido e renovado. Para o feto de termo, quase 8 litros de líquido são completamente substituídos a cada dia.

Saco Vitelino

O saco vitelino se forma durante o final da segunda semana quando células do trofoblasto formam uma fina *membrana exocelômica*. Diferentemente do saco vitelino de muitos vertebrados, o

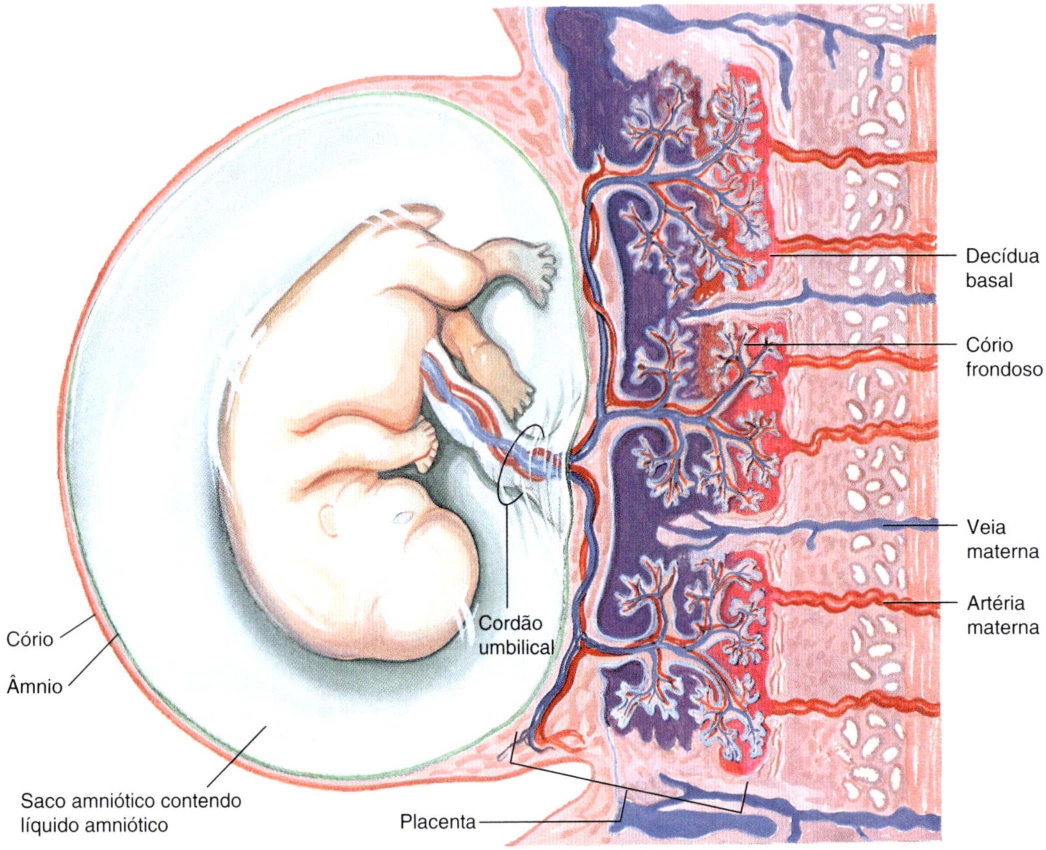

FIGURA 22.12 Embrião, membranas extra-embrionárias e placenta de aproximadamente 7 semanas de desenvolvimento. O sangue do embrião é conduzido para e do cório frondoso pelas artérias e veia umbilicais. O tecido materno entre as vilosidades coriônicas é conhecido como a decídua basal; este tecido, juntamente com as vilosidades, forma a placenta funcionante.

saco vitelino humano não contém nenhuma substância nutritiva, mas é ainda uma estrutura essencial durante o desenvolvimento embrionário inicial. Ligado ao lado inferior do disco embrionário (veja figs. 22.10 e 22.11), produz sangue para o embrião até que o fígado se forme durante a sexta semana. Uma porção do saco vitelino também está envolvida na formação do intestino primitivo. Além disso, células germinativas primordiais formam-se na parede do saco vitelino. Durante a quarta semana elas migram para as gônadas em desenvolvimento, onde se tornam as células germinativas primitivas (espermatogônia ou ovogônia).

O pedículo do saco vitelino geralmente se separa do intestino pela sexta semana. Em seguida, o saco vitelino encolhe gradualmente enquanto a gravidez avança. Finalmente, torna-se muito pequeno e não apresenta nenhuma função adicional.

Alantóide

O alantóide forma-se durante a terceira semana como uma pequena bolsa, ou divertículo, perto da base do saco vitelino (veja fig. 22.10). Permanece pequeno mas está envolvido na formação de células do sangue e forma as artérias e veia umbilicais fetais. Também contribui para o desenvolvimento da bexiga urinária.

A porção extra-embrionária do alantóide degenera durante o segundo mês. A porção intra-embrionária diminui para formar um espesso tubo urinário chamado **úraco** (veja p. 690). Depois do nascimento, o úraco torna-se um cordão fibroso chamado *ligamento umbilical mediano*, que se prende à bexiga urinária.

Cório

O cório é a membrana extra-embrionária externa. Contribui para a formação da placenta quando pequenas extensões em forma de dedos de luva, chamadas *vilosidades coriônicas*, penetram profundamente no tecido uterino (veja fig. 22.10). Inicialmente, a superfície inteira do cório está coberta com vilosidades. Mas aquelas vilosidades coriônicas voltadas para a cavidade uterina gradualmente degeneram, produzindo uma área lisa e nua conhecida como **cório liso**. Quando isso acontece, as vilosidades coriônicas ligadas à parede do útero rapidamente aumentam em número e se ramificam. Essa porção do cório é conhecida como

alantóide: G. *allanto*, salchicha; *iodos*, semelhança

cório: G. *chorion*, membrana fetal externa

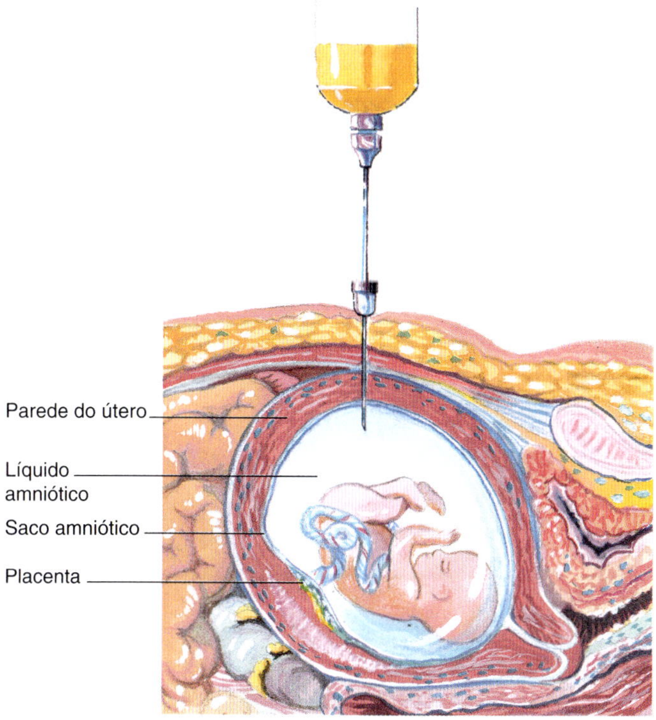

FIGURA 22.13 Amniocentese. Nesse procedimento, o líquido amniótico contendo células em suspensão é retirado para exame. Várias doenças genéticas podem ser detectadas no pré-natal por este método.

cório viloso, ou **cório frondoso**. O cório viloso torna-se altamente vascularizado com vasos sangüíneos embrionários, e quando o coração embrionário começa a funcionar, o sangue embrionário é bombeado em íntima proximidade com a parede do útero.

A biópsia da vilosidade coriônica é uma técnica usada para identificar distúrbios genéticos muito mais precocemente do que permite a amniocentese. Na biópsia da vilosidade coriônica, um cateter é inserido através do colo do útero até o cório, e uma amostra de vilosidade coriônica é obtida por sucção ou corte. Podem ser executados testes genéticos diretamente na amostra da vilosidade, porque esta amostra contém maior número de células fetais do que uma amostra de líquido amniótico. A biópsia da vilosidade coriônica pode propiciar informações genéticas da 10ª à 12ª semana de gestação.

Placenta

A **placenta** é uma estrutura vascular através da qual a criança por nascer está ligada à parede do útero de sua mãe viabilizando as trocas metabólicas e de gases respiratórios (fig. 22.14). A placenta é formada em parte de tecido materno e em parte de tecido embrionário. A porção embrionária da placenta consiste no cório frondoso, enquanto a porção materna está composta da área da parede do útero chamada **decídua basal** (veja fig. 22.12), na qual as vilosidades coriônicas penetram. O sangue não flui diretamente entre essas duas porções, mas como suas membranas estão em íntima proximidade, certas substâncias se difundem prontamente.

Quando completamente formada, a placenta é um disco oval marrom avermelhado com um diâmetro de 15 a 20 cm e uma espessura de 2,5 cm. Ela pesa entre 500 e 600 g, aproximadamente um sexto do peso do feto.

Trocas de Moléculas Através da Placenta

As duas **artérias umbilicais** fornecem sangue fetal aos vasos no interior das vilosidades do cório frondoso da placenta. Esse sangue circula dentro das vilosidades e retorna ao feto pela **veia umbilical** (fig. 22.14). O sangue materno é fornecido e drenado das cavidades no interior da decídua basal que está localizada entre as vilosidades coriônicas. Desse modo, os sangues materno e fetal estão reunidos mas normalmente não se misturam no interior da placenta.

A placenta serve como um local para a troca de gases e de outras moléculas entre os sangues materno e fetal. O oxigênio se difunde da mãe para o feto, e o gás carbônico se difunde na direção oposta. Moléculas nutrientes e produtos residuais passam igualmente entre os sangues materno e fetal.

A placenta tem uma taxa metabólica alta. Utiliza aproximadamente um terço de todo o oxigênio e glicose fornecido pelo sangue materno. De fato, a freqüência de síntese de proteínas é realmente mais alta na placenta do que no fígado fetal. Como o fígado, a placenta produz uma grande variedade de enzimas que são capazes de converter biologicamente moléculas ativas (como hormônios e drogas) em moléculas menos ativas, solúveis em água. Desse modo, potencialmente, moléculas perigosas do sangue materno são freqüentemente impedidas de prejudicar o feto.

Algumas substâncias ingeridas por uma mulher grávida podem atravessar imediatamente a placenta, em detrimento do feto. Essas substâncias incluem nicotina, heroína e certas drogas antidepressivas. Nicotina em excesso retardará o crescimento do feto; heroína pode conduzir o feto para o hábito da droga; e certos antidepressivos podem causar problemas respiratórios.

Embora a placenta seja uma barreira eficiente contra doenças de origem bacteriana, a rubéola e outras viroses, como também certas doenças bacterianas como a sífilis, podem se difundir pela placenta e atingir o feto. Durante o parto, quantias pequenas de sangue fetal podem passar para a mãe através da placenta. Se o feto for Rh positivo e a mãe Rh negativo, antígenos dos glóbulos vermelhos fetais estimulam uma resposta com formação de anticorpos pela mãe. Em uma gravidez subseqüente, os anticorpos maternos atravessam a placenta e causam a hemólise dos glóbulos vermelhos fetais – uma afecção chamada *eritroblastose fetal*.

Funções Endócrinas da Placenta

A placenta funciona como uma glândula endócrina produzindo hormônios glicoprotéicos e esteróides. Os hormônios glicoprotéicos têm ações semelhantes aos de alguns hormônios da hipófise anterior. Eles desempenham um papel importante na manutenção da gravidez, assegurando que o feto receberá ótima nutrição.

CAPÍTULO 22

---
vilo: L. *villus*, tufo de pêlos
placenta: L. *placenta*, bolo plano

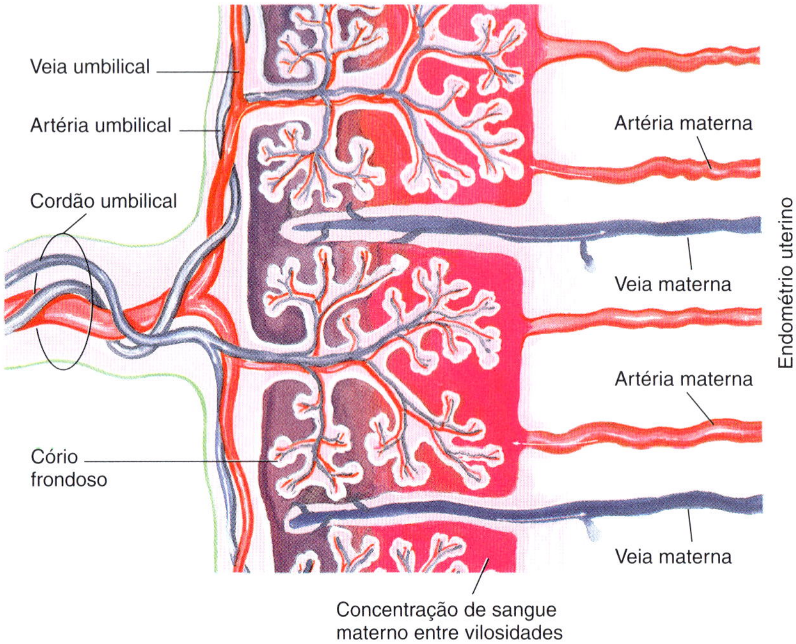

FIGURA 22.14 Circulação do sangue no interior da placenta. O sangue materno é conduzido e drenado dos espaços entre as vilosidades coriônicas. O sangue fetal é conduzido aos vasos sangüíneos dentro das vilosidades por ramos das artérias umbilicais e é drenado por ramos da veia umbilical.

TABELA 22.2 Hormônios Secretados pela Placenta

Hormônios	Efeitos
Semelhantes aos Hipofisários	
Gonadotrofina coriônica (hCG)	Similar ao HL; mantém o corpo lúteo materno pelas primeiras 5,5 semanas da gravidez; pode estar envolvido na supressão da rejeição do embrião; também demonstra atividade semelhante ao TSH
Somatotrofina coriônica (hCS)	Similar à prolatina e ao hormônio do crescimento; na mãe, o hCS promove o aumento da digestão das gorduras e dos ácidos graxos do tecido adiposo e a diminuição do uso de glicose pelos tecidos maternos (efeitos semelhantes à diabetes)
Esteróides Sexuais	
Progesterona	Ajuda a manter o endométrio durante a gravidez; ajuda a suprimir a secreção de gonadotrofina; estimula o desenvolvimento do tecido alveolar nas glândulas mamárias.
Estrógeno	Ajuda a manter o endométrio durante a gravidez; ajuda a suprimir a secreção de gonadotrofina; inibe a secreção de prolatina; promove a sensibilidade uterina à ocitocina; estimula o desenvolvimento dos ductos da glândula mamária.

A placenta também converte andrógenos, secretados pelas glândulas supra-renais da mãe, em estrógenos para ajudar a proteger o embrião feminino da masculinização. Além disso, a placenta secreta quantias grandes de *estriol*, um estrógeno fraco que ajuda a manter o endométrio e estimula o desenvolvimento das glândulas mamárias da mãe, preparando-as para a lactação.

A produção de estriol aumenta dez vezes durante a gravidez, de modo que pelo terceiro trimestre o estriol corresponde a aproximadamente 90% dos estrógenos excretados pela urina da mãe. Como quase todo estriol vêm da placenta (em lugar dos tecidos maternos), medições do estriol urinário podem ser usadas clinicamente para avaliar a saúde da placenta.

Os hormônios secretados pela placenta e os efeitos que eles exercem em determinados tecidos estão resumidos na tabela 22.2.

Cordão Umbilical

O **cordão umbilical** forma-se quando o saco vitelino encolhe e o âmnio se expande para envolver os tecidos no lado inferior do embrião (fig. 22.15). O cordão umbilical geralmente se fixa próximo ao centro da placenta. Quando completamente formado, tem entre 1 e 2 cm de diâmetro e aproximadamente 55 cm de comprimento. Em média, o cordão umbilical de fetos masculi-

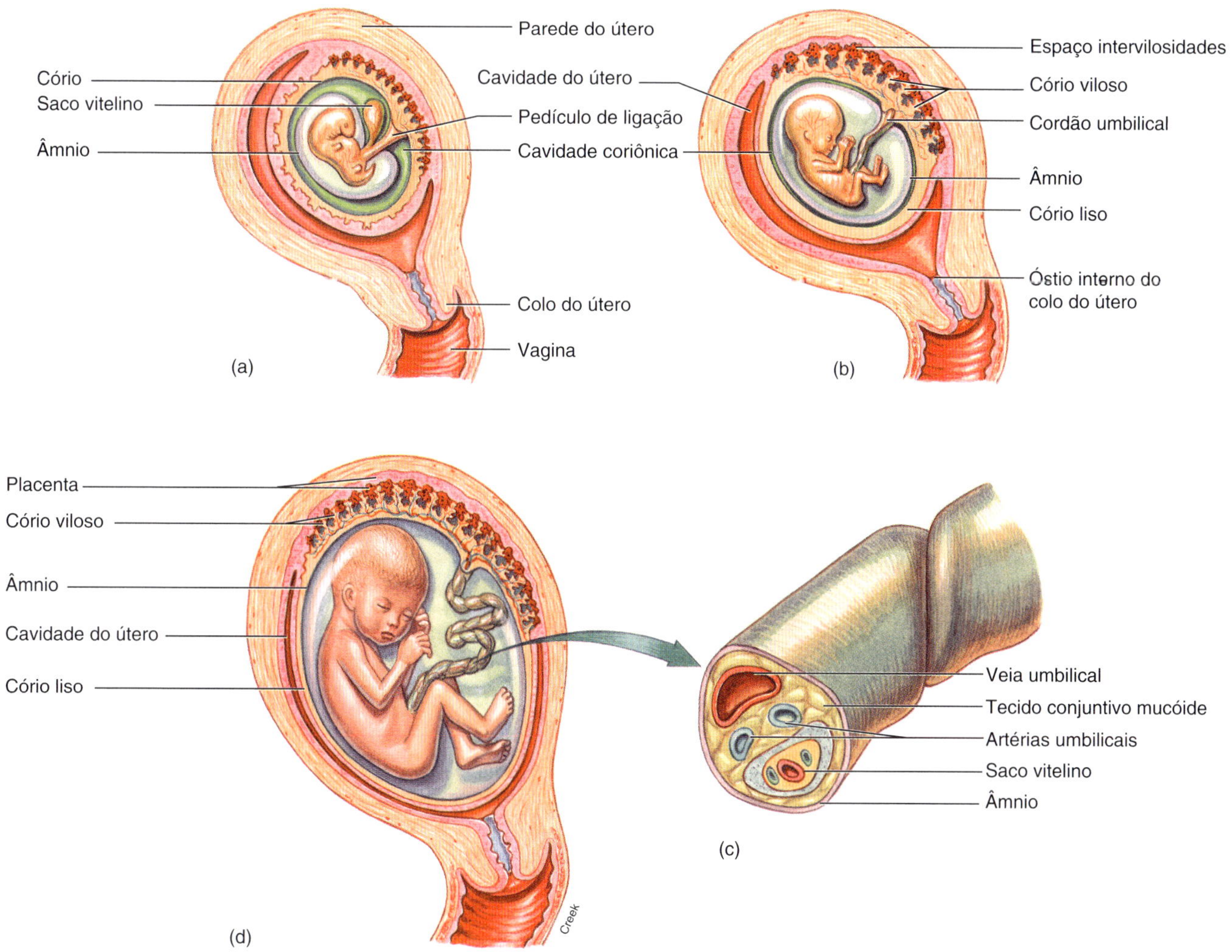

FIGURA 22.15 Formação do cordão umbilical e de outras estruturas extra-embrionárias como se vê em seções sagitais de um útero gravídico de 4 a 22 semanas. (*a*) Um pedículo de ligação forma-se quando o âmnio em desenvolvimento se expande para envolver o embrião, finalmente ligando-se ventralmente. (*b*) O cordão umbilical começa a tomar forma quando o âmnio embainha o saco vitelino. (*c*) Seção transversal do cordão umbilical mostra os vasos embrionários, o tecido conjuntivo mucóide e a conexão tubular com o saco vitelino. (*d*) Em torno da 22ª semana, o âmnio e o cório estão fundidos e o cordão umbilical e a placenta tornam-se estruturas bem desenvolvidas.

nos é aproximadamente 5 cm mais longo que os de fetos femininos. O cordão umbilical contém duas **artérias umbilicais**, que conduzem sangue desoxigenado do embrião para a placenta, e uma **veia umbilical**, que conduz sangue oxigenado da placenta para o embrião. Esses vasos estão envolvidos por tecido conjuntivo embrionário chamado tecido conjuntivo mucóide (geléia de Wharton).

O cordão umbilical tem uma forma helicoidal, ou torcida, que o mantém enroscado. A espiral ocorre porque a veia umbilical cresce mais rapidamente e por mais tempo que as artérias umbilicais. Em aproximadamente um quinto de todos os partos, o cordão forma um laço ao redor do pescoço da criança. Se for puxado firmemente, o cordão pode causar a morte ou sérios problemas perinatais.

geléia de Wharton: de Thomas Wharton, anatomista inglês, 1614-1673

Mudanças Estruturais no Embrião por Semana

Terceira Semana

No início da terceira semana, uma faixa linear espessa chamada **linha primitiva** (fenda primitiva) aparece ao longo da linha mediana dorsal do disco embrionário (figs. 22.10 e 22.16). Derivada de células mesodérmicas, a linha primitiva estabelece uma fundação estrutural para a morfogênese embrionária ao longo de um eixo longitudinal. Quando a linha primitiva se prolonga, um espessamento proeminente chamado **nó primitivo** aparece em sua extremidade cranial (fig. 22.16). O nó primitivo em seguida dá origem às estruturas mesodérmicas da cabeça e a um cordão de células mesodérmicas chamado **notocorda**. A notocorda forma

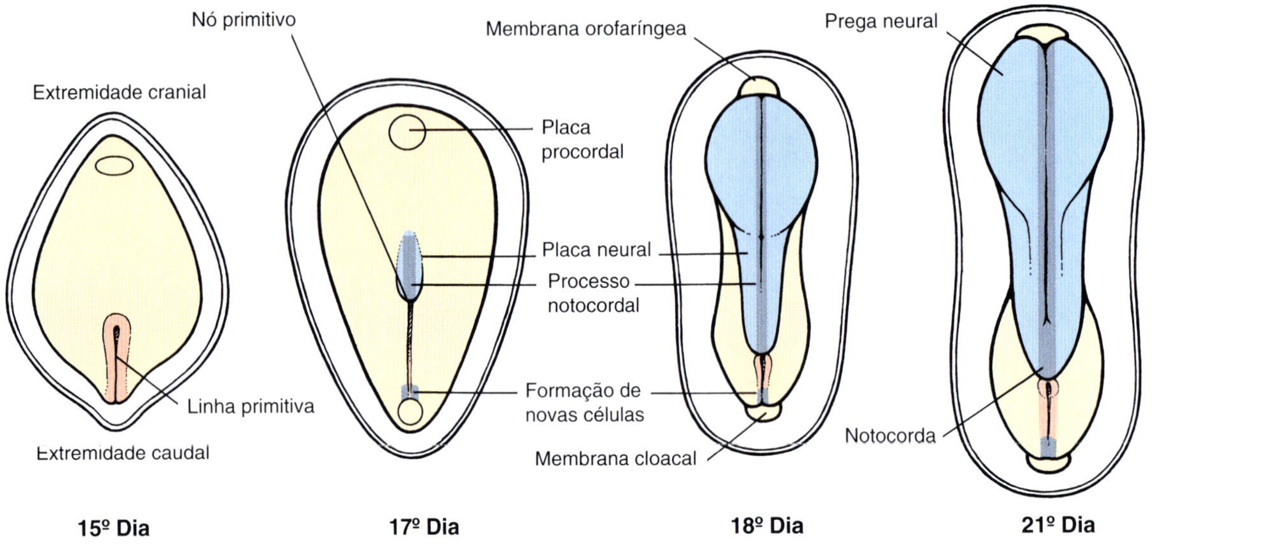

FIGURA 22.16 Aspecto da linha primitiva e do nó primitivo ao longo do disco embrionário. Essas mudanças progressivas ocorrem por processo de indução.

um eixo na linha mediana que é a base do esqueleto embrionário. A linha primitiva também forma o tecido conjuntivo frouxo embrionário chamado **mesoderma intra-embrionário** (mesênquima). O mesênquima se diferencia em todos os vários tipos de tecido conjuntivo encontrados no adulto. Um dos órgãos que se formam mais precocemente é a pele, que serve de suporte e para manter a homeostasia no interior do embrião.

Uma grande quantidade de mudanças e de especializações ocorrem durante o estágio embrionário (fig. 22.17 e 22.18). Os fatores que causam mudanças seqüenciais precisas de um tipo de célula ou tipo de tecido para outro tipo é inteiramente conhecido. Contudo, sabe-se que o potencial para a mudança está programado na genética de cada célula e que sob condições ambientais condutivas essas mudanças acontecem. O processo de mudanças no desenvolvimento é chamado **indução**. A indução ocorre quando um tecido, chamado *tecido indutor*, tem um efeito marcante sobre um tecido adjacente, levando a tornar-se um *tecido induzido*, e estimulando-o a se diferenciar.

Quarta Semana

Durante a quarta semana de desenvolvimento, o embrião cresce aproximadamente 4 mm em comprimento. Um pedículo de ligação que depois estará envolvido na formação do cordão umbilical se estabelece do corpo do embrião à placenta em desenvolvimento. Por este tempo, o coração já está bombeando sangue para todas as partes do embrião. A cabeça e a mandíbula estão aparentes, e o tecido primordial que formará os olhos, encéfalo, medula espinal, pulmões e órgãos digestórios se desenvolveram. Os **brotos dos membros superiores e inferiores** estão identificáveis como pequenas saliências nas paredes laterais do corpo.

indução: L. *inductus*, conduzir

Quinta Semana

As mudanças embrionárias durante a quinta semana não são tão extensas quanto as que se verificaram durante a quarta semana. A cabeça aumenta, e o desenvolvimento dos olhos, das orelhas e da cavidade nasal torna-se evidente. Os apêndices se formaram a partir dos brotos dos membros, e a mão e as placas do pé desenvolvem-se em forma de pás.

Sexta Semana

Durante a sexta semana, o embrião tem 16 a 24 mm de comprimento. A cabeça é maior que o tronco, e o encéfalo está apresentando marcante diferenciação. Este é o período mais vulnerável do desenvolvimento para muitos órgãos. Uma interrupção neste momento crítico pode, facilmente, causar lesões congênitas. Os membros estão prolongados e ligeiramente flexionados, e as incisuras aparecem entre os **raios digitais** na mão e nas placas de pé. As gônadas estão começando a produzir hormônios que influenciarão o desenvolvimento dos genitais externos.

Sétima e Oitava Semanas

Durante as últimas 2 semanas do estágio embrionário, o embrião que está agora com 28 a 40 mm de comprimento tem características humanas distintas (veja figs. 22.17 e 22.18). Os ór-

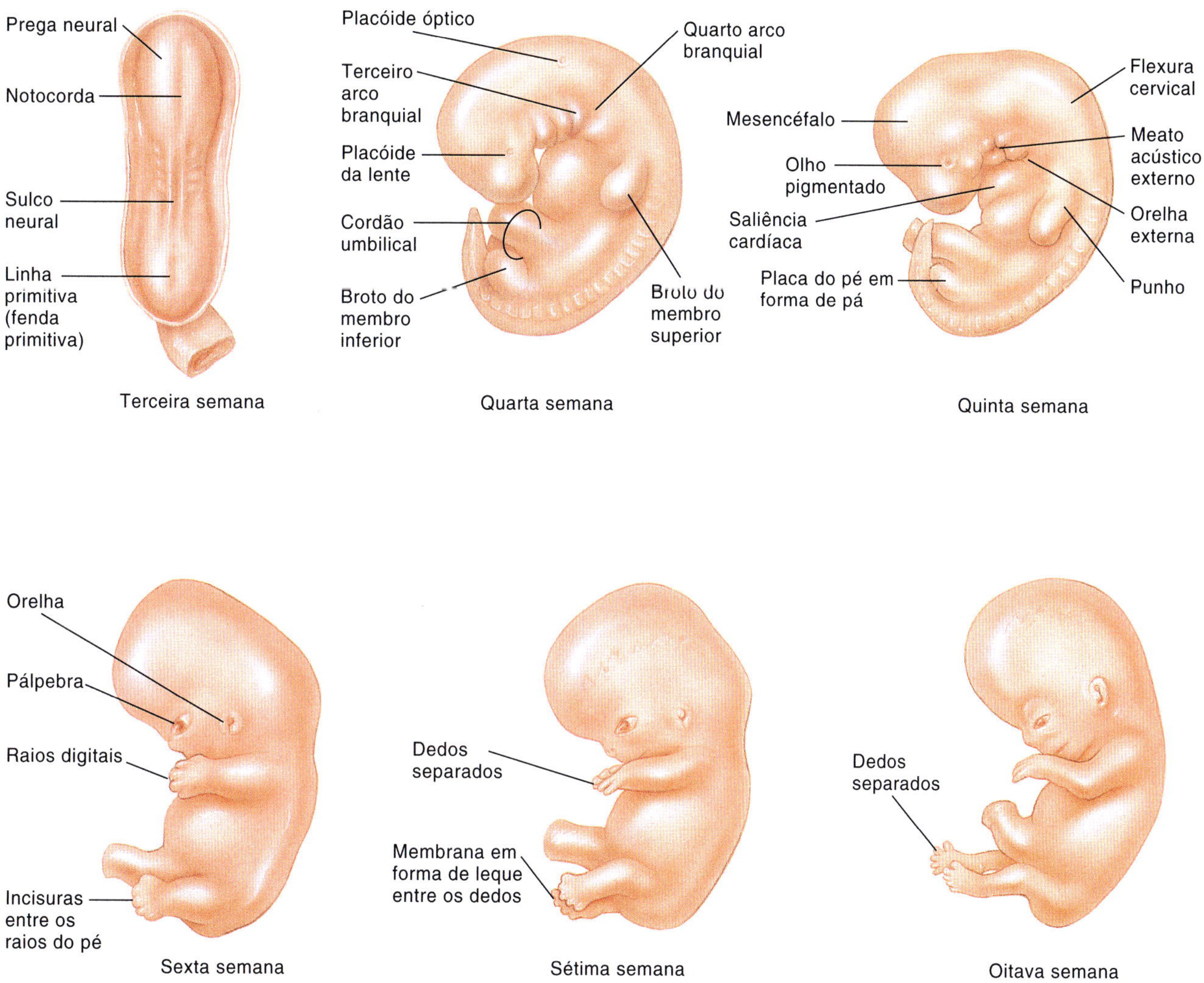

FIGURA 22.17 Mudanças estruturais no embrião por semanas

gãos do corpo estão formados, e o sistema nervoso também está começando a coordenar as atividades do corpo. A região do pescoço está aparente, e o abdome é menos proeminente. Os olhos estão bem desenvolvidos, mas as pálpebras estão juntas para proteger contra possíveis traumatismos pelos dedos durante os movimentos musculares. As narinas estão desenvolvidas mas tamponadas com muco. Os genitais externos estão se formando mas ainda estão indiferenciados. Os sistemas do corpo estão desenvolvidos no final da oitava semana, e a partir de então o embrião passa a ser chamado de **feto**.

O tempo mais perigoso do desenvolvimento pré-natal é o período embrionário - neste período muitas mulheres ainda desconhecem que estão grávidas. Por isso, uma mulher deveria se privar de tomar certos remédios (incluindo alguns antibióticos) se houver alguma chance, mesmo remota, de que ela esteja grávida ou que possa ficar grávida em futuro próximo.

Avaliação de Conhecimentos

9. Faça a distinção entre embrião e feto. Faça um breve resumo das mudanças estruturais que acontecem em um embrião entre a quarta e a oitava semana de desenvolvimento.
10. Quais das cinco necessidades embrionárias são atendidas pelas membranas extra-embrionárias?
11. Explique como cada uma das membranas extra-embrionárias é formada.
12. Identifique os componentes fetais e materiais da placenta e descreva a circulação do sangue nesses dois componentes. Como se verificam as trocas gasosas entre a mãe e o feto?
13. Quais os tipos de hormônios que são secretados pela placenta? Faça um breve resumo de seus efeitos.

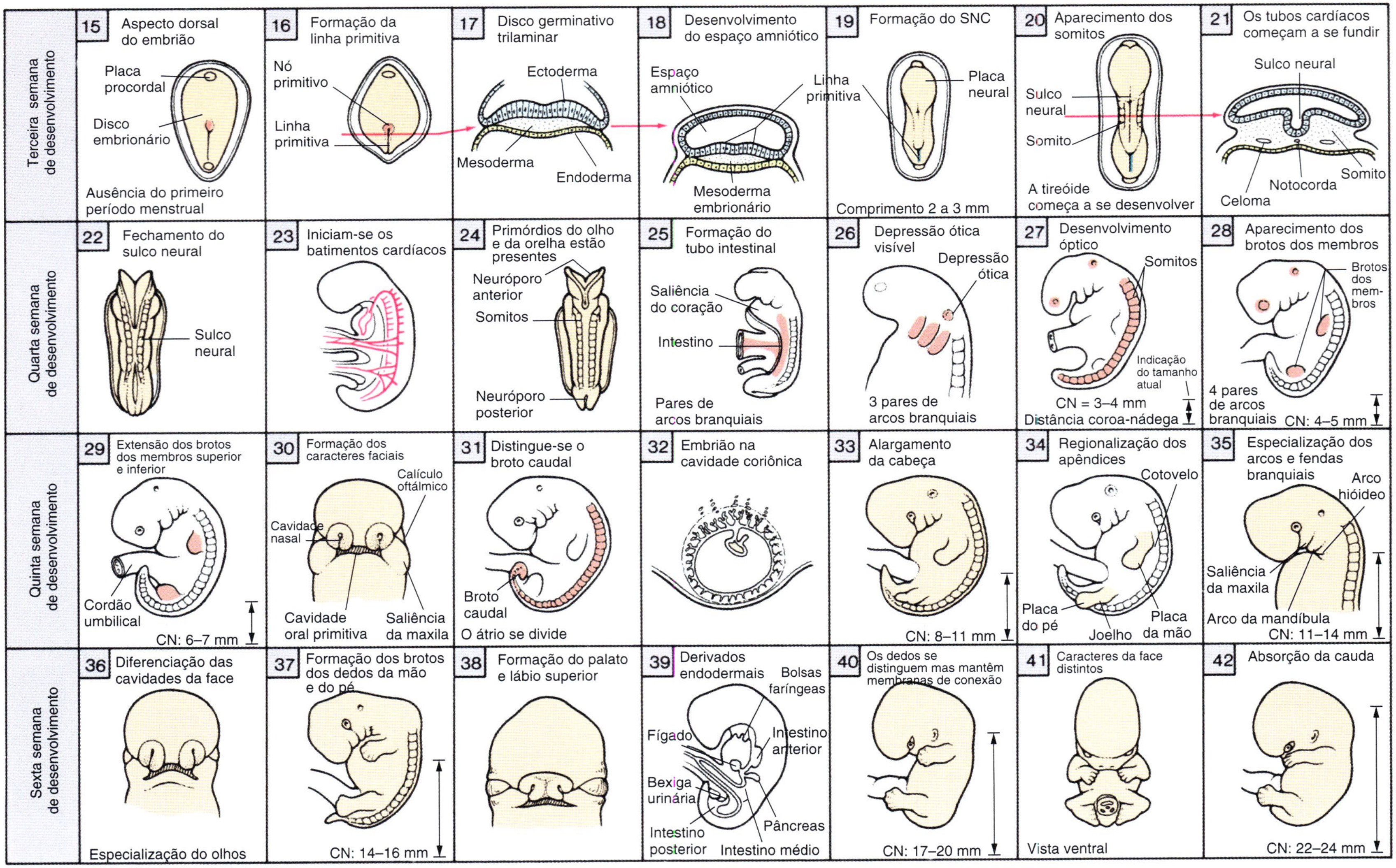

Terceira semana de desenvolvimento
15 Aspecto dorsal do embrião
Placa procordal
Disco embrionário
Ausência do primeiro período menstrual
16 Formação da linha primitiva
Nó primitivo
Linha primitiva
17 Disco germinativo trilaminar
Ectoderma
Mesoderma
Endoderma
18 Desenvolvimento do espaço amniótico
Espaço amniótico
Linha primitiva
Mesoderma embrionário
19 Formação do SNC
Placa neural
Comprimento 2 a 3 mm
20 Aparecimento dos somitos
Sulco neural
Somito
A tireóide começa a se desenvolver
21 Os tubos cardíacos começam a se fundir
Sulco neural
Somito
Notocorda
Celoma
Quarta semana de desenvolvimento
22 Fechamento do sulco neural
Sulco neural
23 Iniciam-se os batimentos cardíacos
24 Primórdios do olho e da orelha estão presentes
Neuróporo anterior
Somitos
Neuróporo posterior
25 Formação do tubo intestinal
Saliência do coração
Intestino
Pares de arcos branquiais
26 Depressão ótica visível
Depressão ótica
3 pares de arcos branquiais
27 Desenvolvimento óptico
Somitos
Indicação do tamanho atual
CN = 3–4 mm
Distância coroa-nádega
28 Aparecimento dos brotos dos membros
Brotos dos mem-bros
4 pares de arcos branquiais
CN: 4–5 mm
Quinta semana de desenvolvimento
29 Extensão dos brotos dos membros superior e inferior
Cordão umbilical
CN: 6–7 mm
30 Formação dos caracteres faciais
Calículo oftálmico
Cavidade nasal
Cavidade oral primitiva
Saliência da maxila
31 Distingue-se o broto caudal
Broto caudal
O átrio se divide
32 Embrião na cavidade coriônica
33 Alargamento da cabeça
CN: 8–11 mm
34 Regionalização dos apêndices
Cotovelo
Placa do pé
Joelho
Placa da mão
35 Especialização dos arcos e fendas branquiais
Arco hióideo
Saliência da maxila
Arco da mandíbula
CN: 11–14 mm
Sexta semana de desenvolvimento
36 Diferenciação das cavidades da face
Especialização do olhos
37 Formação dos brotos dos dedos da mão e do pé
CN: 14–16 mm
38 Formação do palato e lábio superior
39 Derivados endodermais
Bolsas faríngeas
Fígado
Intestino anterior
Bexiga urinária
Pâncreas
Intestino posterior
Intestino médio
40 Os dedos se distinguem mas mantêm membranas de conexão
CN: 17–20 mm
41 Caracteres da face distintos
Vista ventral
42 Absorção da cauda
CN: 22–24 mm

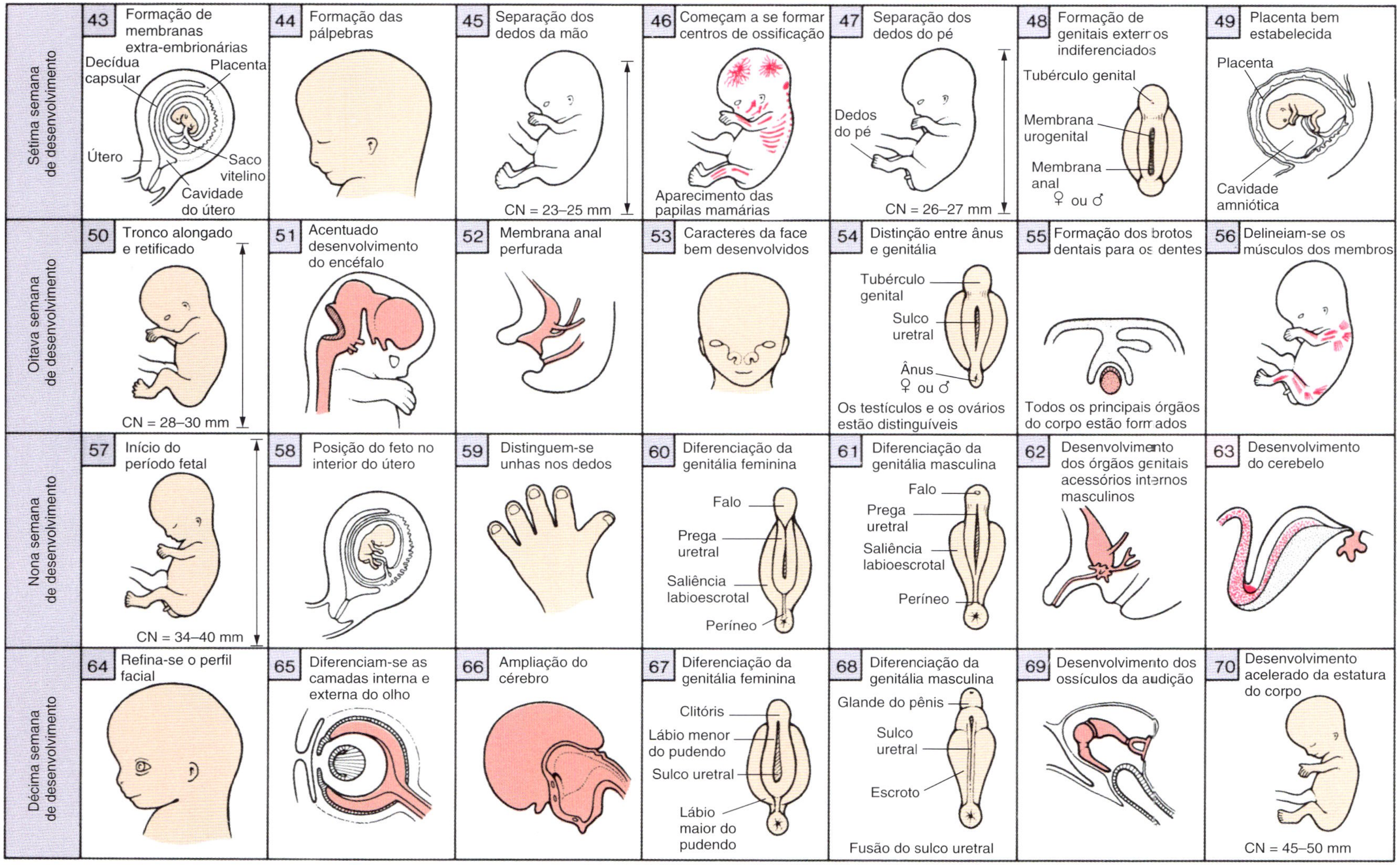

FIGURA 22.18 Principais mudanças do desenvolvimento do embrião e início do feto da terceira até a décima semana. (CN = distância coroa-nádega, uma medida em linha reta da coroa (ponto mais elevado da cabeça) ao ísquio em desenvolvimento.)

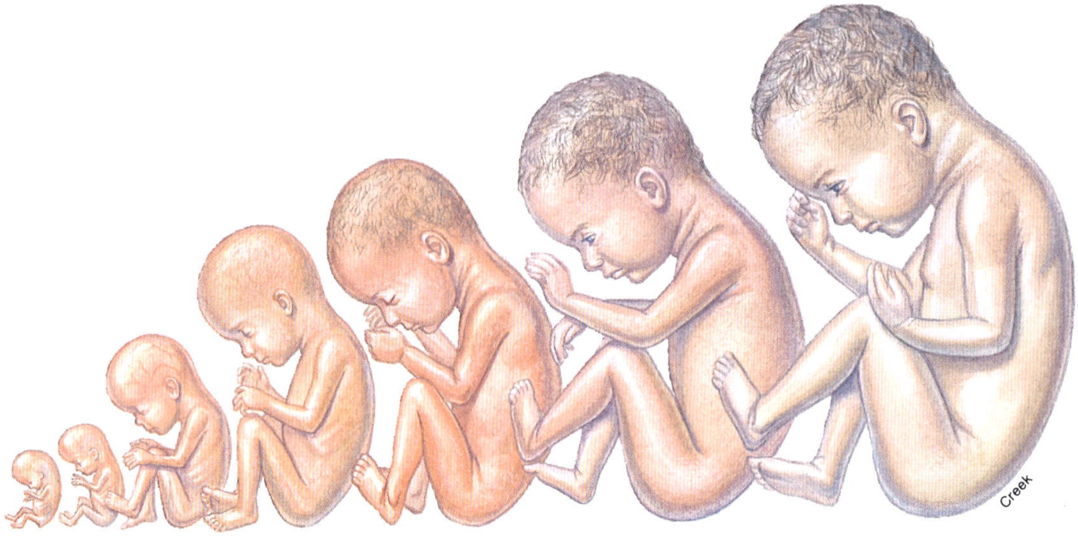

FIGURA 22.19 Mudanças no aspecto externo do feto da nona semana à trigésima oitava semana.

PERÍODO FETAL

O período fetal, que começa na 9ª semana e termina com o nascimento, é caracterizado por grande crescimento e especialização das estruturas do corpo.

Objetivo 11 Definir *feto* e comentar os eventos principais do período fetal de desenvolvimento.

Objetivo 12 Descrever as várias técnicas acessíveis para examinar o feto ou monitorar a atividade fetal.

Como a maioria dos tecidos e órgãos do corpo se formam durante o período embrionário, o **feto** é reconhecível como um ser humano na 9ª semana. O feto é de longe menos vulnerável que o embrião aos efeitos deformantes das viroses, das drogas e das radiações. A diferenciação dos tecidos e o desenvolvimento dos órgãos continuam durante o período fetal, mas em menor grau do que antes. Em sua maior parte, o desenvolvimento fetal está limitado principalmente ao crescimento dos órgãos.

CAPÍTULO 22

Mudanças Estruturais no Feto por Semana

Mudanças na aparência externa do feto da nona até a trigésima oitava semana estão descritas na figura 22.19. Um comentário dessas mudanças estruturais é exposto a seguir.

Nona à Décima Segunda Semanas

No começo da nona semana, a cabeça do feto é tão grande quanto o resto do corpo. Os olhos estão amplamente espaçados, e as orelhas estão baixas. O crescimento da cabeça diminui de velocidade durante as próximas 3 semanas, enquanto o crescimento do corpo acelera (fig. 22.20). Centros de Ossificação aparecem na maioria dos ossos durante a nona semana. A diferenciação dos genitais externos torna-se aparente ao término da nona semana, mas a genitália não se desenvolve ao nível de permitir a determinação do sexo até a décima segunda semana. Ao final da décima segunda semana, o feto está com 87 mm de comprimento e pesa aproximadamente 45 g. Pode engolir, digerir o líquido que passa pelo seu sistema, e defecar e urinar no líquido amniótico. Seu sistema nervoso e sua coordenação muscular estão desenvolvidos e consegue afastar sua perna quando tocada. O feto começa a inalar por seu nariz mas apenas pode fazê-lo com o líquido amniótico.

Principais anormalidades estruturais, que podem não ser previsíveis pela análise genética, podem ser descobertas freqüentemente através da *ultra-sonografia* (fig. 22.21). Nesse procedimento, os órgãos são bombardeados com ondas sonoras que se refletem em certos padrões determinados pelas densidades dos tecidos. Por exemplo, ondas sonoras que batem no líquido amniótico produzirão uma imagem muito diferente daquela produzida por ondas sonoras que batem na placenta ou no útero da mãe. A ultra-sonografia é tão sensível que pode detectar um batimento do coração fetal várias semanas antes que o mesmo possa ser ouvido com um estetoscópio.

Décima Terceira à Décima Sexta Semanas

Pela décima terceira semana, as características faciais do feto estão bem formadas, e as estruturas epidermais como cílios, sobrancelhas, cabelos, unhas e papilas mamárias começam a se desenvolver. Os apêndices se alongam, e pela décima sexta semana o esqueleto está suficientemente desenvolvido para ser mostrado claramente em uma radiografia. Durante a décima sexta semana, os batimentos cardíacos fetais podem ser ouvidos aplicando o estetoscópio sobre o abdome da mãe. Ao final da décima sexta semana, o feto está com 140 mm de comprimento e pesa aproximadamente 200 g.

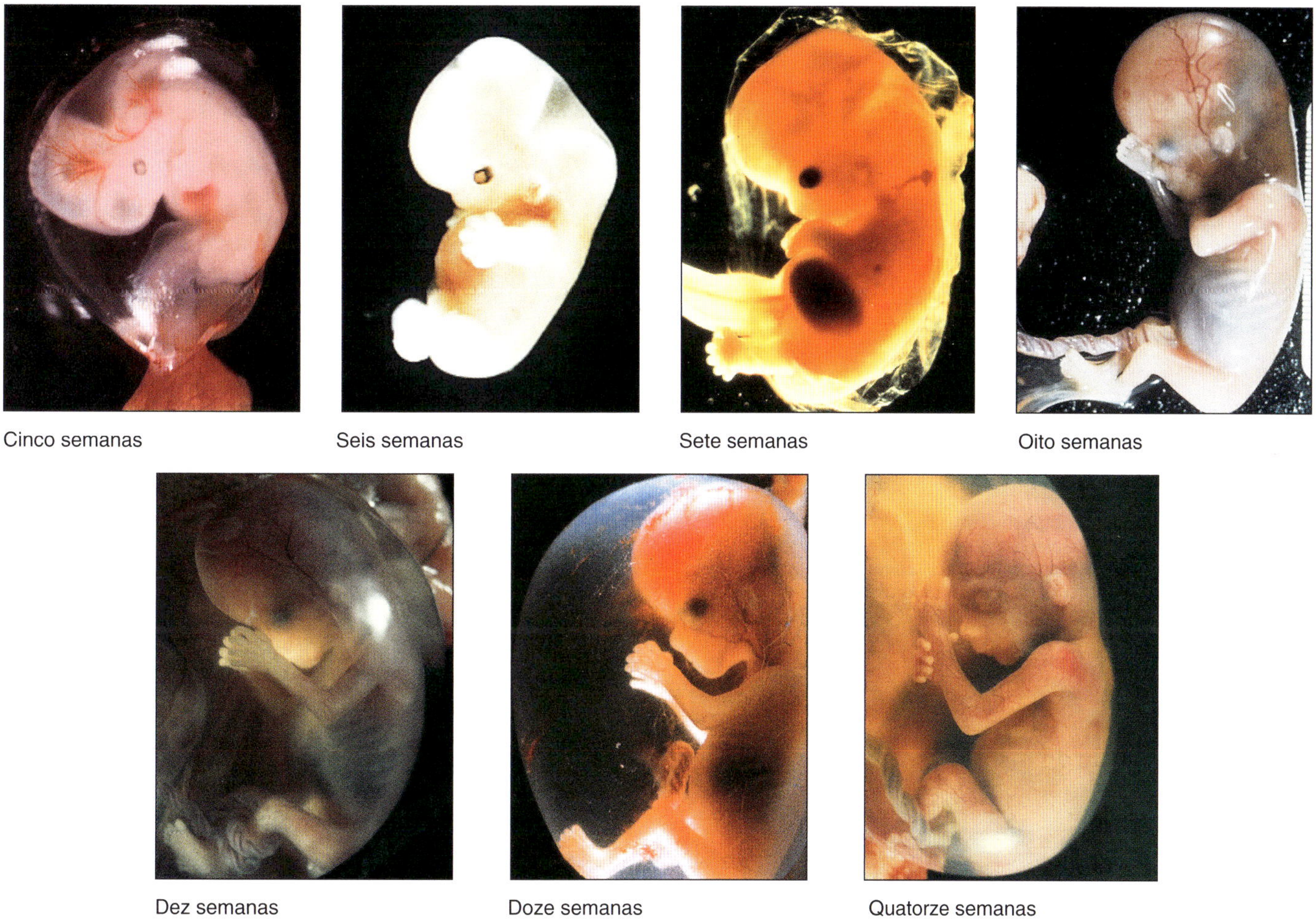

FIGURA 22.20 Uma série de fotografias resumindo o desenvolvimento embrionário e início do fetal.

Depois da décima sexta semana, o comprimento fetal pode ser determinado por radiografias. O registro do comprimento de um feto geralmente é medido por uma linha reta que vai da coroa da cabeça (ponto mais elevado da cabeça) ao ísquio em desenvolvimento (distância coroa-nádega). Medições feitas em um embrião antes do período fetal, contudo, não são registradas como sendo medidas coroa-nádega, mas sim como as distâncias totais.

Décima Sétima à Vigésima Semanas

Entre a décima sétima e a vigésima semanas, os membros inferiores alcançam suas proporções relativas finais, e os primeiros movimentos fetais são, comumente, percebidos pela mãe. A pele está coberta com um material fino, branco, semelhante ao leite conhecido como **verniz caseoso**. Consiste em secreção gordurosa das glândulas sebáceas e células epidérmicas mortas. A função do verniz caseoso é proteger o feto enquanto é banhado pelo líquido amniótico. Fetos com vinte semanas geralmente têm pêlos finos como seda, chamados **lanugem**, que cobrem a pele. A lanugem mantém o verniz caseoso em seu lugar sobre a pele e produz um movimento semelhante ao ciliar que movimenta o líquido amniótico. Pensa-se também que ajuda a desenvolver os folículos pilosos. Um feto com 20 semanas tem aproximadamente 190 mm de comprimento, e pesa cerca de 460 g. Por causa do espaço limitado, desenvolve uma marcante flexão de sua coluna vertebral que é, comumente, chamada *posição fetal*, estando a cabeça abaixada e em contato com os joelhos flexionados.

Vigésima Primeira à Vigésima Quinta Semanas

Entre a vigésima primeira semana e a vigésima quinta semana, o feto aumenta seu peso substancialmente para aproximadamente 900 g. Contudo, como o comprimento do corpo aumenta apenas moderadamente (240 mm), o peso fica uniformemente distribuído. A pele está bastante enrugada e é agora translúcida. Como o sangue que flui pelos capilares está visível, a pele apresenta-se rosada.

Vigésima Sexta à Vigésima Nona Semanas

Para o final deste período, o feto deve ter aproximadamente 275 mm de comprimento e pesar aproximadamente 1.300 g. Um

verniz caseoso: L. *vernix*, verniz; L. *caseus*, queijo
lanugo: L. *lana*, lã

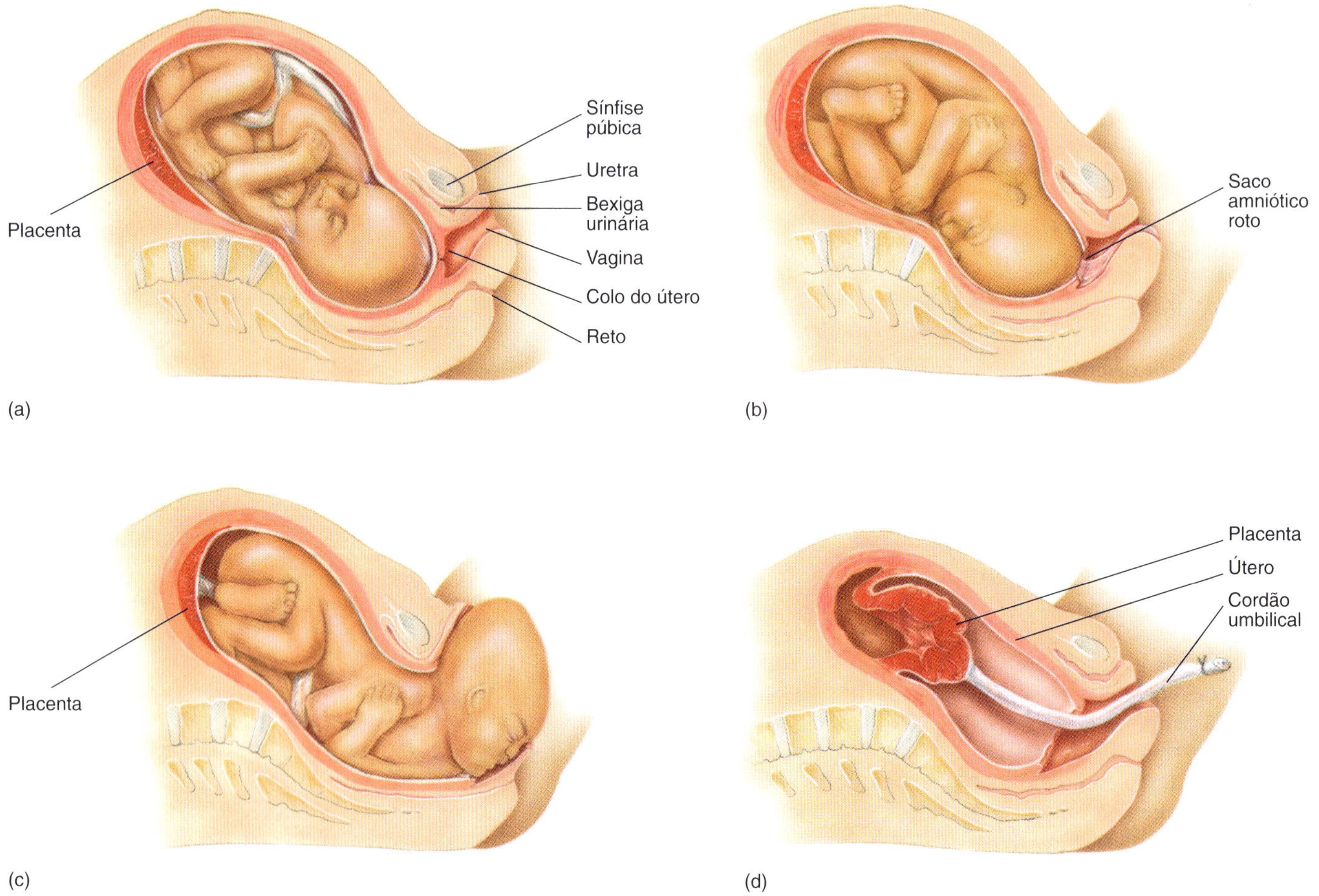

FIGURA 22.23 Estágios do trabalho de parto e parto. (*a*) Posição do feto antes do trabalho de parto. (*b*) Ruptura do saco amniótico durante o início do *estágio de dilatação* do colo do útero. (*c*) *Estágio de expulsão*, ou período do parto. (*d*) *Estágio placentário*, quando a placenta é expelida.

Período Neonatal

O **período neonatal** se estende do nascimento até o final do primeiro mês de vida extra-uterina. Embora o crescimento seja rápido durante esse período, as mudanças mais marcantes são fisiológicas. O corpo de um recém-nascido tem que se adaptar imediatamente às principais mudanças ambientais, incluindo estresse térmico; colonização bacteriana rápida da pele, da cavidade oral e do trato GI; as dificuldades com os estímulos sensoriais; e súbitas demandas dos sistemas de seu corpo.

A necessidade mais crítica do recém-nascido é a fixação de uma freqüência respiratória adequada para assegurar quantidades suficientes de oxigênio. A freqüência respiratória normal de um recém-nascido vai de 30 a 40 respirações por minuto. Uma freqüência cardíaca adequada também é imperativa. O coração de um recém-nascido parece ser grande em relação ao tamanho da cavidade torácica (quando comparado ao coração de um adulto) e tem uma freqüência rápida que varia de 120 a 160 batimentos por minuto.

Recém-nascidos de termo parecem bochechudos por causa da deposição de gordura no interior do tecido adiposo durante o último trimestre da gravidez. A desidratação é uma ameaça séria por causa da incapacidade dos rins em excretar urina concentrada; grandes volumes de urina diluída são eliminados. A imunidade não está bem desenvolvida e está limitada àquela obtida da mãe por transferência placentária. Por isso, os recém-nascidos precisam ser protegidos contra a exposição a doenças infecciosas.

Virtualmente todos os neurônios do sistema nervoso estão presentes em um recém-nascido, mas eles são imaturos e o recém-nascido tem pouca coordenação. A maior parte do comportamento infantil parece ser governada por centros cerebrais inferiores e pela medula espinal.

Um recém-nascido tem muitos reflexos, alguns indicativos de maturidade neuromuscular e outros essenciais para sua própria vida. Quatro reflexos críticos para a sobrevivência são (1) o *reflexo de sucção*, ativado por qualquer coisa que toque o lábio do recém-nascido; (2) o *reflexo de "fuçar ou procurar"*, que ajuda um bebê a achar a papila mamária quando vira sua cabeça e começa a se amamentar em resposta a algo que toque sua bochecha; (3) o *reflexo do choro*, ativado pelo estômago vazio ou outros desconfortos; e (4) O *reflexo respiratório*, presente em um recém-nascido normal até mesmo antes que o cordão umbilical, com seu suprimento de oxigênio, seja cortado.

neonatal: G. *neos*, novo; *natus*, nascimento

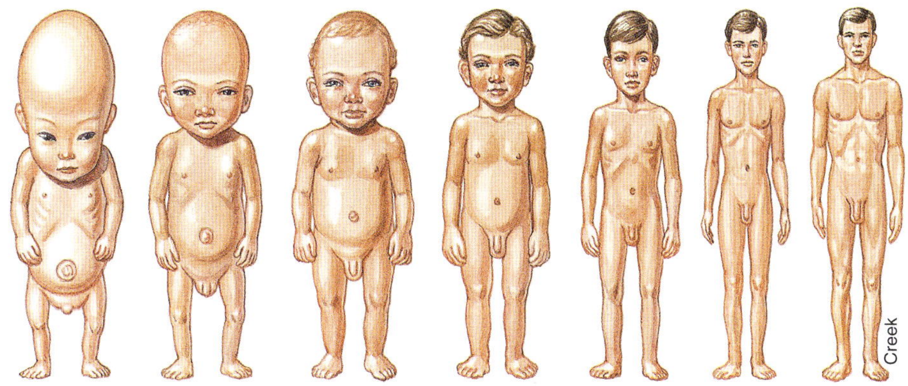

FIGURA 22.24 Proporções relativas do corpo desde o embrião até o adulto. A cabeça de um recém-nascido representa um quarto da dimensão total do corpo, e os membros inferiores representam cerca de um terço. No adulto, a cabeça constitui aproximadamente 13% da dimensão total do corpo, enquanto os membros inferiores constituem aproximadamente 50%.

Crianças nascidas com mais de 3 semanas antes da data prevista, geralmente, são consideradas prematuras, mas como se cometem erros comumente quanto à data do parto, a prematuridade é definida através do peso do corpo do recém-nascido em lugar da data calculada. Recém-nascidos que pesam menos que 2.500 g são considerados prematuros. Aproximadamente por esta definição, 8% dos recém-nascidos nos Estados Unidos são prematuros.

Crianças *hipermaturas* são aquelas que nascem duas ou mais semanas depois da data calculada. Elas freqüentemente pesam menos que teriam se tivessem nascido a termo porque, freqüentemente, a placenta torna-se menos eficiente depois que a gravidez chegou a termo. Aproximadamente 10% dos recém-nascidos nos Estados Unidos são hipermaturos.

Infância até os Dois Anos

Este período da **infância** segue o período neonatal e vai até os 2 anos de vida. A infância é caracterizada por grande crescimento, melhora da coordenação e do desenvolvimento mental.

Uma criança de termo geralmente dobrará seu peso de nascimento aos 5 meses e o triplicará com um ano. A formação de tecido adiposo subcutâneo alcança seu ápice em torno dos 9 meses, levando a criança a se apresentar bochechuda. O crescimento desacelera durante o segundo ano, quando a criança ganha apenas cerca de 2,5 kg. Durante o segundo ano, a criança desenvolve o controle da locomoção e da manipulação e gradualmente fica mais magra e musculosa.

A estatura do corpo aumenta durante o primeiro ano de 25 a 30 cm. Durante o segundo ano há um acréscimo de 12 cm no crescimento. O encéfalo e a circunferência da cabeça também crescem rapidamente durante o primeiro ano, mas apenas moderadamente durante o segundo. A circunferência da cabeça aumenta aproximadamente 12 cm durante o primeiro ano e apenas um adicional de 2 cm durante o segundo ano. O fontículo anterior (veja fig. 6.13) diminui gradualmente de tamanho depois dos 6 meses e se fecha completamente em torno dos 20 aos 24 meses. É o último fontículo a fechar. O encéfalo corresponde a dois terços do tamanho do adulto no final do primeiro ano e quatro quintos do tamanho do adulto no final do segundo ano.

Aos 2 anos, a maioria das crianças pesa aproximadamente quatro vezes o peso que tinham ao nascer e a estatura está em torno de 81 a 91 cm. As proporções do corpo aos dois anos de idade não são certamente iguais às do adulto (fig. 22.24). Crescimento é um processo diferencial, resultando de mudanças graduais nas proporções do corpo.

Dentes decíduos começam a aparecer na maioria das crianças entre 5 e 9 meses. Até que elas tenham um ano de idade, a maioria das crianças tem 6 a 8 dentes. Oito dentes mais surgem durante o segundo ano e totalizam de 14 a 16, incluindo os primeiros molares decíduos e dentes caninos.

As taxas de crescimento das crianças variam bastante. As estaturas e os pesos do corpo não são sempre indicadores fidedignos de crescimento e desenvolvimento normal. Uma avaliação mais objetiva do desenvolvimento da criança é determinado através da análise radiográfica da ossificação do esqueleto na região carpal (fig. 22.25).

Infância até a Puberdade

Este é o período de crescimento e desenvolvimento que se estende dos 2 anos de idade até a adolescência, quando começa a puberdade. A duração deste período varia porque a puberdade começa em idades diferentes para pessoas diferentes.

Este é um período de crescimento relativamente estável até a pré-adolescência, que é caracterizada por um crescimento rápido. A média do aumento de peso durante este período é de aproximadamente 3 a 3,5 kg por ano. Há um aumento médio na altura de 6 cm por ano. A circunferência da cabeça aumenta ligeiramente – em torno de 3 a 4 cm durante esse período – e na adolescência, a cabeça e o encéfalo estão virtualmente do tamanho do adulto.

Os ossos faciais continuam se desenvolvendo durante este período (fig. 22.26). Especialmente significante é a ampliação dos seios. Os primeiros dentes permanentes geralmente aparecem durante o sétimo ano, e então os dentes decíduos começam a cair

prematuro: L. *prae*, antes; *maturus*, maduro
infância: L. *in*, não; *fans*, fala

CAPÍTULO 22

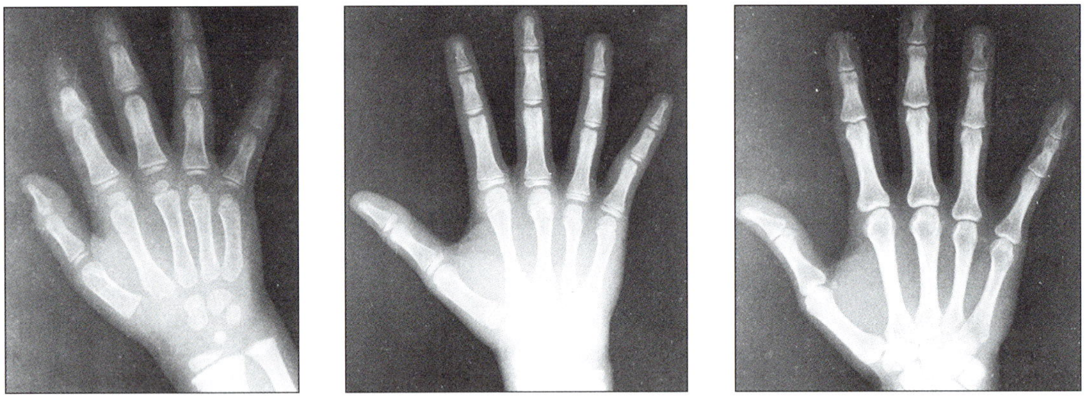

(a) (b) (c)

FIGURA 22.25 Radiografia da mão direita (*a*) de uma criança, (*b*) de um adolescente e (*c*) de um adulto.

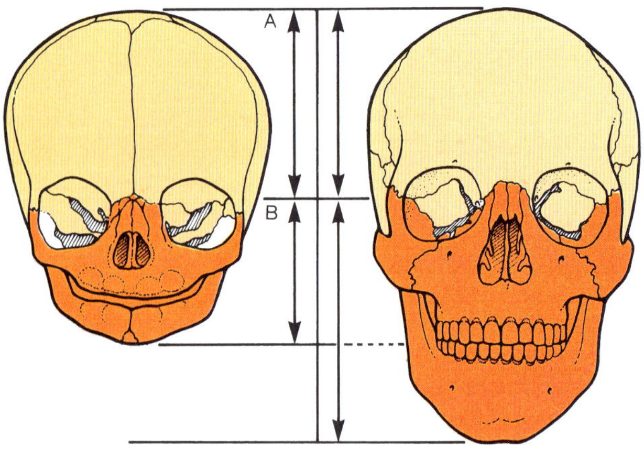

FIGURA 22.26 Crescimento do crânio. A altura da abóbada craniana (distância entre os planos A e B) é mostrada como sendo a mesma nos crânios da criança e do adulto. O crescimento do crânio ocorre quase exclusivamente por conta dos ossos da região facial.

aproximadamente na mesma seqüência na qual foram adquiridos. Os dentes decíduos são substituídos em média de quatro por ano durante os próximos 7 anos.

Embora haja uma freqüência média de crescimento durante este período em função da genética, há uma larga margem considerada de crescimento normal. Por exemplo, se crianças com 8 anos de idade que estivessem entre os 10% mais altos e mais pesados do seu grupo de idade deixassem de crescer durante um ano enquanto seus colegas crescessem normalmente, eles ainda estariam mais altos que a metade dos seus contemporâneos e mais pesados que três quartos deles.

Durante esse período, a média das crianças torna-se mais magra, mais forte e crescem mais a cada ano. Crianças com a média de 10 anos de idade, por exemplo, podem lançar uma bola duas vezes mais longe que as crianças com média de idade de 6 anos. Órgãos viscerais, particularmente o coração e os pulmões, desenvolvem-se bastante durante este período, permitindo que uma criança corra mais rapidamente e se exercite por mais tempo.

Na metade deste período, o tecido linfático está no auge de seu desenvolvimento e, geralmente, a quantidade deste tecido excede a do adulto normal. Crianças precisam de tecido linfático extra para combater as doenças da infância, especialmente em países onde a nutrição é deficiente e os cuidados com a saúde são mínimos.

Obesidade na infância pode se tornar um sério problema físico e psicológico se não for corrigida. As crianças com peso acima da média comumente se exercitam menos e correm mais risco de contrair enfermidades sérias. Freqüentemente, eles são caçoados e rejeitados por colegas causando estresse psicológico. Pelo menos 5% das crianças nos Estados Unidos podem ser classificadas como obesas. Obesidade na infância e obesidade no adulto geralmente caminham juntas. A obesidade em adultos é um importante problema de saúde considerando que um em cada cinco adultos tem 30% a mais do que seu peso ideal e saudável. Uma dieta controlada e exercícios regulares são fundamentais para corrigir a obesidade.

Adolescência

Adolescência é o período de crescimento e desenvolvimento entre a infância e a idade adulta. Começa em torno dos 10 anos de idade nas meninas e dos 12 anos nos meninos. Freqüentemente se diz que a adolescência termina aos 20 anos de idade, porém isto não está claramente definido, variando com os critérios de desenvolvimento físico, emocional, mental ou cultural que definem um adulto.

Puberdade é o estágio inicial da adolescência quando os caracteres sexuais secundários se evidenciam e os órgãos sexuais se tornam funcionantes. **Pubescência** se refere às contínuas mudanças físicas durante a puberdade, particularmente com respeito aos pêlos do corpo. Embora a puberdade esteja sob controle hormonal, uma interação complexa de outros fatores, inclusive nutrição e forças socioeconômicas, exercem uma influência decisiva no início e na duração da puberdade. Assim, para ambos os sexos há larga variação individual.

adolescência: L. *adolescere*, crescer

puberdade: L. *pubertas*; adulto

TABELA 22.3 Seqüência de Desenvolvimento Físico durante a Adolescência

Mulheres	Idade		Homens
Início do crescimento rápido; brotos de mamas e aparecem escassos pêlos púbicos	10–11 anos	11,5–13 anos	Crescimento dos testículos e do escroto; aparecem escassos pêlos púbicos; início do crescimento rápido; começa o crescimento do pênis
Aparecimento de pêlos púbicos lisos e pigmentados; intensificação da voz; crescimento rápido dos ovários, útero e vagina; secreção vaginal ácida; menarca; aumento das mamas; encrespamento dos pêlos púbicos; idade de crescimento máximo	11–14 anos	13–16 anos	Aparecimento de pêlos púbicos lisos e pigmentados; intensificação da voz; maturação do pênis, testículos, escroto e glândulas genitais acessórias; ejaculação do sêmen; pêlos axilares; encrespamento dos pêlos púbicos; pêlos escassos na face; idade de crescimento máximo
Aparecimento de pêlos axilares; mamas de tamanho e forma adultos; culminação do crescimento físico	14–16 anos	16–18 anos	Aumento dos pêlos do corpo; acentuada mudança da voz; culminação do crescimento físico

O resultado final da puberdade é que **características sexuais dimórficas** adicionais – que distinguem os sexos – estão evidentes. A média dos homens adultos, por exemplo, tem voz mais grave, mais pêlos no corpo e é mais alta que a média das mulheres adultas. Antes da puberdade, crianças masculinas e femininas têm poucas diferenças estruturais importantes, excetuando os órgãos genitais externos.

A puberdade, na verdade, começa antes de se expressar fisicamente. Na maioria dos casos, quantidades significantes de hormônios sexuais já aparecem no sangue de mulheres em torno dos 10 anos de idade e no sangue dos homens em torno dos 11 anos de idade. Supõe-se, geralmente, que as alterações sexuais sejam as únicas características da puberdade, mas alterações musculoesqueléticas importantes acontecem também. Durante os últimos anos da infância, as proporções dos corpos em ambos os sexos são semelhantes, embora os homens sejam ligeiramente mais altos. Sob a influência dos hormônios, as mulheres experimentam crescimento rápido no início da adolescência que precede em 2 anos o dos homens. Durante esse tempo, as mulheres são temporariamente mais altas. Quando a puberdade nos homens se inicia, as alturas de ambos os sexos se igualam e no auge da puberdade, os homens estão aproximadamente 10 cm mais altos que as mulheres, em média. Até que se complete o crescimento, ao término da adolescência, os homens geralmente estão 13 cm mais altos do que as mulheres.

Outras diferenças dimórficas envolvendo estruturas do esqueleto inclui o alargamento do cíngulo do membro inferior nas mulheres. Os músculos dos homens ficam mais volumosos e mais fortes. Mulheres adquirem uma tela subcutânea mais espessa durante a adolescência, dando-lhes contornos mais arredondados.

A maturação sexual durante a adolescência inclui não apenas o desenvolvimento dos órgãos genitais, mas também o aparecimento dos caracteres sexuais secundários (veja fig. 2.9). A seqüência da maturação sexual e a expressão dos caracteres sexuais secundários de homens e mulheres estão apresentadas na tabela 22.3.

Nas mulheres, a primeira indicação física da puberdade é o aparecimento de **brotos das mamas**, que são saliências nas paredes torácicas, e ligeiro aumento da área e da pigmentação das aréolas. Brotos das mamas geralmente aparecem em meninas saudáveis em torno dos 11 anos de idade, mas a idade pode variar de 9 a 13 anos. Aproximadamente 3 anos são necessários para a maturação das mamas depois do aparecimento dos brotos mamários. Pêlos púbicos comumente começam a aparecer logo após que os brotos mamários se tornam aparentes, mas em aproximadamente um terço de todas as meninas, escassos pêlos púbicos aparecem antes dos brotos das mamas. Os pêlos axilares aparecem um ano ou dois depois dos pêlos púbicos.

O primeiro período menstrual, chamado **menarca**, geralmente ocorre aos 13 anos de idade mas pode acontecer já aos 9 anos ou mais tarde, como aos 17 anos. As secreções vaginais mudam de alcalinas para ácidas durante a puberdade.

O início da puberdade nos homens varia da mesma maneira como ocorre com as mulheres, mas geralmente costuma atrasar por aproximadamente 1 $^1/_2$ anos. A primeira indicação da puberdade em meninos é o crescimento dos testículos e o aparecimento de escassos pêlos púbicos na idade de 12 anos. Segue-se o crescimento do pênis que prossegue por aproximadamente 2 anos, e o aparecimento de pêlos axilares. Mudanças vocais geralmente começam durante o início da puberdade mas não se completam até a metade da puberdade. Os primeiros pêlos na face e na parede torácica (que podem ou não estar presentes) aparecem no final da puberdade. A idade média em que o sêmen pode ser ejaculado é 13,7 anos, mas geralmente espermatozóides maduros para fertilização não são produzidos antes dos 14 a 16 anos de idade.

Idade Adulta

A **idade adulta** é o estágio final das mudanças físicas humanas. É o período da vida além da adolescência. Um adulto atingiu a estatura física máxima estabelecida por fatores genéticos, nutricionais e ambientais. Embora a maturidade do esqueleto seja alcançada no início da idade adulta, mudanças anatômicas e fisiológicas continuam ao longo da idade adulta e fazem parte do processo de envelhecimento.

O dimorfismo sexual em adultos humanos vai além das óbvias diferenças anatômicas. Homens e mulheres diferem fisiologicamente, metabolicamente e, quanto ao comportamento, psicologicamente e socialmente. Algumas dessas diferenças manifestam-se por elas mesmas pré-natalmente e durante toda a infância. Outras são características da adolescência e da idade adulta. É incerto até que

dimorfismo: G. *di*, dois; *morphe*, forma

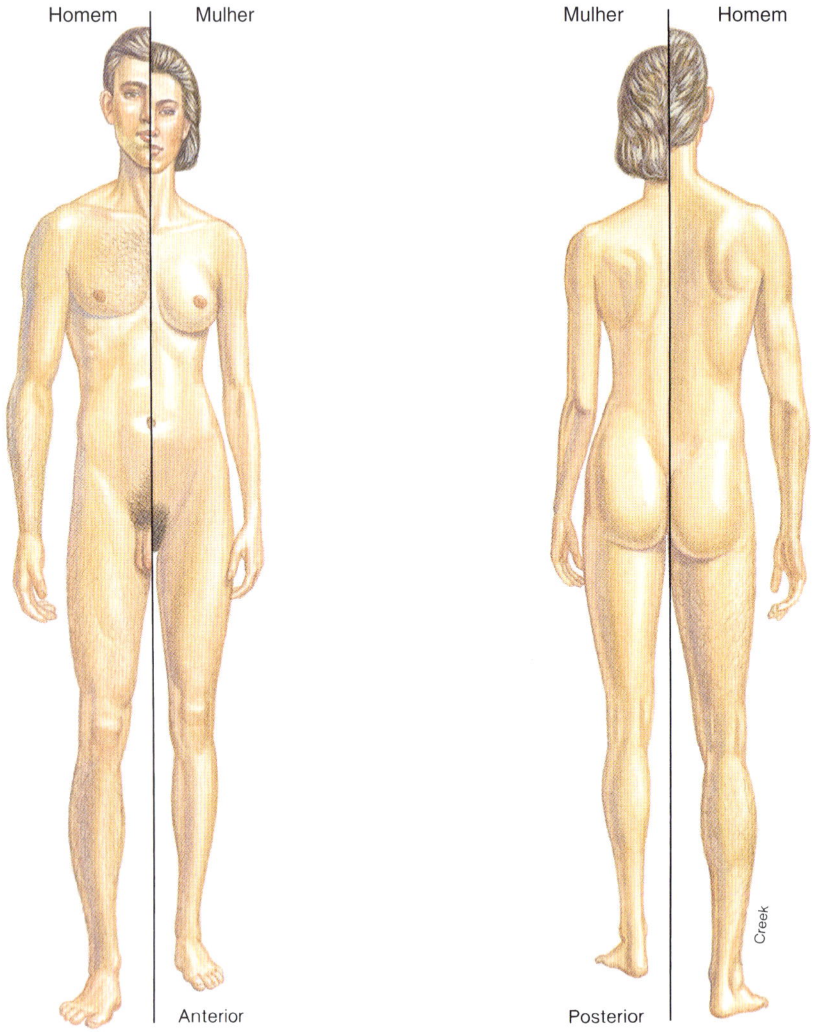

FIGURA 22.27 Diferenças físicas relativas entre um homem e uma mulher adultos. O homem tem membros e pescoço proporcionalmente mais longos que a mulher.

ponto o dimorfismo específico dos sexos é geneticamente determinado por ação hormonal ou influenciado por fatores ambientais (inclusive culturalmente). Também não está claro como esses fatores controladores são expressados em características físicas notáveis.

A forma do corpo adulto é determinada principalmente pelo esqueleto e pelos músculos nele inseridos, e também pelo tecido conjuntivo subcutâneo (especialmente o tecido adiposo) e líquidos extracelulares do corpo. Embora as proporções do corpo de homens e mulheres adultos variem amplamente entre os indivíduos (fig. 22.27), homens adultos geralmente têm membros mais longos que as mulheres, seus ombros são mais largos e sua pelve, mais estreita. Os homens também têm pescoços relativamente mais longos.

A constituição geral do corpo dos homens e das mulheres também pode ser comparada. Dados médios sobre a composição do corpo estão resumidos na tabela 22.4. Os valores do líquido total do corpo e peso do esqueleto são mais baixos nas mulheres adultas que nos homens adultos. Contudo, as mulheres têm uma porcentagem mais alta de gordura no corpo (veja tabela 3.1). Outras diferenças não mostradas na tabela 22.4 são: as mulheres adultas têm pressões sangüíneas, contagem de eritrócitos (hematócrito), taxas metabólicas basais e taxas respiratórias mais baixas que os homens adultos. Contudo, as mulheres têm freqüência cardíaca e temperaturas orais mais elevadas.

Algumas das características físicas e do comportamento de cada estágio do crescimento e desenvolvimento humanos estão resumidas na tabela 22.5.

Antropólogos físicos estiveram muito tempo interessados nas proporções do corpo de diferentes grupos étnicos. *Antropometria* é o estudo das diferenças físicas, particularmente do esqueleto, entre os grupos étnicos. Proporções em estudos antropométricos são expressas em índices, que são medidas calculadas em porcentagem a partir de outras medidas tomadas como referência. Por exemplo, o índice craniano é a largura do crânio expressa como uma porcentagem da maior dimensão do crânio.

---

antropometria: G. *anthropos*, humano; *metron*, medida

TABELA 22.4 Composição do Corpo na Média dos Adultos

	Homens				Mulheres			
	Absoluto		Relativo (% Peso do Corpo)		Absoluto		Relativo (% Peso do Corpo)	
	25 Anos	65 Anos	25 Anos	65 Anos	25 Anos	65 Anos	25 Anos	65 Anos
Peso do corpo	70,0 kg	70,0 kg			69,0 kg	60,0 kg		
Líquidos do corpo	41,0 L	37,0 L	58,9%	52,9%	30,8 L	28,0 L	51,3%	46,7%
Intracelular	24,0 L	19,2 L	34,3%	27,4%	16,6 L	14,3 L	27,7%	23,8%
Extracelular	17,2 L	17,8 L	24,6%	25,5%	14,2 L	13,7 L	23,6%	22,9%
Volume do Plasma	3,302 mL	2,940 mL	4,7%	4,2%	2,760 mL	2,462 mL	4,6%	4,1%
Peso do corpo magro	56,3 kg	50,5 kg	80,4%	72,1%	42,0 kg	38,2 kg	70,2%	63,7%
Gordura do corpo	13,7 kg	19,5 kg	19,6%	27,9%	17,9 kg	21,8 kg	29,8%	36,3%
Peso do esqueleto	5,8 kg	5,7 kg	8,3%	8,1%	4,4 kg	4,2 kg	7,3%	7,0%

De K. H. Oleson, "Body Composition in Normal Adults" *in Human Body Composition*, Vol. 7:177-190. Copyright © 1965 Pergamon Press Ltd., Oxford, England.

TABELA 22.5 Resumo do Período Pós-natal

Período	Espaço de Tempo	Características Físicas e Comportamentais
Neonatal	Nascimento ao final da quarta semana	Estabilização dos sistemas do corpo necessários para a respiração, captação de nutrientes, digestão de nutrientes, excreção de resíduos, regulação da temperatura do corpo e circulação do sangue
Infância até os dois anos	Fim da quarta semana até o decorrer do segundo ano	Grande crescimento; os dentes começam a aparecer; sistemas muscular e nervoso se desenvolvem de forma que atividades motoras são possíveis; início da comunicação verbal
Infância acima de dois anos	Fim da infância até a puberdade	Crescimento consistente; erupção de dentes decíduos e estes são substituídos por dentes permanentes; desenvolvimento do controle motor; estabelecimento dos controles da bexiga urinária e do intestino; o intelecto desenvolve-se rapidamente
Adolescência	Fim da puberdade até a maturidade	Amadurecimento do sistema genital; crescimento de projeções dos sistemas esquelético e muscular; desenvolvimento continuado do intelecto e emocional
Adulto	Fim da adolescência até a idade idosa	Atinge o máximo de estatura física e de força; começam a aparecer mudanças degenerativas anatômicas e fisiológicas
Senescência	De idoso até a morte	Continua a senescência; o corpo torna-se menos capaz de enfrentar as doenças e demandas físicas; morte – geralmente por perturbações físicas no sistema cardiovascular ou processos de doença em órgãos vitais

Uma expressão particularmente padronizada de diferenças étnicas são os índices de comprimento dos membros em relação à altura sentado (da coroa da cabeça ao cóccix). Pessoas de ascendência africana, por exemplo, têm membros comparativamente mais longos em relação com a altura sentado; além disso, o antebraço e a perna são mais longos em relação ao braço e à coxa (fig. 22.28). Os aborígenes australianos têm proporcionalmente pernas até mais longas que os nativos africanos. Pessoas de ascendência africana também têm o cíngulo do membro inferior mais estreito para uma determinada largura do ombro. Pessoas de ascendência asiática têm comprimentos de apêndices relativamente menores em relação à altura sentado. Essas diferenças proporcionam diferentes vantagens ou desvantagens em certos jogos esportivos. Os negros levam vantagens em muitos eventos como corridas, particularmente nas corridas de curta distância e nos saltos, enquanto os brancos, geralmente, estão mais adaptados para corridas de longa distância. Asiáticos freqüentemente são melhores em ginásticas e levantamento de peso.

Avaliação de Conhecimentos

20. Construa uma tabela que liste os períodos de crescimento pós-natal da infância à adolescência e indique os eventos ou características de cada período.
21. Liste quatro reflexos de um recém-nascido que são importantes para sua sobrevivência.
22. Defina os temos: *puberdade*, *pubescência*, *dimorfismo sexual* e *menarca*. Qual é a idade média da puberdade e o que ela provoca?
23. Descreva as características físicas do adulto. Compare a estrutura do corpo de uma mulher adulta com a de um homem adulto.

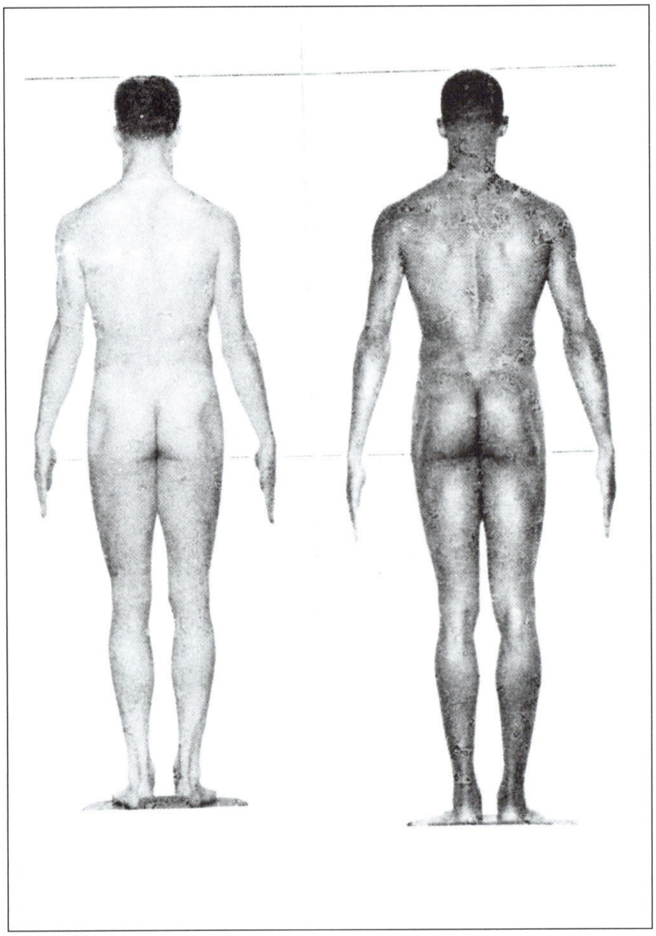

FIGURA 22.28 Comparação dos físicos de americanos caucasiano e africano. As fotografias de dois corredores olímpicos de 400 metros foram graduadas de forma que ambos tenham a mesma altura.

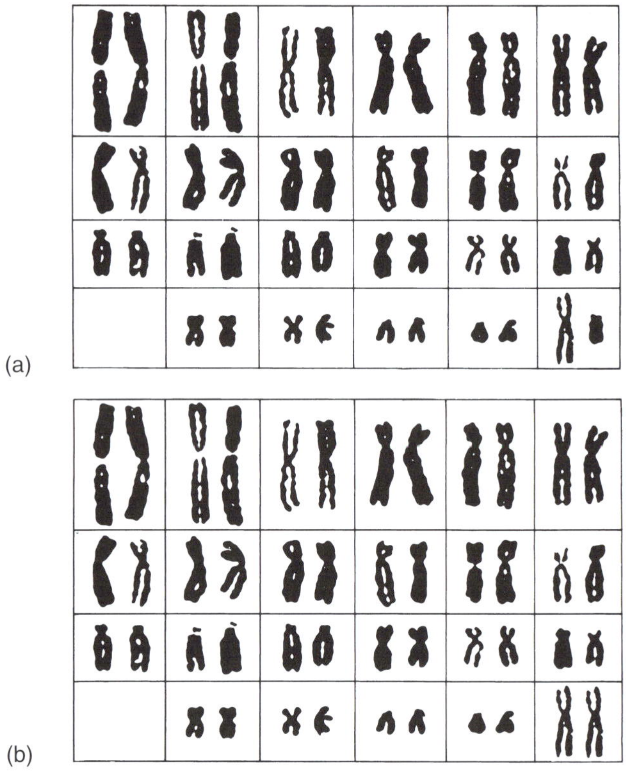

FIGURA 22.29 Um cariótipo de pares de cromossomos homólogos obtidos de uma célula humana diplóide. Os primeiros 22 pares de cromossomos são chamados cromossomos autossomos. Os cromossomos sexuais são (*a*) XY para o homem e (*b*) XX para a mulher.

HERANÇA

Herança é a aquisição de caracteres ou de qualificações por transmissão dos pais para os descendentes. As informações hereditárias são transmitidas através de genes.

Objetivo 18 Definir *genética*.

Objetivo 19 Comentar as variáveis responsáveis pelo fenótipo de uma pessoa.

Objetivo 20 Explicar quantas probabilidades estão envolvidas na previsão da herança usando o quadrado de Punnett para ilustrar as probabilidades selecionadas.

Genética é o ramo da biologia que trata da herança. Genética e herança são importantes em anatomia e fisiologia por causa das numerosas afecções de desenvolvimento e de funcionamento que têm base genética. O conhecimento dessas disfunções e doenças de caráter hereditário têm aplicação prática no aconselhamento genético. A herança genética de um indivíduo começa com a concepção.

Cada zigoto herda 23 cromossomos da mãe e 23 cromossomos do pai. Isso não produz 46 cromossomos diferentes; produz 23 pares de *cromossomos homólogos*. Cada membro de um par homólogo, com a importante exceção dos cromossomos sexuais, se parecem e contém genes semelhantes (como os códigos genéticos para cor de olho, altura e assim por diante). Esses pares homólogos de cromossomos podem ser **cariotipados** (fotografados ou desenhados) e identificados, como demonstrado na fig. 22.29. Cada célula que contém 46 cromossomos (isto é *diplóide*) tem dois cromossomos número 1, dois cromossomos número 2 e assim por diante até os dois cromossomos de número 22. Os primeiros 22 pares de cromossomos são chamados **cromossomos autossomos**. O par vigésimo terceiro de cromossomos são os **cromossomos sexuais**, que podem parecer diferentes e levar genes diferentes. Na mulher, estes consistem em dois cromosomos X, enquanto no homem há um cromossomo X e um cromossomo Y.

Genes e Alelos

Um **gene** é a porção do DNA de um cromossomo que contém a informação necessária para sintetizar uma molécula de determinada proteína. Embora cada célula diplóide tenha um par de genes para cada caráter, esses genes podem estar presentes em formas variadas. Essas formas alternativas de um gene que se refere ao mesmo caráter mas que produz expressões diferentes da-

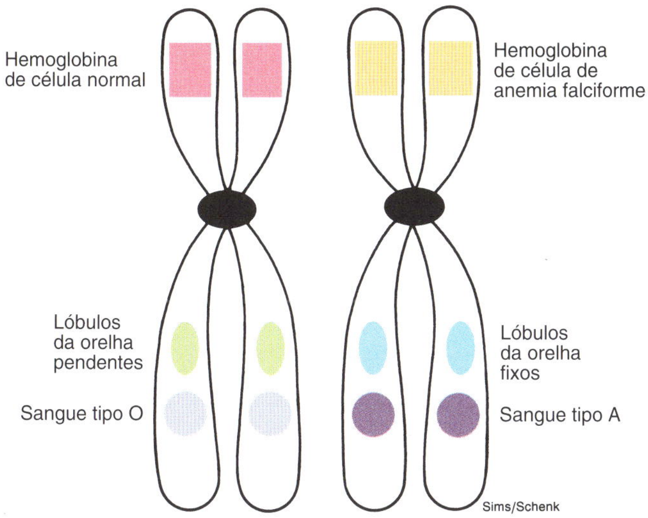

FIGURA 22.30 Um par de cromossomos homólogos. Cromossomos homólogos contêm genes para o mesmo caráter no mesmo local.

quele caráter são chamadas **alelos**. Um alelo de cada par origina-se da mãe e o outro do pai. A forma das orelhas de uma pessoa, por exemplo, é determinada pelo tipo de alelo recebido de cada um dos pais e de como os alelos interagem um com o outro. Os alelos sempre estão localizados no mesmo ponto (chamado **locus**) de cromossomos homólogos (fig. 22.30).

Para qualquer par de alelos de uma pessoa, os dois alelos são idênticos ou não idênticos. Se o alelos forem idênticos, dizemos que a pessoa é **homozigoto** para aquele determinado caráter. Mas se os dois alelos forem diferentes, a pessoa é **heterozigoto** para aquele determinado caráter.

Genótipo e Fenótipo

O DNA de uma pessoa contém um catálogo de genes conhecido como o **genótipo** daquela pessoa. A expressão daqueles genes resulta em um certo caráter observável chamado **fenótipo**.

Se os alelos para um determinado caráter for homozigoto, o caráter expresso é o mesmo (dois alelos para lóbulos da orelha fixos, por exemplo, resulta em uma pessoa com lóbulos da orelha fixos). Se os alelos para um determinado caráter forem heterozigotos, contudo, o alelo que o exprime e o modo pelo qual os genes, para aquele caráter, interagem determinarão o fenótipo. O alelo que o exprime é chamado **alelo dominante**, aquele que não o faz é o **alelo recessivo**. As várias combinações de alelos dominantes e recessivos são responsáveis pelos caracteres hereditários de uma pessoa. (tabela 22.6)

Na descrição de genótipos, é tradicional usar letras para representar os alelos de um organismo. Os alelos dominantes são simbolizados por letras maiúsculas, e o alelos recessivos são simbolizados por letras minúsculas. Assim, o *genótipo* de uma pessoa que é homozigoto para lóbulos da orelha pendentes como resultado de um alelo dominante é simbolizado por *EE*; um par heterozigoto é simbolizado por *Ee*. Em ambos os casos, o *fenótipo* dos

TABELA 22.6 Caracteres Hereditários em Humanos Determinados por Pares Simples de Alelos Dominantes e Recessivos

Dominante	Recessivo	Dominante	Recessivo
Lóbulos da orelha pendentes	Lóbulos fixos	Visão para cores	Cegueira para cores
Cabelo marrom escuro	Todas as outras cores	Lábios largos	Lábios estreitos
Cabelo ondulado	Cabelo liso	Capacidade para girar a língua	Incapacidade para isso
Padrão de calvície (♂♂)	Calvície (♀♀)	Pés curvados	Pés chatos
Pele pigmentada	Albinismo	Fator sangüíneo A ou B	Fator sangüíneo O
Olhos marrons	Olhos azuis ou verdes	Fator Rh positivo no sangue	Fator Rh negativo

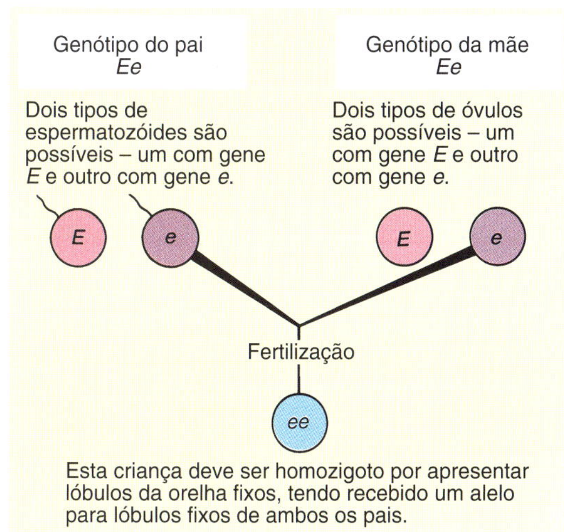

FIGURA 22.31 Herança do caráter do lobo da orelha. Pais com lóbulos da orelha pendentes podem ter uma criança com lóbulos da orelha fixos.

indivíduos será lóbulos da orelha pendentes que resultam da presença de um alelo dominante em cada genótipo. Uma pessoa que herdou dois alelos recessivos para lóbulos da orelha teria o genótipo *ee* e os lóbulos da orelha fixos.

Assim, três genótipos são possíveis quando o par de genes envolve alelos dominante e recessivo. Eles são *homozigoto dominante* (*EE*), *heterozigoto* (*Ee*) e *homozigoto recessivo* (*ee*). Apenas dois fenótipos são possíveis, contudo, porque o alelo dominante está expresso em ambos, no homozigoto dominante (*EE*) e isoladamente no heterozigoto (*Ee*). O alelo recessivo está expresso apenas no homozigoto recessivo (*ee*). Recorra à figura 22.31 para uma ilustração de como um caráter homozigoto recessivo pode ser expresso em uma criança cujos pais são heterozigotos.

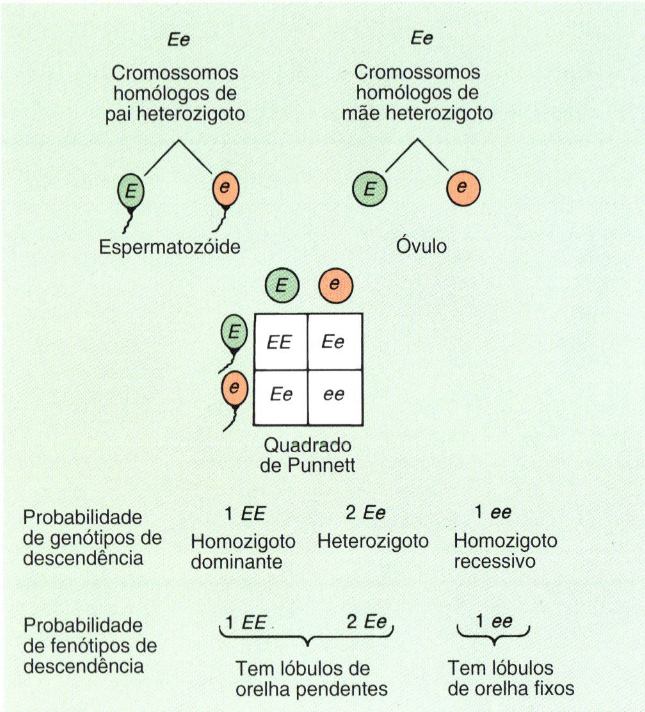

FIGURA 22.32 Uso do quadrado de Punnett para determinar os genótipos e fenótipos que poderiam resultar do acasalamento de pais heterozigotos.

Probabilidades

Um **quadrado de Punnett** é um modo conveniente para expressar as probabilidades de combinações de alelos para um determinado caráter que possa ser herdado. Na construção de um quadrado de Punnet, os gametas masculinos (espermatozóides) levando um determinado caráter são colocados no lado do quadro, e os gametas femininos (óvulos) são colocados em cima, como na figura 22.32. Os quatro espaços no quadro representam as combinações possíveis de gametas masculinos e gametas femininos que poderiam formar zigotos. A probabilidade de um descendente ter um determinado genótipo é 1 em 4 (0,25) para homozigoto dominante e homozigoto recessivo e 1 em 2 (0,50) para heterozigotos.

Um estudo genético no qual um único caráter (p. ex.; forma da orelha) é seguido dos pais para os descendentes é chamado de **cruzamento monoíbrido**. Um estudo genético no qual são seguidos dois caracteres dos pais para os descendentes é chamado de **cruzamento diíbrido** (fig. 22.33). O termo *híbrido* se refere a uma descendência de pais que tem genótipos diferentes.

Herança Ligada ao Sexo

Certos caracteres hereditários estão localizados no cromossomo que determina o sexo, e assim são chamados de caracteres **ligados ao sexo**. O alelo para *cegueira das cores vermelho e verde*, por exemplo é determinado por um alelo recessivo (designado *c*)

quadrado de Punnett: de Reginald Crundall Punnett, geneticista inglês, 1875-1967

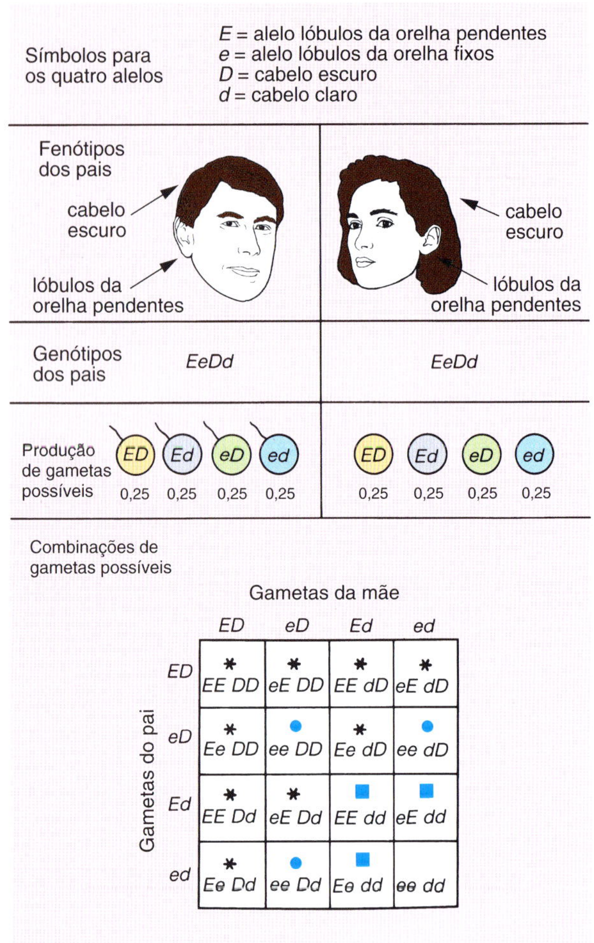

FIGURA 22.33 Em um cruzamento diíbrido, dois pares de caracteres são ligados simultaneamente. Algumas das combinações de genes que tem um *D* e um *E* (nove possibilidades) deve ter lóbulos da orelha pendentes e cabelo escuro. Estes estão indicados com um asterisco (*). Três das combinações possíveis tem dois alelos para lóbulos fixos (*ee*) e pelo menos um alelo para cabelo escuro. Estão indicados com um ponto (•). Três das combinações têm lóbulos da orelha pendentes e cabelos claros. Estes estão indicados com um quadrado (■). A possibilidade restante tem um genótipo *eedd* para lóbulos da orelha fixos e cabelos claros.

encontrado no cromossomo X mas não no cromossomo Y. A visão normal das cores (designado C) é dominante. A capacidade para discriminar o vermelho do verde, portanto, depende inteiramente do cromossomo X. As possibilidades de genótipos são as seguintes:

X^CY	Masculino normal
X^cY	Masculino cegueira para cores
X^CX^C	Feminino normal
X^CX^c	Feminino normal carregando um alelo recessivo
X^cX^c	Feminino cegueira para cores

Para que uma mulher seja cega para cores vermelha e verde, ela deve ter o alelo recessivo em seus ambos cromossomos X. O pai dela teria cegueira para cores vermelha e verde e a mãe dela teria que ser portadora para esta condição. Um homem com apenas um alelo em seu cromossomo X, contudo, mostrará o caráter. Devido ao fato de um homem receber o seu cromossomo X da sua mãe, a herança do caráter ligado ao sexo comumente passa da mãe para o filho.

Hemofilia é uma condição ligada ao sexo causada por alelo recessivo. O sangue em uma pessoa com hemofilia não coagula ou coagula muito lentamente depois de uma lesão. Se *H* representa coagulação normal e *h* representa coagulação anormal, então homens com X^HY serão normais e homens com X^hY serão hemofílicos. Mulheres com X^hY^h terão a afecção.

Avaliação de Conhecimentos

24. Defina *genética*, *genótipo*, *fenótipo*, *alelo*, *dominante*, *recessivo*, *homozigoto* e *heterozigoto*.
25. Liste vários caracteres dominantes e recessivos herdados em humanos. Quais são algumas das variáveis que determinam o fenótipo de uma pessoa?
26. Construa um quadrado de Punnett para mostrar os genótipos possíveis para cegueira de cores de um X^cY masculino e X^CX^c feminino.

CONSIDERAÇÕES CLÍNICAS

Gravidez e parto são eventos naturais em biologia humana e geralmente evoluem tranqüilamente sem complicações. O desenvolvimento pré-natal é incrivelmente preciso e, embora traumático, o parto para a maioria das mulheres no mundo se realiza sem a ajuda de um médico. Contudo, ocasionalmente, complicações sérias podem aparecer, e o conhecimento de um obstetra é necessário. O conhecimento médico do que constitui o desenvolvimento normal e quais fatores são responsáveis por malformações congênitas asseguram todas as possibilidades para que o embrião e o feto possam se desenvolver normalmente. Muitos dos aspectos clínicos do desenvolvimento pré-natal envolvem o que poderia ser chamado de biologia do desenvolvimento aplicada.

Em termos clínicos, a gestação é freqüentemente dividida em três estágios, ou **trimestres**, a duração de cada três meses do calendário. Ao final do **primeiro trimestre**, todos os principais sistemas do corpo estão formados, o coração fetal pode ser detectado, os genitais externos estão desenvolvidos, e o feto está aproximadamente com o tamanho da largura da palma da mão de um adulto. Durante o **segundo trimestre**, os primeiros movimentos do feto podem ser percebidos, aspectos epidérmicos estão formados, e os sistemas vitais do corpo estão funcionando. Contudo, ainda seria improvável ao feto sobreviver se o nascimento viesse a ocorrer. Ao término do segundo trimestre, o tamanho do feto é aproximadamente igual ao da mão de um adulto. O feto experimenta um grande crescimento e aperfeiçoamento no funcionamento dos sistema durante o **terceiro trimestre**. Um feto desta idade pode sobreviver se nascido prematuramente, e é claro que as chances de sobrevivência aumentam quando a duração da gravidez mais se aproxima da data natural do parto.

Muitas considerações clínicas estão associadas com o desenvolvimento pré-natal, e algumas delas se relacionam diretamente com o sistema genital da mulher. Outros problemas do desenvolvimento estão relacionados geneticamente e só serão mencionados rapidamente. De preocupação clínica para anatomia do desenvolvimento são tópicos como: gravidez ectópica, os chamados bebês de proveta, gravidez múltipla, monitoração fetal e defeitos congênitos.

Locais Anormais de Implantação

Em uma **gravidez ectópica** o blastocisto se implanta fora do útero ou em um local anormal dentro do útero (fig. 22.34). Em aproximadamente 95% das vezes, a localização ectópica está no interior da tuba uterina e é chamada **gravidez tubária** (veja fig. 21.24). Ocasionalmente, a implantação ocorre perto do colo do útero onde o desenvolvimento da placenta bloqueia a dilatação do colo. Esta ocorrência, chamada **placenta previa**, causa séria hemorragia. A gravidez ectópica não se desenvolverá normalmente em locais desfavoráveis, e o feto raramente sobrevive além do primeiro trimestre. A gravidez tubária termina com a intervenção médica. Se uma gravidez tubária prosseguir, a tuba uterina geralmente rompe, e é seguida de hemorragia. Dependendo da localização e da fase de desenvolvimento (conseqüentemente vascularização) de uma gravidez tubária, pode ou não ser uma ameaça à vida da mulher.

Fertilização in Vitro e Implantação Artificial

Biólogos especialistas em reprodução são capazes de fertilizar um ovócito humano *in vitro* (fora do corpo), cultivá-lo no estágio de blastocisto, e então executar a implantação artificial, conduzindo o desenvolvimento a termo e ao parto. Este é o chamado método do bebê de proveta. Para se obter o ovócito executa-se uma laparoscopia especializada (fig. 22.35) para aspirar o óvulo pré-ovulatório de um folículo ovariano vesicular maduro. O ovócito é colocado então em um meio de cultura adequado onde é fertilizado com espermatozóide. Quando o zigoto alcança o estágio de blastocisto, é introduzido no útero para implantação e subseqüente desenvolvimento. A fertilização *in vitro* com implantação artificial é um meio de superar problemas de infertilidade por causa de tubas uterinas lesadas, bloqueadas, ou ausentes em mulheres ou baixo número de espermatozóides em homens.

Gravidez Múltipla

Gêmeos ocorrem, aproximadamente, uma vez em cada 85 gestações. Eles podem se desenvolver de dois modos. **Gêmeos dizigotos** (fraternos) se desenvolvem a partir de dois zigotos produzidos pela fertilização de dois ovócitos por dois espermatozóides no mesmo ciclo ovulatório (fig. 22.36). **Gêmeos monozigotos** (idênticos) formam-se de um único zigoto (fig. 22.37). Aproximadamente um terço dos gêmeos são monozigotos.

Os gêmeos dizigotos podem ser do mesmo sexo ou de sexos diferentes e não são mais semelhantes do que irmãos ou irmãs nascidos em momentos diferentes. Gêmeos dizigotos sempre apresentam dois córios e dois âmnios, mas os córios e as placentas podem se fundir.

previa: L. *previa*, surgimento antes ou na frente de

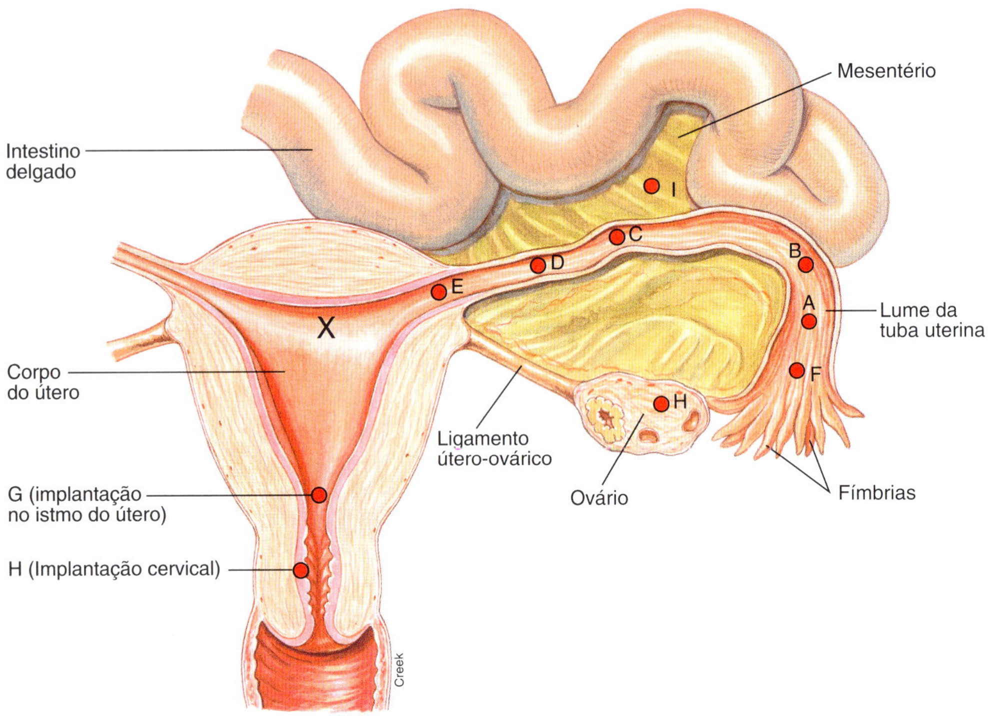

FIGURA 22.34 Locais da gravidez ectópica. O local de implantação normal está indicado por um X; os locais anormais estão indicados por letras em ordem de freqüência de ocorrência.

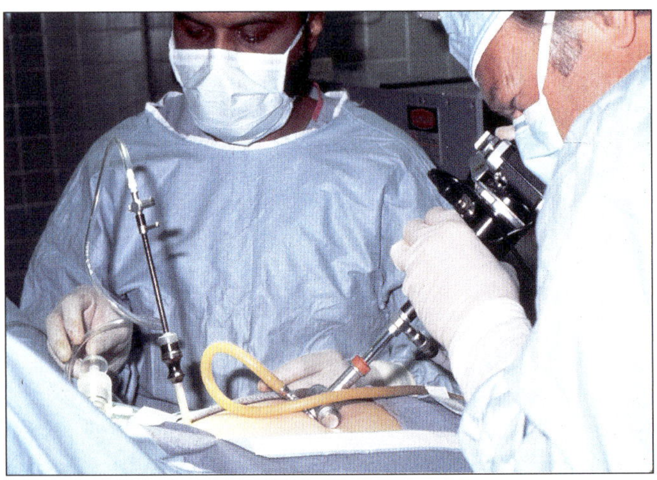

FIGURA 22.35 Uma laparoscopia é utilizada para várias operações abdominais, incluindo a extração de um óvulo pré-ovulação.

Os gêmeos monozigotos são do mesmo sexo e são geneticamente idênticos. Algumas diferenças físicas em gêmeos monozigotos são causadas por fatores ambientais durante o desenvolvimento morfogenético (p. ex., poderia haver uma diferença de suprimento vascular que causaria as ligeiras diferenças expressas). A formação de gêmeos monozigotos, comumente, inicia-se no final da primeira semana quando o embrioblasto se divide para formar dois primórdios embrionários. Gêmeos monozigotos têm dois âmnios mas apenas um cório e uma placenta comum. Se o embrioblasto não se divide completamente, podem se formar **gêmeos unidos** (gêmeos siameses).

Trigêmeos acontecem uma vez, aproximadamente, em cada 7.600 gestações e podem ser (1) todos do mesmo ovo e idênticos, (2) dois idênticos e o terceiro de outro ovo, ou (3) três zigotos de três ovos diferentes. Combinações semelhantes ocorrem em quádruplos, quíntuplos e assim por diante.

Monitoramento Fetal

Os obstetras têm se beneficiado bastante com os avanços feitos no monitoramento fetal nas últimas duas décadas. Antes que as técnicas modernas se tornassem acessíveis, os médicos só poderiam determinar o bem-estar da criança por nascer através da ausculta do coração fetal e da palpação do feto. Atualmente, vários exames podem ser feitos para conseguir informações sobre o feto durante qualquer estágio do desenvolvimento. Condições fetais que podem ser diagnosticadas agora e podem ser avaliadas incluem afecções genéticas, hipóxia, afecções sangüíneas, retardo de crescimento, funcionamento placentário, prematuridade, hipermaturidade e infecções intra-uterinas. Esses exames também ajudam a determinar a indicação de um aborto.

Radiografias do feto eram feitas comumente mas foram relatados efeitos prejudiciais e passou a ser substituída por outros

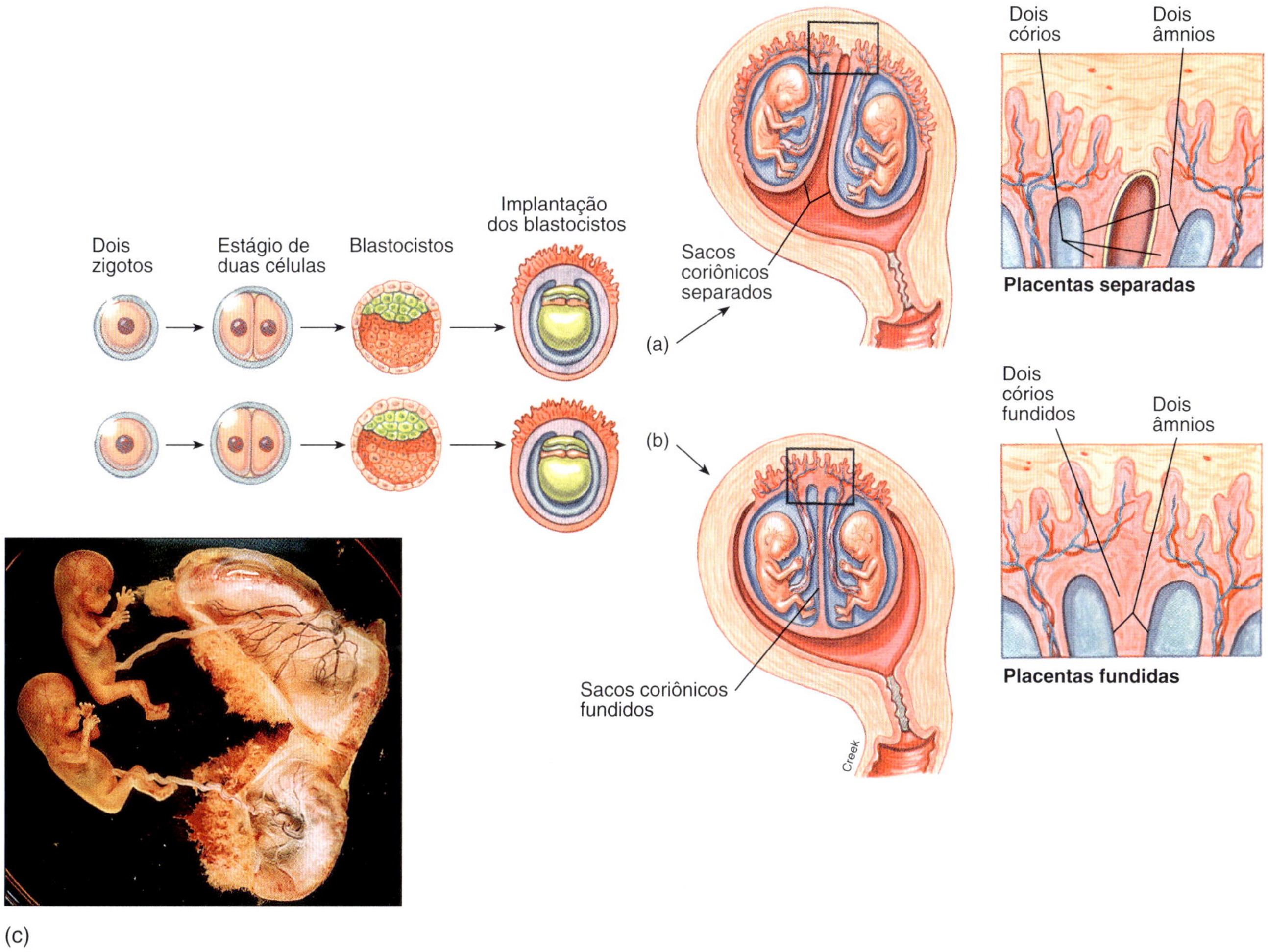

FIGURA 22.36 Formação de gêmeos dizigotos. Gêmeos desse tipo são fraternos em lugar de idênticos e podem ter placentas (*a*) separadas ou (*b*) fundidas. (*c*) Fotografia de gêmeos fraternos com 11 semanas.

métodos de avaliação mais seguros e mais informativos. A **ultrasonografia** emprega uma vibração mecânica de alta freqüência para produzir uma imagem segura, de alta resolução (nítida) da estrutura fetal (fig. 22.38). Imagem ultra-sônica é um modo fidedigno para determinar gravidez já em 6 semanas depois da ovulação. Pode ser usado para determinar o peso, o comprimento e a posição fetal, assim como para diagnosticar fetos múltiplos.

Amniocentese é uma técnica usada para obter uma pequena amostra de líquido amniótico de forma que possa ser avaliado geneticamente e bioquimicamente (veja fig. 22.13). Uma agulha longa é inserida no saco amniótico orientada pelo ultrasom, e 5-10 ml de líquido amniótico é aspirado pela seringa. A amniocentese é executada com maior freqüência para determinar a maturidade fetal, mas também pode ajudar a prever disfunções sérias como *síndrome de Down* ou *doença de Gaucher* (uma disfunção metabólica).

Fetoscopia (fig. 22.39) vai além da amniocentese por permitir o exame direto do feto. Utilizando a fetoscopia, os médicos fazem a varredura do útero com pulsos de ondas sonoras para localizar estruturas fetais, o cordão umbilical e a placenta. Amostras de pele são retiradas da cabeça do feto e amostras de sangue são extraídas da placenta. A vantagem principal da fetoscopia é que características externas do feto (como dedos, olhos, orelhas, boca e órgãos genitais) podem ser observadas cuidadosamente. A fetoscopia também é usada para determinar várias doenças, inclusive hemofilia, talassemia e anemia falciforme, 40% das quais não são diagnosticadas pela amniocentese.

A maioria dos hospitais está equipada com instrumentos que monitoram freqüência cardíaca fetal e contrações uterinas durante o trabalho de parto. Esses instrumentos podem detectar qualquer complicação que possa surgir durante o parto. O procedimento é chamado *Monitoração Eletrônica da Freqüência Cardíaca Fetal e das*

amniocentese: G. *amnion*, membrana fetal; *kentesis*, punção

fetoscopia: L. *fetus*, descendente; *skopein*, ver

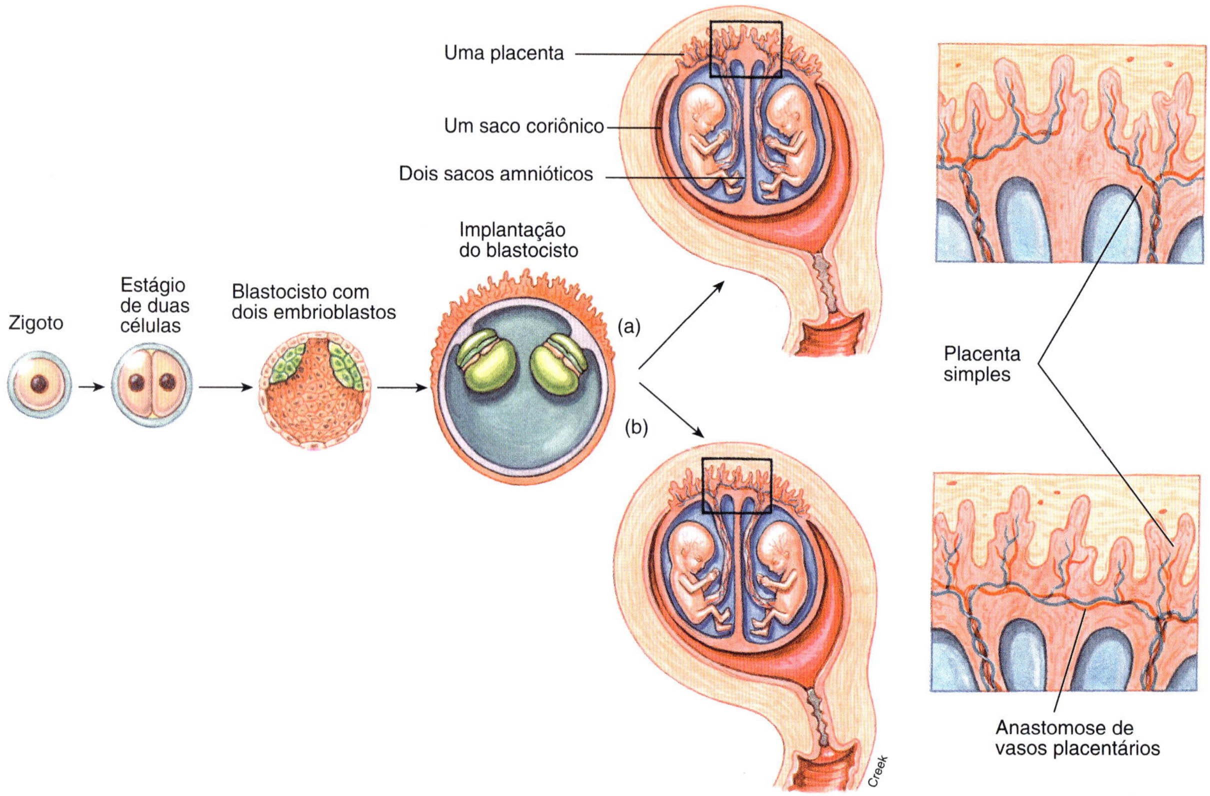

FIGURA 22.37 Formação de gêmeos monozigotos. Gêmeos desse tipo se desenvolvem de um único zigoto e são idênticos. Tais gêmeos possuem dois âmnios mas apenas um cório, e compartilham de uma placenta comum.

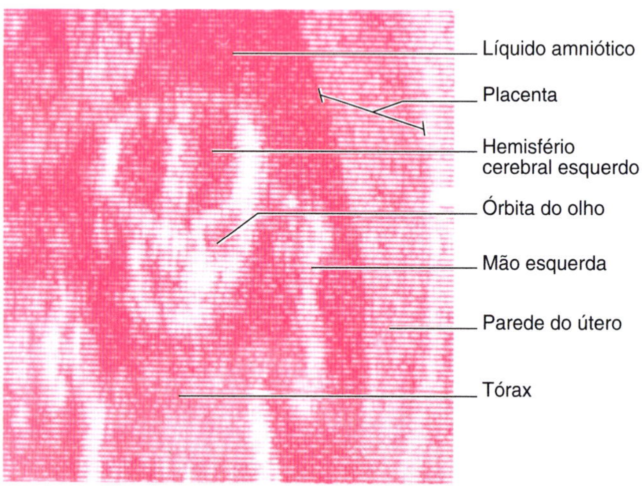

FIGURA 22.38 Ultra-sonografia colorida intensificada de um feto durante o terceiro trimestre. A mão esquerda está levantada, como que acenando para o observador.

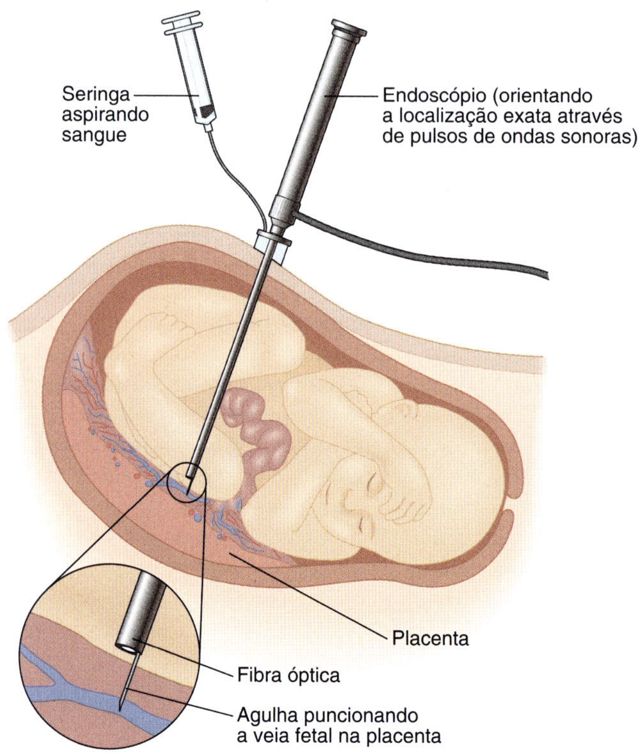

FIGURA 22.39 Fetoscopia.

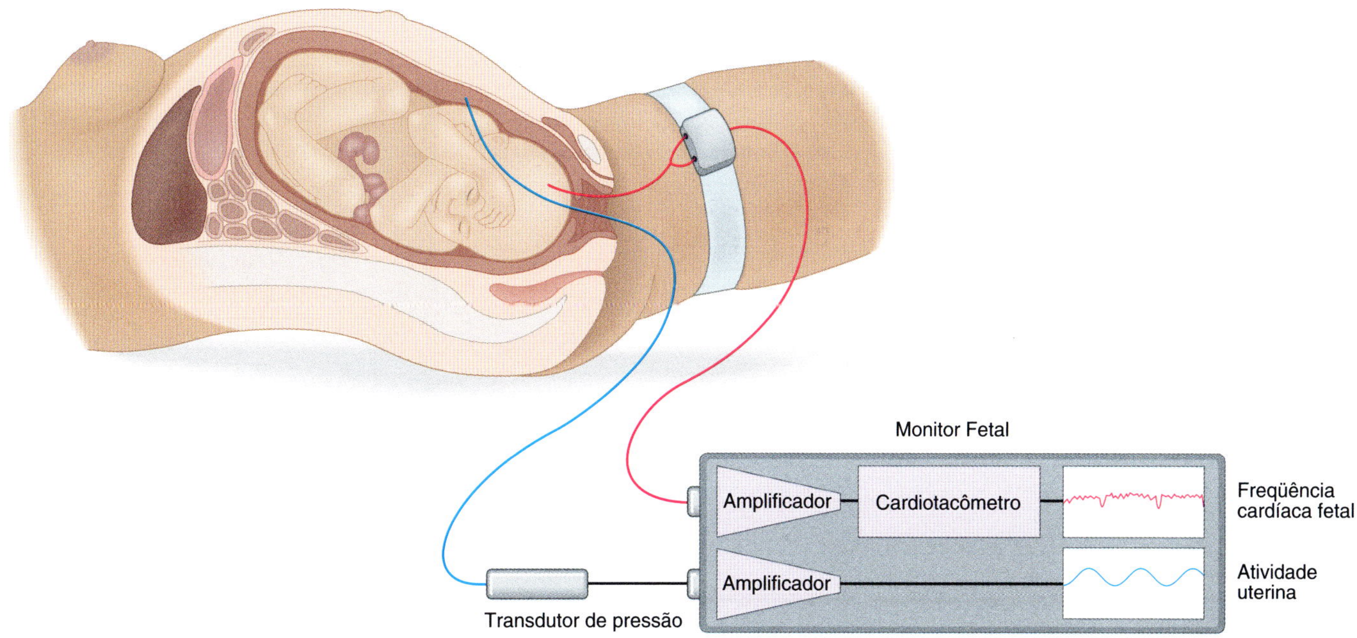

FIGURA 22.40 Monitoramento da freqüência cardíaca fetal e das contrações uterinas utilizando um equipamento de FCF-CU.

Contrações Uterinas (*Monitoração FCF-CU*). A amplitude da pressão das contrações uterinas sobre o feto pode ser determinada pelo monitor de FCF-CU (fig. 22.40). Partos longos e árduos sobrecarregam a mãe e o feto. Se for presumido que a vitalidade e a saúde da criança podem estar em perigo por causa de um parto difícil, o médico pode decidir realizar uma cirurgia de cesárea.

Defeitos Congênitos

Os principais problemas do desenvolvimento chamados **malformações congênitas** ocorrem em aproximadamente 2% de todas as crianças recém-nascidas. Eles podem ser causados por herança genética, mutação (alteração genética) ou fatores ambientais. Aproximadamente 15% das mortes neonatais são atribuídas às malformações congênitas. O ramo da biologia que cuida do desenvolvimento anormal e das malformações congênitas chama-se *teratologia*. Muitos problemas congênitos foram comentados em capítulos anteriores, relacionando-os com o sistema do corpo no qual eles ocorrem.

Resposta do Estudo de Caso Clínico

Dois âmnios e um cório em todos os casos, exceto naqueles muito incomuns, provam que os gêmeos são monozigotos. Então, as duas crianças são geneticamente idênticas. Assim, quando consideramos as disfunções genéticas como a fenda palatina, deve-se esperar um grau alto de concordância (ambos os gêmeos de um par monozigoto devem apresentar uma determinada anomalia). Muitos desses defeitos, contudo, podem estar presentes apenas em um dos gêmeos – em conseqüência de fatores não genéticos, como o ambiente intra-uterino. Um exemplo seria o inadequado suprimento de sangue para apenas um dos gêmeos, resultando em um defeito naquele gêmeo mas não no outro.

congênito: L. *congenitus*, nascer com

teratologia: G. *terus*, monstro; *logos*, estudo dos

PRÁTICA CLÍNICA 22.1

Uma mulher com 31 anos de idade comparece ao seu consultório para um exame ginecológico anual. Ela não informa nenhuma anormalidade menstrual. No exame físico, você nota uma massa anexa à esquerda (componente acessório do órgão principal). Por causa desse achado, você solicita uma tomografia computadorizada para avaliação dessa área. (B = bexiga urinária.)

PERGUNTAS

1. O que é a massa heterogênea (seta) vista à esquerda da bexiga urinária (B)?
2. De qual órgão e de que tipo celular deve essa massa ser originária?
3. Qual é o significado dessa massa?

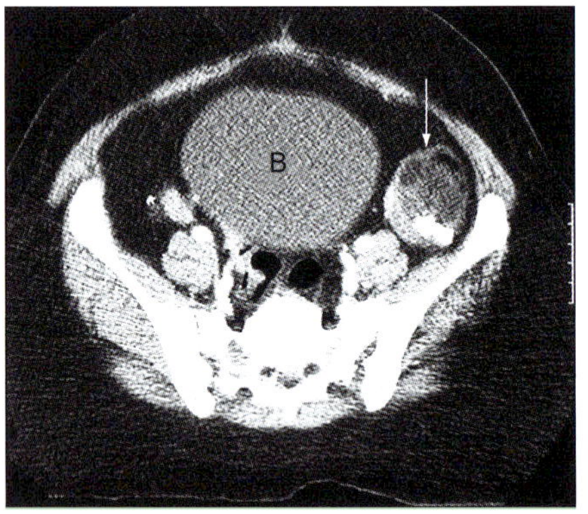

Distúrbios Genéticos de Importância Clínica

coréia de Huntington Um distúrbio autossômico dominante caracterizado por uma série descontrolada de contrações dos músculos esqueléticos e deterioração da capacidade mental. Uma expressão latente desse distúrbio permite passar o gene mutante para as crianças antes que os sintomas se apresentem.

cretinismo familiar Um distúrbio autossômico recessivo caracterizado pela falta de secreção da glândula tireóide por causa de um defeito no mecanismo de transporte do iodo. As crianças não tratadas são de baixa estatura, estéreis e podem ser retardadas mentalmente.

distrofia muscular pseudo-hipertrófica Um distúrbio recessivo ligado ao sexo caracterizado por atrofia muscular progressiva. Geralmente começa durante a infância e causa a morte na adolescência.

doença de Tay-Sachs Um distúrbio autossômico recessivo caracterizado pela deterioração das capacidades física e mental, cegueira precoce e morte prematura. Tem uma incidência desproporcionalmente alta em judeus com origem na Europa Oriental.

fenilcetonúria Um distúrbio autossômico recessivo caracterizado pela incapacidade em metabolizar o aminoácido fenilalanina. É acompanhada por lesão cerebral, lesões nos nervos e retardo mental. (Os recém-nascidos são rotineiramente submetidos ao teste para PKU; os atingidos são colocados em uma dieta baixa em fenilalanina.)

fibrose cística Um distúrbio autossômico recessivo caracterizado pela formação de muco espesso nos pulmões e no pâncreas que interferem na respiração normal e na digestão.

galactosemia Um distúrbio autossômico recessivo caracterizado por uma incapacidade de metabolizar a galactose, um componente do açúcar do leite. Pacientes com esse distúrbio têm catarata, fígado lesado e retardo mental.

gota Um distúrbio autossômico dominante caracterizado pelo acúmulo de ácido úrico no sangue e nos tecidos que resulta do metabolismo anormal das purinas.

hemocromatose hereditária Um distúrbio autossômico dominante ligado ao sexo caracterizado pelo acúmulo de ferro no pâncreas, no fígado e no coração resultando em diabetes, cirrose e insuficiência cardíaca.

leucomelanopatia hereditária Um distúrbio autossômico recessivo caracterizado pela diminuição de pigmentação na pele, cabelos e olhos, e glóbulos brancos anormais. Pessoas com esse distúrbio são geralmente suscetíveis a infecções e morte precoce.

porfiria hepática Um distúrbio autossômico dominante caracterizado por distúrbios dolorosos do trato GI e distúrbios neurológicos que resultam do metabolismo anormal das porfirinas.

retinite pigmentosa Um distúrbio recessivo ligado ao sexo caracterizado por atrofia progressiva da retina e conseqüente cegueira.

síndrome de Marfan Um distúrbio autossômico dominante caracterizado pelo exagerado crescimento das extremidades, relaxamento extremo das articulações, deslocamento das lentes dos olhos e defeitos cardiovasculares congênitos.

coréia de Huntington: de George Huntington, médico americano, 1850-1916

síndrome de Marfan: de Antoine Bernard-Jean Marfan, médico francês, 1858-1942

Resumo do Capítulo

Fertilização (pp. 755-757)

1. Após a fertilização de um ovócito secundário por um espermatozóide na tuba uterina, o desenvolvimento meiótico se completa e um zigoto diplóide é formado.
2. Morfogênese é a formação subseqüente de estruturas do corpo durante o período pré-natal da vida humana. O período pré-natal dura 38 semanas e é dividido em períodos pré-embrionário, embrionário e fetal.
3. Um espermatozóide capacitado digere, em sua trajetória, a zona pelúcida e a corona radiata do ovócito secundário para completar o processo de fertilização e a formação de um zigoto.

Período Pré-embrionário (pp. 757-762)

1. A clivagem do zigoto é iniciada dentro de 30 horas e continua até que a mórula se forme; a mórula entra na cavidade uterina em torno do terceiro dia.
2. Uma cavidade, um espaço cheio de líquido, forma-se no interior da mórula, sendo neste ponto chamada de blastocisto.
3. A implantação começa entre o quinto e o sétimo dia e é viabilizada pela secreção de enzimas que digerem uma porção do endométrio.
   (a) Durante a implantação, as células do trofoblasto secretam gonadotrofinas coriônicas humanas (hCG) que impedem a queda do endométrio e a menstruação.
   (b) A secreção de hCG declina pela décima semana quando a placenta desenvolvida secreta esteróides que preservam o endométrio.
4. O embrioblasto do blastocisto implantado se achata formando o disco embrionário do qual se desenvolvem as camadas germinativas primárias do embrião.
   (a) O ectoderma forma o sistema nervoso, a epiderme da pele e seus derivados, e porções dos órgãos sensoriais.
   (b) O mesoderma forma os ossos, os músculos, o sangue, os órgãos genitais, a derme da pele e o tecido conjuntivo.
   (c) O endoderma forma os revestimentos do trato GI, os órgãos digestórios, as vias respiratórias e os pulmões, a bexiga urinária e a uretra.

Período Embrionário (pp. 762-771)

1. Os eventos da sexta semana do período embrionário incluem a diferenciação das camadas germinativas em órgãos específicos do corpo e a formação da placenta, do cordão umbilical e das membranas extra-embrionárias. Esses eventos tornam possível a continuação da morfogênese.
2. As membranas extra-embrionárias incluem o âmnio, o saco vitelino, o alantóide e o cório.
   (a) O âmnio é uma membrana fina que envolve o embrião. Contém líquido amniótico que funciona como amortecedor e protege o embrião.
   (b) O saco vitelino produz sangue para o embrião.
   (c) O alantóide também produz sangue para o embrião e forma as artérias e a veia umbilicais.
   (d) O cório participa da formação da placenta.
3. A placenta, formada a partir de ambos os tecidos materno e embrionário, tem a função de transportar suprimentos para as necessidades metabólicas do feto e remover seus resíduos.
   (a) A placenta produz esteróides e hormônios polipeptídeos.
   (b) Nicotina, drogas, álcool e vírus podem atravessar a placenta em direção ao feto.
4. O cordão umbilical contendo duas artérias umbilicais e uma veia umbilical é formado quando o âmnio envolve os tecidos do lado inferior do embrião.
5. Da terceira à oitava semana, a estrutura de todos os órgãos do corpo, exceto os genitais externos, tornam-se aparentes.
   (a) Durante a terceira semana, forma-se o nó primitivo da linha primitiva que depois formará a notocorda e o mesoderma intra-embrionário.
   (b) No final da quarta semana, o coração está batendo; os tecidos primordiais dos olhos, encéfalo, medula espinal, pulmões e órgãos digestórios estão posicionados corretamente; e os brotos dos membros superiores e inferiores estão reconhecíveis.
   (c) No término da quinta semana, os órgãos sensoriais estão formados na cabeça ampliada e os membros se desenvolveram com primórdios dos dedos evidentes.
   (d) Durante a sétima e a oitava semanas, os órgãos do corpo estão formados, com exceção dos genitais externos, e o embrião apresenta-se distintamente como um ser humano.

Período Fetal (pp. 772-774)

1. Uma pequena participação de diferenciação de tecidos e desenvolvimento de órgãos ocorrem durante o período fetal, mas a maior parte do desenvolvimento fetal é limitado principalmente ao crescimento do corpo.
2. Entre a nona e a décima segunda semanas, aparecem os centros de ossificação, formam-se os genitais externos, e os sistemas digestório, urinário, respiratório e muscular mostram atividade funcional.
3. Entre as semanas 13 e 16, formam-se os caracteres faciais e os batimentos cardíacos do feto tornam-se audíveis com um estetoscópio.
4. Durante o período entre as semanas 17 e 20, movimentos fetais podem ser percebidos pela mãe, e o verniz caseoso e a lanugem cobrem a pele do feto.
5. Durante o período das semanas 21 a 25, ocorre significativo aumento de peso e a pele fetal fica enrugada e rosada.
6. No fim do período entre as semanas 26 e 29, os olhos se abriram, as gônadas masculinas desceram, e o feto está suficientemente desenvolvido para sobreviver se viesse a nascer prematuramente.
7. Na 38ª semana, o feto é de termo; a gestação normal é de 266 dias.

Trabalho de Parto e Parto (p. 775)

1. Trabalho de parto e parto constituem a culminância da gestação e necessitam da ação da ocitocina secretada pelo lobo posterior da hipófise e prostaglandinas, produzidas no útero.
2. O trabalho de parto é dividido nos estágios: dilatação, expulsão e placentário.

Períodos de Crescimento Pós-natal (pp. 775-782)

1. O curso da vida humana depois do nascimento é analisado em termos de mudanças físicas e fisiológicas e o alcance da maturidade no período neonatal, infância até os dois anos, infância até a puberdade, adolescência e idade adulta.
2. O período neonatal se estende do nascimento até o fim da quarta semana e se caracteriza por alterações fisiológicas importantes.
   (a) A necessidade mais evidente do recém-nascido consiste em estabelecer adequadas freqüências respiratória e cardíaca. Uma freqüência respiratória normal vai de 30 a 40 respirações por minuto, e a freqüência cardíaca normal vai de 120 a 160 batimentos por minuto.
   (b) Os quatro reflexos no recém-nascido essenciais para a sobrevivência são:

reflexo de sucção, o reflexo de "fuçar ou procurar", o reflexo do choro e o reflexo respiratório.

3. A infância até os dois anos se estende da 4ª semana ao segundo ano e se caracteriza por grande crescimento, coordenação aumentada e desenvolvimento mental.
   (a) Em torno dos 2 anos, a maioria das crianças pesa em torno de 4 vezes o peso que tinham ao nascer e a média da estatura encontra-se entre 80 e 90 cm.
   (b) O crescimento é um processo diferencial resultante de mudanças graduais das proporções do corpo da criança para o corpo do adulto.
4. A infância até a puberdade se estende do fim do segundo ano à adolescência e se caracteriza pelo crescimento estável até a pré-adolescência, na qual há um marcante e rápido crescimento.
   (a) Durante este período, a média das crianças fica mais magra e mais forte a cada ano enquanto crescem mais.
   (b) O fato que doenças e mortes são relativamente raras durante este período pode ser devido ao fato que o tecido linfático encontra-se em seu ponto mais alto de desenvolvimento; também está presente em quantidades maiores do que nos adultos.
5. Adolescência é o período de crescimento e desenvolvimento entre a infância até a puberdade e a idade adulta.
   (a) Puberdade é a fase inicial da adolescência quando os caracteres sexuais secundários se manifestam e os órgãos sexuais tornam-se funcionantes.
   (b) O resultado final da puberdade é a expressão estrutural do sexo, ou do dimorfismo sexual.
   (c) A menarca geralmente ocorre em meninas adolescentes na idade de 13 anos, mas pode variar de 9 a 17 anos. Nesse momento, as secreções vaginais mudam de alcalinas para ácidas.
   (d) As primeiras indicações físicas da puberdade são o aparecimento de brotos das mamas em mulheres e o crescimento do testículo e o aparecimento de escassos pêlos púbicos nos homens.
   (e) Embora o sêmen possa ser ejaculado aos 13 anos de idade, não se produzem espermatozóides suficientemente maduros para fertilidade até os 14 a 16 anos de idade.
6. Adulto, o período final das mudanças físicas humanas, caracteriza-se pela senescência gradual quando a pessoa envelhece.
   (a) Embora a maturidade do esqueleto seja alcançada no início da idade adulta, mudanças anatômicas e fisiológicas continuam ao longo da idade adulta e fazem parte do processo de envelhecimento.
   (b) Dimorfismo sexual em adultos humanos é evidente anatômica, fisiológica, metabólica e psicologicamente.
   (c) Homem e mulher se diferenciam na estatura, nas proporções e na composição do corpo, diferenças essas que podem se tornar mais evidentes com a idade.

Herança (pp. 782-785)

1. Herança é a passagem de caracteres hereditários conduzidos por genes de cromossomos de uma geração para outra.
2. Cada zigoto contém 22 pares de cromossomos autossomos e 1 par de cromossomos sexuais - XX na mulher e XY no homem.
3. Um gene é a porção de uma molécula de DNA que contém informações para a produção de um tipo de molécula de proteína. Alelos são formas diferentes de genes que ocupam posições correspondentes em cromossomos homólogos.
4. A combinação de genes nas células de um indivíduo constitui o seu genótipo; a expressão notável do genótipo é o fenótipo da pessoa.
   (a) Alelos dominantes são simbolizados por letras maiúsculas, alelos recessivos são simbolizados por letras minúsculas.
   (b) O três genótipos possíveis são homozigoto dominante, heterozigoto e homozigoto recessivo.
5. Um quadrado de Punnet é o meio conveniente para exprimir as probabilidades.
   (a) A probabilidade de um genótipo determinado é 1 em 4 (0,25) para o homozigoto dominante e homozigoto recessivo, e 1 em 2 (0,50) para o heterozigoto.
   (b) Um único caráter é estudado em um cruzamento monoíbrido; dois caracteres são estudados em cruzamentos diíbridos.
6. Caracteres ligados ao sexo tais como cegueira para cores e hemofilia são conduzidos pelo cromossomo determinante do sexo.

Atividades de Revisão

Questões Objetivas

1. O período pré-embrionário se completa quando
   (a) o blastocisto se implanta.
   (b) a placenta se forma.
   (c) o blastocisto alcança o útero.
   (d) a primeira camada germinativa se forma.
2. O saco vitelino produz sangue para o embrião até que
   (a) o coração esteja funcionando.
   (b) os rins estejam funcionando.
   (c) o fígado esteja funcionando.
   (d) a criança nasce.
3. Qual das seguintes alternativas é uma função da placenta?
   (a) produção de esteróides e hormônios
   (b) difusão de nutrientes e oxigênio
   (c) produção de enzimas
   (d) todas as acima se aplicam
4. A decídua basal é
   (a) um componente do cordão umbilical
   (b) porção embrionária das vilosidades coriônicas
   (c) porção materna da placenta
   (d) uma membrana vascular derivada do trofoblasto
5. Qual das seguintes substâncias poderia se difundir através da placenta?
   (a) nicotina (c) heroína
   (b) álcool (d) todas as anteriores
6. Durante qual semana que se segue à concepção o coração do embrião começa a bombear sangue?
   (a) quarta semana
   (b) quinta semana
   (c) sexta semana
   (d) oitava semana
7. Qual dos seguintes é o período de crescimento que vai do nascimento até o fim da quarta semana?
   (a) período neonatal
   (b) período fetal
   (c) infância
   (d) período de sucção
8. A freqüência cardíaca normal do recém-nascido é

(a) 70-80 batimentos/min
(b) 120-160 batimentos/min
(c) 100-120 batimentos/min
(d) 180-200 batimentos/min

9. As alterações físicas contínuas na adolescência que regulam o crescimento dos pêlos do corpo é conhecida por:
(a) puberdade
(b) progressão pubal
(c) pubescência
(d) dimorfismo

10. Qual condição *não* é característica da mulher quando comparada com o homem?
(a) baixa pressão sangüínea
(b) freqüência metabólica basal elevada
(c) baixo número de glóbulos vermelhos
(d) freqüência cardíaca acelerada

11. A primeira indicação física de puberdade nas mulheres geralmente é
(a) secreções vaginais ácidas
(b) uma pelve ampliada
(c) brotos das mamas
(d) pêlos axilares

12. Gêmeos que se desenvolvem a partir de dois zigotos que resultaram da fertilização de dois óvulos por dois espermatozóides no mesmo ciclo ovulatório são referidos como:
(a) monozigotos (c) dizigotos
(b) conjuntos (d) idênticos

13. Emparelhe os genótipos da coluna da esquerda com os símbolos corretos da coluna da direita.
homozigoto recessivo *Bb*
heterozigoto *bb*
homozigoto dominante *BB*

14. Um alelo que não está expresso em um genótipo heterozigoto é chamado
(a) recessivo (c) genótipo
(b) dominante (d) fenótipo

15. Se os genótipos de ambos os pais forem Aa e Aa, a descendência provavelmente deverá ser:
(a) 1/2 AA e 1/2 *aa*
(b) todos A*a*
(c) 1/4 AA, 1/2 A*a*, 1/4 *aa*.
(d) 1/4 AA e 1/4 *aa*

Questões Dissertativas

1. Descreva a implantação do blastocisto na parede do útero e o envolvimento do trofoblasto na formação da placenta.
2. Explique como se formam as primeiras camadas germinativas. Quais as principais estruturas de cada camada germinativa?
3. Explique por que o desenvolvimento é tão crítico durante o período embrionário e liste as necessidades embrionárias que devem ser atendidas para que a morfogênese possa continuar.
4. Cite o período de tempo aproximado (em semanas) para as seguintes ocorrências:
(a) aparecimento dos brotos dos membros superior e inferior.
(b) diferenciação dos genitais externos.
(c) percepção dos primeiros movimentos pela mãe.
(d) funcionamento do coração embrionário.
(e) iniciação da ossificação dos ossos.
(f) aparecimento de lanugem e verniz caseoso.
(g) sobrevivência do feto se nascido prematuramente.
(h) formação completa de todos os principais órgãos do corpo.
5. Defina o período *infância* até os dois anos e comente os eventos do crescimento e desenvolvimento característicos desse período da vida.
6. Defina o período *infância até a puberdade* e comente os eventos do crescimento e desenvolvimento característicos desse período da vida.
7. Defina o período *adolescência* e comente o papel da puberdade nesse período da vida para homens e mulheres.
8. Faça a distinção entre puberdade e pubescência.
9. Defina o período da *idade adulta* e descreva as características desse período da vida.
10. Liste alguns dos caracteres estruturais dos adultos que exemplificam o dimorfismo sexual.
11. Defina *antropometria* e dê exemplos de características antropométricas.
12. Cite as características de um distúrbio genético que leve a acreditar que é uma forma de herança ligada ao sexo.

Questões de Análise Crítica

1. Escreva um pequeno parágrafo sobre gravidez que inclua os termos *ovo*, *blastocisto*, *implantação*, *embrião*, *feto*, *gestação* e *parto*.
2. Se uma mulher grávida tivesse o hábito de fumar um maço de cigarros ao dia, que previsões poderia você fazer sobre a saúde da criança dela?
Justifique sua resposta.
3. O sedativo talidomida foi usado por milhares de mulheres grávidas na década de 1960 para aliviar as suas náuseas matutinas. Essa droga inibia o desenvolvimento normal dos membros resultando tragicamente em crianças deformadas com braços e pernas em forma de nadadeiras. Em que período do desenvolvimento pré-natal originaram-se tais anormalidades? Que lições foram aprendidas com essa tragédia?
4. Sua amiga soube há pouco que estava grávida e ela quer dar o nome de Luiz ou Luiza. Como ela pode saber, sem dúvida e de imediato, se ela está levando um menino ou uma menina? Descreva a técnica pela qual o sexo pode ser determinado in vitro.
5. Cesáreas devem ser indicadas quando um bebê não pode ser parido pela via normal. Você pode pensar em algumas outras razões para uma cirurgia de cesárea?
6. A hemofilia era chamada de doença real porque atingiu muitos membros masculinos das famílias reais da Europa e da Rússia. Por que mulheres hemofílicas são raras, como demonstrar a ausência delas nas genealogias reais?
7. Em muitos estados americanos, existem leis que proíbem matrimônios consangüíneos – aqueles entre parentes de sangue como irmãos ou primos de primeiro grau. Por que é provável que um geneticista endossaria tais restrições?

Apêndice A

Respostas das Questões Objetivas com Explicações

Capítulo 1

1. (a) A palavra *anatomia* deriva do prefixo grego *ana*, em partes e do sufixo *tome*, cortar. Na antigüidade, o termo grego *anatomizar* era usado mais comumente do que o termo *dissecar*.
2. (a) Na época de William Harvey, havia muitas interpretações a respeito da circulação do sangue. Usando o método científico, Harvey demonstrou a circulação do sangue e descreveu a função das válvulas das veias.
3. (c) A concepção dos humores do corpo era largamente aceita pelos médicos na época dos gregos e dos romanos como uma explicação para a disposição das pessoas e para a saúde geral. Somente no Renascimento esta concepção foi gradualmente sendo descartada diante da clareza das pesquisas científicas.
4. (d) Os gregos tinham grande admiração pelo corpo e estavam ansiosos em aprender sobre sua estrutura e função.
5. (a) Hipócrates é reverenciado como o pai da medicina por causa de seus sólidos princípios no exercício da medicina. Embora o juramento de Hipócrates não possa ser creditado diretamente a ele, sem dúvida, representa seus ideais e princípios.
6. (c) Pensava-se que fleuma fosse o humor do corpo associado aos pulmões. Acreditava-se que o excesso ou a falta de fleuma poderia resultar em doenças respiratórias.
7. (c) Andreas Vesalius completou *De Humani Corporis Fabrica* em 1543 A.D. quando tinha 28 anos de idade. Esse livro belissimamente ilustrado corrigia muitos erros anatômicos do passado que se acreditava serem verdadeiros e forneceu um guia visual para o estudo da anatomia.
8. (d) O desenvolvimento de tipos gráficos removíveis possibilitou a ampliação do acesso ao material impresso e foi, assim, um importante avanço do Renascimento.
9. (b) Aristóteles acreditava que o coração era a sede da inteligência e que o sangue aquecido no coração era esfriado pelos líquidos que envolviam o encéfalo.
10. (a) Wilhelm Konrad Roentgen descobriu os raios X em 1895. O brilho de sua descoberta foi reconhecido em 1901, quando lhe foi concedido o prêmio Nobel.

Capítulo 2

1. (b) Embora os cordados possuam cabeça, tórax e abdome distintos, isso pode ocorrer com muitos organismos invertebrados.
2. (a) Como nós temos mãos que executam preensão, dedos modificados para essa função e cérebros grandes, bem desenvolvidos, somos classificados como primatas juntamente com os macacos e chimpanzés.
3. (b) O nível dos tecidos na organização do corpo é intermediário entre os níveis das células e dos órgãos.
4. (a) O sistema urinário mantém a homeostasia do sangue. Basicamente, os rins são os órgãos de filtração do corpo.
5. (b) A fossa cubital está localizada na face anterior do membro superior, na junção do braço com o antebraço. É a face anterior do cotovelo.
6. (c) Um órgão é uma estrutura do corpo composta de dois ou mais tipos de tecidos.
7. (c) Por definição, ambos os planos frontal e sagital se estendem verticalmente ao longo do corpo, mas não existe a designação de plano vertical.
8. (b) Os genitais externos estão localizados no períneo, que é a área entre o cóccix e a sínfise púbica.
9. (b) No interior do mediastino estão os brônquios principais, esôfago e coração, juntamente com os grandes vasos que transportam sangue em direção e a partir desses órgãos.
10. (b) A região epigástrica do abdome está localizada central e medialmente às regiões dos hipocôndrios direito e esquerdo.
11. (c) Os mesentérios são membranas serosas modificadas que sustentam porções dos intestinos delgado e grosso no interior da cavidade abdominal.
12. (c) Um corte coronal divide o corpo em partes frontal (anterior) e dorsal (posterior).
13. (c) A posição anatômica proporciona uma consistente compleição de referência quando descrevemos as estruturas do corpo.
14. (d) Algumas auscultas podem ser realizadas sem o auxílio de instrumento, mas a técnica recomendada é usar um estetoscópio.

Capítulo 3

1. (c) Eletrólitos são formados a partir da decomposição de compostos inorgânicos na água. Todos os três tipos de eletrólitos - ácidos, bases e sais - são importantes para as funções celulares normais.
2. (d) Os elementos carbono, oxigênio, nitrogênio e hidrogênio constituem mais de 95% do corpo e, freqüentemente, estão ligados formando moléculas e compostos.
3. (a) As fortes enzimas hidrolíticas dos lisossomos digerem moléculas estranhas e células desgastadas e lesadas.
4. (e) Células ciliadas promovem o movimento de substâncias através de tubos ou ductos de seções dos sistemas respiratório e genital. Por exemplo, o muco contendo partículas é movimentado nos bronquíolos e traquéia, espermatozóides são movimentados no ducto deferente e óvulos são movimentados nas tubas uterinas.
5. (b) Osmose é o movimento de moléculas de água e de solventes através de uma membrana semipermeável em conseqüência de concentrações diferentes.
6. (c) A metáfase é o estágio da mitose que imediatamente precede a separação das cromátides.
7. (d) A anáfase é o estágio da mitose que imediatamente sucede a metáfase; precede a formação de duas células idênticas.
8. (a) O aparelho de Golgi sintetiza moléculas de carboidratos para a produção de glicoproteínas.
9. (b) Hipertrofia compensatória é um aumento na massa celular em resposta às grandes demandas, tais como uma fibra muscular como resultado de um exercício.
10. (b) Hiperplasia é um mecanismo protetor que assegura a disponibilidade de um número adequado de células para executar uma determinada tarefa.
11. (d) Citosina sempre emparelha com guanina
12. (b) Contém o açúcar ribose.

Capítulo 4

1. (b) Os quatro principais tipos de tecidos são: tecidos epiteliais, tecidos conjuntivos, tecidos musculares e tecidos nervosos. O tegumento, ou pele, é um órgão.
2. (c) Sangue é um tecido líquido que circula ao longo dos vasos sangüíneos.
3. (a) Muitas outras estruturas do corpo derivam do mesoderma, incluindo cartilagem, osso e outros tecidos conjuntivos; músculos liso, cardíaco e esquelético; e a derme da pele.
4. (b) Fibras elásticas e colágenas são características de certos tipos de tecidos conjuntivos.
5. (d) Toda a parte abdominal do trato gastrointestinal (GI) contém epitélio simples colunar ciliado revestindo o lume.
6. (a) Baseando-se na classificação estrutural, as glândulas mamárias são classificadas como acinosas compostas. Baseando-se na classificação secretora, as glândulas mamárias são classificadas como apócrinas.
7. (c) Tecido conjuntivo denso regular é o principal componente dos tendões, o que explica a grande resistência deles.
8. (a) Tecido reticular, que contém glóbulos brancos é fagocítico ao limpar os líquidos do corpo.
9. (b) Tecido cartilagíneo é lento na recuperação porque é avascular (sem vasos sangüíneos). A cartilagem geralmente recebe seus nutrientes de líquidos circunvizinhos em vez de vasos sangüíneos e capilares.

10. (d) Como os músculos esqueléticos, o músculo cardíaco é estriado. Contudo, quando comparado com os tecidos musculares esqueléticos ou lisos, o tecido muscular cardíaco é único em conter discos intercalares e apresentar contrações involuntárias rítmicas.

Capítulo 5

1. (a) O ectoderma é a mais externa das três camadas germinativas embrionárias, e é desta camada germinativa que se formam os pêlos, unhas, glândulas tegumentares e a epiderme da pele.
2. (b) A aparência e o aspecto sadio da unhas é um indicativo da saúde geral do corpo, mas pode também ser indicativo de carências nutricionais, como deficiência de ferro.
3. (b) O estrato lúcido é uma camada epidérmica que se verifica apenas na pele das palmas das mãos e nas plantas dos pés.
4. (a) As papilas dérmicas contribuem para características superficiais da pele, como impressões digitais, mas não contribuem para a coloração da pele.
5. (c) A mitose ocorre no estrato basal, e em limitada extensão no estrato espinhoso.
6. (a) O sebo das glândulas sebáceas é liberado no folículo piloso, dissipando-se ao longo do pêlo para a superfície da pele.
7. (c) Acredita-se que a lanugem, ou pêlos fetais, serão importantes no desenvolvimento dos folículos pilosos.
8. (b) Melanoma é um agressivo câncer maligno da pele que constitui risco de vida se não for tratado.
9. (b) Uma queimadura de segundo grau é séria, mas geralmente não requer enxertos de pele.
10. (d) Um comedão será aberto ou fechado dependendo da infecção localizada da pele.

Capítulo 6

1. (c) Um osso, como o fêmur, é considerado um órgão porque é formado por mais de dois tecidos integrados para realizar uma determinada função.
2. (a) A pele, em vez do osso, é que está envolvida na síntese da vitamina D.
3. Pareamento: 1 (c), 2 (d), 3 (e), 4 (a), 5 (b).
4. (c) A mandíbula articula-se com as fossas mandibulares dos ossos temporais.
5. (a) A sela turca do osso esfenóide está localizada imediatamente acima do seio esfenoidal, dando sustentação à hipófise.
6. (d) Osteoclastos são importantes para liberar minerais armazenados no tecido ósseo e na contínua modelação do osso.
7. (a) Localizada na parte escamosa do osso temporal, a fossa mandibular é a depressão para a articulação do processo condilar da mandíbula.
8. (b) A crista etmoidal é o prolongamento vertical do osso etmóide, que proporciona um local de fixação para a dura-máter.
9. (d) As vértebras cervicais contêm forames transversários que permitem a passagem dos vasos vertebrais para o encéfalo e a partir dele.
10. (c) Uma pessoa pode garantir alguma proteção contra a osteoporose mantendo um dieta sadia e um programa regular de exercícios.

Capítulo 7

1. (a) Na posição anatômica, a pessoa permanece ereta com a cabeça voltada para a frente. A fossa subescapular encontra-se na face anterior costal da escápula. As fossas supra-espinal e infra-espinal estão localizadas na face posterior.
2. (c) A extremidade esternal da clavícula articula-se com o manúbrio do esterno. A extremidade acromial da clavícula articula-se com o acrômio da escápula.
3. (d) A clavícula apresenta o tubérculo conóide próximo da extremidade acromial.
4. (b) A proeminência óssea do cotovelo é o olécrano da ulna.
5. (b) Ossos sesamóides formam-se no interior de tendões, e nenhum dos ossos carpais são ossos sesamóides. Ossos sesamóides são mais comuns, contudo, em determinadas articulações dos dedos.
6. (d) Medidas pelvimétricas das dimensões da pelve menor na mulher grávida, contudo, podem ser necessárias para a indicação do parto por cesárea.
7. (e) A linha áspera é uma crista vertical na face posterior do fêmur, onde os músculos glúteos do quadril se fixam.
8 (b) A linha intertrocantérica está localizada no lado anterior do fêmur entre o trocanter maior e o trocanter menor.
9. (d) Diferenças estruturais sexuais na pelve refletem adaptações para o parto. Por exemplo, a pelve feminina quando comparada com a masculina apresenta a abertura inferior da pelve mais larga, sínfise púbica menor e mais rasa e arco púbico mais largo.
10. (a) O pé torto é uma malformação congênita na qual a planta do pé está virada medialmente.

Capítulo 8

1. (b) Algumas articulações são imóveis, outras são pouco móveis, e apenas as articulações sinoviais são livremente móveis.
2. (c) Sincondroses são articulações cartilagíneas que apresentam cartilagem hialina entre os segmentos ósseos.
3. (d) Sindesmoses são articulações fibrosas encontradas no antebraço e na perna, onde os ossos adjacentes são mantidos juntos por ligamentos interósseos.
4. (d) Sindesmoses não ocorrem no crânio; localizam-se apenas nos membros superior e inferior.
5. (c) A única articulação sinovial selar do corpo verifica-se na base do polegar, onde o trapézio se articula com o primeiro osso metacarpal.
6. (d) Apenas as articulações dos joelhos contêm meniscos.
7. (c) Uma articulação trocóidea é uma articulação sinovial que permite movimento de rotação.
8. (b) A articulação do quadril possui movimentos amplos, incluindo hiperextensão quando o membro inferior é movimentado posteriormente além da posição vertical do osso em posição anatômica.
9. (b) A articulação do ombro, com sua cavidade relativamente rasa e fracos ligamentos de sustentação, é vulnerável à luxação. Além disso, nós colocamos, freqüentemente, nossos braços em posição vulnerável quando realizamos várias atividades.
10 (d) Artrite reumatóide é uma doença crônica que freqüentemente deixa um paciente incapacitado. Ocorre mais comumente entre as idades de 30 a 35 anos.

Capítulo 9

1. (b) A fenda neuromuscular é um pequeno espaço na junção neuromuscular onde uma fibra nervosa motora e uma fibra muscular esquelética se encontram.
2. (c) Quando um músculo apresenta muitas unidades motoras, executa funções mais delicadas, intervem com mais detalhe e, assim, possui maior destreza do que os músculos nos quais poucas unidades motoras estão presentes.
3. (e) Os músculos receberam suas denominações com base nas características estruturais, localizações, fixações, posição relativa, ou função (ação).
4. (d) Quando um impulso nervoso chega a um axônio terminal, um neurotransmissor químico é liberado na fenda neuromuscular da junção neuromuscular.
5. (c) Em relação aos músculos da coxa, um único neurônio motor serve um grande número de fibras musculares e, portanto, tem baixa proporção de inervação.
6. (a) O músculo corrugador do supercílio está localizado sob a porção medial da sobrancelha. Quando o músculo contrai, a sobrancelha é dirigida na direção da linha mediana.
7. (a) A descrição da contração de um músculo é sempre feita com referência a uma pessoa em posição anatômica. Em posição anatômica, a articulação do ombro está posicionada verticalmente em 180°. Quando o músculo peitoral maior se contrai, nessa posição, o ângulo da articulação do ombro diminui; portanto, a articulação é flexionada.
8. (b) Embora esteja posicionado na face anterior do úmero, o músculo bíceps braquial origina-se do processo coracóide da escápula e do tubérculo supraglenoidal da escápula. Ambas as cabeças se inserem na tuberosidade do rádio.
9. (c) Transpondo as articulações do quadril e do joelho, o músculo reto femoral pode flexionar o quadril e estender o joelho.
10. (b) O músculo tibial posterior está situado profundamente ao músculo sóleo. Sua inserção tendinosa passa através dos arcos do pé e se insere nas superfícies plantares de alguns ossos do pé. Nesta posição, o músculo tibial posterior ao se contrair dá sustentação aos arcos do pé, faz a flexão plantar e inverte o pé.

Capítulo 10

1. (e) O couro cabeludo está fixo por diante das margens (cristas) supra-orbitais. As sobrancelhas estão fixas ao couro cabeludo logo acima das margens (cristas) supra-orbitais.

2. (b) A asa do nariz é a parte do nariz situada lateralmente ao ápice.
3. (d) A concha é uma projeção óssea no interior da cavidade nasal.
4. (d) A conjuntiva é uma fina membrana mucosa que recobre a superfície anterior do bulbo do olho e reveste a superfície subjacente das pálpebras.
5. (d) As vértebras cervicais podem ser palpadas na região cervical posterior, chamada nuca.
6. (a) O trígono carótico está localizado na lateral do pescoço e é delimitado pelos músculos esternocleidomastóideo, ventre posterior do digástrico e omo-hióideo. No interior do trígono carótico estão a artéria carótida comum, a veia jugular interna e o nervo vago.
7. (a) O nervo ulnar passa pelo sulco do nervo ulnar no cotovelo. Uma fratura do olécrano da ulna freqüentemente lesa o nervo ulnar.
8. (b) Os músculos escapulares comumente estão encobertos em uma pessoa obesa.
9. (c) A axila é uma depressão delimitada pela prega axilar anterior formada pelo músculo peitoral maior e pela prega axilar posterior formada pelo músculo latíssimo do dorso.
10. (a) A veia safena magna e a veia safena parva são veias superficiais da perna que com freqüência apresentam-se varicosas em pessoas idosas.

Capítulo 11

1. (d) O cerebelo é uma estrutura do metencéfalo do encéfalo.
2. (a) O córtex cerebral é a parte externa do cérebro, e o cérebro é uma estrutura do telencéfalo do encéfalo.
3. (e) O bulbo é uma estrutura do mielencéfalo do encéfalo.
4. (c) Quando o sistema nervoso amadurece na criança, as células de Schwann recobrem os axônios e alguns dendritos dos neurônios do sistema nervoso periférico. Mielinação é o processo com formação de camadas de mielina que protegem os neurônios e auxiliam na condução.
5. (d) Gânglios são agrupamentos de corpos celulares de neurônios fora do SNC. Núcleos são agrupamentos de corpos celulares de neurônios no interior do SNC.
6. (a) Um neurônio pseudo-unipolar tem um único prolongamento que se divide em dois, e seu corpo celular está localizado no gânglio da raiz posterior dos nervos espinais e cranianos.
7. (a) A despolarização de um axônio é produzida pelo movimento do Na^+ para o interior do axônio e do K^+ para fora do axônio. Tendo o potencial de ação (impulso nervoso) completado seu trajeto até o axônio terminal, a repolarização do axônio é produzida pelo movimento do K^+ para dentro do axônio e pelo movimento do Na^+ para fora do axônio.
8. (a) O corpo caloso é composto de fibras comissurais que interligam os dois hemisférios cerebrais.
9. (d) O tálamo autonomamente responde à dor pela ativação do sistema nervoso simpático. Também retransmite a sensibilidade dolorosa aos lobos parietais do cérebro onde ocorre a percepção.
10. (b) Os núcleos da base consistem em corpos celulares de neurônios motores que regulam a contração dos músculos esqueléticos. A taxa metabólica basal é regulada em sua maior parte no hipotálamo e no bulbo.
11. (c) Localizados no mesencéfalo, o corpo quadrigêmeo está relacionado com reflexos visuais e auditivos, o núcleo rubro relaciona-se com a coordenação motora e a manutenção da postura, e julga-se que a substância negra inibe os movimentos involuntários forçados.
12. (d) O quarto ventrículo está localizado inferiormente ao cerebelo, no interior do metencéfalo, e contém líquido cerebrospinal.

Capítulo 12

1. (a) Anatomicamente falando, o SNP consiste em todas as estruturas do sistema nervoso situadas fora do SNC. Assim sendo, o SNP compreende todos os nervos, receptores sensitivos, neurônios, gânglios e plexos.
2. (b) O nervo oculomotor inerva os músculos retos mediais do bulbo do olho. Quando se contraem simultaneamente, levam os olhos na direção medial.
3. (b) O nervo oculomotor inerva o músculo levantador da pálpebra superior com fibras motoras. Este músculo levanta a pálpebra superior quando contraído.
4. (c) O nervo vestibulococlear atende os órgãos vestibulares da orelha interna com fibras sensoriais. Estes órgãos estão associados com o equilíbrio.
5. (a) Depois de passar pelo forame estilomastóideo, o nervo facial inerva os músculos da expressão facial com fibras motoras e os calículos gustatórios dos dois terços anteriores da língua com fibras sensoriais.
6. (b) O nervo acessório inerva, com fibras motoras, alguns músculos que movimentam a cabeça e o pescoço.
7. (c) Os quatro plexos nervosos espinais são: cervical, braquial, lombar e sacral.
8. (d) Apenas o plexo braquial consiste em raízes, troncos, divisões e fascículos. Os nervos do membro superior originam-se dos fascículos.
9. (a) O nervo mediano origina-se do plexo braquial.
10. (c) O reflexo patelar é um reflexo ipsolateral porque os órgãos receptores e efetores estão no mesmo lado da medula espinal.

Capítulo 13

1. (d) Neurônios pós-ganglionares do gânglio mesentérico superior inervam o intestino delgado e o colo.
2. (d) Neurônios parassimpáticos dos nervos oculomotor, facial e glossofaríngeo fazem sinapse em gânglios localizados na cabeça.
3. (c) Gânglios parassimpáticos, também chamados gânglios terminais, fazem sinapse com células efetoras, próximo ou no interior dos órgãos a que se destinam.
4. (c) O neurotransmissor acetilcolina secretado pelas vesículas sinápticas facilita a transmissão através da sinapse.
5. (d) Como os neurônios pré-ganglionares da divisão simpática do sistema nervoso autônomo saem da coluna vertebral a partir do primeiro nervo torácico até o nível do segundo lombar, a divisão simpática é também chamada divisão toracolombar.
6. (c) Impulsos nervosos através dos neurônios simpáticos pós-ganglionares no coração liberam norepinefrina, que estimula o coração a se contrair.
7. (b) Os efeitos cooperativos da estimulação do simpático e do parassimpático são evidentes na ereção do pênis (resposta parassimpática) e na ejaculação (resposta simpática).
8. (d) Muitos vasos sangüíneos dilatam-se em resposta à estimulação simpática. Poucos vasos sangüíneos (i.e., aqueles dos genitais externos) contraem em resposta à estimulação parassimpática. Os vasos sangüíneos viscerais não se contraem em resposta à estimulação parassimpática.
9. (e) A estimulação parassimpática aumenta a atividade digestiva, provoca a constrição da pupila e diminui a freqüência cardíaca. Como a atropina bloqueia a estimulação parassimpática, resulta em diminuição da secreção de muco e dos movimentos do trato GI, dilatação da pupila e aumento da freqüência cardíaca.
10. (c) O bulbo é a estrutura do encéfalo que mais diretamente controla a atividade do SNA. O bulbo contém centros controladores dos sistemas circulatório, respiratório, urinário, genital e digestório.

Capítulo 14

1. (e) A adeno-hipófise deriva da bolsa hipofisial do teto da cavidade oral.
2. (b) A neuro-hipófise deriva do broto neuro-hipofisial do neuroectoderma no interior do encéfalo em desenvolvimento.
3. (d) A medula supra-renal deriva da crista neural ectodérmica no interior da primitiva cavidade celomática.
4. (c) O pâncreas deriva da invaginação do endoderma ao longo do tubo digestório anterior em desenvolvimento.
5. (a) A glândula tireóide deriva do divertículo tireóideo do endoderma no interior da faringe em desenvolvimento.
6. (c) A sela turca é uma depressão no interior do osso esfenóide que dá sustentação à hipófise.
7. (d) Secretada pela glândula tireóide, a tiroxina, determina a taxa metabólica básica de muitos órgãos e promove a maturação do encéfalo.
8. (c) A ativação da medula supra-renal causa a secreção de epinefrina e norepinefrina. Ambos os hormônios preparam o corpo para grandes performances físicas - é a resposta lutar ou fugir.
9. (e) A insulina é secretada pelas células beta das ilhotas pancreáticas em resposta a uma elevação da glicose no sangue. A insulina estimula a produção de glicogênio e gordura.
10. (d) A medula supra-renal libera epinefrina ao receber estimulação de impulsos nervosos simpáticos.

11. (a) A glândula tireóide libera tiroxina ao receber estimulação do TSH da adeno-hipófise.
12. (b) O córtex supra-renal libera corticosteróides ao receber estimulação do ACTH da adeno-hipófise em resposta às tensões.
13. (e) A adeno-hipófise libera ACTH ao receber estimulação do CRF do hipotálamo.
14. (d) O córtex supra-renal e as gônadas secretam hormônios esteróides.
15. (a) Nos casos de bócios endêmicos, o crescimento da tireóide é devido à secreção excessiva de TSH, que resulta dos baixos níveis de secreção de tiroxina.

Capítulo 15

1. (d) A fim de que ocorra a percepção, é necessário que o receptor seja estimulado desencadeando um impulso nervoso a ser conduzido até o cérebro.
2. (b) Corpúsculos lamelares localizados no interior da derme da pele em certos órgãos viscerais e próximo das articulações sinoviais respondem a pressões.
3. (d) Receptores cinestésicos articulares localizados no tecido conjuntivo das cápsulas das articulações sinoviais são estimulados por mudanças de posição causadas por movimentos nas articulações.
4. (c) Como as sensações de dor referida são uniformes de pessoa para pessoa, a compreensão deste fenômeno é de imensa importância clínica no diagnóstico de disfunções orgânicas.
5. (d) Quando um objeto é visto a uma distância de pelo menos 6 metros por alguém com visão normal, as zônulas ciliares dos olhos estão tensos e as lentes se aplainam porque os músculos ciliares estão relaxados.
6. (a) A resistente esclera é composta de fibras elásticas e colágenas firmemente interligadas, é avascular mas contém receptores sensitivos para dor.
7. (b) Em ambientes escuros, os impulsos motores simpáticos contraem as fibras musculares lisas dispostas radialmente na íris, permitindo a dilatação da pupila.
8. (a) Os ductos semicirculares contêm endolinfa e células pêlos que respondem aos movimentos da cabeça e conduzem sensações ao encéfalo que são importantes na manutenção do equilíbrio.
9. (d) A janela do vestíbulo encontra-se na base do estribo e a janela da cóclea encontra-se entre a rampa do tímpano e a cavidade timpânica. Ambas as janelas separam a orelha média da cóclea da orelha interna.
10. (b) Uma lente côncava corrige a miopia fazendo com que os raios luminosos focalizem a fóvea central no interior da cavidade posterior.

Capítulo 16

1. (c) Fibrinogênio é uma proteína do plasma sangüíneo que auxilia na coagulação.
2. (a) Uma quantidade excessiva de leucócitos, chamada leucocitose, geralmente é indício de infecções ou de outras enfermidades.
3. (b) As artérias pulmonares transportam sangue desoxigenado do ventrículo direito do coração para os pulmões.
4. (c) O átrio direito recebe sangue venoso das veias cavas superior e inferior e do seio coronário. O seio coronário recolhe o sangue venoso da circulação coronária antes de se abrir através de um óstio no átrio direito.
5. (f) O fechamento das valvas atrioventriculares causa o som "lab" no coração.
6. (c) O complexo QRS representa a despolarização dos ventrículos. Durante este intervalo, os ventrículos do coração estão em sístole e o sangue é ejetado do coração.
7. (b) As artérias coronárias, originadas na parte ascendente da aorta, nutrem diretamente o miocárdio do coração assegurando um rico suprimento sangüíneo ao músculo cardíaco.
8. (a) As artérias carótidas externas fornecem sangue para toda a cabeça, excluindo o encéfalo. As artérias carótidas internas e artérias vertebrais (que se unem para formar a artéria basilar) suprem a irrigação sangüínea do encéfalo.
9. (a) Ramos da artéria carótida externa no nível do processo condilar da mandíbula, a artéria maxilar irriga os dentes e as gengivas e a artéria temporal superficial supre a glândula parótida e a superfície da região temporal.
10. (a) A veia porta drena o sangue rico em nutrientes para o interior do fígado, onde o sangue é processado por um sistema porta venoso. Um sistema porta arterial fornece sangue para a hipófise.
11. (b) Embora o coração comece a bombear sangue aos 25 dias que se seguem à concepção, seu desenvolvimento não se completa até o final da quinta semana (em torno dos 35 dias).
12. (c) A veia umbilical recebe sangue oxigenado da placenta e o transporta para o coração fetal.

Capítulo 17

1. (b) Antes de chegar aos alvéolos pulmonares, o ar inalado é limpo, umedecido e aquecido.
2. (a) O par de ossos palatinos dá sustentação ao septo nasal mas não faz parte desta estrutura.
3. (b) Adenóide é o nome comum da tonsila faríngea. Uma adenoidectomia é a retirada da tonsila faríngea.
4. (a) Há quatro seios paranasais, cada um deles denomina-se de acordo com o osso em que se encontra. Assim sendo, temos os seios: etmoidal, esfenoidal, frontal e maxilar.
5. (e) Diferentemente do pulmão direito que tem três lobos, o pulmão esquerdo tem apenas dois lobos, superior e inferior.
6. (a) A pleura parietal reveste a parede da cavidade torácica e a pleura visceral recobre o pulmão. O espaço entre a pleura parietal e a pleura visceral constitui a cavidade pleural.
7. (d) Quando contraídos, os músculos inspiratórios aumentam as dimensões da cavidade torácica, causando uma diminuição da pressão no interior do tórax. O ar flui através do trato respiratório inflando os pulmões.
8. (d) As pregas (cordas) vocais estão fixas entre as cartilagens aritenóideas e tireóideas em ambos os lados da glote.
9. (c) A capacidade vital é a maior quantidade de ar que pode ser expirada em seguida a uma inspiração máxima - aproximadamente um volume de 4.500 cc de ar.
10. (a) Os núcleos que controlam a respiração normal estão localizados no bulbo do encéfalo.

Capítulo 18

1. (d) Vísceras são órgãos situados no interior do tronco do corpo. Na cavidade torácica, as vísceras são: coração, pulmões e esôfago. Na cavidade abdominopélvica, as vísceras incluem o estômago, intestinos delgado e grosso, fígado, vesícula biliar, baço, pâncreas, rins e glândulas supra-renais, juntamente com os grandes vasos.
2. (c) A dentição decídua inclui 8 incisivos, 4 caninos e 8 molares. A dentição permanente inclui 8 incisivos, 4 caninos, 8 pré-molares e 12 molares. O terceiro molar é chamado de dente do siso.
3. (b) É através do mesentério de sustentação que vasos e nervos suprem as vísceras abdominais.
4. (c) Lácteos são dúctulos linfáticos encontrados na lâmina própria dos vilos intestinais.
5. (b) O baço, constituído de tecido linfático, armazena glóbulos vermelhos e é um órgão do sistema circulatório.
6. (d) As papilas da superfície da língua tornam a superfície rugosa, propiciando contato físico com o alimento. As papilas também sustentam calículos gustatórios que respondem aos estímulos químicos dos vários alimentos.
7. (c) Depois da formação do quimo no estômago, o alimento entra no intestino delgado e está pronto para dar continuidade à digestão e à absorção. A bile e o suco pancreático entram no lume do duodeno para continuar a fragmentação química dos alimentos. Os movimentos intestinais auxiliam através da fragmentação mecânica. Os nutrientes dos alimentos digeridos entram na corrente sangüínea e verifica-se, assim, a absorção no interior do intestino delgado.
8. (a) Quando o músculo esfíncter da ampola se abre, bile e suco pancreático entram no duodeno. A estenose do esfíncter da ampola pode impedir a entrada desses produtos.
9. (a) A veia porta transporta os nutrientes absorvidos pela corrente sangüínea em direção ao fígado, onde são processados.
10. (d) As gorduras são absorvidas pelo sistema linfático. Proteínas são decompostas em aminoácidos antes de serem absorvidas. A bile é secretada para o interior do duodeno. O fígado é servido com sangue da veia porta e da artéria hepática própria; assim há duplo suprimento sangüíneo e a mistura ocorre no nível capilar.

Capítulo 19

1. (b) Os glomérulos estão inclusos no interior de cápsulas glomerulares no córtex renal.
2. (d) O hilo renal é a fissura na superfície medial côncava do rim onde os vasos renais entram e saem e onde se localiza o ureter.

3. (c) As pirâmides renais, contendo os ductos coletores, estão localizadas no interior da medula renal.
4. (a) O cálice menor recebe a urina diretamente dos ductos coletores. A urina, então, passa através do cálice maior para o interior da pelve renal.
5. (d) Os rins estão localizados no alto da cavidade abdominal entre os níveis das vértebras décima segunda torácica e terceira lombar.
6. (d) Um cálculo renal mais provavelmente causará obstrução de um ureter e acúmulo de urina na pelve renal.
7. (e) As rugas que a bexiga urinária vazia apresenta permitem a distensão, assim como o epitélio de transição, que constitui a mucosa.
8. (c) Conjuntamente as três camadas de músculo liso no interior da parede da bexiga urinária constituem o músculo detrusor. O músculo detrusor desempenha uma função ativa ao forçar a saída da urina da bexiga urinária durante a micção.
9. (b) O esfíncter interno da uretra é, realmente, uma porção modificada do músculo detrusor e é inervado pelos neurônios parassimpáticos.
10. (d) Metanefro é o último tipo de desenvolvimento dos rins. Eles estão funcionando continuamente ao longo do período fetal, sendo que a urina produzida é expelida no líquido amniótico.

Capítulo 20

1. (c) O períneo é de importância funcional e clínica porque os genitais externos estão localizados nele.
2. (a) O músculo dartos está embutido na parede do escroto. Juntamente com o músculo cremaster, regula a posição do testículo no escroto através de contração involuntária em resposta à temperatura fria.
3. (b) A testosterona, produzida pelas células intersticiais, mantém a sexualidade masculina, incluindo: a produção de espermatozóides, atividades dos órgãos sexuais acessórios, manifestação dos caracteres sexuais secundários e a determinação do instinto sexual.
4. (e) Como componentes da raiz do pênis, o bulbo se fixa subjacente ao diafragma urogenital e os ramos são as porções proximais expandidas dos corpos cavernosos do pênis.
5. (b) O funículo espermático contém o ducto deferente que é um ducto espermático. O funículo espermático, contudo, contém também vasos espermáticos, um nervo e o músculo cremaster.
6. (a) Os epidídimos são órgãos alongados e achatados que armazenam espermatozóides no último estágio de maturação. Espermatozóides são também armazenados nos ductos deferentes.
7. (a) O muco secretado pelas glândulas uretrais lubrifica a uretra e limita a entrada de patógenos no interior da bexiga urinária.
8. (c) Emissão é o movimento dos espermatozóides armazenados no epidídimo e no ducto deferente em direção dos ductos ejaculatórios. Ejaculação é a descarga forçada do sêmen pelo pênis ereto. Emissão e ejaculação ocorrem apenas se a estimulação for suficiente como na masturbação e no coito.
9. (a) O óvulo feminino pode ser fertilizado por um espermatozóide contendo um cromossomo X ou um Y. Se o espermatozóide contém um cromossomo X fará par com o cromossomo X do óvulo e se desenvolverá uma criança feminina. Um espermatozóide conduzindo um cromossomo Y resulta uma combinação XY e se desenvolverá uma criança masculina. O cromossomo Y, portanto, é o responsável pela produção subseqüente de andrógenos, que causam a masculinização.
10. (d) O epidídimo, o ducto deferente e as glândulas seminais derivam do ducto mesonéfrico. A próstata origina-se de um crescimento endodermal do seio urogenital.

Capítulo 21

1. (c) O colo do útero é a porção inferior estreita que se abre no interior da vagina.
2. (b) O local usual de fertilização é no interior da tuba uterina. Daqui, o ovo fertilizado continua a se desenvolver e entra na cavidade do útero cerca de 3 dias após a concepção.
3. (c) A fase secretória do endométrio se caracteriza pelo aumento da secreção glandular e do fluxo sangüíneo no endométrio em preparação para a implantação. Durante este tempo o ovário está em fase lútea caracterizada pela regressão do corpo lúteo.
4. (d) Um ovócito secundário é expelido pelo ovário durante a ovulação. Se o espermatozóide passa através da corona radiata e zona pelúcida e entra no citoplasma do ovócito secundário, completa-se a segunda divisão meiótica e se forma um ovo maduro.
5. (d) Além do mesovário, cada ovário é sustentado por um ligamento útero-ovárico e um ligamento suspensor.
6. (c) O endométrio consiste em um estrato superficial, a camada funcional, que se desprende com a menstruação, e um estrato profundo, a camada basal, que repõe a camada funcional após cada menstruação.
7. (b) As rugas vaginais permitem a distensão da vagina durante o coito e também durante o parto.
8. (d) A vulva é o termo abrangente para os órgãos genitais externos femininos. A vagina é um órgão genital interno.
9. (d) Os ductos paramesonéfricos formam o trato genital do sistema genital feminino, que inclui o útero e as tubas uterinas.
10. (a) Os lábios maiores do pudendo da mulher e o escroto do homem derivam da intumescência do labioescrotal embrionário.

Capítulo 22

1. (d) O período pré-embrionário do desenvolvimento dura 14 dias e é completado quando se formam as três camadas germinativas primárias e estão no lugar para começar a migração e a diferenciação.
2. (c) O saco vitelino produz sangue apenas por período aproximado de duas semanas (da terceira à quinta semana) antes da formação do fígado. O fígado, então, produz sangue até que a medula óssea vermelha esteja suficientemente desenvolvida para desempenhar essa tarefa.
3. (d) A placenta é um órgão que serve a muitas funções fisiológicas, incluindo as trocas gasosas e de outras moléculas entre os sangues materno e fetal e a produção de enzimas. Além disso, atua como uma barreira contra muitas substâncias prejudiciais e como glândula endócrina secretando hormônios esteróides e glicoproteínas.
4. (c) A porção embrionária da placenta é o cório frondoso, e a porção materna é a decídua basal.
5. (d) Embora a placenta seja uma barreira efetiva contra as doenças de origem bacteriana, vírus e certas doenças do sangue podem se difundir através dos tecidos vasculares. Portanto, a maioria das drogas ingeridas por uma mulher grávida pode de fato passar através da placenta, incluindo nicotina, álcool e heroína.
6. (a) O coração embrionário começa a bombear sangue em torno do dia 25, ou durante a quarta semana de desenvolvimento.
7. (a) O período neonatal que vai do nascimento até o fim da quarta semana se caracteriza pelas maiores mudanças fisiológicas, incluindo a estabilização das freqüências cardíaca e respiratória, e uma temperatura corpórea constante.
8. (b) Uma freqüência cardíaca rápida de 120 a 160 batimentos por minuto assegura um adequado fornecimento de oxigênio a todas as células e ajuda a manter uma temperatura corpórea constante.
9. (c) A pubescência acompanha a puberdade e se refere às contínuas mudanças físicas que ocorrem durante este período de maturação, especialmente com respeito aos pêlos do corpo.
10. (b) Em comparação com os homens, as mulheres têm uma taxa metabólica basal mais baixa. Isso pode justificar, em parte, a maior longevidade das mulheres.
11. (c) A idade média na qual os brotos das mamas aparecem em meninas saudáveis nos Estados Unidos é aproximadamente aos 11 anos, mas pode variar de 9 a 13 anos
12. (c) Gêmeos dizigotos, ou fraternos, podem ser do mesmo sexo ou de sexos diferentes e não são mais semelhantes do que os irmãos ou irmãs nascidos em momentos diferentes.
13. homozigoto recessivo (*bb*)
heterozigoto (*Bb*)
homozigoto dominante (*BB*)
14 (a) Um alelo recessivo não se revela no genótipo heterozigoto. Isso significa que determinada característica recessiva não está aparente fisicamente.
15. (c) Em um cruzamento monoíbrido, a probabilidade de um descendente ter um determinado genótipo é de um em cada quatro para homozigoto dominante e homozigoto recessivo e um em dois para heterozigotos.

Apêndice B

Respostas das Perguntas sobre Prática Clínica

Prática Clínica 5.1

1. Essa erupção cutânea tem o aspecto e história clássicos de exposição à toxina do carvalho. Essa erupção cutânea é o resultado de uma reação inflamatória aos patógenos depositados pelo contato com a toxina da planta. Esses patógenos são depositados quando a planta é roçada sobre a pele, portanto, é um padrão linear.
   A reação inflamatória para esse patógeno resulta em um tipo de erupção cutânea conhecida como dermatite de contato.
2. A exposição à toxina do carvalho deposita patógenos alérgenos na pele que incitam uma resposta inflamatória. As células do sistema imunológico no interior da pele liberam citocinas no local, resultando na concentração de outras células inflamatórias na área, além disso, também aumenta a permeabilidade dos vasos sangüíneos na área. A liberação de citocinas e histaminas pelas células inflamatórias resulta o prurido no local. A permeabilidade aumentada dos vasos sangüíneos causa edema local. Esse edema vaza, particularmente, nos espaços intercelulares do interior da camada espinhosa. O aumento do líquido intracelular nessa área pode causar bolhas. Como a reação ao desenvolvimento do patógeno alérgeno requer o recrutamento de células inflamatórias adicionais, o aparecimento dos sintomas é retardado em aproximadamente 24 horas após a exposição.
3. Esteróides tópicos são a base do tratamento contra a toxina do carvalho a fim de inibir a resposta inflamatória. Medicamentos anti-histamínicos são receitados com freqüência para diminuir o prurido e conseqüentemente o risco de infecções secundárias por causa dos arranhões na erupção cutânea, feitos pelo paciente. Os anti-histamínicos também podem aliviar o desconforto do paciente.

Prática Clínica 6.1

1. No espaço subdural, à esquerda, há uma coleção líquida causando compressão sobre o encéfalo. Essa compressão no encéfalo pode explicar as significativas mudanças no estado mental do paciente. Com as mudanças no estado mental e a evidência do efeito compressivo no encéfalo, a preocupação com a hérnia do tecido encefálico é real. O encéfalo pode formar uma hérnia, lateralmente, debaixo da foice do cérebro ou, inferiormente, passando pelo tentório ou pelo forame magno. Qualquer uma dessas alterações constitui risco de vida.
2. Um defeito é visto na parede posterior do seio frontal. Esse defeito é causado por erosão de osso secundária a uma infecção do seio frontal do paciente. Esta comunicação do seio frontal com o espaço subdural faz com que o líquido infectado possa se deslocar de um espaço para o outro. Reação imunológica também contribui para a deposição líquida no espaço subdural.
3. O diagnóstico é de empiema subdural secundário à sinusite do paciente.
4. O líquido deve ser retirado por duas razões. Primeiro, deve ser removido para aliviar a pressão no encéfalo e diminuir o risco de hérnia. Segundo, deve ser removido a fim de ajudar a combater a infecção. O tratamento com antibióticos também deve ser administrado.

Prática Clínica 6.2

1. Esse paciente sofreu uma fratura no corpo vertebral L2.
2. A retropulsão de fragmentos da fratura no canal vertebral causa compressão da medula espinal. No nível dessa lesão a porção da medula lesada é mais provavelmente a cauda eqüina. O dano pode ser devido à compressão e edema secundário à fratura ou devido à lesão dos nervos propriamente. A natureza dessa lesão poderia ser determinada por ressonância nuclear magnética. Os déficits neurológicos do paciente estão manifestos nas suas pernas porque os nervos que inervam as pernas originam-se nos níveis lombares e sacrais da medula.
3. O cinto de segurança fixa esta parte do corpo (L1-L3) tornando-a um ponto de apoio em torno do qual o resto do corpo se dobra durante a súbita redução da velocidade do automóvel acidentado. A extrema força da flexão sobre o ponto em questão causa a compressão e fratura do corpo vertebral.

Prática Clínica 7.1

1. Este caso é uma fratura cominutiva composta do rádio e da ulna distais com deslocamento dorsal e angulação. É uma fratura cominutiva porque há fragmentos múltiplos em cada fratura. É uma fratura aberta porque os ossos fraturados estão expostos para fora do corpo por uma ruptura no tecido frouxo. Os fragmentos da fratura estão deslocados dorsalmente por causa do mecanismo da lesão. Este tipo de fratura do rádio distal é classicamente conhecido como fratura de Colles.
2. Em uma fratura aberta as extremidades dos fragmentos da fratura ficam expostas ao ambiente através da ferida aberta. Isso expõe a cavidade da medula óssea aos patógenos infecciosos do ambiente. A medula óssea é um bom meio de crescimento para as bactérias. Essas fraturas correm alto risco de desenvolver infecções no interior do osso que pode interferir no processo de cura.
3. Considerando a quantidade de desvios vista na radiografia, são bem possíveis a associação com danos vasculares e nervosos. Lesões vasculares podem se manifestar pela ausência de pulso e mão fria. Lesões neurológicas podem se manifestar por sintomas de enfraquecimento ou diminuição da sensibilidade. Essas são emergências que necessitam de atenção cirúrgica imediata. Lesões musculares também são muito prováveis. Exames vasculares e neurológicos continuados devem ser executados no paciente nas 24 a 48 horas seguintes para que se permaneçam atentos à possível síndrome de compartimento. A síndrome de compartimento acontece quando o edema ou hemorragia secundários a uma lesão causam aumento de compressão dentro de um dos compartimentos determinados pelos planos fasciais entre os grupos musculares de um membro. Esse aumento de pressão dentro do compartimento causa comprometimento vascular que leva a uma lesão neurológica.

Prática Clínica 7.2

1. Há erosão óssea do acetábulo. Isso ficou demonstrado no filme como uma área de densidade óssea diminuída logo acima do acetábulo e está claramente confirmado na tomografia computadorizada. Isso pode ser sugestivo de várias entidades diferentes, mas considerando a história da paciente de câncer da tiróide, é provável que se trate de uma metástase óssea osteolítica. A proximidade dessa lesão com o acetábulo explica por que essa paciente tem aumento da dor ao caminhar ou carregar peso. Essas atividades aumentam a pressão no osso anormal causando dor.
2. Lesões ósseas metastáticas são propensas a "fraturas patológicas". Corroendo o osso elas debilitam sua estrutura. Freqüentemente as metástases ósseas e outras lesões ósseas são diagnosticadas, inicialmente, quando fraturas são encontradas na avaliação radiográfica. O risco de fratura patológica nessa paciente é grande considerando sua localização próxima do acetábulo e a função da pelve na relação sustentação/distribuição do peso.

Prática Clínica 8.1

1. O exame da radiografia mostra estreitamentos dos espaços articulares de algumas articulações interfalângicas proximais e distais. Esse espaço articular estreitado é devido à erosão da cartilagem articular. Atritos crônicos de osso contra osso resultam na remodelação óssea como comprovado pela presença de esclerose subcondral e formação de osteófitos. Osteófitos são excrescências ósseas que se formam nas margens das articulações comprometidas por alterações degenerativas. O tecido frouxo inchado também é visível em torno das várias articulações atingidas.

2. Osteoartrite. A localização do envolvimento articular, os sintomas e os achados físicos são clássicos para a osteoartrite idiopática. Essa é uma doença degenerativa comum das articulações que afeta muitas pessoas quando envelhecem. Elas devem referir dor quando utilizam as articulações afetadas como também certa rigidez matutina nas articulações que rapidamente melhoram com movimentos. Nesta doença, a cartilagem articular nas extremidades dos ossos degenera levando ao estreitamento do espaço articular e a remodelação óssea secundária, ao desgaste do contato de osso com osso. A osteoartrite das mãos envolve classicamente as articulações interfalângicas proximal e distal e do punho, mas poupa as articulações metacarpofalângicas. Isso difere da artrite reumatóide que comumente envolve, inicialmente, as articulações metacarpofalângicas. Inchaço em torno das articulações interfalângicas distais é um achado físico clássico da osteoartrite conhecido como nódulo de Heberden.
3. A osteoartrite é uma doença degenerativa comum que afeta muitas articulações do corpo quando a pessoa envelhece. As articulações mais comumente atingidas incluem as articulações interfalângicas distais e proximais, punho, acromioclavicular, quadris, joelhos e articulações das faces articulares das partes cervical e lombar da coluna vertebral.

Prática Clínica 8.2

1. O paciente luxou o seu ombro. A cabeça do úmero foi forçada para fora da cavidade glenoidal pela força da queda.
2. A luxação deve ser reduzida movimentando a cabeça do úmero para trás em alinhamento com a cavidade glenoidal. Isso pode ser muito doloroso e é executado freqüentemente sob anestesia, porque necessita de uma grande tração sobre o braço. Uma radiografia é tirada após a redução para avaliar se a cabeça do úmero está posicionada corretamente. Então o ombro é imobilizado para permitir a recuperação dos músculos do manguito rotador.
3. Por causa das estruturas que atravessam a axila, uma luxação pode lesar nervos, artérias, ou os músculos do ombro. A lesão de nervos pode resultar em enfraquecimento e hipoestesia no ombro. Lesão arterial pode resultar em dor e dano ao fluxo sangüíneo do braço. Lesão muscular pode resultar em luxações recorrentes do ombro, até mesmo depois de lesões menores, como também limitação de movimentos se ocorrer comprometimento do manguito rotador .

Prática Clínica 9.1

1. Uma área de baixa densidade com intensificação periférica é vista adjacente ao músculo psoas maior. Depósitos de baixa densidade com intensificação periférica como esta são sugestivas de um abscesso. Esse abscesso está próximo ao músculo psoas maior e não parece estar relacionado a quaisquer dos órgãos circunvizinhos. Esses abscessos geralmente formam-se a partir de propagação hematológica de bactérias secundariamente a uma infecção em outra parte do corpo.
2. O teste do iliopsoas é uma manobra do exame físico executada quando há suspeita de uma inflamação intra-abdominal. O paciente é colocado sobre o seu lado direito (lado não atingido) e tenta estender sua perna esquerda contra a mão do examinador. A dor abdominal ao estender o membro inferior esquerdo ocorre por causa do estiramento do músculo psoas maior inflamado. Isso é conhecido como sinal do psoas positivo.
3. O abscesso deve ser drenado. Isso se faz inserindo um tubo no abscesso e permitindo a sua drenagem durante vários dias. Antibióticos também devem ser administrados para combater a infecção.

Prática Clínica 9.2

1. Este paciente sofreu uma fratura por avulsão da tuberosidade da tíbia.
2. Os músculos que estendem a articulação do joelho são: reto femoral, vasto medial, vasto intermédio e vasto lateral. Estes músculos formam o grupo do quadríceps femoral e possuem um tendão comum, o tendão do quadríceps que se estende à patela. Entre a patela e a tíbia está o ligamento da patela que se fixa à tuberosidade da tíbia. Este paciente está impossibilitado de estender sua perna porque a tuberosidade da tíbia foi arrancada da tíbia. Portanto, o músculo quadríceps femoral não pode atuar sobre a tíbia.
3. Dois grupos musculares maiores, o quadríceps femoral, anterior, e os músculos do jarrete, posteriores, transpõem o joelho. O grupo do quadríceps estende a articulação do joelho, enquanto o grupo do jarrete (posterior) flexiona a articulação do joelho. No indivíduo relaxado esses grupos musculares estão em oposição direta um ao outro e mantêm o joelho em posição neutra, ou retilínea, determinada pelo tônus muscular de repouso. Desde que o quadríceps femoral já não pode atuar sobre a tíbia por causa da lesão, os músculos posteriores (jarrete) atuam no joelho sem oposição. O tônus muscular de repouso dos músculos do jarrete mantém o joelho em posição ligeiramente flexionada.

Prática Clínica 10.1

A. fígado
B. músculo psoas maior
C. rim
D. vesícula biliar contendo cálculos
E. baço
F. peritônio parietal

Prática Clínica 11.1

1. Esse acúmulo de sangue é conhecido como hematoma epidural, e comumente é causado por uma fratura de crânio que lesa a artéria meníngea média. O sangue arterial deposita-se entre a dura-máter e o crânio. Esses dois limites dão ao hematoma margens homogêneas. Como a dura-máter adere ao crânio, resiste em ser destacada do osso pelo sangue que vai se acumulando. É isso que dá ao hematoma suas extremidades em ângulos. Diz-se que a forma é lenticular (em forma de lente) e é característico desse tipo de hematoma intracraniano.
2. O trauma inicial ao encéfalo nesses tipos de lesões é comumente mínimo, como comprovado pela breve perda da consciência. O perigo ocorre depois quando o hematoma cresce e comprime o encéfalo e eleva a pressão intracraniana até induzir ao coma.
3. O hematoma expandindo-se empurra o encéfalo para o lado oposto, como se vê nesta tomografia. Quando o encéfalo é deslocado, a porção medial do lobo temporal comprime freqüentemente o nervo oculomotor contra o tentório, causando a dilatação da pupila.

Prática Clínica 12.1

1. A paciente apresenta hérnia de disco intervertebral da coluna lombar. Cada disco apresenta fibras circulares duras na parte periférica e contém no centro um tecido mole como geléia conhecido como núcleo pulposo. No disco herniado, o núcleo pulposo mole foi empurrado (herniado) para uma área enfraquecida das fibras comprimindo uma raiz nervosa. Inicialmente, isso causa dor na área inervada pelo nervo atingido. Se a compressão continuar, também pode resultar em hipoestesia ou dor e déficits motores específicos para a raiz do nervo.
2. Conhecendo neuroanatomia você pode suspeitar qual raiz nervosa está irritada e portanto qual o disco que está herniado:

Disco	Raiz Nervosa	Hipoestesia/Dor	Déficit motor	Arreflexia
L3-L4	L4	Anterior da perna	Músculo tibial anterior	Patelar
L4-L5	L5	Superior do pé	Músculo extensor longo do hálux	Nenhuma
L5-S1	S1	Lateral do pé	Músculo gastrocnêmio	Tendão do calcâneo

3. As fibras que circundam o núcleo pulposo estão naturalmente mais enfraquecidas na parte posterior tanto à direita como à esquerda. Comumente a hérnia protubera à direita ou à esquerda e assim compromete apenas um membro inferior. Porém, se a hérnia do núcleo pulposo ocorrer para trás comprimirá a cauda eqüina em vez de apenas uma única raiz nervosa. Isso pode causar hipoestesia do períneo e disfunção do intestino ou do controle da bexiga urinária. Isso é conhecido como síndrome da cauda eqüina e requer imediato encaminhamento para um especialista.

Prática Clínica 13.1

1. Embora várias afecções do pulmão possam apresentar semelhanças com as expostas nesta tomografia, a história deste homem conduz a um diagnóstico. Durante toda a vida foi fumante, apresenta tosse crônica, e tem apresentado perda de peso. Seguramente ele tem câncer pulmonar.

2. O ápice do pulmão está muito próximo do plexo braquial. Esse tumor apical está comprimindo o tronco ou os fascículos do plexo braquial, ou desgastou a pleura e está invadindo o plexo, causando os sintomas do braço.
3. O ápice do pulmão também está muito perto do tronco simpático no pescoço e tórax superior. A invasão destes locais pelo tumor atingiu a inervação simpática da metade da cabeça. O resultado é a perda do tônus muscular na pálpebra, perda da dilatação da pupila e incapacidade da pele para suar nessa metade da face.

Prática Clínica 14.1

1. A recente mudança da aparência facial do paciente e as alterações em suas mãos e pés são devidas à presença do hormônio do crescimento em quantidade excessiva. O hormônio do crescimento é liberado pela glândula hipófise. Este homem desenvolveu um tumor de hipófise (visto na imagem de RM), que está secretando hormônio de crescimento em excesso e que deve ser confirmado pela medida do hormônio no laboratório.
   O excesso de hormônio do crescimento durante a infância acelera o crescimento e resulta em gigantismo. Contudo, se isso acontecer depois que uma pessoa já alcançou a estatura plena (i.e., depois que as lâminas epifisiais dos ossos longos já ossificaram), o resultado é o aumento de crescimento de outros ossos como os ossos da face e aumento do crescimento de partes moles nas mãos e nos pés. Essa situação é denominada acromegalia.
2. Uma RM da cabeça é necessária para determinar o tamanho do tumor hipofisário.
3. O quiasma óptico situa-se superiormente e imediatamente por diante da hipófise. Se um tumor hipofisário cresce bastante, comprime o quiasma óptico, interferindo na transmissão neuronial pelas fibras ópticas que cruzam nesta estrutura.

Prática Clínica 15.1

1. A fratura envolve o soalho da órbita que é composto principalmente pelo osso maxila. Pequenas porções dos ossos palatino e zigomático compõem o restante do soalho orbital. Nesse caso, a fratura envolve o osso maxila.
2. Há quatro seios paranasais: frontal, etmoidal, esfenoidal e maxilar. O seio maxilar encontra-se logo abaixo da órbita dentro do osso maxila. A parede inferior da órbita compõe a parede superior do seio. Portanto, uma fratura da parede inferior da órbita também envolve o seio maxilar.
3. Como neste caso, quando fragmentos da parede inferior da órbita fraturada são deslocados para o seio maxilar, ocorre comumente a hérnia do conteúdo orbital para o interior do seio. Na maioria dos casos, isso envolve apenas a gordura orbital. Contudo, nesse caso, como também em outros, o músculo reto inferior também pode fazer parte da hérnia no seio e ficar aprisionado. O aprisionamento do músculo reto inferior restringe o movimento do olho.

Prática Clínica 16.1

1. Um retalho dissecante. Na aorta dissecante, há um defeito na túnica íntima do vaso. Isso faz com que o sangue penetre no espaço potencial entre as túnicas íntima e média. Em um vaso de alta pressão como a aorta este sangue pode dissecar estas camadas por alguma extensão criando um verdadeiro lume falso no vaso. O retalho dissecante representa, portanto, a túnica íntima dividindo o verdadeiro lume e formando um falso lume.
2. A parte descendente da aorta. Como esta dissecação envolve apenas a aorta descendente o tratamento envolveria o controle da hipertensão do paciente. Nenhum tratamento cirúrgico é necessário. Contudo, dissecações da parte ascendente da aorta são emergências cirúrgicas porque podem se estender às artérias coronárias afetando o suprimento de sangue para o coração.
3. A dissecação se estendeu à artéria subclávia esquerda quando se destacou do arco da aorta. O retalho dissecante estreitou o lume da artéria. Isto fez diminuir o fluxo sangüíneo e conseqüentemente, também a pressão sangüínea no braço esquerdo.

Prática Clínica 16.2

1. O ruído é chamado de sopro. É causado pelo fluxo turbulento do sangue através de uma artéria estreitada, e é análogo ao ruído de água fluindo através de uma mangueira de jardim enroscada. A arteriografia mostra estenose da artéria renal esquerda, que é a provável fonte do sopro abdominal.
2. A estenose da artéria renal, em efeito, diminuiu o fluxo de sangue para o rim esquerdo. O rim interpreta esta diminuição do suprimento sangüíneo como um sinal de que o corpo está com pouco sangue (como depois de uma hemorragia volumosa). Subseqüentemente ele ativa um sistema hormonal chamado sistema renina - angiotensina - aldosterona que atua aumentando a pressão sangüínea através de vasoconstrição direta e retenção de sal e água. Este mecanismo é vital se o volume de sangue do corpo estiver verdadeiramente baixo, mas é prejudicial se for ativado pela estenose da artéria renal.
3. A retenção renal de sal e água é realizada às expensas da perda de potássio pela urina.

Prática Clínica 17.1

1. Embora o paciente tenha uma infecção pulmonar subjacente que causa um pouco de dispnéia, o agravamento agudo de seus sintomas é devido a um pneumotórax de pressão. O pneumotórax de pressão ocorre secundariamente a uma fístula broncopleural resultante da infecção do paciente. Isso torna a ventilação do pulmão esquerdo muito difícil. Um pneumotórax de pressão é um tipo de pneumotórax no qual o gás ocupa o espaço pleural resultando em aumento da pressão intratorácica que afeta as funções cardíaca e pulmonar colocando a vida do paciente em perigo.
2. Quando o espaço pleural esquerdo se enche de ar, desloca o mediastino para o lado oposto, pressionando o coração e os pulmões. Isso dificulta a expansão do pulmão direito durante a inspiração e o coração se encher de sangue. A cada respiração, mais ar entra no espaço pleural esquerdo. Quanto mais o paciente faz força para respirar, mais ar irá encher o espaço pleural.
3. O tratamento de um pneumotórax de pressão é uma emergência médica que requer a colocação de um tubo no tórax para aliviar o aumento da pressão intratorácica e possibilitar a reexpansão do pulmão colapsado. Se a situação clínica do paciente for crítica, a diminuição da pressão intratorácica torna-se prioritária e pode ser realizada pela colocação de uma agulha através da parede torácica. O tubo torácico é colocado quando o paciente tiver melhorado.

Prática Clínica 17.2

1. No hemitórax esquerdo não se vê pulmão normal. Múltiplas estruturas tubulares com ar no seu interior são vistas no hemitórax esquerdo compatíveis com alças intestinais. Essas alças intestinais também mostram um pouco de efeito compressivo no mediastino deslocando-o para a direita.
2. Uma hérnia diafragmática congênita permitiu que múltiplas alças dos intestinos delgado e grosso passassem através da hérnia para o hemitórax esquerdo. Isso resultou na compressão do pulmão causando a angústia respiratória do paciente.
3. Não, sua respiração melhorará, mas levará um tempo significativo antes de se tornar normal. O pulmão esquerdo não se desenvolveu normalmente porque não lhe foi permitido expandir-se no útero. O desenvolvimento normal do pulmão requer expansão do pulmão através da aspiração de líquido amniótico pelo feto. No caso de uma hérnia diafragmática grande, o intestino ocupa o espaço no qual o pulmão normalmente se expandiria. Como essa expansão foi impedida, o desenvolvimento normal do pulmão foi retardado. Uma vez reparada a hérnia e o intestino reposto no abdome, o pulmão pode, então, se expandir e se desenvolver com o passar do tempo, com a inspiração normal da criança.

Prática Clínica 18.1

1. As vesículas chamam-se divertículos e essa afecção é chamada diverticulose. Cada divertículo do colo é uma hérnia da mucosa através da camada muscular do colo. Divertículos tendem a ocorrer nas partes mais fracas da camada muscular onde os vasos nutrientes penetram no músculo. São mais numerosos com o avançar da idade e pensa-se que resultam da elevação da pressão no colo gerada pela necessidade de movimentar fezes duras.
2. A dor abdominal provavelmente resulta da inflamação dos divertículos (diverticulite). Acredita-se que bactérias e alimento não digerido possam entupir um divertículo levando à infecção. Os sintomas podem variar de moderados a severos dependendo da extensão da infecção.
3. A erosão de um vaso do divertículo pode produzir hemorragia retal volumosa e indolor.

Prática Clínica 18.2

1. O ponto de McBurney é um ponto na linha que liga a espinha ilíaca ântero-superior direita ao umbigo. O ponto encontra-se aproximadamente a um terço da espinha ilíaca ântero-superior no traçado dessa linha. Esse ponto na pele se sobrepõe ao local que se espera encontrar o apêndice vermiforme. Na apendicite aguda diz-se que o local da dor eventualmente aponta para o ponto de McBurney. Este também é o ponto de reparo para os cirurgiões sobre o local da incisão para fazer a apendicectomia.
2. A tomografia é compatível com o diagnóstico de apendicite aguda. O apêndice está dilatado com a parede espessada. A gordura periapendicular está infiltrada e edematosa. Esses achados são consistentes com a inflamação do apêndice. Um apendicolito também é visto próximo ao óstio do apêndice.
3. Esse objeto branco é um apendicolito. É um fragmento calcificado de matéria fecal alojado no interior do lume do apêndice vermiforme. Obstruindo o apêndice vermiforme, o apendicolito leva à inflamação e à infecção causando a apendicite aguda.
4. O tratamento indicado é a cirurgia para remover o apêndice.

Prática Clínica 19.1

1. Há uma grande falha de enchimento na bexiga urinária vista na urografia excretora. Normalmente a mucosa de uma bexiga urinária distendida tem a aparência lisa. Nesse caso há uma irregularidade grande demonstrada na bexiga urinária. Provavelmente representa um carcinoma de células de transição da bexiga urinária, uma neoplasia maligna do urotélio. Considerando a história do paciente com hematúria, o tumor é provavelmente a origem de sua hemorragia.
2. A tomografia mostra uma tumoração que preenche uma parte significativa do lume da bexiga urinária. Isso diminui grandemente o volume funcional da bexiga urinária. Portanto uma quantidade menor de urina encherá a bexiga urinária. Isso leva à estimulação dos receptores de distensão da bexiga urinária, e consequentemente o desejo de urinar.
3. O epitélio de transição reveste os cálices renais, a pelve renal, o ureter, a bexiga urinária e a uretra. Qualquer uma dessas estruturas pode ser envolvida por um tumor síncrono. Deve-se executar vigilância continuada de todos esses órgãos para avaliar possível recorrência do câncer.

Prática Clínica 19.2

1. O objeto identificado tem a mesma densidade do osso, significando que contém uma importante quantidade de cálcio. A densidade encontra-se dentro do trajeto esperado para o ureter. Esses achados são mais compatíveis com um cálculo dentro do ureter esquerdo. Uma urografia excretora ou uma tomografia espiral podem confirmar esse diagnóstico.
2. A urografia excretora demonstra que existe um cálculo no terço superior do ureter esquerdo. Esse cálculo é suficientemente grande para causar a obstrução parcial do ureter, levando à dilatação das vias excretoras. Essa dilatação causa o aumento da pressão dentro do rim. Isso por sua vez diminui a função renal. Se essas alterações durarem muito tempo, irá ocorrer lesão permanente.
3. O ureter tem uma estrutura semelhante a muitos outros órgãos ocos do corpo. Profundamente à mucosa há uma camada de músculo liso que é envolvida por uma serosa. Essa camada de músculo liso apresenta contrações peristálticas periódicas para impulsionar a urina do rim para a bexiga urinária. A presença de um cálculo no interior do ureter torna essas contrações dolorosas quando o músculo liso pressiona o cálculo. Como essas ondas peristálticas são apenas intermitentes a dor também é intermitente.

Prática Clínica 20.1

1. O auto-exame do testículo para os homens é, de certo modo, equivalente ao auto-exame da mama para as mulheres. É um teste de triagem para o câncer testicular, o tumor maligno mais comum entre jovens adultos. Envolve o exame de ambos os testículos, mensalmente, para avaliar as mudanças do contorno, nódulos, ou áreas sensíveis à palpação. Se executado corretamente e em intervalos regulares este exame pode resultar na descoberta precoce de neoplasias testiculares. Descobrindo esses cânceres em estágios iniciais espera-se que eles possam ser tratados com melhores resultados.
2. A drenagem venosa do testículo esquerdo se faz através da veia renal esquerda. Linfonodos anormais podem ser encontrados ao longo do trajeto dessa veia no espaço retroperitoneal. Em torno da veia renal esquerda e na região periaórtica são também áreas comuns de se encontrar linfonodos anormais. Seria incomum achar linfonodos anormais isolados na região inguinal porque os linfonodos inguinais não participam da drenagem linfática direta do escroto.
3. O ultra-som é uma modalidade de imagenologia que usa a reflexão de ondas sonoras nas interfaces dos tecidos para criar imagens representativas da anatomia. Nenhuma radiação é usada durante um exame de ultra-som. Isso não só é de importância específica em imagenologia do testículo mas também em imagenologia do ovário. Por causa da alta freqüência meiótica nesses órgãos, o DNA nesses tecidos é particularmente suscetível a radiação, induzindo a lesões que podem conduzir potencialmente à mutação genética. Então o ultra-som, uma modalidade que não usa nenhuma radiação, é mais segura que a avaliação radiográfica.

Prática Clinica 21.1

1. Estes focos de tecido endometrial são sensíveis às influências hormonais da mesma forma que o tecido endometrial normal. Durante o período da menstruação, esses tecidos também sangram. Hemorragias recorrentes na pelve levam à formação de cicatrizes que podem deformar a anatomia da pelve, causando dor e infertilidade.
2. Várias teorias existem sobre tecido endometrial encontrado fora do útero na endometriose. Alguns aspectos de cada uma dessas teorias é provável que sejam verdadeiros. A expansão direta de tecido endometrial da cavidade uterina refluindo nas tubas uterinas é o modo mais provável da presença de tecido endometrial ectópico na pelve. A dispersão de tecido endometrial por estruturas vasculares e linfáticas também pode ocorrer.
3. a. Dor com a defecação
   b. Dor com a micção
   c. Dor pós-prandial
   d. Dor ao respirar

Prática Clínica 22.1

1. Considerando os achados do exame físico e a localização dessa tumoração na tomografia, é mais provável tratar-se do ovário. Sua aparência heterogênea na tomografia nos faz pensar que diferentes tipos de tecidos são encontrados no interior da tumoração. Essa massa, portanto, mais provavelmente representa um cisto dermóide.
2. Essa massa benigna origina-se das células germinativas do ovário. Como essa massa origina-se das células germinativas tem potencial para formar todos os tipos de tecidos. É muito comum encontrar dentes, cabelo, e gordura dentro de um cisto dermóide. Nesse caso podem ser identificados dois dentes e uma quantidade significativa de gordura.
3. A vasta maioria dos cistos dermóides é benigna, contudo uma porcentagem muito pequena pode sofrer degeneração maligna. A maior preocupação com tal tumoração benigna é que, com o seu aumento de tamanho, aumenta também o risco de torção dos vasos ováricos que pode levar a isquemia. Quando um cisto dermóide fica maior do que 4 cm o risco de torção ovárica é grande o bastante para justificar a remoção cirúrgica.

Glossário

A

abdome Região do tronco entre o diafragma e a pelve.

abdução Movimento de uma parte do corpo afastando-se da linha sagital mediana do corpo; movimento de um dedo afastando-se do eixo do membro; oposto de *adução*.

acetábulo a depressão em forma de xícara na face lateral do osso do quadril com a qual a cabeça do fêmur se articula.

actina Uma proteína das fibras musculares que, juntamente com a miosina, é responsável pela contração.

adipócito Uma célula de gordura encontrada no interior do tecido adiposo.

adução Movimento de uma parte do corpo aproximando-se da linha sagital mediana do corpo; movimento de um dedo aproximando-se do eixo do membro; oposto de *abdução*.

adventícia A camada epitelial mais externa de um órgão visceral; também chamada serosa.

aferente Conduzir ou transmitir para.

agonista O principal músculo que está envolvido diretamente na contração que produz o movimento desejado.

alantóide Um saco membranoso extra-embrionário envolvido na formação de células sangüíneas. Forma as artérias e veia umbilicais, e também contribui para a formação da bexiga urinária.

alça de Henle *Veja* alça do néfron.

alça do néfron A parte do néfron em forme de U, consistindo em ramos descendente e ascendente; também chamada *alça de Henle*.

alvéolo 1. O *alvéolo pulmonar* é uma cápsula individual de ar no interior do pulmão. Os alvéolos pulmonares são as unidades funcionais básicas da respiração. 2. Um *alvéolo dental* é uma cavidade que prende um dente.

âmnio A membrana fetal mais interna – um saco fino que mantém o feto suspenso no líquido amniótico; comumente conhecida por "bolsa das águas".

amniocentese Um procedimento em que uma amostra de líquido amniótico é aspirada para examinar as células de várias doenças genéticas.

ampola de Vater *Veja* ampola hepatopancreática

ampola hepatopancreática Um pequeno ducto formado pela união dos ductos pancreático e colédoco no interior da papila maior do duodeno; também chamada *ampola de Vater*.

ampola Uma dilatação em forma de saco de um ducto ou tubo.

anastomose Uma convergência anatômica de vasos sangüíneos ou de nervos formando uma rede.

anatomia O ramo da ciência que se relaciona com a estrutura do corpo e com as relações entre suas partes.

anatomia de superfície A divisão da anatomia que se dedica ao estudo da forma e dos pontos de reparo da superfície do corpo quando se relacionam com estruturas profundas.

anatomia macroscópica O ramo da anatomia que se relaciona com as estruturas do corpo que podem ser estudadas sem microscópio.

anatomia regional A divisão da anatomia que se refere a disposição estrutural de áreas específicas do corpo, como cabeça, pescoço, tórax ou abdome.

anatomia sistêmica A divisão da anatomia que se dedica ao estudo das estruturas e funções dos vários sistemas do corpo.

antagonista **1.** Um músculo que age em oposição a outro músculo. **2.** Qualquer agente, tal como um hormônio ou droga, que se opõe a ação de outros.

antebraço Segmento do membro superior entre o cotovelo e o punho.

anterior (ventral) Voltado para a frente; oposto de *posterior* (*dorsal*).

ânus O óstio terminal do trato gastrointestinal.

aorta O maior vaso do sistema arterial do corpo; origina-se no ventrículo esquerdo.

apêndice vermiforme Uma pequena bolsa que se fixa ao ceco.

ápice A extremidade de uma estrutura cônica.

aponeurose Um tendão fibroso ou membranáceo em forma de lâmina.

aqueduto do mesencéfalo O canal que interliga os ventrículos do encéfalo terceiro e quarto; também chamado de *aqueduto cerebral* ou *aqueduto de Silvius*.

aracnóide-máter A envoltura (meninge) intermediária do sistema nervoso central que se assemelha a uma rede.

arco da aorta A curva para cima e para a esquerda da aorta entre as partes ascendente e descendente; também chamado de arco aórtico.

arco reflexo A via condutora básica através do sistema nervoso, consistindo em um neurônio sensitivo, neurônio de associação e um neurônio motor.

área de ritmicidade Uma parte do centro de controle respiratório localizado no bulbo. Controla as fases inspiratória e expiratória.

área motora Uma região do córtex cerebral da qual se originam impulsos motores para os músculos.

área pneumotáxica Uma parte do centro de controle respiratório, na ponte, que tem um efeito inibidor sobre o centro inspiratório do bulbo.

área sensitiva Uma região do córtex cerebral que recebe e interpreta impulsos nervosos sensitivos.

artéria Um vaso sangüíneo em cujo interior o sangue se afasta do coração.

arteríola Um minúsculo ramo arterial.

arteríola glomerular aferente Um vaso do rim em cujo interior circula sangue em direção ao glomérulo.

arteríola glomerular eferente Um vaso no interior do rim que conduz sangue para fora do glomérulo em direção aos capilares peritubulares.

articulação O ponto de junção entre dois ossos.

articulação esferóidea A articulação sinovial com mais liberdade de movimentos (articulações do ombro e do quadril).

articulação fibrosa Um tipo de articulação com tecido conjuntivo fibroso interposto que permite pequeno ou nenhum movimento (exemplo: uma sindesmose).

articulação gínglimo Um tipo de articulação sinovial na qual a superfície convexa de um osso se encaixa na superfície côncava do outro, limitando o movimento em um só plano (por ex., articulações do joelho e interfalângicas).

articulação plana Um tipo de articulação sinovial na qual as superfícies articulares são planas e permitem apenas movimentos de deslizamentos lado a lado ou de frente para trás.

articulação selar Uma articulação sinovial na qual as superfícies articulares de ambos os ossos são côncavas em um plano e convexas, ou em forma de sela, no outro plano, como na articulação carpometacarpal do polegar.

articulação sinovial Uma articulação móvel na qual uma cavidade articular está presente entre os ossos que se articulam; também chamada *articulação diartrose*.

articulação trocóidea Uma articulação sinovial na qual a cabeça redonda de um osso articula-se com a escavação em forma de taça do outro osso, permitindo movimento de rotação.

artrologia Estudo científico das estruturas e funções das articulações.

árvore bronquial Os brônquios e suas ramificações bronquiolares.

árvore da vida A disposição ramificada da substância branca no interior do cerebelo.

átomo A menor partícula de matéria que caracteriza um elemento.

átrio Cada uma das duas câmaras superiores do coração que recebem o sangue das veias.

atrofia Uma degeneração gradual ou diminuição no tamanho de um tecido ou de um órgão.

auditivo Relativo às estruturas das orelhas associadas com a audição.

aurícula Um apêndice em forma de orelha em cada átrio do coração.

axila A escavação côncava situada entre o braço e a parede torácica.

axônio O prolongamento alongado de uma célula nervosa que transmite um impulso que se afasta do corpo celular de um neurônio.

B

baço Um órgão glandular grande, cheio de sangue situado no quadrante superior esquerdo do abdome. Está fixo ao estômago por ligamentos.

bainha tendínea Uma cobertura de membrana sinovial que envolve certos tendões.

barorreceptor Um agrupamento de neurorreceptores estimulados por variações de pressão. Barorreceptores monitoram a pressão sangüínea.

barreira hematoencefálica Um mecanismo especializado que inibe a passagem de certos materiais do sangue para o tecido encefálico e líquido cerebrospinal.

basófilo Um leucócito granular que rapidamente se colore com corantes basófilos.

bastonete Um tipo de célula fotorreceptora da retina do olho que é especializada em receber raios com pouca cor e visão para raios luminosos escuros.

benigno Não maligno.

bexiga urinária Uma bolsa distensível que armazena urina; situada na cavidade pélvica, posteriormente à sínfise púbica.

bifurcação Forquilha; dividido em dois ramos.

bigorna Entre os três ossículos da audição é o do meio, situado no interior da cavidade da orelha média.

bile A secreção hepática que é armazenada e concentrada na vesícula biliar e liberada no duodeno, através do ducto colédoco. É essencial para a absorção de gorduras.

bipenado Indica um músculo cujas fibras estão dispostas em cada lado de um tendão como as rebarbas de uma pena.

blastocisto O estágio inicial do desenvolvimento embrionário consistindo em uma esfera oca de células com um embrioblasto (massa interna de células) e uma camada externa chamada trofoblasto.

bolo Uma massa molhada de alimento que é deglutida, passando da cavidade oral para o interior da faringe.

bolsa Uma cavidade em forma de saco cheia de líquido sinovial. As bolsas estão localizadas entre tendões e ossos ou nos pontos de atrito entre estruturas que se movimentam.

braço A parte do membro superior que se estende do ombro ao cotovelo.

brônquio Um ramo da traquéia que se destina a um pulmão.

bronquíolo Uma pequena divisão de um brônquio no interior do pulmão.

bulbo (medula oblonga) A porção do tronco encefálico entre a medula espinal e a ponte.

bulbo olfatório Uma dilatação do trato olfatório, semelhante a um gânglio, localizado inferiormente ao lobo frontal do cérebro em ambos os lados da crista etmoidal do osso etmóide; recebe os nervos olfatórios da cavidade nasal.

C

cabeça A parte superior do ser humano que contém encéfalo e a maioria dos órgãos dos sentidos; a parte articular proximal de um osso longo.

cálice A parte das vias urinárias, em forma de copo, que envolve a papila renal.

calículo gustatório Um órgão contendo quimiorreceptores associados ao sentido do gosto.

camada basal A camada epidérmica mais profunda, onde ocorre a atividade mitótica.

camada córnea A camada externa cornificada da epiderme da pele.

canal alimentar A porção tubular do trato digestório; também chamado de trato gastrointestinal.

canal anal A porção tubular terminal do intestino grosso que se abre através do ânus do trato gastrointestinal.

canal central O canal longitudinal alongado no centro de um osteônio no tecido ósseo que contém ramos de vasos nutrientes e um nervo; também chamado *canal haversiano*.

canal da raiz do dente A extensão tubular da cavidade pulpar na raiz de um dente. Contém vasos e nervos.

canal de Schlemm *Veja* seio venoso da esclera

canal de Volkmann *Veja* canal perfurante.

canal haversiano *Veja* canal central.

canal inguinal A passagem na parede abdominal através da qual o testículo desce para o escroto.

canal perfurante Um ducto minúsculo através do qual vasos sangüíneos e nervos do periósteo penetram no osso compacto; também chamado *canal de Volkmann*.

canal vertebral A cavidade em forma de tubo que se estende ao longo da coluna vertebral e que contém a medula espinal; também chamado *canal espinal*.

canalículo lacrimal Um ducto de drenagem para lágrimas no canto medial da pálpebra. Conduz as lágrimas medialmente para o interior do saco lacrimal.

canalículo Um canal microscópico no tecido ósseo que liga as lacunas.

capilar Um vaso sangüíneo microscópico que comunica uma arteríola a uma vênula; unidade funcional do sistema circulatório.

cápsula articular O tecido fibroso que envolve a cavidade articular de uma articulação sinovial.

cápsula de Bowman *Veja* cápsula glomerular.

cápsula glomerular A parte proximal de parede dupla de um túbulo renal que envolve o glomérulo de um néfron; também chamada *cápsula de Bowman*.

carboidrato Qualquer substância do grupo de moléculas orgânicas composta de carbono, hidrogênio e oxigênio, incluindo açucares e amidos. Um carboidrato, comumente, tem a fórmula CH_2O.

carpo A porção proximal da mão que contém os oito ossos do carpo.

cartilagem Um tipo de tecido conjuntivo com uma matriz sólida elástica.

cartilagem articular A cartilagem hialina que recobre as superfícies articulares dos ossos de articulações sinoviais.

cartilagem cricóidea Uma cartilagem semelhante a um anel que forma a parte inferior da laringe.

cartilagem hialina Uma cartilagem com matriz homogênea. É o tipo mais comum, ocorrendo nas extremidades articulares dos ossos, na traquéia e no interior do nariz. A maioria dos ossos no corpo é formada a partir de cartilagem hialina.

cartilagem tireóidea A maior das cartilagens da laringe. Suas duas largas lâminas juntam-se anteriormente para formar o "pomo de Adão".

cartilagens aritenóideas Um par de pequenas cartilagens na parte superior da laringe.

cartilagens costais As cartilagens que conectam as costelas ao esterno.

cartilagínea Uma articulação na qual falta uma cavidade articular, permitindo pequenos movimentos entre os ossos mantidos unidos por cartilagem.

cauda eqüina O prolongamento da porção terminal da medula espinal, onde as raízes dos nervos espinais parecem um rabo de cavalo.

caudal Refere-se a uma posição mais próxima da cauda.

cavidade medular O centro oco da diáfise de um osso longo onde se encontra a medula amarela.

cavidade nasal Um espaço revestido de mucosa acima da cavidade oral, dividida pelo septo nasal. É a primeira câmara do sistema respiratório.

cavidade pleural O espaço potencial entre as pleuras visceral e parietal que envolve os pulmões.

cavidade pulpar Uma cavidade no interior do centro de um dente que contém vasos sangüíneos, nervos e linfáticos.

cavidade sinovial O espaço entre os ossos que se articulam de uma articulação sinovial, preenchida com líquido sinovial; também chamada *cavidade articular*.

ceco A porção do intestino grosso em forma de bolsa na qual o íleo do intestino grosso está ligada.

celoma A cavidade abdominal.

célula A unidade estrutural e funcional de um organismo; a menor estrutura capaz de realizar todas as funções necessárias para a vida.

célula caliciforme Uma glândula unicelular secretora de muco associada com epitélio colunar; também chamada *célula mucóide*.

célula de Schwann *Veja* neurolemócito.

célula mucosa Uma glândula unicelular especializada em produzir e secretar muco; também chamada *célula caliciforme*.

células de Sertoli *Veja* células de sustentação.

células de sustentação Células especializadas no interior dos testículos para fornecer nutrientes para o desenvolvimento dos espermatozóides; também chamadas *células de Sertoli*.

células pêlos As células sensoriais especializadas, semelhantes a um órgão espiral, possuindo numerosos microvilos em sua superfície; receptoras para o sentido da audição e do equilíbrio.

cemento Material semelhante ao osso que liga a raiz de um dente à membrana periodonto da cavidade do dente (alvéolo dental).

centro respiratório A estrutura ou a porção do tronco encefálico que regula a profundidade e a freqüência dos movimentos respiratórios.

centro vasomotor Um aglomerado de corpos de células nervosas no bulbo. Controla o diâmetro dos vasos sangüíneos e, portanto, desempenha importante papel na regulação da pressão sangüínea.

centrossomo Uma zona especializada do citoplasma próxima ao núcleo de uma célula que contém um par de centríolos.

cerebelo A parte do encéfalo relacionada com a coordenação das contrações dos músculos esqueléticos. É parte do metencéfalo e consiste em dois hemisférios e uma parte central chamada verme.

cérebro A maior porção do encéfalo, constituído pelos hemisférios cerebrais direito e esquerdo.

cervical Pertencente ao pescoço ou à parte de um órgão semelhante a um colo.

ciclo menstrual O ciclo reprodutivo rítmico feminino caracterizado por mudanças no revestimento uterino.

cílios Prolongamentos microscópicos semelhantes a pêlos que se movimentam em ondas situados na superfície exposta de certas células epiteliais.

cinesiologia O estudo do movimento do corpo.

cíngulo do membro inferior A porção do esqueleto ao qual os membros inferiores estão fixados.

cíngulo do membro superior A porção do esqueleto que dá suporte aos membros superiores.

circulação coronária O fluxo de sangue em artérias e veias na parede do coração; o suprimento sangüíneo funcional do coração.

circulação porta hepática O retorno do sangue venoso dos órgãos digestórios e do baço através de rede capilar no interior do fígado antes de drenar em direção ao coração.

circulação pulmonar O circuito da corrente sangüínea entre o coração e os pulmões. O sangue menos oxigenado do ventrículo direito é oxigenado nos pulmões e em seguida retorna ao átrio esquerdo do coração.

circulação sistêmica O circuito do fluxo sangüíneo do ventrículo esquerdo do coração para todo o corpo e o retorno ao átrio direito do coração; diferentemente da circulação pulmonar que envolve os pulmões.

círculo arterial do cérebro Vasos arteriais na face inferior do encéfalo que circundam a hipófise. Proporciona trajetos alternativos para o sangue chegar ao encéfalo caso as artérias carótida interna ou vertebral fiquem obstruídas; também chamado polígono de Willis.

circundução Movimento circular de uma parte do corpo descrevendo a forma de um cone no espaço.

citologia A ciência que se dedica ao estudo da célula.

citoplasma Na célula, a substância entre o núcleo e a membrana celular (plasma).

clitóris Uma pequena estrutura erétil na vulva da mulher homóloga da glande do pênis no homem.

clivagem Divisões celulares rápidas de um zigoto que ocorre aproximadamente 30 horas após a fertilização de um ovócito secundário.

coana As duas aberturas posteriores da cavidade nasal na parte nasal da faringe.

coccígea Pertencente à região do cóccix; a terminação caudal da coluna vertebral.

cóclea A porção espiral da orelha interna que contém o órgão espiral (órgão de Corti).

colateral Um pequeno ramo de um vaso sangüíneo ou de uma fibra nervosa.

colo **1.** A porção estreita de um órgão. **2.** A extremidade inferior do útero anexa à vagina.

colo ascendente A parte do intestino grosso entre o ceco e a flexura direita do colo.

colo descendente O segmento do intestino grosso que desce no lado esquerdo do nível do baço ao nível da crista ilíaca esquerda.

colo sigmóide A parte do intestino grosso em forma de S entre o colo descendente e o reto.

colo transverso A porção do intestino grosso que se estende da direita para a esquerda através do abdome entre as flexuras direita e esquerda do colo.

complexo (aparelho) de Golgi Uma rede de sacos membranosos achatados e empilhados dentro do citoplasma de uma célula. Serve para concentrar e acumular proteínas para a secreção da célula.

concepto O produto da concepção em algum momento entre a fertilização e o nascimento.

Inclui o embrião ou feto como também as estruturas extra-embrionárias.

concha nasal Um osso curvo que se estende medialmente a partir da parede lateral da cavidade nasal; também chamado turbinado.

côndilo Uma saliência arredondada na extremidade de um osso longo, mais freqüentemente para se articular com outro osso.

condrócito Uma célula cartilagínea.

condrocrânio A porção do crânio que sustenta o encéfalo. Deriva de osso endocondral.

cone Um tipo de célula fotorreceptora na retina do olho que possibilita a visão das cores.

cone medular A porção cônica caudal da medula espinal.

congênito Presente por ocasião do nascimento.

conjuntiva A fina membrana que recobre a superfície anterior do bulbo do olho e reveste as pálpebras.

convolução 1. Uma elevação na superfície de uma estrutura e um enrolamento de um tecido em torno de si mesmo. **2.** Uma das pregas convexas na superfície do cérebro.

coração Órgão muscular com quatro câmaras com função de bombear o sangue, situado na cavidade torácica, ligeiramente à esquerda da linha mediana.

cordão umbilical Uma estrutura semelhante a uma corda flexível que liga o feto com a placenta. Contém duas artérias umbilicais e uma veia umbilical que transportam substâncias nutritivas ao feto e removem seus resíduos.

cordas tendíneas Feixes tendinosos que ligam os músculos papilares às cúspides das valvas atrioventriculares no interior dos ventrículos do coração.

cório Uma membrana extra-embrionária que contribui para a formação da placenta.

corióide A camada média, vascular e pigmentada da parede do olho.

córnea A parte anterior convexa e transparente da camada externa do bulbo do olho.

cornificação O ressecamento e achatamento das células queratinizadas externas da epiderme.

corpo caloso Um trato volumoso de substância branca no interior do encéfalo que liga os hemisférios cerebrais direito e esquerdo.

corpo ciliar Uma parte da camada corióide do olho que secreta humor aquoso. Contém os músculos ciliares que, quando se contraem, mudam a forma da lente.

corpo quadrigêmeo Quatro saliências superiores do mesencéfalo relacionadas com funções visual e auditiva.

corpúsculo de Meissner Um receptor sensitivo encontrado na camada papilar da derme da pele; responsável pelo tato fino discriminativo.

corpúsculo de Pacini *Veja* corpúsculo lamelar.

corpúsculo lamelar Um receptor sensitivo para a pressão encontrado em tendões, em torno de articulações e em órgãos viscerais; também chamado *corpúsculo de Paccini*.

corpúsculo renal Uma cápsula glomerular e seu glomérulo incluso; também chamado *corpúsculo de Malpighi*.

corpúsculos de Nissl *Veja* substâncias cromatofílicas.

córtex 1. A camada externa de um órgão interno ou estrutura do corpo, como rim ou glândula supra-renal. **2.** A camada convoluta de substância cinzenta que recobre a superfície de cada hemisfério cerebral.

córtex renal A porção periférica do rim, principalmente vascular.

cotovelo A articulação sinovial entre o braço e o antebraço.

coxa A parte proximal do membro inferior entre o quadril e o joelho na qual o fêmur está localizado.

cranial Pertinente ao crânio.

crânio Os ossos endocondrais da cabeça que envolvem ou sustentam o encéfalo e os órgãos da visão, audição e equilíbrio.

crista Uma saliência espessa de osso para fixação de músculos.

cromossomos Estruturas no núcleo que contém os genes para a expressão genética.

cubital Pertinente ao cotovelo. A fossa cubital na face anterior do cotovelo.

D

decíduos Pertinente a algo que foi eliminado ou desprendido obedecendo uma determinada seqüência. Os dentes decíduos se desprendem e são substituídos pelos dentes permanentes em uma seqüência previsível.

decussação Um cruzamento de fibras nervosas de um lado do SNC para o outro lado.

defecação A eliminação das fezes do interior do reto através do canal anal e ânus.

deglutição O ato de engolir.

dendrito Um prolongamento da célula nervosa que transmite impulsos em direção ao corpo celular de um neurônio.

dentes Estruturas acessórias da digestão adaptadas para cortar, rasgar, esmagar e moer o alimento.

dentição O tipo, o número e a disposição de um conjunto de dentes.

dentina A principal substância de um dente, recoberta por esmalte na coroa do dente e por cemento na raiz.

derme A segunda camada, ou profunda, da pele sob a epiderme.

diáfise O corpo de um osso longo.

diafragma Um músculo plano e tecido conjuntivo em forma de cúpula que separa as cavidades torácica e abdominal.

diástole A seqüência do ciclo cardíaco na qual as paredes das câmaras do coração relaxam e se enchem de sangue; especialmente o relaxamento ventricular.

diencéfalo A parte do encéfalo situada entre o telencéfalo e o mesencéfalo. Inclui o terceiro ventrículo, a glândula pineal, o epitálamo, o tálamo, o hipotálamo e a hipófise.

digestão O procedimento pelo qual o alimento é decomposto mecânica e quimicamente em moléculas simples que possam ser absorvidas e utilizadas pelas moléculas do corpo.

díploe A camada esponjosa de osso posicionada entre as lâminas interna e externa do osso compacto.

disco do nervo óptico Uma pequena região da retina onde as fibras dos neurônios ganglionares saem do bulbo do olho para formar o nervo óptico; também chamado *ponto cego*.

disco intercalar Uma porção espessa do sarcolema que se estende ao longo das fibras musculares cardíacas e delimita as células.

disco intervertebral Um coxim de fibrocartilagem colocado entre os corpos vertebrais adjacentes.

distal Uma estrutura afastada da linha mediana ou da origem; oposto de *proximal*.

dorsal Parte do corpo pertinente ao dorso, ou posterior; oposto de *ventral*.

dorsiflexão Movimento no tornozelo ou punho no qual o dorso do pé ou da mão são levantados.

ducto arterial O vaso sangüíneo que liga o tronco pulmonar à aorta no feto.

ducto cístico O tubo que transporta a bile da vesícula biliar ao ducto colédoco.

ducto colédoco Um tubo formado pela união do ducto hepático comum com o ducto cístico que transporta bile ao duodeno.

ducto deferente Um tubo que conduz os espermatozóides do epidídimo ao ducto ejaculatório.

ducto ejaculatório Um tubo que transporta espermatozóides do ducto deferente para a parte prostática da uretra.

ducto hepático comum Um ducto formado pela união de vários ductos biliares que drenam a bile do fígado. Une-se ao ducto cístico da vesícula biliar para formar o ducto colédoco.

ducto linfático direito Um dos maiores vasos do sistema linfático que drena a linfa da parte superior direita do corpo na veia subclávia direita.

ducto pancreático Um tubo de drenagem que conduz suco pancreático do pâncreas para o interior do duodeno através da ampola hepatopancreática.

ducto torácico Um dos maiores vasos linfáticos do corpo que drena a linfa de todo o corpo exceto do quadrante superior direito, e se abre na veia subclávia esquerda.

ducto venoso Um vaso sangüíneo fetal que liga a veia umbilical à veia cava inferior.

ductos semicirculares Ductos tubulares no interior da orelha interna que contêm os receptores para o equilíbrio.

dúctulos eferentes Uma série de túbulos encaracolados que conduzem os espermatozóides da rede testicular para o epidídimo.

duodeno A primeira porção do intestino delgado que vai do piloro do estômago ao jejuno.

dura-máter A meninge mais externa.

E

ECG Eletrocardiograma.

ectoderma A mais externa das três camadas germinativas primárias de um embrião.

edema Acúmulo anormal de líquido intersticial, levando ao inchaço do tecido.

eferente Condução que se afasta do centro de um órgão ou de uma estrutura.

efetor Um órgão, como uma glândula ou músculo, capaz de responder a um estímulo.

ejaculação A descarga de sêmen pela uretra masculina durante o orgasmo.

elementos formados A parte celular do sangue.

eletrocardiograma Um registro da atividade elétrica que acompanha o ciclo cardíaco; ECG.

eletroencefalograma Um registro dos padrões de ondas encefálicas ou impulsos elétricos do encéfalo; EEG.

eletromiografia Um registro de impulsos elétricos ou atividade de um músculo; EMG.

embriologia Estudo do desenvolvimento pré-natal da concepção até a oitava semana no interior do útero.

encéfalo A porção superior e ampliada do sistema nervoso central localizada na cavidade do crânio.

endocárdio O revestimento endotelial das câmaras e das valvas cardíacas.

endoderma A mais interna das três camadas germinativas de um embrião em desenvolvimento.

endolinfa O líquido do interior do ducto coclear e labirinto membranáceo da orelha interna que auxilia na condução das vibrações envolvidas na audição e na manutenção do equilíbrio.

endométrio O revestimento interno do útero.

endomísio A bainha de tecido conjuntivo que envolve as fibras musculares esqueléticas individualmente, separando-as das demais.

endoneuro A bainha de tecido conjuntivo que envolve fibras nervosas individualmente separando-as de outras, no interior do nervo periférico.

endotélio A camada de tecido epitelial que forma a fina camada interna que reveste os vasos sangüíneos e as câmaras cardíacas.

eosinófilo Um tipo de glóbulo branco caracterizado pela presença de grânulos citoplasmáticos que se coram com corantes de eosina ácida. Eosinófilos normalmente constituem 2% a 4% dos glóbulos brancos.

epicárdio A fina camada externa do coração; também chamada de pericárdio seroso lâmina visceral.

epicôndilo Uma saliência óssea situada acima de um côndilo.

epiderme A camada mais externa da pele, composta de epitélio estratificado escamoso.

epidídimo Um tubo altamente encaracolado localizado ao longo da margem posterior do testículo. Armazena espermatozóides e os transporta dos túbulos seminíferos do testículo para o ducto deferente.

epífise O segmento terminal de um osso longo separado da diáfise, no começo da vida, por uma lâmina epifisial; posteriormente torna-se parte do osso longo.

epiglote Uma estrutura em forma de folha colocada na parte superior da laringe. Ela cobre a glote durante a deglutição.

epimísio A bainha fibrosa externa de tecido conjuntivo que envolve os músculos esqueléticos.

epinefrina Um hormônio secretado pela medula supra-renal cujas ações são similares àquelas da estimulação do sistema nervoso simpático; também chamada adrenalina.

epineuro A bainha externa fibrosa de tecido conjuntivo que envolve um nervo.

episiotomia Uma incisão no períneo no final do segundo estágio do trabalho de parto para facilitar o parto e evitar rupturas do períneo.

eponíquio A camada fina de estrato córneo da epiderme da pele que se sobrepõe e protege a lúnula da unha.

eritrócito Uma célula vermelha do sangue.

escamoso Plano ou semelhante a escamas.

escavação retouterina Uma bolsa formada pela deflexão do peritônio parietal entre o útero e o reto; também chamada de *fundo de saco de Douglas*.

esclera A camada branca externa de tecido conjuntivo fibroso que serve como uma cobertura protetora para o bulbo do olho e fixação para os músculos extrínsecos do bulbo do olho.

escroto A bolsa musculocutânea que contém os testículos e seus órgãos acessórios.

esfíncter Um músculo circular que normalmente mantém a constrição de uma abertura do corpo ou do lume de uma estrutura tubular e que relaxa quando necessário para o funcionamento fisiológico normal.

esfíncter da ampola, músculo A constrição muscular na abertura dos ductos colédoco e pancreático; também chamada *esfíncter de Oddi*.

esfíncter de Oddi *Veja* esfíncter da ampola, músculo.

esfíncter pilórico Um anel espesso de musculatura lisa circundando a abertura entre o estômago e o duodeno. Regula a passagem de alimento para o intestino delgado e impede o refluxo.

esmalte A substância densa externa que recobre a coroa de um dente.

esôfago O órgão tubular do trato GI que vai da faringe ao estômago passando através da cavidade torácica.

espaço epidural Um espaço entre a dura-máter espinal e os ossos do canal vertebral.

espaço subaracnóideo O espaço no interior das meninges entre a aracnóide-máter e a pia-máter, onde flui o líquido cerebrospinal.

espaço subdural O estreito espaço entre a dura-máter e a aracnóide-máter.

espermatogênese A produção de gametas masculinos, ou espermatozóides.

espermatogônia Células tronco do esperma no interior de túbulos seminíferos do testículo; progenitoras dos espermatócitos.

espermatozóide Uma célula sexual masculina madura, ou gameta.

espinha Uma projeção em ponta ou em crista de um osso, como na escápula.

estatocônios Pequenas partículas endurecidas de carbonato de cálcio no interior do sáculo e do utrículo da orelha interna que estão associados com os receptores do equilíbrio; também chamados *otolitos*.

estômago Um órgão digestório em forma de bolsa entre o esôfago e o duodeno, encontra-se logo abaixo do diafragma.

estratificado Disposto em camadas, ou estratos.

estribo O ossículo da audição mais interno da orelha média que se ajusta à janela do vestíbulo (oval) da orelha interna.

estrógeno Um dos hormônios sexuais secretado pelo folículo ovárico vesiculoso.

estroma Um tecido conjuntivo com função de sustentação de um órgão, glândula ou de outro tecido.

etiologia O estudo das causas, especialmente de doenças, incluindo a origem e os agentes patogênicos, se houver algum envolvido.

eversão Movimento dos pés no qual a planta está voltada para fora; oposto de inversão.

expiração O processo de expelir ar dos pulmões através das vias aéreas.

extensão Movimento que aumenta o ângulo entre as partes que se articulam; oposto de *flexão*.

externo (superficial) situado na ou próximo da superfície.

exteroceptor: Um neurônio sensitivo especializado localizado próximo à superfície do corpo que responde aos estímulos do meio ambiente.

extrínseco Pertencente ao lado externo ou de origem externa.

F

face **1.** A superfície anterior da cabeça que não recobre ou sustenta o encéfalo. **2.** A superfície exposta de uma estrutura.

falange Um dos ossos de um dedo.

faringe O órgão tubular dos sistemas digestório e respiratório localizado atrás das cavidades oral e nasal, estendendo-se até a laringe, anteriormente e até o esôfago, posteriormente; também chamada de *garganta*.

fáscia Uma lâmina resistente ou faixa de tecido conjuntivo fibroso ligando a pele aos músculos subjacentes (fáscia superficial) ou sustentando e separando músculos (fáscia profunda).

fáscia superficial Uma camada de tecido conjuntivo com função de ligação entre a derme da pele e o músculo subjacente.

fascículo Um feixe pequeno de fibras musculares ou de fibras nervosas embainhadas em tecido conjuntivo.

fascículo atrioventricular Um grupo de fibras cardíacas especializadas que conduz impulsos do nó atrioventricular para a musculatura dos ventrículos do coração; também chamado *feixe de His* ou *feixe AV*.

fauces A passagem entre a cavidade própria da boca e a parte bucal da faringe.

feixe de His *Veja* fascículo atrioventricular.

fenda sináptica O minúsculo espaço que separa o axônio terminal de um neurônio de outro neurônio ou fibra muscular. Neurotransmissores químicos se difundem através da fenda para atingir a célula pós-sináptica.

fenótipo Características observáveis em um indivíduo que resultam do genótipo.

feto O ser humano no estágio pré-natal após a oitava semana de desenvolvimento.

fezes Material eliminado pelo trato GI através do canal anal durante a defecação; composto de resíduos alimentares, bactérias e secreções.

fibras de Purkinje *Veja* miofibrilas de condução.

fibras elásticas Filamentos de proteínas encontrados em certos tecidos conjuntivos que apresentam propriedades contráteis.

fibroblasto Uma célula alongada de tecido conjuntivo com prolongamentos citoplasmáticos que é capaz de formar fibras colágenas ou elásticas.

fígado Um grande órgão visceral situado embaixo do diafragma na região do hipocôndrio direito. O fígado desintoxica o sangue e modifica a concentração de glicose, triglicérides, corpos cetônicos e proteínas no plasma do sangue.

filamento terminal Uma continuação fibrosa da pia-máter semelhante a um fio, que se estende inferiormente da extremidade terminal da medula espinal ao cóccix.

fímbrias Prolongamentos parecidos com franjas ao longo das margens da extremidade aberta da tuba uterina.

fisiologia A ciência que se dedica ao estudo das funções do corpo.

fissura transversa A fenda proeminente que separa horizontalmente o cérebro do cerebelo.

fissura Um sulco ou fenda estreita que separa duas partes, como os dois hemisférios cerebrais.

flagelo Uma estrutura parecida com um chicote que dá motilidade aos espermatozóides.

flexão Movimento que diminui o ângulo entre as partes de uma articulação; oposto de *extensão*.

foice do cerebelo Uma prega da dura-máter ancorada no osso occipital. Projeta-se para o interior entre os hemisférios cerebelares.

foice do cérebro Uma prega da dura-máter ancorada à crista etmoidal. Estende-se entre os hemisférios cerebrais direito e esquerdo.

folículo ovariano Um óvulo em desenvolvimento e as células epiteliais que o circundam.

folículo piloso Uma depressão tubular na derme da pele na qual o pêlo se desenvolve.

fontículo Um espaço membranáceo mole entre ossos do crânio incompletamente formados do feto ou recém-nascido; conhecido popularmente como "moleira".

forame oval Uma abertura no septo interatrial do coração do feto.

forame Uma abertura em uma estrutura anatômica, geralmente em um osso, para a passagem de vasos sangüíneos ou nervos.

formação reticular Uma rede de fibras de tecido nervoso do tronco encefálico que ativa os centros encefálicos superiores.

fórnice **1.** Um recesso que contorna o colo do útero quando este penetra na vagina. **2.** Um trato do encéfalo que conecta o hipocampo com os corpos mamilares.

fossa Uma área escavada, comumente em ossos.

fotorreceptor Uma terminação nervosa capaz de ser estimulada pela luz.

fóvea Uma superfície articular plana e rasa de um osso.

fóvea central Uma depressão na mácula lútea do olho onde se localizam apenas cones; a área de melhor visão.

frênulo Uma membrana que serve para ancorar e limitar o movimento de uma parte do corpo.

frênulo da língua Uma prega longitudinal de túnica mucosa que liga a língua ao soalho da cavidade oral.

frênulo do lábio Uma prega longitudinal da túnica mucosa que fixa os lábios à gengiva ao longo da linha mediana de ambos os lábios superior e inferior.

frontal **1.** Relativo à fronte ou ao osso frontal. **2.** Relativo ao plano frontal.

funículo espermático Uma estrutura do sistema genital masculino que inclui o ducto deferente, vasos espermáticos, nervos, músculo cremaster e tecido conjuntivo. O funículo espermático se estende do testículo ao anel inguinal.

G

gameta Uma célula sexual haplóide; óvulo ou espermatozóide.

gânglio Um agregado de neurônios localizado fora do sistema nervoso central.

gânglio cervical Um agrupamento de corpos de células nervosas simpáticas pós-ganglionares localizado no pescoço, próximo às vértebras cervicais.

gânglio da raiz posterior Um conjunto de corpos celulares de neurônios sensitivos localizado na raiz posterior de um nervo espinal; também chamado gânglio sensitivo.

gânglio espinal Um agrupamento de corpos de células nervosas na raiz posterior de um nervo espinal.

gene A porção do DNA de um cromossomo contendo as informações necessárias para a síntese de uma determinada molécula protéica.

gengiva A cobertura carnosa sobre a mandíbula e a maxila por onde os dentes protraem no interior da cavidade oral.

giro Uma elevação convoluta ou crista.

glande do pênis A porção terminal do pênis em forma de cone, formada pela ampliação do corpo esponjoso.

glândula Uma célula, tecido ou órgão que produz uma substância ou secreção específica para utilização ou eliminação do corpo.

glândula apócrina Um tipo de glândula sudorífera que funciona na evaporação do calor. Pode ser estimulada em períodos de tensão emocional.

glândula ceruminosa Uma glândula tegumentar especializada que secreta cerume ou cera da orelha no interior do meato acústico externo.

glândula do suor *Veja* glândula sudorífera.

glândula écrina Qualquer uma das numerosas glândulas sudoríferas distribuídas pela superfície do corpo que funciona na regulação térmica.

glândula endócrina Uma glândula sem ducto produtora de hormônio pertencente ao sistema endócrino.

glândula exócrina Uma glândula que secreta seus produtos em uma superfície epitelial, diretamente ou através de ductos.

glândula intestinal Uma glândula digestiva tubular simples que se abre na superfície da mucosa intestinal e secreta enzimas digestivas; também chamada *cripta de Lieberkühn*.

glândula lacrimal Uma glândula que secreta lágrimas situada na parte súpero-lateral do bulbo do olho, debaixo da pálpebra superior.

glândula mamária A glândula da mama feminina responsável pela lactação e nutrição do recém-nascido.

glândula paratireóide Uma das quatro glândulas endócrinas embutidas na face posterior da glândula tireóide; secreta o hormônio paratireóideo.

glândula parótida Um dos três pares de glândulas salivares localizada sobre o músculo masseter imediatamente na frente da orelha e ligada à cavidade oral pelo ducto parotídeo.

glândula pineal Uma pequena glândula cônica localizada no teto do terceiro ventrículo.

glândula salivar Uma glândula digestória acessória que secreta saliva no interior da cavidade oral.

glândula sebácea Uma glândula exócrina da pele que secreta sebo.

glândula sublingual Um dos três pares de glândulas salivares. Está localizada embaixo da língua e seus vários ductos se abrem no soalho da cavidade própria da boca.

glândula submandibular Um dos três pares de glândulas salivares. Está localizada embaixo da mandíbula e seu ducto submandibular se abre ao lado do frênulo da língua.

glândula sudorífera Uma glândula exócrina que excreta a perspiração, ou suor, na superfície da pele.

glândula supra-renal Duas pequenas glândulas endócrinas, localizadas sobre o pólo superior de cada rim; também chamada glândula adrenal.

glândula supra-renal, córtex A parte externa da glândula supra-renal que secreta hormônios esteróides.

glândula supra-renal, medula A parte interna da glândula supra-renal que secreta os hormônios epinefrina e norepinefrina.

glândula tarsal Uma glândula oleosa que se abre na margem exposta de cada pálpebra; também chamada *glândula meiboniana*.

glândula tireóide Uma glândula endócrina localizada logo abaixo da laringe, na frente da traquéia, consistindo em dois lobos ligados por uma faixa estreita de tecido chamada istmo.

glândulas anais Glândulas sudoríferas modificadas e aumentadas que se abrem no óstio anal.

glândulas bulbouretrais Um par de glândulas que secreta um líquido viscoso no interior da uretra masculina durante a excitação sexual; também chamadas *glândulas de Cowper*.

glândulas seminais Um par de órgãos genitais acessórios masculinos encontrado posterior e inferiormente à bexiga urinária, que secreta aditivos para os espermatozóides nos ductos ejaculatórios.

glomérulo O tufo encaracolado de capilares envolvido pela cápsula glomerular. Filtra urina a partir do sangue.

glote Uma abertura em forma de fenda, entre as pregas vocais, na laringe.

gônada Um órgão do sistema reprodutor – testículo ou ovário - que produz gametas e hormônios sexuais.

gonfose Uma articulação fibrosa entre a raiz de um dente e o ligamento periodontal da cavidade do dente.

gosto O sentido do gosto.

gravidez A condição na qual a mulher está carregando um descendente em desenvolvimento.

H

hemocitopoese A produção de glóbulos vermelhos.

hemoglobina Uma substância dos glóbulos vermelhos que consiste na proteína globina e no pigmento vermelho heme contendo ferro. Funciona no transporte de oxigênio e dióxido de carbono.

hiato Uma abertura ou fissura; um forame.

hilo Uma área côncava ou deprimida onde os vasos ou nervos entram ou saem de um órgão.

hímen Um remanescente do desenvolvimento (vestígio) de tecido membranáceo que cobre parcialmente o óstio da vagina.

hiperextensão Extensão além da posição anatômica de 180º.

hipertensão Elevação da pressão sangüínea.

hipoderme Tecido subcutâneo que liga a derme aos órgãos subjacentes.

hipófise Uma pequena glândula endócrina em forma de ervilha situada na sela turca do osso esfenóide e ligada ao hipotálamo pelo infundíbulo; consiste nos lobos anterior e posterior.

hiponíquio A espessa camada de sustentação de camada córnea na extremidade distal, debaixo da margem livre da unha.

hipotálamo Um importante centro controlador autônomo e neuroendócrino embaixo do tálamo no interior do diencéfalo.

histologia Estudo microscópico da estrutura e das funções dos tecidos.

hormônio luteinizante (LH) Um hormônio secretado pela adeno-hipófise (lobo anterior) que estimula a ovulação e a secreção de progesterona pelo corpo lúteo, influencia a secreção de leite pela glândula mamária em mulheres, e estimula a secreção de testosterona em homens.

hormônio Uma substância química produzida por uma glândula endócrina e secretada na corrente sangüínea para atuar nas células-alvo onde produz seus efeitos.

humor aquoso O líquido aquoso que preenche as câmaras anterior e posterior do olho.

humor vítreo O gel transparente que ocupa a cavidade posterior, localizada entre a lente e a retina do bulbo do olho.

I

íleo A porção terminal do intestino delgado entre o jejuno e o ceco.

ilhotas de Langerhans *Veja* ilhotas pancreáticas.

ilhotas pancreáticas Um agrupamento de células de glândula endócrina no interior do pâncreas que secreta insulina e glucagon; também chamadas de *ilhotas de Langerhans*.

infundíbulo A parte estreita e alongada que liga o hipotálamo do encéfalo à hipófise posterior.

crescimento e diferenciação das células e tecidos durante o desenvolvimento pré-natal.

mórula O estágio inicial do desenvolvimento embrionário caracterizado por uma esfera sólida de células.

mucosa A túnica mucosa que reveste as cavidades e tratos com aberturas para o exterior.

muscular Uma camada ou túnica de um órgão composta de tecido muscular liso.

músculo O principal tipo de tecido adaptado para se contrair. Os três tipos de tecidos musculares são cardíaco, liso e esquelético.

músculo eretor do pêlo Um feixe de músculo liso fixo a um folículo piloso cuja contração puxa o pêlo para a posição vertical.

músculo esquelético Um músculo que está ligado em ambas as extremidades a um osso. Consiste em fibras musculares esqueléticas alongadas, multinucleadas, estriadas que se contraem quando estimuladas por impulsos motores nervosos.

músculo liso Um tipo especializado de tecido muscular não estriado, composto de fibras fusiformes com um único núcleo. Contrai de modo involuntário e rítmico no interior das paredes dos órgãos viscerais.

músculo papilar Projeções musculares das paredes ventriculares do coração nas quais as cordas tendíneas estão fixas.

músculos extrínsecos do bulbo do olho: Músculos que se inserem na esclera do bulbo do olho e atuam mudando a posição do olho na órbita (diferentemente dos músculos intrínsecos do olho, como aqueles da íris e do corpo ciliar situados no interior do olho).

N

nádega A massa carnosa na face posterior e inferior do tronco, formada principalmente pelos músculos glúteos.

narina As aberturas da cavidade nasal.

necrose A morte da célula ou do tecido em conseqüência de doença ou trauma.

néfron A unidade funcional do rim, consistindo em glomérulo, cápsula glomerular, túbulos contorcidos e alça do néfron.

neonatal Refere-se ao período que vai do nascimento até o fim da 4ª semana.

nervo Um feixe de fibras nervosas fora do sistema nervoso central.

nervo craniano Um dos doze pares de nervos que se originam na face inferior do encéfalo.

nervo misto Um nervo que contém fibras motoras e sensitivas.

nervo motor Um nervo constituído de fibras nervosas motoras.

neurilema Uma membrana fina que envolve a bainha de mielina de uma fibra nervosa.

neurofibrila Uma das muitas estruturas delicadas filiformes do interior do citoplasma de um corpo celular e do prolongamento axônico de um neurônio.

neuróglia Células especializadas no suporte do sistema nervoso central; também chamada de *células gliais*.

neuro-hipófise O lobo posterior da hipófise.

neurolemócito Uma célula neuroglial especializada que envolve uma fibra axônica de um neurônio periférico e forma a bainha de mielina; também chamada *célula de Schwann*.

neurônio A célula estrutural e funcional do sistema nervoso composta de corpo celular, dendritos e um axônio; também chamada de célula nervosa.

neurônio aferente Uma célula nervosa sensitiva que transmite um impulso em direção ao sistema nervoso central.

neurônio bipolar Uma célula nervosa com dois prolongamentos, um em cada extremidade do corpo celular.

neurônio de associação Uma célula nervosa localizada inteiramente no sistema nervoso central. Conduz impulsos formando um arco do neurônio sensitivo para o neurônio motor; também chamado *neurônio intercalar* ou *interneurônio*.

neurônio eferente Uma célula nervosa motora que conduz impulsos do sistema nervoso central para órgãos efetores, como músculos ou glândulas.

neurônio motor Uma célula nervosa que conduz potenciais de ação que se afastam do sistema nervoso central em direção aos órgãos efetores (músculos e glândulas). Neurônios motores formam as raízes anteriores dos nervos espinais.

neurônio multipolar Uma célula nervosa com vários prolongamentos originados no corpo da célula.

neurônio pós-ganglionar O segundo neurônio de uma via motora autônoma. Seus corpos celulares estão fora do sistema nervoso central, e terminam em órgãos efetores.

neurônio pré-ganglionar O primeiro neurônio de uma via motora autônoma. Seus corpos celulares estão no interior do sistema nervoso central e terminam no neurônio pós-ganglionar.

neurônio pseudo-unipolar Uma célula nervosa na qual apenas um prolongamento se estende do corpo celular; resulta da fusão de dois prolongamentos durante o desenvolvimento embrionário.

neurônio sensitivo Uma célula nervosa que conduz um impulso de um órgão receptor até o sistema nervoso central; também chamado *neurônio aferente*.

neutrófilo Um tipo de glóbulo branco fagocítico; normalmente constitui cerca de 60%-70% do total de glóbulos brancos.

nó atrioventricular Um conjunto microscópico de fibras cardíacas especializadas situadas no septo interatrial do coração; um componente do complexo estimulante do coração; também chamado *nó AV*.

nó sinoatrial Um agrupamento de tecido cardíaco especializado na parede do átrio direito que inicia o ciclo cardíaco; o nó SA; também chamado *marcapasso*.

nódulo de neurofibrila Um espaço na bainha de mielina de uma fibra nervosa; também chamado *nódulo de Ranvier*.

nódulo de Ranvier *Veja* nódulo de neurofibrila.

notocorda Um cordão flexível de tecido que se estende ao longo do dorso de um embrião.

núcleo O corpo esférico ou oval do interior de uma célula que contém o código genético.

núcleo pulposo O centro mole de um disco intervertebral; um remanescente da notocorda.

núcleo rubro Um agrupamento de substância cinzenta de cor avermelhada localizado na parte superior do mesencéfalo. Envia fibras para certos tratos encefálicos e ajuda a coordenar os movimentos musculares.

nucleoplasma O conteúdo protoplásmico do núcleo de uma célula.

núcleos da base (gânglios) Um conjunto de neurônios situado profundamente no interior de cada hemisfério cerebral.

O

olfato O sentido do cheiro.

oligodendrócito Um tipo de neuróglia envolvida na formação da mielina das fibras nervosas no interior do sistema nervoso central.

ombro A região do corpo onde o úmero se articula com a escápula.

omento maior Uma dupla camada de membrana peritoneal que se origina na curvatura maior do estômago. Pende inferiormente, como um avental, sobre o conteúdo da cavidade abdominal.

omento menor Uma prega de tecido peritoneal que se estende da curvatura menor do estômago ao fígado.

óptico Referente ao olho.

ora serrata A margem periférica serrilhada da retina.

oral Referente à boca.

orelha A parte carnosa da orelha externa que se projeta externamente.

orelha externa: A porção externa da orelha, consistindo na orelha e no meato acústico externo.

orelha interna A região mais interna da orelha, que contém os órgãos cocleares e vestibulares.

orelha média A região da orelha que contém os três ossículos da audição.

organela Uma estrutura celular especializada que realiza uma função específica na célula como um todo.

organismo Qualquer forma individual de vida; unicelular ou multicelular.

órgão Uma estrutura constituída de dois ou mais tecidos que realiza uma função específica.

órgão alvo Um tecido ou órgão sobre o qual atua um determinado hormônio.

órgão de Corti *Veja* órgão espiral.

órgão espiral A unidade funcional da audição que consiste em uma membrana basilar que dá suporte às receptoras células pêlos e em uma membrana tectória, que localiza-se no interior da cóclea; também chamado *órgão de Corti*.

órgão tendíneo de Golgi *Veja* receptor neurotendíneo.

órgãos acessórios Órgãos que auxiliam o funcionamento de outros órgãos dentro de um sistema.

orifício Uma abertura no interior de um corpo, cavidade ou tubo.

origem O lugar de fixação de um músculo – comumente o ponto do osso fixo ou proximal; oposto de inserção.

ossículo Um dos três ossos da orelha média; também chamado ossículo da audição.

ossificação O processo de formação do tecido ósseo.

ossificação intramembranácea Um tipo de formação de osso na qual camadas de osso são formadas a partir de células mesenquimais sem nenhum modelo cartilagíneo.

osso 1. O tecido conjuntivo calcificado e duro, que forma a maior parte do esqueleto. **2.** Qualquer uma das mais de 200 estruturas anatomicamente distintas que constituem o esqueleto.

osso compacto Camada de osso aderido firmemente, superficial ao osso esponjoso e recoberta pelo periósteo.

osso esponjoso Um tipo de osso com estrutura semelhante a uma treliça.

osso membranáceo Osso que se forma de tecido conjuntivo membranáceo em lugar de cartilagem; também chamado *osso intramembranáceo*.

osso sutural Um pequeno osso colocado no interior de uma sutura de certos ossos do crânio; também chamado *osso wormiano*.

osso wormiano *Veja* osso sutural.

osteoblasto Uma célula formadora de osso.

osteócito Uma célula óssea madura.

osteoclasto Uma célula que corrói ou reabsorve o tecido ósseo.

osteologia O estudo da estrutura e da função do osso e do esqueleto inteiro.

osteônio Um grupo de osteócitos e lamelas concêntricas que circundam o canal central, constituindo a unidade básica da estrutura do tecido ósseo. Também chamado *sistema haversiano*.

ovário A gônada feminina na qual os óvulos e certos hormônios são produzidos.

oviducto O tubo que transporta os óvulos do ovário ao útero; também chamado *tuba uterina* ou *tuba de Fallopius*.

ovócito Uma célula ovo em desenvolvimento.

ovogênese O processo de formação do gameta feminino.

ovulação A ruptura de um folículo ovárico vesiculoso com a liberação do óvulo.

óvulo A célula reprodutora feminina ou gameta; uma célula ovo.

P

palatino Referente ao palato.

palato duro A separação óssea entre as cavidades oral e nasal, formado pelos ossos maxila e palatino e revestido por túnica mucosa.

palato mole A parte carnosa posterior do teto da cavidade própria da boca, estendendo-se dos ossos palatinos à úvula palatina.

palato O teto da cavidade oral.

palmar Pertinente à palma da mão.

pálpebras Pregas de pele que recobrem o olho.

pâncreas Um órgão misto da cavidade abdominal que secreta suco pancreático no interior do trato GI e insulina e glucagon na corrente sangüínea.

papila circunvalada A maior das papilas da superfície da língua. Estão dispostas formando um V invertido no dorso da língua. Papilas circunvaladas contêm calículos gustatórios.

papila dérmica Uma projeção da derme no interior da epiderme.

papila fungiforme Projeções achatadas, em forma de cogumelo, entremeadas de tipos filiformes na superfície da língua.
Papilas fungiformes contêm calículos gustatórios.

papila ileal Uma modificação da mucosa na junção do intestino delgado com o intestino grosso formando uma passagem unidirecional que impede o refluxo do material alimentar.

papila mamária Uma projeção cilíndrica pigmentada no ápice da mama.

papilas filiformes Numerosas pequenas projeções dispersas irregularmente sobre a superfície inteira da língua nas quais calículos gustatórios estão ausentes.

papilas Pequenas projeções semelhantes a mamilos.

parassimpático Pertinente à divisão do sistema nervoso autônomo que se relaciona com atividades que, em geral, inibem ou se opõem aos efeitos fisiológicos da divisão simpática do sistema nervoso autônomo.

parietal Pertencente à parede de um órgão ou de uma cavidade.

parte laríngea da faringe A parte mais inferior da faringe que se estende inferiormente do nível do osso hióide à laringe.

parte nasal da faringe A porção inicial ou mais superior da faringe, posicionada atrás da cavidade nasal e que estende para baixo até o palato mole.

parte oral da faringe A parte média da faringe, localizada posteriormente à cavidade própria da boca e que se estende do palato mole ao nível do osso hióide.

parto O ato de parir uma criança.

pé A parte terminal do membro inferior, consistindo em tarso, metatarso e dedos.

pedículo 1. Uma porção estreita ou alongada. **2.** O processo ósseo que se projeta para trás, a partir do corpo da vértebra, conectado à lâmina de cada lado.

pedúnculo cerebelar Um conjunto de fibras nervosas que liga o cerebelo ao tronco encefálico.

pedúnculos cerebrais Um par de feixes de fibras nervosas na face inferior do mesencéfalo que conduz impulsos entre a ponte e os hemisférios cerebrais.

peitoral Pertinente à região peitoral.

pêlo Um apêndice semelhante a um fio na epiderme consistindo em células queratinizadas mortas que formam uma projeção a partir da camada basal.

pelve renal A cavidade interna do rim formada pela dilatação do ureter, na qual se abrem os cálices maiores.

pelve Uma estrutura óssea semelhante a uma bacia formada pelo sacro e pelos ossos do quadril.

pélvico Referente à pelve.

penado Referente à disposição das fibras do músculo esquelético na qual as fibras se fixam ao tendão na forma de pena.

pênis O órgão sexual masculino da cópula, utilizado para introduzir os espermatozóides no interior da vagina feminina e através do qual passa a urina durante a micção.

pericárdio A membrana serosa protetora que envolve o coração.

pericário O corpo celular de um neurônio.

pericôndrio Uma bainha de tecido conjuntivo fibroso que envolve alguns tipos de cartilagem.

perimísio A fáscia (tecido conjuntivo) que envolve um feixe (fascículo) de fibras musculares.

períneo **1.** O soalho da pelve e suas estruturas associadas. **2.** A região externa entre o escroto e o ânus no homem e entre a vulva e o ânus na mulher.

perineuro Tecido conjuntivo que envolve um feixe (fascículo de fibras nervosas).

periósteo O tecido conjuntivo fibroso que recobre a superfície externa do osso.

peristaltismo Contrações rítmicas da musculatura lisa das paredes de vários órgãos tubulares através das quais o conteúdo é transportado para diante.

peritônio A membrana serosa que reveste a cavidade abdominal e recobre os órgãos viscerais abdominais.

peritônio visceral Uma membrana serosa que recobre as superfícies das vísceras abdominais.

perna A parte do membro inferior que se estende do joelho ao tornozelo.

pia-máter A meninge mais interna, em contato direto com o encéfalo e medula espinal.

pirâmide Qualquer estrutura do corpo com forma de pirâmide, incluindo as pirâmides renais e as pirâmides do bulbo.

pirâmide renal Uma das várias massas piramidais que são vistas em corte frontal do rim e que contém parte das alças do néfron e os túbulos coletores.

placas de Peyer *Veja* placas mesentéricas.

placas mesentéricas Agrupamentos de linfonodos nas paredes do intestino delgado; também chamadas *placas de Peyer*.

placenta O órgão das trocas metabólicas entre mãe e feto. É expelida após o nascimento.

plano coronal Um plano que divide o corpo em partes anterior e posterior; também chamado *plano frontal*.

plano frontal *Veja* plano coronal.

plano horizontal (transversal) Um plano direcional que divide o corpo, um órgão ou um membro em porções superior e inferior ou proximal e distal.

plano sagital Um plano vertical ao longo do corpo que o divide em lados direito e esquerdo.

plano sagital mediano Um plano que divide o corpo ou um órgão em metades direita e esquerda; também chamado *plano mediano*.

plantar Referente a planta do pé.

plaquetas Pequenos fragmentos de células especiais da medula óssea que funcionam na coagulação do sangue; também chamados de *trombócitos*.

plasma A parte líquida do sangue, límpida, amarelada, na qual as células estão em suspensão.

pleura parietal A fina membrana serosa fixa à parede torácica da cavidade pleural.

pleura visceral Uma membrana serosa que recobre as superfícies dos pulmões.

pleural Pertinente às membranas serosas associadas com os pulmões.

plexo Uma rede de fibras nervosas, vasos sangüíneos, ou vasos linfáticos.

plexo braquial Uma rede de fibras nervosas que se originam dos nervos espinais C5-C8 e T1. Os nervos provenientes do plexo braquial suprem o membro superior.

plexo cervical Uma rede de nervos espinais formada pelos ramos anteriores dos quatro primeiros nervos cervicais.

plexo corióideo Uma massa de capilares a partir da qual o líquido cerebrospinal é secretado no interior dos ventrículos do encéfalo.

plexo de Auerbach *Veja* plexo mientérico.

plexo de Meissner *Veja* plexo submucoso.

plexo lombar Uma rede de nervos formados pelos ramos anteriores dos nervos espinais de L1 a L4.

plexo mientérico Uma rede de fibras nervosas simpáticas e parassimpáticas localizada na camada muscular da parede do intestino delgado; também chamado de *plexo de Auerbach*.

plexo sacral Uma rede de fibras nervosas provenientes dos nervos espinais L4 a S3. Os nervos que se originam do plexo sacral unem-se com aqueles do plexo lombar para formar o plexo lombossacral que supre o membro inferior.

plexo submucoso Uma rede de fibras nervosas simpáticas e parassimpáticas localizada na submucosa do intestino delgado; também chamado plexo de Meissner.

polígono de Willis *Veja* círculo arterial do cérebro.

ponte A porção do tronco encefálico logo acima do bulbo e anterior ao cerebelo.

poplítea Pertinente à região côncava da face posterior do joelho.

posição anatômica Um corpo ereto com os olhos dirigidos para frente, os membros superiores estendidos lateralmente, as palmas das mãos voltadas para diante e os dedos apontando para baixo.

pós-natal Após o nascimento.

posterior Em direção ao dorso; também chamado *dorsal*.

prega vocal falsa *Veja* prega vestibular.

pregas circulares Pregas profundas na parede do intestino delgado que aumentam a área de absorção.

pregas vestibulares As pregas de tecido de sustentação para as pregas vocais no interior da laringe; também chamadas *falsas pregas vocais*.

pregas vocais Pregas da membrana mucosa na laringe que produz som quando tensas e vibrando; também chamadas de *cordas vocais*.

pré-natal Ocorrências ou acontecimentos que antecedem o nascimento.

prepúcio Uma prega de pele retrátil e livre que cobre a glande do pênis ou do clitóris.

pressão sistólica A pressão sangüínea arterial durante a fase sistólica ventricular do ciclo cardíaco.

principal movimentador (agonista) O músculo mais diretamente responsável por um determinado movimento.

pronação Um movimento rotacional do antebraço que vira a palma da mão posteriormente; oposto de supinação.

proprioceptor Uma terminação de nervo sensitivo sensível às mudanças na tensão de um músculo ou de um tendão.

próstata Uma glândula em forma de noz que envolve a uretra masculina logo abaixo da bexiga urinária. Secreta um aditivo ao líquido seminal durante a ejaculação.

proteína Qualquer unidade de um grupo de moléculas orgânicas grandes compostas de subunidades de aminoácidos unidas por ligações peptídicas.

prótese Um dispositivo artificial para substituir uma parte do corpo doente ou desgastada.

protração Movimento para diante de uma parte do corpo, como a mandíbula, em um plano paralelo ao transversal; oposto de *retração*.

proximal Próximo à linha mediana do corpo ou a origem de um membro; oposto de *distal*.

puberdade O período do desenvolvimento no qual os órgãos reprodutores tornam-se funcionantes e os caracteres sexuais secundários estão evidentes.

pulmão Os dois maiores órgãos da respiração posicionados no interior da cavidade torácica em ambos os lados do mediastino.

pulmonar Referente ao pulmão.

pupila A abertura através da íris que permite aos raios luminosos entrarem na cavidade posterior do bulbo do olho e serem refratados pela lente.

Q

quarto ventrículo Uma cavidade no interior do encéfalo, entre o cerebelo e o bulbo e a ponte, contendo líquido cerebrospinal.

queratina Uma proteína insolúvel presente na epiderme e em derivados epidérmicos, tais como pêlos e unhas.

quiasma Um cruzamento de tratos nervosos de um lado do SNC para o outro lado.

quiasma óptico Uma estrutura em forma de X na face inferior do encéfalo, anterior à hipófise, onde se verifica cruzamento parcial das fibras dos nervos ópticos.

quimiorreceptor Um neurorreceptor que é estimulado pela presença de uma substância química em solução.

quimo A massa de alimento parcialmente digerido que passa do piloro do estômago para o duodeno do intestino delgado.

R

rafe Uma linha ou crista entre duas partes similares de um órgão, como no escroto.

raiz anterior Projeção anterior da medula espinal constituída de axônios motores, ou fibras eferentes.

raiz posterior Um agrupamento de fibras nervosas sensitivas situadas entre o nervo espinal e a face póstero-lateral da medula espinal; também chamada *raiz dorsal* ou *raiz sensitiva*.

ramo Um ramo de artéria ou de nervo.

rampa do tímpano O canal inferior da cóclea que está cheio de endolinfa.

rampa do vestíbulo O canal superior da cóclea que está cheio de endolinfa.

receptor neurotendíneo Um proprioceptor encontrado próximo à junção dos tendões e músculos. Sensível à tensão do músculo atua impedindo a sobrecarga do músculo; também chamado órgão tendíneo de Golgi.

receptor Um órgão da sensibilidade ou extremidade distal especializada de um neurônio sensitivo que recebe estímulos do meio ambiente.

rede do testículo A rede de canais na terminação dos túbulos seminíferos no testículo que está associada com a produção de espermatozóides.

reflexo Uma resposta involuntária rápida a um estímulo.

renal Relativo ao rim.

respiração A troca de gases entre o meio externo e as células de um organismo.

retículo endoplasmático (RE) Um sistema de túbulos ou canais interligados que se estendem através do citoplasma de uma célula. O RE rugoso apresenta ribossomos ligados às suas membranas, enquanto o RE liso não os apresenta.

retina A camada interna do bulbo do olho que contém fotorreceptores.

reto Aquela porção do trato GI entre o colo sigmóide e o canal anal.

retração Movimento para trás de uma parte do corpo, como a mandíbula, em um plano paralelo ao transversal; oposto de protração.

retroperitoneal Posicionado atrás do peritônio parietal.

ribossomo Uma organela citoplasmática composta de proteína e RNA na qual ocorre a síntese de proteína.

rim Um par de órgãos do sistema urinário que entre outras funções, filtra resíduos do sangue formando a urina.

rugas Pregas ou cristas da mucosa de um órgão, como aquelas do estômago ou da bexiga urinária.

S

sacos alveolares Um agrupamento de alvéolos que participam de uma câmara comum ou átrio central.

sacral Referente ao sacro.

saculações haustros, ou bolsas do colo.

sáculo A cavidade em forma de bolsa no labirinto membranáceo do interior do vestíbulo da orelha interna que contém um órgão vestibular para o equilíbrio.

sangue O tecido conjuntivo líquido que circula ao longo do sistema cardiovascular transportando substâncias através do corpo.

sarcolema A membrana celular de uma fibra nervosa.

sarcômero A parte de uma fibra muscular esquelética entre um par de linha Z; a subunidade básica da contração do músculo esquelético.

sarcoplasma O citoplasma no interior de uma fibra muscular.

sebo Uma secreção oleosa impermeável das glândulas sebáceas.

seio Uma cavidade ou espaço oco no interior de um osso ou outro tecido.

seio carótico Uma parte dilatada da artéria carótida interna localizada imediatamente acima do ponto da divisão com a artéria carótida externa. O seio carótico contém barorreceptores que monitoram a pressão sangüínea.

seio coronário O maior ducto venoso do coração situado na face posterior e para o qual drenam as veias cardíacas.

seio paranasal Uma cavidade com ar em seu interior revestida por túnica mucosa que se comunica com a cavidade nasal.

seio venoso da esclera A drenagem venosa circular para o humor aquoso da câmara anterior do olho; localizado na junção da esclera com a córnea; também chamado *canal de Schlemm*.

sêmen A secreção espessa, esbranquiçada dos órgãos genitais masculinos consistindo em espermatozóides e secreções do testículo, glândulas seminais, próstata e glândulas bulbouretrais.

senescência O processo de envelhecimento.

septo Uma parede membranácea ou carnosa separando duas cavidades.

septo nasal Uma separação óssea e cartilagínea que divide a cavidade nasal em duas porções.

sesamóide Um osso membranáceo formado no interior de um tendão em resposta às tensões articulares (p. ex., patela).

simpático Pertinente à divisão do sistema nervoso autônomo que se relaciona com atividades que, em geral, inibem ou se opõem aos efeitos fisiológicos da divisão parassimpática do sistema nervoso autônomo; também chamado *divisão toracolombar*.

sinapse A junção funcional entre dois neurônios ou entre um neurônio e um efetor.

sincondrose Uma articulação cartilagínea na qual os ossos que se articulam estão separados por cartilagem hialina.

sindesmose Um tipo de articulação fibrosa na qual os dois ossos estão unidos por um ligamento interósseo.

sinergista Um músculo que auxilia a ação do músculo agonista.

sínfise púbica A articulação cartilagínea, ligeiramente móvel, entre os dois ossos púbis do cíngulo do membro inferior.

sínfise Um tipo de articulação caracterizada por coxim de fibrocartilagem entre os ossos que se articulam, proporcionando ligeiro movimento.

sinusóide Um pequeno vaso cheio de sangue encontrado em certos órgãos, como baço ou fígado.

sistema Um conjunto de órgãos do corpo que funcionam conjuntamente.

sistema límbico Um conjunto de estruturas encefálicas profundas que circunda o tronco encefálico, inclui o giro do cíngulo, o hipotálamo, o hipocampo, o núcleo amigdalóide e vários tratos. O sistema límbico está associado com emoções, comportamento e funções autônomas.

sistema nervoso autônomo (SNA) As porções simpática e parassimpática do sistema nervoso que inervam o músculo cardíaco, os músculos lisos e as glândulas. O SNA funciona em grande parte sem controle da consciência.

sistema nervoso central (SNC) O encéfalo e a medula espinal.

sistema nervoso periférico (SNP) Os nervos e gânglios do sistema nervoso que se encontram do lado de fora do encéfalo e da medula espinal.

sístole A contração muscular das câmaras cardíacas durante o ciclo cardíaco; refere-se à contração ventricular, a menos que se especifique outra estrutura.

somático Pertencente às partes não viscerais do corpo.

soro Plasma sangüíneo com a retirada dos elementos de coagulação.

submucosa Uma camada de tecido conjuntivo de sustentação subjacente à túnica mucosa.

substância branca Feixes de axônios mielínicos localizados no sistema nervoso central.

substância cinzenta A região do sistema nervoso central composta de tecido nervoso não mielínico.

substância cromatofílica Aglomerados de retículo endoplasmático rugoso no corpo celular de um neurônio; também chamados de *corpúsculos de Nissl*.

substância intercelular A matriz ou o material entre as células que determina o tipo dos tecidos.

sulco Uma depressão rasa.

superficial Voltada para, ou próximo da superfície.

superior Voltado para a parte superior de uma estrutura ou em direção à cabeça; também chamado *cefálico*.

supinação Um movimento rotacional do antebraço que vira a palma da mão anteriormente; oposto de *pronação*.

surfactante Uma substância secretada pelas células dos alvéolos pulmonares que reduz a tensão superficial e a tendência dos alvéolos pulmonares em colapsarem após cada expiração.

sutura Um tipo de articulação fibrosa encontrada entre ossos do crânio.

sutura lambdóide A cartilagem imóvel no crânio entre os ossos parietais e o osso occipital.

T

tálamo Uma massa oval de substância cinzenta no interior do diencéfalo que atua como um centro retransmissor.

tarso Pertinente ao tornozelo; a porção proximal do pé que contém sete ossos tarsais.

tátil Refere-se ao sentido do tato.

tecido Um agregado de células similares e suas ligações de substância intercelular, unidos para realizar uma função específica.

tecido conjuntivo Um dos quatro tipos básicos de tecidos do interior do corpo. É um tecido de ligação e de sustentação com matriz abundante.

tecido epitelial Um dos quatro tipos básicos; o tipo de tecido que cobre ou reveste todas as superfícies expostas do corpo; também chamado de epitélio.

tecido linfático Um tipo de tecido conjuntivo dominado por linfócitos.

tecido mielóide A medula óssea vermelha na qual os glóbulos vermelhos são produzidos.

tegumento A pele; o maior órgão do corpo.

telencéfalo A região anterior do prosencéfalo, que constitui os hemisférios cerebrais e partes correlatas.

tendão do calcâneo O tendão que fixa os músculos da panturrilha ao calcâneo; também chamado *tendão de Aquiles*.

tendão de Aquiles *Veja* tendão do calcâneo.

tênia do colo As três faixas longitudinais de musculatura na parede do intestino grosso.

tentório do cerebelo Uma extensão da dura-máter que separa o cerebelo da face inferior dos lobos occipital e temporal do córtex cerebral.

teratogênico Qualquer agente ou fator que causa um defeito físico durante o desenvolvimento do embrião e do feto.

terceiro ventrículo Uma cavidade estreita contendo líquido cerebrospinal, entre as metades direita e esquerda do tálamo e entre os ventrículos laterais.

testículo O órgão genital masculino primário que produz espermatozóide e hormônios sexuais masculinos.

timo Um órgão linfático bilobado posicionado no mediastino superior atrás do esterno e entre os pulmões.

tonsila Uma massa de tecido linfático embutida na túnica mucosa da faringe.

torácico Pertencente às regiões do tórax.

trabéculas **1.** Qualquer feixe de sustentação de tecido conjuntivo que se projeta em um órgão e constitui parte de sua estrutura. **2.** Qualquer uma das finas espículas que formam uma rede no osso esponjoso.

transecção Um corte transversal.

traquéia A via aérea que vai da laringe aos brônquios, composta de anéis cartilagíneos e mucosa ciliar revestindo o lume.

trato Um feixe de fibras nervosas no interior do sistema nervoso central.

trato gastrointestinal Um tubo contínuo ao longo da cavidade anterior (ventral) do corpo que se estende da cavidade oral ao ânus; também chamado *sistema digestório*.

trato olfatório O trato de axônios que conduz os impulsos do bulbo olfatório para a porção olfatória do córtex cerebral.

trato óptico Um feixe de axônios sensoriais entre o quiasma óptico e o tálamo que conduz impulsos visuais dos fotorreceptores do interior do olho.

trígono Uma área triangular na bexiga urinária delimitada pelos óstios dos ureteres e óstio interno da uretra.

trígono urogenital A região do soalho da pelve que contém os genitais externos.

trocanter Um processo largo e proeminente na parte proximal e lateral do fêmur.

tróclea Uma estrutura com a forma e a função de uma polia, especialmente na extremidade distal do úmero que se articula com a ulna.

trombócitos *Veja* plaquetas.

tronco O tórax e o abdome juntos.

tronco encefálico A porção do encéfalo composta de mesencéfalo, ponte e bulbo.

tuba auditiva Um canal estreito que conecta a cavidade da orelha média com a faringe.

tuba de Eustáquio *Veja* tuba auditiva.

tuba de Fallopius *Veja* tuba uterina.

tuba uterina O tubo através do qual o óvulo é transportado ao útero; o local da fertilização; também chamada *oviducto* ou *tuba de Fallopius*.

tubérculo Um pequeno processo elevado de um osso.

tuberosidade Uma elevação ou protuberância de um osso.

túbulos seminíferos Numerosos pequenos ductos no testículo onde os espermatozóides são produzidos.

túnica albugínea Uma bainha resistente de tecido conjuntivo envolvendo uma estrutura (p. ex., a cápsula que envolve o testículo).

U

umbigo O local onde o cordão umbilical estava ligado ao feto.

unha Uma lâmina dura, queratinizada que se desenvolve a partir da epiderme e forma uma cobertura protetora sobre as falanges distais dos dedos da mão e do pé.

unidade motora Um único neurônio motor e as fibras musculares que ele inerva.

ureter Um tubo que transporta urina do rim para a bexiga urinária.

uretra Um tubo que transporta urina da bexiga urinária para fora do corpo.

útero O órgão muscular oco no qual o ovo fertilizado se implanta e se desenvolve como feto. Está localizado no interior da pelve feminina entre a bexiga urinária e o reto.

utrículo Uma porção alargada do labirinto membranáceo, localizado no interior do vestíbulo da orelha interna.

úvula Uma parte carnosa, suspensa do palato mole que bloqueia a parte nasal da faringe durante a deglutição.

V

vacúolo Um pequeno espaço ou cavidade no interior do citoplasma de uma célula.

vagina Um órgão tubular que se estende do útero ao vestíbulo da vagina no sistema genital feminino e que recebe o pênis durante o coito.

valva atrioventricular Uma valva cardíaca localizada entre o átrio e o ventrículo do coração; também chamada *valva AV*.

valva bicúspide A valva do coração localizada entre o átrio esquerdo e o ventrículo esquerdo; valva AV esquerda; também chamada *valva mitral*.

valva mitral *Veja* valva bicúspide

valva semilunar Valvas do coração em forma de crescente, posicionadas na entrada da aorta e do tronco pulmonar.

valva tricúspide A valva localizada entre o átrio direito e o ventrículo direito; a valva atrioventricular direita.

veia Um vaso sangüíneo que conduz sangue em direção ao coração.

veia cava inferior A maior veia sistêmica que recolhe o sangue das regiões inferiores do corpo até o nível do coração e o conduz ao átrio direito.

veia cava superior Uma grande veia sistêmica que recolhe o sangue das regiões do corpo acima do coração e o faz retornar ao átrio direito.

veia cava Um dos dois maiores vasos que faz retornar o sangue desoxigenado ao átrio direito do coração.

ventral Voltado para a frente ou superfície do ventre; oposto de *dorsal*.

ventre A parte dilatada, carnosa e central de um músculo esquelético; também chamada *gastro*.

ventrículo Uma cavidade no interior de um órgão; especialmente as cavidades do encéfalo que contém líquido cerebrospinal e aquelas do coração que contém sangue a ser bombeado.

ventrículo lateral Uma cavidade no interior dos hemisférios cerebrais do encéfalo que está cheia de líquido cerebrospinal.

vênula Um pequeno vaso que conduz sangue venoso dos capilares para as veias.

verme A estreita estrutura lobular mediana que separa os hemisférios cerebelares.

vesícula biliar Um órgão em forma de bolsa preso à face inferior do fígado; atua como reservatório para a bile secretada pelo fígado.

vestíbulo Um espaço ou região na entrada de um canal, especialmente aqueles do nariz, orelha interna e vagina.

vilo Uma minúscula projeção da superfície livre da túnica mucosa, especialmente as projeções vasculares da túnica mucosa do intestino delgado.

vilo intestinal Uma minúscula projeção da superfície livre da túnica mucosa do intestino delgado; a unidade funcional básica do sistema digestório.

víscera Os órgãos do interior das cavidades torácica e abdominal.

visceral Pertinente às membranas que recobrem as vísceras.

visceroreceptor Um receptor sensitivo localizado no interior dos órgãos viscerais que respondem aos estímulos internos de dor, pressão, estiramento e químicos.

vulva Os genitais externos femininos que circundam o óstio da vagina; também chamado de *pudendo*.

Z

zigoto Um ovo fertilizado formado pela união de um espermatozóide e de um ovócito secundário ovulado.

Reconhecimento

Fotografias

Capítulo 1

Opener: © Giraudon/Art Resource; **1.1:** © Mario Caprio/Visuals Unlimited; **1.2:** *A Short History of Anatomy and Physiology from the Greeks to Harvey* by C. Singer, 1957, Dover Publications, New York, NY. Reprinted by permission; **1.3:** Published by permission of the National Museum of Denmark; **1.5:** The Trustees of the British Museum; **1.6:** Egyptian National Museum; **1.7a:** © John Watney/Science Photo Library/Photo Researchers, Inc.; **1.7b:** © Szuson J. Wong/Peter Arnold; **1.8:** © Biblioteque Nationale; **1.9, 1.10:** © Alinari/Art Resource, NY; **1.11:** Giraudon/Art Resource, NY: **1.12, 1.13:** Reproduced by gracious permission of Her Majesty Queen Elizabeth, Royal Art Collection, Great Britain; **1.14:** From the *Works of Andrea Vesalius* of Brussels by J. Bade, C. M. Saunders and Charley P. O'Malley, pg. 1096, Dover Publications; **1.15:** © Scala/Art Resource, NY; **1.16:** © Stock Montage; **1.17a:** © Debi Stambaugh; **1.17b:** © George Mosil/Visuals Unlimited; **1.17c:** © CNRI/SPL/Photo Researchers, Inc.; **1.18a:** Courtesy of Eastman Kodak Co.; **1.18b:** © Carroll H. Weiss/Camera M.D. Studios; **1.18c:** Courtesy of Utah Valley Regional Medical Center, Dept. of Radiation; **1.19a** © Lester V. Bergman & Associates, Inc.; **1.19b:** From R.A. Robb, *Three-Dimensional Biomedical Imaging*, Vol. L, 1985. Copyright CRC Press, Inc., Boca Raton, FL.; **1.19c:** © Hank Morgan/Science Source/Photo Researchers, Inc.; **1.19d:** © Monte S. Buchsbaum, M.D.

Capítulo 2

Opener: © M. M. Michelle del Guerico/Photo Researchers, Inc.; **2.2b:** © Kent M. Van De Graaff; **2.3b:** From C. D. Haagensen, *Diseases of the Breast*, 2/ed, 1974, W. B. Saunders Company; **2.4:** © Dr. Sheril D. Burton; **2.7a:** © Joan L. Cohen/Photo Researchers, Inc.; **2.7b** © John D. Cunningham/Visuals Unlimited; **2.7c:** © James L. Shaffer; **2.7d:** © L. Lee Rue III/Photo Researchers, Inc.; **2.7e:** © Cyril Toker/Photo Researchers, Inc.; **2.7f:** © Tom Hollyman/Photo Researchers, Inc.; **2.11:** © Dr. Sheril D. Burton; **2.12a, 2.12b, 2.12c:** © McGraw-Hill Higher Education, Inc./Rebecca Gray, photographer/Don Kincaid, dissections.

Capítulo 3

Opener: © Maryann Fittipaldi; **3.5a, 3.5b:** Reproduced from R. G. Kessel and R. H. Kardon, *Tissues and Organs: A Text Atlas of Scanning Electron Microscopy*, W. H. Freeman and Co. 1979; **3.6:** © BioPhoto Associates/Photo Researchers, Inc.; **3.7a:** © Keith R. Porter; **3.8:** © David M. Phillips/Visuals Unlimited; **3.9:** Keith R. Porter; **3.10:** © K. G. Murti/Visuals Unlimited; **3.11:** © David M. Phillips/Visuals Unlimited; **3.13:** From Joseph G. Gall, "Microtube fine structure," *Journal of Cell Biology*, 31: (1966) pp. 639–643; **3.15:** © Don Fawcett/Photo Researchers, Inc.; **3.16a, 3.16b:** Stephen L. Wolfe; **3.17:** © CNRI/SPL/Photo Researchers, Inc.; **3.21:** © Edwin A. Reschke; **3.22:** © Tony Brain/SPL/Photo Researchers, Inc.

Capítulo 4

Opener: © Mauritius GMBH/Phototake; **4.1a:** © Edwin A. Reschke; **4.1b:** © Dr. Kerry L. Openshaw; **4.2b:** © Ray Simons/Photo Researchers, Inc.; **4.3b:** © Edwin A. Reschke/Peter Arnold; **4.4b, 4.5b, 4.6b, 4.7b, 4.8b, 4.9b:** © Edwin A. Reschke; **4.10b:** © CNRI/SPL/Photo Researchers, Inc.; **4.13b:** © BioPhoto Associates/Science Source/Photo Researchers, Inc.; **4.14b, 4.15b:** © Edwin A. Reschke; **4.16b:** © Biology Media/Photo Researchers; **4.17b, 4.18b, 4.19b, 4.20b, 4.21b, 4.22b:** © Edwin A. Reschke/Peter Arnold; **4.23a, b:** © Kent M. Van De Graaff; **4.24b:** © Edwin A. Reschke; **4.26a, b, c:** © Edwin A. Reschke; **4.27a:** © John D. Cunningham/Visuals Unlimited; **4.27b:** © 1984 Martin M. Rotker/Photo Researchers, Inc.

Capítulo 5

Opener: © Kathy Sloane/Photo Researchers, Inc.; **5.2:** © Astrid & Hanns-Frieder Michler/Science Photo Library/Photo Researchers, Inc.; **5.3:** © J. Burgess/SLP/Photo Researchers, Inc.; **5.4:** © Victor B. Eichler; **5.7:** © Dr. Sheril D. Burton; **5.8:** James M. Clayton; **5.10:** © Lester V. Bergman & Associates, Inc.; **5.11a:** World Health Organization; **5.11b:** George P. Bogumill; **5.12a, b:** © Dr. Sheril D. Burton; **5.13a:** © Michael Abbey/Photo Researchers, Inc.; **5.13b:** Kerry L. Openshaw; **5.14b, 5.16:** © John D. Cunningham/Visuals Unlimited; **5.19a:** © James Stevenson/SPL/Photo Researchers, Inc.; **5.19b:** © Zeva Oelbaum/Peter Arnold; **5.19c:** © Dr. P. Marazzi/Photo Researchers, Inc.; **5.20a:** © Dorte Groning/Tierbild Okapia/Photo Researchers, Inc.; **5.20b:** © James Stevenson/Photo Researchers, Inc..; **5.20c:** © John Radcliff/SPL/Photo Researchers, Inc.; **5.22a, b, c:** Courtesy of Drs. David A. Kappel, E. Phillips Polack, and Marjorie L. Bush, Plastic Surgery, Inc.; **5.23** © Dan McCoy/Rainbow; **5.26:** © Art Wolfe/Tony Stone Images; **5.27 [child]:** From *Science Year, The World Book Science Annual* © 1973 Field Enterprise Education Corporation. By permission of World Book, Inc.; **[woman]:** Black Star; **5.28:** © Norman Lightfoot/Photo Researchers, Inc.; **Table 5.1:** © 1993 Carroll H. Weiss/Camera M.D. All rights reserved.

Capítulo 6

Opener: © Spencer Grant/PhotoEdit; **6.6a, b:** © BioPhoto Associates/Photo Researchers, Inc.; **6.8a:** From R. G. Kessel and K. H. Kardon, *Tissues and Organs: A Text Atlas of Scanning Electron Microscopy* © 1979 W. H. Freeman and Company; **6.8b:** © Victor B. Eichler; **6.1b:** © ScienceVU/Visuals Unlimited; **6.10:** © Edwin A. Reschke; **6.11:** Courtesy of Utah Valley Regional Medical Center, Dept. of Radiology; **6.18:** © Kent M. Van De Graaff; **6.22a, b, 6.34, 6.36:** Courtesy of Utah Valley Regional Medical Center, Dept. of Radiology; **6.41:** Blaine L. Hirsche; **6.42:** © CNRI/SPL/Photo Researchers, Inc.; **Clinical Practicum 6.1, 6.2:** Courtesy of University of California, San Diego, Department of Radiology

Capítulo 7

Opener: © Richard Hutchings/Photo Researchers, Inc.; **7.3:** © Kent M. Van De Graaff; **7.8:** © Dr. Sheril D. Burton; **7.10, 7.12, 7.17:** Courtesy of Utah Valley Regional Medical Center, Dept. of Radiology; **7.19a:** © Dr. Sheril D. Burton; **7.19b:** Courtesy of Utah Valley Regional Medical Center, Dept. of Radiology; **7.21a:** © Kent M. Van De Graaff; **7.21:** Dr. Blayne L. Hirsche; **7.22:** © Kent M. Van De Graaff; **7.24e:** Courtesy of Eastman Kodak Company; **Clinical Practicum 7.1, 7.2:** Courtesy of University of California, San Diego, Department of Radiology

Capítulo 8

Opener: © Daemmrich/The Image Works; **8.5:** Courtesy of Utah Valley Regional Medical Center, Dept. of Radiology; **8.6:** © Paolo Koch/Photo Researchers, Inc.; **8.18a–h:** © Dr. Sheril D. Burton; **8.19a:** © Kent M. Van De Graaff; **8.19b, c:** © Dr. Sheril D. Burton; **8.19d:** © Kent M. Van De Graaff; **8.19e:** © Dr. Sheril D. Burton; **8.20a, b:** © Kent M. Van De Graaff; **8.26, 8.28, 8.32:** From *Clinical Anatomy Atlas*, R. A. Chase, et al., Mosby 1996 (Class Project, Stanford University); **8.34:** © McGraw-Hill Higher Education, Inc./Rebecca Gray, photographer/Don Kincaid, dissections; **8.35a:** © Kent M. Van De Graaff; **8.35b:** © Lester V. Bergman & Associates, Inc.; **8.36a:** © James Stevenson/SPL/Photo Researchers, Inc.; **8.36:** © CNRI/SPL/Photo Researchers, Inc.; **8.37, 8.38a–d:** © SIU School of Medicine; **Clinical Practicum 8.1, 8.2:** Courtesy of University of California, San Diego, Department of Radiology; **8.40:** © Kent M. Van De Graaff

Capítulo 9

Opener: © Michael Tamborrino/Medichrome; **Table 9.1:** © Kent M. Van De Graaff; **9.6b:** © Edwin M. Reschke; **9.9a, b:** Dr. H. E. Huxley; **9.9c:** From R. G. Kessel and R. H. Kardon. *Tissues and Organs: A Text-Atlas of Scanning Electron Microscopy* © 1979 W. H. Freeman and Company; **9.10:** Dr. H. E. Huxley; **9.12b:** © BioPhoto Associates/Photo Researchers, Inc.; **9.15:** © Dr. Sheril D. Burton; **9.52:** © John Bird Photography, **Clinical Practicum 9.1, 9.2:** Courtesy of University of California, San Diego, Department of Radiology

Capítulo 10

Opener: © Melanie Brown/PhotoEdit; **10.1:** © Stock Montage; © **10.4a, b, 10.5, 10.6a & b, 10.7, 10.8:** © Dr. Sheril D. Burton; **10.9a:** © Kent M. Van De Graaff; **10.9b, 10.10a, b:** © Dr. Sheril D. Burton; **10.11, 10.12:** From S. D. Vidic and F. R. Suarez, *Photographic Atlas of the Human Body*, 1984 (pl29, p. 38) St. Louis, C. V. Mosby Co.; **10.13:** © McGraw-Hill Higher Education/Karl Rubin, photographer, **10.14:** © Kent M. Van De Graaff; **10.16, 10.17:** From S.D. Vidic and F. R. Suarez, *Photographic Atlas of the Human Body*, 1984 (pl71 p. 62) St. Louis, C. V. Mosby Co.; **10.18 through 22:** © Kent M. Van De Graaff; **10.23, 10.24:** From S.D. Vidic and F. R. Suarez, *Photographic Atlas of the Human Body*, 1984 (pl115 p. 184) St. Louis, C. V. Mosby Co.; **10.26:** William C. Brown Communications, Inc./Rubin; **10.27:** From S. D. Vidic and F. R. Suarez, *Photographic Atlas of the Human Body*, 1984 (pl39 p. 58) St. Louis, C. V. Mosby Co.;

10.28: From S.D. Vidic and F. R. Suarez, *Photographic Atlas of the Human Body*, 1984 (pl40 p. 60) St. Louis, C. V. Mosby Co.; **10.29, 10:30:** © McGraw-Hill Higher Education, Inc./Karl Rubin, photographer; **10.33 through 10.41:** © Kent M. Van De Graaff; **10.42:** From S.D. Vidic and F. R. Suarez, *Photographic Atlas of the Human Body*, 1984 (pl29 p. 210) St. Louis, C. V. Mosby Co.; **10.43:** From S.D. Vidic and F. R. Suarez, *Photographic Atlas of the Human Body*, 1984 (pl130 p. 212) St. Louis, C. V. Mosby Co.; **10:44:** © Kent M. Van De Graaff; **10:45, 10:46:** © Dr. Sheril Burton; **10:47 through 10:50** © Kent M. Van De Graaff; **10.51a, b:** Dr. Kenneth A. Johnson; **10.51c:** © Lester Bergman & Associates; **10.52:** © McGraw-Hill Higher Education, Inc./Rebecca Gray, photographer/Don Kincaid, dissections; **10.53:** From S.D. Vidic and F. R. Suarez, *Photographic Atlas of the Human Body*, 1984 (pl206 p. 336) St. Louis, C. V. Mosby Co.; **10.54, 10.55, 10.56:** McGraw-Hill Higher Education/Karl Rubin, photographer; **10.57:** © McGraw-Hill Higher Education, Inc./Karl Rubin, photographer; **Clinical Practicum 10.1:** Courtesy of University of California, San Diego, Department of Radiology

Capítulo 11

Opener: © LUNAGRAFIX/Photo Researchers, Inc.; **11.3:** © Edwin A. Reschke; **11.6b:** Dr. John Hubbard; **11.8b:** © Edwin A. Reschke; **11.17a, b, c, d:** © Kent M. Van De Graaff; **11.18:** © Wellcome Dept. of Cognitive Neurology/SPL/Custom Medical Stock; **11.37a, b:** © Kent M. Van De Graaff; **11.39b, c:** © McGraw-Hill Higher Education, Inc./Rebecca Gray, photographer/Don Kincaid, dissections; **11.40:** © Per Kjeldsen, University of Michigan, Ann Arbor; **Clinical Practicum 11.1:** Courtesy of University of California, San Diego, Department of Radiology

Capítulo 12

Opener: Courtesy of Utah Valley Regional Medical Center, Provo, UT; **12.2:** From R. G. Kessel and R. H. Kardon, *Tissues and Organs: A Text-Atlas of Scanning Electron Microscopy* © 1979 W. H. Freeman and Company; **12.5b:** © McGraw-Hill Higher Education, Inc./Rebecca Gray, photographer/Don Kincaid, dissections; **12.16, 12.26:** © McGraw-Hill Higher Education, Inc./Rebecca Gray, photographer/Don Kincaid, dissections; **12.29:** © Kent M. Van De Graaff; **12.34:** Photographed by Dr. Sheril D. Burton assisted by Dr. Douglas W. Hacking; **Clinical Practicum 12.1:** Courtesy of University of California, San Diego, Department of Radiology

Capítulo 13

Opener: © Corbis/Digital Stock/ *Business & Agriculture*, Vol. 101; **Clinical Practicum 13.1:** Courtesy of University of California, San Diego, Department of Radiology

Capítulo 14

Opener: © John Radcliff Hospital/SPL/Photo Researchers; **14.9:** © John Cunningham/Visuals Unlimited; **14.13:** © SIU/Nawrocki Stock Photo, Inc.; **14.14:** © Fred Hossler/Visuals Unlimited; **14.17:** © BioPhoto Associates/Photo Researchers, Inc.; **14.20:** © Edwin A. Reschke; **14.22:** R. Calentine/Visuals Unlimited; **14.26a:** Richard Hutchings/ Photo Researchers, Inc.; **14.26b:** © Bettina Cirone/Photo Researchers, Inc.; **14.26c, 14.27, 14.28:** © Lester V. Bergman & Associates, Inc.; **Clinical Practicum 14.1:** © Courtesy of University of California, San Diego, Department of Radiology

Capítulo 15

Opener: © The Stock Shop/Medichrome; **15.5b: © 1993 *Discover Magazine*,** reprinted with permission; **15.10, 15.13:** © Dr. Sheril D. Burton; **15.14a:** © Carroll H. Weiss/Camera M.D. Studios, Inc.; **15.16b:** P. N. Farnsworth/University of Medicine & Dentristy, New Jersey Medical School; **15.19b:** © Per Kjeldsen, University of Michigan, Ann Arbor; **15.21a:** © Kent M. Van De Graaff; **15.21b:** © A. L. Blum/Visuals Unlimited; **15.29, 15.30a:** © Kent M. Van De Graaff; **15.30b:** © Southern Illinois University; **15.35:** From R. G. Kessel and C. Y. Shih, *Scanning Electron Microscopy in Biology*, © Copyright 1976, Springer-Verlag; **15.39:** Dean E. Hillman; **15.34:** Courtesy of Dr. Stephen Clark; **Clinical Practicum 15.1:** Courtesy of University of California, San Diego, Department of Radiology

Capítulo 16

Opener: © SuperStock; **16.4:** © Bill Longcore/Science Service/Photo Researchers, Inc.; **16.9:** © McGraw-Hill Higher Education/Karl Rubin, photographer; **16.18:** © Blair Seitz/Photo Researchers, Inc.; **16.22b:** From *Practische Inteleedkunde* from J. Dankmeyer, H. G. Lambers, and J. M. F. Landsmearr. Bohn, Scheltma and Holkema; **16.25b:** From *Practische Outleedkunde* from J. Dankmeyer and J. M. F. Landsmearr. Bohn, Scheltma and Holkema; **16.29, 16.39:** © McGraw-Hill Higher Education, Inc./ Rebecca Gray, photographer/Don Kincaid, dissections; **16.44:** © Edwin A. Reschke; **16.46a:** © Kent M. Van De Graaff; **16.46c, 16.47c:** © Visuals Unlimited; **16.49:** Richard Menard; **16.52a:** Donald S. Bain; **16.55a:** American Lung Association; 16.55b: Lewis Lainey; **16.56b:** Courtesy of Utah Valley Regional Medical Center, Department of Radiology; **Clinical Practicum 16.1, 16.2:** Courtesy of University of California, San Diego, Department or Radiology

Capítulo 17

Opener: © Barry Slaven/Medichrome; **17.5:** © CNRI/SPL/Photo Researchers, Inc.; **17.8c:** © CNRI/Phototake, Inc.; **17.10a:** © John D. Cunningham/ Visuals Unlimited; **17.10b:** © Edwin A. Reschke; **17.12:** © John Watney Photo Library; **17.13:** Courtesy of Eastman Kodak; **17.16:** © David Phillips/Visuals Unlimited; **17.18:** © McGraw-Hill Higher Higher Education Group; **17.23:** From H. Comroe Jr., *Physiology of Respiration*, © 1974, Yearbook Medical Publishers, Inc.; **17.25:** © SIU/Photo/Researchers, Inc.; **17.28a:** © Kent M. Van De Graaff; **17.29:** Edward C. Vasquez/R.T.C.R.T./ Dept. of Radiologic Technology, Los Angeles City College; **17.32a, b:** © Martin M. Rotker; **17.33:** © Martin M. Rotker/Science Source/Photo Researchers, Inc.; **Clinical Practicum 17.1, 17.2:** Courtesy of University of California, San Diego, Department of Radiology

Capítulo 18

Opener: Courtesy of The Wellcome Trust Medical Library, London; **18.9:** © Kent M. Van De Graaff; **18.12:** © BioPhoto Associates/Photo Researchers, Inc.; **18.14** © Edwin A. Reschke; **18.15:** Courtesy of Utah Medical Center Department of Radiation; **18.16a, b:** © Kent M. Van De Graaff; **18:18:** © Edwin A. Reschke; **18.22:** © Manfred Kage/Peter Arnold, Inc.; **18.24:** Keith R. Porter/ D. H. Alpers and D. Seetharan *New England of Medicine* 296/1977–1047; **1826:** From W. A. Sodeman and T. M. Watson, *Pathologic Physiology*, 6/ed W. B. Saunders Company; **18.27:** © Lester V. Bergman & Associates, Inc.; **18.29a:** © Edwin A. Reschke; **18.29b:** From R. G. Kessel and R. H. Kardon. *Tissues and Organs: A Text-Atlas of Scanning Electron Microscopy*, © 1979 W. H. Freeman and Company; **18.31c:** © McGraw-Hill Higher Education, Inc./Rebecca Gray, photographer/Don Kincaid, dissections; **18.32c:** © Victor B. Eichler, PhD.; **18.35a:** © Carroll M. Weiss/Camera M.D. Studios; **18.35b:** © Dr. Sheril D. Burton; **18.37:** © Kent M. Van De Graaff; **18.37d:** John Van De Graaff, DDS & Larry S. Pierce, DDS, both of Northwestern University; **Clinical Practicums 18.1, 18.2:** © Kent M. Van De Graaf

Capítulo 19

Opener: © John Callan/Shout Pictures; **19.2:** © SPL/Photo Researchers, Inc.; **19.4a, b:** © Kent M. Van De Graaff; **19.8b:** © David M. Phillips/Visuals Unlimited; **19.9a:** Daniel Friend from William Bloom and Don Fawcett, *Textbook of Histology*, 10/ed. W. B. Saunders Co.; **19.11:** © Per H. Kjeldsen, University of Michigan, Ann Arbor; **19.12:** © Kent M. Van De Graaff; **19.14:** © Bruce Iverson/Visuals Unlimited; **19.20:** © SIU/Peter Arnold, Inc.; **Clinical Practicums 19.1, 19.2:** © Kent M. Van De Graaff

Capítulo 20

Opener: © Custom Medical Stock; **20.2:** © Landrum Shettles; **20.7b:** © BioPhoto Associates/Photo Researchers, Inc.; **20.8:** © Francis Leroy/Biocosmos/SPL/Photo Researchers, Inc.; **20.9, 20.10:** © Edwin A. Reschke; **20.11, 20.12:** © Manfred Kage/Peter Arnold, Inc., **20.13: © Edwin A. Reschke; 20.15:** © Lennart Nilsson/*A Child Is Born*/Bonnieförlagen AB; **20.20:** Center for Disease Control Atlanta; **Clinical Practicum 20.1:** Courtesy of University of Californa, San Diego, Department of Radiology

Capítulo 21

Opener: © Howard Socherak; **21.4** © Edwin A. Reschke; **21.5a:** © David M. Phillips/Visuals Unlimited; **21.5b:** Fram R. J. Balandau, *A Textbook of Histology*, 10/ed W. B. Saunders Co.; **21.6:** © Edwin A. Reschke/Peter Arnold; **21.7:** © Dr. Landrum Shettles; **21.10, 21.14:** © Edwin A. Reschke; **21.17:** © BioPhoto Associates/Photo Researchers Inc.; **21.20:** Courtesy of Utah Valley Regional Medical Center, Dept. of Radiology; **21.25:** © SIU School of Medicine; **21.26a:** McGraw-Hill Higher Education, Inc./Vincent Ho, photographer; **21.26b–g:** McGraw-Hill Higher Education, Inc./Bob Coyle, photographer; **21.26h:** © Hank Morgan/Photo Researchers, Inc.; **Clinical Practicum 21.2:** Courtesy of University of California, San Diego, Department of Radiology

Capítulo 22

Opener: © Custom Medical Stock; **21.1b:** © David Phillips/Visuals Unlimited; **22.2:** Roy Luciano Zamboni, from Roy Greep and Leon Weiss *Histology*, 3/ed © McGraw-Hill 1973; **22.6:** Courtesy of Ronan O'Rahilly, M.D., Carnegie Institute of Washington, Department of Embryology, Davis Division; **22.11, 22.20a:** © Donald Yeager/Camera M.D. Studios; **22.20b:** © Dr. Landrum Shettles; **22.20c:** © Petit Format/Nestle/Science Source/Photo Researchers, Inc.; **22.20d–f:** © Donald Yeager/Camera M.D. Studios; **22.20g:** © Petit Format/Nestle/Science Source/Photo Researchers, Inc.; **22.21a:** © A. Tsiaras/Photo Researchers, Inc.; **22.21b:** Courtesy of Kris Queck; **22.25:** Courtesy of Utah Valley Regional Medical Center, Dept. of Radiology; **22.28:** J. M. Tanner, *The Physique of the Olympic Athlete*, 1964; **22.29:** Babu, A. Hirschhorn, K. A. *Guide to Human Chromosomes Reflects* 3/ed. White Plains, NY; **22.35:** © Lester V. Bergman Associates, Inc.; **22.38:** Gregory Dellore, M. D. and Steven L. Clark, M.D.; **Clinical Practicum 22.1:** Courtesy of University of California, San Diego, Department of Radiology

Índice

Números seguidos de f e t indicam figuras e tabelas, respectivamente.

Prefixos e Sufixos em Terminologia Anatômica e Médica

Elemento	Definição e Exemplo
a-	ausência, deficiência, falta de: atrofia
ab-	para fora, afastado de: abduzir
abdomin-	relativo ao abdome: abdominal
-ável	capaz de: viável
ac-	em direção a, para: actina
acu-	audição: acústico
ad-	em direção a, para: aduzir
af-	movimento em direção a um ponto central: artéria aferente
-algia	dor: nevralgia
ambi-	ambos: ambidestro
angi-	pertinente aos vasos: angiologia
ante-	antes, na frente de: antebraço
anti-	oposto de: anticoagulante
aque-	água: aquoso
arq-	começo de, origem: arquênteron
artr-	articulação: artrite
-asia	condição ou estado de: homeostasia
aud-	audição, sonoro: auditivo
auto-	em si próprio: autólise
bi-	dois: bipedal
bio-	vida: biópsia
blast-	gerador ou broto germinativo: blastocisto
braqui-	braço: braquial
braquial-	curto: braquidonto
bradi-	lento: bradicardia
buc-	bochecha: bucal
ca-	mal, doente: caquexia
calc-	pedra: cálculo
carcin-	câncer: carcinoma
cardi-	coração: cardíaco
cata-	mais baixo, sob, oposto a: catabolismo
caud-	cauda: cauda eqüina
cefal-	cabeça: cefálico
cerebro-	cérebro: cerebrospinal
col-	bile: colédoco
condr-	cartilagem: condrócito
crom-	cor: cromócito
-cida	destrói: germicida
circum-	em torno de: circundução
co-	juntos: cópula
celo-	cavidade oca: celoma
-cele	dilatação, espaço alargado ou cavidade: blastocele
con-	com, junto de: congênito
contra-	contra, oposto de: contraceptivo
corn-	endurecido: cornificado
cript-	oculto: criptorquidismo
cian-	azul: cianose
cist-	saco ou bexiga: cistoscópio
cito-	célula: citologia
de-	para baixo, a partir de: descer
derm-	referente à pele: dermatologia
di-	dois: diartrose
dipl-	duplo: diplóide
des-	separar, afastado de: desarticular
duct-	levar, conduzir: ducto deferente
dur-	duro: dura-máter
dis	mau, difícil, doloroso: disenteria
e-	para fora, a partir de: écrina
ec-	do lado de fora, externo: ectoderma
-ectomy	remoção cirúrgica: tonsilectomia
ede-	inchaço: edema
-emia	referente ao sangue: lipemia
en-	no interior de: endoderma
enter-	intestino: enterite
epi-	acima de, sobre: epiderme
eritro-	vermelho: eritrócito
ex-	fora de: excisão
exo-	do lado de fora: exócrina
extra-	do lado de fora, do outro lado, além de: extracelular
fasci-	faixa: fáscia
febr-	febre: febril
-ferente	carregar, conduzir,: eferente
fiss-	separar, dividir: fissura
for-	abertura: forame
-form	forma: fusiforme
gastro-	relativo ao estômago: gastrointestinal
-gênico	proveniente de, produzido por: carcinogênico
-geno	um agente que produz ou origina: patógeno
gloss-	língua: glossofaríngeo
glico-	açúcar: glicosúria
-gram	um registro: eletroencefalograma
gran-	grão: granulosa
-grafo	instrumento que registra: eletrocardiógrafo
gravi-	peso: grávida
gin-	sexo feminino: ginecologia
haplo-	simples, único: haplóide
hem(at)-	sangue: hematologia
hemi-	metade: hemiplegia
hepat-	fígado: hepático
hetero-	outro, diferente: heterossexual
histo-	rede, tecido: histologia
holo-	todo, inteiro: holócrina
homo-	mesmo, semelhante: homólogo
hidro-	água: hidrocele
hiper-	além de, acima de, excessivo: hipertensão
hipo-	abaixo, sob: hipoglicemia
-ia	estado ou situação anormal: hipoglicemia
-iatria	especialidade médica: pediatria
idio-	em si próprio, separado, distinto: idiopático
ilio-	ílio: ilíaco
infra-	embaixo de: infra-espinal
inter-	entre: interósseo
intra-	no interior de: intracelular
-ismo	condição ou estado: dimorfismo
iso-	igual, semelhante: isotônico
-ite	inflamação: meningite
labi-	lábio: lábio maior do pudendo
lacri-	lágrima: aparelho lacrimal
later-	lado: lateral
leuc-	branco: leucócito
lip-	gordura: lípide
-logia	ciência : morfologia
-lise	solução, dissolver: hemólise
macro-	grande: macrófago
mal-	ruim, anormal, distúrbio: maligno
medi-	meio: medial
mega-	maior, grande: megacariócito
meso-	meio ou moderado: mesoderma
meta-	após, além de: metatarsal
micro-	pequeno: micrótomo
mito-	filamento: mitocôndria
mono-	só, um, único: monócito
morf-	forma: morfologia
multi-	muitos: multinuclear

Prefixos e Sufixos em Terminologia Anatômica e Médica

Elemento	Definição e Exemplo
mio-	músculo: miologia
narc-	anestesia: narcótico
necro-	cadáver, morte: necrose
neo-	novo, jovem: neonato
nefr-	rim: nefrite
neuro-	nervo: neurolema
noto-	atrás: notocorda
ob-	em direção a, em frente de: obturador
oc-	oposição: oclusão
-óide	parecido com, semelhante a: sigmóide
oligo-	pouco, pequeno: oligodendrócito
-oma	tumor: linfoma
oo-	ovo: oócito
or-	boca: oral
orqui	testículo: orquiectomia
orto-	ereto, normal: ortopnéia
-orial	referente a: sensorial
-ose	cheio de: adiposo
osteo-	osso: osteoblasto
oto-	orelha: otolito
ovo-	ovo: ovo
par-	fazer nascer, dar a luz: parto
para-	próximo, ao lado de, do outro lado: paranasal
pato-	doença, sofreu uma doença: patologia
-patia	anormalidade, doença: neuropatia
ped-	criança: pediatria
pen-	necessidade de, falta de: penicilina
-penia	deficiência de : trombocitopenia
per-	através: percutânea
peri-	próximo, em torno de: pericárdio
fag-	comer: fagocita
-filo	ter afinidade por: neutrófilo
fleb-	veia: flebotomia
-fobia	medo anormal, pânico: hidrofobia
-plastia	reconstrução de: rinoplastia
platis-	plano, lado: platisma
-plegia	acidente, paralisia: paraplegia
-pnéia	respirar: apnéia
pneumo(n)-	pulmão: pneumonia
pod-	pé: podiatria
-poiese	formação de: hematopoiese
poli-	muitos: poliplóide
post-	após, atrás de: pós-natal
pre-	antes no tempo ou lugar: pré-natal
pro-	antes no tempo ou lugar: prófase
prot-	ânus: protologia
pseudo-	falso: pseudo-estratificado

Elemento	Definição e Exemplo
psico-	mental: psicologia
pio-	pus: piorréia
quad-	quádruplo: quadríceps femoral
re-	atrás, de novo: repolarização
ren-	rim: renal
rete-	rede: rede do testículo
retro-	para trás, atrás de: retroperitoneal
rin-	nariz: rinite
-rragia	fluxo excessivo: menorragia
-reia	fluxo ou descarga: diarréia
sanguin-	sangue: sangüíneo
sarc-	carne: sarcoma
-scópio	instrumento para exame: estetoscópio
sect-	cortar: dissecar
semi-	metade: semilunar
-lise	processo: diálise
esteno-	estreito: estenose
-stomia	abertura cirúrgica: traqueostomia
sub-	sob, em baixo de, debaixo de: subcutâneo
super-	em cima, além de, superior: superficial
supra-	em cima, sobre: supra-renal
sin (sim)	junto, unido, com: sinapse
taqui-	rápido: taquicardia
tele-	avançado, distante: telencéfalo
tend-	distender: tensor do tímpano
tetra-	quatro: tétrade
term-	calor: termograma
torac-	tórax: torácico
-tomia	cortar: apendicectomia
tox-	toxina: toxemia
trac-	puxar, tracionar: tração
trans-	através de, sobre: transfusão
tri-	três: trígono
tric-	pêlo: tricologia
-trofia	estado nutricional: hipertrofia
trombo-	coágulo, aglomerado: trombócito
-tropico	voltar para, alterar: gonadotrópico
ultra-	além de, excessivo: ultra-som
uni-	um : unicelular
-uria	urina: poliúria
uro-	urina, órgãos urinários: uroscopia
vas-	vaso: vasoconstrição
viscer-	órgão: víscera
vit-	vida: vitamina
zoo-	animal: zoologia
zigo-	união, junção: zigoto

Unidades de Medida e suas Equivalências

Sistema métrico

Medidas de massa

1 grama (g) =
- 0,001 quilograma (kg)
- 1.000 miligramas (mg)
- 1.000.000 microgramas (μg)

1 quilograma (kg) =
- 1.000 gramas (g)
- 1.000.000 miligramas (mg)
- 1.000.000.000 microgramas (μg)

1 miligrama (mg) =
- 0,000.001 quilograma (kg)
- 0,001 grama (g)
- 1.000 microgramas (μg)

Medidas de volume

1 litro (1) =
- 1.000 mililitros (ml)
- 1.000 centímetros cúbicos (cc)

1 mililitro (ml)
- 0,001 litro (l)
- 1 centímetro cúbico (cc)

Equivalências aproximadas de medidas domésticas

1 colher de chá = 4 mililitros (ml)
4 centímetros cúbicos (cc)

1 colher de sopa = 15 mililitros (ml)
15 centímetros cúbicos (cc)

1 copo = 240 mililitros (ml)
240 centímetros cúbicos (cc)

Temperaturas do corpo em graus Fahrenheit e Celsius

°F	°C	°F	°C
95,0	35,0	100,0	37,8
95,2	35,1	100,2	37,9
95,4	35,2	100,4	38,0
95,6	35,3	100,6	38,1
95,8	35,4	100,8	38,2
96,0	35,5	101,0	38,3
96,2	35,7	101,2	38,4
96,4	35,8	101,4	38,6
96,6	35,9	101,6	38,7
96,8	36,0	101,8	38,8
97,0	36,1	102,0	38,9
97,2	36,2	102,2	39,0
97,4	36,3	102,4	39,1
97,6	36,4	102,6	39,2
97,8	36,6	102,8	39,3
98,0	36,7	103,0	39,4
98,2	36,8	103,2	39,6
98,4	36,9	103,4	39,7
98,6	37,0	103,6	39,8
98,8	37,1	103,8	39,9
99,0	37,2	104,0	40,0
99,2	37,3	104,2	40,1
99,4	37,4	104,4	40,2
99,6	37,6	104,6	40,3
99,8	37,7	104,8	40,4
		105,0	40,6

Para fazer a conversão de °F para °C:
Subtraia 32 de °F e multiplique por 5/9
______ °F – 32 × 5/9 = ______ °C

Para fazer a conversão de °C para °F:
Multiplique °C por 9/5 e adicione 32
______ °C × 9/5 + 32 = ______ °F